主编
娄多峰　娄玉钤　李满意

中华痹病大全

中国健康传媒集团
中国医药科技出版社

U0232878

内 容 提 要

　　本书为我国中医学方面有关痹病（风湿病）的一部大型综合性文献著作。全书共分为七篇，第一篇总论，高度概括了有关痹病方面的理论基础。第二篇词语汇释，对带有"痹"字的词语和属于痹病范围的词语进行详释。第三篇中药，介绍了治疗痹病的药物或治疗属于痹病范畴疾患的药物。第四篇处方，收录了治痹或治疗属于痹病范畴的疾病的内服汤、丸、散、膏、丹、酒的处方。第五篇针灸，介绍了痹病的针灸理论、治疗规律、经络腧穴、治痹处方、针灸其他治疗疗法等。第六篇其他疗法，收录了治痹或治疗属于痹病范畴的疾病的各种疗法。第七篇名医名著，收录了历代对痹病有较大贡献的医家或著作，重点论述其对痹病理论方面的贡献，并选录有价值的原文。本书适合从事痹病（风湿病）的临床、教学、科研工作者，痹病患者及其家属阅读使用。

图书在版编目（CIP）数据

中华痹病大全 / 娄玉钤，娄多峰，李满意主编 . — 北京：中国医药科技出版社，2019.1
　ISBN 978-7-5214-0679-5

　Ⅰ . ①中… 　Ⅱ . ①娄… ②娄… ③李… 　Ⅲ . ①痹证－中医疗法　Ⅳ . ① R255.6

中国版本图书馆 CIP 数据核字（2019）第 007598 号

美术编辑　陈君杞
版式设计　也　在

出版　**中国健康传媒集团**｜中国医药科技出版社
地址　北京市海淀区文慧园北路甲 22 号
邮编　100082
电话　发行：010 - 62227427　　邮购：010 - 62236938
网址　www.cmstp.com
规格　889×1194mm $\frac{1}{16}$
印张　56
字数　1490 千字
版次　2019 年 1 月第 1 版
印次　2019 年 11 月第 2 次印刷
印刷　三河市万龙印装有限公司
经销　全国各地新华书店
书号　ISBN 978-7-5214-0679-5
定价　198.00 元

获取新书信息、投稿、为图书纠错，请扫码联系我们。

编委会

主 编 娄多峰 娄玉铃 李满意

副主编（以姓氏笔画为序）

王颂歌 刘红艳 杨 英 杨林江 陈小朋 陈传榜 郑福增 娄玉州
娄高峰 潘宏伟

编 委（以姓氏笔画为序）

马庆峰 马英英 马俊福 马艳云 王 晴 王 燕 王承德 王美勤
王笑青 卞 华 邓 婧 卢思芬 史丽璞 付建利 冯文杰 冯福海
宁珍丽 刘传慧 刘红梅 刘雅敏 汤瑞平 纪 丽 杜慌慌 李 坚
李 沛 李 培 李云龙 李向红 李松伟 李金良 李洛宜 杨 华
辛 凯 张 芳 张广辉 张子扬 张园园 张国胜 张依山 张淑君
陈永前 陈运转 林祥艳 岳荣华 周文英 周淑娟 郑春雷 孟庆良
赵 敏 赵幸熬 侯勇谋 娄伯恩 娄改样 姚 垚 贾军辉 徐小燕
高 莉 高冠民 郭会卿 郭洪涛 黄丽冰 曹玉举 曹雅坤 曾 涛
楚天舒 路颜凯 樊翔飞 潘丽君 薛东效 薛伟伟

参编者（以姓氏笔画为序）

丁松亭 丁琳琳 万马丽 王宏伟 王俪燕 王衍全 王莉莎 王淑静
牛小波 牛晓莹 邓晓光 卢 旻 田冬丽 代新丽 冯喜如 冯晶晶
成广超 吕 芹 朱登洲 刘 源 刘志队 刘富强 许平英 许改改
孙 峰 孙延峰 杜明瑞 杜家骐 李 丹 李 恒 李 娜 李一飞
李双飞 李红旗 李纪高 李秋荐 李院魏 李振国 李淑芬 李琳琳
李朝阳 杨 森 杨亚飞 杨科朋 杨继梅 吴 超 吴言聚 吴振平
邱海彦 谷慧敏 沙 莎 宋 武 宋晓光 张 波 张万义 张文鹏
张丽丽 张明远 张建福 张攀科 陈 佳 陈书华 邵秀霞 苗根旺
苗喜云 范 围 林 飞 呼君明 罗珊珊 周 全 周子朋 周民强
赵 灿 赵中华 赵中强 赵志强 赵国华 郝旭洲 段喜梅 侯宏理
姜玉宝 娄云峰 娄玉霞 姚冬云 袁 静 贾 佳 党芙蓉 徐晶晶
高培珍 郭 浩 郭德荣 展俊平 黄红勤 曹大明 梁丹丹 梁遂安
蒋雪松 路 玫 戴思全 瞿修飞

前 言

痹病，古称"痹""痹证"等，近20年来趋向称之为风湿病。西医学的风湿性疾病与之相符。痹病作为临床常见病、疑难病，其患病率及致残率较高。笔者曾做过河南省的痹病流行病学调查，其患病率为14.7%。痹病患者，轻则肢体关节疼痛，影响工作，重则卧床不起，生活不能自理，甚至造成"脊以代头、尻以代踵"等严重残废状态。

随着社会的进步，严重威胁人类健康的传染病得到了有效控制，在人类的疾病谱中痹病的位置显得越来越重要，已引起各国的高度重视。但在科学技术高度发展的今天，这类严重威胁人类健康的疾病仍然使医学家们感到棘手。人们一直在寻找既行之有效、又无明显毒副作用的治疗药物和措施。1948年美国成立了关节炎基金会，1953年英国成立了风湿病学会，1958年前苏联在医学科学院下成立了风湿病学研究所……在我国，痹病（风湿病）作为一门独立的学科出现，是近30年的事，但其发展很快。1985年成立了中华医学会风湿病学专业委员会，1987年成立了中国中西医结合风湿类疾病专业委员会，1989年成立了中华全国中医学会痹病专业委员会（1995年改称中华中医药学会风湿病专业委员会）。目前，中医、西医、中西医结合三支队伍都在对此类疾病进行全方位的研究。其中中医学以其疗效高、不良反应少、治疗方法简便易行而倍受青睐，在痹病的防治中越来越显示出优势，其地位逐步提高，在世界范围内出现了痹病研究的"中医趋势"。2010年世界中医药学会联合会风湿病专业委员会成立，中医药治疗痹病进一步走向世界。

中医学对痹病已有二千多年的认识史。二千多年来，无数医家对其病因病机、治疗等方面进行了广泛深入的探讨，并积累了许多独特有效的治疗方法。这些都是历代医家毕生临床实践的结晶，极其宝贵。这些宝贵的经验，通过历代大量的医学文献保存下来。然而，中医学文献浩瀚如海，且在过去，痹病只是内科杂病之一，有关痹病的内容广泛流散其中。面对这如海般的文献，后世医家无不望"洋"兴叹，叹即使终生研究痹病，也难得全貌，只能涉猎到痹病的枝节内容，使无数治痹精华淹没于书海之中。为了宏扬中医学，发掘和整理中医学遗产，推动痹病的深入研究，使中医学造福于全人类，我们提出了全面系统地整理痹病文献的设想，希望它能集古今痹病内容之大成，代表二千多年来痹病研究之成果。20世纪90年代初，我们从上起秦汉、下迄当时的二千余册文献中，以手工检索的方式广泛收集了有关痹病的内容，结合编撰人员的临床和研究体会，将全部内容融汇贯通，按中医学的基本思路进行综合、整理，采用新的编写方法和编排体系进行系统归纳、分类，于1993年完成并出版了《中国痹病大全》。20多年来，中医风湿病（痹病）学科发展迅速，取得了不少进展，达成了一系列共识，《中国痹病大全》有必要进行修订，再加上近几年互联网及电子出版物的出现与升级，为古今文献的收集带来了极大方便，与20多年前我们的手工查找相比有天壤之别。本次修订通过应用这些现代化工具弥补原来手工检索的漏缺。在中国医药科技出版社范志霞主任的指导下，我们历时近两年，数易其稿，终于完成了修订任务，被命名为《中华痹病大全》，特奉献给从事痹病（风湿病）的临床、教学和科研工作者及关心本学科发展的人们。本书可供风湿、骨伤、内、外、妇、儿、皮肤、临床免疫等各科医师及教学、科研人员参考，也适于患者及家属查阅使用。本书融资料性与临床实用性于一炉，使其既有工具书的性质，又具有可读性。

全书共分七部分。这七部分内容既密切联系、相互为用，又相对独立、各成体系。第一篇是总论，或称理论部分，是本书的核心。将收集到的有关痹病方面的内容，从理论上系统化、规范化，对全书内容起

1

高度概括和提纲挈领的作用。第二篇，词语汇释。凡带有"痹"字的词语和属于痹病范围的词语，统归入此类，进行详释。为了保持本书内容的完整性和独立应用性，也选录了部分与痹病关系密切的中医基础理论词语和相关的其他学科词语，其释义尽可能与痹病内容衔接。为了反映中西医结合的成果及考虑到扩大本书的应用范围，还适当收集了相关的中西医结合名词及西医学中的风湿性疾病名词，其释义尽可能指出与痹病的关系。将所有词语按其性质分为五类。第三篇，中药。在古今文献中，凡点明治痹病的药物或治疗属于痹病范畴疾患的药物，皆归于此类。结合痹病的治疗用药规律，将其分为十类，以便临床应用。为体现本书的全面性，专列一章少数民族常用治痹药。第四篇，处方。凡点明治痹或治疗属于痹病范畴疾病的内服汤、丸、散、膏、丹、酒的处方，归于此类（食疗、外用等处方均归于"其他疗法"部）。有些与痹病关系密切的病症，如麻木、脱疽等，也适当收录了一部分相关处方。某些经典处方，文献中虽未点明其治痹，然临床治痹时却常用，也被收入。现代文献中的治痹处方众多，只收录了少数较有代表性的。为了提高处方的临床应用价值，将其按性质、所治痹病分为六类。第五篇，针灸。内容包括痹病的针灸理论、治痹规律、经络腧穴、治痹处方、其他针灸类治痹疗法等。为了反映海外针灸治痹状况，选录了部分国外文献中的针灸治痹处方。第六篇，其他疗法。凡治痹或治疗属于痹病范畴的疾病的方法（不包括上述的"处方"和"针灸"），归于此类。这些疗法，性质差异大，各有特色，然都是经反复临床实践验证的有效方法。有些疗法，既治痹又治其他病，一般只采录与痹病相关的内容。第七篇，名医名著。历代对痹病有较大贡献的医家或著作，归于此类。重点论述其对痹病理论方面的贡献，并选录有价值的原文。现代治痹名医荟萃，研究不断深入，只选录了部分较有代表性的。此外，书末还附有"词语索引""中药索引""处方索引""腧穴索引""临床病证索引"，以方便读者使用。

请读者注意，为尊重原始文献，本书所引文献中的计量单位多系当时的计量单位，读者使用时请进行换算。书末附有"古今度量衡比较表"以供换算时参考。各医籍、医家所处的年代，可通过本书"第七篇"或《中国医籍提要》等查到。

在全书的内容选择和编排体系上，力求正确反映中医学伟大宝库的实际内容，反映理论与实践的密切联系，反映其悠久历史及源流，反映中医学发展的历史继承性，反映新中国成立后尤其是改革开放后医药卫生战线的新成就、新进展。以继承为主，并注重实用性。以一种疾病为题材，勾勒如此博大恢宏的具有资料性与临床实用性价值的画面——《中华痹病大全》，困难是很多的，是一种探索。我们既没有这方面的经验，又没有他人的成熟经验可借鉴，在编写过程中可能存在疏漏之处，盼读者不吝指正。

本书的编写，得到了河南风湿病医院的大力支持，在此表示衷心的感谢。

编者

2018 年 8 月于河南风湿病医院

凡 例

一、总论　为痹病的理论部分，分章节从不同角度讨论全书中所涉及到的痹病理论。一般先用白话文进行归纳，后列历代医家、名著的论述为引证。

二、词语汇释　共收词目975条，其中包括同义词、衍生词及又名。

1.词目内容一般包括词语名称、出处、词性、定义或概念、引录文献。

2.所收病证、症状词目，除一般内容外，尚包括临床表现、病因病理、治法、代表方法等内容；治则、治法词目，尚包括适应证等；中医基础理论词目和相关学科词目，一般多从痹病角度阐释。

3.内容相似的词目，一般只在一条下详释，他条从略，注明"参'某某'条"。

4.有关的现代病证词目，其阐释一般包括概念、病因病理、临床表现、治疗原则、属中医的何病证。

5.一词多意者，以（1）（2）（3）……分别叙述。

6.有些词目，暂查不到具体内容，则以附录方式列于病证名之后，俾作今后研究之线索。

三、中药　共收中药词目1646条。中药词目不收药物异名。

1.将中药词目分为十一大类。前十类是按临床治痹用药规律进行分类，第十一类是少数民族治痹药物。其分类以首见功能为主要依据，无功能记载者以主治、性味为分类依据。

2.词目内容一般包括药物名称、出处、性味、归经、功能主治、用法用量、宜忌、中毒及解救、文献选摘。

3.上述词目内容一般以《中药大辞典》为准。《中药大辞典》未记载的药物，以原始文献为准。

4.用法用量一般系成人的常用一日量，外用量一律不写。原始文献无用量者，不予增补。

四、处方　共收处方词目892条，不包括同名方和单验方。

1.先将处方按其功能主治不同分为"五淫痹方""五体痹方""五脏痹方""肢体痹方""三因三候痹方""特殊痹方""按西医学分类治痹方"等。然后再将上述各类方进行二级分类，如将"肢体痹方"分为"颈痹方""肩痹方""腰痹方""腿痹方"等等。最后，还要尽可能地对其进行三级分类，如将"腰痹方"再分为"风湿腰痛方""湿热腰痛方""瘀滞腰痛方""虚证腰痛方"等等，以便于临床应用。

2.处方内容一般包括方名、出处、功能主治（有的含方义解释、病机分析等）、组成、用法等。

3.处方中的语言，原则上按原文照录。但语言顺序有调整。

4.处方中的药物剂量，均按原文照录。原书无剂量者，不予增补。

5.处方中的药物名称，有的用正名，有的用别名，有的用简名等，有的已经作为处方名称，如"薏米酒""赤箭丸"等，难以统改，原则上按原文照录。处方中药物的别名，一般可通过《中药大辞典》查到其正名。

6.方中的药物炮炙，以括弧注明。但属于处方用名者除外，如炙甘草、胆南星等。

7.编者在个别方后加按，说明本方的衍化、又名或异名、新的适应证等。

五、针灸　是关于针灸治痹的综合性内容。

1.概论部分包括痹病针灸疗法的探源、经络辨证、治疗原则、选穴原则、配穴方法。

2.经络的内容包括经脉循行、络脉循行、经脉分布，其病证与主治一般从痹病角度阐释。

3. 收录腧穴 262 个。腧穴按体表部位分类，每部位中腧穴的排列顺序按十二经循行先后进行。腧穴的释文，一般包括穴名、出处、定位、主治、刺法。穴位定位所用的"寸"，系同身寸，应用时，请注意换算。

4. 针灸及针灸其他疗法的释文一般包括适应证、选穴原则、操作方法、注意事项。

5. 针灸处方按功能主治分类。针灸处方的内容包括主治、选穴、配穴、刺灸法，其语言按原文照录。

六、其他疗法　共列 35 项。其他疗法丰富多彩、数不胜数，此只为常见者。

1. 其他疗法的内容一般包括概述、操作方法、适应证（及选方）、禁忌证、注意事项。

2. 各种疗法的性质不一，内容差异大，编写时其体例有所变动。

3. 其他疗法中的处方，其内容包括方名、出处、组成、用法。方中的言语及药量，按原文照录。

七、名医名著　收录词目 105 项。

1. 所收词目一般按作者的出生年代顺序排列。

2. 词目一般以医家姓名立题，释义一般包括名称、生卒年月、字号、籍贯、代表著作、对痹病的主要贡献（包括学术特点、学术成就、学术源流）、原文选录。原文选录中，属于注释的，以括号注明。

3. 公元 1911 年之前的著作，其作者不详或作者为众人者，以著作名立题。

4. 每条词目释文的详略不同，一般据词目的性质等而酌定。

5. 现代名医荟萃，只选录了部分较有代表性的内容。

八、本书各词目的内容，原则上均列出处，以便查核原始文献。文献一般只注书名，个别情况下注明何卷何门。所引现代文献，仅属具有代表性者。所引用的某些古代文献，其中的个别论点和说法虽然不够妥善，但因系散在文内，并与上下文有连带关系，故不能轻易删节，仍予保留，希望读者注意鉴别，有批判地学习。

九、由于各篇内容性质差异很大，为了各部内容的正确表达，并尊重习惯，故各部的体例及内容的编排不统一。各部中的内容多系引用的原文，故文风不一致。

十、正文目录，力求详尽，使之除了具有学科分类的价值之外，还具有检索的性能。

十一、本书正文中"词语汇释""中药""处方"部的词目，首先按其性质进行分类。分类后的词目，按词目第一个字的笔画排列。同一个字排在一起，笔画相同的，按起笔笔形一、丨、丿、丶、乛顺序排列。第一个字相同者，再按字数多少排序，先少后多。余类推。

十二、书后列有"词语汇释""中药""处方""腧穴"四部的笔画索引，以便检索。

十三、为了提高本书的实用价值，书后还列有"临床病证索引"，从索引中一般可检索到某病证的概念、理论、治则、治疗药物、治疗处方、针灸疗法、其他疗法、名医论述等内容。

十四、本书所用简化字，以中国文字改革委员会《简化字总表》（1964 年第二版）为依据，并参考《新华字典》《辞海》《辞源》等处理。根据中医的学术要求，有些字仍用繁体。

总目录

第一篇　总论

第二篇　词语汇释

第二章　症状名 ……………………… 139

第三篇　中药

第九章　化痰剔痰药 …………… 262

第十章　其他 …………………… 265

第四篇 处方

第五篇 针灸

第六篇　其他疗法

第七篇　名医名著

总论

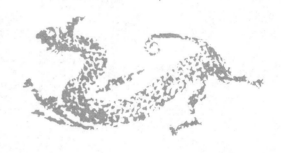

第一章　概述

痹病，也称痹、痹证、风湿、风湿病等，是人体正气不足或脏腑功能失调，风寒湿热燥等邪为患，痰浊瘀血留滞，引起经脉气血不通不荣，出现以肢体关节疼痛、重着、麻木、肿胀、屈伸不利等，甚则关节变形、肢体痿废或累及脏腑为特征的一类疾病的总称。病变部位多在皮肉脉筋骨。临床多有慢性、反复发作性、渐进性特点，属疑难病证之一。

第一节　"痹"字的渊源及含义

一、渊源

"痹"字在中医文献中出现很早，据考原作"畀"、"膜"、"踝"。马王堆汉墓出土的我国目前发现的最早古医书《足臂十一脉灸经》中，有"疾畀（痹）"之称，帛书《导引图》称："引膜（痹）痛。"《张家山汉简》中有："（病）在身，颜（原作'毅'）毅然，口之（缺文），不知（原作'智'）人，为痹（原作'踝'，根据所记症状，应系《素问·本病论》所说的'卒中、偏痹'即中风）（《中医杂志》1990，（5）·45）"。这些都说明至少在《内经》成书以前，作为"痹"字的雏型，在医学文献中已经流行，同时又认识到"痹"作为一类疾病，多以疼痛为主要表现。

现今所用"痹"字，最早见于《黄帝内经》。其中《素问》八十一篇，就有十七篇八十一处，《灵枢》八十一篇，亦有二十五篇九十处，出现论痹之章节或字句。汉·司马迁《史记·扁鹊仓公列传》有"扁鹊名闻天下……过洛阳，闻周人爱老人，即为耳目痹医"记载。这些又可以说明"痹"字至少于汉以后，作为医学用词已广泛流行。

"痹"字的异体字：①痺，《说文解字》曰："痺，足气不至也。"五代南唐《说文系传》："今人言久坐则足痺也。"据《辞源》曰："今本《高士传》作'痹'"。②痹，《辞源》"痹"条下注："瘘痹之痹，俗作'痹'。"《辞海》曰："痹，痹之异体。"

可见"痹"字渊源流长，为较早的医学文字之一。

二、含义

"痹"字在中医文献中，含义主要有六。

（一）指病名

泛指以经络气血不通，或脏腑气机闭塞为病机的多种病证。《素问·痹论》曰："痹之安生？岐伯对曰：风寒湿三气杂至，合而为痹也。其风气胜者为行痹，寒气胜者为痛痹，湿气胜者为着痹也。"《素问·宣明五气》曰："五邪所乱：邪入于阳则狂，邪入于阴则痹……"。《说文解字》曰："痹，湿病也"。宋·王贶《全生指迷方》曰："若始觉，肌肉不仁，久而变生他证，病名曰痹。"这里"痹"明显指病名而言。

（二）指体质

《素问·逆调论》曰："人身非衣寒也，中非有寒气也，寒从中生者何？岐伯对曰：是人多痹气也，阳气少，阴气多，故身寒如从水中出。"此所谓"痹气"，就是指阳气少，阴气多的寒盛体质，这种体质的人具有易于罹患痹病的潜在倾向性。

（三）指症状

《灵枢·经脉》曰："喉痹，卒瘖。"指喉不能发声。清·程国彭《医学心悟·喉痹》曰："痹者，痛也。"指疼痛之症状。明·朱橚《普济方·脚痹》曰："夫脚气痹弱者，荣卫俱虚也。内经云，荣气虚则不仁，卫气虚则不用，荣卫俱虚，故不仁不用，其状令人痹不知痛，弱不能举。"此指麻痹，麻木不仁的症状。又如耳痹指听不到声音，目痹指看不到物体等。

（四）指服药后的感觉

《金匮要略·痉湿暍病脉证治》白术附子汤方后曰："分温三服，一服觉身痹，半日许再服。"《诸病源候论》寒食散服法云："药力行者，当小痹。"这里的"身痹""小痹"均指服药后药力宣通的苏苏感。

（五）指病因病机

《素问·痹论》曰："痹在于骨则重，在于脉则血凝而不流，在于筋则屈不伸，在于肉则不仁，在于皮则寒。"《中藏经》亦曰："五脏六腑感于邪气，乱于真气，闭而不仁，故曰痹"。《景岳全书·风痹》曰："盖痹者，闭也，以血气为邪所闭，不得通行而病也。"郑玄《易经通注》称"痹，气不达为病。"明·秦景明《症因脉治·痹证论》曰："痹者，闭也，经络闭塞，麻痹不仁，或攻注作疼，或凝结关节，或重着难移，手足偏废，故名曰'痹'。"清·高学山《高注金匮要略·血痹虚劳病脉证治》曰："痹者，卑也，着也，正气卑弱，而血液有沉着之象，故曰痹。"由此可知，"痹"可代表风寒湿邪侵袭机体，使脏腑经脉气血闭阻不通这一病理机制。

（六）指病程或心理状态

明·马莳《黄帝内经素问注证发微》曰："痹者，卑也，有病则日降日深之义，又有不得自如之义，故曰痹。"这里前者指病程长久，后者指心理状态。

综上所述："痹"之含义较为丰富，在不同语句中，其含义不尽相同。它既可表示为某一病名（证）、某一症状、某一感觉，也可以表示痹之病机、体质等。

第二节　痹病的渊源及发展简史

一、痹病的渊源

痹病作为一类疾病的总称，有其悠久的历史，也有其明显的演化过程。此需从"痹""痹证""痹病""历节病""风湿病"等病名谈起。

（一）痹

"痹"作为病名，首见于《足臂十一脉灸经》，内有"疾畀"之称。大量见于《内经》，《素问》《灵枢》分别设"痹论""周痹"专篇（《内经》未有"痹证""痹病"之名）。其含义有广义、狭义不同。

1.广义　"痹"的范围极广，泛指机体为病邪闭阻，而致气血运行不利，或脏气不宣所发生的各种病证。如五体痹、五脏痹、喉痹、食痹、血痹、孟春痹等等。

2.狭义　"痹"即今所称之"痹病"。是指因风寒湿等邪杂合，侵袭人体，闭阻气血，所发生的肢体关节肌肉疼痛、重着、麻木、肿胀、屈伸不利，甚则关节变形，或累及脏腑的一类病证。如五淫痹（风痹、寒痹、湿痹、热痹、燥痹），五体痹（皮痹、肌痹、脉痹、筋痹、骨痹）等。"痹"作为"痹病"的名称，一直延至清代。很多医籍设"诸痹门""痹门"专篇讨论。所不同于《内经》者，后世有将本属"痹"的"身痛""历节病""肩痹"及"痛风"等内容从"痹"中分出，另作一类病症讨论。

（二）痹证（症）

痹证，原作"痹症"，见明·徐彦纯《玉机微义·痹症门》，近代均称"痹证"。其即指狭义"痹"，如《玉机微义·痹症门》曰："痹，感风寒湿之气则阴受之，为病多重痛沉着，患者易得难去。"清·林珮琴《类证治裁·痹证》："诸痹，风寒湿三气杂合，而犯其经络之阴也……或肌肉麻顽，或肢节挛急……或偏身走注疼痛。"此称目前比较通用，如《中医内科学》《痹证通论》《痹证治验》等，均称"痹证"。

（三）痹病

痹病一词，首见于宋·窦材《扁鹊心书·痹病》。书中曰："风寒湿气合而为痹，走注疼痛，或臂腰足膝拘挛，两肘牵急，乃寒邪凑于分肉之间也。方书谓之白虎历节风……痹者，气血凝闭而不行，留滞于五脏之外，合而为病。"此称自宋以后很少见到，而被"痹证"等所代替。其原因和宋以后突出辨证，忽视辨病有关。受"古方不能尽治今病"影响，特别是金元四大家，极力提倡辨证，反对机械地套用《局方》，这种思想渐为后人接受，而病名诊断渐被忽视。故本为"病"者，也冠之以"证"。近年来，中医界再度强调对疾病要"辨证辨病"相结合，同时根据本病的证因脉治规律，应该称为"痹病"较妥。因此说，"痹病"与"痹证"的概念基本上是相同的。

（四）历节病

该名首见《金匮要略·中风历节病脉证并治》，有人认为其概念同痹病。如《扁鹊心书》："方书谓之白虎历节风。"实则其只为"痹病"的一种。如《金匮要略·痉湿暍病脉证并治》等篇中均另列痹病之内容。至于两者的关系，一般认为痹病的范围较历节病广，历节病专指关节部位的痹病，以关节部位疼痛、肿大，屈伸不利，或者变形为特征。

（五）风湿病

"风湿病"之名，自古有之。在中医文献中，凡提到"风湿"的，其涵义有二：一是指病因；二是指疾病的名称。长沙出土的《五十二病方》中就有关于"风湿"的记载，《神农本草经》中记载"风湿"有26处之多；《黄帝内经》中除痹论篇外，以"风湿"单独出现者有17处；汉·张仲景《伤寒论》一书，更有特点，其398条中均未言"痹"，而论及"风湿"者多处，《金匮要略》中更是极为明确地首先提出以"风湿"作为病名。如"病人一身尽疼，发热日晡所剧者，名风湿。""风湿，脉浮身重，汗出恶风者，防己黄芪汤主之。"隋·巢元方《诸病源候论》一书，将"痹"隶属于"风候"项下，或散布其他诸候论中。如在"风候"项下列有"风痹候""历节风候""风身体疼痛候""风湿痹候"等，散在其他诸候论中的有"腰痛候""风湿腰痛候""脚气痹候""脚气痹挛候"等。在每候下，论及其病因，皆由风寒湿毒所致。及至清·喻昌《医门法律》则更以"风湿"作为专论，详尽论述风湿为患引起肌肉、关节病证的机制及处方，可谓独具匠心。由此可见，"风湿"一名，已有几千年历史。之所以在后世未作为病名提出，未能沿用仲景之说的"风湿"命名，我们分析，可能历代医家多为儒家，善用简、奥词语，避用民间用语，故渐以"痹"取代了"风湿"。但在民间，自古至今，仍广泛使用"风湿"二字，并且对之有约定成俗的概念，即肢体疼痛、酸困等，遇风寒湿或阴雨天及劳累加重，多呈发作性、游走性。现代中医以"风湿病"或"中医风湿病"代替痹病。

二、痹病学发展简史

痹病（中医风湿病）学是在中医学形成过程中逐渐建立和充实起来的，是中华民族长期与肢体关节疾患作斗争的经验总结。回顾痹病学的发展历史，有利于帮助我们开启以往文献中深埋的奥秘，了解学科发展规律，更好地继承与创新。

远古时期，人类的生产力水平和生活水平极为低下，衣不遮体，食不果腹。在猎取食物、逃避灾害过程中，常遇风寒雨露侵袭及跌仆损伤，易患肢体关节疼痛。在病痛处抚摸、按压以减轻病痛，便逐渐摸索出一些简单的按摩手法。当发明了人工取火之后，在烘火取暖和烤炙食物过程中，发现热物可以缓解某些病痛，便产生了原始的热熨疗法。至夏代，生产工具主要是石器，便以石针、骨针刺激人体有关部位以止痛。酿酒术出现后，又以酒止痛。从出土的商代甲骨卜辞和器物铭文中发现记载的疾病有几十种，其中与痹病有关的有疾手、疾肘、疾止（趾）、疾骨等，并以骨针治之。《素问·移精变气论》记载："中古之治病，至而治之，汤液十日，以去八风五痹之病，十日不已，治以草苏草荄之枝，本末为助，标本已得，邪气乃服。"在周代之前，我们的祖先对痹病已有了简单的认识和简单的治疗方法。

（一）基本理论形成期

痹病基本理论形成，大概在春秋战国时期，主要标志是《黄帝内经》的问世。《左传·昭元年》有"风淫末疾"的记载。长沙马王堆三号汉墓出土的我国目前发现最早的古医书《足臂十一脉灸经》中，有"疾界"（痹）之称，帛书《导引图》虽仅44个图像，就有"39，引（痹）痛"一图。

《黄帝内经》在《素问》中设"痹论"专篇，《灵枢》中设"周痹"专篇，其他篇中也散载有关于痹病的重要论述。书中对痹病的概念、病因病机、病位、命名、分类、表现、治疗、预后、治未病等均有系统论述，为后世研究痹病奠定了理论基础。《痹论》曰："风寒湿三气杂至合而为痹。"为最早的痹病概念。在病因与发病方面，《痹论》指出"所谓痹者，各以其时重感于风寒湿之气也"；"饮食居处，为其病本"。并指出不同的病邪与不同季节可引起不同的痹病，"以冬遇此者为骨痹，以春遇此者为筋痹，以夏遇此者为脉痹，以至阴遇此者为肌痹，以秋遇此者为皮痹"。其发病在于荣卫之气失调及腠理不密："荣卫之气亦令人痹乎……逆其气则病，从其气则愈，不与风寒湿气合，故不为痹。"指出禀赋体质不同，患病也不同："粗理而肉不坚者，善病痹。"（《灵枢·寿夭刚柔》）；"厥阴有余，病阴痹；不足，病生热痹……少阴有余，病皮痹隐轸；不足，病肺痹……"（《素问·四时刺逆从论》）。在病机及传变方面，《痹论》指出"杂至合而为痹"；《素问·移精变气论》曰："卧出而风吹之，血凝于肤者为痹。""五脏皆有合，病久而不去者，内舍于其合也。故骨痹不已，复感于邪，内舍于肾；筋痹不已，复感于邪，内舍于肝；脉痹不已，复感于邪，内舍于心；肌痹不已，复感于邪，内舍于脾；皮痹不已，复感于邪，内舍于肺"（《痹论》），言其传变。在症状描述方面，《痹论》有"其风气胜者为行痹，寒气胜者为痛痹，湿气胜者为著痹"。"痹，或痛，或不痛，或不仁，或寒，或热，或燥，或湿……，痛者，寒气多也，有寒故痛也。其不痛不仁者，病久入深，荣卫之气行涩，经络时疏，故不痛，皮肤不荣，故为不仁……"。"痹在于骨则重，在于脉则血凝而不流，在于筋则屈不伸，在于肉则不仁，在于皮则寒"。该书还对脏腑痹及周痹、众痹、血痹等作了详细的描述。在命名与分类方面，有按临床症状特点命名（如行痹、痛痹、著痹），按患病部位命名（如皮痹、肌痹、脉痹、筋痹、骨痹及肺痹、脾痹、心痹、肝痹、肾痹），按月份命名（孟春痹、仲春痹、季春痹、孟夏痹……），按发病、病程、病位深浅命名（如暴痹、久痹、远痹、浮痹、深痹）等。在治疗及预后方面，记载了大量的针刺法，还有药与量齐备、法与度详明的药熨疗法及治未病思想。《素问·玉机真脏论》曰："今风寒客于人，使人毫毛毕直，皮肤闭而为热，当是之时，可汗而发也；或痹不仁肿痛，当是之时，可汤熨及火灸刺而去之。"《素问·刺热》曰："肾热病者，颐先赤。病虽未发，见赤色者刺之，名曰治未病。"《痹论》曰："其风气胜者，其人易已也。""其入脏者死，其留筋骨间者痛久，其留皮肤间者易已"。总之，《内经》对痹病的论述精辟，内容丰富，至今仍有效的指导着临床实践。

（二）辨证论治方法形成期

痹病学辨证论治方法的形成在秦汉时期，主要标志是《伤寒杂病论》的问世。该书倡用"风湿"一名，创立了理法方药相结合的风湿病辨证论治方法。

《金匮要略》以脏腑经络为辨证核心诊疗痹病，张仲景在《内经》论述的基础上，并未照搬《内经》的病名，而是列风湿、历节、血痹、虚劳腰痛、狐惑等论治。指出"病者一身尽疼，发热，日晡所剧者，名风湿"。"关节疼痛而烦，脉沉而细者，此名湿痹"。"风湿相搏，一身尽疼痛"。治疗风湿，法当"微微发汗，风湿俱去"，若内湿重，"但当利其小便"。仲景将风湿分为虚实两大类，每类又分不同的证候进行论治。如实证：寒湿表实，麻黄加术汤主之；风湿在表化热，麻杏薏甘汤主之。虚证：风湿气虚，防己黄芪汤主之；风重于湿兼表阳虚，桂枝附子汤主之；湿重于风兼表阳虚，白术附子汤主之；风湿并重表里阳虚，甘草附子汤主之。认为历节的病因为"或肝肾不足、水湿内侵，或血虚受风，或气虚湿盛、汗出当风，或过食酸碱、内伤肝肾，或胃有蕴热，复感风湿"。治疗上，若"诸肢节疼痛，身体尪羸，脚肿如脱，头眩短气，温温欲吐"者属风湿偏盛，桂枝芍药知母汤主之；若"历节疼痛，不可屈伸"者属寒湿偏盛，乌头汤主之。认为血痹由"尊荣人，骨弱肌肤盛，重因疲劳汗出，卧不时动摇，加被微风，遂得之"。轻者"脉自微涩，寸口关上小紧，外证肌肤不仁"，以针刺，引阳气，去邪气；重者"脉寸口关上微，尺中小紧，身体不仁"，以黄芪桂枝五物汤助阳和营，益气祛风。"虚劳腰痛，少腹拘急，小便不利"者，八味肾气丸主之。狐惑之病，若蚀于喉，甘草泻心汤主之；蚀于前阴，苦参汤洗之；蚀于肛，雄黄熏之。狐惑相当于西医的贝赫切特综合征（白塞病）。《伤寒论》将痹病的有关内容作为坏病，列入六经辨证的理论体系中。如"少阴病，身体痛，手足寒，骨节痛，脉沉者，附子汤主之"；少阴里虚兼表证的麻黄附子细辛汤证等。仲景创立了很多治疗痹病行之有效的方子，除上述外，还有柴胡桂枝汤、赤小豆当归散、升麻鳖甲汤、黄芪建中汤、芍药甘草汤、白虎加桂枝汤、乌梅丸、当归四逆汤、小柴胡汤等。

《中藏经》提出"暑邪"与"气"（愁忧思喜怒过多）也可致痹。并提出"痹者闭也"的病机名言，一直影响着后世医家。

（三）临床病证学发展期

魏晋隋唐时期，《诸病源候论》及《备急千金要方》等问世，推动了痹病临证医学尤其是病候分类和针灸疗法的发展。

巢元方《诸病源候论》全面论述了痹病证候，堪称当时收罗最广、叙证最多的痹病证候大全。有关的痹病证候主要收于风病诸候、虚劳病诸候、腰背病诸候项下，计30余候；在伤寒病候、时气病诸候、脚气病诸候、注病诸候、四肢病诸候、妇人杂病诸候、妇人产后病诸候、小儿杂病诸候等项下也散在20余候。巢氏对每一个证候的病因、病机、临床表现都进行了详细描述，有的还列治法。其对证候命名有特点，如：风病候下以外邪命名的有风痹候、风湿候、风湿痹候；以外邪加临床表现命名的有风不仁候、风痒候、风身体如虫行候、风四肢拘挛不得屈伸候、风湿痹身体手足不随候、风痹手足不随候、风身体疼痛候；以临床特征命名的有贼风候、偏风候、刺风候、蛊风候、历节风候等。这些证候命名方式对唐宋时期的医家影响极大。巢氏描述的"热毒气从脏腑出，攻于手足，手足则焮热赤肿疼痛也。人五脏六腑井荥俞，皆处于手足指，故此毒从内而出也"（《诸病源候论·时气病诸候·时气毒攻手足候》），与西医的痛风性关节炎相似。巢氏提出的"痿痹""顽痹""偏风"名称，后世也多采用。孙思邈《备急千金要方》秉承了《诸病源候论》证候分类学思想，将痹病列于卷第八诸风项下，在卷十一至卷十九中有不少"五劳六极七伤"内容也涉及到五体痹、五脏痹；《千金翼方》中痹病主要散载于"虚劳""中风"等篇中，足见其认为"正虚"在该类疾病中的重要性。其在"正虚"理论指导下创制的"独活寄生汤"为后世治痹名方。孙思邈还对不少痹病有细致描述，如"夫历节风著人久不治者，令人骨节蹉跌，变成癫病，不可不知。古今已来无问贵贱往往苦之，此是风之毒害者也"，这里"毒"指病邪重，破坏性强，顽固难愈，似西医的类风湿关节炎渐发展至晚期；"凡精极者，通于五脏六腑之病候也……若阳病者主高，高者实，实者热，眼视不明，齿焦发脱，腹中满满，则历节痛，痛则宜泻于内"，似西医的干燥综合征。王焘《外台秘要》将疼痛严重的痹病称为"白虎病"。皇甫谧《针灸甲乙经》极大地丰富了《内经》针灸治疗痹病的内容，既重视痹痛局部取穴，又重视全身辨证取穴。

这一时期痹病的证候学得到了极大的发展，达到了50余个，远超过了秦汉时期的10余个证候，极大地丰富了痹病的辨证治疗。在治疗上主张汤、熨、针石、补养、宣导等综合疗法，继承了《黄帝内经》"杂合以治"的思想。但遗憾的是，这些证候均被列于风病候、虚劳候等内，未遵《内经》将

其设为专病，对痹病的学科发展不利。直到清代，还有医家将痹病列入风门讨论。

（四）总结与争鸣期

时至宋元，经过汉唐长期的经验积累和方药荟萃，客观上需要给以总结；同时，造纸、活字印刷术的出现及官方的重视，为痹病大规模总结及随之引发的争鸣创造了客观条件。

宋代官修《太平圣惠方》收录治疗痹病的处方大大超过了《千金方》。方中开始较多地使用蜈蚣、乌梢蛇、白花蛇、全蝎、地龙等动物药治疗痹病。《圣济总录》对痹病的贡献是划时代的，专列"诸痹门"对痹病进行论治。把一些重要的痹病从虚劳中分出。"诸痹门"首列"诸痹统论"，后依次论述"肝痹、心痹、脾痹、肺痹、肾痹、痛痹、著痹、行痹、皮痹、肌痹、血痹、脉痹、筋痹、骨痹、肠痹、周痹、风冷痹、风湿痹，风湿痹手足不随、痹气、热痹"共21种痹病。每一病先论病因、病机、特征性表现，次列方药数首，为辨证论治带来了极大方便。这种辨病与辨证相结合的思想，有利于学科建设。"诸痹门"中共列方剂148首，是征集当时民间及医家所献医方结合"内府"所藏秘方经整理汇编而成的。所列痹病病种有两大亮点：一将五脏痹列于诸病之首，体现了重视五脏的思想；二将热痹作为病名，临床意义重大。在其他门内，还散载着一些特殊痹病，如"诸风门"有历节风、中风百节疼痛等；"腰痛门"有腰痹、卒腰痛等；"杂疗门"及"产后门"有妇人血风身体骨节疼痛、产后腰痛等。书中所收近40种痹病，每病之论虽源之前贤，然又有发挥，如"肾痹：论曰风寒湿三气杂至，合而为痹。又曰以冬遇此者为骨痹。骨痹不已，复感于邪，内舍于肾，是为肾痹。其证善胀，尻以代踵，脊以代头，盖肾者胃之关，关门不利，则胃气不行，所以善胀。筋骨拘迫，故其下挛急，其上蜷屈，所以言代踵代头也"。《太平惠民和剂局方》治疗痹病重视活血行气。其曰："论诸风骨节疼痛，皆因风气入于筋络及骨节，疼痛，或攻注脚手痛，或拘挛伸屈不得者，可与乳香趁痛散、追风应痛丸、活络丹、乳香丸、没药丸、太岳活血丹皆可服。宜先与五香散淋渫，次用活血丹涂之。"

此时期个人著作也有很多创新及不同的学术观点。如许叔微《普济本事方》提出内生风邪或痰致痹病；将"白虎病"与"历节风"合称为"白虎历

节风"；用药多为散、丸、粥剂，是对痹病内服汤剂的改进。窦材《扁鹊心书》强调"气血凝闭"是痹病基本病机，温通为基本治法。陈自明《妇人大全良方》认为妇人生理上别于男子，痹病"发病最为人所难知"。在"妇人贼风偏枯方论第八"提出："医风先医血，血行风自灭"名言。严用和《济生方》重视脏腑辨证，详究脉因证治；强调脾肾作用，提出"补脾不如补肾"；重视五体痹，认为"大率痹病，总而言之，凡有五种：筋痹、脉痹、皮痹、骨痹、肌痹是也"。杨士瀛《仁斋直指方论》将痹病分为"风湿血痰"四型。

不同学术观点的提出，必将引发更深入的争鸣。至金元，以刘完素、张从正、李杲、朱丹溪为代表的医家，从临床实际出发，不拘泥经方，敢于提出自己的见解和主张，出现了百家争鸣的局面，促进了痹病学的发展。

刘完素强调火热同风湿燥诸气的关系。张从正《儒门事亲》认为"痹病以湿热为源，风寒为兼，三气合而为痹"；痹病"胸膈间有寒痰"，倡用"汗、吐、下"治法；痹病可在五体间相传及入脏腑难治。李杲《脾胃论》认为"肝木克脾土"能致痹病，其曰："肝木旺，则挟火势，无所畏惧而妄行也，故脾胃先受之，或身体沉重走痞疼痛。盖湿热相搏，而风热郁而不得伸，附着于有形也……或生痿，或生痹……"。其在《兰室秘藏》用"川芎肉桂汤"治疗腰痛医案中，对痹病有"瘀血"的描述清晰。对内伤兼有痹病者归入补中益气汤加减治疗范围，创立的羌活胜湿汤至今仍为临床常用方。朱丹溪有关"痛风"的系统论述，对后世影响极大。痹与痿均可表现为手足的病变，唐宋时期出现了痹痿混同与风，均用温燥药物，危害匪浅。为此，倡用"痛风"一名，意在强调痹病的疼痛表现。丹溪曰："痛风，四肢关节走痛。"（《金匮钩玄》）。后世虞抟论："丹溪此论一出，尽扫千古之弊。"从现代观点看，此"痛风"即"痹病"（风湿病），与西医"痛风"不同。丹溪认为本病内有蓄热，复感外邪、热血郁遏，这对痹病的辨析、用药大有裨益。丹溪治疗痹病重视养血清热，活血祛瘀，疏导凝浊，反对燥热劫阴。其创效方有上中下痛风方、二妙散、潜行散、趁痛散、加味四物汤。提出的"慎口节欲"调摄原则，影响至今。

金元时期，由于受"古方不能尽治今病"的影响，极力提倡辨证，反对机械地套用《局方》，因

此痹病辨证论治水平明显提高。但是，痹病的病名诊断被淡化，对《内经》《圣济总录》奠定的痹病命名与分类体系继承不够。这种重辨证、轻辨病思想不利于学科建设。

（五）深入发展期

明代早期，有远见的医学家对不重视痹病病名诊断及命名混乱、不规范、随意性强等现象提出了批评，如戴思恭《推求师意》曰："人身体痛，在外有皮肉脉筋骨，由病有不同之邪，亦各欲其正名，名不正将何以施治？"孙一奎《赤水玄珠》更提出命名原则应"庶可因名而循其实"，但响应者寡。明清时期，主流思想仍沿金元，极力提倡辨证，使痹病辨证论治达到了高度成熟阶段。当一个事物发展到极致，内部必然会出现革新的力量，此时，辨证论治的发展一方面表现为传统的延续，另一方面出现了革新的趋势。其实，两者殊途同归，都为痹病辨证论治向深入发展做出了重要贡献。

以徐彦纯、王肯堂、张介宾、李士材为代表的医家继承传统思想，在理法方药方面又有所发挥，甚至到了淋漓尽致的地步。徐彦纯重扶正，《玉机微义·痹症门》设有"痹因虚所致"之专论。其曰："痹感风寒湿之气，则阴受之，为病多重痛沉著，患者易得难去。如钱仲阳为宋之一代名医，自患周痹，止能移于手足，为之偏废，不能尽去，可见其为难治也。""然此证因虚而感，既著体不去，须制对证药日夜饮之。虽留速不愈，能守病禁，不令入脏，庶可扶持也。"这些思想对后世乃至今天的治疗痹病要注意扶正、防止内脏损伤、长期坚持治疗等都有重要意义。王肯堂《证治准绳》重视三气为痹，其曰："凡风寒湿所为行痹、痛痹、着痹之病，又以所遇之时，所客之处而命其名。非此行痹、痛痹、着痹之外，又别有骨痹、筋痹、脉痹、肌痛、皮痹也。"这一观点，后世从者甚多，致使三痹（风寒湿）的论治文献越来越丰富，远远超过他痹。在"诸痹门"中以肢体部位为纲论治；在"腰痛"中曰："夫邪者是风、寒、湿、燥皆能为痛。""痛痹"中曰"有风、有湿、有痰、有火、有血虚、有瘀血"等均有新意。王肯堂对有些病描述得十分形象，如："脊痛项强，腰似折，项似拔，冲头痛，乃足太阳经不行也。"是对《灵枢·经脉》有关内容的发挥，与西医的强直性脊柱炎相似；"两手十指，一指疼了一指疼，疼后又肿，骨头里痛，膝

痛，左膝痛了右膝痛。发时多则五日，少则三日，昼轻夜重，痛时觉热，行则痛轻肿却重。"与西医的复发性风湿症相似。张介宾《景岳全书》遵《内经》，重视风寒湿三气之痹，曰："痹因外邪，病本在经，而深则连脏。故其在上则有喘呕，有吐食；在中则为胀满，为疼痛；在下则为飧泄，为秘结诸病。"认为这些都是痹病的兼证，"凡见此者，当于各门权其缓急先后，而随证治之。"并将痹病分为风寒湿热四类，每类下再辨证治疗。如："痹之风胜者，治当从散，宜败毒散、乌药顺气散之类主之。若以风胜而兼微火者，宜大秦艽汤或九味羌活汤之类主之……"。这种将风寒湿热痹再分型辨治的方法，进一步提高了临床实用性和疗效，至今还指导着临床实践。李士材《医宗必读》认为三气致痹"在外者祛之犹易，入脏者攻之实难，治外者散邪为急，治脏者养正为先。"李氏提出了对后世影响巨大的三痹治疗大纲："治行痹者散风为主，御寒利湿，仍不可废，大抵参以补血之剂。盖治风先治血，血行风自灭也；治痛痹者散寒为主，疏风燥湿，仍不可缺，大抵参以补火之剂。非大辛大温，不能释其凝寒之害也；治着痹者利湿为主，祛风解寒，亦不可缺，大抵参以补脾补气之剂。盖土强可以胜湿，而气足自无顽麻也。"认为筋痹即风痹、骨痹即寒痹、肌痹即湿痹……足见其重视三气为痹之思想。

以叶天士、吴鞠通为代表的温病学派及医林革新家王清任、中西医汇通派张锡纯等在继承前人经验的基础上，对痹病学术大胆创新。叶天士《临证指南医案》关于痹的医案，"有卫阳疏，风邪入络"者；"有经脉受伤，阳气不为护持"者；"有暑伤气，湿热入络"者；"有风湿肿痛"者；"有湿热伤气，及湿热入血络"者；"有肝阴虚，疟邪入络"者；"有气滞热郁"者等。丰富了痹病的病因病机制论。总以流畅气血，祛邪养正，宣通脉络之法治之。提出"盖久痛入于络，络中气血、虚实、寒热，稍有留邪皆能致痛"。倡用活血化瘀及虫类药物搜剔宣通络脉，如全蝎、地龙、穿山甲、蜣螂虫、蜂房等。吴鞠通《温病条辨》重视热痹，曰："痹之因于寒者固多，痹之兼乎热者亦复不少。"并提出"暑湿痹"一名，认为其病机为"湿聚热蒸，蕴于经络"。王清任《医林改错》立论"痹证有瘀血说"，并提出了一个重要概念，"凡肩痛、臂痛、腰疼、腿疼，或周身疼痛，总名曰痹症"。认

为"如古方治之不效，用身痛逐瘀汤"。张锡纯在吸收西医学观点的基础上，将痹病归入"肢体疼痛门"中讨论，至今仍被广泛认同。其在《衷中参西录》中有多处使用了"偻麻质斯"一词来论关节肿痛，这是西医在进入中国初期，Rheumatism 尚未找到合适的意译词，而音译的结果。随着对西医认识的加深，渐被译为"风湿""风湿病"。另外，张璐、傅山重视肢体痹，秦之桢、翁藻、费伯雄重视五体痹及脏腑痹，汪文绮、沈金鳌重视内生五邪，陈士铎重湿痰，吴谦治疗分虚实两类，周学海有劳倦致瘀痹论，陆锦燧认为"凡病皆虚实相兼"等均有见地。

民国时期中医学术发展处于低潮，痹病仍被列为内科杂病。

（六）快速崛起期

中华人民共和国成立以后，尤其是改革开放以来，人民生活水平提高，对健康的要求也逐步提高，原来不被重视的肢体关节疼痛一类疾病得到了重视。并因此而促使我国于 1983 年成立中华全国中医学会内科分会痹证学组（1989 年升格为中国中医药学会痹病专业委员会，1995 年更名为中华中医药学会风湿病学分会），痹病学迎来了发展的春天。广大的中医药工作者在各自的工作岗位上从不同的角度做了大量的工作，为中医风湿病（痹病）学的学科建设及快速崛起做出了贡献。

全国中医风湿病学术组织成立后，很多省市也相继成立了风湿病学术组织，定期交流，百家争鸣，相互学习，共同提高，促进了学科发展。中医风湿病学术组织在保持自己特色的同时，还加强了与西医风湿病学术组织、中西医结合风湿病学术组织的融通，为了一个共同目标而相互借鉴、取长补短、和谐发展。各级学术组织及卫生行政部门不断举办不同层次的学习班及继续教育班；一些高等中医药院校开展了本科层次的风湿病选修课程，很多高校已培养出一大批风湿病方向的硕士、博士研究生。这些不同层次的教育，壮大了学术队伍，提高了从业能力，为风湿病学的发展奠定了人才基础。河南省于 1991 年进行的"痹病流行病学调查"，首次在中医理论指导下，用现代方法学对痹病进行调查研究，得出了很多珍贵数据。《中国痹病大全》将古今二千余册中医文献中有关痹病的内容进行整理、归纳，全面对历代医家在痹病方面的学术思

想、诊疗经验等进行了总结。代表当今最高水平的名老中医治疗痹病经验得以总结：王为兰认为强直性脊柱炎病因病机为肾虚督瘀，并创益肾通督汤；朱良春治疗顽痹注重补肾、善用动物药；汪履秋认为风湿顽痹，外因风寒湿邪，内因痰浊瘀阻；颜德馨以"气血病变是临床辨证之本"的观点辨治狐惑；路志正提出"燥痹"及其理法方药；何任提出"不断扶正，适时祛邪，随证治之"的治疗原则；谢海洲治痹扶正固本、祛湿健脾、利咽解毒；焦树德提出"尪痹"及其理法方药；陈之才认为老年痹病，勿忘夙疾，注意益气保津健脾胃；周仲瑛强调辨证与辨病相结合；张鸣鹤认为活动期类风湿关节炎应按热痹或寒热错杂证型以清热解毒为主加以辨治；娄多峰认为痹病的基本病因病机为"虚、邪、瘀"，三者共存、相互影响、互为因果，治疗的关键在于打破三者之间的恶性循环；李济仁提出了痹痿统一、痹久成痿、痹痿合病的新观点；孙树椿认为神经根型颈椎病的病理核心为"瘀滞之血不行，乃至瘀血内结"；沈丕安认为系统性红斑狼疮为本虚标实之证，真阴亏损为本，郁热、火旺、瘀滞、风湿、积饮等为标；薛立功提出"经筋痹"概念。一大批有志之士知难而进，默默奉献。目前，很多大中型综合医院都设置了风湿病科，不少已成为重点建设科室，有些地区还成立了县级、市级甚至省级风湿病专科医院，成为痹病重要的临床、教学和科研基地。这些基地的建设，为探索风湿病的诊疗规律及学科建设发挥了重要的作用。痹病已不再只是内科杂证，而成了中医学重要的组成部分。中华中医药学会风湿病分会于1996年制定了五体痹及燥痹、尪痹的诊断标准、证候分类和疗效标准，并计划逐步制定更多的标准，促进学科发展。历代医家对痹病的命名混乱，分类不一，金元以后又不重视病名诊断，限制了学科发展，经过近20年的研究，认为将痹病按病因、部位、证候、特征进行命名与分类，既保持了中医学的基本特质，又有利于提高临床诊疗水平。科学研究是促进学科发展的重要手段，自中医风湿病学术组织建立以来，一大批研究获得了部级（国家中医药管理局、中华中医药学会）科技成果。二等奖：痹苦乃停和痹隆清安治疗顽痹，风湿病辨证论治系列方药的临床及开发研究；三等奖近10项。省市级成果更多。科研课题立项包括科技部重大项目逐年增多。深入的临床、教学和科研工作，促进了著书立说，如《痹证

治验》《痹证通论》《痹病论治学》《中国痹病大全》《娄多峰论治痹病精华》《实用中医风湿病学》《中医治疗强直性脊柱炎》《红斑狼疮中医临床研究》《热痹证治新说》《中国风湿病学》《风湿病中医特色治疗》《痹病古今名家验案全析》《中医风湿病学》等，极大地促进了中医风湿病学的学科建设。中医风湿病学是一个多学科交叉的新兴学科，与内、外、妇、儿、骨伤、皮肤、五官、针推、康复等关系密切，由于患者的需求及学科发展的需要，中医风湿病学与这些学科之间的良性互动越来越多，甚至包括与药品生产企业、医疗器械生产企业的协作等，丰富了中医风湿病学的内容，促进了中医风湿病学的发展。随着这些工作的深入开展，积累的共识越来越多，使中医风湿病学科体系趋于成熟，而且还在快速发展。

第三节　痹病的命名与分类

一、历代对痹病命名与分类的情况

痹病的命名与分类散载于历代医家文献之中。自《黄帝内经》至今，有关痹病的病名400余个，命名原则混乱，分类不一。历代文献中关于痹病的命名与分类有以下情况。按外因命名：风痹、寒痹、湿痹、热痹、燥痹等；按内因命名：内伤痹、虚痹、气虚痹、血虚痹、阳虚痹等。按不内外因命名：食积腰痛、损伤痹、蓄血痹、瘀血痹、痰痹等。按五体组织命名：皮痹、脉痹、肌痹、筋痹、骨痹等。按脏腑命名：肺痹、心痹、脾痹、肝痹、肾痹等。按经络循行部位命名：手太阳经筋痹、手阳明经筋痹……。按肢体部位命名：肩痛、臂痹、腰痛、腿痹、膝痛、足痹等。按病位深浅、经络命名：深痹、浮痹、经痹、络痹等。按轻重缓急、易难、病程命名：暴痹、顽痹、痼痹、久痹、远痹、留痹等。按特定时间患痹命名：胎前痹、产后痹、经行痹、痢后风等。按临床表现特点命名：行痹、痛痹、着痹、周痹、历节风、白虎风、狐惑、尪痹、痛风、大偻、背偻、鸡爪风、鼓槌风、鹤膝风等。其他：枯涩痹、高原痹、疹筋、濡痹、似痹非痹等等。复合命名（病因加部位、病因加症状、病因加时间、年龄加部位、部位加时间等）：内伤腰痛、气腰痛、风腰痛、风热历节、风湿久痹、风虚腰痛、节风、厉风历节、风血痹、外感

腰痛、老年腰痛、积年腰痛、肉苛、肉极、伤筋、血风、骨风、血痹风、关节挛痹、劳损、肾风、肾胀、肾着、肾中风、实挛、虚挛、骨极、虚劳体痛、跖跛、筋极、筋枯、湿热麻痹、湿痰脚气、寒湿久痹等。

另外，还存在一病多名和一名多义。一病多名：本来是一个疾病，但有多个命名，如五十肩一病，就有肩凝症、肩凝风、肩凝、肩痹、漏肩风、老年肩、冻结肩等名；历节有历节风、历节病、历节疼风、走注历节等名；走注有走注风、鬼箭风、行痹等名。这种同一个疾病有两个或两个以上的名称的较常见，造成了痹病命名与分类的繁琐、复杂甚至混乱。一名多义：即一个完全相同的病名，却有两个以上的不同的含义。如"风痹"一名，《灵枢》指既有外感表证又有痹病者，《素问》指行痹，《医宗必读》指筋痹，《景岳全书》指痛风，《中国医学大辞典》也称走注；"热痹"一名，《素问》指热毒流注关节或内有蕴热所病痹，《张氏医通》指脉痹，《医学举要》俗称流火；"流火"一名，《医宗必读》谓之为行痹的俗称，《医学举要》谓之为热痹的俗称，《医宗必读》还指筋痹、风痹、走注，《简明中医辞典》指丹毒；"脉痹"一名，《素问》为五体痹之一，《医宗必读》指热痹，《症因脉治》指心痹；"鼓槌风"一名，《疡科心得集》指腕肿痛，《医学统旨》指两膝肿大、胻腿枯细、屈伸不能的痹病，《解围元薮》指肢节酸痛肿胀形若鼓槌者，《疡医准绳》指鹤膝风；"痛风"一名更为复杂，《格致余论》指四肢历节痛，《血证论》指痹病，《医学准绳六要》指痛痹，《张氏医通》指历节、白虎历节、白虎风、白虎历节风、贼风等，《景岳全书》指风痹，《类证治裁》称其俗名箭风，《解围元薮》谓之又名旋风。痹病的一名多义，相当常见，极易造成概念混乱，是影响学术交流的巨大障碍。

痹病（风湿病）作为一大类疾病，由于历代医家在面对它们时所处的角度不同，就可能产生不同的认识，其命名也就会丰富多彩。再加上前贤们受当时条件限制，信息交流不便，更容易依自己的经验及想象，使痹病命名个性化、地域化，故有如此之多的痹病名称。以上这些繁杂的命名与分类，一方面反映了历代医家研究痹病的深度和广度，经验极其可贵。但另一方面由于所使用的病名、分类其概念不一、不规范，严重影响了相互的交流、沟通及其之间的可比性。因此，至明清以来，一些医家

针对以上问题，对其分类名称作了有益的探讨。如清·沈时誉《医衡·痹症析微》中谈："内经痹名甚多，不能细数……"，有因病之因、病之状、病之所属、病之所在而命名。"风寒湿气所为行痹、痛痹、著痹。又以所遇之时，所客之处而命其名。非行、痛、著之外，别有筋脉五痹也"。明清时期，有远见的医家就力主规范痹病的命名与分类，但未能如愿。这个问题已成为限制学科发展的重要环节，必须加以解决。

二、本书对痹病的命名与分类

一个好的病名应既能名副其实的反映该疾病的本质属性（见其名，就能自然联想到疾病的本质），指导临床治疗，有利于提高疗效，便于临床应用与交流，又与其他病名在概念的内涵和外延方面有显而易见的区别，避免病名之间概念不清或混淆。历史文献上记载风湿病病名400余个，有些病名很好，如风痹：见其名就联想到风邪为主，疼痛游走不定，治之勿忘祛风；骨痹：见其名就联想到病在骨，可见骨关节肿大变形，治疗勿忘补肾；瘀血痹：见其名就联想到瘀血是主要病机，治以活血化瘀为主；产后痹：见其名就联想到产后多虚多瘀，治以扶正活血为主兼祛邪，等等，确实体现了上述的命名原则。这些好的病名应保留并很好地继承。而有些病名至今在临床上看来也无太大实际意义或概念含糊不清，如八风十二痹、风劳、溢饮、髓风、瘤痹、风腰腿、肾胀、鬼箭风、刺风、缓风、枯涩痹等，可以放弃不用。有些病名在概念上相同或相近（即一病多名），有些病名一词多义，应择其公认的最佳病名保留，而其他名放弃不用。对于复合病名，可放弃不用，因为这些复合病名多在病因、部位分类命名中有所体现。另外，因为痹病是包括很多病种的一大类疾病，其命名中还包含有不同级别或不同层次的命名，如"五体痹"一名之下，还分"皮痹、脉痹……"。如果将"痹病（风湿病）"作为一级病名来看待的话，"五体痹"就是二级病名，而"皮痹"、"脉痹"等就是三级病名。不同层次的病名，一定要分级列出，避免混乱。

我们从临床实际出发，采纳历代医家精华，借鉴现代研究成果，对痹病的命名与分类进行了探讨和研究，从病因、部位、证候、特征四个角度对痹病进行命名与分类。见表1。

表1　风湿病的命名及分类

分类依据（基点）	二级命名	三级命名
Ⅰ.按病因分类	五淫痹	风痹，寒痹，湿痹，热痹，燥痹
Ⅱ.按部位分类		
1.按五体组织分类	五体痹	皮痹，肌痹，脉痹，筋痹，骨痹
2.按脏腑组织分类	脏腑痹	肺痹，脾痹，心痹，肝痹，肾痹，肠痹，胞痹……
3.按经络循行分类	十二经筋痹	手、足太阳经筋痹，手、足少阳经筋痹，手、足阳明经筋痹，手、足太阴经筋痹，手、足少阴经筋痹，手、足厥阴经筋痹
4.按肢体部位分类	肢体痹	颈痹，肩痹，臂痹，肘痹，手痹，背痹，腰痹，骶痹，脊痹，髋痹，膝痹，足痹，腿痹……
Ⅲ.按证候分类	三因三候痹	正虚痹，邪实痹，痰瘀痹（瘀血痹、痰浊痹）
Ⅳ.按特征分类	特殊痹	周痹，血痹，历节，狐惑，尪痹，痿痹，产后痹，顽痹，偏痹，鹤膝风，痢后风，损伤痹，蝶疮流注……

（一）按病因分类

按病因分类——五淫痹，即风痹、寒痹、湿痹、热痹、燥痹。中医按病因分类，有外感"六淫"，有内伤"七情"，还有饮食、劳倦、虫兽、外伤等。这里痹病的病"因"，指的是风寒湿等病邪（淫），即外"因"。这种分类法是根据疾病发生的原因对疾病进行命名与分类的。自《内经》"风寒湿三气杂至合而为痹"的经典论述之后，历代医家对外因致痹多有发挥。但近代认为：外感风寒湿致痹虽较常见，而内生风寒湿热等病邪致痹在临床上似乎更重要。从病因角度，近代一般将痹病分为风痹、寒痹、湿痹、热痹，这里的风寒湿热直观上指的是病因，而更深一层表示的是痹病的临床表现特点，因为中医临床病因学的特点是"审证求因"。现代名老中医路志正根据多年的经验，提出了"燥痹"一名，完善了临床痹病学的内容，是对中医痹病学的重大贡献，使临床上"风寒湿热"痹不能包括的"燥痹"进入了应有的历史领域，解决了中医临床痹病学中多年未决的问题。自此，从病因学角度已经有了风痹、寒痹、湿痹、热痹、燥痹五种类型，统称为"五淫痹"，它代表了痹病病因学分类的完善和发展。

关于传统的"六淫"，现代名老中医李今庸教授纵观古今医论并结合临床经验认为："六淫"实为"五淫"，"暑"、"火"两者实属同一"热"邪。历史文献中与"暑"有关的痹病名称，仅见《温病条辨·中焦篇》有"暑湿痹"一名。从病因角度对

痹病分类历史悠久，历代医家积累了丰富可贵的诊疗方法，至今仍有效的指导着临床实践。

（二）按部位分类

按部位分类，首见于《内经》，是对痹病分类的一种传统方法，在临床工作中占有重要的位置。根据病变部位对痹病进行分类，正如清·董西园《医级·杂病·痹》所言："痹之为病随所著而命名"。主要有以下几种情况。

1.按五体组织分类——五体痹　即皮痹、肌痹、脉痹、筋痹、骨痹。中医认为人有五体：皮、肉、脉、筋、骨，是痹病的主要病变部位，故临床有相应的皮痹、肌痹、脉痹、筋痹、骨痹，统称为"五体痹"。如《素问·痹论》曰："以冬遇此者为骨痹，以春遇此者为筋痹，以夏遇此者为脉痹，以至阴遇此者为肌痹，以秋遇此者为皮痹"。五体痹在临床上有重要的意义，中华中医药学会风湿病分会专门多次对其进行研讨，统一了五体痹的概念、诊疗标准、证候分类、疗效评定标准，对痹病的深入研究打下了良好的基础。

2.按脏腑组织分类——脏腑痹（五脏六腑痹）　五脏痹，即肺痹、脾痹、心痹、肝痹、肾痹；六腑痹，即肠（大、小肠）痹、胞痹、三焦痹、胃痹、胆痹。中医认为五体合五脏，五体痹进一步发展可深入五脏，而形成肺痹、脾痹、心痹、肝痹、肾痹，其统称为"五脏痹"（首见于《证治准绳·杂病》）。《素问·痹论》曰："凡痹之客五脏者，肺痹者，烦满喘而呕；心痹者，脉不通，烦则心下鼓，

暴上气而喘，嗌干善噫，厥气上则恐；肝痹者，夜卧则惊，多饮数小便，上为引如怀；肾痹者，善胀，尻以代踵，脊以代头；脾痹者，四肢解堕，发咳呕汁，上为大塞。"五体痹进一步发展也可深入六腑，而形成肠痹、胞痹、三焦痹、胃痹、胆痹，其统称为"六腑痹"。如《素问·痹论》曰："肠痹者，数饮而出不得，中气喘争，时发飧泄；胞痹者，少腹膀胱按之内痛，若沃以汤，涩于小便，上为清涕。"历代对脏腑痹重视不够，缺乏系统的整理，今后应引起足够的重视。

3. 按肢体部位分类——肢体痹　即颈痹、肩痹、臂痹、肘痹、手痹、背痹、腰痹、骶痹、脊痹、髋痹、膝痹、足痹、腿痹等。按肢体部位分类也是中医的传统方法，如《内经》就有"腰痛""足痹"等。后世医家多有发挥，如清·王清任《医林改错·瘫痿论》曰："凡肩痛、臂痛、腰疼、腿疼，或周身疼痛，总名曰痹症。"所以，此类痹病名称一般多称为某部位疼痛，如身痛、臂痛、颈痛、背痛、腰痛、骶痛、髋痛、膝痛、足痛、腿痛等，其中以颈、肩、腰、腿痛为重点。肢体痹与现代解剖学关系密切，近年来在病因学、病理学、治疗学、康复学等方面发展较快，是中医风湿病学领域中可喜的进展。

4. 按经筋循行部位分类——经筋痹　即手、足太阳经筋痹，手、足少阳经筋痹，手、足阳明经筋痹，手、足太阴经筋痹，手、足少阴经筋痹，手、足厥阴经筋痹。经筋是十二经脉在肢体外周的连属部分，十二经筋皆可患痹，总称十二经筋痹。现代薛立功云："经筋'主束骨而利机关'，连缀百骸，维络周身，牵筋动节，主司运动，人一生劳作，尽筋承力，维筋劳损，重叠反复，必成'横络'。横络者，盛加经脉之结筋也。横络卡压，能不痹阻而痛乎？"经筋类似于现代生理解剖学中所指的肌腱、韧带以及周围神经，这些软组织张力异常与经筋痹痛相关。经筋痹的病因有劳损、外感，其中特殊的职业和姿势、长期的慢性劳损是最常见的原因。现今社会人出现的颈肩腰腿痛等软组织疾病多属经筋痹，一般内科治疗较难奏效，使用针灸、推拿疗效好，尤以薛氏据《黄帝内经》挖掘研制的"长圆针疗法"效佳。故十二经筋痹的提出具有十分重要的现实临床意义。

按部位分类包括五体痹、脏腑痹、肢体痹、经筋痹四类，前两者是一外一内的关系，后两者是一横一纵的关系。对于痹病这一组疾病的部位分类，涉及到了机体的内外纵横，已经是比较全面的了。需要说明，这四类分法有交叉重叠之处，尤其是十二经筋痹与肢体痹，一纵一横，关节部位就是纵横的交汇处。那么，交汇处即关节部位的痹痛算是经筋痹还是肢体痹呢，一般认为，整个关节或弥漫性关节痹痛为肢体痹；关节处某一二较局限的痹痛且该痹痛点又在经筋走行上，就是经筋痹。

（三）按证候分类

按证候分类——三因三候痹，即正虚痹、邪实痹、痰瘀痹（瘀血痹、痰浊痹）。证候是中医特有的诊断概念，是病机变化的概括，它反映了疾病的本质，对确立治疗原则或方法起着关键的作用。所以，按证候分类对临床有很大的指导意义。历代很多医家对痹病进行证候分类。如《医宗金鉴·杂病心法要诀·痹病总括》根据痹病正邪盛衰之不同，分痹虚、痹实两大类，曰："痹虚，谓气虚之人病诸痹者也……痹实，谓气血实之人病诸痹也也"。《温病条辨·中焦篇》也指出对痹病要虚实异治。现代黄文东主审的《实用中医内科学》也以虚实为纲，分虚痹和实痹论治。但在临床上，瘀血、痰浊证候不但常见而且十分重要，在痹病的辨治过程中有特殊的地位，显然将痹病只分为虚实两大证候是不完整的，是与临床实际不符的。现代名老中医娄多峰根据长期临床实践，提出了新的痹病的病因病机：虚、邪、瘀；在治疗上将痹病分为正虚候、邪实候、瘀血（包括痰浊）候。据此可将痹病分为正虚痹、邪实痹、瘀血（痰）痹三大类，这一证候分类称"三因三候痹"或"三候痹"，代表了现代人们对痹病病因、病机、诊治方面认识的提高。

（四）按特征分类

按特征分类——特殊痹，即周痹、众痹、血痹、历节风、狐惑、顽痹、痿痹、偏痹、产后痹、鹤膝风、痛风、痢后风、损伤痹、蝶疮流注等。临床上有些痹病具有自己特殊的征象、表现或发生、发展、诊治规律，根据这些特点来认识疾病，是前人常用的一种分类方法，至今仍指导着中医的临床实践。这种根据症状特征不同进行分类的痹病，称为特殊痹。如《内经》将风寒湿侵入血脉，上下移徙随脉，其上下左右相应，间不容空者，称为周痹；疼痛各在其处，更发更止，更居更起，以左应右，以右应左者，称为众瘅。《金匮要略》将疼痛遍历关节者，称为历节病。《丹溪心法》将遍历关节疼痛，昼轻夜重，如虎咬之状者，名为白虎历节风；"以四肢上或身上一处肿痛，或移动他处，色红不圆块，参差肿起，按之滚热，便是痛风。"《医学统旨》将膝肘肿痛，臂骨行细小，将如鹤膝之形者称"鹤膝风"；或只两膝肿大，皮肤拘挛，不能屈伸，骱腿枯细，俗称"鼓槌风"。《解围元薮》将产后血脉空虚，气血不足，复感风寒之邪，致筋脉拘挛疼痛，手足指不能屈伸，手状如鸡爪者称"鸡爪风"。现代名老中医焦树德在长期临床实践的基础上提出的"尪瘅"一名，也属此类。特殊瘅各有其诊治规律，临证时，关键是要抓住其特殊"规律"。

疾病命名与分类的目的，是为了提高诊疗水平。一个好的命名与分类是对疾病认识的升华，也是进一步研究的基础。上述四类之间的病名，其概念的内涵及外延有明显的界限，易分辨。每类中疾病的命名，应概念清楚，尽量避免重叠。这四类命名与分类方法，从不同角度反映了瘅病的本质，从不同角度认识瘅病。也就是说，每一类命名分类方法，反映的只是从某一角度对瘅病的认识。其间相互交叉，不能对立割裂开来。五淫瘅侧重于反映瘅病的病因（指外因）；五体瘅、脏腑瘅、十二经筋瘅、肢体瘅侧重于反映瘅病的病位；三因三候瘅侧重于反映瘅病的病机证候；特殊瘅侧重于反映瘅病的临床特征。每一类命名都有重要的临床价值，但任何一类命名都不可能完全涵盖瘅病的所有患者，都有一定的局限性。临证时，只有综合这四个方面来考虑，才较全面，方能识其全貌，有利于提高诊疗水平。这四种分类之间的疾病有一些交叉重叠，是自然的。以某一外邪为主所引起的风湿病且病位较广者，按病因命名，归入五淫瘅；某一部位（某一五体组织，或某一脏腑，或某一经脉的局部经筋，或肢体某部）病变的表现为主，即病位较局限的，按部位命名，归入五体瘅或脏腑瘅或经筋瘅或肢体瘅；病位较广，且或正虚较明显，或邪实较突出（两种或两种以上外邪均较突出），或痰瘀较严重者，按证候命名，归入三因三候瘅；具有特殊的发生、发展、表现、诊疗规律，又不能用上述命名更好的反映其疾病本质特征者，按特征命名，归入特殊瘅。临证时，关键是抓主症，依主症探求疾病的本质，再结合各类、各病的内容实质，最贴近

（符合）的，就是该病的最佳分类与命名。从某种意义上讲，分类即诊断。

第四节 瘅病的范围及鉴别

明确瘅病的讨论范围及其与有关病证的鉴别，对瘅病的诊治规范化有着重要的意义。

一、瘅病的范围

"瘅"作为病名，有广义、狭义之分。广义之瘅泛指机体为病邪闭阻，而致气血运行不利，或脏气不宣所发生的各种病证。狭义之瘅即指"瘅证""瘅病""风湿病"，是因风寒湿等邪杂合为患，造成机体气血闭阻，出现肢体关节疼痛、重着等甚或累及脏腑的一类病。瘅证、瘅病、风湿病三名，"瘅"字奥僻，而"风湿"更大众化。使用"风湿病"一名更有利于学科建设，故目前倡用该名。然而，瘅证、瘅病、风湿病三名在历史文献中长期并存，有的已融入经典名言或已成为习惯，故本书仍使用瘅、瘅证、瘅病等名。

二、瘅病的鉴别

本病主要应和痿病、表证身痛、肢体关节急性损伤等进行鉴别。

（一）与痿病的鉴别

痿、瘅同是肢体疾患，但二者临床表现、病因病理、治疗方药都不相同。痿病以肢体软弱无力、甚者萎缩废用为特征，肢体一般不痛，且多发于下肢。瘅病则以四肢躯体关节肌肉疼痛为主要表现，虽至后期，气血阴阳亏损，可出现肌肉萎缩，软弱废用（称之为"痿瘅"），但也必有疼痛。其发病部位不仅仅限于四肢，还包括项、背、脊、腰等。从病机而论，痿病为五脏精血亏损，无以灌溉周流，经脉失养，"痿弱不用"。瘅病是邪气阻瘅经络，气血运行受阻，"瘅而不通"，日·丹波元坚在《杂病广要·瘅》中作了较为详尽的论述："痿与瘅二症天渊不同，痿本虚证，有补无泻，虽久痿于床褥，其形色绝无病状，唯有软弱无力，起居日废，行步艰难，并未有痛楚者也。若瘅证为不足中之有余，有余者因风寒湿三气合而为瘅，有泻无补，形神色脉皆枯，必为麻木疼痛，行动艰难者也。故瘅病在表，本风寒湿之邪，受病在经络血脉之

中，气血闭涩之故。痿症在里，属精神气血不足，受病在五脏六腑之中，因不能充周之故，所以治法亦别也"。

（二）与表证身痛的鉴别

痹病初起和表证身痛，均与感受外邪有关，临床又均可见发热恶寒、身痛、骨节疼痛。但表证身体疼痛多有头项强痛，且以恶寒发热为主，并见鼻塞流涕、喷嚏、咳嗽等症状。身痛、骨节痛而不游走，汗出热退痛解。而痹病初起以身疼、骨节疼痛为主要表现，恶寒发热等表证轻或无，且汗出痛难解，反复发作。就病机而论，前者为风寒或风热之邪侵袭肌表，营卫失和；后者为风寒湿热等邪侵袭肌表经络，气血闭阻不通。对此《灵枢·寿夭刚柔》早有论述，其曰："病在阳者为风，病在阴者为痹。"这里"风"代表外感风邪，阴、阳可代表病位深浅、病邪性质。明·张景岳《景岳全书·风痹》曰："风之与痹，本皆由感邪所致。但外有表证之见，而见发热、头痛等证，或得汗即解者，皆有形之谓，此以阳邪在阳分，是即伤寒、中风之属也。……若既受邪而初无发热头痛又无变证，或有汗或无汗而筋骨之痛如故，反延绵久不能愈，而外无表证之见者，是皆无形之谓，此以阴邪直走阴分，即诸痹之属也。"

（三）与肢体关节急性损伤的鉴别

肢体关节急性损伤和痹病都可出现肢体关节疼痛、肿胀。痹病是风寒湿等邪闭阻肢体经络而致，有感受外邪病史，并有一定的病理过程，局部症状不如急性损伤初期严重，可伴相应的全身症状。急性损伤由外力伤害引起，伤及血脉，瘀血留滞，有明显的外伤史，并迅速出现局部肿胀、出血或见瘀斑、疼痛、功能障碍，全身症状不明显。两者的关系是，损伤治疗及愈合过程中若调摄不慎，往往容易感受外邪，加重经脉气血闭阻，此时虽然损伤已痊愈，但仍有局部疼痛，遇风寒或阴雨天加重，而成为痹病，称损伤痹。

另外，痹病还应注意和中风、厥证、痉证等肢体病证鉴别，和疮病初起、肿瘤等所致的肢体局部肿痛等鉴别。

第五节　痹病主症分析

痹病由于其感邪性质、病变部位、正气强弱等不同，临床表现也不尽相同。但均以疼痛、重着、麻木、肿胀、屈伸不利等为主要表现。

一、疼痛

疼痛为痹病最常见症状，可缘于多种原因，但其病理关键不外乎"不通""不荣"两方面。

不通，指各种原因导致的经络闭阻，气血不通。"不通则痛"为金·李杲《医学发明》首先提出。就痹而论，主要由外邪或痰瘀凝结，阻滞经络，气血不得行散所致。譬如外邪致痹，风为阳邪，善行数变，风入经络，气血逆乱不通而走窜痛；寒为阴邪，寒客经络，气血收引凝结不通而冷痛；湿性黏滞趋下，湿滞经络，经气流行不通而下肢重着酸痛；暑热为阳邪，暑热袭人，熏灼经脉，鼓迫气血，经气壅塞不通而热痛；痰性属湿，瘀为血凝，所以痰浊阻塞为沉重肿痛；瘀血阻滞为刺痛。"不通则痛"，此多属实证，痛必拒按，以胀痛、掣痛、刺痛为主。其中因外邪者，多见于痹病初期；因瘀血痰浊者，多见于病之中后期。

不荣，指脏腑功能低下，气血亏损，机体组织失于温濡、荣养。"不荣则痛"，《内经》里亦有记载，《素问·举痛论》曰："阴气竭，阳气入末，故卒然而痛。"《灵枢·五癃津液别》说："髓液皆减而下，下过度则虚，虚故腰背痛而胫酸。"《灵枢·阴阳二十五人》说："血气皆少，则喜转筋，踵下痛。""不荣则痛"可因气血、阴阳、机体组织之不同，而表现出不同的临床兼证。但其总以隐痛、钝痛、酸痛、痛处喜按为主，多见于痹病的中后期，治疗必须以荣润为主。

在痹病的病理变化中，"不通"、"不荣"往往夹杂出现，相互为用。不通则引起局部不荣，不荣又引起局部不通，使疼痛经久难愈。临床应根据具体情况，认真辨证。

二、重着

重着，是指患者自觉肢体沉重、酸困不适，其举动艰难，活动不便，若负着重物，为痹病临床常见症状。古代文献记载有"体重""四肢重""腰重如带五千钱""腰重如坐水中""重坠如负千金"等。

引起肢体"重着"的病因，主要在于湿胜、肾虚两者。湿胜：《张氏医通》曰："身重多属于湿。"湿有外湿、内湿之分。外湿由涉水淋雨，或感受雾露之气，居处潮湿，湿侵肌肤而得；内湿由脾运失常，津液失布，留滞局部而得。湿为阴邪，其性重浊黏腻，痹阻肢体经络，则肢体"重着"。肾虚：《素问·痹论》曰："痹在于骨则重。"骨为机体的支架和运动的基础。肾主藏精、生髓，骨赖髓养。肾精亏虚，骨失髓养，支撑无力，而患者自觉肢体沉重。临床属湿胜者，有头重如裹、发热恶寒、身痛等表证；或有纳呆、倦怠乏力等脾虚证。属肾虚者，以腰膝重困为主，见头晕、耳鸣、腰膝酸软无力等。当然，湿胜、肾虚也可相互为患，引发"肾着"等证。

三、麻木

麻木在痹病中较多出现，但常常兼有疼痛，是其别于他病的关键。麻：是感觉异常，即"非痒非痛，肌肉之内，如千万小虫乱行、或遍身淫淫如虫行有声之状，按之不止、搔之愈甚，有如麻之状"。"木"是肌肤感觉若失，"木不痒不痛，自己肌肉如人肌肉，按之不知，掐之不觉，有如木之厚"。明·李梴《医学入门·卷四·痛风》曰："盖麻犹之痹，虽不知痛痒，尚觉气微流行……木则非唯不知痛痒，气亦不觉流动也。"

痹病出现麻木的病因病理：①气虚失运。气虚则行血无力，外卫不固，易招外邪，邪扰正虚，经脉肌肉失养而成。正如金·李杲《兰室秘藏·卷中》曰："如绳缚之久，释之觉麻而不敢动，良久则自已，以此验之……乃气不行……补其肺中之气，则麻木自去矣。"②血虚不荣。血虚则经脉空虚，皮毛肌肉失养。如清·汪机《医学原理·痹门》曰："有因血虚无以荣养筋肉，以致经隧凝涩而作麻木者。"③风湿痹阻。邪客肌表经络，气血受阻，风伤人之气血，湿黏滞缠绵，寒凝阳气，经脉、肌肉失荣。如金·刘河间《宣明论方·诸痹证》说："痹乃风寒湿三气相合……或走注四肢，皮肤不仁。"④痰瘀阻滞。痰瘀既成，留于经隧、关节、肌肉，阻遏气血，不通而成麻成木。如清·张璐《张氏医通》言："麻则属痰、属虚，木则全属湿痰死血。"临床根据兼证，辨别不难。

四、屈伸不利

屈伸不利是指肢体屈伸不灵活，活动受限而言。最常见于筋痹。《内经》称之"拘急""筋挛"等。其与强直、抽搐、振颤不同。强直为肌肉坚硬、伸直不能屈曲或屈曲不能伸直；抽搐为四肢伸缩相引；振颤为四肢振颤抖动。

正常的屈伸运动是筋、骨（包括关节）、肌肉协调作用的结果。肝血充盈，筋荣和缓则屈伸自如；肾精充沛，骨髓坚满则运动灵活。反之则病。《灵枢·邪客》曰："肺心有邪，其气留于两肘；肝有邪，其气留于两腋；脾气有邪，其气留于两髀；肾有邪，其气留于两腘。凡此八虚者，皆机关之室，真气之所过，血络之所游，邪气恶血，固不得住留，住留则伤筋络、骨节机关不得屈伸，故拘挛也。"一般说筋痹多屈而不伸，出现"筋缩""拘挛"等。屈是一种本能的保护动作，以减轻疼痛。如坐骨神经痛（筋痹）有特殊的减痛姿势，从仰卧体位起坐时，病侧的膝关节即弯曲。骨与关节病时多屈而不伸，如急性风湿性关节炎或慢性风湿性关节炎急性发作时的关节肿胀、类风湿关节炎的关节畸形等均可出现屈不得伸、步履艰难的表现。

痹病中出现肢体屈伸不利的病因病理，多为正气不足，外邪侵及于筋。隋·巢元方《诸病源候论·风四肢拘挛不得屈伸候》曰："此由体虚腠理开，风邪在于筋故也。春遇痹为筋痹，则筋屈；邪客关机，则使筋挛；邪客于足太阳之络，令人肩背拘急也。足厥阴肝经也。肝统主诸筋，王在春。其经络虚，遇风邪则伤于筋，使四肢拘挛，不得屈伸。"

五、关节肿胀、变形

关节肿胀、变形也为痹病的常见表现，尤多见于历节风。《金匮要略·中风历节病脉证并治》称："历节疼痛，身体魁羸，脚肿如脱。""足肿大"。现代王和鸣《中国骨伤科学·卷九·骨关节痹痿病学》把以关节肿大、变形为主要表现的痹病称"关节痹证"。

关节是由骨关节面、关节囊及关节腔三部分组成，人体依靠关节的滑动运动、角度运动等以完成各种动作。《灵枢·本脏》曰："经脉者，所以行血气而营阴阳，濡筋骨利关节者也。是故血和则经脉流行，营复阴阳，筋骨劲强，关节清利矣。"现代医家认为，关节囊的滑膜分泌滑液，滑液为关节提供了液体环境，可增加润滑、减少摩擦。此相当于中医所讲的"液"的范畴。《灵枢·决气》说："谷入气满，淖泽注于骨，骨属屈伸，泄泽补益脑髓"。当外邪侵袭关节，阻滞经脉气血，生理之液壅聚而变为痰瘀；或脾虚生湿生痰，痰瘀下流关节，使之关节肿胀粗大，或红肿热疼，或漫肿肤色不变。若痰浊瘀血久积不去，则出现关节僵直变形。恶血不去，新血不生，营养不及肌肉，久之肌肉萎缩，形成"鹤膝"。如类风湿关节炎晚期出现关节僵硬、肿大、变形，原因即此。

六、皮肤顽厚变色

指局部或全身皮肤麻木增厚或变色的表现。在痹病中常见于皮痹。

皮肤顽厚变色与关节肿胀、变形的机理有某些相似，也为津液气血异常变化的结果。津是水液中清淡稀薄的部分，属阳，随三焦而运行，由卫气布散全身，滋润和充养脏腑经脉、肌肉、皮肤等组织。生理之津常随阳气外达于皮肤，并将体内的浊物通过汗的形式排出体外。《灵枢·决气》曰："腠理发泄、汗出津津，是谓津。"外邪侵袭皮肤，腠理闭塞，津聚于皮肤，不能外达而形成水肿，皮肤增厚；积久气血不通，而生痰瘀，皮肤变硬、变色，或黄或紫或黑。如现代医学的硬皮病，初期皮肤水肿，皮色为正常或苍白色。经数周即进入硬化期，颜色亦随之加深，呈棕色或棕褐色，甚至黑色，其病理过程与中医认识相似。

第六节　痹病与西医学相关风湿性疾病的关系

近年来医学界对痹病与现代医学有关疾病的相互联系，进行了广泛的探讨。尽管有些认识还存在分歧，有些也过于勉强，但这些有益的探讨，对痹病的辨病辨证、诊断治疗都起到了推动作用。从临床看，符合痹病概念，属于痹病范围，表现有肢体关节肌肉酸痛、重着、麻木、肿胀、变形或可发生内脏损害的现代医学疾病很多，笼统可分五大类。现参考《痹病论治学》及临床实践所列中西医名称对照整理于后。有关内容也可参考本书第二篇"词语汇释"。

一、结缔组织病和自身免疫性疾病

1. 风湿热——热痹。

2. 风湿性心脏病——心痹。

3. 慢性风湿性关节炎——行痹。

4. 类风湿关节炎——风痹、寒痹、湿痹、热痹、历节风（白虎历节风）、顽痹、尪痹、后期为痿痹。

5. 系统性红斑狼疮——蝶疮流注、阴阳毒。伴内脏痹（心痹、肝痹、脾痹、肺痹、肾痹、肠痹、胞痹、三焦痹、胃痹等）。附：盘状红斑狼疮——蝴蝶丹、阴阳毒、赤丹等。

6. 硬皮病——皮痹，伴食痹、肠痹。

7. 皮肌炎——肌痹、肌肤痹。

8. 多发性肌炎——肌痹。

9. 干燥综合征——燥痹。

10. 混合性结缔组织病——混合痹。

11. 结节性多动脉炎——脉痹。

12. 雷诺综合征——肢端脉痹。

13. 变应性亚败血症——寒热痹。

14. 结节性红斑——风血痹。

15. 白塞病——狐惑。

16. 银屑病关节炎——银屑痹。

17. 肠炎性关节炎——肠痹。

18. 强直性脊柱炎——脊痹、肾痹、龟背风、竹节风。

二、骨关节病

1. 骨关节炎：常见的有①颈椎病——颈痹、项痹、颈肩风；②腰椎骨关节炎——腰痹、腿股风；③髋骨关节炎——髋痹、环跳风；④膝骨关节炎——膝痹、鹤膝风；⑤手骨关节炎——手痹、鸡爪风；⑥足骨关节炎——足痹、足跟风。

2. 膝关节滑囊炎——膝痹、鹤膝风。

3. 肩关节周围炎——肩痹、漏肩风。

4. 多发性肋软骨炎——肋痹、软肋痹。

5. 致密性骶髂关节炎——骶痹、坐臀风。

其中，多发性肋软骨炎、致密性骶髂关节炎也可属自身免疫性疾病。

三、软组织疾病

1. 慢性纤维组织炎——肌痹、着痹。

2. 腰肌劳损——腰痹、肌痹。

3. 肋间神经痛——肋痹、胸肋痹。

4. 坐骨神经痛——周痹、筋痹、肝痹、腿股风、坐臀风、腰腿痛。

5. 局部韧带、横纹肌劳损——经筋痹、筋痹、肌痹。

6. 肌腱炎——筋痹、经筋痹。

四、血管疾病

1. 浅静脉炎——血脉痹。

2. 多发性大动脉炎——无脉痹。

3. 早期闭塞性脉管炎——足背脉痹。晚期为脱疽，属外科范围。

4. 末梢血管炎——血痹。

五、代谢性疾病

1. 痛风性关节炎——痛风。

2. 大骨节病——骨痹、历节。

一些内科疾病有关节痛或周围神经血管性疼痛，如感冒、糖尿病、肝炎、结核、过敏性紫癜、血友病、传染性红斑、肺癌、骨肿癌、白血病等，一般应按原发病辨治；而不作痹病诊断。

第二章 生理

中医学认为，人体各脏腑组织之间，人体与外环境之间，存在着既对立又统一的关系。它们在不断地产生矛盾，而又在不断地解决矛盾的过程中，维持着相对的动态平衡，从而保持着人体正常的生理活动。

痹病作为一种常见病，多发病，和其他疾病一样，有其一定的发生原因和演化机制，但也不外人体内外环境的统一遭到破坏，失于平衡协调。所以，了解与痹病相关的人体内外环境的正常变化，对研究痹病的发生、发展、转化规律是有益的。这里主要谈"五体生理"和"外环境与人体生理"。

第一节 五体生理

"五体"即指人体的皮、肉、脉、筋、骨五种组织。它们为痹病的主要病变部位。清·沈时誉《医衡·痹症析微》曰："痹者，闭也，皮肉筋骨为风寒湿气杂感，血脉闭塞而不流通也。"现就"五体"的生理简述于下。

一、皮

皮，也称"皮肤"，是人体的表层组织，为人体的外围屏障。人体防御外邪的功能，主要通过它反映出来。《灵枢·论通》曰："皮厚肉坚，固不伤于四时之风，其皮薄而肌不坚……长夏至有虚风者病矣。"皮的这种防御功能，与整个人体的脏腑气血等功能有关，其中与肺肾和营卫之气关系最密。因为，皮肤的防御外邪功能是靠卫气完成的。卫气和畅则皮毛开阖适度，内外调达，腠理致密，邪不能害。即《灵枢·本脏》所曰："卫气者，所以温分肉，充皮肤，肥腠理，司开合也。""卫气和则分肉解利，皮肤润柔，腠理致密矣"。而卫气的敷布赖于肺的宣发功能，《素问·经脉别论》曰："脉气流经，经气归于肺，肺朝百脉，输精于皮毛。"《灵枢·决气》曰："上焦开发，宣五谷味，熏肤充

身、泽毛，若雾露之溉，是谓气。"所以说皮为肺所主，为肺之外合。如《素问·五脏生成》曰："肺之合皮也，其荣毛也。"《素问·六节脏象论》也曰："……其华在毛，其充在皮。"皮毛的卫外功能强弱和自身的荣枯，可以反映肺气的盛衰。所以说皮与肺有密切关系。另外，卫气虽发于上焦，但其根于下焦，为肾中阳气的一部分。肾气犹如原动力，引导、推动着卫气的正常运行和敷布，肾气充则卫气强，肾气虚则卫气弱，所以《素问·阴阳应象大论》有"皮毛生（于）肾"。

中医所谓之"皮"，其解剖学概念，大致相当于现代解剖学的"皮肤"（包括表皮、真皮、皮下组织及皮肤的附属器官）。现代医学认为：皮肤对机体具有保护作用，是人体抵御外界各种有害刺激的首道防线，既可防止外界的各种侵害，又能防止体内物质（水分、有机物和无机物）过度丢失。皮肤内有丰富的毛细血管和汗腺，对调节体温有重要作用；当气温增高时，皮肤血管扩张，血流增加，促进热量散发，同时汗腺的分泌增强，促使皮肤表面的水分蒸发，降低体温。当气温降低时，皮肤血管收缩，血流减少，同时汗腺分泌也减少，减低热量地散发。皮肤的这一调节体温的功能似与卫气主司开阖的认识相一致。皮肤分泌汗液，能够协助肾脏排出部分水分和少量的体内代谢废物，这似可作为"皮毛生（于）肾"（即皮毛与肾在生理上相关联）的一个佐证。

总之，皮的功能正常与否，与肺、肾、营卫之气的功能有关。皮在痹病的发病和病理变化中占有重要地位。

二、肌

肌，也称"肌肉"。它位于皮下，对人体有保护、支撑和辅助运动的作用，如《灵枢·经脉》曰："肉为墙。"张志聪解释曰："肉……犹城墙之外围也。"肌肉的功能活动赖气血等物质的濡养。而脾

胃为后天之本，气血生化之源，所以说肌肉由脾所主。《素问·痿论》曰："脾主身之肌肉。"脾胃功能正常，气血旺盛，肌肉得养则发达丰满，肢体强健有力。另外，四肢的运动是肌肉协调舒缩的结果，因此又有"脾主四肢"之说。临床上，若脾的功能失调，则气血亏虚，水湿停聚，生湿化痰，邪乘虚入，引发痹病。症见肢体肌肉重着、肿胀、疼痛、麻木，甚则肌肉瘦削，软弱无力，痿废不用。四肢肌肉的痹病也可导致脾胃功能失调，出现脾痹之病，如《素问·痹论》曰："肌痹不已，复感于邪，内舍于脾。"

中医"肌"的解剖学概念，大致相当于现代解剖学的骨骼肌，其存在于躯干和四肢，通常附着于骨，参与肢体运动。

三、脉

脉，即血脉，又称经脉、血府，是气血运行的通道。《素问·脉要精微论》曰："夫脉者，血之府也。"《灵枢·决气》曰："壅遏营气，令无所避，是谓脉。"脉与五脏之一"心"的关系最密切。《素问·痿论》曰："心主身之血脉。"血液的运行依靠心气的推动，心气旺盛，则血脉充盈，鼓动有力，脉道畅利。人体气血营卫布达周身，内养五脏六腑，外营四肢百骸，濡筋骨，利关节。心气不足则血脉空虚，肢体失养，或鼓动无力，血行滞涩，易受外邪，引发痹病。使"脉则血凝而不流"（《素问·痹论》）。痹发于脉则脉搏减弱，甚或消失，患肢麻木、酸胀、疼痛等。肢体"脉痹不已，复感于邪，内舍于心"，可引起"心痹"，如现代医学的"风湿热"累及心脏，引起风湿性心脏病。

中医的"脉"，相当于现代解剖学的血管，包括动脉、静脉及毛细血管等，和心脏一起组成心血管系统。

四、筋

筋，即筋膜，附着于骨而聚于关节，是联结关节、肌肉的一种组织。《素问·五脏生成》曰："诸筋者，皆属于节。"筋、肌肉的收缩和弛张，引起肢体、关节运动的屈伸或转侧。筋与五脏之一"肝"的关系最密切。《灵枢·九针》曰："肝主筋。"《素问·痿论》曰："肝主身之筋膜。"此主要由于筋膜赖肝血的滋养。《素问·经脉别论》曰："食气入胃，散精于肝，淫气于筋。"肝血充盈才能养

筋，筋得其养才能运动有力而灵活。痹病由于风寒湿热之邪侵袭，或痰瘀阻滞。两者影响于筋，必见筋急拘挛，抽掣疼痛，关节屈伸不利等筋痹证候；甚则"筋痹不已，复感于邪，内舍于肝"，发为"肝痹"。

中医的"筋"，根据文献对其生理、病理的描述，主要包括现代解剖学的脊神经、肌腱、韧带、关节囊等。如言筋病，多用"筋缩""瘛疭""筋急"等语，与某些周围神经病变的症状颇相似。又如《灵枢·经脉》言"内关"的位置时云："去腕二寸，出于两筋之间，别走太阳。"这里的"两筋"明显指屈指肌腱。

五、骨

骨，也称"骨骼"，是人体的支架，对人体起支撑、保护作用。《灵枢·经脉》曰："骨为干。"即说明此。骨与五脏之一"肾"的关系最密，《灵枢·九针》曰："肾主骨。"因为骨的生长、发育，有赖于骨髓的充盈所提供的营养，而"肾生骨髓"（《素问·阴阳应象大论》），"其充在骨"（《素问·六节脏象论》）。肾中精气充盈才能充养骨髓，骨髓充盈则骨始得养，所以骨与肾关系密切。另则，骨靠关节相互连接，与肌肉、筋共同完成人体的各种动作，而肾又主技巧，为作强之官，此即说肾又司骨与关节的运动。骨髓的强弱及关节的活动状态，可以反映肾气的虚实。肾精不足则邪气侵及于骨，引起骨痹，出现"骨重不可举，骨髓酸痛"（《素问·长刺节论》）。"骨痹不已，复感于邪，内舍于肾"，出现"尻以代踵，脊以代头"的肾痹。

由上可知，中医所说的皮、肌、脉、筋、骨，是建立在解剖学基础上的，但由于历史的原因，不可能与现代医学的各个概念相对应，只能大致相当于现代解剖学的皮肤、肌肉、血管、周围神经与肌腱、骨与骨连接等。中医的皮、肌、脉、筋、骨，不仅是一些功能集团，还反映了不同的疾病层次。因此，不能简单的与现代解剖学所称的有关组织名称划等号。

第二节　外环境与生理

中医学认为，人类生活在自然界中，自然界存在着人类赖以生存的必要条件，自然界的变化又直接或间接地影响人体，人体则相应地产生正常的生

理变化以适应环境。正如《内经》云："人与天地相应也。"(《灵枢·邪客》)，"人与天地相参也，与日月相应也"《灵枢·岁露》)。痹病的发生和变化与外界环境有着异常密切的关系。所以，了解正常的外界环境与人体的生理关系，对预防、治疗和调护痹病均有一定意义。

一、季节气候与生理

阴阳学说认为，一年四季的气候变化，春温、夏热、长夏湿、秋燥、冬寒，是自然界阴阳盛衰的体现。生物在这种气候变化影响下，就有春生、夏长、长夏化、秋收、冬藏的适应性。人体当然也毫不例外，必须与之相适应。如"天暑衣厚则腠理开，故汗出……天寒则腠理闭，气湿不行，水下留于膀胱，则为溺与气"(《灵枢·五癃津液别》)。就说明寒热等气候变化对人体有一定的影响，同时，人们也具备适应自然界气候变化的能力。这种适应能力是通过人的脏腑功能体现出来的，正如清·张志聪曰："皮肉脉筋骨，五脏之外合也，五脏之气合于四时五行。"《素问·脏气法时论》曰："肝主春，心主夏，脾主长夏，肺主秋，肾主冬。"其又体现在经脉之气上，《素问·四时刺逆从论》曰："春气在经脉，夏气在孙络，长夏在肌肉，秋气在皮肤，冬气在骨髓中"。其所以这样，因为"春者元气始开，地气始泄，冻解冰释，水行经通，故人气在肺；夏者经满气溢，入孙络受血，皮肤充实；长夏者经络皆盛，内湿肌中；秋者气始收，腠理闭塞，皮肤引急；冬者盖藏血气之中，内着骨髓，通于五脏。是故邪气者，常随四时气血而入客也"(《素问·四时刺逆从论》)。以气血而论，《素问·八正神明论》曰："天温日明则人血淖液而卫气浮，故血易泻，气易行；天寒日阴，则人血凝泣而卫气沉。"

以上均说明自然界四季气候变化与人体的生理功能是密切相关的。对此《内经》"运气学说"有充分论述。当四季气候发生异常变化，超过了人体的适应和调节能力，或人体正气不足，适应和调节能力低下，六气则化为六淫，使人致痹（具体见"病因"）。

二、昼夜变化与生理

自然界昼夜的变化，也是通过阴阳变化来体现的，人的生理活动随着昼夜的变化而发生变化。《素问·生气通天论》曰："阳气者，一日而主外，平旦人气生，日中而阳气隆，日西而阳气已虚，气门乃闭。是故暮而收拒，无扰筋骨，无见雾露。"因此，人们随着昼夜的变化而有昼起夜卧的活动。不懂得人体昼夜阳气变化规律，防护不周，如夜眠不着衣被，则可致"身痛""肩痛"等。昼夜的变化对痹病影响也较明显，症状表现为日轻夜重等。对此，《灵枢·顺气一日分为四时》曰："朝则人气始生，病气衰，故旦慧；日中人气长，长则胜邪，故安；夕则气始衰，邪气始生，故加；夜半人气入脏，邪气独居于身，故甚也。"元·朱丹溪《格致余论·痛风论》曰："气行脉外，血行脉内，昼行阳二十五度，夜行阴二十五度，此平人之造化也……彼痛风者……夜则痛甚，行以阴也。"金·张子和《儒门事亲·指风痹痿厥近世差玄说》也曰："风气胜者，为行痹，风则阳受之，故其痹行旦剧而夜静……寒气胜者为痛痹，寒则阴受之，故其痹痛，旦静而夜剧。"明·龚廷贤《万病回春·万金一统述》也有相似的论述："百病昼则增剧，夜则安静，是阳病有余，乃气病而血不病也；夜则增剧，昼则安静，是阴病有余，乃血病而气不病也。"

总之，昼夜变化和人体的生理是有密切关系的，了解这些生理规律，对痹病的诊断和治疗都有重要的意义。

三、地区方域与生理

地区气候的差异，地理环境和生活习惯的不同，在一定程度上也影响着人体的生理活动。如江南多湿热，人体腠理则多疏松；北方多燥寒，人体腠理则多致密。所以产生的疾病也有差异。《素问·异法方宜论》言："南方者，天地所长养，阳之所盛处也，其地下水土弱，雾露之所聚也，其民嗜酸而食胕，故其民皆致理而赤色，其病挛痹，治之微针。"掌握这些生理常识，临床诊治痹病时才能"因地制宜"。

第三章 病因病机

所谓"病因"，即指破坏人体相对平衡状态，而引发疾病的原因。所谓"病机"，即指疾病发生、发展、传化的机制。

第一节 病因

痹病作为一大类疾病，所涉及的病因非常复杂，几乎各类致病因素都参与了风湿病的形成或演变，且多"杂至，合而为痹"。对痹病的病因研究，自《内经》以来，诸家探讨颇为深刻，涉及范围甚广。现在，一般将痹病的病因概括归纳为正气亏虚、邪气侵袭、痰浊瘀血三个方面，简称为"虚邪瘀"。而实际上其三者又可由各自不同的原因引起，引起三者的直接或间接原因，也就是痹病发生的原因。

一、正气亏虚

正气亏虚，简称正虚。所谓"正气"，是指人体的抗病、防御、调节、适应、康复能力。这些能力，又是以人的精、气、血、津液等物质及脏腑经络之功能为基础的。因此正气亏虚，就是人体精、气、血、津液等物质不足，及脏腑组织等功能低下、失调的概括。由于正气亏虚是痹病发生的内在因素，所以又说"内因正虚"。

（一）禀赋不足

禀赋不足，一般指人体先天某种物质不足或功能低下。其是发生痹病不可忽视的因素。《灵枢·五变》早已指出："粗理而肉不坚者，善病痹。"《灵枢·阴阳二十五人》也曰："足阳明之下，血气盛则下毛美长至胸……血气皆少则无毛……善痿厥足痹……足少阳之上，血气皆少则无髯，感于寒湿则善痹，骨痛爪枯也。"清·喻昌《医门法律·中风门·风门杂法》更曰："古人治小儿鹤膝风，用六味地黄丸加鹿茸、牛膝共八味，不治风，其意最

善。盖小儿非必为风寒湿所痹，多因先天所禀，肾气衰薄，随寒凝聚于腰膝而不解……。"根据王兆铭《中西医结合治疗风湿类疾病·类风湿性关节炎》中介绍："目前认为类关炎的发病尚与遗传因素有关。日本绪方氏从 2113 例类关炎患者的家族调查中发现，有 156 个家族有家族性发病。近亲者的类关炎发病率为对照组的 2~2.5 倍。Heddey B 氏发现类关炎的家族发病占 3~10%，比对照组 0.4~0.5% 为高。同卵孪生子的双儿发病率在 47 对中有 16 对（34%），为异卵孪生子的双儿发病率的 5 倍。"临床上类风湿关节炎、强直性脊柱炎，遗传倾向分别占患者的 3~10%、30%，系统性红斑狼疮有家族聚集倾向。这些都说明禀赋不足是痹病发生的原因之一。

禀赋不足，表现相当广泛，可为营卫、气血不足及脏腑经络组织功能低下等。其中就脏腑而言，以肾虚较为突出，符合"肾为先天之本"之说。

（二）劳逸失度

劳逸的含义较广，一般指劳动、运动和休息、睡眠而言。劳逸失度：即过度劳累或过度安逸。人体是一个有机的整体，其生命活动的维持既要靠劳动、运动来促进，又要赖休息、睡眠来调节，二者缺一不可。适度的劳动、运动能促进气血流通，增强生命活力；适度的休息、睡眠，又可以保养精、气、神，恢复体力和脑力。二者配合，则生命活动有张有弛，生生不息。当过度劳累或安逸过度，损伤正气，则为痹病发病因素之一。

1. 劳累过度 也称"劳伤"，包括劳力、劳神、劳精三者过度。

（1）劳力过度：指劳动用力过度。《素问·宣明五气》曰："久立伤骨、久行伤筋。"《素问·举痛论》曰："劳则气耗……劳则喘息汗出，外内皆越，故气耗矣。"在谈及与痹病的发病关系时，宋·王怀隐《太平圣惠方》曰："夫劳倦之人，表里多虚，血气衰弱，腠理疏泄，风邪易侵……随其

所感，而众痹生焉。"汉·张机《金匮要略·血痹虚劳病脉证治》曰："血痹病从何得之？师曰……重因疲劳汗出不时动摇，加被微风遂得之。"临床上，痹病常有劳力过度或慢性损伤史；农村劳力之人，农忙过后其患病率高，即说明此问题。

劳力过度，主要伤及营卫气血，就腑脏而论，以脾、肺、肝为主。

（2）劳神过度：指思虑过度，劳伤心脾而言，实际属"七情"可致痹病的一个方面。《素问·阴阳应象大论》曰："脾在志为思"、"心主血藏神"。思虑过度则耗伤心血，损及脾气，使人体正气虚弱。《素问·五脏生成》曰："心痹，思虑而心虚，故邪从之。"汉·华佗《中藏经·五痹》曰："气痹者，愁忧思喜怒过多……久而不消则伤肺，肺伤则生气渐衰，则邪气愈胜……注于下，则腰脚重而不能行。"另外，思虑过度，气机郁结，脾失健运，痰浊内生；恚怒伤肝，肝郁气滞，气滞血瘀；痰瘀互结，也可致痹（详见本节"痰浊瘀血"）。

（3）劳精过度：又称房劳过度，指性生活不节，房事过度。《中藏经·五痹》曰："骨痹者，乃嗜欲不节，伤于肾也，肾气内消……精气日衰，则邪气妄入。"清·陈士铎《辨证录·痹证门》曰："人有下元虚寒，复感寒湿，腰背重痛，两足无力，人以为此肾痹也。而肾痹之成，多非尽由于风寒湿也，夫肾虽寒脏而其中自有火，有火则水不寒而风寒湿无从而入。无奈人过于作强，将先天之水日日奔泄，水去而火亦随流而去，使生气之原竟成藏冰之窟，火不能敌寒而寒邪侵之矣。寒气直入于肾宫，以邪招邪，而风湿又相因而至，则痹证生矣。"因房劳过度引起痹病者，临床腰膝痹痛中较多见，所以房劳为痹病的又一发病原因。

房劳，男女皆可得之，其以损伤肾气为主。另外，年老之人易患痹病，也与少壮房劳有关。如明·孙文胤《丹台玉案》曰："衰老之人，无房劳而腰骨痛者，亦因少壮之时，自恃雄健，斫伤真元，遗病于暮年也。"

2. 安逸过度　也称"过逸"，是指过度安闲，不劳动、不运动。其也可成为痹病的发病原因之一。因为"生命在于运动"，若长期不劳动、不锻炼，易使气血运行迟缓，脾胃功能减弱，出现呼吸气短，言语无力，纳呆食少，倦怠乏力等症状。此即《素问·宣明五气》所言"久卧伤气，久坐伤肉"。现代刘渡舟等著的《金匮要略诠解·血痹虚

劳病脉证并治》中曰："凡尊荣之人，则养尊处优，好逸恶劳，多食肥甘，而肌肉丰盛，不事劳动则筋骨脆弱，以致肝肾虚弱……阳气虚，血行不畅，重因疲劳则汗出，体气愈疲……此时加被微风，遂得而干之，则风寒外束，风与血相搏，则阳气痹阻，血行不畅。"

过逸，除引起正虚可致痹病外，还易引起痰浊瘀血内生，阻滞脉络，而发痹病。

（三）病后产后

痹病之前患其他大病、久病，或妇女产后，导致正虚，成为痹病的发病原因。

1. 病后　无论患何疾病，其本身即是机体内外环境平衡失调的反映，病瘥之后，多具有以下特点：一为脏腑功能失调，二为正气亏虚，三为正虚邪恋。三者均使机体防御、抗病、调节能力下降，而易感邪致痹。如元·朱丹溪《格致余论·痛风论》曰："大率因血受热自己沸腾。其后，或涉冷水，或立湿地，或扇取凉，或卧当风寒。凉外搏热血得寒，汗浊凝涩，所以作痛。"痹病还可由他病直接转化而成。如清·李用粹《证治汇补·痛风》曰："有痢久两腿痿软疼痛，或膝肿如鼓槌，此亡阴也……切不可兼用风药，反燥其血，若足膝枯细而肿大者，名鹤膝风症。"

病后所致正虚，可有营卫气血、阴阳等不同，其为痹病的发病条件之一，但并非所有病后均发痹病。

2. 产后　妇女以血为本。《灵枢·五音五味》曰："妇人之生，有余于气，不足于血，以其数脱血也。"这里"数脱血"，除经、孕、乳外，而产后脱血更为突出。然气血之间相互依存，相互资生。血脱而气往往随之也脱，以致气血双虚，易感邪罹痹。清·傅山《傅青主女科》中曰："产后百节开张，血脉流散，气弱则经络间血多阻滞，累日不散则筋牵脉引，骨节不利，故腰背不能转侧，手足不能动履。"宋·陈自明《妇人大全良方》曰："妇人鹤膝风症，因胎产经行失调，或郁怒亏损肝脾，而为外邪所伤。"古代医籍，多称之"产后身痛"。临床上所见产后防护不慎，引发痹病者甚多。

产后主要表现为气血亏虚并多夹有瘀。

除以上原因外，正虚还可由饮食失调，外伤等引起，而成为痹病的发病因素。以上诸多因素又往往相互影响，一虚俱虚，不可绝然分开。

二、邪气侵袭

邪气侵袭，指六淫之邪，侵袭人体，是痹病发生的重要外因。《素问·痹论》开篇即曰："痹之安生？岐伯对曰：风寒湿三气杂至，合而为痹也。"又曰："所谓痹者，各以其时重感于风寒湿之气也。""不与风寒湿气合，故不为痹"。后世医家多循此说。如宋·严用和《济生方·五痹》中曰："皆因体虚，腠理空疏，受风寒而成痹也。"明·李梴《医学入门·痛风》曰："痛多痰火，肿多风湿，然痰火虽内因六欲七情，或病后亡津，血热已自沸腾，亦必略感外邪，而后发动。"

痹病的发生，除正虚因素外，与外邪有关的因素主要为：季节气候异常，居处环境欠佳，起居调摄不慎等。

（一）季节气候异常

季节气候异常，指季节气候发生异常变化，如"六气"发生太过或不及，或非其时而有其气（春天当温反寒，冬天当寒反热），或气候变化过于急骤（暴寒暴暖），超越了人体的适应和调节能力，此时"六气"即成"六淫"而致痹。《素问·本病论》："天埃黄气，地布湿蒸，民病四肢不举，昏眩肢节痛，腹满填臆。""少阴不迁正，即冷气不退，春冷后寒，暄暖不时。民病寒热，四肢烦痛，腰脊强直。"《素问·至真要大论》曰："太阳在泉，寒复内舍，则腰尻痛，屈伸不利，股胫足膝中痛。""厥阴在泉，客胜则大关节不利，内有痉强拘瘛，外为不便，主胜则筋骨繇并，腰腹时痛"。金·张子和《儒门事亲·指风痹痿厥近世差玄说》曰："此疾之作，多在四时阴雨之时，及三月九月，太阴寒水用事之月，故草枯水寒如甚，或濒水之地，劳力之人，辛苦失度，触冒风雨，寝处津湿，痹从外入。"从临床上看，痹病患者，往往遇寒冷、潮湿的气候而发病，且往往因气候变化而加重或缓解，均说明四季气候变化异常是痹病发生的重要外因。

（二）居处环境欠佳

居处环境欠佳，主要指居住在高寒、潮湿地区，或长期在高温、水中、潮湿、寒冷、野外等环境中生活工作。其是形成外邪侵袭，发生痹病的又一因素。如明·朱橚《普济方·诸痹方》曰："此病盖因久坐湿地，及曾经冷处睡卧而得。"据《中西医结合治疗风湿类疾病》一书介绍："在大兴安岭其顶峰，冬季室外温度为 -45℃～-50℃，调查一林场。对 1000 名职工进行健康普查，并对其生活环境，劳动现场进行调研。其结果有 956 人患有不同程度的风湿寒病，总发病率为 95.6%。说明越是寒冷地区，发病率越高（P＜0.05）"。又据其介绍："在天津调查一个冷库，普查 149 人，有 106 人（71.1%）患各种风湿寒病。"流行病学调查显示，因居处环境欠佳而患病者占 63.5%，在痹病诸多病因中占重要位置。

（三）起居调摄不慎

起居调摄不慎，指日常生活不注意防护。如睡眠时不着被褥，夜间单衣外出，病后和劳后居处檐下、电扇、空调下受风，汗出入水中，冒雨涉水等。《素问·五脏生成》曰："卧出而风吹之，血凝于肤者为痹。"金·张子和《儒门事亲·指风痹痿厥近世差玄说》曰："劳力之人，辛苦失度，触风冒雨，宿处津湿，痹从外入。"明·戴原礼《证治要诀·中风》曰："若因浴出未解裙衫，身上未干，忽尔熟睡，邪及肾经，外肾肿痛，腰背弯曲。"临床由此发为痹病者甚多。

在邪气中，风寒湿三邪最易引发痹病，三邪中更以寒邪为重。"温度速降因素"是感受寒邪的本质。外邪袭人，往往随体质而从化。审证求因是中医学认识病因的主要方法。痹病患者临床表现，主要有风盛、寒盛、湿盛、热盛、燥盛等五种情况。

附："六淫"致痹的有关问题

1."六淫"致痹 外邪侵袭致痹，历代认识颇为一致。但《素问·痹论》偏重于"风寒湿三气"，即使出现热痹，也言："其热者，阳气多，阴气少，病气胜，阳遭阴，故为痹热。"此种提法在后世的痹病病因中，一直占主导地位。元·朱丹溪《丹溪心法·痛风》中明确指出，痛风"大率有……风热、风湿……"突破了《内经》关于"热痹"病因的论述。清·叶天士《临证指南医案·痹》又指出："有暑伤气，湿热入络而为痹者。"清·吴鞠通也曰："风暑寒湿，杂感混淆而致……暑湿痹者，加减防己汤主之"（《温病条辨·中焦篇·湿温》）。即提出暑邪也可致痹。现代又有人把"痹病患者出现涕泪俱干，唇干舌燥"者称"燥痹"（《痹病论治学》）。因此，"六淫"邪气均可致痹。

2."六淫"杂合为患 对此认识古今基本一致，

多循《素问·痹论》"风寒湿三气杂至，合而为痹"之说。由于三者感受次序有先后，程度有轻重的不同，因此又有"风痹""寒痹""湿痹"之称。也有一些医家对"三气杂至"提出异意，如汉·张机《金匮要略·痉湿暍病脉证治》指出："风湿相搏"等。总之，临床应根据具体表现，"审证求因"，不可过于拘泥。

3.内生"五邪" 由于脏腑功能失调，可产生类似风、寒、湿、燥、火外邪致病的病理状态，即内风、内寒、内湿、内热、内燥，称之为"内生五邪"，也是痹病的重要病因。如宋·苏轼等《苏沈良方》中曰："夫阳虚生外寒，阴盛生内寒，人身阴阳偏胜，则自生寒热，不必外伤于邪气也。痹气内寒者，以气痹而血不能运……。"临床对此致痹者，辨证当需注意。

三、痰浊瘀血

痰浊瘀血是人体受某种致病因素作用后，在疾病过程中所形成的病理产物，这些病理产物能直接或间接作用于人体，引起新的病证。此在痹病的发病中起着不可忽视的作用。痰浊瘀血作为痹病的病因，前人多有论述。如《素问·五脏生成》有"血凝于肤者为痹"；金·李东垣《脾胃论》论腰痛曰"血络中有凝血作痛"；宋·许叔微《普济本事方》曰"此病多胸膈生痰"；宋·陈无择提出支饮令人痹；清·喻昌《医门法律·中风》曰"风寒湿三痹之邪，每借人胸中之痰为相援"；清·林珮琴《类证治裁·痹症》曰"必有湿痰败血瘀滞经络"；清·王清任《医林改错》有"瘀血致痹说"。导致痰浊瘀血的直接原因主要为饮食所伤、七情郁结、外伤等。

（一）饮食所伤

此为形成痰浊的重要原因。多由暴饮暴食、恣食生冷、过食肥甘、饮酒过度等而成。脏腑学说认为，脾主运化，胃主受纳。由于暴饮暴食，"饮食自倍，肠胃乃伤"（《素问·痹论》）；恣食生冷、肥甘，伤阳助湿；饮酒过度则湿热内生。脾胃损伤，湿邪困阻，水湿停聚，化为痰浊。痰浊阻滞经脉，发为痹病。如汉·华佗《中藏经·五痹》曰："血痹，饮酒过多。""肉痹者，饮食不节，膏粱肥美之所为也。"宋·杨士瀛《仁斋直指附遗方·身痛方论》曰："酒家之府多为项肿臂痛，盖热在上焦

不能清利，故酝酿日久，生痰涎聚饮气，流入项臂之间，不肿则痛耳。"

（二）七情郁结

七情致痹，以怒、思为多。怒则气逆，思则气结，两者均致气机运行失和，郁滞不通。"盖气者，血之帅也，气行则血行，气止则血止"（明·龚廷贤《寿世保元》）。明·李梴《医学入门·腹痛》明确指出："瘀血……或忧思逆郁而得。"瘀血既成，阻滞脉络，而发痹病。痹病的发病与七情有关，由华佗《中藏经·五痹》提出，其曰："气痹者，愁忧喜怒过多……。""筋痹者，由怒叫无时……"。此虽非单言七情致瘀而发痹，但也有明显的瘀血因素。

（三）跌仆外伤

跌仆外伤形成瘀血，清·沈金鳌《杂病源流犀烛·跌仆闪挫源流》对此论述的较为确切。其曰："忽然闪挫，必气为之震，因所壅而凝聚一处，气凝则血亦凝矣。"由于局部气血凝聚，失于荣养，营卫不调，而易触外邪，发为痹病。如现代娄多峰《痹证治验》曰："瘀血致病的病机，即因闪挫暴力，引起局部经络组织损伤，血行不畅或血溢脉外，留滞局部，而致筋脉失养，抗御外邪能力低下，风寒湿邪乘虚而入，加重脉络闭阻，导致痹证"。临床因外伤瘀血致痹者并不少见。至于在痹病的病变过程中形成的痰浊瘀血，属病机范畴，此不多述。

综上所述，痹病的病因可归纳为正气亏虚、邪气侵袭、痰浊瘀血三大因素，简称"虚、邪、瘀"。三者关系密切，相互影响、互为因果，不能孤立看待。而形成三者的直接原因，也正是痹病发病的具体病因。所以说，痹病的病因相当复杂，其包括禀赋不足、久病大病之后、产后、劳逸过度、气候异常、居处环境欠佳、起居不慎、七情、饮食、跌仆所伤等诸多因素。临证时，关键是要抓住主要病因，方能有效地指导治疗及调护预防。

第二节 病机

痹病的病机，即指人体在"虚""邪""瘀"等致病因素作用下，引起痹病发生、发展、变化的机制。由于本病涉及面广，病因繁杂，故其病机也较复杂。

一、发病机制

痹病的发病机制和其他疾病一样，关系到"正""邪"两个方面的相互斗争。

（一）正虚是致痹的内在内素

在痹病的发病机制中，一般说正气亏虚是发病的内因，起决定性作用。当正气亏虚之时，外来风寒湿热燥等邪才可乘虚侵袭肢体关节肌肉，使经脉闭阻不通，而发痹病。对此，先贤早有认识。《素问·刺法论》曰："正气存内，邪不可干。""邪之所凑，其气必虚"（《素问·痿论》）。"风雨寒热不得虚，邪不能独伤人，卒然逢疾风暴雨而不病者，盖无虚，故邪不能独伤人"（《灵枢·百病始生》）。"大经空虚，发为肌痹"（《素问·痿论》）。汉·张机在《金匮要略·中风历节病脉证并治》中谈"历节病"病机时曰："少阴脉浮而弱，弱则血不足，浮则为风，风血相搏，即疼痛如掣。"宋·严用和《济生方·痹》进一步明确指出："皆因体虚，腠理空疏，受风寒湿气而成痹也。"根据上海王绪辉的"风关痛实验动物模型"观察，"应用健康家兔作对比实验表明，去除兔毛造成的局部卫外能力下降后，给以风寒湿刺激则可造成痹证的系列变化"（《中西医结合治疗风湿类疾病》）。以上均说明"正虚"在发病中的重要作用。

"正虚"在痹病的发病机制中主要表现有四种情况。

1.营卫不和 《素问·痹论》曰："荣者，水谷之精气也，和调于五脏，洒陈于六腑，乃能入于脉也，故循脉上下，贯五脏，络六腑也。卫者，水谷之悍气也，其气慓疾滑利，不能入于脉也，故循皮肤之中，分肉之间，熏于盲膜，散于胸腹，逆其气则病，从其气则愈，不与风寒湿气合，故不为痹。"这里"逆其气"，即指破坏了其正常的运行规律和功能，也即营卫不和。营卫不和，则致腠理疏松，藩篱不固。卫气失去其正常的护卫肌表，抗御外邪的能力，外邪侵入而发痹病。《伤寒论》曰："寸口脉微而涩，微者卫气不行，涩者荣气不逮，营卫不相将，三焦无所仰，身体痹不仁。"隋·巢元方《诸病源候论·风不仁候》曰："风不仁者，由荣气虚，卫气实，风寒入于肌肉，使血气行不宣流，其状搔之皮肤如隔衣是也。"明·秦景明《症因脉治·痹症论》曰："寒痹之因，营卫不足，卫外之阳不固，

皮毛空疏，腠理不充，或冲寒冒雨，露卧当风，则寒邪袭之，而寒痹作矣。"清·林珮琴《类证治裁·痹症》更明确指出："诸痹……良由营卫先虚，腠理不密，风寒湿乘虚内袭，正气为邪所阻，不能宣行，因而留滞，气血凝涩，久而成痹。"

2.气血亏虚 汉·张机《金匮要略·中风历节病脉证治》曰："少阴浮而弱，弱则血不足，浮则为风，风血相搏，即疼痛如掣。"明·方隅《医林绳墨》曰："大率痹由气血虚弱，荣卫不能和通，致三气乘于腠理之间……。"明·张景岳《景岳全书·风痹》也曰："风痹之证，大抵因虚者多，因寒者多。惟血气不充，故风寒得以入之……此痛痹之大端也。"清·吴谦《医宗金鉴·痹病总括》提出"痹虚"，并曰："痹虚谓气虚之人病诸痹也"。另则古今对妇人产后身疼的病理描述，无不强调气血亏虚。这是因为，气血为人体生命活动的重要物质基础，气血亏虚，必致"气主煦之""血主濡之"等功能的不足。机体失于气血濡养，则抗邪、防御、适应能力必然低下，邪乘虚入侵，而发痹病。当然，就痹病的发病而言，气血亏虚所发痹病，也是通过营卫衰弱反映出来的。因为气血与营卫之间有着密切的关系。"营气者，泌其津液，注之于脉，化以为血"。所以，血虚之时，营气必虚，常有"营血亏虚"之说。气有温煦、防御等作用，是通过卫气体现出来的，也就是说，卫气是气的一部分，气虚卫也必虚。总之，气血亏虚，反映于肌表卫外功能，则是营卫不足，故易感外邪，发为痹病。

3.脏腑衰弱 主要责之肝、脾、肾三脏功能衰弱。因肝主藏血，主筋；肾藏精，主骨；脾为气血生化之源，主肌肉四肢。痹病的病位主要在肌肉筋骨等肢体关节组织。若肝、脾、肾虚损，则肌肉筋骨失荣，而风寒湿热等邪乘虚入侵，闭阻经络气血，痹病则生。如隋·巢元方《诸病源候论·风湿腰痛候》曰："劳伤肾气，经络既虚，或因卧湿当风，而风湿乘虚搏于肾经，与血气相击而腰痛，故云风湿腰痛。"明·秦景明《幼科全针》曰："双膝酸痛筋不支，步行平地若高低，湿痹良由肝受病，当归拈痛不虚题。"其又解释曰："痹者，内因肝血不充，外被寒湿所中，盖肝主筋，通一身之血脉也……久则卧床瘫疾。"汉·华佗《中藏经》曰："脾者肉之本，脾气已失则肉不荣，肉不荣则肌肤不滑泽，肌肉不滑泽则腠理疏，则风寒暑湿之邪易

侵人，故久不治则为肉痹也”。须注意，临床上虽某一脏虚弱可致痹病，但较多的是脏腑之间相互影响，共虚为痹。如张机《金匮要略·中风历节病脉证治》曰：“寸口脉沉而弱，沉即主骨，弱即主筋，沉即为肾，弱即为肝……。”此谈肝肾俱虚而致历节病。脏腑虚弱发痹的机制，也是通过气血营卫之功能虚弱，防御外邪能力低下，外邪乘虚入侵而致的。根据“至虚之处，便为受邪之处”的理论，病邪往往直接深入虚者所主的机体组织或直接犯及内脏，引起五体痹或脏腑痹。

4. 阴阳失调　指阴阳偏盛偏衰，失于平衡协调。其是脏腑、气血、营卫等相互失调的概括。宋代《圣济总录》明确指出：“论曰：饮天和，食地德，皆阴阳也，然阳为气，阴为血，气为卫，血为荣，气卫血荣通贯一身，周而复会，如环无端，岂郁闭而不流哉。夫惟动静居处失其常，邪气乘间，曾不知觉，此风寒湿三气，所以杂至合而为痹。”阴阳失调，多由于久病大病之后或禀赋不足等因素引起。其作为痹病的发病机制，常有如下情况：①阳盛，即阳热亢盛，俗有“气有余便是火”、“无火不招风”之说。此易感热邪，或感寒也易化热，引起热痹。如清·尤怡《金匮翼·热痹》曰：“热痹者，闭热于内也……脏腑经络先有蓄热，而复遇风寒湿气客之，热为寒郁，气不得通，久之寒亦化热，则㾦痹熻然而闷也。”②阴盛，指机体阴寒内盛，此多与外界寒湿之邪相召，而发痹病。如《素问·四时刺逆从论》曰：“太阴有余病肉痹……太阳有余病骨痹，身重……。”这里“太阴有余”指湿邪内盛，“太阳有余”指寒气内盛。③阳虚，指机体阳气虚衰，则可致痹病虚寒证，或卫阳虚弱而感外邪致痹。清·陈士铎《辨证录·痹证门》曰：“人有下元虚寒，复感寒湿，腰肾重痛，两足无力……火不能敌寒而寒邪侵之矣。”④阴虚，指阴液缺乏，此多阴虚阳亢，得病易化热伤津而成热痹。

总之，正虚是痹病发病的重要内因，另则其在之后的病理变化中也起着重要的作用，所以汉·张机将“血痹”和“虚劳”共同讨论，唐·孙思邈《备急千金要方》将痹病列入“虚劳”“六极”之门，不无道理。

（二）邪侵是致痹的重要条件

在强调“正虚”的同时，也不否认在一定条件下，邪气致病的重要性，有时甚至起主导作用。如上“居处环境欠佳”所言即此。在高寒地区，身体强壮之人，也同样可致痹病。根据王绪辉的“风关痛实验动物模型”观察：“在恒温18℃环境中尽管对照组去毛，造成卫外能力减弱的体质，但未遭受风寒湿侵袭，结果与正常组同，没有产生病理变化，证明了虚体不与风寒湿合不为痹的理论。”（《中西医结合治疗风湿类疾病》）。此实验虽和中医对病因学的认识方式不尽一致，但可充分证明“外邪”是发生痹病的重要条件。

（三）“不通”是发病的病理关键

一般说痹病始发，“不通”为其病理关键。所谓“不通”，指经脉气血为邪气所扰，运行不利，甚则闭阻不通。一般痹病初期邪气偏盛：风为六淫之首，邪及肌表经络，必扰乱经气，致经气盛满，壅而不通，《灵枢·经脉》曰：“气盛有余，则肩背痛。”寒为阴邪，“寒气入经而稽迟，泣而不行，客于脉外则血少，客于脉中则气不通”（《素问·举痛论》）；湿为水气所化，易阻遏气机，其性黏滞，使经络气机阻遏不通；火（热）为阳盛之邪，既可充斥经络，又可伤津灼阴，使筋脉失濡而不通；燥邪伤津灼阴而脉涩不通。而诸邪往往“合而为痹”。邪气充斥，经脉壅塞不通；因虚而发痹者，则血流不畅，而经脉涩滞不通；痰瘀本身就是不通所致的病理产物，而作为病因又加重了不通。因此，“不通”为病理关键。

由于每位痹病患者虚、邪、瘀的内容和程度各不相同，所以其表现和证候也各不相同。而且，这些表现和证候，随着虚、邪、瘀的内容和程度的变化而发生变化。

二、发展机制

痹病的发展机制，指在既病之后一定阶段内，病情发展的机制。此时“虚”“邪”“瘀”相互搏结，“不通”“不荣”同时并见，机制甚为复杂。主要有以下四种情况。

（一）邪随虚转，证分寒热

风寒湿热等邪侵袭人体后，其寒热的转化，一般与人的禀赋素质有关。由于人体禀赋素质之不同，阴阳始有偏盛偏衰的差异。风寒湿热之邪则随其转化，而见不同的痹病证候。《素问·痹论》曰：“痹……或寒，或热，或燥，或湿，其故何也？……其寒者，阳气少，阴气多，与病相益故寒也;其热者,阳气多,阴气少,病气胜,阳遭阴,故为痹热。"根据文献和临床所见,素体阳气偏盛,阴精不足,内有郁热者,感受风寒湿邪,易从阳化热,而成湿热痹;阳气虚衰,阴气偏盛,寒自内生,感受风寒湿邪,多从阴化寒而为寒湿痹。可见邪在痹病发展中的转化,与人体的禀赋不足、素体差异有密切关系。因此历史上不少医家常将痹病分为寒、热两大类证候进行辨治。

（二）邪瘀搏击,相互为患,"不通"尤甚

痹病既得,风寒湿热等邪充斥经络,气血运行不畅,日久必瘀血（痰浊）内生。如《灵枢·周痹》曰:"风寒湿气客于分肉之间,迫切为沫,沫得寒则聚,聚则排分肉而分裂也,分裂则痛。""大率因血受热,已自沸腾,其后或涉冷水,或立湿地,或扇取凉,或卧当风,寒冷外抟,热血则寒,污浊凝涩"（元·朱丹溪《格致余论·痛风论》）。痰瘀形成,又阻滞经络,壅遏邪气,痰瘀邪气相搏,经络气血闭阻"不通"尤甚,更易感邪。故痹病渐趋加重,疼痛、肿胀、重着加剧,甚则骨节屈伸不利、畸形或累及脏腑。

（三）邪正交争,虚因邪生,"不通""不荣"并见

痹病多因"正虚"感邪所致,此"正虚"只是相对致病邪气而言,指人体的防御功能相对低下。既病之后,一般说正气尚能与邪气抗争。风寒湿热等邪侵袭人体,正气奋起抗邪,正邪相争则表现为发热等实证、热证。正如《素问·举痛论》曰:"寒气客于经脉之中,与炅气相搏则脉满。"这里的"脉满"即指此病理言。以"不通"为主要病理表现。

由于邪正斗争可加重正气损伤。如风为阳邪,其性开泄,易汗出而耗气伤津;寒为阴邪,易伤阳气;湿胜易伤脾,遏阳,致气血乏源,阳气难展;热胜更易耗气,伤津,动血;燥邪伤津耗液;痰瘀内阻,气血失运也致局部失养。另则病后失治、误治也致正虚。临床上常见一些久痹不愈的患者,肢体酸软无力,面色萎黄,肌肤干燥,身体消瘦,局部欠温等即为"不荣"所致。故为"不通""不荣"并见。治疗必须攻补兼施,通荣相益。

（四）正虚痰瘀,相互为患、交结难解

痹病或因虚所致,或因痹久正虚,正虚为必

然。阳气虚则经脉失于温煦,而气虚则无力鼓动,邪不得散,血不得行,津不得布,津血停留,为痰为瘀。清·王清任《医林改错》曰:"元气既虚,必不能达于血管,血管无力,必停留而瘀。"现代赖畴《中医病理》曰:"阳气一虚,无以温化水湿,阳光不照,阴霾内生"（这里"阴霾"主要指痰瘀）。另则,阴虚则内热津缩,血虚则血黏不流,均可因虚致痰瘀。清·叶天士《临证指南医案·诸痛》曰:"久痛必入络,气血不行。"清·林珮琴《类证治裁·痹症》称痹久"必有湿痰败血,瘀滞经络"。痰瘀又可致虚,前人有"瘀血不去,新血不生"之说。张机创大黄䗪虫丸治久病蓄血、肌肤甲错等,都说明痰瘀又可致虚。

如上所言,在痹病的发展过程中,虚、邪、瘀（痰）互致,"不通""不荣"并见,形成恶性循环。概言之,痹必有虚、痹必有邪、痹必有瘀,或曰无虚不为痹、无邪不为痹、无瘀不为痹。而且虚邪瘀三者关系密切,相互为患,才导致了痹病错综复杂的病机。在此阶段,若治疗上打不破这种恶性循环,痹病必向纵深发展,而致缠绵难愈,变证丛生。

三、传化机制

痹病的传化机制,指其传变、演化的机制。由于痹病的发生、发展机制复杂。临床如病邪轻浅,正虚不甚,且能及时正确地治疗,打破其病理的恶性循环,正复邪却,痰瘀消散,气血畅顺,机体得荣,则病可痊愈。反之,久病不已,逐渐加重,则出现相应地传变和演化。其传变、演化的依据,仍与虚、邪、瘀有密切关系。病理特点也不外"不通""不荣"。

（一）传变机制

传变,指脏腑组织病变的传移变化。中医学认为,人体是由经络内属脏腑外连肢节所构成的有机整体。气血津液精乃为生命活动的物质基础。痹病尽管有的只为局部疼痛、重着、麻木、不适,但也必通过连络结构,及生命活动性物质的改变而影响整个机体。痹病在病理发展过程中,由于正气虚弱,或失治误治,或复感外邪,即会出现以经络气血为枢纽的传变。按其传变途径可有三条:一为五体间传变。如痹病日久,正气虚弱,可由皮肤影响肌肉、血脉、筋骨等。金·张子和《儒门事亲》曰:

"皮痹不已而成肉痹，肉痹不已而成脉痹，脉痹不已而成筋痹，筋痹不已而成骨痹。"二为表里相传。《素问·痹论》曰："骨痹不已，复感于邪，内舍于肾；筋痹不已，复感于邪，内舍于肝；脉痹不已，复感于邪，内舍于心；肌痹不已，复感于邪，内舍于脾；皮痹不已，复感于邪，内舍于肺。"三为脏腑间传变。《素问·玉机真脏论》描述了"肺痹，发咳上气；弗治，肺即传而行之肝，病名曰肝痹"。

以上传变，表示痹病向纵深发展，病多沉重，治疗也难。其中，五体痹传变及脏者，形成五脏痹。其由五体痹不已，而五脏精气逆乱，复"各以其时重感于风寒湿气"而成。《素问·痹论》曰："阴气者，静则神藏，躁则消亡……淫气喘息，痹聚在肺……。"这里"阴气"指脏的功能，"躁则消亡""淫气"均指精气逆乱。有关六腑痹病的病理，《素问·痹论》曰："其客于六腑者，何也？岐伯曰：此亦食饮居处，为其病本也，六腑亦各有俞，风寒湿气中其俞，而食饮应之，循俞而入，各舍其府也。"此即说六腑痹是在饮食不节，起居失宜，胃肠被伤的基础上，风寒湿邪乘虚，从各腑的俞穴侵入体内，而形成腑痹。显然不同于五脏痹的形成。

"从微观流变学观察结果表明，风寒湿邪致痹后，由于血浆纤维蛋白元含量增高，血浆渗透压变化，造成了血细胞脆性增加，红细胞表面电荷下降，电解质效应发生改变，以致血细胞电泳时间延长，加上血管临界半径值增大，全身血黏度随之增加，影响机体的整个循环系统，成为一种潜在的致病因素。从全身血元素变量来看，痹病后血液中 Sr、Ba、Co、Cu、Cr 的含量相对增高，因而可影响体内微量元素分布，导致内分泌、神经、皮肤、肌肉等功能改变"（《中西医结合治疗风湿类疾病》）。

这些均说明痹病的传变是有内在物质基础的。

另外，五体之间、五体与五脏之间、五脏之间也有始终不传者，也有外邪直中者，其机制与虚、邪、瘀三者的具体内容与程度有关。

（二）演化机制

在此主要偏重于谈证候的演化。由于痹病多病程长久，迁延难愈。病久不已则进一步损伤正气；同时，病久不已又使痰瘀凝结，形成顽痰死血。至此，外邪已处相对次要地步，病理特点以正虚或虚实夹杂，"不荣"或"不通""不荣"并见为主。

1. **"不荣"为主** 主要因于久痹，精、气血、津液亏损，皮肉脉筋骨及脏腑组织失于濡润荣养（当然，也不排除痰瘀闭阻之"不荣"）。就脏而言，以脾肝肾亏损最为典型。临床可见痹病数年不愈，对气候、环境变化反应敏感，肌肉关节酸疼无力，时轻时重，动则加剧，或见筋惕肉𬌗，肢体麻木，肌肉萎缩，面色㿠白无华，心悸，气短，自汗，食少便溏，或腰膝酸软，头晕耳鸣，关节屈伸不利，甚则痿废。

2. **"不通""不荣"并重** 也即本虚标实之证。这里"不通"乃顽痰死血胶结，深入筋骨，阻塞经络而成。同时，正虚无以温养润濡经络，也致"不通"。"不荣"主要因正气大亏，组织失荣。此两者远比发病、发展机制中的"不通""不荣"为重。临证多见顽痹、尪痹、骨痹、肾痹、鹤膝风等，以骨节肿大变形，身体羸弱为特征。

至于痹病后期，变发他病或内舍脏腑而危及生命者，其理可参内科有关病证。

为了便于理解，下面以示意图（痹病基本病因病机模式图）的方式来表示虚邪瘀三者的丰富内涵和三者之间复杂的关系，见图1。

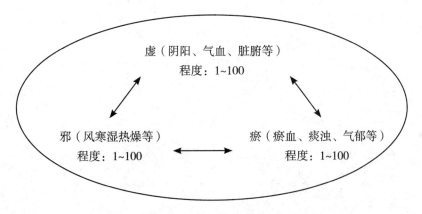

图1　痹病（风湿病）基本病因病机模式图

此图表示：凡痹病患者体内"虚、邪、瘀"三者共存。不同的患者，虚、邪、瘀三者的具体内容不同、程度不同；虚邪瘀三者紧密联系，相互影响，互为因果，形成双向恶性循环，使痹病的临床表现错综复杂，变证丛生，顽固难愈；进一步深究，虚中的阴阳、气血、脏腑等之间相互关联，邪中的风寒湿热燥等之间相互关联，瘀中的瘀血、痰浊、气郁等之间相互关联；不管多么复杂的临床表现，也只是痹病的现象、表象，其真正的本质是"虚、邪、瘀"。

尽管痹病的病种多，表现复杂，各种痹病及各个证候症状亦都有各自的病机，但从整体来看，总不外"虚、邪、瘀"这一病机变化的一般规律。因此，虚邪瘀当属于痹病的基本病机。临证时，很多复杂的痹病，只有透过现象（临床表现）抓住本质（虚邪瘀——痹病的基本病机），才能执简驭繁，豁然开朗。治疗的关键在于打破虚邪瘀三者之间的恶性循环。虚、邪、瘀三者，某一项为主者较易治，某两项较明显者较难治，三项均明显者最为顽固难治。虚、邪、瘀三者分别所涉及内容的治疗难易程度也不相同。

第四章　痹病的诊断

本章主要包括痹病的诊法规律、辨证要点、辨病与辨证三部分内容。

第一节　诊法规律

随着医学科学的发展，目前对痹病的诊断技术已提高到了一个新的水平。但中医的"四诊"在痹病的诊断中，仍有不可忽视的作用。现在就其望、闻、问、切四诊规律提要于下。

一、问诊

由于痹病以自觉症状（疼痛、重着、麻木等）为主要表现，所以问诊尤为重要。问诊时应注意以下问题。

（一）问一般项目

一般项目包括姓名、性别、年龄、婚姻、职业、籍贯、居住地等。了解这些情况，可为痹病的诊断提供重要的线索。如属痹病的现代医学疾病强直性脊柱炎多见于青少年男性；类风湿关节炎多见于中青年女性；急性风湿性关节炎多见于青少年；骨关节炎多见于中老年；大骨节病多发于东北和西北地区。长期在高温、寒冷、潮湿环境下工作之人易患不同的痹病等。

（二）问病史（包括现病史、既往史、家族史等）

1. 问现病史　指本病从发病到就诊时发生、发展和变化的历史。应注意以下几个方面：①发病时间：初发时间、何时加重、病程年限。②发病情况：是骤发还是渐起、是否伴有高热或低热、持续时间长短。③有无诱发因素：如有否潮湿、寒冷、劳累病史或生活史、高温作业史、感染史（如咽痛、扁桃体炎、淋巴结炎、上感等）、外伤史（扭伤、挫伤、创伤等）以及传染病接触史。④肢体受累情况：是单关节还是多关节；是大关节还是小关节；最初受累关节是哪个关节，以后陆续波及哪些关节；受累关节局部表现（疼痛、肿胀、红肿热痛等），关节的症状是发作性还是持续性、游走性还是固定不移；受累关节对称与否；活动困难还是活动受限，有无晨僵。⑤加重及缓解因素：遇劳累、遇冷、遇气候变化或情绪波动是否加重，休息后抑或活动后是否症状减轻等。⑥伴随症状：是否伴有乏力、倦怠、体重减轻、失眠、纳差、头晕、头痛等症状，以及有无眼、口、鼻、二阴、皮肤、心脏、肾、胃肠等病的见症。⑦过去诊治情况：要全面了解本次就诊前是否在其他医疗单位就诊；诊断及治疗情况、用药物或仪器治疗的效果和反应，特别要了解是否用过肾上腺糖皮质激素等。

2. 问既往史及家族病史　过去患过何病？如有某病存在，现在情况如何？有些患者有扁桃腺炎、咽炎、龋齿或银屑病、肠病等病史，与痹病的发生、发展、预后有关。病人直系或旁系亲属健康和患病情况如何？有无相似患病者？现代医学研究证实，有些痹病是受遗传因素影响的，如强直性脊柱炎等就有较强的家族遗传倾向。

（三）问现在症

现在症即患者就诊时的主要痛苦。问诊时抓住患者的主要病症，有目的、有步骤地按疾病规律及证候规律或症候群进行询问，既要突出主症，又要全面了解兼症。如疼痛的性质、部位、程度，加重或缓解因素、伴随症状、对治疗的反应及副作用等。这样才能主次分明，正确辨病辨证。如在询问时，患者的主诉为肢体关节或肌肉呈游走性疼痛，兼症为局部不肿或轻度肿胀无热感，肢体活动受限或不受限，特点是遇刮风病情加重。此时根据游走窜痛主症和遇风加重的特点，结合舌脉可辨证诊为风痹（行痹）；如患者肌肉、关节局部沉重、酸楚或麻木，兼症多有屈伸不利，特点是遇阴天、下雨、或遇冷水时病情加重，此症状说明在患者体内有湿邪或湿邪偏胜，结合舌脉可辨证诊为湿痹（着痹）；再如患者主证为肌肉、关节固定性剧痛、皮肤发凉，兼症有关节功能受限或肌肉挛缩拘急，特点是遇寒冷或天阴病情加重，遇热好转，此提示内有寒或寒邪偏重，结合舌脉，可辨证诊为寒痹（痛痹）；如患者主症为某些关节红肿热痛，或只肿痛，兼症有低热、口渴不欲饮、纳呆、烦闷等，特点是受累关节遇寒则舒，此症状提示内有热或邪已化热，可结合舌脉，辨证为热痹。其他如燥痹、痰瘀痹、正虚痹等都有各自的特点。除了问肢体情况外，还要问全身情况、五官、二阴、皮肤及脏腑功能情况等。必须详尽、系统的问诊，有时稍有疏漏，就会造成误诊漏诊。通过详尽的问诊，可使不少痹病患者得到初步诊断。

二、望诊

对痹病患者，主要望肢体、形态、舌象等。

（一）望肢体

除一般观察病人的形体壮弱、肥瘦外，要特别注意皮肤、关节等部位的情况。

1. 皮肤 注意皮肤的颜色、光泽、弹性、有无皮疹、结节、红斑、银屑等。痹病患者常见的皮肤病变有：①环形红斑，初起为散在于躯干或四肢的丘疹性红斑，略高于皮肤表面，然后皮疹向周围扩散，中心部位红斑逐渐消失，而转为正常皮肤，因而皮疹变成完整或不完整的环状，故称环形红斑，可见于痹病活动期。②结节性红斑，多聚集在两小腿伸侧，初起不红，触之发硬、疼痛，其后呈红色结节，消退后仍有色素沉着，不发生溃疡，可见于痹病活动期。③皮下结节，出现在受压及劳损部位，黄豆至枣样大小，呈圆形或长圆形，结节硬韧，常有压痛，多见于顽痹、尪痹、热痹等病人。④皮肤硬化，为皮痹的典型表现，早期多始于手部和颜面，呈硬性浮肿状肿胀，无压痛；继续发展可逐渐累及躯干，皮肤呈板样硬，有蜡样光泽，难以捏起，颜面部受累可呈假面具样；四肢受累可造成活动受限；部分皮痹患者会出现皮肤肥厚硬化，呈硬皮病样外观。⑤面部蝶形红斑，属现代医学系统性红斑狼疮的典型皮肤损害，病变位于鼻梁和颊部，红斑稍带水肿，呈蝶状，有毛细血管扩张及鳞片状脱屑，这种红斑还可在手指、足趾及其他部位出现。有皮肤病变的痹病患者，更要注

意其脏腑情况。

2. 关节 注意观察关节部位是否肿胀、变形及肿胀程度、色泽等。如大关节肿胀一般为风痹，小关节肿胀多为尪痹，局部红肿多为热痹，色泽淡暗多为痰浊，紫暗多为瘀血，关节畸形多为尪痹。还要注意关节肿胀是单关节或是多关节、对称性或非对称性等。

（二）望姿态

主要观察病人的姿势和动态，如观察有无四肢拘挛，屈伸不利，"尻以代踵，脊以代头"等。

（三）望舌

舌诊包括望舌质、舌苔两部分内容，其与痹病有关的内容如下。

1. 望舌质 舌质又分舌体、舌色，前者主要反映脏腑虚实，后者主要显示疾病的性质。①望舌体：指观察舌的形态。舌体胖大（轻者较正常稍大，重者伸舌满口），多因水湿痰饮阻滞；舌淡白胖嫩、舌苔水滑，属脾胃阳虚、津液不化，以致积水停饮。舌体瘦薄，多因气血阴液不足。舌体强硬，指舌体失于柔和与灵活性，此多属热扰神志或肝风内动。舌体震颤抖动无力，不能自主，多属气血不足，筋脉失于温养或濡润，在痹病中也不少见。②望舌色：指观察舌质的颜色。正常的舌质呈淡红色，凡舌色淡于正常或全无血色者为淡白舌，深于正常舌色者为红舌，比红舌更深者称绛红舌，舌红中带青或紫色为青紫舌。一般说来，淡白舌、舌体不大，舌面虽润不滑者为气血虚；舌体胖嫩湿润多津或舌大有齿痕，为阳虚寒湿内盛，寒痹中常见；红舌，为热，深红为热甚，红而干燥为胃津已伤，舌尖红赤或生疮为心火上炎，如心痹、上热下寒证或风湿热痹等可见。青紫舌，有寒热之不同：青紫而舌面干燥津亏为热盛挟瘀伤津；青紫舌面滑润者为寒证，为阴寒邪盛痰瘀阻滞；舌边青或有瘀斑，或口燥而饮水不欲咽者为内有瘀血。

2. 望舌苔 舌苔即舌面上的一层苔垢，正常者为薄白润泽，不滑不燥，紧贴舌面，也称"薄白苔"。舌苔常有以下变化：①白苔：一般见于表证、寒证。若薄白者说明病浅；白而润为寒或寒湿证；白而滑腻为寒湿内盛。②黄苔：主里证、热证。薄黄而润为里热初起；薄黄而干为里热伤津；黄厚而干为里热甚；黄而腻为湿热证。③灰苔：苔灰而润，为痰饮内停的寒湿痹；苔灰而干舌降红为热极

伤津。④黑苔：多为重症。黑而润为寒湿；灰而干为热极伤津。⑤腻苔：主湿浊、痰饮、湿热所致痹病。⑥无苔：为脾胃虚弱；无苔少津为阴虚津亏。

临床上舌质和舌苔主病往往是相符的，但病危重者也见质苔不符。如红舌见白腻苔，此为热伏湿蕴之象，临床要注意合参。

另外，望神、面色等也很重要，临证不可忽视。

三、切诊

主要包括切脉、切皮肤等。

通过脉诊可以了解脏腑气血的变化，了解病位、病性、邪正等情况，为辨证提供依据。痹病常见的病理性脉象如下。

1. **浮脉**　轻取即得，重按稍减，主痹病初期，病在表。

2. **沉脉**　轻取不应，重按始得，主里证。沉迟为里寒，沉数为里热，沉缓为寒湿。

3. **迟脉**　脉来迟缓，一息不足四至（相当于脉搏每分钟不足 70 次），主寒证。有力为实寒，无力为虚寒。

4. **数脉**　一息五至以上（相当于脉搏每分钟 90 次以上），主热证。有力为实热，无力为虚热，细数为阴虚内热。

5. **濡脉**　脉浮而柔细，举之应指缓怠，按之渐无，如水上浮帛，主虚证、湿盛，为脾虚湿重之痹病常见脉象。

6. **细脉**　脉细如线，中取应指明显，主血虚或湿阻经络。

7. **弦脉**　端直以长，如按弓弦，主肝郁、疼痛、痰瘀等。

8. **紧脉**　紧如转索，弹指坚实有力，主诸寒证、痛证。

9. **滑脉**　往来流利，如盘中走珠，应指圆滑，主痰饮痹病。

10. **结、代脉**　结者迟中有止，止无定数，歇止时短；代者缓中一止，止有定数，歇止时长。两者均见于心痹。

切皮肤（全身及病变局部）的目的在于了解皮肤的弹性、温度、湿润度、硬度等，及有无结节、肿块、压痛等，以利于辨病辨证。如按之痛剧为实证、按之则舒为虚证。寻找、切触压痛点，是诊断经筋痹的重要内容。

另外，现代中医，还应掌握西医的系统体格检查方法，其中的运动系统检查，对痹病患者，不可或缺。

四、闻诊

声音的高亢、低微是辨病之寒、热、虚、实的依据。汗出腥膻，多为风湿热邪久蕴皮肤，津液蒸发所致。闻诊具体内容临床可参阅内科诊法。

痹病辨病辨证，必须"四诊合参"。西医常用的某些检查手段，如影像学、实验室检查等，从某种意义上讲，可认为是中医四诊的延伸，临证时可有目的地使用。

第二节　辨证要点

一、辨证规律

痹病的辨证规律，历代论述颇为广泛，有以脏腑辨证，有以病因辨证，有以八纲、卫气营血、经络、三焦等辨证者。现代娄多峰提出痹病的"虚邪瘀"辨证。综合古今痹病文献，临床辨证时应从以下几个方面着手。

（一）了解新病久病

痹病新起，邪痹经络气血，以"不通"为主，故多属实证。表现为肢体等部位疼痛、沉重、麻木、屈伸不利、活动受限，较少见到虚象。根据邪气之偏盛，机体反应状态之差异，可见风气偏胜、寒气偏胜、湿气偏胜及湿热偏胜等。痹病日久者，因反复发作或渐进发展，经络长期为邪气壅闭，营卫不行，气血亏耗，脏腑虚损。则表现以"不荣"为主，多属虚证及脏腑痹病。痹病日久也可湿聚为痰，血凝为瘀，痰瘀互结，胶着皮肉筋骨，而出现"不通""不荣"俱甚。症见关节肿大变形，或肌肤顽厚不仁等虚实夹杂证。

新病多实、久病多虚，此只指一般情况而言。临床上也可由于他病之后、产后、禀赋不足等而感受外邪致痹，初期即现虚证，或本虚标实证。还可见久病缠绵，但寒湿久羁，湿热留驻，痰瘀胶结，虚实夹杂，以邪实为主者。因此，临证时必须根据不同情况进行辨证，不能以偏概全。

（二）注意患病部位

痹病的病变部位不同，其病因病机、治疗方法也往往有别。尤其是由于现代医学的渗透，新的病名不断出现，故辨证时注意患病部位尤为重要。主要把握以下几个方面。

1. 肢体上下部位 肢体上下部位，即常说的颈、肩、腰、腿等部位。在肢体痹中，一般上肢部有肩痹、臂痹、肘痹、手痹等，以风邪侵袭为主，又往往兼痰瘀；颈项部有颈痹、项痛等，多为外邪侵袭太阳；腰背部有腰痹、背痹、脊痹、骶痹等，多由寒湿、瘀血或肾虚引起；下肢部有腿痹、髋痹、膝痹、足痹等，多由湿邪下注引起。周身痹痛及四肢痹病，其病因病机复杂，当结合具体情况而论。掌握这些特点，则便于辨病、辨证及临证用药。

2. 脏腑组织部位 主要分辨五体痹、脏腑痹（五脏痹、六腑痹）。五体痹即皮痹、肌痹、脉痹、筋痹、骨痹，其均有典型的临床特征（详见于后）。五脏痹即肺痹、脾痹、心痹、肝痹、肾痹；六腑痹即肠痹、胞痹、胃痹等，多为五体痹日久，复感外邪，内舍与其合的重证。主要表现为各脏腑的精气逆乱，临床各有其特征表现。临证时只要抓住五体痹和脏腑痹的特征，不难辨别。

3. 经络循行部位 即根据经络循行及痹痛部位，辨别痹病属于何经，如十二经筋痹等。其不但是针灸治痹的依据，在药物及其他疗法中也有重要作用。如循经选药、以经选外治法等。（具体病证特点、循行规律见本书第五篇"针灸"）。

4. 病邪深浅部位 常用表里，并结合机体组织进行区分。如清·林珮琴《类证治裁·痹症论治》曰："盖痹者，闭而不通，邪在阴分也，故经以病在阳为风，在阴为痹，阴阳俱病为风痹（在阴为痹、分表里有殊也，阴阳俱病，表证更兼里证也）。""留皮肤者易已，留筋骨者疼久，其入脏者死"。这里表里、皮肤、筋骨、脏只是指病的轻重或病邪部位深浅而已。

5. 三焦部位 清·张璐《张氏医通》言："头眩短气，上焦痹也。温温欲吐，中焦痹也。脚肿如脱，下焦痹也。肢节疼痛，身体尪羸，筋骨痹也。由此观之，当是风寒湿痹其营卫筋骨三焦之病"。此种分部辨证，可作参考。

（三）把握病证特点

临床上根据痹病的证候特点进行辨证，为中医诊法特点之一，此即"审证求因"。

1. 正虚痹病证候特点 阴虚者，肢体疼痛而局部常有热感，春夏重，秋冬轻，且形体消瘦，口干咽燥，五心烦热，甚则盗汗，舌质红绛瘦小，脉多细数，女子月经提前，量少色鲜红；气虚者，肢体疼痛酸软，乏力，少气懒言，面色不华，时时自汗，舌质多淡，脉弱无力；血虚者，肢体疼痛伴有肌肉麻木不仁，面色萎黄，头晕目眩，心悸怔忡，夜间多梦，舌质暗淡，脉多细弱；阳虚者，肢体疼痛发凉，昼轻夜甚，时时畏寒，四肢欠温，口淡不渴，小便清长，甚则阳痿，舌质淡嫩，脉沉迟；肝肾虚者，肢体疼痛多在腰部及以下，屈伸不利，且腰膝酸软无力或两目昏花，或头晕耳鸣，舌多淡红苔薄，脉弦细。

2. 邪实痹病证候特点 风盛则疼痛而酸，且痛无定处，上下左右无所留止，常伴恶风发热，舌苔薄白或腻，脉多浮缓或弦；寒盛则血涩不流，疼痛似掣，状如虎咬，痛有定处，痛处发凉，得温得摩稍适，遇冷尤甚，昼静夜剧，舌苔白润脉弦紧；湿盛则疼痛重着，肌肤麻木不仁，甚则关节肿胀，苔多白腻；热盛则关节疼痛，红肿灼热，得凉稍舒，关节周围或小腿部可见红斑结节或发热汗出，烦闷不安、口干渴，舌红苔黄腻，脉滑数；燥盛则肢体枯削疼痛，孔窍干燥，舌嫩红无苔，脉细。

3. 痰瘀痹病证候特点 痰浊痹者，疼痛部位多局限，麻木重着肿胀为主，可有纳少、腹胀、呕恶，舌苔腻，脉滑；瘀血痹者，多呈刺痛，轻者活动后痛减，或见面色黧黑，甚则唇甲青紫，舌暗或有瘀斑，脉弦涩。另外，凡痹病日久不愈，用常法效不明显者，都应考虑内有痰瘀。其中关节肿痛多为痰瘀交阻；关节肿大多为有形之痰瘀滞留其间；湿未成痰者多漫肿，按之柔软，疼痛一般并不剧烈；痰瘀互结则按之稍硬，肢体麻木或痛剧。

（四）区分轻重缓急

临床辨别痹病的轻重缓急，对预测痹病的发展趋势和确立治疗原则有重要意义。一般说来，新病邪在肌表皮毛，病轻；久病邪入筋骨，甚则内舍脏腑，复感外邪引起，且与痰瘀互结，正气虚衰，或正虚挟实，病重。正如明·朱橚《普济方·诸痹门》曰："诸病风胜者则易愈，在皮间亦易愈，在筋骨间者难愈。"临床上根据具体表现，结合现代医学检查，对痹病的轻重一般不难作出判断。缓，指病情相对稳定；急，指病情变化较快。痹病虽有病情相对稳定、变化较为缓慢的特点，但也有病情紧迫、迅速内陷脏腑的情况，如风湿热等。故临床也须辨别缓急，以免延误病情。就发病而论，一般说来，初感或复感外邪，急性发作期及某些脏腑痹，病情较急；反复发作、病程较长、缓解期，病情多缓。就病邪而论，热邪盛者较急，寒湿盛者较缓。

（五）考虑患者体质

个体体质差异，在痹病的发病中往往占有重要的地位，辨证时也必须加以考虑。对于体质的论述，《内经》颇为详尽，后世如李东垣、朱丹溪等医家进行了补充。现代中医将人分为九种体质类型，对痹病的临床辨证，有一定的指导意义，可供参考。①平和质：阴阳气血调和，以体态适中、面色红润、精力充沛等为主要特征；性格随和开朗；平素患病较少；对自然环境和社会环境适应能力较强。②气虚质：元气不足，以疲乏、气短、自汗等气虚表现为主要特征；性格内向，不喜冒险；易患感冒、内脏下垂等病，病后康复缓慢；不耐受风寒暑湿邪。③阳虚质：阳气不足，以畏寒怕冷、手足不温等虚寒表现为主要特征；性格多沉静、内向；易患痰饮、肿胀、泄泻等病，感邪易从寒化；耐夏不耐冬，易感风寒湿邪。④阴虚质：阴液亏少，以口燥咽干、手足心热等虚热表现为主要特征；性情急躁，外向好动，活泼；易患虚劳、失精、不寐等病，感邪易从热化；耐冬不耐夏；不耐暑热燥邪。⑤痰湿质：痰湿凝聚，以形体肥胖、腹部肥满、口黏苔腻等痰湿表现为主要特征；性格偏温和、稳重，多善于忍耐；易患消渴、中风、胸痹等病；对梅雨季节及湿重环境适应能力差。⑥湿热质：湿热内蕴，以面垢油光、口苦、苔黄腻等湿热表现为主要特征。容易心烦急躁；易患疮疖、黄疸、热淋等病；对夏末秋初湿热气候、湿重或气温偏高环境较难适应。⑦血瘀质：血行不畅，以肤色晦暗、舌质紫暗等血瘀表现为主要特征；易烦，健忘；易患癥瘕及痛证、血证等；不耐受寒邪。⑧气郁质：气机郁滞，以神情抑郁、忧虑、脆弱等气郁表现为主要特征；性格内向不稳定、敏感多虑；易患脏躁、梅核气、百合病及郁证等；对精神刺激适应能力差，不适应阴雨天气。⑨特禀质：先天失常，以生理缺陷、过敏反应为主要特征；心理特征随禀质不同情况各异；或易过敏，或患先天疾病，或患五迟五软等；对外界环境适应能力差。这些体质类型，临床时应注意参考。

二、常见证候

辨证论治是中医学的一大特色，其中"辨证"是中医特有的诊断学概念。诊断是治疗的基础，治疗是诊断的目的。中医治疗痹病离不开辨证论治。在对痹病病因病机深入研究的基础上，目前倡导虚邪瘀辨证。

（一）正虚候

正虚候指以正虚或虚实夹杂虚偏重为主的一类痹病证候，多见于痹病经久不愈，因劳反复发作，或年老体弱、产后、久病患痹者。临床辨证以虚寒、虚热为纲，气血阴阳及脏腑亏虚为目。

1. 虚寒证　即正虚未有热象者。

（1）营卫不和证　肢体关节疼痛，汗出，微恶风寒，肌肤麻木不仁；或有身热头痛，项背强急，咳嗽痰白，舌质淡，苔薄白，脉浮缓。

（2）气虚证　肢体关节酸痛，活动后加剧，或肢体麻木不仁，抬举无力，少气懒言，心悸自汗，体倦乏力，纳少，舌淡胖嫩，苔薄白，脉虚弱无力。

（3）血虚证　症见肢体关节酸痛，活动后加重，或肢体麻木不仁，筋惕肉瞤，挛缩，肌萎，关节变形，面色萎黄，唇淡，头晕目眩，心悸失眠，女子月经量少，或经闭，舌淡脉细。

（4）气血两虚证　肢体关节酸痛无力，活动后加剧，或肢体麻木，筋惕肉瞤，肌肉萎缩，关节变形，少气乏力，自汗，心悸，头晕目眩，面黄少华，舌淡苔薄白，脉细弱。

（5）阳虚寒凝证　肢体关节冷痛，肿胀，抬举无力，屈伸不利，局部皮色苍白，四肢欠温，神疲乏力，男子阳痿，女子宫寒，小便频数清长，舌淡、苔白，脉沉迟无力。

（6）脾虚湿阻证　肢体关节肌肉酸楚疼痛，沉重，肿胀，肌肤麻木不仁，肌软无力，面色苍黄或浮肿，纳呆，口淡无味，脘腹胀满，大便稀溏，舌淡胖、边有齿印，苔白腻，脉沉缓。

（7）脾肾阳虚证　肢体关节肌肉酸软、冷痛、抬举无力，腰膝部位为甚，活动后疼痛加重，静卧则舒；局部肿胀、畏寒、喜暖喜按，少腹拘急，腹胀便溏，面色淡白虚浮，四肢欠温，小便清长，舌淡胖，苔薄白，脉沉迟无力。

2. 虚热证　即正虚有热象者，临床多以阴虚为主。

（1）燥伤阴津证　肢体关节肌肉疼痛拘急，皮肤干燥瘙痒，或麻木不仁，口、鼻、咽、目干涩，大便干结，形体消瘦，或干咳、胸痛，或干呕，舌质红瘦，或红绛而干，无苔或花剥苔，脉细数。

（2）阴虚内热证　肢体关节烦痛，昼轻夜重或活动后加重，局部红肿变形，触之微热而痛，屈伸不利，筋肉挛缩，伴形体消瘦，长期低热，或五心烦热，盗汗，咽痛，口干喜冷饮，头晕耳鸣，双目干涩或目赤齿衄，虚烦不寐，大便干结，舌质红，舌体瘦小有裂纹少津，苔少或苔薄黄，脉细数。

（3）气阴两虚证　肢体关节酸楚疼痛、肿胀，抬举无力，屈伸不利，甚则僵硬、变形，筋肉挛缩，皮肤不仁或呈板样无泽；伴形体瘦弱，两颧潮红，倦怠乏力，心悸气短，汗出，眼鼻干燥，口干不欲饮，舌质红，苔少或无苔，脉沉细或细数无力。

（4）肝肾阴虚证　肢体关节烦疼，入夜尤甚，肌肤麻木不仁，筋脉拘急，屈伸不利，腰膝酸软，关节变形，形体消瘦；咽干口燥，耳鸣如蝉，失眠健忘，盗汗，五心烦热，两颧潮红；男子遗精，女子月经量少，舌红少苔，脉细数或弦细数。

（5）阴阳两虚证　肢体关节肌肉酸痛，抬举无力，局部肿胀、僵硬或畸形，或筋肉挛缩，不能屈伸，皮肤不仁，无泽；伴形体消瘦，潮热盗汗，形寒肢冷，动则发热汗出，心悸目眩，头晕耳鸣。舌淡而少津，或有齿痕，或光剥，脉微细而数。

（二）邪实候

邪实候指以病邪充斥，经脉不通为主的一类痹病证候，多见于痹病早中期，或活动期。临床辨证以寒热为纲，以六淫、卫气营血及脏腑实候为目。

1. 寒证　即邪实而无热象者。这里"热象"指热证之象，非指"恶寒发热"之热象，因为恶寒发热可因寒、热、虚、瘀等引起。

（1）风湿痹阻证　肢体关节肌肉游走疼痛、沉重、肿胀，天气变化加重，恶风不欲去衣被，头痛，恶寒发热，肌肤麻木不仁，或身体微肿，肢体沉重，小便不利，舌质淡红，舌苔薄白或腻，脉浮缓或濡缓。

（2）寒邪痹阻证　肢体关节冷痛，遇寒痛剧，得热痛减，局部皮色不红，触之不热，关节屈伸不利，畏恶风寒，舌质暗，舌苔白，脉弦紧。

（3）湿邪痹阻证　肢体关节肌肉沉重，肿胀或痛，面垢，身困如裹，纳呆，舌质淡胖，舌苔白腻，脉濡。

（4）风寒湿痹阻证　肢体关节冷痛沉重，游走不定，关节屈伸不利，天气变化则疼痛加剧，遇寒痛增，得温则减，恶风畏寒，舌质淡红或淡暗，苔薄白或白腻，脉浮紧或沉紧。

2. 热证　即邪实有热象，或寒热错杂者。

（1）风热痹阻证　肢体关节游走性疼痛，局部灼热红肿，肌肤可见红斑或结节，痛不可触，遇热加重，得冷稍舒，屈伸不利；伴汗出，恶风发热，咽痛，口渴；舌边红苔黄，脉浮数。

（2）湿热痹阻证　肢体关节肌肉局部红肿、疼痛、重着，触之热感，口渴不欲饮，烦闷不安，溲黄，或有发热，舌质红，苔黄腻，脉濡数或滑数。

（3）风湿热痹阻证　症见肢体关节肌肉游走性疼痛、重着，局部灼热红肿，或有热感，痛不可触，遇热则痛重，得冷稍舒；伴口渴、不欲饮，烦闷不安，溲黄，或有恶风发热，舌红苔黄腻，脉濡数或浮数。

（4）热毒痹阻证　肢体关节疼痛，灼热红肿，痛不可触，得冷则舒，关节屈伸不利，或肌肤出现紫红色斑疹及皮下结节，高热烦渴，心悸，面赤咽痛，溲赤便秘，甚则神昏谵语，舌红或绛，苔黄，脉滑数或弦数。

（5）寒热错杂证　肢体关节疼痛、肿胀，自觉局部灼热，关节活动不利，全身畏风恶寒，脉象紧数，舌苔黄白相兼；或关节红肿热痛，伴见结节红斑，但局部畏寒，喜热，遇寒痛增，苔黄或白，脉弦或紧或数；或关节冷痛，沉重，局部喜暖，但伴有身热不扬，口渴喜饮；或肢体关节疼痛较剧，逢寒更甚，局部畏寒喜暖、变形，活动不利，伴午后潮热，夜卧盗汗，舌质红，苔薄白；或寒痹症状，但舌苔色黄；或热痹表现，但舌苔色白。

（三）痰瘀候

痰瘀候指以痰浊瘀血痹阻为主的一类痹病证候。辨证时以寒热为纲，痰瘀的成因为目。

1. 寒证　即痰瘀证未有热象者。

（1）血瘀寒凝证　肢体关节疼痛剧烈，如刀割针刺，逢寒加剧，得热痛减，痛处固定不移，日轻夜重，关节不可屈伸，常有冷感，皮色紫暗，舌质暗淡有瘀斑，苔白，脉弦紧。

（2）血瘀湿阻证　肢体关节肌肉刺痛，痛处固定，有重着感，肌肤麻木不仁，或关节肿胀，皮色紫暗，活动不利，得热得按则痛可稍缓，舌质暗淡，苔白腻，脉濡缓涩。

（3）痰瘀胶结证　肢体关节肌肉刺痛，痛处不移，甚至关节变形，屈伸不利或僵硬，关节、肌肤色紫暗、肿胀，按之稍硬，有痰核硬结或瘀斑，肢体顽麻，面色暗黧，眼睑浮肿，或胸闷痰多，舌质紫或暗有瘀斑，舌苔白腻，脉弦涩。

（4）气滞血瘀证　肢体关节肌肉刺痛、胀痛，痛处不移，日轻夜重，局部肿胀或有硬结，瘀斑；伴精神抑郁，性情急躁，头痛，失眠，胸胁胀痛，善太息，舌质暗紫，或有瘀点，脉弦或涩。

（5）气虚血瘀证　肢体关节肌肉刺痛，痛处固定，拒按，持久不愈，或局部有硬结、瘀斑，或关节变形，肌肤麻木，甚或肌萎着骨，肌肤无泽，面色黧黑或有斑块，气短乏力，头晕汗出，口干不欲饮，妇女可见闭经、痛经，舌质淡暗有瘀斑或瘀点，脉沉涩或沉细无力。

（6）阳虚血瘀证　痹病日久不愈，肢体关节刺痛，关节僵硬变形，冷感明显，筋肉萎缩，肌肤板硬，局部皮色滞暗，面色暗淡无华，形寒肢冷，畏风自汗，弯腰驼背，腰膝酸软，尿多便溏，或五更泄，舌淡嫩暗，脉沉弱涩。

2.热证　即痰瘀证见热象者。

（1）瘀热痹阻证　肢体关节肿热刺痛，部位固定，肌肤暗红色斑疹，手足瘀点累累，两手白紫相间，两腿网状青斑，口糜口疮，身热汗出，烦躁多怒，小便短赤，舌红苔黄或有瘀斑，脉弦数。

（2）痰热互结证　肢体关节疼痛灼热，局部红肿、拒按，肌肤结节，甚则关节畸形，伴发热，咳喘，烦热胸闷，口苦咽燥，小便短赤，大便结，舌红苔黄厚腻，脉滑数。

（3）血瘀阴虚证　肢体关节刺痛，昼轻夜重，关节变形，甚则屈伸不利，筋肉挛缩，局部红有热感，低热，手足心热，形体消瘦，头晕，目干涩，心胸、胁肋或胃脘部刺痛，舌质暗红，有瘀点或瘀斑，苔少，脉弦细数。

以上证候分型，是列举的常见证候，临证时应根据实际情况灵活应用。临床所见多为虚邪夹杂、邪瘀并见、虚瘀并存，关键是辨其何主何从。将痹病分为正虚、邪实、痰瘀三大证候，每候又以寒、热为纲，纲下又有目，层次清晰，简明实用。中医学在长期地医疗实践中总结出许多辨证论治规律，如八纲、脏腑、病因、六经、卫气营血辨证等。这些辨证论治的方法，有着互相联系、互相配合、互相补充、相须为用的关系，彼此之间既有共同之处，也各有其特点及实用价值。

第三节　辨病与辨证

辨病是在中医理论指导下根据病人四诊病情资料，综合分析，诊断出病人所得何病。辨证则是根据病人临床资料结合辨证的基本方法，诊断所患属何证。辨病与辨证是两个密切思维过程，也是中医诊断学的核心。病是整体，证是当前病位与病性的本质，两者之间存在着千丝万缕的联系。由于致病因素有差异、个体有差异、所处环境及诊疗情况有差异，同一种疾病可存在几种证。然而，同是一证，又可见于不同疾病中。因此，痹病临床有同病异治、异病同治等法。辨病与辨证结合才能最大限度地显现中医的优势。辨病有助于提高辨证的预见性，辨证又是辨病的具体化，两者结合可使诊断更全面、准确，使治疗更有效。辨病与辨证，包括中医辨病与辨证结合、西医辨病与中医辨证结合两方面，这是中医风湿病学的现状。

一、中医辨病与辨证结合

中医辨病与辨证结合，是通过四诊所得到的临床资料进行综合分析，以痹病（中医风湿病）的分类与命名原则，明确是什么病（指三级病名），然后运用虚邪瘀等辨证方法，辨明属何证。这些都属诊断的范畴。可分四步进行操作（四步法）：第一步：是否痹病（中医风湿病）？以"痹病的概念"为判断依据，确定一级病名；第二步：是哪一类痹病？在"命名与分类"内容中从病因、部位、证候、特征四个角度将其分为五淫痹、五体痹、脏腑痹、经筋痹、肢体痹、三因三候痹、特殊痹，每类都有自身的特点和规律，不难判断，确立二级痹病；第三步：是哪一种痹病？每类二级痹病中又包含有具体的病种，每种痹病又有各自的特征，依据特征可判断之，确立三级痹病；第四步：是何证？以"辨证要点"中的方法结合各论中的相关内容，辨明属何证，确立三级痹病的证型。

二、西医辨病与中医辨证结合

随着西医学的逐步渗透，渐出现了一种西医辨病与中医辨证相结合的临床模式。虽然中医与西医是两个不同的理论体系和思维方法，但长期以来在对某些风湿病的分析处理时，把两者有机地结合起来进行施治，取得了一定的疗效。一般先西医辨病，然后依中医理论及辨证方法分型治疗。将西医风湿病的病理本质与中医的整体观念、辨证论治相结合，是有益地探索。如类风湿关节炎的基本病理改变是关节的滑膜炎，临床上呈持续性关节肿胀，中医辨其局部则为痰瘀，结合全身等情况再综合辨证，整体与局部并重，治疗时有利于既从整体调治，又从局部病损施治。

每个西医风湿病都有自己的临床表现，其表现可能分属中医的不同疾病，如强直性脊柱炎有腰僵痛、下肢非对称性关节炎，甚至发热，晚期脊柱强直等，这些表现可分属于中医的腰痹、湿痹、热痹、骨痹、肾痹等。每个痹病都有特有的表现，其表现可能分属西医的不同疾病，如寒痹有四肢关节冷痛的特点，这一特点可见于西医的骨关节炎、类风湿关节炎、系统性硬化症、混合结缔组织病、大骨节病等。某一病人，可以有中、西医两种诊断（病名）。中医病名与西医病名各从不同的角度反映了疾病的某种本质特征。中西医病名很难一对一相对应，中西医病名也不能相互取代，中西医病名各有其临床价值。临床上，经常遇到一些西医不能明确诊断、对症治疗效果不理想的痹病患者，从中医角度诊察，多能给出明确诊断，通过辨证施治，往往可取得一定疗效。

另外，痹病患者可同时兼患轻重不同的其他科的疾病；或同时患有两种以上的痹病；或痹病在各种因素作用下发生演化及受某种治疗的影响等可出现轻重不同的伴发症。因此，辨病时还要注意辨主病与兼病、辨主病与次病、辨原病与伴发症。要从整体上把握疾病，区分轻重缓急，全面正确处理。

第五章　痹病的治疗

痹病的治疗，其理论是严谨的，方法是多样的。本章内容包括治疗原则和治疗方法。原则指导方法，方法体现原则。

第一节　治疗原则

根据痹病的基本病因病机特点，临证时主要遵循治未病、扶正祛邪、标本论治、以通为用、依部施治、三因制宜、正治反治、同异相治、守方与变方、杂合以治等十项原则。十项原则间相互为用，扶正、祛邪、化瘀贯穿始终。

一、治未病

治未病是中医学重要的学术思想。"治"是广义的概念，除了治疗还包括预防、摄生、保健、调理、康复等；"未病"不仅是指人体处于尚未发生疾病的时段，而且包括疾病在动态变化中可能出现的趋向和未来进段可能出现的状态等。由于很多痹病的治疗难度大、易反复发作、呈慢性渐进性、易累及脏腑、易造成残疾，对社会生产力影响巨大，国内外都将其列入了重大疑难性疾病的范畴。因此，痹病的治未病意义重大。治未病为"上工"之举。根据痹病的临床特点，其治未病有以下四个重要环节：未病先防、既病防深、慢病防残、瘥后防复。

（一）未病先防

正气存内，邪不可干。平素应主动积极地锻炼身体、饮食调养、情志调摄；顺应四时，躲避邪气，注意保暖。通过这些具体措施，内养正气，以提高机体的抗病能力，同时避外邪侵袭，从而预防痹病的发生。久居潮湿之地或以水为事之人适时使用一些汗利之法以随时驱散体内之"伏邪"。应避免外伤，若不慎外伤，除治外伤外，还应使用一些活血理气之剂，以除伏着之瘀血。体胖湿盛之人，应节饮食，尤其是动物内脏、海鲜、酒类等。减肥有利于减少中老年人患下肢痹病。有痹病家族史者，更应谨慎调理。

（二）既病防深

不少痹病若不及时、正确治疗，可渐深入骨骼、深入脏腑或反复发作使疾病进入急性活动期而病情日益深重，出现不可逆损害。早诊断早治疗、积极正确治疗、综合治疗为既病防深的重要措施。患者就诊时，病情可能处在不同的病期，关键是采取积极措施尽快控制病情进展（深入、深重），然后再进一步精心调治，使之尽可能的康复。骨痹宜益肾、见肝之病当先实脾等为既病防深之常法。综合治疗能提高疗效，为重要的治疗原则。

（三）慢病防残

痹病造成的残疾包括两个方面：身残、志残。这些残疾多是缓慢发生的。"慢性"这一特点，既给治未病提供了机会，又为治未病带来了难度。身残包括肢体残疾、脏腑功能下降等。多数痹病患者心理活动丰富，当久病尤其是出现某种身残表现时，更易出现明显的心理反应。严重的心理反应易促使病情发展，造成更严重的后果。有些痹病残疾者的心理问题，可造成部分或明显的社会功能障碍，可谓之志残。有时志残比身残更可怕。积极控制病情进展是防止身残的关键。对已有身残者进行积极的康复治疗能提高生存质量。对志残者应积极进行心理治疗。总之，在治"身"的同时不忘治"心"。

（四）瘥后防复

瘥后，是指疾病的基本证候解除后，到完全康复的一段时间。这一时段的患者往往有以下特点：阴阳未和、正虚邪恋、体用失谐。如处置不当，则易导致原病复起或另起他病，称为复病。痹病的瘥后复病有感复、劳复、食复、药复等几种情况。瘥后应注意扶正强卫、谨避外邪，以防感复；应避劳神、防体劳、忌房劳，以防劳复；应慎进饮食、适当忌口，以防食复；应避免迭进大补、壅正助邪，避免不辨寒热、与证相悖，避免一有疗效就过早停药等，以防药复。另外，生气、损伤也易引起痹病复发。痹病是一类容易反复发作的疾病，瘥后若能正确调治、谨慎从事，则能减少复发。

二、扶正祛邪

正邪相搏是痹病最基本的病理反应，扶正祛邪是治疗痹病的基本大法。正如清·董西园《医级》言："盖邪之感人，非虚不痹，但令气血充盛流行，则痹必自解，所以古方皆以扶正祛邪之法。"

（一）扶正

扶正即是运用补益正气的药物或其他方法，以扶助正气，增强体质，提高机体抗病力，达到祛除病邪，恢复健康之目的。此适于正虚为主的痹病。如痹病中见有气虚、血虚、阴虚、阳虚、肝肾虚损、脾胃衰弱等证候，可相应地运用补气、养血、养阴、温阳、补益肝肾、健脾益胃等法。张仲景治血痹之黄芪桂枝五物汤、现代朱良春主张温肾壮督治顽痹的益肾蠲痹丸，均是以扶正为主而立法。常用的治法有。

1. 补益气血 适用于痹病日久气血不足，症见骨节酸痛，时轻时重，或筋肉时有惊掣蠕动等。无论气虚、血虚或气血两虚均可用本法。代表方剂如四君子汤、四物汤、八珍汤、当归补血汤等。

2. 补益脾胃 适用于痹病脾胃虚弱、中气不足，症见肢体关节肌肉酸痛，疲倦乏力，纳呆等。代表方剂如六君子汤。其他较常用的补益方剂如补中益气汤、参苓白术散等。

3. 养肝舒筋 适用于痹病后期肝阴或肝血不足，症见肢体拘急，屈伸不利等。代表方剂如一贯煎等。

4. 益气养阴 适用于气阴两虚证痹病，症见骨节疼痛、肿胀、僵硬、变形，甚至筋肉挛缩、肌肉酸楚疼痛、活动后加重、形体瘦弱、低热、气短乏力等。代表方剂如生脉散等。

5. 温补脾肾 适用于痹病脾肾阳虚，症见关节筋骨冷痛，肿胀，昼轻夜重，屈伸不利，腰膝酸软，足跟疼痛，下肢无力等。代表方剂如金匮肾气丸、右归丸等。

6. 滋肾养肝 适用于久病阴虚，肝肾不足，或长期过用温燥，损伤肝肾之阴，使筋骨失于濡养之痹病。症见关节疼痛，腰酸腿软，头晕眼花，夜间多梦，经久不愈等。代表方剂如六味地黄丸等。

食疗、针灸等为扶正之常用有效治疗方法，宜与内治方法相互配合，综合治疗，提高疗效。

（二）祛邪

这里的"邪"包括外邪和痰瘀。祛邪即运用宣散攻逐邪气的药物，或运用其他疗法，以祛除病邪，从而达到邪去正安的目的。祛邪法适应于人体邪盛为主，正气相对不虚的痹病。根据邪气的不同，邪气所聚部位的不同，而选用相应的药物方法。如风盛，祛风为主，选防风、羌活、海风藤等；寒盛，散寒为主，选桂枝、川乌、草乌等；湿盛，祛湿为主，选防己、苍术、薏苡仁等；热盛选石膏、忍冬藤、败酱草等；燥盛选生地、麦冬、石斛等；瘀血选桃仁、乳香、没药等；痰浊选半夏、白芥子、陈皮等。医圣张仲景在《金匮要略·痉湿暍病脉证治》中，对发汗、利小便治湿痹论述颇为详尽。金元四大家的张子和，反复主张早期用汗吐下三法攻痹。其在《儒门事亲》中曰："夫大人小儿，风寒湿三气合而为痹，及手足麻木不仁者，可用郁金散吐之；吐讫，以通水丸、通经散泄之；泄讫，以辛温之剂，发散汗出，则可服当归、芍药、乳没行经和血等药"。常用的治法有。

1. 祛风化湿 适用于痹病风湿痹阻证，症见肢体关节肌肉疼痛、重着，疼痛呈游走性，关节屈伸不利等。代表方剂如蠲痹汤、七圣散、通气伤风散等。

2. 祛风散寒 适用于痹病风寒痹阻证，症见肢体关节冷痛，游走不定，屈伸不利等。代表方剂如五积散、小活络丹等。

3. 散寒除湿 适用于痹病寒湿痹阻证，症见肢体关节肌肉冷痛、重着，痛有定处，遇冷加重，得温则舒等。代表方剂如麻黄加术汤、苓桂术甘汤、萆薢分清散等。

4. 除湿蠲痹 适用于湿邪痹阻经脉的痹病，症见肢体关节肌肉重着、肿胀、不仁等。代表方剂如薏苡仁汤、麻杏薏甘汤等。

5. 祛湿清热 适用于痹病湿热痹阻证，症见肢体关节红肿热痛、重着等。代表方剂如宣痹汤、加味二妙散等。

6. 清热通痹 适用于热邪为主所致的痹病，症见肢体关节热痛，遇凉则舒，伴发热等。当因他邪郁久化热时，也可配合使用。代表方剂如白虎加桂枝汤、二妙散、三妙丸等。

7. 清热解毒 适用于风热邪毒所致的痹病，症见肢体关节焮热疼痛，发热红斑，咽痛等。代表方剂如银翘散等。本法用以清除机体热毒之邪或控制原发病灶，如扁桃体炎、咽喉炎等，以减轻痹病病情及减少复发。

8. 活血化瘀 适用于素有瘀证，又罹患痹病，或痹病日久，瘀血阻络，症见痛有定处，状如针刺刀割，关节肿胀，或指节青紫僵硬疼痛，屈伸不利等。代表方剂如桃红四物汤、活络效灵丹、趁痛散等。

9. 化痰除湿 适用于痹病日久，湿聚为痰，留滞关节，痹阻经络，症见关节肿大，活动受限，甚则疼痛麻木，不能屈伸，经久不愈，反复发作，骨节变形等。代表方剂如小活络丹等。

10. 虫类搜剔 适用于久痹邪深，久痛入络，症见关节变形，疼痛僵硬，难以屈伸，步履艰难，甚则卧床不起，肌肉消瘦，身体尪羸等。宜在扶正基础上加用虫类药以搜风剔络。常用的药物有地龙、全蝎、蜈蚣、僵蚕、白花蛇、蕲蛇、乌梢蛇、蜂房、水蛭、穿山甲、虻虫、蜣螂等。

很多外治方法、针灸推拿治疗等为祛邪之常用有效治疗方法，宜与内治方法相互配合，综合治疗，如风盛用蒸汽疗法、寒盛用热蜡等外敷、湿盛用热沙敷疗、热盛用桃核承气汤外洗等。

（三）攻补兼施

攻补兼施适用于虚实夹杂证，慢性疑难痹病多需攻补兼施。运用攻补兼施原则时，应根据邪正盛衰、消长情况，分清主次，采用或先补后攻或先攻后补，或以扶正为主兼祛邪，或以祛邪为主兼扶正，或攻补并重等治法。如清·赵濂《医门补要》疼痛案云："一妇遍身酸痛，手腕高肿数块如棉，肢痿食少，乃脾虚血弱经脉流行不畅，风袭筋急，谓之痛痹。用当归、冬术、白芍、山药、黄芪、桂枝、木瓜、灵仙、秦艽、防风、贝母、川断四十帖，肿痛减半，又四十帖而平。"此即扶正为主兼以祛邪之法。再如热痹，实热内盛，伤及阴液，又出现烦渴舌红少津，对此纯用养阴清热之法，不能解决问题，故须以祛邪为主，兼顾正气，将清热解毒逐痹药物与养阴清热药合用。又如痹病日久，气血衰少，若重感于风寒湿邪，则痹病势必加重，而为正虚邪实之证，此时先扶正还是先祛邪，则根据临床具体证候，灵活掌握。遣方用药时应把握"祛邪勿伤正气、扶正勿碍祛邪"的原则。另外，临床上痹病往往反复发作。一般在发作期以祛邪为主，静止期以扶正为主。扶正时不可峻补，祛邪时不可过缓。正如清·喻昌《医门法律·辨证大法论》曰："虚证如家贫室内空虚，铢铢累积，非旦夕闲事，故无速法。实证如寇盗在家，开门急逐，贼去则安，故无缓法。"

三、标本论治

标本之概念是相对的，用分辨标本的方法，来决定治疗的原则时，称之"标本论治"。标本论治包括"治病求本""急则治标、缓则治本"和"标本同治"。

（一）治病求本

本与标虽说是相对而言的，但不管从何角度论，本是疾病的根本、本质，犹如树之根本。治疗疾病，只要病本能除，标也随之而解。以病机和症状言，病机为本，症状为标。如肢体关节红肿热痛，得凉则适，疼痛较剧，屈伸不利或壮热烦渴，舌红苔黄，脉滑数者，病机热毒流注经络为本，关节红肿热疼等症状为标。治疗时要依从热毒流注经络之根本，先用清热解毒、凉血活的犀角散，才能治疗症状之标。又如关节沉重，可因湿浊下注，也可因肾虚，治疗时必须抓住引起沉重的病机根本，分别采用相应的治法。这种针对病因病机的治疗就叫"治病求本"。正如清·李用粹《证治汇补·痹证》言："治当辨其所感，注于何部，分其表里，须从偏胜者为主，风宜流散，寒宜温经，湿宜清燥，审虚实标本治之。"

（二）急则治标、缓则治本

急则治其标，指在标象甚急，如不马上治疗，可能会影响本病的治疗者。一般情况下，凡痹病病势缓而不急者，皆从本论治。如痹病日久，正气已虚衰，复感外邪出现痹病发作期的症状，可根据"急则治标"的原则，先以祛风散寒等祛其表邪，待其发作期的症状缓解后，再予以补气养血治其本。总之急治其标多为权宜之计，待危象清除，缓治其本以除病根。

（三）标本同治

此是痹病较常用的一个治疗法则。如明·李中梓《医宗必读·痹》曰："治行痹者，散风为主，御寒利湿仍不可废，大抵参以补血之剂，……治痛痹者散寒为主，疏风燥湿仍不可缺，大抵参以补火之剂，……治着痹者利湿为主，祛风解寒亦不可缺，大抵参以补脾补气之剂。"标本同治法，有助于提高疗效，缩短病程，所以为临床常用。

四、以通为用

通，即疏通经络，是痹病最常用的治疗法则。因为痹病最基本的病机是"不通"，在"通"法指导下，运用相应药物和疗法，使邪气散除，营卫复常，经络通畅，痹病方能痊愈。在痹病的治疗中，必须根据"不通"的具体病因病机，选用不同的通法。如邪实：风盛者用辛散祛风，发汗通络；寒盛者用辛温散寒通络；湿盛者用除湿通利；热盛者用清热通络；燥盛者用润燥滋阴通络。如正虚：气虚者益气通络；血虚者养血通络；阴虚者滋阴柔筋通络；阳虚者温阳通络。如痰瘀者用化痰通络、活血化瘀通络等。除了内服药物外，熏洗、电疗、运动、牵引、针推等都是通法。临床且忌不问虚实寒热，不加辨证，盲目宣通。如明·张景岳《景岳全书》曰："是以治痹之法，最宜峻补真阴，使血气流行，则寒邪随去，若过用风湿痰滞之药，而再伤阴气，必反增其病矣。"

在运用"通"法时还必须结合病邪痹阻的深浅部位、病程的久暂、正邪的盛衰情况，区别对待。如初病邪痹阻肌表经络，病位浅，聚而不凝，用草木藤类药物祛邪宣通，选防风、羌活、桂枝、青风藤、忍冬藤、桑枝等；病位深，邪与瘀痰胶结者，选虫类及坚果类药物祛邪宣通，如蜂房、全蝎、蜈蚣、水蛭、马钱子等，但这些药物多克伐正气，不可过用、久用；若内舍脏腑导致精气逆乱，宜养五脏、调气机，使其出入升降正常，为"通"法之大则。明·李梴《医学入门》曰："痹病初起，骤用参芪归地，则气郁滞，邪不散，只以行湿流气之药主之；久而不愈宜峻补真阴，使气血流行，则病邪随去。"在运用"通"法时，应注意佐以理气（如香附、香橼等）、活血（如当归、丹参、鸡血藤等）、温经通络之药，效将更佳。因气行则血行，祛风先活血，"温则行散"。

五、依部施治

指根据痹病的患病部位不同，选用相应的药物治疗。有些药物对机体的某些组织器官有特殊的选择性。它可能与现代医学药物吸收后分布在组织器官内的浓度，以及药物与器官的亲和性有关。内治方法应注意依部位选药。这一原则，符合中医药物归经理论。在辨证施治原则指导下，依部位选药，能提高治疗效果。主要包括以下三个方面。

（一）循经选药

古今对此论述很多，多循清·张璐《张氏医通》之说。如："臂痛者，有六道经络，各加引经药乃验。以两手伸直垂下，大指居前，小指居后而定之，臂臑之前廉痛者属阳明，升麻、白芷、干葛为引药；后廉属太阳，藁本、羌活；外廉属少阳，柴胡、连翘；内廉属厥阴，柴胡、当归；内前廉属太阴，升麻、白芷、葱白；内后廉属少阴，细辛、当归"（《张氏医通·诸痛门·臂痛》）。"腿痛亦属六经，前廉为阳明，白芷、升麻、干葛为引经；后廉太阳，羌活、防风；外廉少阳，柴胡、羌活；内廉厥阴，青皮、吴茱萸；内前廉太阴，苍术、白芍；内后廉少阴，独活、泽泻"（《张氏医通·诸痛门·腿痛》）。为循经用药治疗痹病提供了宝贵的经验。

（二）循病位上下选药

循病位上下选药，即指根据痹病所在人体上下肢部位的不同，选用引经之药。如痹着项背者用葛根、桂枝、羌活；痹着上肢者用桂枝、姜黄、威灵仙、蒺藜、忍冬藤、桑枝；痹着腰背者用桑寄生、狗脊、独活、熟地、杜仲；痹着两胁者用柴胡、青皮；痹着下肢者用牛膝、木瓜、五加皮、苍术、防己。

（三）循病位深浅选药

依病在五体何部、是否内舍脏腑及病之深浅等不同情况，施以不同的药物和方法。如卫者病浅，选金银花、连翘、忍冬藤、防风；气者较深，选石膏、知母；营血者更深，选生地、丹皮、元参、犀角等。在肌肤经络者，一般用以防风、麻黄、桂枝、金银花、连翘、青风藤等辛散之药；在筋骨者用白芥、白附、川乌、草乌、附子、马钱子及虫类之药；在脏腑者用补益之药。另外还以三焦用药、五体组织用药……等。在辨证施治基础上，适当配合部位用药临床上确能提高疗效。循病位深浅选药，要注意体现"治未病"的思想。

治疗痹病应整体与局部同重。除内治方法外，多种外治方法、针灸推拿治疗及其他治疗方法，应依病痛部位不同、虚实寒热不同等情况合理选用，综合治疗，提高疗效。如经筋痹，以局部针灸推拿及外治法治疗，疗效好不良反应少，优于单用内治法治疗。

六、三因制宜

痹病的发生、转化与自然界和人的体质密切相关，因此临床治疗必须根据不同季节、不同地域和不同体质，具体分析，区别对待。

（一）因时制宜

因时制宜即根据不同季节气候的特点，考虑治疗用药的原则。如春天，风气当令阳气升发，机体腠理疏松、多汗，患风寒湿痹应用辛温发散之药，如麻黄、桂枝、防风、川乌、草乌等，量不可过大，药不可常用，防止阳气耗散或汗多伤阴。夏季火热当令，气候炎热，人们多贪冷饮或贪凉外露。患湿痹或湿热、暑热之痹，应以调和营卫之气为主，同时着重清热化湿。秋季多燥，治以柔润，切忌温燥之药。冬季气候寒冷，阳气闭藏于内，要加大辛温、宣通药用量，慎用寒凉之药。即使热痹也当在清热通络药中，稍佐以平温宣通之药。金·张子和《儒门事亲·湿痹》有一案，充分体现了用药应因时而宜。其曰："常仲明，病湿痹五、七年矣，戴人令上涌之后，可泄五、七次，其药则舟车、浚川、通经、神祐、益肾。自春及秋必十余次方能愈。公之病不必针灸，与令嗣皆宜涌。但腊月非其时也，欲候春时，恐予东适，今姑屏病之大势，至春和时，人气在上，可再涌之，以去其根。"

（二）因地制宜

因地制宜指根据不同的地理位置、环境来考虑治疗用药的原则。正如清·张叡《医学阶梯》云："善疗疾病者，必先别方土。方土分别，远迩高卑，而疾之盛衰，人之强弱因之矣。"同一痹病，南方、北方治法各异，地势高低治法也不尽同。由于地理环境的不同，气候条件、生活习惯、人体的生理适应性、痹病的病理特点等均不尽相同，所以治疗用药也不相同。《素问·六元正纪大论》曰："用热远热，用凉远凉，用温远温，用寒远寒"。此就地域

而言，可为温热地带的人，慎用温热药，寒凉地带的人，慎用寒凉药。俗有"细辛过江不过钱，过钱命相连"之说。这些均告诉人们，治病用药要因地制宜。痹病亦然。

（三）因人制宜

因人制宜指根据病人年龄、性别、体质、生活习惯等不同特点，来考虑治疗用药的原则。如小儿生机旺盛，但气血未充，脏腑娇嫩，耐药性低，用药剂量宜轻，药性不宜剧烈，如马钱子、川草乌、蜈蚣、雷公藤等应尽量少用或不用。老年人气血衰少，生机减退，患痹病也多虚证或正虚邪实，治宜顾护正气，扶正祛邪，补肝肾阴血而蠲痹。女子要特别注意经期、怀孕、产后等情况，此时活血破瘀、辛热攻伐之品慎用。《灵枢·寿夭刚柔》也说："刺寒痹内热奈何？伯高曰：'刺布衣者以火焠之，刺大人者，以药熨之'"，即言因体质不同，治也有别。清·张璐《张氏医通》也言："肥人喜捶而痛快者属痰，宜除湿化痰，兼补脾胃……瘦人多是血少气虚，宜养血清火，……肥人少佐附子，瘦人须佐芩连丹皮。"

七、正治反治

（一）正治法

正治即逆其证候性质而治的一种法则，也称逆治，是临床最常用的一种方法。痹病的正治法，是通过分析痹病的证候表现，辨明痹病本质的虚实寒热，用药物的补泻温清之性，调整痹病的阴阳虚实之偏，达到补偏救弊、阴阳调和的目的。如寒痹用散寒温通之法；热痹用清热之法；湿痹用祛湿之法；痰瘀用化痰祛瘀之法。气血不足或肝肾亏虚痹者，用益气养血、滋补肝肾之法等。

（二）反治法

指顺从疾病的假象而治的一种法则，又称从治。究其实质，仍是"治病求本"。此常有"寒因寒用""热因热用""通因通用""塞因塞用""虚因虚用"等。如金·张子和《儒门事亲·寒形因寒腰强不能屈伸》案道："北人卫德新，因之析津，冬月饮寒则冷，病腰常直，不能屈伸，两足沉重，难于行步，途中以床舁递，程程问医，皆云肾虚，以苁蓉、巴戟、附子、鹿茸皆用之，大便反秘……戴人曰：今君之证，太阳为寒所遏，血坠下滞腰间

也，必有积血，非肾虚也。节次以药之，下可数百行，约去血一二斗，次以九曲玲珑灶蒸之，汗出三、五次而愈"。此案因见"两足沉重，难于行步，途中以床舁递"。酷似虚象，而用攻伐之药收效，可为虚因虚用之典范。临床还可见湿痹多兼神疲懒言，食少纳呆，大便稀薄等脾被湿困现象，症与脾气虚弱类似，治疗时不可补虚，而用渗利之药，也属"虚因虚用"。热痹，内热郁闭过甚，阳气不得外达，而出现恶寒战栗，四肢逆冷的寒象，治以寒凉之药清热解毒；阴寒内盛，阳气衰弱的痹病，临床会出现内真寒外假热的现象，治以温热之药，温阳散寒。此称"热因热用"及"寒因寒用"。总之临床要知常达变，灵活运用。

八、同异相治

同异相治，即同病异治、异病同治，是根据辨证论治的理论而制定的治疗原则。痹病在病理变化中出现多种不同的证候，在治疗时则根据不同的证候，选用不同的治则方药，此称同病异治。在不同的痹病中，出现相同的证候，如肌痹、脉痹、筋痹都可见气虚血瘀证。治疗均宜益气活血通络，用补阳还五汤等，此叫异病同治。同异相治是辨证施治原则的具体应用。具体内容可见本部"分病证治提要"。

九、守方与变方

守方指紧守病机，用药要专，坚持长期服药；变方指应机随变，用药随证灵活变化。两者是相辅相成的。一般说："痹病非急暴之病，多缠绵难愈，其病势相对稳定，病理变化，证候演变，一般较慢。辨证正确，患者服几剂药，多只能减轻或控制症状，达到临床治愈实是罕见。尤其久病患者，药证相符，初投也未必见效，个别反可出现症状加剧，此乃药达病所，正邪相搏之佳象，若医者不明病变规律，加之患者要求速效，必改弦移辙，使前功尽弃。但是守方决不是死守不变，证变而药应随更，切忌'刻舟求剑'"。（娄多峰《痹证治验·总论》）

临床上，在辨证无误的情况下，用药后可出现三种治疗反应：一是药后症减；二是药后平平；三是药后症剧。对第一种情况守方较易；对第二种情况守方较难，往往求效心切而变方；第三种情况守方更难，往往遇此迷茫不解，杂药乱投。对药后症

减者，不能简单的守方继进，应根据某些症状的消退，及主要病理的变化，进行个别药物的调整或次要药物的取舍，但基本方药不应有大的变化。对于药后平平者，是症重药轻，遵守原方，然须重其剂而用之，集中优势以攻顽克坚，加重主药用量或再增药物。药后症剧者，可能乃药力生效，外邪欲透之故，可守方继进，以待佳效。当然以上以辨证正确为前提，若辨证有误，出现症状加重或药后平平者，则另当别论。

十、杂合以治

杂合以治也称综合治疗。这一治疗原则指针对疾病多因素、多层次、多属性的特点，综合来自各方面的不同治疗方法，进行综合治疗，同时还意味着从整体上把握疾病的病机变化，把各种具体方法有机地结合起来，进行全面地施治。这一治疗原则，《素问·异法方宜论》早有论述。其曰："圣人杂合以治，各得其所宜……得病之情，知治之大体也。"明·张景岳《类经·论治论》注解上文曰："杂合五方之治，而随机应变，则各得其宜矣。"痹病是一种范围较广，致病因素多样，病变部位深浅不一，病理属性复杂的病证，临床上用单一疗法，很难取得满意效果。所以采用此治疗原则，非常重要。尽管《内经》载方药很少，但在《灵枢·寿夭刚柔》中已明确记载了用针刺和药熨杂合，"以熨寒痹所刺之处"。后代医家也多提倡，如《脉经校释·卷三平三关病候并治宜》记述："寸口脉缓，皮肤不仁，风寒在肌肉，宜服防风汤，以药熨之，摩以风膏，灸诸治风穴。"此提出了内服药、外用药、摩膏、针灸结合治疗痹病的原则。

杂合以治的方法很多，除内治方法外，还有如针灸、拔罐、推拿、摩膏、贴敷、外搽、热敷、熏洗、牵引、运动、心理、食疗、中药离子导入等，对提高临床疗效起着重要作用。临证时，应根据病情及虚、邪、瘀的不同内容和程度，采用标本结合、动静结合、内外结合、整体与局部结合、医疗与自疗结合、治现病与治未病结合等方法，为每个病人制定一套个体化的综合治疗方案。这一原则可渗透到痹病的预防、调护、治疗、康复等各个环节中。目前的杂合以治方法很多，对提高临床疗效起着重要作用，得到广大临床医生的肯定和患者的欢迎。本书中收载了药物疗法（内服药、外用药）、针灸疗法、其他疗法等多项内容，详见于后。

第二节　治疗方法

一、内治方法

以内治方法治疗痹病，常用的传统剂型有汤剂、散剂、丸剂、膏剂、丹剂、酒剂等，常用的现代剂型有片剂、冲剂、口服液、注射液等。①汤剂：将饮片加水浸泡后再煎煮，去渣取汁而成。特点是吸收快、药效迅速，且可据病情随证加减。"汤者荡也，去大病用之"（李东垣）。汤剂的不足之处是服用量大，某些成分不易煎出或易散失，不便于携带。②散剂：将药物粉碎成粉末状。内服散剂一般为极细粉，冲服。也有粗粉以水煎，取汁服用者，称为煮散。特点是制作简便，吸收快，节省药材，便于服用。"散者散也，去急病用之"（李东垣）。③丸剂：将药物制成细粉或药材提取物加适宜粘合剂制成球形固体剂。特点是吸收较慢，药效持久，节省药材，便于携带与服用。"丸者缓也，舒缓而治之也"（李东垣）。适用于慢性、虚弱性疾病。常用的丸剂有蜜丸、水丸、糊丸、浓缩丸等。④膏剂：将药物用水或植物油煎熬去渣而成。内服膏剂有流浸膏、浸膏、煎膏，其中流浸膏、浸膏还用于配制合剂、糖浆剂、冲剂、片剂等。特点是体积小、含量高、便于服用，一般用于慢性虚弱性患者的滋补。⑤酒剂：将药物用白酒或黄酒浸泡，去渣取液而成。酒有活血通络、易于发散和助长药效的特性，常用在祛风通络及补益剂中。⑥片剂：将药物细粉或药材提取物与辅料混合压制成片。特点是体积小，用量准确。味苦或恶臭的药物压片再包糖衣后，更易于服用。⑦冲剂：将药材提取物加适量赋形剂制成干燥颗粒，用时以开水冲服。特点是作用迅速、体积小、服用方便。⑧口服液：将药物用水或其他溶剂提取，精制成内服液体剂。特点是服用量小、吸收快、口感适宜。⑨注射液：将药物经提取、精制、配制等制成的灭菌溶液、无菌混悬液或供配制成液体的无菌粉末，供肌肉、静脉等注射。特点是剂量准确、药效迅速、不受消化系统影响，多于重病或急救时使用。上述各种内治方法（剂型），临证时，依据痹病患者的病情、体质、职业、年龄及意愿等进行选择，有利于提高疗效及病人对治疗的依从性。如病重或病情复杂时，以汤剂治疗为主；待病情减轻，处方相对固定时，可将药物制成固体剂型，如丸剂等，或选用对证的市售成药，长期服用。

治疗痹病，尤其是内治时，遣方用药时应遵循一定的法则。因风、寒、湿、热、燥等邪通常是引起本病的外在因素，所以散寒、祛风、除湿、清热、润燥等是痹病常用的祛邪之法；由于正气虚弱是引起本病的内在因素，因此，和营卫、健脾胃、益气血、补肝肾等是痹病的常用扶正之法；又由于痹必有瘀，且罹病日久，"湿凝为痰"，痰瘀互结，阻闭经络，深入骨骱，胶结难愈，因而化痰软坚、活血化瘀也是常用之法。由于邪气有偏盛，部位有深浅，体质有强弱，阴阳有盛衰，以及邪气入体后其从化各异，故临床见证，有表里俱病、营卫失和、寒热错杂、虚实并见、痰瘀相兼等不同情况，形成多种复杂证候，临床上就需抓住主证而遵多种治疗法则分别治之。换言之，原则上可将治则分为虚证治法、实证治法、痰瘀证治法三类，然痹病的基本病机是虚邪瘀共存、相互影响，因此，在具体运用时，往往是依据病情采用不同形式的三法合用。

二、外治方法

外治方法是历史上治疗痹病最早的有效方法。随着生产资料的发展及社会的进步，外治法代有发展。清·吴尚先《理瀹骈文》集历代外治法之大成，且又有发展，其曰："外治之理即内治之理，外治之药即内治之药，所异者，法耳。"现代科技的发展，促进了外治方法的发展。临证时应依患者不同的病情、体质、地域、经济状况、生活习惯等合理选用。

（一）敷贴疗法

敷贴疗法又称"外敷"疗法，是将经过制作的药物直接敷贴在人体体表特定部位以治疗疾病的一种外治方法。吴尚先认为：凡是服汤、丸能治愈的病症，也无一不可以改用"敷贴"而收效；无论内治、外治，凡病理可统者，用药亦可统之。清·徐大椿有"汤液不足尽病"之说，并大为赞赏敷贴疗效的功能，认为"人之疾病……若其病既有定处，在皮肤筋骨之间可按而得之者，用膏贴之，使其药物从毛孔入腠理，通经贯络，较之服药尤有力"。敷贴所用物品是按不同的方法将药物制成的固体、半固体，依其性质和制法分为药膏及膏药。药膏是以适宜的基质如植物油、蜂蜜、醋、蛋清等加入所需药末，调成糊状敷用。如将桐油加入生石膏粉中，调成糊状，外敷治疗关节红肿热痛。膏药即传统的黑膏药，通过作料、炼油、下丹三步成膏。如传统的狗皮膏等。古今有很多治疗痹病的敷贴疗法，如《外科正宗》以回阳玉龙膏治皮痹、《外科大成》以二术膏治筋骨疼痛、《普济方》以全蝎乳香散治诸风湿、《医学从众录》以九汁膏治鹤膝风、《痹证治验》以痹证膏治风寒湿痹、《中国膏药学》以羌白膏治疗风湿热痹等。

（二）外搽疗法

外搽，一般与涂搽、搽擦同义，是将药物制成液体或半流质药剂，直接涂搽患处或同时配合摩擦手法，以治疗疾病的一种外治法。《素问·血气形志》曰："经络不通，病生于不仁，治之以按摩醪药。"外搽药物有祛风湿、镇痛、消肿等作用，使用时若再加以搓擦，不但起到了按摩作用，又可增加药物的通透性，为治疗痹病的常用外治方法。水剂、油剂、酒剂是常用制剂。古今有很多治疗风湿病的外搽疗法，如《万病回春》以立患丹治湿气两腿作痛、《娄多峰论治风湿病》以消肿定痛搽剂治疗关节肿痛、《痹证通论》以红灵酒治皮痹等。

（三）熏洗疗法

熏洗疗法，是利用药物煎汤，乘热在患处进行熏蒸、淋洗的治疗方法（一般先用药液蒸汽熏，待药液温时再淋洗进而浸泡）。它是借助药力和热力，通过皮肤作用于肌体，促使腠理疏通、脉络调和、气血流畅，从而达到治疗痹病的目的。清代民间疗法大师赵学敏在《串雅外编》中专立了熏法门，详细介绍了熏蒸洗涤等疗法。吴尚先还提出，熏洗、熨、敷诸法即使是虚弱的病人也能接受得了，不会产生虚虚实实的祸患。熏洗疗法主要以砂锅、盆等为容器，用于手、足部位的病痛。若肘、膝部位的病痛，则以瘦高的木桶为宜。古今有很多治疗风湿病的熏洗疗法，如《太平圣惠方》以附子汤方治五指筋挛急、《鸡峰普济方》以五枝汤治筋骨痛、《圣济总录》以三节汤治历节风手足不遂疼痛、《娄多峰论治痹病精华》以二草二皮汤治疗关节肿痛屈伸不利等。

（四）蒸汽疗法

蒸汽疗法又叫熏蒸疗法、汽浴疗法，是利用药物煮沸后产生的蒸汽来熏蒸肌体，以达到治疗疾

病目的的一种疗法。蒸汽疗法能够促进机体的新陈代谢，祛除病邪，是内症外治、由内透表、通经活络、无微不至、无孔不入、发汗而不伤营卫的好方法。蒸汽疗法又分全身蒸汽疗法和局部蒸汽疗法。传统的蒸汽疗法设施简陋，如《太平圣惠方》以蒸药方治疗脚腰疼痛、《圣济总录》以葫蒜汤治疗皮痹、《普济方》以熏蒸方治疗脚痹的方法等。现代蒸汽疗法已普遍使用电源加热、自动控温的蒸疗机。使用蒸汽疗法应控制好温度和时间，以免出汗过多。

（五）沐浴疗法

沐浴疗法是在水中或药液中浴身来治疗疾病的一种方法。沐浴疗法有矿泉水浴、热水浴、不感温水浴、药水浴等，据情选用。儿童、老人及病情较重的痹病患者，沐浴时要有人护理。

（六）热熨疗法

热熨疗法是用中草药或其他传热的物体，加热后用布包好，放在人体一定的部位上，作来回往返或旋转的移动而进行治疗的一种方法。早在原始社会人类就掌握了用火烧石块熨治关节和肌肤疼痛的方法。熨法通过使特定部位皮肤受热或借助热力逼药气进入体内，起到舒筋活络、行血消瘀、散寒祛邪、缓解疼痛等作用。以用材不同，热熨疗法又分砖熨、盐熨、药熨等。热熨疗法主要用于偏寒型的痹病。如《外台秘要》以延年腰痛熨法治风湿腰痛、《绛囊撮要》以熨衣方治骨内风寒湿气、《卫生宝鉴》以拈痛散治肢体疼痛等。

（七）热敷疗法

热敷疗法是将一发热的物体置于身体的患病部位，或身体的某一特定位置上（如穴位）来治疗疾病的一种方法。具有祛除寒湿、消肿止痛、舒展筋骨、消除疲劳等作用。热敷疗法有：药物热敷疗法、水热敷疗法、醋热敷疗法、姜热敷疗法、葱热敷疗法、盐热敷疗法、沙热敷疗法、砖热敷疗法、蒸饼热敷疗法及铁末热敷疗法等。历史上，药物热敷的方药很丰富，如《外台秘要》治风湿药方、《种杏仙方》治腰痛方及治筋骨挛缩脚膝筋急痛方、《泉州本节》治脚手关节酸痛方等。使用本方应注意避免烫伤皮肤。

（八）热蜡疗法

热蜡疗法是用液态或半固态的黄蜡、石蜡或地

蜡，涂布或热敷局部以治疗疾病的一种方法，简称"蜡疗"，属于温热疗法的一种。蜡在加热熔化后，涂敷在局部，冷却过程中对局部形成均匀的压力，有利于水肿的消散。由于温热的作用，又能促进新陈代谢。因此对各种慢性炎症如关节炎、滑囊炎及腱鞘炎等有良好的疗效。蜡含有油质，对皮肤及结缔组织有润滑、软化及恢复弹性的作用，因此对关节强直、疤痕挛缩、术后粘连和关节活动功能障碍等，有改善运动器官功能的作用。

（九）药棒疗法

药棒疗法是用特制的木棒蘸上配好的药液，在人体适当的穴位上进行叩击，使拘急之经脉柔润，闭阻之经脉通畅，从而起到治疗作用的一种疗法。据清·吴谦《医宗金鉴·正骨心法·外治法篇》载："振梃，即木棒也，长尺半，圆如钱大，或面杖亦可。盖受伤之处，气血凝结，疼痛肿硬，用此梃微微振击其上下四旁，使气血流通，得以四散，则疼痛渐减，肿硬渐消也。"可谓有关药棒疗法的最早记述。民间有"打棒子""敲膀子"等称谓。今人依治疗部位不同，使用不同形状之木棒，并蘸药液用不同手法叩击，发展了"药棒疗法"。主要以川乌、草乌、田三七、乳香、没药等祛寒、活血、止痛药物配成药液。依体质虚实及局部情况采用点叩、平叩、横叩、混合叩等不同的叩击方法。微微振击，切忌重叩。

（十）中药离子导入

中药离子导入是根据离子透入原理，运用中药药液，借助药物离子导入仪的直流电场作用，将药物离子经皮肤导入肢体，并在局部保持较高浓度和较长时间，使药效得以充分发挥，以达到镇痛、消肿作用。依据不同的证型，选用清热消肿止痛方、祛寒消肿止痛方、活血化瘀方等。

（十一）牵引疗法

牵引，亦称拔伸。元·危亦林《世医得效方》中有用悬吊牵引法治疗骨科疾病的记载。现在牵引疗法不仅是下肢不稳定性骨折的不可缺少的治疗方法，也是颈椎病、腰椎间盘突出症等痹病的重要治疗手段。痹病出现的关节挛缩，若关节间隙无明显狭窄，在局部配合热疗、按摩的同时，施以牵引疗法，有利于改善关节功能。常用的牵引方式有器械牵引、皮肤牵引等。

（十二）吸引疗法

历史上，吸引疗法是用口或器具吸引患者一定部位，以治疗疾病的一种疗法。吴尚先《理瀹骈文》有用口咂吸前后心、手足心、脐下等处，至红赤为度，以治疗初生儿大小便不通的记载。"拔罐"疗法实际上也属于吸引疗法的一种。现在，吸引疗法较前有了很大的进展，吸痰器、吸奶器、注射器穿刺抽取体内积液等都可以理解为是吸引疗法的进一步发展。在严格无菌操作下，使用注射器抽出关节腔积液，以祛除病理性物质，是现代较常使用的痹病治疗方法。

三、针灸推拿治疗

（一）针法

针灸疗法对痹病有确切疗效。针灸疗法是针法和灸法的合称。针刺工具从最早的砭石发展到九针，才有了正式的针法。《灵枢·官针》载："九针之宜，各有所为，长短大小，各有所施也。……病痹气暴发者，取以员利针；病痹气痛而不去者，取以毫针；病在中者，取以长针；病水肿不能通关节者，取以大针。"随着社会的进步，针具、针法都得到了发展，并派生出许多疗法。用于治疗痹病的针法就有毫针疗法、刺络疗法、火针疗法、温针疗法、皮肤针疗法、头针疗法、耳针疗法、指针疗法、芒针疗法、皮内针疗法、针刀疗法、电针疗法、穴位贴药疗法、穴位磁疗法、穴位激光疗法、挑治疗法、埋线疗法、结扎疗法、穴位药物电离子透入法、腕踝针疗法、足针疗法、手针疗法等等。

毫针，为古代九针之一，历代有关针灸文献中提到的刺法，多指毫针，是各种针法的基础。现在，针灸是一门独立的学科，在此不赘。这里只介绍与痹病临床治疗关系最密切的毫针选穴原则。

选穴原则包括。

1. 近部取穴　根据腧穴的近治作用在病变局部及其邻近部位取穴，又称"局部取穴"。如肩痹一病可取肩关节周围的肩髃、臑俞、肩贞等；腰痛可取腰部的肾俞、腰阳关、气海俞等；小腿拘挛、转筋可取承山等。此法临床疗效确切，用穴不局限于某一经络。此外，"以痛为腧"的选穴亦属本法范围，又称"压痛点"选穴，临床尤其常用。

2. 远端取穴　基于腧穴的远治作用在病变远隔部位选取腧穴，又称"远道取穴"。根据病证的异同，分为本经取穴和异经取穴。（1）本经取穴：即经脉循行部位之病变，可取该经远隔部位的腧穴来治疗。一般规律是"越远越远、越近越近"。即一条经脉的病变部位和取穴之间的关系，是中间向两头扩展，或是由两头向中间靠拢。如足太阳膀胱经：项部强痛，多选昆仑；背部痛，多选昆仑、承山；腰痛，多选委中；腰骶痛，多选殷门。（2）异经取穴：即根据病变部位及经络系统的互相络属关系，选取有关经脉的腧穴进行治疗。①表里经取穴：指某经或其所属脏腑发生病变，可取其相表里经的腧穴进行治疗。它基于表里经之间互相联结和络属的关系。②同名经取穴：指某经或其所属脏腑发生病变后，可取本经及同名经的腧穴进行治疗。它基于同名经在生理上互相贯通交会。如项背痛可取昆仑、申脉等足太阳膀胱经腧穴。又可取手太阳小肠经之后溪等腧穴治疗。③相关经取穴：即依病位及病机的异同，选用相关经腧穴进行治疗。它基于人是一个有机的整体，生理上互相协调，病理上互相影响。如肩痹取曲池、阳谷、关冲等。④交叉取穴：即左右、上下交叉取穴，指肢体一侧有病，取其相对应的另一侧腧穴进行治疗。应用时又可分为按经取穴和按部位取穴。按经取穴：主要是取其同名经的腧穴，是循经取穴的一种变法。如左侧髋痹取右侧阳陵泉，左上肢肘关节拘痛不能伸，取右下肢的阴陵泉等。按部位取穴：指取与病变部位相对应的腧穴。如右肩髃处痛，取左肩髃穴治疗；左商丘穴处痛，取右商丘穴治疗，亦可取与阿是穴对应的部位，应用针灸治疗。

3. 随证取穴 指针对某些症状或病因选择临床有特效的腧穴进行治疗。它基于某些腧穴的特殊治疗作用及医者的个人经验，故又称之为"经验取穴"。如五输穴中的输穴主体重节痛；背俞和腹募穴可主相应的脏腑痹；经脉循行部位之疼痛可取本经的郄穴和起止穴；因外风所致者取风池、风门；源于内风者取行间、太冲等。

4. 结合西医解剖学知识取穴 由于解剖学的发展，针灸与西医学的关系已日趋密切。在保持中医特色的基础上，依据病情，结合西医解剖学知识，有目的地选择穴位，能够提高临床疗效。①按神经节段取穴：根据病变所处部位，在其相应神经节段的神经根部选取穴位进行针灸治疗。本疗法所用腧穴主要为夹脊穴。如上肢桡侧疼痛可取颈5~8夹脊穴；而上肢尺侧疼痛则选取胸1~2夹脊穴；腰骶部痹痛可取胸11~骶2夹脊穴；下肢痹痛可取腰2~骶2夹脊穴。②按神经干的走向和分布取穴：经络不能与神经等同看待，但经络与神经之间确有一定关系。因此，在辨证取穴的前提下，结合神经干刺激法，对部分疾病，尤其是神经系统疾病，如颈椎病、坐骨神经痛等确有很好的疗效。如对于手臂疼痛麻木者，可取颈臂点（在锁骨内1/3与外2/3交界处上1.0寸，胸锁乳突肌后缘）；环跳点可以治疗坐骨神经痛等。

5. 配穴方法 是在选穴原则的指导下，依不同病情的需要，选配两个以上具有协调作用的穴位以治疗疾病的方法。治疗痹病常用的配穴方法有远近配穴法、上下配穴法、轮换交替配穴法、三部配穴法、一经连用和数经互用配穴法、辨证配穴法等。

临证时，要因时、因地、因人制宜，灵活运用选穴原则，合理施针，提高痹病治疗的临床效果。

（二）灸法

灸法是利用某些易燃材料或某些药物点燃后产生的温热等刺激，通过经络腧穴发生作用，达到防治疾病目的的一种外治法。《灵枢·官能》载："针所不为，灸之所宜。"说明灸法可以弥补针刺之不足或与针刺结合，以提高疗效。它具有温经散寒、祛风活血、通痹止痛等作用，被广泛运用于痹病的治疗。灸法的种类很多，然而归纳起来不外乎直接灸及间接灸两大类。大多数灸法都是以艾绒为主要原料，故又称之为"艾灸"。古时多用艾炷，直接置于肌肤之上燃烧，使温热力直透肌肤，疗效甚佳，但易生灸疮，不免疤形累累，痛苦较甚，即近代所称"瘢痕灸法"。通过长期临床实践观察，一般患者不用灸出瘢痕亦可奏效，因而创造了隔姜灸、隔盐灸、隔蒜灸、隔饼灸等，还创造了一种将药末掺和艾绒的灸法，如太乙神针灸、雷火神针灸等各种间接灸法。艾绒以陈久耐燃者为最佳，具有下列优点：气味芳香、易于燃烧、火力温和，其温热能渗透皮肤，达到组织深部。临床常见的有艾炷灸、艾条灸、艾熏灸、艾铺灸四种。不同的灸法用于不同类型的痹病。灸法主要适用于寒湿证、正虚证痹病患者。应根据病情，合理选穴，合理施灸，提高灸疗效果。

（三）拔罐疗法

拔罐疗法古称"角法"，近代又名"吸筒疗

法"。是一种以杯罐作工具，借用某种方法产生负压而使杯罐吸着于皮肤，造成局部刺激甚或皮肤瘀血，以治疗疾病的方法。由于此法简便易行，且有可靠疗效，现已发展成为针灸治疗中的一种重要疗法。临床多用的是竹罐、陶罐、玻璃罐、抽气罐等。本法适应于风、寒、湿痹，尤其是颈项、腰背及四肢软组织较丰厚处的疼痛、麻木、功能障碍等。

（四）推拿疗法

推拿疗法俗称按摩疗法，是采用按摩法刺激患者肌体的一定部位、运动患者的肢体进行治病的一种疗法。《素问》曰："盖按其经络，则郁之气可通，摩其壅聚，则痹结之肿可散也。""寒气客于背俞之间，则脉泣，脉泣则血虚，血虚则痛……按之则热气至，热气至则痛止矣。"按摩能通经络、畅气血，起到消瘀、行滞、散肿、止痛的功效，并有增进局部营养、防止肌肉萎缩、促进挛缩组织变软和修复损伤等作用。还能起到调补气血、固本复元、气血流通等全身调补的作用。

四、其他治疗方法

（一）食物疗法

利用食物进行预防和治疗疾病的方法，称为食物疗法，又叫饮食疗法、药膳疗法，简称"食疗"。中医学认为：药食同源，食物也具性味，部分食物同时也是药物，用之得当，可以防病治病。《寿亲养老新书》说："人若能知其食性调而用之，则倍胜于药也。""善治药者不如善知食"。清·王孟英说："食疗药极简易，性最平和，味不恶劣，易办易服。"食疗的基本原则是"辨证施食"，依疾病的阴阳、虚实、寒热及病人的地域、民族、信仰、经济、习惯等合理配膳。烹饪时，一般不采用炸、烤、炒等方法，以免破坏有效成分或使其性质发生改变；应主要采用蒸、炖、煮、煲汤等方法。常用的调料及食物，如葱、姜辛温发散，胡椒、干姜温经祛寒，冬瓜、薏米清热祛湿，绿豆芽、黄豆芽、丝瓜清热通络，莲藕、茴香活血理气，酒活血而行药势，百合、麦冬滋阴润燥，山药、大枣、莲子益气健脾，枸杞、核桃补肾。历史上的食疗处方非常丰富，如《太平圣惠方》以薏苡仁粥治筋脉挛急及湿痹、以酸枣仁粥治筋骨风冷烦痹、以乌雌鸡羹方治中风湿痹及骨中疼痛、石英水煮粥

治肾气亏虚及肢节酸痛，《普济本事方》以川乌粥治风寒湿痹，《本草纲目》以麻子煮粥治老人风痹，《食医心鉴》以麂鹿蹄汤治诸风脚膝疼痛不能践地，《多能鄙事》以桃仁粥治痹病之血瘀证，《饮膳正要》以牛髓膏子治皮痹日久、肺脾肾气阴俱虚者，等等。

（二）心理疗法

心理疗法是指治疗者运用心理学的理论和方法，通过医患之间语言、行为的交流以及治疗性人际关系的交往，帮助病人克服心理问题或心理障碍，达到改善心理状态和行为方式的治疗过程。中医心理疗法历史悠久，内容丰富多彩，包括情志相胜法、移精变气法、顺情从欲法、释疑解惑法、疏导疗法、激情疗法、澄心静默法、暗示疗法、威慑疗法、音乐疗法等。西医的心理治疗方法包括支持性心理治疗、心理分析治疗、行为治疗、认知治疗、生物反馈治疗、集体心理治疗等。中医心理疗法与西医心理疗法可以相互配合使用。痹病常见的心理问题的治疗，主要包括慢性疾病的心理治疗、疼痛的心理治疗、肢体残疾的心理治疗、神经症的心理治疗等四个方面。

（三）运动疗法

运动疗法能够疏通气血，强壮脏腑，调养精神，舒筋壮骨，强肌肉利关节，增强机体抗病能力。《遵生八笺》强调："运体以却病，体活则病离。"形体属阴，易静难动，通过运动锻炼，活动肢体，展舒筋骨，疏通气血，则可以使形体得以调养；神气属阳，易动难静，通过运动锻炼，摒除杂念，安定神气，调济精气，则能够使神气得到充养。依据不同的病情及需要，为痹病患者制定一个个体化的"运动处方"，包括运动方式、强度、频度、注意事项等。循序渐进、持之以恒是运动疗法的基本原则。痹病常用的运动方式方法有以下几种。①增强体能法：如游泳、太极拳、八段锦、骑车、散步等，既能强身又能祛病。②练功法：如腰痹者行腰背肌锻炼，髋膝踝等下肢关节疾病或肌肉萎缩者行蹬车运动等。③床上运动：病重或体弱者可采用这种特殊的运动方式。包括主动床上运动和被动床上运动。痹病活动期患者，尽管关节肿痛明显，若每天能在床上小心活动几次受累关节，则对日后关节功能的保持，有重大作用。④关节体操：依受累关节的不同选用不同的关节操，如指关

节操、腕关节操、肘关节操、颈椎操等。⑤作业疗法：是让病人完成一定的作业或参加一定的生产劳动来治疗疾病的一种方法，又称"工疗"。室内作业如编织、刺绣、雕塑、缝纫、做花、糊纸盒、做玩具、做糕点等；室外作业如修剪花草、养殖植物或小动物等。⑥日常生活活动训练：重证晚期的痹病患者，其衣、食、住、行及个人卫生等所必须的基本动作都会出现困难。此时，应该在医护人员的指导下有目的地进行训练，提高日常生活活动能力。这是康复治疗的重要内容。

第六章　分病证治提要

痹病作为一类疾病的总称，包括很多具体病证。尽管这些病证之间内容相互渗透，名称过于繁杂，但随着时间的推移，多数名称已约定俗成，形成了各自的证治规律。现就当前常见的痹病，以内服方药为例，对其证治予以提要。

第一节　五淫痹证治

一、风痹

风痹也称行痹，是以风邪为主而导致的以肢体关节游走性疼痛为主要临床特征的痹病。症见四肢关节肌肉疼痛酸楚，呈游走性，部位不定，多见于上肢、肩背，初起多兼表证等。

[病因病机]　多由营卫不和，腠理开泄失常，感受风寒湿邪（以风邪偏胜）而得。邪侵肌表经络，闭阻气血；风为阳邪，其性轻扬，善行数变，故疼痛呈游走性，多见于上部；初起邪在肌表，与正气抗争，故见表证。

[治法]　祛风活血，散寒除湿。

[基础方]　防风汤。

[常见兼挟证]

1.**风寒痹阻证**　即风寒之邪俱胜，临床为风痹证候特点加关节肌肉冷痛，遇寒痛增，得热痛减，脉弦紧等。治宜祛风散寒，通络除湿。方选乌头汤化裁。

2.**风湿痹阻证**　即风湿之邪俱胜，临床为风痹证候特点加关节肌肉肿胀、重着、麻木，随天气变化而作，或身微肿，小便不利，苔白腻，脉濡缓等。治宜祛风胜湿，散寒通络。方选羌活胜湿汤化裁。

3.**营卫不和证**　即风伤营卫，或素体营卫不和感受风寒湿邪所致。临床为风痹证候特点加肌肤麻木不仁、恶风、发热、汗出、项背不舒等。治宜调和营卫，祛邪通络。方选桂枝汤化裁。

4.**风湿热痹阻证**　临床上多数医家作热痹治疗。详见"热痹"。

二、寒痹

寒痹也称痛痹，是以寒邪为主而导致的以肢体关节冷痛、疼痛较剧、得热痛减为主要临床特征的痹病。症见肢体关节肌肉疼痛剧烈，得热则缓，痛处固定，日轻夜重，甚则关节不能屈伸，痛处冷感，四末欠温，舌淡苔白，脉弦紧等。

[病因病机]　机体阳气不足，寒邪侵袭；寒凝气血，经脉不通故痛甚；寒为阴邪，易伤阳气；阳气不达四末，则四肢欠温，痛处有冷感；寒得阳热则散，气血较为流畅，故得热痛减。

[治法]　温经散寒，祛风除湿。

[基础方]　乌头汤。

[常见兼挟证]

1.**寒湿痹阻证**　即寒湿之邪俱盛。临床为寒痹证候特点加肢体重着、麻木、肿胀，身沉重，舌胖淡，苔白腻，脉弦濡等。治宜散寒除湿，温经通络。方选海桐皮汤化裁。

2.**风寒湿痹阻证**　即风寒湿三气俱盛。临床上病邪总有偏胜，可参阅有关各条。

3.**寒着筋骨证**　即素体肝肾阳虚，筋骨失充，风寒湿邪深入筋骨，以寒邪偏盛者。临床为寒痹的证候特点加腰膝冷痛甚，或见关节变形，自觉寒至骨，畏寒怕冷，四肢不温，面色㿠白，脉沉迟等。治宜温肾壮督，散寒通络，方选乌头汤化裁。

三、湿痹

湿痹也称着痹，是以湿邪为主而导致的以肢体关节肌肉重着、肿胀、酸痛、麻木为主要临床特征的痹病。症见肢体关节肌肉肿胀、疼痛、重着、麻木不仁，且伴周身困重，嗜卧、胸闷、纳呆等。

[病因病机]　居处潮湿，涉水冒雨，贪凉饮冷等，致水湿之邪侵入肌肤经络。湿性重着，湿胜则

肿，故见上述症状。脾恶湿，湿胜困脾，则见胸闷纳呆。周身困重、嗜卧乃气为湿困。

〔治法〕 祛湿健脾，疏风散寒通络。

〔基础方〕 除湿蠲痹汤。

〔常见兼挟证〕 风湿痹阻证、寒湿痹阻证、风寒湿痹阻证分别见"风痹""寒痹"；湿热痹阻证、痰湿痹阻证分别见"热痹""痰浊痹"。此略。

四、热痹

热痹是以热邪为主而导致的以肢体关节热痛等具有热象为主要临床特征的痹病。症见关节肌肉疼痛，局部灼热红肿，触之发热，遇凉则舒，肢体不得屈伸，肌肤见红斑、结节，全身热象等。

〔病因病机〕 素体阴虚或阳盛之体，感受热邪或风寒湿邪化热。热为阳邪，其性属火，湿热交蒸，滞于关节肌肉，故见关节肌肉疼痛，红肿灼热，屈伸不利，得凉则舒等。湿热阻络，痰热结于皮下或热迫血妄行，而见皮下结节或皮肤红斑。

〔治法〕 清热祛风除湿，宣痹通络。

〔基础方〕 宣痹汤、加减木防己汤。

〔常见兼挟证〕

1.**风热痹阻证** 指风热之邪合侵，临床为关节肌肉红肿热痛，部位游走不定，或呈放射样、闪电样疼痛，并伴头眩目赤，发热恶寒，口渴，咽喉红肿疼痛，皮肤发斑，舌红苔黄脉浮数。治宜辛凉透邪，祛风通络。方选银翘散加络石藤、丝瓜络、桑枝等化裁。

2.**热毒斥络证** 此本热邪炽盛，流于关节肌肉，热灼筋脉而成。临床为热痹证候特点加高热，口渴，咽红肿痛，关节肌肉赤肿焮热，甚则有波动感（热毒充斥气分）。或神昏谵语，肌肤红紫，可见斑疹、结节，舌红绛等。治宜前者清热解毒泻火，方选白虎加桂枝汤；后者清热解毒，凉血散瘀，方选犀角散化裁。

3.**寒热错杂证** 详见"邪实痹"。

4.**阴虚内热证** 详见"正虚痹"。

注意：热痹一般病情较急，为痹病的急性发作阶段，变化也较迅速，甚则数日即舍于脏腑。治疗时要急治其标，当机立断。另则治热痹用药不可过于寒遏，并注意护阴。

五、燥痹

燥痹是以燥邪为主而导致的以肢体关节枯削疼痛、孔窍干燥为主要临床特征的痹病。症见口眼干燥，唇舌燥裂，肢体关节枯削疼痛等。

〔病因病机〕 本病所发，为先天禀赋不足，或阴虚或阳疏，津液化生无源，或过食辛燥之品，或感受外邪，多从燥化，或长期情志不遂化火，或因病耗阴失血伤精；津枯液涸，阴虚津液失布，或津少血运滞涩，瘀血内停，津失布达，痹阻脉络，肢体、关节、清窍及脏腑失于濡养，功能受损而致病。其基本病机为外感或内生之燥邪导致机体津液化生、运行、敷布失常，五脏六腑及四肢百骸失于濡润滋养。

〔治法〕 滋阴润燥，益气养血。

〔基础方〕 增液汤、清燥润肺汤。

〔常见兼挟证〕

1.**阴虚内燥证** 两目干涩，口燥咽干，肢体关节枯削疼痛，皮肤干燥，五心烦热，头晕耳鸣，腰膝酸软，齿燥脆，色枯，少汗或无汗，男子遗精，女子阴道干涩，月经不调，舌质红，脉弦细数。治宜滋阴补肾，填精润燥。方选滋阴补髓汤。

2.**气阴两虚证** 口眼干燥，咽干，肢体关节枯削疼痛，少气懒言，乏力无汗、皮肤干燥，大便秘结，舌红而瘦干，脉细数。治宜益气养阴，生津润燥。方选生脉散合加减一贯煎。

3.**阴虚血瘀证** 口燥咽干，两目干涩，肢体枯削疼痛，面色晦暗，关节疼痛肿胀，皮肤紫癜或有红斑，唇红而紫暗，舌质暗或有斑点，脉虚而涩。治宜活血化瘀，滋阴清热。方选桃红四物汤合增液汤加减。

第二节　五体痹证治

一、皮痹

皮痹，病在皮，是以肤冷麻木、浮肿，甚则皮肤变硬、萎缩，关节屈伸不利为主要表现的痹病。多由正虚邪侵，经脉痹阻，皮肤失荣所致。

〔病因病机〕 阳气虚弱，卫外不固，外邪侵袭，皮络瘀闭，津聚为痰，痰瘀与邪互结皮络，则皮肤肿胀、麻木、增厚，状如死肌；邪闭营卫，卫阳微弱，肢体失养可致局部发冷，无汗，四肢痿软；阳气衰弱，脏腑亏损，则易陷脏腑。

〔辨证施治〕 一般皮痹初期，皮损肿胀，呈非凹陷性水肿时，以痰为主，治当行皮里膜外之痰，兼以化瘀；后期皮硬如革，状如死肌，以瘀为主，治当活血化瘀，兼以化痰。

1. 风寒闭络证 症见皮肤肿胀，颜色苍白，皮温较低，畏寒肢冷，项背不舒，可伴有肌肉、关节疼痛，舌淡苔白，脉紧涩。

［分析］ 风寒湿邪侵及皮络，腠理闭塞，津液积聚为痰湿，而见皮肤肿胀等；气血不通而见关节肌肉疼痛；阳气不达则见畏寒肢冷，面色白，皮肤欠温。此多为皮痹初起见症。

［治法］ 祛风散寒，活血化痰通络。

［基础方］ 麻黄附子细辛汤加鸡血藤、当归、川芎等。

2. 痰湿阻络证 症见皮肤肿胀，紧张变厚，按之较硬，皱纹消失；伴头身沉重，躯体转侧不利，纳呆，倦卧，或脘腹胀满，大便不爽；舌胖有齿痕，苔白腻，脉弦滑或沉缓。

［分析］ 邪闭皮络，津液不行，聚成痰湿，痰湿壅滞，使皮肤肿胀变厚，皮肤纹理消失；脉络不通，血瘀血滞，痰瘀相搏，皮肤渐硬；余为湿困脾胃、清阳不升之象。

［治法］ 化痰除湿，活血通络。

［基础方］ 苓桂术甘汤加味。

3. 气虚血滞证 症见皮肤板硬，肌肉萎缩，肌肤甲错，皮骨相贴，捏之不起，皮肤呈褐色或黑褐色；伴口眼干涩，形体羸瘦，面色萎黄或晦滞；舌体瘦薄有瘀斑，脉沉细涩。

［分析］ 皮痹日久，气血亏耗，痰瘀内结，新血不生，肌肤失养，故见上述诸症。

［治法］ 益气养血，活血化瘀通络。

［基础方］ 补阳还五汤、当归四逆汤。

4. 肾阳虚弱证 症见皮肤发硬紧张，形如蜡样，光滑觉冷，颜色黑褐；伴腰膝冷痛，四肢不温，足跟酸痛，毛发脱落，头晕耳鸣，性欲淡漠，男子阳痿，女子月经延期；舌淡嫩，苔白，脉细弱或沉缓。

［分析］ 病日久不已，累及肾阳，肾阳亏虚，肌肤失养，痰瘀阻络，故见上述诸症。

［治法］ 温肾壮阳，活血化瘀通络。

［基础方］ 右归饮加虫类剔痰化瘀药。涉及脏腑，引致脏腑痹者参见"脏腑痹"（余下同）。

二、肌痹

肌痹亦称肉痹，病在肌（肉），是以肌肉疼痛、不仁、痿软无力，甚至肌肉萎缩废用为主要表现的痹病。多由正气虚弱，外邪浸淫，闭阻脉络，肌肉失养所致。

［病因病机］ 内因脾胃虚弱，气血不足，脾属至阴，主肌肉、四肢；外因暑湿之邪阻于肌腠，肌肉失养，故肌肉尽痛，肿胀酸楚麻木；余为脾虚湿困之象。

［辨证施治］ 辨证要注意寒热虚实、轻重缓急。热毒炽盛，气血两燔，多见于儿童，其发病急骤，可见寒战高热，口渴咽干，呼吸急促，肌肉疼甚，甚则昏谵，治疗不及时，常可侵犯心肺等脏器，在数周内死亡；风寒湿邪闭阻经络者，发病一般较缓，多发于女性，表现为肌肉疼痛、无力，消瘦及脾肾阳虚之象。急性期祛邪为主；缓解期扶正为主。

1. 热毒证 症见肌肉剧痛，手不可触，或见全身皮肤散在性红斑，眼睑及面部尤甚，红斑色泽鲜红，高热，口渴喜冷饮，心烦躁动，甚则昏谵，大便燥结，小便黄赤，舌红或绛，苔黄干，脉洪大滑数。

［分析］ 本证多肺胃蕴热，感受风热毒邪，内外相合，气营两燔，血热妄行；损伤阳络则皮肤红斑；热毒灼伤肌络，壅滞血脉则肌痛剧烈；余为热邪内迫伤津扰神之象。

［治法］ 清热解毒，凉血化瘀通络。

［基础方］ 犀角散、犀角地黄汤。

2. 湿热证 症见肌肉酸痛肿胀，四肢沉重，抬举无力，身热不扬，汗出黏滞，食欲不振，胸脘痞闷，面色萎黄，大便不调，小便黄少；舌红苔黄腻，脉滑数。

［分析］ 湿性重着黏滞，湿热壅滞肌肉经络，故肌肉肿胀、酸痛沉重；湿热相搏，热不得外散，而身热不扬，汗出黏滞；湿热困脾，脾运失常则脘闷纳呆等。

［治法］ 清热除湿，疏肌通络。

［基础方］ 二妙散加味。

3. 寒湿证 症见肌肉酸胀、疼痛、麻木不仁，皮肤暗红，四肢无力，每遇寒冷肢端发凉疼痛；伴恶寒肢冷，关节酸疼，面白唇淡，舌淡苔白腻，脉沉细或濡缓。

［分析］ 寒凝气血，湿阻脉络，致肌肉酸胀、疼痛、麻木不仁、皮色暗红；寒湿郁遏阳气，阳气不达四肢，故肢冷节痛；寒湿困脾，运化失职，精

微不布，肢体失养，故四肢痿弱无力等。

[治法] 散寒化湿，解肌通络。

[基础方] 温经解肌汤。

4.脾肾两虚证 症见肌肉麻木不仁、松弛无力、萎缩，四肢怠惰；伴面色萎黄或㿠白，身体消瘦，脘腹微胀，纳呆，便溏，毛发稀疏，畏寒肢冷；舌淡苔白，脉沉迟弱。

[分析] 此多见于肌瘴后期，日久不愈累及脾肾；脾主肌肉四肢，肾为作强之官；脾肾虚则肌肤不仁，肌肉软弱无力，四肢怠惰；气血亏虚，肌肉失养则萎缩、消瘦，毛发稀脱；肾阳虚，虚寒内生则畏寒肢冷。

[治法] 温补脾肾，益气养血。

[基础方] 右归饮。

三、脉瘴

脉瘴，病在脉，是以肢体疼痛、无力，脉搏微弱或无脉为主要表现的瘴病。多由正气不足，外邪侵袭，脉道闭阻所致。其以患肢疼痛麻木酸胀，皮色淡暗或紫暗；或脉搏减弱，甚则消失为特征。

[病因病机] 久病体虚或禀赋素弱，人体气血亏虚，或阳热内盛，久食辛辣，阳明积热，感受风寒湿热之邪或暑热毒邪；邪客血脉，生痰生瘀，血热充斥，阻滞脉道，甚则津伤血瘀，内舍脏腑。

[辨证施治] 脉瘴必有痰瘀，临床应针对病机、病变部位、病之虚实缓急，辨证施治。

1.寒凝血脉证 症见脉搏减弱或消失，患肢皮肤温度低，畏寒怕冷，麻木疼痛，遇寒则甚；伴面色口唇淡或暗，疲倦乏力，腰冷背痛，小便清长；舌淡，苔薄白等。

[分析] 素体阳虚，阴寒内盛，感受寒邪；两寒相召，凝滞气血；脉道不畅或不通，则脉搏减弱或消失；阳虚阴盛，阳气不达，则皮温较低，肢冷麻木疼痛；寒则皮表血脉收缩，气血不能上荣，则面白唇淡，舌淡苔白；寒则腰府失温，气不化津，故腰背冷痛，小便清长。

[治法] 温经散寒，活血通脉。

[基础方] 阳和汤。

2.痰湿阻滞证 症见脉搏减弱或消失，患肢沉重或酸痛，或抬臂无力，或跛行；伴头重如裹，困倦怠惰，语声重浊，食欲不佳，胸闷不舒；舌淡胖或有齿痕，苔白腻或黄厚腻。

[分析] 内痰外湿阻滞脉道，困阻四肢，故肢体脉瘴；湿阻清阳，清阳不升，故头重如裹；湿阻气道，故语声重浊；湿困脾胃，运化失司，故食欲不振，胸闷不舒。

[治法] 利痰化湿通脉。

[基础方] 指迷茯苓丸合三子养亲汤。

3.热毒血瘀证 症见脉搏减弱或消失，患肢胀痛，身热面赤，头重头痛，多汗，可伴见关节红肿热痛，或结节性红斑，行走腿胀痛难忍，口干咽燥，溲黄便结，舌红绛或紫暗有瘀斑，苔薄黄等。

[分析] 素体阳热内蕴，复外感热毒，侵入血脉，耗伤津液，血煎熬成瘀，热毒瘀血阻脉，见脉瘴之症；热毒灼伤脉络，故患肢胀痛，关节红肿热痛，或出现疼痛较剧的结节性红斑；热毒熏蒸，耗伤津液，故身热，头重头痛，面赤，多汗夜甚，口干咽燥，便结溲黄，舌红绛等。

[治法] 清热解毒，凉血生津，化瘀通络。

[基础方] 四妙通脉汤。

4.气血两虚证 症见脉搏减弱或消失，患肢麻木不仁，机体消瘦，乏力，纳少，心悸气短，头晕目眩，面色憔悴，身无寒热或微恶风寒，舌淡，苔白。

[分析] 此证多见于脉瘴后期；久瘴不愈，反复感邪，气血耗伤；此时虚、瘀并存，但以虚为主；瘀则脉道不通，虚则脉道失荣，故脉搏减弱或消失；气失温煦，血失濡养，则四肢欠温，麻木不仁，肌肉消瘦；脾胃虚弱，精微不能上奉，则纳呆食少，面色憔悴；气血不足，心失所养则心悸、气短、头晕目眩等。

[治法] 补脾益气，养心通脉。

[基础方] 人参丸。

四、筋瘴

筋瘴，病在筋，是以筋急拘挛、抽掣疼痛、关节屈伸不利为主要表现的瘴病。多由正虚邪侵，气血闭阻，筋脉失养所致。

[病因病机] 久居湿地，暴受雨淋，暑湿热蒸，外触风寒湿热之邪；或外伤筋脉，血瘀气滞；或三焦水道不通，痰浊内生；外邪或痰湿流注经络，闭阻筋脉，日久肝肾亏虚，筋脉失荣，而见诸证。

[辨证施治]

1.寒湿证 症见患肢抽掣疼痛，酸胀沉重，抬举困难，遇阴雨天加剧，得暖则舒，舌淡胖，苔白腻，脉沉细或弦。

［分析］ 寒湿壅滞筋脉，寒主收引；经气不通，故筋急抽痛；湿邪黏腻重浊，故肢酸胀沉重，屈伸不利；内外湿气相召，则阴雨天症状加重；余为寒湿之象。

［治法］ 温经散寒，祛湿舒筋。

［基础方］ 独活散。

2.湿热证 症见肢体沿经脉走向掣痛、胀痛或灼痛，遇热痛甚；伴见胸胁苦满，口苦咽干，面色灰垢或萎黄，舌红，苔黄厚腻，脉濡数。

［分析］ 湿热阻滞，灼筋伤脉，故疼痛如掣；肝主筋，湿热阻滞于筋，累及肝胆，而见胸胁苦满，口苦咽干等。

［治法］ 清热利湿，舒筋活络。

［基础方］ 宣痹汤、木防己汤、三妙散。

3.瘀血痹阻证 症见疼痛如锥刺，固定不移，痛不可按，寒热不明显，面色晦滞，舌质紫暗或有瘀斑，苔白，脉沉涩或细弦。

［分析］ 外伤扭屈，损伤筋脉，或筋痹不已，久痛入络，瘀血阻滞，经气不通，故疼痛如锥刺；余为瘀血内阻之象。

［治法］ 活血化瘀，舒筋通络。

［基础方］ 桃红四物汤、身痛逐瘀汤、大活络丸。

4.肝肾亏虚证 症见筋痹日久不已，反复发作，疼痛隐隐，屈伸不利，步履艰难，肌肉消瘦，肢体无力，伴腰膝酸软，头晕耳鸣，舌淡苔少，脉沉细无力。

［分析］ 久痹不已，精血亏耗，累及肝肾；肢体失养则肌肉消瘦，屈伸不利；久痛入络，则疼痛隐隐；肝肾亏虚，脉道不充则脉沉细无力。

［治法］ 补肝益肾，舒筋通络。

［基础方］ 舒筋丸、大补元煎。

五、骨痹

骨痹，病在骨，是以肢体关节沉重、僵硬、疼痛，甚则畸形强直、拘挛屈曲为主要表现的痹病。多由外邪侵扰，经脉气血闭阻，筋骨关节失养所致。

［病因病机］ 先天或后天不足，房事不节，肾虚骨失所养，或外伤瘀血，骨节留痰留瘀，风寒湿热毒邪，乘虚侵及骨骼关节；外邪与痰瘀阻闭骨骼，则骨骼关节疼痛肿胀较剧，骨节难举，屈伸不利，甚则痰瘀胶结，骨节变形；久则新血不生，肾虚骨弱，关节失养，而肢体痿痹，足冷，恶寒，小

便频数色白等。

［辨证施治］ 本病一般初起多实热，久病多虚寒，痰瘀贯穿始终；辨证时要注意病史、关节征和全身征。

1.风湿证 症见游走性关节酸痛、肿胀、屈伸不利，伴恶风发热，汗出，身体重痛，舌淡红，苔白腻，脉浮缓。

［分析］ 此证多见于骨痹初期；风湿侵袭关节经脉，气血瘀闭不通，故关节疼痛肿胀；风善行而数变，故呈游走性疼痛；关节主屈伸运动，邪客关节，则屈伸不利；余为风湿袭表之象。

［治法］ 疏风解表，祛湿通络。

［基础方］ 羌活胜湿汤。

2.寒湿证 症见关节冷痛，痛有定处，甚则关节畸形，患处皮肤发凉，自觉寒甚入骨，得热则缓，舌淡，苔白腻，脉沉迟。

［分析］ 寒凝骨节，湿阻脉道，故关节冷痛，湿邪滞浊，寒痰凝聚，流注骨节则痛有定处，关节肿胀，日久不愈；痰瘀胶结，积聚关节，则关节变形；寒伤阳气，肢体失温，则皮寒身冷，寒甚入骨；余为寒湿郁遏之象。

［治法］ 温经散寒，除湿通络止痛。

［基础方］ 乌头汤、附子汤。

3.湿热证 症见关节红肿发热，酸胀疼痛，得冷则舒，屈伸不利，伴全身低热或自觉发热，多汗，头身重痛，心烦，口微渴，颜面萎黄晦滞，口苦黏腻，舌红，苔黄腻，脉滑数。

［分析］ 外感湿热或寒湿郁久化热，热灼筋脉，流注关节，故关节红肿热痛，屈伸不利；热蕴湿中，热蒸湿动，湿热上熏，则心烦口微渴，身热，口苦黏腻等。

［治法］ 清热化湿，宣痹止痛。

［基础方］ 宣痹汤。

4.热毒证 症见关节红肿，疼痛剧烈，手不可触，关节局部时出黄色黏汗；伴高热，面赤气粗，口渴咽干，心烦躁动，溲黄便结，舌红绛，苔黄燥，脉洪数有力。

［分析］ 外感热毒，或脏腑蕴热，复受风热毒邪，或风寒湿邪化热；热毒流注关节，灼伤筋脉，闭阻气血，则关节红肿热痛；热毒充斥，上扰心神，伤津耗液，则身热面赤，心烦躁动，口干，溲黄便结等；此证多见于中毒性关节炎，也可继发于其他感染之后，故全身症状明显。

［治法］ 清热解毒，凉血止痛。

［基础方］ 二十四味败毒散。

5. 痰瘀证 症见关节肿胀明显，疼痛剧烈，屈伸不利，或关节畸形，夜间两臂或两腿抽掣疼痛，舌紫暗或有瘀斑，苔白腻或白滑，脉弦滑。

［分析］ 风寒湿热之邪痹阻骨络，气血失和，久必生痰生瘀；痰瘀胶结，故痛有定处，甚则关节肿大变形；夜间属阴，痰瘀性亦属阴，同气相求，使闭阻加重，故夜痛甚；余为痰瘀之征。

［治法］ 剔痰散瘀，活血通络。

［基础方］ 趁痛汤、指迷茯苓丸。

第三节　脏腑痹证治

一、肺痹

肺痹多由皮痹日久不愈，复感外邪，内舍于肺而致；皮痹若见喘嗽气急，胸背疼痛，心胸烦闷，卧则喘促，甚则呕恶者为肺痹。

［病因病机］ 皮痹不已，故见皮痹症状；皮为肺之外合，皮痹日久，肺气亏损，复感于邪，肺气宣降失司，气机郁闷，呼吸不利，则可见胸闷喘满，咳逆上气，卧则喘急的肺痹等症状。

［治法］ 补肺益气，活血通络。

［基础方］ 宁肺汤、黄芪益气汤。

二、脾痹

脾痹多由肌痹日久不愈，复感外邪，内舍于脾所致；肌痹若见脘腹胀满、呕恶清冷痰涎者为脾痹。

［病因病机］ 脾主肌肉，肌痹不已，损伤脾气，复感外邪，内舍于脾，脾失健运，可见脾经的脘腹胀满，食则欲呕，饮食乏味，时自下利症状；脾气虚弱，气血乏源，不养四肢，可见四肢怠惰，肌肉萎缩，甚则邪留肌肤，出现肌肉发热等。

［治法］ 补益脾气，祛湿蠲痹。

［基础方］ 加味黄芪五物汤、三痹汤。

三、心痹

心痹多由脉痹日久不愈，复感外邪，内舍于心而致；脉痹若见胸闷、心悸、短气者为心痹。

［病因病机］ 脉痹不已，或心气亏虚，心阴暗耗，复感外邪，闭阻血脉，内舍于心，血流受阻，气机逆乱，而见心痹的心下绞痛，气短喘促，胸中烦闷，嗌干善噫及心悸惊恐、失眠等症。

［治法］ 活血化瘀，通脉蠲痹。

［基础方］ 血府逐瘀汤、活血生脉散。

四、肝痹

肝痹多由筋痹日久不愈，复感外邪，内舍于肝而致；筋痹若见胸胁满闷或疼痛，夜卧则惊，多饮，小便多，小腹胀满，筋挛节痛或阴缩者为肝痹。

［病因病机］ 肝主筋，筋痹日久，损伤肝体，复感外邪，内舍于肝；或因恼怒伤肝，致肝脉闭阻，疏泄不利，气血运行不畅而出现胸胁满胀；邪留肝胆则卧而多惊；寒凝肝脉，见阴囊缩小等。

［治法］ 疏肝养肝活络，兼调理脾胃。

［基础方］ 三灵汤。

五、肾痹

肾痹多由骨痹日久不愈，复感外邪，内舍于肾所致；骨痹若见尻以代踵，脊以代头，兼见脘腹胀满等表现者为肾痹。

［病因病机］ 肾主骨，骨痹不已，久致肾亏，复感外邪，内舍于肾，肾阳虚衰，不能温煦筋骨；肾阴亏少，筋骨失于濡养；加之寒湿之邪内侵，留滞筋骨，气血闭阻，而见关节疼痛，四肢拘挛，骨重不举，腰背酸痛，偻曲不伸，坐卧难支，步履艰难，甚则"脊以代头，尻以代踵"等症状。

［治法］ 补肾壮骨，蠲痹止痛。

［基础方］ 消阴来复汤。

六、肠痹

肠痹多由外邪客于肠中，气机痹阻，受盛化物和传化失司所致，是以多饮而小便不利、气喘、大便飧泄，并伴有肢体关节疼痛不适为主要表现的痹病。

［病因病机］ 本病多是邪犯胃肠，闭阻经脉，或脾胃虚弱，运化失常，气血不足，肢体失于濡养所致。主要病机是肠道失司，邪闭经脉。病性为本虚标实。早期病势较急，以标实为主；慢性期易复感，病程迁延，日久难愈，继而损伤脾胃、肝肾脏腑之气，以本虚为主。

［治法］ 调节肠胃，通络宣痹。

［基础方］ 加味木通汤。

七、胞痹

胞痹，又称膀胱痹，多由脏腑失调，外邪侵袭，膀胱气化失司所致；是以小腹胀满，疼痛拒按，小便艰涩不利，鼻流清涕，并伴有肢体关节疼痛不适为主要表现的痹病。

［病因病机］ 本病是由于脏腑功能失调，复感风寒湿等邪，导致膀胱气化功能失司所致。本病病位虽在膀胱，但与三焦、肺、脾、肾、肝等脏腑密切相关：上焦之气不化，当责之于肺，肺失其职，则不能通调水道下输膀胱；中焦之气不化，当责之于脾，脾气虚弱，则不能升清降浊；下焦之气不化，当责之于肾，肾阳亏虚，气不化水，肾阴不足，水府枯竭；肝郁气滞，三焦气化不利，均可导致胞痹。

［治法］ 调理脏腑，通调水道。

［基础方］ 利济汤。

八、三焦痹

三焦痹多由正气虚弱，外邪杂至，瘀血阻络，三焦气化失司所致；是以头晕、短气、腹胀、温温欲吐、两腿水肿如泥、腹及阴部水肿，并伴有肢体关节疼痛不适为主要表现的痹病。

［病因病机］ 多因先天不足，肝肾亏虚，情志内伤，六淫侵袭，阳光暴晒，瘀血阻络，血脉不通，皮肤受损，渐及关节、筋骨、脏腑而成本病。本病一般起病较缓，但有多种病因杂至而骤然发病。本病的性质是本虚标实，以脏腑阴阳亏虚为本，郁热、火旺、瘀滞、积饮为标。

［治法］ 利水蠲饮，活血通络。

［基础方］ 五苓散、济生肾气丸、桂枝芍药知母汤。

附：胃痹和胆痹

胃痹和胆痹 临床上多以痹病的常见伴随症状出现（《风湿病与关节炎》），参第二篇"词语汇释"。

第三节 肢体痹证治

按肢体部位分类的痹病，即肢体痹，目前习惯上称颈、肩、腰、腿痛等。清·王清任《医林改错·瘫痿论》曰："凡肩痛、臂痛、腰疼、腿疼或周身疼痛，总名曰痹症。"当然，其言虽有些偏激，但临床上所见，上述诸痛确多属痹病。

一、颈痹

颈痹是以颈部疼痛、麻木、僵硬甚则转侧不利，或连及肩臂为主要表现的痹病。多因正虚邪侵，或损伤而致气血不畅，筋骨失养所致。古人将颈项分为前后两部，前者称"颈"、后者称"项"。现代医学称的颈椎病、颈肌筋膜综合征等可参考本病辨证施治。

［病因病机］ 本病早期以邪实为主，多由外感六淫之邪，入中颈项，或劳损外伤致气滞、血瘀、痰凝等痹阻颈项经络而致；日久病邪入里，涉及脏腑，肝肾亏虚，或年老肾衰，颈筋失养，而为虚证。基本病机是颈部经脉痹阻，筋骨失养；且多伴有颈椎小关节错缝的病理改变。临床表现方面多虚实夹杂。

［辨证施治］ 颈痹治疗当以分清虚实，辨证论治。初病未久，邪盛正实，治以祛邪通络、活血化瘀、化痰祛湿为主；久病迁延或体虚之人，邪少正虚，治应重视滋养肝肾、补益气血，同时通络理气以祛邪。此外，颈痹可有关节错缝，需配合手法矫正复位；颈痹亦可伴发颈部经筋痹，应兼顾治疗；若颈痹与伴随颈部经筋痹交叉重叠处较多时，归入颈痹论治。

1. 外邪痹阻证 症见颈部僵痛、拘紧；颈肌发僵，活动不利，肌肤麻木，恶寒怕冷，头痛，咽喉疼痛，无汗；舌质淡，苔薄白，或白腻；脉浮紧。

［分析］ 风寒湿合邪或暑湿之邪客于太阳经脉，致使经气不利，太阳经络循行部位气血不通，故见颈部僵痛、拘紧，活动不利；寒邪凝滞，故颈肌发僵；外邪侵袭肌表，卫阳被遏，腠理闭塞，营阴郁滞，故见头痛，恶寒怕冷，无汗；暑湿之邪，郁久化热，搏结于咽喉，致咽喉肿痛；邪痹经络，气血运行不畅，肌肤失养，故麻木。

［治法］ 祛邪解表，蠲痹通络。

［基础方］ 桂枝加葛根汤加减。

2. 瘀血阻滞证 症见颈部刺痛，痛处固定；疼痛拒按，昼轻夜重，指端麻木，头痛目眩，肌肤紫暗有瘀斑，舌质紫暗有瘀斑，苔薄；脉弦细涩。

［分析］ 本证多因外伤，或外邪侵袭，停滞经络，或病久邪客经络而致。瘀血阻于经络则不通，故颈部刺痛，痛处固定，拒按；瘀血滞留，旁及

周身，故指端麻木；瘀血为阴，夜亦为阴，入夜阴盛，故昼轻夜重；瘀血阻滞，清阳郁遏，故头痛目眩；瘀血阻于肌肤，故肌肤紫暗有瘀斑。

［治法］ 活血化瘀，通络止痛。

［基础方］ 血府逐瘀汤。

3. 痰浊痹阻证 症见颈部沉痛、顽麻，头重如裹；肢体沉重，倦怠困弱，眩晕恶心，胃脘满闷，胸中呕逆，纳呆便溏，或神昏猝倒；舌质淡，苔白腻；脉弦滑。

［分析］ 风寒湿邪停滞经络，或饮食不节，水湿内停，凝聚为痰，痰浊痹阻，故颈部沉痛、顽麻，头重如裹；痰属阴邪与湿同类，阻滞经络气机，故肢体沉重；痰阻胸膈则胃脘满闷，胸中呕逆；脾失健运，运化失司，则纳呆便溏；痰浊阻滞气机，则全身倦怠困弱；痰蒙清窍可见眩晕，神昏猝倒。

［治法］ 化痰通络，蠲痹利湿。

［基础方］ 温胆汤加减。

4. 肝肾亏虚证 症见颈部酸痛，头晕耳鸣；头脑胀痛，腰膝酸软，肢体麻木，筋痿无力，或瘫痪，失眠健忘；舌质淡，苔白；脉弦细弱。

［分析］ 本证乃病情迁延不愈，气血长期痹阻不通，日久伤及肝肾，或长期过劳以致肝肾亏虚所致。肝肾亏虚，筋脉失荣，故颈部酸痛；肝肾不足，精血亏虚，清窍失养，则头晕耳鸣；阴血不足，阳气偏亢，虚阳上越，则头脑胀痛；腰为肾之府，膝为筋之府，肾精亏耗，则腰膝酸软，肢体麻木，筋痿无力；肝肾不足，脑髓失养，故失眠健忘。

［治法］ 补益肝肾，通络止痛。

［基础方］ 独活寄生汤。

二、肩痹

肩痹是以肩关节及其周围的肌肉筋骨疼痛、酸沉和功能障碍为主要表现的痹病。多因肝肾亏虚，肩部感受风寒或损伤所致。临床中依据其发病特点，还有不同称谓，如"漏肩风""露肩风""五十肩""肩凝症"等。

［病因病机］ 本病的发生与肝肾有关，肝主筋，肾主骨，肝肾亏虚，则筋骨失荣而退变，此乃本病的内因；风寒湿邪或外伤闪挫是外因。基本病机是经络闭阻，筋骨失养。在临床证候方面多虚实夹杂，初病以实证为主，久病多以虚证为主。

［辨证施治］ 本病治疗当以分清虚实，辨证治疗，实证要分清风寒、寒凝、痰浊、瘀血，治宜祛风散寒、化痰通络、活血化瘀；虚证以肝肾气血亏虚为主，治当滋补肝肾。此外，肩痹可伴发肩部经筋痹，应兼顾治疗。

1. 风寒痹阻证 症见肩部疼痛，时轻时重，遇寒痛剧，得热则减；舌质淡，苔薄白；脉弦紧。

［分析］ 风性数变，寒为阴邪，其性凝滞，气血为寒邪阻遏，经脉不通，故肩部疼痛，时轻时重；遇寒则凝滞更甚，故遇寒痛剧；遇热则寒凝渐散，气血得以运行，故得热痛减。

［治法］ 祛风散寒，通络止痛。

［基础方］ 肩凝汤。

2. 寒凝血瘀证 症见肩部刺痛、冷痛，痛处固定，痛剧；痛处拒按，昼轻夜重，上肢活动受限；舌质紫暗，苔薄白；脉沉涩。

［分析］ 寒邪痹阻，气血运行不畅，则血瘀停聚，不通则痛，故肩部刺痛、冷痛；血瘀不散，寒邪聚集而致疼痛固定不移，痛剧，痛处拒按，活动受限；寒为阴邪，入夜阴盛阳微，阴邪作祟更甚，故昼轻夜重。

［治法］ 温经散寒，活血化瘀。

［基础方］ 乌头汤合补阳还五汤加减。

3. 痰瘀互结证 症见肩部刺痛、麻木、沉困，痛处固定；面色暗黧，眼睑浮肿，或胸闷痰多；舌质紫暗有瘀斑，苔腻，或白腻；脉弦涩，或弦滑。

［分析］ 痹病日久，痰因瘀生，瘀因痰阻，痰瘀互结，痹阻脉络，痰瘀阻滞于肩部关节肌肉，不通则痛，故肩部刺痛、麻木、沉困，痛处固定；痰瘀阻滞则面色暗黧，眼睑浮肿，或胸闷痰多。

［治法］ 活血祛瘀，化痰通络。

［基础方］ 双合汤加减。

4. 肝肾亏虚证 症见肩部酸痛，肌肉萎缩无力，腰膝酸软；疼痛时轻时重，缠绵不愈，舌质淡，苔薄白；脉沉细。

［分析］ 肝肾亏虚，正虚邪恋，肌肤失充，筋骨失养，而致肩部酸痛，肌肉萎缩无力，疼痛时轻时重；腰为肾之府，膝为筋之府，肝肾不足，故腰膝酸软，缠绵不愈。

［治法］ 滋补肝肾，通络止痛。

［基础方］ 独活寄生汤加减。

三、臂痹

臂痹是以肩以下腕以上的臂部疼痛、麻木、肿胀甚则萎缩，无力抬举为主要表现的痹病。多因外邪侵袭，痰饮留滞，血不荣筋所致。有些臂痹可连及肩、手。

［病因病机］ 其病因不外风寒湿热痹阻，气血不足，外伤瘀血，痰湿流注四种情况；病机为手三阴、手三阳经脉循行部位，气血运行不畅，经气郁滞，脉络痹阻。

［辨证施治］ 临证治疗，在辨证用药的基础上要加横行肢臂、活血养血、和营通络的桑枝、姜黄、丝瓜络、川芎、鸡血藤等；另外，本病应与"心痛者……两臂内痛"的"心脉瘀阻证"区别。

1. 外邪痹阻证 症见臂部肌肤、筋脉、关节疼痛或酸胀肿麻；风胜者疼痛走窜，时上时下；寒胜者疼痛较甚，局部肤冷，筋脉牵强；湿胜者疼痛重着，局部微肿；热胜者疼痛局部焮热、红肿；同时分别见相应的舌象脉象。

［分析］ 略。

［治法］ 风胜者，祛风通络，散寒祛湿；寒胜者，散寒止痛，祛风除湿；湿胜者，除湿通络，祛风散寒；热胜者，清热通络，祛风除湿。

［基础方］ 分别选防风汤、乌头汤、羌活胜湿汤、白虎加桂枝汤。

2. 气血亏虚证 症见臂部酸痛麻木，肢体软弱无力，肌肤不泽，伴头晕目眩，神疲乏力，纳少，唇舌淡白，脉细弱。

［分析］ 多因久病体弱，气血亏虚，臂部肌肉筋脉失荣，外邪乘虚侵袭而成；臂失所养则软弱无力，肌肤不泽；外邪闭阻经络则见臂酸痛麻木；余为气血亏虚之征。

［治法］ 益气养血，祛风通络。

［基础方］ 黄芪桂枝五物汤。

3. 瘀血内阻证 症见臂痛局部肿胀，肤色紫暗；或见久痹局部肌肤不仁，肌肉萎缩；舌象正常或紫暗，脉弦或细涩。

［分析］《丹溪心法·痛风》曰："肢节肿痛，脉涩数者，此为瘀血。"临证因外伤者，多有明显跌仆损伤史，起病突然，肌肉、筋脉关节损害撕裂，血不循经而外溢，形成瘀血，故见局部肿胀疼痛较甚，皮色紫暗；久痹入络者，除瘀血疼痛外，多伴气血亏虚之象。

［治法］ 活血化瘀，行气止痛，养血柔筋。

［基础方］ 外伤者方选桃红四物汤，久痹瘀血者方选当归四逆汤。

4. 痰湿流经证 症见臂痛肢重，手软麻木，肌肤微肿，伴形寒肢冷，眩晕泛恶，胸闷纳呆，口淡不渴，舌淡胖，苔白腻，脉沉濡。

［分析］ 多因寒湿久痹，或脾肾阳虚，痰浊内生，流注经脉，阻遏气血而成。《杂病源流犀烛·肩髃肘臂腕手病源流》曰："若夫臂连肩背酸痛，两手软痹，由痰饮流入四肢也。"

［治法］ 祛痰活络，温补脾肾。

［基础方］ 苓桂术甘汤合指迷茯苓丸、肾气丸和二陈汤。

四、手痹

手痹是以手部麻木、肿痛挛急、屈伸不利为主要表现的痹病。多因劳损邪侵，痰瘀阻络，筋脉失荣所致。

［病因病机］ 本病的发生多因外感风寒湿热等邪，因寒邪凝滞收引，湿邪重浊黏滞，易流注手部，所以外感所致手痹不离寒湿为患；脾主四肢，主运化，肝郁犯脾，则气血生化不足，手部筋脉无以濡养，不荣则痛；气虚则血无力运行，瘀血停滞，不通则痛。其基本病机为痰瘀阻络，筋脉失荣。病性为本虚标实，本虚为气血不足，脾胃虚弱。标实为痰瘀，寒凝，气滞。临床表现多虚实夹杂。

［辨证施治］ 本病初起外邪侵袭，风寒湿痹，或损伤血瘀，治以祛邪通络，或活血化瘀为主；手痹日久，损伤正气，而见虚证，则以益气养血为主；至于虚实夹杂证，则需扶正祛邪兼施。益气养血，除湿通络为本病的主要治则。如《杂病源流犀烛》曰："种种形证，既各不同，而治之之法，总须以补助气血为培本之要，不可专用消散，切记切记。"此外，手痹可伴发手部经筋痹，应兼顾治疗。

1. 风寒湿痹证 症见手指关节肌肉游走冷痛、肿胀；手指屈伸不利，遇寒加重，得温痛减，恶风，汗出，头痛，或肢体沉重；舌质淡，苔薄白；脉弦，或弦紧。

［分析］ 风为阳邪，其性开泄，善行而数变，风邪为痹，故可见疼痛游走不定；风邪袭表，卫气不固，而见汗出，恶风；风为阳邪，易袭阳位，可见头痛；寒性收引，湿性重着，两邪互交，痹阻经络，气血不畅，故手指关节冷痛、肿胀，屈伸不利，肢体沉重；阴雨寒冷天气寒湿之邪更甚，故疼痛加剧；湿为阴邪，得阳始化，故痛处得温痛减。

［治法］ 祛风散寒，胜湿通络。

［基础方］ 蠲痹汤加减。

2. 脾气虚弱证 症见双手麻木，倦怠乏力，腹胀纳呆；手指屈伸不利，或十指面目皆麻，或十指尖指甲肉麻，气短懒言，怠惰嗜卧，大便稀溏；舌质淡，苔薄白，脉沉弱。

［分析］ 脾主四肢，脾气虚弱，则气血生化不足，无以濡养手部肌肉、筋脉、关节，而致两手麻木，或十指面目皆麻；脾虚生湿，流注筋脉，不通则痛，故手指屈伸不利；脾胃虚弱，健运失司，故腹胀纳呆；运化无权，则大便稀溏；四肢倦怠，怠惰嗜卧，气短懒言，乃气虚之征。

［治法］ 补气健脾，除湿通络。

［基础方］ 补中益气汤加减。

3. 肝郁抑脾证 症见十指窜痛，因情志而发，四肢懈怠；甚则十指紫黑，痿弱不用，多嗳气食少，矢气频作，腹痛，或头痛；舌质淡红，苔薄白，脉弦细数。

［分析］ 忧思恼怒，或情绪紧张，肝郁气滞，故十指疼痛；气滞血瘀，瘀血重者，甚则十指紫黑；肝在体合筋，脾主四肢，肝郁犯脾，气机不畅，且四肢为诸阳之本，阳气不达，则手部筋脉无以濡养，故痿弱不用，四肢懈怠；肝失条达，横逆侮脾，气滞于中则腹痛，矢气频作；肝失疏泄，脾虚不运，故嗳气食少；肝阳上扰，阳气不得发越，故头痛。

［治法］ 疏肝解郁，健脾通络。

［基础方］ 加味逍遥散加桂枝。

4. 痰湿内阻证 症见手部肿痛，身重肢倦；肿痛久而不退，或手指挛曲，屈伸不利，胸脘痞满，头晕目眩，不欲饮食，食即欲吐；舌质淡有齿痕，苔白厚腻；脉沉滑，或沉缓。

［分析］ 诸湿肿痛，皆属于脾，饮食不节，影响脾胃受纳及运化水湿，湿聚生痰；痰凝阻滞手部经脉，气血不通，故手部肿痛；痰湿痹阻，故肿痛久而不退，甚则手指挛曲，屈伸不利；痰湿壅塞中焦，则生痞满；痰浊上蒙清窍，则头晕目眩；痰湿内停，浊阴不降，故不欲饮食，食即欲吐；脾气虚弱，痰湿壅盛，故身重肢倦。

［治法］ 化痰除湿，健脾通络。

［基础方］ 大羌活汤加减。

5. 损伤血瘀证 症见腕手刺痛，痛处固定，有损伤史；轻者腕部疼痛，活动不利，重者腕部肿痛，不能背伸，昼轻夜重，痛处拒按；病势急暴，常为突然发病；舌质青紫，或紫暗有瘀斑，苔薄，脉弦涩。

［分析］ 跌仆外伤，常为突然发病，病势急暴；瘀血阻滞腕部经脉，以致气血不畅，故腕手刺痛，痛处拒按，痛处固定，活动不利；瘀血痹阻日久，故腕部肿痛，不能背伸；血为阴，夜亦为阴，入夜阴盛，故疼痛昼轻夜重。

［治法］ 活血化瘀，通络止痛。

［基础方］ 身痛逐瘀汤加减。

五、背痹

背痹是以背部疼痛、沉重，甚则转侧不利为主要表现的痹病。多因正虚感邪，或损伤而致经络闭阻所致。有些背痹可连及肩胛、腰部。现代医学的强直性脊柱炎、胸椎骨质增生、背部慢性损伤等，均可参考本病辨证施治。

［病因病机］ 背为阳经所循，督脉所温，脏腑输穴所应之处；素体虚弱，风寒湿邪侵及，或久病体弱，气血亏虚，背部失荣，及气不行血等，均可致气血凝滞，经气不畅，而发背痹。

［辨证施治］ 临证首辨外感内伤，明·李梴《医学入门·问证》曰："暴痛为外感，久痛为虚损夹郁。"

1. 外邪侵袭证 症见背部板滞，牵连颈项，项背强痛或肩背重滞，多伴恶寒发热等表证；舌苔薄白，脉浮紧或弦细而紧。

［分析］ 多为素体虚弱，风寒湿邪乘虚侵袭，寒主凝滞，湿性黏腻，致背部经络闭阻，气血运行不畅。

［治法］ 祛风散寒，除湿通络。

［基础方］ 羌活胜湿汤。

2. 痰浊内伏证 症见体胖背痛，局部冰冷，捶后为快，伴咳喘痰多，头晕头重，腹胀纳差泛恶，肢倦，舌胖大质淡，苔白滑，脉沉滑。

［分析］ 肥人多痰湿，或久病体弱，年老之人，脾肾阳虚，水湿停滞，化痰伏背，阻遏经络，阳气难达，则背痛局部冰冷，此即《金匮要略·痰饮咳嗽病脉证治》所述"夫心下有留饮，其人背寒冷，如手大"；《丹溪心法·痰》所述"背心一片为冰冷……皆痰饮所致"；余为痰浊中阻之象。

［治法］ 健脾除湿，化痰通络。

［基础方］ 茯苓饮。

3. 气虚血滞证 症见睡醒后背酸痛，时觉麻木，活动后痛减，伴面色无华，倦怠乏力，舌紫暗，苔白，脉沉细或细涩。

［分析］ 多发于老年体弱之人；其气血亏少，气无力行血，气滞血瘀，脉络失荣；证因气虚，醒后其气一时难伸，活动后血液流行，气借外力，而使血滞得以缓解，故睡醒后背痛，活动后痛减；余为气血亏虚之象。

［治法］ 益气养血，活络止痛。

［基础方］ 八珍汤、黄芪桂枝五物汤。

六、腰痹

腰痹是以腰部疼痛、重着、麻木甚则屈伸不利或连及一侧或双侧下肢为主要表现的痹病。多因肾虚腰府失养，外邪杂至或腰部受损，气血痹阻不通所致。因其主要病变部位在腰，故名腰痹。现代医学的慢性腰肌劳损、强直性脊柱炎、肥大性脊柱炎等出现以腰痛为主症者，均可按此辨证施治。

［病因病机］ 前贤对此认识甚为深刻。《内经》将病因归为虚、寒、湿。如《灵枢·五癃津液别论》曰："虚，故腰背痛而胫酸。"《素问·六元正纪大论》曰："感于寒，则病人关节禁固，腰椎痛。"《素问·五常政大论》曰：腰椎痛"湿气下临，肾气上从"。《金匮要略》提出"虚劳腰痛""肾着"等。《证治准绳》则称腰痛"有风，有湿，有寒，有热，有挫闪，有瘀血，有滞气，有痰积，皆标也；肾虚其本也"。总之，感受风寒湿热之邪，过劳，跌闪等，均可致腰部经络受阻，气血运行不畅；素体禀赋不足，久病体虚，年老，房劳又致肾脏精气亏损，筋骨脉络失于濡养。二者均致腰痛。况肾虚或外伤易招外邪，外邪日久又致肾虚、瘀血。

［辨证施治］ 本病首当辨别外感、内伤，再辨寒热虚实、标本缓急。治疗实证宜疏邪滞，通经络；虚证宜补真气，养气血。

1. 外感腰痛

（1）寒湿证 症见腰部冷痛重着，转侧不利，腰痛渐重，虽静卧亦不减，或痛反重，阴雨天痛剧，得热则舒，舌苔白腻，脉沉而迟缓。

［分析］ 寒湿侵及腰部，阻滞经络，气血运行不畅，故腰部冷痛重着，转侧不利；湿性黏腻，静卧则湿邪易侵，故卧则痛不减或反加重；阴雨寒冷，寒湿更甚，故痛加剧；余均为寒湿之象。

［治法］ 祛寒行湿，温经通络。

［基础方］ 甘姜苓术汤、渗湿汤。

（2）风寒证 症见腰痛拘急，或痛连脊背，或引脚膝，腰间觉冷，得温痛减，舌象正常，脉浮紧。

［分析］ 风寒之邪侵袭足太阳之脉，故腰痛拘急，或连脊背，或连脚膝；寒性收引，风性走窜，故或见痛处不定；余均为风寒外束之象。

［治法］ 发散风寒，通络止痛。

［基础方］ 羌活汤、人参败毒散。

（3）风湿证 症见腰背拘急，酸痛重着，活动不利，或见发热恶风，或见颜面四肢浮肿，脉浮缓，苔薄腻。

［分析］ 略。

［治法］ 祛风利湿，通络止痛。

［基础方］ 羌活胜湿汤。

（4）痰湿证 症见腰部冷痛重着，牵引背胁，阴雨天为甚，或见便溏，脘腹胀闷，纳呆泛恶，苔白腻，脉滑。

［分析］ 素体肥胖或痰湿内盛，复感外湿，两湿相合，流注肾经，故见上述诸症。

［治法］ 祛湿化痰，通络。

［基础方］ 龟樗丸。

（5）风热证 症见腰痛而热，小便热赤，或身热微汗，口干而渴，咽喉红肿，苔薄黄舌尖红，脉浮数。

［分析］ 略。

［治法］ 祛风散热。

［基础方］ 小柴胡汤、银翘散。

（6）湿热证 症见腰髋热痛，梅雨或暑天痛加重，或见肢节红肿，烦热口渴，小便短赤，舌苔黄腻，脉滑数。

［分析］ 外感湿热，或寒湿化热，搏结腰部，而见腰髋热痛，梅雨时节或暑天，湿气当令，内外湿热相合，而症状加重，湿热流注关节，则关节红肿疼痛；湿热内蒸，则烦热口渴，小便短赤等。

［治法］ 清利湿热，通络止痛。

［基础方］ 二妙丸加味。

2. 内伤腰痛

（1）肾虚证 症见腰酸软而痛，喜按喜揉，腿膝酸软无力，遇劳尤甚，卧则减轻，反复发作；偏阳虚者则少腹拘急，面色㿠白，手足不温，舌质淡，脉沉细；偏阴虚者，心烦失眠，头晕耳鸣，口燥咽干，面色潮红，手足心热，舌质红苔少，脉细数。

［分析］ 腰为肾之府，肾主骨髓；肾精亏虚，骨髓不充，腰膝骨骼失养，故酸软而痛；病属虚，

故喜按喜揉，劳则尤甚；余为阳虚机体失于温养，阴虚机体失于滋润之象。

[治法] 补肾壮腰。

[基础方] 偏阳虚者，青娥丸、右归丸；偏阴虚者，当归地黄汤、知柏地黄丸。

（2）脾湿证 症见腰痛重着，面色㿠白，纳差，便溏，苔白腻，脉濡。

[分析] 略。

[治法] 健脾利湿化痰。

[基础方] 防己黄芪汤、实脾饮。

（3）肝郁证 症见腰痛连胁，腹胀满，似有气走注，忽聚忽散，不能久立久行，每情志不畅则发作或加重，舌质偏红，苔薄，脉弦细或沉弦。

[分析] 肝气不舒，气滞腹胁，故腰痛引胁胀满；少腹属肝，肝经郁滞，则痛引少腹；郁怒伤肝，诸筋纵弛，故不能久立久行；气痛流走，故忽聚忽散；舌质偏红，脉弦细或沉弦，均为肝阴不足，肝气不舒之征。

[治法] 调肝行气止痛。

[基础方] 沉香降气汤、天台乌药散。

（4）瘀血证 症见腰痛如刺，痛有定处，轻则转侧不便，重则因剧痛而不能转侧，痛处拒按，昼轻夜重，舌质紫暗，脉涩。

[分析] 瘀血阻滞经脉，以致气血不能畅行，故腰痛如刺，痛有定处，按之痛甚；血脉凝滞，损伤筋脉，故轻则转侧不便，重则不能转侧；白天阳气较盛，血运较快，夜里阴气较甚，血行较慢，故昼轻夜重；舌脉均提示内有瘀血。

[治法] 活血化瘀，理气止痛。

[基础方] 活络效灵丹、舒筋散、乳香趁痛散。

七、脊痹

脊痹是以脊部疼痛、僵硬、沉重，甚至强直、畸形为主要表现的痹病。多因肾虚不足，外邪深入而致气血痹阻，督脉失养所致。

[病因病机] 本病多以素体阳虚，肝肾阴精不足，督脉亏虚为内因；风寒湿邪侵袭，或损伤为外因。脊痹的基本病机是邪滞筋骨，肾督失养。其病性为本虚标实，肾督亏虚为本，风寒湿邪为标。

[辨证施治] 应辨清虚实、寒热，初病未久，邪盛正实，风湿侵袭，瘀血痹阻，治以祛邪化瘀为主；久病迁延或体虚之人，邪少正虚，多肝肾不足，阳虚督寒，治以补肾强督为主。此外，脊痹伴发脊部经筋痹者，应兼顾治疗。

1. 风湿侵袭证 症见脊督游走疼痛，身重；项强头痛，腰脊疼痛，难以转侧；舌质淡，苔薄白，脉或弦滑。

[分析] 本证多由汗出当风，久居湿地，风湿之邪侵袭督脉腰脊所致；邪客于太阳经脉，经气不畅，故脊督游走疼痛，身重；风湿之邪外袭上犯巅顶，脉络不通，故项强头痛；腰脊部位脉络循行气血不通，不通则痛，故腰脊疼痛，难以转侧。

[治法] 祛风胜湿，通络止痛。

[基础方] 羌活胜湿汤加减。

2. 肝肾阴虚证 症见脊部酸痛，腰膝酸软，潮热盗汗；关节烦疼，昼轻夜重，头晕目眩，形体消瘦，口燥舌干，精神不振；舌质淡红，苔少，脉细数。

[分析] 肝肾阴虚，督脉失养，故脊部酸痛；腰为肾之府，肾阴不足，则见腰膝酸软；肾精不足，精髓亏损，故形体消瘦；昼为阳，夜为阴，邪入于阴，正邪相争，故昼轻夜重；肝肾阴虚则生内热，故潮热盗汗，关节烦疼，精神不振；肾水亏损，精髓不充，水不涵木，故见头晕目眩；阴虚则津液不能上承，故口燥舌干。

[治法] 滋补肝肾，养阴通络。

[基础方] 左归丸加减。

3. 阳虚督寒证 症见脊督冷痛，畏寒肢冷；背冷恶寒，晨起僵痛，甚者强硬弯曲，遇寒加重；舌质淡，苔薄白，脉沉弦，或细弱。

[分析] 此证乃素体亏虚，肾阳不足累及督脉所致；肾阳不足，寒邪易乘虚而入，致督脉气血凝滞，经脉痹阻，故脊督冷痛，畏寒肢冷；寒主收引，气血凝滞不通，不通则通，故背冷恶寒，晨起僵痛，遇寒加重；脊痹日久，可见脊督强硬弯曲。

[治法] 补肾强督，温阳散寒。

[基础方] 独活寄生汤加减。

4. 瘀血痹阻证 症见脊部刺痛，痛有定处；痛时不能转侧，痛处拒按，时轻时重；舌质暗有瘀斑，苔薄，脉沉涩，或沉弦。

[分析] 外伤劳损，或外邪久滞，督脉阻滞，气血运行不畅致瘀血痹阻，故脊部刺痛，痛有定处；血瘀不散，实邪聚集，故痛时不能转侧，痛处拒按；血瘀气滞，连及督脉，若气滞通畅则脊痛减轻，故时轻时重。

[治法] 活血化瘀，通络止痛。

[基础方] 身痛逐瘀汤加减。

八、骶痹

骶痹是以骶部疼痛、酸沉为主要表现的痹病。多因肝肾亏虚，外邪侵袭，气血不通，筋脉失荣所致。有些骶痹可连及腰、臀腿。

[病因病机]　本病的发生与感受外邪、劳损外伤、先天不足及妊娠分娩相关。基本病机为骶部经络痹阻，筋骨失养。病性有虚有实，虚以肾虚为主，实为痰湿、湿热、血瘀。

[辨证施治]　本病治疗要分清虚实，辨证论治，虚者以肝肾亏虚，气血不足居多，当滋补肝肾，益气养血；实者以瘀为见，当行气血以通血脉；寒湿痹阻者，散寒除湿以宣痹；湿热郁滞者，清热利湿以蠲痹。此外，骶痹可有骶部关节错缝，需配合推拿手法予以矫正复位；骶痹亦可伴有骶部经筋痹，应兼顾治疗。

1. 寒湿痹阻证　症见骶部僵硬、冷痛、困重，腰骶部沉重而痛，或臀后、股后僵痛，痛有定处，活动不利，得热痛减，遇寒痛增；舌质淡，苔白腻，脉沉紧。

[分析]　本证多为寒湿之邪侵袭，留而不去，痹阻骶尻部经脉、筋骨而致。寒为阴邪，其性凝滞，主收引，气血为寒邪阻遏，经脉不通则痛，故骶部僵硬、冷痛，或臀后、股后僵痛，活动不利；遇冷则凝滞加重，故遇寒痛增；热能胜寒，使寒凝渐散，气血得以运行，故得热痛减；湿亦为阴邪，重浊黏滞，阻遏气机，故骶部困重，腰骶部沉重，痛有定处。

[治法]　温经散寒，祛湿通络。

[基础方]　乌头汤加减。

2. 湿热瘀滞证　症见骶部灼热刺痛、困重，溲赤，下肢酸软重着，小腹疼痛，带下黄稠，小便频涩；舌质红，苔黄腻，脉滑数。

[分析]　湿热侵袭，阻滞骶部气血、经络、筋骨，故骶部灼热刺痛；湿热下注，则小腹疼痛，带下黄稠，溲赤；湿热流注下肢，故骶部困重，下肢酸软重着。

[治法]　清热利湿，通络止痛。

[基础方]　当归拈痛汤加减。

3. 肝肾不足证　症见骶部隐痛，腰膝酸软，腰骶疼痛，时发时止，遇劳加重，头晕耳鸣，肢体麻木，筋肉𥆧动，或不孕不育；舌质淡红，苔薄，脉弦细。

[分析]　肝肾亏虚，精血不能濡养腰骶筋骨，筋骨不荣，则骶部隐痛，腰膝酸软，时发时止；劳则精血暗耗，筋骨失荣益甚，故疼痛遇劳加重；肾精不足，髓海空虚，神失所养，故头晕耳鸣；肝肾精血不足，肢体筋肉失养，故肢体麻木，筋肉𥆧动；肝肾不足，天癸不充，故不孕不育。

[治法]　滋补肝肾，填精益髓。

[基础方]　鹿角胶丸加减。

4. 气血亏虚证　症见骶部酸痛，头晕目眩，腰软乏力，短气懒言，面色无华，心悸，月经量少；舌质淡，苔薄，脉细无力。

[分析]　产后劳损，气血亏虚，经脉失养，故骶部酸痛，腰软；气虚则乏力，短气懒言；血虚心失所养，则心悸；血虚不能上荣，则头晕目眩，面色无华；血海空虚，冲任血少，故月经量少。

[治法]　益气养血，温通血脉。

[基础方]　圣愈汤合当归四逆汤加减。

5. 瘀血阻络证　症见骶部刺痛，痛有定处，臀后、股后疼痛，痛处拒按，活动不利，动则疼痛加重；舌质暗有瘀点，苔薄白，脉弦涩。

[分析]　骶部外伤劳损，或因妊娠、分娩气血升降失调，瘀血阻滞经脉，故骶部刺痛，臀后、股后疼痛，痛有定处，痛处拒按；局部气血瘀阻，经气不通，故动则疼痛加重，活动不利。

[治法]　活血化瘀，通络止痛。

[基础方]　身痛逐瘀汤加减。

九、腿痹

腿痹是以腿部疼痛、肿胀、酸困麻木，甚则肌萎畸形、不能行走为主要表现的痹病。多因正虚邪侵，或劳损外伤而致瘀血阻络，筋骨失养所致。有些腿痹可连及髋、足。

[病因病机]　本病发生多由外感诸邪客于关节，气血运行不畅，或肝郁气滞，或血脉损伤，瘀血流注于下肢而致；日久必损伤肝肾，耗伤气血，表现为虚证或虚实夹杂之证。基本病机为经络痹阻，筋骨失养。病性有虚有实，或虚实夹杂。实多为寒湿、湿热、痰湿、血瘀；虚为肝肾亏虚；肝郁脾虚为虚实夹杂。

[辨证施治]　治疗首当分清虚实，辨证论治。早期寒湿痹阻、湿热痹阻者，以温经散寒、清热利湿为治法；瘀血阻络治以活血化瘀；后期则以健脾益气，滋养肝肾为主，但活血化瘀贯穿始终。对于

虚中夹邪的腿痹，权衡正邪虚实的轻重，补消兼施。此外，腿痹伴发腿部经筋痹者，应兼顾治疗。

1. 寒湿痹阻证 症见腿部冷痛，沉重，下肢肿痛，屈伸不利，身体沉重，遇寒痛剧；舌质淡，苔白滑，脉弦紧，或弦迟。

［分析］ 坐卧湿地，或冒受雨露，下肢易受寒湿之邪，寒性收引，湿性凝滞，而致经脉阻遏不通，故见腿部疼痛；寒为阴邪，故冷痛、遇寒加剧；湿性重着，流注下肢关节，故下肢关节肿痛，活动屈伸不利，身体沉重。

［治法］ 散寒祛湿，通络止痛。

［基础方］ 下肢痹痛方加减。

2. 湿热痹阻证 症见腿部热痛，沉重，下肢肿痛，屈伸不利，足心发热欲踏凉地，或伴有脚气肿痛，小便短赤；舌质淡，苔黄腻，脉弦滑数。

［分析］ 湿热痹阻，留滞经脉，气血运行不畅，故腿部热痛、肿胀，屈伸不利；湿热下注，故脚气肿痛，足心发热欲踏凉地；湿热之邪流注下焦，故小便短赤。

［治法］ 清热利湿，蠲痹通络。

［基础方］ 当归拈痛汤加减。

3. 肝郁脾虚证 症见腿部窜痛，因情志而发，腿痛且热，情志抑郁，或急躁易怒，脘闷嗳气，纳呆，便溏；舌质淡稍暗，苔白，脉弦，或缓弱。

［分析］ 忧思恼怒或情绪紧张，肝失疏泄，经气郁滞，则气凝血滞于下肢，故腿部窜痛；肝主疏泄，中藏相火，肝郁不能疏泄，相火即不能流于周身，以致郁于经络之间，故腿痛且热；肝气郁结，疏泄功能失常，经脉气血不畅，故情志抑郁，急躁易怒，易因情志而发；肝失条达而横逆犯脾，脾虚失运，故纳呆、便溏；肝气郁结，乘脾犯胃，故脘闷嗳气。

［治法］ 疏肝健脾，理气通络。

［基础方］ 丹栀逍遥散加减。

4. 肝肾亏虚证 症见腿部疼痛，腰膝酸软，腿膝麻木不仁，屈伸不利，头晕目眩，畏寒肢冷，小便频数；舌质淡，苔薄白，脉细弱。

［分析］ 肝肾亏虚，筋骨失养，故腿部疼痛，麻木不仁，屈伸不利；肝肾不足，精血亏虚，清窍失养，故头晕目眩；腰为肾之府，膝为筋之府，肝肾亏虚，故腰膝酸软；肾阳不足，温煦失职，膀胱失约，故畏寒肢冷，小便频数。

［治法］ 滋补肝肾，通络止痛。

［基础方］ 独活寄生汤加减。

5. 瘀血阻滞证 症见腿部刺痛，痛有定处，按之痛甚，昼轻夜重，皮肤失柔，皮色暗紫；舌质紫暗有瘀斑，苔薄，脉沉涩。

［分析］ 本证多由跌仆闪挫，或因外邪留而不去，由经入络，络脉瘀滞而致。瘀血痹阻，故腿部刺痛，痛有定处，按之痛甚；血为阴，夜亦为阴，入夜阴盛，致瘀血更甚，故昼轻夜重；瘀血阻滞，气血不能荣养皮肤，故皮肤失柔，皮色暗紫。

［治法］ 活血化瘀，通络止痛。

［基础方］ 身痛逐瘀汤。

十、髋痹

髋痹是以髋部疼痛、麻木、酸困、屈伸不利，甚则强直等为主要表现的痹病。

［病因病机］ 肝肾不足是其内因，感受风寒湿等邪及劳损外伤是本病的外因。病机关键是经脉痹阻，气血不畅，筋骨失养。病性为本虚标实之证，本虚为气血阴阳之虚，标实为血瘀、痰浊、寒凝、气滞。

［辨证施治］ 本病初起，外邪侵袭，邪实正不虚，治疗以祛邪通络为主；病情发展，瘀血痹阻，治宜活血化瘀，通经活络；病久正气亏虚，损及肝肾，应扶正兼祛邪，辨证论治。此外，髋痹亦可伴发髋部经筋痹，应兼顾治疗。

1. 风寒湿痹证 症见髋部冷痛，遇冷痛剧，屈伸不利，沉重，痛无定处，昼轻夜重，痛处肿胀，酸困乏力；舌质暗淡，苔白腻，脉浮紧，或沉紧。

［分析］ 风寒湿等邪侵袭机体，阻遏气血，痹阻脉络，故出现髋部疼痛、沉重，屈伸不利；风邪善行数变，故痛无定处；寒为阴邪，性凝滞，主收引，伤阳气，遏气血，阻经络，故冷痛，遇冷痛剧；湿性重浊，使气机滞留不畅，故酸困乏力，痛处肿胀。

［治法］ 祛风散寒，利湿通络。

［基础方］ 蠲痹汤加减。

2. 痰湿痹阻证 症见髋部沉重疼痛，痛处不移，关节漫肿，屈伸不利，患处肤色不泽，按之稍硬，肌肤麻木，关节僵硬，疲乏气短，饮食减少；舌质淡，苔厚腻，脉滑，或濡缓。

［分析］ 饮食不节，过食膏粱厚味，损伤脾胃，水湿内停，聚湿为痰，痰邪有形，其性重着黏滞，痹阻经脉，故出现髋部沉重疼痛，痛处不移，

按之稍硬；脾气虚弱，运化失司，故疲乏气短，饮食减少；经络痹阻，气血运行不畅，故见肤色不泽，肌肤麻木；经筋失养，故见关节僵硬屈伸不利；湿滞关节，故见关节漫肿。

[治法] 燥湿化痰，健脾通络。

[基础方] 导痰汤加减。

3. 气血不足证 症见髋部疼痛，喜按喜揉，筋脉拘急，屈伸不利，肌肉萎缩，头晕目眩，神疲乏力，心悸气短，面色萎黄；舌质淡，苔薄白，脉细弱无力。

[分析] 气血不足，筋脉关节失养，故见髋部疼痛，喜按喜揉，筋脉拘急，屈伸不利，肌肉萎缩；血虚不能上荣头面，故见头晕目眩，神疲乏力，面色萎黄；心失血养，故见心悸气短。

[治法] 益气养血，活血通络。

[基础方] 八珍汤加减。

4. 肝肾亏虚证 症见髋部隐痛，绵绵不休，关节强硬，腰膝酸软，下肢麻木不仁，不能久站，眩晕耳鸣，咽干舌燥，遗精或遗尿，或妇女月经不调；舌质淡，苔薄，脉细弱。

[分析] 病久迁延不愈，累及肝肾，肝肾亏虚，筋骨失养，则髋部隐痛，绵绵不休，关节强硬，下肢麻木不仁；腰为肾府，肝肾亏虚，则见腰膝酸软，眩晕耳鸣；阴虚津液不能上承，故咽干舌燥；肾失封藏，则遗精或遗尿；肝失疏泄，则妇女月经不调。

[治法] 滋补肝肾，强筋壮骨。

[基础方] 独活寄生汤加减。

5. 气滞血瘀证 症见髋部刺痛，痛有定处，屈伸不利，夜间痛剧，痛处拒按，面色暗黧；舌紫暗有瘀点，苔薄，脉弦，或沉涩。

[分析] 情志不调，气机郁滞，血行不畅，气滞血瘀，或跌仆闪挫，血溢脉外；瘀血阻于髋部，故髋部刺痛，痛处拒按，固定不移；夜为阴，瘀凝气滞加重，故夜间痛剧；瘀血痹阻，则屈伸不利，面色暗黧。

[治法] 理气活血，化瘀活络。

[基础方] 身痛逐瘀汤加减。

十一、膝痹

膝痹是以膝部疼痛，或伴有沉重、酸软、肿胀、骨鸣、屈伸不利等为主要表现的痹病。

[病因病机] 本病多由人体肝肾不足，体虚久病，感受外邪，劳损外伤，劳逸不当等原因所致。基本病机为外邪痹阻，瘀血阻滞，筋骨失养。病性有虚有实，虚以肝肾不足、气血亏虚为主，实以外邪侵袭、瘀血阻滞为主。

[辨证施治] 需辨虚实、病邪；病初邪盛证实者当祛邪活血通络为主；久病邪少正虚者当滋补肝肾，益气养血，蠲痹通络。由于本病病位在膝，故治疗时应注意加用补肝肾、壮筋骨的药物。此外，膝痹伴发膝部经筋痹，应兼顾治疗。

1. 寒湿痹阻证 症见膝部冷痛、重着，屈伸不利，甚则难以行走，遇寒痛增，得热则减，或有肿胀，关节活动时有骨鸣；舌质淡，苔白腻，脉沉紧，或弦缓。

[分析] 寒湿阻滞于膝，筋脉不通，故见膝部冷痛；遇寒经脉凝滞加重，故遇寒痛甚，屈伸不利，甚则难以行走；得热则寒凝渐散，气血得以运行，故得热疼痛可减；湿邪重着黏腻，流注于膝，阻滞筋脉，可见关节重着、肿胀；寒湿稽留，损筋蚀骨，故关节活动时有骨鸣。

[治法] 温经散寒，除湿通络。

[基础方] 乌头汤加减。

2. 湿热痹阻证 症见膝部肿大疼痛、重着，局部热感，关节活动时或有骨鸣，屈伸不利，甚则步履艰难，发热，纳呆食少，口渴不欲饮；舌质红，苔黄腻，脉滑数，或濡数。

[分析] 湿热交阻于膝部经络、关节，故见膝部肿大，重着，局部热感；气血阻滞不通，故关节疼痛，屈伸不利，甚则步履艰难；湿热稽留，损筋蚀骨，故骨鸣；湿热蕴蒸于内不得发，可见发热；湿热困脾，脾失健运，故见纳呆食少；津液不能上承，又有湿邪于里，故见口渴不欲饮。

[治法] 清热利湿，通络止痛。

[基础方] 萆薢归膝汤。

3. 肝肾亏虚证 症见膝部酸痛，腰膝酸软，膝部屈伸不利，甚则步履艰难，头晕耳鸣；舌质淡，苔薄，脉沉弦无力。

[分析] 久病或体虚之人，损及肝肾，肝肾不足，精血亏耗，膝部筋骨关节脉络失濡，故见膝部疼痛，屈伸不利，甚则步履艰难；肝肾亏虚则可见腰膝酸软；肝肾不足，精血不充，头窍失养，故头晕耳鸣。

[治法] 滋补肝肾，强筋壮骨。

[基础方] 独活寄生汤。

4. 气血亏虚证 症见膝部酸痛无力，面黄少华，神疲乏力，活动后加剧，头晕目眩，心悸，肌肤不泽；舌质淡，苔薄白，脉沉细弱。

［分析］ 久病体虚，气血耗伤，或外邪乘虚而入，留滞于膝，痹阻经脉，筋脉失养，故膝部酸痛无力；气虚则神疲乏力；活动后气虚更甚，故症状加剧；血虚则面黄少华，肌肤不泽；气血两虚，头窍及心失其所养，故头晕目眩，心悸。

［治法］ 补气养血，蠲痹通络。

［基础方］ 八珍汤加减。

5. 瘀血痹阻证 症见膝部刺痛，固定不移，痛处拒按，局部肿胀可有瘀斑，僵硬，骨鸣，面色暗黧；舌质紫暗有瘀点，苔薄，脉沉涩，或弦细。

［分析］ 跌仆外伤，瘀血停滞，痹阻筋骨，故膝部刺痛，固定不移，痛处拒按，僵硬；气血凝滞，故见局部肿胀或有瘀斑，面色暗黧；瘀血停滞于筋骨，骨质受损，可有骨鸣。

［治法］ 活血化瘀，通络止痛。

［基础方］ 身痛逐瘀汤加减。

十二、足痹

足痹是以足部疼痛、肿胀、麻木，甚则活动不利、畸形为主要表现的痹病。多因正虚邪侵，或损伤而致经脉闭阻，筋骨失养所致。其包括足跟痛、足心痛、足趾痛等。故多在脚气门中讨论。现代医学的类风湿关节炎、痛风、红斑肢痛症等，凡以足痛为主要痛苦者，均可参考本病辨证施治。

［病因病机］ 清·罗国纲《罗氏会约医镜·论湿证》曰："以足居下，而多受湿，湿邪成热，湿热相搏，其痛作矣。"本病多因脏腑亏虚，气血不足，足部肌肉、筋骨、关节失养，或邪气内阻，瘀血内停，痰湿下注，致足部气血凝滞，经脉闭阻而致。基本病机是经脉痹阻，筋骨失养。病性有虚有实，或虚实夹杂；实多为寒湿、湿热、痰湿、血瘀；虚为气血不足、肾之阴阳亏虚。

［辨证施治］ 治疗本病首当分清虚实。虚证根据脏腑亏虚的不同分别施以补肾壮骨、养肝补血、补脾益气等法；实证则据邪气之异，分别采用温经散寒、清热除湿、燥湿涤痰、活血化瘀等法；虚实夹杂者，宜扶正兼祛邪。此外，足痹伴发足部经筋痹者，应兼顾治疗。

1. 寒湿痹阻证 症见足部冷痛、肿胀，遇阴雨天及寒冷痛增，得温痛减，疼痛剧烈时会出现跛行，下肢重着，足心酸胀，肌肤冷而色苍白；舌质淡，苔薄白，脉沉细，或弦紧。

［分析］ 寒湿痹阻足部经脉，气血运行不畅，故足部冷痛，疼痛剧烈时会出现跛行；遇阴雨天及寒冷则寒湿之邪益甚，阴寒凝滞，故疼痛加重；得热则气血可暂时流畅，故得温痛减；湿盛则肿，故痛处肿胀；湿性重浊黏滞，湿留肌肉，故见下肢重着，足心酸胀；寒属阴邪，易伤阳气，肌肤失于温煦，故肌肤冷而面色苍白。

［治法］ 温经散寒，除湿通络。

［基础方］ 乌头汤加减。

2. 湿热痹阻证 症见足部红肿热痛，痛势较剧，痛不可触，着地即痛，甚至不能行走，或两足麻木灼热，得凉则舒，口干，小便黄赤；舌质偏红，苔黄，脉滑数，或濡数。

［分析］ 热为阳邪，阳盛则热，湿性重浊黏滞，湿盛则肿，湿热蕴积于足部肌肉关节，气血壅滞不通，故足部红肿热痛；用手触按，或足部踏地，气血亦壅滞，故痛不可触，着地即痛，甚至不能行走；湿热壅滞经脉，筋肉经脉失养，故两足麻木灼热；得凉则热势稍缓，故得凉则舒；热盛伤津则口干，小便黄赤。

［治法］ 清热除湿，通络止痛。

［基础方］ 四妙丸加味。

3. 气血亏虚证 症见足部酸痛，面色无华，神疲乏力，足底皮肤松弛，弹力减弱，足跟踏地似无足垫，犹如跟骨直接踏于地面，或跟腱部肿胀，站立时痛剧，坐卧则痛减或消失，其痛常随体质强弱而增减；舌质淡，苔薄白，脉细弱。

［分析］ 气血亏虚，筋骨失养，故足部酸痛；气血不足，筋肉失养，则筋膜缓弱，瘦削薄弱，故足底皮肤松弛，弹力减弱，足跟踏地似无足垫，犹如跟骨直接踏于地面；站立时足部承受身体重压，坐卧则其重压消失，故站立时痛剧，坐卧时疼痛消失；体质好转，肝脾健旺，则筋膜坚韧，肌肉坚满，足能任身，而体质转弱，肝脾亏虚，筋弛肉削则病情加重，故其痛常随体质强弱而增减；气虚则神倦乏力；血虚则面色无华。

［治法］ 益气养血，通络止痛。

［基础方］ 八珍汤加减。

4. 肾阳亏虚证 症见足部凉痛，畏寒喜暖，腰膝酸软，足跟隐痛，有空虚感，局部发凉，不能久蹲久立，面色㿠白；舌质淡，苔薄白，脉沉细无力。

〔分析〕 肾阳虚衰，机体失于温煦，故足部凉痛，畏寒喜暖，面色㿠白；阴阳互根，无阳则阴无以生，肾阳虚则肾阴不足，致髓减骨虚跟空，故足跟隐痛，足跟有空虚感，不能久蹲久立；腰为肾之府，肾阳亏虚，故腰膝酸软。

〔治法〕 温补肾阳，生髓健骨。

〔基础方〕 金匮肾气丸加减。

5. 肾阴亏虚证 症见足部酸痛，潮热盗汗，或痛引足心，痛处不红不肿，腰膝酸软，不耐久立，头晕耳鸣，口燥咽干；舌质红，苔少，脉细数。

〔分析〕 足少阴肾经斜走足心，别入跟中，肾之阴精亏虚，髓不生则骨不得充养而骨虚，跟骨虚故足部酸痛，痛引足心；腰为肾之府，肝肾亏虚，筋骨不健，故腰酸膝软，不耐久立；肾精亏虚，髓海不足，故头晕耳鸣；肾阴不足，阴虚生内热，故潮热盗汗，口燥咽干。

〔治法〕 滋肾养阴，蠲痹通络。

〔基础方〕 六味地黄丸加减。

6. 痰湿痹阻证 症见足部肿胀、酸痛、麻木，久坐卧起则痛甚，行动则痛缓；舌质暗淡，苔白腻，脉沉弦。

〔分析〕 痰湿痹阻，气血凝滞，肌肤失养，故足部肿胀、酸痛、麻木；动则生阳而血畅，静则生阴而血涩，故久坐卧起则痛甚，行动则痛缓。

〔治法〕 健脾燥湿，化痰通络。

〔基础方〕 导痰汤加味。

7. 瘀血痹阻证 症见足部刺痛，痛有定处；多有跌打损伤史，局部皮肤可见青紫，有时不能用脚踏地，如踩刀锥，疼痛难忍而拒按，扪之可有灼热感，昼轻夜重，肌肤麻木；舌质紫暗有瘀斑，苔薄；脉弦涩。

〔分析〕 瘀血痹阻，气血运行不畅，故足部刺痛，痛有定处，局部皮肤青紫；手按患处，或以足踏地，则局部气血更窒，血运更为不畅，故痛处拒按，不能用脚踏地，如踩刀锥，疼痛难忍；瘀久化热，故用手扪之可有灼热感；夜间阴气盛，阴血凝滞更甚，故疼痛昼轻夜重；瘀血阻络，气血不行，肌肤失养，则足部肌肤麻木。

〔治法〕 活血化瘀，通络止痛。

〔基础方〕 身痛逐瘀汤加减。

附一：周身痹痛

周身痹痛，简称"身痹""身痛"，前人或称"身体痛""一身尽痛""周身疼痛"等，是指以全身肢体关节肌肉筋骨疼痛、重着、麻木、肿胀，屈伸不利等为主要表现的痹病。《金匮要略·痉湿暍病脉证》有"风湿相搏，一身尽痛""身体痛"等记载。本书主要谈属于痹病范畴的身痛。

〔病因病机〕 人体正气不足、卫外不固，外邪侵袭肌表经络，气血运行不畅，则作身痛；或见外伤、久病不愈而发者。参见前病因病机。

〔辨证施治〕 临床要分清外感、内伤。一般说，暴病身痛兼表证者，多为外邪所致；久病身痛，多为内伤正虚，或痰瘀所致。外感所致者以疏散外邪为主；痰瘀痹阻以化痰祛瘀为主；正气亏虚者当以扶正为主。

1. 风寒外束证 症见周身肢体关节肌肉尽痛、麻木不仁、拘急不舒，伴恶寒发热，头痛；舌苔薄白，脉浮紧。

〔分析〕 略。

〔治法〕 疏风散寒，解表通络。

〔基础方〕 葛根汤、麻黄汤、桂枝汤。

2. 风湿著表证 症见一身肢体关节肌肉尽痛，麻木不仁，肢体怠惰，四肢沉困酸软，伴恶寒发热，无汗，脘闷，纳差；苔白腻，脉濡。

〔分析〕 风湿侵袭，闭阻肌肉，气血运行不畅，故见上述各症。

〔治法〕 祛风除湿，通络止痛。

〔基础方〕 羌活胜湿汤。

3. 痰瘀闭阻证 症见周身肢体关节肌肉筋骨刺痛，痛处不移，顽麻，甚则变形，屈伸不利，日久不已，局部色紫暗、肿胀，按之稍硬，有痰核硬结或瘀斑，面色暗黧，眼睑浮肿，或胸闷痰多；舌质紫暗有瘀斑，苔白腻，脉弦涩。

〔分析〕 痹病日久，痰因瘀生，瘀因痰阻，痰瘀互结而成此证。

〔治法〕 活血化瘀，化痰通络。

〔基础方〕 双合散化裁。

4. 气血两虚证 症见周身麻木酸痛，或筋惕肉𥆧，喜按，敲击则舒，面色㿠白或萎黄，神倦乏力，心悸，头晕目眩，或女子经血色淡而稀；舌淡红，苔白，脉虚弱无力。

〔分析〕 大病之后，或产后，久痹不已，气血大亏，正虚邪恋，肌肉筋脉失养，故身酸痛不已，或筋惕肉𥆧；按压、敲击则借力鼓舞气血，故喜按，敲击则舒；余为全身气血虚之征。

[治法] 调补气血。

[基础方] 黄芪桂枝五物汤、当归生姜羊肉汤、十全大补汤。

附二：面部痹痛

面部痹痛，也称"面部疼痛"，简称"面部痹"，是指部分或整个颜面部关节及其他组织长期疼痛、肿胀，或张口困难为主要症状的一种痹病。临床上以颞颌关节疼痛最为常见。

[病因病机] 面部乃一身阳经所会，足三阳经筋结合于�（面颧部），手三阳经筋则会于角（侧头部）；若素体脾虚，痰湿内盛，复受风热或风寒侵袭，风邪挟痰闭阻经络，脉络不通，"不通则痛"；风为阳邪，善行而数变，风邪挟痰，忽聚忽散，因而疼痛乍作乍间；或忧思恚怒伤肝，木失条达，郁而化火，肝火上犯，而致面部疼痛；或久病不愈，气血亏损，病邪入血入络，脉络瘀滞而致本病。

[辨证施治]

1. 风热挟痰证 多呈发作性、烧灼性或刀割样疼痛而难忍，有时鼻旁或唇旁有引痛点，偶有触犯，则突然疼痛发作，颜面之中下部疼痛者较多，亦可为半面上下皆痛，左右均疼痛者少见，痛时面红、出汗，遇热加重，得凉稍舒，伴发热、口干、溲赤，舌质红、苔黄燥，脉弦数；或兼见头晕胸闷，肢麻，舌红，苔黄腻，脉滑数。

[治法] 疏风散热，涤痰活络。

[基础方] 银翘散加减。

2. 风寒挟痰证 亦多为发作性、抽掣样疼痛，剧烈难忍，痛时面色苍白，遇冷加重，得温则减，舌质淡，苔薄白，脉紧；或兼见面虚浮，首如裹，舌淡胖，苔白厚腻，脉濡滑。

[治法] 疏风散寒，涤痰通络。

[基础方] 羌活胜湿汤加减。

3. 肝郁化火证 面部灼热疼痛，多因情志抑郁或忧思恚怒而突发，遇热加重，口苦咽干，心烦易怒，胸闷胁满，常有叹息，手足心热，夜寐不安，尿黄赤，便燥结，舌质红，苔黄燥，脉弦数。

[治法] 清肝泻火，通经活络。

[基础方] 龙胆泻肝汤加减。

4. 气虚血瘀证 面痛日久，疼痛持续时间长，发作性特点减弱，且痛如锥刺而难忍，痛着不移，面色晦滞；甚则肌肤甲错，有时疼痛伴随抽搐，畏风自汗，少气懒言，语声低微，舌淡白或有瘀血斑点，脉沉细而弱。

[治法] 补气活血，化瘀通络。

[基础方] 补阳还五汤加减。

第四节 经筋痹证治

经筋痹即十二经筋痹，是因劳逸不当、外邪侵袭，经筋痹阻、筋脉失养而致，以十二经筋所属的某处筋骨、肌肉、关节等发生疼痛、活动不利为主要表现的痹病。

[病因病机] 本病发生内因常与劳逸不当、体虚久病等因素密切相关；外因以风寒湿等邪侵袭为主；此外，跌打损伤、饮食内伤、情志失调等亦常为致病因素。经筋痹阻，筋肉失养为其基本病机。本病初起实证居多，以外邪痹阻，痰瘀阻遏等为主；痹阻日久，多成虚实夹杂之证，局部多属实，虚为脏腑气血亏虚。

[辨证施治] 明确病位所在，对本病的诊断和治疗尤为重要，应遵循"以痛为输"的原则，需要强调的是，此"痛"即指病位。治疗以解结消散，理筋活络为基本原则。寒盛者宜散寒祛湿通络，热盛宜清热利湿通络。实证当活血祛瘀（痰）通络，虚证当益气养血柔筋，虚实夹杂当益气养血、活血通络，达到气血调和，通痹止痛的目的。本病内科治疗效果不佳，多采用如针灸、推拿、熏洗、热熨等综合治疗方法，可收良效。临床当灵活辨证、立法、用药，选用不同治疗方法。

1. 寒湿痹阻证 颈、肩、背、腰或四肢等十二经筋循行处疼痛拘急，转筋，挛缩不得屈伸，局部或有压痛，可扪及结节或条索状物；得温则舒，遇冷加重，或见关节肌肉刺痛，固定不移；舌质暗红，苔白腻，脉弦或弦滑。

[分析] 外感寒湿之邪，侵袭皮肉筋骨，伤于循行体表的经筋，寒湿滞留，痹阻气血，致使筋脉气血失和，痹阻不通，不通则痛，故见所侵经筋循行之处的肌肉关节疼痛，转筋；因寒性凝滞，寒主收引，寒邪致病可致气机收敛，经络筋脉收缩而挛急，故见经筋循行处疼痛拘急、挛缩不得屈伸；遇冷则凝滞加重，遇热则寒凝渐散，气血得以运行，故得温则舒，遇冷加重；寒湿之邪郁遏气机，阻滞经筋日久而成瘀，气血瘀阻经筋，肌筋结聚不伸，则见局部压痛，可扪及结节或条索状物，瘀血可致刺痛，痛处固定不移。

［治法］　温经散寒，活血通络。

［基础方］　拈痛散加减外用。

2. 湿热痹阻证　颈、肩、背、腰或四肢等十二经筋循行处疼痛肿胀，转筋，屈伸不利，局部热感，压之痛剧；肢体顽麻或重着，纳呆，大便黏滞不爽；舌质红，苔白腻或黄腻，脉弦滑。

［分析］　外感湿热，浸淫经筋，湿热痹阻，导致筋脉伸缩失常，或饮食不当，素食辛辣厚味，脾失健运，痰浊内生，蕴湿积热，浸淫经筋，可致经筋痹阻，不通则痛，故见受伤经筋循行处疼痛，转筋；湿热痹阻关节等处，则见肿胀，屈伸不利；湿性重浊，侵袭机体可见肢体顽麻；湿热搏结于肌肉关节，故局部热感，压之痛剧；湿邪易困脾胃，中焦气机升降不利，可见纳呆，大便黏滞不爽。

［治法］　清热利湿，通络荣筋。

［基础方］　舒筋活血洗药方合荣筋活络洗药方。

第五节　三因三候痹证治

一、正虚痹

正虚痹也称虚痹、痹病虚证，是以正气虚弱为主，肢体关节、筋脉失于荣养所导致的痹病。多见于痹病中晚期，或体质虚弱者。

［病因病机］　禀赋不足、久患大病、产后等正气虚弱，导致肢体关节筋骨肌肉失于荣养，经络闭阻不通所致。病机特点是虚、邪、瘀三者以正虚为主，邪、瘀兼存；基本病机是正气亏虚，关节筋骨失养，经脉气血痹阻，不通不荣共见。

［辨证施治］　首辨气血、阴阳、脏腑之虚，然后针对病症，或补气血，或调阴阳，或治脏腑，进行治疗。本病扶正治疗，应重视调补脾肾。

1. 气血两虚证　症见肌肉关节酸痛无力，时轻时重，活动后加剧，或见筋惕肉瞤，肢体麻木，或关节变形，肌肉萎缩；面色少华，心悸气短，乏力，自汗，食少便溏，舌淡苔薄白或少苔，脉沉细弱。

［分析］　此证多由素体气血不足，或大失血、产后病后，痹病日久不愈转化而成；由于气血亏少，正虚邪恋，筋骨肌肉失养，故关节酸痛，肢体麻木，筋惕肉瞤，动则加重，痹病久者，痰瘀凝结局部，致关节变形；余为气血亏虚，机体失养之象。

［治法］　补益气血，活络祛邪，久痹兼剔痰化瘀。

［基础方］　黄芪桂枝五物汤、三痹汤。

2. 气阴两虚证　症见骨节疼痛、肿胀，局部微热，僵硬或变形，筋肉挛缩，不能屈伸；肌肉酸楚，皮肤不仁，或呈板样无泽，或见皮肤结节、瘀斑，形体消瘦，面㿠浮红，心悸，气短，自汗，倦怠乏力；或见低热，眼鼻干燥，口干不欲饮；舌质红；或有裂纹，苔少或无苔，脉细数无力。

［分析］　痹病迁延不愈，或用药过于辛燥，致气阴两虚，正虚邪恋，深入筋骨，则见疼痛肿胀，关节变形，筋骨失濡而僵硬，甚则筋缩，屈伸不利；心悸、气短、自汗，形体消瘦、倦怠乏力、麻木等为气虚之象；低热，鼻燥，眼涩口干，舌红等为阴虚之象。不同患者，主症可有差别。

［治法］　益气养阴，活血通络。

［基础方］　生脉散合白虎加桂枝汤。

3. 阳虚证　症见痹病日久不愈，骨节冷痛，肿胀，关节僵硬，筋肉萎缩，面色淡白无华，形寒肢冷，弯腰驼背，腰膝、足跟酸软，尿频便溏或五更泄，舌苔白，脉沉弱。

［分析］　痹久阳气不足，则骨节冷痛、肿胀，关节僵硬，筋肉萎缩；面色淡白无华等为全身阳气不足；弯腰驼背，腰膝、足跟酸软，尿频等为肾阳亏虚之象。不同患者，主症可有差别。

［治法］　温补阳气，祛邪通络。

［基础方］　附子汤、消阴来复汤。

4. 阴虚证　症见痹病日久不已，骨节疼痛，筋脉拘急牵引，动则加剧，形瘦无力，烦躁，盗汗，头晕耳鸣，面赤升火，或午后潮热，腰膝足跟酸软无力，关节或红肿灼热，或变形不可屈伸，日轻夜重，心烦口干，纳少，舌红少苔，脉细数。

［分析］　久痹阴虚，肝肾不足，或长期过用温燥，损伤肝肾之阴，致筋骨失于濡养则筋脉拘急，骨节疼痛，动则尤甚；阴亏阳亢，故见头晕耳鸣，潮热盗汗，口干心烦；肝肾精血亏虚，则腰膝足跟酸软无力。不同患者，主症可有差别。

［治法］　滋补肝肾，强筋壮骨。

［基础方］　大造丸、左归丸、虎潜丸。

5. 阴阳两虚证　症见痹病日久不愈，骨节冷痛，关节僵硬，肿大变形，皮肤麻木不仁，筋脉拘急，肌肉瘦削，形寒怕冷，腰膝酸软，头晕耳鸣，口干舌燥，潮热盗汗，手足心热，食少，便溏，舌嫩红少苔而有齿痕，脉沉细无力。

［分析］　痹病日久，正虚邪恋，阴阳两虚，邪

恋关节，深伏筋骨，痹阻经脉，阳气衰微，故见骨节冷痛，或肿大变形；正气亏虚，阴阳不足，筋脉肌肉失养，而致身体尪羸，皮肤麻木不仁；腰膝酸软，头晕耳鸣，手足心热，潮热盗汗，口干舌燥等为肝肾阴虚；形寒怕冷，食少便溏，乏力等为脾肾阳虚；本证为肝脾肾三脏阴阳双虚。不同患者，又可出现不同的主症。

〔治法〕　阴阳双补、通利关节。

〔基础方〕　循络丸、龟鹿滋肾丸。

二、邪实痹

邪实痹也称实痹、痹病实证，是以病邪闭阻为主，肢体关节、经脉气血不通所导致的痹病。多见于痹病早中期，或体质壮实、正气未虚者。

〔病因病机〕　风寒湿热等外邪多"杂至"，"合而为痹"。所谓"杂至"，即或先或后地侵犯人体，或多种邪气杂合，侵入体内，或内生五邪，导致气血经络不通而致痹。临床多见风寒湿、风湿热等邪相兼致病。基本病机是经脉气血不通；病机特点是虚、邪、瘀三者以邪实突出，虚、瘀兼存。

〔辨证施治〕　根据不同的病邪，选用相应的治法。或祛风，或散寒，或利湿，或清热等；多两者或三者合用。还必须结合病邪的部位深浅、病程的久暂及兼证的关系情况具体对待，并重视综合治疗。

1. 风寒湿痹阻证　症见肢体关节肌肉游走性冷痛、重着、肿胀，屈伸不利，遇寒及气候剧变则疼痛加剧，得温则减，恶风畏寒肢冷、便溏；舌质淡或暗淡，苔薄白或白腻；脉浮紧、沉紧、弦缓。

〔分析〕　本证多为风寒湿邪侵袭，或素体阳虚，感受外邪而寒化所致。风性善行，走窜不定，风邪为病，故见肢体关节肌肉游走性疼痛；寒邪凝滞，阻遏气血，经络不通，寒邪为病故见肢体关节局部冷痛，遇寒及气候剧变则疼痛加剧，得温则减，恶风畏寒；湿性重浊，阻滞气机，湿邪为病，故见肢体关节重着、肿胀，屈伸不利；寒湿均为阴邪，易伤阳气，阳虚故见畏寒肢冷、便溏。

〔治法〕　祛风胜湿，温阳散寒。

〔基础方〕　通痹汤加减。

2. 风湿热痹阻证　症见肢体关节肌肉游走性疼痛、重着、肿胀，局部热感，痛不可触，遇热痛甚，得凉稍舒，烦闷不安，身热，或恶风发热，汗出，口干苦，虚烦不寐，或手足心微发热，小便

黄；舌质红，苔黄腻；脉濡数，或浮数，或细数。

〔分析〕　本证多为风湿热之邪侵袭，或素体阴虚，阳气偏盛，内有蕴热，感受外邪而化热，或风寒湿痹日久，蕴化为热所致。风性善行，走窜不定，风邪为病，故见肢体关节肌肉游走性疼痛；热为阳邪，热邪为病，故见肢体关节肌肉局部热感，遇热痛甚，得凉稍舒，身热，烦而不安，小便黄、舌红；湿为阴邪，湿热交阻，故见肢体关节肌肉重着、肿胀、热感；风湿热邪入侵，营卫失和，而见恶风发热、汗出等表证；热盛伤阴，阴虚故见口干苦，虚烦不寐，手足心微发热。

〔治法〕　祛风除湿，清热养阴。

〔基础方〕　清痹汤加减。

3. 寒热错杂，兼有痰瘀证　症见肢体关节红肿热痛，全身畏寒；或关节冷痛，全身发热；全身畏风恶寒、形寒肢冷；或全身低热、或身热不扬，局部怕冷畏寒，得暖则舒；或肢体关节肿痛，怕冷亦怕热，甚则僵硬强直变形，屈伸不利，筋脉拘急，口干不欲饮，或喜热饮，肌肤瘀斑结节；舌质淡或红，或淡紫，或有瘀点，苔薄白或黄，或黄白相兼；脉弦数或弦紧，或滑数，或紧数涩。

〔分析〕　本证可由风寒湿邪痹阻，郁而化热，或素体阳虚，风湿热邪入侵，或素体阴虚，复感寒邪而致。风寒湿邪化热，或风湿热邪入侵，故见肢体关节红肿热痛；而寒邪化热未尽，阴寒之征仍在，或阳虚之体，故见全身畏寒、形寒肢冷；若素体阴虚，复感寒邪，则见关节局部冷痛，怕冷畏寒，得暖则舒，而全身发热，或低热，或身热不扬；寒热并存，气机紊乱，血气凝滞，津液不布，湿聚为痰，血滞为瘀，痰瘀与寒热互结，不通尤甚，故见肢体关节肿痛，怕冷亦怕热，肌肤瘀斑结节，口干不欲饮，或喜热饮；痰瘀与寒热之邪深入骨骱，故见肢体关节僵硬强直变形，筋脉拘急，屈伸不利。

〔治法〕　清热散寒，通经活络。

〔基础方〕　桂枝芍药知母汤、顽痹尪羸饮加减。

三、瘀血痹

瘀血痹也称蓄血痹、痹病瘀血证，是以瘀血闭阻为主，导致肢体关节以刺痛、肌肤甲错、瘀斑等，甚则关节畸形为主要表现的痹病。症见肢体关节肌肉针刺、刀割样痛，部位固定不移，痛处拒按，昼轻夜重；局部肿胀或硬结、瘀斑；面色暗

鳌，肌肤甲错，口干不欲饮，舌紫暗或有瘀斑，脉沉涩。

[病因病机]　暴力外伤，皮肉筋骨经络受损，血溢脉外，停蓄为瘀；局部瘀阻，营卫不和，复触凉感寒，邪瘀互结；或痹病迁延不愈，脉络闭阻，病久入络，瘀血内生；瘀血内阻，经络不通，肢体失荣，故见上述各症。

[治法]　活血化瘀，通络蠲痹。

[基础方]　身痛逐瘀汤、活络效灵丹。

[常见兼挟证]

1. **瘀热痹阻证**　多为外伤瘀血，郁而化热，或热邪致瘀而成。临床见"瘀血痹"证候特点加肢节红肿疼痛，近冷痛减，趋热痛增，口干汗出，便秘，心烦，小便黄，脉细涩数或弦涩数。治宜清热活血，化瘀通络。方选神犀丹加红花、桃仁等。

2. **寒凝血瘀证**　多为外伤瘀血未散，遇寒着冷；或久痹不已，寒凝血瘀。临床见瘀血痹证候特征加局部冰冷，得暖稍舒，皮色淡暗，四肢欠温，畏寒或面色无华，体倦；舌紫暗有津，苔白，脉沉弦或细涩。治宜温经散寒，活血化瘀。方选身痛逐瘀汤加附子、桂枝等。

3. **痰瘀互结证**　痹病日久，瘀因痰阻，痰因瘀生，痰瘀互结而成此证。临床见痹病日久不已，肌肉关节刺痛，痛处不移，甚则变形，屈伸不利；局部色紫暗、肿胀，按之稍硬，有痰核硬结或瘀斑；肢体顽麻，面色暗鳌，眼睑浮肿，或胸闷痰多；舌质紫暗有瘀斑，苔白腻，脉弦涩。治宜活血化瘀，化痰通络。方选双合散化裁。

4. **气虚血瘀证**　多由久痹不愈，正气虚弱而成；临床见瘀血痹证候特征加气虚症状（乏力、气短、自汗、神疲等）；舌质暗淡有瘀斑，脉沉涩或沉细无力。治宜益气活血通络。方选补阳还五汤、圣愈汤化裁。

5. **阴（血）虚血瘀证**　多为久痹不愈，或过服辛燥药物，或素体阴血不足，虚瘀互结所致；临床见瘀血痹特征加阴血虚见症（潮热、盗汗、形瘦、五心烦热、皮肤干燥等）；舌暗红苔少，脉弦细。治宜滋阴养血，化瘀通络。方选滋阴清热通络汤、玉女煎化裁。

附：痰浊痹

痰浊痹又称痰痹、痹病痰浊证，是以痰浊闭阻为主，导致肢体关节以漫肿、顽麻、肌肤痰核、结节等，甚则关节畸形为主要表现的痹病。症见肢体关节肿胀，甚则关节上下肌肤漫肿，肢体顽麻疼痛，或有痰核硬结；伴头晕目眩，胸脘满闷，纳呆，泛吐痰涎等。

[病因病机]　素体有痰，或外邪内扰，或脾运失司，水湿停聚，凝结为痰；痰随气血滞于关节肌肉而发痹病，余症均为痰浊内盛之象。

[治法]　化痰行气，通络蠲痹。

[基础方]　导痰汤、阳和汤、苓桂术甘汤。

[常见兼挟证]

1. **痰饮流溢证**　症见四肢沉重或关节肌肉重痛，甚则肢体微肿，无汗，恶寒，苔白滑脉弦紧；理同《灵枢·周痹》"风寒湿气，客于外分肉之间，迫切而为沫，沫得寒则聚，聚则排分肉而分裂也，分裂则痛"。治宜解表化饮，方选小青龙汤化裁。

2. **寒痰凝结证**　可因痹久阴盛阳虚而成。临床为足膝酸软，腰背强痛，肢节冷肿，甚则变形，面色㿠白，舌淡苔白腻，脉沉滑。治宜温阳化痰，通络。方选阳和汤化裁。

3. **痰热互结证**　素体阳盛或痰盛之人，外感热邪或风寒湿邪化热，或过用辛热药物，致津缩为痰，痰热交阻，流注肢体关节肌肉而致。临床见四肢红肿焮痛，甚则关节变形，皮下或有硬结，伴发热，舌红苔黄腻，脉滑数等。治宜清热化痰，通络止痛。方选温胆汤化裁。

4. **气虚痰阻证**　气虚津液失布，湿聚为痰，或久痹痰凝，正气已虚而成。临床见肌肉关节酸楚疼痛，痛处不移，身重乏力，关节肿胀，甚或变形，屈伸不利，肌肉麻木挛急，面色无华，肌肤无泽欠温，甚或浮肿；伴精神倦怠，纳呆腹胀，自汗，便溏，舌体胖嫩色淡，苔白，脉滑或沉细无力。治宜补气化湿，祛痰通络。方选补气运脾汤化裁。

5. **痰瘀痹阻证**　见瘀血痹"痰瘀互结证"。

第六节　特殊痹证治

一、周痹

周痹是指风寒湿等邪客于肢体某部的经脉，使真气不能周行，而导致的痹病。

[病因病机]　感受风寒湿等外邪，邪气充斥，或正气亏虚而致痰瘀痹阻，使真气不能周行全身，而致痹。《灵枢·周痹》曰："风寒湿气，客于外分

肉之间……真气不能周，故命曰周痹。"

[治法] 蠲痹通络。

[基础方] 蠲痹汤。

二、血痹

血痹是因气血不足，感受风邪，血行不畅，肌肤失养所引起的以肢体肌肤麻木不仁，甚则伴有轻度疼痛为主要表现的痹病。

[病因病机] 本病多为气血虚弱、营卫不和、阳气不足等正气亏虚，风寒等外邪侵袭肢体肌肤关节，而致痹；此外，内生痰瘀之邪亦可致本病。基本病机为气血不足，运行不畅，肢体肌肤失于濡养。本病为本虚标实之证，本虚以气血亏虚为主；标实以风邪、寒凝、痰瘀为主。

[辨证施治] 辨证应分清标本，辨营卫气血阴阳。祛邪以祛风散寒、化痰祛湿、活血行滞等以治其标；扶正以补益气血、温阳补气、健脾益胃等以固其本。治疗中要注重顾护中气，以固后天。

1.气血虚弱证 症见肢体肌肤麻木不仁，面色无华，头晕乏力；心悸气短，精神萎靡；舌质淡红，苔薄白，脉细弱。

[分析] 素体虚弱，气血不足，无以濡养肢体肌肤，故见肢体肌肤麻木不仁；气虚故见精神萎靡，气短乏力；血虚可见面色无华，头晕心悸。

[治法] 益气补血，活血通络。

[基础方] 八珍汤加减。

2.营卫不和证 症见肌肤麻木不仁，汗出恶风；周身酸楚，头痛、项背不舒；舌质淡红，苔薄白，脉浮缓。

[分析] 营卫不和，卫外不固，腠理疏松，风邪乘虚而入，着于肌表而见肌肤麻木不仁，恶风，周身酸楚；营阴失固而汗出；风邪循太阳经上犯故见头痛，项背不舒。

[治法] 调和营卫，疏风通络。

[基础方] 桂枝汤加减。

3.阳虚阴涩证 症见肢体肌肤麻木不仁，畏寒喜暖；肢体肌肤有酸痛感，乏力；舌质淡或暗，苔薄白，脉涩。

[分析] 阳气不足，无力鼓动血行，阴血亦亏，运行滞涩，而致肢体肌肤麻木不仁，甚则有酸痛感；阳气亏虚，温煦失职，则畏寒喜暖，乏力。

[治法] 通阳益气，养血通络。

[基础方] 黄芪桂枝五物汤加减。

4.血虚寒凝证 症见肢体肌肤麻木、疼痛；肤色苍白、发绀，形寒肢冷，痛处遇寒加剧，得温则减；舌质暗有瘀斑，苔薄白，脉沉细而紧。

[分析] 血虚肌肤经脉失养，故见肢体肌肤麻木、疼痛；寒邪凝滞，脉络不通，故疼痛遇寒加剧，得温则减；血虚寒凝则现肤色苍白、发绀，形寒肢冷；气血凝滞故见舌暗有瘀斑，血虚则脉道不充故脉象沉细，寒邪凝滞疼痛，则见紧脉。

[治法] 养血通脉，温经散寒。

[基础方] 当归四逆汤加减。

5.血虚痰瘀证 症见肢体肌肤麻木不仁、刺痛，头身困重；头晕目眩，面色少华，唇甲色淡，胸闷，心悸气短，时吐痰涎；舌质淡、体胖大，有瘀斑或瘀点，苔白厚腻，脉弦滑，或沉细。

[分析] 素体虚弱，脾胃失健，运化失职，则易聚湿生痰，气血不足，血行迟缓，久而留滞成瘀，痰瘀阻络，失于气血濡养，故见肢体肌肤麻木不仁、刺痛；痰湿阻滞，胸阳不振，则见胸闷，时吐痰涎，头身困重；气虚则见气短；血虚则见面色少华，唇甲色淡，心悸。

[治法] 养血祛瘀，化痰通络。

[基础方] 双合汤加减。

三、历节风

历节风，是指四肢关节相继出现疼痛、肿胀、活动不利，甚则僵硬变形等为主要表现的痹病。

[病因病机] 历节风的发病有内外因素。先天禀赋不足、后天失养、因病致虚等，皆能引起人体正气的不足，而使外邪侵入；如脾虚易感湿、阳虚易感寒、阴虚易感热、血虚易感风，正虚受邪，内外相合，历节因之而作；也有少部分病人未感受外邪而发病，可因痰浊、瘀血，或内生之邪，留滞关节，停于经脉，闭阻气血，而发历节。基本病机为经络气血不通，筋脉关节不荣。病性有虚证、实证。虚多以气血阴阳不足、肝脾肾虚为主，邪实以风、寒、湿、热（毒）、痰浊、瘀血为主，临床上多虚实相兼。

[辨证施治] 历节风要根据辨证的虚实、寒热及病邪的偏盛，或扶正或祛邪，或攻补兼施进行治疗。实证以祛风、散寒、利湿、清热、通络等祛邪为主，兼以扶正；虚证以补肝肾、健脾胃、益气血、调阴阳为主，兼以祛邪；虚实夹杂者攻补兼施。但通络贯穿于本病治疗的始终。

1. 风寒湿阻证 症见四肢关节冷痛、重着、肿胀，痛处不定，屈伸不利，阴天、遇寒及夜间加重，得热则舒，恶风畏寒；舌质淡，苔白或白腻，脉浮紧，或弦紧。

［分析］ 本证多为风寒湿等外邪侵袭所致。风性善行，走窜不定，寒为阴邪，易伤阳气，湿邪重着，阻遏气机；风寒湿邪互结，阻遏气血，经络不通，故见四肢关节冷痛、重着、肿胀，痛处不定，屈伸不利，恶风畏寒；寒湿为阴邪，故阴天、遇寒及夜间阴邪较盛时加重，得热则舒。

［治法］ 祛风散寒，除湿通络。

［基础方］ 蠲痹汤加减。

2. 湿热阻络证 症见四肢关节红肿热痛、重着；肢体困重，身热不扬，口渴不欲饮，步履艰难，烦闷不安；舌质红，苔黄腻，脉濡数，或滑数。

［分析］ 本证多为湿热之邪侵袭，或素体阳气偏盛，内有蕴热，复感外邪；或风寒湿邪阻络经久不愈，蕴而化热，或过用温燥之品所致。热为阳邪，阳盛则热，湿为阴邪，重着黏滞，湿盛则肿，湿热交阻，故见四肢关节红肿热痛、重着，肢体困重，步履艰难；湿热蕴蒸，故见身热不扬，口渴不欲饮、烦闷不安。

［治法］ 清热化湿，宣痹通络。

［基础方］ 历节清饮。

3. 热毒阻络证 症见四肢关节赤肿焮热，疼痛剧烈，屈伸不利，得凉则舒，壮热烦渴；甚则神昏谵语，肌肤红紫，斑疹、结节，面赤咽痛，溲赤便秘；舌质红或红绛，苔黄厚，脉洪数，或弦数。

［分析］ 本证多因素体阳盛，或阴虚有热，感受风寒湿热之邪，留滞经络，又郁而化热，热盛化火，火极为毒，或受热毒所致。热毒炽盛，血脉壅滞，痹阻不通，故见四肢关节赤肿焮热，疼痛剧烈；热灼筋脉，故关节屈伸不利，得凉则舒；热毒入营耗血，故见壮热烦渴，甚则神昏谵语，肌肤红紫、斑疹、结节。

［治法］ 清热解毒，凉血宣痹。

［基础方］ 犀角汤加味。

4. 气血两虚证 症见四肢关节酸痛无力，面色无华；心悸气短，头晕目眩，自汗，肢体麻木，活动后加剧，爪甲淡白，甚则关节变形，肌肉萎缩，筋惕肉瞤；舌质淡，苔薄，脉沉细弱。

［分析］ 本证多因素体气血不足，腠理空虚，风寒湿热等邪乘虚而入，流注四肢关节；或痹病日久，气血衰少，正虚邪恋所致。气血亏虚，筋骨关节失养，故见四肢关节酸痛，甚则变形，肌肉萎缩，筋惕肉瞤；气虚则见气短、无力、自汗；血虚则见面色无华，心悸、头晕目眩，爪甲淡白，肢体麻木，活动后加剧。

［治法］ 补益气血，宣痹通络。

［基础方］ 黄芪桂枝青藤汤加减。

5. 脾肾阳虚证 症见四肢关节酸痛、凉痛，畏寒喜暖，便溏；关节肿胀，屈伸不利，手足不温，或头发早白或脱落，齿松早脱，或面浮肢肿，小便清长，女子月经不调；舌质淡或胖嫩，苔白滑，脉沉弦无力。

［分析］ 本证多为房劳过度、调摄不当，或痹病日久、阳气不足所致。脾肾阳虚，精血不足，筋骨失于温煦濡养，故见四肢关节酸痛、凉痛、肿胀，屈伸不利；阳气不足，则畏寒喜暖，手足不温；肾主下元，肾阳亏虚，肾精不足，故见头发早白或脱落，齿松早脱，女子月经不调；脾阳虚则见便溏，面浮肢肿，小便清长。

［治法］ 温补脾肾，通络止痛。

［基础方］ 理中丸合右归丸。

6. 肝肾阴虚证 症见四肢关节烦痛，腰膝酸软，潮热盗汗；关节屈伸不利，甚则肿胀变形，肌肉萎缩，筋脉拘急，五心烦热，头晕耳鸣，男子遗精，女子经少；舌质红，少苔或无苔；脉细数，或弦细数。

［分析］ 本证多为素体阴虚，感受外邪，或痹久阴亏所致。肝肾阴虚，精血不足，四肢关节失养，或血虚致使血行不畅，故见四肢关节烦痛，筋脉拘急，屈伸不利，甚则肿胀变形，肌肉萎缩；腰为肾府，肾阴不足，则腰膝酸软，头晕耳鸣，男子遗精，女子经少；阴虚生内热，则见五心烦热，潮热盗汗。

［治法］ 滋补肝肾，养阴通络。

［基础方］ 虎潜丸加减。

7. 痰瘀阻络证 症见四肢关节刺痛、顽麻，固定不移，肌肤有硬结、瘀斑；关节僵硬，甚则变形，屈伸不利，面色暗黧，眼睑浮肿；舌质紫暗或瘀斑，苔白腻，脉弦涩。

［分析］ 痰浊、瘀血皆为有形之邪，留阻于经络关节肌肉，故见四肢关节刺痛、顽麻，固定不移；痰瘀深入骨骱，故见关节僵硬，甚则变形，屈伸不利；痰瘀阻滞，留于肌肤，则见肌肤有硬结、

瘀斑，面色暗黧，眼睑浮肿。

[治法] 活血化瘀，祛痰通络。

[基础方] 身痛逐瘀汤合二陈汤。

四、狐惑

狐惑是因湿热毒邪内蕴，循经上攻下注或闭阻经络，日久脏腑亏虚，引起以口、咽、眼、外阴溃烂等为主要表现的痹病。

[病因病机] 本病多由外感湿热毒邪；或热病后期，余热未尽；或外邪不祛，经络壅阻，血瘀阻滞；或脾虚湿浊之邪内生；或阴虚内热，虚火扰动；或湿热毒邪内蕴，壅滞上下，弥散三焦，阻于经络，浸渍肌肤，搏于气血，结于脏腑而成。病性有虚有实，或虚实夹杂。实以湿热毒结、瘀血痹阻为主；虚以脾肾阳虚、肝肾阴虚多见。

[辨证施治] 早期多湿热毒邪壅滞，以邪实为主，治以清热除湿，泻火解毒；中晚期多见肝肾阴虚、脾肾阳虚或瘀血痹阻等虚证或虚实夹杂之证，治应温肾助阳、滋补肝肾、化瘀通络等法。

1. 湿热毒结证 症见口舌生疮，灼热疼痛，下肢红斑结节、发热；关节热痛，口苦咽干，默默欲眠，汗出，妇女带下黄稠，小便短赤；舌质红或红绛，苔黄或黄厚，或黄腻，脉弦滑数。

[分析] 湿毒侵袭，蕴久化热，阻于经络，结于肌肤，故见口舌生疮，灼热疼痛及下肢红斑结节、发热；热毒扰乱心神，则见默默欲眠；湿热熏蒸胆腑，则见口苦咽干；湿热迫津外泄，则见汗出；湿热流注关节，则见关节热痛；湿热下注，则见妇女带下黄稠，小便短赤。

[治法] 清热除湿，泻火解毒。

[基础方] 甘草泻心汤、赤小豆当归散。

2. 脾肾阳虚证 症见口咽、眼、外阴溃疡久不收口，四肢不温，大便稀溏；食欲不振，下肢水肿，遗精阳痿，月经不调；舌质淡，苔白，脉沉细而弱。

[分析] 素体阳虚，或脾阳损伤，阳虚不能托举生肌，而见口咽、眼、外阴溃疡久不收口；脾虚失其健运，则食欲不振；阳虚温煦失职，则见四肢不温；阳虚气化失司，则见下肢水肿；脾肾阳虚，则见遗精阳痿，月经不调，大便稀溏。

[治法] 温肾助阳，健脾利湿。

[基础方] 附子理中丸加减。

3. 肝肾阴虚证 症见口咽、眼、外阴溃疡反

复发作，时轻时重，腰膝酸软；关节酸痛，低热缠绵，五心烦热，口干咽燥，目赤干涩，视物不清，遗精盗汗，月经不调；舌红少津或裂纹舌、镜面舌，脉细数。

[分析] 素体阴虚，或湿热毒邪日久耗伤阴液，肝肾阴亏，导致口咽、眼、外阴溃疡反复发作；肝肾亏虚，则见关节酸痛，腰膝酸软；阴虚内热，虚火扰动，则低热缠绵，五心烦热，口干咽燥，遗精盗汗；肝血不足，故见目赤干涩，视物不清。

[治法] 滋补肝肾，养阴清热。

[基础方] 六味地黄汤加减。

4. 瘀血痹阻证 症见口咽、眼、外阴溃疡反复发作，关节刺痛；皮肤触及硬结节，疮面色暗，皮肤瘀斑，面色晦暗；舌质暗红或有瘀点，苔薄白，脉细涩或沉涩。

[分析] 邪壅为患，血行瘀阻，瘀血不去，新血不生，则见溃疡反复发作，疮面色暗，皮肤瘀斑；血瘀无以上荣，则见面色晦暗；瘀阻经络关节，则见关节刺痛；瘀阻皮肤，则触及硬结节。

[治法] 活血化瘀，通络止痛。

[基础方] 活络效灵丹加减。

五、尪痹

尪痹是指具有关节变形、肿大、僵硬，不能屈伸，筋缩肉卷，身体羸瘦，骨质受损等表现的痹病。

[病因病机] 尪痹的发生多为正虚邪侵。正虚以肾气亏虚为主，邪侵以寒邪侵袭多见；此外，内生虚热，外感他邪亦可致本病。基本病机为肾虚邪滞，不通不荣。病性为本虚标实，本虚以肾虚为主，病久者可见肝肾两虚；标实以寒邪为主，日久可见痰瘀相兼为患。

[辨证施治] 本病病程日久，时缓时急，渐趋严重，治愈困难。临床必须抓住肾虚寒盛，痰瘀胶结的特点，进行补肾祛寒，剔痰化瘀；若出现标热症状时，可佐以清热，同时注意养肝血，护脾胃。

1. 肾虚寒盛证 症见肢体多关节疼痛，肿大，僵硬，变形，活动不利；腰膝酸痛，形寒肢冷，痛处遇寒痛剧，得温则减，神倦懒动，小便清长；舌淡胖，苔白滑；脉多见尺部弱小、沉细，余脉可见沉弦、沉滑、沉细弦。

[分析] 肾虚寒盛，筋骨失于温煦，则关节肿痛，僵硬，甚则变形，活动不利；寒邪为患，则痛处遇寒痛剧，得温则减；肾之阳气不足，则形寒肢

冷，神倦懒动，腰膝酸痛，小便清长。

　　[治法]　补肾祛寒，通络止痛。

　　[基础方]　补肾祛寒治尪汤。

　　2.肾虚标热证　症见腰膝酸痛，肢体关节疼痛而热，肿大变形；患处喜凉不耐凉，局部发热，肢体乏力，口干咽燥，五心烦热，潮热盗汗；或骨蒸发热，午后颧红，形体消瘦，头晕耳鸣，失眠，健忘，小便黄，大便干；舌质微红，或红，舌苔微黄，或黄厚而腻；脉沉细略数，或滑数，或弦滑数，尺脉多沉小。

　　[分析]　虚热内蒸，精血耗伤，筋骨失养，则见肢体关节疼痛而热，肿大变形；阴虚内热，故患处喜凉不耐凉，局部发热，五心烦热，潮热盗汗，骨蒸发热，午后颧红，小便黄，大便干；肝肾亏虚，则见腰膝酸痛，肢体乏力，形体消瘦，头晕耳鸣，失眠健忘。

　　[治法]　养阴清热，蠲痹通络。

　　[基础方]　轻症：加减补肾治尪汤；重症：补肾清热治尪汤。

　　3.肾虚督寒证　症见腰脊疼痛，僵硬，甚则伛偻，畏寒喜暖；或项背僵痛，或腰胯疼痛，甚者"尻以代踵，脊以代头"，面色黧黑，神疲乏力，男子阳痿，早泄，精冷，女子宫寒不孕，性欲减退，或见便溏，五更泄泻，或小便频数或清长，夜尿多；舌质淡，苔薄白或白滑；脉多沉弦或弦细，尺脉多小。

　　[分析]　肾虚寒邪乘袭，伤及肾督，寒滞筋脉，故见腰脊疼痛，僵硬，甚则伛偻，畏寒喜暖；肾督同病，则见腰胯疼痛，甚者"尻以代踵，脊以代头"；肾阳虚，气化失司，则见便溏，五更泄泻，小便频数或清长，夜尿多；肾虚则见面色黧黑，神疲乏力，男子阳痿，早泄，精冷，女子宫寒不孕，性欲减退。

　　[治法]　补肾助阳，壮督通络。

　　[基础方]　补肾强督治尪汤。

六、痿痹

　　痿痹是指痹病日久，关节疼痛与肌肉萎缩，关节失用并见的严重痹病。

　　[病因病机]　痿痹的发生常因正气亏虚，邪气侵袭。随着病情发展，而见关节肿痛，肌肉萎缩，甚则瘫软于床。基本病因病机为邪郁络阻，肌肉关节筋骨失于气血濡养，萎废失用。病性为本虚标实，本虚为肝肾亏虚、气血不足；标实为湿热浸淫、寒邪阻滞、气滞血瘀。

　　[辨证施治]　本病初起，标实为主，治以祛邪为主，佐以扶正；病久则以本虚为主，治以扶正为主，辅以祛邪。临床中，应辨清虚实，标本兼治。湿热浸淫者，清利湿热；肝肾亏虚者，滋养肝肾；气血亏虚者，益气补血；寒邪入侵者，散寒通络；气滞血瘀者，活血化瘀。

　　1.气血亏虚证　症见肢体关节酸痛无力，肌肉萎缩，面色无华；伴头晕目眩，心悸自汗，神疲乏力；舌质淡，苔薄白，脉细弱。

　　[分析]　痹病日久，气血虚少，筋骨失养，则肢体关节酸痛无力；肌肉失养，则萎缩；气血两虚，则面色无华，头晕目眩，心悸自汗，神疲乏力。

　　[治法]　补益气血，健脾通络。

　　[基础方]　八珍汤加味。

　　2.湿热浸淫证　症见肢体关节红肿热痛，下肢软弱无力；伴身重面黄，胸脘痞闷，小便赤涩热痛；舌质红，苔黄腻，脉濡数。

　　[分析]　久卧湿地，涉水淋雨，湿邪羁留，蕴而化热，浸淫筋脉，气血阻滞，故见肢体关节红肿热痛，下肢软弱无力；湿性重着，故身重；湿热熏蒸，故面黄；胸脘痞闷，乃属湿热困脾，上扰胸膈之故；湿热下注，则小便赤涩热痛。

　　[治法]　清热化湿，通络止痛。

　　[基础方]　加味二妙散。

　　3.寒邪阻滞证　症见肢体关节冷痛，肌肉萎缩无力；局部凉感，遇寒加重，得温则减，四肢末端发凉，甚至变紫变暗；舌质淡，苔白，脉沉细。

　　[分析]　寒邪侵袭关节肌肉经络，气血凝滞不通，故肢体关节冷痛，局部凉感；气血不畅，四肢肌肉失养，故见肌肉萎缩无力；血遇寒则凝，故见四肢末端发凉，甚至变紫变暗；遇热则寒凝渐散，气血得以运行，故局部得温则减。

　　[治法]　温经散寒，通络止痛。

　　[基础方]　乌头汤加味。

　　4.气滞血瘀证　症见肢体关节胀痛、刺痛，痿软无力；肌肉瘦削，痛处固定拒按，手足麻木不仁；舌质暗淡有瘀点、瘀斑，脉细涩。

　　[分析]　七情郁结，或久病气虚无力行血，则血滞，气滞血瘀，肢体关节失于濡养，则见手足麻木不仁，日久则见肌肉瘦削，肢体痿软无力；气滞瘀阻，则见肢体关节胀痛、刺痛，痛处固定拒按。

〔治法〕 理气补气，活血养血。

〔基础方〕 圣愈汤合补阳还五汤加减。

5. 肝肾亏虚证 症见肢体关节疼痛，腰膝酸软，骨弱肉痿；头晕目眩，形寒肢冷，或伴月经量少，色暗淡，质稀，夜尿多；舌质淡，苔薄白，脉弦细。

〔分析〕 久病体弱，或房室不节，肝肾亏虚，精血不能滋养筋骨，日久则见骨弱肉痿，肢体关节疼痛；肾阳不足，温煦失职，故见形寒肢冷；肾主藏精，肾虚则月经量少；肾阳不足，膀胱失约，而见夜尿多；腰为肾之府，精虚髓空，腰府失养，故见腰膝酸软；精血不足，不能上荣清窍，故头晕目眩。

〔治法〕 滋补肝肾，通络止痛。

〔基础方〕 独活寄生汤加减。

七、产后痹

产后痹是指妇女在产后百日内，感受外邪出现以肢体关节肌肉疼痛、麻木、酸沉、怕凉、怕风等为主要表现的痹病。人工流产或引产后百日内感受外邪引发上述症状也属于产后痹范畴。

〔病因病机〕 本病发生的主要原因是正气亏虚，感受外邪。在产后、人工流产及引产后百日内，机体虚弱，脏腑功能低下，气血不足，百节空疏，风寒湿邪乘虚而入，痹阻经络，致关节肌肉疼痛、沉重、麻木等；正虚感邪，邪阻经络，肢体失养为病机特点。本病多为本虚标实之候，本虚为气血亏虚、脾肾阳虚、肝肾阴虚等；标实为外邪痹阻、肝郁气滞、瘀血凝滞等。

〔辨证施治〕 本病当辨证本虚标实，扶正治本以补肾健脾，益气养血为主；祛邪治标以祛风散寒，除湿通络为主，兼以理气活血。治疗权衡虚实轻重，扶正不宜过于滋腻，妨碍胃，祛邪不宜过于猛烈，防伤正。

1. 气血亏虚，风寒阻络证 症见全身多关节肌肉游走疼痛，怕凉怕风，头晕乏力，或腰背拘急，心悸失眠，唇甲色淡；舌质淡或淡暗，苔薄白，脉细或弦细。

〔分析〕 产后气血亏耗，脉络空虚，易感外邪，风寒入侵，正虚无力祛邪，外邪留滞，痹阻经络，筋脉失养，故全身多关节肌肉疼痛；风邪善行数变，故疼痛部位游走不定；气虚卫外不固，风寒侵袭，故怕风怕凉；背为阳，寒邪易袭阳位，加之寒凝血瘀，可见腰背拘急；血虚失养故头晕乏力，心悸失眠，唇甲色淡。

〔治法〕 益气养血，祛风散寒。

〔基础方〕 黄芪桂枝五物汤加减。

2. 营卫失和，外邪痹阻证 症见肢体关节冷痛，痛无定处，汗出恶风；遇寒加重，得热则舒，或下肢酸楚、重着、肿胀、麻木，纳呆腹胀，便黏不爽；舌质淡，苔白或白滑，脉弦浮或浮弱。

〔分析〕 妇女产后，气血虚损，腠理不密，营卫不和，卫外不固，风寒湿邪乘虚而侵，痹阻经络，故肢体关节冷痛；风为阳邪，善行而数变，故痛处游走不定；营卫失和，故恶风多汗；寒凝经脉，阳气受制而失其温煦之职，则遇冷痛重，得热暂缓；湿客于肌肤，滞留关节，阻遏气血，故肢体关节重着酸楚、肿胀、麻木，湿性趋下，下先受之，故下肢为重；湿邪困脾，则纳少腹胀，便黏不爽。

〔治法〕 调和营卫，蠲痹通络。

〔基础方〕 三痹汤加减

3. 脾肾阳虚，寒湿阻络证 症见肢体关节冷痛、重着，形寒肢冷；冷痛以腰膝为甚，小便清长，便溏，神疲困倦，胃脘不适，惧食生冷；舌质淡，苔薄白，脉沉弦或沉细。

〔分析〕 产后气血耗伤，损及阳气，或先天不足，脾肾阳虚，阳虚则阴寒内盛，稍遇寒湿外邪，则易留滞关节肌肉，致关节冷痛、重着；阳虚温煦功能减弱，故形寒肢冷；腰为肾之府，肾虚感寒，故腰膝痛为甚；脾阳亏虚，清阳不升，气血乏源，精微无以养神，故神疲困倦；胃内阴寒故胃脘不适，惧食生冷；肾阳虚衰，不能温养脾土，脾阳不升，水谷下趋，见便溏，气化无力，见小便清长。

〔治法〕 温补脾肾，蠲痹通络。

〔基础方〕 右归饮加减。

4. 肝肾阴虚，筋脉失养证 症见肢体关节酸痛，不怕寒凉，时有筋脉拘急；五心烦热，盗汗，失眠，头晕耳鸣，夜半咽干，口渴喜饮，溲赤便干；舌质红，少苔，脉弦细或细数。

〔分析〕 产后阴血耗伤，或素体阴亏，肝肾阴虚，筋骨失养，再遇外邪内侵筋脉，痹阻筋络，则肢体关节酸痛，时有筋脉挛急；阴虚生内热，热盛在里，故不怕寒凉；虚火上扰，则头晕耳鸣，五心烦热，失眠；虚火迫津外泄，则盗汗；阴虚津少则夜半咽干，口渴喜饮，溲赤便干。

[治法]　补益肝肾，养阴通络。

[基础方]　养阴蠲痹汤加减。

5.瘀血凝滞，外邪痹阻证　症见肢体关节刺痛，痛处不移，入夜尤甚；怕风怕凉，遇寒加重，小腹疼痛，恶露不净，口渴不欲饮；舌质暗有瘀点、瘀斑，苔薄白，脉细涩或沉涩。

[分析]　妇女产后，恶露不净，瘀滞体内，瘀血不去，新血不生。血虚血瘀之体，复感外邪，痹阻经脉，致肢体关节疼痛；瘀血阻滞，故痛处不移，入夜尤甚；风寒邪侵，故怕风怕凉；血遇寒则凝，故遇寒疼痛加重；瘀阻胞宫，故见恶露不净，小腹疼痛；瘀滞体内，津液输布障碍，但津液未伤，故口渴不欲饮。

[治法]　活血化瘀，蠲痹通络。

[基础方]　身痛逐瘀汤加减。

6.血虚肝郁，气机郁滞证　症见全身多关节肌肉胀痛，怕风怕凉，情绪焦虑；心烦失眠，腰膝酸软，汗出，头晕目眩，胸胁胀满，口苦；舌淡红或淡暗，苔薄白或薄黄，脉弦滑或弦涩。

[分析]　产后气血亏耗，血不养肝，肝失调达，或情志不畅，则肝气郁结，气机郁滞，故见全身多关节肌肉胀痛；气虚血弱，卫外不固，若风寒侵袭，可见怕风怕凉；肝血不足，肢体筋脉失养，可见腰膝酸软；头窍不荣见头晕目眩；肝气郁结则胸胁胀满，郁而化热，则口苦，心烦失眠，汗出；肝失条达则情绪焦虑。

[治法]　养血疏肝，理气通络。

[基础方]　柴胡疏肝散合甘麦大枣汤加减。

八、顽痹

顽痹又称久痹，是指长期反复发作、久久不愈的顽固痹病。

[病因病机]　顽痹多为先天不足、邪气久羁、脏腑亏虚、失治误治及其他原因导致正气亏虚，邪及（或）痰瘀留滞经络，经络气血痹阻，不通不荣而致，日久不愈。虚、邪、瘀三者中有两者或两者以上较突出是顽痹的病机特点；肢体关节筋骨失养，经络气血痹阻，不荣不通共存是其主要病机；为虚实夹杂、本虚标实之证。本虚为肝脾肾气血阴阳亏虚，标实为风寒湿热等邪及痰瘀。多具有"四久"的特征：久痛入络、久痛多瘀、久痛多虚、久必及肾。病变后期多累及脏腑，发展成脏腑痹。

[辨证施治]　本病辨证论治，应灵活掌握标本主次。治本之要，益气养血，补肝脾肾之阴阳；治标之要，祛邪、涤痰、化瘀。宣通经脉气血贯穿治疗始终。若病邪深入经隧骨骱，可选用具有钻透搜剔作用的虫类药物。

1.脾肾阳虚，寒凝痹阻证　症见痹病日久，肢体关节肌肉酸痛、冷痛，痛有定处，遇寒加重，四肢不温、便溏；或见关节痛剧不能屈伸，甚则变形，昼轻夜重，畏寒喜暖喜按，腰膝酸痛，皮色苍白，神疲乏力，纳呆腹胀，小便清长；舌质淡，苔薄白；脉沉弱，或沉细，或沉紧，或沉迟无力。

[分析]　本证多为素体阳虚，或房劳过度，或年老体弱，或痹病日久不愈，脾肾阳虚，阳虚既生内寒，又易外感寒邪，寒凝痹阻；或寒邪久羁，阴损及阳所致。脾肾阳虚，不能温养肢体，则见肢体关节肌肉酸痛，皮色苍白；寒为阴邪，主收引、疼痛，其性凝滞，气血为寒邪阻遏，经脉痹阻，则肢体关节冷痛，痛有定处，痛剧不能屈伸，甚则关节畸形；阳虚和寒邪共存，正虚邪恋，故见遇寒加重，四肢不温，喜暖喜按，畏寒，昼轻夜重；脾阳亏虚，运化失司，则见纳呆腹胀，便溏；真阳亏虚，命门火衰，则见腰膝酸痛，神疲乏力，小便清长。

[治法]　温补脾肾，散寒通络。

[基础方]　阳和汤合顽痹寒痛饮加减。

2.肝肾阴虚，邪热郁阻证　症见痹病日久，肢体关节烦痛、热痛，甚则变形，五心烦热或长期低热；筋脉拘急，屈伸不利，腰膝酸软，头晕耳鸣、目眩，目赤齿衄，颧红盗汗，咽干痛、口干燥喜冷饮，失眠多梦，大便干结；舌体瘦小少津，舌质红或红绛，苔薄黄或少苔；脉细数，或弦细数，或弦数。

[分析]　本证多为久病、热病之后，阴虚火旺，或长期过用久用温燥之品，或长期服用激素治疗，伤阴耗液，损伤肝肾之阴，而余热未清；或余邪化热，或复感外邪，郁而化热；或感受热邪日久，阴津耗损，虚热内生；或痹病日久，邪郁不解，化热化火所致。肝肾阴虚，筋骨关节失濡，则见肢体关节烦痛，腰膝酸软，肢体麻木不仁，筋脉拘急，屈伸不利；邪热郁阻经络，稽留不去，故见肢体关节热痛，甚则变形，目赤齿衄，咽干痛、口干燥喜冷饮；阴虚与邪热共存，热则更甚，阴津更伤，故见五心烦热或长期低热，咽干口燥，大便干结；肝肾阴虚，虚火上扰，头目失于阴精的滋养，

故头晕目眩、耳鸣；阴虚不制阳，故见颧红，失眠多梦；阴虚内热，逼津外泄而盗汗。

〔治法〕 滋补肝肾，清热化郁。

〔基础方〕 青蒿鳖甲汤加减。

3. 脾胃气虚，痰浊阻络证 症见肢体关节肌肉酸痛、肿胀、麻木，久痛不已，少气乏力，纳呆腹胀，泛吐痰涎；肢体困重，关节屈伸不利，甚则畸形，抬举无力，肌肤皮硬或见痰核硬结，肌肉痿软，面色苍黄或浮肿，头重如裹，胸脘满闷，自汗；舌淡胖嫩，边有齿印，苔白腻，或滑腻；脉弦滑，或沉弦滑，或虚弱无力。

〔分析〕 本证多为脾胃素虚，或瘅病日久，损伤脾胃，脾失健运，痰浊内生；或肥胖之人，痰浊内盛，或外湿内侵，日久聚湿为痰，或久瘅痰湿内生，痰湿困脾，日久脾胃虚弱而致。脾胃气虚，四肢百骸肌肉失之温煦荣养，故见肢体关节肌肉酸痛、麻木，抬举无力，肌肉痿软，面色苍黄或浮肿；痰浊瘅阻，则见肢体关节肌肉肿胀、麻木，久痛不已；痰浊深入骨骱，则见关节畸形，屈伸不利；脾胃气虚易生痰，而痰浊又易困脾致脾虚，正虚邪恋；痰浊壅滞，则肌肤皮硬或见痰核硬结，肢体困重；痰浊内阻，蒙闭清阳，可见头重如裹；痰壅于肺、困于脾，故见胸脘满闷、泛吐痰涎；少气乏力，自汗，纳呆腹胀均为脾胃气虚之象。

〔治法〕 健脾益气，化痰通络。

〔基础方〕 四君子汤合导痰汤加减。

4. 气血亏虚，邪结痰瘀证 症见肢体关节肌肉酸痛无力，漫肿变形、顽麻刺痛、面白无华，气短乏力，久久难愈；关节僵硬、拒按，屈伸不利，痛处不移，甚则关节失用，卧床不起，肌肤紫暗，按之稍硬，有痰核硬结或瘀斑结节，肌肉萎缩，筋脉拘挛，面色黧暗，唇甲色淡，自汗心悸，头晕目眩，或胸闷痰多；舌体淡胖，舌质紫暗或有瘀斑，苔薄腻或厚浊腻；脉沉细，或细涩，或沉涩，或弦涩，或弦滑弱。

〔分析〕 本证多见久病、产后，或素体虚弱，劳倦思虑过度，或瘅病日久，血虚脉涩，复感外邪，邪瘀互结；或邪踞经隧，津液凝滞，化痰成瘀，邪与痰瘀交阻，凝涩不通，久则耗气伤血，正虚邪瘀留恋而致。气血亏虚，四肢百骸失养，故见肢体关节酸痛无力，筋脉拘挛、肌肉萎缩；邪与痰瘀瘅阻经络，故见肢体关节漫肿变形、顽麻刺痛、僵硬拒按，屈伸不利，痛处不移；气血亏虚可见面白无华，气短乏力，唇甲色淡，自汗心悸，头晕目眩；痰瘀阻络，故见肌肤紫暗，按之稍硬，有痰核硬结或瘀斑结节，面色黧暗，胸闷痰多；气血亏虚、邪与痰瘀共存，正虚无力抗邪，邪瘀（痰）互结又伤正气，久则故可见关节失用，卧床不起，久久难愈。

〔治法〕 益气养血，蠲瘅通络。

〔基础方〕 黄芪桂枝青藤汤合顽瘅尪羸饮。

九、偏瘅

偏瘅是因偏身体虚，外邪侵袭所致，以偏身肢体疼痛、酸沉、怕凉、麻木、不仁等为主要表现的瘅病。

〔病因病机〕 本病多因禀赋不足，体虚久病，脏腑阴阳气血亏虚，或情志郁结，气机不畅，阴阳失调，感受外邪，邪阻偏虚之处，致偏身肢体经络筋脉关节失于濡养而发病。基本病机为偏身体虚，邪阻偏侧，不通不荣。为本虚标实之候。本虚为气血阴阳亏虚，标实为外邪瘅阻、气滞血瘀。

〔辨证施治〕 根据辨证，分清本虚标实，进行论治。本虚当扶正温，补脾肾之阳，滋补肝肾之阴，益气养血等；标实当祛邪通络，祛风散寒除湿，疏肝理气，活血化瘀等。

1. 阳虚寒凝证 症见偏身肢体疼痛、怕风怕冷；遇冷加重，得温则舒，或偏身肢体酸困、沉重，偏身少汗出或无汗出，溲清便溏；舌质淡，苔薄白，脉弦沉。

〔分析〕 素体阳虚，寒自内生，又遇寒邪入侵，邪滞经脉，气血不通，阻于偏身肢体，或偏身肢体失却温煦濡养，故见偏身肢体疼痛，怕风怕冷，遇冷加重，得温则舒；阳虚者可见溲清便溏；挟湿留滞偏身肢体者，可见偏身肢体酸困、沉重。

〔治法〕 温阳散寒，蠲瘅通络。

〔基础方〕 肾气丸合乌头汤加减。

2. 阴虚邪阻证 症见偏身肢体疼痛、不怕寒凉，颧红潮热；或局部热感，得热则甚，偏身盗汗，溲黄便干；舌质红，少苔，脉细数或弦细。

〔分析〕 素体阴虚，虚火内生，或外邪入侵，易从热化，邪热阻络，则见偏身肢体疼痛，不怕寒凉，得热则甚；阴血失衡，虚热以患侧为甚，见患侧盗汗；阴虚可见颧红潮热，便干溲黄。

〔治法〕 滋补肝肾，蠲瘅通络。

〔基础方〕 六味地黄丸加减。

3. 气血亏虚证　症见偏身肢体酸痛或麻木、不仁，头晕乏力；偏身怕风怕冷，劳累后加重，心悸气短，面色不华，失眠健忘；舌质淡或淡暗，苔薄白，脉细弱。

[分析]　气血亏虚，偏身脉络失畅，血脉瘀滞，筋脉失养，故见偏身肢体麻木、酸痛；劳累则气血不足更甚，故症状加重；气血亏虚，卫表不固，腠理不坚，故怕风怕冷；头晕乏力，面色不华，气短心悸，失眠健忘均为气血亏虚之征。

[治法]　益气养血，活血通络。

[基础方]　十全大补汤加减。

4. 肝郁气滞证　症见偏身肢体胀痛、窜痛，胸胁胀满；善太息，精神抑郁，情绪不宁，嗳气频作；舌质淡或暗，苔薄，脉弦或弦紧。

[分析]　情志不遂，或郁怒伤肝，气机不调，气血失衡，导致偏身气滞血瘀，可见偏身肢体胀痛、窜痛；肝气郁结，气机不畅，则善太息，精神抑郁，胸胁胀满；气郁化火，扰乱神明，则情绪不宁；肝气郁结，木郁克土，胃失和降，故嗳气频作。

[治法]　疏肝解郁，理气通络。

[基础方]　柴胡疏肝散加减。

十、鹤膝风

鹤膝风是由先天禀赋不足，或后天调摄失宜，外邪侵袭所致，以腿脚牵痛，肢体筋挛，久则膝、肘关节肿大变形，肌肉瘦薄，骨节显露，如鹤之膝为主要表现的痹病。

[病因病机]　本病多由禀赋不足，或久病大病之后、产后等，而致正气不足，肝脾肾亏虚，筋骨失养，复感风寒湿热毒邪，邪与痰瘀互结于膝而成。

[辨证施治]　本病初起关节肿痛，渐渐加剧，股胫肌肉枯萎渐瘦，膝骨日大显露如鹤膝之状，跗膝难以屈伸，或可见破溃脓出。临床要辨别证候的寒热虚实、分清标本缓急。实者可因湿热、寒湿、热毒、痰瘀凝结为患，治当清利湿热，温化寒湿，清热解毒，剔痰化瘀等。虚者为气血亏虚，肝肾亏虚，治当补气血，温经脉，补肝肾，填精髓等。

1. 湿热蕴结证　症见两膝肿大疼痛，局部扪之有热感，面色黄并浮有油垢，小便色黄，大便不爽，舌质红，苔黄腻，脉滑数或濡数。

[分析]　风寒湿邪因露卧受凉或受渍于水中而得，郁久化热，或感受风湿热邪；湿热稽留，蕴结经脉，聚于膝部，发为肿痛；余面色黄并有油垢，大小便等见症均为湿热之象；此证多为鹤膝风的初期阶段。

[治法]　清热渗湿，疏利关节。

[基础方]　二妙散。

2. 寒湿阻滞证　症见两膝肿大，疼痛较剧，难以行走，局部发凉，形寒肢冷，天气寒冷、阴雨天加重，面色白中略带青，舌质紫暗，苔白滑，脉沉紧或沉迟。

[分析]　久居湿地，或露卧受凉，寒湿之邪侵及，深伏于膝，阻滞气血，发为肿痛；余为寒湿之征。

[治法]　温经散寒，除湿活血。

[基础方]　五积散、阳和汤。

3. 热毒内攻证　症见膝关节红肿剧痛，势如虎咬，屈伸困难，扪之灼热，伴有身热心烦，口渴，小便短赤，大便干结，舌质赤，苔黄偏干，脉滑数。

[分析]　此证多为鹤膝风之急性发作期，乃风毒外侵，与血热相搏，热毒内攻于膝，而发膝部红肿热痛；后世称之"膝眼风"。

[治法]　清热解毒，消肿止痛。

[基础方]　仙方活命饮加牛膝等。

4. 湿毒积留证　症见膝关节漫肿沉重，兼有头沉身重，肢体困重，脘腹满闷，时有呕恶，大便不实，舌质淡红或淡暗，苔白腻而润，脉沉缓或弦滑。

[分析]　冒雨涉水，久居湿地，湿毒之邪内侵，积留于膝，而发此证；此与热毒内攻，皆由毒邪所致，所以痛势均较剧。但湿为阴，热为阳，湿毒起病缓慢，热毒起病急暴；湿毒者膝关节漫肿不红，而热毒者红肿热痛为甚。

[治法]　利湿祛风，活血解毒。

[基础方]　薏苡仁汤、防己胜湿汤。

5. 气血虚损证　症见膝部肿大如鹤膝，膝上下肌肉瘦削；四肢酸软无力，面色萎黄，头晕，心悸，舌质淡红或嫩红，舌苔薄白，脉沉细。

[分析]　痹病日久不已，痰瘀凝结，稽留膝部，且日久气血亏损，肌肉失养而瘦削如脱，形成鹤膝之状；余均为气血亏虚，肢体失养之征。

[治法]　补气血，温经脉，剔痰化瘀。

[基础方]　大防风汤、八珍汤。

6. 肝肾虚损证　症见两膝或一膝肿大疼痛，下肢肌肉消瘦，腰酸痛，步履艰难，不可屈伸，头晕神疲，舌体胖大，舌质淡或暗，苔薄白，脉沉细无力。

［分析］ 略。

［治法］ 补肝肾，填精髓，剔痰化瘀。

［基础方］ 三气饮、阳和汤。

十一、痢后风

痢后风又名痢风，是由痢后下虚，调摄不当，或多行，或房劳，或感外邪所致，以腰膝酸软，下肢关节肿痛，甚则不能行走等为主要表现的痹病。

［病因病机］ 本病多因泻痢后体虚，外邪侵袭，调摄不慎，劳累而致。基本病机为痢后体虚，外邪痹阻。本病多为本虚标实，本虚有气血不足、脾胃虚弱、肝肾亏虚等，标实以寒湿、湿热、热毒为主。

［辨证施治］ 本病初起多以标实为主，治以清热祛湿、通络止痛，或祛寒除湿、宣痹通络，或清热解毒、通络止痛。需注意，在祛邪的同时，常加补气养血之剂，以助祛邪。久则多以本虚为主，治以益气养血、通络止痛，或滋补肝肾、通络止痛。

泻痢后常伤阴津，若有外邪挟风侵袭者，可酌情加祛风之药，但应注意防风药偏燥，再伤其阴。本病治疗时还注意"以通为补"，调理气血，以达气血和调，络通痛止的目的。此外，整个病程间或有泻痢，需合理调治。

1. 热毒痹阻证 症见痢后关节红肿热痛，痛剧，得冷暂缓解，发热，心烦，口渴，溲赤便秘，皮肤出现红斑、结节；舌质红或红绛，苔黄或黄腻，脉弦数或滑数。

［分析］ 素体阳盛，外感湿热或内生湿热，郁久化热成毒，或疫毒痢后，余邪未尽，血与热毒相搏，故见关节红肿热痛；又血与热结，常为瘀滞，不得周行，痹阻关节，经络不通可见热痛，且痛楚较剧，得冷暂缓解；血热互结，瘀不得发，故见心烦，发热；热为阳邪，易伤阴津，故见口渴，便秘；热郁膀胱，见溲赤；血得热妄行，泛溢肌肤，可见皮肤红斑，久成结节。

［治法］ 清热解毒，凉血活络。

［基础方］ 清营汤加减。

2. 湿热痹阻证 症见痢后下肢关节红肿热痛，屈伸不利；或有低热，或两足软弱无力，腰痛，纳呆腹胀，口渴不欲饮，溲赤；舌质红，苔黄腻；脉濡数或滑数。

［分析］ 感受湿热之邪，或痢后脾胃尚虚，恣食辛辣肥甘厚味，内生湿热，湿热下注，可见下肢关节红肿热痛，屈伸不利，两足软弱无力；湿热停滞腰部，可致腰痛；湿热蕴里，热郁不得发，可有低热；湿热困脾，脾失健运，可见纳呆、腹胀；津液不能上潮于口，内有湿邪，故见口渴而不欲饮；湿热阻于膀胱，可见溲赤。

［治法］ 清热利湿，通络止痛。

［基础方］ 四妙丸加减。

3. 寒湿痹阻证 症见痢后下肢关节冷痛、肿胀；腰及下肢沉重，麻木，关节僵硬感，屈伸不利，或痛无定处；舌质胖淡，苔白腻，脉沉迟。

［分析］ 痢后体虚，感寒伤湿，寒湿凝滞，痹阻关节，可见关节冷痛、肿胀；气血不利，筋脉失养，见麻木；寒性收引，故见关节僵硬，屈伸不利；湿邪重着趋下，故见腰及下肢沉重，若兼风邪，合邪致痹，可见痛无定处。

［治法］ 散寒除湿，蠲痹通络。

［基础方］ 舒经汤加减。

4. 气血亏虚证 症见久痢后下肢关节隐痛、肿胀，酸软无力，少气；两足无力，甚不可行，头晕耳鸣，心悸，夜寐不宁；舌质淡，苔薄白，脉沉细弱。

［分析］ 病情迁延，耗气伤血，血气亏虚，筋脉失养，可见关节隐痛，下肢、两足酸软无力，甚则不可行走；加之余邪未尽，湿邪未除，经络痹阻，可见关节疼痛、肿胀；气虚可见少气懒言；气血不能上荣头窍，见头晕耳鸣；心失所养，可见心悸，夜寐不宁。

［治法］ 益气养血，蠲痹通络。

［基础方］ 八珍汤加减。

5. 肝肾亏虚证 症见久痢后下肢关节酸痛，肌肉瘦削无力，甚至不能行走，腰膝酸软，或腰痛，足跟酸痛，头晕耳鸣；舌质淡，苔薄，脉沉无力，细数或弦细数。

［分析］ 病情迁延，久则致肝肾亏虚，筋脉失养，可见下肢关节酸痛，腰膝酸软、无力，甚则不可以行；腰为肾之府，足跟为肾经所过，肾虚经脉失养，可致腰痛、足跟酸痛；肝肾亏虚，髓不能满，筋肉失濡日久，可见肌肉瘦削；肝肾不足，精血不充，头窍失养，可见头晕耳鸣。

［治法］ 滋补肝肾，蠲痹通络。

［基础方］ 独活寄生汤加减。

十二、鸡爪风

鸡爪风是以手指拘急挛曲，难以伸直为主要表现的痹病。

[病因病机] 本病多为失血之后，或体质素亏，如吐血、衄血、便血、产后出血过多、生育多，营养不良等，营血亏虚，不能濡养筋脉而致手部筋脉拘急；或在热病后期或气郁化燥时出现，阴血亏耗，筋脉失荣，气郁化燥，耗阴伤筋，而筋脉挛急；或寒湿伤筋，寒为阴邪，其性收引凝滞，寒犯经脉，故见形体拘急，关节挛急，屈伸不利。基本病机为：阴血亏耗，筋脉失养，或寒凝经脉。

[辨证施治]

1.血不养筋证 病变发展缓慢，表现为手指挛急并有麻木感，伴有头晕目眩，心悸怔忡，面色萎黄，舌淡，苔薄，脉弦细无力。

[分析] 失血或素体亏虚，导致营血虚少，不能濡养筋脉，故见手指挛急、麻木；气血不足，则头晕目眩，心悸怔忡，面色萎黄。

[治法] 养血柔筋。

[基础方] 四物汤加减。

2.血燥筋伤证 手指挛急，并有灼热感，皮肤干燥，口唇皲裂，口渴欲饮，心烦，便秘；舌红津少，无苔或少苔，脉弦细数。

[分析] 热病伤阴，或气郁化燥，耗血伤阴，筋脉失养，故见手指挛急，兼有灼热感，皮肤干燥，口干裂，口渴欲饮。

[治法] 润燥养血柔筋。

[基础方] 养血地黄丸加减或滋燥养荣汤。

3.寒湿伤筋证 手指挛急兼有酸楚疼痛，畏寒肢冷，遇阴雨天加剧，舌暗红，苔薄白润，脉弦紧或弦滑。

[分析] 寒湿侵袭，阻遏经脉，故见手指挛急兼酸痛；阳气失煦，则畏寒肢冷，遇阴雨天加剧。

[治法] 外寒治宜散寒湿，舒筋脉；内寒治宜温肾阳，舒筋脉。

[基础方] 外寒寒盛痛重者，选用薏苡仁汤，湿盛肿甚者选用蠲痹汤加白芥子、萆薢；内寒选桂枝附子汤合黄芪桂枝五物汤。

十三、经行痹

经行痹是指女子经行时或经行前后出现身体疼痛不适的痹病。多表现为经欲行而身先痛，痛在肢节或肌肉，经后痛减或渐消失，又称"经行身痛"。

[病因病机] 本病多因经行时，气血两虚，肢体筋脉失养，不荣则痛；或寒湿侵袭，滞留于经脉关节，不通则痛，而致痹。

[辨证施治]

1.气血亏虚证 症见经期或行经前后，肢体酸痛麻木，神疲乏力，经行量少色淡；舌质淡，苔薄，脉细。

[分析] 素体血虚，或久病大病失血未复，致气血两虚，经行时，血下注胞中，气随血下，经脉气血愈显不足，肢体筋脉失养，不荣则痛，故见肢体酸痛麻木；气血不足，则见神疲乏力，经行量少色淡。

[治法] 益气养血，和营止痛。

[基础方] 当归补血汤加鸡血藤、山茱萸、白芍等。

2.寒湿凝滞证 症见经期或行经前后，关节疼痛酸楚重着，腰膝尤甚，得热则舒；月经后期，量少不畅，色暗有块；苔薄白，脉沉紧。

[分析] 久居寒湿之地，或病后体虚，或经行产后，寒湿侵袭，留滞于经脉、关节，故见关节痛重酸楚，腰膝尤甚；寒湿壅滞，气血瘀阻不畅，故见月经后期，量少不畅，色暗有块。

[治法] 散寒除湿，和营通络。

[基础方] 当归四逆汤加味。

十四、痛风

痛风是由于人体阴阳气血失调，外邪乘虚而入，引起肢体关节剧痛为主要特点的一种痹病。

[病因病机] 本病发生在于人体正气不足，脏腑失调，湿热痰瘀等病理产物聚于体内，留滞经络；复因饮食劳倦，房室不节，感受外邪，内外合邪，气血凝滞不通而致。临床上痛风多呈发作性，多由疲劳、房室不节、厚味多餐或感受风寒湿热等外邪诱发，发作时表现为某一局部剧烈疼痛，或足不能履地，或手不能举，甚则背不能动，并且有日轻夜重和转移性疼痛的特点。经休息和治疗后虽可获得好转，但时息时发，日久可至受损部位出现肿胀、畸形，恢复较为困难。本病在早期以实证为主，中晚期则多见虚实兼见，甚至以虚证为主。

[辨证施治] 在辨证方面须掌握湿热痰瘀等不同特征，以便了解何者为主，何者为次，而相应地在用药上有所侧重。

1.湿热蕴结证 症见下肢小关节卒然红肿热痛、拒按，触之局部灼热，得凉则舒；伴发热口渴，心烦不安，溲黄；舌红，苔黄腻，脉滑数。

[分析] 湿为阴邪，其为病多发于下肢，湿与热合，黏滞缠绵，流聚无常，故见下肢关节红肿热痛、灼热；发热口渴，心烦不安，溲黄为湿热蕴结之象。

[治法] 清热利湿，通络止痛。

[基础方] 四妙散加减。

2. 瘀热阻滞证 症见关节红肿刺痛，局部肿胀变形，屈伸不利，肌肤色紫暗，按之稍硬，病灶周围或有块瘰硬结，肌肤干燥，皮色暗黧；舌质紫暗或有瘀斑，苔薄黄，脉细涩或沉弦。

[分析] 湿热久羁，气血不畅为瘀，瘀血与湿热痰浊相合，故红肿刺痛，肿胀变形，屈伸不利，局部硬结；肌肤色紫暗，肌肤干燥，皮色暗黧均为瘀热阻滞之象。

[治法] 化瘀清热，宣痹通络。

[基础方] 桃红四物汤加减。

3. 痰浊阻滞证 症见关节肿胀，甚则关节周围漫肿，局部酸麻疼痛，或见"块瘰"硬结不红；伴有目眩，面浮足肿，胸脘痞闷；舌胖质暗，苔白腻，脉缓或弦滑。

[分析] 痰浊阻滞经络，故见关节肿胀，甚则关节周围漫肿，局部酸麻疼痛，或见"块瘰"硬结不红；痰湿停聚，阻遏清阳，故见目眩，面浮足肿，胸脘痞闷。

[治法] 祛湿化痰，通络止痛。

[基础方] 二陈汤合身痛逐瘀汤加减。

4. 肝肾阴虚证 症见病久屡发，关节痛如被杖，局部关节变形，昼轻夜重，肌肤麻木不仁，步履艰难，筋脉拘急，屈伸不利，头晕耳鸣，颧红口干；舌红少苔，脉弦细或细数。

[分析] 肝肾阴虚，筋脉失滞，则见关节疼痛、变形，关节痛如被杖；病久络脉瘀滞，则肌肤麻木不仁，步履艰难，筋脉拘急，屈伸不利；肾精虚亏，故头晕耳鸣，颧红口干。

[治法] 补益肝肾，活血通痹。

[基础方] 养阴活血汤加减。

十五、损伤痹

损伤痹是指由于各种损伤，致血行不畅或血溢脉外，留滞局部，筋骨失养，或复感外邪，引起以皮肉、筋骨、关节刺痛或酸痛、麻木等，甚则活动受限为主要表现的痹病。

[病因病机] 损伤痹的发病均与损伤有关，多因跌仆损伤后，外邪侵袭，或体虚久病，加之劳逸不当，慢性劳损，致局部经脉瘀阻，不通不荣，而致痹。损伤后致瘀致虚，外邪痹阻，不通不荣为基本病机。病性有虚有实，实证为瘀血痹阻、外邪痹阻等；虚证有气血亏虚、肝肾亏虚等。

[辨证施治] 本病治疗，应辨寒热虚实之偏重，实证以祛邪通络为原则，寒宜散寒通络，热宜清热通络，瘀血宜活血化瘀；虚证以扶正通络为原则，予以滋补肝肾、壮骨通络，或益气养血、蠲痹通络等。在整个治疗过程中应酌用活血化瘀之品。

1. 外邪痹阻证 症见局部麻木凉痛，得温痛减；遇风寒湿加重，肢体困重；或伴头痛，恶寒怕风，无汗；舌质淡红，苔薄白或白腻，脉浮紧或弦紧。

[分析] 损伤后局部气血失养，风寒湿等外邪乘虚侵入，局部气血痹阻，筋脉关节失荣，故见麻木凉痛；风寒湿邪侵袭，寒则血凝，故症状加重；得温则血畅，故痛减；湿性重着，湿邪为病，故见肢体困重；外邪侵袭肌表，卫阳被遏，腠理闭塞，营阴郁滞，故见头痛，恶寒怕风，无汗。

[治法] 祛风散寒，除湿通络。

[基础方] 顽痹寒痛饮加减。

2. 瘀血痹阻证 症见局部刺痛，肿胀或硬结、瘀斑，痛处拒按，入夜尤甚；面色暗黧，肌肤干燥无泽，口干不欲饮；舌紫暗或有瘀斑，脉沉涩。

[分析] 损伤瘀血停滞于肢体局部，气血瘀阻，故见局部刺痛，肿胀或硬结、瘀斑，痛处拒按；夜为阴，气血运行相对缓慢，瘀血留滞更甚，故疼痛入夜尤甚；血瘀痹阻日久，气血津液输布失常，故见面色暗黧，肌肤干燥无泽，口干不欲饮等。

[治法] 活血化瘀，蠲痹通络。

[基础方] 化瘀通痹汤加减。

3. 血瘀寒凝证 症见局部刺痛、怕冷，遇寒痛增，得热痛减；四肢欠温，触之不热，皮色淡暗，畏寒或面色无华；舌质紫暗，苔白，脉沉弦或细涩。

[分析] 损伤后瘀血痹阻筋脉关节，局部失养，寒邪侵袭，血气凝涩更甚，故见局部刺痛，怕冷，触之不热；遇寒则血愈凝涩，故痛增剧；得热则寒邪渐散，故痛减；寒为阴邪，易伤阳气，加之瘀血痹阻，肢体失于温煦，故见畏寒，四肢欠温。

[治法] 活血化瘀，温经散寒。

[基础方] 身痛逐瘀汤合乌头汤加减。

4. 瘀热互结证 症见局部刺痛、有热感，近凉痛减，遇热痛增，痛处固定；身热，口干口渴，烦闷不安，溲黄，便干；舌质暗红或有瘀斑，苔黄，脉弦数或细数。

［分析］　损伤致瘀血痹阻，复感热邪，血热博结，或血瘀不散，郁久化热，瘀热互结，故见局部刺痛、有热感，近凉痛减，遇热痛增，痛处固定；热邪外蒸内扰，故见身热，烦闷不安；热邪易耗气伤津，阴液不足，不能上承，故见口干口渴；肠道失润，故见大便干；瘀热阻塞水道，故见小便短黄。

［治法］　活血化瘀，清热通络。

［基础方］　桃红四物汤加减。

5. 气血亏虚证　症见局部筋脉挛缩，肢节拘急或酸痛无力、麻木，头晕乏力，劳则尤甚，面色不华，气短，自汗；舌质淡，苔薄白，脉细弱。

［分析］　气血亏虚，筋脉失养，故筋脉挛缩，肢节拘急或酸痛无力、麻木；劳则气血虚甚，故劳后症状加重；气虚卫外不固，故见自汗；气血不足，故见头晕乏力，面色不华，气短。

［治法］　益气养血，活血通络。

［基础方］　十全大补汤加减。

6. 肝肾亏虚证　症见局部筋脉挛缩，肢节拘急不利或酸痛无力，腰膝酸软，劳则尤甚，头晕耳鸣，手足不温，夜尿频数；舌红或淡，苔薄，脉沉细无力。

［分析］　肝肾亏虚，肢节筋骨血脉失却濡养，故见局部筋脉挛缩，肢节拘急不利或酸痛无力，腰膝酸软；劳倦则精气耗伤，故劳则尤甚；肾虚失其温煦，见手足不温；头窍失养见头晕耳鸣；肾虚膀胱失约则夜尿频数。

［治法］　滋补肝肾，蠲痹通络。

［基础方］　独活寄生汤加减。

十六、蝶疮流注

蝶疮流注是因素体虚弱，真阴不足，热毒内盛，痹阻脉络而导致的以双颊部蝶形红斑为主要临床特征，伴有发热，脱发，关节疼痛等症状，常可出现五脏六腑俱损的痹病。

［病因病机］　本病多因先天禀赋不足，肾精亏虚；或后天失养，脏腑损伤，或营卫空虚，外感六淫之邪，伤肤损络；或七情过极，郁而化火；或感日光曝晒等，导致阴阳失调，气血失和，脏腑功能逆乱而致。基本病机为正虚邪侵，热毒内蕴，脏腑损伤。病性为本虚标实，本虚以气血不足、脾肾两虚为主；标实以热毒、痰浊、瘀血为多见。

［辨证施治］　本病当首辨轻重缓急，进行治疗。急性期，热毒炽盛，壅滞血脉，灼伤营阴，依"急则治其标"的原则，治宜清热解毒、凉血祛瘀，以祛邪为主，辅以滋补肝肾；稳定期，气阴两虚、脾肾阳虚，依"缓则治其本"的原则，治宜益气养阴、补益脾肾，辅以清热祛瘀。若见脏腑俱损，病情危重者，当中西医结合积极治疗。

1. 热毒炽盛，弥漫三焦证　起病急骤，高热持续不退，两颧红斑或手部红斑，斑色鲜红，或狂躁神昏；关节红肿热痛，口糜口渴，喜冷饮，咽痛咳嗽，心悸憋气，鼻衄，汗出，小便短赤，大便干结或便秘；舌红绛，苔黄，脉弦数或滑数。

［分析］　热毒之邪侵袭，故起病急骤；感受热毒之邪，里热炽盛，热毒迫入营血，灼伤血络，迫血妄行，可见鼻衄；离经之血又可瘀阻而发斑，故见两颧红斑或手部红斑，斑色鲜红；热毒壅滞关节，故见关节红肿热痛；热邪充斥气分，故见高热持续不退；热为阳邪，一方面迫津外泄，一方面消灼煎熬津液，故见汗出，口渴口糜，咽痛咳嗽，饮水自救，喜冷饮；毒为热之甚，火毒之邪可使肝阳亢奋，引起肝风内动，热极生风，热入心包又可扰乱心神，则见狂躁神昏；热邪即为"壮火"，"壮火食气"，热太盛，势必耗气太过，且气随津脱，津泄使气更加耗伤，故见心悸憋气等表现；热毒弥漫三焦，使津液亏耗，肠道干涩，故见大便干结或便秘；热毒下移小肠，则见小便短赤。

［治法］　清热解毒，凉血消斑。

［基础方］　清瘟败毒饮加减。

2. 瘀热痹阻，毒蕴经络证　低热或身热不扬，皮疹瘀紫，双手指瘀点累累，口干咽痛，两手发白发紫相继，双下肢青斑如网；恶风汗出，关节红肿热痛，痛不可触，屈伸不利，或见咳血、吐衄，女性可见月经色暗、量多；舌紫暗有瘀斑，或舌下脉络曲张，苔黄，脉滑数或弦数。

［分析］　素体蕴热，复感风湿热邪，或风寒湿邪郁久化热，邪热灼伤脉络，血溢脉外而成离经之血，瘀毒内壅经络，气滞血瘀，则见皮疹瘀紫，双手指瘀点累累，舌下脉络曲张；瘀毒壅滞血脉，脉道气血运行不畅，故两手发白发紫相继，双下肢青斑如网；湿热遏伏，郁蒸于内，则低热或身热不扬，恶风汗出；瘀热痹阻关节，关节红肿热痛，痛不可触，屈伸不利；热毒灼伤血络，迫血外溢，血

行不循常道，则见咳血、吐衄，女性可见月经色暗、量多。

[治法] 清热解毒，化瘀通络。

[基础方] 白虎加桂枝汤合玉女煎加减。

3. 脾肾两虚，浊毒壅阻证 颜面及四肢浮肿，双下肢浮肿如泥，腰膝酸软，面色萎黄，周身皮疹隐隐，肌肉酸痛重着；形寒肢冷，腹胀纳少，尿少、尿闭或尿浊，心悸气短，胸憋气促，不能平卧或腹大如鼓；舌胖嫩，质淡，苔薄白，脉沉细弱。

[分析] 脾肾两虚，脾不制水，肾不主水，脾肾虚无以温化水液，水湿泛溢肌肤，故见全身浮肿；水为湿邪，湿性趋下，故水肿腰以下为甚，双下肢浮肿如泥，尿浊；脾虚不能为胃行其津液，水液代谢失常，故腹大如鼓，重者水气凌心犯肺，则见心悸气短，胸憋气促，不能平卧；脾虚运化吸收水谷精微功能失职，则腹胀纳少，气血乏源，不能上荣于面，则面色萎黄；脾肾阳虚，可见形寒肢冷，腰膝酸软；肾虚膀胱气化失司，水液运行不利，则见尿少，尿闭；脏腑功能失常，浊毒不能排出体外，壅阻肌肉经络，可见肌肉酸痛重浊；浊毒痹阻络脉，则见周身皮疹隐隐。

[治法] 滋肾填精，健脾利水。

[基础方] 济生肾气丸合真武汤加减。

4. 热毒灼阴，阴虚内热证 低热不退或午后、夜间潮热，五心烦热，盗汗，斑疹隐现，头晕耳鸣；口干咽燥，月经后期，量少或经闭，脱发，小便黄，大便干或秘结；舌质红，少苔或薄黄苔，脉细数。

[分析] 热毒炽盛，伤津耗液，阴不敛阳，故低热不退或午后、夜间潮热，五心烦热；热伤营血，迫血妄行，血液溢出脉络而成瘀，故斑疹隐现；肾阴为一身元阴之根本，肾阴亏虚，头窍失养，故头晕耳鸣；清窍失于濡润，则口干咽燥；阴虚内热，虚火蕴蒸，则潮热、盗汗；阴血虚，血不荣发，则脱发；血虚，冲任血海不足，经血来源不充，致月经后期，量少或经闭；肠道失濡，故大便秘结。

[治法] 养阴清热，解毒透邪。

[基础方] 青蒿鳖甲汤合二至丸加减。

5. 气滞血瘀，肝郁毒结证 红斑色暗，情志抑郁，胁肋胀痛或刺痛；胸膈痞满，腹胀，纳差，泛恶，嗳气，黄疸，胁下痞块，月经不调；舌紫暗有瘀斑，苔白，脉沉细或沉细涩。

[分析] 病情反复发作，情志不遂，木失条达，肝失疏泄，故见胁肋胀痛；肝郁气滞，疏泄不利，久郁成毒，致胆汁疏泄失常，胆液不循常道，外溢肌肤，则见黄疸；气为血帅，气行则血行，气郁血行不畅，瘀血内结，故见面部或手足红斑色暗；瘀阻胁络，不通则痛，则见胁下痞块，胁肋刺痛；瘀血阻于胞络，妇人则月经不调甚至闭经；木不疏土，则见腹胀，纳差，泛恶嗳气，胸膈痞满。

[治法] 疏肝解郁，活血化瘀。

[基础方] 柴胡疏肝散合膈下逐瘀汤加减。

6. 气血两虚，正虚邪恋证 红斑隐退，乏力，关节肌肉酸痛，月经量少；面色苍白或烦热面赤，纳呆，精神萎靡，面色爪甲不华，心悸气短，脱发，口干，自汗盗汗，恶风，怕冷，大便燥结；舌淡红，苔薄白，脉沉细或细弱。

[分析] 病情迁延不愈，脾胃虚弱，气血乏源，正气不足，不能祛邪外出，正虚邪恋，故见红斑隐退；气血亏虚，不能荣养肢体肌肉，故全身乏力，关节肌肉酸痛，面色爪甲不华；脾虚健运失职，则纳呆；气虚运血无力，气血不充，面部失荣，则面色苍白，精神萎靡；发为血之余，血虚无以荣发，则见脱发；气血亏虚，心失所养，鼓动无力，故见心悸气短，动则气耗，则活动后加重；气虚卫外不固，腠理不密，汗孔开合失司，故见自汗盗汗，恶风，怕冷；气弱血虚，浮阳外越，则烦热面赤；血虚肠燥可见大便燥结。

[治法] 益气养血，扶正祛邪。

[基础方] 当归补血汤合增液汤加减。

第七章　护理与调摄

由于痹病以肢体关节肌肉疼痛、重着、麻木、肿胀、屈伸不利，甚则关节变形、僵直为特征，其不但直接影响患者的日常生活和工作，甚者可累及脏腑，危及生命。痹病又多病程长久，反复发作，患者往往经年难愈，以药为伴，终身受累。急性发作期或进入晚期时，患者生活不能自理，疼痛异常。因而，在治疗痹病的同时，调护、调摄工作就显得更为重要。对此，历代医家已有不少论述，但多散在于具体证治之中。随着医疗水平、科学技术的提高，使人们对痹病护理、调摄有了更全面、更深刻的认识。现代路志正等的《痹病论治学》，娄玉钤的《中国风湿病学》《类风湿性关节炎的家庭自疗》等，都比较系统地论述了这方面的内容。此参阅以上文献，予以简介。

第一节　护理

在正确治疗的同时，一定要有恰当的护理相配合，才能取得良好的疗效。对痹病患者，要做好如下的情志护理、生活护理、服药护理、姿态护理、功能锻炼护理、并发症的护理等。

一、情志护理

情志护理，也称心理护理。"痹者，卑也，有病则有日降日深之义，又有不得自如之义。"（明·马莳《黄帝内经素问注证发微》）。痹病的病程较长，病情反复，患者的情绪变化更为复杂，如疾病急性发作，或病情严重，行动不便，生活不能自理时，就感到悲观失望，有的甚至厌世；在疾病好转或病情逐步减轻时，心情愉快，若此时对疾病缺乏正确的认识，又易产生急于求愈、心情急躁、对疗效希望值过高的情绪。由于痹病是一个比较顽固的慢性疾病，长期、反复的疾病折磨和肉体痛苦，必然给患者带来精神上的痛苦，而这些精神因素又可直接或间接的使病情加重，影响治疗效果。此时，虽有灵丹妙药，治疗也难见效。因此分析病人的心理状态，首先做好精神上的护理，尤为重要。

以类风湿关节炎（尪痹、顽痹）为例，患者有着非常复杂的心理状态，而且每个不同的患者，都有着不同的心理反应。常见的几种心理反应如下：

1. **失望**　在反复治疗而效果不理想，以至于影响到患者的工作及前途时，就会引起严重的心理问题——失望感，表现为对治疗和命运的"唉声叹气"。

2. **消极**　是病残者的一种心理反应。心理学的术语称之为"淡漠"。表现为对什么也不感兴趣。

3. **焦虑**　许多人不懂得慢性病的概念，不知道对于慢性病不能以每天的变化来判断病情的好转或恶化，而需要经过几周或几月，甚至几年，才能作出评价。不了解类风湿关节炎症状有自发消退和加剧的倾向，甚至每天都可能发生这种变化。许多病人及家属对于类风湿关节炎仅有朦胧的概念，不懂得类风湿关节炎和其他关节炎的区别，不知道目前的治疗可以得到什么样的结果，把握不住自己的未来，错误地认为所有类风湿关节炎患者都注定要变成畸形。在这种对类风湿关节炎存在不正确的理解的基础上，由于暂时的治疗效果不明显，患者极易产生焦虑情绪，表现为烦躁不安、易怒和"看什么都不顺眼"。

4. **愤怒情绪**　当病人面对"病残"这一现实后，就会出现愤怒情绪。这主要是病人对"病残"这一结果极为不满，这时病人可能"怨天忧人"，甚至迁怒于与事件无关的人，情绪处于十分不稳的状态。

5. **情绪低落**　这也是在类风湿关节炎患者中容易见到的心理反应。这种心理反应在治疗效果不够满意或周围的人和社会对患者的关心不够时而产生。患者常流露出绝望感，或对任何事情都缺乏信心，对简单的事情也觉的困难重重，平时常爱一人独处，暗自落泪，长吁短叹。

6. **对康复失去信心**　在康复过程中，病残患者所面临的第一个问题就是恢复或尽可能地恢复独立生活的能力。这时像穿衣、吃饭、上厕所等这一类对健康人来说不成问题的小事，对病人都可能是个大问题。这就容易使病人的自尊心受到极大的打击。这时，病人在潜意识中有一种维持自尊的欲望，因而可能投射为对康复失去信心。这种病人可表现为被动治疗甚至拒绝治疗。所谓被动治疗即对治疗没有主动的要求，主观上不能与医生配合，处于听之任之的状态。我们知道，康复的关键在于病残患者必须以相当大的主动性和积极性来发挥潜在的躯体功能，以获得最大限度的代偿。主观能动性的发挥具有十分重要的作用，所以，这种心理状态，是要不得的，必须加以纠正。

7. 自杀 自杀虽很少见，却是最严重的心理反应。自杀念头可以出现于病残的任何阶段，它特别容易因现实生活中出现新的困难而诱发。因此，当病人遭到不幸或挫折时，要特别加强心理照顾。自杀的念头可以说出来，也可以不说出来。一般说出自己的自杀念头，常有寻求帮助的含义，这时，周围的人必须积极热情地给予援助，切勿冷漠视之。当自杀的念头不是用语言，而是用行动（例如准备自杀工具，寻找自杀场所）表现出来时，情况就非常严重了，此时，周围的人必须以百倍的警惕去发现这些通常是十分隐蔽的行为，使其自杀得以阻止。

以上这些心理病态，都必须通过心理治疗及护理的方法，才能消除。对患者的心理护理要掌握两个原则。

（一）减轻患者的心理负担，使其能正确对待疾病

1. 不重视疾病 对癀病病情尚轻或年轻的病人，表现满不在乎，不遵医嘱，生活上不注意冷暖，不乐意锻炼的病人，必须讲清癀病的顽固性、反复性及遵守医嘱、接受治疗的重要性，促使他们正确认识疾病，而与医护人员配合治疗。

2. 急于求愈 对病情正在急性发作期，一时尚不能控制，性情比较急躁，求愈心切的病人，必须加以宽慰，说明此病虽然反复发作，但进行适当治疗后，即可逐步缓解。并应安排他们多听一些轻松愉快的音乐和故事，使其感到生活比较充实。

3. 信心不足 病情比较严重的病人，往往情绪低沉，对治疗信心不足。对这些病人则要适当地把

他的病情告诉本人，使之懂得治疗必须有一定的过程，了解目前治疗的要求与目的，使他们对自己的疾病能有一定的认识，树立信心，对医护人员产生信任感，对治疗的要求也不致脱离实际。病人在思想上如能正确认识疾病，保持乐观，树立信心，有利于战胜疾病。对情绪低落者，应该尽量安排他们参加力所能及的集体活动，多与情绪开朗的人在一起；有条件时也可请病情已稳定的病员，进行现身说教，帮助患者树立战胜疾病的信心。对有自杀意念的患者，更要细心照顾，仔细观察，预防不测。

（二）争取亲友积极配合，能增加治疗效果

经常与患者接触的人的态度，对患者的心理有较大的影响。在漫长的病程中，有时患者的家人或亲人，稍有异样表情，即会引起患者的忧郁、怨恨，认为自己已成为家庭的累赘，病情往往加重，亦有为之产生轻生之念者，这种精神状态，严重影响疗效，此时很多有效措施都变得无效。家属和亲友对患者照顾、帮助和鼓励，对积极配合治疗尤其重要。因为美满和谐的家庭生活，会给病人带来生活上的帮助、精神上的希望和心灵上的抚慰，将会减轻病人身体上的痛苦，使病人情绪稳定，有利于病情缓解。任何最好的治疗，如果没有亲友的积极配合，是得不到预期效果的。

所以对癀病患者的情志护理非常重要。要指导和帮助患者正确对待疾病，减轻病人心理上的压力及争取亲属积极配合，方能提高疗效。

新兴的身心医学有这样一句格言："人有病不仅是发生在细胞和器官上，而是发生在人身上。"这说明人是一个整体，要从整体上看待病人，重视对病人的心理研究，因此在疾病过程中，要了解病人，重视对病人的心理研究，了解病人痛苦、思想状态。医护人员应针对各种具体情况给予耐心解释，使病人对医护人员产生信任和亲切感，从而激发积极的情绪，保持愉快的心情，自觉主动地配合治疗。

二、生活护理

生活护理包括起居、饮食等方面的护理。在疾病的影响下，病人在生活上会产生诸多不便，需要帮助与指导，因此生活护理是护理工作的重点。癀病患者由于病情特殊，在生活护理中除了一般的生活照顾外，还必须注意以下几点。

（一）一般护理

居住的房屋应当通风、干燥、向阳，保持空气新鲜。床铺须平整（尤其对脊柱病患者，最好用木板床），被褥要干燥、轻暖。床铺切勿安放在风口处。

平时洗脸洗手宜用温水；晚间洗脚，热水应能浸及踝关节以上，时间在一刻钟左右，以促使下肢血流通畅。体温每日测量一次，对体温增高者，必须一日测4次，尤其是晡时之体温最有意义。体温不超过39℃，切勿用冰袋降温。

病人出汗较多者，须用干毛巾擦干，衣服汗湿后应及时更换干燥衣服，避免受风；夜有盗汗者除服药外，可在睡前用五倍子粉加水调匀，敷于脐孔内，亦有效。

对四肢功能基本丧失而长期卧床的病人，应经常更换体位，防止褥疮发生。对肘关节畸形挛缩严重者，不能刷牙、洗脸及持筷进食者，必须及时照顾。对两膝关节及踝关节变形，行走不便者，注意防止跌仆。

（二）饮食护理

饮食是维持人体生命的重要因素。合理的饮食能增加营养，使身体健壮。患病之后，如果饮食调理适当，能够增加疗效，因此对病人的饮食护理也很重要。

痹病患者的饮食，一般应进富含蛋白、热量、维生素、易消化的食品，少食辛辣刺激及生冷、油腻之物。还可结合病人舌苔变化来调整食物，因舌苔为脾胃之外候，通过对舌苔的观察，可以指导病人选择适宜的饮食。《略谈舌象与饮食辨证施护》一文中云："如外感病人，舌苔薄白而润者为寒，病邪在表，则饮食宜选配温热性的食物，如姜茶、姜糖汤、姜皮汤等，以助发表去寒；如舌苔薄黄示有热象，则饮食宜清淡，选配冬瓜汤、绿豆汤、番茄和绿叶菜汤，以达到清热利湿作用，并宜忌油腻荤菜等。对有消化道溃疡的病人，除选用食物要煮烂，使之易于消化，以减轻肠胃负担外，还需注意观察舌象。如舌红苔少，胃阴不足者，宜用清素类食物，忌食辛热食物；如舌苔淡白为脾胃虚寒，又宜选配温热性食物，如莲子、山药、桂圆等，忌食生冷瓜果等寒凉性食物；如舌苔厚腻而黄，属胃有湿热、痰浊，宜多选用清淡食物配合，忌用油腻甜类食物；对体虚贫血病人，应选用高蛋白饮食及滋补食物以补养。但当舌苔厚腻，脾胃运化功能减弱时，就不能强调虚则补之的方法，否则会增加脾胃负担，运化功能更差，气血反而难以生长。"这些对痹病患者饮食宜忌很有参考意义。

痹病病情特殊，饮食护理必须注意以下几点。

1. 饮食要节制 慢性病人，病久体虚，饮食要定时、适量，不能饥饱失常，不能暴饮暴食。食物之软硬、冷热均应适当，以防再伤脾胃。尤其值得注意的是，患者家属唯恐患者营养不够，或顾忌病人口味不合，过度地进食滋补食物或不应吃的食物，则适得其反，累及脾胃。

2. 饮食以清淡为宜 由于痹病患者长期为病痛折磨、与药物为伴，病情发作时，更是食不馨，睡不安，因之虚者多，家属往往劝病人多食膏粱厚味，岂不知厚味易助湿生痰。痹病原有外湿之因，如再生内湿，则内外合邪，对病情更为不利，因此痹病患者饮食不能过于滋腻，应以清淡为宜。

3. 饮食不可偏嗜 近年我国人民生活水平日益提高，讲究营养之风日盛。但由于对食补的了解还不全面，因之一般均认为鸡鸭鱼肉等才有营养，忽略了蔬菜瓜果之益处。其实《素问·生气通天论》中早已强调，"谨和五味，骨正筋柔，气血以流，腠理以密"。对有病之后，《素问·脏气法时论》主张："毒药攻邪，五谷为养，五果为助，五畜为益，五菜为充，气味合而服之，以补益精气。"这都说明饮食不可片面，饮食应多样化，则吸取营养更全面，对痹病这种慢性疾病更需注意。

4. 正确对待食补及药补 《素问·五常政大论》云："大毒治病，十去其六，常毒治病，十去其七，小毒治病，十去其八，无毒治病，十去其九，谷肉果菜，食养尽之，无使过之，伤其正也。"痹病患者，由于病程缠绵，长期服药，脾胃已伤，因此对食补、药补更须注意。牛奶、豆浆、麦乳精、巧克力虽是营养佳品，但内有湿邪、舌苔黏腻者，食之反使脘腹胀满，甚至不思饮食。人参、白木耳、阿胶虽是滋补气血之佳品，但脾胃失健或湿热内蕴者均不可服，服之反壅气助湿，胃肠呆滞，得不偿失。因之食补还须根据病情以及脾胃消化功能适当配合，食品要求新鲜，荤素皆有营养，数量不宜过多，以能吸收为度，务使饮食调味适合患者胃口。详情可参考第六篇第一章"食物疗法"。

5. 注意饮食宜忌 目前民间对痹病患者的饮食忌口问题有两种偏向：一种认为，患病之后忌口非常重要，列为不可食之食品种类甚多；一种认为，忌口并无科学根据，不相信也不注意。这两种观点都不正确。其实忌口问题并无神秘之处，因为我们日常所食之品，有与病情相宜者，有与病情相悖者。相宜者有利于病情康复，反之可增加疾苦。瘅病患者的病程较长，如果忌口太严，长年累月势必影响营养之吸收，故一般只在瘅病急性发作期不宜食辛热食品；胃肠失健、脾胃虚寒者少食生冷瓜果等。忌口亦应根据病情而定，或根据所服药物的禁忌而定，病情稳定，忌口即可放宽些。若患者在食用某种食物之后，感觉病痛增加或有特殊过敏者，则可不食。绝对或过多的忌口对患者的健康不利。对病情有利的食物，宜常服用。如风瘅者可食用豆豉、丝瓜、蚕蛹等；寒瘅者可常食用茴香、桂皮、花椒等调味品；湿瘅者可常服薏苡仁、扁豆、赤小豆等；热瘅者可多食用芹菜、马蓝头、青菜等蔬菜及水果。凡寒湿瘅患者均可以酒、醴、醪等作食料，如五加皮醪及薏苡仁醪等。薏苡仁、赤小豆可以化湿退肿，可常煮汤服用。黄芪加薏苡仁可以加强渗湿作用，核桃仁可以补肾健腰，黄花菜可助镇静安寐，均可采用。

三、服药护理

服药是治疗疾病的重要手段，但服药并非药到张口，吞下即是，而是有许多具体的要求。瘅病患者，由于病程长，服药时间亦相应较长，药物的种类亦较多，服药的方法亦不完全一样，因此指导病人如何服药以及服药后如何护理是一个非常值得重视的问题。在护理工作中，不仅要了解内服药的性能，而且还必须熟悉外用药的使用方法，以及用药后的反应等等。主要应注意以下各点。

（一）煎药和服药的方法

汤药必须煎服。一般先要把药物浸泡于冷水中1~2小时，使药物浸透，然后煎煮，这样易煎出药中的有效成分。煎药时间亦须视药物性质而定。发表药，一般不宜多煎，沸后2~3分钟即可；有些含有挥发油类成分的药物如薄荷、砂仁等，必须在一般药物煎好后方下，煎1~2分钟即可；补药则须多浸多煎，以文火为宜；金石介壳类药物如磁石、鳖甲、牡蛎等必须先煎；清热凉血药多浸快煎；芳香化湿药浸后煮服即可。川乌、草乌、附子等要煎1~2小时。

在服药方法上，不可千篇一律地日服2次。如有些药物必须日服三四次，以使药物在体内保持一定的浓度；有些药物必须顿服，以使药力集中，效果显著；有些药物，服后已效，即不必再服，不效者须再服；有些药须空腹服用，使药物迅速吸收，发挥疗效；有些药物须饭后服用，以减少对胃的刺激；有些药物应睡前服用，可保证夜间安睡，或润肠通便，使翌晨大便通畅。具体服法，视病情而定。

关于服用汤药的温度，一般认为温热药热服较好，补益药宜温服，清火解毒药宜稍凉。大热之证有时可以冷服，但假寒真热、真寒假热病人，则须根据病之本质，凉药温服或热药冷饮，以防药物格拒。

（二）注意观察疗效及不良反应

《金匮要略·痉湿暍病脉证治》曰：白术附子汤"一服觉身瘅，半日许，再服，三服都尽，其人如冒状？勿怪，即是术附并走皮中，遂水气未得除故耳。"又如服麻黄杏仁薏苡甘草汤之后"有微汗，避风"。防己黄芪汤"服后当如虫行皮中，从腰下如冰，后坐被上，又以一被绕腰以下，令温微汗，瘥"。此医嘱说明，服药后必须仔细观察，适当护理。有的须覆被取汗，有的见微汗即可，有的为服药后正常反应，不必惊慌。《金匮要略》同篇中还指出："风湿相搏，一身尽疼痛，法当汗出而解，值天阴雨不止，医云此可发汗，汗之病不愈者，何也？盖发其汗，汗大出者，但风气去，湿气在，是故不愈也。若治风湿者，发其汗，但微微所欲出汗者，风湿俱去也。""湿家下之，额上汗出，微喘，小便利者，死；若下利不止者，亦死"。这说明如药后见汗大出者，不能再加重覆盖；治风湿需微微欲出汗；而下利之后，见有额上汗出，微喘等阳虚证候，甚至真气欲脱者，必须立即进行抢救，以免发生严重后果。

临床上，服辛温大热之剂，必须注意有无口干舌燥、咽痛、便结、出血等症状；服清热解毒药后，应注意是否胃中不适及便溏、腹泻等情况。目前治疗瘅病中西药物合用者甚多，如对历节、尪瘅者用药最多，如甲氨喋呤、氯喹、青霉胺、环磷酰胺等，均须熟悉各药的不良反应，一旦发现应立即采取措施，否则会发生不良后果。

目前已有许多草药经提纯制成药片，如雷公藤、青风藤等，虽便于服用，但临床观察不良反应不少。如服雷公藤制剂后，一般症状有月经紊乱、闭经、皮疹、面部及四肢毛细血管扩张、眼睑及面颊出现色素沉着、胸背皮肤出现出血性红斑等，但以胃肠道刺激症状如呕吐、腹泻最多。有些病人求愈心切，擅自加大剂量，以致发生中毒症状，出现剧烈腹痛、呕吐、腹泻、便血、甚至造成中枢神经损害、肝脏损害、肾功能衰竭等不良后果。必须充分重视，切勿以为中药性皆平和而忽视之。

服药切忌杂药乱投，以致损伤脾胃，妨碍以后的治疗。

使用外用药物时亦须注意，如有病人对膏药和药膏过敏，出现痒疹或水疱时，应立即停止使用，否则可引起皮炎，甚至皮破腐烂，增加痛苦。熏洗时勿烫伤，搽擦时勿用力过度，以免损伤皮肤。详情可参考第六篇"其他疗法"。

四、姿态护理

姿态护理，也称体位护理。痹病患者的姿势异常，往往会影响病人今后的活动功能、生活与工作。姿态护理的目的是时时纠正痹病患者的不良姿态、体位，以利于以后恢复健康，正常进行工作。痹病患者由于肢体疼痛、麻木、屈伸不利、僵硬等情况，为了适应病情，减少疼痛，常常采取种种不正确的姿势和体位，企图减轻疼痛。如膝关节肿痛时，伸直位疼痛更甚，病人就在平卧时于膝腘下垫一小枕头。虽然这样感到较为舒适，但久而久之，膝关节便固定于屈曲位，不能伸直，行走时曲膝，鸭步。也有的病人肘关节因炎症引起疼痛，屈伸不利，而肘关节向内屈曲可以减轻疼痛，因之从不敢伸直，以致造成肘关节屈曲挛缩，日久之后，肘关节僵硬固定，刷牙、洗脸等动作均受限制，甚至不能持筷进食。有些患者在急性发作时关节活动不利，但当症状减轻后也不注意功能锻炼，因之关节僵硬，尤其以腕关节最为多见。有些患者，家中生活条件较为舒适，病发后喜坐沙发，睡席梦思床垫，最后形成背驼躯偻，肌肉萎缩。因此在护理工作中对患者的站、坐、行、睡的姿态和四肢安放的体位，均须经常注意，及时纠正不正确的姿势，防止遗害终生。

要注意生理姿态的保持。如为了预防强直性脊柱炎患者脊柱、髋、膝关节发生屈曲、强直（尤其在急性发作时更须注意，因为大多数患者的严重畸形，都是在急性发作时产生和迅速发展的），一般

要求病人站立时应尽量挺胸、收腹，避免懒散松弛的驼背姿态。坐时尽量挺直腰板，写字时椅子要稍低，桌子要稍高。床铺不可太软，以木板床上铺厚褥子为好，不宜睡软席梦思床垫。睡眠时忌用高枕，不可长期屈曲髋膝侧卧，以免引起髋、膝关节发生挛缩畸形。卧床时采取仰卧位或俯卧位，可预防驼背和髋、膝关节屈曲畸形。当关节因病理损害或手术难以避免发生强直时，应使关节固定于有利于自理生活的最佳功能位置，例如能用筷或匙自己把饭送到口中，手能抓握，下肢能持杖步行；肩关节有一定程度的外展、前屈、内旋、外旋，这样可以满足日常生活的最低功能，有利于病人自理生活。

五、功能锻炼护理

痹病患者进行功能锻炼，主要目的是通过活动关节，避免出现僵直挛缩，防止肌肉萎缩，恢复关节功能，即"以动防残"。通过锻炼还能促进机体血液循环，改善局部营养状态，振奋精神，增强体质，促进早日康复。

让痹病患者进行必要的休息，可使整个机体及病变关节在一段时间内得到充分的休养，有利于减轻因活动引起的炎症加剧及疼痛。但是，让痹病患者长期卧床休息或使病变关节长期固定，对疾病利少弊多。另外，只注重药物治疗，而忽视肢体活动，容易导致关节强直，给生活、工作带来不便。因此，在痹病的治疗过程中，把握好静与动的关系，非常重要。动与静即患病肢体的活动与休息是一对矛盾，怎样统一这对矛盾，可参考第六篇第四章"运动疗法"。

痹病患者的功能锻炼，切勿操之过急，超过自己的耐受力，要适可而止，量力而行。活动量要逐步增加，循序渐进，切勿一开始活动量过大，不仅起不到预期的作用，反而造成筋骨酸痛，体倦乏力甚至加重病情。循序渐进，持之以恒，是功能锻炼的基本原则。

六、并发症的护理

痹病患者在漫长的疾病过程中，常易并发其他病症，尤其是当气候突变或梅雨季节及台风、暴雨、严冬、酷暑时，易感受风寒、湿邪及中暑，对此应予以重视。

痹病患者常易发热，但发热的原因很多，有因本病发热；有因感受风寒或风热发热；有因并发其

他病症（如肺炎）而发热；有因本来服用激素，骤然停止使用而发热；还有因服用某种药物（如青霉胺）引起不良反应而发热。由于发热原因不一，处理方法也不相同，在护理中必须区别对待。

如因本病发热，汗法不可太过。服药后大汗淋漓，应立即处理。如因感受风寒、风热而发热，治法同一般感冒。如因其他疾病而发热，必须查清原因，然后处理。有些病员因久病服药无效，就依赖激素止痛，服用时间较长，产生柯兴氏征，又闻激素久用利少弊多，因此急于递减剂量，甚至骤然停药，因而引起发热不退，关节疼痛更甚，甚至卧床不起。这种发热用抗生素或清热解毒药均不能奏效，只能仍用激素缓解，同时采用相应药物，逐步递减激素剂量。目前治疗痹病，苦无特效药物，用以缓解症状的西药甚多，不良反应各异。例如，用于治疗类风湿关节炎的青霉胺是一种免疫抑制剂，对此药的反应，个体差异甚大。有些病人服之可以抑制症状，但也有服后出现不良反应，如发热、皮疹、味觉消失、口腔溃疡等。对这种发热必须立即停用青霉胺，否则会发生严重反应。

总之，在护理痹病患者时，除了要注意本病的疾痛，还要注意有无其他并发病症。因为有些患者，往往患了痹病之后，将一切症状均归于痹病，而顾不及其他。如上海光华医院类风湿关节炎专科门诊中，经常发现有很多患者伴有并发症，有的经常咳嗽，后来痰中带血，经检查是肺癌；也有的病人患类风湿关节炎得到治疗后，症状有所缓解，但饮食不馨，形体消瘦，上腹部胀闷，经临床及 B 超检查，发现是肝癌。因此对并发症的发现应予以重视，切勿顾此失彼。

第二节　调摄

中医历来重视养生之道。新中国成立后政府提出的卫生工作方针中，亦特别强调预防为主，这是非常英明的。《灵枢·本神》曰："故智者之养生也，必顺四时而适寒暑，和喜怒而安居处，节阴阳而调刚柔，如是则僻邪不至，长生久视。"说明要预防疾病，就必须顺应气候变化，调和情志，饮食起居有常。具体到痹病的调摄预防应注意以下几点。

一、保持心情怡悦

心情怡悦即精神愉快。人的精神状态与疾病的发生、发展有密切的关系。人们在认识周围事物或与他人接触的过程中，不可能对任何人、事、物，都无动于衷、冷酷无情，而是表现出相应的情志变化，这是正常的心理反应，健康的表现。但若外界刺激引起情志太过，则影响脏腑功能，引起气机逆乱，阴阳失调，而发疾病，或使既病者病情加重。因为七情内伤可以直接致病，亦可由七情内伤引起人体阴阳失调，正虚邪侵，间接致病。有些病人在患病前有明显的精神刺激。因此保持心情愉悦是预防本病及确保取得疗效的重要环节。要让患者愉快生活，勿过于激动或压抑，善于管理自己的情绪，努力学习，积极工作，积极治疗，有一个良好的心理状态，才能取得好的疗效。

二、坚持身体锻炼

铁经百炼方能成钢，人亦须经常锻炼才能健康，生命在于运动。脾主肌肉四肢。四肢运动锻炼，可促进脾胃的消化吸收，使气血化源充足，肌肉、筋骨强健，进而增强体质，提高抗病能力。锻炼的方法方式很多，可坚持每日晨起打太极拳、舞太极剑、做广播操、散步、打球等；亦可结合日常生活锻炼，如步行上下班等。临证时，还要酌情为患者拟定一个个体化的运动处方。通过活动，使全身气血流畅，体内阴阳平衡，达到增强体质，减少疾病的目的。尤其痹病，如果气血流畅，虽邪入内，亦难形成痹阻。因此，锻炼身体是预防痹病的好方法。但锻炼必须根据各人的身体情况而选择适当的方法，总的原则是活动量宜从少到多，不要过久过猛，应逐步增加，循序渐进，贵在坚持。锻炼时间春夏宜早，严冬适当推迟。经常锻炼，身体健康，则患痹病的机会可以减少。

三、防范风寒、潮湿

痹病之成因，与风寒湿有密切关系。因此，未病之时，防范风寒、潮湿之邪侵袭非常重要，尤其是当身体虚弱时更应注意。天气寒冷时，应随时增添衣服以防风寒；夏日炎热之际，切不可睡于风口或露宿达旦。因为入睡之后，人之卫阳之气静潜，毛孔开放，风寒湿邪易乘虚而入；不可席地而卧，尤其是水泥地及砖石之地，以防寒湿之气入于经脉筋骨。新产妇，应避风寒湿，如睡卧当风、久吹电扇及空调、冷水洗浴等。因产后百脉空虚，汗出较多，寒气入内则易成疾。贪凉称快于一时，病后受累则一世。

随着社会发展，夏天防暑降温之措施也日益讲究。在有空调设备的房间工作的人，应随着室内外气候温度的迥异，随时增减衣着。临床上常见在恒温室中工作几年后即患病之病例。冬月室内有火炉及暖气者，衣着可以少些，但如到室外去，必须披衣防寒，勿因怕麻烦而忽略之。在冰库及寒冷的水中操作者，入冰库前添衣服，在冷水中操作完毕，勿骤用热水浸手，以免一冷一热，脉络一紧一松，调节失常，引起脉道不利以成痹病。身体健壮者，尚能耐受风寒，而年老体弱或劳累过度，身体虚弱者，易被风寒所侵，必须谨慎。

受潮湿最多见的是以水为事者。经常同水打交道的人，应在工作完毕之后，立即用干毛巾擦干身体，换上干燥衣服。居处地势低而潮湿者，日常可用石灰洒于墙边屋角，以吸潮气；床上被褥在晴天宜经常曝晒，以祛潮气；天晴时经常开门开窗，以通气祛湿。当然有条件的还可垫高地势，向阳开窗开门最好。

春夏之交，台风季节，暴风骤雨，低地积水，在涉水淋雨之后，切忌即作热水浴，以致迫湿入内，而宜用干燥毛巾，擦干水渍，擦至皮肤潮红发热，再洗净换上干燥衣服。劳动后大汗淋漓，亦不可入凉水中洗澡或入水游泳，因汗孔未闭，易使寒湿之气骤入。黄梅季节，湿令当时，如为脾胃失健，内湿较甚之人，宜用燥湿、化湿之剂；如为脚肿面浮者，亦可服利湿退肿之剂以通利之，勿使内外湿交阻成患。

痹病成因是风寒湿热等邪气杂至。日常生活中注意避风，御寒，防湿，截其来路，是预防之良策。如有内湿之人，更应注意，若致外湿入内，得病则缠绵难已。

四、注意营养

营养依靠食物，合理补充营养有利于身体健康。但应根据病人的体质及亏虚情况，辨证施补。要避免滥施进补。如《素问·阴阳应象大论》云："形不足者，温之以气；精不足者，补之以味。"说明补益必须根据个人的体质以及虚之所在而补之。如素体内热者，不宜服红参、鹿茸；脾胃虚弱，运化乏力者，食银耳会引起脘腹胀闷，食阿胶更使胃中饱胀，饮食不馨；胃酸过多者，食牛奶、豆浆后易泛酸胀气，舌苔黏腻；中有湿阻者，更不能进补，补则胃脘痞塞，胃呆少纳，则得不偿失。

鱼、肉、鸡、鸭、蔬菜、瓜果、谷食都有营养，必须根据个体情况及脾胃运化能力而选择不同饮食。脾胃健者，味虽厚尚能消化，而脾胃虚弱者则以清淡为宜。切勿暴饮暴食，致伤脾胃。

五、有病早医，勿乱投药

如发现有痹病之症状，如关节、肌肉、筋骨的酸、麻、肿、痛、重，应早就医，早诊断，早治疗。若病延日久，病情日深，则治愈较难。

目前，卫生知识日益普及，有些病人能正确求医治病。但亦有人对痹病的慢性程度认识不足，求愈心切，当发现自己有痹病时，惊慌失措，怕变形，怕瘫痪，因之乱投医，甚至一周内辗转几个医院，药物成堆，而且对一些单方、验方亦想同时使用，以求速效，结果病未治愈，脾胃先伤，反而增加疾病的复杂性。

中医主张治未病。因此，注意调摄，未雨绸缪有其重要意义。综上所述，如果能在未病时保持精神愉快，坚持锻炼身体，配合适当的营养，并在日常生活中防风寒，防潮湿，有病后早诊断，早治疗，就能使发病率降低，治愈率提高。

第八章　预后

了解痹病预后的有关情况，因势利导，促使痹病向痊愈的方向转化，对痹病的临床证治有着一定的意义。

第一节　预后善恶

痹病因其范围较广，病证各异，机制复杂，预后也不尽相同。但总不外善恶两种。痹病预后善，指病证痊愈，健康恢复；预后恶，指病情深重，甚则危及生命。预后恶者，在痹病后期临床常见有：①身体情况较差，气血耗损，易感外邪，痹病不已，或反复发作，甚至并症丛生，形成绝证。②骨与关节变形，甚至弯腰驼背，渐至足不能行动，手不能抬握，淹蹇床第，日常生活不能自理，成为残疾。③在关节肌肉疼痛、肿胀、畸形的同时，渐次出现广泛的内脏虚损的脏腑痹病证，如心悸、气短、汗出、腰酸遗精、食少便溏等症，甚则危及生命。④恶疮怪证，难以治愈。

第二节　影响预后的因素

痹病的预后善恶，常与以下因素有关。

一、与病程的长短有关

一般说来，初病者易治，预后善；久病不已，反复发作者预后多差。如日·丹波元坚《杂病广要·中湿》曰："久痹历节，类痿偏矣，为恶疮湿疾。"明·方隅《医林绳墨·痹》曰："久风入中，肌肉不仁，所以为顽痹者也。"明·李中梓《医宗必读·痹》也曰："初病在外，久而不去，则各因其合而内舍于脏，在外者祛之犹易，入脏者攻之实难。"清·俞根初《重订伤寒论·风湿伤寒》更曰："痹者……初病侵袭经气，继必留连血络，终则残害脑筋，故其证始而痛，继而痹，终而痿，痛尚易治。"

二、与体质强弱有关

一般说来，体质强健，正气旺盛之人，患痹病预后良善；体质虚弱，正气不足之人，患痹病治愈困难，预后也差。如宋·杨士瀛《仁斋直指方论》曰："髓虚则骨虚，……痛在于身……此劳极损伤之不可救药也。"清·李用粹《证治汇补·痹证》曰："年高举则，伤筋痛者，是血不能养筋……难治。"汉·张机《金匮要略·中风历节病脉证并治》指出历节病"荣气不通，卫气独行，荣卫俱微，三焦无所御，四属断绝"，而形成形体羸瘦，关节肿大变形的难治之证。

三、与年龄有关

一般说青少年，得痹病预后良善；中老年患痹病，预后较差。如现代娄玉铃《类风湿性关节炎的家庭自疗》一书中介绍："儿童类风湿关节炎总的预后是好的，只要急性期治疗得当，至少75%患儿可以康复，明显优于成人类风湿性关节炎。"

四、与病邪性质有关

一般说风邪偏胜的痹病易愈；寒湿热毒偏胜者较难愈，如明·朱橚《普济方·诸痹门》曰："诸痹风胜者则易愈……。"《灵枢·五禁》曰："著痹不移，䐃肉破，身热，脉偏绝是三逆也。"另外，唐·孙思邈《备急千金要方》认为历节病"此是风之毒害者也"，即为一种特殊邪气侵袭人体所致，故预后多不良。

五、与病邪侵及部位有关

《素问·痹论》云："痹，其入脏者死，其留连筋骨间者痛久，其留皮肤间者易已。"《脉经校释·肾足少阴经病证·肾痹》曰："病先发于肾，少腹腰脊痛，胫酸。一日之膀胱，背脊筋痛，小便闭；二日上之心，心痛；三日之小肠胀；四日不已，死"。

清·喻昌《医门法律·风痹》曰："其转入诸府，而成死症者多矣。"

六、与病邪反复杂至有关

一般说，外邪未反复诱发者，预后多良善，反则预后即差。如《素问·痹论》强调："骨痹不已，复感于邪，内舍于肾；筋痹不已，复感于邪，内舍于肝；脉痹不已，复感于邪，内舍于心；肌痹不已，复感于邪，内舍于脾；皮痹不已，复感于邪，内舍于肺。"

七、与治疗有关

一般说，及时正确治疗，痹病可痊愈，预后良善；失治误治则病情加重，预后较差。如唐·孙思邈《备急千金要方·诸风门》曰："夫历节风著人，久不疗者，令人骨节蹉跌，变成癫病，不可不知。"日·丹波元坚《杂病广要·痹》曰："初若无足治，至其蔓而难图，则偏废弗举，四体不随。"清·喻昌《医门法律·风痹》曰："凡治痹证，不明其理，以风门诸药套药施之，医之罪也。"金·张子和《儒门事亲·论痹》曰："痹病本不死，死者皆医之误。"

八、与饮食调养有关

饮食正常，营养丰富，气血化生有源，正气健旺，则痹病预后良善，反则营养短乏，气血日衰，则预后欠佳。另外，还与饮食禁忌有关，如汉·华佗《中藏经·论痹》中曰："血痹者，饮酒过多，怀热太盛，或寒折于经络，或湿犯于荣卫，因而血抟……故使人血不能荣于外，气不能养于内，内外已失，渐渐消削。"明·虞抟《医学正传·痛风》曰："素有火盛者，小水不能制，若食肉厚味，下有遗溺，上有痞闷。"

九、与情志活动有关

痹病为久重之病，一般说，必对患者造成一定的心理负担。但若患者性情开朗，精神愉快，预后较善；否则预后不良。如《灵枢·厥病》曰："风痹淫泺，病不可已者，足如履冰，时如入汤中，股胫淫泺，烦心头痛，时呕时悗，眩已汗出，久则目眩，悲以喜恐，短气不乐，不出三年死也。"这里"烦心""悲以喜恐""不乐"都指不良的情志变化。临床实践证明，顽痹患者情绪变化对其预后有较大影响。

十、与功能锻炼有关

一些肢体痹病，如肩痹在适当时候，进行必要的锻炼，对恢复肢体功能，是有好处的，否则可致痿废不用。如《杂病广要·痹》曰："恶证，其卧床不能行动，久泄不食者，难治。"隋·巢元方《诸病源候论·风病诸候》曰："正倚壁，不息行气，从头至足止，愈大风偏枯诸痹。"

其他如环境因素、将息调摄等因素对痹病的预后善恶也都有明显的影响。

清·吴谦《医宗金鉴·杂病心法要法》对影响痹病预后善恶的有关因素论述较详，其曰："痹在筋骨痛难忍，留连皮脉易为功，痹久入脏中虚死，胜实不受复还生。"在其注中又曰："痹在筋骨则受邪深，故痛久难已，痹在皮脉则受邪浅，故易治也。凡痹病日久，内传所合之脏则为五脏之痹，其人中虚受邪则难治多死，其人脏实不受邪，复还于外，则易治多生。假如久病皮痹复感于邪，当内传肺，为肺痹，若无胸满而烦，满而烦喘咳之证，则是脏实不受邪。"

总之，痹病的预后善恶如何，不仅与治疗措施有关，而且与邪气的强弱，正气的盛衰，以及病邪的性质，病位的深浅等有关。其中正邪两者尤为重要，若邪衰而正气旺盛者，其病一般向浅、向愈的良善方向发展，病势由里出表，由重而轻，由轻而愈；反之则可深化或持续不愈。

第二篇

词语汇释

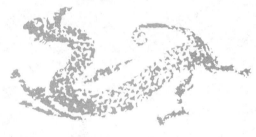

第一章 病证名

十二经筋痹 病名。见《类经·十二经筋痹刺》。简称经筋痹，是按人体的十二经筋组织部位命名的一组痹病。包括足太阳经筋痹、足少阳经筋痹、足阳明经筋痹、足太阴经筋痹、足少阴经筋痹、足厥阴经筋痹、手太阳经筋痹、手少阳经筋痹、手阳明经筋痹、手太阴经筋痹、手厥阴经筋痹、手少阴经筋痹。《灵枢·经筋》篇中以十二经筋对应一年中十二个月，每年分为四季，每季分为孟、仲、季三月，将十二经筋气血痹阻而痛者分别命名为："足太阳之筋……其病小指支，跟肿痛，腘挛，……名曰仲春痹也；足少阳之筋……名曰孟春痹也；足阳明之筋……名曰季春痹也；足太阴之筋……名曰仲秋痹也；足少阴之筋……名曰孟秋痹也；足厥阴之筋……名曰季秋痹也；手太阳之筋……名曰仲夏痹也；手少阳之筋……名曰季夏痹也；手阳明之筋……名曰孟夏痹也；手太阴之筋……名曰仲冬痹也；手心主（厥阴）之筋……名曰孟冬痹也；手少阴之筋……名曰季冬痹也。"《杂病源流犀烛》："十二经筋之病，支转筋痛，皆曰痹。"参十二经筋痹及各条。

八风五痹 病名。出《素问·移精变气论》。泛指感受自然界各种邪气所致痹病。参八风十二痹、五痹条。

八风十二痹 病名。见《千金翼方·中风》卷十六。八风：出《灵枢·九宫八风》。（1）指大弱风、谋风、刚风、折风、大刚风、凶风、儿风、弱风。（2）指天、地、日、月、春、夏、秋、冬，泛指人所生存的自然环境。（3）王冰注曰："八风，谓八方之风。"即东、西、南、北、东南、东北、西南、西北等八方之风。十二痹即十二经筋痹。参该条。八风十二痹泛指感受自然界各种邪气引起的痹病。

儿童痹 病名。见《中国风湿病学》。书中载："儿童痹病是指儿童时期，因感受风寒湿热之邪，使气血运行不利，经络阻滞，筋脉关节失于濡养，引起肢体关节疼痛、酸楚、重着、麻木，或关节红肿热痛、变形、屈伸不利等症状的痹病。"即儿童痹证、儿童痹病。又称小儿痹。参该条。

三痹 病证名。见《类证治裁·痹症》。指行痹、痛痹、著痹三种痹病。《素问·痹论》："风寒湿三气杂至合而为痹也。其风气胜者为行痹，寒气胜者为痛痹，湿气胜者为著痹也。"《类证治裁·痹症》："风寒湿三气杂至合而为痹。痹非偏受一气。其风胜者为行痹。风行而不定，如走注之类。寒胜者为痛痹。寒凝则阳气不行，痛有定处，即痛风。湿胜者为著痹。重着不移，或肿痛，或不仁，湿从土化，痛发肌肉，即麻木也。……风胜脉必浮，寒胜脉必涩，湿胜脉必缓。三痹各有所胜，用药以胜者为主，而兼者佐之。治行痹散风为主，兼去寒利湿，参以补血，血行风自灭也，防风汤。治痛痹温寒为主，兼疏风渗湿，参以益火，辛温解凝寒也，加减五积散。治著痹利湿为主，兼去风逐寒，参以补脾补气，土强可胜湿也。川芎茯苓汤加芪、术。"参行痹、痛痹、着痹条。

三候痹 病名。见《中国风湿病学》。三因三候痹的简称。参该条。

三焦痹 病名。见《医门法律·风痹》。六腑痹之一。《中医风湿病学》："三焦痹多由正气虚弱，外邪杂至，瘀血阻络，三焦气化失司所致；是以头晕、短气、腹胀、温温欲吐、两腿水肿如泥，腹及阴部水肿，并伴有肢体关节疼痛不适为主要表现的痹病。"《张氏医通·痹》："头眩短气，上焦痹也，温温欲吐，中焦痹也，脚肿如脱，下焦痹也。"现代医学的系统性红斑狼疮、骨髓瘤性关节病、多发性肌炎、类风湿关节炎等弥漫性结缔组织病出现的多脏器损害、功能紊乱等症状时可表现为三焦痹。

三因三候痹 病名。见《中国风湿病学》。《中医风湿病学》："三因三候痹是正虚痹、邪实痹、痰瘀痹的总称。"是按证候进行分类论治的一类痹病。为痹病二级病名。参正虚痹、邪实痹、痰瘀痹（瘀血痹、痰浊痹）等各条。

干脚气 病名。见《太平圣惠方》卷四十五。脚气病之一，指脚气之足膝不肿者。因素体阴虚内热、湿热、风毒之邪从热化，伤及营血，筋脉失养所致。症见足胫无力，麻木酸痛，挛急，脚不肿而日见枯瘦，饮食减少，小便热赤，舌红，脉弦数等。本病与现代医学所称的脚气病干型相类似。治宜宣壅化湿，和营清热，可用加味苍柏散或生干地黄丸等方。

上肢痹 病名。见《痹证治验》。即上肢痹证。《痹证治验》把痹病部位在上肢者称为"上肢部痹证"。《中国痹病大全》称为"上肢痹痛"。《娄多峰论治痹病精华》把肩痹、臂痹、肘痹及腕手痹统称为"上肢痹病"，以"上肢痹痛方"治疗。参各条。

下肢痹 病名。见《痹证治验》。即下肢痹证。《痹证治验》把痹病部位在下肢者称为"下肢部痹证"。《中国痹病大全》称为"下肢痹痛"。《娄多峰论治痹病精华》把髋痹、膝痹、足痹、腿痹统称为"下肢痹病"，以"下肢痹痛方"治疗。参各条。

大偻（1）病名。出《素问·生气通天论》。书中载："阳气者，精则养神，柔则养筋，开阖不得，寒气从之，乃生大偻。"《中国医学大辞典》："'大偻'背俯也。"现代焦树德把现代医学强直性脊柱炎称为"大偻"。（2）症状名。指寒邪闭阻于背而致曲背俯身的征象。陈梦雷注："背为阳，阳虚则寒邪痹闭于背，而形体为之俯偻，《金匮》所谓痹侠背行是也。"参背伛偻、背偻条。

大痹 病证名。出《素问·四时刺逆从论》。书中载："冬刺络脉，内气外泄，留为大痹。"（1）痹病之一，指脏气虚而邪气痹阻于五脏较重的痹病。张志聪注："大痹者，脏气虚而邪痹于五脏也。"（2）指风寒湿三气痹阻于脑而致的头痛。《灵枢·厥病》："头痛不可刺者，大痹为恶，日作者，可令少愈，不可已。"《太素》厥头痛注："谓寒湿之气入脑，以为大痹。"（3）指较重的痹病。张介宾曰："痹之甚者，谓之大痹。"

大肠痹 病名。见《中国医学大词典》。六腑痹之一。《素问·痹论》曰："肠痹者，数饮而出不得，中气喘争，时发飧泄。"参肠痹条。

大风瘈痹 病证名。见《皇汉医学》。是指感触暴厉风毒，邪滞肌肤引起的肢体疼痛，麻木不仁之病证。参瘈痹条。

久痹 病名。出《灵枢·寿夭刚柔》。书中载："久痹不去身者，视其血络，尽出其血。"指痹病邪气久留，病程较长，且反复发作，经久不愈者。其治疗，张景岳云："宜峻补真阴，宣通脉络，使气血得以流行，不得过用风燥药，以再伤阴气。"又称顽痹、留痹。参各条。

久腰痛 病证名。见《诸病源候论·腰背病诸候》。书中载："夫腰痛皆由伤肾气所为。肾虚受于风邪，风邪停积于肾经，与气血相击，久而不散，故久腰痛。"又称积年腰痛。指腰痛反复发作，经久不愈者。多因肾气不足或肾虚邪恋所致。治疗以补肾为主，或兼祛邪。参腰痛条。

小痹（1）病证名。出《素问·气穴论》。是形容病邪较轻浅的痹病。邪始入皮肤，未伤筋骨，因邪入未深，故称小痹。《素问·气穴论》："其小痹淫溢，循脉往来，微针所及，与法相同。"（2）服药后感觉。指服药后药力宣通的苏苏感。《诸病源候论》所载寒食散服法云："药力行者，当小痹。"（3）病机名。指小寒之气，流行淫溢，随脉往来而为痹病等。

小儿痹 病名。见《福建中医药》。指小儿痹病、小儿痹证。《儒门事亲》最早记载小儿痹："小儿风寒湿之气合而为痹，及手足麻痹不仁……可用郁金汤吐之；次服导水丸轻寒之药泄之；泄后，次以辛温之剂发散；汗出后，常服当归、芍药、乌附、乳没行经和血之药则愈矣。"又称儿童痹。参该条。

飞伤喉痹 病名。见《中医大辞典》。多因阳明火毒上冲咽喉，或感受秽恶之气，或酒后怒火上乘所致。症见喉间卒然肿胀，顷刻转大，红肿疼痛。治宜泻热解毒，消肿止痛。用粘子解毒汤、泻心汤、五味消毒饮等加减。

马喉痹风 病名。即喉痹。见《本草纲目》中马鞭草附方："马喉痹风，躁肿连颊，吐血数者。马鞭草一握，勿见风，截去两头，捣汁饮之，良。"

无脉痹 病证名。见《痹病论治学》。书中将现代医学之多发性大动脉炎称为无脉痹。其病因：（1）王仰通提出为先天不足，后天失养，感受风寒湿三邪，致气血受损，脏腑失调，脉络受阻而发病；标为血脉痹阻，本为里虚寒证，病位在血脉；病机为寒凝气滞（虚），血瘀致脉络瘀阻。（2）赵绚德认为是在人体气血亏虚，阳气不振，腠理空疏，卫阳不固的情况下，风寒湿邪得以乘虚侵袭而得。……而局部缺血的表现，为邪气闭阻脉管，血行不畅，血液凝滞所致。（3）路志正认为是素体气血失调，卫外不固，腠理不密，风寒湿热六淫之邪，乘虚而入，客于血脉经络之间，营卫失调，气血凝滞而成痹阻；血得热而瘀滞，血得寒则凝泣，瘀血凝于脉络而致肢体、脑部等处缺血。参脉痹条。

木风　病名。见《重订通俗伤寒论》。书中载："着痹，世称麻木不仁，俗称木风。较痛风又进一层，由络瘀压迫脑筋，脑筋将失觉动之能力。"详参着痹条。

木痹　病名。出《奇症汇》。指面上麻木，不知痛痒。

五劳　（1）病证名。见《证治要诀》。书中载："五劳者，五脏之劳也。"指肺劳、肝劳、心劳、脾劳、肾劳五脏劳伤病证。（2）病因名。见《素问·宣明五气》。指久视、久卧、久坐、久立、久行五种过劳致病因素。（3）见《诸病源候论·虚劳候》。指志劳、思劳、心劳、忧劳、瘦劳（《备急千金要方》作疲劳）五种情志劳伤。

五痹　病证名。出《素问·移精变气论》。五种痹病的总称。（1）指骨痹、筋痹、脉痹、肌痹（一作肉痹）、皮痹。王冰注："五痹谓皮、肉、筋、骨、脉之痹也。"《医家四要》："又有随时之五痹，不可不述，以春为筋痹，夏为脉痹，长夏为肌痹，秋为皮痹，冬为骨痹。各因其时，重感于风寒湿也。统宜五痹汤治之。蠲痹汤亦妙。"（2）指筋痹、骨痹、血痹、肉痹、气痹。见《中藏经·论痹》。（3）指风痹、寒痹、湿痹、热痹、气痹。见《中藏经·论痹》。参各条。

五十肩　病名。见《中医伤科学》。肩凝症的俗称。因其病好发于五十岁左右老年人故名。参该条。

五邪痹　病名。见《中国风湿病学》。指五因痹、五淫痹。参各条。

五因痹　病名。（1）见《痹证论》。根据致病外邪的偏胜不同而把痹病分为风痹、寒痹、湿痹、热痹、顽痹五种，称五因痹。（2）《中国风湿病学》把风痹、寒痹、湿痹、热痹、燥痹五种外邪所致痹病合称为五因痹，又称五邪痹。《中华中医药杂志》将"五因痹""五邪痹""五淫痹"相互通称，《中医风湿病学》将"五因痹"改称为"五淫痹"。参各条。

五体痹　病名。见《痹证论》。是发生在皮、肌、筋、骨、脉等五体部位痹病的统称。即皮痹、肌痹、筋痹、骨痹、脉痹等。《中医风湿病学》："五体痹是皮痹、肌痹、脉痹、筋痹、骨痹的总称，是指病位主要在皮、肌（肉）、脉、筋、骨等五体组织的一类痹病。"为痹病的二级病名。五体痹成因与体质、外邪侵袭、季节气候变化、气血分布状态、外伤瘀血等多种因素有关。内因责之于与五体相合的脏腑、经络气血虚弱；外因主要是遭受风、寒、湿、热等邪气的侵袭。详参各条。

五脏痹　病名。见《证治准绳·杂病》。是指病位主要在五脏组织的一类痹病，是肝痹、心痹、脾痹、肺痹、肾痹的总称。为痹病的二级病名。《素问·痹论》分别有论述。详参各条。

五淫痹　病名。见《中医风湿病学》。书中载："五淫痹是风痹、寒痹、湿痹、热痹、燥痹的总称，是指以风、寒、湿、热、燥等五邪中某一种淫邪为主所导致的一类痹病。"是按病因分类的痹病，即风痹、寒痹、湿痹、热痹、燥痹。为痹病的二级病名。参五因痹、五邪痹及各条。

五脏六腑痹　病名。出《汉书·艺文志》。书中载："五脏六腑痹十二病方。"是五脏痹和六腑痹的合称，简称脏腑痹。是指病位主要在脏腑组织的一类痹病。包括五脏痹（肺痹、脾痹、心痹、肝痹、肾痹）和六腑痹（肠痹、胞痹、胃痹、三焦痹、胆痹）。参脏腑痹、五体痹、六腑痹及各条。

历节　病名。又称历节病、历节风、俗称白虎风、白虎历节风。见《金匮要略·中风历节病脉证并治》。书中载："寸口脉沉而弱，沉即主骨，弱即主筋，沉即为肾，弱即为肝。汗出入水，历节黄汗出，故名历节。"详参历节风、白虎风条。

历节风　病名。出《诸病源候论·风病诸候》。特殊痹之一。又名历节、历节疼风、白虎风、白虎历节风。《中医风湿病学》："历节风，是指四肢关节相继出现疼痛、肿胀、活动不利，甚则僵硬变形等为主要表现的痹病。"《诸病源候论·风病诸候》："历节风状，短气自汗，历节疼痛不可忍，屈伸不得是也。由饮酒腠理开，汗出当风所致也。亦有气血虚，受风邪而得者，风历关节，与气血相搏交攻，故疼痛，血气虚则汗也，风冷搏于筋，则不可屈伸，为历节风也。"《圣济总录》卷十："历节风者，由血气衰弱，为风寒所侵，血气凝涩，不得流通关节，悉皆疼痛，故为历节风也。痛甚则使人短气汗出，肢节不可屈伸。"症见关节肿痛，游走不定，痛势剧烈，屈伸不利，昼轻夜重，邪郁化热，则关节红肿热痛。《重订通俗伤寒论》："历节风，又名历节疼风，症见头痛身热，肢节拘挛而痛，病源、千金、外台均谓之历节风。"《验方新编·筋骨部》做了进一步阐述："凡男妇先自两踝骨疼起，次日流上于膝，三日流于两股，上至于肩，肩流于肘，肘流于后弯，每至一骨节，或如锤钻，或如虫窜，痛不可忍，日轻夜重，诸药不效，六脉紧，此名历节风，又名白虎风。"其治疗也当分清寒、热、虚、实，以辨证施治。《医学摘粹·杂证要法》："历节风者，风寒湿之邪，伤于筋骨者也，其证支节疼痛，足肿头眩，短气欲吐，身羸发热，黄汗沾衣，色如蘖汁，此缘饮酒，汗出当风取凉，酒气在经，为风所闭，湿邪淫泆，伤于筋骨，其经络之中，则是湿热，其骨髓之中，则是湿寒，以桂枝苓药知母汤主之。"《不知医必要·历节风》："此症肢节走痛，痛无定处，皆由气血本虚，或汗出当风，或劳倦过度，或醉而行房，调护不谨，以致三气之邪，遍历关节而疼痛非常。如虎之咬，故俗人又谓之白虎风，盖其症日轻夜重，遇风雨阴晦而甚者，此阴邪之在阴分也，治宜温热，或得煖遇热而甚者，此湿热伤阴之火症也，宜清宜凉。"又云："若筋骨拘滞伸缩不利者，阴虚血燥也，非养其血不可。"现代医学的类风湿关节炎、风湿性关节炎、痛风性关节炎、银屑病关节炎、大骨节病等可出现历节风的表现。参历节、白虎风条。

历节病 病名。见《备急千金要方》。详参历节风条。

历节疼风 病名。见《重订通俗伤寒论》。书中载："历节风，又名历节疼风，症见头痛身热，肢节拘挛而痛，病源、千金、外台均谓之历节风。"详参历节风条。

中风 （1）病名。出《灵枢·邪气脏腑病形》等篇。是以猝然昏仆、不省人事、伴有口眼㖞斜、语言不利，半身不遂，或不经昏仆而仅以㖞僻不遂为主证的一种疾病。因其起病急骤，证见多端，变化迅速，与自然界中风性善行数变的特性相似，故古代医家从广义角度来认识风病，遂类比而名之为中风；又因其发病突然，亦称之为"卒中"。现代一般认为中医学之中风，包括西医学中的脑溢血、脑血栓形成、脑栓塞、蛛网膜下腔出血、脑血管痉挛、病毒性脑炎及面神经麻痹等病。（2）指外感风邪的病证。是太阳表证的一个类型。《伤寒论·辨太阳病脉证并治》："太阳病，发热，汗出，恶风脉缓者，名曰中风。"（3）泛指感受六淫外邪所致的手足不遂、四肢挛急、步履艰难、骨节烦痛之痹病。《圣济总录》卷八："用乳香丸治中风四肢拘挛，筋骨疼痛。"

中湿 （1）病证名。见《金匮要略·痉湿暍病脉证并治》。指湿痹。"太阳病，关节疼痛而烦，脉沉而细者，此名湿痹（《玉函》云中湿）。"参湿痹条。（2）泛指外感或内伤湿邪引起的疾病。可出现皮肤顽麻、喘满、倦怠、肿胀、腰胯疼痛、肢体强硬、肢节不利等多种症候。（3）病证名。见《万病回春·中风》。指湿中，又名痰中。《万病回春·中风》："类中风者则常有之，有中寒、中暑、中湿……等症。"（4）病因名。见《难经·四十九难》。五邪之一。《难经·四十九难》："有中风，有伤暑，有饮食劳倦，有伤寒，有中湿，此之谓五邪。"

内伤痹 病名。见《症因脉治》。与外感痹相对而言。指邪气痹阻于脏腑而发的心、脾、肝、肾、肺、肠、胞等痹病。大致相当于脏腑痹。详参各条。

内伤腰痛 病证名。见《症因脉治·腰痛总论》。该书载："内伤腰痛之症，日轻夜重。痛定一处，不能转侧，此沥血停蓄之症；胁肋气胀，遇怒愈甚，此怒气布结之症；腰间重滞一片如冰，得热则减，得寒愈甚，此痰注作痛之症；时常怕冷，手足不暖，凡遇寒气，腰背即痛，此真火不足，阳虚之症也；五心烦热，足心如火，痛如锥刺，此阴虚火旺之症也。内伤腰痛之因，挫闪跌扑，劳动损伤，则腰腹作痛，七情恼怒，忧思郁结，则腰胁疼痛；脾湿不运，水饮凝结，则为痰注腰痛；先天不足，真阳亏损，则为阳虚腰痛；真水不足，复损阴精，则肾虚火旺而腰痛。"详参肾虚腰痛、血虚腰痛、气腰痛、沥血腰痛、食积腰痛、痰注腰痛等条。

气脚 病名。见《中藏经·论脚弱状候不同》。书中载："谓人之喜怒忧思，寒热邪毒之气，自内而注入于脚……其状类诸风、历节、偏枯、痈肿之证，但入于脚膝，则谓之气脚也。"泛指脚气以外的其他脚膝软弱之症。因与脚气之病邪从外而入于脚，从足而入于脏者不同，故名为气脚以资区别。

气痛 病证名。出《灵枢·五色》。指气滞不通引起的疼痛。七情郁结、痰湿阻滞、饮食劳伤都可造成。常发于胸、腹、腰、胁等处。气痛以实证居多，多为胀痛、走窜痛。治疗应以开郁行气为主。

气痹 病名。出《中藏经·论气痹》。（1）指因情志不舒，气机郁滞而致的痹病。《中藏经·论气痹》："气痹者，愁忧（一本无'忧'字）思喜怒过多，则气结于上，久而不消则伤肺，肺伤则生气渐衰，则邪气愈胜，留于上则胸腹痹而不能食，注于下则腰脚重而不能行，攻于左则左不遂，冲于右则右不仁，贯于舌则不能言，遗于肠中则不能溺，壅而不散则痛，流而不骤则麻。"宜节忧思，慎喜怒。不能食者，用异功散加郁金、香附；腰脚重痛者，用蠲痹汤加减；半身不遂、口不能言者，治法按中风、类中风处理。（2）指肺痹。《医门法律》："肺为相傅之官，治节行焉，管领周身之气，无微不入，是肺痹即为气痹。"《辨证录》："肺痹之成于气虚尽人而不知也，夫肺为相傅之官，治节出焉，统辖一身之气，无经不达，无脏不转，是气乃肺之充，而肺乃气之主也，肺病则气病，而气病则肺亦病，然则肺痹即气痹也。"（3）指皮痹。见《中医内科辨证学》。详参皮痹条。（4）指痹在气分者。见《痹证论治》。治宜蠲痹汤。

气虚痹 病证名。见《医学入门·痹风》。指气虚阴盛所致的痹病。《医学入门·痹风》："气虚痹者，关节不充，一身如从水中出，阳虚阴盛也。四君子汤加肉桂、生附，或川附丸。"多因气虚阳弱，寒湿内盛所致。主要表现为四肢关节活动不利，身冷不温，或兼肢体麻木。麻木重着者，可用神效黄芪汤加减。

气腰痛 病证名。见《东医宝鉴·外形篇》。指情志不舒使气机郁滞所致的腰痛。详参气滞腰痛条。

气血虚痹 病证名。见《痹证》。指素体气血虚弱或痹病日久，气血衰少，正虚邪恋，筋骨失养而现骨节酸痛，时轻时重，筋惕肉瞤，肌肉瘦削，面白无华，心悸气短，舌淡苔白或无苔，脉濡弱或细微的痹病。治疗宜益气补血，壮筋通络。方用黄芪桂枝五物汤加减。

气滞腰痛 病证名。见《医学入门》卷三。腰痛之一。因忧思或闪挫跌仆而气滞不行所致。症见腰痛连腹，胁肋胀满，或痛处走注不定。治宜行气调气。可用沉香降气汤、七香丸、乌药顺气散等方。

气壅喉痹 病证名。见《中医大辞典》。多由痰毒邪火之气壅塞肺系，肺气闭郁，气机不利所致。症见咽喉肿痛，痰涎稠黏，身发寒热。治宜宣肺，祛风痰，清热毒。用荆芥、防风、桔梗、蝉蜕、僵蚕、瓜蒌、陈皮、枳壳、法夏、黄芩、栀子等煎服。

手气 病名。见《证治要诀》卷三。亦称手肿痛。指手指肿痛或连臂膊作痛。多因脾虚风湿或风热挟痰，内阻经络所致。为手痹别名之一。宜用五痹汤、蠲痹汤等方。因肿疡所致者，宜按痈肿论治。参手痹条。

手痹 病名。出《针灸资生经》。书中载："劳宫，治手痹。"肢体痹之一。《中医风湿病学》："手痹是以手部麻木、肿痛挛急、屈伸不利为主要表现的痹病。多因劳损邪侵，痰瘀阻络，筋脉失荣所致。"《古今医鉴》："病夫痹者，手足痛而不仁也。"《医门法律》："痹在手足，湿流关节，则用薏苡汤"；"痹在手足，风淫末疾，则用乌头粥"。《张氏医通》："手屈不伸者其病在筋，薏苡仁汤；伸而不屈者其病在骨，近效白术附子汤、十味锉散选用。"西医学的骨关节炎、类风湿关节炎、腕管综合征、复发性风湿症等可表现为手痹。

手足痛 病名。见《证治概要·手足痛》。是指肘臂、腿膝、胫踝等处疼痛而言。手足为人体的四末，凡外因风寒湿邪所伤，内有气血痰饮之阻以及气血亏损不能荣养筋骨，皆可产生疼痛，多属痹病范畴。

手少阳经筋痹 病名。出《灵枢·经筋》。书中载："手少阳之筋……其病当所过者即支转筋，舌卷……名曰季夏痹也。"十二经筋痹之一。与手少阳经筋受邪有关。症见经筋所过之处疼痛，抽筋，舌卷等。《灵枢注证发微》："此证当发于六月之时，故名之曰季夏痹也。"在治疗上，《灵枢·经筋》："治在燔针劫刺，以知为数，以痛为输。"又名季夏痹。参该条。

手少阴经筋痹 病名。出《灵枢·经筋》。书中载："手少阴之筋……其病内急，心承伏梁，下为时网。其病当所过者支转筋，筋痛。……名曰季冬痹。"十二经筋痹之一。与手少阴经筋受邪有关。《灵枢注证发微》："此证当发于十二月之时，故名之曰季冬痹也。"症见手少阴经筋循行部位转筋，疼痛，胸内拘急，心下坚积，甚则发为伏梁，唾脓血。在治疗上，《灵枢·经筋》："治在燔针劫刺，以知为数，以痛为输。"又名季冬痹。参该条。

手太阳经筋痹 病名。出《灵枢·经筋》。该书载："手太阳之筋……其病小指支，肘内锐骨后廉痛，绕肩胛引颈而痛，应耳中鸣痛，引颔目瞑，良久乃得视，颈筋急则为筋瘘颈肿……名曰仲夏痹也。"十二经筋痹之一，与手太阳经筋受邪有关。症见手太阳经筋所循经及结聚的部位均牵引疼痛或转筋，肩不能举，颈强直不能左右转动盼视等。《灵枢注证发微》："此证当发于五月之时，故名之曰仲夏痹也。"治疗上，《灵枢·经筋》："治在燔针劫刺，以知为数，以痛为输。"又名仲夏痹。参该条。

手太阴经筋痹 病名。出《灵枢·经筋》。该书载："手太阴之筋……其病当所过者支转筋痛，甚成息贲，胁急吐血。……名曰仲冬痹也。"十二经筋痹之一。与手太阴经筋受邪有关。症见经筋所过之处疼痛，转筋，甚则成息贲，胁急，吐血等。《灵枢注证发微》："此证当发于十一月之时，故名之曰仲冬痹也。"治疗上，《灵枢·经筋》："治在燔针劫刺，以知为数，以痛为输。"又名仲冬痹。参该条。

手心主经筋痹 病名。出《灵枢·经筋》。书中载："手心主之筋，……其病当所过者，支转筋，前及胸痛息贲。"十二经筋痹之一。与手厥阴心包经筋受邪有关。症见手心主经筋循行部位疼痛、转筋，伴胸痛及息贲。《灵枢注证发微》："此证当发于十月之时，故名之曰孟冬痹也。"在治疗上，《灵枢·经筋》："治在燔针劫刺，以知为数，以痛为输。"又名孟冬痹。参该条。

手阳明经筋痹 病名。出《灵枢·经筋》。书中载："手阳明之筋……其病当所过者支痛及转筋，肩不举，颈不可左右视……名曰孟夏痹也。"十二经筋痹之一。与手阳明经筋受邪有关。症见经筋所循行及结聚的部位牵引疼痛或转筋，肩不能举，颈强直不能左右转动盼视等。《灵枢注证发微》："此证当发于四月之时，故名之曰孟夏痹也。"对于本病的治疗，《灵枢·经筋》："治在燔针劫刺，以知为数，以痛为输。"又名孟夏痹。参该条。

风劳 病名。见《圣济总录》卷八十七。书中载："论曰风劳者，肝劳之类也，肝主风，风善行而数变无所不至，劳伤之人，血气俱虚，风邪易侵，或游行皮肤，或沉滞腑脏，其病令人手足瘈痹，筋脉拘急，头旋眼暗，好怒多惊，寻觅衣缝，睡语犯呼，爪甲枯，目暗黑，是其证也。"

风注 病名。见《诸病源候论·风注候》。书中载："注之言住也，言其连滞，停住也。风注之状，皮肤游易往来，痛无常处是也。由体虚受风邪，邪气客于荣卫，随气行游，故谓风注。"九注之一。治用烫熨、针石、导引等法，或服白术散等方。

风毒 病证名。见《丹溪心法》。书中载："又有痛风而痛有定处，其痛处赤肿灼热，或浑身壮热，此欲成风毒。宜败毒散。"指痛风郁而化热成毒所致的病证。

风尪 病名。见《太平圣惠方》卷五十六。即风注。详参风注条。

风湿 病名。见《金匮要略·痉湿暍病脉证并治》。书中载："病者一身尽痛，发热，日晡所剧者，名风湿。此病伤于汗出当风，或久伤取冷所致也。可与麻黄杏仁薏苡甘草汤。"（1）指人体感受风、寒、湿邪而致身痛或身重，关节疼痛，屈伸不利为主症的痹病。《金匮要略》又云："风湿脉浮身重，汗出恶风者，防己黄芪汤主之。""风湿相搏，骨节烦疼掣痛，不得屈伸，近之则痛剧，汗出短气，小便不利，恶风不欲去衣，或身微肿者，甘草附子汤主之。"（2）泛指感受风湿而致的多种病证。《诸病源候论·风病诸候》："风湿者，是风气与湿气共伤于人也。……其状令人懈惰，精神昏愦，若经久，亦令人四肢缓纵不随，入脏则痹疹，口舌不收；或脚痹弱，变成脚气。"参痹、痹病、痛风、风湿病条。

风痛 病名。见《景岳全书》。痹病的别称。参该条。

风痹 病名。见《灵枢·寿天刚柔》。（1）五淫痹之一。《中医风湿病学》："风痹也称行痹，是以风邪为主而导致的以肢体关节游走性疼痛为主要临床特征的痹病。"《素问·痹论》："风寒湿三气杂至，合而为痹。其风气胜者为行痹。"《证治准绳·杂病》："风痹者，游行上下，随其虚邪与血气相搏，聚于关节，筋脉弛纵而不收。"《症因脉治》卷三："风痹之症，走注疼痛，上下左右，行而不定，故名行痹。……风痹之治，风寒攻痛，防风汤；表里有邪者，防风通圣散、和血散痛汤、大秦艽汤；风热痛者，四物二妙丸，风湿之邪，苍防二妙汤。"亦可用虎骨散加减。现代医学的风湿热、类风湿关节炎、复发性风湿症、纤维肌痛综合征等可出现风痹表现。参行痹条。（2）又名筋痹。《医宗必读·痹》："筋痹即风痹也。游行不定，上下左右，随其虚邪，与血气相搏，聚于关节，或赤或肿，筋脉弛纵。"参筋痹条。（3）亦名走注。《中国医学大辞典》："走注，风痹之别称。"参走注条。（4）指痛风。《景岳全书·杂证谟》："风痹一证，即今人所谓痛风也。"参痛风条。

风不仁　病证名。见《圣济总录》卷十一。书中载："风不仁之状，皮肤搔之如隔衣是也。由荣气虚卫气实，风寒入于肌肉，血气不相与，凝痹结滞，皮肤瘰厚，无所觉知。"指感受风邪致皮肤搔之无所觉知。《内经》曰："皮肤不营，故为不仁。"治宜调气行血，祛风活络等法。

风血痹　病名。见《太平圣惠方》卷十九。该书载："夫风血痹者，由体虚之人，阴邪入于血经故也。若阴邪入于血经而为痹，故为风血痹也。其状形体如被微风所吹，皆由忧乐之人，骨弱肌肤充盛，因疲劳汗出，肤腠易开，为风邪所侵故也。诊其脉自微而涩，在寸口关上小紧者，为风血痹也。"即血痹。详参该条。

风冷痹　病名。见《圣济总录》卷二十。该书载："风冷痹：论曰痹虽异状，此皆本于三气。寒气多者，谓之冷痹。其证令人脚膝酸疼，行履艰难，四肢酸麻，身体俱痛，甚则有一身不随者。"本病如见身体不随，四肢瘰麻，不觉痛痒，不能言语者，宜防风汤等方。参痹、寒痹条。

风注痛　病证名。见《本草纲目》。指因风邪流注而致的疼痛。其特点是疼痛游走，发无定处。详参风注条。

风顽麻　病证名。见《太平圣惠方》卷二十一该。书中载："夫风顽麻者，由荣气虚，卫气实，风寒入于肌肉之间，使血气不能流通。其状，搔之皮肤下似隔衣是也。诊其寸口脉缓，则皮肤不仁。脉数者生，牢急者死。"治宜乌蛇散、乌头丸等。

风偏枯　病证名。见《诸病源候论·风病诸候》。指因于风湿而致的偏枯证。《圣济总录》卷九："风偏枯：论曰气血不足，腠理开疏，风湿客于分肉之间，久而不差，其气去，邪气独留，乃为偏枯之疾。"症见半身不遂，肌肉枯瘦而痛，言语不变，神志不乱。治疗可用天南星丸等方。

风跛痹　病名。见《千金翼方》。是指感受风邪引起的足蹇、偏枯等。

风湿病　病名。见《明史·方技传》。书中载：明成祖朱棣有疾，中使太监推荐盛寅，"即召入便殿，令诊脉。寅奏：上脉有风湿病，帝大然之，进药果效，遂授御医。"指痹病、痹证、中医风湿病。《中医风湿病学》："风湿病，也称痹病、痹证，是人体正气不足或脏腑功能失调，风寒湿热燥等邪为

患，痰浊瘀血留滞，引起经脉气血不通不荣，出现以肢体关节疼痛、重着、麻木、肿胀、屈伸不利等，甚则关节变形、肢体痿废或累及脏腑为特征的一类疾病的总称。病变部位多在皮肉脉筋骨。临床多有慢性、反复发作性、渐进性特点，属疑难病证之一。"为痹病一级病名。参痹病、痹证条。

风湿痹　病证名。见《诸病源候论·风病诸候》。该书载："风寒湿三气杂至合而成痹。其风湿气多而寒气少者，为风湿痹也。"症见皮肤顽厚，或肌肉酸痛，日久不瘥。亦可致身体手足不遂。治宜祛风湿为主。用海桐皮汤、羌活胜湿汤等方。

风腰痛　病证名。见《三因极一病证方论》卷三十三。又称伤风腰痛。因风邪伤于肾经所致的腰痛如掣，或左或右，痛无定处，或连肩背，或牵引两足，或见寒热，脉浮。治宜祛风通络活血。可用独活寄生汤、五积散、小续命汤等方。风腰痛有风寒腰痛、风热腰痛、风湿腰痛。详参各条。

风腲腿　病名。见《圣济总录》卷十一。书中载："风腲腿之状，四肢不收，身体疼痛，肌肉虚满，骨节懈怠，腰脚缓弱，不自觉知也。盖风邪侵于分肉，流于血脉，荣卫稽留，涩而不行，致身体骨节、肌肉腰脚、痹滞无力不能用也。"宜用五加皮汤等方。

风軃曳　病证名。见《诸病源候论·风病诸候上》。軃曳，形容中风病人拖着下垂无力的患肢行动。軃，下垂。曳，拖。风軃曳：指由风邪乘袭经脉所致的肢体弛缓不收摄病证。《诸病源候论·风病诸候上》："风軃曳者，肢体弛缓不收摄也。人以胃气养于肌肉经络。胃若衰损，其气不实，经脉虚，则筋肉懈惰，故风邪搏于筋，而使軃曳也。"

风毒喉痹　病名。见《中医大辞典》。多由风热邪毒客于肺胃所致。症见咽喉漫肿疼痛，渐延至面颊、腮项，饮食吞咽不利，喉关内外色红，身发寒热，牙关紧强，声嘶音沙，甚或语声不出。《疡疮经验全书》卷一："风毒之气结于喉间，则壅塞喉间，乃风毒与痰相搏故也。素问云无风则不动痰，无痰则不受风，风痰相搏结塞咽喉，其外症咽喉形如鸡子大，其色微白外面腮上有肿，其形似疮，身发寒热，牙关紧强，语声不出者是也。"治宜疏风解毒，清热消肿。用普济消毒饮加减，或以刀针于高肿处刺破排脓毒。吹冰硼散、锡类散等。参喉痹条。

风热历节　病证名。见《普济本事方》。指历

节因风热所致，发于手指，赤肿麻木，甚则走窜肩背或两膝者。治宜牛蒡子散。参历节风条。

风热喉痹 病名。见《焦氏喉科枕秘》。多因邪热积聚，复感风邪，风邪化热，客于肺系乃致病。初起咽干微红肿，灼痛面赤，继之邪热壅盛于里，则肿痛加剧，梗塞咽喉，致饮食吞咽障碍，或声嘶，或发寒热。治宜疏风清热，解毒利咽。可选用粘子解毒汤、清咽利膈汤等加减。参喉痹条。

风热腰痛 病证名。见《世医得效方·大方脉杂医科》。腰痛之一。因风热之邪侵袭肾经所致。症见腰痛强急，牵连脚膝，口渴便秘，脉洪数。治宜祛风清热。可用败毒散，或大、小柴胡汤等方。参腰痛条。

风虚腰痛 病证名。见《金匮翼·腰痛》。因肾虚而风冷侵袭所致。《金匮翼·腰痛》："风虚腰痛者，肾虚而风冷乘之也。其尺脉虚浮，而痛多抽掣，或拘急且酸，而上连脊背。"治宜益肾祛风。可用独活寄生汤、甘豆汤等方。参风寒腰痛、肾虚腰痛、腰痛条。

风寒湿痹 病证名。见《圣济总录》卷二十。因风寒湿三气杂至，使气血郁滞所致的身重而痛，四肢拘挛，甚则走注疼痛，或手足麻木等。治宜祛风、散寒、利湿。用石顽改定三痹汤、蠲痹汤等方。参三痹、邪实痹条。

风寒腰痛 病证名。见《东医宝鉴·外形篇》。《诸病源候论·腰背病诸候》："凡腰痛病有五……二曰风痹，风寒着腰是以痛。"因风寒着腰所致的腰痛拘急，或连脊背，或引脚膝，或见寒热，腰间觉冷，得温痛减，脉浮而紧。治宜疏散风寒。可用二柴胡饮、五积散、加味龙虎散等方。本证可见于肌纤维组织炎、增生性脊椎炎、强直性脊柱炎、腰肌劳损等病。参风腰痛、腰痛条。

风寒痹痛 病证名。见《实用中医内科学》。详参寒痹、三痹条。

风湿久痹 病证名。见《本草纲目》。指人体感受风寒湿邪而致身痛或身重，关节疼痛，屈伸不利等病证长期不愈，且反复发作的痹病。参风湿、久痹、顽痹条。

风湿热痹 病证名。见《实用中医内科学》。详参热痹、三痹、邪实痹条。

风湿腰痛 病证名。见《诸病源候论·腰背病诸候》。多因风湿乘袭，留滞经络所致。症见腰背重痛，转侧不利；或见发热恶寒，自汗身重；或见

浮肿，脉多浮涩。治宜祛风化湿。可用羌活败毒散、独活秦艽汤、五加皮汤等方。本证可见于肌纤维组织炎、腰肌劳损、强直性脊柱炎等病。参腰痛条。

风湿痹痛 病证名。见《实用中医内科学》。详参湿痹痛、三痹条。

风湿痿软 病证名。见《症因脉治》卷三。多因居处潮湿，触冒风雨，邪留经络所致。症见手瘫痪，痿弱不能举动，皮肤不仁，关节重痛等。多属痹病日久转痿的病证。治宜祛风湿通经络为主。可用羌活胜湿汤等方。寒气胜，宜桂枝汤加苍术、防风、羌活、独活；热气胜，宜荆防平胃散；若皮肤不仁，可用苍防五皮饮。参痿、痿痹条。

乌癞病 病名。见《证治准绳》。书中记载用猥皮丸治疗乌癞病。症见皮肤变黑，痛痒如虫行，手足顽麻，或两肘如绳缚。

六极 病名。出《金匮要略·脏腑经络先后病脉证》。指六种虚损重症。（1）见《诸病源候论·虚劳病诸候》。指气极、血极、筋极、肌极、骨极、精极六种病证。（2）见《备急千金要方》。指气极、脉极、筋极、肉极、骨极、精极六种病证。（3）见《奇效良方·痨瘵门》。指气极、血极、精极、筋极、骨极、肉极六种病证。《千金方》中将五体痹、五脏痹、五脏风同归于"六极"门下。

六腑痹 病名。出《汉书·艺文志》。书中载："五脏六腑痹十二病方。"《痹病论治学》指胆痹、胃痹、大肠痹、小肠痹、膀胱痹、三焦痹而言。《风湿病与关节炎》指病位主要在六腑组织的一类痹病。即肠（大、小肠）痹、胞痹（膀胱痹）、三焦痹、胃痹、胆痹的总称。为痹病二级病名。详参各条。

火证喉痹 病名。见《景岳全书·杂证谟》卷二十八。指喉痹之因于火者。（1）由肝胆实火所致者，咽喉红肿明显，疼痛甚剧，壮热烦渴，口苦胁痛。治宜清泻肝胆实火。用龙胆泻肝汤加减。（2）由阳明胃火炽盛所致者，咽喉肿塞疼痛，吞咽不利，烦渴引饮，大便秘结，恶热汗出。治宜清热泻火，解毒消肿。先用大承气汤，后用黄连解毒汤等加减。参喉痹条。

心痹 病名。出《素问·痹论》。书中载："心痹者，脉不通，烦则心下鼓，暴上气而喘，嗌干善噫，厥气上则恐。"（1）五脏痹之一。《中医风湿病学》："心痹多由脉痹日久不愈，复感外邪，内舍于

心而致；脉痹若见胸闷、心悸、短气者为心痹。"《素问·痹论》："脉痹不已，复感于邪，内舍于心。"《诸病源候论·风痹候》："思虑烦多，则损心，心虚故邪乘之，邪积而不去，则时害饮食，心里愊愊如满，蕴蕴而痛，是谓之心痹。"《圣济总录·心痹》："脉痹不已，复感于邪，内合于心，是为心痹。"治宜茯神汤、赤茯苓汤、秦艽汤、紫石英散、犀角散、导赤各半汤、朱砂安神丸、天王补心丹等方。西医学的风湿热、多发性肌炎、皮肌炎、系统性红斑狼疮等可出现心痹表现。（2）又称脉痹。《症因脉治·心痹》："心痹之症，即脉痹也。脉闭不通，心下鼓暴，嗌乾善噫，厥气上则恐，心下痛，夜卧不安。"参脉痹条。

水痹　病证名。见《医学启源》。指水瘕痹。详参水瘕痹条。

水饮痹　病证名。见《清代名医医案精华·马培之医案》。书中载："背之中行属于督脉，旁端行属足太阳。肝肾不足，太阳、阳明积有饮邪，间有呃逆吞酸之患，饮邪流于太阳，入于背之募原，督脉乏运行之气，脊背酸痛，有如负重，脉束双弦，双弦曰饮，拟和营卫，兼开太阳以遂饮邪。当归、丹参、半夏、桂枝、白芍、天麻、橘络、蒺藜、枸杞子、秦艽、川断、姜竹茹。"

水瘕痹　病证名。出《灵枢·邪气脏腑病形》。又称水痹。指水积胸下，时聚时散者。临床表现为：腹中有包块，时聚时散，水积胸下，小便不利。治宜疏肝利水。《针灸甲乙经》："肝脉急甚为恶言，……微缓为水瘕痹。"《医学启源》："微甚则呕逆，微缓水痹。"

双喉痹　病名。出《喉科秘旨》卷上。书中载："生于上腭关内，两边形如榄核，痛而难食。"多由肺胃积热复感风毒所致。症见咽喉两边肿痛，面赤腮肿，甚或肿连项外，汤火难咽，语声难出，脉洪大。治宜疏风、清热、解毒。用银翘散、清咽散、六味汤等加减。或可针刺少商等穴；或针刺患部泻脓，外吹冰硼散之类。参喉痹条。

正虚痹　病名。见《中国风湿病学》。三因三候痹之一。《中医风湿病学》："正虚痹也称虚痹、痹病虚证，是以正气虚弱为主，肢体关节、筋脉失于荣养所导致的痹病。多见于痹病中晚期，或体质虚弱者。"西医学的类风湿关节炎、骨关节炎、强直性脊柱炎、系统性红斑狼疮、多发性肌炎、皮肌炎、混合性结缔组织病、重叠综合征、复发性多软骨炎及各种风湿病正气虚弱者可表现为正虚痹。

节风　病证名。见《医说》。指风邪中于肢节致肢痛，指甲断落者。

厉风历节　病证名。见《普济本事方》。指历节病手指变形、关节处痛不可忍，渐至断开脱落者。治宜柏叶散。参历节风条。

目痹　病名。出《史记·扁鹊仓公列传》。指年老体弱，肝肾精血不足，目失所养，复感受风寒湿邪所致的眼目昏花，视物不清，甚则目盲等一类的疾病。《史记·扁鹊仓公列传》："扁鹊名闻天下，……过洛阳，闻周人爱老人，即为耳目痹医。"

四末痛　病证名。见《慎斋遗书》。指以四肢末梢指（趾）节疼痛为主要表现的病证。多属痹病范畴。

四时十二月之痹　病证名。出《灵枢·经筋》。详参十二经筋痹条。

失枕　病名。出《素问·骨空论》。又名失颈、落枕、项强。多因睡卧姿势不当，或颈部当风受寒，或外伤引起。症见颈部酸痛不适，俯仰转动不灵；重者疼痛延及患侧肩背及上肢，头向一侧歪斜，并有患侧颈部压痛，多属痹病范畴。治疗以推拿、针刺为主，并可配合热敷、温熨。因外邪所致者可内服蠲痹汤；外伤所致者，宜复元活血汤；日久不愈者，宜六味地黄丸。

白虎风　病名。见《肘后备急方》卷三。《太平圣惠方》卷二十二："白虎风病者，是风寒暑湿之毒，因虚引起，将摄失理，受此风邪，经脉结滞，血气不行，畜于骨节之间，或在四肢，肉色不变，其疾昼静而夜发，即彻骨髓酸疼，其痛如虎之啮，故名曰白虎风病也。"详参历节风、痛风条。

白虎病　病名。见《外台秘要》。《重订严氏济生方》："夫白虎历节病者，世有体虚之人，将理失宜，受风寒湿毒之气，使筋脉凝滞，血气不流，蕴于骨节之间，或在四肢，肉色不变，其病昼静夜剧，其痛彻骨如虎之啮，名曰白虎之病。"详参历节风、痛风条。

白虎飞尸　病名。见《医学纲目·白虎飞尸历节辨》。该书载："白虎飞尸痛浅，按之则便止；……又一说：白虎飞尸亦能作脓，著骨而生，及其腐溃，碎骨出尽方愈。如是则附骨与白虎飞尸同是一病，但浅深不同耳。"《杂病证治准绳·痹》："寒气胜者为痛痹，痛痹者，疼痛苦楚，此称为痛风，及白虎飞尸之类是也。"参痛痹、痛风条。

白虎历节 病名。见《张氏医通》。白虎历节风的简称。详参历节风、白虎历节风、痛风条。

白虎历节风 病名。见《太平圣惠方》。简称白虎历节，又名痛风。《丹溪心法》："痛风，四肢百节走痛是也。他方谓之白虎历节风证。"《张氏医通·痿痹门》："按痛风一证，……《金匮》名曰历节，后世更名白虎历节。"详参历节风、痛风条。

白虎历节病 病名。出《重订严氏济生方》。即历节风、白虎历节风。详参该条。

外感痹 病名。见《症因脉治》。该书把感受风、寒、湿、热等邪引起的行痹、痛痹、着痹、热痹统称为外感痹。大致相当于五淫痹。参各条。

外感腰痛 病证名。见《症因脉治·腰痛总论》。指感受外邪所致的腰痛。主要有风湿腰痛、寒湿腰痛、湿热腰痛三种，一般以实证居多。治疗以祛邪通络为主。详参腰痛及各条。

半肢风 病证名。见《医贯·中风论》。指一侧上下肢或两下肢不能运动的疾病。多由肝肾精血亏损，或肾阴肾阳俱虚，筋骨失于濡养所致。《医贯·中风论》："半肢风者，……又有一等人，身半以上俱无恙，如平人。身半以下，软弱麻痹，小便或涩或自遗。"多属足三阴经虚证，治宜滋阴益精，补肾温阳。用地黄饮子等方。本病证可见于因外伤、炎症、肿瘤等所致的截瘫、偏瘫。

闪挫腰痛 病证名。见《丹溪心法·腰痛》。古称臀腰。因跌仆闪挫，伤气伤筋所致。症见腰痛不能俯仰转侧，动则痛剧。治宜行气和血，疏通经络。选用独活汤、舒筋散、乳香趁痛散、复元通气散等方。日久瘀血阻滞者，详参沥血腰痛、瘀血腰痛、腰痛条。

皮痹 病名。出《素问·痹论》。（1）五体痹之一。《中医风湿病学》："皮痹，病在皮，是以肤冷麻木、浮肿，甚则皮肤变硬、萎缩，关节屈伸不利为主要表现的痹病。多由正虚邪侵，经脉痹阻，皮肤失荣所致。"《素问·痹论》："以秋遇此者，为皮痹。"又《素问·四时刺逆从论》："少阴有余病皮痹隐疹。"《医宗金鉴》说：皮痹"皮虽麻尚微知痛痒。"其病因病理为阳气虚弱，卫外不固，风寒湿邪外袭，皮络瘀闭。或寒湿，或风湿，侵之皮之络脉，壅滞脉道，留而不去，皮络闭阻，气血津液不得营养于皮毛，滞而为痰为瘀，遂发为皮痹。其临床表现为：皮肤寒冷、肿胀、变厚、发黑，皮肤感觉迟钝，搔之不痛、麻木不仁，或皮肤生瘾疹风疮，皮中如虫行；伴见胸满气短，项强头昏，言语声嘶，四肢缓弱等。治法：疏风和络，宣痹止痛。代表方剂：防风汤。西医学系统性硬化症、混合性结缔组织病、重叠综合征等可出现皮痹表现。（2）又称寒痹。《张氏医通》："皮痹者，寒痹也，邪在皮毛，瘾疹风疮，搔之不痛，初起皮中如虫行状。"参寒痹条。（3）指肺痹。《症因脉治》卷三："肺痹之症，即皮痹也，烦满喘呕，逆气上冲，右胁刺痛，牵引缺盆，右臂不举，痛到腋下。"参肺痹条。（4）亦称气痹。见《中医内科辨证学》。因肺主气，外合皮毛，忧思喜怒过度，则气结于上，久而不消则伤肺，忧思伤气遇秋而得，秋应乎肺，故名。参气痹条。

耳痹 病名。出《史记·扁鹊仓公列传》。指年老体弱，肾精不足，耳失所养，复感受风寒湿邪所致的耳鸣、耳聋一类疾病。《史记·扁鹊仓公列传》："扁鹊名闻天下，……过洛阳，闻周人爱老人，即为耳目痹医。"

耳目痹 病名。见《史记·扁鹊仓公列传》。书中载："扁鹊名闻天下……过洛阳，闻周人爱老人，即为耳目痹医。"指老年人肝肾不足，耳目失聪，耳鸣耳聋，眼花，失明的一类疾病。

老年肩 病名。见《中医伤科学》。肩凝症的俗称。因此病好发于老年人，故名。参该条。

老年痹 病名。见《中国风湿病学》。书中载："老年痹证是指年老之人因机体正气虚弱，气血为风寒湿邪所闭，而产生以肢体关节、筋骨经脉肌肉疼痛肿胀、重着麻木、屈伸不利、关节畸形等为主症的痹病。"即老年痹证、老年痹病。

老年腰痛 病证名。见《医宗必读·腰痛》。多因肝肾不足所致，《临证指南医案·腰腿足痛》龚商年按："有老年腰痛者，他人但撮几味通用补肾药以治，先生独想及奇经之脉隶于肝肾，用血肉有情之品。鹿角、当归、苁蓉、薄桂、小茴以温养下焦。"也可选用二至丸、右归丸等方，或外用摩腰膏热摩腰部。

过膝风 病名。见《医宗金鉴》卷七十。该书载："膝眼风……单膝生者轻，双膝生者重。若左膝方愈，复病右膝，右膝方愈，复病左膝，名过膝风。"指鹤膝风之左右膝交替发病者。详参鹤膝风条。

邪实痹 病名。见《中国风湿病学》。三因三候痹之一。《中医风湿病学》："邪实痹也称实痹、痹病实证，是以病邪闭阻为主，肢体关节、经脉气血不通所导致的痹病。多见于痹病早中期，或体质壮实、正气未虚者"。西医学的混合性结缔组织病、类风湿关节炎、风湿热、强直性脊柱炎、反应性关节炎、幼年特发性关节炎、系统性红斑狼疮、成人斯蒂尔病、痛风性关节炎等病的活动期可表现为邪实痹。

吊线风　病名。见《中西医结合治疗风湿类疾病》。亦名吊斜风。是一种常见病，寒冷地区较多见。其发病是在人体气血虚弱的情况下，风寒湿邪侵袭人的头面，致使经络闭塞，气血受阻，而出现嘴歪、闭眼不全等面瘫症候。因似木匠吊线，故称吊线风。症见嘴歪向健侧，闭眼不全，额纹消失，说话患侧漏气，皮肤发紧，局部发冷，痛觉减退，患侧怕风畏寒，遇冷水不适。治以祛风散寒除湿，豁痰通络。方用牵正散加味，并配合针刺、理疗等。西医学认为是茎乳突内急性非化脓性的面神经炎引起周围型面神经麻痹。也称面神经炎或面神经麻痹。

吊斜风　病名。见《中西医结合治疗风湿类疾病》。亦称吊线风。参该条。

曲池风　病名。见《痹痿专辑》。指痹病发生于肘关节而见曲池穴附近疼痛麻木者。为肘痹的特殊类型。参该条。

肉苛　病名。出《素问·五常政大论》。书中载："寒客至，沉阴化，湿气变物，水饮内搐，中满不食，皮疴肉苛，筋脉不利，甚则胕肿身后痛。"指肌肉顽木沉重，不知痛痒寒热。其病因，《素问·逆调论》："人之肉苛者，虽近衣絮，犹尚苛也。是谓何疾？岐伯曰：荣气虚，卫气实也。荣气虚则不仁，卫气虚则不用。"参肌痹、肉痹、麻木等。

肉极　病证名。见《备急千金要方·脾脏》。书中载："凡肉极者，主脾也，脾应肉，肉与脾合，若脾病则肉变色。"又曰："至阴遇病为肌痹，肌痹不已复感于邪，内舍于脾。"指肌肉痿弱困怠的疾患。症见身上如鼠走，多汗，四肢急痛，或软弱，唇口坏，皮色变。宜用薏苡仁散、石楠散、参苓元等方。其偏虚寒者，症见体重怠惰，四肢不欲举，不嗜饮食，动则关节痛，右胁下痛引肩背不可转动。宜用大黄芪汤，茯苓散等方。参肌极、肌痹条。

肉痹　病名。出《素问·四时刺逆从论》。书中载："太阴有余，病肉痹寒中。"指虽能饮食而四肢活动迟钝，不能收持之痹病。又称为肌痹。表现为全身肌肉酸痛、无力或麻木、汗出，四肢困倦酸沉等，其病因多为风、寒、湿邪侵入肌肉，留而不去所致。《中藏经·论肉痹》曰："肉痹者，饮食不节，膏粱肥美之所为也。脾者肉之本，脾气已失，则肉不荣，肉不荣则肌肤不滑泽，肌肉不滑泽，则腠理疏，则风寒暑湿之邪易为入，故久不治则为肉痹也。肉痹之状，其先能食而不能充悦，四肢缓而不收持者是也。……宜节饮食以调其脏，常起居以安其脾，然后依经补泻以求其愈尔。"参肌痹条。

阳虚痹　病证名。见《实用中医内科学》。痹病日久阳气不足，表卫不固，外邪易侵。症见骨节疼痛，关节僵硬变形，冷感明显，自汗恶风，筋肉萎缩，腰膝酸软，尿多便溏，四肢不温，舌淡白，脉沉弱。治以温阳补肾，益气通络。方用真武汤加减。药用附子、白芍、茯苓、白术、黄芪、当归、淫羊藿、续断、巴戟天、狗脊、杜仲、松节。参正虚痹条。

阳明络痹　病证名。见《痹痿专辑》。是指风湿热邪侵犯阳明脉络引起的痹病。《张千里医案》载："左腕右膝肩肿，甚于他处，痛属风，肿属湿属热，未可执定，前贤风寒湿三至成痹论治也。体肥必多湿，必畏热，当此湿热郁蒸之时，稍感风邪，则痹痛作矣，迄今两旬。投羌、桂，辄作咽痛，而胃钝便溏，身动则痛剧，驯至头痛肢体发热，口干舌燥有裂纹，苔黄，气粗，惊惕少寐，兼有错语，自觉神思不清，脉右滑大而数，左弦数。其为阳明热痹，痹在脉络，不在筋骨矣。"参络痹条。

阳虚喉痹　病名。见《景岳全书·杂证谟》卷二十八。书中载："阳虚喉痹，非喉痹因于阳虚，乃阳虚因于喉痹也。盖有因喉痹而过于攻击致伤胃气者，有限于食欲，仓廪空虚，亦伤胃气者，又有气体素弱，不耐劳倦而伤胃气者，凡中气内虚，疼痛外逼，多致元阳飞越，脉而散，或弱而涩，以致声如鼾睡，痰如拉锯者，此肺胃垂绝之喉，速宜挽回元气，以人参一味浓煎，放心徐徐饮之，如痰多者加竹沥，姜草亦可。"参喉痹条。

阳明经脚气　病证名。见《三因极一病证方论》卷三。脚气病之一。是指风寒暑湿流注足阳明胃经而成的脚气。症见寒热、呻久、口鼻干、腹胀、髀膝膑中循行外廉，下足跗入中趾内间皆痛。若风胜者，自汗；寒胜者，无汗，痛甚；暑胜者，热烦；湿胜者，重着，肿满。治宜微利之，用大黄左经汤等方。参脚气条。

阴痹 病名。出《灵枢·五邪》。书中载："邪在肾，则病骨痛，阴痹。阴痹者，按之而不得，腹胀，腰痛，大便难，肩背颈项痛，时眩。"（1）指发于阴分的痹病，如骨痹、五脏痹之类。（2）指阴邪所致的痹病。如寒、湿属阴邪，故痛痹、着痹为阴痹。《素问·四时刺逆从论》："厥阴有余病阴痹。"王冰注："阴，谓寒也。有余，谓厥阴气盛满，故阴发于外而为寒痹。"《灵枢经合纂》马莳注："阴痹者，痛无定所，按之而不可得，即痹论之所谓以寒胜者为痛痹也。"

阴虚痹 病证名。见《实用中医内科学》。指痹病日久，肝肾不足，或长期过用温燥之品损伤肝肾之阴，使筋骨失于濡养者。症见骨节疼痛，筋脉拘急牵引，腰膝酸困，低热盗汗，五心烦热，心烦少寐，舌红少苔，脉细数。治以滋养肝肾，壮骨通络。方用：三痹汤加减；当归、白芍、生地、山萸肉、杜仲、续断、桑枝、络石藤、牛膝、秦艽、独活、木瓜。参正虚痹条。

阴证喉痹 病证名。见《喉科心法》。书中载："此证虽咽喉疼痛异常，却不红肿或且带白色，口不渴，喜饮滚汤不多，小便清长，或兼腹疼泄泻，手足厥逆，或头痛如破，身重恶寒，或头重如压，身体痛，自汗喜睡，或微热面赤，干呕厥逆，喉间清涎成流而出，脉沉微细，乃足少阴肾经，中寒之重症也。由其肾中真阴本虚，寒邪乘虚直中其经，逼其微阳上浮，而为咽痛，是无阳纯阴之症，故名阴证喉痹。"多由少阴素虚，寒邪直中其经所致，症见咽喉疼痛，手足厥冷，身重畏寒，自汗欲寐，脉沉细，腰膝酸软等。治宜温阳散寒，方用四逆汤、理中汤等加减。《喉科心法》把气虚喉痛、血虚喉痛、阴虚喉痛、痨嗽咽喉痛、咽喉失音等总称为阴证喉痹。参喉痹条。

阴毒喉痹 病证名。见《焦氏喉科枕秘》。该书载："此症冬日感阴湿火邪而起，咽喉肿如紫李，微见黑色，外症恶寒身热，振动腰痛，头痛。"治宜化毒丹、苏子降气汤等加减。参喉痹条。

阴虚喉痹 病证名。见《景岳全书·杂证谟》卷二十八。系指喉痹之因于阴虚者。若因肾阴亏损者，症见咽干少津，咽喉微痛而渴，欲饮水不解，至夜尤甚，或耳鸣盗汗，腰膝酸软，牙龈出血，尺脉无力等。故张景岳云："阴虚喉痹，其证亦内热口渴，喉干或唇红颊赤，痰涎壅盛。然必尺脉无神，或六脉虽数而浮软无力，但察其过于酒色，或禀气不足，多倦少力者是皆肾阴亏损，水不制火而然。"《增删喉科心法》："其人平日常有齿痛舌痛，牙缝出血，咽干喉燥，耳鸣盗汗，梦遗夜热，夜咳症，偶然受热，或食热物或犯房欲，即咽喉痛红肿，或红甚而不肿；夜甚于昼，脉洪数或细数。由肾中真阴亏损故也。"治宜滋养肾阴，用滋阴八味丸加减。其二为肺胃阴伤者，咽喉失于濡养。症见咽干不适，渴欲饮水不解，唇燥，干咳无痰。治宜润肺养阴，用养阴清肺汤、清燥救肺汤等加减。本证类似今之慢性咽炎。参喉痹条。

阴寒喉痹 病证名。见《喉科金钥》卷上。指喉痹之因于寒者。详参喉痹条。

伏风湿痹 病证名。见《清代名医名案精华·马培之医案》。书中载："伏风湿痹：肺司皮毛，脾主肌肉。阳明湿热，行于肌表，血脉不能营润四肢，肌肤干燥作痒。有时发疹，腿膝骨骱酸痛作响。伏风伏湿，逗留经络，拟和营利湿，以逐伏风。黄芪皮、秦艽、络石藤、当归、玉竹、大胡麻、生地、紫草、丹皮、豨莶。"参湿痹条。

伏寒喉痹 病证名。见《喉科杓指》卷二。书中载："此症肺经脉缓，寒重色紫，亦不太肿，内服凉剂，久之必烂。"因寒邪伏于肺经所致。症见咽喉微肿不大，色紫，脉缓属寒象。切不可作火邪治。治宜温散寒邪，可选用九味羌活汤加减；或用清咽散加细辛、麻黄、桂枝、苏叶、瓜蒌、诃子、大力子等。参喉痹条。

伤筋 病名。出《素问·宣明五气》。指急性暴力或慢性劳损所造成的筋的损伤。多因跌扑、扭挫所致。主要表现为局部疼痛、青紫、肿胀，甚至关节屈伸不利。一般可分为扭伤和挫伤，也包括后世文献中的筋断、筋走、筋翻、筋转、筋强等证。治宜活血化瘀，舒筋通络为主。用舒筋散，并可配合针灸、按摩、拔火罐治疗，外用海桐皮汤洗之。适当配合功能锻炼。

伤风腰痛 病证名。见《类证治裁·腰痛》。又称风腰痛。详参该条。

伤湿腰痛 病证名。见《证治准绳·诸痛门》。又称湿腰痛。参该条。

伤寒喉痹 病证名。见《病源辞典》。（1）由冬伤于寒遗毒未尽，深陷厥少二阴经，致火毒炎喉，咽喉肿痛，面赤腮肿，甚或项外漫肿，咽喉闭塞，汤水难咽，语言难出。治宜清余毒，消肿痛。可选用普济消毒饮、竹叶石膏汤等加减。（2）由寒邪直折所致的喉痹。详参喉痹条。

舌痹　病名。见《赤水玄珠·舌门》。该书载："舌痹或麻，此因痰气滞于心胞络。"指舌体有麻木不仁的感觉。亦称麻舌。实证多由七情郁结，心火灼痰，滞涩经络所致，症见舌肿大而麻木不仁，不辨五味或有疼痛，舌质紫赤，治宜清火涤痰，用温胆汤加黄连、木通。虚证多无故自痹，舌体麻木不仁，脉虚无力，宜养血温中，方用四物汤加减。《赤水玄珠·舌门》："血虚舌麻者，四物汤加黄连。"《医钞类编》卷十二："舌无故常自痹者，名舌痹，由心血不足，不可作风治，理中汤加当归，或归脾汤加炮姜服之。"

舌自痹　病证名。见《中医词释》。即舌痹。参该条。

仲冬痹　病名。出《灵枢·经筋》。该书载："手太阴之筋……其病当所过者支转筋痛，甚成息贲，胁急吐血。……名曰仲冬痹也。"参手太阴经筋痹条。

仲春痹　病名。出《灵枢·经筋》。该书载："足太阳之筋……其病小指支，跟肿痛，腘挛，脊反折，项筋急，肩不举，腋支，缺盆中纽痛，不可左右摇。……名曰仲春痹也。"参足太阳经筋痹条。

仲秋痹　病名。出《灵枢·经筋》。书中载："足太阴之筋……其病足大指支，内踝痛，转筋痛膝内辅骨痛，阴股引髀而痛，阴器纽痛，下引脐两胁痛，引膺中脊内痛。……名曰孟秋痹也。"参足太阴经筋痹条。

仲夏痹　病名。出《灵枢·经筋》。该书载："手太阳之筋……其病小指支，肘内锐骨后廉痛，绕肩胛引颈而痛，应耳中鸣痛，引颔目瞑，良久乃得视，颈筋急则为筋瘘颈肿……名曰仲夏痹也。"参手太阳经筋痹条。

血风　病证名。见《女科证治准绳·身体骨节疼痛》。该书载："妇人血风身体骨节疼痛者，由体虚气血不调为风所侵故也。其状风邪在于皮肤肌肉，历于骨节，邪气与正气交击，故令疼痛也。"

血痹　病名。出《灵枢·九针论》。书中载："邪入于阴，则为血痹。"（1）特殊痹之一。《中医风湿病学》："血痹是因气血不足，感受风寒，血行不畅，肌肤失养所引起的以肢体肌肤麻木不仁，甚则伴有轻度疼痛为主要表现的痹病。"《普济方》："盖血为阴，邪入于血而痹，故谓之血痹。"多因体虚汗出当风睡卧，风邪乘虚侵入，气血阻闭不得畅

行引起。《金匮要略·血痹虚劳病脉证并治》："问曰：血痹病从何得之？师曰：夫尊荣人骨弱肌肤盛，重因疲劳汗出，卧不时动摇，加被微风遂得之。"症见身体麻木不仁，肢节疼痛，脉微涩，尺脉小紧等。《金匮要略·血痹虚劳病脉证并治》曰："血痹，阴阳俱微，寸口关上微，尺中小紧，外证身体不仁，如风痹状。"《圣济总录》："血痹之状，形体肌肤如被微风所吹者是也。"治宜益气和营，通阳行痹。用黄芪桂枝五物汤、当归汤、防风散等方。西医学的末梢神经炎、多发性神经炎、周围神经麻痹或损伤、肌肉及软组织劳损等可出现血痹表现。（2）指风痹。《备急千金要方》卷八："治风痹游走无定处，名曰血痹。"参风痹条。（3）《中藏经》把脉痹与心痹合称血痹。

血风痹　病名。见《太平圣惠方》。指血虚感受风邪而致的肢体疼痛麻木等病证。参血风条。

血脉痹　病证名。见《痹病论治学》。书中把西医学之浅静脉炎称为血脉痹。参脉痹条。

血虚痹　病证名。见《医学入门》。指血虚不能濡养肢体而致的痹病。《医学入门》卷五："血虚痹者，皮肤不仁，济生防风汤，或黄芪建中汤去饴加桂枝。挟瘀血者，四物汤加桃仁、红花、竹沥、姜汁。挟痰者，手足麻痹，多肿眩晕，济生茯苓汤或二陈汤加竹沥、姜汁。肾脂枯涸不行，髓少筋弱，冻慄挛急者，十全大补汤、地仙丹。通用五痹汤擦痹法。"参血痹、正虚痹条。

血痹风　病证名。见《解围元数》。书中载："此症初起时常疲倦汗出，卧寐不时摇动，形体如被风吹，淫奕倦怠，或时攻掣而痛，久渐发出紫块肿胀，痛极则痒，酸软而麻，痒极则痛，或时穿烂臭恶，跛挛败形，日夜叫号，乃由体虚而风邪深入阴分，气血为风邪所击，肌肤弛缓，皮腠疏开，风邪暴侵，肝家受病至心气煸郁，脾湿并疰，故生毒虫，蠹蚀肌肉也，以补旧汤、铅汞膏、二八济阳丹等剂治之。庶免变传无治。"参血痹条。

血虚腰痛　病证名。见《证治要诀·诸病门》。书中载："妇人失血过多，及素患血虚致腰痛者。当益其血。"指因血虚筋脉失养所致之腰痛。宜用四物汤加减。

血瘀腰痛　病证名。见《医学入门》卷四。又名沥血腰痛。参该条。

行痹　病名。出《素问·痹论》。该书载："风寒湿三气杂至，合而为痹，其风气胜者为行痹。"

因为风为阳邪，善行数变，故其症状特点是疼痛呈游走性，无固定部位。《证治概要·痹证》："行痹者，游走不定，即走注疼痛之类。"据"治风先治血，血行风自灭"的古训，治以疏风为主，辅以散寒、祛湿，佐以活血、通络。方用防风汤加减。又名风痹、走注、流火。参各条。

众痹 病名。出《灵枢·周痹》。该书载："黄帝曰：愿闻众痹？岐伯对曰：此各在其处，更居更止，更属更起，以左应右，以右应左，非能周也，更发更休也。"（1）特殊痹之一。众痹以痛处左右相移为特征，疼痛部位不定，呈阵发性、左右对称。因风寒湿邪侵入皮肤、经络所致。症见痹痛左右相移，随发随止，休作更替，无有终时。与周痹随脉上下，能左不能右，能右不能左，周身疼痛者不同。参周痹条。（2）泛指多种痹病。《太平圣惠方》云："夫劳倦之人，表里多虚，血气衰弱，腠理疏泄，风邪易袭，……随其所感，而众痹生焉。"

竹节风 病名。见《痹瘘专辑》。指痹病发于脊柱日久呈竹节样变者。为脊痹的特殊类型。参该条。

似痹非痹 病名。见《医门补要》。书中载："似痹非痹，营分不足，无以荣筋，筋急作痛者，有肌表不密，外风内乘，久郁化热，耗营燥络，使筋脉枯涩，周身软弱，串疼无休者，脉数而弦，以养阴润燥汤，缓治自效。"属痹病范畴。

肌痹 病名。出《素问·痹论》等篇。（1）五体痹之一。《中医风湿病学》："肌痹亦称肉痹，病在肌（肉），是以肌肉疼痛、不仁、痿软无力，甚至肌肉萎缩废用为主要表现的痹病。多由正气虚弱，外邪浸淫，闭阻脉络，肌肉失养所致。"《素问·痹论》："以至阴遇此者为肌痹……；在于肉则不仁。"《素问·四时刺逆从论》："太阴有余，病肉痹寒中。"《素问·长刺节论》："病在肌肤，肌肤尽痛，名曰肌痹。"肌痹的形成，外因责之于风寒湿。"风寒湿冷杂至合而为痹也。……以至阴遇此者为肌痹。"内因责之于脾胃虚弱，荣卫空虚。《诸病源候论》："血气不行，则不宣，真邪相击，在于肌肉之间，故其肌肤尽痛。"临床表现为：肌肤尽痛，肢体怠惰，皮肤不仁，恶风头痛，汗多，或精神昏愦，四肢痿弱，或咳或呕。《医碥》："以长夏得之，肌肉不仁，不知痛痒者为肌痹。"治法：化湿通络，宣痹止痛。代表方剂天麻丸：天麻、半夏、茯苓、白术、甘草。西医学的多发性肌炎、皮肌炎、风湿

性多肌痛、纤维肌痛综合征、进行性肌营养不良、重症肌无力及各种原因引起的肌炎等可出现肌痹表现。参肉痹条。（2）湿痹、着痹别名。《类证治裁》："肌痹，即湿痹、著痹也，浑身上下左右麻木，属卫气不行，神效黄芪汤。"参湿痹、着痹条。

肌肤痹 病名。见《痹病论治学》。书中将西医学之皮肌炎称为肌肤痹。认为其病乃素体虚弱，六淫之邪自皮毛乘虚而入，客于肌肤经络之间，营卫不和，气血凝滞，而发生肌肉、关节酸楚乏力、疼痛等症。参肌痹条。

肋痹 病名。见《中国风湿病学》。肢体痹之一。是指病位在胸肋部的痹病。西医学的肋软骨炎、肋间神经痛等可出现肋痹表现。参胸肋痹、软肋痹条。

产后痹 病名。见《广东医学（祖国医学版）》。特殊痹之一。《中医风湿病学》："产后痹是指妇女在产后百日内，感受外邪出现以肢体关节、肌肉疼痛、麻木、酸沉、怕凉、怕风等为主要表现的痹病。人工流产或引产后百日内感受外邪引发上述症状也属于产后痹范畴。"产后痹涵盖范围较广，没有相应的西医病名。凡不能按现代风湿性疾病标准明确诊断的发生于产褥期、产后、人工流产及引产后百日内出现本病表现者，均可参考产后痹辨证论治。参产后身痛、产后腰痛、产后关节痛、产后痛风、产后中风、产后筋脉拘急等条。

关节挛痹 病名。见《奇效良方》卷三十九。是指关节部位筋脉拘挛、屈伸不利，伴疼痛、肌肤麻木的痹病。本病可见于创伤性关节炎、类风湿关节炎后期。

关节流注 病证名。见《中医大辞典》。流注病的一种。多因暑湿、外伤、病后余毒等客于经络、流于关节所致。症见被侵关节肿胀，酸痛，久则发热，并有波动，伸直受限，甚则疼痛剧烈，关节不能活动，全身发热，食少无力。类似西医学之化脓性关节炎。治疗：因暑湿所致者，服五神汤加豆卷、佩兰、苡仁；因外伤瘀血所致者，服活血散瘀汤加三七、乳香；因外感热病后余毒所致者，服黄连解毒汤合犀角地黄汤；兼神昏惊厥者，加用安宫牛黄丸、紫雪丹。如成脓者用透脓散内服；溃后脓出不敛者，外撒生肌散，太乙膏敷贴。

关节痹证 病证名。见《中国骨伤科学·骨关节痹瘘病学》。关节是人体、躯干和四肢运动的枢纽，是气血循行的重要部位，而其结构虚弱，易遭

外邪侵淫。故人体感受风寒湿热之邪后，常表现以关节酸楚、疼痛、重着肿大及活动不利等症状，称为关节痹证。因其部位较深，故《内经》称之为"深痹"。参深痹条。

冰冻肩　病名。见《娄多峰论治痹病精华》。冻结肩的别称。详参该条。

远痹　病名。出《灵枢·九针十二原》。书中载："长针者，锋利身薄，可以取远痹。"指邪气深，远年之痹病。《类经》卷十九："凡虚风之深入者，必内舍于骨解腰脊节腠之间，故欲取深邪远痹者，必为大针以治之也。"

走注　病名。见《太平圣惠方》卷二十一。该书载："夫风走注者，是风毒之气，游于皮肤骨髓，往来疼痛无常处是也，此由体虚，受风邪之气，风邪乘虚所致，故无定止，是谓走注也。"风痹、行痹之别称，俗称鬼箭风，以其疼痛游走，痛无定处故名。《杂病源流犀烛》卷十三："风胜为行痹，游行上下，随其虚处，风邪与正气相搏，聚于关节，筋弛脉缓，痛无定处，古名走注。……俗有鬼箭风之说。"参风痹、行痹、鬼箭风条。

走注风　病名。见《证治要诀·中风》。该书载："筋骨痛者，……或痛而游走不定，俗呼为走注风，并宜乌药顺气散和利煎复元或青龙丸，未效，用大防风汤，或五积散调乳香末。"参走注条。

走马喉风　病名。见《万病回春》卷之五。即走马喉痹。参该条。

走马喉痹　病名。见《儒门事亲》卷三。指喉痹暴发，暴死，势如走马者。又名走马喉风。多由肝脾火闭，气热内结，痹而不通所致。症见咽喉肿痛迅速，连及项颊，汤水难咽，呼吸不利，壮热烦闷，口臭便秘，脉洪大等。《喉科秘旨》卷上："内外俱肿，此系急症，肝脾失闭不通而为痹，或发寒热，脉洪大者生，沉细者死。"治宜清热泻火，消肿解毒，可选用黄连解毒汤、清咽利膈汤等加减。

走注历节　病证名。见《普济本事方》。即历节风。参该条。

走注气痛　病证名。见《中国医学大辞典》。此证由暴寒所伤，忽有一处如打扑之状，痛不可忍，走注不定，静时其处冷如霜雪。宜用柳白皮酒煮布包，乘热熨之；有赤点处刺出血，更妙。

劳风　病名。见《圣济总录》。该书载："劳风法在肺下，其为病也，使人强上冥视，唾出若涕，恶风而振寒。夫劳风之病，肾劳则根虚于下，经所谓根弱则茎叶枯矣。故目视不明，而背反强也。然肾之脉入肺中，故用皮毛感风而振栗也。肾主唾，故津液凝结。唾如涎涕。治之以救其俯仰者，戒其劳动也。所以谓之劳风者如此。"

劳损　病证名。见《中医伤科学》。（1）指因劳倦而致阴阳、气血、脏腑虚损的一类病证。劳为因，损为证。（2）亦作虚劳与虚损的统称。（3）是指人体肌肉、筋膜、韧带、关节囊、关节软骨等软组织的慢性损伤。多因过度劳累或长期某一姿势劳动造成。

更年痹　病名。见《中华中医药杂志》。特殊痹之一。指西医学更年期关节炎（绝经期关节炎）。

尪痹　病名。见《实用中医内科学·痹证》。特殊痹之一。《中医风湿病学》："尪痹是指具有关节变形、肿大、僵硬、不能屈伸，筋缩肉卷，身体羸瘦，骨质受损等表现的痹病。"尪字同尩、尫、尨。意指足跛不能行，胫曲不能伸，身体羸弱的废疾而言。"尪"字在医书中最早见于《金匮要略·中风历节病脉证并治》的"诸肢节疼痛，身体尪羸，……"。其中的"尪羸"就是指关节、肢体变形，关节不能自由活动而渐成的废疾而言。现代焦树德遵仲景意，创尪痹之名。尪痹的发生乃素体肾亏，复感风寒湿邪，三气乘虚深侵筋骨，痹阻经络，流注关节，血气不行，关节闭涩，筋骨失养，渐致关节疼痛，屈伸不利，活动障碍，僵直弯曲，骨质疏松，筋缩肉卷，甚则"脊以代头，尻以代踵"。总之，肾虚复感三邪，寒邪入骨是形成本病的主要病因，虚、寒、湿、瘀、久、变是本病的病理特点。关节、肢体变形是本病的临床特征。治以补肾祛寒为主，辅以化湿散风，养肝荣筋，佐以壮骨利节，活血通络。方用补肾祛寒治尪汤、补肾清热治尪汤或补肾强督治尪汤。尪痹类似于类风湿关节炎晚期、强直性脊柱炎晚期、大骨节病后期、结核性关节炎后期等表现。

足㿏　病证名。见《中医词释》。指足部酸困、疼痛、活动不灵。

足痹　病名。出《灵枢·阴阳二十五人》。该书载："足阳明之下，……血气皆少则无毛，有则稀枯悴，善痿厥足痹。"肢体痹之一。亦称脚痹。《中医风湿病学》："足痹是以足部疼痛、肿胀、麻木，甚则活动不利、畸形为主要表现的痹病。多因正虚邪侵，或损伤而致经脉闭阻，筋骨失养所致。"《中国医学大辞典》释："足痹，足不能行之病也。"

多由气血不足或感受寒湿之邪所致。治宜散寒除湿，蠲痹止痛。用独活汤等方。本病可见于西医学的痛风性关节炎、骨关节炎、类风湿关节炎、跖底腱膜炎、跖骨头软骨病、拇外翻、跖管综合征、滑囊炎及足部畸形等。

足胻痹 病名。见《脉经校释》卷十。指小腿、足部疼痛、麻木、活动障碍的病证。

足跟风 病名。见《痹病论治学》。书中将现代医学之跟骨骨质增生症称作足跟风。足痹的特殊类型。参足痹条。

足跟痛 病名。见《丹溪心法·足跟痛》。书中载："足跟痛。有痰，有血热。"指以足跟一侧或两侧疼痛，不红不肿，行走不便为主要临床表现的病证。又称脚跟痛。多由肾虚，血热，痰湿所致。《张氏医通》卷五："肾脏阴虚者，则足胫时热而足跟痛，六味丸加龟甲、肉桂；阴虚者，则不能久立而足跟痛，八味丸；挟湿者，必重著而肿，换骨丹，史国公药酒；肥人湿痰流注，导痰汤加木瓜、萆薢、防己；虚人用补中益气，十全大补汤。"《医学入门·脚气》："脚跟痛，有血热者，四物汤加知母、黄柏、牛膝；有痰者，五积散加木瓜。"本病可见于跟骨骨刺、跟骨结节骨骺炎等疾患。参脚跟痛、足痹条。

足背脉痹 病名。见《痹病论治学》。书中将西医学之早期闭塞性脉管炎称为足背脉痹。参脉痹条。

足太阳经筋痹 病名。出《灵枢·经筋》。该书载："足太阳之筋……其病小指支，跟肿痛，腘挛，脊反折，项筋急，肩不举，腋支，缺盆中纽痛，不可左右摇。……名曰仲春痹也。"十二经筋痹之一。与足太阳经筋受邪有关。症见足趾及跟部肿痛，膝腘痉挛拘急，脊背反张，项筋拘急，肩不能举，自腋部牵引缺盆扭痛，不能左右摇动等。《灵枢注证发微》："此证当发于二月之时，故名曰仲春痹也。"治疗上，《灵枢·经筋》："治在燔针劫刺，以知为数，以痛为输。"又名仲春痹。参该条。

足太阴经筋痹 病名。出《灵枢·经筋》。书中载："足太阴之筋……其病足大指支，内踝痛，转筋痛膝内辅骨痛，阴股引髀而痛，阴器纽痛，下引脐两胁痛，引膺中脊内痛。……命曰仲秋痹也。"十二经筋痹之一。与足太阴经筋受邪有关。症见足下转筋，于足少阴经脉循行或结聚部均可发生疼痛及转筋等。《灵枢注证发微》："此证当发于八月

之时，故名之曰仲秋痹也。"对于本病的治疗，《灵枢·经筋》："治在燔针劫刺，以知为数，以痛为输。"又名仲秋痹。参该条。

足少阳经筋痹 病名。出《灵枢·经筋》。书中载："足少阳之筋，……其病小指次指支转筋，引膝外转筋，膝不可屈伸，腘筋急，前引髀，后引尻，即上乘眇季胁痛，上引缺盆膺乳颈，维筋急……名曰孟春痹也。"十二经筋痹之一。与足少阳经筋受邪，导致所循行之处，筋脉拘急，疼痛有关。《灵枢注证发微》："此证当发于正月之时，故名之曰孟春痹也。"在治疗上，《灵枢·经筋》："治在燔针劫刺，以知为数，以痛为输。"又名孟春痹。参该条。

足少阴经筋痹 病名。出《灵枢·经筋》。该书载："足少阴之筋……其病足下转筋，及所过而结者皆痛及转筋。病在此者，主痫瘛及痉，在外者不能俯，在内者不能仰。故阳病者腰反折不能俯，阴病者不能仰。……名曰孟秋痹也。"十二经筋痹之一。与足少阴经筋受邪有关。症见足大趾牵引内踝痛，或转筋痛，膝内辅骨痛，由股内牵引至髀作痛，前阴亦痛并向上引脐，两胁及胸膺脊内疼痛。《灵枢注证发微》："此证当发于七月之时，故名之曰孟秋痹也。"治疗上，《灵枢·经筋》："治在燔针劫刺，以知为数，以痛为输。"又名孟秋痹。参该条。

足阳明经筋痹 病名。出《灵枢·经筋》。书中载："足阳明之筋……其病足中指支，胫转筋，脚跳坚，伏兔转筋，髀前肿，㿗疝，腹筋急，引缺盆及颊，卒口僻，急者目不合，热则筋纵，目不开。……名曰季春痹也。"十二经筋痹之一。与足阳明经筋受邪有关。症见足中趾痛，牵引胫部转筋，脚有跳动而强直不舒，伏兔部转筋，髀前部肿，并发㿗疝，腹筋拘急向上，牵引缺盆和颊部，可突然出现口眼歪斜，若系筋拘急则目不能闭合或筋弛缓无力而目不能开张等。《灵枢注证发微》："此证当发于三月之时，故名之曰季春痹也。"在治疗上，《灵枢·经筋》："治在燔针劫刺，以知为数，以痛为输。"治宜马脂膏涂其急，以白酒和桂涂其弛缓。并可用按摩、针刺等法。又名季春痹。参该条。

足厥阴经筋痹 病名。出《灵枢·经筋》。书中载："足厥阴之筋……其病足大指支，内踝之前痛，内辅痛，阴股痛转筋，阴器不用，伤于内则不

起，伤于寒则阴缩入，伤于热则纵挺不收……命曰季秋痹也。"十二经筋痹之一。与足厥阴经筋受邪有关。症见足大趾牵引内踝之前疼痛，内辅痛，股内痛转筋，前阴不用或阴萎或阴器缩入腹中，或阴器挺直不收等。《灵枢注证发微》："此证当发于九月之时，故名之曰季秋痹也。"在治疗上，《灵枢·经筋》："治在燔针劫刺，以知为度，以痛为输。"又名季秋痹。参该条。

身痛 （1）病名。见《张氏医通》。书中载："寒而身痛，痛处常冷，或如湿状，甘草附子汤。"指以全身关节肌肉筋骨疼痛为主要症状的疾病。多属于痹病范畴之肢体痹。属肢体痹者，又称身痹。《娄多峰论治风湿病》："这里是指以全身或四肢关节肌肉疼痛、重着、麻木、肿胀、屈伸不利，为主要表现的痹病。"参身痹、周身痹痛条。（2）症状名。指周身疼痛。参一身尽痛、身痹条。

身痹 （1）病名。出《金匮要略》。肢体痹之一。《娄多峰论治风湿病》指全身肢体关节肌肉筋骨疼痛，麻木不仁的痹病。俗称"身痛"。参身痛、周身痹痛、肢节痹条。（2）是指服药后药力宣通的苏苏感觉。《金匮要略》白术附子汤方后云："分温三服，一服觉身痹，半日许再服。"

坐臀风 病名。见《痹病论治学》。书中将西医学之致密性骶髂关节炎称坐臀风。《风湿病与关节炎》作为骶痹的特殊类型。参该条。

体痹 病名。见《中西医结合治疗风湿类疾病》。（1）指肢体痹。详见该条。（2）指五体痹。详见该条。

肝痹 病名。出《素问·四时刺逆从论》。书中载："少阴……不足病肝痹。"（1）五脏痹之一。《中医风湿病学》："肝痹多由筋痹日久不愈，复感外邪，内舍于肝而致；筋痹若见胸胁满闷或疼痛，夜卧则惊，多饮，小便多，小腹胀满，筋挛节痛或阴缩者为肝痹。"《素问·痹论》："筋痹不已，复感于邪，内舍于肝"，"淫气乏竭，痹聚在肝。"其症见："夜卧则惊，多饮数小便，上为引如怀。"《圣济总录·诸痹》释曰："肝痹……肝之合，筋也。故筋痹不已，复感于邪，则舍于肝也。"肝痹的临床表现，除有五脏痹的共同症状外（见五脏痹），兼有胁痛、头痛、腰痛、腹胀、口苦咽干、夜卧则惊或筋脉拘急等。治以养肝蠲痹。方用补肝汤、逍遥丸、柴胡疏肝散等方。西医学的绝经期关节炎、纤维肌痛综合征、精神性风湿症等可出现肝痹表

现。（2）又称筋痹。《症因脉治·肝痹》："肝痹之症，即筋痹也，夜卧则惊，多饮数小便，腹大如怀物，左胁凝结作痛。"参筋痹条。（3）亦称为厥。《素问·玉机真脏论》："今风寒客于人，使人毫发毕直，皮肤闭而为热，当是之时，可汗而发也；或痹不仁肿痛，当是之时，可汤熨及火灸刺而去之；弗治，病入舍于肺，名曰肺痹，发咳上气；弗治，肺即传而行之肝，病名曰肝痹，一名曰厥，胁痛出食，当是之时，可按若刺耳。"

肘痹 病名。见《娄多峰论治痹病精华》。肢体痹之一。《风湿病与关节炎》："肘痹是以肘部关节筋脉肌肉疼痛、肿胀甚则挛缩，屈伸不利为主要表现的痹病。"《娄多峰论治痹病精华》载有"肘及腕手痹"以及肘痹医案。《娄多峰论治风湿病》载有肘痹论治。西医学的肱骨外上髁炎（网球肘）、肱骨内髁炎、肘关节滑膜炎、肘关节损伤后遗症及类风湿关节炎肘部病变等可出现肘痹表现。

肘节痹 病名。见《备急千金要方》。指肘痹，参该条。

肠痹 病名。出《素问·痹论》。书中载："肠痹者，数饮而出不得，中气喘争，时发飧泄。"（1）六腑痹之一。《中医风湿病学》："肠痹多由外邪客于肠中，气机痹阻，受盛化物和传化失司所致，是以多饮而小便不利、气喘、大便飧泄，并伴有肢体关节疼痛不适为主要表现的痹病。"治宜利尿健脾为主。方用五苓散、吴茱萸散、木香丸等方。西医学炎性肠病（溃疡性结肠炎、克隆恩病）关节炎、沙门菌感染后关节炎、痢疾杆菌感染后关节炎、耶尔森菌感染后关节炎、小肠旁路关节炎等可出现肠痹表现。（2）指痹病影响于大小肠所致的一种病证。症见渴饮而小便不利、腹胀、腹泻。治宜温散浊阴，降逆止呕。方用吴茱萸汤。《痹证防治》："肠痹可以包括西医学的肠梗阻。"

龟背风 病名。见《痹病论治学》。书中将西医学之强直性脊柱炎称为龟背风。《风湿病与关节炎》作为背痹的特殊类型。参该条。

龟背疠 病名。见《马培之医案》。书中载："龟背乃先天肾亏，冷风入脊，或痰饮攻注，或闪挫折伤，或肾肝虚热，婴儿脊骨柔脆，强坐太早，皆能致之。背之中行属于督脉，……一着风寒湿邪，则经气不行，腰脊板强，渐至脊疠成为龟背疠。"又称龟背风。参背痹、龟背风条。

冻结肩 病名。见《中西医结合治疗风湿类疾

病》。肩凝症的别称。因其病随疼痛逐渐加重，活动也逐渐受限，最终肩关节完全不能活动，形成"冻结状态"，故名。参肩凝症条。

冷风 病证名。见《中国医学大辞典》。指由脾肾俱虚，风湿之邪侵入肢节，盈溢肌肉，初起麻木不仁，或时冷痛，或肢节酸痛，遇冬则伏床不起的痹病。治宜奇效丹、正阳丹、还真丹、乳香披风丸之属，若不急治，久则气血不行，发泡穿烂而死。

冷痹 病名。见《圣济总录》卷二十。书中载："痹虽异状，然皆本于三气，寒气多者，谓之冷痹。其证令人脚膝酸疼，行履艰难，四肢痹麻，身体俱病，甚则有一身不随者。"《普济方》卷一百八十七："夫痹之为病，生于骨而发于皮，故寒在肉则不仁，在筋则屈而不伸，在脉则血凝而不流，腰脚得之，谓之冷痹。"治冷痹，脚膝疼痛，行履艰难，可用巴戟天汤；腰膝疼痛无力，可用牛膝散。参寒痹条。

冷水风 病证名。见《幼科铁镜》。书中载："脚背上与趾上，及解溪鞋带诸所，块痛不可言，一痛几死。"

冷麻风 病证名。见《痹痿专辑》。是指阳虚夏感寒湿，留聚于经络引起的手指、足趾麻木发冷的病证。《陈莲舫医案》："冷麻风且冷且麻，甚于右手左足，脉细弦，治以和养。"

冷痹疰 病证名。见《外台秘要》。疰也作注，有注入和久住的意思。冷痹疰：（1）指身体某一部位长期的、顽固性的冷痛。（2）特指腰膝冷痛，日久不愈。

沥血腰痛 病证名。见《证治要诀·诸痛门》。书中载："腰痛如锯刀所刺，大便黑，小便赤黄或黑，由血滞腰间，名沥血腰痛。"又名瘀血腰痛。治宜化瘀行气。可用调营活络饮、桃仁四物汤、复元通气散等方；或用桃仁酒调黑神散。参瘀血腰痛条。

尾骶骨痛 （1）病名。见《中国医学大辞典》。多因肾精亏耗、督脉受损，或寒湿侵袭，或血瘀气滞所致。疼痛常连及腰部，难以挺直。多属于痹病范畴之肢体痹。属肢体痹者，又称骶痹。喜暖怕冷者，治宜温肾补督脉，可用温肾散、附桂八味丸；肾水不足者，治用六味丸、左归丸等；寒湿侵袭者，治宜祛寒化湿；瘀血停滞者，宜活血化瘀为主。本病可见于坐骨神经痛、腰椎肥大等疾患。参

骶痹条。（2）症状名。指脊椎下段尾骶骨部位作痛。多见于骶痹。参该条。

鸡爪风 病名。见《黄帝素问宣明论方》。又名鸡距风。（1）《中医大辞典》指由疬风所致的手指、脚趾挛缩变形者。（2）特殊痹之一。《痹病杂谈》指气血不足，复受风寒之邪，致手指拘急挛曲，难以伸直为主要表现的痹病。《风湿病与关节炎》作为手痹的特殊类型。参该条。（3）《痹痿专辑》指痹病后期，五指拘挛形如鸡爪者。此病近似于现代医学所称之手足搐搦症，多由于血钙降低所致。以产后哺乳妇女或婴儿为常见。

鸡距风 病名。见《中药大辞典》。即鸡爪风。参该条。

环跳风 病名。见《痹痿专辑》。指发于髋关节的痹病。《痹病论治学》将西医学的髋关节肥大性关节炎称为环跳风。《风湿病与关节炎》作为髋痹的特殊类型。参该条。

刺风 病证名。见《诸病源候论》卷二。书中载："刺风者，由体虚肌腠开，为风所侵也，其状风邪走遍于身而皮肤淫跃，邪气与正气交争，风邪击搏，如锥刀所刺，故名刺风也。"（1）指风寒蕴滞生热，遍身如针刺者。《圣济总录》卷十二也说："刺风者，以气血为风寒所侵，不得宣利，则蕴滞而生热，寒热相搏于皮肤之间，淫跃不能发泄，故遍身如针刺也。"《中国医学大辞典》释曰："此证属脾经，由于营虚多热，热胜则腠理不密，易于汗出，风邪得以乘虚侵入，然汗出多则血益虚，且风之性动，遂壅热横行于经络之间，遇正气则逆而不行，如刀锥刺击之状，痛无定处，或肢节间如火烫，酸痛难忍，宜一粒金丹，小枣丹之属。"（2）见《解围元薮》卷一。指疬风有疼痛者。

郁久化热证 病证名。见《痹病论治学》。痹病日久，风寒湿邪郁阻经脉，郁久则化热，症见四肢关节肿痛，局部灼热，初得凉颇舒，稍后仍以温为适，口干而苦，舌红，苔薄黄或黄腻，脉细弦或微数。治法：辛通痹闭，清化瘀热。药用：制川乌、桂枝、当归、生地、白芍、知母、忍冬藤、广地龙、炙僵蚕、乌梢蛇、甘草等。

软痹 病名。见《医学入门》卷五。书中载："软痹者，乃膏粱火乘肝肾，以致血气涩，则痹厥不仁，虚则软缓无力，或麻木不举，三妙丸、搜风顺气丸。然肾主骨，虚则骨软阳虚，附虎四斤丸、阴虚虎潜丸、肾气丸。脚软筋痛者，大补阴丸去地

黄加白芍、知母、甘草、倍牛膝。肝主筋，虚则脚膝顽麻，养真丹。肝肾脾俱虚者，五兽三匮丹。"指因积热或肝肾不足，气血郁滞所致的肢体软缓无力，或麻木不举，脚软筋疼的一类痿病。

软肋痹　病名。见《痹病论治学》。书中将现代医学的多发性肋软骨炎称为软肋痹。参肋痹条。

软脚病　病名。见《医彻》。书中载："冒黎谓……江南之人，常常见之，则西北希有，盖东方滨海傍水，鱼盐之地，其民食鱼嗜咸，令人热中，……注于足胫，则赤肿而疼，乃妨步履甚则逆而上攻，呕恶不食，作寒热而似外感，俗谓之脚气伤寒。"即脚气，因患病后腿足软弱无力，故名。参脚气条。

肾风　病名。见《三因极一病证方论》。书中载："肾风发，则面黑，手足不随，腰痛，难以俛仰，冷痹骨疼。"

肾胀　病名。见《备急千金要方》。书中载："肾胀者，腹满引背央央然，腰髀痹并痛。"

肾着　病名。见《金匮要略》。指寒湿内着肾经而见腰部寒冷沉重者。《金匮要略·五脏风寒积聚病脉证并治》："肾着之病，其人身体重，腰中冷，如坐水中，……久久得之，腰以下冷，腹重如带五千钱。"宜用甘姜苓术汤。参腰重、腰痛条。

肾痹　病名。出《素问·四时刺逆从论》等篇。书中载："太阴……不足病肾痹。"（1）五脏痹之一。《中医风湿病学》："肾痹多由骨痹日久不愈，复感外邪，内舍于肾所致；骨痹若见尻以代踵，脊以代头，兼见脘腹胀满等表现者为肾痹。"《素问·痹论》："骨痹不已，复感于邪，内舍于肾。"其症见：善胀，尻以代踵，脊以代头。肾痹除有五脏痹的共同表现外（见五脏痹），兼有五心烦热，潮热盗汗，腰酸腿软，发脱齿摇，耳目失聪，甚则尿少，浮肿，或骨节变形，腰背疼痛，偻曲不得伸，坐卧难支，步履难行或四肢不利，身重，畏寒，耳聋或遗精，腰冷如坐水中，脉沉迟，治以益肾蠲痹。方用远志丸、防风丸、白附子丸、河东封髓丹等方。西医学的强直性脊柱炎、大骨节病、类风湿关节炎、骨关节炎、致密性骶髂关节炎等可出现肾痹表现。（2）又称骨痹。《症因脉治·肾痹》："肾痹之症，即骨痹也，善胀，腰痛，遗精，小便时时变色，足挛不能伸、骨痿不能起。"参骨痹条。

肾中风　病证名。见《诸病源候论》。指风邪入肾，以腰痛为主的疾病。症见踞而腰痛，在胁之

左右若未有黄色如饼大者则可治。治用乌头丸、攻注脚膝方。

肾气腰痛　病证名。见《医宗金鉴·腰痛》。指肾气亏损所致的腰痛。详见肾虚腰痛、腰痛条。

肾着腰痛　病证名。见《兰台轨范·腰痛门》。书中载："肾主腰脚，肾经虚则受风冷，内有积水，风水相搏，浸积于肾，肾气内着，不能宣通，故令腰痛。"参肾着、腰痛条。

肾虚腰痛　病证名。见《备急千金要方》卷十九。腰痛之一。又称肾经腰痛。因房室不节，劳倦过度损伤肾脏精气所致。《金匮翼·腰痛》："肾虚腰痛者，精气不足，足少阴气衰也。……其症形瘦气少，行立不支，而卧息少可。无甚大痛。而悠悠戚戚，屡发不已。"其证有肾阴虚、肾阳虚之不同。肾阳虚者，症见腰间冷痛，手足不温，面色不温，便溏尿清，舌淡，脉沉细或虚软无力。治宜温阳补肾。方用八味丸、二至丸、右归丸、补髓丹等方。肾阴虚者，症见腰痛绵绵，面色黎黑，头晕耳鸣，咽干口燥。阴虚而火旺者，更见面红升火，内热心烦，小便黄赤，舌质红，脉细数或洪而无力。治宜滋阴补肾。方用左归丸、当归地黄饮、大补阴丸等方。参腰痛条。

肾督亏虚　病证名。见《痹病论治学》。症见身体尪羸，汗出怯冷，腰膝酸软，关节疼痛反复发作，经久不愈，筋挛骨松，关节变形，甚至尻以代踵，脊以代头，苔薄，质淡，脉沉细软弱的痹病，称为肾督亏虚证。治法：益肾壮督，蠲痹通络。

畀（痹）　病名。见《五十二病方》。书中载："足希（厥）阴温（脉）……其病……足柎（跗）种（肿）疾畀（痹）。"畀：痹的异体字。是痹病的最早记载。参痹、痹病条。

季冬痹　病名。出《灵枢·经筋》。书中载："手少阴之筋……其病内急，心承伏梁，下为时网。其病当所过者支转筋，筋痛。……名曰季冬痹。"参手少阴经筋痹条。

季春痹　病名。出《灵枢·经筋》。书中载："足阳明之筋……其病足中指支，胫转筋，脚跳坚，伏兔转筋，髀前肿，㿗疝，腹筋急，引缺盆及颊，卒口僻，急者目不合，热则筋纵，目不开。……名曰季春痹也。"参足阳明经筋痹条。

季秋痹　病名。出《灵枢·经筋》。书中载："足厥阴之筋……其病足大指支，内踝之前痛，内辅痛，阴股痛转筋，阴器不用，伤于内则不起，伤

于寒则阴缩入，伤于热则纵挺不收……命曰季秋痹也"。参足厥阴经筋痹条。

季夏痹 病名。出《灵枢·经筋》。书中载："手少阳之筋……其病当所过者即支转筋，舌卷……名曰季夏痹也。"参手少阳经筋痹条。

狐惑 病名。出《金匮要略·百合狐惑阴阳毒病脉证并治》。该书载："状如伤寒，默默欲眠，目不得闭，卧起不安。蚀于喉为惑，蚀于阴为狐。不欲饮食，恶闻食臭，其面目乍赤、乍黑、乍白。蚀于上部则声嗄，甘草泻心汤主之；蚀于下部则咽干，苦参汤洗之。蚀于肛者，雄黄熏之。"又："病者脉数，无热微烦，默默但欲卧，汗出，初得之三四日，目赤如鸠眼，七八日，目四眦黑。若能食者，脓已成也，赤小豆当归散主之。"特殊痹之一。《中医风湿病学》："狐惑是因湿热毒邪内蕴，循经上攻下注或闭阻经络，日久脏腑亏虚，引起以口、咽、眼、外阴溃烂等为主要表现的痹病。"治以清热化湿，泻火解毒为主，兼用外治法。本病类似西医学贝赫切特综合征（或称白塞病）。因约一半以上的病人同时伴有关节肿痛，故属痹病范畴。

肢痹 病名。见《临证指南医案·痹》。指发生在四肢的痹病。参五体痹、肢体痹等条。

肢体痹 病名。见《中西医结合治疗风湿类疾病》。指颈痹、肩痹、臂痹、手痹、背痹、腰痹、骶痹、脊痹、髋痹、膝痹、足痹、腿痹等。《中医风湿病学》："肢体痹是按肢体部位命名的一类痹病，一般表现为某肢体部位疼痛、肿胀、麻木等，甚则活动不利等，如颈痹、肩痹、臂痹、手痹、背痹、腰痹、骶痹、脊痹、髋痹、膝痹、足痹、腿痹等。"为痹病二级病名。《医林改错》："凡肩痛、臂痛、腰疼、腿疼或周身疼痛，总名曰痹症。"《风湿病诊断治疗学》把"按体表部位分类的风湿病"命名为"肢体痹"。西医学的类风湿关节炎、风湿性关节炎、风湿寒性关节痛等出现肢体症状者属本病范畴。参各条。

肢端脉痹 病名。见《痹病论治学》。书中将西医学的雷诺氏病称为肢端脉痹。参脉痹条。

肺痹 病名。出《素问·痹论》等篇。（1）五脏痹之一。《中医风湿病学》："肺痹多由皮痹日久不愈，复感外邪，内舍于肺而致；皮痹若见喘嗽气急，胸背疼痛，心胸烦闷，卧则喘促，甚则呕恶者为肺痹。"《素问·痹论》："皮痹不已，复感于邪，内舍于肺。""淫气喘息，痹聚在肺。"《素问·四

时刺逆从论》："少阴……不足病肺痹。"《素问·玉机真脏论》："风寒客于人……或痹不仁肿痛，……弗治，病入舍于肺，名曰肺痹，发咳上气。"症见心胸烦闷，胸背痛，咳嗽气逆，卧则喘急，或见面浮，呕恶，恶风怕光等。如《素问·痹论》："肺痹者，烦满喘而呕。"《灵枢·邪气脏腑病形》："肺脉……微大为肺痹，引胸背起恶日光。"《圣济总录·肺痹》指出："皮痹不已，复感于邪，内舍于肺，是为肺痹。其候胸背，痛甚，上气，烦满，喘而呕是也。"治以补肺益气，通络蠲痹。方用桔皮丸、苇茎汤等方。西医学的系统性硬化症、类风湿关节炎、混合性结缔组织病、干燥综合征、系统性红斑狼疮、强直性脊柱炎等可出现肺痹表现。（2）又称皮痹。《症因脉治·肺痹》："肺痹之症，即皮痹也。烦满喘呕，逆气上冲，右胁刺痛，牵引缺盆，右臂不举，痛引腋下。"

肺绝喉痹 病名。见《医学心悟》卷四。书中载："肺绝喉痹，凡喉痹日久，频服清降之药，以致痰涎壅于咽喉，声如曳锯，此肺气相绝之候也。"治宜以人参膏加橘红汤煎服。参喉痹条。

胁痛 （1）病名。出《素问·缪刺论》。书中载："邪客于足少阳之络，令人胁痛不得息，咳而汗出。"是指一侧或两侧胁肋疼痛为主要表现的病证。多属痹病范畴的肢体痹。其主要病因病机为肝气郁结，瘀血停着，肝阴不足，肝胆湿热，水饮流注等。《赤水玄珠》卷四："胁痛有风寒，有食积，有痰饮，有死血，有虚，有气郁，有火，当分条类析，明别左右施治。"《济生方·胁痛》："多因疲极嗔怒，悲哀烦恼，谋虑惊忧，致伤肝脏，既伤，积气攻注，攻于左，则左胁痛，攻于右，则右胁痛，移逆两胁，则两胁俱痛。"其病变主要涉及到气与血及肝胆两脏。《景岳全书·杂证谟》："胁痛之病本属肝胆二经，以二经之脉皆循胁肋故也。然有心、肺、脾、胃、肾与膀胱亦皆有胁痛之病。……胁痛有内伤外感之辨。凡寒邪在少阴经，乃病为胁痛耳聋而呕，然必有寒热表证者方是外感。如无表证，悉属内伤，但内伤胁痛者，十属八九，外感胁痛则间有之耳。"《医宗必读·心腹诸痛》中以胁痛左痛者多留血，右痛多痰气。肾气亏虚亦可致胁痛。《医碥·胁肋痛》："房劳伤肾，气虚血滞，胸胁多有隐隐作痛。"又有暑热、湿热、肝阴虚、肝血虚及肝肾不足等均可导致胁痛。宜辨证论治。（2）症状名。指胁肋疼痛，多见于肋痹。参该条。

股阴痹　病名。见《中国风湿病学》。指以髋关节股阴部位疼痛为主要症状的痹病。《风湿病诊断治疗学》将"股阴痹"作为肢体痹之一。《中医风湿病学》将其称为"髋痹"。参髋痹条。

周痹　病名。出《灵枢·周痹》。(1) 特殊痹之一。指发生在人体一侧血脉分肉之间，真气不能周行于全身之痹病。《灵枢·周痹》："周痹者，在于血脉之中，随脉以上，随脉以下，不能左右，各当其所，……此内不在脏，而外未发于皮，独居分肉之间，真气不能周，故命曰周痹。"这里的周痹是真气不周之痹的简称。治宜益气和营，祛邪通痹。用蠲痹汤等方。周痹与西医学的臂神经痛、坐骨神经痛、股神经痛等脊神经疾病有相同或近同之处。(2) 泛指疼痛遍及周身之痹。如《杂病源流犀烛》："更有周痹，由犯三气遍及于身，故周身俱痛也。"《简明中医辞典》："周痹，症见周身疼痛，沉重麻木，项背拘急，脉濡涩。"参身痹、身痛、一身尽痛条。

周身痹痛　病名。(1) 见《中国痹病大全》。指以全身性皮肉筋脉疼痛为主要症状的痹病。简称"身痛""身痹"。参各条。(2) 指周痹。参周痹条。

卒腰痛　病证名。见《诸病源候论》。指突然发作的腰痛。《诸病源候论·腰背病诸候》："夫劳伤之人，肾气虚损，而肾主腰脚，其经贯肾络脊，风邪乘虚卒入肾经，故卒然而患腰痛。"多因骤感外邪及闪挫外伤所致。治疗以祛邪及疏通气血为主。参腰痛、外感腰痛等条。

卒喉痹　病证名。见《备急千金要方》卷六下。书中载："风卒喉痹，不得语。服小续命汤，加杏仁一两。"指中风失语。参喉痹条。

单喉痹　病名。见《喉科枋指》卷二。指喉痹之发于一侧者。详参该条。

泄　病名。见《金匮要略·中风历节病脉证并治》。书中载："味酸则伤筋，筋伤则缓，名曰泄。"(1) 指筋脉缓弱之证。参筋缓条。(2) 泄泻的简称。如《素问·脉要精微论》："胃脉实则胀，虚则泄。"

实挛　病证名。见《证治准绳·杂病》。挛证之一。详参挛条。

实痹　病名。见《医宗金鉴》。书中云："痹实者，谓气血实之人病诸痹也。"参邪实痹条。

疠风　病名。出《素问·风论》。又名大风、癞病、大风恶疾、大麻风、麻风。因体虚感受暴疠风毒，或接触传染，内侵血脉而成。初起患处麻木不仁，次成红斑，继则肿溃无脓，久之可蔓延全身肌肤，出现眉落、目损、鼻崩、唇裂、足底穿等重症。即麻风。治宜祛风化湿，活血杀虫。服保安万灵丹发汗，后改用神应消风散（《医宗鉴金》全蝎，白芷，人参）。久病体虚可兼服何首乌酒。外治用苦参汤洗涤溃疡，外涂狼毒糊剂。本病初起类似历节，注意鉴别。

肩痛　(1) 病名。见《针灸甲乙经》卷十。书中载："肩痛不能自举，汗不出。"指以肩部疼痛为主要表现的疾病。多属于痹病范畴肢体痹。属肢体痹者，又称肩痹。《医林改错》："凡肩痛、臂痛、腰疼、腿疼，或周身疼痛，总名曰痹症。"《中国痹病大全》把肩痛归为"上肢痹痛"论治。多由外感风湿所致者，肩痛偏后，常与背痛并见。治宜祛风化湿。方用羌活胜湿汤加减。若因肺受风热者，症见肩痛偏前，痛连手臂。方用防风汤、羌活散等。本病可见于肩周炎、风湿性关节炎、肱二头肌长头腱鞘炎、肩胛肌劳损等疾患。参肩背痛、肩前痛、肩后痛、肩不举、肩痹等条。(2) 症状名。指肩关节、肩胛周围筋骨肌肉作痛。多见于肩痹。参该条。

肩痹　病名。出《针灸资生经》。书中载："肩外俞治肩痹"。肢体痹之一。《中医风湿病学》："肩痹是以肩关节及其周围的肌肉筋骨疼痛、酸沉和功能障碍为主要表现的痹病。多因肝肾亏虚，肩部感受风寒或损伤所致。"《痹证治验》称"肩部痹证"。临床中依据其发病特点，还有不同称谓，如"漏肩风""露肩风""五十肩""冻结肩""肩凝症"等。本病包括西医学之肩关节周围炎、骨关节炎、肱二头肌长头腱鞘炎、冈上肌腱炎等疾患。参各条。

肩凝　病名。见《中医症状鉴别诊断学》。肩凝症的简称。详见该条。

肩背痹　病名。见《针灸甲乙经》。是指部位在肩背部的痹病，既有肩痹症状又有背痹症状。参肩痹、背痹条。

肩凝风　病名。见《痹证论》。肩凝症的别称。参该条。

肩凝症　病名。见《中医伤科学》。指痹病发于肩关节者。由年老体弱，肝肾亏虚，肩部筋肉失养，或过度劳累，肩部肌肉劳损，加之夜卧失盖，感受风寒之邪而发病。故又名露肩风、漏肩风。因其多发生于五十岁左右老年人，故亦名"五十肩""老年肩"，日久肩部筋肉挛缩、粘连，活动逐渐受限，最后形成冻结状态，故又有冻结肩、肩凝之称。症见肩关节周围疼痛。多为慢性钝痛，随患肩运动而加重。少数呈急性发作，疼痛呈刀割样，夜间尤剧。疼痛也可放射到同侧的上臂或前臂。肩关节周围可触到明显压痛点，少数患者呈肩周软组织广泛性压痛，肩关节各方向活动均可受限，以外展、上举、内外旋更为明显，日久不愈，则肩臂筋肉萎缩，僵硬，以致肩关节完全不能活动。早期治以活血化瘀，祛风通络为主。方用黄芪桂枝五物汤、蠲痹汤。进展期则偏重于活血通络，散瘀止痛，并佐以养血荣筋的药物。代表方剂如桃仁四物汤、身痛逐瘀汤、舒筋丸等。冻结期以养血荣筋，温经通络为主。代表方剂如麻桂温经汤、小活络丹等。并配合局部治疗，如手法推拿按摩、理疗和功能锻炼。本病即西医学之肩关节周围炎。简称肩周炎。参肩痹条。

肩胛周痹 病名。见《针灸甲乙经》。指肩后部、肩胛骨部位肌肉、筋脉作痛，疼痛较剧者。多因感受寒湿之邪引起。参肩后痛、肩痹条。

驻节风 病名。见《外科问答》。书中载："若两膝肘同发或一膝一肘共发，方可名驻节风。"参鹤膝风条。

经痹 病名。见《类证治裁》。指痹之在经脉者。参经络痹条。

经行痹 病名。见《中国风湿病学》。特殊痹之一。是指女子经行时或经行前后出现身体疼痛的痹病。参经来体痛条。

经络痹 病名。见《新中医》。指病位在经络的痹病。

经筋痹 病名。见《类经·十二经筋痹刺》。《中医风湿病学》："经筋痹即十二经筋痹，是因劳逸不当、外邪侵袭，经筋痹阻、筋脉失养所致，以十二经筋所属的某处筋骨、肌肉、关节等发生疼痛、活动不利为主要表现的痹病。"为痹病二级病名。《灵枢·经筋》篇中以十二经筋对应一年中十二个月，每年分为四季，每季分为孟、仲、季三月，将十二经筋气血痹阻而痛者分别命名为孟春痹、仲春痹、季春痹、孟夏痹、仲夏痹、季夏痹、孟秋痹、仲秋痹、季秋痹、孟冬痹、仲冬痹、季冬痹等。西医学的各种腱鞘炎、肌腱炎、滑囊炎以及腰三横突综合征、梨状肌综合征、颞下颌关节紊乱症、腕管综合征、三叉神经痛、肋间神经痛、坐骨神经痛等，以及其他疾病如强直性脊柱炎、纤维肌痛综合征等可

出现本病表现。参十二经筋痹及各条。

经来体痛 病名。见《中国医学大辞典》。是指妇女经来时偶感寒邪，遍身疼痛，肌表或热或不热。治宜解表发汗。用乌药顺气散。参经行痹条。

孟冬痹 病名。出《灵枢·经筋》。书中载："手心主之筋，……其病当所过者，支转筋，前及胸痛息贲。"参手心主经筋痹条。

孟春痹 病名。出《灵枢·经筋》。书中载："足少阳之筋，……其病小指次指支转筋，引膝外转筋，膝不可屈伸，腘筋急，前引髀，后引尻，即上乘䏚季胁痛，上引缺盆膺乳颈，维筋急……名曰孟春痹也。"参足少阳经痹条。

孟秋痹 病名。出《灵枢·经筋》。该书载："足少阴之筋……其病足下转筋，及所过而结者皆痛及转筋。病在此者，主痫瘛及痉，在外者不能俯，在内者不能仰。故阳病者腰反折不能俯，阴病者不能仰。……名曰孟秋痹也。"参足少阴经筋痹条。

孟夏痹 病名。出《灵枢·经筋》。书中载："手阳明之筋……其病当所过者支痛及转筋，肩不举，颈不可左右视……名曰孟夏痹也。"参手阳明经筋痹条。

胡桃风 病名。见《痹瘘专辑》。是指痹病起块如胡桃，痛而不溃者。

枯涩痹 病名。见《儒门事亲》卷七。书中载："郾城梁贾人，年六十余。忽晓起梳发，觉左手指麻，斯须半臂麻，又一臂麻，斯须头一半麻，比及梳毕，从胁至足皆麻。大便二三日不通。往问他医。皆云风也，或药或针皆未解。求治于戴人，戴人曰：左手三部脉皆伏，比右手小三倍，此枯涩痹也，不可能归之风，亦有火燥相兼，乃命一涌，一泄，汗，其麻立已……"。

项痛 （1）病名。出《灵枢·杂病》。书中载："项痛不可俯仰，刺足太阳。"指以项部肌肉筋脉疼痛为主要症状的疾病。多属于痹病范畴之肢体痹。属肢体痹者，又称项痹。多由风寒之邪侵袭，或气血凝滞经络所致。《医碥·项强痛》："多由风寒邪客三阳，亦有痰滞、湿停、血虚、闪挫、久坐、失枕所致。"本病可见于西医学的颈椎病、颈椎骨质增生症等疾患。参项痹、颈痹条。（2）症状名。指项部肌肉筋脉作痛。多见于项痹。参该条。

项痹 病名。见《娄多峰论治痹病精华》。指颈痹。参该条。

项背痹 病名。见《娄多峰论治痹病精华》。指病位在项背部的痹病，既有颈痹的症状，也有背痹的症状。参颈痹、背痹条。

面部痹 病名。见《中国风湿病学》。又称"面部痹痛"。是指部分或整个颜面部关节及其他组织长期疼痛、肿胀，或张口困难为主要症状的一种痹病。

背偻 病名。出《诸病源候论·背偻候》。书中载："肝主筋而藏血，血为阴，气为阳，阳气精则养神，柔则养筋，阴阳和同，则血气调适，共相荣养也，邪不能伤。若虚则受风，风寒搏于脊膂之筋，冷则挛急，故令背偻。"指曲背俯身脊骨突出的痹病。《针灸资生经》："背偻如龟背。"可因督脉虚而精髓不充，或中湿邪所致。又称背伛偻，是背痹的特殊类型。本病可见于强直性脊柱炎后期及先天性胸椎后突畸形及胸腰椎骨折后遗症等疾患。参背痹、背伛偻条。

背痛 （1）病名。见《阴阳十一脉灸经》。指以背部疼痛为主的疾病。多属于痹病范畴之肢体痹。属肢体痹者，又称背痹。《素问·阴阳别论》："二阳一阴发病，主惊骇背痛。"多由山外感风寒之邪，侵袭足太阳经所致。其症背痛或兼板滞，牵连肩项，或连腰部，兼有恶寒等。治宜祛风散寒，疏通经气为主。用羌活胜湿汤加减。《普济方》："治背痛引头，穴附分。"《中国痹病大全》把背痛归为"背腰痹痛"论治。参背痹条。（2）症状名。指背部疼痛，多见于背痹。参该条。

背痹 病名。见《普济方》。肢体痹之一。《中医风湿病学》："背痹是以背部疼痛、沉重，甚则转侧不利为主要表现的痹病。多因正虚感邪，或损伤而致经络闭阻所致。有些背痹可连及肩胛、腰部。"《娄多峰论治痹病精华》载有背痹医案。《风湿病诊断治疗学》把背痹作为肢体痹之一进行论述。西医学的肩胛背部肌筋膜炎、肥大性脊柱炎、强直性脊柱炎、骨质疏松症等可出现背痹表现。

背伛偻 病名。见《东医宝鉴·外形篇》。书中载："中湿背伛偻，足挛成废，腰脊间骨节突出，亦是中湿。老人伛偻乃精髓不足而督脉虚也。"指曲背俯身，部分脊椎高耸之痹病。又名大偻、背偻，俗称驼背。多属督脉病变。《杂病源流犀烛·胸膈脊背乳病源流》："背伛偻，年老伛偻者甚多，皆督脉虚而精髓不充之故，此当用补肾益髓之剂；若少壮之人，忽患伛偻，并足挛，脉沉弦而细，皆中

湿故也，宜煨肾散。"亦可因体虚而感受风寒所致。本病可见于西医学的先天性胸椎后突畸形、胸椎结核后期及强直性脊柱炎后期等疾患。参大偻、背偻条。

胃痹 病名。见《千金翼方》。书中载："腹中雷鸣，食不消，食即气满，小便数起，胃痹也。"（1）六腑痹之一。《风湿病与关节炎》："胃痹多为邪犯肠胃，闭阻胃腑，阻滞经脉肢体；或脾胃虚弱，气血生化不足，肢体失于濡养而致。"把以胃本身的病变为主涉及肢体关节症状的痹病称为胃痹。（2）又称胸痹。见《症因脉治》卷三。书中载："胸痹之症，即胃痹也，胸前满闷，凝结不行，食入即痛，不得下咽，或时作呕。"参胸痹条。

骨风 病名。见《中国医学大辞典》。指膝肿如槌者。

骨极 病名。见《诸病源候论·虚劳病诸候》。书中载："骨极，令人酸削，齿苦痛，手足烦疼，不可以立，不欲行动。"六极之一。为肾阴受伤而骨弱髓枯的危重疾患。其属虚寒者，症见腰背痛，不能久立，屈伸不利，面肿而垢黑，发堕齿槁，或四肢常冷等。宜用地黄煎、麋角丸等方。其属实热者，症见牙痛脑痛，耳鸣面黑，手足疼痛，大小便不通等。宜用三黄汤。参六极条。

骨痹 病名。出《素问·四时刺逆从论》等篇。（1）五体痹之一。《中医风湿病学》："骨痹，病在骨，是以肢体关节沉重、僵硬、疼痛，甚则畸形强直、拘挛屈曲为主要表现的痹病。多由外邪侵扰，经脉气血闭阻，筋骨关节失养所致。"《素问·痹论》："风寒湿三气杂至合而为痹，……以冬遇此者为骨痹。"《素问·四时刺逆从论》："太阴有余病骨痹身重。"骨痹的形成：外因主要是触冒风寒或以水为事，感受寒湿，三气侵入，积寒留舍，聚于关节；内因主要责之于肾虚，平素不顾护肾气，不摄纳肾精，以至髓不能满，寒甚至骨。故《素问·气穴论》："积寒留舍，荣卫不居，卷肉缩筋，肋肘不得伸，内为骨痹。"《灵枢·刺节真邪》："虚邪之中人也，洒淅动形，起毫毛而发腠理，其入深，内搏于骨，则为骨痹。"症见骨重难举，骨髓酸痛，关节疼痛不用，关节拘挛，步履艰难，骨节沉重，活动不利，头顶重着，腰脊重坠，转动不利，上肢麻木，筋肉痿弱，饮食无味，小便滑数，常伴有眩晕、腰酸、腿软等症状。《素问·长刺节论》："痛在骨，骨重不可举，骨髓酸痛，寒气至，名曰骨

痹。"《素问·逆调论》："骨痹，是人当挛节也。"《张氏医通》卷六："其证痛苦攻心，四肢挛急，关节浮肿。"治宜补肾壮骨，填精益髓，养血化瘀，祛寒通络。实证用五痹汤，虚证用安肾丸、小续命汤加减。骨痹包括西医学之骨关节炎、大骨节病、强直性脊柱炎、类风湿关节炎、骨质疏松症、多发性骨髓瘤、焦磷酸钙沉积病、肋软骨炎、特发性弥漫性骨肥厚、畸形性骨炎等。（2）指肾痹。《症因脉治》卷三："肾痹之症，即骨痹也。"详参肾痹条。（3）指寒痹、痛痹。《医宗必读·痹》："骨痹即寒痹，痛痹也。痛苦切心，四肢挛急，关节浮肿。"参寒痹、痛痹条。

鬼箭 病名。见《痧胀玉衡》。书中载："遍身走淫疼痛，不能展动。或曰：此鬼箭也。"即鬼箭风。详参该条。

鬼箭风 病名。（1）见《医略六书·杂病证治》。又名鬼箭。该书载："鬼箭风：遍身疼痛如钻，或偏手足如刺，俗名鬼箭。实由营卫空疏，腠理不密，贼风乘间入客经络，营卫不通，与邪相搏而病。"参痛风、历节风条。（2）行痹的别称。见《杂病源流犀烛·诸痹源流》。《证治汇补·痹症章》："行痹者，病无定处，……今呼为鬼箭也。"详参行痹、风痹条。

鬼箭打 病名。见《古方汇精·奇急门》。书中载："鬼箭打，用山栀七个炒，桃头七个，面炒，共扞饼贴患上，次日取下。"指遍身筋骨疼痛不已者。亦名箭风痛。详见该条。

食痹 病名。出《素问·脉要精微论》。书中载："胃脉……其突而散者，当病食痹。"多由肝气乘犯脾胃或痰饮实邪留滞胃脘所致。《杂病源流犀烛·胃病源流》："惟肝气相乘为尤甚……痛必上支两胁，里急，饮食不下，膈咽不通，名曰食痹，谓食入即痛，吐出乃止也。宜肝气犯胃方。"症见胃脘闷胀而坚硬疼痛，食饮不下，饮食入胃后上腹部觉闷痛，吐后为快，脉多虚软而散。《素问·至真要大论》："食已而痛，吐出乃止。""食痹而吐。"王冰注曰："食痹，谓食已心下痛阴阴然，不可名也，不可忍也，吐出乃止，此为胃气逆而不下流也。"《证治汇补》卷五："食痹者，食已则心下痛，吐出乃止，此因胃脘痰饮恶血留滞于中所致，薤白半夏汤治之。"治宜理气蠲痹，和胃降逆。药用乌药、枳壳、木香、白芍、砂仁、灶心土等。

食积腰痛 病证名。见《金匮翼·腰痛》。书中载："食积腰痛者，食滞于脾而气传于肾也。夫肾受脾之精而藏焉者也。若食不消则所输于肾者，非精微之气，为陈腐之气矣，而肾受之，乱气伤精，能无痛乎？"因饮食停积不化所致。宜用神曲酒吞服青娥丸。参腰痛条。

胆痹 病名。见《医学启源》。书中载："胆痹非柴胡梢不能除。"六腑痹之一。《经络全书》："凡人数谋虑不决，则胆虚，气上溢，则口为之苦，病名胆痹。"《医方集宜》："口苦者，名胆痹，宜用龙胆汤。"《药品化义》："凡三焦胆热，或偏头风，或耳内生疮，或潮热胆痹，或两胁刺痛，用柴胡清肝散以疏肝胆之气，诸症悉愈。"《风湿病与关节炎》把以胆本身的病变为主涉及肢体关节症状的痹病称为胆痹。

胞痹 病名。出《素问·痹论》。书中载："胞痹者，少腹膀胱按之内痛，若沃以汤，涩于小便，上为清涕。"六腑痹之一。《中医风湿病学》："胞痹又称膀胱痹，多由脏腑失调，外邪侵袭，膀胱气化失司所致；是以小腹胀满，疼痛拒按，小便艰涩不利，鼻流清涕，并伴有肢体关节疼痛不适为主要表现的痹病。"症见膀胱内有痛感或小腹急痛，疼痛拒按，小便艰涩不利，鼻流清涕。治宜温脾胜湿除痹，方用肾着汤、巴戟丸、金匮肾气丸等方。因湿热蕴结膀胱而致者，相当于今之热淋。治宜清利。方用肾沥汤或八正散等方。胞痹类似于西医学的赖特综合征、淋病性关节炎、膀胱肌麻痹等。

脉痹 病名。出《素问·痹论》等篇。（1）五体痹之一。《中医风湿病学》："脉痹，病在脉，是以肢体疼痛、无力，脉搏微弱或无脉为主要表现的痹病。多由正气不足，外邪侵袭，脉道闭阻所致。"《素问·痹论》："以夏遇此者为脉痹。"《素问·四时刺逆从论》也说："阳明有余，病脉痹。"脉痹的发生，一为气血虚弱，经脉空虚，三气入侵；二为阳明积热，热毒阻闭经脉，致使经脉闭塞，脉逆瘀滞，发为脉痹。《医碥》："以夏得之，血脉不流而色变者，为脉痹。"脉痹是以血脉证候为突出表现，症见皮肤变色，皮毛枯萎，肌肉顽痹，上下肢无力，时有发热，心悸，气短，嗌干善噫等。《重订严氏济生方》："脉痹……血脉不注，令人痿黄，心下鼓气，卒然逆喘不通，嗌干善噫。"治宜导痹通脉。方用导痹汤、人参丸等方。脉痹相当于西医学的结节性多动脉炎、血栓闭塞性脉管炎、大动脉炎、雷诺综合征、静脉炎及各种原因引起的血管炎等。（2）指热痹。如《医宗必读·痹》："脉痹即热痹也。"《张氏医通》："脉痹者，即热痹也。" 脏腑移热，复遇外邪，客搏经络，留而不行。其证肌肉热极，皮肤如鼠走，唇口反裂，皮肤变色。参热痹条。（3）指心痹。《症因脉治》卷三："心痹之症，即脉痹也"。参心痹条。

胎前痹　病名。见《清代名医医案精华》。书中载："目今怀甲六月，腿足酸，血少肝虚。夫血既养胎，无以旁流于络，宜调养肝脾，以荣经脉，当归、白芍、党参、川断、杜仲、白术、狗脊、生地、夜交藤、桑寄生、菟丝子、红枣。" 特殊痹之一。指妇人怀孕后，肝血不足，筋骨失养，腿足痿软的痹病。

急喉痹　病名。见《罗氏会约医镜》卷七。书中载："冰片破毒散，治急性喉痹。" 多由肺胃积热，邪毒内蕴，风痰上涌所致。症见咽喉肿痛迅速，胸闷气促，吞咽不利，痰涎壅盛，声如拽锯。《喉科种福》卷四："喉痹之为病，颈项肿痛，面赤口红，头痛身痛，气促痰鸣，牙关紧闭，语言不出，汤水不下，其来暴，其势危。" 治宜清热毒，祛风痰。用银翘散，加味黄连解毒汤，清咽利膈汤等加减。外用霜塞清茄散吹患处，或于少商穴刺破出血以泻其热；若脓成，可针刺排脓。参喉痹条。

穿睁风　病名。见《万病回春》卷三。指足外踝红肿痛者。参足痹条。

烂喉痹　病名。见《喉科秘旨》卷上。系指患喉痹而咽喉溃烂者。多由肝胃热毒蕴积，复感时邪而发。症见咽喉肿痛甚剧，腐溃白斑，形如花瓣，疼痛难咽，甚或目睛上泛，六脉洪大。治宜疏风解毒，凉血消肿。用银翘散、普济消毒饮等加减，或针少商、商阳、关冲、少冲八穴。外吹清咽利喉散。参喉痹条。

络痹　病名。见《类证治裁》。痹之在络脉者。

绕跸风　病名。见《万病回春》卷三。指足内踝骨红肿痛者。

格阳喉痹　病名。见《景岳全书·杂证谟》卷二十八。书中载："格阳喉痹，由火不归元，则无根之火，客于咽喉而然。其症上热下寒，全非火证。凡察此者，但诊其六脉微弱，全无滑大之意，且下体绝无火证，腹不喜冷即其候也。" 俗称上热下寒喉痛。多由于过用攻伐之剂，或房劳伤精，致火不归元，虚火上灼咽喉。症见：咽喉微痛，色红紫，口干不喜饮，低热，脉沉紧，或洪大而无力。治宜引火归元。方用镇阴煎加减；或用姜、附、归、地回阳于肾，用芪、参、术、草，益气于肺以达外；或用知柏地黄丸等。参喉痹条。

损伤痹　病名。见《中国风湿病学》。特殊痹之一。《中医风湿病学》："损伤痹是指由于各种损伤，致血行不畅或血溢脉外，留滞局部，筋骨失养，或复感外邪，引起以皮肉、筋骨、关节刺痛或酸痛、麻木等，甚则活动受限为主要表现的痹病。"《痹证治验》："因闪挫暴力，引起局部经络组织损伤，血行不畅或血溢脉外，留滞局部，而致局部筋脉失养，抗御外邪能力低下，风寒湿邪乘虚而入，加重脉络闭阻，导致痹证。" 西医学的创伤性关节炎、慢性软组织损伤及骨折愈合后等可出现损伤痹的表现。

热痹　病名。出《素问·四时刺逆从论》。书中载："厥阴有余病阴痹；不足病生热痹。"（1）五淫痹之一。《中医风湿病学》："热痹是以热邪为主而导致的以肢体关节热痛等具有热象为主要临床特征的痹病。" 其形成原因有三：一为风寒湿痹郁久化热；二因素体阴虚，阳气偏胜，内有蕴热，感受风湿之邪搏结而成；三是直接感受风湿热邪而致病。《证治准绳·痹》："热痹者，脏腑移热，复遇外邪，客搏经络，留而不行，阳遭阴，故瘴痹熻然而闷，肌肉热极，体上如鼠走之状，唇口反裂，皮肤色变。" 症见关节红肿热痛，伴有发热，口渴，烦闷，溲赤，便秘等全身症状。治宜清热祛湿，宣痹止痛。方用桂枝芍药知母汤或犀角散加减。本病多见于西医学的成人斯蒂尔病、斯蒂尔病、风湿热、类风湿关节炎、系统性红斑狼疮、感染性关节炎、反应性关节炎、红斑肢痛症、结节性脂膜炎、痛风性关节炎、复发性多软骨炎、强直性脊柱炎、高脂蛋白血症关节炎。（2）指脉痹。《张氏医通》卷六："脉痹者，即热痹也。……其证肌肉热极，皮肤如鼠走，唇口反裂，皮肤变色。" 参脉痹条。（3）俗称流火。《医学举要》："热痹，俗名流火是也。" 参流火条。

积年腰痛　病证名。见《外台秘要·久腰痛方》。又名久腰痛。参该条。

特殊痹　病名。见《中国痹病大全》。《中医风湿病学》："特殊痹是指在临床上有其发生、发展及表现特点，且又不能用其他命名更好地反映其本质特征的一类痹病，如血痹、历节风、狐惑、尪痹、顽痹、痿痹、产后痹、偏痹、鹤膝风、痢后风、损伤痹、蝶疮流注等。"为痹病的二级病名。特殊痹是按临床特征命名的痹病，如产后痹、痢后风、损伤痹发病有特点，蝶疮流注发展有特点，历节风、狐惑、尪痹、偏痹、鹤膝风临床表现有特点等，在临床上均有各自特有的诊治规律。有些特殊痹可考虑与西医的某些风湿病相对应，如狐惑与贝赫切特综合征（白塞病），蝶疮流注与系统性红斑狼疮等。参各条。

脊痛 （1）病名。出《素问·风论》。书中载："肾风之状……脊痛，不能正立。"指以脊部疼痛为主要症状的疾病。多属于痹病范畴之肢体痹。属肢体痹者，又称脊痹。多因督脉及足少阴肾经病变所致。《杂病源流犀烛》卷二十七："脊痛，督脉病也。背痛，肺经病也。……二经虚，感受六淫之邪则害痛。""脊以髓满为正，房欲过度，脊髓空则痛，宜补肾，宜六味丸。膀胱经脉挟背，分左右上项，贼风乘虚入，倔强不能屈伸，宜羌活、前胡、防风、茯苓。先脊痛，及背与肩，是肾气上逆，宜和气饮。"亦有跌仆损伤，瘀血滞留，脊痛不可忍者，宜地龙汤。阳虚多脊背常感寒痛，方用八味丸加鹿角、狗脊等。本症可见于强直性脊柱炎、脊柱关节炎、腰椎间盘突出症、脊椎结核、脊柱骨折、脱位等病证。参脊痹、背脊骨痛、脊强条。（2）症状名。指脊部正中肌肉、筋脉、骨节疼痛。多见于脊痹。参该条。

脊痹 病名。见《娄多峰论治痹病精华》。肢体痹之一。《中医风湿病学》："脊痹是以脊部疼痛、僵硬、沉重，甚至强直、畸形为主要表现的痹病。多因肾虚不足，外邪深入而致气血痹阻，督脉失养所致。"《中国风湿病学》载脊痹论治，完善理法方药。《风湿病诊断治疗学》把脊痹作为肢体痹之一进行论述。脊痹相当于西医学的强直性脊柱炎、肥大性脊柱炎、椎间盘突出症、弥漫性特发性骨肥厚综合征、骨质疏松症及各种脊柱关节炎等病。

胸痛 （1）病名。出《素问·脉解》。书中载："所谓胸痛少气者，水气在脏腑也。水者，阴气也，阴气在中，故胸痛少气也。"指胸部正中或偏侧作痛的疾病。多与心、肺、肝三脏有关。《素问·脏气法时论》："心病者，胸中痛。"《医碥·胸痛》："胸者，肺之部分，则其痛尤多属肺可知，乃医书多以肝病而言，此举隅之论耳，勿泥。须知胸为清阳之分，其病也，气滞为多，实亦滞，虚亦滞。气滞则痰饮亦停，宜行气除饮，此治在肺。"《杂病源流犀烛·胸膈脊背乳病源流》："胸者，肝之分，肺心脾肝胆肾心包七经脉俱至胸，然诸经虽能令胸满气短，而不能使之痛，惟肝独令胸痛，故属肝病。""肝虚胸痛引腰，宜补肾，补肾所以补肝也，宜六味丸加乌药、牛膝；肝实胸痛不能转侧，善太息，宜疏肝，但欲饮热，名曰肝着，宜旋覆汤；胸痛短气，是水气，宜五苓散；胸痛痞塞，痰气为害，宜二陈汤；胸痹急痛如锥刺，难于俯仰，汗出，或彻背上，不速治，或至死，宜生韭汁；胸痹痛引背，喘息咳唾短气，寸沉迟，关紧数，宜瓜蒌一个，薤白半斤，白酒七斤，煮二升，分二服，加半夏四两尤妙；……胸膈隐痛，肾虚不纳气，气虚不生血也，宜补肝散。"亦有指膈痛或胸痹之重者，如《医宗必读·心腹诸痛》："胸痛即膈痛。"《医宗金鉴·订正金匮要略注》卷二十："胸痹之病轻者即今之胸满，重者即今之胸痛也。"参胸痹条。（2）症状名。指胸部疼痛。多见于胸痹与部分痹病。

胸痹 病名。出《灵枢·本脏》。书中载："肺大则多饮，善病胸痹喉痹逆气。"（1）指由于胸阳不足、阴寒阻滞所致的胸膺部闷窒疼痛的一种病证。轻者即今之胸满，重者即今之胸痛。如《金匮要略·胸痹心痛短气病脉证治》："胸痹之病，喘息咳唾，胸背痛，短气，寸口脉沉而迟，关上小紧数。""胸痹不得卧，心痛彻背。"《圣济总录·胸痹门》指出："胸痛者，胸痹痛之类也。"《女科百问》："胸痹者，系寒气客于脏腑，气上冲心，胸下幅幅如满，噎塞习习痹痛，饮食不下，谓之胸痹。"多因痰浊、瘀血等阴邪凝结，胸阳失宣，气机闭阻，脉络不通而发病。《医门法律·中寒门》："胸痹心痛，然总因阳虚，故阴得乘之。"《类证治裁》："胸痹胸中阳微不运，久则阴乘阳位而为痹结也。"症见胸满闷痛，甚则胸痛彻背，喘息不得卧，或心下痞满，手足不温，或咳唾短气或噎塞不利，或喉中干燥时欲呕吐，自汗出，舌淡或有瘀斑，脉浮而散，或沉迟而关部略紧等。葛洪《肘后备急方》卷四："胸痹之病，令人心中坚痞忽痛，肌中苦痹，绞急如刺，不得俯仰，其胸前皮皆痛，不得手犯，胸满短气，咳嗽引痛，烦闷自汗出，或彻引背脊。"治宜宣痹通阳，散寒化浊。方用瓜蒌薤白白酒汤，或瓜蒌薤白半夏汤。也有以活血化瘀为治疗原则者，方用丹参饮、血府逐瘀汤之类。本病可见于冠心病、心绞痛等疾病。（2）指胃痹。《症因脉治》卷三："胸痹之症，即胃痹也。胸前满闷，凝结不行，食入即痛，不得下咽，或时作呕。"参胃痹条。

胸胁痹　病名。见《痹病论治学》。相当于西医学的肋间神经痛。参肋痹条。

胸肋骨痹　病名。见《中医百科全书·中医骨伤科分册》。是指胸肋软骨交界处肿胀疼痛，无灼热的一种慢性非化脓性疾患。今称为肋软骨炎病。多为气血虚弱，营卫不调，表里不和，阴阳失调，致使肝气郁结，经脉受阻所致。亦有因跌仆闪挫，或因上肢过于劳累致使胸部肌肉受到牵拉，加之素体虚损，腠理不密，卫外不固，风寒湿邪乘虚而入，滞于筋骨阻于脉络，致使邪从火化，毒热交炽，气血运行受阻，久则气血运行郁闭，壅塞局部所致。主要症状为局部肿胀、疼痛，胸闷不适，当深呼吸、咳嗽或患侧上肢活动时疼痛加剧。局部向前隆起，触之坚硬，压痛明显。治宜祛风散寒除湿，蠲痹止痛。可选用独活寄生汤、黄芪桂枝五物汤加减。

脏腑痹　病名。见《中医风湿病学》。是五脏痹和六腑痹的合称，又称五脏六腑痹。《中医风湿病学》："脏腑痹是肺痹、脾痹、心痹、肝痹、肾痹、肠痹、胞痹、三焦痹等的总称，是指病位主要在脏腑组织的痹病。"包括五脏痹（肺痹、脾痹、心痹、肝痹、肾痹）和六腑痹（肠痹、胞痹、胃痹、三焦痹、胆痹）。为痹病二级病名。参五脏痹、六腑痹、五脏六腑痹及各条。

留痹　病名。出《灵枢·官针》。书中载："傍针刺者，直刺傍刺各一，以治留痹久属者也。"指日久而留着不去的痹病。《广雅·释诂》："留，久也。"故留痹又称久痹。参该条。

挛痹　病名。出《素问·异法方宜论》。书中载："南方者……其民嗜酸而食胕，故其民皆致理，而赤色，其病挛痹，其治宜微针。"筋脉拘急为挛，肌肤疼痛麻木为痹。指筋脉拘急，肌肤麻木、疼痛和关节活动不利的痹病。

高原痹　病名。见《中医杂志》等文献。是指发生于高原地区的痹病。高原地区气压低，大自然中清气缺乏。宗气化源不足，高原四季气候寒冷，寒冷之邪易内生外盛，气虚、寒冷、血行不畅、阳气阻遏而发生痹病。气滞、多寒、多瘀是高原痹病的病理机制。治疗以益气温阳，祛寒活血通痹为原则。方用益气通痹汤。本病包括西医学之急性风湿热、风湿性关节炎、类风湿关节炎、痛风性关节炎等。参风痹、寒痹、湿痹、热痹各条。

疹筋　病名。出《素问·奇病论》。指可以看到的筋肉拘急痉挛现象，并伴有尺脉数甚，肚腹胀急。如果皮肤显出白或黑的颜色则病情严重。疹，病的意思，非指皮疹。

酒毒喉痹　病证名。见《焦氏喉科枕秘》。指喉痹之因于酒毒者，多由痰湿之体，伤于酒毒，湿热酒毒之邪熏蒸心脾，致痰湿热毒壅塞咽喉。《焦氏喉科枕秘》："此症上焦心脾二经之火，因酒伤而起。形如鸡卵，其色鲜明，其光如镜，壅塞喉中，发热恶寒，头痛项肿。"治宜解毒泻热。可选用牛子解毒汤、泻黄散、龙胆泻肝汤等加减，吹冰硼散。参喉痹条。

流火　病名。（1）行痹的俗称。见《医宗必读》。书中载："风者善行而数变，故为行痹，行而不定，凡走注历节疼痛之类，俗名流火是也。"《医家四要》也说："行痹者，痛无定处，俗名流火。"参行痹条。（2）热痹的俗称。《医学举要》云："热痹，俗称流火是也。"参热痹条。（3）指风痹、筋痹。《医宗必读》曰："筋痹即风痹也，游走不定，上下左右，随其虚邪与血气相搏，聚于关节，或赤或肿，筋脉弛纵，古称走注，今名流火。"参风痹条。（4）即丹毒。又名丹熛、火丹、天火。见《简明中医辞典》。因患处红如涂丹，热如火灼故名。《医学卫生普及全书》指出，本病是一种感染力很强的急性进行性皮肤炎症。

流火风　病名。见《医学实在易》。书中载："流火风，意为游走行痹而痛。"参流火、行痹条。

浮痹　病名。出《灵枢·官针》。书中载："毛刺者，刺浮痹于皮肤也。"指邪在皮肤表层的痹病。

顽风　病名。见《医说》。指风邪久客肌肤致肢体麻木不仁者。症见皮肤麻木不知痛痒。

顽痹　病名。出《诸病源候论·风病诸候》。（1）特殊痹之一。《中医风湿病学》："顽痹又称久痹，是指长期反复发作、久久不愈的顽固痹病。"多为外邪痹阻气血经络，痰浊血瘀阻滞筋骨，脏腑气衰，形成虚实夹杂之证。症见痹病日久不愈，骨节变形，关节功能障碍，肌肉瘦削，形体衰疲，甚则卧床不起或肢体强直畸形。治宜活血化瘀，搜风通络。方用桃仁饮加减。相当于西医学之类风湿关节炎、强直性脊柱炎、骨关节炎、痛风性关节炎等病程较长、病情顽固缠绵、久治不愈等疑难风湿病。参久痹、留痹条。（2）指皮肤、肌肉麻木不知痛痒或手足酸痛等症。《医林绳墨·痹》："久风入中，肌肉不仁，所以为顽痹者也。"

诸痹 病名。见《素问·诊要经终论》。书中载："冬刺夏分，病不愈，气上，发为诸痹。"是感受风寒湿热等邪引起的各种痹病的统称。

黄汗 病名。出《金匮要略·水气病脉证并治》。书中载："黄汗之为病，身体肿，发热，汗出而渴，状如风水，汗沾衣，色正黄如柏汁，脉自沉……。"可伴两胫冷，身疼重，腰髋弛痛或小便不利等，由汗出入水壅遏营卫，或脾胃湿热郁伏熏蒸肌肤引起。治宜实卫和营，行阳益阴。方用芪芍桂酒汤、桂枝加黄芪汤等。本病在《金匮要略》属水气篇，而与风水、历节等不同，黄汗"汗出已反发热者，久久其身必甲错；发热不止者，必生恶疮。若身重，汗出已辄轻者，久久必身瞤，瞤即胸中痛。"《圣济总录》卷六十一："其证使人身体虚浮，骨节疼痛，发热汗出而不渴者是也。"注意与历节相鉴别。参历节条。

营卫痹 病名。见《江苏医药》。指病位在营卫的痹病。

虚挛 病证名。出《赤水玄珠全集》。指痹病日久气血虚弱，血不荣筋致四肢拘挛，不得屈伸。《赤水玄珠全集》载："经所谓虚邪搏于筋则为筋挛。又云：脉弗荣则筋急。仲景云：血虚则筋急。此皆血脉弗荣于筋而筋成挛，故丹溪治挛用四物汤加减，《本事方》治筋急极用养血地黄丸，盖本乎此也。"参挛、拘挛条。

虚痹 病名。见《医宗金鉴》。又名痹虚。书中载："痹虚者，谓气虚之人病诸痹也。"气虚之人腠理疏松，卫外不固，风寒湿热之邪乘虚入侵而发生的痹病称虚痹。参正虚痹条。

虚火喉痹 病名。见《中医大辞典·外科骨伤五官科分册》。多因少阴虚亏，水不制火，虚火上炎，熏灼咽喉而成。症见咽喉红肿不甚，唇红颧赤，口舌干燥，手足心热，脉细数等。治宜滋阴降火。方用知柏地黄汤、左归饮、大补阴丸等加减。本病可见于西医学的慢性咽炎。参喉痹条。

虚劳体痛 病证名。见《圣济总录》卷八十九。书中载："劳伤之人，营卫俱虚，气血衰弱，经络凝滞，致邪气乘之，与正气相搏，逢寒则身体痛，值热则皮肤痒。诊其脉紧濡相搏者是也。"临床往往虚弱与身痛症状共见。治以扶正祛邪为主。方选黄芪桂枝五物汤等。参正虚痹条。

虚劳腰痛 病证名。出《金匮要略·血痹虚劳病脉证并治》。书中载："虚劳腰痛，少腹拘急，小便不利者，八味肾气丸主之。"多因过劳伤肾所致。《圣济总录·腰痛门》："虚劳腰痛者，劳伤于肾也。"详参肾虚腰痛条。

蛊风 病名。见《圣济总录》卷十二。书中载："蛊风，论曰蛊风之状，在皮肤间一身尽痛，若划若刺，淫淫跃跃，如中蛊毒，故曰蛊风，皆由体虚受风侵伤正气也。……治蛊风，身痛如刀划，白花蛇煎方。"

跌蹶 病名。见《金匮要略·跌蹶手指臂肿转筋狐疝蚘虫病脉证并治》。一作跌蹷。书中载："病跌蹶，其人但能前不能后，……此太阳经伤也。"是一种行动障碍的疾病。多因太阳经脉受伤所致。《金匮要略浅注》卷八："得病因跌而致厥，其人但能前步而不能后却。"

银屑痹 病名。见《痹病论治学》。书中将银屑病性关节炎称为银屑痹。

偏风 病名。出《素问·风论》。偏枯的别称。多由于风邪乘虚客于躯体的偏侧所致。《诸病源候论·风病诸候》："偏风者，风邪偏客于身一边也。人体有偏虚者，风邪乘虚而伤之，故为偏风也。"《太平圣惠方》云："其状或不知痛痒，或缓纵，或痹痛是也。"参偏枯条。

偏枯 病名。出《素问·风论》。书中载："风之伤人也……或为偏枯。"(1)又名偏风，亦称半身不遂。多由营卫俱虚，真气不能充于全身，邪气侵袭于半身偏虚之处所致。症见一侧上下肢偏废不用。或兼疼痛，久则患肢肌肉枯瘦，神志无异常变化。《灵枢·热病》："偏枯，身偏不用而痛，言不变，志不乱，病在分腠之间。"《素问·大奇论》谓偏枯不瘖能言，舌转灵活者易治，瘖不能言者难治。治偏枯可以调阴阳，通经脉，益营卫中求之。《类证治裁·中风》认为，治偏枯，宜从阴引阳，从阳引阴，从右引左，从左引右，使气血灌注，周流不息，莫如养血温经，补中汤少加附子，下七味地黄丸。营卫俱虚者，黄芪五物汤。膝骨软，加牛膝、虎骨；节软，加木瓜、当归。参左瘫右痪条。(2)着痹的俗称。《儒门事亲》："《内经》曰……'湿气胜者为着痹'，湿胜则筋脉皮肉受之，故其痹著而不去，肌肉削而著骨；世俗不知，反呼为偏枯。"参着痹条。

偏痹 病名。出《素问·本病论》。书中载："民病卒中偏痹，手足不仁。"(1)特殊痹之一。《中医风湿病学》："偏痹是因偏身体虚，外邪侵袭所致，以偏身疼痛、酸沉、怕凉、麻木、不仁等为主要表现的痹病。"西医学的精神性风湿病、更年期综合征、神经官能症等可出现偏痹表现。（2）指"卒中风"引起的半身麻痹不随。《古方汇精》："凡偏痹症初起，卒然痰壅昏迷，撒手遗便遗溺，牙关紧闭，用猪牙皂研细末，吹鼻内，取嚏，用白矾青盐各等份，擦牙，涎出即开，随用二陈汤，加上蟾酥五分，真西黄珍珠各五厘，血珀三分，研末，冲入灌之，俟痰涎或吐或下，人事渐醒，再服活络饮，并用蒸熨法。"（3）众痹的别称。《备急千金要方卷八·诸风》："痹在肌中，更发更止，左以应左，右以应右者为偏痹也。"

脚气 病名。见《肘后备急方》卷三。是以两脚软弱无力，脚胫肿满强直，或虽不肿满而缓弱麻木，甚至心胸筑筑悸动，进而危及生命为特征的一种疾病。因病从脚起，故名气病。因其两足缓纵不随而名缓风；腿足软弱无力，而有脚弱、软脚病之称；又因其发脚病多由湿邪积聚，气血壅滞而成，故又称壅疾。多因外感湿邪风毒，或饮食厚味所伤，积湿生热，流注腿脚而成。《医学摘粹·杂证要法》："脚气者，足履地而受寒暑风湿之气而成此证也。"《寿世保元》："脚气者，湿热在足而作气痛也。"其症先见腿脚麻木，酸痛，软弱无力，或挛急，或肿胀，或萎枯，或发热，进而入腹攻心，小腹不仁，呕吐不食，心悸，胸闷，气喘，神志恍惚，言语错乱等。《医学摘粹·杂证要法》："其初从足起，渐入小腹，甚乃上攻心胸。"《不知医必要》："此症自膝至足，或见麻痹，或见冷痛，或见痿弱，或见挛急，或肿或不肿，或渐枯细，或如火热，或有物如指发自踹肠，而气上冲心。"治宜宣壅逐湿为主，或兼祛风清热，调血行气等法。《医学正传·脚气》："故为治者，宜通用苍术、白术之类以治其湿，知母、黄柏、条芩之类以去其热，当归、芍药、生地黄之类以调其血，木瓜、槟榔之类以行其气，羌活、独活以利关节而散风湿，兼用木通、防己、川牛膝之类引药下行及消肿去湿。"常用方剂如鸡鸣散、济生槟榔汤、防己饮等。脚气有干脚气、湿脚气之分。《医学摘粹·杂证要法》："然其证有干湿之不同，湿脚气者，两脚肿大，或下注生疮，浸淫滋水，以鸡鸣散主之；干脚气者，两胫不肿，或顽麻，或挛急，或纵缓，为血虚而兼湿气，以四物汤加味主之。"《医学实在易》："湿脚气，两脚肿大，或下注生疮，浸淫药水，宜鸡鸣散。"湿脚气中又有寒湿脚气、湿痰脚气、湿热脚气、湿毒脚气等。此外，还有风毒脚气、瘴毒脚气、脚气冲心、脚气入腹、脚气迫肺等多种类型，宜辨证论治。另脚气的概念，自宋以后有所变迁，正如《杂病广要》所说："唐以上所谓脚气，即今之脚气，而宋以降所谓脚气，盖不过寻常脚癣、脚痛等，而作为脚气，殆非今之脚气，岂风会变迁时有不同乎？"因此应注意与癣病相鉴别。目前临床上常见的烂脚丫、香港脚也俗称脚气，与本病名虽同而实质迥异。西医学认为，本病的发生与维生素 B_1 缺乏有关。

脚癣 病名。见《备急千金要方》卷七。即足癣。详参该条。

脚跟痛 病名。见《医学入门》卷四。书中载："脚跟痛，有血热者，四物汤加知母、黄柏、牛膝；有痰者，五积散加木瓜，或开结导饮丸。"即足跟痛。参该条。

胜痹 病名。见《医学纲要》。即胞痹。表现为小腹胀满，疼痛拒按，小便不利，鼻流清涕等。详参胞痹条。

豚痹 病名。见《圣济总录》上册，1962 年10 月版，人民卫生出版社出版。脉痹之讹。

朘痛 病名。见《外科正宗》。书中载："朘者，皆起于手足，乃风寒气郁于皮毛，致血不荣于肌表，谓皮槁，则多病，似无皮之状，是朘苦生焉。"朘，缩减、减少之意。朘痛，是指风寒之邪侵袭手足皮毛，血脉闭塞，血不荣筋致皮肤瘦弱、疼痛之症。

麻痹 病名。见《太平圣惠方》卷二十。（1）泛指肢体或局部肌肤麻木，不知痛痒。《医学正传·麻木》："夫所谓不仁者，或周身或四肢唧唧然麻木不知痛痒，如绳扎缚初解之状，古方名为麻痹者是也。"（2）指肢体麻木，筋肉酸软无力。《中国医学大辞典》释曰："肢体瘫痪之病，因皮肤麻木，故名。"参瘫痪、麻木、不仁条。

麻木痹 病名。见《痹痿专辑》。是指气血虚弱，血不荣筋，复感风湿之邪，闭阻经脉引起的手指麻木不仁之症。《凌晓五医案》："麻木痹，血不荣筋，加以风湿阻络，阳明虚不能束筋骨以利机关，手指麻木不仁。"《左传》："风淫末疾是也。脉小弦数，治宜和营，以祛风湿。米仁、西秦艽、带皮苓、嫩桂枝、川草薢、全当归、晚蚕沙、片姜黄、宣木瓜、杜红花、鸡血藤、野桑枝。"

深痹 病名。出《灵枢·九针论》。书中载："八风伤人，内舍于骨解腰脊节腠理之间，为深痹也。"即指诸般邪气伤人，内著于骨，或深居腰脊节腠之间者。今之关节痹证属深痹范畴。

混合痹 病名。见《痹病论治学》。书中将混合性结缔组织病称为混合痹。

淡红喉痹 病名。见《中医大辞典·外科骨伤五官科分册》。指喉痹之色淡红者，多由伤寒时邪未尽内陷咽喉引起。症见咽喉肿起，痛剧，色淡红，饮食吞咽有碍，身发寒热，呕吐，目赤，脉数者，恐有斑毒在内，可急针少商、商阳、关冲、少冲左右八穴，或患处挑破。内服宜用解毒消肿药。以六味汤加苏叶、羌活、葛根等。局部吹清咽利喉散。参喉痹条。

着痹 病名。出《素问·痹论》。书中载："风寒湿三气杂至合而为痹……湿气胜者为着痹也。"（1）又名湿痹。症见肢体关节疼痛重着，痛有定处，手足沉重，活动不便，肢体麻木不仁，或有肿胀，舌淡苔白腻，脉濡缓等。治宜除湿通络，祛风散寒。方用薏苡仁汤、茯苓川芎汤等。详参湿痹条。（2）指麻木。《证治准绳》载："着痹即麻木。"参麻木条。《证治概要·痹证》："著痹者，著而不移，即麻木不仁之类。"参麻木不仁条。（3）俗称偏枯。《儒门事亲》："'湿气胜者为着痹'，湿胜则筋脉皮肉受之，故其痹著而不去，肌肉削而著骨；世俗不知，反呼为偏枯。"参偏枯条。（4）俗称木风。《重订通俗伤寒论》："着痹，世称麻木不仁，俗称木风。"参木风条。

旋风 病名。见《解围元薮·痛风》。书中载："此症……其痛转展不定，又名旋风。"痛风的别称。参该条。

颈痛 （1）病名。见《针灸甲乙经》卷七。指颈部疼痛的疾病。多属痹病范畴之肢体痹。属肢体痹者，又名颈痹。多因颈部经脉病变所致。《灵枢·经筋》："手太阳之筋……绕肩胛引颈而痛。"《证治要诀》："颈痛，非是风邪，即是气挫，亦有落枕而成痛者。"本症可见于西医学的颈椎病、落枕等病证。参颈项强痛、颈痹条。（2）症状名。指颈部肌肉筋骨疼痛。多见于颈痹。参该条。

颈痹 病名。见《痹证治验》。肢体痹之一。《中医风湿病学》："颈痹是以颈部疼痛、麻木、僵硬甚则转侧不利，或连及肩臂为主要表现的痹病。

多因正虚邪侵，或损伤而致气血不畅，筋骨失养所致。"《中国痹病大全》称为"颈项痹痛"。《娄多峰论治痹病精华》将"项痹、项背痹、颈痹"等统称"颈项痹病"。《风湿病诊断治疗学》把颈痹作为肢体痹之一进行论述。相当于西医学的颈椎病、颈椎间盘突出症、颈部软组织劳损、颈肌筋膜炎、颈椎间韧带及项韧带损伤等。参颈痛、颈项痛等条。

颈肩风 病名。见《痹病论治学》。是以颈部疼痛累及肩部为主要临床表现的痹病。相当于西医学之神经根型颈椎病。参颈痹、颈椎病条。

颊车风 病名。见《痹痿专辑》。指痹病发于颞颌关节者。因疼痛部位近颊车穴故名。包括今之类风湿关节炎、颞颌关节紊乱症等。参颌痹、面部痹条。

落枕 病名。见《外科证治全书》卷三。即失枕。参该条。

暑湿痹 病证名。见《温病条辨·中焦篇》。指由于暑湿侵袭肌肤、经络所致肢体酸痛重着、面赤、小溲黄少等为主症的痹病。治宜辛温辛凉并用。方用加减木防己汤等。参湿痹条。

跖跛 病证名。见《素问·通评虚实论》。书中载："跖跛，寒风湿之病也。"跖，足底。跛，跛行。指因足底的病变而跛行。可因风寒湿等邪气所犯而致。多见于西医学之跖筋膜综合征、跟骨结节骨骺炎等疾患。参足痹条。

喉痹 病名。出《素问·阴阳别论》。书中载："一阴一阳结谓之喉痹。"《类证治裁》："一阴少阴心，一阳手少阳三焦结，谓之喉痹。"《医学体用》："盖一阴为厥阴，主乎风木；一阳为少阳，主乎相火；其脉上循咽喉。"又云："喉主天气，咽主地气，以咽喉系络肺胃，其经为风火阻郁，风为阳邪，袭伤清窍，火借风威，君相火炽，结痹咽喉。"《圣济总录》："喉痹谓喉里肿塞痹痛，水浆不得入也。"《口齿类要》："喉痹谓喉中呼吸不通，语言不出，而气无闭塞也。"《杂病源流犀烛》卷二十四："喉痹，痹者，闭也，必肿甚，咽喉闭塞。"故凡症见咽喉肿痛，声音嘶哑，吞咽困难等统称为喉痹。临床上因其病因病机不同而分为风热喉痹、伤寒喉痹、酒毒喉痹、阴虚喉痹、阳虚喉痹等；因其发病后喉间颜色不同而有白色喉痹、淡红喉痹等；因其发病之急骤而有急喉痹、走马喉痹等之分。虽其病名繁多，然其病因总不外乎外感风寒、风热，内伤阴阳，气血虚损，气滞肝郁等。详参各条。

骭痹 病证名。见《针灸甲乙经》。骭：指小腿胫骨部位。《灵枢·经筋》："足阳明之筋……其直者，上循骭，结于膝。"骭痹，指小腿部位的痹病。《针灸甲乙经》云："着痹不已，久寒不已为骭痹。"参腿痹条。

筋极 病名。见《诸病源候论·虚劳病诸候》。六极之一。指筋脉疲怠，重急的疾患。《备急千金要方·肝脏》："筋急者，主肝也，肝应筋，筋与肝合，肝有病，从筋生。又曰：以春遇病为筋痹；筋痹不已，复感于邪，内舍于肝，则阳气入于内，阴气出于外。"《诸病源候论·虚劳病诸候》："筋极，令人数转筋，十指爪甲皆痛，苦倦不能久立。"严重者，更见舌卷、卵缩、唇青。宜用滋补养荣丸等方。又有偏实者，症见筋急爪甲青黑、足心痛、口干、燥热、易怒、胸胁胀痛等，宜用羚羊角散、犀角地黄汤等。参六极、筋绝条。

筋枯 病名。见《丹溪心法·中风》。书中载："筋枯者，举动则痛，是无血不能滋养其筋。"指血不养筋，肢节活动不利，动则作痛的病证。可见于年老体弱痹病患者。

筋痹 病名。出《素问·痹论》。（1）五体痹之一。《中医风湿病学》："筋痹，病在筋，是以筋急拘挛、抽掣疼痛、关节屈伸不利为主要表现的痹病。多由正虚邪侵，气血痹阻，筋脉失养所致。"《素问·痹论》："以春遇此者为筋痹。"《素问·四时刺逆从论》："少阳有余，病筋痹胁满。"筋痹的发生，《诸病源候论》认为："此由体虚，腠理开，风邪在于筋故也。春遇病为筋痹，则筋屈，邪客关机，则使筋挛。"《中藏经》指出："筋痹者，由怒叫无时，行步奔急，淫邪伤肝，肝失其气，因而寒热，所客久而不去，流入筋会，则使人筋急而不能行步舒缓也，故曰筋痹。"症见筋脉拘急，活动痛剧，步履艰难，拘挛节痛，夜卧则惊，小便数，静止时如常人，活动则痛不可支。如《素问·痹论》："病在筋则屈不伸。"《素问·长刺节论》："病在筋，筋挛节痛，不可以行，名曰筋痹。"《灵枢·邪气脏腑病形》："肝脉微涩为瘈挛筋痹。"《医宗金鉴》卷三十九称：筋痹则"筋挛节痛，屈而不伸"。关于筋痹的脉象，《类证治裁》："左关脉弦紧，浮沉有力为筋痹。"治宜舒筋养血，参以祛邪。用羚羊角散，天麻丸等方。《灵枢·官针第七》："宜恢刺，恢刺者，直刺傍之，举之前后，恢筋急，以治筋痹也。"西医学的纤维肌痛综合征、肩关节周围炎、

坐骨神经痛、腰肌劳损及各种因素引起的肌腱粘连等可归入筋痹范畴。（2）指肝痹。《症因脉治》卷三："肝痹之症，即筋痹也。"详参肝痹条。（3）指风痹。《医宗必读·痹》："筋痹即风痹也。游行不定，上下左右，随其虚邪，与血气相搏，聚于关节，或赤或肿，筋脉弛纵。"参风痹条。

颌痹 病名。见《中医药信息》。肢体痹之一。相当于西医学的颞颌关节炎、颞下颌关节紊乱综合征等。参颊车风、面部痹条。

脾痹 病名。出《素问·四时刺逆从论》。书中载："太阴……不足病脾痹。"（1）五脏痹之一。《中医风湿病学》："脾痹多由肌痹日久不愈，复感外邪，内舍于脾所致；肌痹若见脘腹胀满、呕恶清冷痰涎者为脾痹。"《素问·痹论》："肌痹不已，复感于邪，内舍于脾。""淫气肌绝，痹聚在脾"。症见四肢懈惰，呕吐清水，胸闷气窒，腹胀，不欲饮食，咳嗽等。《素问·痹论》："脾痹者，四肢解惰，发咳，呕汁，上为大塞。"治宜益气温中，健脾消滞。方用白术汤（《证治准绳》）、枳实消痞丸、参苓白术散等方。西医学的多发性肌炎、皮肌炎、系统性红斑狼疮、进行性肌营养不良症及长期服用风湿病药物后不良反应者可出现脾痹表现。（2）又称肌痹。《症因脉治·脾痹》："脾痹之症，即肌痹也，四肢怠惰，中州痞塞，隐隐而痛，大便时泻，面黄足肿，不能饮食，肌肉痹而不仁。"参肌痹条。

腕手痹 病名。见《娄多峰论治痹病精华》。手痹别名之一。《娄多峰论治风湿病》载有"腕手痹"。参手痹条。

猥腿风 病名。见《备急千金要方》卷八。（1）以半身不遂、失音不语为主症。属于中风之类的疾患。（2）作腲腿风。参该条。

痢风 病名。见《太平惠民和剂局方》卷一。（1）指痢疾后发生的鹤膝风。又名痢后鹤膝风。痢后正气亏虚，湿热之邪乘虚侵袭膝部而发病。症见痢后两膝肿痛，足胫软弱，步履艰难，甚则形寒发热，不能行履。治宜扶正通络，祛湿清热。内服人参败毒散加减。详参鹤膝风条。（2）指痢后脚痛缓弱，不能行履。又名痢后风。参该条。

痢后风 病名。见《证治要诀·痢》。书中载："痢后风：因痢后下虚，不善调将（一作摄），或多行，或房劳，或感外邪，致两脚酸软，若痛若痹。"特殊痹之一。《中医风湿病学》："痢后风又名痢风，是由痢后下虚，调摄不当，或多行，或房劳，或感

外邪所致，以腰膝酸软，下肢关节肿痛，甚则不能行走等为主要表现的痹病。"治宜扶正祛邪，活血脉，壮筋骨。方用大防风汤，或独活寄生汤兼服虎骨四斤丸。本病相当于现代医学的痢疾杆菌、沙门菌、耶尔森菌感染后关节炎。

痢后鹤膝风 病名。见《医学从众录》。即痢风。参该条。

瘈风 病名。见《医说》。指风邪中于四肢致手足拘挛者。

痛风 病名。见《兰室秘藏·痛风论》。（1）特殊痹之一。《中国风湿病学》："痛风是由于人体阴阳气血失调，外邪乘虚而入，引起肢体关节剧痛为主要特点的一种痹病。"《血证论》云："痛风，身体不仁，四肢疼痛，今名痛风，古曰痹证。"（2）指痛痹。《医学准绳六要》："痛风，即内经痛痹。"《外科证治全书》："痛风即痛痹，周身痹痛或手足不仁，遍身麻木，皆由血虚，风湿凝滞。"清·程曦《医家四要》云："痛痹者，痛有定处，即今之痛风也。"（3）又名历节、白虎历节风、白虎风、白虎历节、贼风等。《张氏医通·痛风》："痛风一证，《灵枢》谓之贼风，《素问》谓之痹，《金匮》名曰历节，后世更名白虎历节，多因风寒湿气，乘虚袭于经络，气血凝滞所致。"《医学准绳六要》："痛风……一名白虎历节风是也。"（4）指风痹。《景岳全书·杂证谟》："风痹一证，即今人所谓痛风也，盖痹者，闭也，以血气为邪所闭，不得通行而病也。"（5）俗名箭风。《类证治裁》："痛风，痛痹一症也，其痛有常处。掣者为寒，肿者为湿，汗者为风，三气入于经络，营卫不行，正邪交战，故痛不止。……近世俗名箭风。"（6）又名旋风。《解围元薮·痛风》："此症……其痛转展不定，又名旋风。"关于痛风的病因，清·汪讱庵认为："痛风有寒，有热，有痰，有血之不同。症见四肢上或身上一处肿痛，或移动他处，色红不圆块，参差肿起。按之滚热，便是痛风。"《幼科铁镜》《医略六书·痛风》："轻则骨节疼痛，走注四肢，难以转侧，肢节或红或肿，甚则遍体瘰块，或肿如匏，或痛如掣，昼静夜剧。"《得心集医案·诸痛门·四肢肿痛》："四肢肿痛，手掌足跗尤甚，稍一触动，其痛非常，追俯仰转侧不敢稍移，日夜竖坐者，业经两旬，身无寒热，二便略通，但痛经数月，而面色不瘁，……两尺弦数，两颊赤色，且肢体关节近乎僵硬，而痛楚彻骨，手不可摸，……且数月之苦，而神色不为病

衰耶。此必热伤营血，血液涸而不流……名为痛风是也。"对于痛风之治，《医略六书·痛风》："主以四物汤加秦艽、威灵仙。在上加桂枝、羌活；在下加牛膝、防风；湿痰加南星、半夏；血瘀加桃仁、红花；湿热加苍术、黄柏；气虚加人参、黄芪；血虚加阿胶、黄明胶；阴虚加生地、龟甲；阳虚加虎骨、鹿茸。"因于寒者，亦可用乌头汤、仓公当归汤等方；化热者，可用桂枝芍药知母汤或《千金》犀角汤等方。本病见于现代医学的痛风性关节炎、类风湿关节炎、风湿热等常见风湿病肿痛较剧者。参历节风、白虎风、白虎历节风、痛痹、风痹等条。

痛痹 病名。出《素问·痹论》。书中载："寒气胜者为痛痹。""痛者，寒气多也，有寒故痛也。"（1）指寒痹。风寒湿三气杂至，寒气偏胜，寒邪留于经络所致的痹病。症见四肢关节疼痛较剧，得热则减，遇寒则加重，痛有定处。《金匮翼·痹证统论》云："痛痹者，寒气偏胜，阳气少，阴气多也。夫宜通而塞则为痛，痹之有痛，以寒气入经而稽迟，注而不行也。"详参寒痹条。（2）亦称痛风。《医学正传·痛风》："夫古之所谓痛痹者，即今之痛风也。"参痛风条。

游膝风 病名。见《外科大成》卷二。即鹤膝风。参该条。

湿风 病名。见《仲景伤寒补亡论》。即湿痹，亦谓缓风湿痹。参湿痹条。

湿痹 病名。出《金匮要略·痉湿暍病脉证并治》。书中载："太阳病，关节疼痛而烦，脉沉而细者，此名湿痹。"（1）五淫痹之一。《中医风湿病学》："湿痹又称着痹，是以湿邪为主而导致的以肢体关节肌肉重着、肿胀、酸痛、麻木为主要临床特征的痹病。"《素问·痹论》："风寒湿三气杂至合而为痹……湿气胜者为着痹也。"症见肢体关节肿胀，沉重麻木，疼痛固定，缠绵难愈。《证治准绳·杂病》："湿痹者，留而不移，汗多，四肢缓弱，皮肤不仁，精神昏塞。"《症因脉治》卷三："湿痹之症，或一处麻痹不仁，或四肢手足不举，或半身不能转侧，或湿变为热，热变为燥，收引拘挛作痛，蜷缩难伸，名曰着痹，此湿痹之症也。湿痹之因，或身居卑湿，湿气袭人，或冲风冒雨，湿留肌肉，内传经脉，或雨湿之间，起居不慎。"湿痹之治，当以祛湿为主，辅以疏风、散寒，佐以健脾益气。方用除湿蠲痹汤、茯苓川芎汤等。《伤寒指掌》卷一：

"湿痹，其候小便不利，大便反快，但当利其小便。"西医学的类风湿关节炎、风湿性多肌痛、强直性脊柱炎、多发性肌炎、皮肌炎、痛风性关节炎等可出现湿痹表现。参着痹条。（2）亦名肌痹。《医宗必读·痹》："肌痹者，即著痹，湿痹也。"参肌痹条。（3）脚气病的一种。《寿世保元》卷五："脚气者，……亦有疼痛不仁者，名曰湿痹。"参脚气条。（4）亦称湿风。见《仲景伤寒补亡论》。参湿风条。

湿热痹 病证名。见《明医指掌》。是指湿热之邪侵入人体，壅滞经络肌肉引起的痹病。多因素体阳气偏盛，内有蕴热，感受风寒湿热之邪，或风寒湿痹，经久不愈，邪留经络，蕴化为热所致。症见关节或肌肉酸痛、肿胀，四肢沉重，身热不扬，口渴不欲饮，食欲不振，胸脘痞闷，面色萎黄，大便不畅，小便黄少，舌红苔白厚腻或黄腻，脉濡数或滑数。治宜清热除湿，宣痹通络。方用三妙散、宣痹汤、当归拈痛汤等。

湿腰痛 病证名。见《济生方·腰痛》。即伤湿腰痛。指坐卧湿地，或涉水冒雨，雨露水湿侵袭腰部所致之腰痛。《医学心悟》："腰痛，有风、有寒、有湿……"症见腰冷腰痛，如坐水中，身体沉重，或见身肿，逢阴雨天则痛剧，脉缓。治宜健脾化湿，或温化水湿。方用渗湿汤（《和剂局方》）、不换金正气散、肾着汤等方。湿为阴邪，常与风、寒、痰等邪相兼致病。与寒相兼者称寒湿腰痛；与风相兼者称风湿腰痛；与痰互结者称湿痰腰痛。详参各条。

湿冷腰痛 病证名。见《金匮翼·腰痛》。书中载："湿冷腰痛者，坐卧冷湿，久久得之，《金匮》所谓肾着是也。"又称寒湿腰痛，与肾着相似。详见寒湿腰痛、肾着条。

湿热麻痹 病证名。见《医学入门》。是指湿热之邪侵袭人体引起的肌肤麻木不仁，关节沉重疼痛之症。参湿热痹条。

湿热腰痛 病证名。见《丹溪心法·腰痛》。书中载："腰痛之因有：肾虚、瘀血、湿热、痰积、闪挫。……湿热作痛者，宜燥湿行气，用苍术、杜仲、川芎、黄柏之类，宜子和煨肾散。"多因感受时令湿热，时邪阻遏经络，或因饮食厚味，内蕴湿热所致。症见腰髋疼痛，痛处伴有热感，或小便短赤，舌红，苔黄厚腻，脉弦数。《症因脉治》卷一："湿热腰痛之症，内热烦热，自汗口渴，二便赤涩，

酸痛沉重。"治宜清热利湿。方用加味二妙散、大分清饮、柴独苍术汤等；兼虚者宜七味苍柏散。

湿痰脚气 病证名。见《丹溪心法·脚气》。由湿盛生痰，湿痰下注而成。症见腿足重木，软弱无力，兼有大便滑泄等。宜用丹溪治湿痰脚气方（苍术、防风、槟榔、香附、川芎、条芩、滑石、甘草）。详参脚气条。

湿痰腰痛 病证名。见《丹溪心法·腰痛》。又称痰注腰痛。详参该条。

寒痹 病名。出《灵枢·贼风》等篇。书中载："此皆尝有所伤于湿气，藏于血脉之中……腠理闭而不通，其开而遇风寒，则血气凝结，与故邪相袭，则为寒痹。"（1）五淫痹之一。《中医风湿病学》："寒痹又称痛痹，是以寒邪为主而导致的以肢体关节冷痛、疼痛较剧、得热痛减为主要临床特征的痹病。"《素问·痹论》："风寒湿三气杂至合而为痹，……寒气胜者为痛痹。"《灵枢·寿夭刚柔》："寒痹之为痛，留而不去，时痛而皮不仁。"《证治准绳·杂病》："寒痹者，四肢挛痛，关节浮肿。"《症因脉治》卷三："寒痹之症，疼痛苦楚，手足拘紧，得热稍减，得寒愈甚，名曰痛痹。"治宜温经散寒，兼以疏风祛湿，佐以温壮肾阳，方用乌头汤、蠲痹汤之类。《症因脉治》卷三："寒痹之治，寒伤太阳，在营分无汗，麻黄续命汤；伤卫有汗，桂枝续命汤；寒伤阳明，干葛续命汤；在少阳，柴胡续命汤。"西医学的类风湿关节炎、系统性硬化症、强直性脊柱炎、骨关节炎、血栓闭塞性脉管炎、雷诺综合征等可出现寒痹表现。参痛痹条。（2）也称骨痹。《医宗必读·痹》："骨痹，即寒痹、痛痹也，痛苦切心，四肢挛急，关节浮肿。"症见四肢关节疼痛，痛势较剧，遇寒更甚，得热减轻，关节屈伸不利，局部皮色不红，触之不热。参骨痹条。（3）皮痹之别名。《张氏医通》卷六："皮痹者，即寒痹也，邪在皮毛，瘾疹风疮，搔之不痛，初起皮中如虫行状。"参皮痹条。

寒热痹 病证名。见《痹病论治学》。即《内经》所谓痹热，风寒湿邪外侵关节经络，气血阻滞，久则郁为痹病发热。相当于今之变应性亚败血症，本病发热前先有畏寒、寒战，故称为寒热痹。

寒湿痹 病证名。见《痹证治验》。是指人体营卫气血失调，寒湿外邪杂至而成的痹病。即痹病的寒湿证。《灵枢·寿夭刚柔》："感于寒湿则善痹，骨痛爪枯也。"寒湿之邪侵入人体，阻遏气机，经

脉不通，故见肢体关节冷痛，重着，痛有定处，屈伸不利，日轻夜重，遇寒痛剧，得热则减，或痛处肿胀，舌质胖淡，苔白腻，脉弦紧或沉紧。常于天寒雨湿季节发作。治宜温经散寒，祛湿通络。方用附子汤、乌头汤、舒经汤等。

寒腰痛 病证名。见《证治要诀·诸痛门》。书中载："若寒腰痛，见热则减，见寒则增。"指外感寒邪或阳虚生寒所致的腰痛。因感寒邪所致者，腰痛而腰间冷如冰，或连背拘急，脉紧。治宜温散寒邪。用五积散、羌附汤等方；外用摩腰膏。因阳虚而寒者，详参肾虚腰痛条。

寒冷湿痹 病证名。见《普济方》。指寒、湿两种邪气侵袭人体引起的痹病。症见肢体冷痛，痛势较剧，得温痛减，关节沉重，屈伸不利，肌肤麻木等。治疗参寒痹、湿痹条。

寒湿久痹 病证名。见《中医大辞典》。指由寒湿侵袭所致的慢性痹病。因邪使气血凝泣不通，湿邪又黏腻滞着不移，两邪相合，所致肌肤疼痛，关节挛痹，并有痛处固定，病程缠绵的特点，故名。参久痹条。

寒湿气痹 病证名。见《类编朱氏集验医方》。指寒湿两种邪气，侵袭人体阻闭气机而引起的肢体沉重疼痛，屈伸不利，肌肤麻木不仁的痹证。参寒湿郁痹条。

寒湿郁痹 病证名。见《临证指南医案》。指寒湿两种邪气相兼入侵人体，郁闭经脉，引起肢体疼痛、重着、肌肤麻木，关节屈伸不利的痹病。参寒痹、湿痹条。

寒湿脚气 病证名。见《三因极一病证方论》卷三。由寒湿外侵，经气不行，血脉不和所致。症见脚膝软弱，行动无力，麻木浮肿，或拘挛疼痛，或恶寒肢冷。治宜温经除湿为主，兼以活血，通经，舒筋。方用木瓜牛膝丸、独活汤、葫芦巴丸、搜风散等方。详参脚气条。

寒湿腰痛 病证名。见《丹溪心法·腰痛》。又名湿冷腰痛，因寒湿着腰伤肾所致。《医学入门》卷五："久处卑湿，雨露浸淫，为湿所着，腰重如石，冷如水，喜热物熨，不渴便利，饮食如故，肾着汤加附子；停水沉重，小便不利，五积散、渗湿汤。"也可用术附汤、五积散、独活苍术汤等方。外治用摩腰丹。

寒痹白喉 病名。见《喉科种福》卷五。书中载："又有白骨横于喉间者，其病异常，此中寒喉痹，阴火上蒸精垢，结而成块，坚白如骨，外观恶寒，嗜卧不渴，懒言，舌滑而冷诸阴证。阴气复逼喉间，清涎成流而出。"治宜用黄芪、法夏、生附子（炮去皮脐）、熟附子、甘草煎服。

缓风 病名。见《济生方·脚气》。书中载："黄帝时名为厥，两汉之间名曰缓风，宋齐之后谓之脚气，其名虽不同，其实一也。"（1）脚气的古称。详参脚气条。（2）《寿世保元》："缓纵不随者，名曰缓风。"

缠喉急痹 病名。见《时疫白喉捷要》。即缠喉风。详参该条。

鼓槌风 病名。（1）见《疡科心得集》卷上。即腕痛。（2）见《医学统旨》。书中载："两膝肿大皮肤拘挛，不能屈伸，腑腿枯细，俗谓之鼓槌风，是皆不过风寒湿之流注而作痛也。"（3）见《解围元薮》卷一。指肢节酸痛肿胀，形若鼓槌者，称鼓槌风。《中国医学大辞典》（谢观）："此证属肝肾二经受病，初起膝间酸痛，畏见寒湿，行步艰难。久则肢胫虚弱，骨节痛，大肉消失，膝踝骨渐大，脚趾酸麻，形如鼓槌。"故名。（4）见《疡医准绳》卷四。即鹤膝风。详参该条。

蓄血痹 病名。见《痹证防治》。即瘀血痹。其病因有二，一是感受风寒湿邪，日久不已，导致瘀血；二是先有瘀血，复感风寒湿邪。症见肢体关节疼痛，痛有定处，痛如针刺刀割，小便清长，大便色黑，肤色青紫。治宜活络化瘀，通经宣痹。方用桃仁承气汤或抵当汤加减。参瘀血痹条。

蓄血腰痛 病证名，见《中国医学大辞典》。症见腰痛若刀刺，大便黑，小便黄赤或黑，日轻夜重，脉涩。宜调荣活络饮或桃仁酒调黑神散或四物汤加桃仁、红花，或补阴丸加桃仁、红花。参瘀血腰痛、沥血腰痛条。

瘫缓 病证名。见《备急千金要方》卷七。又名瘫缓风，或瘫缓风。指瘫痪轻症。《圣济总录》卷七云："瘫则懈惰而不能收摄，缓则弛纵而不能制物。故其证四肢不举，筋脉关节无力，不可枝梧者，谓之瘫。其四肢虽能举动，而肢节缓弱，凭物方能运用者，谓之缓。"参瘫痪条。

瘫缓风 病名。见《太平圣惠方》卷二十。即瘫缓。详参该条。

腰疼 病名。见《金匮要略·痰饮咳嗽病脉证并治》。书中载："膈上病痰，满喘咳唾，发则寒热，背痛腰疼，目泣自出，其人振振身瞤剧，必有伏饮。"《金匮要略诠解》："风寒束于外，水饮动于中，阳气不得宣通，故发热恶寒，背痛腰疼……。"疼，又同痛。详参腰痛条。

腰痛　（1）病名。出《灵枢·经脉》。是指腰部一侧或两侧疼痛为主要症状的疾病。多属于痹病范畴之肢体痹。属于肢体痹者，又称腰痹。如《医林改错》把腰痛归为痹病论述："凡肩痛、臂痛、腰疼、腿疼，或周身疼痛，总名曰痹症"。《中国痹病大全》则把腰痛归为"背腰痹痛"论治。因腰为肾之府，故腰痛与肾的关系最为密切。如《素问·脉要精微论》曰："腰者，肾之府，转摇不能，肾将惫矣。"外感风寒湿热之邪也可引起腰痛。《诸病源候论》："夫劳伤之人，肾气虚损，而肾主腰脚，其经贯肾络脊，风邪乘虚，卒入肾经，故卒然而患腰痛。"又说："凡腰痛病有五，一曰少阴，少阴肾也，十月万物阳气伤，是以腰痛；二曰风痹，风寒著腰是以痛；三曰肾虚，役用伤肾，是以痛；四曰臂腰，坠堕伤腰，是以痛；五曰寝卧湿地，是以痛。"《景岳全书·杂证谟》："腰痛证凡悠悠戚戚，屡发不已者，肾之虚也，遇阴雨或久坐痛而垂者，湿也；遇诸寒而痛，或喜暖而恶寒者，寒也；遇诸热而痛及喜寒而恶热者，热也。"大抵感受外邪而致者，其证多属表属实，治宜祛风通络为主，根据风湿、湿热、寒湿的不同而辨证施治。此外，年老体弱，久病体虚，劳倦过度，情志不舒，及跌仆坠堕均可致腰痛。如《济生方·腰痛》："又有坠下闪朒，气凝血滞，亦致腰痛。"《景岳全书·杂证谟》："郁怒而痛者，气之滞也；忧愁思虑而痛者，气之虚也；劳动即痛者，肝肾之衰也，辨其所因而治之。"根据腰痛的原因、部位、程度、性质、症状之不同，有腰脊痛、腰背痛、腰胯痛、腰脚痛、腰腿痛、卒腰痛、久腰痛，及寒湿腰痛、湿热腰痛、内伤腰痛等。详参腰痹及各条。本病可见于强直性脊柱炎、腰椎间盘突出症、脊椎肿瘤及其他疾病等。（2）症状名。指腰部疼痛，多见于腰痹。参该条。

腰痹　病名。见《医级》。书中载："痹之为病随所著而命名，故有胸痹、腰痹之论。"肢体痹之一。《中医风湿病学》："腰痹是以腰部疼痛、重着、麻木甚则屈伸不利或连及一侧或双侧下肢为主要表现的痹病。多因肾虚腰府失养，外邪杂至或腰部受损，气血痹阻不通所致。因其主要病变部位在腰，故名腰痹。"《痹证治验》称为"腰部痹证"，并以"腰痹汤"治疗。《娄多峰论治痹病精华》在"腰脊

痹病"中论有腰痹，附有腰痹医案。《风湿病诊断治疗学》把腰痹作为肢体痹之一进行论述。腰痹相当于西医学的慢性腰肌劳损、腰椎间盘突出症、脊柱关节炎、强直性脊柱炎、腰椎骨质增生、腰椎骨质疏松症、腰骶神经炎或神经根炎等。参腰痛、肾着条。

腰脽痛　病证名。出《素问·六元正纪大论》。书中载："感于寒，则病人关节禁固，腰脽痛。"脽即臀部。腰脽痛指腰臀部疼痛。详参腰痛、腰痹、骶痹条。

腰髀痹　病证名。见《痹痿专辑》。指气血虚或肾虚复感风寒湿热之邪引起的腰腿疼痛、麻木之痹病。《丁甘仁医案》："腰髀痹痛连及胯腹，痛甚则泛恶清涎，纳谷减少，难于转侧。腰为少阴之府，髀为太阳之经，胯腹为厥阴之界，产后血虚，风寒湿乘隙入太阳、少阴、厥阴之络，荣卫痹塞不通，厥气上逆，挟痰湿阻于中焦，胃失下顺之旨。"本证可见于腰椎间盘突出症、腰椎骨质增生症、黄韧带肥厚等。

腰脚冷痹　病证名。见《太平圣惠方》卷四十四。书中载："夫腰脚冷痹者，由风寒湿三毒之气共伤于人，合而成痹也。此皆肾弱髓虚，为风冷所搏故也。肾居下焦而主腰脚，其气荣润骨髓，今肾虚受于风寒，湿气留滞于经络，故令腰脚冷痹疼痛也。"腰脚冷痹是指因风寒湿毒之气侵袭腰脚所致的腰及下肢冷痛麻木之症。治宜温经除湿，散寒止痛。方用仙灵脾散、独活汤等方。

脮腿　病证名。见《医说》卷三。即脮腿风。详见该条。

脮退风　病名。见《太平圣惠方·治脮退风诸风》。书中载："夫脮退风者，为四肢不收，身体疼痛，肌肉虚满，骨节懈怠，腰背缓弱，不自觉知是也，由皮肉虚薄，气弱不胜四时之风，故令风邪侵于分肉之间，流于血脉之内，使之然，经久不差，即变成斯疾矣。"《医说》卷三亦说："脮退风者，为四肢不收，身体疼痛，肌肉虚满是也，风邪侵入肌肉之间，流于血脉之内，既云肌肉虚满，即风邪入肾之经络而然也。"水气论曰："诸肿俱属于肾是也，治法当兼理肾为得……。"亦作脮腿、脮腿风、猥腿风。参各条。

脮腿风　病名。见《医学纲目》卷十。《万病回春·中风》："脮腿风者，半身不遂，失音不语也。"即猥退风。参该条。

腨痛　病名。出《素问·阴阳别论》。书中载："三阳为病，发寒热，下为痛肿，及为痿厥腨痛。"指小腿肚酸痛的症象。"腨"，俗称腿肚，为足太阳经脉循行部位。《医碥》卷三："腨痛，足肚酸疼也。痛音渊。足太阳膀胱病，防风、羌活、紫苏、蔓荆之类。"

腨痹　病名。见《针灸集成》卷二。指胻后软肉拘挛、疼痛、麻木的疾患。《针灸集成》记载："针刺风市、昆仑穴治疗腨痹。"

腹上麻痹　病证名。见《医学入门》卷八。《杂病源流犀烛·腹少腹源流》："夏月洗浴后，往往露腹当风，其腠理开，邪因入皮毛，适与卫气相值，因搏击而为麻顽不仁。"指腹部皮肤麻木不仁。可用葱白煮食治疗。

腿痛　（1）病名。见《张氏医通·腿痛》。书中载："腿痛亦属六经。……痛有血虚、血寒、寒湿、风湿、湿热流注、阴虚、阳虚、肾虚风袭之殊。"指以腿部疼痛为主要症状的疾病。多属于瘅病范畴之肢体痹。属肢体痹者，又称腿痹。如《医林改错》把腿痛归为痹病论述："凡肩痛、臂痛、腰疼、腿疼，或周身疼痛，总名曰痹症。"《中国瘅病大全》把腿痛归为"下肢痹痛"论治。因寒者，症见腿痛较甚，或麻，或肿，恶寒喜暖，宜温散为主，方用白术附子汤、舒筋三圣散等；因湿热者，症见腿痛或上或下，或红肿，或热，溲赤等。治宜清化为主，方用当归拈痛汤等；因湿痰流注经络者，常见腰胁有块，两腿互换作痛，痛无定处，泛恶头眩等。治宜燥湿化痰，方用二陈汤加羌活、白术等。阴虚者用六味丸等；阳虚者，用八味丸；肾虚风袭者，用安肾汤。腿为足六经所循，可按疼痛部位的不同选用引经药物治疗。参腿痹条。（2）症状名。指腿部肌肉、筋脉或关节间作痛。多见于腿痹。参该条。

腿痹　病名。见《三因极一病证方论》。肢体痹之一。《中医风湿病学》："腿痹是以腿部疼痛、肿胀、酸困麻木，甚则肌萎畸形、不能行走为主要表现的痹病。多因正虚邪侵，或劳损外伤而致瘀血阻络，筋骨失养所致。有些腿痹可连及髋、足。"西医学的不宁腿综合征、骨关节炎、椎管狭窄症、动脉硬化等可出现腿痹表现。参腿痛条。

腿股风　病名。（1）见《瘅病论治学》。书中将西医学之坐骨神经痛称为腿股风。（2）见《痹痿专辑》。指痹病小腿连股痛者。

腿游风　病名。见《中国医学大词典》。多由荣卫风热相搏，结滞而成。两腿里外忽生赤肿，形如堆云，焮热疼痛。宜先施砭石，放出恶血，随服双解通圣散，次以当归拈痛汤治之，外贴牛肉片以拔风毒甚效。

痱　病名。见《医门法律·中风门方》。书中载："痱即痹之别名也。风入而痹其荣卫，即身体不能自收，冒昧不知痛处。"《张仲景金匮要略论治·中风》卷五注："痱者，痹之别名也。因营卫素虚风入而痹之。"参痹病条。

痼痹　病名。出《灵枢·官针》。书中载："病在经络，痼痹者，取以锋针。"《中国医学大辞典》认为是封固而闭塞之病也。《灵枢校注语译》认为是"肌肉、筋脉长期闭阻不通之意。"

痿　病名。出《素问·痿论》。是指肢体筋脉弛缓，软弱无力，严重者手不能握物，足不能任身，肘、腕、足、膝、踝等关节如觉脱失，渐至肌肉萎缩，而不能随意运动的一种疾病。临床表现以四肢软弱无力为主症，尤以下肢痿弱，足不能行较为多见，故也称痿躄。《证治准绳·杂病》："痿者，手足痿软而无力，百节缓纵而不收也。"《儒门事亲》卷一："躄者，足不能伸而行也。"其发病原因，《素问·痿论》谓因五脏之热以皮、肉、脉、筋、骨五种分属五脏，并有肺热叶焦，发为痿躄之说。又阳明经脉虚，血气少，不能润养宗筋与劳累过度，居处潮湿，也可导致本病。仲景在《伤寒论》中认为伤寒病汗、吐、下后可以成痿。在《金匮要略》中谓酸伤筋，咸伤骨亦足以致痿。朱丹溪倡肾水不能胜心火，心火烁肺与湿热、湿痰、瘀血，可以致痿。后世又有暑痿、夏痿、食积痿、血虚痿、气虚痿、肾肝下虚痿、痢后痿等名。治疗原则《内经》谓"独取阳明"。朱丹溪主"泻南补北"。此外，尚有清热润燥，清热燥湿，滋阴养血，补益肝肾，益气健脾，化痰、行瘀、消导等，并可结合针灸、推拿。本病可见于中枢或周围神经、肌肉、内分泌及其他系统的多种器质性或功能性疾患。痹证与痿证，二证相似，而实不同。《不知医必要》卷一："痹者风寒湿杂至，血气为邪所闭则痛，而为痹。……若夫痿病虽起于肺热，而所重独在阳明，盖肺金体燥居上，主气而畏火，脾土性温居中，主四肢，畏木，火能炎上，若嗜欲无节，则水失所养，火寡于畏，而侮所胜则肺得火邪而热矣。木性刚急，肺受热不能管摄一身，脾受伤则四肢不能用，而诸痿作矣。"……又云："痹病通身疼痛，或麻木不仁；痿病唯两足软弱不能行，麻木亦有之，而全不痛，乃兼气血之虚也。以此辨之，显而易见，不可混治。"然痹病在一定条件下可以成痿病，即痿躄。参该条。

痿痹 病名。出《素问·气交变大论》。书中载："食欲不下，寒中肠鸣，泄注腹痛，暴挛痿痹，足不任身。"（1）指痿病和痹病两种疾病的统称。（2）特殊痹之一。《中医风湿病学》："痿痹是指痹病日久，关节疼痛与肌肉萎缩，肢体失用并见的严重痹病。"见于痹病日久而肌肉萎缩者或痹病日久而致肢体瘫痪者，即痿躄。《素问玄机原病式》："干于足厥阴之经，廷孔郁结极甚，而气血不能宣通，则痿痹。"《千金翼方》："痿痹之状，阴痿下湿。"西医学的类风湿关节炎晚期、强直性脊柱炎晚期、多发性肌炎、多发性神经炎、进行性肌营养不良、重叠综合征等可出现痿痹表现。参痿、痿躄条。

痹 痹字最早见于《足臂十一脉灸经》。书中有"疾畀（痹）"之称。痹字作为医学名词始于战国，在《史记·扁鹊仓公列传》中记载有"耳目痹"，在古医籍中，痹字有以下含义：（1）病名。指痹病。痹有广义和狭义之分。广义的痹指机体为病邪所闭阻，而致气血运行不利或藏气不宣所发生的各种症候，统称为痹。如食痹、喉痹、胸痹等。狭义的痹即今所称之"痹证""痹病"，是指感受风寒湿热之邪气，阻滞人体经络脏腑，气血运行失于畅通而致肢体关节、肌肉、筋骨等处疼痛，或伴肿胀、酸楚、重着、麻木不仁、屈伸不利等一类疾患。参痹病条。（2）病机名。指经脉气血不通或脏腑气机闭塞。《景岳全书》："痹者，闭也，闭塞之义。"（3）症状名。指手足疼痛，麻木不仁。如《苍颉篇》："痹，手足不仁也。"（4）指体质。《素问·逆调论》："人身非衣寒也，中非有寒气也，寒从中生者何？岐伯曰：是人多痹气也，阳气少，阴气多，故身寒如从水中出。"所谓多痹气，就是指阳气少，阴气多的寒盛体质，这种体质的人有易于罹患痹病的潜在倾向性。另外，还指服药后的感觉和病程或心理状态。可参"总论"。

痹风 病名。见《医学入门》。痹病的别称。因痹病为风寒湿三气杂至合而为痹，而风为百病之长，多挟寒、湿、热等邪侵袭人体故名。

痹气 （1）病名。出《素问·逆调论》。书中载："是人多痹气也，阳气少，阴气多，故身寒如

从水中出。"即指痹病。如《灵枢·官针》："病痹气暴发者，取以圆利针。病痹气痛而不去者，取以毫针。"《校译》："痹气指痹证。"参痹病条。（2）指体质。多指阳气虚少，阴寒内盛的体质，易患寒痹。如《圣济总录·痹气》："痹气内寒者，以气痹而血不能运，阳虚而阴自胜也，血凝泣而脉不通，故其证身寒如从水中出也。"（3）病因名。《中国医学大辞典》："痹气，痹湿之气也。"（4）病机名。指阳气虚而寒盛，使营卫之气失调，血行不畅，致气血闭阻不通的病理。吴崑曰："痹气者，气不流畅而痹者也。"

痹证 病名。见《宣明方论》。即痹病。详参该条。

痹热 （1）病名。出《素问·四时刺逆从论》。书中载："其热者，阳气多，阴气少，病气胜，阳遭阴，故为痹热。"痹热即热痹。参该条。（2）指体质。多指阴虚阳盛的体质，易患热痹。如《备急千金要方》论痹热："夫痹，……其阳气多而阴气少者，则痹且热也。"《推求师意》："随其痹所在，或阳多阴少则为痹热。"（3）症状名。《中国医学大辞典》："痹热，病痹而体热也。"

痹病 病名。最早见于《内经》，称为"痹"。《扁鹊心书·痹病》明确提出了"痹病"一词。是指由于人体正气不足，营卫失调，风寒湿热等邪乘虚侵袭，合而为病，或日久正虚，内生痰浊、瘀血、毒热，正邪相搏，使经络、肌肤、血脉、筋骨、甚则脏腑的气机痹阻，失于濡养，而出现肢体关节肌肉疼痛、肿胀、重着、酸楚、麻木，关节僵硬、屈伸不利、肿大变形等症状，甚则累及脏腑的一类疾病的总称。具有发病缓慢，病程长，日久不愈，反复发作，逐渐加重，致残等临床特征。中医学对本病的研究，历史悠久。《内经》已对痹病的概念、病因、病机、病位、症状及鉴别、预后等有较详尽的记载。历代医家对痹病的论述极其丰富，认识亦非常深刻。随着对痹病研究的逐步深入，由于各医家临床经验不同，因而认识也不一致，分类不统一，故在医籍中出现了大量痹病的别名。如《金匮要略·中风历节病》称本病为"历节病"，《济生方》称为"白虎历节风""白虎历节"，李东垣、朱丹溪则称痹病为痛风，《景岳全书》称之为"风疼"，《外科心法》称谓"鹤膝风"。其他如肩凝风、痛风、鼓槌风、历节风等等。痹病的病因不外乎外因和内因。外因方面，主要是风、寒、湿三气杂

至，或风、湿之邪与热邪相搏结而成。由于周围气候环境寒冷，饥饿劳役，汗后风寒乘之；或居住卑湿，涉水冒雨，湿邪袭人；或盛夏天气炎热，汗出入水中；或夜卧失盖当风，贪凉饮冷等，外邪侵入机体之后，痹阻经脉，营卫不通，气血运行受阻，而发为痹病。如《素问·痹论》："风、寒、湿三气杂至，合而为痹也。"《儒门事亲·痹论》："此疾之作，多在四时阴雨之时，及三月九月，太阴寒水用事之月……或凝水之地，劳力之人，辛苦过盛，触冒风雨，寝处浸湿，痹从外入。"若反复发作，日久不愈，湿痰内生，瘀血停聚，痰瘀互结，侵入关节，邪深入脏腑，形成关节肿大，屈伸不利，筋脉拘挛，肌肉瘦削之邪实正虚之重症。内因方面，痹病发生与人体正气强弱，营卫之气调和与否密切相关。如《济生方·痹》："皆因体虚，腠理空疏，受风寒湿气而成痹也。"说明痹病是由体虚感受外邪所致。若先天禀赋不足，或后天调养不当，劳逸失度，或病后体虚腠理空疏，营卫之气不固，以致风寒湿热之邪乘虚入侵，留连于筋骨、肌肉、血脉而为痹病。其进一步发展，病邪由浅入深，由经络而致脏腑，则产生相应的脏腑病变，即《素问·痹论》所称的"内舍于其合也。"其中心痹尤为常见。痹病的分类方法很多，详参总论。痹病以气血闭阻不通为病，基本病变是"瘀"，基本病机是"痹"。所以"宣通"是治疗痹病的基本法则。但瘀各不相同，有实瘀、虚瘀、寒瘀、热瘀、湿瘀、痰瘀。热瘀者宜清而通之，虚瘀者宜补而通之，痰瘀者宜化而通之。具体治疗详参治法各条。痹病的范围很广，包括西医学中的所有关节疾病以及关节外的以疼痛为主的疾病。如类风湿关节炎、强直性脊柱炎、骨关节炎、风湿热、肩周炎、风湿性肌纤维织炎、坐骨神经痛、各种腰腿痛及系统性红斑狼疮，或其他胶原性疾病等等。现代将痹病称为风湿病、中医风湿病。为痹病一级病名。参风湿病条。

痹症 病名。见《玉机微义·痹症门》。即痹病。参该条。

痹疾 病名。见《小儿卫生总微方论》卷十六。即痹病。参该条。

痹弱 病证名。见《外台秘要》卷十九。书中载："此系血气虚弱，受风寒湿毒气，与血并行于肤腠，邪气盛，正气少，故血气涩，涩则痹，虚则弱，故令痹弱也。"

痹虚 病名。见《医宗金鉴》。即虚痹。参该条。

痹厥 （1）病名。出《素问·五脏生成》。书中载："卧出而风吹之，血凝于肤者为痹，凝于脉者为泣，凝于足者为厥，此三者，血行而不得反其空，故为痹厥也。"指风寒外袭，血脉凝滞而引起的肢体麻木，疼痛，手足厥冷之证。张景岳注曰："卧出之际，若玄府未闭，魄汗未藏者，为风所吹，则血凝于肤，或致麻木，或生疼痛而病为痹。""四肢为诸阳之本，风寒客之而血凝于足，则阳衰阴盛，而气逆为厥也。"《伤寒论》厥阴篇："凡厥者，阴阳气不相顺接，便为厥。厥者，手足逆冷是也。"《鸡峰普济方》卷第五："宜蒸熨而不蒸熨则使人冷气潜伏，渐成痹厥。"（2）病证名。痹病与厥病杂合也。《素问金匮真言论》："冬善病痹厥。"《中国医学大辞典》按："此症初发时，身必痛，脚气肿，痛顽麻，宜先用羌活导滞汤，后用当归拈痛汤。"

痹躄 病证名。出《素问·玉版论要》。书中载："搏脉痹躄，寒热之交。"（1）指痹及足躄不能行的病证。臂不遂曰痹，足不遂曰躄。《类经》："搏脉者，搏击于手也，为邪盛正衰，阴阳乖乱之脉，故为痹为躄，为或寒或热之交也，痹，顽痹也，躄，足不能行也。"（2）指痹成痿，即痹病在一定条件下转化成痿病。有两种情况：一是痛痹猝然瘫痪，此类病人多见于年轻气盛，体质强壮者。在高温之下或劳累之后，突遭风寒湿邪侵袭，病邪从腠理入于经络留而不去所致。症见肢体关节疼痛，逐渐加剧似刀割，似锥刺，疼痛难忍，痛处不移，继而关节屈伸不利，终至功能丧失，肢体瘫痪。治宜辛温散寒发汗，佐以祛风燥湿，舒经活血。方用麻黄附子细辛汤。二是痛痹日久瘫痪。此类病人多见于慢性风湿病患者，病程较长，日久不愈，由于长期感受风寒湿邪，以致营卫经脉、肌肉、筋骨处或多处受损。症见关节疼痛，痛剧如虎咬刀割，冷汗自出，渐致双下肢瘫痪，或全身瘫痪，肌肉萎缩，生活无法自理。治以温经逐寒，祛湿通络，强壮筋骨，补肾养肝。方用防风汤加减。

瘀痹 病名。见《临证指南医案》。指瘀血内停，阻滞经脉不通所致的肢体疼痛、麻木之痹病。参瘀血痹条。

瘀血痹 病名。见《中国骨伤科学·骨关节痹痿病学》。三因三候痹中"痰瘀痹"之一。《中医风湿病学》："瘀血痹也称蓄血痹、痹病瘀血证，是以瘀血闭阻为主，导致肢体关节以刺痛、肌肤甲错、瘀斑等，甚则关节畸形为主要表现的痹病。"

《素问·五脏生成》："血凝于肤者为痹。"《丹溪心法·痛风》："肢节肿痛，脉涩数者，此是瘀血。"其发生为跌打损伤，肌体皮肉筋骨受到损害，气机不畅，局部瘀血，复感六淫邪气，阻于经络，客于筋骨，留于肌肉，引起血运闭阻，瘀血内停，不通则痛。症见肢体关节疼痛如针刺刀割，痛处固定不移，拒按，或有窜痛，放射痛，局部肿胀，皮肤色青紫暗，肌肤甲错，关节屈伸不利，舌紫暗有瘀斑点，脉细涩或弦细。治宜活血化瘀为主，佐以祛风散寒除湿。方用桃仁承气汤或抵当汤。本病可见于西医学的银屑病关节炎、类风湿关节炎、强直性脊柱炎、结节性红斑、系统性硬化症、混合性结缔组织病、抗磷脂综合征、创伤性关节炎、缺血性骨坏死、系统性红斑狼疮及各种血管炎等疾患。

瘀血腰痛　病证名。见《丹溪心法》。指腰部外伤后瘀血停积所致的腰痛。《证治要诀》称沥血腰痛。参该条。

痰痹　病名。见《中医内科辨证学》。是指痰浊阻滞关节肌肉经络所致的痹病。多因素体脾胃虚弱，复感湿邪，湿困脾土，脾失健运，水湿停聚凝结为痰，随气血运行阻滞于关节、肌肉、经络等部位而发生。症见关节肿胀，肌肤漫肿皮色不变，肢体顽麻疼痛，或见痰核硬结。治宜祛痰为主，佐以通络除痹。方用二陈汤加味。又称痰浊痹。参该条。

痰浊痹　病名。见《中国风湿病学》。三因三候痹中"痰瘀痹"之一。《中医风湿病学》："痰浊痹也称痰痹、痹病痰浊证，是以痰浊闭阻为主，导致肢体关节以漫肿、顽麻、肌肤痰核、结节等，甚则关节畸形为主要表现的痹病。"本病可见于西医学的类风湿关节炎、系统性硬化症、痛风性关节炎、脂膜炎、结核性关节炎、高脂蛋白血症关节炎等疾患。参痰痹条。

痰瘀痹　病名。见《中医风湿病学》。三因三候痹之一。为瘀血痹、痰浊痹的合称。参各条。

痰注腰痛　病证名。见《症因脉治·内伤腰痛》。书中载："脾湿不运，水饮凝结，则为痰注腰痛。"又称湿痰腰痛。症见腰间重滞，牵引背脊，一块冷痛，得寒更甚，得热稍减，或兼见大便泄泻，或见腰间肿而按之濡软不痛，皮色不变，脉滑或沉伏。治宜涤痰化湿。方用南星二陈汤、导痰汤、龟樗丸、控涎丹等方。兼虚者，可并用六君子汤、八味丸。

溢饮　病名。见《金匮要略·痰饮咳嗽病脉证并治》。书中载："饮水流行，归于四肢，当汗出而不汗出，身体疼重，谓之溢饮。"指人体津液代谢障碍，水湿潴留，犯溢肌肤、四肢致身体肿胀重着、疼痛者。

臀腰　病证名。见《诸病源候论·腰背病诸候》。书中载："臀腰者，谓卒然伤损于腰而致病也。"卒然伤腰致痛，谓臀腰。详参闪挫腰痛条。

骶痹　病名。见《娄多峰论治痹病精华》。肢体痹之一。《中医风湿病学》："骶痹是以骶部疼痛、酸沉为主要表现的痹病。多因肝肾亏虚，外邪侵袭，气血不通，筋脉失荣所致。有些骶痹可连及腰、臀腿。"《中国风湿病学》对骶痹辨证论治，完善理法方药。《风湿病诊断治疗学》把骶痹作为肢体痹之一进行论述。本病相当于西医学的骶髂关节错缝、致密性骨炎、脊柱关节炎等病。

鼻梁窒痹　病证名。见《中国医学大辞典》。书中载："此证由肺热所致。治法如下：（1）知母、川贝母、水梨肉各二两，水熬膏服。（2）干荷叶边、连翘心、白芷、滑石各二钱；蔓荆子、苦丁茶各一钱，清水煎服，数服即愈。"

膀胱痹　病名。见《症因脉治》卷三。书中载："胞痹之症，即膀胱痹也。"参胞痹条。

慢喉痹　病名。见《罗氏会约医镜》卷七。书中载："冰片破毒散，治急、慢喉痹，肿塞切痛。"指发病缓慢、病程长、日久不愈的喉痹。治以冰片破毒散（朴硝四钱，姜蚕八钱，甘草八钱，青黛六钱，马屁勃三钱，蒲黄五钱，麝香一钱，冰片二钱，为细末），每用一钱，清水调咽。

瘟毒喉痹　病名。见《景岳全书》。又名大头瘟、瘟疫红喉、颅鹚瘟。多由感受天行瘟疫之气致咽喉红肿疼痛，继之肿痛连及腮项头面，身发寒热。《景岳全书》卷二十八："瘟毒喉痹，乃天行瘟疫之气，其证则咽痛项肿，甚有头面头项俱肿者，北京尤多此病，俗人呼为虾蟆瘟，又名颅鹚瘟，亦名大头瘟。"此温热壅盛最凶之候。治宜疏风解毒，清热消肿。用普济消毒饮加减。本病类似于今之流行性腮腺炎。

漏肩风　病名。见《惠直堂经验方》。《疡科心得集》："漏肩风，肩骺酸楚，或疼痛漫肿，亦因风寒湿阻络而发。"也称"露肩风"，肩凝症的俗称。参该条。

鞋带风　病名。见《痹痿专辑》。指痹病发于足部跖跗关节者。参足痹条。

暴痹 （1）病名。出《灵枢·九针论第七十八》。书中载："虚邪客于经络而为暴痹者也。"《内经灵枢校译》认为是突然发作的痹病。《中国医学大辞典》释曰："暴痹，痹之骤然而成者。"（2）病机名。指邪气痹阻较急。

暴腰痛 病证名。见《中药大辞典》。即卒腰痛、臀腰。参各条。

蝶疮流注 病名。见《中医临床诊疗术语》。特殊痹之一。《中医风湿病学》："蝶疮流注是因素体虚弱，真阴不足，热毒内盛，痹阻脉络而导致的以双颊部蝶形红斑为主要临床特征，伴有发热，脱发，关节疼痛等症状，常可出现五脏六腑俱损的痹病。"西医学的系统性红斑狼疮、盘状红斑狼疮、亚急性皮肤型红斑狼疮、混合结缔组织病、重叠综合征、皮肌炎等可出现蝶疮流注表现。

箭风 病名。见《中医词释》。痛风的别称。《张氏医通·痿痹门》："按痛风一证，灵枢谓之贼风，素问谓之痹，金匮名曰历节，后世更名白虎历节，多由风寒湿气乘虚袭于经络，气血凝滞所致。"本病俗称箭风。参痛风、历节条。

箭风痛 病名。见《春脚集》。俗称鬼箭打。指痛风一类的痹病。由于气血不足，外感风邪，壅郁脉络所致。症见头项、肩背、手足、腰胁、筋骨疼痛等。《验方新编》："箭风痛俗名鬼箭打，或头项肩背手足腰胁处筋骨疼痛不安。穿山甲一钱（炒黄研），泽兰叶三钱，酒煎服。此药专行血络，通瘀散邪。"外用炒山栀、桃头各七个，面（炒）共打饼贴患处。参痛风条。

膝风 病名。见《中国医学大辞典》。膝寒骨痛之称。

膝疡 病名。见《中国外科学大纲》卷下。即鹤膝风。参该条。

膝痛 （1）病名，见《张氏医通·膝病》。书中载："膝痛无有不因肝肾虚者，虚则风寒湿气袭之。"指以膝部疼痛为主要症状的疾病。多属于痹病范畴之肢体痹。属肢体痹者，又称膝痹。治宜补肝益肾，祛邪通络为主。如膝痛在筋，屈不能伸而肿者，多挟风热，宜二妙散加味；兼阴虚则热痛而不肿，宜虎潜丸；湿重流入脚膝，痹弱瘀重者，宜千金独活寄生汤；虚寒挟风湿而痛者，宜虎骨四斤丸；肝肾虚热，筋骨痿弱颤掉而痛者，宜鹿茸四斤丸。膝关节肿痛日甚，亦有发展为鹤膝风者。参膝痹、鹤膝风条。（2）症状名。指膝部疼痛，多见于膝痹。参该条。

膝痹 病名。见《娄多峰论治痹病精华》。肢体痹之一。《中医风湿病学》："膝痹是以膝部疼痛，或伴有沉重、酸软、肿胀、骨鸣、屈伸不利等为主要表现的痹病。"膝痹相当于西医学的膝关节骨关节炎、髌骨软化症、创伤性关节炎、感染性关节炎及各种原因引起的滑膜炎等病。参膝痛条。

膝眼风 病名。见《外科大成》卷二。即鹤膝风。参该条。

膝眼毒 病名。出《疡科心得集》卷中。（1）又名托疽。生于足少阳胆经阳关、阳陵泉二穴处。症见焮肿作痛，溃脓较迟。脓液黄白者顺，若不痛或流鲜血，或疮头渐多者为逆。治同外痈。（2）见《中国医学大辞典》。即膝眼风。参该条。

膝游风 病名。见《杂病源流犀烛》。即鹤膝风。参该条。

瘫痪 病名。见《外台秘要·瘫痪风方》。是指身体某部活动无力，或不能随意活动，甚至感觉迟钝或消失的病证，以运动障碍与感觉障碍为主要特征。《万病回春·万全一统述》："瘫者，坦也，筋脉弛纵，坦然而不举也。痪者，涣也，血气散满，涣而不用也。"多由肝肾亏虚，气血不足，复因邪气（如风寒湿热痰瘀等病邪）侵袭经络所致。《太平圣惠方·治瘫痪风诸方》："夫瘫痪者，此皆由肝肾久虚，气血不足，腠理疏泄，风邪易侵，肝主于筋，肾主于骨，肝肾中风，筋骨缓弱，故名瘫痪也。"症见口眼或四肢痿废不用，轻者手足虽能活动，但肢节缓弱，必须扶持方能运动。《太平圣惠方》："其病手足舒缓，不能收摄，口角垂涎，言语謇涩，皮肤顽痹，步履难，是其候也。"一般可分为"面瘫""偏瘫"及"截瘫"等。面瘫指口眼歪斜，多由风寒侵袭经络所致。偏瘫指一侧肢体偏废不用，常见于一侧的上、下肢，并伴有口眼歪斜症状。又称偏枯或半身不遂。多由风气入络，痰瘀凝阻所致。截瘫指下肢不遂，常由湿热留滞经络，气血亏损，筋脉失养，或外伤所致。根据其不同症状表现，可发生于面神经麻痹、脑血管意外后遗症、小儿麻痹症、脊髓炎、脊髓肿瘤及脊髓损伤等疾患。治宜审查病因，采用药物、针灸及推拿等综合疗法。

瘫缓风 病名。见《肘后备急方》卷三。一作摊缓风。即摊缓。参该条。

瘫痪风　病名。见《外台秘要》卷十四。即瘫痪。参该条。

瘅痹　(1)病名。《素问·五藏生成》云："卧出而风吹之，血凝于肤者为痹。"王冰注："谓瘅痹也。"瘅痹即顽痹。参该条。(2)症状名。《脉经校释》卷十载："瘅痹，麻痹之意。"《康熙字典》云："手足麻痹也。"由于麻痹部位不同而有皮肤瘅麻、肌肉瘅麻、皮肉瘅痹、通身瘅麻、肌肉瘅厚、脚腰痛瘅、四肢瘅麻、皮肤顽厚、皮肉顽厚之称。参各条。

鹤节　病名。见《世医得效方》卷十二。(1)即鹤膝风。参该条。(2)指小儿气血不充，肌肉失养，骨节显露如鹤节之状者。《幼科类萃》："鹤节证治，小儿禀受不足，血气不充，故肌肉瘦薄骨节显露如鹤之膝，抑亦肾虚得之。肾虚则精髓内耗，肤革不荣，易为邪气所袭，日就枯悴，其殆鹤膝之节乎。"相当于西医学之小儿营养不良症。

鹤膝风　病名。见《外科心法》卷五。又名膝游风、游膝风、鹤节、膝眼风、膝疡、鼓槌风等。特殊痹之一。《中医风湿病学》："鹤膝风是由先天禀赋不足，或后天调摄失宜，外邪侵袭所致，以腿脚牵痛，肢体筋挛，久则膝、肘关节肿大变形，肌肉瘦薄，骨节显露，如鹤之膝为主要表现的痹病。"因病后膝关节肿大，股胫变细，形如鹤膝，故名。为膝痹特殊类型。《医学心悟》："专发于膝关节上下，瘦细形如鹤膝。"《幼科铁镜》："两腿细小，膝骨肿大，如鹤膝之状。"《痹证防治》："鹤膝风，以其关节肿大疼痛，而股胫的肌肉消瘦为特征，形如鹤膝而名之。"(1)《外科枢要》认为：乃调摄失宜，亏损足三阴经，风邪乘虚而入。(2)《医学举要》、《不知医必要》、《时方妙用》等认为由三气（即风寒湿）之痹于膝者也。(3)《慎斋遗书》指出乃"风湿热结于膝也。"(4)《幼科铁镜》："此候由肾气不足"所致。(5)《中医大辞典》："常因经络气血亏损，风邪外袭，阴寒凝滞而成。"临床表现有：(1)初起关节肿痛，渐渐加剧，股胫肌肉枯萎渐瘦，膝骨日大显露如鹤膝之状，跗膝难以屈伸。类似于今之类风湿关节炎。(2)病初多见形寒发热，膝部微肿，步履不便，疼痛；继之患处红肿焮热，或色白漫肿，日久大小腿瘦如芦柴，只有膝盖肿大、行履不得，溃后脓出如浆，或流粘液黄液，久不愈合。治疗上宜辨证论治。现代医学各种原因引起的滑膜炎可出现鹤膝风表现。参膝痹条。

鹤膝节　病名。见明·万全《片玉心书》。即鹤膝风。参该条。

鹤膝痰　病名。见《疡科心得集》卷中。即鹤膝风。参该条。

燎火风　病名。见《医学实在易》。书中载："燎火风是肢节痹痛，局部热如火炙，后人有改为'流火风'者，意为游走行痹而痛。"

髀痹　病名。见《针灸甲乙经》。书中载："髀痹引膝股外廉痛，不仁，筋急。"髀，指大腿，股胯部。《风湿病与关节炎》认为髀痹是髋痹最早的名称。《丁甘仁医案》《痹痿专辑》载有"腰髀痹"。参髋痹、腰髀痹条。

濡痹　病名。见《太平圣惠方》。书中载："风寒湿三气并客于分肉之间，真气不周，脚气痹挛，冷而无汗者，名濡痹。"

燥痹　病名。见《黄帝素问直解》。书中载："谓寒合于湿，热合于燥也。……燥痹逢热，则筋骨不濡，故纵。纵，弛纵也，弛纵则痛矣。"五淫痹之一。《中医风湿病学》："燥痹是以燥邪为主而导致的以肢体关节枯削疼痛、孔窍干燥为主要临床特征的痹病。"《痹病论治学》："风寒伤人化热，风热伤人化燥，热则耗液，燥则伤津，病初起在经络，在体表，络脉痹阻，而关节肌肉酸痛，体表燥热则少泪少涕，少唾，少汗而肤痒。"类似于现代医学之干燥综合征；重叠综合征、混合性结缔组织病、类风湿关节炎等也可出现燥痹表现。

臂痛　(1)病名。见《证治要诀·臂痛》。书中载："臂为风寒湿所搏，或饮液流入或因提挈重物，皆致臂痛，有肿者，有不肿者，……外有血虚一证，血不荣于筋，或致臂痛。"指以臂部疼痛为主要症状的疾病。多属于痹病范畴之肢体痹。属于肢体痹者，又称臂痹。如《医林改错》："凡肩痛、臂痛、腰疼、腿疼，或周身疼痛，总名曰痹症。"多由风寒湿邪侵袭，痰饮留滞，血不荣筋，阳气不足，气滞血瘀，或提挈重物损伤所致。《类经图翼》卷十一："凡人肩冷臂痛者，每遇风寒，肩上多冷，……此以阳气不足，气血衰少而然。"若臂痛由风寒湿侵袭所致，治宜蠲痹汤；若由血不荣筋，瘦弱，臂痛，则兼养血，宜蠲痹汤合四物汤；若怒动肝火而臂痛者，宜小柴胡汤加川芎、当归；若痰饮流注而臂连肩背酸痛者，宜二陈汤、星香散合用；若挈重伤筋，以致臂痛，宜琥珀散、劫劳散，或和气饮；若臂痛由脾虚邪气相搏，宜补中益气汤加威灵仙、桂枝、姜黄等；若臂痛不能举物，气血凝滞者，宜舒筋汤。臂痛部位与经络循行相关。《医钞类编·臂痛门》："臂痛，有六道经络，定其痛在何经络之间，以行本经前行其气血，气血通则愈矣。"如臂前廉痛属阳阴，宜升麻、白芷、葛根；臂后廉痛属太阳，宜藁本、羌活；臂外廉痛属少阳，宜柴胡、连翘；臂内廉痛属厥阴，宜柴胡、当归、青皮；臂内前廉痛属太阴，宜升麻、白芷、葱白；臂内后廉痛属少阴，宜细辛、当归、独活等。参臂痹条。（2）症状名。指臂部疼痛，多见于臂痹。参该条。

臂痹 病名。出《金匮翼·痹症统论》。书中载："臂痹者，臂痛连及筋骨，上肢肩胛，举动难支，由血弱而风中之也。"肢体痹之一。《中医风湿病学》："臂痹是以肩以下腕以上的臂部疼痛、麻木、肿胀甚则萎缩，无力抬举为主要表现的痹病。多因外邪侵袭，痰饮留滞，血不荣筋所致。有些臂痹可连及肩、手。"治用十味剉散，或桑枝切片，炒香，煎水服。西医学的反射性交感神经营养不良综合征、臂丛神经痛及肌肉软骨韧带慢性损伤等可出现臂痹表现。参臂痛条。

髋痹 病名。见《娄多峰论治痹病精华》。肢体痹之一。《中医风湿病学》："髋痹是以髋部疼痛、麻木、酸困、屈伸不利，甚则强直等为主要表现的痹病。"相当于西医学的股骨头坏死及髋关节的骨关节炎、感染性关节炎、各种原因引起的滑膜炎等。参髀痹、腰髋痹、腰胯疼痛等条。

露肩风 病名。见《中医伤科学》。也称漏肩风，肩凝症的别称。参该条。

髓风 病证名。见《医说》。指风邪中于上肢致酸疼者。

附录 以下名词，具体内容待考。

中风痹 见《太平圣惠方》卷十九。

内痹 见《神农本草经》。

气湿痹 见《卫生易简方》。

风毒痹 见《鸡峰普济方》。

风痉痹 见《神农本草经》。

合痹 见《类证治裁》。

身痒滋痹 见《千金翼方》卷三。

苦痹 见《备急千金要方》卷十五。

疝痹 见《新修本草》。

眩痹 见《重修政和经史证类备用本草》卷三十。

脐痹 见《脉经校释》卷二。

痉痹 见《备急千金要方》。

脚气腹痹 见《本草纲目》。

痒痹 见《脉经校释》卷十。

惊痹 见《针灸甲乙经》。

筋转痹 见《千金翼方》卷二十七。

温痹 见《医说》卷六。

渴痹 见《重修政和经史证类备用本草》卷三十。

强痹 见《本草纲目》。

酸痹 见《类编朱氏集验医方》。

癖痹 见《医宗必读·痹》。

第二章　症状名

一身尽痛　症状名。见《赤水玄珠全集》。指全身肢体疼痛的自觉症状。多由于气血虚弱，荣卫空疏，腠理不密，风寒湿热之邪闭阻经脉所致。《赤水玄珠全集》载：“《纲目》云‘一身尽痛，其病暴似伤寒，属湿痹。……寒而一身痛者，甘草附子汤；热而痛者，当归拈痛汤’。”参身痛、周身痹痛条。

十指麻木　症状名。见《丹溪心法》卷四。手指麻木的别称。详参该条。

大筋緛短　症状名。出《素问·生气通天论》。书中载：“因于湿，首如裹，湿热不攘，大筋緛短，……緛短为拘。”緛：绉褶，拘缩，收缩之意。大筋指人体内强大突出的肌肉。朱震亨释曰：“大筋緛短者，热伤血不能养筋，故为拘挛。”高世栻注：“大筋连于骨肉，緛短则屈而不伸。”大筋緛短是指人体内较大的肌肉拘挛收缩致关节屈伸不利、功能障碍的症状。多见于着痹及痹久血不养筋者。参拘挛条。

大关节不利　症状名。出《素问·至真要大论》。指四肢的肩、肘、腕、髋、膝、踝等大关节伸屈不灵活。多由风寒湿邪侵袭经络，气血痹阻所致。本症可见于风湿性关节炎、类风湿关节炎、痛风等病。

小筋弛长　症状名。出《素问·生气通天论》。书中载：“因于湿，首如裹，湿热不攘，大筋緛短，小筋弛长，……弛长为痿。”弛，同弛，松弛之意。小筋指筋络之细管附于骨肉外者。朱震亨云：“小筋弛长者，湿伤筋不能束骨，故为痿弱。”高世栻注：“小筋络于骨外，弛长则伸而不屈。”小筋弛长是指人体内较小的肌肉松弛痿弱不能约束骨节致关节伸而不屈，肢体废而不用之症。参痿条。

支节烦疼　症状名。见《伤寒论》。亦作肢节烦痛。指四肢关节烦热疼痛。《伤寒论·辨太阳病脉证并治》：“伤寒六七日，发热，微恶寒，支节烦疼。”《伤寒论辑义》卷三：“支节者，四肢百节也。若言百节，则以周身百节烦疼，此恐不然，当是四肢之关节烦疼。”《伤寒明理论·烦热》：“烦疼，即是热疼。”《伤寒溯源集》卷七：“发热恶寒，支节烦疼，又为在表之邪，是邪气半在表在里也。”可与柴胡桂枝汤和解。

五指筋挛　症状名。见《诸病源候论·五指筋挛不得屈伸候》。是指手指筋脉拘急挛缩难以伸直者。多见于痹病后期。参手指挛急、鸡爪风条。

不仁　症状名。出《灵枢·刺节真邪》。书中载：“卫气不行则为不仁。”指肌肤麻木不知痛痒。其发生或为寒邪留而不去，或为营血不足肌肤失养。《灵枢·寿夭刚柔》：“寒痹之为病，留而不去，时痛，而痹不仁。”《素问·逆调论》：“荣气虚则不仁。”参麻木条。

历节痛　症状名。见《金匮要略论注》。详参历节、历节风条。

历节风痛　症状名。见《本草纲目》。详参历节风条。

历节肿痛　症状名。见《本草纲目》。详参历节风条。

历节疼痛　症状名。见《备急千金要方》。详参历节风条。

手肿痛　症状名。手气的别称。见《杂病源流犀烛·肩臑肘臂腕手病源流》。书中载：“手肿痛，或指掌连臂膊肘腕俱痛，为手气也。”参手气、手痹条。

手足不仁　症状名。出《素问·本病论》。指手足不知痛痒，不觉寒热的症象。《伤寒明理论·不仁》：“不仁，谓不柔和也。痒不知也，痛不知也，寒不知也，热不知也，任其屈伸灸刺，不知所以然者，是谓不仁也。由邪气壅盛、正气为邪气闭，伏郁而不发，荣卫血气虚少，不能通行，致斯然也。”《金匮要略心典·腹满寒疝宿食病脉证治》：“手足不仁，或身疼痛，阳痹于外也，此为寒邪兼伤表里，故当表里并治。”本症可见于中风后遗症、痹病等疾患。

手足垂弹 症状名。见《圣济总录·诸风门》。参手足弹曳条。

手足麻木 症状名。四肢麻木的别称。《丹溪心法》卷四："手足麻者，属气虚；手足木者有湿痰，死血。"参四肢麻木条。

手足挛急 症状名。见《类证治裁》。书中载："风寒湿合痹，气血凝滞，身重而痛，手足挛急。"是指手足四肢筋脉均见挛曲难以屈伸者。亦称四肢拘挛。参拘挛、挛急条。

手足缓弱 症状名。见《中国医学大辞典》。也称四肢缓弱。指手足弛缓软弱无力。多由风、寒、湿邪阻遏经脉所致。《备急千金要方·诸风》："中风，身体疼痛，四肢缓弱不遂。"可用羌活汤、五痹汤等。本症可见于中风、痹病等。

手足弹曳 症状名。见《备急千金要方》。指手足筋脉弛缓无力，类似四肢不收。多由风邪侵袭经脉所致。《备急千金要方·诸风》："治风懿不能言，四肢不收，手足弹曳。"《丹溪心法附余》卷一："中风虽能言，口不㖞斜而手足弹曳。"可用星附散。《奇效良方》卷二："风邪所致，肌肤虚弱，手足弹曳，筋脉不利。"本症可见于中风、偏瘫、痹病等疾患。

手足拳挛 症状名。见《圣济总录·急风》。详参手足拘挛条。

手指麻木 症状名。见《张氏医通》。亦称十指麻木。指手指不觉痛痒，麻木不适。多因风湿入络，或气虚兼有湿痰，瘀血阻滞所致。常为中风先兆或痹病较重的表现。《素问病机气宜保命集·中风论》："中风者，俱有先兆之征。凡人始觉大拇指及次指麻木不仁，或手足不用，或肌肉蠕动者。"《张氏医通·痹》："手指麻木是气不行，有顽痰死血也。"治宜益气活血，祛风，化湿，涤痰为主。如补中益气汤加红花、姜黄；导痰汤加乌药、苍术；二陈汤加二术、桃仁、附子等。

手指挛急 症状名。见《中医症状鉴别诊断学》。是指手指挛急、挛曲难以伸直，而腕部以上活动自如者。俗称鸡爪风。其发生或为阴血不足，血不养筋或血燥筋伤；或为寒湿伤筋，寒为阴邪，其性收引凝滞，寒犯筋脉，会引起形体拘急，关节挛急，屈伸不利等症。前者宜养血舒筋或养血柔筋，方用四物汤或养血地黄丸。后者宜散寒湿，舒筋脉，方用薏苡仁汤或蠲痹汤。本症可见于类风湿关节炎的后期、前臂缺血性肌挛缩等疾患。参鸡爪风条。

爪枯 症状名。出《灵枢·经脉》。书中载："气不荣则皮毛焦，皮毛焦则津液去皮节，津液去皮节者，则爪枯毛折。"指手足爪甲干枯无光泽。多因气虚血少，津液亏耗，或感受寒湿，或肝脏受损等所致。《灵枢·阴阳二十五人》："感于寒湿则善痹，骨痛，爪枯也。"《素问·五脏生成》："多食辛，则筋急而爪枯。"《杂病源流犀烛·燥病源流》："筋燥爪枯，必滋养其荣血也，宜养荣汤。"本症可见于虚劳、痿、痹等疾患。

节尽痛 症状名。见《五十二病方》。本症与历节病有近似之处，但程度较剧，范围较广，或诸节皆痛者。参历节病条。

右枯 症状名。见《类证治裁·中风》。书中载："自丹溪……右枯属气虚，用四君子汤。"指右偏枯，即右侧半身不遂。一名右痪。参半身不遂、左瘫右痪条。

右痪 症状名。见《太平惠民和剂局方》卷一。即右半身不遂。参左瘫右痪条。

左偏枯 症状名。见《中藏经·论痹》。简称左枯，又名左瘫。指左半身不遂。《类证治裁·中风》："自丹溪以左枯属血虚，用四物汤。"参半身不遂、左瘫右痪条。

左瘫右痪 症状名。见《太平惠民和剂局方》卷一。半身不遂，在左侧者称左瘫，发于右侧肢体者称右痪。属于中风的范围。《素问·大奇论》指出，偏枯，有发于左者，有发于右者，亦即左瘫右痪。后世有以左瘫属血虚而中，治以四物汤加祛风、活血、化痰药；右痪属气虚而中，治以四君子汤加祛风、化痰之品。《寿世保元·中风》主张用上池饮统治左瘫右痪，可因血虚为主或气虚为主而随证加减。参半身不遂条。

四肢实 症状名。出《素问·阳明脉解》。书中载："四肢者，诸阳之本也，阳盛则四肢实。"指由阳邪盛实致四肢动作、步履失常。《类经·阳明病解》："阳受气于四末，故四支为诸阳之本，阳邪刚盛，故步履变常也。"

四支疼痛 症状名。见《医权初编》卷上。即四肢疼痛。详参该条。

四肢不仁 症状名。见《外台秘要》卷十四。指四肢麻木不知痛痒。多由气血虚弱或痰湿阻滞经络所致。参手足不仁条。

四肢不用 症状名。出《灵枢·本神》。书中载："脾气虚则四肢不用。"指四肢痿软无力，失去活动能力。《医权初编》卷上："脾病而四肢不用，有虚有实。《内经》专主于虚，谓脾主四肢，今脾气虚弱，不能为胃行其津液，以灌溉乎四支，故四支不为用也。然体肥善饮，素多痰火者，一旦发动，经络壅塞，四肢疼痛亦不为用，此亦脾家之病，较前症更多，一宜补正，一宜涤荡，相悬天壤，细参内症色脉，自不能掩矣。"本症可见于痿病、瘫痪、痹病日久成痿的病证等。

四肢不收　症状名。见《难经·十六难》。指手足软弱无力，活动艰难或瘫废者。多因中风，或气虚血枯，或痰湿流滞所致。《外台秘要·中风及诸风》："凡初得风，四肢不收，心神昏愦。"《脾胃论·肺之脾胃虚论》："脾胃之虚，怠惰嗜卧，四肢不收。"《类证治裁·中风论治》："四肢不收。诸阳经皆起于手足，循行身体，如邪气客于肌肤，随其虚处停滞，与气血相搏，故肢不举，脉缓大有力，土太过也，当泻其湿，胃苓汤；脉细小无力，土不足也，当补其气，补中汤。瘦人血枯筋急，木旺风淫者，四物汤加钩藤、秦艽、防风、木瓜。肥人色白多痰者，六君子汤加秦艽、天麻、竹沥、姜汁。"本症可见于痿、中风、痹病日久成痿等病证。可参手足弹曳条。

四肢不举　症状名。见《素问·阴阳别论》。书中载："三阳三阴发病，为偏枯痿易，四肢不举，身重，大小便利无度。"指四肢活动受限，不能抬举。多因风袭经络，或脾胃虚衰及积热所致。《医门法律·中风门》："四肢不举，有虚有实。阳明实则肉理致密，加以风邪内淫，正气自不周流也。虚用六君子汤，实用三化汤合承气汤。"又"四肢不举，皆属脾土，膏粱太过，积热为壅者，为脾土瘀实，宜泻以开其壅，食少体羸，怠惰嗜卧者，为脾土虚衰，宜补以健其运。"本症可见于中风、偏枯、痿病、痹病等。可参手足弹曳条。

四肢坚硬　症状名。见《医学入门·怪疾》。书中载："四肢坚硬：寒热不止，经日后四肢坚如石，以物击之似钟磬声，日渐瘦恶。"指四肢肌肤发硬及关节活动障碍。多见于气血不荣四末，痰瘀停滞的皮痹。

四肢别离　症状名。出《素问·阴阳类论》。书中载："二阴一阳，病出于肾，阴气客游于心，脘下空窍，堤闭塞不通，四肢别离。"又称四支别离。指四肢好象与躯体分离的感觉。《素问识》卷

八："四支别离。吴（崑）云，'胸中病，则四支无以受气，故若别离于身，不为己有也。'张（隐庵）云：'清阳实四支，阳虚则四支不为用'"。

四肢拘急　症状名。出《伤寒论·辨霍乱病脉证并治》。指手足筋脉拘挛收紧难以屈伸。《伤寒论大全》卷三："四肢拘急，拘急者，手足不能自如，屈伸不便，如蹲卧恶风之貌，四肢者，诸阳之本，盖因发汗亡阳，阳虚是有其证也。"《伤寒绪论》卷下："四肢为诸阳之本，寒邪客于经络之中，故使拘急不和也。有因发汗亡阳，津血内竭，不能营养筋脉而屈伸不便者，有阳气内衰，不能行于四末而拘急疼痛者，大抵有发热头痛，骨节疼而四肢拘急为表证；无身热头疼而倦卧不伸，四肢拘急者，为阴症。若汗下后，筋惕肉瞤而见拘急不仁者，则为气血虚弱也。"多因寒邪侵袭经脉，或热灼阴液，血燥筋枯所致。因寒者，宜温经扶阳，用桂枝加附子汤；吐利后直中阴经者，宜四逆汤；津血耗伤者，宜芍药甘草汤加味；亡阳者，宜用参附龙牡汤。

四肢垂曳　症状名。出《圣济总录·诸风门》。参手足弹曳条。

四肢倦怠　症状名。见《世医得效方·身疼》。书中载："男子妇人气血劳伤，四肢倦怠，肌体羸瘦，骨节烦疼。"指手足无力，懒于动作。多由脾胃虚弱，不能温润四肢所致。可见于内伤劳倦、脾虚久泻、痹病等病证。治宜人参黄芪散等方。

四肢疼痛　症状名。见《备急千金要方·诸风》。多因风寒湿邪外袭，或痰火壅塞经络所致。疼痛部位有固定与游走的不同。《诸病源候论·四肢痛无常处候》："四肢痛无常处者，手足支节皆卒然而痛，不在一处，其痛处不肿，色亦不异，但肉里掣痛，如锥刀所割。由体虚受于风邪，风邪随气而行，气虚之时，邪气则胜，与正气交争相击，痛随虚而生，故无常处也。"《医权初编》卷上："体肥善饮，素多痰火者，一旦发动，经络壅塞，四肢疼痛，亦不为用，此亦脾家之病。"可用防己汤、附子八物汤、松节酒等。本症为痹病常见症状。详参疼痛条。

四肢麻木　症状名。见《寿世保元》卷五。指手足自觉麻木不适。又名手足麻木。多因四末气血不充，荣卫不通，或兼寒湿、痰血凝滞经络所致。《古今医案按·麻木》："麻木多在于手足者，以四末道远气馁，则卫行迟而难到也，故麻不兼木，必

属气虚，否则风痰。凡脉浮而软或大而弱者，气虚也；脉浮而滑，按之不衰者，风痰也。若麻木兼作，则有寒湿、积痰、死血之殊，其脉有沉迟滑实与沉涩而芤之分矣。"治以补益气血为主，挟风寒者，先用桂附；兼痰湿者，用二术、二陈汤酌加羌活、独活、桂枝等；因瘀血者，四物汤加桃仁、甘草、红花等；有湿痰、瘀血相并者，宜双合汤；因气滞经络者，宜开结舒筋汤；冷风麻痹足屈不伸者，独活寄生汤；腿足麻木如火热者，三妙丸；手臂麻属气虚者，补中益气汤加桑枝、姜黄等。文献有谓在手多兼风湿，在足多兼寒湿之说。参麻木条。

四肢酸疼 症状名。见《金匮要略·血痹虚劳病脉证并治》。书中载："虚劳里急，……四肢酸疼，手足烦热，咽干口燥，小建中汤主之。"指四肢肌肉、筋脉有酸楚、疼痛的感觉。为痹病常见症状。多由湿热侵袭经络，或气血亏损所致。《备急千金要方·风毒脚气》："若暑月久坐久立湿地者，则热湿之气，蒸入经络，病发必热，四肢酸疼，烦闷。"

四肢缓弱 症状名。见《备急千金要方》卷八。指四肢驰软无力。多见于中风、痿、痹等病。

四肢微急 症状名。见《中医词释》。指四肢轻微拘挛。

四肢强直 症状名。见《中医症状鉴别诊断学》。一是指四肢筋肉强硬，肢体伸直而不能屈曲，二是指四肢关节由于某种原因而致僵硬、不能屈伸的症状。在痹病过程中出现四肢强直，多是由于风寒湿或湿热阻滞经络，痹痛日久不愈，筋脉失养，使关节固定，不能屈伸。亦称为四肢关节强直。治宜疏风、散寒、祛湿、通经活络。方用防风汤、乌头汤、薏苡仁汤和加味二妙散等方。

四肢瘴麻 症状名。见《圣济总录·诸痹门》。指四肢手足麻木疼痛。详参瘴痹条。

四肢弹曳 症状名。见《圣济总录诸风门》。参手足弹曳条。

四肢瘦削 症状名。见《中医症状鉴别诊断学》。指四肢由于某种原因引起的肌肉萎缩症状。多见于痹病后期肢体因疼痛、活动障碍等所致肢体肌肉废用而萎缩。如鹤膝风的股、胫部肌肉萎缩即属此类。

四肢聂聂动 症状名。出《金匮要略·水气病脉证并治》。即筋惕肉瞤。详参该条。

半身麻木 症状名。见《中医症状鉴别诊断学》。指麻木仅见于半侧肢体者。多见于中风、痹病等证。参麻木条。

头项强痛 症状名。出《伤寒论·太阳病脉证并治》。书中载："太阳之为病，脉浮，头项强痛而恶寒。"指头项部牵强不舒作痛。多因邪在肌肤或遏阻经络所致。外感表证，宜发散解表。如久病项强，多属痹病，宜祛风化湿，舒经活络。痉病初起，亦常有头痛项强，病情较重，治宜清解通络，镇痉息风为主。本症可见于某些神经系统感染性疾患及颈椎病等。

皮肉顽痹 症状名。见《太平圣惠方》。即皮肉麻木顽厚之意。详参瘴痹条。

皮肉瘴痹 症状名。出《圣济总录·诸风门》。即皮肉麻痹之意。参瘴痹条。

皮肤不仁 症状名。见《诸病源候论·风不仁候》。书中载："其状，搔之皮肤如隔衣是也，诊其寸口脉缓，则皮肤不仁。"又称肌肤不仁。指肌肤麻木，不知痛痒。多由邪入于肌肤，气血运行不畅所致。可见于中风后遗症、痹病等疾患。参不仁条。

皮肤红斑 症状名。见《中医症状鉴别诊断学》。凡皮肤上出现圆形、椭圆形或不规则形的红色改变，平摊于皮肤上，抚之不碍手者，均可称之为皮肤红斑，简称红斑。亦称赤疵。《诸病源候论》卷三十一："面及身体皮肉变赤，与肉色不同，或如手大，或如钱大，或不痒痛，谓之赤疵。此亦是风邪搏于皮肤，血气不和所生也。"类似于风湿病发作期的环形红斑。

皮肤顽厚 症状名。见《太平圣惠方》。指皮肤增厚、发硬、麻木不仁之意。是机体气血异常变化的结果。当外邪侵袭皮肤，腠理闭塞，津聚于皮肤，不得外达则成水肿，皮肤增厚，积久气血不通而产生痰浊瘀血，皮肤发硬。多见于西医学的硬皮病。

皮肤瘴痹 症状名。见《普济方》。即皮肤麻木疼痛之意。参瘴痹条。

皮肤瘴麻 症状名。见《奇效良方》。即皮肤麻痹之意。参瘴痹条。

百节疼痛 症状名。见《备急千金要方》。即全身关节疼痛。参肢节痛条。

吊脚筋 症状名。见《中医症状鉴别诊断学》。指下肢筋脉挛急、不能屈伸者。多见于痹病后期。如类风湿关节炎晚期可见该症。亦称转筋。参该条。

肉枯　症状名。出《灵枢·刺节真邪》。书中载："虚邪之入于身也深，寒与热相搏，久留而内著，寒胜其热，则骨疼肉枯。"指肌肉干枯萎缩。多由外邪乘虚内侵，气血衰少，肌肉失于濡养所致。本症可见于痹病后期。

肉瞤筋惕　症状名。见《伤寒论大全》卷二。筋惕肉瞤的别称。详参该条。

舌麻　症状名。见《嵩崖尊生书》卷六。书中载："血虚亦舌麻，火痰居多，审因施治。"指舌有麻木的感觉。《症治汇补·麻木章》："脾肾亏，湿痰风化乘间而入，均使舌体麻木。"参舌痹条。

肌肉不仁　症状名。出《素问·痿论》。书中载："脾气热，则胃干而渴，肌肉不仁。"指肌肉麻木不知痛痒、冷热。《伤寒明理论·不仁》："不仁，谓不柔和也。痒不知也，痛不知也，寒不知也，热不知也，任其屈伸灸刺不知，所以然者，是谓不仁也。由邪气雍盛，正气为邪气闭伏，郁而不发，荣卫血气虚少，不能通行。"是痹病常见症状之一。参不仁条。

肌肉枯燥　症状名。出《普济方》卷一百八十五。同肌肤甲错。参该条。

肌肉胀痛　症状名。见《伤科方药汇粹》。是指病人自觉肌肉内充塞难受，发胀疼痛。多由于水湿或瘀血停聚于肌肉引起。

肌肉顽硬　症状名。见《中医诊断学》。指肌肉僵硬，感觉迟钝的症状。可见于皮痹、肌痹等。如硬皮病后期。

肌肉挛缩　症状名。见《伤科方药汇粹》。是指肌肉挛急收缩，不能自由伸展。参挛缩、收引条。

肌肉瞤动　症状名。见《圣济总录》。同筋惕肉瞤。参该条。

肌肉酸痛　症状名。见《诸病源候论·风湿痹论候》。书中载："风湿痹病之状，或皮肤顽厚，或肌肉酸痛。"指肌肉疼痛、酸楚不适。

肌肉癯厚　症状名。见《圣济总录》。肌肉麻木不仁之意。参瘾痹条。

肌肉瘣痹　症状名。见《普济方》。肌肉麻痹之意。参瘾痹条。

肌肤不仁　症状名。出《金匮要略·中风历节病脉证并治》。书中载："邪在于络，肌肤不仁。"即皮肤不仁。参该条。

肌肤甲错　症状名。出《金匮要略·血痹虚劳病脉证并治》。是血痹瘀血内停的一种外候。形容皮肤粗糙、干燥，外观皮肤呈褐色，如鳞状，临床上常兼有身体羸瘦，腹满不能食，两目暗黑等症状。亦称肌肉枯燥。参该条。

肌肤麻木　症状名。见《中医症状鉴别诊断学》。是指肌肤出现局限性的片状、条索状知觉障碍而言。详参肌肤不仁、麻木条。

关节冷痛　症状名。见《伤科方药汇粹》。指关节疼痛，局部发冷，喜暖喜按。或病人自觉犹如冷风吹拂一样，恶风畏寒。多见于寒痹。参冷痛、寒痹条。

关节肿大　症状名。见《痹证治验》。是指痹病骨节变粗，周径增大的症状。其形成在痹病早期系水湿内停，关节肿胀；后期多为痰瘀互结，骨骼变形，如鹤膝之状。多见于类风湿关节炎后期、骨质增生症等。参鹤膝风、关节肿胀条。

关节肿胀　症状名。见《痹证通论》。指体内水液代谢障碍、水湿停留于关节引起的症状。为痹病常见症状之一。《灵枢·决气》说："谷入气满，淖泽注于骨，骨属屈伸，泄泽补益脑髓，皮肤润泽是谓液。"这里的"液"相当于西医学的关节滑液，是人体水液中比较稠厚的部分，经三焦循经脉随营血而周流全身，注于关节，起到滑润关节的作用，若外邪侵袭关节，阻滞经脉气血，生理之液就会雍聚而变为痰湿；或湿困脾土，生湿生痰，下流关节使关节肿胀、粗大，或红肿热痛，或漫肿肤色不变。治疗上宜分清虚实，攻补兼施。实证，治宜祛邪为主，用疏风、宣肺、利湿逐水等法；虚证，治宜扶正为主，用温肾、健脾、益气、通阳等法。关节肿胀多见于风湿热、类风湿关节炎活动期。

关节胀痛　症状名。见《伤科方药汇粹》。是指病人自觉关节充塞难受，发胀疼痛。多因痰湿或瘀血停聚关节引起。治以活血化瘀，或利湿消肿。方用五加皮酒等。参关节肿胀条。

关节禁固　症状名。出《素问·六元正纪大论》。书中载："感于寒，则病人关节禁固，腰脽痛，寒湿推于气交而为疾也。"指关节强直，活动障碍。多由寒湿之邪，痹阻经筋，或痹病日久，痰瘀互结，筋脉粘连引起。可见于类风湿关节炎的活动期和晚期。

收引　症状名。出《素问·至真要大论》。"诸寒收引，皆属于肾。"即挛缩。收即收缩，引即拘急。收引指筋脉挛急、关节屈伸不利，多由寒邪所致。寒邪侵入人体，留滞于经络关节肌肉之间，则络脉收缩，筋肉拘急。

形体不仁 症状名。见《中医词释》。指身体不知痛痒。参不仁、麻木条。

两脚麻木 症状名。见《医学入门·痹风》。指两脚部肌肉麻木不适感。《张氏医通·麻木》："湿热下流，两脚麻木，或如火燎者，二妙加牛膝作丸，不应，少加肉桂。"参麻木条。

折脊 症状名。出《灵枢·邪气脏腑病形》。书中载："肾脉……缓甚为折脊。"指腰脊疼痛似折的征象。督脉属肾贯脊，肾虚则督脉懈弛，腰脊疼痛如折。治宜温补肾督，理气活血等法。参脊痛条。本症可见于强直性脊柱炎、腰椎间盘突出症等疾患。

折腰 症状名。出《素问·脉要精微论》。书中载："肾脉搏坚而长，其色黄而赤者，当病折腰。"是腰痛如折之意。详参腰痛条。本症可见于腰痛、强直性脊柱炎等疾患。

折髀 症状名。出《素问·脉要精微论》。书中载："胃脉搏坚而长，其色赤，当病折髀。"指股部疼痛如折的症象。《类经·脉色类》："胃脉搏坚，木乘土也，加之色赤，阴阳不行者，从气冲下髀抵伏兔，故病髀如折也。"本症可见于下肢痹。

足寒 症状名。出《素问·解精微论》。书中载："阴并于下，则足寒，足寒则胀也。"指两足有寒冷的感觉。多由阳气虚弱，阴寒下盛，或感受寒湿之邪所致。《素问识》卷八："阳气不降，阴气不升，故上为目无所见，而下为足寒。"参足痹条。

足心痛 症状名。见《张氏医通》卷五。书中载："足心痛，足心及踝骨热疼者，为肾虚湿著，命门火不归经，肾著汤，下八味丸。肥人多湿痰流注，足心作痛，但久坐卧，起则痛甚，行动则缓，宜肾著汤合二妙散。"参脚心痛条。

足胫痛 症状名。出《素问·平人气象论》。指两脚及小腿部作痛。多由阴寒湿邪下注所致。本症可见于下肢痹。

足胫肿痛 症状名。见《寿世保元·脚气》。书中载："湿热脚气为病，肢节烦痛，肩背沉重，胸胁不利，兼遍身疼痛，下注足胫肿痛。"又"风湿气，足胫肿痛。"指两脚及小腿部肿胀作痛。多因风湿或湿热下注所致。参足痹、脚气、足胫痛条。

足膝冷痛 症状名。见《伤科方药汇粹》。是指足膝部疼痛，局部发凉，病人自觉犹如冷风吹拂一样，恶风畏寒。多由寒湿之邪侵袭人体引起。参足痹、冷痛条。

身重 症状名。出《素问·六元正纪大论》。书中载："土郁之发，民病心腹胀，胕肿身重。"指肢体沉重，活动不利，难以转侧。多与感受湿邪有关。如《张氏医通》云："身重多属于湿。"治宜发汗祛湿。方选羌活胜湿汤等。

身瞤 症状名。出《金匮要略·水气病脉证并治》。即筋惕肉瞤。见该条。

身瞤动 症状名。出《伤寒论·太阳病脉证并治》。即筋惕肉瞤。参该条。

身体不仁 症状名。见《金匮要略·血痹虚劳病脉证并治》。书中载："外证身体不仁，如风痹状。"指身体肌肤顽痹，不知痛痒冷热的症象。《医林绳墨》卷六，"有所谓不仁者，谓肌肤麻痹，或周身不知痛痒，如绳扎缚初解之状，皆因正气空虚，而邪气乘之，血气不能和平，邪正有相互克，致使肌肉不和，而为麻痹不仁者也；或有痰涩不利，或有风湿相搏，营卫行涩，经络疏散，皮肤少荣，以致遍体不仁，而有似麻痹者也。轻则不见痛痒，甚则不知人事。治宜祛风理气，养血祛湿。用二陈汤加当归、白术、天麻、防风、防己、芩、连之属，如不效者，去芩、连加薄桂。"参不仁条。

身体烦痛 症状名。见《中医词释》。指全身或多处肌肉关节的钝性疼痛，烦忧不宁，沉困不适等。

体重 症状名。出《灵枢·胀论》。书中载："脾胀者，善哕，四肢烦，体重不能胜衣，卧不安。"即身重。参该条。

肘挛 症状名。出《灵枢·经脉》。书中载："手少阳之别，……病实则肘挛。"指肘关节拘挛，难以屈伸。马莳注曰："邪气有余而实则为肘挛。"本症可见于类风湿关节炎、肘部外伤性骨化性肌炎、肘关节僵硬症等疾患。参挛、拘挛、肘痹条。

疟痛 症状名。见《中医词释》。指疼痛绵绵不断。

灼痛 症状名。见《痹证通论》。即烧灼样疼痛。指病人自觉沿经脉走行方向出现火烧火烤样疼痛。多因湿热阻滞，灼伤经脉引起。治宜清热利湿，舒筋活络。方用二妙散加味。

冷痛 症状名。见《肘后备急方》。指痛处有冷感，局部喜热喜按的症状。多见于寒痹，也可见于关节肌肉痹痛、胃痛、腹痛等。由于疼痛发生的部位不同而有肌肉冷痛、关节冷痛、足膝冷痛等。

参各条。

刺痛 症状名。见《痹证通论》。指病人自觉患部疼痛犹如针刺一样。是瘀血痹的典型症状，由瘀血闭阻经脉引起。参瘀血痹条。

拘 症状名。出《素问·生气通天论》。书中载："湿热不攘，大筋緛短，小筋弛长，软短为拘，弛长为痿。"指肌肉痉挛收缩，牵强不伸。痹病日久可见该症。常与挛、急并称，如拘挛、拘急等。多由湿热、风寒或血虚所致。如《杂证会心录》卷上说："古书有风寒、湿热、血虚之不同，然总不外亡血，筋无荣养则尽之矣。盖阴血受伤则血燥，血燥则筋失所滋，为拘为挛。"参拘急、拘挛条。

拘苛 症状名。出《素问·至真要大论》。书中载："筋肉拘苛。"王冰注："拘，急也；苛，重也。"是指筋脉拘急，肌肉有沉重、麻木感觉。《类经·运气类》："筋肉得寒则为急为痹，故筋急肉苛。"

拘急 症状名。出《素问·六元正气大论》。书中载："民病寒湿……痞逆寒厥拘急。"指肢体牵引不适或自觉紧缩感，屈伸不利的症状。筋痹日久常见四肢拘急，多因六淫外邪伤及筋脉，或血虚不能养筋所致。参四肢拘急条。

拘挛 症状名。出《素问·缪刺论》。书中载："邪客于足太阳之络，令人拘挛背急。"一作痀挛，又名筋缩证。多因阴血本亏，复由风寒湿热之邪侵袭筋脉，或瘀血留滞所致。其状四肢牵引拘急，活动不能自如。《杂证会心录·挛症》："拘挛属肝，肝主身之筋也。古书有风寒、湿热、血虚之不同，然总不外亡血，筋无荣养则尽之矣。盖阴血受伤则血燥，血燥则筋失所滋。……且精血不亏，虽有邪干，亦决无筋脉拘急之病。而病至坚强，其枯可知。治此者，必先以气血为主。若有微邪，亦不必治邪，气血复而血脉行，邪自不能留。"《医述》卷十二："拘挛则急多缓少，寒多热少，经谓寒则筋挛是也。其治莫如养血温经，使阳气以和柔之，阴津以灌溉之。"治以祛风湿，通经络等法。本症可见于类风湿关节炎、肌强直综合症等疾患。参拘急条。

拘强 症状名。出《素问·六元正气大论》。书中载："民病血溢，筋络拘强。"拘强，拘急而坚强也。

抽筋 症状名。见《中医症状鉴别诊断学》。指手足四肢筋脉均见挛曲难以屈伸者。亦称四肢拘急。参该条。

转筋 症状名。出《灵枢·阴阳二十五人》。书中载："血气皆少则喜转筋，踵下痛。"指肢体筋脉牵掣拘挛，痛如扭转。多由阴阳气血衰少，风冷外袭，或血分有热所致。常发于小腿肚，甚则牵连腹部拘急。《金匮要略·趺蹶手指臂肿转筋狐疝虫病脉证并治》："转筋之为病，其人臂脚直，脉上下行，微弦，转筋入腹者，鸡白屎散主之。"《诸病源候论·转筋候》："转筋者，由荣卫气虚，风冷气搏于筋故也。手足之三阴，三阳之筋，皆起于手足指而并络于身，若血气不足，阴阳虚者，风冷邪气中于筋，随邪所中之筋，筋则转。"《素问玄机原病式·六气为病》："外冒于寒而腠理闭密，阳气郁拂，热内作，热燥于筋，则转筋也。故诸转筋，以汤渍之，而使腠理开泄，阳气散则愈也。"本症多见于经筋病变。参经筋痹条。

脊强 症状名。出《灵枢·经脉》。指脊椎骨部筋脉、肌肉强急，身不能前俯的症象。亦称脊背强。多由督脉受病，或风寒外袭，湿凝瘀滞所致。《类证治裁·肩背手臂痛》："脊强，腰似折，项似拔，此足太阳经气郁不行，羌活胜湿汤。"《东医宝鉴·外形篇》卷二："膀胱肾间冷气攻冲背脊，腰脊强俯仰不利，宜乌沉汤。"本症可见于强直性脊柱炎后期。参脊痹、脊背强条。

脊背强 症状名。见《备急千金要方》卷二十。指脊椎肌肉，筋脉强急。亦称筋强。多因督脉、膀胱经脉病变所致。《杂病源流犀烛》："脊背强，灵枢云，督脉之别，名曰长强，其病实，则脊强。又曰，足太阳之脉病，则腰脊强痛，此脊背强所由来也。"本症可见于强直性脊柱炎等病证。参脊强、背强、脊痹、背痹条。

肤瞤 症状名。出《伤寒论·辨太阳病脉证并治》。书中载："太阳病，医发汗，遂发热恶寒，因复下之，心下痞，表里俱虚，阴阳气并竭，无阳则阴独，复加烧针，因胸烦，面色青黄，肤瞤者，难治。今色微黄，手足温者，易愈。"痹病可见此症状。即肌肉瞤动。参筋惕肉瞤条。

肢肿 症状名。见《医林绳墨》卷五。书中载："肢肿者，四肢作肿也。盖四肢者，脾之脉络也。脾有所郁，则气血不调，以见四肢作肿，大率滞于血者，则痛肿难移，滞于气者，则俯仰不便，行血宜芎归汤加丹皮、白芷、秦艽、续断；行气宜二陈汤加厚朴、山楂、白术、黄芩。"《证治要诀·肿》："四肢肿，谓之肢肿，宜五皮饮加姜黄，木瓜。"即四肢肿。多见于湿痹。

肢节痛 症状名。出《灵枢·百病始生》。书中载："六经不通四肢，则肢节痛，腰脊乃强。"泛指各种原因引起的四肢关节疼痛不适的症状。多因风湿、痰饮、瘀血流滞经络，或因血虚不能养筋所致。治宜辨证论治。《丹溪心法·附肢节痛》："如肢节痛，须用羌活，祛风湿亦宜用之。如肥人肢节痛，多是风湿与痰饮流注经络而痛，宜南星、半夏；如瘦人肢节痛，是血虚，宜四物加防风、羌活；如瘦人性急躁而肢节痛发热，是血热，宜四物汤加黄芩、酒炒黄柏；如肢节肿痛，脉滑者，当用燥湿，宜苍术、南星，兼行气药木香、枳壳、槟榔；在下者加汉防己。若肢节肿痛，脉涩数者，此是瘀血，宜桃仁、红花、当归、川芎及大黄微利之。如倦怠无力而肢节痛，此是气虚，兼有痰饮流注，宜参、术、星、半。"本症为痹病常见症状。

肢节肿痛 症状名。见《张氏医通·身体痛》。书中载："肢节肿痛，痛属火，肿属湿，盖为风寒所郁，而发动于经络之中，湿热流注于肢节之间而无已也。"多因风、寒、湿、热侵袭或痰瘀阻络所致。指肢体关节肿胀疼痛。对于本症的治疗，《丹溪心法·肢节痛》："如肢节肿痛，脉滑者，当用燥湿，宜苍术、南星，兼行气药木香、枳壳、槟榔；在下者加汉防己。若肢节肿痛，脉涩数者，此是瘀血，宜桃仁、红花、当归、川芎及大黄微利之。"《杂病源流犀烛·诸痹源流》："有肢节肿痛，日夜无已时者，宜没药散，虎骨丸。"

肢节烦痛 症状名。见《伤寒来苏集·柴胡汤证》。即支节烦疼。详参该条。

肢体酸沉 症状名。见《伤科方药汇粹》。是指肢体沉重酸楚，举动艰难，活动无力。

肩不举 症状名。见《灵枢·经筋》。指肩臂部不能抬举；为肩凝症的常见症状。多因风湿外袭或外伤劳损所致。《灵枢·经筋》："手阳明之筋，……其支者，绕肩胛，挟脊；直者，从肩髃上颈。""其病当所过者，支痛及转筋，肩不举。"《类证治裁》卷六："阳明脉衰，肩胛筋缓，不举而痛，宜调补络脉。生芪、於术、当归、防风根、姜黄、桑枝、甘杞子、橘络。"除祛风化湿，和血活络外，并可结合针灸，推拿治疗。参肩痹、肩痛条。

肩后痛 症状名。见《杂病源流犀烛·肩背肘臂腕手病源流》。书中载："肩后属小肠经，故肩后痛为小肠经病，以小肠中感受风热，气郁不行故致

此。宜羌活、防风、藁本、木通、蔓荆子；若心血虚，必养血，宜当归、熟地。"指肩后部肌肉、筋脉作痛。多由风热气郁手太阳经脉所致。治以祛风行气为主。方用防风汤加减。参肩痹、肩痛条。

肩项痛 症状名。见《针灸甲乙经》卷八。指肩痛连项。多由邪客经脉，或血虚失于濡养所致。《素问·缪刺论》："邪客于足太阳之络，令人头项肩痛。"治用羌防泻白散或圣愈汤等方。本症可见于肩周炎、颈椎综合征等疾患。参肩痹、肩痛、项痹、项痛条。

肩背痛 症状名。出《素问·脏气法时论》。指肩背部筋脉、肌肉作痛。多因风湿或内伤脏腑、气血所致。《张氏医通·肩背痛》："肩背痛，不可回顾，此手太阳气郁不行也，以风药散之，通气防风汤；若面白脱色，短气者勿服，宜逍遥散加人参；火郁热盛，东垣升阳散火汤；形气虚甚，十全大补汤；肩背痛，脊强，腰似折，项似拔，此足太阳经气不行也，羌活胜湿汤。"亦有因湿热相搏、肩背沉重而痛，宜当归拈痛汤；因痰饮流注者，宜导痰汤；又有病后或房劳后，经行后走注肩背痛而见虚象者，宜调补为主。本症可见于颈椎病、肩周炎等疾患。参肩痹、肩痛、外感肩背痛、背痹、背痛等条。

肩前痛 症状名。见《杂病源流犀烛》。指肩前部肌肉、筋脉疼痛。多因邪袭手阳明经脉或肺气郁阻所致。《杂病源流犀烛·肩髆肘臂腕手病源流》："肩前属大肠经，故肩前痛为大肠经病，盖肩端两骨及前髆，皆大肠脉所贯。风热乘肺，肺气郁甚，肺先病，当泻风通肺气，宜防风、羌活、升麻、柴胡、蔻仁、陈皮、桑皮、贝母；若面白气虚，必兼补，宜加人参、黄芪。"本症可见于肩周炎等疾患。参肩痹、肩痛条。

肩痹痛 症状名。见《针灸资生经》。指肩部骨节、肌肉疼痛的痹病。多因感受风寒之邪引起。参肩痹、肩痛条。

肩臂痛 症状名。见《针灸甲乙经》。指肩部疼痛而影响上臂甚至前臂及手部者。可见于西医学的肩周炎、颈椎病等疾患。参肩痛、肩痹、臂痹、臂痛条。

肩背痹痛 症状名。见《针灸甲乙经》。指肩后部疼痛连及胛背者。参肩痹、背痹、肩背痛条。

肩垂背曲 症状名。见《临证指南医案·肩臂背痛》："背为阳明之府，阳明有亏，不能束筋骨，

利机关，即肩垂背曲。"背曲肩随的别称。参背曲肩随条。

屈伸不利　症状名。见《痹证治验》。是指关节伸而不易屈，屈而不易伸，运动不灵活而言。是痹病最常见症状之一。其形成或为风寒湿邪侵袭，痹阻筋脉，或为关节疼痛、肿胀、屈伸不得，或为痹病日久，痰瘀互结，筋膜粘连造成。《诸病源候论·历节风候》："历节风之状，短气自汗出，历节疼痛不可忍，屈伸不得是也，……风历关节，与血气相搏交击，故疼痛；血气虚则汗也；风冷搏于筋，则不可屈伸。"一般说，筋痹时多屈而不伸，出现"筋缩""拘挛""抽掣"等。骨与关节病时多伸而不屈，甚则关节肿胀或变形等，形成关节僵直的固定体位。如风湿性关节炎、类风湿关节炎晚期均可出现关节屈伸不利，步履艰难等症状。参筋缩、拘挛条。

项强　症状名。出《素问·至真要大论》。书中载："太阴之胜，火气内郁，疮疡于中，流散于外，病在胠胁，甚则心痛热格，头痛，喉痹，项强。"指颈项部肌肉筋脉牵强拘急。亦称颈项强急。多因风寒湿邪侵袭太阳经脉，或感受暑湿，或津血耗损，项部筋脉失养所致。本症可见于落枕、颈椎病、颈椎骨质增生症、颈肌痉挛等疾患。参项痛、项痹、颈痹、颈项强痛条。

项背强　症状名。见《伤寒论·辨太阳病脉证并治》。指后项背脊间肌肉筋脉牵强板滞不适。又称项脊强。多由风冷乘袭足太阳经，或气血凝滞，脉络不和所致。治宜温散、通络等法。方用葛根汤、姜黄散、香苏散等。本症可见于颈椎综合症、失枕等疾患。参项脊强、项痹、背痹条。

项脊强　症状名。见《医学心悟·项脊强》。书中载："项脊者，太阳经所过之地，太阳病，则项脊强也。"指后项背脊肌肉经脉牵强。又名项背强。参该条。

背曲肩随　症状名。出《素问·脉要精微论》。书中载："背者，胸中之府，背曲肩随，府将坏矣"。指背脊高突，两肩下垂的症象。亦称肩垂背曲。多见于老年阳衰，劳伤虚损疾患者，治宜补肝肾，益精血，养筋骨等法。本症可见于强直性脊柱炎后期。

背脊骨痛　症状名。出《石室秘录·背脊骨痛》。书中载："背脊骨痛者，乃肾水衰耗，不能上润于脑，则河车之路，干涩而难行，故尔作痛。此等症非一二剂可以见功，非久服补气之药以生阴，非大服补阴之药以生水，未易奏行也。"指背部脊椎骨（棘突）疼痛、压痛。方用满河汤。本症可见于脊椎过敏症、脊椎结核等疾患。参脊痹、脊痛条。

背胂筋痛　症状名。出《素问·标本病传论》。书中载："肾病少腹腰脊痛，胻酸，三日背胂筋痛小便闭。"胂，同膂。背胂筋，即骶棘肌。指背脊椎骨两侧的筋、肌肉疼痛。多由脾、肾疾病，邪侵膀胱所致。本症可见于腰背筋膜综合征、棘上韧带劳损等疾患。

战掉　症状名。见《普济方》卷一百八十五。是指头及全身四肢战栗、抖动之症。参颤振条。

骨酸　症状名。出《灵枢·本神》。书中载："恐惧而不解则伤精，精伤则骨酸痿厥，精时自下。"指骨节酸楚，亦作骨痠。多由肾虚精伤所致。兼见腰膝软而冷，多属虚证；又因风湿或浊毒乘袭而引起者，则为实证。本症可见于类风湿关节炎等痹病。

骨痛　症状名。出《素问·脉要精微论》。书中载："帝曰：诸痈肿筋挛骨痛，此皆安生？"指肢体疼痛剧烈，如深达骨髓一样。即疼痛彻骨，痛彻骨髓之意。《杂病源流犀烛·筋骨皮肉毛发病源流》："人身之痛，或由风淫湿滞，或由血刺痰攻，浅不过肌肉皮毛，深亦止经络脏腑，若入里彻骨，作酸作疼，虽因寒因热有不同，要其损伤劳极，为至甚而无加矣。宜虎骨散，二妙散。他如久立伤骨，骨伤之病，或亦有痛者，或渐至成痿者，当受伤之初，不可不急救也。宜补骨脂、牛骨髓、鹿茸、骨碎补。"本症可见于慢性风湿性关节炎、类风湿关节炎等疾患。

骨痠　症状名。出《灵枢·本神》。亦名骨酸。参该条。

骨节疼烦　症状名。见《伤寒论·辨太阳病脉证并治》。书中载："风湿相搏，骨节疼烦，掣痛，不得屈伸，近之则痛剧，汗出短气，小便不利，恶风不欲去衣，或身微肿者，甘草附子汤主之。"多由风湿相搏，或邪伤营卫，或邪热犯肾，或气血劳伤等所致。又名骨节烦疼。参该条。

骨节疼痛　症状名。见《伤寒论·辨太阳病脉证并治》。书中载："太阳病，头痛、发热、身疼、腰痛、骨节疼痛、恶风、无汗而喘者，麻黄汤主之。"是指病人四肢或躯干部位关节疼痛的症状。多因风寒湿热等淫邪外袭，闭塞经络，气血不通而致。发生在四肢关节的疼痛称肢节痛；发生在脊柱关节的疼痛称脊痛、脊背痛。详参各条。

骨节烦疼 症状名。见《备急千金要方》卷七。书中载："风湿相搏，骨节烦疼，四肢拘急，不可屈伸。"指关节烦热疼痛不适。又名骨节疼烦。详参该条。

骨节酸痛 症状名。见《伤科方药汇粹》。是指关节疼痛，酸楚不适。多因肾虚、骨节失养或湿滞关节引起。参骨酸、骨节烦疼条。

骨节蹉跌 症状名。见《备急千金要方》卷八。书中载："夫历节风著人久不治者，令人骨节蹉跌，……此是风之毒害者也。"指痹病后期关节错乱、畸形，肢体功能障碍的症状。本症可见于类风湿关节炎、大骨节病等病证。

重着 症状名。见《三因极一病证方论》。是指身体沉重，举动艰难，活动不利。《内经》中称为"重"。如《素问·痹论》："痹在于骨则重。"《素问·四时刺逆从论》："太阳有余，病骨痹身重。"《太平圣惠方》称为"身体沉重"。是湿痹典型症状。多因坐卧湿地，或涉水冒雨，或周围环境气候潮湿，湿邪侵袭肌体，血气受湿濡滞不通，而肢体重着。《儒门事亲·痹论》："此疫之作，多在四时阴雨之时，及三月九月，太阳寒水用事之月，……或凝水之地，劳力之人，辛苦过度，触冒风雨，寝处浸湿，痹从外入。"其次肾虚，骨失所养，也可出现骨节沉重。前者宜健脾利湿，后者宜补肾壮骨。方用蠲痹汤、六味地黄丸等。参湿痹、骨痹条。

胫冷 症状名。见《医学正传》卷四。指病人自觉小腿部发凉或触摸时小腿内侧皮肤冰冷而言。

胫酸 症状名。见《灵枢·决气》。是指小腿酸软无力而言。多由湿热下注所致。湿浊入皮困肉，不得发越，化热伤气耗阴，使精髓难以充丰，故见胫酸。治宜清利湿热，佐以益气活血。方选当归拈痛汤。

疣目 症状名。见《诸病源候论·疣目候》。书中载："疣目者，人手足边忽生如豆，或如结筋，或五个、或十个，相连肌里，粗强于肉，谓之疣目，此亦是风邪搏于肌肉而变生也。"疣目相当于西医学的皮下小结，是急性风湿病常见的皮肤表现。结节如豌豆大小，数目不等，带硬性，触之不痛，常位于肘、膝、枕后、前额、棘突等骨质隆起或肌腱附着处。与皮肤无粘连，将皮肤绷紧抚摸时可发现。

浑身麻木 症状名。见《兰室秘藏》卷二。书中载："浑身麻木不仁，或头面手足胸背，或腿脚麻木不仁。"是指自觉全身肢体麻木不适感。多由气血不充，卫气不行，或痰湿，或气郁血瘀所致。《杂病源流犀烛·麻木源流》："有浑身麻木者，宜八仙汤、五积散。……因瘀血麻木者，宜四物汤加桃仁、红花、甘草；有身麻生疙瘩者，宜散滞汤；有因气麻木者，宜开结舒崩汤。"如湿痰者，或走注奶核；肿起有形色白，宜化痰利湿，用二陈汤加苍术、枳壳、黄连、厚朴等。因气虚者，宜补气行气，用四君子汤加厚朴、香附等。血虚者，宜养血生血，如四物汤加生地、红花、枸杞、香附之类。又有因阳气衰弱，湿伏阴分所致者。《张氏医通·麻木》："东垣治闭眼则浑身麻木，开眼则渐退，久而方止，昼减夜甚，为阳气衰而湿伏阴分也。三痹汤去乌头、加苍术、黄柏。"参麻木条。

结筋 症状名。见《诸病源候论·结筋候》："体虚者，风冷之气中之，冷气停积，故结聚，谓之结筋也。"指风冷侵袭筋脉而出现的结节。参筋结条。

挛 症状名。出《素问·异法方宜论》。挛为曲而不伸之状，常与拘、急并称，如拘急、挛急，多属筋病。可分虚实寒热四证。《证治准绳·杂病》："《内经》言挛皆属肝，肝主身之筋故也。……有热、有寒、有虚、有实。"虚挛多因血虚不能养筋，治用四物汤、养血地黄丸等方。实挛由于外受风寒，内有实热等所致。宜活血通经汤。寒挛则胫逆而痛，筋挛骨痛，治用乌头汤，《千金》薏苡仁汤等方。热挛经谓肝气热则筋膜干，筋膜干则筋急而挛，用生地、当归之属，或六味丸加牛膝、当归等。

挛节 症状名。出《素问·逆调论》。书中载："骨痹，是人当挛节也。"是骨痹之外证，指关节拘挛，屈伸不利而言。《圣济总录》卷二十："肾脂不长，则髓涸而气不行，骨乃痹而其证内寒也。……外证当挛节，则以髓少而筋燥，故挛缩而急也。"参拘挛条。

挛急 症状名。(1)出《灵枢·脉经》。义同拘急。参该条。(2)见《太平圣惠方》。指痹病日久，肢体拘急挛曲难以伸直，活动受限的症状。

挛缩 症状名。见《伤科方药汇粹》。即收引。参该条。

痀挛 症状名。出《灵枢·邪客》。书中载："凡此八虚者，皆机关之室，真气之所过，血络之所游，邪气恶血，固不得住留，住留则伤筋络，骨节机关不得屈伸，故痀挛也。"即拘挛。参该条。

疼痛 症状名。见《金匮要略·痉湿暍病脉证并治》。书中载："太阳病，关节疼痛而烦，脉沉而细者，此名湿痹之候。"疼痛是痹病最常见症状之一。它贯穿在痹病发生、发展、变化的整个过程中。是指各种病因作用于机体后，阴阳气血功能失调，经脉不通或不荣所致的一种难以忍受的苦楚。即所谓"身有所苦楚而不能忍也"。疼痛的原因很多，凡外感六淫、内伤七情、痰浊、瘀血、虫积饮食、跌仆损伤以及烧伤、虫兽咬伤等皆可引起。其病机可归结为气血壅阻不通，经脉气机不利，气滞血瘀，经脉失荣，即"不通则痛""不荣则痛"。前者为实痛，后者为虚痛。《素问·举痛论》云："寒气入经而稽迟，泣而不行。客于脉外则血少，客于脉中则气不通，故卒然而痛"；"寒气客于脉外则脉寒，脉寒则缩踡，缩踡则脉绌急，绌急则外引小络，故卒然而痛，得炅则痛立止。因重中于寒，则痛久矣。寒气客于经脉之中，与炅气相薄则脉满，满则痛而不可按也。寒气稽留，炅气从上，则脉充大而血气乱，故痛甚不可按也"；"寒气客于背俞之脉则脉泣，脉泣则血虚，血虚则痛，其俞注于心，故相引而痛。"所谓不通则痛，是指各种病因导致气血阻滞、经络闭塞而出现的疼痛。疼痛性质多为刺痛、胀痛、掣痛、锐痛、疼痛较剧烈。所谓"不荣则痛"，是指某些病因导致脏腑经络功能低下，气血不足，肢体失于温煦、荣养而引起的疼痛，疼痛性质多为隐隐作痛、酸痛、钝痛。实痛又有寒热、湿痰、瘀之分，虚痛又有气血、精、津虚之别。还有虚中夹实、实中夹虚、虚实兼见等情况。通过疼痛可以了解痹病的部位、性质、病势进退。一般地说，疼痛的部位多是痹病的病变所在。疼痛的性质是辨证的重要依据。如游走不定的疼痛，多为感受风邪，气滞为主；痛有定处，如针刺刀割状属于血瘀阻滞；疼痛剧烈，遇冷尤甚，得温则舒，为寒凝经脉；痛处较固定伴肿胀、重着、麻木不仁者，为湿邪阻滞肢体、关节、肌肉；若疼痛局部灼热红肿，触之发热，得冷则舒，得寒痛缓者，为热邪内盛。西医学认为疼痛是由对机体组织有损伤性的或有损伤性威胁的刺激引起的，神经末梢受到刺激，产生兴奋，传入大脑皮层引起疼痛。疼痛的治疗方法很多，包括内治、外治、针灸、按摩、导引等。对各种治法可有选择性的互相配合使用，以求得良好疗效。但总括起来不外通与补两种方法。通者，理气、活血、通络、消导、驱虫、祛邪等；补者，补益气血阴阳等。使经脉气血得通得补，则

"通则不痛""荣运则不痛"。正如《灵枢·百病始生》所云："察其所痛，以知其应，有余不足，当补则补，当泻则泻。"具体治法包括行气止痛法、活血祛瘀止痛法、通络止痛法、祛风胜湿止痛法、益气止痛法、养血止痛法、滋阴止痛法、温阳止痛法等。详参治法名各条。

疼痛如掣 症状名。见《中医词释》。掣，牵拉之意。即牵拉性痛，或牵扯性痛。亦称掣痛。参该条。

顽木 症状名。见《中医症状鉴别诊断学》。指肌肤麻木不知冷热痛痒。详参麻木、不仁条。

顽麻 症状名。见《医宗必读》。顽者，迟钝也。顽麻指肌肤麻木、不知冷热痛痒、感觉迟钝的症状。多因痹病日久，肌肤失于荣养或外感湿邪，痹阻经脉所致。参麻木条。

晨僵 症状名。见《痹证治验》。指病人晨起关节僵硬，屈伸活动不灵。是痹病的常见症状。多见于类风湿关节炎活动期。

偻附 症状名。出《素问·脉要精微论》："膝者，筋之府，屈伸不能，行则偻附，筋将惫矣。"偻，屈背之意；附同俯。为久痹肝肾亏损，筋骨失养所致的行走时身背弯曲，头向下俯的症象。多因肝肾不足、筋骨失养所致。为督脉病变，以虚证居多。治宜补肝肾，强筋骨为主。本症可见于类风湿关节炎、强直性脊柱炎后期。参大偻条。

脚下痛 症状名。出《素问·脏气法时论》。书中载："脾病者，身重，善肌，肉萎，足不收，行善瘛，脚下痛。"指脚底肌肤，筋脉着地时作痛。多由脾病湿盛所致。本症可见于痹病、脚气等病证。参足痹条。

脚肿如脱 症状名。出《金匮要略·中风历节病脉证并治》。书中载："诸肢节疼痛，身体尪羸，脚肿如脱，头眩短气，温温欲吐，桂枝芍药知母汤主之。"是指两脚肿大且麻木不仁，有如脱离身体的感觉。

脚腰痛瘁 症状名。见《普济方》。即脚腰疼痛，麻木之意。参瘁痹条。

脱肉破䐃 症状名。见《素问·玉机真脏论》。脱肉，泛指人体极度营养不良引起的肌肉瘦削。䐃，即人体较大的收缩时能隆起的肌肉，如三角肌、肱二头肌、股四头肌、腓肠肌等。破䐃，指强大隆起的肌肉消瘦或萎缩。尪痹后期，肢体肌肉萎缩，骨节肿大者与此症相似。参尪痹条。

麻木 出《普济本事方》。古称不仁。(1)症状名。麻,非痛非痒,肌肉内如有虫行,按之不止,搔之愈甚;木,不痛不痒,按之不知,掐之不觉,如木厚之感。麻木,即肌肤发麻,不知痛痒。《医碥》:"麻者,非痛非痒,如千万小虫乱行,如麻之乱也,观于脚麻可知。木者,不痒不痛,并不麻,顽然一物,自己肌肉如他人肌肉,按之不足,搔之不觉,如木之无知也。"《儒门事亲》认为麻木是诸痹的常见症状,书中载:"夫痹之为状,麻木不仁,以风寒湿三气合而成之。"(2)病名。指肌肤、肢体发麻,甚或全然不知痛痒的一类疾患。多因气虚失运,血虚不荣,风湿痹阻或痰瘀阻滞而致。《杂病源流犀烛·麻木源流》:"麻木,风虚病亦兼寒湿痰血病也。麻,非痛非痒,肌肉之内、如千万小虫乱行,或遍身淫淫如虫行有声之状,按之不止,搔之愈甚,有如麻之状。木,不痒不痛,自己肌肉如人肌肉,按之不知,掐之不觉,有如木之厚。"(3)病名。指肌痹。《医学举要·杂证合论》:"肌痹属脾,留而不移,汗多四肢缓弱,皮肤不仁,精神昏塞,今名麻木。"详参肌痹条。(4)病名。指着痹。《理瀹骈文》注:"湿胜为着痹,即麻木。"详参着痹条。(5)中风先兆之一。《中风专辑》张三锡曰:"中年人但觉大拇指时作麻,或不仁;或手足少力,或肌肉微掣,三年内必有中风暴病。"麻木的病因病机、治法等,不同的医学流派各有见地。《素问·痹论》认为是营卫之气不行:"其不痛不仁者,病以入深,营卫之行涩,经络时疏,故不痛,皮肤不营,故为不仁。"《金匮要略·血痹虚劳病脉证并治》认为阴阳气血俱虚可致"外证身体不仁"。《诸病源候论·风不仁候》认为是由"荣气虚,卫气实,风寒入肌内,使血气行不宣流"而致。《普济本事方》认为:"风热成历节,攻手指,作赤肿麻木。"《儒门事亲》认为是"风寒湿三气合而成之。"《兰室秘藏》认为麻木多由气虚而引起,"如绳缚之久,释之觉麻作而不敢动,良久则自己,以此验之,……乃气不行。"在治疗上,主张"补其肺中之气,则麻木自去矣"。朱丹溪集诸家之经验,认为麻与木应当分别,麻固然由气虚所致,木则为湿痰死血阻于血脉经隧而成,治疗上未可执一。《杂病源流犀烛·麻木源流》指出麻的病因"气虚是本,风痰是标";木,则由"死血凝滞于内,而外挟风寒,阳气虚败,不能运动"。在辨证上,《医学原理·痹门》认为麻木虽是邪在肌肤,但"有气虚不

能导血荣养筋脉而作麻木者,有因血虚无以荣养筋肉,以至经隧凝滞而作麻木者";《赤水玄珠·麻木》更谓:"亦有气血俱虚,但麻而不木者;亦有虚而感湿,麻木兼作者;又有因虚而风寒湿之气乘之,故周身麻木掣痛并作者。"应加以区别,论治亦各有侧重。由此观之,本病多属本虚标实之证,而且多为因虚而致实,即在气血先虚的情况下,风寒湿邪乘虚而入,"风痰凑焉,死血聚焉。"在治疗上,一般多主张以补益气血为培本之要,俾气行血畅,顽麻自除,不可专用消散。在证候分类上,《医宗金鉴·杂病心法要诀》分气实麻木、气虚麻木论治;《类证治裁》既按气虚、血虚、气滞、死血、湿痰、痰瘀互结、暑伤元气、冷风、寒湿、湿热论治,又分别以发病部位(手足、手指、肌肉、面、口舌、腹皮等)选方,使麻木的辨证与治疗更加明晰。

淫跃 症状名。见《诸病源候论·刺风候》。淫,流移;跃,跳跃。意指游走性的跳动感。又称淫淫跃跃。多由体虚受风引起。参蛊风条。

颈项痛 症状名。出《素问·骨空论》。书中载:"大风颈项痛,刺风府。"颈项痛是指病人自觉颈项部疼痛的症状。其发生可由居处潮湿,兼感外风,风湿相互合邪,侵犯体表,脉络阻滞或外感风热,挟痰凝于颈项,脉络阻滞所致。前者治宜祛风胜湿,疏通经络。方选羌活胜湿汤化裁;后者治宜清热散风,化痰通络。方选牛蒡解肌汤化裁。参颈痹、项痛条。

颈项强急 症状名。见《金匮要略·痉湿暍病脉证并治》。书中载:"病者身热足寒,颈项强急,恶寒,时头热面赤目赤,独头动摇,卒口噤,背反张者,痉病也。"指颈肌肉筋脉牵强拘急。《证治准绳》:"颈项强急之证多由邪客三阳经也。……颈项强急,项发热恶寒,脉浮而紧,此风寒客之阳经也,宜驱邪汤。"又"颈项强急,腰似折,项似拔,加味胜湿汤。"本症可见于颈椎综合征等病证。参颈痹、项强、颈项强痛条。

颈项强痛 症状名。见《证治准绳·杂病》。指颈项肌肉筋脉牵强拘急。常可与项强、项痛、颈肿并见。《杂病源流犀烛·颈项痛源流》:"颈项强痛,肝肾膀胱病也。三经感受风寒湿邪,则项强。风热胜,宜加味小柴胡汤;湿胜,宜加味逍遥散;肝血虚,肝火旺,亦筋强急,宜首乌汤。而其所属诸病,有项下卒肿坚硬者,由于肝肾之病,昆布、海藻、海带必用,外则于风热湿三者参之;有常惯

项痛者，宜六味丸，间服和气丸；有感冒项强或痛者，宜驱邪汤；有痰盛项痛者，宜治风豁痰汤；有湿盛项痛者，宜加味胜湿汤；有项筋急，不得转侧者，宜木瓜煎；有肾气上攻，项筋连背痛，不可转侧者，宜椒附散；有腮项相连肿痛，发热便闭者，宜防风通圣散，……有项强不能回顾，动则脑痛，脉弦数实者，是痰热客太阳经，宜二陈汤加酒炒黄芩，羌活，红花；有伤寒后，项前后肿痛，身热者，宜柴胡葛根汤。"本症可见于颈部瘰疬。相当于西医学的颈椎综合征、失枕、颈椎骨质增生等病。参颈痹、颈痛、项强、项痛、颈项强急等条。

掣节 症状名。出《灵枢·五邪》。书中载："邪中肝……行善掣节。"掣，牵引；节，关节。行善掣节，是行动时多牵掣其关节之意。

掣痛 症状名。见《高注金匮要略·中风历节病脉证并治第五》。书中载："掣痛，即掣肘之义，谓痛如把持而不得屈伸也。"指牵拉性痛，或牵扯性痛。亦称疼痛如掣。

筋急 症状名。出《素问·五脏生成》。书中载："多食辛，则筋急而爪枯。"指筋脉拘急不柔，屈伸不利。多因风寒侵袭筋脉，或肝热筋伤，或血虚津耗，筋脉失养所致。《诸病源候论·筋急候》："凡筋中于风热，则弛纵；中于风冷，则挛急。十二经筋皆起于手足指，循络于身也，体虚弱，若中风寒，随邪所中之筋，则挛急不可屈伸。"《张氏医通·诸风门》："经所谓肝气热则筋膜干，筋膜干则筋急而挛，六味丸加牛膝、当归之类。……虚邪搏筋则筋急，五积散；血虚则筋急，增损四物汤。"《杂病源流犀烛·筋骨皮肉毛发病源流》："仲景言血虚则筋急，此又筋急之原，由血脉不荣于筋之故也。丹溪以四物汤治筋急，本事方以养血地黄汤治筋急。"痹病发生过程中可见筋急症状。参筋痹、经筋痹条。

筋结 症状名。见《杂病源流犀烛·筋骨皮肉毛发病源流》。书中载："肝之经脉不调，气血失节，往往有筋结之患，不论骨质体间，累累然若胡桃块状是也。"指身体出现连贯成串的结块。多因肝失调达，气血凝聚所致。

筋挛 症状名。出《灵枢·刺节真邪》。书中载："虚邪之中人也，洒淅动形，起毫毛而发腠理，其入深，……搏于筋，则为筋挛。"亦称筋瘛。指肢体筋脉收缩抽急，不能舒转自如。多因感受外邪，或血少津亏，筋脉失于荣养所致。《张氏医

通·挛》："《内经》言：挛皆属于肝，肝主筋故也。有热有寒，有虚有实。热挛者，经所谓肝气热则筋膜干，筋膜干则筋急而挛，六味丸加牛膝、当归之类；因于湿，首如裹，湿热不攘，大筋緛短，小筋弛张，软短为拘，弛张为痿，先搨瓜蒂散，次与羌活胜湿汤；虚邪搏筋则筋急，五积散，血虚则筋急，增损四物汤；剧劳筋脉拘急疼痛少眠者，黄芪丸，更于暖室中近火按摩为佳；虚风袭于经脉，手足拘挛，屈伸短缩，腹痛，爪甲唇俱青，转筋，不思饮食，甚则舌卷囊缩，木瓜散；拘挛瘫痪，口眼㖞斜，骨节疼酸，行步不正者，舒筋三圣散；痹湿筋挛骨痛者，续断丸；误汗漏风，筋挛缩急，或方士用木鳖发汗；见风筋脉拘挛者，并宜桂枝汤倍桂加归附；病初起者，分表里治。"痹病发病过程中可见到筋挛症状。参筋痹、经筋痹条。

筋痛 症状名。出《灵枢·经筋》。书中载："手少阴之筋，……其病当所过者支转筋，筋痛。"指筋脉疼痛。可因血少，气血瘀阻，或津液耗损，筋失滋养所致。《医学正传》卷一："若动止筋痛，是无血滋筋故痛。"是痹病常见症状之一。参筋痹、经筋痹条。

筋缓 症状名。出《难经·十三难》。书中载："肾肝内绝，绝则骨痿筋缓。"指筋脉弛缓，不能随意运动之症。多因肝肾虚亏，或肝脏受风，或过食酸味，或湿热、血热所致。《证治要诀·诸中门》："盖肝主筋属木，风易入之，各从其类，肝受风则筋缓不荣。"《杂病源流犀烛·筋骨皮肉毛发病源流》："筋缓之原血热，无足疑者；……筋缓宜五皮散。"本症可见于脑血管意外后遗症及脑炎后遗症、进行性肌营养不良症、多发性肌炎、弛缓性瘫痪等疾患。

筋缩 （1）症状名。见《外台秘要》卷十七。义同拘挛。《杂病源流犀烛·筋骨皮毛病源流》："筋缩为热，缩者短促。……是其意实以'缩即为拘挛'之义。"详参拘挛条。（2）症状名。又称缩筋。指筋脉挛急不舒，疼痛不止。《脉经》卷三："脉弗营则筋缩急。"多由受寒，或热伤筋脉，或血虚无以养筋所致。参筋痹、经筋痹条。（3）穴位名。出《针灸甲乙经》。属督脉，位于第九、十胸椎棘突之间。主治腰背痛等。斜刺0.5~1寸。灸3~7壮或5~10分钟。

筋瘛 症状名。见《杂病源流犀烛》卷二十五。书中载："筋挛亦曰筋瘛。"详参筋挛条。

筋燥 症状名。见《圣济总录纂要》卷二。书

中载："天癸亏而凝涩，则肾脂不长。肾脂不长，则髓涸而气不行，……外证当挛节，则以髓少而筋燥，故挛缩而急也。"指筋脉干燥，屈伸不能自如之症。多由肝经燥热，血液衰少，或肾虚髓少，筋失濡养所致。参筋痹、筋急、拘挛条。

筋肉拘苛 症状名。出《素问·至真要大论》。书中载："隐曲不利，互引阴股，筋肉拘苛……。"拘，即拘急；苛，即麻痹不仁。指痹病发病过程中出现的筋肉拘急、皮肤麻痹不仁症状。参筋急、麻木不仁条。

筋骨懈堕 症状名。见《中医名词术语选释》。指筋骨松弛无力，难以支撑身体。

筋挛节痛 症状名。出《素问·长刺节论》。指痹病后期，关节拘挛、疼痛、屈伸不利而言。《素问·长刺节论》："病在筋，筋挛节痛，不可以行，名曰筋痹。"参筋痹、经筋痹条。

筋脉拘急 症状名。见《景岳全书·杂证谟》。指肢体筋脉收缩抽急，屈伸不利。多因阴血耗伤，外邪乘袭，筋脉失养所致。参筋痹、筋挛、筋急条。

筋惕肉𥆧 症状名。出《伤寒论·辨太阳病脉证并治》。是指身体筋肉抽掣不自主的跳动。又名"身𥆧动""身𥆧""四肢聂聂动"。《金匮要略·水气病脉证并治》："黄汗之病……若身重汗出已，辄轻者，久久必身𥆧。𥆧即胸中痛，又从腰以上必汗出，下无汗，腰髋弛痛，如有物在皮中状，剧者不能食，身疼重，烦躁，小便不利，此为黄汗，桂枝加黄芪汤主之。"多因血虚或津液耗伤，筋脉失养，或因寒湿伤阳，水气不化，或因汗多亡阳所致。《伤寒明理论》卷三："其于筋惕肉𥆧，非常有之者，必待发汗过多亡阳，则有之矣。……发汗过多，津液枯少，阳气太虚，筋肉失所养，故惕惕然而跳，𥆧𥆧然而动也。"《杂病源流犀烛·筋骨皮肉毛发病源流》："伤寒发汗过多，则伤其血，血虚无以荣筋，因拘急而惕惕然跳，且四体百骸，亦𥆧𥆧然动，是筋惕肉𥆧，由于筋肉失养。"因血虚所致者，宜四物汤加减；阳气虚者，宜真武汤等方。

寒挛 症状名。见《证治准绳·杂病》。挛证之一。参挛条。

遍身疼痛 症状名。见《医学发明》。即一身尽痛。参该条。

遍体麻木 症状名。见《医林绳墨·麻木不仁》。书中载："遍体麻木者，多因湿痰为病。"全身麻木的别称。参该条。

强直 症状名。出《素问·至真要大论》。书中载："诸暴强直，皆属于风。"指颈项腰背肢体僵硬，不能活动自如者。《内经知要·病能》："强者，筋强；直者，体直而不能屈伸也。"本症可见于类风湿关节炎、强直性脊柱炎后期。

腰软 症状名。见《医学入门》卷四。指自觉腰部软弱无力。因于湿袭经络者，宜肾着汤、渗湿汤；风袭腰背者，宜牛膝酒；房室过度、肾阴不足者，宜八味丸、补髓丹、煨肾丸等；肾虚风袭者，宜安肾丸等方。参腰痛条。

腰重 症状名。见《中藏经·论肾脏虚实寒热生死逆顺脉症之法》。指自觉腰部沉重。多因肾虚水湿停滞所致。宜用甘姜苓术汤、三圣汤、渗湿汤、轻腰汤等方。参肾着条。

腰酸 症状名。见《张氏医通》卷五。是指腰部酸楚不适、绵绵不已，虽伴有腰部轻度疼痛，但以酸楚不适感为主，故称腰酸，亦称腰酸痛。其发生一曰肾虚，腰失所养；一曰劳损，腰肌长时间负重过度或劳动时腰部长期固定于一个姿势所致。参肾虚腰痛条。

腰冷重 症状名。见《中医症状鉴别诊断学》。指腰部感觉沉重发凉。其发生或为外感寒湿之邪，水湿客于腰部，湿胜则重。或为肾阳不足，阳虚内寒，复感寒邪则冷。治宜温补脾肾，行湿利水。方用八味肾气丸、肾着汤、防己黄芪汤之类。

腰足痛 症状名。见《针灸甲乙经》卷九。又称腰脚痛。详参该条。

腰尻痛 症状名。出《灵枢·本脏》。书中载："肾下则腰尻痛，不可以俯仰……。"尻，脊骨之末端。腰尻痛以肾与督脉虚寒最为多见。治宜温补。也有因湿痰与血瘀所致者。参腰痹、骶痹条。

腰股痛 症状名。出《素问·气交变大论》。书中载："岁水不及，湿乃大行，长气反用，其化乃速，暴雨数至，腰股痛发，腘腨股膝不便……。"指腰痛连及股部之症，又称腰腿痛。以肾虚风寒侵袭者多见。治宜补肾、祛风散寒化湿为主。可选用萆薢散、牛膝丸等方。参腰痹、髋痹条。

腰背痛 症状名。出《灵枢·五癃津液别论》。书中载："阴阳不和，则使液溢而下流于阴，髓液皆减而下，下过度则虚，虚故腰背痛而胫酸。"指腰部疼痛连及背部之症。多因肾气虚弱，风寒侵袭所致。治宜补肾祛邪。可用独活寄生汤、菊花酒。若久坐则腰背作痛，可用补中益气汤、八珍汤。参腰痹、背痹条。

腰脊强 症状名。出《素问·热论》。书中载："伤寒一日，巨阳受之，故头项痛，腰脊强。"指痹病腰脊部筋肉拘紧、活动不利。参腰痹、脊痹条。

腰脊痛 症状名。出《素问·标本病传论》。书中载："脾病身痛体重，一日而胀，二日少腹腰脊痛，胫酸。"指腰椎及其近处疼痛。多因扭挫损伤，瘀血停滞，风寒湿邪侵袭经络及过劳伤肾所致。详参腰痹、脊痹条。

腰脚痛 症状名。见《诸病源候论·腰背病诸候》。书中载："肾气不足，受风邪之所为也，劳伤则肾虚，虚则受于风冷，风冷与真气交争，故腰脚痛。"又称腰足痛。是指腰痛连及腿脚疼痛之症。多由肾虚风寒湿侵袭所致。治宜补肾强骨，祛风散寒化湿。可用壮骨散、萆薢散、牛膝丸、地黄酒等方。本症可见于腰椎间盘突出症、坐骨神经痛、腰椎管狭窄症等。参腰痹、足痹条。

腰腿痛 症状名。见《普济本事方·肾脏风及足膝腰腿气》。又称腰股痛。指腰及下肢疼痛。如肾经虚损，腰腿疼痛者，可用青娥丸、壮肾散等方。有外邪者，治以壮筋祛邪。本症可见于腰椎间盘突出症、黄韧带肥厚、坐骨神经痛等。详参腰股痛、腰痹、腿痹条。

腰胯疼痛 症状名。见《太平圣惠方》卷四十四。指腰痛连及两胯俱痛者。因肾虚风邪侵袭所致者，可用虎骨散、牛膝丸等方；因湿热下注所致者，可用清热胜湿汤。《张氏医通·诸痛门》："寒湿流注于足少阳之经络，则为腰胯痛，盖腰乃胆经之所过。"因受寒湿者，可用渗湿汤加减；因痰滞经络者，可用导痰汤加减。参腰痹、髋痹条。

腰膝无力 症状名。见《中医症状鉴别诊断学》。指腰膝软弱无力，轻者称腰软，膝软，因二症往往同时发生，故称为腰膝无力，重者称腰膝痿弱。腰软无力常与腰酸症状同时发生，多因肾虚腰失所养引起。膝软无力是由于各种外力损伤，伤及膝关节内的软骨，或膝关节劳损所致。另外腰膝无力亦可由感受风寒湿邪引起，湿从寒化则寒湿之邪困着，阻遏阳气，出现腰膝无力，酸楚疼痛兼见腰部沉重，膝关节酸楚不适，腰膝发凉，遇阴雨冷湿则加重。治宜除湿通痹。方用除湿蠲痹汤加减。湿从热化则湿热之邪流注下焦。症见腰膝痿弱无力，膝足红肿，小便短赤，大便秘结等。治宜清化湿热。方用二妙丸、苍术散或虎潜丸加减。

腰膝注痛 症状名。见《本草纲目》卷四。指腰痛连及膝部之症。多因肾亏风湿侵袭所致。宜用独活寄生汤、牛兔丸、海桐皮酒等方。参腰痹、膝痹条。

痹隔 症状名。出《灵枢·经脉》。书中载："手阳明之别……实则龋聋，虚则齿寒痹隔。"痹隔，痹塞阻隔之意。

痹不仁 症状名。见《金匮要略·水气病脉证并治》。书中载："阳前通则恶寒，阴前通则痹不仁。"即麻木之意。参麻木、不仁条。

痹侠背行 症状名。出《金匮要略·血痹虚劳病脉证并治》。（1）同"大偻"。参该条。（2）指背后脊柱两旁有麻痹感。参背痹条。

憜痛 症状名。出《灵枢·周痹》。书中载："其痛之移也，间不及下针，其憜痛之时，不及定治，而痛已止矣。"其意有二：一是指痛之发作；二是指痛处集中在一处。

膝肿痛 症状名。见《中医症状鉴别诊断学》。是指膝部肿大疼痛而言。《灵枢·经脉》篇称为膝髌肿痛。或得之于露卧受凉，或受渍于水湿之中，随其体质强弱而转化。从热化者为湿热，湿热稽留，蕴结经脉，聚于膝部，发为膝肿痛，局部扪之有热感。从寒化者为寒湿，寒湿稽留，深伏于膝，气血阻滞，发为膝肿痛，疼痛较剧，难以行走，形寒肢冷。前者治以散寒温经，除湿活血。方选五积散，或阳和汤。参膝痹、鹤膝风条。

缩筋 症状名。出《素问·气穴论》。筋缩的别称。指筋脉挛急不舒。详参筋缩条。

䐴 症状名。指肢体、筋脉驰援无力。《灵枢·口问》："胃不实则诸脉虚，诸脉虚则筋脉懈惰，筋脉懈惰则行阴用力，气不能复，故为䐴。因其所在，补分肉间。"《类经·疾病类》："䐴，释曰：下垂貌。"参手足䐴曳条。

羸瘦 症状名。见《金匮要略·血痹虚劳病脉证并治》。指身体肌肉消瘦无力。

颤振 症状名。见《张氏医通·颤振》。泛指战栗、头摇、四肢抖动诸症。《证治准绳·杂病》"颤，摇也；振，动也。"参战掉条。

颤掉 症状名。见《太平惠民和剂局方》。指头身四肢震颤抖动。参战掉条。

第三章 治法名

化痰止痛法 适用于痰湿凝滞经络所致的痹痛。代表方剂：二陈汤、半夏白术天麻汤、导痰汤等。常用药物：陈皮、半夏、白芥子、细辛、枳实、竹茹、天麻等。

化痰祛湿法 参化痰除湿法。

化痰祛瘀法 适用于痹病日久不愈，痰瘀交阻之顽痹。如风湿性关节炎慢性活动期、晚期类风湿关节炎和骨关节炎。代表方剂：桃红饮加味等。

化痰除湿法 适用于痹病日久，湿聚为痰，留滞关节，瘀阻经络。症见：关节肿大，活动受限，甚则疼痛麻木，不能屈伸，经久不愈，反复发作，骨节变形等。代表方剂：小活络丹等。常用药物：制南星、制川乌、川芎、地龙、薏苡仁、五加皮、半夏、陈皮、白芥子、天竺黄、丝瓜络、僵蚕等。

化痰通络法 适用于痰浊阻络所致的痹病。症见：关节疼痛、肿大，甚至强直畸形，皮肤顽厚等。常用药物：白芥子、胆南星、半夏等。

化痰散结法 适用于痰湿流注经络、关节、四肢，而出现结节、囊肿及瘰块的痹病。症见：肢体关节疼痛，关节周围或肢体伸侧出现皮下结节，或见关节周围囊肿，或关节肿大畸形而形成瘰块等。代表方剂：二陈汤加味等。

化瘀通络法 参活血通络法。

虫类搜剔法 适用于久痹邪深，久痛入络之顽痹。症见：关节变形，疼痛僵硬，难以屈伸，步履艰辛，甚则卧床不起，肌肉消瘦，身体尪羸等。常用药物：干地龙、全蝎、蜈蚣、地鳖虫、白花蛇、祁蛇、露蜂房、水蛭、穿山甲、虻虫、斑蝥、蛴螬、蜘蛛、蚰蛇、乌梢蛇、蜣螂虫等。

行气止痛法 适用于痹痛因于气滞者。代表方剂：柴胡疏肝散、四逆散等。常用药物：柴胡、枳壳、郁金、元胡、瓜蒌、丝瓜络等。

行气活血法 适用于痹病气滞血瘀证。代表方剂：七厘散、桃红四物汤、血府逐瘀汤等。

行气通络法 参疏肝活络法。

扶正祛邪法 适用于痹病日久，正虚邪恋而见全身乏力，软懒酸痛，关节肿大，或小关节变形，面色㿠白，头晕眼花，心悸失眠者。具体包括补气养血法、补益肝肾法、补养脾胃法等。详参各法。

利湿法 适用于水湿内停，泛溢肌肤关节，致关节肿胀的痹病。具体治法有淡渗利湿法、温阳利湿法、滋阴利湿法、清暑利湿法、清热利湿法、温肾利水法等。详参各条。

利水通络法 适用于以湿邪为主所致关节肿胀、沉重、小便不利的痹病。常用药物：萆薢、木通、姜黄、防己、晚蚕沙等。

利湿止痛法 适用于湿在下焦所致的痹痛。代表方剂：五苓散、导赤散、猪苓汤、五淋散等。常用药物：泽泻、茯苓、滑石、木通、猪苓、车前子、通草等。

利湿除痹法 参除湿蠲痹法。

补气养血法 参补益气血法。

补气活血法 适用于痹病气虚血瘀证。症见：肌肉关节刺痛，固定不移，或局部硬结，瘀斑，面色黧黑，气短乏力，肌肉麻木等。代表方剂：补阳还五汤等。

补肾壮骨法 参温补肝肾法。

补益气血法 适用于痹病日久气血不足者。症见：骨节酸痛，时轻时重，或筋肉时有惊掣蠕动等。无论气虚、血虚或气血两虚均可用本法。代表方剂：四君子汤、四物汤、八珍汤、当归补血汤等。

补益培本法 适用于正虚为主的痹病。代表方剂：四君子汤、四物汤、八珍汤、六味地黄丸、八味地黄丸等。

补益脾胃法 适用于痹病后期，脾胃虚弱、中气不足者。代表方剂：六君子汤加味等。

补虚通脉法 适用于痹病四肢麻木重着者。代表方剂：黄芪桂枝五物汤、四物汤等。常用药物：黄芪、桂枝、芍药、生姜、大枣、人参、秦艽、当归等。

154

驱风除湿法　参祛风除湿法。

软坚散结法　适用于痹病后期痰瘀互结，筋膜粘连，关节僵硬，屈伸不利，或皮下瘀血郁积成块，硬结不散者。代表方剂：没药丸、大黄䗪虫丸、小金丹等。

重镇止痛法　适用于痹病肝阳上亢所致的疼痛。代表方剂：羚羊钩藤饮等。常用药物：牡蛎、龙骨、石决明、钩藤、牛膝等。

追风散寒法　参祛风散寒法。

养血止痛法　适用于血虚痹痛。代表方剂：当归补血汤、四物汤等。常用药物：当归、白芍、川芎、熟地、首乌、鸡血藤等。

养血祛风法　参祛风养血法。

养血柔筋法　参养肝舒筋法。

养血通络法　适用于平素血虚，或产后血虚，复感外邪或久痹不已，阴血亏虚，脉络失养；或血虚气弱，血运迟缓，经脉闭阻导致的血虚痹病。代表方剂：桃红四物汤加减。常用药物：当归、川芎、赤芍、红花、鸡血藤、桃仁、全虫等。

养肝舒筋法　适用于痹病后期。症见：肝阴或肝血不足，肢体拘急，屈伸不利等。代表方剂：一贯煎等。常用药物：地黄、枸杞、元参、白芍、山萸肉、桑寄生、何首乌、石斛、玉竹、女贞子、旱莲草、龟甲、鳖甲等。

活血化瘀法　适用于素有瘀证，又罹患痹病，或痹病日久，瘀血阻络者。症见：关节疼痛，痛有定处，状如针刺刀割，关节肿胀，或指节青紫僵硬酸痛，屈伸不利等。代表方剂：桃红四物汤、活络效灵丹、趁痛散等。常用药物：桃仁、红花、乳香、没药、香附、五灵脂、地龙、当归、赤芍等。

活血通络法　适用于风寒湿邪乘肾督之虚，入侵骨髓之骨痹，或腰部骨折后遗症、长期痹痛者。代表方剂：桃仁四物汤加味等。常用药物：赤芍、白芍、生地、桃仁、红花、熟地、川芎、威灵仙、穿山甲、肉苁蓉、淫羊藿、鹿角、木瓜、木香、鸡血藤等。

活血理气法　参行气活血法。

活络通痹法　参通络止痛法。

活血祛瘀止痛法　适用于瘀血痹痛。代表方剂：血府逐瘀汤、身痛逐瘀汤、少腹逐瘀汤等。常用药物：桃仁、红花、川芎、赤芍、丹皮、丹参、当归等。

宣痹通阳法　适用于痹病阳虚寒凝证。代表方剂：栝蒌薤白白酒汤等。

祛风法　适用于风邪所致的痹病。风有外风、内风之分，外风宜散，内风宜息。祛风法用于外风，主要分为祛风除湿法、疏风泄热法、祛风养血法、搜风逐寒法等。详参各条。

祛湿法　适用于湿邪所致的痹病。代表方剂：渗湿汤、二陈汤等。

祛风止痛法　适用于外感风邪所致的四肢痹痛。代表方剂：川芎茶调饮、防风汤等。常用药物：白芷、荆芥、防风、细辛、薄荷、川芎、白蒺藜等。

祛风化湿法　适用于痹病风湿痹阻证。症见：肢体关节肌肉疼痛、肿胀、重着，疼痛呈游走性，关节屈伸不利等。代表方剂：蠲痹汤、七圣散、通气伤风散等。常用药物：羌活、独活、秦艽、海风藤等。

祛风养血法　适用于血虚受风所致的痹病。症见：肌肤和手足麻木，肢体拘急，舌苔白腻，脉浮滑。代表方剂：大秦艽汤、血风汤等。

祛风除湿法　参祛风化湿法。

祛风散寒法　适用于痹病风寒痹阻证。症见：肢体关节冷痛，游走不定，屈伸不利等。代表方剂：五积散、小活洛丹等。常用药物：桂枝、羌活、独活、防风等。

祛风搜络法　参搜风通络法。

祛风胜湿止痛法　适用于外感风湿之邪所致的痹痛。代表方剂：羌活胜湿汤、藿香正气散等。常用药物：藿香、佩兰、羌活、独活、防风、秦艽、防己等。

祛风散寒止痛法　适用于外感风寒所致的痹痛。代表方剂：荆防败毒散、川芎茶调散、乌头汤、麻黄附子细辛汤等。常用药物：荆芥、防风、细辛、桂枝、乌头等。

祛风散寒利湿法　适用于痹病之风寒湿痹证。症见：肢体关节肌肉冷痛、沉重，痛处游走不定等。代表方剂：五痹汤、蠲痹汤等。常用药物：羌活、独活、桂枝、秦艽、防风等。

祛湿清热法　适用于痹病之湿热痹阻证。症见：关节或肌肉局部红肿、灼热、疼痛有重着感等。代表方剂：宣痹汤、加味二妙散等。常用药物：防己、薏苡仁、晚蚕沙、秦艽、萆薢等。

祛湿疏筋法　适用于寒湿或湿热之邪侵淫筋脉所致的痹病。症见：筋脉拘急，屈伸不利，沿某一经脉出现疼痛、酸胀、麻木，关节僵硬不舒，舌胖大边有齿痕，舌苔白腻或黄腻，脉沉细或濡数。常用药物：宣木瓜、薏苡仁、五加皮、伸筋草、路路通、土茯苓、桑枝、丝瓜络、秦艽、羌活、独活、海风藤、络石藤、威灵仙等。

祛瘀活血法 又称祛瘀生新法、活血生新法、化瘀行血法。适用于瘀血所导致的疼痛、麻木不仁之痹病。代表方剂：血府逐瘀汤、桃红四物汤等。

祛瘀通脉法 适用于痹病之瘀血痹阻证。症见：妇女月经产后或跌仆损伤，或举重过劳，每遇气交之变，则肢节掣痛，或入夜则疼痛加剧等。代表方剂：桃红四物汤等。常用药物：桃仁、红花、当归、赤芍、川芎、桂枝、秦艽、羌活、独活、威灵仙等。

除湿通络法 又称祛湿通络法。适用于湿痹。症见：湿邪凝聚经络，气血不行，关节痛处不移，周身沉重，下肢浮肿，小便短少黄浊，大便不爽，苔白腻微黄，脉濡涩。代表方剂：薏苡仁汤等。常用药物：防己、晚蚕沙、白术、滑石、生薏苡仁、杏仁、制苍术、茯苓、地龙等。

除湿蠲痹法 适用于湿邪闭阻经脉所致的湿痹。代表方剂：薏苡仁汤、麻黄杏仁薏苡甘草汤等。常用药物：薏苡仁、防己、苍术、威灵仙、萆薢、蚕沙、木瓜、独活等。

逐风散寒法 参祛风散寒法。

逐水化痰法 适用于痹病痰湿停聚关节者。症见：肘、膝、臀部关节肿胀疼痛，活动不利等。如西医学的"关节滑囊积液"。代表方剂：己椒苈黄丸加味内服；同时可用商陆末或白芥子泥局部外敷。

逐瘀活血法 参活血化瘀法。

健脾益气法 适用于痹病之脾胃气虚证。症见：关节疼痛部位不移，肢体重着酸楚、甚则麻木等。代表方剂：六君子汤等。常用药物：白术、党参、茯苓、陈皮、半夏、薏苡仁、甘草等。

消痰逐瘀法 参化痰逐瘀法。

涤痰通络法 适用于痹病日久不愈，痰浊凝结，阻滞经络关节者。症见：关节疼痛，游走窜注，局部肿胀或麻木，胸闷痞满，头沉身重，苔薄白或白腻，脉滑。代表方剂：导痰汤加味、温胆汤等。常用药物：姜半夏、陈皮、茯苓、制胆南、广地龙、枳实等。

凉血散风法 适用于痹病邪毒入营血所致环形红斑者。常用药物：丹皮、生地、地肤子、赤芍、紫草、犀角等。

益气止痛法 适用于气虚痹痛。代表方剂：四君子汤、补中益气汤等。常用药物：北黄芪、白术、党参、怀山药、茯苓等。

益气固表法 适用于痹病伴有不同程度恶寒怕冷或自汗恶风，并每因气候变化而加剧者。代表方剂：玉屏风散等。常用药物：黄芪、人参、白术、茯苓、红参、太子参、防风等。

益气养血法 适用于痹病之气血两虚证。症见：痹病日久，肌肉酸痛无力，时轻时重，活动后疼痛加剧，面色少华，心悸，气短，自汗，肢体麻木酸痛等。代表方剂：黄芪桂枝五物汤、八珍汤加味等。常用药物：党参、白术、云苓、川芎、熟地、赤芍、白芍、黄芪、当归等。

益气养阴法 适用于痹病之气阴两虚证。症见：痹病日久，骨节疼痛，肿胀，僵硬，变形，甚至筋肉挛缩，肌肉酸楚疼痛，活动后加重，形体瘦弱，低热，气短乏力。代表方剂：生脉散加味等。常用药物：黄芪、党参、白芍、五味子、麦冬等。

益气通络法 适用于气虚，经络闭阻所致之痹病，如风痹，血痹等。症见：四肢厥冷，麻木不仁，痛处多在腰髋、臀腿大关节部位，运动功能受限，面色㿠白，精神懈怠，音沉语懒，呼吸短气似喘，舌淡苔薄，六脉沉涩而细弱。代表方剂：黄芪桂枝五物汤加味等。常用药物：生黄芪、川桂枝、炒白芍、秦艽、青风藤、乌梢蛇、生姜、大枣等。

益气通脉法 参益气通络法。

益肾壮督法 包括补益肝肾精血和温壮肾督阳气。适用于肾阳不足，督脉亏虚，外邪乘虚袭踞，胶着难解所致之痹病；如顽痹、尪痹等。代表方剂：益肾蠲痹丸等。常用药物：地黄、当归、淫羊藿、肉苁蓉、鹿衔草、老鹳草、寻骨风、徐长卿、全虫、蜈蚣、蜂房、土元、蕲蛇、僵蚕等。

调补脾胃法 适用于脾胃虚弱所致的痹病。症见：痹病日久不愈，面色萎黄，食欲不振，食少，腹胀，便溏，神疲乏力等。代表方剂：香砂六君子汤等。

通阳法 适用于痹病阳气阻遏证或阳气衰微证。包括如下：①通阳散结，豁痰下气：用瓜蒌薤白白酒汤治胸痹，使胸阳宣通，胸痛、短气自愈。②清热利湿，开肺通阳：用三仁汤治疗，即"通阳不在温，而在利小便"。③阳气衰微，阴寒内盛，脉微欲绝，用通脉四逆汤以温通阳气等。

通下止痛法　适用于痹病腑实内结所致的疼痛。代表方剂：大承气汤、小承气汤等。常用药物：大黄、芒硝、川朴、枳实、瓜蒌仁、桃仁等。

通阳止痛法　适用于痹病阳气痹阻所致的疼痛。代表方剂：瓜蒌薤白半夏汤等。常用药物：瓜蒌、薤白、枳实、桂枝、葱白、郁金等。

通经活络法　适用于各种痹病，均应辅以通经活络法。代表方剂：舒筋活络丸、活络效灵丹、大活络丸等。

通络止痛法　适用于各种痹痛。包括辛温通络法、甘寒通络法、祛瘀通络法、祛风通络法、行气活血通络法等。代表方剂：活络效灵丹等。常用药物：①温通者：姜黄、松节、乳香、没药、乌药、穿山甲、蜈蚣等；②凉通者：二花藤、石楠藤、黄药子、地龙等；③其他活血药、藤类药、虫类药，都有不同程度的通络止痛作用。

通络祛风法　参祛风搜络法。

理气活血法　参行气活血法。

清热利湿法　适用于湿热之邪壅滞下焦经络而致的痹病。症见：关节红肿疼痛，发热缠绵不退，或汗出而热不解，小便不利等。常用药物：防己、滑石、薏苡仁、蚕沙、茵陈、山栀、金银藤等。

清热通络法　适用于阳气多，阴气少之热痹、湿热痹等。症见：指趾挛急或变形，肩、肘、腕、膝、踝部疼痛，甚则手不能握，足不能步，肌肤灼热，口干，溲黄，苔黄腻，脉弦数。常用药物：土茯苓、生黄芪、五加皮、秦艽、海桐皮、赤芍、木通、羚羊角粉、穿山甲、银柴胡、蒲公英、青蒿、知母、山栀等。

清热通脉法　适用于热邪偏胜之痹病。症见：肢节疼痛，痛处灼热红肿等。代表方剂：通脉散合豨桐丸等。常用药物：苍术、黄柏、牛膝、豨莶草、海桐皮、生石膏、知母、鸡血藤、当归、川芎、红花等。

清热通痹法　适用于热邪为主所致的热痹；或其他痹病邪郁化热时，也可配合使用。代表方剂：白虎加桂枝汤、二妙散、三妙丸等。常用药物：生石膏、知母、防己、薏苡仁、忍冬藤、生地、赤芍、丹皮等。

清热保津法　参滋阴清热法、清热解毒法。

清热解毒法　适用于风热邪毒所致的痹病。用以清解肌体热毒之邪或控制原发病灶，如扁桃腺炎、咽喉炎等，以减轻或控制痹病病情及减少复发。代表方剂：银翘散等。常用药物：金银花、连翘、板蓝根、草河车、元参、开金锁等。

清热泻火止痛法　适用于热毒壅盛所致的痹痛。代表方剂：黄连解毒汤、清瘟败毒饮、五味消毒饮、白虎汤等。常用药物：黄连、黄芩、黄柏、连翘、金银花、夏枯草、栀子、龙胆草、石膏等。

淡渗利湿法　适用于痹病肢体关节肿胀疼痛，屈伸不利者。代表方剂：茵陈五苓散等。常用药物：茵陈、茯苓、泽泻、猪苓等。

散风宣痹法　适用于风邪外袭，邪留肌表、经络所致的风痹。代表方剂：防风汤、独活寄生汤等。常用药物：独活、羌活、防风等。

散寒通络法　参散寒通痹法、温经通络法。

散寒通痹法　适用于寒邪外袭，或素体阳虚，寒邪乘虚深入所致的寒痹。代表方剂：乌头汤、麻黄附子细辛汤、桂枝附子汤等。常用药物：桂枝、附子、乌头、细辛等。

散寒除湿法　适用于寒湿痹阻证痹病。症见：肢体关节肌肉冷痛重着，痛有定处，日轻夜重，阴雨天加剧，得热减轻，遇冷加重等。代表方剂：麻黄加术汤等。常用药物：麻黄、桂枝、白术、茯苓、乌头、独活、秦艽等。

搜风祛湿法　适用于风湿之邪留滞于筋骨、肌肉、关节内的痹病。症见：肢体关节、肌肉疼痛、肿胀、重着，疼痛呈游走性，屈伸不利，恶风等。代表方剂：海桐皮汤、羌活胜湿汤等。常用药物：地龙、全虫、蜈蚣、白花蛇、穿山甲、五加皮、秦艽、独活等。

搜风逐寒法　适用于风寒痰湿之邪留滞经络的痹病。症见：痹病日久不愈，经络中有寒邪滞留，腿臂间局部作痛，或筋脉挛痛，屈伸不利等。代表方剂：小活络丹、乌头汤、防风汤等。常用药物：防风、秦艽、独活、乌头、麻黄、威灵仙、海风藤、穿山龙、青风藤等。

搜风逐痰法　适用于风寒挟痰瘀之邪留滞经络、筋骨所致的痹病。症见：痹病日久不愈，经络、筋骨中有湿痰瘀血，腿臂间局部疼痛，肢体筋骨酸痛等。代表方剂：小活络丹等。

搜风通络法　参搜风剔络法。

搜风活络法　参搜风剔络法。

搜风除湿法　参搜风祛湿法。

搜风剔络法　适用于痹病日久，病邪壅滞经络关节，气血为邪阻遏，痰瘀交阻，凝塞不通所致的痹病。常用药物：全蝎、蜈蚣、地龙等。

舒筋活络法 适用于痹病后期的肢体拘挛、麻木痹痛，屈伸不利者。代表方剂：宽筋汤、三痹汤、大活络丹、麻桂温经汤等。

温补肝肾法 适用于痹病肝肾阳虚证。症见：关节筋骨冷痛，肿胀，昼轻夜重，屈伸不利，腰膝酸软，足跟疼痛，下肢无力等。代表方剂：金匮肾气丸、右归丸等。

温阳止痛法 适用于阳虚所致的痹痛。代表方剂：附子汤、真武汤、肾气丸、右归饮等。常用药物：附子、肉桂、草乌、干姜、桂枝、巴戟、狗脊等。

温阳化痰法 适用于营血虚寒，以致寒凝痰滞，痹阻于肌肉、筋骨血脉的阳虚痰浊之痹病。症见：关节肿胀、顽麻疼痛等。代表方剂：阳和汤等。常用药物：熟地、鹿角胶、炮姜、肉桂、白芥子、麻黄等。

温阳益气法 适用于痹病日久，阳气不足，表卫不固，经络失于温煦，易于感受外邪的阳虚证痹病。代表方剂：真武汤加味等。

温阳通络法 适用于痹病之阳虚寒凝证。症见：关节痛有定处而明显，遇冷更甚，周身酸楚，或腹背如坐水中，面色青紫，舌苔白嫩，脉弦紧。代表方剂：麻杏苡甘汤合麻黄附子细辛汤加味等。常用药物：麻黄、黑附片、川芎、生苡仁、杏仁、炙甘草、肉桂、延胡、羌活、独活、细辛等。

温肾通阳法 适用于痹病日久，或痹病过用寒凉之品，肝肾亏损，肾阳不足者。症见：关节疼痛，腰膝酸软冷痛，喜温喜按，肢体麻木、酸楚、活动不便，伴四肢不温，畏寒怕冷，面色无华，夜多小便，舌淡，苔白，脉沉细无力。代表方剂：金匮肾气丸等。常用药物：附子片、桂枝、山药、地黄、山萸肉、泽泻、锁阳、云苓、鹿角霜等。

温肾健骨法 参补肾壮骨法。

温经祛寒法 适用于寒邪凝滞经络的痹病。症见：肢体关节疼痛较剧，痛有定处，日轻夜重，行走不便等。代表方剂：乌头汤等。

温经通络法 参温通经络法。

温经通痹法 参温通经络法。

温通血脉法 适用于寒凝血脉，经脉不通所致的痹病。症见：素体阳虚，遇寒凉则关节疼痛剧烈，触之则加重等。代表方剂：当归四逆汤等。常

用药物：桂枝、白芍、当归、细辛、附子、甘草、大枣等。

温通经络法 适用于素体阳虚，感受寒邪，寒滞经络，气血瘀阻的痹病。症见：肢体冷痛，畏寒蜷缩，得热则缓，舌淡苔白，脉沉弦或沉紧。代表方剂：乌头汤、黄芪桂枝五物汤等。常用药物：制川草乌、炙麻黄、川桂枝、北细辛、制附片、上肉桂、鹿角胶、巴戟天、淫羊藿、川芎、鸡血藤、活血藤、当归、鹿衔草、透骨草、片姜黄、羌活、独活等。

寒温并用法 适用于风寒湿邪虽已化热，但尚未祛除的痹病寒热错杂证。代表方剂：桂枝芍药知母汤等。常用药物：桂枝、白芍、知母、麻黄、附子、防风、白术等。

滋阴止痛法 适用于阴虚所致的痹痛。代表方剂：二至丸、麦门冬汤、六味地黄汤等。常用药物：生地、山萸肉、怀山药、女贞子、旱莲草、枸杞子、麦冬、沙参、元参等。

滋阴清热法 适用于久痹，肝肾不足，阴虚内热，或长期过用温燥药物，使病体化燥伤阴而出现的阴虚内热证痹病。代表方剂：鳖甲散等。

滋肾养肝法 又名补益肝肾法。适用于久病阴虚，肝肾不足，或长期过用温燥，损伤肝肾之阴，使筋骨失于濡养之痹病。症见：关节疼痛，腰酸腿软，头晕眼花，夜间多梦，小便频数，经久不愈等。代表方剂：六味地黄丸加味等。常用药物：熟地、丹皮、当归、白芍、山茱萸、桑寄生、枸杞、杜仲、牛膝等。

滋养肝肾法 参滋肾养肝法。

强壮筋骨法 适用于痹病腰膝酸软，手足麻木不仁，筋脉拘急，骨肉瘦削者。代表方剂：大造丸、左归丸、龟鹿补肾丸等。常用药物：木瓜、虎骨、金毛狗脊、续断、淫羊藿等。

强壮腰膝法 参补肾壮骨法。

缓急止痛法 适用于痹病痛势较剧、病情较重者，可先用药物止痛而后治病。代表方剂：芍药甘草汤、十香止痛丸等。常用药物：白芍、木香、延胡、郁金、台乌、川朴、枳实、砂仁、香附、川芎、白芷、细辛、麝香、甘草等。

疏肌解表法 适用于风寒湿侵袭肌表，腠理闭塞，玄府不通，卫气不宣之痹病。症见：肌肉酸胀、疼痛，项背强急不舒，四肢沉重，抬举无力，或肌肉麻木不仁，四肢冷痛，舌淡苔白或白腻，脉

浮紧或浮缓。常用药物：葛根、麻黄、川桂枝、防风、桑枝、威灵仙、秦艽、赤芍、萆薢、苍术、汉防己等。

疏肝活络法　适用于肝失疏泄，初病在络，久病延及脏腑的痹病。代表方剂：逍遥散加味、肝著汤等。

疏风清热止痛法　适用于外感风热之邪所致的痹痛等。代表方剂：银翘散、芎芷石膏汤等。常用药物：金银花、连翘、石膏、钩藤、白蒺藜、菊花等。

解肌止痛法　适用于营卫不和所致的痹痛，如颈肌疼痛，肌肉酸痛不适等。代表方剂：葛根汤、柴葛解肌汤等。常用药物：葛根、桂枝、柴胡、白芍、羌活等。

解毒泻火法　适用于热毒化火深入筋骨所致的热毒痹阻证痹病。症见：关节赤肿焮热，疼痛剧烈，触之发热，得热则舒，或壮热烦渴等。代表方剂：千金犀角汤、加味木防己汤等。常用药：犀角、羚羊角、忍冬藤、地龙、生地、生石膏、山栀、黄芩等。

镇静止痛法　适用于疼痛剧烈，烦躁不安，标证为急为重的痹痛。常用药物：鲜闹羊花侧根、川草乌、杭白芍、炙甘草、制马前子、麝香、雷公藤、天仙子、乳香、没药、全蝎、蜈蚣等。

燥湿化痰法　适用于痹病日久不愈，脏腑功能失调，脾胃受纳运化失司，聚湿生痰而形成的痰浊痹阻证痹病。症见：关节肿胀，痰核结节，顽麻疼痛，头重如裹，胸脘满闷，纳呆泛恶等。代表方剂：龟樗丸、二陈汤等。常用药物：苍术、制南星、香附、半夏、茯苓、樗白皮等。

燥湿通达法　适用于湿邪偏胜之痹病。症见：肢体困重，胀、痛、酸麻交织等。代表方剂：当归芍药散合五苓散等。常用药物：白术、茯苓、猪苓、泽泻、当归、芍药、苍术、桂枝、甘草等。

第四章　其他

七伤　（1）病因名。见《诸病源候论》。七种劳伤的病因。《诸病源候论·虚劳候》："一曰大饱伤脾。……二曰大怒气逆伤肝。……三曰强力举重，久坐湿地伤湿。……四曰形寒，寒饮伤肺。……五曰忧愁思虑伤心。……六曰风雨寒暑伤形。……七曰大怒惧不节伤志。"（2）指肾气亏损的七个病证。《诸病源候论·虚劳候》："七伤者：一曰阴寒；二曰阴痿；三曰里急；四曰精连连（精易滑出）；五曰精少，阴下湿；六曰精清（精气清冷，精液稀薄）；七曰小便苦数，临事不举，小便频数，淋沥不清或尿中断。"

七情　（1）病因名。见《素问·举痛论》。书中载："怒则气上，喜则气缓，悲则气消，恐则气下，惊则气乱，思则气结。"喜、怒、忧、思、悲、恐、惊等七种情志活动，是人的精神意识对外界事物的反应。作为病因是指这些活动过于强烈、持久或失调，引起脏腑气血功能失调而致病。（2）药物配伍的七种不同作用。见《神农本草经》。即：单行、相须、相使、相畏、相恶、相杀、相反。

八纲　中医名词。见《医学心悟》。书中载："病有总要，寒、热、虚、实、表、里、阴、阳八字而已。"也是辨证的八个基本纲领。参八纲辨证条。

八纲辨证　中医名词。辨证的基本方法之一。运用阴阳、表里、寒热、虚实八纲，对病证进行分析、归纳，为施治提供依据。表里辨病位的浅深；寒热辨病证的性质；虚实辨邪正的盛衰；阴阳则是统摄其他六纲的总纲。表、热、实属阳；里、寒、虚属阴。八纲的四对矛盾是相对的，互相联系并互相转化的。临床上错综复杂的证候都可以用它分析归纳，也是痹病常用辨证方法之一。

三焦辨证　中医名词。温病辨证方法之一。是清·吴鞠通根据前人经验，按温热病传变情况，划分为上焦、中焦、下焦自上而下的三个阶段，并作为辨证施治的提纲。初期属上焦肺、心包病变。手太阴肺病有发热恶寒、头痛、汗出而咳等。手厥阴心包病有神昏谵语，或舌謇肢厥、舌质红绛。高热极期属中焦脾、胃病变。足阳明胃经有发热不恶寒、汗出口渴、脉大；足太阴脾病有发热不扬、体痛且重、胸闷呕恶、苔腻脉缓等。末期属下焦肝肾病变。足少阴肾病有身热面赤、手足心热、心烦不寐、唇裂舌燥。足厥阴肝病有深厥、心中憺憺大动、手足蠕动抽搐等。也是痹病辨证方法之一。

大节　中医解剖名。出《灵枢·经脉》。书中载："诸络脉皆不能经大节之间，必须绝道而出入，复合于皮中。"（1）指人体骨节之大者。《灵枢·九针》："不能过于机关大节者也。"（2）手指、足趾之根节。

大关节　中医解剖名。见《素问·至真要大论》。书中载："客胜则大关节不利。"人体较大的关节，如各椎间关节及肩、肘、腕、髋、膝、踝等。《灵枢·刺节真邪》："腰脊者，身之大关节也。"痹病可累及人体的大关节，而出现关节疼痛，屈伸不利等。

卫气　（1）中医生理名。出《灵枢·本脏》。阳气的一种。生于水谷，源于脾胃，出于上焦，行于脉外，其性刚悍，运行迅速流利；具有温养内外，护卫肌表，抗御外邪，滋养腠理，开阖汗孔等功能。《灵枢·本脏》："卫气者，所以温分肉，充皮肤，肥腠理，司开阖者也，……卫气和则分肉解利，皮肤调柔，腠理致密矣。"（2）《灵枢经》篇名。本篇所论强调卫气对保卫机表，防御外邪，调节内外的作用，故名。人体卫气虚，卫外不固，风寒湿邪可乘虚侵入人体而发生痹病。

卫气营血辨证　中医名词。温病辨证方法之一。为清·叶天士所创。即以外感温病由浅入深，或由轻而重的病理过程分为卫分、气分、营分、血分四个阶段，各有其相应的证候特点。病变按卫、气、营、血逐步发展者为顺传；由卫分迅速发展至营分、血分者为逆传。其中两分的证候同时出现者称同病。卫分为表证阶段，应鉴别不同的病因；气分为热盛阶段，应区别热邪是否结聚。如属湿热，则应区别热和湿的轻重。病邪深陷营、血分为伤阴致内闭或出血的阶段，并须明辨心、肝、肾等脏的病变。由此从病因、阶段、部位、传变以病变程度确立辨证的内容。是热痹常用辨证方法。

小节 中医解剖名。出《灵枢·邪客》。书中载："地有小山，人有小节。"指手指、足趾之首节。

支节 中医解剖名。见《灵枢·师传》。指四肢骨节。支，指四肢；节，指骨节。《灵枢·师传》："身形支节者，脏腑之盖也。"

五脏 中医解剖生理名。见《素问·五脏生成》。心、肝、脾、肺、肾五个脏器的合称。脏是指胸腹腔内那些组织充实致密，并能贮存、分泌或化生精气的脏器。《素问·五脏别论》："所谓五脏者，藏精气而不泻也，故满而不能实。"《灵枢·本脏》："五脏者，所以藏精神血气魂魄者也。"根据脏象学说，五脏是人体生命活动的中心，精神意识活动分属于五脏，加上六腑的配合，把人体表里的组织器官联系起来，构成一个统一的整体。

气 中医名词。（1）形成宇宙万物的最根本的物质实体。王充《论衡》："天地气合，万物自生。"张载《正蒙·太和篇》："太虚不能无气，气不能不聚而为万物，万物不能不散而为太虚。"气分阴阳，提示质与能的统一，以及万物由气所化的原理。（2）反映于人，则生命的维持全赖于气，它是一切组织活动的营养所系，如精气、津气、水谷之气、呼吸之气等，又是一切组织器官的功能活力，如脏腑之气、经络之气等。但一般概念均以气作阳气、营气和宗气等。气在病机上的表现是，气亢指功能过盛的火热之证；气虚即为功能衰退、阴寒弥散之证；气的障碍则为气郁、气逆或变生闭厥瘀滞诸证。（3）此外，气的概念还引申于各个方面，如致病物质的邪气、湿气、疠气等；病机或病证的厥气、肝气、水气等；药物性质的寒热温凉四气和针灸效应的得气等。

气机 中医名词。泛指气的功能活动，用以概括各脏器的生理或病理性活动。如气机通畅，气机失调，气机阻滞等。

气血辨证 中医名词。中医辨证方法之一。即以气血的病证为纲进行辨证。是痹病常用辨证方法之一。

风 病因名。六淫之一。亦称风气。属阳邪，为外感疾病的先导。故外感多有风证，并常与其他病邪结合而致病。如风寒、风热、风湿、风燥等。《素问·风论》："故风者百病之长也，至其变化，乃为他病也，无常方，然致有风气也。"症状每有恶风寒、发热及游走性多变性特点。《素问·风论》："风者善行而数变，腠理开则洒然寒，闭则热而闷。"痹病的形成，常常是风挟寒、湿、热等侵入人体而发病。以风邪为主形成的痹病称风痹（行痹）。参该条。

风气 （1）病因名。出《素问·风论》。书中载："风气藏于皮肤之间。"六淫之一。详参风条。（2）泛指自然气候。《金匮要略·脏腑经络先后病脉证》；"夫人禀五常，因风气而生长。风气虽能生万物，亦能害万物。"（3）病证名。指因气虚感受风邪而致的病证。《圣济总录》："论曰风气之状，有冷有热，冷则厥逆，热则烦惋，盖肺者五脏之华盖，而为气之本，主通行阳气，循于皮肤分肉之间，熏于肓膜，散于胸腹，以拒外而温内。若其气虚弱，则风邪因而伤之。其伤之也，或遇阴气盛，则四肢厥逆而为风冷。或遇阳气盛，则心神烦惋而为风热。二者皆因体虚受风，气能鼓作，故均谓之风气也。"

风寒湿 病因名。见《素问·痹论》。书中载："风寒湿三气杂至，合而为痹也。"风寒湿三种邪气共同为病的合称。亦是形成痹病最常见的病因。

风湿相搏 病机名。见《伤寒论·辨太阳病脉证并治》。书中载："风湿相搏，骨节疼烦，掣痛不得屈伸，近之则痛剧，汗出短气，小便不利，恶风不欲去衣或微肿者，甘草附子汤主之。"风邪与湿邪侵犯人体后，互相结合为患。风为阳邪而善走窜；湿为阴邪，易于滞着而阻碍气血运行。故两邪相合可致周身关节肌肉疼痛。

六气 中医名词。（1）指人体气、血、津、液、精、脉等六种基本物质。因其均发生于后天水谷精气故名。《灵枢·决气》："余闻人有精、气、津、液、血、脉……六气者，各有部主也，其贵贱善恶，可常为主，然五谷与胃为大海也。"（2）自然界风、热（暑）、湿、火、燥、寒六种正常的气候变化，是人类赖以生存的自然环境，对人体是无害的，只有在六气太过的情况下才能引起人体发病，称六淫。参该条。

六淫 病因名。见《三因极一病证方论》。风、寒、暑、湿、燥、火六种外邪的合称。六气太过、不及或非其时而有其气，影响人体的调节适应功能及病原体的孳生传播，成为致病的邪气，属于外感病（包括一些流行性病和传染病）的病因。六淫致病，自外而入，称为外因。《三因极一病证方论》："然六淫，天之常气，冒之则先自经络流入，内合于脏腑，为外所因。"

火邪 病因名。出《伤寒论·辨太阳病脉证并治》。书中载："太阳病，以火熏之，不得汗，其人必躁，到经不解，必圊血（便血）。名为火邪。"六淫之一。与温、热、暑等病邪同一属性而较甚。另有太阳伤寒误用火熏所致之病。

正气 中医名词。（1）同真气。人体功能的总称，但通常与病邪相对而言，指人体的抗病能力。《素问遗篇·刺法论》："正气存内，邪不可干。"（2）四季正常气候，即春温、夏热、秋凉、冬寒等。《灵枢·刺节真邪》："正气者，正风也。"

外风 病因名。是与疾病过程中产生的内风相对而言，即感受自然界的风邪，是形成风痹的主要病因。外风多挟寒湿热等邪侵入人体而引起痹病。

外湿 病因名。是与疾病过程中产生的内湿相对而言，即感受自然界的湿邪，如气候潮湿，久居湿地，或感受雾露之邪，或涉水淋雨，或从事水中作业等。《素问·阴阳应象大论》："地之湿气，感则害皮肉筋脉。"是形成湿痹的主要病因。

外寒 （1）病因名。外感寒邪，是与内寒相对而言。寒邪袭表，阳气不得宣通透泄，出现恶寒、发热、无汗、头痛、身痛、脉浮紧等。（2）指体表阳气不足、形寒怕冷。《素问·调经论》："阳虚则外寒。"外寒是形成寒痹的主要病因。

血 中医解剖生理名。出《灵枢·决气》。是运行于脉管之中具有营养作用的赤色液体，由脾胃运化的水谷精微所化生。正如《灵枢·决气》所说："中焦受气取汁，变化而赤是谓血。"血由心所主，藏于肝，统于脾，循行于脉管之中，环周不休，运行不息，流布全身，对人体各脏腑组织器官起濡养作用。《难经·十二难》："血主濡之。"《灵枢·本脏》："血和则……筋骨劲强，关节清利矣。"如果血虚，筋骨失于濡养则关节活动不利，四肢麻木，皮肤干燥、作痒等。

肌 中医解剖名。出《史记·扁鹊仓公列公传》。（1）与肉同义。参肌肉条。（2）指体表连于皮肤（包括皮下组织在内）的肌肉。

肌肉 中医解剖名。出《素问·痿论》。是主司全身运动的组织，其营养依赖于脾运化的水谷精微。《素问·痿论》："脾主身之肌肉。"脾气健运则肌肉发达丰满，臻于健壮。否则，脾失健运，则清阳不布，营养不足，以致肌肉痿软，四肢倦怠无力。《素问集注》："脾乃仓廪之官，主运化水谷之精，以生养肌肉，故合肉。"肌肉失养，则抗病能力下降，风寒湿邪乘虚侵入可发生肌痹、肉痹。

关节 中医解剖名。出《灵枢·本脏》。书中载："是故血和则经脉流行，营覆阴阳，筋骨劲强，关节清利矣。"又称骱、节髎、骨节间、枢机、曲转处、骨髎。即两骨相交接处，是骨痹最常累及的部位。

肝主筋 中医名词。出《灵枢·九针论》。书中载："肝主筋"。肝主管全身筋膜。筋赖肝的精气滋养，才能活动有力。《素问·六节脏象论》："肝者……其充在筋。"肝不养筋，则动作迟缓，活动不灵。《素问·上古天真论》："丈夫……七八，肝气衰，筋不能动。"肝阴不足可致筋痿不用；肝风内动，可出现拘挛抽筋。

肾主骨 中医名词。出《素问·宣明五气》。指肾有充养骨骼的作用。肾藏精，精生骨髓，骨髓充实，骨则强壮。骨骼的生长、营养、功能与肾气的强弱有直接关系。《医方类聚·五脏门三》："肾之所主，乃精髓、骨、脑、齿、腰脊、前后二阴、髀股、腘腨、足跟、足心所生病也。"说明肾之功能的广泛性。若肾气虚，可引起多种病证。就痹病而言，可以出现腰脊疼痛、骨关节肿大变形等。

宗筋 中医解剖名。出《素问·痿论》。（1）三阴三阳的经筋（经筋是指十二正经和十二经别之外的又一循行系统，其特点是循行于体表，起于四肢末端的指爪，上行于四肢的腕、肘、腋和踝、膝、股之间，回环曲折，联贯于肌肉之间，上行于颈项，终结于头面），会合于前阴部，称宗筋。（2）指男子生殖器。

经络 中医解剖名。出《灵枢·经脉》。是经脉和络脉的总称。凡直行干线者称为经脉，而由经脉分出来的网络体内各部分的支脉称络脉。经络是运行全身气血、联络脏腑肢节、沟通上下内外、调节体内各部分的通路。通过经络系统的连系，使人体成为一个有机的整体。

经脉 中医解剖名。出《灵枢·海论》。是体内运行气血，联系体内各部分的主要干线，又可分为"正经"和"奇经"两大类。二者共同组成经脉系统。此外，还有行于身体深部和经别与经脉循行外部相联系的经筋。《灵枢·海论》:"经脉者,内属于腑脏,外络于肢节。"风寒湿热之邪侵袭人体,常致经脉闭阻不通,而现疼痛、麻木不仁等症。

经筋 中医生理名。出《灵枢·经筋》。是在十二经脉循行部位上分布的体表肌肉系统的总称,是将全身体表肌肉按照十二经脉循行部位进行分类的一种方法。因此十二经筋就是按照十二经脉来命名的。其中每一经筋都包括了在同名经脉循行部位上的若干肌肉群。即足太阳之(经)筋、足少阳之(经)筋……等。这十二大类肌肉群主要分布在四肢部。其次为躯干及头部。风寒湿邪侵袭经筋时,可发生十二经筋痹。参该条。

骨节间 中医解剖名。见《世医得效方》。即关节。详见该条。

宣通 治疗原则。出《临证指南医案》。指用辛宣通络的方药为主治疗痹病的方法。通过宣通可使气血流通,营卫复常,则痹痛自可逐渐痊愈。"宣通"在具体运用中包括两方面的内容:一是根据痹病的证候类型,选用相应的宣通治法。如风寒湿痹宜辛而温之,使阳气振奋,驱寒外出;对体虚之人,久痹阴痹者,宜在温补中参以温通、温散;风热湿痹宜疏风清热化湿,使风散热清湿去;顽痹痰瘀互结,宜祛瘀化痰,或兼以虫蚁搜剔,皆寓宣通之义于其内。二是运用具有温经通络作用的药物来治疗痹病。

贼风 (1)病因名。出《素问·上古天真论》。书中载:"虚邪贼风,避之有时。"高世栻注:"凡四时不正之气,皆谓之虚邪贼风。"(2)病证名。《圣济总录》卷七:"贼风。……其证痛而不热,痛则不能按抑转动,不热则身内素冷,欲得热熨,即小宽也,加以风冷,则骨解深痛,按之彻骨,或遇冷气相搏,则结瘰疬或偏枯,风热相搏,则变附骨疽。"又称:"治贼风口噤,角弓反张,当归饮方。"(3)病名。即痛风。《张氏医通》:"按痛风一证。《灵枢》谓之贼风。"参痛风条。

虚邪瘀 中医名词。出《痹证治验》。"虚、邪、瘀"最早由现代娄多峰作为痹病的病因病机所提出,之后逐步发展为以"虚邪瘀"为核心的痹病理论体系。虚邪瘀不仅可以作为痹病病因病机,而且还可作为辨证纲领,指导痹病的辨证论治、治疗用药、预防调护等,贯穿痹病诊治全过程。虚邪瘀作为痹病的病因病机,可以概括为正气亏虚、邪气侵袭、痰瘀气滞三个方面,简称为"虚邪瘀"。三者关系密切、相互影响:正虚是痹病发病的内在因素,起决定性作用。邪侵是发病的重要条件,在一定条件下,有时甚至起主导作用。不通(痰瘀气滞)是发病的病理关键。痹病的虚邪瘀辨证,是将复杂的痹病分为正虚、邪实、痰瘀三大证候,每候又以寒、热为纲。虚邪瘀治疗原则,即针对虚邪瘀的病机分别进行扶正、祛邪、通络的方法。虚邪瘀指导下的预防调摄原则,主要是防止痹病"虚邪瘀"的形成:一是针对正虚,提高正气,加强营养,增强体质和抗病能力。二是针对邪侵,避风寒湿等邪,防范风寒、潮湿侵袭。三是要防止痰瘀气滞的形成,如保持心情怡悦,忌过食油腻,避免外伤等。

虚邪瘀辨证 中医名词。痹病的主要辨证方法。为现代娄多峰所创。痹病的"虚邪瘀"辨证,是将复杂的痹病分为正虚、邪实、痰瘀三大证候,每候又以寒、热为纲,纲下又有目,层次清晰,简明实用,便于操作。(1)正虚候,指以正虚或虚实夹杂证候为主的一类痹病证候。临床辨证以寒、热为纲,气血阴阳及脏腑亏虚为目。①虚寒证,即正虚未有热象者。证型如气血亏虚证、脾肾阳虚证等。②虚热证,即正虚有热象者,临床多以阴虚为主。证型如阴虚热痹证、气阴两虚证等。(2)邪实候,指以病邪充斥,经脉不通为主的一类痹病证候。临床辨证以寒、热为纲,以淫邪及脏腑实候为目。①寒证,即邪实而无热象者。证型如风湿痹阻证、寒湿痹阻证等。②热证,即邪实有热象,或寒热错杂者。证型如风热痹阻、湿热痹阻等。(3)痰瘀候,指以痰浊瘀血痹阻为主的一类痹病证候。辨证时以寒、热为纲,痰瘀的成因为目。①寒证,即痰瘀证未有热象者。证型如瘀血寒凝证、阳虚血瘀证等。②热证即痰瘀证见热象者。证型如痰瘀热痹证、血瘀阴虚证等。

液 中医生理名。出《灵枢·决气》。人身体液的成分之一。从水谷化生,由三焦布散。主要功能是润滑关节,补益脑髓、孔窍,濡润耳目、口鼻和二阴。《灵枢·决气》:"谷入气满,淖泽注于骨,骨属屈伸,泄泽,补益脑髓,皮肤润泽,是谓液。"

筋膜 中医解剖名。出《素问·痿论》。书中载:"肝主身之筋膜。"指肌肉的坚韧部分,附于骨节者为筋,包于肌腱外者为膜。是联络关节、肌肉,主司运动的组织,为肝所主,并赖肝血的滋养。肝血不足、肝风内动等均可出现筋膜的病变。

西医学的筋膜指包于肌肉、肌腱、韧带外面的坚韧光亮的膜状结构。

舒筋法 外治法。见《世医得效方》。指以酒杯粗的竹管，长尺余，用时先坐定，竹管放地上，患足踏于其上，向前后推滚。用于治疗脚腕部外伤或筋肉挛缩强直的方法。

脾主四肢 中医名词。《素问·太阴阳明论》载："四肢皆禀气于胃，而不得至经，必因于脾，乃得禀也。"《类经·脏象类》载："脾虚则四肢不用，五脏不安。以脾主四肢，而脾为五脏之原也。"水谷清阳之气由脾气输布，充养四肢，四肢的功能活动与脾有密切关系。临床上脾气虚弱则见四肢乏力、消瘦或浮肿；脾受湿困则见四肢倦怠、重着等，体现了脾与四肢的关系。

脾主肌肉 中医名词。出《素问·痿论》。书中载："脾主身之肌肉。"肌肉的营养靠脾运化水谷精微而得。脾气健运，则肌肉丰盈而有活力。《素问·太阴阳明论》："脾病……筋骨肌肉皆无气以生，故不用焉。"

湿（湿气） 病因名。见《灵枢·邪气脏腑病形》。（1）六淫之一。湿属阴邪，性质重浊而黏腻，它能阻滞气的活动，障碍脾的运化。临床表现：外感湿邪，常见体重腰酸，四肢困倦，关节肌肉疼痛，疼痛常限于一处不移，湿浊内阻肠胃，常见胃纳不佳、胸闷不舒、小便不利、大便溏泄等症。（2）运化功能障碍，水气停滞的病证。参"内湿"条。

湿热 （1）病证名。见《温病条辨》。温病的一种。表现为发热、头痛、身重而痛、腹满少食、小便短赤而黄、舌苔黄腻、脉濡数等。（2）湿热共同致病的其他疾患，如湿热发黄、湿热下痢、湿热带下、湿热痹病等。

寒 （1）病因名。见《灵枢·刺节真邪》。六淫之一，为冬令主气，属阴邪，易伤阳气。（2）寒气袭人，阻滞气血活动，成为痛证原因之一。《素问·痹论》："痛者，寒气多也，有寒故痛也。"（3）八纲辨证之一。指功能衰退的病证。

寒湿 病因名。见《素问·痹论》。（1）指寒湿两种因素同时致病。症见受累肌肉疼痛、关节挛痹等。（2）由湿困脾胃或平素脾肾阳虚而致的水饮内停证。多表现为肢冷、畏寒、腹胀、泄泻或浮肿等证。

寒则收引 中医名词。出《素问·举痛论》。指机体受寒后，因血脉肌肉收缩，气血循行受阻而发生疼痛、挛缩等症。

腠理 中医解剖名。出《素问·阴阳应象大论》。书中载："清阳发腠理。"泛指皮肤、肌肉、脏腑的纹理及皮肤、肌肉间隙交接处的结缔组织。分皮腠、肌腠、粗理、细理、小理、膲理等，是渗泄体液、流通气血的门户，有抗御外邪内侵的功能。《金匮要略·脏腑经络先后病脉证》："腠理者，是三焦通会元真之处，为血气所注；理者，是皮肤脏腑之文理也。"若腠理疏松，卫外不固，风寒湿邪乘虚侵袭即可发生痹病。

蠲痹 治疗原则。见《杨氏家藏方》。蠲，祛除、除去的意思。《素问遗篇·刺法论》："泻盛蠲余，令除斯苦。"蠲痹：即祛除风寒湿热等病邪治疗痹病。

痹（瘒、癖） （1）《辞源》释为："麻痹"。《素问·五常政大论》："皮瘒肉苛，筋脉不利。"（2）《康熙字典》："音顽，痹也，手足麻痹也。"

第五章 有关常见的西医学风湿性病证

干燥综合征　干燥综合征（Sjögren syndrome，SS）为一种以侵犯外分泌腺，尤其是唾液腺和泪腺的自身免疫性疾病。最常见表现为口眼干燥。有原发性和继发性之分，后者继发于其他自身免疫性疾病，其中以继发于类风湿关节炎最多见，其次为系统性红斑狼疮、硬皮病、皮肌炎、多发性肌炎等。2002年干燥综合征国际分类（诊断）标准：（1）口腔症状：3项中有1项或1项以上：①每日感口干持续3个月以上；②成年后腮腺反复或持续肿大；③吞咽干性食物时需用水帮助。（2）眼部症状：3项中有1项或1项以上：①每日感到不能忍受的眼干持续3个月以上；②有反复的沙子进眼或磨砂感觉；③每日需用人工泪液3次或3次以上。（3）眼部体征：下述检查任1项或1项以上阳性：① Schirmer I 试验（+）（≤5mm/5min）；②角膜染色（+）（≥4 van Bijsterveld 计分法）。（4）组织学检查：下唇腺病理示淋巴细胞灶≥1（指4mm2组织内至少有50个淋巴细胞聚集于唇腺间质者为一灶）。（5）唾液腺受损：下述检查任1项或1项以上阳性：①唾液流率（+）（≤1.5ml/15min）；②腮腺造影（+）；③唾液腺放射性核素检查（+）。（6）自身抗体：抗SSA或抗SSB（+）（双扩散法）。注：①原发性SS：无任何潜在疾病的情况下，有下述2条则可诊断：a.符合上述6条中4条或4条以上，但必须含有条目（4）（组织学检查）和/或条目（6）（自身抗体）；b.条目（3）、（4）、（5）、（6）4条中任3条阳性。②继发性SS：患者有潜在的疾病（如任一结缔组织病），而符合上述的（1）和（2）中任1条，同时符合条目（3）、（4）、（5）中任2条。③必须除外：颈头面部放疗史，丙肝病毒感染，AIDS，淋巴瘤，结节病，抗移植宿主疾病，抗乙酰胆碱药的应用（如阿托品、莨菪碱、溴丙胺太林、颠茄等）。本病属中医的燥痹；累及脏腑者可归属于脏腑痹。

大骨节病　大骨节病（osteoarthrosis deforms endemica）是一种以关节软骨和骺板软骨变性与坏死为基本病变的地方性骨关节病。又名 Kaschin-Beck 综合征、柳拐子病、矮人病、算盘子病等。发病与镰刀菌毒素 T_2 等有关。四肢管状骨骨骺和干骺端早期融合及骨端变形是本病的主要 X 线表现。中国陕西永寿大骨节病科学考察提出早期诊断的参考指标为：①指末节弯曲；②弓状指；③疑似指节增粗；④踝、膝关节疼痛。凡在病区居住6个月以上的儿童，上述症状体征有2项以上（含2项）阳性并且对称性存在者，有诊断意义。如同时有 X 射线改变，则可确认为早期。如干骺端 X 线改变与临床所见只有1项为阳性者，应作为早期观察对象，观察时间为6个月。患者精神状态正常，无智力低下现象。X 线检查对本病的早期诊断具有重要意义，主要变化为干骺的早期愈合和骨端的变形。根据不同时期、不同患者的临床特点，本病可归属于中医的手痹、足痹、骨痹、肾痹、痿痹、历节等。

贝赫切特综合征　贝赫切特综合征（Behcet Syndrome，BS），又称白塞病（Behcet disease，BD），是一种原因不明的以细小血管炎为病理基础的、累及多系统、多器官的慢性全身性疾病。口腔、皮肤、生殖器、眼和关节为常发病部位，病情一般较轻。若心血管、消化道、肺、肾及神经系统受累，则病情表现较重。1989年国际 BD 委员会诊断标准：（1）反复口腔溃疡：由医师观察到或患者诉说有阿弗他溃疡，1年内反复发作3次。（2）反复生殖器溃疡：由医师观察到或患者诉说生殖器有阿弗他溃疡或瘢痕，尤其是男性。（3）眼病变：前和（或）后色素膜炎，裂隙灯检查时玻璃体内可有细胞出现，视网膜血管炎。（4）皮肤病变：结节红斑样病变、假性毛囊炎、脓性丘疹、痤疮样皮疹（未服用糖皮质激素而出现者）。（5）针刺试验阳性：以无菌20号或更小针头，斜行刺入皮内，经24~48小时后由医师看结果判定。注：凡有反复口腔溃疡并伴有其余4项中2项以上者，可诊为本病。其他与本病密切相关并有利于本病诊断的症状有：关节痛（关节炎）、皮下栓塞性静脉炎、深部静脉栓塞、动脉栓塞和（或）动脉瘤、中枢神经病变、消化道溃疡、附睾炎和家族史。本病与中医的狐惑相似。

反应性关节炎与赖特综合征 赖特综合征（Reiter syndrome，RS）又称尿道-眼-滑膜综合征，以关节炎、尿道炎及结膜炎为其临床特征，可伴有其他以皮肤、黏膜病变为主的临床表现，如龟头炎、皮疹、口腔炎、宫颈炎及葡萄膜炎。此病与HLA-B$_{27}$有高度的相关性。多数赖特综合征患者在发病前有非淋球菌性尿道炎或细菌性肠炎病史，因此，多数学者认为它是病原菌感染后引起的一种反应性关节炎（reactive arthritis，ReA）。目前赖特综合征一词正逐渐被反应性关节炎所替代。（1）1979年Fox的RS分类标准：以下肢为主的非对称寡关节炎，加以下1项以上，并且除外强直性脊柱炎、银屑病关节炎和其他脊柱关节病。1）尿道炎或宫颈炎。2）痢疾史或不洁性交史。3）眼炎（结膜炎或虹膜炎）。4）皮肤、黏膜病变（龟头炎、溃疡或皮肤角化症）。（2）1996年Kingsley与Sieper提出的ReA分类标准：1）典型的下肢为主的非对称性单或少关节关节炎。2）前驱感染证据：①4周前如有临床典型的腹泻或尿道炎，则实验室证据可有可无；②如缺乏感染的临床证据，必须有感染的实验室证据。3）排除引起单或少关节关节炎的其他原因，如其他SpA、感染性关节炎、莱姆病及链球菌ReA。4）HLA-B$_{27}$阳性、RS的关节外表现（如结膜炎、虹膜炎、皮肤、心脏与神经系统病变等），或典型SpA的临床表现（如炎性下腰痛、交替性臀区痛、肌腱端炎或虹膜炎）有利于支持诊断，但不是确诊必备的条件。（3）第三届国际反应性关节炎专题学术会议提出的ReA的诊断标准：以下肢为主的非对称性少关节炎为突出表现的外周关节炎，并附加以下条件。1）前驱感染的证据，具体要求：①在关节炎发生前4周内有明确的临床腹泻或尿道炎表现，并有实验室证据，但不是必备条件。②如果无明确的临床感染，必须有感染的实验室证据。2）排除引起单或寡关节炎的其他原因，如其他脊柱关节病、感染性关节炎、晶体性关节炎、莱姆病及链球菌反应性关节炎。3）ReA的确诊不需要HLA-B$_{27}$阳性、RS的关节外表现（如结膜炎、虹膜炎、皮疹、非感染性尿道炎、心脏与神经系统病变等），或典型脊柱关节病特征表现（如炎性背痛、交替性臀区疼痛、肌腱端炎或虹膜炎），但是如果出现则应当记录。根据不同患者的临床特点，本病可归属于中医的胞痹、肠痹、湿痹、热痹、膝痹等。

反射性交感神经营养不良综合征 反射性交感神经营养不良综合征（reflex sympathetic dystrophy syndrome，RSDS）是以肢端疼痛、触痛、肿胀、营养不良性皮肤损害以及血管运动障碍与出汗改变为特征的病变，又称为灼性神经痛、Sudeck萎缩、肩-手综合征和痛性营养不良等。有创伤、周围神经损伤、偏瘫、心肌缺血或接受可疑药物等病史，并有前述表现特别是患部触痛和痛觉过敏，而又无其他原因可以解释者，应怀疑本病。痛觉计检查可见患部痛阈降低。1994年国际疼痛学会提出复合型局部疼痛综合征（complex regional pain syndrome，CRPS）一名，并将CRPS分为两型：其中90%无明确神经损害，属Ⅰ型，即RSDS；Ⅱ型即原来的灼性神经痛，有确定的神经损害因素。（1）Kozin的RSDS临床诊断标准：1）确诊RSDS：①肢体远端疼痛与触痛；②血管舒缩功能障碍体征或症状；③肢体肿胀，常以关节周围最明显；④常有营养不良性皮肤损害。2）拟诊RSDS：①肢体远端疼痛与触痛；②血管舒缩功能障碍或肢体肿胀；③常有营养不良性皮肤损害。3）可能RSDS：①血管舒缩功能障碍；②或（和）肢体肿胀，无疼痛，但可有轻至中度触痛；③偶有营养不良性皮肤损害。4）可疑RSDS：一个肢体有不可解释的疼痛和触痛。（2）Ⅰ型CRPS的诊断标准：1）有最初的有害刺激或制动的原因。2）持续疼痛、感觉异常或痛觉过敏，疼痛的程度与最初的刺激不相称。3）疼痛区有水肿、皮肤血流变化和发汗行为异常的证据。4）排除其他能引起此种程度疼痛和功能异常的疾病。注：必须满足第2~4条标准。（3）Ⅱ型CRPS的诊断标准：1）神经损伤后出现持续性疼痛、感觉异常和痛觉过敏，不必局限于受损神经分区。2）在疼痛区域有时有水肿、皮肤血流变化和发汗行为异常的表现。3）排除其他能引起此种程度疼痛和功能异常的疾病。注：必须满足全部3条标准。根据不同患者的临床特点，本病可归属于中医的热痹、湿痹、损伤痹、痿痹、肩痹、臂痹等。

风湿热 风湿热（rheumatic fever RF）是上呼吸道A组溶血性链球菌感染后引起的一种自身免疫性疾病，可出现反复发作的急性或慢性全身性结缔组织炎症。临床表现以心脏炎与关节炎为主，可伴有发热、皮疹、皮下小结、舞蹈病等。急性发作后常遗留轻重不等的心脏损害。急性风湿热常侵犯儿童及青少年。近些年来由于抗生素的广泛应用使得该病的发病率大大降低。（1）1992 年美国心血管病学会修订的 Jones 急性 RF 标准：1）主要表现：①心脏炎；②游走性多关节炎；③舞蹈症；④环形红斑；⑤皮下小结。2）次要表现：临床表现：①发热；②关节痛；实验室检查：①急性时相反应物增高：a.红细胞沉降率；b.C- 反应蛋白。② P-R 间期延长。3）链球菌感染前驱证据：① ASO 或链球菌抗体效价增高；②咽拭子培养阳性；③近期猩红热。注：如有前驱感染证据，并有两项主要表现或一项主要表现加两项次要表现者，则高度提示 RF。但有以下三种情况者，不必严格执行该标准：舞蹈症患者；隐匿发病或缓慢发展的心脏炎；及有 RF 病史或现患风湿性心脏病，当再感染溶血性链球菌时，有 RF 复发的高危险者。（2）RF 活动性判断：对活动性判断一般采用以下方法：①近期有无上呼吸道链球菌感染；②有无关节炎或关节痛；③检测体温有无发热；④检查心脏有无异常；⑤观察实验室指标，如血沉、C- 反应蛋白、糖蛋白电泳（或粘蛋白）α_1 或 α_2 及抗心肌抗体等；⑥通过上述检查仍存在风湿活动疑点时，可进行抗风湿治疗两周，如病情改善，提示有 RF 活动。根据不同患者的临床特点，本病可归属于中医的热痹、风痹、湿痹、心痹等。急性风湿热多属风湿热痹，慢性风湿性关节炎多属风寒湿痹。

风湿寒病 风湿寒病是指在人体正气虚弱情况下，风湿寒邪乘虚侵入人体，长期滞留于肌肉、关节和脏腑、器官而引起的各种慢性疾病的统称。本病由现代王兆铭提出。风湿寒性关节痛属本病的一种。由于风湿寒邪刺激周围组织影响正常生理功能，可出现各种风湿寒病的症候群。如上热下寒，见有头晕、失眠多梦、记忆减退、烦躁、呆板、口干、眼涩、两足小腿发凉、关节不利等；风湿侵犯心脉，见有心悸、心烦、胸闷、憋气；风寒犯肺，见有咽痒咳嗽、白泡沫痰或黏稠痰、胸背发凉；胃寒，见有胃痛、上腹胀满、吞酸、纳差；肠寒，见有腹痛、肠鸣、腹胀、腹泻一日数次；宫寒，见有月经不调、痛经、白带多等；肾寒，出现阴囊潮湿、睾丸凉痛、小腹抽痛、排尿不尽、阳痿等。临床上把有上热下寒又兼有 3 种风湿寒病以上者称为

多发性风湿寒病，往往病情较重，病程也长。风湿寒病有两个特点：（1）多属功能性的，没有器质性病变，实验室检查抗链 "O"、类风湿因子均为阴性，X 线以及其他检查也无异常；（2）遇寒冷、天气变化（刮风、阴天、下雨雪等）病情加重。本病可归属于中医的寒痹、风痹、湿痹及风寒湿痹等。

风湿性疾病 风湿性疾病（rheumatic diseases），又称"风湿类疾病"，简称"风湿病"，即西医风湿病，是指具有运动系统慢性疼痛表现的一大类疾病。运动系统指骨、关节及其周围软组织，如韧带、肌腱、关节囊、肌肉、筋膜、滑囊、神经、皮肤及皮干组织等；慢性指病程长、反复发作；不同程度的疼痛是几乎所有风湿性疾病患者都有的表现，但是，不只疼痛，还会有肿胀、僵硬、感觉异常、功能障碍、畸形等，还会有运动系统外的其他器官、系统或全身表现，有的甚至是主症。风湿病的病因非常复杂，有的病因不清，如可以是感染性的（如莱姆病、淋球菌性关节炎等）、免疫性的（如类风湿关节炎、系统性红斑狼疮等）、代谢性的（如痛风等结晶性关节炎）、内分泌性的（如肢端肥大症、甲状旁腺功能亢进症等）、退化性的（如骨关节炎等）、地理环境性的（如大骨节病、氟骨病等）、遗传性的（如黏多糖病、先天性软骨发育不全等）、肿瘤性的（如骨瘤、多发性骨髓瘤等）等。风湿病可以是周身性或系统性的（几乎所有结缔组织病），也可以是局部性的（如肩周炎或滑囊炎等）；可以是器质性的（如系统性红斑狼疮等），也可以是精神性的或功能性的（如精神性风湿病等）。风湿性疾病是一大类疾病，包括很多种具体的疾病。各种关节炎是其中的主要内容。"风湿"一词来自古希腊语"Rheuma"，最早出现于公元前三世纪，其意与西医学之父希波克拉底所说的卡塔尔（catarrhos）一词相似，是流动的意思，原意指特殊的黏液由脑流向关节等处而引起疼痛。Rheumatism 一词可能是公元二世纪古罗马医生 Galen 所创，主要指周身的酸胀和疼痛。公元十七世纪法国医生 Baillou 将 rheumatism 与关节疾病联系在一起，提出风湿病是肌肉骨骼系统综合征这一概念。1949 年 Hollander 在他所编写的一本书中使用了风湿病学（rheumatology）一词。两千多年来对风湿性疾病的认识随着时代的发展而不断进步，目前，已经成为重要的临床学科。对于风湿病的分类，不少学者及学术组织都提出了分类方法，到目

前尚无法统一，即使是 WHO 参与的国际疾病分类（International Classification of Disease，ICD），对风湿病部分也存在争议。这也从另外一个角度反映了风湿病的复杂性和学科的发展速度日新月异。目前，我国主要采用 1993 年美国风湿病学学会（American Rheumatology Association，ARA）的关节炎和风湿病的命名与分类。这一分类显然是多基点的（即从不同角度进行归纳分类），如基于病因学、组织学、病理学、生物化学、遗传学、免疫学及临床学等。这一分类方法，将风湿病分为 10 大类，包括 100 多种疾病。每类都有各自的临床、实验室、影像、治疗等特征。每类中的重要疾病，多有诊断（分类）标准。西医学的风湿性疾病（西医风湿病）与中医痹病（中医风湿病）所包含的疾病基本相符。

风湿寒性关节痛　风湿寒性关节痛，简称风关痛，是指以人体感受风湿寒邪所引起的肌肉、关节疼痛为主要表现的疾病。本病名由现代王兆铭首先提出。西医学对本病的发病原因尚不明了，亦无专门论述。在临床上，本病多称为风湿痛、良性关节炎、慢性腰腿痛，甚至亦称为"风湿性关节炎"等。临床表现多以疼痛为主，受累关节局部无红肿热的炎症表现，实验室检查除少数血沉稍快外大多数正常，抗链"O"、类风湿因子均为阴性。与风湿性关节炎、类风湿关节炎有所不同。其关节多因疼痛而受限，治愈后关节功能恢复正常，不留畸形。本病的特点是遇寒冷或天气变化（刮风、阴天、下雨）病情加重。出现这种现象，主要是在人体内有风湿寒邪，由于遇冷或气候变化使其活动而引起疼痛或不适。实践证明，体内的风湿寒邪驱除后，"邪去正复"，这种现象也随之消失。根据本病发病规律和特点，风湿寒邪是形成本病的病原因子。本病是一个独立性疾病，于 1974 年被命名为风湿寒性关节痛。《中国风湿病学》《风湿病诊断治疗学》称为"特发性关节痛综合征"。1985 年 10 月，在天津召开的"全国部分省市中西医结合治疗风湿寒病学术座谈会"制定了本病的诊断标准：（1）有风湿寒邪侵袭史。（2）症状：有些关节或肌肉酸楚、麻木、疼痛甚至剧痛，活动困难，遇冷或天气变化（阴天、下雨、刮风）病情加重。（3）体征：受累关节因疼痛所致活动功能受限，但活动后减轻，多数病例只痛不肿，少数病例在关节周围轻度肿胀（无红热）。（4）实验室检查：血沉绝大多数正常，少数

稍快；抗链"O"、类风湿因子、血常规等皆属正常。（5）X 线检查：除少数病例可见软组织肿胀外，一般无骨质改变。由于风湿寒邪（尤以湿或寒湿之邪）长期刺激，部分病例可并发骨质增生（此并非老年退行性改变所致），应进行 X 线片予以排除。如有骨质增生应诊断为风关痛并骨质增生。（6）预后：缓解期或治愈后受累关节不留畸形，关节功能恢复正常。本病可归属于中医寒痹、风痹、湿痹及风寒湿痹等。

风湿性多肌痛与巨细胞动脉炎　风湿性多肌痛（polymyalgia rheumatica，PMR）是一组原因不明的临床综合征。特征为持续 1 个月以上的对称性颈、肩带肌和（或）骨盆带肌肉疼痛和僵硬，急性期可有血沉加快，C-反应蛋白增高，多见于 50 岁以上的老年人。巨细胞动脉炎（giant cell arteritis，GCA）是一种原因不明的系统性坏死性血管炎病，主要累及从主动脉弓发出的动脉分支，也可累及中等大小的动脉。血管炎症部位可形成肉芽肿，含数量不等的巨细胞，病变常呈节段性分布。临床表现可因受累血管部位不同而表现复杂，典型者呈颞部头痛，头皮及颞动脉触痛，间歇性下颌运动障碍，因而 GCA 又称颞动脉炎（temporal arteritis，TA）。部分 GCA 患者可伴发风湿性多肌痛。（1）1984 年 Healey 的 PMR 诊断标准：必须符合下列全部条件：①发病年龄 ≥ 50 岁；②有颈、肩胛、盆骨带三处中至少两个部位的持续疼痛和僵硬，持续至少 1 个月；③ESR ≥ 40mm/h；④晨僵 1 小时以上；⑤对小剂量糖皮质激素治疗反应良好（泼尼松 ≤ 20mg/d）；⑥无其他导致肌肉骨骼症状的疾病。注：下列情况时应考虑合并 GCA 的可能：年龄 > 70 岁，新近出现头痛、颞动脉异常、间歇性运动障碍、黑蒙、肝酶异常、血小板升高、血红蛋白下降、全身症状严重者。（2）1990 年 ARA 的 GCA 分类标准：1）发病年龄 ≥ 50 岁：50 岁以后出现症状和阳性体征。2）新近发生的头痛：新发生或与过去不同类型的头痛。3）颞动脉异常：颞动脉触痛，搏动减弱（排除颈动脉粥样硬化）。4）血沉增快：ESR ≥ 50mm/h。5）动脉活检异常：活检显示血管炎，其特点为大量单核细胞浸润或肉芽肿性炎症，常有多核巨细胞。注：上述标准满足 3 条以上可考虑为 GCA。根据不同类型、不同患者的临床特点，本病可归属于中医的肌痹、脉痹、脾痹、瘀血痹等。

幼年特发性关节炎 幼年特发性关节炎（juvenile idiopathic arthritis，JIA）是指 16 岁以下儿童不明原因关节肿胀，持续 6 周以上的一组关节炎疾病。其起病、病程和转归都各不相同，推测其病因也不尽相同。为了便于国际间协作对儿童时期的关节炎的免疫遗传学、流行病学、转归和治疗方案实施等方面进行研究，国际风湿病学联盟儿科常委专家组（ILAR）于 2001 年 8 月在加拿大埃得蒙顿举行第三次会议，就 JIA 分类标准进行了进一步讨论，将儿童时期不明原因的关节肿胀持续 6 周以上这类关节炎的分类统一起来，定名为幼年特发性关节炎。从而取代了原有美国应用的幼年类风湿关节炎（juvenile rheumatoid arthritis，JRA）和欧洲应用的幼年慢性关节炎（juvenile chronic arthritis，JCA）这两个分类标准。同时也将儿童脊柱关节病（juvenile spondyloarthropathies，JSpA）的一些症型归属在内。2001 年国际风湿病学联盟儿科常委专家组 JIA 分类标准，确定 JIA 的条件为：①发病年龄在 16 岁以下；②有关节炎：表现有关节肿胀或积液，或关节活动受限、关节压痛及关节活动痛。单纯关节痛不能定位关节炎；③关节炎持续至少 6 周；④无 JIA 特异性实验室诊断，需排除其他类型的关节炎，因而 JIA 诊断属排他性诊断。具体分型：（1）全身性关节炎：关节炎伴发热 ≥2 周，至少由医师观察 3 天，并有下列 ≥1 条：①特异皮疹；②淋巴结肿大；③肝或脾大；④浆膜炎。（2）少关节炎：1）持续型：整个病程受累关节 ≤4 个，并排除 a、b、c、d、e。2）扩张型：发病头 6 个月内受累关节累积 ≤4 个，但之后累积 >4 个，并排除 a、b、c、d、e。（3）多关节炎（RF 阳性）：发病头 6 个月内受累关节 ≥5 个，2 次化验 RF 均阳性（至少间隔 3 个月），并排除 a、b、c、e。（4）多关节炎（RF 阴性）：发病头 6 个月内受累关节 ≥5 个，2 次化验 RF 均阴性，并排除 a、b、c、d、e。（5）银屑病关节炎：关节炎伴银屑病，或关节炎伴有至少下列 2 条：①指端炎；②指甲顶针样凹陷或甲剥离；③一级亲属中有医师证实的银屑病。并排除 b、c、d、e。（6）肌腱端炎相关性关节炎：关节炎合并肌腱端炎，或关节炎，或肌腱端炎，伴至少以下 2 条：①骶髂关节压痛和（或）炎性背腰痛；② HLA-B$_{27}$ 阳性；③医师证实的一或二级亲属中有 HLA-B$_{27}$ 相关性疾病；④眼葡萄膜炎；⑤男孩，关节炎或肌腱端炎发病时年龄 >6 岁。并排除 a、d、e。（7）未定型：

关节炎不能归入上述任何类型，或符合上述一个以上类型者。注：a：患儿或一级亲属中有银屑病或银屑病病史。b：HLA-B$_{27}$ 阳性男孩 6 岁后发生的关节炎。c：强直性脊柱炎、肌腱端炎相关性关节炎、炎性肠病骶髂关节炎、赖特综合征，或急性前葡萄膜炎；或一级亲属中有上述一种病的病史。d：IgM 类风湿因子阳性，2 次检测至少间隔 3 个月。e：全身性 JIA。根据不同类型、不同患者的临床特点，本病可归属于中医的热痹、湿痹、风痹、历节风、顽痹、尪痹、邪实痹等。

成人斯蒂尔病 斯蒂尔病（Still's disease）原是指幼年特发性关节炎全身型，若相似疾病发生于成年人，称为成人斯蒂尔病（adult onset Still's disease，AOSD）。AOSD 是一组病因不明的以弛张热、一过性和多形性皮疹、关节炎或关节痛为主要临床表现，伴有肝、脾及淋巴结肿大，周围血白细胞增高的一种临床综合征。（1）1992 年日本成人斯蒂尔病研究委员会诊断标准：1）主要指标：①发热 ≥39℃，并持续 1 周以上；②关节痛持续 2 周以上；③典型皮疹；④白细胞增高 ≥15×10^9/L，包括 N≥80%。2）次要指标：①咽痛；②淋巴结和（或）脾大；③肝功异常；④ RF（−）和 ANA（−）。3）排除：①感染性疾病（尤其是败血症和传染性单核细胞增多症）；②恶性肿瘤（尤其是恶性淋巴瘤、白血病）；③其他风湿病。注：以上主要指标与次要指标中符合 5 项或更多，且其中有 2 项以上为主要指标就可以诊断成人斯蒂尔病，但需排除所列其他疾病。（2）美国 Cush 成人斯蒂尔病诊断标准：1）必备条件：①发热 ≥39℃；②关节痛或关节炎；③类风湿因子 <1:80；④抗核抗体 <1:100。2）另备下列任何 2 项：①血白细胞 ≥15×10^9/L；②皮疹；③胸膜炎或心包炎；④肝大或脾大或淋巴结肿大。根据临床特点，本病可归属于中医的热痹、邪实痹等。

血栓闭塞性脉管炎 血栓闭塞性脉管炎（简称 TAO），又称 Buerger 病，是一种慢性、周期性加剧的全身中小动静脉闭塞性疾病。1990 年中国中医药学会外科脉管专业委员会拟定的诊断标准：（1）患者大多数为 20~40 岁男性。（2）主症：①间歇性跛行。②静息痛。③酸、胀、麻、木（出现 1 个或几个症状）。④发凉或烧灼感（出现 1 个症状）。⑤皮肤、汗毛、肌肉、趾（指）甲呈营养不良性改变。⑥足趾或连同足部坏疽或手指坏疽（多为干性）。

⑦小腿或足部反复出现游走性血栓性浅静脉炎。（3）患肢中小动脉搏动减弱或消失。（4）舌象与脉象：①舌象：舌质多具淡紫、青紫，可有瘀点或瘀斑，苔白润；或是舌质红或绛，苔黄；或舌质淡，苔薄白等。②脉象：可弦紧，或沉涩，或弦数，或弱等。注：具备主症①、②（或①或②）条，再加上③④⑤⑥⑦其中1条，结合（1）（3）（4），即可初步诊断。用肢体阻抗式血流图、多普勒超声及动脉造影可进一步确诊。本病属中医的脉痹、脱疽。

肋软骨炎 肋软骨炎是指肋软骨与肋骨交界处发生疼痛、肿胀的非化脓性炎症，又称非化脓性肋软骨炎。1921 年 Tietze（泰齐）首先报告了本病，故又称泰齐（Teitze）病。发病率男女相等，任何年龄都可发生，多发生于 20~40 岁。多侵犯第 2（45%）及第 3（20%）肋与软骨或肋与胸骨结合处，为最常见发病部位。偶尔发生于第 1 或第 4（15%）肋与软骨结合处。80% 仅侵犯一个部位，而侵犯多部位者，大多数为单侧。胸前上部疼痛、肿胀，突然发作或逐渐发作，咳嗽及打喷嚏时疼痛加重；肋与软骨结合处有触痛性肿胀。病变一般延续几小时或几天，症状一般在数月内完全消退，但是少数延续 10 年以上。早期 X 线检查无异常发现，晚期肋软骨可见普遍钙化。血沉、白细胞、抗"O"等实验室检查正常。本病属中医的肋痹、胸肋骨痹。

多发性大动脉炎 多发性大动脉炎又称高安病、主动脉弓动脉炎、主动脉炎综合征、无脉病、头臂动脉炎、闭塞性血栓性主动脉弓病、臂动脉炎、反向主动脉缩窄大动脉炎综合征等。本病为主动脉及其分支动脉发生非特异性炎症，病变或瘢痕收缩引起动脉节段性狭窄、闭塞、缩窄前后扩张，引起各种临床症状。上肢脉搏消失是本病最突出征象。多见于青年女性，因此过去有人将本病称为女性青年动脉炎。发病年龄 5~45 岁，30 岁以内发病占 90%。根据病史、体征以及各项检查，本病诊断一般并不困难。如有下列一项以上表现者，应怀疑或诊断为本病：①单侧或双侧肢体出现缺血症状，伴有动脉搏动减弱或消失，血压降低或不能测出。②脑动脉缺血症状，伴有单侧或双侧颈动脉搏动减弱或消失以及颈部有血管杂音。③顽固性高血压，伴有上腹部 II 级以上的高调血管杂音或下肢血压低于上肢。④无脉病眼底改变（上肢脉搏消失伴有视力减退和眼底改变）。⑤不明原因的低热并伴有血

管杂音，四肢脉搏有异常。⑥绝大多数病人在 30 岁以前发病，中年以上者亦非罕见。诊断时应结合病史、症状及体征全面分析，注意腹部、颈部、锁骨下以及背部有无血管杂音，颈部及四肢动脉搏动情况，必要时可作血管造影以求确诊。本病属中医的脉痹、心痹等。

多发性肌炎和皮肌炎 多发性肌炎（polymyositis，PM）和皮肌炎（dermatomyositis，DM）是一组以骨骼肌的炎性病变为主的自身免疫性疾病，多侵犯四肢近端及颈部肌群，表现为肌无力、肌痛等。伴有特征性皮疹者称为皮肌炎。本病常累及全身多个脏器，伴发肿瘤的频率亦较高，为 10%~30%。1975 年 Bohan/Peter 建议 PM/DM 诊断标准：（1）对称性近端肌无力表现：肢带肌和颈前伸肌对称性无力，持续数周至数月，伴或不伴食管或呼吸肌受累。（2）肌肉活检异常：肌纤维变性、坏死、细胞吞噬、再生、嗜碱变性，核大，核仁明显，筋膜周围结构萎缩，纤维大小不一，伴炎性渗出。（3）血清肌酶升高：血清骨骼肌肌酶升高，如肌酸激酶、醛缩酶、谷草转氨酶、谷丙转氨酶和乳酸脱氢酶。（4）肌电图示肌源性损害：肌电图有三联征改变：即时限短、小型的多相运动电位；纤颤电位，正弦波，插入性激惹和异常的高频放电。（5）典型的皮肤损害：包括①向阳性皮疹：眼睑呈淡紫色，眶周水肿；② Gottron 征：掌指关节及近端指间关节背面的红斑性鳞屑疹；③在双侧膝、肘、踝等关节及面部、颈部和上半身出现的红斑性皮疹。注：确诊 PM 应符合所有 1~4 条标准；拟诊 PM 应符合 1~4 条中的任何 3 条标准；可疑 PM 符合 1~4 条中的任何 2 条标准。确诊 DM 应符合第 5 条加 1~4 条中的任何 3 条；拟诊 DM 应符合第 5 条及 1~4 条中的任何 2 条；可疑 DM 应符合第 5 条及 1~4 条中的任何 1 条标准。根据不同类型、不同患者的临床特点，本病可归属于中医的肌痹、脾痹、肌肤痹、湿痹、三焦痹、蝶疮流注、痿痹等。

关节炎 顾名思义，关节炎是指一组以关节的炎症为临床表现的疾病，既包括那些病变只限于关节局部的疾病（如关节外伤后引起的创伤性关节炎等），也包括那些以关节炎症为临床表现之一的全身性疾病或系统性疾病（如风湿性关节炎、类风湿关节炎、强直性脊柱炎、系统性红斑狼疮、血友病、痛风等）。关节炎是病因很复杂的一大类疾病，郑谋信编译的《关节病》列举了关节病达 213 种。

即使如此，也很难说这部书收集了到目前为止临床发现的全部关节炎。临床上关节炎以关节疼痛为主要表现，或同时伴有全身其他表现。本病多属中医的痹病、骨痹、历节风等。

红斑性肢痛症 红斑性肢痛症是以肢体远端阵发性血管扩张，皮肤温度升高、潮红或肿胀，伴有剧烈的烧灼样疼痛为特征的肢端血管病。多发生在双足，好发于15~40岁青壮年，男性多见。诊断要点：①典型的肢端阵发性红、肿、热、痛四大症状，受热时疼痛加剧，冷敷后疼痛减轻。②皮肤感觉过敏，轻触和抚摸可使疼痛再发。③重者可见皮肤及趾（指）甲的营养障碍。④肢端皮肤发红及充血，轻压皮肤可暂时消退，局部温度增高，有指压性水肿。本病属于中医的热痹、血痹、脉痹、足痹等。

纤维肌痛综合征 纤维肌痛综合征（fibromyalgia syndrome，FS）是一种非关节性风湿病，临床表现为肌肉骨骼系统多处疼痛与发僵，并在特殊部位有压痛点。女性占绝大多数。遗传易感个体在精神因素作用下，易患本病。纤维肌痛综合征也可继发于外伤、各种风湿病，如骨关节炎、类风湿关节炎及各种非风湿病（如甲状腺功能低下、恶性肿瘤）等。1990年ARA的FS分类标准：（1）持续3个月以上的全身性疼痛：身体的左、右侧，腰的上、下部及中轴骨骼（颈椎或前胸或胸椎或下背部）等部位同时疼痛时才认为是全身性疼痛。（2）压痛点用拇指按压：按压力约为4kg，按压18个压痛点中至少有11个疼痛。这18个（9对）压痛点部位是：枕骨下肌肉附着处；斜方肌上缘中点；第5~7颈椎横突间隙的前面；冈上肌起始部，肩胛棘上方近内侧缘；肱骨外上髁远端2cm处；第二肋骨与软骨交界处；臀外上象限，臀肌前皱襞处；大粗隆后方；膝内侧脂肪垫关节折皱线的近侧。注：同时满足上述2个条件者，可诊FS。根据不同患者的临床特点，本病可归属于中医的肌痹、筋痹、肝痹、风痹等。

抗磷脂综合征 抗磷脂综合征（anti-phospholipid syndrome，APS）是指由抗磷脂抗体（anti-phospholipid antibody，APL抗体）引起的一组临床征象的总称。APL抗体是一组能与多种含有磷脂结构的抗原物质发生免疫反应的抗体，主要有狼疮抗凝物（lupus anticoagulant，LA）、抗心磷脂抗体（anticardiolipid antibody，ACL抗体）、抗磷脂酸抗体和抗磷脂酰丝

氨酸抗体等。与APL有关的临床表现主要为血栓形成、习惯性流产、血小板减少和神经精神症状等。APS是SLE病人中常见的临床表现。（1）1989年Alarc ó n-Segovia的APS诊断标准：1）明确诊断需满足：①2种或2种以上下述临床表现：a习惯性流产；b静脉血栓；c动脉阻塞；d腿部溃疡；e网状青紫；f溶血性贫血；g血小板减少。②高滴度APL（lgG或lgM > 5SD）。2）可疑诊断：1条临床表现加上高滴度APL或2条及2条以上临床表现加上APL阳性（lgG或lgM：2~5SD）。（2）1998年Sapporo的APS初步分类标准：1）临床标准：①血管性血栓形成：临床上出现动脉、静脉或小血管一次或一次以上血栓形成，可见于任何组织或器官。血栓必须由影像学或多谱勒超声或组织病理证实，浅表静脉血栓形成除外。对经组织病理证实的血栓，其血管壁应没有明显炎症证据。②病态妊娠：a妊娠第10周或以后出现1次或1次以上无法解释的正常形态的死胎，胎儿需经超声或直接检查证实形态正常。或者b因为严重子痫或先兆子痫或重度胎盘功能不全，妊娠第34周或以前出现1次或1次以上正常形态的新生儿早产。或者c妊娠第10周以前出现3次或更多不好解释的连续自发性流产，除外母体解剖或激素异常情况以及母亲或父亲的染色体原因。对有1种以上类型的病态妊娠患者进行研究时，鼓励研究者据上述ab或c进一步分亚组。2）实验室标准：①2次或2次以上（间隔至少6周）IgG和（或）IgM型抗心磷脂抗体（ACL）中度或高滴度阳性（用标准ELISA法检测 β_2GP1依赖的ACL）。②2次或2次以上（间隔至少6周）狼疮抗凝物阳性（LA），依据国际血栓和止血协会的指南进行检测（狼疮抗凝物/磷脂依赖抗体专门小组委员会），步骤如下：a筛选实验提示磷脂依赖的凝血时间延长，如活化的凝血活酶时间（APTT）、白陶土凝血时间（KCT）、稀释Russell蛇毒凝血时间（RVCT）、稀释凝血酶原时间、Textarin时间；b加入正常缺乏血小板的血浆不能纠正上述筛选试验中延长的凝血时间；c加入过量磷脂可以缩短或纠正上述筛选试验中延长的凝血时间；d排除其他凝血疾患，如Ⅷ因子抑制剂或肝素。注：符合至少1项临床标准加上1项实验室标准，则可确诊APS。根据不同患者的临床特点，本病可归属于中医的瘀血痹、正虚痹及脏腑痹等。

坐骨神经痛 坐骨神经痛（sciatica）是由多种

原因引起的坐骨神经损害，沿着坐骨神经通路及其分布区产生疼痛的一种综合征。可由多种病因引起。诊断标准：（1）沿坐骨神经分布区域内，传导性放射性疼痛。（2）跟腱反射减低或消失。（3）拉塞克征阳性。（4）常见压痛点：坐骨神经压痛点：①臀中点；②腘窝点；③腓点；④踝点。（5）腰椎X线摄片常见腰4、5椎间隙狭窄。本病与中医的筋痹、肝痹、周痹、风痹、腰腿痹等相符。

肠道感染后反应性关节炎　肠道感染后反应性关节炎（reactive arthritis after infections enteritis）是指某些感染性肠道病之后病原体侵入人体，由于免疫反应的异常而发生的一组关节病变，又称特异性感染后关节病。其特征是关节病变并非由病原体直接侵犯所致，可能与肠道吸收致病菌的某些致关节炎因子，如福氏杆菌 2-MD 质粒 DNA、小肠结肠耶尔森菌 0：3 等抗原物质有关。此类疾病患者中 HLA-B$_{27}$ 阳性率 50%~80%，提示 HLA-B$_{27}$ 抗原与致关节炎因子间有些模拟性或存在交叉反应。关节炎多呈无菌性改变，关节炎症状的产生与原发病不平行，多在肠道病之后，呈一过性，愈后无关节和骨质破坏，不留后遗症。常见的有以下 3 种：（1）沙门氏菌感染后关节炎：本病类似 Reiter's 病，发生在沙门氏菌感染之后，但是并非由于关节内细菌污染引起，为反应性关节炎的一种。多数关节炎发生于沙门氏菌感染的恢复期，其中以 C 组沙门氏菌感染的最多，最复杂，最顽固，有骨骼及关节的并发症（国外统计为 20%，国内统计为 65%~70%）。男女发病率相等，年龄 10~50 岁。在鼠伤寒沙门氏菌感染的病例中，有 2.5% 发生关节炎，关节炎出现于发热及腹泻 1~2 周后。本病往往侵犯多关节。一般常见于膝关节或踝关节，偶而侵犯腕、手、颈椎等，常常为游走性，一般不对称。关节及关节周围软组织肿胀及疼痛，关节偶尔有发红及热，并有渗液，一般全身症状表现为发热。本病呈慢性，其间或有缓解，或者复发，一般延续 6 个月以上，但最后完全消除，无后遗症。辅助检查：X 线检查正常。血沉快。沙门氏细菌凝集试验阳性，凝集值升高，沙门氏菌可由大便分离，但不能由关节液分离，尤其是以 C 组沙门氏菌感染阳性率高。（2）痢疾杆菌感染后关节炎：本病为志贺氏菌属感染后合并发生，为反应性关节炎的一种。关节病在某些痢疾流行地区有，而在另外痢疾流行地区没有。关节病可能发生在 Reiter's 病之前，但无 Reiter's 病的

其他表现。一般在痢疾发病后 2~3 周出现关节痛，侵犯一个或多个关节，常见于膝关节、肘关节、腕关节或手指关节。关节痛及肿胀，常见发热，时有腱鞘炎。关节症状不受抗生素影响，病程延续数周或数月，最后症状消失。辅助检查：血沉快。白细胞及中性粒细胞计数增高。关节滑液为淡黄色，微浑浊、呈蛋白样黏液，但无菌。滑液内偶尔可发现凝集现象。（3）耶尔森菌感染后关节炎：大多数是由耶尔森菌感染而引起发热、腹痛和腹泻的一种轻症胃肠病，或是由于肠系膜腺炎或终末回肠炎而引起的一种急性阑尾炎样疾患。本病所出现的关节炎，可能不是由于关节的直接细菌感染，而是由于宿主本身的一种"反应"。发病率男女无差异。发病年龄 15~40 岁。关节炎大多数出现于腹泻或腹痛后 3 周，出现胃肠症状前发病者罕见。受累关节为多关节性，以下肢为主。最多见于膝关节（50%）、踝关节（50%）、手指、足趾和腕关节。偶或见于髋、腰椎、骶髂关节、肩关节、颞颌关节。大多数为非对称性。临床症状以剧痛和肿胀急性发病，关节大多数有压痛和肿胀，常出现渗液、红、热。多数有发热。关节炎持续约 6 个月，最终消退，无后遗症。临床还可见到腹泻和腹痛、肌痛和僵硬，偶见结节性红斑、单侧性结膜炎、局限性肺炎、肺门淋巴结病变、脑膜炎、淋巴结病和脾脏肿大等并发症。实验室检查可见血沉增高，常见白细胞增多，耶尔森菌凝集试验阳性，滴度增高，对布鲁氏菌凝集试验假阳性，类风湿因子阴性。滑液呈炎性，白细胞明显增多，以多形核细胞为主，培养无细菌生长。本病属中医的痢后风、肠痹等。

系统性红斑狼疮　系统性红斑狼疮（systemic lupus erythematosus，SLE）是一种累及多系统、多器官并有多种自身抗体出现的自身免疫性疾病。由于体内有大量致病性自身抗体和免疫复合物而造成组织损伤。基本病理改变为血管炎。临床上可出现各个系统和脏器损伤的表现，如皮肤、关节、浆膜、心脏、肾脏、中枢神经系统、血液系统等等。主要的死亡原因是肾衰竭、感染、中枢神经系统损伤。1997 年 ARA 推荐的 SLE 分类标准：（1）颊部红斑：固定红斑，扁平或高起，在两颧突出部位。（2）盘状红斑：片状高起于皮肤的红斑，黏附有角质脱屑和毛囊栓；陈旧病变可发生萎缩性瘢痕。（3）光过敏：对日光有明显的反应，引起皮疹，从病史中得知或医生观察到。（4）口腔溃疡：经医生观察

到的口腔或鼻咽部溃疡，一般为无痛性。（5）关节炎：非侵蚀性关节炎，累及2个或更多的外周关节，有压痛、肿胀或积液。（6）浆膜炎：胸膜炎或心包炎。（7）肾脏病变：尿蛋白＞0.5g/24h或＋＋＋，或管型（红细胞、血红蛋白、颗粒或混合管型）。（8）神经病变：癫痫发作或精神病，除外药物或已知的代谢紊乱。（9）血液学疾病：溶血性贫血，或白细胞减少，或淋巴细胞减少，或血小板减少。（10）免疫学异常：抗ds-DNA抗体阳性，或抗Sm抗体阳性，或抗磷脂抗体阳性（包括抗心磷脂抗体，或狼疮抗凝物，或至少持续6个月的梅毒血清试验假阳性，三者中具备一项阳性）。（11）抗核抗体：在任何时候和未用药物诱发"药物性狼疮"的情况下，抗核抗体滴度异常。注：以上11条中有4项者可以诊断SLE，但应排除感染性疾病、肿瘤或其他风湿性疾病。根据不同患者的临床特点，本病可归属于中医的蝶疮流注、三焦痹、邪实痹、瘀血痹、正虚痹或肺痹、肾痹、心痹等脏腑痹。

肩关节周围炎　肩关节周围炎简称肩周炎，是由肩关节周围软组织、关节囊及周围韧带、肌腱和滑囊的退行性变和慢性非特异性炎症所引起的疾病。因其主要表现为肩关节僵硬，故又称冻结肩。多见于50岁左右人群，女性多于男性，多为单侧发病。诊断要点：①缓慢发病，多数无外伤因素。②年龄在40岁以上。③肩痛的特点：夜间明显、影响睡眠并向附近放射。④肩肱关节活动明显受限。⑤肱二头肌腱在增加张力的位置可引出疼痛与压痛。⑥肌肉萎缩：三角肌与冈上、下肌明显。⑦X线片肱骨头骨质疏松。⑧肩肱关节造影关节囊缩小。本病属中医的肩痹、露肩风等。

骨关节炎　骨关节炎（osteoarthritis，OA），又称骨关节病（osteoarthrosis）、退行性关节病或称增生性关节炎、肥大性关节炎等，是一种以关节软骨的变性、破坏及骨质增生为特征的慢性进行性骨关节病。多见于老年人，负重及多动关节常见，主要表现为关节疼痛、肿大、活动受限。年龄、肥胖、炎症、创伤及遗传因素等可能与本病的发生有关。（1）1995年ARA的手OA诊断标准：①1个月来大多数日子手痛，发酸，发僵；②10个指定的手关节（双侧第2、3指远端指间关节及近端指间关节，和第1腕掌关节）中硬性组织肥大≥2个；③掌指关节肿胀＜2个；④远端指间关节硬性组织肥大≥2个；⑤10个指定的手关节中≥1

个畸形。符合①②③④或①②③⑤者可诊断为手OA。（2）1995年ARA的膝OA诊断标准：1）临床标准：①1个月来大多数日子膝痛；②有骨摩擦音；③晨僵≤30分钟；④年龄≥38岁；⑤膝关节骨性肿胀。符合①②③④或①②⑤或①④⑤者可诊断膝OA。2）临床加X线标准：①1个月来大多数日子膝痛；②X线关节边缘骨赘；③OA性滑液（透明、粘性，WBC＜2000/ml）；④不查滑液，年龄≥40岁；⑤晨僵≤30分钟；⑥有骨摩擦音。符合①②或①③⑤⑥或①④⑤⑥者可诊断膝OA。（3）1995年ARA的髋OA诊断标准：1）临床标准：①1个月来大多数日子髋关节痛；②髋关节内旋≤15°；③ESR≤45mm/h；④ESR未查，髋屈曲≤115°；⑤髋关节内旋＞15°；⑥晨僵≤60分钟；⑦年龄＞50岁；⑧内旋时疼痛。符合①②③或①②④或⑤⑥⑦⑧者均可诊断髋OA。2）临床和X线标准：①1个月来大多数日子髋关节痛；②ESR≤20mm/h；③X线股骨和（或）髋臼骨赘；④X线髋关节间隙狭窄。符合①②③或①②④或①③④者可诊断髋OA。根据不同类型、不同患者的临床特点，本病可归属于中医的骨痹、顽痹及手痹、膝痹、髋痹、颈痹、腰痹等。

氟骨病　氟骨病是一种慢性地方性氟中毒，是由于饮水中含氟量过高（氟容许量为1mg/L）或其他含氟作业的工人，或治疗骨髓瘤、骨质疏松，服用过量氟化物，引起骨质异常致密、硬化，出现斑釉牙，四肢或脊柱疼痛与变形的一种慢性骨骼疾病。主要表现为：（1）发生在饮水、大气污染的高氟区。脊柱及骨盆最易累及，其次是胸廓及颅骨，四肢骨改变较晚，手足很少累及。（2）轻者四肢软弱无力，食欲不振，恶心，贫血，骨痛及腰背痛；中度者疼痛加剧，肢体麻木，工作，生活不便；严重者四肢变形，运动受限，脊柱呈骨性强直，驼背畸形，可有神经根压迫或刺激症状，或造成椎管狭窄，压迫脊髓，引起截瘫，胸廓强直引起呼吸困难。（3）斑釉牙是重要的临床表现，门齿最为明显，牙釉质表面粗糙、无光泽，呈黄褐色。（12岁以后进入高氟区者，牙齿多不累及，但可发生氟骨症；反之12岁以前离开高氟区，则氟斑釉牙可遗留终生，但不一定有氟骨症。）X线检查是诊断本病的可靠方法。X线表现：①X线表现可分为三型：即硬化型，疏松型和混合型。前者最多见，骨质密度增高，骨小梁粗糙，网眼扩大，肌肉、关节囊附着处，有广泛的骨化和骨赘形成。疏松型除骨质普遍稀疏外，与前者相同。混合型兼有硬化与疏松两型的特点。②不同部位 X 线表现，以病理改变程度而异。以躯干改变最显著，四肢骨向远端递减。躯干骨中，以椎体、骨盆、肋骨受累最早最明显，脊柱以活动范围大的腰椎、颈椎受累最甚，而手、足骨改变则不明显。③肌肉、韧带、关节囊附着处，有广泛的钙化和骨赘形成。脊柱的前后纵韧带，棘上棘间韧带，关节突间关节囊、锁骨下缘、尺骨鹰嘴，肋骨下缘、前臂骨间膜，骨盆部的骶髂韧带，闭孔膜等部位，均可发生广泛的骨化现象。多呈锯齿状和花边状。④脊柱骨的椎体、椎板、椎弓根，棘突和横突等部位的硬化性改变，犹如磨玻璃样的颜色和玻璃渣样的外观，椎体唇样变多见于腰椎。鸟嘴样的骨赘，多见于椎体下缘。⑤胸廓的改变，似鸟笼状。肋骨下缘，花边状的骨化条带，似鸟笼的围布条。骨盆骨的硬化，以骶髂关节和髋臼附近显著。⑥颅骨密度明显增高，颅板增厚，板隙不清，蝶鞍和副鼻窦缩小。实验室检查最常做的是尿氟含量测定。但因在多数食品中（特别是茶叶和饮水）都含有氟，故正常人尿中亦有一定量的氟，尿氟排泄也不恒定。所以，在作尿氟测定时，尿氟量显著升高，或几天的平均值超正常，才有诊断意义。人类尿氟排泄量，取决于饮水氟含量。饮用正常含量的水，尿中氟含量为 0.2~0.5ppm。当人体处于氟平衡状态时，每日排氟基本上与总摄入量相等。根据本病的临床表现及 X 线、实验室检查，可以诊断。本病属中医的骨痹、历节风等。

重叠综合征 重叠综合征又称重叠结缔组织病（overlap connectve tissue disease，OCTD）是指同一患者同时或先后患有两种或两种以上的结缔组织病。重叠综合征虽可发生在所有结缔组织病及其近缘病间的重叠组合，实际上所见到的病例以 SLE、PM/DM 和 PSS 间的重叠为主。当同一病人同时或先后具有两种或两种以上 CTD 及其近缘病的共同表现，并符合各自的诊断标准时可诊断为重叠综合征。诊断时应写明哪两种 CTD 之重叠或某型重叠综合征。现在对重叠综合的分类不甚统一。大多采用大藤真分类。（1）Ⅰ型：二种以上结缔组织病共存：①相同或重复的症状或体征在不同时间内出现，如 RA→SLE，SLE→PSS；②同时出现但以某一疾病为主，如 SLE+PSS，SLE+RA，PSS+PM 等。（2）Ⅱ型：两种以上结缔组织病不典型或不完

全的症状混合一起，又很难归入哪一类疾病，有时提示为一种新的临床疾病或综合征，如混合性结缔组织病（MCTD）、Felty 综合征等。（3）Ⅲ型：传统结缔组织病与其近缘病或其他自身免疫病共存，如 SLE+SS，SLE+ 桥本甲状腺炎等。本病属于中医的混合痹。

复发性风湿症 复发性风湿症（Palindromic rheumatism，PR）是一种反复发作的急性关节炎和关节周围炎。1 周内症状消失，发作间歇期内无任何症状。多者 1 周内发作几次，少者 1 年发作 1~2 次，以膝、腕、肩、踝、手多见。初次发病多见于 30~60 岁之间，偶尔也可在儿童期发病。同一家族中可有多人发病。30%~40% 的病例可在 5~20 年内发展为典型的类风湿关节炎。1987 年 Hannonen 等的 PR 诊断标准：（1）发作性单关节炎或多关节炎或关节附近软组织炎症，持续时间几小时至 1 周。（2）医师至少亲自观察到 1 次发作。（3）发作过程中至少有 3 个部位受累。（4）排除其他关节炎。注：Gueme 和 Weisman 及 Gonzalez-lopez 等提出的诊断标准与以上标准大致相同，不同处在于他们分别认为第一条中的病史应达半年和 2 年。本病可归属于中医的风痹、热痹等。

复发性多软骨炎 复发性多软骨炎（relapsing polychondritis，RP）是一种少见的多器官系统性疾病。其特征是软骨结构及相连组织的广泛性、复发性及破坏性炎症性病变，可累及耳、软骨、眼、心血管系统等。1976 年 McAdom 等 RP 诊断标准：（1）双侧耳软骨炎。（2）非侵蚀性、血清阴性的多关节炎。（3）鼻软骨炎。（4）眼部炎症（结膜炎、角膜炎、巩膜炎或巩膜外层炎、葡萄膜炎）。（5）呼吸道软骨炎（喉和 / 或气管软骨）。（6）耳蜗和（或）前庭功能障碍（感觉神经性听力丧失、耳鸣和 / 或眩晕）。注：具备 3 条以上临床表现者可诊断 RP。不足 3 条者需做活组织检查。根据不同患者的临床特点，本病可归属于中医的热痹、正虚痹等。

类风湿关节炎 类风湿关节炎（rheumatoid arthritis，RA）是一种以关节滑膜炎症为特征的慢性全身性自身免疫性疾病。滑膜炎可反复发作，导致关节软骨及骨质破坏，最终导致关节畸形及功能障碍。本病还可累及多器官、多系统，引起系统性病变，常见的有心包炎、心肌炎、胸膜炎、间质性肺炎、肾淀粉样变以及眼部疾患（如巩膜炎、虹膜炎）等。（1）1987 年 ARA 的 RA 分类标准：1）晨

僵：关节及其周围僵硬感至少持续 1 小时（病程 ≥ 6 周）。2）3 个或 3 个区域以上关节部位的关节炎：医生观察到下列 14 个区域（左侧或右侧的近端指间关节、掌指关节、腕、肘、膝、踝及跖趾关节）中至少累及 3 个，且同时有软组织肿胀或积液（不是单纯骨隆起）（病程 ≥ 6 周）。3）手关节炎：腕、掌指或近端指间关节炎中，至少有一个关节肿胀（病程 ≥ 6 周）。4）对称性关节炎：两侧关节同时受累（双侧近端指间关节、掌指关节及跖趾关节受累时，不一定绝对对称）（病程 ≥ 6 周）。5）类风湿结节：医生观察到在骨突部位，伸肌表面或关节周围有皮下结节。6）类风湿因子（RF）阳性：任何检测方法证明血清类风湿因子含量异常，而该方法在正常人群中的阳性率小于 5%。7）放射学改变：在手和腕的后前位相上有典型的类风湿关节炎放射学改变：必须包括骨质侵蚀或受累关节及其邻近部位有明确的骨质脱钙。注：满足上述 4 条或 4 条以上并排除其他关节炎即可诊断 RA。（2）2010 年 ACR/EULAR 类风湿关节炎分类标准：目标人群：1）至少一个关节的明确临床滑膜炎（关节肿胀）。2）其他病因无法解释的滑膜炎。患者如果按下列标准评分 ≥ 6 分，可明确诊断为类风湿关节炎。A：受累关节：1 个大关节（0 分）；2~10 大关节（1 分）；1~3 小关节（有或没有大关节）（2 分）；4~10 小关节（有或没有大关节）（3 分）；超过 10 个关节（至少 1 个小关节）（5 分）。B：血清学（至少需要 1 项结果）：RF 和 ACPA 阴性（0 分）；RF 和 ACPA，至少有一项是低滴度阳性（2 分）；RF 和 ACPA，至少有一项高滴度阳性（3 分）。C：急性期反应物（至少需要 1 项结果）：CRP 和 ESR 均正常（0 分）；CRP 或 ESR 异常（1 分）。D：症状持续时间［症状持续时间指的是评估时，患者自己报告的受累关节滑膜炎体征或症状（如疼痛，肿胀，触痛）的持续时间，不论是否经过治疗。］< 6 周（0 分）；≥ 6 周（1 分）。注：大关节：指的是肩关节，肘关节，髋关节，膝关节和踝关节。小关节：指的是掌指关节，近端指间关节，2~5 跖趾关节，拇指指间关节和腕关节。阴性：指的是低于或等于当地实验室正常值的上限。低滴度阳性：指的是国际单位值高于正常值上限，但是低于正常值上限 3 倍。高滴度阳性：指的是国际单位值高于正常值上限 3 倍。如当 RF 值只能得到阳性或阴性时，阳性结果应该应该被评为低滴度阳性。ACPA：是 anti-citrullinated protein antibody，即抗瓜氨酸化的蛋白抗体。在 A~D 内，取病人符合条件的最高分。例如，患者有 5 个小关节和 4 个大关节受累，评分为 3 分。根据不同患者的临床特点，本病可归属于中医的历节风、顽痹、尪痹等或三因三候痹、五淫痹中的一种。

结节性红斑 结节性红斑（erythema nodosum，EN）是一种累及真皮血管和脂膜组织的反应性炎性疾病。本病总发病率约占人口的 1% 左右，常于春秋季节发病。多见于青年女性，女男患病之比约为 6.7：1，多数发病年龄在 20~40 岁。本病发起较急，合并有关节疼痛、发热、乏力等全身症状，梅核大小结节对称发生于两小腿伸侧上 1/3 处，伴有压痛及疼痛，不会破溃，经 3~6 周可以自行消退，消退后不留瘢痕。根据本病皮损的特点，属于中医学风血痹、瓜藤缠、梅核丹、梅核火丹、室火丹等范畴。

结节性多动脉炎 结节性多动脉炎（Polyarteritis Nodosa，PAN）是一种病因不明、累及中小动脉的坏死性血管炎。可以局限于皮肤（皮肤型），表现以多形性、沿小动脉分布的结节为特征；也可波及多个器官或系统（系统型），主要表现为高血压、腹痛、肾损害等。1990 年 ARA 的 PAN 诊断标准：（1）体重下降 ≥ 4kg：病初即有体重下降 ≥ 4kg，除外节食或其他因素。（2）网状青斑：四肢或躯干呈斑点及网状青斑。（3）睾丸疼痛或触痛：除外由于感染、外伤或其他因素所致的睾丸疼痛或压痛。（4）肌痛、无力或下肢触痛：弥漫性肌痛（除外肩胛带和髂关节带）、肌无力或下肢触痛。（5）单神经炎或多神经炎。（6）舒张压 ≥ 12.2kPa（90mmHg）：高血压且舒张压 ≥ 12.2kPa（90mmHg）。（7）肌酐、尿素氮水平升高：血尿素氮 ≥ 14.3mmol/L（40mg/dl）或肌酐 ≥ 132.7μmol/L（1.5mg/dl）并除外脱水或梗阻因素。（8）乙型肝炎病毒：血清中检测到乙型肝炎表面抗原或乙型肝炎表面抗体。（9）血管造影异常：包括内脏血管动脉瘤或阻塞，除外动脉硬化、纤维组织性和肌性发育不良或其他炎症性原因。（10）中小动脉活检：病理显示动脉壁内有中性粒细胞和单核细胞浸润。注：出现以上 10 条中的 3 条或 3 条以上者可以诊断为 PAN。根据不同患者的临床特点，本病可归属于中医的脉痹、正虚痹、瘀血痹及脏腑痹等。

结缔组织病及胶原病 经典的胶原病于 1942

年被提出，包括风湿热、类风湿关节炎、系统性红斑狼疮、系统性硬化症、皮肌炎、多动脉炎6种。将上述疾病列为一类，是因为从病理形态学上发现上述疾病的基本病变是胶原纤维的纤维素样变性。随着医学的发展，胶原病的概念也发生了变化。首先，从病理学上有纤维素样变性的特征来说，除上述疾病外，尚有白塞病、结节性红斑、干燥综合征、巨细胞性动脉炎、血栓闭塞性脉管炎等，这些也被列入胶原病。1969年大高裕一提出结缔组织病的概念。结缔组织是由胚胎的间叶组织演变而来，发源于胚胎期中胚层，出生后成为人体的固有结缔组织（胶原纤维是结缔组织中的一种成分）、软骨及骨等。因此，凡上述组织发生的病变均可以结缔组织病称之。此类疾病的提出是以组织学为依据的。由此可知胶原病只是结缔组织病中的一类疾病。结缔组织病是一大类发生于固有结缔组织、骨、软骨、滑囊、血管、皮肤等组织的疾病的总称。其往往同时有多脏器损害，原因是各器官、系统中都有结缔组织存在。从临床角度来讲，结缔组织病中的大部分属风湿病，两者之间的概念有较多的重叠。本类疾病属于中医的瘴病。

致密性骨炎 致密性骨炎（Osteitis Condensans）是指发生于髂骨、骶骨、趾骨、耻骨等靠近关节边缘部、跟骨或第4、5腰椎椎体部的骨质硬化性疾病。因发病于髂骨者最多，且髂骨致密性骨炎的病因尚不肯定，对发病于其他骨骼的类似病变更难作出肯定推论，所以，目前仍称此种疾患为"髂骨致密性骨炎"（Osteitis Condensans Ilii）或"致密性髂骨炎"。本病女性多见，偶见于男性。临床表现为下腰痛或骶部痛，偶尔可向臀下部及大腿后侧扩散，但不属于根性痛。疼痛可为慢性、间歇性酸痛。多数病例病变发生于两侧骶髂关节髂骨部，有局限性压痛或轻度的肌肉痉挛。致密性骨炎在腰椎、骶骨、耻骨、趾骨及跟骨亦有发病，但临床多无症状或症状轻微。本病患者平素身体健康，发病时局部可有压痛。髂骨致密性骨炎可见下腰部肌群紧张度增高，其他如直腿抬高试验、骨盆分离试验及骨盆挤压试验可见阳性反应。X线片上，于髂骨沿骶髂关节之中、下2/3部位明显的骨硬化区，大多数为双侧性，但亦可发生于一侧，或两侧先后发生。上述表现亦可发生在骶髂关节的骶骨缘，以及耻骨联合附近。发生于髂骨的骨硬化区为三角形，尖端向上，病变区密度均匀，小梁间隙闭塞。骨硬化区构成清晰的直线或弧形线，沿关节边缘分界，并不侵犯关节面。用断层摄影检查可知病变并不表浅，可达数厘米，其致密程度与疼痛轻重并非为正比的关系。本病属中医的骶瘴、坐臀风、筋骨瘴、腰尻痛等。

胸廓出口综合征 胸廓出口综合征又名前斜角肌综合征、颈肋综合征、胸小肌综合征、肋锁综合征、过度外展综合征等。是指胸廓上口出口处，由于某种原因导致臂丛神经、锁骨下动静脉受压迫而产生的一系列上肢血管、神经症状的总称。主要表现为肩、臂及手的疼痛、麻木，甚则肌肉萎缩无力、手部青冷发紫、桡动脉搏动减弱，是肩臂痛的常见病因之一。本病常发生在青年或中年，女性多见。常在先天因素的基础上，由外伤、劳损或其他原因诱发；单侧发病多于双侧。（1）症状：①神经症状：患侧颈肩部疼痛，或前臂、手痛，一般多在尺神经和正中神经支配区，多为持续性，呈钝痛或刀割样痛。部分感觉异常，如麻木感、烧灼感、蚁行感、痛觉过敏等，以尺神经支配区最明显，任何外展活动都可使症状加重。90%以上的病人可出现神经症状。②血管症状：动脉受压迫时导致患肢血流障碍，可出现疼痛、无力、发凉、怕冷、手指苍白，并有缺血性疼痛。患肢上举时疼痛加重，桡动脉搏动减弱或消失，此征阳性率可达72%。静脉受压时患肢肿胀，手部发绀，水肿，静脉扩张等。③运动障碍：患肢在出现神经、血管症状的同时，常有疲劳感，握拳无力，持物不稳或脱落，但肌力无明显改变。病程日久可出现受累肌肉的萎缩，肌力下降，精细动作困难等。（2）体征：①斜角肌试验：病人正坐位，双手置于膝上，医生摸其患侧桡动脉，再令病人头后仰并转向患侧，同时深吸气。若桡动脉搏动减弱或消失、血压下降则为阳性。②肩外展外旋试验：当肩关节外展外旋90°时，桡动脉搏动减弱或消失则为阳性。③直肘后伸试验：让患者尽量将肩部移向后下方，两肘伸直，若桡动脉搏动减弱或消失则为阳性。④前斜角肌压迫试验：用手指压迫前斜角肌止点时，患者感局部疼痛并放射至前臂尺侧，尺神经支配区有麻木、沉重感则为阳性。⑤过度外展试验：患肢伸直并被动过度外展，此时桡动脉搏动减弱或消失则为阳性，表示动脉受到胸小肌腱的挤压。⑥举臂运动试验：双侧上肢外展外旋90°，双手做快速连续的屈伸活动，患侧上肢在数秒钟后即出现疼痛、麻木、乏力且自行落下则为阳性。（3）辅助检查：①X线检查：常规拍颈椎正侧位片及上胸部正位片，以便确定有无颈肋或上肺部肿瘤、锁骨或第一肋畸形等。②血管造影：血运障碍较重者，可行锁骨下动静脉造影，以了解血管受压、闭塞或狭窄部位及侧支循环情况。③肌电图检查：检查肌肉在静止和收缩时的生物电变化，有助于确定病变是在周围神经还是在肌肉本身。根据本病症状、体征、辅助检查可以诊断。本病属中医的筋痹、肢端脉痹等。

高脂蛋白血症关节炎　高脂蛋白血症可出现关节炎表现。世界卫生组织把原发性高脂蛋白血症分为五型，其中与关节炎关系最密切的主要为Ⅱa型，即家族性高胆固醇血症（familial hypercholesterolemia, FHC），它是以低密度脂蛋白运载的胆固醇明显增高为特点，临床主要表现为脂黄瘤、脂黄斑、角膜环状脂斑和溃疡及早发型广泛而严重的动脉粥样硬化。FHC可出现大小关节均受累的游走性多关节炎，包括踝、膝、髋、肘、腕、手部关节。一次发病一般持续几天，见疼痛、压痛、肿胀，伴有发烧及白细胞增多，类似风湿热表现。在FHC基础上出现的关节炎及关节周围病变，并且不能用其他疾病解释时，可诊断为FHC关节炎及关节周围炎。FHC的诊断标准（世界卫生组织）为：①高胆固醇血症，而甘油三酯水平正常；②经病理或基因检测证实有低密度脂蛋白受体缺陷；③先证者或一二级亲属中有肌腱黄瘤。具备以上三条可确诊。对只具备①和③两条的疑似病例需排除继发性高胆固醇血症方能确诊。根据不同患者的临床特点，本病可归属于中医的风痹、热痹、痰浊痹等。

脊柱关节病　脊柱关节病（seronegative spondyloarthropathies, SpA）是一组相互关联的侵犯脊柱、外周关节和关节周围结构的多系统疾病，包括强直性脊柱炎（AS）、赖特综合征（RS）与反应性关节炎（ReA）、银屑病关节炎（PsA）、炎性肠病性关节炎（IBDA）、儿童脊柱关节病（JSpA）、未分化脊柱关节病（uSpA）等。SpA是与HLA-B$_{27}$相关的免疫性疾病，主要发生于青年男性。（1）欧洲脊柱关节病研究小组（ESSG）的SpA分类标准：炎性脊柱痛（背或颈部脊柱疼痛，并至少符合下列4条：①45岁前起病；②隐袭起病；③活动后症状改善；④伴晨僵；⑤持续至少3个月。）或滑膜炎（非对称性，或主要位于下肢）加下列1项或多项：a.阳性家族史；b.银屑病；c.炎性肠病；d.关节炎

前1个月内的尿道炎、宫颈炎或急性腹泻；e.交替性臀区痛；f.附着点病变；g.骶髂关节炎。注：其诊断敏感性77%，特异性89%。有骶髂关节炎则敏感性86%，特异性87%。（2）1991年Amor的SpA标准：1）临床症状或过去病史：①夜间腰痛或背痛或腰背晨僵（1分）。②不对称性少关节炎（2分）。③臀区痛：左右侧交替，或一侧，或双侧（1或2分）。④足趾或手指腊肠样肿（2分）。⑤足跟痛或其他明确的附着点痛（2分）。⑥虹膜炎（2分）。⑦非淋菌性尿道炎并存或关节炎起病前1个月内发生（1分）。⑧急性腹泻并存或关节炎起病前1个月内发生（1分）。⑨银屑病或龟头炎或肠病（溃疡性结肠炎、Crohn病）的病史阳性（2分）。2）放射学检查：骶髂关节炎（双侧≥2级，单侧≥3级）（3分）。3）遗传背景：HLA-B$_{27}$阳性或一级家属中有HLA-B$_{27}$阳性强直性脊柱炎、赖特综合征、葡萄膜炎、银屑病或炎性肠病（2分）。4）对治疗反应：用非甾类抗炎药后风湿性主诉明显进步，停药后痛又复发（2分）。注：如12项标准积分达6分，可诊断SpA。其诊断敏感性91.9%，特异性97.9%。根据不同类型、不同患者的临床特点，本病可归属于中医的脊痹、骶痹、腰痹、肾痹、筋痹、肠痹、胞痹、热痹、湿痹、邪实痹等。

银屑病关节炎　银屑病关节炎（psoriatic arthritis, PsA）是一种与银屑病相关的炎性关节病，具有银屑病皮疹，伴发关节和周围软组织疼痛、肿胀、压痛、僵硬和运动障碍，部分患者有骶髂关节炎和（或）脊柱炎，晚期有关节强直。因PsA类风湿因子阴性，加之可有骶髂关节炎和（或）脊柱炎，故将其列入SpA范畴。因银屑病俗称牛皮癣，本病又称牛皮癣关节炎。2007年银屑病关节炎分类研究小组（CASPAR）的PsA分类标准：炎性关节病（关节、脊柱、肌腱）伴有≥3个下列表现：（1）银屑病证据（下面三个中的一个）：①现发银屑病：由风湿病或皮肤病医师观察到的皮肤或头皮银屑病；②银屑病既往史：由患者本人、家庭、皮肤病和风湿病医师或其他可信的健康中心证实患者曾患有银屑病；③银屑病家族史：患者陈述其一级或二级亲属中曾患银屑病。（2）银屑病指甲改变：查体发现典型银屑病指甲，包括甲剥离、顶针样改变、过度角化。（3）类风湿因子（RF）阴性：用凝胶法外的其他方法，最好用ELISA或比浊法，结果为阴性。（4）指（趾）炎（下面两个中的一个）：

①现在症：整个指（趾）肿胀；②过去史：由风湿病医师记录的指（趾）炎病史。（5）影像学的关节周围新骨形成：关节周围明确的骨化（而非骨赘形成）。根据不同患者的临床特点，本病可归属于中医的银屑痹、历节风、瘀血痹、腰痹、肾痹、风痹、热痹等。

混合性结缔组织病 混合性结缔组织病（mixed connective tissue disease，MCTD）是具有系统性红斑狼疮、多发性肌炎及系统性硬化症等结缔组织病的临床表现，但又不符合其中任一种疾病的诊断，且在血清中有高效价抗核糖核蛋白（RNP）抗体的一种自身免疫性疾病。多数经治疗后临床症状缓解，少数数年后成为明确的系统性硬化症或系统性红斑狼疮等，严重病例可因肺动脉高压、肾衰竭、心肌炎等死亡。MCTD究竟代表一独立疾病，还是系统性红斑狼疮、系统性硬化症或多肌炎的亚型，或者是重叠综合征的一个类型颇有争论。也可以认为是一有特色的未分化结缔组织病。（1）1986年Sharp的MCTD诊断标准：①主要标准：a严重肌炎；b肺部受累：CO弥散功能 < 70%和/或肺动脉高压和/或肺活检显示增殖性血管损伤；c雷诺现象或食管蠕动功能降低；d手肿胀或手指硬化；e抗ENA $\geq$ 1：10000和抗U_1RNP抗体阳性及抗Sm抗体阴性。②次要标准：a脱发；b白细胞减少；c贫血；d胸膜炎；e心包炎；f关节炎；g三叉神经病变；h颊部红斑；i血小板减少；j轻度肌炎；k手肿胀。注：①确诊：4项主要指标加血清学抗U_1RNP抗体滴度 $\geq$ 1：4000，及抗Sm抗体阴性；②可能诊断：3项主要临床指标及抗Sm抗体阴性；或2项主要临床指标（1、2、3）或2项次要临床指标，并伴抗U_1RNP抗体滴度 $\geq$ 1：1000；③可疑诊断：3项主要临床指标，但抗U_1RNP抗体阴性；或2项主要临床指标，伴有抗U_1RNP $\geq$ 1：100；或1项主要临床指标和3项次要指标，伴有抗U_1RNP $\geq$ 1：100。（2）1986年Kasukawa的MCTD诊断标准：①常见症状：a雷诺现象；b手指和手肿胀。②抗U_1RNP抗体阳性。③混合表现：a SLE样表现：多关节炎，淋巴结病变，面部红斑，心包炎或胸膜炎，白细胞减少或血小板减少。b硬皮病样表现：指端硬化，肺纤维化，肺限制性通气障碍或弥漫功能下降，食管蠕动功能障碍或食管扩张。c多肌炎样表现：肌无力，血清肌酶谱（CPK）增高，肌电图示肌源性损害。符合下列3条即可诊断

MCTD：①常见症状中的1项或2项；②抗U1RNP抗体阳性；③3种混合表现中，任何2种内各具有1条以上的症状。（3）1986年Alarcon-Segovia的MCTD诊断标准：①血清学检查：抗U1RNP抗体1：1600（血凝法）。②临床：手肿胀，浆膜炎，肌炎，雷诺现象，指端硬化。符合下列3条即可诊断：a相关血清学检查阳性；b临床表现中至少3条；c如手肿、雷诺现象和指端硬化存在，至少还有另一条症状（浆膜炎或肌炎）。（4）1991年Kahn的MCTD诊断标准：①血清学标准：存在高滴度U1RNP抗体，相应斑点型ANA滴度 $\geq$ 1：1200。②临床标准：a手指肿胀；b滑膜炎；c肌炎；d雷诺现象。确诊标准：血清学标准阳性，雷诺现象和以下3项中至少2项：滑膜炎、肌炎、手指肿胀。根据不同患者的临床特点，本病可归属于中医的混合痹、皮痹、肺痹、三焦痹、邪实痹、瘀血痹、正虚痹、脏腑痹等。

硬皮病 硬皮病（scleroderma，Scl）是指患者的皮肤发生硬、厚、萎缩的改变的疾病。因免疫性异常引起的硬皮病，称为系统性硬化症（systemic sclerosis，SSc）；因某些化学物质、药物、代谢异常、环境因素、职业等原因引起的皮肤纤维化，则称为硬皮病样疾病（或综合征）。系统性硬化症是指结缔组织增生不仅造成皮肤真皮层增生导致皮肤肿胀变厚变硬，而且由于内脏的弥漫性结缔组织异常增生累及血管、肺、消化道、肾、心等，而出现内脏受损的症状。系统性硬化症又分为两型：弥漫皮肤型、局限皮肤型。1980年ARA的SSc分类标准：（1）主要标准：有近端硬皮病，即手指及掌指关节或跖趾关节以上任何部位的皮肤有对称性的变厚、变紧和浸润。皮肤上述改变可累及全身肢体、面部、颈部和躯干（胸腹部）。（2）次要标准：包括①指端硬化，硬皮改变仅限于手指；②指端有肿胀性斑痕或指垫缺乏，指端由于缺血而有凹陷区或指垫组织萎缩；③双肺底纤维化，在标准胸片上，双侧肺底部有网状纹理或结节性密度增高影，可以是弥漫性斑点影或蜂窝样变化，并已明确不是由原发病引起。注：凡具有主要标准或2项以上次要标准者，可诊断为SSc。此外，雷诺现象，多关节炎或关节痛，食道蠕动异常，皮肤活检示胶原纤维肿胀和纤维化，血清有ANA、抗Scl-70抗体和抗着丝点抗体均有助于诊断。本病与中医的皮痹相似，累及脏腑者属于肺痹、心痹等脏腑痹。

焦磷酸钙沉积病　焦磷酸钙沉积病是一种由二水焦磷酸钙（calcium pyrophosphate dihydrate，CPPD）晶体沉积于关节及关节周围组织造成的疾病。本病临床表现复杂多样，可能为急性、亚急性或慢性关节炎，或只有软骨钙质沉积，而无关节症状。本病常被误诊为"痛风"。1994年McCarty建议的CPPD沉积病诊断标准：（1）通过X线衍射法、红外线光谱或化学分析，在关节滑液或活检组织中明确鉴定出CPPD晶体；（2）在相差偏振光显微镜下显示标本中弱正性双折光或无折光的单斜晶或三斜晶晶体；（3）X线发现典型的纤维软骨或透明软骨钙化；（4）急性关节炎发作，尤其是膝关节或其他大关节受累；（5）慢性关节炎，可有或无急性发作，尤其是膝、髋、腕、肘、肩或掌指关节受累。明确诊断：具有（1）或（2）+（3）。可能诊断：具有（2）或（3）。可能存在：具有（4）和（或）（5）。CPPD沉积病一旦诊断，应进一步明确其病因，特别要追查是否继发一些家族遗传史、内分泌、代谢性疾病的可能。根据不同患者的临床特点，本病可归属于中医的热痹、骨痹、瘀血痹、膝痹、髋痹等。

腱周炎　腱周炎全称前臂伸肌腱周围炎，又称桡侧伸肌腱周围炎、桡侧伸腕肌群轧轹性腱鞘炎。前臂桡侧伸肌分深浅两层，浅层肌的作用是伸腕和伸指，与桡侧伸腕长肌、桡侧伸腕短肌协同作用时，还可使腕关节外展。深层肌的作用是伸展拇指和食指。前臂桡侧伸腕长短肌和伸拇短肌、拇长展肌在前臂下三分之一处相互交叉走行，交叉处无腱鞘，仅有一层疏松的腱膜覆盖。由于手及腕部频繁活动，使交叉处肌腱反复磨擦，而此处又无良好的腱鞘保护和润滑，故容易引起肌腱及其周围的劳损产生无菌性炎症，组织水肿、渗出、纤维变性，继而形成粘连，影响腕手部的功能。诊断要点：有劳损史；好发于中年以上男性，右侧多见，发病与手及腕部过度劳累有关。主要表现为前臂远端背侧疼痛，拇指及腕部活动时疼痛加重。检查时，在前臂远端背桡侧有压痛，且多能扪及捻发感，局部轻度肿胀，皮温升高，握拳腕背伸时，可诱发疼痛。本痹属中医的筋痹、伤筋等。

腱鞘炎　腱鞘炎是一种常见疾病，以桡骨下端外展拇长肌与伸拇短肌总腱鞘及第一掌骨头屈拇长肌腱鞘两处为最多见。由于手及腕关节经常过度运动，可使腱鞘发生摩擦及损伤，以致纤维变性，引起内腔狭窄。继之由于肌腱在鞘内活动，刺激局部神经末梢引起疼痛及运动障碍，故又称狭窄性腱鞘炎。常见的腱鞘炎有下列两种：（1）桡骨茎突狭窄性腱鞘炎：桡骨茎突部有一浅在的骨沟，上有韧带覆盖，形成一骨纤维鞘管，外展拇长肌和伸拇短肌腱从此管中通过，出鞘管后折成一定角度分别止于第一掌骨基底和拇近节指骨基底。当拇指及腕部活动时，此折角增大，从而增加了肌腱与管壁的磨擦。手工操作者，特别是拇指用力捏持操作的工种，为了稳定拇指，外展拇长肌经常处于紧张状态，增加该肌腱与鞘管的磨擦，故发病率较高。女性折角大，发病率较男性高。起病多比较缓慢，但有时也可突然发生症状。主要表现为桡骨茎突部疼痛，可放射至手、肘或肩臂部，活动腕及拇指时疼痛加重，有时拇指伸直受限。检查时，桡骨茎突处明显压痛，并且可形成结节，触之似骨性隆起。握拳尺偏试验阳性：将拇指屈于掌心，然后握拳，腕关节向尺侧偏斜，桡骨茎突部有剧痛者为阳性。（2）指屈肌腱腱鞘炎：又称板机指或弹响指，是一种因屈指肌腱鞘反复遭受机械性磨擦而引起的慢性无菌性炎症性疾病。本病可发生于不同年龄，多见于妇女及手工劳动者。任何手指均可发生，但以拇指多见。由于手指过度屈伸，使屈肌腱与骨纤维性鞘管反复磨擦，或长期用力握持硬物，骨纤维管受硬物和掌骨头二者的挤压，局部充血、水肿、渗出等，日久则发生慢性纤维结缔组织增生、肥厚、粘连等变化，使管腔变窄，屈指肌腱也因受压而变形，呈现两端粗，中间细的葫芦形，阻碍肌腱的滑动，引起患指屈伸活动障碍和疼痛。起病多较缓慢，早期在掌指关节掌侧。局限性酸痛，晨起或工作劳累后加重，活动稍受限，逐渐发展，疼痛可向腕部及手指远侧放射。可有急性发作，随着腱鞘狭窄和肌腱变性增粗的发展，肌腱滑动时通过越来越困难，手指屈伸时便产生扳机样动作及弹响。严重时手指不能主动屈曲或交锁在屈曲位不能伸直。检查时可在患指掌骨头掌侧皮下触及一结节样物。手指屈伸时可感到结节样物滑动及弹跳感，有时有弹响，局部压痛明显。如狭窄严重时，手指多固定于伸直位不能屈曲或固定于屈曲位不能伸直。本病属中医的筋痹等。

腕管综合征　腕管综合征（Carpal tunnel syndrome）最早由Paget于1854年报道的。1938年，Moersch认为，手部感觉和运动的症状是因腕部正中神经受压引起。同年，Learmonth 报道腕管横韧带松解术，可缓解患者症状和改善运动功能。1950年，Phalen 报道了大量腕管综合征的病例并首次对腕管综合征的病因、诊断及治疗进行了详尽的描述，从此腕管综合征就成为常见病之一。腕管容积的减小及腕管内压的升高是腕管综合征发生的主要原因。最常见于腕部桡骨远端骨折，腕部极度屈曲位固定时。也可见于创伤引起的腕管内急性出血、血友病性出血、注射损伤、烧伤和化脓性感染。腕管压力长期增高影响神经内血流和轴浆运输，导致正中神经的病理变化而出现相应的症状。（1）症状：疼痛、麻木和桡侧 3 个半指掌侧感觉异常。常有夜间痛及反复屈伸腕关节后症状加重。患者常以腕痛、指无力、捏握物品障碍及物品不自主从手中掉下为主诉。（2）体征：①Phalen 试验：双前臂伸直，双手尽量屈曲，持续 60 秒，手部正中神经支配区出现麻木和感觉障碍为阳性。30 秒出现阳性表明病变较重。②止血带试验：用血压表袖带置于腕部，充气使气压达 20kPa（150mmHg），持续 30 秒，出现手指麻木为阳性。（3）辅助检查：肌电图检查对腕管综合征的辅助诊断和鉴别诊断具有重要价值。腕以下正中神经感觉和运动传导减慢是肌电图的典型表现。本病可以根据症状、体征和辅助检查诊断。本病属中医的手痹、腕手痹、筋痹、损伤痹等。

痛风性关节炎 痛风（Gout）是嘌呤代谢紊乱引起的一组代谢性疾病，表现为高尿酸血症和尿酸盐结晶所致的特征性急性关节炎、痛风石形成、痛风石性慢性关节关，并可发生痛风性肾病、尿酸性尿路结石等。上述表现可呈不同的组合，严重者可出现关节毁损致残、肾功能不全。痛风常与中心性肥胖、高脂血症、糖尿病、高血压以及心脑血管病伴发。原发性痛风绝大多数发病原因不明。（1）1977 年 ARA 急性痛风性关节炎分类标准：①关节液中有特异性尿酸盐结晶，或②用化学方法或偏振光显微镜证实痛风石中含尿酸盐结晶，或③具备以下 12 项（临床、实验室、X 线表现）中 6 项：a 急性关节炎发作大于 1 次；b 炎症反应在一天内达高峰；c 单关节炎发作；d 可见关节发红；e 第一跖趾关节疼痛或肿胀；f 单侧第一跖趾关节受累；g 单侧跗骨关节受累；h 可疑痛风石；i 高尿酸血症；j 不对称关节内肿胀（X 线证实）；k 无骨侵蚀的骨皮质下囊肿（X 线证实）；l 关节炎发作时关节液微生物

培养阴性。（2）1985 年 Holmes 标准：具备下列任何一条者可诊断为痛风：①滑液中的白细胞有吞噬尿酸盐结晶的现象。②关节腔积液穿刺或结节活检有大量尿酸盐结晶。③有反复发作的急性单关节炎和无症状间歇期、高尿酸血症及对秋水仙碱治疗有特效者。根据不同患者的临床特点，本病可归属于中医的痛风、热痹、足痹、邪实痹、痰浊痹、历节风、顽痹等。

滑囊炎 滑囊炎（Bursitis）根据病因、性质，可分为创伤性滑囊炎、化脓性滑囊炎、结核性滑囊炎、类风湿性滑囊炎、痛风性滑囊炎、化学性滑囊炎等。滑囊炎有急性和慢性之分，以慢性滑囊炎为多见。当滑囊受到过分的摩擦或压迫时，滑囊壁发生轻度的炎症反应，滑液分泌增多，同时液体渗出，使滑囊膨大。常见滑囊炎有：（1）肩关节附近的滑囊炎：肩峰下滑囊炎临床最常见，是由于损伤或长期受挤压、摩擦等机械性刺激，使滑囊壁发生充血、水肿、渗出、增生、肥厚、粘连等无菌炎症反应。主要症状：肩部疼痛，运动受限和局部压痛。疼痛位于肩部深处，常涉及三角肌止点，亦可向肩胛部、颈、手等处放射；肩部运动受限。活动肩部时疼痛加重，尤以外展外旋时为著。肩峰下压痛明显，如果滑囊肿胀，则整个肩部均有压痛。晚期可见肩胛带肌萎缩。X 线检查有时可见冈上肌钙盐沉积。（2）肘关节附近的滑囊炎：①肱桡滑囊炎：其特点为肱桡关节处慢性疼痛与活动障碍，与职业有密切关系，特别是经常使前臂作旋转活动者，如网球运动员、木工等，由于长期的慢性劳损而致。诊断要点：发病缓慢，当肘关节活动时出现疼痛，休息时不痛，旋前时加重，用手抓东西时力量减弱，有持物不稳感。肱桡关节外侧有时隆起，有压痛。X 线片无阳性发现。②尺骨鹰嘴滑囊炎：多由于经常活动肘部或常用肘部支撑身体而致。诊断要点：起病缓慢，主要表现为鹰嘴部囊性肿物，直径 2~4cm，疼痛多不明显。若急性发病者穿刺可有炎性渗液抽出；久则囊壁增厚，疼痛减轻，关节功能多不受影响，X 线片偶见钙化阴影，并可排除骨质及关节病变。（3）髋关节附近滑囊炎：①股骨大粗隆滑囊炎：大多是由于慢性损伤引起。主要表现为股骨大粗隆部有压痛、肿胀，还可摸到较痛的、边缘较清楚的包块，有时有波动感。患者为了减轻痛苦，常常将患肢放在外展外旋位以使肌肉松弛。②坐骨结节滑囊炎：又名坐骨臀肌滑囊。多发生于从

事久坐工作的中老年人。表现为局部肿胀、压痛，在坐骨结节部较深层可摸到边缘较清晰的椭圆形的肿物和坐骨结节部相粘连，患者不能坐。坐骨结节处压痛阳性。滑囊肿大时，可在体表触及韧性包块，有触痛。③髂耻骨部滑囊炎：多表现为股三角区肿胀、疼痛和压痛，并可因股神经受压而出现股前侧及小腿内侧放射痛。患侧大腿常处于屈曲位，如将其伸直、外展或内旋时，即可引起疼痛，髋关节运动障碍，但不如髋关节炎严重。（4）膝关节周围滑囊炎：①腘窝囊肿：也称贝克氏囊肿。诊断主要以触诊为主要手段，压痛不明显，而有轻微的酸痛，表面光滑，无粘连，囊肿由于体位或压力的不同，可以使囊肿体积变化，这是和其他肿物或肿瘤疾病相鉴别标志。②髌前滑囊炎：多由于反复摩擦、挤压、碰撞等机械因素引起。常见于跪着工作或洗衣的妇女中，国外称本病为"女仆膝"。诊断要点：a 有膝关节创伤或感染病史，以及膝关节剧烈运动、长时间摩擦或压迫病史。b 髌前疼痛、肿胀，膝关节活动限制不明显。c 压痛轻，波动征阳性。d 滑囊穿刺为淡红色或棕黄色滑液，培养无细菌生长。e 若为化脓性者则症状体征加重，表现极似急性化脓性关节炎，实验室检查出现阳性结果。③髌下深滑囊炎：多因创伤所致，局部肿胀疼痛，膝关节屈伸活动受限，检查时见髌韧带两侧生理凹陷消失并显凸起，局部压痛。④鹅足滑囊炎：主要表现为膝关节内侧疼痛，局部有肿块，常可误诊为慢性关节炎、内侧半月板损伤，内侧副韧带损伤等。（5）足与踝附近的滑囊炎：①跟后滑囊炎：多与穿鞋过紧压迫摩擦、跟骨结节过于向后隆突刺激或跑跳运动等过度提踵有关。主要表现为跟部疼痛及肿胀，走路时疼痛加重。在跟腱附着点的上方有压痛。踝关节的 X 线侧位片上可见其后方的透亮三角区消失或不清晰。②跟骨底部滑囊炎：滑囊炎常合并骨刺，走路及负重时足跟部疼痛及压痛，足跟部饱满有张力。

强直性脊柱炎　强直性脊柱炎（ankylosing spondylitis，AS）是中轴关节慢性进行性炎症性疾病，是 SpA 的原型。骶髂关节炎是本病的标志。其特征性病理变化为肌腱端炎。常见症状为腰背、臀区疼痛及僵硬，活动后可缓解，或伴下肢非对称性大关节炎；晚期可发生脊柱强直、畸形以至于严重功能障碍。严重的髋关节受累是引起患者残疾的重要因素。1984 年修订的 AS 纽约分类标准：（1）临床标准：①腰痛、僵 3 个月以上，活动后改善，休息无改善；②腰椎额状面和矢状面活动受限；③胸廓活动度低于相应年龄、性别的正常人。（2）放射学标准：双侧骶髂关节炎 ≥ 2 级或单侧骶髂关节炎 3~4 级。诊断：（1）肯定 AS：符合放射学标准和 1 项以上临床标准。（2）可能 AS：①符合 3 项临床标准；②符合放射学标准而不具备任何临床标准（应除外其他原因所致骶髂关节炎）。根据不同患者的临床特点，本病可归属于中医的脊痹、腰痹、肾痹、骨痹、背痹、骶痹、大偻、龟背风等。

雷诺综合征　雷诺病（Raynaud's Syndrome）又称肢端动脉痉挛症，是由于支配周围血管的交感神经功能紊乱引起肢端小动脉痉挛以致局部缺血的疾病。表现为阵发性四肢远端对称性的间歇发白、紫绀与感觉异常。雷诺于 1862 年首先叙述了在寒冷刺激、情绪激动以及其他因素的影响下，由于末梢动脉阵发性痉挛而引起手足皮肤间歇性颜色变化这一病症，被称之为雷诺现象。雷诺现象是许多疾病共有的临床表现。由其他疾病（硬皮病、红斑狼疮、类风湿关节炎、皮肌炎、多发性肌炎、胸廓出口综合征、动脉粥样硬化等）引起的称为继发性雷诺病。近年发现雷诺现象与继发性雷诺病中的许多疾病都属于自身免疫性疾病的范畴，故将其统称为雷诺综合征。诊断要点：①主要是女性发病；②寒冷和情绪激动容易引起发作；③有典型的阵发性苍白、紫绀、潮红现象，皮肤坏死小而浅表，两侧对称性发病；④无任何系统疾病、周围血管疾病或解剖异常；⑤观察两年以上未发现其他疾病。本病应属中医的脉痹、寒痹、肢端脉痹等。

腰部慢性损伤　腰部慢性损伤多为腰部急性损伤之后，未积极治疗，所留后遗症，或长期弯腰工作等产生，为腰腿痛常见病因之一。其包括：（1）腰肌劳损：特点是腰部疼痛，休息时减轻，劳累时加重，弯腰困难及弯腰疼痛加剧，拳叩腰部感舒适。压痛点常位于棘突旁肌肉部、髂嵴后部及臀上皮神经处。（2）棘上韧带炎：腰痛，棘上韧带处有固定压痛，但叩痛轻，腰椎活动不受限。（3）第三腰椎横突综合征：又称腰三横突周围炎、腰三横突滑囊炎等，是以第三腰椎横突部位明显压痛为特点的慢性腰痛疾患。患者腰部两侧疼痛，弯腰时加重，疼痛多呈持续性。部分患者主诉疼痛向臀部及下肢放射，少数病人有间歇性跛行。第三腰椎横突处有明显压痛，常可扪及压痛明显的硬结。部分患者有脊椎侧凸，患者骶棘肌可有轻度紧张，腰部前屈略受限。第2、3腰椎旁皮肤上常可发现麻木区或过敏区。在腰骶部也可有过敏区。（4）梨状肌综合征：是坐骨神经在通过梨状肌出口时受到卡压或慢性损伤引起的一组临床病变。临床上由于与椎间盘突出症相似，常常引起混淆。异常的梨状肌刺激或压迫坐骨神经，引起臀部及下肢疼痛，称为梨状肌综合征。症状：①臀部疼痛，并向下肢放射不能行走或跛行。咳嗽、打喷嚏等腹压增加时疼痛加重，出现坐骨神经的放射性窜痛。②腰无畸形、疼痛或运动障碍。体征：①梨状肌体表投影区有明显压窜痛。②局部可触及条索状隆起的肌束。③患肢直腿抬高在60°以内，臀部及下肢疼痛剧烈，当抬腿超过60°时，疼痛即减轻。④梨状肌紧张试验阳性，即内旋患侧下肢可诱发臀部和下肢疼痛。根据症状体征可以诊断。本病属中医腰痹，涉及下肢时属于腰腿痹。

腰椎间盘突出症 腰椎间盘突出症又称腰椎间盘纤维环破裂髓核脱出症。它是腰椎间盘发生退行性变之后，在外力的作用下纤维环破裂髓核突出刺激或压迫神经根、血管或脊髓等组织所引起的腰痛，并伴有下肢放射性疼痛等为主要症状的一种疾病。自1934年Mixter和Barr报告腰椎间盘突出导致腰腿痛以来，本症迄今在腰腿痛中仍占有主要位置。多见于壮年男性体力劳动者，男性多于女性，男女之比约10~15：1。发病年龄多在20~50岁，20岁以下者仅有6%。70%左右有外伤史。从发病部位来看，本病多发生在腰4、5和腰5骶1两个节段，约占90%左右，腰3、4较少见。诊断要点：①有腰部慢性损伤史。②腰痛伴坐骨神经痛。③腰椎侧凸畸形，生理前凸消失，活动受限，棘突旁具有压痛并放射至下肢。④直腿抬高试验及加强试验阳性。屈颈试验、颈静脉压迫试验、股神经牵拉试验阳性。⑤神经系统检查示膝跟腱反射异常，下肢皮肤神经节段分布区感觉过敏或迟钝，拇趾背伸或跖屈力减弱。⑥X线平片可见椎间隙变窄、椎缘增生、脊柱侧凸，前凸消失，并除外其他疾病。脊髓造影可见硬膜前方有压迹缺损。⑦CT扫描、MRI提示椎间盘突出。本病属中医的腰痹、腰腿痹、筋痹、腰腿痛。

第三篇

中药

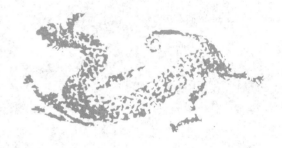

第一章　解表宣痹药

凡以发散肌表之邪，解除痹痛为主要作用的药物，称为解表宣痹药。

解表宣痹药多具有辛味，性能发散，使肌表之邪外散或从汗解，从而宣通腠理、经络而止痹痛。故解表宣痹药适用于痹病初期，风寒湿热之邪侵入皮肤、肌肉、经络，临床以肌肉、关节疼痛为主要表现，伴有恶寒、发热等表证的一类痹病。由于痹在肌表有寒热之别，故本类药物相应分为辛温宣痹药和辛凉宣痹两类。

应用解表宣痹药，应首先分清痹病寒、热而选用相应的药物；同时，还应根据痹病的特点，随证配伍通经活络之品，以利于宣痹；对正气偏虚的患者，还应佐以补益之药，以利扶正祛邪。

本类药物多有发汗作用，故注意不可使汗出过多，以免耗伤正气。

第一节　辛温宣痹药

十八症（广州部队《常用中草药手册》）　辛，温。祛风散寒，消瘀止痛。治风湿筋骨痛、跌打肿痛、胃寒疼痛，毒蛇、蜈蚣咬伤。内服：煎汤，3~15g；或泡酒服。外用：研末调涂或鲜品捣敷。

丁公藤（广州空军《常用中草药手册》）　辛，温，有毒。解表发汗，祛风湿，除痹痛，消肿止痛。治风湿痹痛、半身不遂、跌打肿痛。内服：煎汤，3~6g；或浸酒。外用：浸酒外擦。本品有毒，孕妇忌服。

毒性及解救：如服丁公藤中毒后产生出汗不止、四肢麻痹症状，可用甘草、蜜糖内服解毒和温水洗身。

大发汗（《文山中草药》）　苦辛，热，有毒。发汗解表，除风祛湿。治风湿疼痛、跌打损伤、感冒发热、头痛鼻塞。内服：研末酒冲，0.3~0.9g。外用：研末调敷。体弱及孕妇慎服。

大风子油（《纲目》）　辛，热，有毒。攻毒，杀虫。治麻风、疥癣、风湿痛、牛皮癣及其他皮肤炎症。

大黑头草（《云南思茅中草药选》）　辛，温。祛风散寒，解热止痛。治风湿关节痛。内服：煎汤，9~15g。外用：捣烂敷。

山胡椒根（《福建民间草药》）　辛，温。祛风湿，散瘀血，通络脉。治风湿麻木、筋骨疼痛、脘腹冷痛、跌打损伤、腰膝作痛。内服：煎汤，15~30g；或浸酒。

川防风（《中药志》）　甘辛，温，无毒。入肝、脾、膀胱三经。发表镇痛，祛风胜湿。治外感表证、头痛昏眩、关节疼痛、四肢拘挛、目赤疮疡及破伤风。内服：煎汤，3~9g；或入丸、散。

小茅香（《分类草药性》）　辛，温。祛风散寒，活血舒筋。治风寒感冒、咳嗽、哮喘、风湿痹痛、月经不调。内服：煎汤，9~15g（鲜者30~60g）；或浸酒。

长春七（《陕西中草药》）　辛甘，温。发散风寒，祛风湿，镇痛，健脾胃，止咳，解毒。治周身疼痛、咳嗽、关节肿痛、跌打损伤、风湿筋骨疼痛、麻木。内服：煎汤，6~9g；或浸酒。

乌骚风（《分类草药性》）　辛微苦，热。走表散寒，治腰痛；祛风散血，治风湿麻木。内服：煎汤，9~12g；或浸酒。外用：浸酒擦。

水蜈蚣（《植物名实图考》）　辛，平。治感冒风寒、寒热头痛、筋骨疼痛、咳嗽、疟疾、黄疸、痢疾、疮疡肿毒。内服：煎汤，鲜者30~60g；或捣汁。外用：捣敷。

生姜（《本草经集注》）　辛，温。入肺、胃、脾经。发表，散寒，止呕，化痰。治感冒、痰饮、呕吐、风湿痛。内服：煎汤，3~9g；或捣汁。外用：捣敷，擦患处或炒热熨。阴虚内热者忌服。

生藤（《云南中草药》）　甘辛，温。解表温中，祛风通络。治感冒、气管炎、胃痛、痞胀、风湿疼痛。内服：煎汤，9~15g。

白藤（《云南中草药选》） 淡辛，温，有毒。发汗，祛风，活血止血。治风寒感冒、类风湿关节炎、跌打损伤、闭经、外伤出血。内服：煎汤，根：0.3~0.6g；研末或浸酒。外用：捣敷或研末调敷。孕妇忌服。

兰香草（《植物名实图考》、《南宁市药物志》） 辛，温。祛风除湿，止咳散瘀。治感冒发热、风湿骨痛、百日咳、慢性气管炎、月经不调、崩漏、白带、产后瘀血作痛、跌打损伤、皮肤瘙痒、湿疹、疮肿。内服：煎汤，9~15g；或浸酒。外用：煎水洗。

发瘰藤（广州部队《常用中草药手册》） 苦辛，微温，有毒。祛风解表，舒筋活血。治感冒、疟疾、风湿瘰痛、跌打损伤、喉痛、牙痛。内服：煎汤，9~15g。外用：煎水洗；或含漱。孕妇忌服。

竹叶防风（《滇南本草》） 甘辛，温。入肝、脾、膀胱三经。解表，祛风，胜湿。治感冒、风湿痹、痈肿疮疡、破伤风。内服：煎汤，3~9g；或入丸、散。

灯盏细辛（《云南中草药》） 甘，温。散寒解表，活血舒筋，止痛，消积。治感冒头痛、鼻塞、风湿痹痛、瘫痪、急性胃炎、小儿疳积、跌打损伤。内服：煎汤，9~15g；或蒸蛋。外用：捣敷。

防风（《本经》） 辛甘，温。入膀胱、肺、脾经。发表，祛风，胜湿，止痛。治外感风寒、头痛、目眩、项强、风寒湿痹、骨节酸痛、四肢挛急、破伤风。内服：煎汤，5~10g；或入丸、散。外用：研末调敷。血虚痉急或头痛不因风邪者忌服。

文献选摘：《本草汇言》："防风，散风寒湿痹之药也。故主诸风周身不遂、骨节酸痛、四肢挛急、痿躄痫痉等证。"《长沙药解》称其能"行经络，逐湿淫，通关节，止疼痛，舒筋脉，伸急挛，活肢节，起瘫痪……"。《太平圣惠方》之防风散治疗白虎风、走转疼痛、两膝热肿；《宣明论方》用防风汤治行痹、行走不定；《杂病源流犀烛》用防风天麻丸治白虎历节风，均是以防风为主的治痹方剂。

花斑叶（《云南思茅中草药选》） 辛，温。疏风解毒，消肿散瘀，接骨续筋。治荨麻疹、湿疹、过敏性皮炎、骨折筋伤、跌打扭伤、风湿麻木。内服：煎汤或泡酒。外用：煎水洗或捣敷。

花脸细辛（《四川中药志》） 辛，温。入肺、脾二经。治风寒感冒、头痛、咳喘、风湿痛、跌伤。内服：煎汤，1.5~3g；或研末，0.6~0.9g。体虚多汗、咳嗽咯血及孕妇忌服。

苍耳子（《千金·食治》） 甘，温，有毒。入肺、肝经。散风，止痛，祛湿，杀虫。治风寒头痛、鼻渊、齿痛、风寒湿痹、四肢挛痛、疥癞、瘙痒。内服：煎汤，4.5~9g；或入丸、散。血虚之头痛、痹痛忌服。

毒性及解救：表现一般有头痛、头晕、懒动、食欲减退、恶心、呕吐、腹痛、腹泻，或发热、颜面潮热、结膜充血、荨麻疹等；严重者可出现烦躁不安或终日昏沉嗜睡，进而昏迷，抽搐，心动过缓，血压升高，黄疸，肝肿大，肝功能损害，出血，尿常规改变或少尿，眼睑浮肿等。《南方主要有毒植物》："苍耳，有毒部位，全株；以果实最毒，鲜叶比干叶毒，嫩叶比老叶毒。轻度中毒者应暂停饮食数小时至一天，在此期间大量喝糖水。严重者早期可洗胃，导泻及用2%生理盐水高位灌肠，同时注射25%葡萄糖液，加维生素C 500mg；预防出血，可注射维生素K；必要时考虑输血浆；保护肝脏，可服枸橼酸胆碱，肌肉注射甲硫氨基酸；低脂饮食；民间用甘草绿豆汤解毒。"

文献选摘：《神农本草经》：苍耳主"风寒头痛，风湿周痹，四肢拘挛痛，恶肉死肌。"《本草正义》："苍耳子，温和疏达，流利关节，宣通脉络，遍及孔窍肌肤而不偏干燥烈，乃主治风寒湿三气痹著之最有力而驯良者。"取镇痛消肿之功。

牡荆叶（《别录》） 辛苦，平。祛风解表，除湿，杀虫，止痛。治风寒感冒、痧气腹痛吐泻、痢疾、风湿痛、脚气、流火、痈肿、足癣。内服：煎汤，9~15g（鲜者30~60g）；或捣汁。外用：捣敷或煎水熏洗。

牡荆茎（《别录》） 治感冒、风湿、喉痹、疮肿、牙痛。内服：煎汤，6~9g。外用：煎水洗或含漱。

牡荆根（《别录》） 苦辛，温。治感冒、头痛、疟疾、关节风湿痛。内服：煎汤，9~15g。

羌活（《本经》） 辛苦，温。入膀胱、肾经。散表寒，祛风湿，利关节。治感冒风寒、头痛无汗、风寒湿痹、项强筋急、骨节酸疼、风水浮肿、痈疽疮毒。内服：煎汤，6~15g；或入丸散。血虚痹痛忌服。

文献选摘：《唐本草》："疗风宜用独活，兼水宜用羌活。"《医学启源》："羌活，治肢节疼痛，手足太阳本经风药也。加川芎治足太阳、少阳头痛，透关利节，又治风湿。"《主治秘诀》云："其用有五：手足太阳引经，一也；风湿相兼，二也；去肢节痛，三也；除痈疽败血，四也；治风湿头痛，五也。"《纲目》："羌活，独活，皆能逐风胜湿，透关利节，但气有刚劣不同尔。"《本草正义》："羌、独二活，古皆不分，《本经》且谓独活一名羌活，所以《本经》《别录》止有独活而无羌活。李氏《纲目》尚沿其旧。然二者形色既异，气味亦有浓淡之殊，虽皆以气胜，以疏导血气为用。通利机关，宣行脉络，其功若一。而羌活之气尤胜，则能直上顶巅，横行支臂，以尽其搜风通痹之职，而独活止能通行胸腹腰膝耳。"

鸡爪草（《四川中药志》）　甘辛，温。散寒表汗。治风湿麻木、鸡爪风，消瘰疬。内服：煎汤，15~30g；或浸酒。

鸡骨菜（《四川中药志》）　苦，平。散寒表汗。治麻疹痘毒、湿热身痒及穿踝风。内服：煎汤，9~15g。

罗勒（陶弘景）　辛，温。《本草汇言》："入手足太阴、手足阳明经。"疏风行气，化湿消食，活血，解毒。治外感头痛、食胀气滞、脘痛、泄泻、月经不调、跌打损伤、蛇虫咬伤、皮肤湿疮、瘾疹瘙痒、风湿痹痛。内服：煎汤，6~9g；或捣汁。外用：捣敷；烧存性研末调敷或煎汤洗。气虚血燥者慎用。

金叶子（《云南中草药》）　涩微辛，温，剧毒。发表温经，活络止痛。治跌打损伤、风湿麻木、外感风寒。内服：研末，0.15~0.3g；或煎汤，每次1片。孕妇及体弱者忌服。

毒性及解救：《云南中草药》："金叶子中毒，用酸汤解。"

细辛（《本经》）　辛，温。入肺、肾经。祛风，散寒，行水，开窍。治风冷头痛、鼻渊、齿痛、痰饮咳逆、风湿痹病。内服：煎汤，3~9g。外用：研末撒；吹鼻或煎水含漱。气虚多汗、血虚头痛、阴虚咳嗽等忌服。

细香葱（《重庆草药》）　辛，温。通气发汗，除寒解表。治风寒感冒头痛；外敷治寒湿红肿、痛风、疮疡。内服：煎汤，6~9g。外用：捣敷。

柽柳（《本草图经》）　甘咸，平。入肺、胃、心经。疏风，解表，利尿，解毒。治麻疹难透、风疹身痒、风湿骨痛。内服：煎汤，30~60g；或研末为散。外用：煎水洗。麻疹已透及体虚汗多者忌服。

荆芥（《吴普本草》）　辛，温。入肺、肝经。发表，祛风，理血。治遍身顽痹、背脊疼痛、筋骨烦痛，理丈夫脚气。内服：煎汤，4.5~9g；或入丸、散。外用：捣敷；研末调敷或煎水洗。表虚自汗、阴虚头痛忌服。

文献选摘：《本草经疏》："（其为）入血分之风药也，故能发汗。其主寒热者，寒热必由邪盛而作，散邪解肌出汗，则寒热自愈。……痹者，风寒湿三邪之所致也，祛风燥湿散寒，则湿痹除矣。"

香茅（《岭南采药录》）　辛，温。疏风解表，祛瘀通络。治感冒头痛、胃痛、泄泻、风湿痹痛、跌打损伤。内服：煎汤，6~12g；或浸酒。外用：煎水洗或研末调敷。

桂枝（《唐本草》）　辛甘，温。入膀胱、心、肺经。发汗解肌，温经通脉。治风寒表证、肩背肢节酸疼、胸痹痰饮、经闭癥瘕。内服：煎汤，3~10g；或入丸、散。温热病及阴虚阳盛之证、血证、孕妇忌服。

文献选摘：《长沙药解》："桂枝，入肝家而行血分，走经络而达荣郁。善解风邪，最调木气。……舒筋脉之急挛，利关节之壅阻。入肝胆而散遏抑，极止痛楚，通经络而开痹涩，甚去湿寒。"《药品化义》：桂枝"专行上部肩臂，能领药至痛处，以除肢节间痰凝血滞。"

秤杆草（《四川中草药》）　苦辛，平。发表散寒，透麻疹。治脱肛、麻疹不透、寒湿腰痛、风寒咳嗽。内服：煎汤，9~15g；或研末为散。外用：捣敷。

黄荆枝（《民间常用草药汇编》）《南宁市药物志》："辛，温。"祛风解毒，消肿解毒。治感冒、咳嗽、喉痹、肿痛、风湿骨痛、牙痛、烫伤。内服：煎汤，3~6g。外用：捣敷或煅存性研末调敷。

黄荆根（《草木便方》）《南宁市药物志》："辛，温。"《得配本草》："入手少阴经。"解表，祛风湿，理气止痛，截疟，驱虫。治感冒、咳喘、风湿、胃痛、痧气腹痛、疟疾、蛲虫病。内服：煎汤，6~12g。

排草香（《四川中药志》）　甘，平。治感冒、咳喘、风湿痛、月经不调。内服：煎汤，3~10g。

蛇百子（《陆川本草》）　辛苦，温。疏风散瘀，解毒定痛。治感冒、风湿、湿疹、跌打损伤。内服：煎汤，6~10g；或捣汁；浸酒。外用：煎水洗。

麻黄（《本经》）　辛苦，温。入肺、膀胱经。

发汗、平喘，利水。治伤寒表实证、发热恶寒、无汗、头痛鼻塞、骨节疼痛、咳嗽气喘、风水浮肿、小便不利、风邪顽痹、皮肤不仁、风疹瘙痒。内服：煎汤（宜先煎，去水面浮沫），1.5~10g；或入丸、散。凡素体虚弱而自汗、盗汗、气喘者，均忌服。

文献选摘：《药性论》："麻黄治身上毒风顽痹、皮肉不仁。"《日华子本草》："麻黄通九窍、调血脉。"

葱白（《别录》）　辛，温。入肺、胃经。治伤寒肉痛，通关节，除风湿，身体麻痹。内服：煎汤，9~15g；或煮酒。外用：捣敷；炒烫；煎水洗或塞耳、鼻窍中。表虚多汗者忌服。

搜山虎（《云南中草药》）　辛苦，温，剧毒。发表散寒，舒筋活络，止痛。治风湿关节炎。

游草（《四川中药志》）　涩，平。解表散寒，通经络，利小便。治感冒、头痛身疼、疟疾、痹痛麻木、白带。内服：煎汤，15~25g。

零陵香（《本草拾遗》）　辛甘，温。《本草求真》："入肺。祛风寒，辟秽浊。"治伤寒、感冒头痛、胸腹胀满、下利、遗精、鼻塞、牙痛、腰痛。内服：煎汤，5~9g；或入丸、散。外用：研末掺或煎水含漱。《海药本草》："得升麻、细辛善。不宜多服，令人气喘。"《开宝本草》："得酒良。"

蜀柒（《本经》）　辛，温。逐骨节。治皮肤死肌、寒湿痹痛。

藁本（《本经》）　辛，温。入膀胱经。散风寒湿邪。治风寒头痛、巅顶痛、寒湿腹痛、泄泻、疝瘕、疥癣、风邪弹曳、皮肤风湿。内服：煎汤，3~9g。外用：煎水洗或研末调涂。血虚头痛忌服。

藤乌头（《浙江天目山药植志》）　辛，温，有大毒。镇痉，降压，发汗，利尿。治腰腿痛、无名肿痛、跌打损伤、癣疮。内服：煎汤，0.9~1.5g；泡酒或研末为散。外用：磨汁涂或研末调敷。本品毒性甚烈，不经炮制，不宜内服。炮制：清水浸漂至略有麻味，用甘草、黑豆煎汤拌蒸或同煮透后，取出晒干。

第二节　辛凉宣痹药

九仙草（《昆明民间常用草药》）　辛苦，凉。祛风清热，解痉。治感冒、中暑、小儿肺炎、咳嗽、惊风、腓肠肌痉挛、风湿疼痛。内服：煎汤，6~9g；或蒸鸡蛋服。

山芝麻（《福建民间草药》）　辛微苦，凉。解表清热，消肿解毒。治感冒发热、头痛、口渴、痄腮、麻疹、痢疾、肠炎、痈肿、瘰疬、疮毒、湿疹、痔疮、风湿痛。内服：煎汤，9~15g（鲜者30~60g）。外用：捣敷。《广西药植图志》："虚寒证忌服。"

马蹄蕨（《陆川本草》）　苦，寒。祛风，清热，解毒。治风热咳嗽、风湿骨疼。内服：煎汤，9~15g；或研末。外用：捣敷。

天青地白（《质问本草》）　甘，凉。入肝、小肠二经。解表，清热，祛湿。治头痛、喉痛、风寒骨节疼痛。内服：煎汤，鲜者30~60g；或捣汁。外用：捣敷。

木贼（《嘉祐本草》）　甘苦，平。入肺、肝、胆经。疏风散热，解肌。治喉痛、痈肿、风湿痛。内服：煎汤，3~9g；或入丸、散。外用：研末撒。气血虚者慎服。

牛奶树（《岭南采药录》）　甘，凉。疏风解热，消积化痰，行气散瘀。治感冒发热、支气管炎、消化不良、痢疾、跌打肿痛、气结疼痛、风湿性关节炎。内服：煎汤，15~30g。外用：捣烂外敷或煎水洗患处。

牛蒡根（《药性论》）　苦，寒。入手太阳经。祛风热，消肿毒。治诸风、脚缓弱、腰痛、风毒面肿。内服：煎汤或捣汁。外用：捣敷；熬膏涂贴或煎水洗。

石萝藤（《四川常用中草药》）　苦辛，凉。解毒，清热。根：治胸腹胀痛、红白痢疾、跌打损伤、筋骨痛。内服：煎汤，9~15g（大剂量15~30g）。

冬里麻（《峨嵋药植》）　甘，凉。解表清热，活血，利湿。治小儿急惊风、麻疹不透、风湿性关节炎、咳血、痢疾、跌打损伤、毒疮。内服：煎汤，30~60g；或捣汁。外用：捣敷或煎水洗。

母菊（《湖南药物志》）　甘，平。祛风解毒。治感冒、风湿疼痛。内服：煎汤，10~15g。

地桃花（《广西药植图志》）　甘辛，平。《闽东本草》："入肺、脾二经。"祛风利湿，清热解毒。治感冒发热、风湿痹痛、痢疾、水肿、淋病、白带、吐血、痈肿、外伤出血。内服：煎汤，鲜者30~60g；或捣汁。外用：捣敷。

红孩儿（《植物名实图考》）《陆川本草》："甘，寒。"治感冒咳嗽、风湿骨痛、腰痛、消化不良、跌打肿痛、疔疮。内服：煎汤，6~9g。外用：捣敷。

杜茎山（《本草图经》） 苦，寒。祛风，解疫毒，消肿胀。治感冒头痛眩晕、寒热燥渴、水肿、腰痛。内服：煎汤，15~30g。外用：捣敷。

芸香草（《四川中草药》） 辛苦，凉。解表，利湿，平喘，止咳。治伤暑感冒、淋病、风湿筋骨酸痛、慢性气管炎。内服：煎汤，9~15g（大剂30~60g）；或浸酒。外用：煎水熏洗。

佛肚花（《浙江民间常用草药》） 微苦，平。解表，祛风，活血，消肿毒。治筋骨酸痛。

斩龙剑（《沈阳药学院学报》1961年第三期） 微苦，寒。治感冒、风湿性腰腿肌肉痛、膀胱炎、虫咬伤。内服：煎汤，9~15g（鲜者30~60g）。外用：捣敷。

岩椒草（《四川中药志》）《云南中草药选》："辛淡，寒。"清热凉血，舒筋活血，消炎。治感冒、咽喉炎、肝炎、咳血、衄血、腰痛、跌打损伤、皮下瘀血。内服：煎汤，9~15g；研末或泡酒。外用：捣敷。

桉叶（李承祜《生药学》） 苦辛，凉。治感冒、流感、痢疾、肠炎、关节炎痛、膀胱炎、烫伤、疥癣、丹毒、神经性皮炎、湿疹、痈疮肿毒。内服：煎汤，9~24g。外用：煎水洗；研末撒或熬膏敷。

柴胡（《本经》） 苦，凉。入肝、胆经。和解表里，疏肝，升阳。治寒热往来、胸满胁痛、口苦耳聋、头痛目眩、疟疾、下痢脱肛、月经不调、子宫下垂、热劳骨节烦痛、肩背疼痛、痿痹。内服：煎汤，3~10g；或入丸、散。真阴亏损、肝阳上升者忌服。

鸭脚木皮（《岭南采药录》） 苦涩，凉。发汗解表，祛风除湿，舒筋活络。治感冒发热、咽喉肿痛、风湿关节痛、跌打损伤、骨折。内服：煎汤，9~15g；或浸酒。外用：酒炒敷或煎水洗。

倒扣草（《岭南采药录》） 苦辛，寒。清热，解表，利水，活血。治感冒发热、痢疾、疟疾、喉痛、脚气、淋病、水肿、跌打损伤、风湿性关节炎、腰腿痛。内服：煎汤，9~15g（鲜者30~60g）。外用：煎水洗或捣敷。孕妇忌用。

臭草（《生草药性备要》） 苦辛，寒。祛风，退热，利尿，活血，解毒，消肿。治感冒发热、风湿骨痛、小儿惊风、小便不利、泄泻、疝气、妇女

经闭、跌打损伤、热毒疮疡、湿疹。内服：煎汤，3~9g。外用：捣敷；捣汁调敷或塞鼻。孕妇忌服。

臭山羊（《贵州民间方药集》） 辛苦，寒。清热解表，行气止痛，祛风利湿。治风热感冒、咳嗽、喉痛、牙痛、胃痛、风湿关节痛、痢疾、无名肿毒。内服：煎汤，9~15g；或研末。外用：为末调敷。

浮萍（《唐本草》） 辛，寒。入肺经。发汗祛风，行水，清热解毒。治时行热病、斑疹不透、风热瘾疹、皮肤瘙痒、水肿、癃闭、疮癣丹毒、烫伤、风湿麻痹。内服：煎汤，3~6g（鲜者15~30g）；捣汁或入丸、散。外用：煎水熏洗；研末撒或调敷。《本草经疏》："表气虚而自汗者勿用。"

桑叶（《本经》） 苦甘，寒。入肺、肝经。祛风清热，凉血明目。治风温发热、头痛、目赤、口渴、肺热咳嗽、风痹、瘾疹、下肢象皮肿。内服：煎汤，4.5~9g；或入丸、散。外用：煎水洗或捣敷。

黄花母（《文山中草药》） 甘辛，凉。《泉州本草》："入肝、心、肺、大小肠诸经。"清热利湿，活血排脓。治流感、感冒、扁桃体炎、痢疾、肠炎、黄疸、痔血、吐血、痈疽疔疮。《泉州本草》："治关节筋骨痛风。"内服：煎汤，15~30g（鲜者30~60g）。外用：捣敷。

黄荆叶（《纲目拾遗》） 甘苦，平。解表清热，利湿解毒。治感冒、中暑、吐泻、痢疾、黄疸、风湿、跌打肿痛、疮痈疥癣。内服：煎汤，15~30g，鲜者30~60g。外用：捣敷或煎水洗。

黄鳝藤（《植物名实图考》） 寒，凉。清热，凉血，利尿，解毒。治衄血、黄疸、风湿腰痛、经前腹痛、风毒流注、伤口红肿。内服：煎汤，6~12g。外用：煎水洗。

菊花（《本经》） 甘苦，凉。入肺、肝经。疏风，清热，明目，解毒。治头痛、眩晕、目赤、心胸烦热、疔疮、肿毒、风湿骨痛。内服：煎汤，4.5~9g；泡茶或入丸、散。《本草汇言》："气虚胃寒、食少泄泻之病，宜少用之。"

文献选摘：《本经》："主诸风头眩、肿痛、目欲脱、泪出、皮肤死肌、恶风湿痹，利血气。"《别录》："疗腰痛去来陶陶，除胸中烦热，安肠胃，利五脉，调四肢。"《药性论》："能治头风旋倒地、脑骨疼痛，身上诸风令消散。"《日华本草》："利血脉。治四肢游风、心烦、胸膈壅闷，并痛毒、头痛；作枕明目。"

菅茅根（《纲目》）　微甘。解表散寒，祛风湿，利小便。治风寒感冒、风湿麻木、淋病、水肿。内服：煎汤，15~30g；捣汁或泡酒。外用：捣敷。

野西瓜苗（《植物名实图考》）　甘，寒。治风热咳嗽、关节炎、烫伤。内服：煎汤，15~30g。外用：研末油调涂。

鱼香草（《分类草药性》）　辛，凉。散风热，消肿毒。治全身麻木。内服：煎汤，3~9g（鲜品15~30g）。外用：煎水熏洗或研末调涂。

葛根（《本经》）　甘辛，平。入脾、胃经。升阳解肌，透疹止泻，除烦止渴。治伤寒、温热头痛项强、烦热消渴、泄泻、痢疾、诸痹。内服：煎汤，9~15g；或捣汁。外用：捣敷。夏日表虚汗多尤忌；胃寒者慎用。

文献选摘：《本草经疏》："伤寒头痛兼项强腰脊痛，及遍身骨疼者，足太阳也，邪犹未入阳明，故无渴证，不宜服。"《本经》："主消渴、身大热、呕吐、诸痹、起阴气、解诸毒。"

矮茎朱砂根（南川《常用中草药手册》）　苦涩，微甘，微寒。祛风清热，散瘀消肿。治咽喉肿痛、风火牙痛、风湿筋骨疼痛、腰痛、跌打损伤、无名肿毒。内服：煎汤，9~15g；或浸酒。孕妇慎用。

满江红（《纲目》）《四川中药志》："性寒，味辛，无毒。"发汗，祛风，透疹。治风湿疼痛、风瘙瘾疹、麻疹透发不出、癣疮、火伤。内服：煎汤，3~9g。外用：煎水洗或热熨。表虚自汗者忌服。

蝙蝠葛根（《中国药植志》）　辛苦，寒。祛风清热，理气化湿。治扁桃体炎、咽喉炎、风湿痹痛、麻木、水肿、脚气、痢疾肠炎、胃痛腹胀。内服：煎汤，1.5~9g。

薄荷（《雷公炮炙论》）　辛，凉。入肺、肝经。疏风，通利关节。主贼风、肩背痛。内服：煎汤（不宜久煎），2~6g；或入丸、散。外用：捣汁或煎汁涂。阴虚血燥、肝阳偏亢、表虚汗多者忌服。

爵床（《本经》）　咸辛，寒。入肝、胆二经。除风清热，止咳嗽。治风湿头痛及腰痛。内服：煎汤，9~15g（鲜者30~45g）。外用：捣敷或煎水洗。

第二章　祛风湿药

凡以祛风除湿、解除痹痛为主要作用的药物，称祛风湿药。

本类药物能祛除肌表、经络之风湿，其中某些药物还兼有散寒、活血、通络等作用，故将本类药物分为祛风除湿药、祛风除湿散寒药、祛风活血药、祛风通络药。本类药适用于风湿痹痛，症见关节肌肉游走性疼痛或肢体重痛、筋脉拘急、麻木不仁、腰膝酸痛等。

使用祛风湿药，可根据痹病的性质、部位等具体情况，选用相应的药物，并予适当配伍。如病邪在表，或疼痛偏于上部者，配以解表宣痹药；病邪入络，血凝气滞者，配以活血通络药；寒湿偏盛者，配以祛寒温里药；郁久化热者，配以清热疗痹药；病久气血不足者，配以益气养血药；肝肾亏损，腰痛脚弱者，配以补养肝肾药，等等。

本类药物多辛温香燥，易耗伤阴血，故阴亏血虚者应慎用。

第一节　祛风除湿药

九节茶（《生草药性备要》）　辛，平。抗菌消炎，祛风除湿，活血止痛。治肺炎、急性阑尾炎、急性肠胃炎、菌痢、风湿疼痛、跌打损伤、骨折。内服：煎汤，6~15g；或浸酒。外用：捣敷或煎水熏洗。阴虚火旺及孕妇忌服。

九里香根（《南宁市药物志》）　辛苦，温。入心、肝、肺三经。治风湿痹痛、腰痛、跌打损伤、睾丸肿痛、湿疹、疥癣。内服：煎汤，9~15g（鲜者30~60g）。外用：捣敷或煎水洗。阴虚火亢者忌用。

刀豆根（《医林纂要》）　苦，温。治头风、风湿腰脊痛、疝气、久痢、经闭、跌打损伤。内服：煎汤，9~15g。外用：捣敷。

三楞草（《四川中药志》）《分类草药性》："味淡，无毒。"治风湿筋骨痛、左瘫右痪。内服：煎汤，15~60g；或浸酒。

大蒜（《本草经集注》）　辛，温，有毒。入脾、胃、肺经。除邪痹毒气。内服：煎汤，4.5~9g；生食；煨食或捣泥为丸。外用：捣敷；作栓剂或切片炙。阴虚火旺者忌食。

大丁草（《纲目》）《贵州民间药物》："苦，温，无毒。"祛风湿，解毒。治风湿麻木、咳喘、疔疮。内服：煎汤或泡酒。外用：捣敷。

大头狗（《陆川本草》）　辛咸，温。解毒。治流注。内服：每用5~9个研末，蜜糖调服。

大透骨消（《四川常用中草药》）　苦辛，温。祛风，除湿。治风湿瘫痪、冻疮。内服：煎汤，9~30g；或浸酒。

山木通（《植物名实图考》）　苦，温。祛风利湿，活血解毒。治风湿关节肿痛、肠胃炎、疟疾、乳痛、牙疳、目生星翳。内服：煎汤，根3~9g；叶15~30g；或研末。外用：捣敷或塞鼻。

山驴骨（《四川中药志》）　辛咸，温。治风湿四肢酸痛、麻木不仁及腰腿疼痛。内服：煎汤，9~15g；或浸酒。体实有热者慎用；孕妇忌服。

山枇杷（《分类草药性》）　治瘰疬痒子、风湿麻木。内服：炖肉，7~10枚。

山楂根（《纲目》）　甘，平。消积，祛风，止血。治食积、痢疾、关节痛、咯血。内服：煎汤，9~15g。

山稔根（《生草药性备要》）　甘微酸，平。除湿祛风，止血，止痛。治肝炎、血崩、胃痛、风湿关节痛、疝气、痔疮、烫伤。内服：煎汤，30~60g；或炖肉。外用：烧存性研末调敷。

山槟榔（《云南中草药》）　辛甘，平。祛风除湿，镇痉化积，接骨生肌。治脉管炎、食积、蛔虫病、骨折、风湿痛。内服：煎汤，6~9g。外用：研末包患处。

山大刀根（广州部队《常用中草药手册》）　苦涩，微寒。祛风除湿，消肿解毒。治感冒发热、咽喉肿痛、风湿痛、胃痛、疟疾、痔疮、跌打损伤、疮疡肿毒。内服：煎汤，6~9g；或浸酒。外用：捣敷或煎水洗。

千斤拔（《植物名实图考》） 甘辛，温。祛风利湿，消瘀解毒。治风湿痹痛、慢性肾炎、跌打损伤、痛肿、喉蛾。内服：煎汤，15~30g。外用：磨汁涂或研末调敷。

千年健（《纲目拾遗》） 辛，温。祛风湿，壮筋骨，止痛，消肿。治风湿痹痛、肢节酸痛、筋骨痿软、胃痛、痈疽疮肿。内服：煎汤，4.5~9g；或浸酒。外用：研末调敷。《柑园小识》："忌莱菔"。《饮片新参》："阴虚内热者慎用"。

文献选摘：《本草正义》："千年健，今恒用之于宣通经络，祛风逐痹，颇有应验。盖气味皆厚，亦辛温走窜之作用也。"

川牛膝（《药物资料汇编》） 甘微苦，平。入肝、肾二经。祛风，利湿，通经，活血。治风湿腰膝疼痛、脚痿筋挛、血淋、尿血、妇女经闭、癥瘕。内服：煎汤，4.5~9g；浸酒或入丸、散。

文献选摘：《四川中药志》："妇女月经过多、妊娠、梦遗滑精者忌用。""川牛膝，配当归、赤芍、桃仁、红花等治妇女经闭；配狗脊、寄生、杜仲、威灵仙等治腰膝骨痛；配羌活、桂枝、苍术、秦艽、防风等治风湿关节痛。"

小血光藤（《四川中药志》） 苦涩，凉。安五脏，通九窍，除风湿，解寒热。治腰膝疼痛、小便频数、跌损劳伤及耳聋。内服：炖肉，12~24g；或浸酒。

小叶双眼龙（《广东中药》） 辛苦，温，有毒。祛风除湿，散瘀止痛。治风湿性关节炎、肌肉痹痛、风湿脚痛。内服：煎汤，9~15g；或浸酒。外用：水煎洗；捣烂或研末调敷。孕妇忌用。

飞廉（《本经》） 苦，平。祛风，清热，利湿，凉血散瘀。治风热感冒、头风眩晕、风热痹痛、皮肤刺痒。内服：煎汤，9~30g，鲜者30~60g；入散剂或浸酒。外用：捣敷或烧存性研末掺。《本草经集注》："得乌头良；恶麻黄。"

飞天蠄蟧（《岭南采药录》） 苦涩，凉。清肺胃热，祛风除湿。治风湿性关节炎、骨痛。内服：煎汤，15~30g；或炖肉。外用：煎水洗或取鲜汁擦患部。

马先蒿（《本经》） 苦，平。祛风，胜湿，利水。治风湿关节疼痛、小便不利。内服：煎汤，6~9g；或研末为散。外用：煎水洗。

马桂花（《云南思茅中草药选》） 甘酸，平。驱虫，祛风湿。内服：煎汤，9~15g。

马桑根（《草木便方》） 苦，凉，有毒。治风湿麻木、风火牙痛、痰饮、痞块、瘰疬、跌仆损伤、急性结膜炎、汤火伤。内服：刮去外层黑皮，煎汤，3~9g；或炖肉。外用：煎水洗。《陕西中草药》："服马桑根中毒，可用甘草或石膏水解毒。"

马鞍藤（《福建民间草药》） 辛苦，微寒。入肝、脾二经。祛风，除湿，消痈，散结。治风湿痹痛、痈疽、肿毒、疔疮、痔漏。内服：煎汤，鲜者30~60g。外用：捣敷或烧存性研末调敷。

天香炉（《生草药性备要》） 辛，平。入肺、大肠、肝经。祛风化湿，止血消瘀。治咳嗽、哮喘、痢疾、吐血、咯血、便血、经闭、痔积、风湿骨痛、跌打损伤。内服：煎汤，9~30g；捣汁；浸酒或研末。外用：研末调敷；煎水洗或漱口。

五龙根（《生草药性备要》） 甘微苦，平。祛风湿，壮筋骨，去瘀，消肿。治风湿痿痹、劳伤。内服：煎汤，15~30g；或浸酒。外用：煎水洗。

五叶泡（《华南千种草药》） 苦辛，温。驱风，除湿，行气。治腰腿痛、四肢痹痛、风湿骨痛。内服：煎汤，6~18g。外用：捣敷。

五加皮（《本经》） 辛，温。入肝、肾经。祛风湿，壮筋骨，活血祛瘀。治风寒湿痹、筋骨挛急、腰痛、脚弱、脚气。内服：煎汤，4.5~9g；浸酒或入丸、散。外用：捣敷。阴虚火旺者慎服。

文献选摘：《药性类明》："两脚疼痹，风湿也。五加皮苦泄辛散，能治风湿。"《药性论》："言其破逐恶风血。破逐恶风血，即治痹之义也。丹溪治风湿脚痛加减法云，痛甚加五加皮，可见其逐恶血之功大也。"《本草经疏》："五加皮，观《本经》所主诸证，皆因风寒湿邪伤于（足少阴、厥阴）二经之故，而湿气尤为最也。《经》云，伤于湿者，下先受之。又云，地之湿气，感则害人皮肉筋脉。肝肾居下而主筋骨，故风寒湿之邪，多自二经先受。此药辛能散风，温能除寒，苦能燥湿，二脏得其气而诸证悉瘳矣。又湿气浸淫，则五脏筋脉缓纵；湿气留中，则虚羸气乏。湿邪既去，则中焦治而筋骨自坚，气日益而中自补也。其主益精强志者，肾藏精与志也。"《本草求真》："五加皮。脚气之病，因于风寒湿三气而成。风胜则筋骨为之拘挛。湿胜则筋脉为之缓纵，男子阴痿囊湿，女子阴痒虫生，小儿脚软。寒胜则血脉为之凝滞，筋骨为之疼痛，而脚因尔莫行。服此辛苦而温，辛则气顺而化痰，苦则坚骨而益精，温则祛风而胜湿，凡肌肤之瘀血，筋骨之风邪，靡不因此而治。盖湿去则骨壮，风去则筋强，而脚安有不理者乎。但此虽属理脚之剂，仍不免有疏泄之虞，须于此内参以滋补之药，则用之历久而不变矣。"《本草思辨录》："五加皮，宜下焦风湿之缓证。若风湿搏于肌表，则训其所司。古方多浸酒酿酒，及酒调末服之，以行药势。心疝少腹有形为寒，肺热生痿躄为热，《本经》并主之。五加皮辛苦而温，惟善化湿耳。化其阴淫之湿，即驱其阳淫之风。风去则热已，湿去则寒除。即《别录》之疗囊湿，阴痒，小便余沥，腰脚痛痹，风弱，五缓，皆可以是揆之。"

五味草（《滇南本草》） 苦。祛风，消散风热。治筋骨疼痛。

五除叶（《云南思茅中草药选》） 辛苦，温。治小儿麻痹后遗症、风湿关节炎。外用：捣敷患处；或煎水洗。

五爪金龙（《云南中草药》） 苦涩，平。接骨生肌，祛风除湿，活血通络。治骨折、跌打损伤、风湿肿痛、风湿性关节炎。内服：浸酒，5~10g。外用：捣敷或研末调敷。

五指毛桃根（广州空军《常用中草药手册》） 辛甘，微温。健脾补肺，行气利湿。治肺痨咳嗽、盗汗、肢倦无力、食少腹胀、水肿、风湿痹痛、风湿性关节炎。内服：煎汤，30~60g。

牛蒡子（《本草图经》） 辛苦，凉。入肺、胃经。除诸风，利腰脚，又散诸结节筋骨烦热毒，利凝滞腰膝之气。内服：煎汤，4.5~9g；或入散剂。外用：煎水含漱。《本草经疏》："痘疮家惟宜于血热便秘之证，若气虚色白大便自利或泄泻者，慎勿服之。瘾疹不忌泄泻，故用之无妨。痈疽已溃，非便秘不宜服。"

牛奶浆根（《浙江民间常用草药》） 甘辛，温，入肺、脾、肾三经。健脾益气，活血，祛风除湿，补腰肾，强筋骨。治劳倦乏力、风湿关节疼痛、四肢酸软、筋骨不利。内服：煎汤，30~60g。

牛耳枫根（《南宁市药物志》） 微苦，平。治风湿骨痛、跌打后遗筋缩。内服：煎汤，9~15g。外用：煎水洗。孕妇忌服。

牛耳枫枝叶（《陆川本草》） 甘，温，有微毒。祛风，止痛，消肿。治风湿骨痛、浮肿。外用：煎水洗或捣敷。

毛茛（《本草拾遗》） 辛，温，有毒。治疟疾、黄疸、偏头痛、胃痛、风湿关节痛、鹤膝风。外用：捣敷或煎水洗。

毛野丁香叶（《昆明民间常用草药》） 苦，平。祛风除湿。治头痛、风湿性关节痛。内服：煎汤，9~15g。

长叶紫珠（《福建民间草药》） 苦辛，温，有小毒。祛风，除湿，活血，止血。治风湿痛、风寒咳嗽、吐血。内服：煎汤，鲜者30~60g；或捣汁。

风藤（《浙江中药资源名录》） 治风湿。内服：煎汤，鲜者60~90g。

文冠果（《东北常用中草药手册》） 甘，平。治风湿性关节炎。

石见穿（《纲目》） 苦辛，平。治噎膈、痰喘、肝炎、痈肿、瘰疬；主骨痛、大风。内服：煎汤，15~30g；或捣汁和服。

石草鞋（《四川常用中草药》） 辛微酸，温。除风湿，消食积，散瘀血。治脚强痛。内服：煎汤，9~12g。

石豇豆（《陕西中草药》） 淡涩，平。除风湿，镇痛，利尿，调经，通淋，健脾。治风湿疼痛、劳伤腰痛。内服：煎汤，6~9g；或浸酒。

石筋草（《滇南本草》） 辛酸，微温。治风寒湿痹、筋骨疼痛、痰火痿软、手足麻木。舒筋活络药酒方中用之。内服：煎汤，15~30g；或浸酒。

石榴皮（《雷公炮炙论》） 涩，温，有毒。入大肠、肾经。治筋骨风、腰脚不遂、行步挛急疼痛。内服：煎汤，2.4~4.5g；或入散剂。外用：煎水熏洗或研末调涂。能恋膈成痰，痢积未尽者，服之太早，反为害也。

毒性及解救：轻度中毒症状为眩晕，视物模糊，软弱，小腿痉挛，震颤，蚁走感。中毒剂量则迅速产生瞳孔散大，部分目盲，剧烈头痛，眩晕，呕吐，腹泻，衰竭，常发生惊厥及强直，膝反射亢进。终则呼吸麻痹而死亡。救治：①服用硫酸镁20~50g导泻。忌用蓖麻油作导泻剂。②呼吸困难时，可氧气吸入或人工呼吸。③亦可注射呼吸兴奋剂如洛贝林，可拉明等。④其他对症治疗。

石龙芮子（《本经》） 治心热烦渴、阴虚失精、风寒湿痹，利关节。大戟为之使。畏蛇蜕、吴萸。

文献选摘：《本草》："主风寒湿热成痹，有润养筋脉之功，主补肾益精明目，有育嗣延龄之妙。古方多用之。"

193

东方狗脊（《中国药植图鉴》） 祛风湿，壮腰膝。治腰腿痛。内服：煎汤，4.5~9g；或入丸、散。外用：磨汁涂敷。

白蒿（《本经》） 甘，平。治风寒湿痹、黄疸、热痢、疥癞恶疮。内服：煎汤；或捣汁。

白马骨（《本草拾遗》） 苦辛，凉。祛风，利湿，清热，解毒。治风湿腰腿痛、痢疾、水肿、目赤肿痛、喉痛、齿痛、妇女白带、痈疽、瘰疬。内服：煎汤，9~15g（鲜者30~60g）。外用：烧灰淋汁涂；煎水洗或捣敷。

白牛胆（《泉州本草》） 苦微辛，平。祛风，利湿，行气，化滞。治风湿关节疼痛、胸膈痞闷、疟疾、泄泻、产后感冒、肝炎、痔疮、疥癣。内服：煎汤，15~30g（鲜者30~60g）。外用：捣敷或煎水洗。

白花菜（汪颖《食物本草》） 辛甘，温。治风湿痹痛、跌打损伤、疟疾、痢疾、白带、痔疮。内服：煎汤，9~15g。外用：煎水洗或捣敷。汪颖《食物本草》："多食动风气，滞脏腑，令人胃中闷满，伤脾。"

白鱼尾（《闽东本草》）《福建中草药》："苦微辛，温，有小毒。"入心、肾、大肠三经。祛风，化湿，通络，杀虫。治风寒发热、头身疼痛、关节风湿痛、脾湿腹胀、痢疾、丹毒、跌打损伤、虫积腹痛。内服：煎汤，9~15g。外用：煎水洗或捣敷。《闽东本草》："体质虚弱者不宜多服。"

白线蛇（《东北动物药》） 祛风湿。治风湿性关节疼痛、麻木不仁。

白梅根（《本草纲目》） 治风痹。

白萆薢（《昆明民间常用草药》） 涩微苦，平。祛风湿，利尿。治风湿性筋骨疼痛、小便短少、淋浊。内服：煎汤，9~15g。

白鲜皮（《药性论》） 苦咸，寒。入脾、胃经。祛风，燥湿，清热，解毒。治风热疮毒、疥癣、皮肤痒疹、风湿痹痛、黄疸。内服：煎汤，6~15g。外用：煎水洗。虚寒证忌服。

白檀根（《浙江中药资源名录》） 散风解毒。治腹内肿瘤。内服：煎汤，9~15g。

白石榴根（《福建中草药》） 苦涩，微温。祛风湿，杀虫。治风湿痹痛、蛔虫、寸白虫、姜片虫病。内服：煎汤，鲜者15~30g。

白叶刺根（《福建中草药》） 酸涩，平。祛风理湿，下气定喘，固肾。

白花菜子（《国药提要》）《纲目》："苦辛，微毒。""煎水，洗痔；捣烂，敷风湿痹痛；擂酒饮，止疟"。外用：煎水洗或捣敷。

白饭树叶（《生草药性备要》）《广西中草药》："味苦微涩，性凉，有小毒。"祛风除湿，解毒，杀虫。治风湿关节痛、头疮、脓疱疮、湿疹。外用：煎水洗或捣敷。

乐荆（《千金翼方》） 辛苦，温，有小毒。主大风、头面手足诸风、癫痫狂痉、湿痹、寒冷疼痛。

丛毛榕根（《浙江民间常用草药》）《福建中草药》："甘微辛，温"。祛风，健脾，利湿。治风湿痹痛、劳倦乏力、消化不良、白带。内服：煎汤，30~60g；或炖肉。外用：煎水熏洗。

冬青子（《本草拾遗》）《纲目》："甘苦，凉，无毒。"《本草汇言》："入足厥阴经。"祛风，补虚。治风湿痹痛、痔疮。内服：煎汤，4.5~9g；或浸酒。

玄精石（《纲目》） 咸，寒。《本草再新》："入肾经。"除风冷邪气湿痹，益精气，止头痛，解肌。内服：煎汤，9~15g；或入丸、散。外用：研末撒或调敷。脾胃虚寒者忌服。

半枫荷根（《岭南采药录》） 甘淡，微温。祛风除湿，活血消肿。治风湿痹痛、腰肌劳损、手足酸麻无力、跌打损伤。内服：煎汤，15~30g；或浸酒。

奶汁树（《江西草药》） 辛微涩，平。祛风利湿，清热解毒。治腰痛、黄疸、疟疾、百日咳、背痈、乳痈、乳汁不足、齿龈炎、毒蛇咬伤。

地乌（《贵州民间药物》） 辛微苦，温。祛风湿，壮筋骨。治风湿疼痛、跌打损伤。内服：煎汤，9~15g；或浸酒。

老虎泡（《四川常用中草药》） 酸咸，平。祛风，除湿，散瘰疬。根：治风湿关节痛、刀伤、吐血、九子烂疡、目中流泪。叶：治黄水疮及狗咬伤。内服：煎汤，15~30g；或浸酒。外用：捣敷。

老鸦糊（《福建民间草药》） 苦辛，凉。祛风，除湿，散瘀，解毒。治风湿关节痛、跌打损伤、外伤出血、尿血。内服：煎汤，15~30g；或研末。外用：捣敷或煎水熏洗。

老鼠吹箫（《昆明民间常用草药》） 苦，寒，有小毒。祛风湿，止痛，除疮毒。治风湿瘫痪、风湿腰痛。内服：煎汤，9~15g。外用：煎水洗。

会青（《神农本草经》） 酸，小寒。主风痹，利关节。

丢了棒（《生草药性备要》）　苦辛，微温，有小毒。祛风除湿，散瘀止痛。治风湿性关节炎、腰腿痛、外伤瘀痛。内服：煎汤，9~15g（鲜者15~30g）；或浸酒。广州部队《常用中草药手册》："体弱、孕妇忌用。"

伏牛花（《开宝本草》）　甘。祛风除湿，舒筋止痛。治风湿痹痛、头痛、四肢拘挛。内服：煎汤（布包），30~60g；或入散剂；或煎汤代水煎药。外用：研末调敷。阴虚失血及热证呕吐反胃忌服。

汝兰（《四川中药志》）　苦辛，凉。祛风除湿，清热解毒。治风湿关节痛、中暑、痢疾、痈疖疮毒。内服：煎汤，6~12g；炖肉；浸酒或研末。外用：捣敷或磨醋涂。

羊角拗（《中国药植志》）　苦，寒，有毒。祛风湿，通经络，解疥毒，杀虫。治风湿肿痛、小儿麻痹后遗症、跌打损伤、痈疮、疥癣。外用：捣敷；煎水洗或研末调敷。《本草求原》："有毒，能杀人，不可入口。"广州部队《常用中草药手册》："有剧毒，不能内服"。

羊角藤（《广西药植名录》）《福建中草药》："根，辛微甘，温。"祛风湿。治关节肿痛、肾虚腰痛。内服：水酒煎，30~60g。

羊屎条根（《分类草药性》）《贵州民间草药》："酸涩，平，无毒。"《四川中药志》："性微温，味涩，无毒。"治痢疾、下血、痔疮脱肛、风湿痹痛、白带、湿毒疮疡、跌打损伤。内服：煎汤，鲜者30~60g。外用：煎水洗；捣敷或研末调敷。

羊踯躅根（《纲目》）《中医药实验研究》："有毒。"《本草新编》："入脾经。"祛风，除湿，消肿，止痛。治风寒湿痹、跌打损伤、痔漏、癣疮。内服：煎汤，1.5~3g；或浸酒。外用：研末调敷；煎水熏洗或涂擦。

寻骨风（《植物名实图考》）《饮片新参》："苦，平。"治风湿关节痛、腹痛、疟疾、痈肿。内服：煎汤，9~15g；或浸酒。《饮片新参》："阴虚内热者忌用。"

阳桃根（《岭南采药录》）　甘酸，寒。治头风、关节痛。内服：煎汤，15~30g（鲜者30~45g）；或浸酒。

买麻藤（《纲目拾遗》）　广州部队《常用中草药手册》："苦温。"祛风除湿，活血散瘀。茎叶：治跌打损伤，风湿骨痛。根：治鹤膝风。内服：煎汤，6~9g（鲜者15~30g）。外用：捣敷或捣烂酒炒

敷。中毒症状：头晕、呕吐。

红皮（《贵州草药》）　辛，微温。祛风除湿，理气止痛。

红萆薢（《中药材手册》）《四川中药志》："苦，平，无毒。"《云南中草药选》："甘淡，平。"《四川中药志》："入肝、胃、肾三经。""祛风湿，分清浊，利关节，解疮毒。治风湿痛、腰膝痹痛、小便淋浊及梅毒恶疮"《云南中草药选》："祛风除湿，通淋，利水，消炎，解毒。治风湿性关节炎、泌尿系感染、慢性胃炎、疮疖。"内服：煎汤，9~15g。《四川中药志》："阴虚火旺，肾虚遗精，多尿及腰痛者忌用。"

红楤木（金华《常用中草药单方验方选编》）《浙江民间常用草药》："性温，味微苦。"祛风除湿，行气活血，消肿解毒。治风湿痹痛、溃疡病、跌打损伤、痈疽。内服：煎汤，9~15g；或浸酒。外用：捣敷。

红辣蓼（《贵州民间方药集》）《泉州本草》："辛，温，无毒。"祛风湿。治痢疾、便血、胃痛、疟疾、跌打肿痛、关节炎。内服：煎汤，9~30g；或入丸、散。外用：捣敷或煎水含漱。

红鸡踢香（《陆川本草》）　苦，温。驳骨散积，消肿止痛。治跌打骨折、损伤肿痛、风湿骨痛。《广西药植名录》："止痛，止咳。治风湿腰痛、哮喘、黄肿、跌打。"内服：浸酒，9~15g。外用：捣碎，酒炒敷患处。

杠香藤（金华《常用中草药单方验方选编》）祛风。治毒蛇咬伤、风湿痹痛、慢性溃疡。

杜松实（《国药的药理学》）　祛风，除湿，利尿。内服：煎汤，0.9~3g。外用：捣敷。

芙蓉菊根（《福建中草药》）　辛苦，微温。祛风湿。治风湿关节痛、胃脘冷痛。内服：煎汤，15~30g（鲜者30~60g）。

花叶狗牙七（《陕西中草药》）　涩苦，平。除风湿，强腰膝，降血压，清热解毒。治脊柱疼痛、头晕、高血压。

走游草（《四川中药志》）　辛，温。祛风，除湿，行血，解毒。治头痛、身痛、风湿痹痛、流注、疮毒。内服：煎汤，9~15g。外用：煎水洗或捣敷。

孝扇草根（《中国药植图鉴》）　治风湿性关节疼痛。内服：煎汤，15~30g。

秀丽野海棠（《浙江民间常用草药》）　平。祛

风利湿，活血调经。

皂荚根皮（《纲目》） 辛，温。根皮：治风热痰气，杀虫。《四川中药志》："根：通利关窍、除风解毒。治风湿骨痛、痒子、疮毒及无名肿毒。"内服：煎汤或研末，3~15g。

角蒿（《唐本草》） 辛苦，平，有小毒。《医林纂要》："辛苦，寒。"《黑龙江常用中草药手册》："治干湿皮疹、阴道滴虫病、疥疮、齿龈腐烂及耳疮，烧灰涂擦；风湿痹痛、筋骨疼痛，煎汤熏洗。"

陆英（《本经》） 苦辛，寒。主骨间诸痹、四肢拘挛酸痛、膝寒痛、阴痿、短气不足、脚肿。内服：煎汤，9~15g。外用：煎水洗浴。

青檀香（《四川中药志》） 苦，温。祛风，除湿，消肿。治诸风麻痹、痰湿流注、脚膝搔痒、胃痛及发痧气痛。内服：煎汤，6~9g；或泡酒服。外用：捣敷或煎水洗。

青酒缸根（《草木便方》） 苦，温。祛风，除湿，活血，解毒。治风湿腰痛、赤白痢疾、黄疸型肝炎、痈疽、瘰疬、跌打伤。内服：煎汤，15~30g；或浸酒。外用：捣敷或煎水洗。

松球（《纲目拾遗》） 《别录》："味苦，温，无毒。"治风痹、肠燥便难、痔疾。内服：煎汤，6~9g。外用：煎水洗。

枫荷梨（《江西草药》） 甘，温。祛风湿，活血脉。治风湿痹痛、偏瘫、偏头痛、月经不调。内服：煎汤，15~60g；或浸酒。江西《中草药学》："孕妇忌用。"

枫香树根（《纲目》） 《泉州本草》："辛苦，性平，无毒。入脾、肾、肝三经。"治痈疽、疔疮、风湿关节痛。内服：煎汤，15~30g；或捣汁。外用：捣敷。

刺草薢（《昆明民间常用草药》） 涩微苦，平。祛风利湿，解疮毒。治风湿筋骨疼痛、淋浊、梅毒、臁疮、皮肤过敏、湿疹。内服：煎汤，9~15g。外用：煎水洗。

刺蒺藜（《本草衍义》） 苦辛，温。入肝、肺经。散风，明目，下气，行血。治头痛、身痒、目赤肿翳、胸满、咳逆、癥瘕、乳难、痈疽、瘰疬。内服：煎汤，6~9g；或入丸、散。外用：捣敷或研末撒。血虚气弱及孕妇慎服。

刺南蛇藤（《东北常用中草药手册》） 甘，平。《黑龙江常用中草药手册》："祛风湿，强筋骨。治风湿痛、关节炎、跌打损伤肿痛、无名肿毒。"内服：煎汤，15~30g；或浸酒。

刺揪树皮（《四川中药志》） 苦辛，平。入脾、胃经。祛风，除湿，杀虫，活血。治风湿痹痛、腰膝痛、痈疽、疥癣。内服：煎汤，9~15g。外用：煎水洗；捣敷或研末调敷。

刺黄柏茎叶（《峨嵋药志》） 《四川常用草药》："苦，寒"。《峨嵋药志》："粉末治黄水疮。煎水服，治虫牙、火牙。"《四川常用中草药》："清热解毒。治湿热痢疾、目赤肿痛、痈肿疮毒、风湿红肿。"内服：煎汤，15~24g。外用：研粉撒。

苘麻（《唐本草》） 《上海常用中草药》："全草：苦，平。"《福建民间草药》："叶：治痈疽肿毒。"《上海常用中草药》："全草：解毒，祛风。治痢疾、中耳炎、耳鸣、耳聋、关节酸痛。"内服：煎汤，9~30g。外用：捣敷。

英草华（《新修本草》） 辛，平。主痹气，坚筋骨。

虎刺（《本草图经》） 苦甘，平。祛风利湿，活血消肿。治痛风、风湿痹痛、痰饮咳嗽、肺痈、水肿、痞块、黄疸、妇女闭经、小儿疳积、荨麻疹、跌打损伤。内服：煎汤，9~15g（鲜用30~60g）；或入散剂。外用：捣敷；捣汁涂或研末撒。

虎杖叶（《本草拾遗》） 《本草推陈》："治风湿痛。采其嫩芽干燥后煎汤为解热剂。"

岩兰花根（《云南中草药》） 甘，温。养血祛风，除湿。治风湿瘫痪、破伤风、虚痨咳血。内服：15~30g，炖肉服。

钗子股（《本草拾遗》） 辛苦，平。《闽东本草》："入肝、肾二经。"催吐解毒，祛风利湿。治疟疾、痈疽、风湿痛、水肿。内服：煎汤，15~30g（鲜者30~60g）；或捣汁。外用：捣敷。

垂丝卫矛（《浙江天目山药植志》） 安徽《单方草药选编》："苦辛，微温。"《浙江天目山药植志》："治痢疾初起、骨折损伤、关节酸痛、阴囊湿疹。"内服：煎汤，15~30g。外用：煎水熏洗；捣敷或研末调敷。孕妇忌服。

金刚刺（《陕西中草药》） 苦辛，平。除风湿，活血，解毒，镇惊息风，抗癌。治风湿腰痛、小儿惊风、肠炎、疮疖、瘰疬、癌肿。内服：煎汤，6~9g（大剂可用至30g）；或浸酒。外用：研粉，磨汁调敷或煎水洗。

兔儿伞（《救荒本草》） 苦辛，温，有毒。祛风除湿，解毒活血，消肿止痛。治风湿麻木、关节疼痛、痈疽疮肿、跌打损伤。内服：煎汤，6~15g；或浸酒。外用：捣敷。《贵州民间药物》："孕妇忌服。"《陕西中草药》："反生姜。"

姑活（《神农本草经》）　甘，温。主大风邪气、湿痹寒痛。

单根木（广州部队《常用中草药手册》）　微苦辛，温，有小毒。解毒散结，祛风止痛。治咽喉肿痛、乳腺炎、风湿痛、跌打损伤、胃寒疼痛、高血压。内服：煎汤，9~15g。

柏枝节（《唐本草》）　煮以酿酒。主风痹历节风。

枰木（《湖南药物志》）　苦涩，平。祛风除湿，消肿止血。

柳枝（《本草拾遗》）　苦，寒。《得配本草》："入足阳明、厥阴经。"祛风，利尿，止痛，消肿。治风湿痹痛、风肿。内服：煎汤，30~60g。外用：煎水含漱或熏洗。

柳白皮（《证类本草》）《唐本草》："枝皮味苦，寒，无毒。"祛风利湿，消肿止痛。治风湿骨痛、风肿瘙痒。内服：煎汤，30~60g。外用：煎水洗；酒煮或炒热温熨。

胡枝子根（《江西民间草药》）　治风湿痹痛、腰痛、跌打损伤、流注肿毒。内服：煎汤，15~30g。外用：研末调敷。

城里赤柱（《新修本草》）　辛，平。治妇人漏血白沃阴蚀、湿痹邪气。

草本三角枫（《昆明民间常用草药》）　微苦，温。祛风湿，利筋骨。治风湿关节疼痛、跌打损伤。内服：煎汤，9~15g。外用：煎水洗。

茵芋（《本经》）　辛苦，温，有毒。入肝、肾经。治风湿痹痛、四肢挛急、两足软弱、关节痹痛。内服：浸酒或入丸剂（生药1日量0.9~1.8g）。本品有毒，内服宜慎。阴虚而无风湿实邪者禁用。

毒性及解救：《南方主要有毒植物》："茵芋，有毒部位果和叶，以叶含毒较烈。中毒症状：误食少量引起轻度痉挛，大剂量则引起血压下降，心肌麻痹而死亡。解救方法：若痉挛时可肌内注射苯巴比妥，痉挛控制后可洗胃，导泻。若血压下降则注射肾上腺素或苯甲酸钠咖啡因强心剂等。"

荭草（《别录》）　辛，凉，有毒。治风湿性关节炎、疟疾、疝气、脚气、疮肿。内服：煎汤，15~30g。外用：研末撒或煎水淋洗。

响叶杨（《浙江天目山药植志》）　治风痹、四肢不遂。

钩吻（《本经》）　辛苦，温，有毒。祛风，攻毒，消肿，止痛。治疥癞、湿疹、瘰疬、痈肿、疔疮、跌打损伤、风湿痹痛、神经痛。外用：捣敷或研末调敷；煎水洗或烟熏。本品有剧毒，只作外用，切忌内服。

毒性及解救：临床报道：本品剧毒，根和嫩叶毒性最大。误服后极易引起中毒，甚或致死。中毒时主要表现：①神经肌肉症状：眩晕，言语含糊，肌肉弛缓无力，吞咽困难，呼吸肌周围神经麻痹，共济失调，昏迷等。②眼部症状：复视，视力减退，眼睑下垂，瞳孔散大等。③消化系症状：口腔，咽喉灼痛，恶心，呕吐，腹痛，腹泻，便秘，腹胀等。④循环及呼吸系症状：早期心跳缓慢，以后加快，呼吸困难，呼吸麻痹等。解救方法：洗胃，催吐，导泻，输液对症治疗。中药可用三黄汤灌服，金银花连叶捣烂榨汁拌黄糖灌服。民间经验，用新鲜羊血乘热灌服解救，临床证实，确有效果。

香加皮（《中药志》）　辛苦，微温，有毒。祛风湿，壮筋骨。治风湿性关节炎、小儿筋骨软弱、脚痿行迟、水肿小便不利。内服：煎汤，4.5~9g；浸酒或入丸、散。《四川中药志》："血热、肝阳上亢者忌用。"

独角芋（《红河中草药》）　苦辛，温，有毒。解毒消肿，散瘀止痛。治风湿疼痛、跌打肿痛、胃痛、牙痛、无名肿毒、腮腺炎、痛、疮、疖、癣、湿疹、全身瘙痒、狗和蛇虫咬伤、刀枪伤。内服：煎汤，3~9g；或研末，0.3~0.9g。外用：捣敷或研末酒调敷；或切成小粒塞牙洞。孕妇忌服。

穿破石（《岭南采药录》）　淡微苦，凉。祛风利湿，活血通经。治风湿关节疼痛、黄疸、淋浊、蛊胀、闭经、劳伤咳血、跌打损伤、疔疮痈肿。内服：煎汤，6~12g（鲜者30~60g）；或浸酒。外用：捣敷。孕妇忌用。

秦艽（《本经》）　苦，平。主寒湿、风痹、肢节痛……。

秦艽（《本经》）　苦辛，平。入肝、胃、胆经。祛风除湿，和血舒筋，清热利尿。治风湿痹痛、筋骨拘挛、黄疸、便血、骨蒸潮热、小儿疳热、小便不利。内服：煎汤，4.5~9g；浸酒或入丸、散。外用：研末撒。久病虚羸、溲多、便滑者忌服。

文献选摘：《纲目》："秦艽，手足不遂，黄疸，烦渴之病须之，取其去阳明之湿热也。阳明有湿，则身体酸痛烦热，有热则日晡潮热骨蒸。"《本草经疏》："秦艽，苦能泄，辛能散，微温能通利，故主寒热邪气，寒湿风痹，肢节痛，下水，利小便。性能祛风除湿，故《别录》疗风无问久新，及通身挛急"。《本草徵要》："秦艽，长于养血，故能退热舒筋。治风先治血，血行风自灭，故疗风无问新久"。《本经逢原》："秦艽，入手足阳明，以其去湿也；兼入肝胆，以其治风也。故《本经》治寒热邪气，寒湿风痹，肢体痛等证。若久痛虚羸，血气不能营养肢体而痛，及下体虚寒，疼酸枯瘦等病，而小便清利者，咸非秦艽所宜。"《别录》："功在舒筋通络，流利骨节，惟治痹痛挛急之证，盖与防风、羌、独同类之品。"

桂树根（《纲目拾遗》）辛甘，温。治胃痛、牙痛、风湿麻木、筋骨疼痛。内服：煎汤，9~15g（鲜者30~90g）。外用：研末调敷。

桐根（《重庆草药》）《河南中草药手册》："性寒，味苦"。《重庆草药》："除风湿，清肠胃热毒，用于风湿脚痛、肠风下血、痔疮。"内服：煎汤，15~30g；或研末。外用：煎汁热敷。

桃叶（《别录》）苦，平。《本草再新》："入脾、肾二经。"祛风湿，清热，杀虫。治头风、头痛、风痹、疟疾、湿疹、疮疡、癣疮。内服：煎汤。外用：水煎洗或捣敷。

荷青花（《浙江天目山药植志》）《陕西中草药》："祛风湿，舒筋活络，散瘀消肿，止痛止血。治风湿性关节炎、劳伤、跌打损伤。"内服：煎汤，3~9g；或泡酒。

盐麸子根（《湖南药物志》）酸咸，凉。入脾、肾经。祛风，化湿，消肿，软坚。治感冒发热、咳嗽、腹泻、水肿、风湿痹痛、跌打伤肿、乳痈、癣疮，消酒毒。内服：煎汤，9~15g（鲜者30~60g）。外用：捣敷；研末调敷或煎水洗。

盐麸根白皮（《开宝本草》）《陕西中草药》："味咸涩，性凉。"祛风湿，散瘀血，清热解毒。治咳嗽、风湿骨痛、水肿、黄疸、跌打损伤、肿毒疮疡、蛇咬伤。内服：煎汤，15~60g。外用：捣敷。

峨嵋半边莲（《四川常用中草药》）苦淡，凉。除风湿，利小便。治风湿骨痛、肺病热咳、腮腺炎、小便不利、血痢、痈肿热毒。内服：煎汤，30~60g；或浸酒。外用：捣敷。

钻地风（《植物名实图考》）淡，凉。祛风除湿，活血止痛。治风湿脚气、四肢关节酸痛、痹证初起风气盛者。内服：煎汤，6~12g；或浸酒。

笔筒草（《草木便方》）甘苦，平。祛风清热，除湿利尿。治目赤肿痛、翳膜遮睛、淋浊、鼻衄、便血、尿血、牙痛、筋骨痛。内服：煎汤，9~15g（鲜者30~60g）。外用：煎水洗或捣敷。

臭茉莉（《生草药性备要》）淡，平。祛风除湿，活血消肿。治风湿骨痛、脚气水肿、痔疮脱肛、痒疹疥疮、慢性骨髓炎。内服：煎汤，15~30g。外用：煎水坐浴或煎洗。

臭梧桐（汪连仕《采药书》）《现代实用中药》："味苦带甘。"祛风湿，降血压。治风湿痹痛、半身不遂、高血压病、偏头痛、疟疾、痢疾、痔疮、痈疽疮疥。内服：煎汤，9~15g（鲜者30~60g）；浸酒或入丸、散。外用：煎水洗；研末调敷或捣敷。

臭牡丹根（《植物名实图考》）辛苦，温。行气健脾，祛风平肝，消肿解毒。治崩漏、白带、头晕、虚咳、高血压、风湿痛、脚气、荨麻疹、痈疽、痔疮。内服：煎汤，9~18g（鲜者30~60g）；或浸酒。外用：捣敷或煎水熏洗。

臭梧桐子（《岭南采药录》）《上海常用中草药》："祛风湿，平喘。"内服：煎汤，9~15g。外用：捣贴。

狼膏（《纲目》）祛风补虚，润肤。治风痹、肺痨、老年咳喘、皮肤皲裂、秃疮。内服：炼油，6~9g。外用：炼油涂患处。

酒饼叶（《岭南采药录》）苦辛，温。祛风，利湿，止痛，杀虫。治风湿骨痛、疟疾、水肿、跌打损伤、风疹、疥癣、烂脚。内服：煎汤，15~30g；或浸酒。外用：煎水洗或捣敷。

酒饼叶根（《南宁市药物志》）辛，平。浸酒，治风湿性关节炎、肠胃寒痛。内服：煎汤，9~18g；或浸酒。

桑枝（《本草图经》）苦，平。入肝经。祛风湿，利关节，行水气。治风寒湿痹、四肢拘挛、脚气浮肿、肌体风痒。内服：煎汤，30~60g；或熬膏。外用：煎水熏洗。

文献选摘：《本草撮要》："桑枝，功专去风湿拘挛，得桂枝治肩臂痹痛……"。

桑瘿（《百草镜》）去风痹诸湿。浸酒用，治胃痛。

绣球防风根（《云南中草药》）祛风解毒，舒肝理气。治肝气郁结、风湿麻木疼痛、痢疾、小儿疳积、皮疹、脱肛。内服：煎汤，9~15g。

梧桐叶（《纲目》）《福建民间草药》："苦，寒，无毒"。祛风除湿，清热解毒。治风湿疼痛、麻木、痈疮肿毒、痔疮、臁疮、创伤出血、高血压病。内服：煎汤，15~30g。外用：鲜叶捣贴；煎水洗或研末调敷。

梅根（《别录》）　治风痹、休息痢、胆囊炎。内服：煎汤，9~12g。外用：煎水洗浴。

菝葜（《别录》）　甘，温。《纲目》："入足厥阴、少阴。"祛风湿，利小便，消肿毒。治关节疼痛、肌肉麻木、泄泻、痢疾、水肿、淋病、疔疮、肿毒、瘰疬、痔疮。内服：煎汤，9~15g，大剂30~90g；浸酒或入丸、散。外用：煎水熏洗。临床报道：治疗风湿性关节炎，取鲜菝葜根1000g，用乙醇提取法制成300ml注射液，每安瓿2ml。每次肌内注射2ml，每日1次。治疗52例，痊愈15例，显效10例，好转23例，无效4例。

萝芙木茎叶（《南宁市药物志》）　苦甘，凉。祛风，降压，行瘀，解毒。治感冒、高血压、痧症吐泻、咽痛、痈肿、疮疖、跌打损伤。内服：煎汤，15~30g。外用：捣敷或煎水洗。《广西药植图志》："有胃病及气血虚寒者忌用。"

黄杨木（《纲目》）《四川中草药》："性平，味苦，无毒。"祛风湿，理气，止痛。治风湿疼痛、胸腹气胀、牙痛、疝痛、跌打损伤。内服：煎汤，15~30g；或浸酒。外用：捣敷。

黄荆子（《纲目拾遗》）　辛苦，温。祛风，除痰，行气，止痛。治感冒、咳嗽、哮喘、风痹、疟疾、胃痛、疝气、痔漏。内服：煎汤，3~9g（大剂15~30g）；或研末。

黄桷叶（《草木便方》）《生草药性备要》："味涩，性平。"祛风，止痛，续筋骨。治筋骨疼痛、风眼流泪、皮肤瘙痒。内服：煎汤，9~15g。外用：捣敷或煎水洗。

黄桷皮（《草木便方》）　苦酸，温。治风湿痹痛、四肢麻木、半身不遂、癣疮。内服：煎汤，15~30g。外用：煎水洗。

黄桷根（《草木便方》）　苦酸，温。祛风，除湿，通络，消肿。治风湿痹痛、四肢麻木、肿满、跌打损伤、疥癣。内服：煎汤，15~24g；或浸酒。外用：煎水洗浴。

黄缅桂（《云南思茅中草药选》）　苦，凉。祛风湿，利咽喉。

黄花远志（《江西草药》）　甘，微温。祛风除湿，补虚消肿，调经活血。治感冒、风湿疼痛、肺痨、水肿、产后虚弱、月经不调、跌打损伤。内服：煎汤，15~30g（鲜者60~90g）。

梵天花（《福建民间草药》）　甘，温。祛风解毒。治痢疾、疮疡、风毒流注、毒蛇咬伤。内服：煎汤，鲜者30~60g。外用：捣敷。

雪山林（《陕西中草药》）　苦微辛，凉。除风湿，清热解毒，调经活血，止带。治风湿性筋骨痛、白带、月经过多、烦燥不安。内服：煎汤，6~9g，或浸酒。

雪猪肉（《四川中药志》）　辛咸，平。治风湿痹痛、脚膝肿痛、痔瘘。内服：煮食或煎汤，12~24g。

接骨木（《唐本草》）　甘苦，平。祛风，利湿，活血，止痛。治风湿筋骨疼痛、腰痛、水肿、风痒、瘾疹、产后血晕、跌打肿痛、骨折、创伤出血。内服：煎汤，9~15g；或入丸、散。外用：捣敷或煎水熏洗。

接骨木根（《本草拾遗》）《分类草药性》："甘，平，无毒。"治风湿疼痛、痰饮、水肿、热痢、黄疸、跌打损伤、烫伤。内服：煎汤，鲜者30~60g；研末为丸或浸酒。外用：捣敷或研末调敷。

蚺蛇肉（《食疗本草》）《纲目》："甘，温，有小毒。"祛风，杀虫。治风痹、瘫痪、疬风、疥癣。内服：煮食；浸酒或焙干研末。

野烟（《云南中草药》）　祛风止痛，清热解毒。治风湿关节疼痛、跌打损伤、痈肿、疔疮、腮腺炎、扁桃体炎。外用：捣敷；浸酒涂擦；或研末撒。本品有剧毒，忌内服。

野高梁（《云南中草药》）《云南中草药选》："全草祛风除湿。治风湿疼痛。"内服：煎汤，9~15g。外用：研末调敷。

野烟叶（《南宁市药物志》）　辛，平，有毒。治黄肿、痛风、血崩、跌打肿痛、牙痛、瘰疬、痈疮、湿疹、皮炎、风湿脚痛。内服：煎汤，4.5~9g。外用：煎水洗；捣敷或捣碎酒炒热敷。

毒性及解救：《南方主要有毒植物》："假烟叶（野烟叶）全株有毒，以果最毒。中毒症状：食多量引起咽喉烧痛，腹痛，呕吐，眩晕，瞳孔先缩小后散大，痉挛等症状。解救方法：参考含阿托品类植物中毒的解救方法，如洗胃、催吐、导泻；服蛋清及活性炭；大量饮糖水或静脉滴注葡萄糖液；皮下注射毛果芸香碱0.01g，半小时1次，至口腔转湿润为止。

野猪蹄（《医林纂要》） 祛风治痹。

野鸦椿根（《中国药物志》）《四川中药志》："性微温，味苦，无毒"。祛风除湿，健脾调营。治痢疾、泄泻、疝痛、崩漏、风湿疼痛、跌打损伤。内服：煎汤，15~60g；或浸酒。外用：捣敷。

铜锤玉带草（《植物名实图考》） 甘苦，平。祛风利湿，活血，解毒。治风湿疼痛、跌打损伤、乳痈、无名肿毒。内服：煎水，9~15g；研末，0.9~1.2g。外用：捣敷。《云南中草药》："孕妇忌服。"

假稻（《贵州草药》） 辛，温。除湿，利水。治风湿麻痹、下肢浮肿。内服：煎汤，9~15g。外用：煎水熏洗。

假木豆（《梧州草药及常见病多发病处方选》）全草：祛风湿，去瘀积。治风湿骨痛、小儿疳积。内服：煎汤，15~30g。

假鹊肾树（《云南中草药》）《云南思茅中草药选》："苦辛，温。""消炎止血，镇痛祛瘀。治消化道出血、胃痛、外伤出血、跌打、风湿痛"。内服：煎汤，9~15g；或研末，3~9g，分三次服。外用：研末撒。

假蒟果穗（广州部队《常用中草药手册》） 微辛，温。《广东中草药》："化湿消肿，行气通窍，消滞化痰。治水肿、风湿性关节炎、疝气痛、风寒咳嗽。"内服：煎汤，1.5~3g。

假酸浆子（《贵州草药》）《云南中草药》："果实：祛风，消炎。治风湿性关节炎、疮痈肿毒。"内服：煎汤，3~9g。外用：研末调敷。

猫花（《四川中药志》） 祛风利湿，清热止血。治风湿、浮肿、泻痢、黄疸、吐血、心悸、骨髓炎。内服：煎汤，12~24g。

猫脚印（《云南中草药》） 治风湿痹痛、疮疖、瘀肿。内服：煎汤，9~15g；或泡酒服。外用：捣敷。

旋覆花根（《别录》） 主风湿。内服：煎汤，9~15g。外用：捣敷。

麻黄（《本经》） 辛，平，有毒。祛风，止痛，镇痉。治痛风、痹证、癫狂、失眠、咳喘。内服：煎汤，0.3~0.6g。外用：捣敷。体虚及孕妇忌服。

斑竹根（《草木便方》） 淡。祛风除湿，去肺寒。治气喘痰咳、四肢筋骨顽痹痛。《四川中药志》："除湿热，祛风寒。治咳嗽气喘、四肢顽痹和筋骨疼痛。"内服：煎汤，15~30g。

琴叶榕（《江西民间草药验方》） 辛微涩，平。祛风除湿，和瘀通乳。治黄疸、疟疾、痛经、乳痈、腰背酸痛、跌打损伤。内服：煎汤，30~60g。外用：捣敷。

葡萄根（《食疗本草》）《纲目》："甘涩，平，无毒"。除风湿，利小便。治风湿痹痛、肿胀、小便不利。内服：煎汤，15~30g；或炖肉。外用：捣敷或煎水淋洗。

雁肉（《千金·食治》） 甘，平。《本草求真》："入肺，兼入肝、肾经。"祛风，壮筋骨。治顽麻风痹。

紫楠（《浙江中药资源名录》）《浙江天目山药植志》："叶：性微温，味辛。"《浙江中药资源名录》："煎汤洗转筋及足肿。"

紫荆丫（《四川中药志》） 苦涩，平。去风湿，解热毒。治风湿筋骨疼痛，涂痈疮红肿。内服：煎汤，15~24g。外用：捣敷。

紫荆花（《日华子本草》）《江苏药材志》："治风湿筋骨痛。"内服：煎汤，3~6g；或浸酒。外用：研末敷。

紫花鱼灯草（《浙江天目山药植志》）《草木便方》："辛，有大毒。治疥癣、恶毒虫疮、蛊毒、刀伤、脚膝痹痛、乳痈。"外用：捣敷；煎水洗或用块根磨汁涂。《四川中药志》："不宜内服。"

黑节草（《红河中草药》） 辛微苦，温。清热除湿，消炎接骨。治疟疾、肝炎、风湿骨痛、结膜炎。内服：煎汤，9~15g；或浸酒。外用：捣汁点眼。

黑细辛（《云南中草药选》）《昆明民间常用草药》："微苦涩，温。"祛风除湿，和瘀消肿，止痛。治感冒、风湿痛、淋巴腺炎、疮痈、跌打损伤、骨折。内服：煎汤，6~9g；或作丸剂，浸酒。外用：捣敷。

黑皮青木香（《江西民间草药验方》）《贵阳民间药草》："苦，温，无毒。"祛风利湿，解毒消肿。治痧症腹痛、风湿关节痛、半身不遂、肾炎水肿、尿路感染、疔疮、湿疹、无名肿毒。内服：煎汤，9~21g；或浸酒。外用：研末或磨汁敷。

蜂毒（《吉林中草药》） 祛风湿。治风湿性关节炎。结核病、糖尿病、先天性心脏病、动脉粥样硬化、性病均禁用蜂毒；儿童和老年人对蜂毒极其敏感，亦需注意。

榕须（《纲目拾遗》） 苦涩，平。《广西中药志》："祛风湿，活血，止痛，清热，解毒，利尿。治风湿骨痛"内服：煎汤，9~15g；或浸酒。外用：捣碎酒炒敷或煎水洗。

磁石（《本经》）辛咸，平。入肾、肝、肺经。《本经》："主周痹风湿、肢节中痛、不可持物……"。内服：煎汤，9~30g；或入丸、散。外用：研末掺或调敷。

豨莶（《唐本草》）苦，寒。入肝、脾、肾经。祛风湿，利筋骨，降血压。治四肢麻痹、筋骨疼痛、腰膝无力、疟疾、急性肝炎、高血压病、疔疮肿毒、外伤出血。内服：煎汤，9~12g（大剂30~60g）；捣汁或入丸、散。外用：捣敷；研末撒或煎水熏洗。阴血不足者忌服。

豨莶根（《滇南本草》）治风湿顽痹、头风、带下、烫伤。内服：煎汤，鲜者60~120g。外用：捣敷。

漆大姑（《岭南采药录》）辛涩，寒。祛风利湿，散瘀，止血，消肿。治急性肠胃炎、痢疾、风湿关节痛、跌打损伤、创伤出血、漆疮、湿疹、皮炎。内服：煎汤，4.5~15g。外用：煎水洗或捣敷。

犛牛酥（《本草纲目》）甘，平。祛诸风湿痹。

薜荔（《本草拾遗》）酸，平。祛风，利湿，活血，解毒。治风湿痹痛、泻痢、淋病、跌打损伤、痈肿疮疖。内服：煎汤，9~15g（鲜品60~90g）；捣汁；浸酒或研末。外用：捣汁涂或煎水熏洗。

薜荔根（《福建中草药》）苦，平。祛风除湿，舒筋通络。治头痛眩晕、关节风湿痛、产后风。内服：煎汤，30~60g。

燕麦灵（《昆明民间常用草药》）辛苦，平。祛风湿，舒筋，续骨。治跌打损伤、骨折、风湿筋骨疼痛。内服：煎汤，9~15g；或泡酒。

鞠华（《本经》）甘，平。主恶风湿痹。

鳗鲡鱼（《别录》）甘，平。入肝、肾经。祛风湿。治风湿痹痛、脚气。内服：烧炙研末或煮食。病后脾肾虚弱、痰多泄泻者忌服。

露蜂房（《本经》）甘，平，有毒。《本草再新》："入肝、肺二经。"祛风，攻毒，杀虫。治惊痫、风痹、瘾疹瘙痒、乳痈、疔毒、瘰疬、痔漏、风火牙痛、头癣、蜂螫肿痛。内服：煎汤，5~10g；或烧存性研末。外用：研末调敷或煎水熏洗。气血虚弱者慎服。

文献选摘：《乾坤生意秘韫》："用露蜂房治手足风痹，黄蜂窠大者一个，小者三四个（烧灰），独头蒜一碗，百草霜一钱半，同捣敷上。忌生冷荤腥。"朱良春认为："蜂房对顽痹之关节肿僵疼痛，甚则变形者，乃必用之药。"

第二节　祛风除湿散寒药

土羌活（《四川中药志》）辛，温。除风散寒，解表发汗。治头痛、身痛、风湿筋骨疼痛及跌打损伤。内服：煎汤，9~15g。

大叶菜（《贵州民间药物》）微涩，温。祛风，散寒，消肿，止咳。内服：煎汤，30~60g。外用：捣敷。

大叶花椒茎叶（《湖南药物志》）甘辛。祛风散寒，杀虫，止痛。

山菊（广州部队《常用中草药手册》）辛、温。祛风湿，强腰膝。治风湿痛、风寒骨痛、腰膝无力、肌肉萎缩、咳嗽气喘。内服：煎汤，6~15g（鲜品30~60g）；或浸酒。外用：煎水洗或捣敷。

山肉桂（广州部队《常用中草药手册》）辛甘，温。祛风散寒，行气止痛。治胃寒疼痛、虚寒泄泻、风湿骨痛、腰肌劳损、肾虚阳痿、经闭、蛇咬伤。内服：研末，0.9~1.5g。外用：研末撒或调敷。

川乌头（侯宁极《药谱》）辛，热，有毒。入脾、命门二经。祛寒湿，散风邪，温经，止痛。治风寒湿痹、历节风痛、四肢拘挛、半身不遂、头风头痛、心腹冷痛、阴疽肿毒。内服：煎汤，制川乌3~9g，先煎1~2小时；或入丸、散。外用：研末调敷。阴虚阳盛、热证疼痛及孕妇忌服。

文献选摘：《医学启源》："川乌，疗风痹半身不遂，引经药也。《主治秘要》云，其用有六：除寒一也；去心下坚痞二也；温养脏腑三也；治诸风四也；破聚滞气五也；感寒腹痛六也。"《长沙药解》："乌头，温燥下行，其性疏利迅速，开通关腠，驱逐寒湿之力甚捷，凡历节、脚气、寒疝、冷积、心腹疼痛之类并有良功。制同附子，蜜煎取汁用。"《本经疏证》："乌头之用，大率亦与附子略同，其有异者，亦无不可条疏而件比之也。夫附子曰主风寒咳逆邪气，乌头曰中风恶风，洗洗出汗，咳逆邪气。明明一偏于寒，一偏于风，一则沉著而回浮越之阳，一则轻疏而散已溃之阳，于此见附子沉，乌头浮矣。附子曰除寒湿踒躄拘挛，膝痛不能行步，乌头曰除寒湿痹，一主治蹷，一主治痹，蹷躄拘挛，是筋因寒而收引，阳气柔则能养筋，又何患其不伸。寒湿痹是气因邪而阻闭，阳气强则能逐邪，又何患其不开，于此见附子柔，乌头刚矣。……此外，用乌头之法，犹有二证：一则曰病历节不可屈伸疼痛者，乌头汤。一则曰寒疝腹中痛逆冷，手足不仁，若身疼痛，灸刺诸药不治者，抵当乌头桂枝汤。乌头汤，比于麻黄，抵当乌头桂枝汤，比于桂枝，可知乌头为治阳痹阴逆之要剂矣。"张寿颐："乌头主治，温经散寒，虽与附子大略近似，而温中之力，较为不如。且长为祛除外风外寒之响导者。散外邪，是其本性。洁古谓治诸风，风痹，血痹，半身不遂；东垣谓除寒湿，行经，散风邪，固皆以泄散为其专职；而洁古又谓除寒冷，温养脏腑，去心下痞坚，感寒腹痛；东垣又谓破诸积冷毒，则仍与附子同功耳。石顽谓治风为响导，主中风恶风，风寒湿痹，肩髀痛不可俯仰，又谓治阴疽久不溃者，及溃久疮寒，恶肉不敛者，并宜少加以通血脉。"

毒性及解救：中毒症状：流涎、恶心、呕吐、腹泻、头昏、眼花、口舌、四肢及全身发麻，脉搏减少、呼吸困难，手足搐搦，神志不清，大小便失禁，血压及体温下降，心律紊乱。临床应用大剂量阿托品抢救乌头中毒，可以减轻症状，使心电图恢复正常。

制川乌：取净川乌头，用凉水浸漂，每日换水2~3次，漂至口尝仅稍留麻辣感时取出，同甘草、黑豆（每川乌50kg，用甘草2.5kg，黑豆5kg）加水共煎煮，至川乌熟透，内无白心为度，除去甘草、黑豆，晒晾，闷润后切片，晒干。

女萎（李当之《药录》）《唐本草》："味辛，温"。治泻痢脱肛、惊痫寒热、妊妇浮肿、筋骨疼痛。内服：煎汤，9~15g；或入丸剂。外用：烧烟熏。

小草乌（《云南中草药》）辛苦，温，有毒。祛风除湿，散寒止痛，通络散瘀。治风湿关节痛、胃寒疼痛、跌打损伤。内服：煎汤，3~6g；研末服，0.3~0.6g；或浸酒。外用：研末调敷。

中毒急救方法：①绿豆、芫荽、姜煮汤，服时加猪油及红糖；②淡豆豉煎水服；③黄豆煮汁热服。中毒时不能洗胃灌肠。

马蹄叶（《四川中药志》）辛，微温。除风散寒。治头目昏眩及周身疼痛。内服：煎汤，

12~18g；或泡酒。

天雄（《本经》）辛，热，有毒。祛风、散寒、燥湿，益火助阳。治风寒湿痹、历节风痛、四肢拘挛、心腹冷痛、疬癖癥瘕。内服：煎汤，2.4~6g；或入丸、散。外用：研末调敷。阴虚阳盛及孕妇禁服。

文献选摘：《本草求真》："天雄，能补下焦命门阳虚，然辛热走窜，止属主治风寒湿痹之品。"

云实根（《纲目》）苦辛，温。祛风、散寒、除湿。治身痛、腰痛、喉痛。内服：煎汤，9~15g；或捣汁。外用：捣敷。

见血飞（《贵州草药》）辛，温。祛风散寒，活血舒筋，镇痛。治风寒咳嗽、风湿麻木、跌打损伤、外伤出血、大便秘结。内服：煎汤，9~15g；或研末冲服。外用：捣敷或研末撒。

毛叶巴豆（《云南思茅中草药选》）辛微酸，热。镇静祛风，退热止痛，舒筋活络。治疟疾、高热、惊痫抽搐、风湿性关节炎、麻木不仁。内服：煎汤，3~6g；或浸酒。外用：捣敷。

石风丹（《植物名实图考》）苦辛，温。祛风除湿，养血舒筋。治风寒湿痹、半身不遂。内服：煎汤，9~15g；或浸酒。孕妇忌用。

白芷（《本经》）辛，温。入肺、脾、胃经。祛风、燥湿，消肿，止痛。治头痛、眉棱骨痛、齿痛、鼻渊、寒湿腹痛、肠风痔漏、赤白带下、痈疽疮疡、皮肤燥痒、疥癣。内服：煎汤，2.4~6g；或入丸、散。外用：研末撒或调敷。阴虚血热者忌服。

尖尾风（《本草求原》）辛，温。祛风散寒，活血消毒。治风湿骨痛、风寒咳嗽、寒积腹痛、无名肿毒、跌打损伤。内服：煎汤，15~24g。外用：研末调敷或鲜品捣敷。

竹节香附（《中药志》）《品汇精要》："味辛，性热，有毒。"祛风湿，消痈肿。治风寒湿痹、痈肿、金疮。内服：煎汤，1.5~3g；或入丸、散。外用：研末撒膏药上敷贴。

阴香叶（《岭南采药录》）辛。《陆川本草》："辛，温。"治风湿骨痛、寒湿泻痢、腹痛。内服：煎汤，3~6g。外用：煎水洗。

防风草（《南宁市药物志》）辛苦，温。祛风、除湿，解毒。治感冒身热、呕吐、腹痛、筋骨疼痛、疮疡、湿疹、痔疾。内服：煎汤，9~15g；浸酒或入丸剂。外用：煎水洗或捣敷。

红毛五加皮（《中药志》）辛，温。入肝、肾经。祛风湿，通关节，强筋骨。治痿痹、拘挛疼

痛、风寒湿痹、足膝无力、皮肤风湿及阴痿囊湿。内服：煎汤，3~12g；浸酒或入丸剂。外用：研末调敷。《四川中药志》："阴虚火旺者忌用。"

杜衡（《别录》） 辛，温。散风逐寒，消痰行水，活血，平喘，定痛。治风寒感冒、痰饮喘咳、水肿、风湿、跌打损伤、头疼、龋齿痛、痧气腹痛。内服：煎汤，1.5~3g；浸酒或入散剂。外用：研末吹鼻或捣敷。体虚多汗、咳嗽咯血及孕妇忌服。

杉木根（《分类草药性》）《四川中药志》："辛，温。"治淋病、疝气、瘀秽腹痛、转筋、关节炎、跌打损伤、疥癣。内服：煎汤，30~60g。外用：捣敷或烧存性研末调敷。《四川中药志》："无寒邪冷气者忌用。"

豆豉姜（《南宁市药物志》） 辛，温。祛风除湿，理气止痛。治感冒、风湿痹痛、胃痛、脚气。内服：煎汤，6~15g（鲜者15~60g）；或研末。外用：煎水洗。

芜荑（《本经》） 苦辛，温。入脾、胃经。杀虫，消积。治虫积腹痛、小儿疳积、冷痢、疥癣、恶疮、风寒湿痹。内服：煎汤，4.5~9g；或入丸、散。外用：研末调敷。脾胃虚弱者慎服。

文献选摘：《雷公炮制药性解》："按芜荑辛宜于肺，温宜于脾，故两入之。风寒湿痹、大肠冷滑者，此为要剂……。"

赤车使者根（《药性论》） 有小毒。治恶风冷气。《唐本草》："辛苦，温，有毒。主风冷邪疰、癥瘕、五藏积气。"《本草图经》："古方治大风、风痹，有赤车使者酒，今人稀用，鲜有识者。"

还亮草（《植物名实图考》） 江西《草药手册》："辛，温，有毒。"治风湿痛、半身不遂、痈疮癣癫。内服：煎汤，2.4~6g。外用：捣汁涂或煎汤洗。

吹风散（《文山中草药》） 甘，温。祛风湿，利肠胃，行气止痛。治感冒、风湿痹痛、腹泻、呕吐、跌打损伤。内服：煎汤，9~15g。外用：捣敷或研末调敷。

牡蒿根（《浙江民间常用草药》） 苦微甘，温。治风湿痹痛、寒湿浮肿。

伸筋草（《分类草药性》） 苦辛，温。《四川中药志》："入肝、脾、肾三经。"祛风散寒，除湿消肿，舒筋活血。治风寒湿痹、关节酸疼、皮肤麻木、四肢软弱、水肿、跌打损伤。内服：煎汤，9~15g；或浸酒。外用：捣敷。《四川中药志》："孕妇及出血过多者忌服。"

文献选摘：朱良春："凡筋脉拘急，关节肿痛，僵硬不舒，屈伸不利之筋痹，骨痹，无论何型，均可酌情用之。"

坐拿草（《本草纲目》） 辛，热，有毒。治风痹，壮筋骨。

沉香（《别录》） 辛苦，温。入肾、脾、胃经。降气温中，暖肾纳气。治气逆喘息、呕吐呃逆、脘腹胀痛、腰膝虚冷、大肠虚秘、小便气淋、男子精冷。内服：煎汤，1.5~3g；磨汁或入丸、散。阴亏火旺、气虚下陷者慎服。

青兔耳风（《四川中草药》）《成都中草药》："性温，味辛，无毒。"治风寒咳嗽、头风、风湿痹痛、跌打损伤。内服：煎汤，3~9g；或浸酒。外用：捣敷。

礜石（《本经》） 辛甘，热，有毒。《本草撮要》："入手、足太阴经。"消冷积，祛寒湿，蚀恶肉，杀虫。治痼冷腹痛、积聚坚癖、风冷湿痹、痔瘘息肉、恶疮癣疾。内服：入丸、散；或浸酒。外用：研末调敷。内服宜慎。《医林纂要》："礜石，煎用以甘草、黑豆、羊血等制其毒。"

虎骨（《本草经集注》） 辛，温。入肝、肾经。追风定痛，健骨，镇惊。治历节风痛、四肢拘挛、腰脚不遂、惊悸癫痫、痔瘘脱肛。内服：煎汤，9~15g；浸酒或入丸、散。血虚火盛者慎服。

虎筋（《泉州本草》） 治风湿性关节炎。炖鸡食。

昆明堵喇（《云南中草药选》） 苦辛麻，温，剧毒。祛风散寒，除湿止痛。孕妇忌服。

侧子（《雷公炮炙论》） 辛，热，有大毒。祛风散寒，除湿。治风寒湿痹、筋骨挛急、脚气、风疹。内服：煎汤，1.5~4.5g；或入丸、散。阴虚阳盛及孕妇忌服。

闹羊花（《纲目》） 辛，温，有毒。祛风，除湿，定痛。治风湿顽痹、伤折疼痛、皮肤顽癣；并用作手术麻醉。内服：煎汤，0.3~0.6g；浸酒或入丸、散。外用：捣擦。本品有毒，不宜多服、久服。体虚者忌服。

毒性及解救：《南方主要有毒植物》："羊踯躅，有毒部位；叶和花。中毒症状：开始时恶心，呕吐，腹泻，心跳缓慢，血压下降，动作失调，呼吸困难，严重者因呼吸停止而死亡。解救方法：酌情考虑催吐或洗胃及导泻，服蛋清、活性炭及糖水；

亦可静脉滴注 5% 葡萄糖盐水，并给兴奋剂，保暖；如血压下降则给去甲（基）肾上腺素；如呼吸困难可给氧，必要时行人工呼吸。民间用栀子汁解毒。"

文献选摘：《本经疏证》："羊踯躅，毒药也。然性能祛风寒湿，故可以治恶瘅。瘅者，风寒湿所成也……。"

柚叶（《纲目》）《本草求原》："辛，温。"治头风痛、寒湿瘅痛、食滞腹痛。内服：煎汤，15~30g。外用：捣敷或煎水洗。

草乌头（侯宁极《药谱》）辛，热，有毒。入肝、脾、肺经。搜风胜湿，散寒止痛，开痰，消肿。治风寒湿瘅、中风瘫痪、破伤风、头风、脘腹冷痛、痰癖、气块、冷痢、喉瘅、痈疽、疔疮、瘰疬。内服：煎汤，制草乌 1.5~6g，先煎 1~2 小时；或入丸、散。外用：生，研末调敷或醋、酒磨涂。凡虚、孕妇、阴虚火旺及热证疼痛者忌服。生者慎服。

文献选摘：《药性论》："乌喙，其气锋锐，通经络，利关节，寻蹊达径而直抵病所。"杨清叟："凡风寒湿瘅，骨内冷痛，及损伤入骨，年久发痛。"

制草乌：取净草乌，用凉水浸漂，每日换水 2~3 次，至口尝仅稍留麻辣感时取出，同甘草、黑豆加水共煮（每草乌 50kg，用甘草 2.5kg，黑豆 5kg），以草乌熟透，内无白心为度，然后除去甘草及黑豆，晒至 6 成干，闷润后切片，晒干。

草威灵（《滇南本草》）辛苦，温。祛风寒，消积滞，通经络。治脘腹冷痛、食积腹胀、噎膈、胃痛、体虚多汗、感冒咳嗽、风湿脚气。内服：煎汤，90~150g；酒煎或炖肉。

香樟（《红河中草药》）微辛，温。温中散寒，消食化滞。治胃肠炎、胃寒腹痛、消化不良、百日咳、痢疾、风湿性关节炎。内服：煎汤，9~15g。

香椿子（《东北药植志》）辛苦，温。入肝、肺经。祛风，散寒，止痛。治风寒外感、心胃气痛、风湿关节疼痛、疝气。内服：煎汤，3~9g；或研末。

独活（《本经》）辛苦，温。入肾、膀胱经。祛风，胜湿，散寒，止痛。治风寒湿瘅、腰膝酸痛。手脚挛痛、慢性气管炎、头痛、齿痛。内服：煎汤，3~6g；浸酒或入丸、散。外用：煎水洗。阴虚血燥者慎服。

文献选摘：《汤液本草》："独活，治足少阴伏

风，而不治太阳，故两足寒湿，浑不能动止，非此不能治。"《本草经疏》："独活之苦甘辛温，能辟风寒，邪散则肌表安和，气血流通，故百节痛风，诸贼风自止也。"《本草汇言》："独活，善行血分，祛风行湿，散寒之药也。凡病风之证，如头项不能俯仰，腰膝不能屈伸，或瘅痛难行，麻木不用，皆风与寒之所致，暑与湿之所伤也；必用独活之苦辛而温，活动气血，祛散寒邪。"《药品化义》："独活，能宣通气道，自顶至膝，以散肾经伏风，凡颈项难舒，臀腿疼痛，两足痿瘅，不能动移，非此莫能效也。……能治风，风则胜湿，专疏湿气，若腰背酸重，四肢挛痿，肌黄作块，称为良剂。又佐血药，活血舒筋，殊为神妙。"《本草正义》："独活为祛风通络之主药，《本经》主风寒所击，祛风之正治也。故通筋骨而利机关，凡寒湿邪之瘅于肌肉，着于关节者，非利用此气雄味烈之味，不能直达于经脉骨节之间，故为风瘅痿软诸大证必不可少之药。"

扁藤（广州部队《常用中草药手册》）辛微涩，温。祛风燥湿。治风湿性腰腿痛、半身不遂、肌肉风湿痛。内服：煎汤，30~60g；或浸酒。

桧叶（《福建民间草药》）辛，温，有毒。祛风散寒，活血解毒。治风寒感冒、风湿关节痛、荨麻疹、肿毒初起。内服：煎汤，鲜者 15~20g。外用：捣敷；煎水熏洗。

峨山草乌（《四川中药志》）辛，温，有毒。镇痛，祛风除湿。治中风半身不遂、风湿筋骨疼痛，并涂痈疮癣癞。内服：煎汤，2.4~6g；浸酒或研末为散（须制熟用）。外用：捣敷。

狸骨（《本草经集注》）《别录》："味甘，温，无毒。"除风湿，开郁结，杀虫。治关节疼痛、游风、噎膈、疳疾、瘰疬、痔瘘、恶疮。内服：研末入丸、散。外用：烧灰敷。

高良姜（《别录》）辛，温。入脾、胃经。温胃，祛风，散寒，行气，止痛。治脾胃中寒、脘腹冷痛、呕吐泄泻、噎膈反胃、食滞、瘴疟、冷癖、风冷瘅痛、寒疝湿瘅。内服：煎汤，2.4~4.5g；或入丸、散。阴虚有热者忌服。

酒糟（《本草拾遗》）甘辛，温。温中，消食，散瘀，止痛。治伤折瘀滞疼痛、冻疮、风寒湿瘅。内服：炖温。外用：罨敷。

酒饼婆（《陆川本草》）辛，温。叶：祛风散积止痛，治风湿骨痛。内服：煎汤，9~15g；或浸酒。外用：捣敷。

海芋（《纲目》）辛，温，有毒。治瘴疟、急剧吐泻、肠伤寒、风湿痛、疝气、赤白带下、痈疽肿毒、萎缩性鼻炎、瘰疬、疔疮、疥癣、蛇犬咬伤。内服：煎汤（须久煎），3~9g（鲜者15~30g，切片与大米同炒焦后加水煮至米烂，去渣）。外用：焙贴；煨热擦或捣敷。不宜生食。否则中毒而致口舌肿胀，甚至窒息而死。体虚者慎用。

海南蒟（《海南岛常用中草药手册》）辛，温。祛风镇痛，健胃。治胃冷痛、消化不良、腹胀、风湿关节痛、慢性溃疡、湿疹。内服：煎汤，9~15g。外用：煎水洗。

菥蓂子（《本经》）辛，微温。除痹，补五脏。疗心腹腰痛。内服：煎汤，4.5~9g。外用：研末点眼。得荆实、细辛良。恶干姜、苦参。

黄龙须（《重庆草药》）苦涩，热。行气，除风，除寒，除湿。治风湿麻木、筋骨痛、跌打损伤、痨伤、腰背酸痛、湿肿、虚弱、外伤痨伤吐血。内服：煎汤，9~15g；或浸酒。

黄细辛（《陕西中草药》）辛，温，有小毒。温经散寒，消炎，镇痛，止血，活血，消肿。治骨折肿痛、关节炎、牙痛、外伤出血、休克、颅脑损伤昏迷。内服：煎汤或研末为散，0.3~0.6g，可加酒适量。

黄花铁线莲（《河北中药手册》）辛，温。《高原中草药治疗手册》："入肺、脾二经。"治风湿性关节炎、痒疹、疥癞。内服：煎汤，6~9g；或浸酒。外用：捣敷。

雪猪骨（《四川中药志》）咸辛，温。除风湿。治筋骨疼痛及四肢麻木。内服：浸酒，15~24g。

野花椒叶（《泉州本草》）辛微，温。祛风散寒，健胃驱虫，除湿止泻，活血通经。治跌打损伤、风湿痛、瘀血作痛、经闭、咯血、吐血、关节痛风。内服：煎汤，6~30g；或泡酒，烧存性研末。外用：捣敷。

曼陀罗子（《纲目》）辛苦，温，有毒。《四川中药志》："入肝、脾经。"平喘，祛风，止痛。治喘咳、惊痫、风寒湿痹、泻痢、脱肛、跌打损伤。内服：煎汤，0.15~0.3g；或浸酒。外用：煎水洗或浸酒涂擦。《四川中药志》："无瘀积，体虚者忌用。"

毒性及解救：《南方主要有毒植物》："曼陀罗全株有毒，以种子最毒。吃三粒可引起中毒。中毒症状：口干，口渴，皮肤发红，干燥，头晕，瞳孔散大，心跳加快，躁动，抽搐，痉挛；食大量则血

压下降，昏睡，呼吸停止而死亡。解救方法：参考'含阿托品植物中毒'急救法进行洗胃，催吐，导泻；服蛋清及活性炭；大量饮糖水或静脉滴注葡萄糖液；皮下注射毛果芸香碱0.01g，半小时一次，至口腔湿润为止。"

稆豆（《本草纲目》）甘，温。去贼风风痹。

猫腿姑（《中药大辞典》）微辛，温。祛风，除湿，止痛。治风湿性关节炎、四肢麻木。内服：煎汤，3~6g；或浸酒。

麻口皮子药（《湖南药物志》）辛涩。祛寒镇痛，疏风，健胃。治风湿筋骨痛、喉痛、中暑、跌打损伤、蛇咬。

紫苏子（《药性论》）辛，温。入肺、大肠经。《药性论》："治冷气及腰脚中湿风结气。"内服：煎汤，4.5~9g；捣汁饮或入丸、散。

文献选摘：《本草逢原》：紫苏子"性主疏泄，气虚久咳，阴虚喘逆，脾虚便溏者皆不可用。"《本草汇》："苏子……并能通二便，除风寒湿痹。"

鹅不食草（《食性本草》）辛，温。《得配本草》："入手太阴经气分。"祛风，散寒，胜湿。广州部队《常用中草药手册》："治风湿性腰腿痛。"内服：煎汤，4.5~9g；或捣汁。外用：捣烂塞鼻；研末搐鼻或捣敷。

鹅掌揪根（《贵州草药》）辛，温。祛风除湿，强筋壮骨。内服：煎汤，15~30g，或泡酒服。

温汤（《本草纲目》）辛，热，微毒。治诸风筋骨挛缩、肌皮顽痹、手足不遂诸疾。

淘鹅脂油（《纲目》）咸，温，滑。涂痈肿，治风痹，透经络，通耳聋。

文献选摘：《纲目》："淘鹅油性走，能引诸药透入病所拔毒，故能治耳聋、痹、肿毒诸病。"

蔊蓝（《别录》）甘酸，温。《长沙药解》："入足厥阴肝经。"祛风除湿，活血散瘀。治风湿疼痛、肾炎水肿、脚气浮肿、痢疾、黄疸、慢性气管炎、风疹瘙痒、丹毒、疮肿、跌打损伤、骨折。内服：煎汤，6~12g（鲜者90~120g）；捣汁或浸酒。外用：煎水洗或捣敷。江西《中草药学》："孕妇禁服。"

鼠曲草（《本草拾遗》）甘，平。入肺经。祛风寒。主寒痹、冷痹骨节疼、手足拘急、风掣痛、偏枯死肌。内服：煎汤，6~15g；研末或浸酒。外用：煎水洗；捣敷。《药类法象》："少用，款冬花为使。过食损目。"

滇瑞香（《植物名实图考》）辛涩，温，有小

毒。祛风除湿，止痛。治跌打损伤、风湿性关节炎。

辣椒茎（《重庆草药》）辛，热。除寒湿，逐冷痹，散瘀血凝滞。治风湿冷痛、冻疮。外用：煎水洗。

熊掌（《日华子本草》）甘咸，温。入脾、胃二经。《四川中草志》："能除风湿，健脾胃。治脾胃虚弱、风寒湿痹及诸虚损症。"内服：煮食。

醉鱼草（《纲目》）辛苦，温，有毒。祛风，杀虫，活血。治流行性感冒、咳嗽、哮喘、风湿关节痛、蛔虫病、钩虫病、跌打、外伤出血、痄腮、瘰疬。内服：煎汤，9~15g（鲜者15~30g）；或捣汁。外用：捣汁涂或研末掺。

毒性及解救：《南方主要有毒植物》："醉鱼草花和叶，人及家畜食多量后引起的中毒症状为头晕，呕吐，呼吸困难，四肢麻木和震颤。解救方法：洗胃、导泻，服大量糖水或静脉滴注葡萄糖盐水，肌内注射维生素 B$_1$ 及对症治疗。"

蝮蛇（《别录》）甘，温，有毒。祛风，攻毒。治麻风、癫疾、皮肤顽痹、瘰疬、痔疾、风痹。内服：酒浸或烧存性研末。外用：浸油、酒渍或烧存性研末调敷。

貒骨（《食疗本草》）《四川中药志》："性温，味辛酸，无毒。""治风湿筋骨疼痛及皮肤湿热发痒"。内服：浸酒或灸黄研末。

檫树（《广西药植名录》）甘淡，微温。治风湿、腰肌劳损、扭挫伤筋、胃痛。内服：煎汤，15~30g；或浸酒。外用：捣敷。

鞭打绣球（《植物名实图考》）微甘，温。益气止痛，去瘀止血，祛湿祛风。治咳嗽吐血、神经衰弱、风湿腰痛、经闭腹痛、瘰疬、疮肿湿毒、跌打损伤、破伤风。内服：煎汤，9~15g。外用：煎汤含漱或捣敷。

鹰骨（《纲目》）辛咸，温。续筋骨，祛风湿。治损伤骨折、筋骨疼痛。内服：酥灸烧存性，6~9g酒调敷；或浸酒饮。

礜石（《本经》）辛，大热。主……死肌、风痹。

第三节 祛风活血药

七叶莲（广州部队《常用中草药手册》）微苦，温。祛风除湿，活血止痛。治风湿痹痛、胃痛、跌打骨折、外伤出血。内服：煎汤，9~15g。外用：捣烂敷患处。孕妇慎用。

七角风（《贵州草药》）甘，平。祛风除湿，化瘀生新。治骨折、风湿骨痛。

八楞木（《饮片新参》）辛苦，平。祛风活血。治风湿痹痛、跌打损伤、麻风。内服：煎汤，9~15g。外用：煎水洗。血虚气弱者忌用。

九龙根（《陆川本草》）甘苦，温。祛风湿，行血气。治跌打损伤、风湿骨痛、心胃气痛。内服：煎汤，9~15g；或浸酒。

九龙藤（《南宁市药物志》）苦辛，平，祛风，去瘀，止痛。治风湿骨痛、跌打损骨。内服：煎汤，6~15g（鲜用30~60g）。

三角咪（《贵州草药》）苦辛，温，有毒。祛风湿，活血，止痛。治风湿痹痛、劳伤腰痛、跌打损伤。内服：煎汤，3~9g；或浸酒。

土当归（《纲目》）辛，温。除风和血，治关节痛、闪挫。内服：煎汤，6~12g。外用：煎水洗。

大红袍（《贵州民间药物》）甘淡，凉。活血，祛风，利湿。治风湿痹痛、泄泻、痢疾、血淋、劳伤咳血。内服：煎汤，9~30g；炖肉或浸酒。

大叶千斤拔根（《贵州民间药物》）甘，温。祛风湿，活血脉，强筋骨。治风湿骨痛、腰肌劳损、偏瘫、阳痿。内服：煎汤，30~60g；或浸酒。

山马蝗（《植物名实图考》）祛风湿，散瘀，消肿。治哮喘、风湿痛、崩中带下、乳痈、跌打损伤。

山胡椒根（《福建民间草药》）辛，温。祛风湿，散瘀血，通络脉。治风湿麻木，筋骨疼痛、脘腹冷痛、跌打损伤。内服：煎汤，15~30g；或浸酒。

山野豌豆（《东北药植志》）甘苦，温。祛风湿，活血，舒筋，止痛。治风湿痹痛、闪挫伤、无名肿毒、阴囊湿疹。内服：煎汤，6~15g（鲜者30~45g）。外用，煎水熏洗或研末调敷。

小叶柳（《贵州草药》）辛涩，温。祛风除湿，活血化瘀。

小红藤（《贵州民间药物》）辛，温。接骨。治跌打损伤、骨折、风湿。

小叶爱楠（《云南思茅中草药选》）淡，凉。舒肝，祛风利湿，散瘀消肿。治黄疸型肝炎、月经不调、风湿骨痛、腰膝痹痛、小儿惊风、麻风。内服：煎汤，15~30g；或浸酒。外用：捣敷。

天王七（《陕西中草药》）苦涩，平。祛风湿，理气活血，健脾胃，消炎镇痛，生肌。治劳伤、风湿腰腿痛、跌打损伤、消化不良、月经不调、白带。内服：煎汤，6~9g。

五气朝阳草（《昆明药植调查报告》） 甘辛，平。祛风除湿，活血消肿。治腰腿痹痛。内服：煎汤，6~12g；或鲜品捣汁服。外用：捣敷。

毛麝香（《生草药性备要》） 辛，温。祛风湿，消肿毒，行气散瘀止痛。治风湿骨痛、气滞腹痛、疮疖肿毒、皮肤湿疹、瘙痒、跌打损伤。内服：煎汤，9~15g。外用：煎水洗或捣敷。

凤仙（《救荒本草》） 辛苦，温。祛风，活血，消肿，止痛。治关节风湿痛、跌打损伤、瘰疬痈疽、疔疮。内服：煎汤，9~15g（鲜者30~60g）。外用：捣敷或煎水熏洗。

凤仙花（《救荒本草》） 甘微苦，温。祛风，活血，消肿，止痛。治风湿偏废、腰胁疼痛、妇女经闭腹痛、产后瘀血未尽、跌打损伤、痈疽、疔疮、鹅掌风、灰指甲。内服：煎汤，1.5~3g（鲜者3~9g）；研末或浸酒。外用：捣汁滴耳；捣敷或煎水熏洗。

文献选摘：《本草汇言》："凤仙花，活血气，利筋脉之药也。李氏方治腰胁引痛不可忍，因瘀血为患者宜用之。"

六轴子（《饮片新参》） 苦，温，有毒。祛风，止痛，散瘀消肿。治风寒湿痹、历节疼痛、跌打损伤、痈疽疔毒。内服：研末入丸、散，0.3~0.9g；或浸酒。外用：研末调敷。本品有毒，不宜多服、久服；体虚者忌服。

火焰子（《陕西中草药》） 辛，温，有毒。止痛，解痉，麻醉，败毒，祛风湿，活血散瘀。治跌打损伤、劳伤、风湿性关节炎。内服：煎汤，0.03~0.15g（须同用三倍量桃儿七）；研粉，0.03~0.09g（凉开水送下）。外用：以水、酒或醋磨汁涂；或研粉调敷。服药后忌烟、酒、浆水及辛热饮食2小时。高热患者及孕妇忌服。反半夏、天花粉、瓜蒌、白蔹、白及、贝母。

巴豆树根（《纲目》） 辛，温，有毒。治痈疽、疔疮、跌打损伤、蛇伤、风湿痹痛、胃痛。内服：煎汤，3~6g。外用：捣敷；煎水浸；浸酒擦或研末调敷。

水蓼（《唐本草》） 辛，平。化湿，行滞，祛风，消肿。治风湿、脚气、吐泻转筋、痢疾、痈肿、跌打损伤。内服：煎汤，15~30g（鲜品30~60g）；或捣汁。外用：煎水浸洗或捣敷。《千

金·食治》："蓼食过多有毒，发心痛。和生鱼食之，令人脱气、阴核疼痛。妇人月事来，不用食蓼及蒜，喜为血淋带下。蓼叶与大麦面相宜。"

水八角（《分类草药性》） 酸，平。祛风活血，利水，解毒。治风湿关节疼痛、水肿、尿血、跌打、蛇伤。内服：煎汤，9~12g（鲜者30~60g）；或炖肉吃。

水晶花（《植物名实图考》） 辛，温，有小毒。祛风理气，活血散瘀。治风湿痹痛、痢疾、腹泻、胃痛、风湿性关节炎。内服：根：煎汤，3~6g。外用：全草：捣敷。孕妇慎服。

水蓼根（《贵州民间药物》） 辛，温。除湿，祛风，活血，解毒。治痢疾、泄泻、风湿骨痛。内服：煎汤，15~30g；或浸酒。外用：煎水洗或炒热敷。

艾纳香根（广州部队《常用中草药手册》） 辛，温。祛风消肿，活血散瘀。治风湿痛、跌打瘀痛、产后骨痛、受凉腹痛、腹泻。内服：煎汤，15~30g。

石枣（《陕西中草药》） 甘辛，凉。祛风除湿，消肿止痛，凉血活血。治高热惊风、风湿痹痛、四肢麻木、关节肿痛、痈肿、咽喉肿痛、四肢瘫痪。内服：煎汤，15~30g；或浸酒。外用：研末调敷。

叶上果根（《贵州民间药物》） 微苦，温。祛风，活血，镇痛。治跌打损伤、风湿麻木。

四块瓦（《草木便方》） 辛，温。祛风，除湿，活血，散瘀。治风寒咳嗽、风湿麻木、疼痛、筋骨疼痛。内服：煎汤，15~24g；或浸酒。

仙茅参（《陕西植药调查》）《陕西中草药》："味甘，性温。"祛风除湿，理气活血。治外感风寒、发热头痛、久痛哮喘、风湿痹痛、妇女倒经、跌打损伤、疔疮。内服：煎汤，9~15g；浸酒或研末。外用：捣敷。

白花丹（《生草药性备要》） 辛苦涩，温，有毒。祛风，散瘀，解毒，杀虫。治风湿关节疼痛、血瘀经闭、跌打损伤、肿毒、恶疮、疥癣。内服：煎汤，9~15g。外用：煎水洗；捣敷或涂擦。孕妇忌用。

白云花根（《中药大辞典》） 苦辛，温。祛风除湿，活血止痛。治风湿筋骨疼痛、跌打损伤、腰痛、胃痛、感冒、咳嗽、慢性支气管炎、哮喘、闭经、白带。内服：煎汤，3~9g；或研末每服0.9~1.5g，温开水送服。

白杨树皮（《唐本草》） 苦，寒。祛风，行瘀，

消痰。治风湿、脚气、仆损瘀血、妊娠下痢、牙痛、口疮。内服：煎汤，30~90g；或浸酒。外用：煎水含漱或浸洗。

丝棉木（《贵州民间药物》） 苦涩，寒，有小毒。祛风湿，活血，止血。治风湿性关节炎、腰痛、血栓闭塞性脉管炎、衄血、漆疮、痔疮。内服：煎汤，30~60g；或浸酒。外用：煎水熏洗。

地血香（《云南思茅中草药选》） 微苦辛，温。祛风除湿，行气活血。治风湿痹痛、胃及十二指肠溃疡、急慢性胃肠炎、痛经、产后腹痛、跌打损伤。内服：煎汤，9~15g；研末或浸酒。外用：捣敷。

老鹳草（《纲目拾遗》） 苦辛，平。祛风，活血，清热解毒。治风湿疼痛、拘挛麻木、痈疽、跌打、肠炎、痢疾。内服：煎汤，6~15g；浸酒或熬膏。

血满草（《云南中草药》） 辛甘，温。祛风，利水，散瘀，通络。治急慢性肾炎、风湿疼痛、风疹瘙痒、小儿麻痹后遗症、扭伤、骨折。内服：煎汤，9~15g；或炖肉。外用：捣敷。

走马胎（《生草药性备要》） 辛，温。祛风湿，壮筋骨，活血祛瘀。治风湿筋骨疼痛、跌打损伤、产后血瘀、痈疽溃疡。内服：煎汤，9~15g（鲜者30~60g）；或浸酒。外用：研末调敷。

鸡屎藤（《生草药性备要》） 甘酸，平。祛风活血，止痛解毒，消食导滞，除湿消肿。治风湿疼痛、腹泻痢疾、脘腹疼痛、气虚浮肿、头昏食少、肝脾肿大、瘰疬、肠痈、无名肿毒、跌打损伤。内服：煎汤，9~15g（大剂量30~60g）；或浸酒。外用：捣敷或煎水洗。

枫香寄生（《生草药住备要》） 辛苦，温。祛风，活血，除湿，止咳，祛痰。治腰肢酸痛、风湿骨痛、劳伤咳嗽、赤白痢疾、崩漏带下、产后血气痛、疮疥。内服：煎汤，9~15g；炖肉服，30~60g；或浸酒。外用：煎水洗或研末调敷。

构皮麻（《贵州民间方药集》） 祛风，活血，利尿。治风湿痹痛、跌打损伤、虚肿、皮炎。

金牛七（《陕西中草药》） 辛微苦，温，有大毒。止痛，解痉，麻醉，败毒，祛风湿，活血散瘀。治跌打损伤、劳伤、风湿性关节炎、无名肿毒、痈肿疔毒。内服：煎汤，0.09~0.15g（须同用三倍量桃儿七）；研粉，0.03~0.09g（凉开水送服）。外用：以水、酒或醋磨涂；或研粉调敷。服药后忌

烟、酒、浆水及辛热饮食两小时。高热患者及孕妇忌服。服金牛七若中毒，可服长春七米泔水凉浸泡液或凉浆水解。

金纽子（《广西民间常用草药》） 微苦辛，平，无毒。治妇女月经痛、刀伤出血、气滞肚痛、风湿骨痛。内服：煎汤，30~60g；或研末、捣汁。外用：捣敷。

金剪刀（《浙江民间常用草药》） 祛风，消肿。治疗深部脓肿、风湿性关节炎、脑瘤。外用：鲜草适量捣烂敷。

南蛇藤（《植物名实图考》）《常用中草药配方》："微辛，温，无毒。"祛风湿，活血脉。治筋骨疼痛、四肢麻木。内服：煎汤，9~15g。

南蛇藤根（《植物名实图考》）《常用中草药配方》："微辛，温，无毒。"祛风胜湿，行气散血，消肿解毒。治风湿筋骨疼痛、跌打损伤、痧气呕吐腹痛、痈疽肿毒。内服：煎汤，15~30g；浸酒。外用：研末调敷或捣敷。

荨麻根（《贵州民间方药集》） 苦辛，温，有毒。祛风，活血，止痛。治风湿疼痛、湿疹、麻风。内服：煎汤，15~30g；或浸酒。外用：煎水洗。

秋枫木（《陆川本草》） 辛苦，微温。祛风，活血，消肿。治风湿骨痛。内服：煎汤，9~15g；或浸酒。外用：捣敷或煎水洗。

追风伞（《贵州民间方药集》） 辛，温，无毒。祛风，活血。治风湿痹痛、半身不遂、跌打损伤、小儿惊风。内服：煎汤，9~30g；或浸酒。

祖师麻（《陕西中药志》） 辛苦，温，有小毒。祛风除湿，止痛散瘀。治风湿痹痛、四肢麻木、头痛、胃痛、跌打损伤。内服：煎汤，3~6g；或煅研为散。临床报道：治疗关节炎，将祖师麻制成20%祖师麻醑，用纱布四层浸透，敷于患处，盖一层塑料布后包扎。10~30分钟后，局部有热感、灼痛；4~6小时后出现水泡。在无菌操作下抽出泡内积液，经3~5天泡皮结痂脱落。以后据病情再敷，一般2~4次即可。或用祖师麻细粉200g，加凡士林800g，调成软膏，取适量敷于患部，处理方法同上。亦可制成20%祖师麻膏药，一般贴2~3次。共治疗风湿性关节炎50例；良性关节炎38例；外伤性关节炎7例；类风湿关节炎5例；腰痛，肌肉痛11例；结果共治愈60例（占59.5%），好转38例（占34.2%），无效7例（占6.3%）。祖师麻作为发泡剂，可使局部循环改善，起到祛瘀活血，舒通血

脉的作用。

珠兰（《纲目拾遗》）　辛，温。治风湿疼痛、癫痫、跌打损伤、刀伤出血。内服：煎汤，15~30g。外用：捣敷或研末撒。

莽草（《本经》）　辛，温，有毒。祛风，消肿。治头风、痈肿、皮肤麻痹、瘰疬、乳痈、喉痹、疝瘕、癣疥、秃疮、风虫牙痛。外用：研末调敷；煎水洗或含漱。不可内服。

破骨风（《分类草药性》）　苦辛，平。祛风除湿，活血止痛。治风湿腰腿骨节疼痛、跌打损伤、疮毒、痛疽。内服：煎汤，9~15g；或泡酒。外用：煎水洗。孕妇忌服。

原蚕沙（《纲目》）　甘辛，温。入肝、脾经。祛风除湿，活血定痛。治风湿痹痛、风疹瘙痒、头风头痛、皮肤不仁、关节不遂、急剧吐泻转筋、腰脚冷痛、烂弦风眼。内服：煎汤，9~15g；或入丸、散。外用：炒熨、煎水洗或研末调敷。《本草经疏》："瘫缓筋骨不随，由于血虚不能荣养经络，而无风湿外邪侵犯者，不宜服。"

文献选摘：《纲目》："蚕性燥，燥能胜风去湿，故蚕沙主疗风湿之病，有人病风痹用此熨法得效……。"

透骨草（《灵秘丹药笺》）　甘。祛风，除湿，舒筋，活血，止痛。治风湿痹痛、筋骨挛缩、寒湿脚气、疮癣肿毒。内服：煎汤，9~15g；或入丸、散。外用：煎水熏洗。《中药志》："孕妇忌服。"

文献选摘：《本草纲目》："能治筋骨一切风湿疼痛挛缩，寒湿脚气。"

透骨香根（《贵阳民间药草》）　辛，温。治胃寒痛、风湿筋骨疼痛、脚气、劳伤吐血、跌打损伤。内服：煎汤，15~24g；或浸酒。外用：煎水洗。

梧桐白皮（《本草图经》）《草木便方》："甘。"祛风，除湿，活血，止痛。治风湿痹痛、跌打损伤、月经不调、痔痿、丹毒。

蛇蜕（《云南中草药》）　辛微苦，平。祛风解毒，祛瘀止痛。

野绿麻（《浙江中医杂志》）《贵州草药》："根：辛，温。""根：祛风，除湿，活血。"内服：煎汤，9~15g（鲜者30g）；或浸酒。

野颠茄（广州部队《常用中草药手册》）　苦辛，温，有毒。镇咳平喘，散瘀止痛。治哮喘、慢性支气管炎、胃痛、风湿痛、瘰疬、寒性脓疡、跌打损伤。内服：煎汤，3~9g；或研末，0.3~0.9g。

外用：捣敷；煎水洗或研末调敷。

银线草根（《安徽药材》）　辛苦，温，有毒。祛风胜湿，活血理气。治风湿痛、劳伤、感冒、胃气痛、经闭、白带、跌打损伤、疖肿。内服：煎汤，1.5~3g；浸酒或研末。外用：捣敷。内服宜慎，孕妇禁服。

麻花（《别录》）　苦辛，温，有毒。祛风，活血。治风病肢体麻木、遍身苦痒、妇女经闭。《吴普本草》："畏牡蛎。"《药性论》："䗪虫为使。"

鹿耳翎（《本草求原》）　辛，温。《闽东本草》："入肺、脾、膀胱三经。"祛风，除湿，化滞，散瘀，消肿，解毒。治感冒咳嗽身痛、腹痛泻痢、风湿关节痛、妇女经闭、跌打损伤、疔痈瘰疬、湿毒瘙痒。内服：煎汤，9~15g（鲜者30~60g）；或捣汁。外用：捣敷或煎水洗。

粘鱼须（《救荒本草》）　甘。祛风，活血，消肿，止痛。治风湿筋骨疼痛、疔疮、肿毒。《河南中草药手册》："祛风。治筋骨疼痛，风湿症。"内服：煎汤，4.5~9g；或入丸、散。外用：捣敷或研末调敷。

紫竹根（《草木便方》）　辛淡，平。祛风，破瘀，解毒。治风湿痹痛、经闭、癥瘕、狂犬咬伤。《草木便方》："除风湿，通关节。治腰脚筋骨酸痛、风癫狗咬。"内服：煎汤，15~30g。

紫青藤根（《浙江天目山药植志》）　金华《常用中草药单方验方选编》："微涩，温。"《浙江天目山药植志》："治关节酸痛、小儿疳积、妇女经闭。"金华《常用中草药单方验方选编》："祛风利湿，通经活血。治风湿痹痛、骨髓炎、慢性湿疹、小儿疳积。"内服：煎汤，15~30g。

隔山香（《植物名实图考》）　苦辛，平。疏风清热，活血散瘀，行气止痛。《广西实用中草药新选》："根：祛风消肿，活血散瘀，化气止痛。主治胃痛、咯血、风湿性关节痛、寒性脓疡、慢性骨髓炎、腹痛。"内服：根，煎汤，9~15g；或浸酒。

楤木根（《本草拾遗》）　辛，平。祛风湿，利小便，散瘀血，消肿毒。治风湿性关节炎、肾炎水肿、肝硬化腹水、急慢性肝炎、胃痛、淋浊、血崩、跌打损伤、瘰疬、痈肿。内服：煎汤，15~30g；或浸酒。外用：捣敷。《陕西中草药》："孕妇慎用。"

蓖麻根（《民间常用草药汇编》）《福建中草药》："淡，微温。"镇静解痉，祛风散瘀。治破伤风、癫痫、风湿疼痛、跌打瘀痛、瘰疬。内服：煎汤，15~30g；或炖肉食。外用：捣敷。

蒙花皮（金华《常用中草药单方验方选编》）有大毒。《广西植物名录》："祛风除湿，活血止痛。治风湿性关节痛、坐骨神经痛、跌打。"内服：研末，0.6~0.9g。孕妇忌用。

矮脚罗伞（《陆川本草》）苦辛，温。祛风除湿，活血止痛。治风湿疼痛、跌打肿痛、咳嗽吐血、寒气胀痛。内服：煎汤，6~15g；或浸酒。外用：捣碎酒炒敷。

滇常山（《植物名实图考》）《滇南本草》："性温，味辛苦。"《云南中草药选》："祛风活血，消肿，降压。治风湿性关节炎、腰腿痛。"内服：煎汤，15~30g。外用：煎水洗。

樟木（《本草拾遗》）辛，温。《本草再新》："入肝、脾、肺三经。"祛风湿，行气血，利关节。治心腹胀痛、脚气、痛风、疥癣、跌打损伤。内服：煎汤，9~15g；或浸酒。外用：煎水熏洗。孕妇忌服。

箭杆风（《广西实用中草药新选》）辛微苦，温。除湿消肿，行气止痛。治风湿痹痛、胃痛、跌打损伤。内服：煎汤，9~30g。外用：煎水熏洗。

缬草（《科学的民间药草》）《四川中药志》："辛苦，温，有微毒。"入心、肝二经。治心神不安、胃弱、腰痛、月经不调、跌打损伤。《陕西中草药》："安神镇静，祛风解痉，生肌止血，止痛。治癔病、克山病、心脏病、腰腿痛、胃肠痉挛、关节炎、跌打损伤。"内服：煎汤，3~4.5g；研末或浸酒。《四川中药志》："体弱阴虚者慎用。"

壁虎（《纲目》）咸，寒，有小毒。祛风，定惊，散结，解毒。治中风瘫痪、历节风痛、风痰惊痫、瘰疬、恶疮。内服：焙研入丸、散。外用：研末调敷。

第四节 祛风通络药

丁榔皮（《陕西中草药》）苦，平。祛风止痛，通经活络。治筋骨疼痛、腰腿痛、肢体瘫痪。内服：煎汤，9~15g。

八角枫根（《简易草药》）辛，温，有毒。祛风，通络，散瘀，镇痛，并有麻醉及松弛肌肉作用。治风湿疼痛、麻木瘫痪、心力衰竭、劳伤腰痛、跌打损伤。内服：煎汤，须根1.5~3g，根3~6g（本品有毒，剂量必须严格控制，应从小剂量开始，至病人出现不同程度的软弱无力，疲倦感觉为度）；或浸酒。外用：煎水洗。孕妇、小儿及年老体弱的病人均不宜服用。

毒性及解救：中毒症状为呕吐，呼吸缓慢，肌肉松弛，甚则呼吸中枢麻痹而死亡。救治以对症治疗为主。可参考一般救治原则。

入地金牛（《本草求原》）辛苦，温，有小毒。祛风，通络，消肿，止痛。治风湿骨痛、喉痹、瘰疬、胃痛、牙痛、跌打损伤、汤火烫伤。内服：煎汤，6~9g；研末或浸酒。外用：煎水洗；捣敷；酒磨涂或研末撒。

毒性及解救：《南方主要有毒植物》："误食其果引起头晕、眼花、呕吐等中毒症状。解救方法：可催吐、洗胃、导泻；服糖水或注射葡萄糖液。"

三角风（《贵州民间药物》）苦，温。祛风除湿，通络，止血，解毒。治风湿痹痛、偏头痛、风湿疮毒、骨折。内服：煎汤，15~30g。外用：捣敷；煎水洗或磨汁涂。

三张叶（《云南中草药》）辛苦，温。祛风除湿，舒筋活血。内服：煎汤，3~6g（鲜者15~30g）。

三股筋（《昆明民间常用草药》）辛涩，热。祛风湿，舒筋络，止血。治风湿痹病、跌打伤痛。内服：研末，3~9g；或浸酒。外用：研末撒。

三楞筋骨草（《四川常用中草药》）微苦，平。除风湿，通经络。治风湿筋骨痛、瘫痪、跌打损伤。内服：煎汤，15~30g；或浸酒。

土荆芥（《生草药性备要》）辛，温，有毒。祛风，杀虫，通经，止痛。治皮肤风湿痹痛、皮肤湿疹。内服：煎汤，3~6g（鲜者15~24g）；或入丸、散。外用：煎水洗或捣敷。《福建民间草药》："凡患神经衰弱，心脏病，肾病及孕妇等忌服。"

大血藤（《简易草药》）苦，平。入肝、大肠二经。败毒消痈，活血通络，祛风杀虫。治急慢性阑尾炎、风湿痹痛、赤痢、血淋、月经不调、疳积、虫痛、跌仆损伤。内服：煎汤，9~15g；研末或浸酒。外用：捣敷。《闽东本草》："孕妇不宜多服。"

大泡通（《贵州民间药物》）苦涩，微寒。祛风活络。治骨折、挫伤、风湿关节痛、腰肌劳损。

大粘药（《昆明民间常用草药》）涩微辛，热。祛风湿，舒筋络。治膝眼风、骨折。

大母猪藤（《四川常用中草药》）微苦，平。

除风湿、通经络。治牙痛、风湿关节炎、无名肿毒。内服：煎汤，30~60g；浸酒或炖肉服。外用：捣敷。

大透骨草（《昆明民间常用草药》） 微苦，微温。祛风除湿，舒筋活络。治风湿关节疼痛。内服：煎汤，9~15g；或浸酒。外用：水煎洗。

山枝根（《四川中药志》） 甘苦辛，凉。补肺肾，祛风湿，活血通络。治虚劳喘咳、遗精早泄、失眠、头晕、高血压病、风湿性关节疼痛、小儿瘫痪。内服：煎汤，6~15g。

山香草（《贵州草药》） 辛，温。祛风除湿，舒筋活络。

乌蛇（《药性论》） 甘咸，平。入肺、脾二经。祛风湿，通经络。治风湿顽痹、肌肤不仁、骨及关节结核、风疹疥癣、麻风、破伤风、小儿麻痹症。内服：煎汤，4.5~12g；酒浸或焙干研末为丸、散。外用：烧灰调敷。

文献选摘：《本经逢原》："蛇，治诸风顽痹、皮肤不仁、风瘙瘾疹。但白蛇主肺脏之风，为白癜风之专药。乌蛇主肾脏之风，为紫云风之专药。两者主治悬殊，而乌蛇则性善无毒耳。"

勾儿茶（《陕西中草药》） 微涩，平。祛风湿，活血通络，止咳化痰，健脾益气。治风湿关节痛、腰痛。

双股箭（《昆明民间常用草药》） 苦微辛涩，温。祛风湿，舒筋络。

石南叶（《别录》） 辛苦，平。入肝、肾经。祛风，通络，益肾。治风痹、腰背酸痛、肾虚脚弱、偏头痛、风疹。内服：煎汤，4.5~9g；或入丸、散。外用：研末撒或吹鼻。阴虚火旺者忌服。

四楞筋骨草（《四川中药志》） 辛苦，温。入肝、肾二经。祛风通络，散瘀止痛。治风湿痹痛、四肢麻木、腰痛。内服：煎汤，9~15g；研末或浸酒。外用：捣敷。孕妇忌服。

白花蛇（《开宝本草》） 甘咸，温，有毒。入肝、脾经。祛风湿，透筋骨，定惊搐。治风湿瘫痪、骨节疼痛、麻风、疥癞、小儿惊风搐搦、破伤风、杨梅疮、瘰疬恶疮。内服：煎汤，2.4~4.5g；浸酒；熬膏或入丸、散。阴虚内热者忌用。

文献选摘：《本草经疏》："蛇性走窜，亦善行而无处不到，故能引诸风药至病所，自脏腑而达皮毛也。"

过江龙（《滇南本草》） 辛，大热。《云南中草药》："辛，微温。"疏风胜湿，舒筋活络，利尿，散瘀。治湿痹麻木不仁、筋骨疼痛、淋病、跌打损伤。内服：煎汤，4.5~9g；或浸酒。

红毛七（《民间常用草药汇编》）《四川中药志》："性温，味辛苦，有小毒。"祛风通络，活血调经。治风湿筋骨疼痛、跌打损伤、妇女月经不调。内服：煎汤，9~15g；或浸酒。《民间常用草药汇编》："孕妇忌服。"

红线麻（《陕西草药》） 辛苦，寒，有小毒。祛风湿，通经络，解毒，消肿。治腰腿疼痛、麻木不仁、风痹抽麻、水肿、老鼠疮、蛇咬伤。内服：煎汤，6~12g；或泡酒。外用：煎水洗或捣敷。

红茴香根（《浙江天目山药植志》） 金华《常用中草药单方验方选编》："苦、温，有大毒。"祛风通络，散瘀止痛。治跌打损伤、风湿痹痛、痈疽肿毒。内服：煎汤，3~6g；研粉，0.3~0.9g。孕妇忌服；阴虚无瘀滞者慎用。

阿利藤（《福建民间草药》） 苦辛，温，有小毒。《闽东本草》："入肺、肝、脾三经。"祛风利湿，活血通络。治风湿性关节痛、脾虚泄泻、脚气、周身浮肿、妇人经闭、跌打损伤。内服：煎汤，9~12g（鲜者30~60g）；或浸酒。《闽东本草》："阴虚发热，肠胃伏热及妇人怀孕者皆所禁用，忌与牛奶仔、穿山龙同用。"

金刚散（《云南中草药》） 辛，平。祛风活络，消肿解毒，止血生肌。治风湿痹痛、跌打损伤、骨折、痈肿疔疮。内服：煎汤，9~15g；或作酒剂。外用：鲜品捣敷或干粉调敷。

宝盖草（《植物名实图考》） 辛苦，温。祛风，通络，消肿，止痛。治筋骨疼痛、四肢麻木、跌打损伤、瘰疬。内服：煎汤，9~15g；或入散剂。外用：捣敷。

南藤（《开宝本草》） 辛，温。《滇南本草》："入肝、脾、小肠三经。"祛风湿，通经络，强腰脚，止痛。治风寒湿痹、筋骨疼痛、腰痛、手术后疼痛。内服：煎汤，3~9g；酿酒或酒煮。外用：捣烂炒热包敷。阴虚火旺者慎服。

威灵仙（侯宁极《药谱》） 辛咸，温，有毒。入膀胱经。祛风湿，通经络，消痰涎，散癖积。治痛风、顽痹、腰膝冷痛、脚气、疟疾、癥瘕积聚、破伤风、扁桃体炎、诸骨鲠咽。内服：煎汤，6~9g；浸酒或入丸、散。外用：捣敷。气虚血弱，无风寒湿邪者忌服。

毒性及解救：《南方主要有毒植物》："铁脚威灵仙，全株有毒。中毒症状：茎叶的水液与皮肤接触引起皮肤发疱溃疡；误食引起呕吐，腹痛，剧烈腹泻，类似石龙芮的中毒症状。解救方法：早期可用0.2%高锰酸钾溶液洗胃；服蛋清或面糊及活性炭；静脉滴注葡萄糖盐水；腹剧痛时可用阿托品等对症治疗。皮肤及黏膜中毒，可用清水、硼酸或鞣酸溶液洗涤。"

文献选摘：《药品化义》："灵仙，性猛急，盖走而不守，宣通十二经络。主治风、湿、痰壅滞经络中，致成痛风走注，骨节疼痛，或肿，或麻木。"

络石藤（《本草拾遗》） 苦，凉。入肝、肾经。祛风，通络，止血，消瘀。治风湿痹痛、筋脉拘挛、痈肿、喉痹、吐血、跌打损伤、产后恶露不行。内服：煎汤，9~15g；浸酒或入散剂。外用：研末调敷或捣汁洗。《本草经集注》："杜仲、牡丹为之使。恶铁落，畏菖蒲、贝母。"《药性论》："恶铁精。杀殷孽毒。"《本草经疏》："阴脏人畏寒易泄者勿服。"

文献选摘：《纲目》："络石，气味平和，其功主筋骨关节风热痛肿……。"《要药分剂》："络石之功，专于舒筋活络。凡病人筋脉拘挛，不易伸屈者，服之无不获效，不可忽之也。"

铁线草（《滇南本草》） 苦微甘，平。入肝经。祛风，活络，解热，止血，生肌。治风湿痿痹拘挛、半身不遂、劳伤吐血、跌打、刀伤、臁疮。内服：煎汤，15~30g。外用：捣敷。

透骨香（《贵州民间药草》） 辛，温。祛风除湿，活血通络。治风湿关节痛、水臌、跌打损伤、牙痛、湿疹。内服：煎汤，9~15g（鲜者30g）；或浸酒。外用：煎水洗。

倒吊蜡烛（《生草药性备要》） 淡，平。广州部队《常用中草药手册》："祛风湿，通经络，散结化郁。治风湿性关节炎、腰腿痛、淋巴结结核、黄疸型肝炎、肝硬化腹水。"内服：煎汤，30~60g。

海桐皮（《开宝本草》） 苦辛，平。入肝、脾经。祛风湿，通经络，杀虫。治风湿痹痛、痢疾、牙痛、疥癣。内服：煎汤，6~12g；或浸酒。外用：煎水洗或研末调敷。血虚者不宜用。

文献选摘：《海药本草》："海桐皮主腰脚不遂，顽痹腰膝疼痛。"《日华子本草》："治血脉麻痹疼痛。"《贵州药草》："解热祛瘀，解毒生肌。"以海桐皮为主的治痹方剂很多，如治风湿痹不仁、肢体疼痛的海桐皮汤；治腰膝痛不可忍、风湿两腿肿满疼重、百节拘挛痛的海桐皮散等。

梧桐根（《福建民间草药》）《草木便方》："甘。"祛风湿，和血脉，通经络。治风湿关节疼痛、肠风下血、月经不调、跌打损伤。内服：煎汤，鲜者30~60g；或捣汁。外用：捣敷。

野香茅（《庐山中草药》） 辛，温。平喘，止咳，消炎，止痛，止泻，止血，祛风湿，消肿，助消化，通经络。治急慢性支气管炎、支气管哮喘、风湿性关节炎、头痛、跌打损伤、水泻、心胃气痛、腹痛。内服：煎汤，30~60g。

猕猴骨（《证类本草》） 祛风湿，通经络。治风寒湿痹、四肢麻木、关节疼痛。内服：煎汤，3~6g；浸酒或入丸、散。

蛋不老（《四川常用中草药》） 苦，平。祛风湿，通经络，消坚块，活血，止痛。治腹中包块、淋巴结结核、风湿骨痛、虚劳咳嗽、疮毒肿瘤。内服：煎汤，15~30g；或炖肉。外用：煎水洗。

黑老头（《贵州民间药物》） 苦，温。祛风活络，健脾利湿。孕妇忌用。

铺地蜈蚣（《福建民间草药》） 甘，平。《四川中药志》："入肝、脾、肾三经。"祛风湿，舒筋络，活血，止血。治风湿拘痛麻木、肝炎、痢疾、风疹、目赤、吐血、衄血、便血、跌打损伤、汤火烫伤。内服：煎汤，6~15g（鲜者30~60g）。外用：煎水洗或研末调敷。孕妇忌服。

鹈鹕（《嘉祐本草》） 咸，平。治风痹，透经络，引药气入内。

蜈蚣（《本经》） 辛，温，有毒。入肝经。祛风，镇痉，消肿止痛，舒筋软坚活络，除湿。治疬风、风湿痛。内服：煎汤，1.5~4.5g；或入丸、散。外用：研末调敷。孕妇忌用。

毒性与解救：内服中毒：恶心，呕吐，腹痛，腹泻、疲乏无力，巩膜黄染，神志不清，脉缓慢，心动过缓而无力，呼吸困难，酱油色尿，体温低下，血压下降，终则可发生呼吸、循环衰竭而休克。局部咬伤可出现局部刺痛红肿坏死，并发头痛、发热、恶心、呕吐、黄疸、淋巴管炎等。救治：轻者可对症处理。如局部痛甚，可用0.5%普鲁卡因2ml，加等量生理盐水，局部封闭，可起解毒止痛之功。痛不重者，可外敷3%氨水或盐水。重者病情重笃：①口服者，可以4%碳酸氢钠洗胃，继则硫酸钠导泻。②输葡萄糖盐水液，并加输碳酸氢钠。必要时可输血。③心动太缓，可肌内注射阿托品或 654-2 针剂等。④呼吸、循环衰竭可加用中枢兴奋剂、强心剂及升压药，氢考也可加用。⑤民间经验，以凤尾草、银花各 100g，甘草 30g，煎服。其他对症处理。

文献选摘：《医学衷中参西录》："蜈蚣，走窜之力最速，内而脏腑，外而经络，凡气血凝聚之处皆能开之。日本民间用蜈蚣内服治疗神经痛、风湿性关节炎、浆液性关节炎等。"《痹证通论》："蜈蚣攻专力雄，开瘀破结，搜风定痛，为治久痹、顽痹之要药，但要防其耗血散血。"

榛蘑（《吉林中草药》）　祛风活络，强筋壮骨。治羊痫风、各种腰腿痛、佝偻病。内服：煎汤，30~60g；或研末。

鹰不泊（《本草求原》）　辛，温。祛风，化湿，消肿，通络。治咽喉肿痛、黄肿、疟疾、风湿骨痛、跌打挫伤。内服：煎汤，30~60g；或浸酒饮。外用：浸酒擦患处。

第三章 祛寒温里药

凡能温散里寒，治疗里寒证的药物，称为祛寒温里药。

祛寒温里药性味辛热，能温暖中焦，散寒止痛；有的药物并有助阳、回阳的作用。适用于因阳气不足、阴寒内盛之寒痹，其症状以肢体关节冷痛剧烈，固定不移，遇寒加剧为特点。此即《内经》"寒者温之"的意义。

使用祛寒温里药，可根据不同情况作如下配伍：外寒内侵兼有表证者，配解表药；寒凝气滞者，配理气止痛药；寒湿内蕴者，配健脾化湿药；脾肾阳虚者，配温补脾肾药；亡阳气脱者，配回阳救逆药。

本类药物辛热而燥，易耗伤津液，凡属热证、阴虚证及孕妇忌用或慎用。

丁香油（《药性考》） 甘辛，大热。暖胃，温肾。治胃寒痛胀、呃逆、吐泻、痹痛、疝痛、口臭、牙痛。内服：以少许滴入汤剂中或和酒饮。外用：涂擦患处。

八角茴香（《品汇精要》） 辛甘，温。入脾、肾经。温阳，散寒，理气。治中寒呕逆、寒疝腹痛、肾虚腰痛、干湿脚气。内服：煎汤，3~6g；或入丸、散。阴虚火旺者慎用。

刀豆（《救荒本草》） 甘，温。入手、足阳明经。温中下气，益肾补元。治虚寒呃逆、呕吐、腹胀、肾虚腰痛、痰喘。内服：煎汤，9~15g；或烧存性研末。胃热盛者慎服。

干姜（《本经》） 辛，热。入脾、胃、肺经。温中逐寒，回阳通脉。治心腹冷痛、吐泻肢冷脉微、寒饮喘咳、风寒湿痹、阳虚吐衄、下血。内服：煎汤，1.5~4.5g。阴虚内热，血热妄行者忌服。孕妇慎服。

土良姜（《昆明药植调查报告》）《云南中草药》：辛苦，温。温胃，散寒，燥湿。治胃寒痛、膝关节痛。内服：煎汤，2.4~4.5g；或研末。

大伸筋（《云南中草药》） 涩，温。温经活络，健胃利湿。治风湿、跌打、胃痛、月经不调、肾炎。内服：煎汤，15~30g。

山姜（《本草经集注》） 辛，温。温中，散寒，祛风，活血。治脘腹冷痛、风湿筋骨疼痛、劳伤吐血、跌损瘀滞、月经不调。内服：煎汤，3~6g；或浸酒。外用：捣敷或煎水洗。

无名子（《海药本草》） 辛涩，温。温肾，暖脾。治肾虚腰冷、阳痿、脾虚冷痢。

木鳖子（《开宝本草》） 苦微甘，温，有毒。入肝、脾、胃经。消肿散结，祛毒。治痈肿、疔疮、瘰疬、无名肿毒、风湿痹痛、筋脉拘挛。内服：多入丸、散；煎汤，0.6~1.2g。外用：研末调敷；磨汁涂或煎水熏洗。孕妇及体虚者忌服。

文献选摘：《本草经疏》："木鳖子，为散血热，除痈毒之要药。……甘温能通行经络，则血热散，血热散则诸证无不瘥矣。其止腰痛者，盖指湿热客于下部所致，而非肾虚为病之比也，用者详之。"

牛膝茎叶（《本草图经》） 治寒湿痿痹、腰膝疼痛。内服：煎汤，3~9g；捣汁或浸酒。

乌药叶（《本草拾遗》） 温中，理气，止痛。治腹中寒痛、小便滑数、食积、风湿关节痛。内服：煎汤。外用：捣敷。

巴豆（《本经》） 辛，热，有毒。入胃、大肠经。泻寒积，通关窍，逐痰，行水，杀虫。治冷积凝滞、痰癖、水肿，外用治喉风、喉痹，除风补劳。内服：入丸、散，0.15~0.3g（用巴豆霜）。外用：绵裹塞耳鼻；捣膏涂或以绢包擦患处。无寒实积滞、孕妇及体弱者忌服。

艾纳香（《开宝本草》） 辛苦，温。温中活血，祛风除湿，杀虫。治寒湿泻痢、腹痛肠鸣、肿胀、筋骨疼痛、跌打损伤、癣疮。内服：煎汤，9~18g。外用：煎水洗或研末调敷。

龙常草（《新修本草》） 咸，温。主轻身益阴气、疗痹寒湿。

白石英（《本经》） 甘，温。入肺、肾、心经。

温肺肾，安心神，利小便。治肺寒咳喘、阳痿、消渴、心神不安、惊悸善忘、小便不利、黄疸、石水、风寒湿痹。内服：煎汤，9~15g；或入丸、散。《本草经集注》："恶马目毒公。"

白细辛（《四川中药志》）辛，温。镇痛，散风寒。治风湿筋骨痛、腰腿酸痛、头晕及牙痛。内服：煎汤，3~9g；或浸酒。

地椒（《嘉祐本草》）辛，温，有小毒。温中散寒，祛风止痛。治吐逆、腹痛、泄泻、食少痞胀、风寒咳嗽、咽肿、周身疼痛。内服：煎汤，9~12g；研末或浸酒。外用：研末撒或煎水洗。

多叶花椒（《贵州草药》）辛，温。散寒，镇痛。

阴香皮（《岭南采药录》）辛。温中，散寒，祛风湿。治食少、腹胀、水泻、脘腹疼痛、风湿、疮肿、跌打损伤。内服：煎汤，3~9g；或研末。外用：研末调敷或浸酒外擦。

花椒（《日用本草》）辛，温，有毒。入脾、肺、肾经。温中散寒，除湿，止痛，杀虫，解鱼腥毒。治积食停饮、心腹冷痛、呕吐、呃噫、咳嗽气逆、风寒湿痹、泄泻、痢疾、疝痛、蛔虫痛、蛲虫病、阴痒、疥疮。内服：煎汤，1.5~4.5g；或入丸、散。外用：研末调敷或煎水浸洗。阴虚火旺者忌服；孕妇慎服。

芥子（《别录》）辛，热。《得配本草》："入手太阴经。"温中散寒，利气豁痰，通经络，消肿毒。治胃寒吐食、心腹疼痛、肺寒咳嗽、痛痹、喉痹、阴疽、流疾、跌打损伤。内服：煎汤，3~9g；或入丸、散。外用：研末调敷。肺虚咳嗽及阴虚火旺者忌服。

吴茱萸（《本经》）辛苦，温，有毒。入肝、胃经。温中，止痛，理气，燥湿。治呕逆吞酸、厥阴头痛、脏寒吐泻、脘腹胀痛、脚气、疝气、口疮溃疡、齿痛、湿疹、黄水疮，除湿血痹。内服：煎汤，1.5~6g；或入丸、散。外用：蒸热熨；研末调敷或煎水洗。阴虚火旺者忌服。

文献选摘：《本草经疏》："……其主除湿血痹，逐风邪者，盖以风寒湿之邪，多从脾胃而入，脾胃主肌肉，为邪所侵，则腠理闭密，而寒热诸痹所从来矣，辛温走散开发，故能使风寒湿之邪，从腠理而出……"

吴茱萸根（《本经》）辛苦，热。行气温中，杀虫。治脘腹冷痛、泄泻、下痢、风寒头痛、腰痛、疝气、经闭腹痛、蛲虫病。内服：煎汤，

15~30g；或入丸、散。

冷水丹（《陕西中草药》）辛苦，温，有小毒。温中散寒，理气镇痛。治胃寒痛，心前区痛、关节痛。内服：煎汤，1.5~3g；或研末。小儿忌服。

附子（《本经》）辛甘，热，有毒。入心、脾、肾经。回阳补火，散寒除湿。治阴盛格阳、大汗亡阳、吐痢厥逆、心腹冷痛、脾泄冷痢、脚气水肿、小儿慢惊、风寒湿痹、踒躄拘挛、阴疽疮漏及一切沉寒痼冷之疾。内服：煎汤，3~9g；或入丸、散。外用：研末调敷。阴虚阳盛、真热假寒及孕妇均禁服。

枇杷芋（《陕西中草药》）涩微苦，温，有小毒。温肾，消胀，止痛。治腹胀、胃痛、疝气、劳伤咳嗽、血吸虫病、腰酸腿痛。内服：煎汤，3~6g。反茅儿七。

苞蔷薇根（《福建民间草药》）甘，温。入脾、肾二经。治疝气、遗精、脚气、下肢水肿、风湿痛、月经不调、子宫脱垂。内服：煎汤，9~18g（鲜者6~12g）。

狗爪豆（《浙江天目山药植志》）甘微苦，温，有小毒。温中益气。治腰脊酸痛。

荜茇（《开宝本草》）辛，热。入脾、胃经。温中，散寒，下气，止痛。治跌打损伤、腰脚痛、心腹冷痛。内服：煎汤，1.5~3g；或入丸、散。实热郁火、阴虚火旺者均忌服。

茴香（《本草图经》）辛，温。入肾、膀胱、胃经。温肾散寒，和胃理气。治寒疝少腹冷痛、肾虚腰痛、胃痛、呕吐、干湿脚气。内服：煎汤，3~9g；或入丸、散。外用：研末调敷或炒热温熨。阴虚火旺者慎服。

秦茮（《本经》）辛，温。温中除寒痹。

桂皮（《本草经集注》）辛，温。入心、肝、脾、肾。暖脾胃，散风寒，通血脉。治腹冷胸满、呕吐噎膈、风湿痹痛、跌损瘀滞、血痢肠风。内服：煎汤，3~9g；或入丸、散。《四川中药志》："阴虚有火者忌用。"

射罔（《本经》）苦，热，有毒。治瘰疬结核、瘘疮毒肿、头风、风痹、腹中癥结、疟疾、疝气。外用：研末调敷。内服：入丸剂。内服宜慎。

豺皮（《唐本草》）热。主冷痹脚气。

豺皮樟根（《泉州本草》）治胃冷作痛、血痢、关节痛风、劳累过度胸闷不舒。内服：煎汤，15~60g；或泡酒。

豹骨（《医林纂要》） 辛，温。《药材学》：入"肝、肾二经。"追风定痛，强壮筋骨。治筋骨疼痛、风寒湿痹、四肢拘挛、麻木、腰膝酸楚。内服：煎汤，9~15g；浸酒或入丸、散。血虚火盛者慎服。

假蒟叶（《生草药性备要》） 温中，行气，祛风，消肿。治胃寒痛、腹胀气胀、风湿腰痛、产后气虚脚肿、跌打肿痛、外伤出血。内服：煎汤，9~15g。外用：煎水洗或捣敷。

紫藤子（《本草拾遗》） 甘，微温，有小毒。泡酒服，治筋骨疼痛。内服：煎汤（炒熟），9~15g；或浸酒饮。本品有毒，内服须炒透。

紫藤根（《浙江民间草药》） 甘，温。治筋络风气，补心。内服：煎汤，9~15g。

楤木白皮（《浙江民间草药》）《闽东本草》："性温，味微咸。"入肝、心、肾三经。治风湿痹痛、跌打损伤。内服：煎汤，9~15g。外用：捣敷。

蒲桃（《备急千金要方》） 甘酸，热。入脾、肺二经。主筋骨湿痹。内服：煎汤或浸酒。

廉姜（《本草拾遗》） 辛，温。温胃散寒，消食止痛。治胃痛胀闷、噎膈吐逆、腹痛泄泻、风湿关节冷痛。

鲡鱼（《别录》） 甘，温。主风冷冷痹、赤白下痢、虚损不足、令人皮肤肥美。内服：煮食。《纲目》："反荆芥。"

第四章　祛湿蠲痹药

凡以祛除湿邪治疗痹病为主要作用的药物，称为祛湿蠲痹药。

本类药物分利湿、燥湿及化湿两类。利湿药通过通利小便，排除湿邪；燥湿及化湿药，通过苦温健脾或芳香化湿来祛除湿邪。本类药适用于湿邪内侵，留滞肢体、关节、肌肉所引起的肿胀、重着、疼痛为特征的一类痹病。

临床可根据不同兼证，分别配合祛风、散寒、清热、活血、化痰、理气、健脾、温阳之品。

利湿燥湿药物，容易耗伤阴液，阴虚津伤者应慎用。

第一节　利湿药

八仙草（《滇南本草》）　苦辛，寒。入太阴经。清湿热，散瘀，消肿，解毒，祛风湿。治淋浊、尿血、跌打损伤、风湿疼痛、肠痈、疖肿、中耳炎。内服：煎汤，6~15g；或捣汁饮。外用：捣敷或捣汁滴耳。

了哥王根（《岭南采药录》）　苦，寒，有毒。清热，利尿，解毒，杀虫，破积。治肺炎、腮腺炎、水肿膨胀、瘰疬、疮疡肿毒、跌打损伤。内服：煎汤（宜煎4小时以上），9~15g。外用：研末调敷。

土白蔹（《生草药性备要》）　甘苦，寒。《泉州本草》："入肝、肺、脾三经。"清热化痰，利湿，散结消肿。治热咳、风湿痹痛、喉痛、湿疹。内服：煎汤，15~24g；或浸酒。外用：研末调敷或煎水洗。

土茯苓（《滇南本草》）　甘淡，平。入肝、胃经。解毒，除湿，利关节。治梅毒淋浊、筋骨挛痛、脚气、疔疮、痈肿、瘰疬。内服：煎汤，15~30g。外用：研末调敷。肝肾阴亏者慎用。

文献选摘：《本草正义》曰："土茯苓，利湿去热，能入络，搜剔湿热之蕴毒。"《本草纲目》称其

能健脾胃，强筋骨，祛风湿，利关节，止泄泻。治拘挛骨痛。《浙江民间常用草药》："用土茯苓一斤，去皮，和猪肉炖烂，分数次连滓服，治风湿骨痛。"《万氏家抄方》："用土茯苓酒治风气痛。"

大巢菜（《纲目》）　甘辛，寒。清热利湿，和血祛瘀。治黄疸、浮肿、疟疾、鼻衄、心悸、梦遗、月经不调、腰痛。

大豆黄卷（《本经》）　甘，平。入脾、胃经。清解毒邪，分利湿热。治湿温初起、湿痹、湿热不化、汗少、胸痞、水肿胀满、小便不利、筋挛、骨节烦疼。内服：煎汤，9~15g；捣汁成入散剂。《本草经集注》："恶五参、龙胆。得前胡、乌喙、杏仁、牡蛎良，杀乌头毒。"

文献选摘，《本草汇言》："大豆黄卷，活血气，消水胀之药也。蓐妇药中多用之，有行瘀血之妙也；水肿方中多用之，有行水之功也。仰思前古治湿痹久着与筋挛膝痛，皆血与水气之所结也。"《长沙药解》："大豆黄卷，专泄水湿，善达木郁，通腠理而逐湿痹，行经脉，而破血癥，疗水郁腹胀之痛，治筋挛膝痛之疾。"《本草》载其性曰："治湿痹筋挛膝痛，五脏不足，益气宜胃，破妇人恶血，除胃中积热，消水气胀满。"《本经疏证》："夫湿痹而筋挛膝痛，湿闭于下者宜升，湿不闭则筋自舒，筋既舒则膝自不痛。舒筋之物，有薏苡、木瓜、牛膝、何以独取大豆黄卷？夫木瓜治转筋，非治筋挛，薏苡治筋急拘挛，不治筋挛。牛膝治筋挛，能降而不能升。既治筋挛，又欲其湿升者，舍大豆黄卷别无物矣。所以者何？湿流关节，关节之大者如膝，而又最近于腹，湿既痹于此，势不能下，又不能升，与其逐而下之，仍无出路，莫若就近使上于腹，或从小便，或从汗出而解。"

千金藤（《本草拾遗》）　苦，寒。清热解毒，祛风利湿。治疟疾、痢疾、风湿痹痛、水肿，淋浊、咽喉肿痛、痈肿、疮疖。内服：煎汤，9~12g；或研末。外用：捣敷或磨汁含咽。

217

女儿红根（《分类草药性》） 甘淡，平。清热，利湿。治赤白痢疾、黄疸、热淋、崩中带下、风湿脚痛。内服：煎汤，15~30g。

小羊桃（《贵州草药》） 酸涩，平。清热利湿，补虚益损。

小叶金花草（《广西中药志》）《陆川本草》："苦，寒。（叶，微甘）。"清热，利湿。治风热感冒、外伤肿痛。内服：煎汤，15~30g（鲜品30~60g，大剂120~240g）。外用：捣敷或研末调敷。虚寒证忌用。

马蔺子（《唐本草》） 甘，平。《得配本草》："入阳明经血分。"清热，利湿，止血，解毒。治黄疸、泻痢、吐血、衄血、血崩、白带、喉痹、痈肿、风寒湿痹。内服：煎汤，3~9g，或入丸、散。外用：捣敷。多食服令人溏泄；燥热者禁用。

天胡荽（《千金·食治》） 苦辛，寒。清热，利尿，消肿，解毒。治喉肿、痈疽疔疮、跌打瘀肿、风湿痛。内服：煎汤，9~15g；或捣汁。外用：捣敷；塞鼻或捣汁滴耳。

木兰皮（《别录》） 苦，寒。治酒疸、酒皶面疱、阴下湿痒、痈疽、腰痛、刺痛和头痛。

木通根（《药性论》） 苦，平。祛风，利尿，行气活血。治风湿关节痛、小便不利、胃肠气胀、疝气、经闭、跌打损伤、风湿腰痛。内服：煎汤，9~15g；磨汁或浸酒。外用：捣敷。

木棉皮（《生草药性备要》） 辛，平。清热利湿，活血，消肿。治慢性胃炎、胃溃疡、腰脚不遂、腿膝疼痛。内服：煎汤，15~30g；或研末。外用：煎水洗。

瓦草（《滇南本草》） 辛苦，凉。清热，止痛，利水通淋。治肺热咳嗽、风湿骨痛、腹痛、外伤疼痛、淋病。内服：煎汤，9~15g；或研末。外用：捣敷。

车前（《四声本草》） 甘，寒。《本草再新》："叶入肝、脾二经。"利水，清热，明目，祛痰。治小便不通、淋浊、带下、尿血、黄疸、水肿、热痢、泄泻、喉痹、除湿痹。内服：煎汤，9~15g；或捣汁。外用：捣敷。《本经逢原》："若虚滑精气不固者禁用。"

车前子（《本经》） 甘，寒。入肾、膀胱经。利水，清热，明目，祛痰。治小便不通、淋浊、带下、尿血、暑湿泻痢、咳嗽多痰、湿痹、目赤障翳。内服：煎汤，4.5~9g；或入丸、散。外用：煎

水洗；或研末撒。凡内伤劳倦、阳气下陷、肾虚精滑及内无湿热者，慎用。

日照飘拂草（《浙江民间常用草药》） 甘淡，凉。清热利尿，解毒消肿。治暑热少尿、尿赤、胃肠炎、小腿劳伤肿痛。内服：煎汤，鲜品30~60g。外用：捣敷。

牛白藤（《广西药植名录》） 甘淡，凉。清热解暑，祛风湿，续筋骨。治中暑、感冒咳嗽、胃肠炎、风湿性关节炎、跌打损伤、骨折、皮肤湿疹、腰腿痛。内服：煎汤，15~30g。外用：捣敷或煎水洗。

长管假茉莉（《云南思茅中草药选》） 苦，凉。消炎利尿，活血消肿，祛风湿。治尿路感染、膀胱炎、跌打扭伤、风湿骨痛。内服：煎汤，9~15g。外用：捣敷。

乌蔹莓（《唐本草》） 苦酸，寒。入心、肝、胃三经。清热利湿，解毒消肿。治痈肿、风湿痛、风湿瘫痪。内服：煎汤，15~30g；研末；浸酒或捣汁。外用：捣敷。

水竹叶（《本草拾遗》） 甘，平。入肝、脾二经。清热解毒，利尿消肿。治肺热喘咳、赤白下痢、小便不利、咽喉肿痛、脚气；外敷治关节肿痛。内服：煎汤，9~15g（鲜者30~60g）。外用：捣敷。

水苦荬（《本草图经》） 苦，凉。清热利湿，止血化瘀。治感冒、喉痛、跌打损伤、风湿痛。内服：煎汤，9~15g；或研末冲服。外用：捣敷或研末吹喉。

水金凤（《滇南本草》） 辛，寒。治湿热筋骨疼痛、疥癞等疮。

水棉花（《云南中草药》） 苦涩，寒，有毒。清热除湿，活血祛瘀。孕妇忌服。

玉龙鞭（《广西民间常用草药》） 甘苦，寒。利湿化瘀，清热解毒。治淋病、白浊、风湿痹痛、结膜炎、喉炎、跌打瘀肿、痈疗。内服：煎汤，15~30g（鲜品30~60g）。外用：捣敷。

石龙子（《本经》） 咸，寒，有毒。破结，行水。治小便不利、石淋、恶疮瘰疬、风湿。内服：烧存性，1.5~3g；或入丸、散。外用：熬膏或研末调敷。恶硫黄、斑蝥、芫荑。娠妇忌用。

石龙刍（《本经》） 苦，凉。《得配本草》："入手少阴、太阴经气分。"利水，通淋。治淋病、小便不利、风湿。内服：煎汤，9~15g；或烧存性研末。

石莽草（《广西中药志》）　苦辛，温。解毒，散瘀，利尿通淋。治痢疾、肾盂炎、膀胱炎、尿路结石、风湿痛、跌打损伤、疮疡湿疹。内服：煎汤，3~30g。外用：捣敷；煎水洗；或熬膏涂。孕妇及实热者忌用。

龙须草（《纲目拾遗》）　淡，寒。利尿通淋。治小便赤涩、痛风。内服：煎汤，9~30g。溲多者勿用。

白毛藤（《百草镜》）　甘苦，寒。清热利湿，祛风，解毒。治疟疾、黄疸、水肿、淋病、风湿关节炎、丹毒、疔疮。内服：煎汤，15~24g（鲜者30~60g）；或浸酒。外用：煎水洗，捣敷或捣汁涂。

白背叶（《南宁市药物志》）　"寒，无毒。"清热，利湿，止痛，解毒，止血。治淋浊、胃痛、口疮、痔疮、溃疡、跌打损伤、蛇咬伤、外伤出血。内服：煎汤，4.5~9g。外用：研末撒或煎水洗。

白马骨根（《植物名实图考》）《草木便方》："凉。"祛风，清热，利湿。治偏正头痛、牙痛、喉痛、目赤肿痛、湿热黄疸、白带、白浊。内服：煎汤，鲜者30~60g。

白头翁茎叶（《日华子本草》）　治腰膝肢节风痛、浮肿及心脏病。内服：煎汤，9~15g。

丝瓜子（《食物本草》）　"苦者，气寒，有毒。甜者；无毒。"利水，除热。治肢面浮肿、石淋、肠风、痔瘘、腰痛。内服：煎汤，3~6g；或炒焦研末。外用：研末调敷。姚可成《食物本草》："若患脚气，虚胀，冷气人食之病增。"

地瓜藤（《贵州民间方药集》）　苦，寒。清热，利湿，活血，解毒。治风热咳嗽、痢疾、水肿、黄疸、风湿疼痛、痔疮出血、经闭、带下、小儿消化不良、跌打损伤、无名肿毒。内服：煎汤，9~24g。外用：捣敷。

地肤子（《本经》）　甘苦，寒。入肾、膀胱经。清湿热，利小便。治小便不利、淋病、阴部湿痒、皮肤中积热、腰痛。内服：煎汤，6~15g；或入丸、散。外用：煎水洗。恶螵蛸。

扛板归（《万病回春》）　酸苦，平。利水消肿，清热活血，解毒。治水肿、黄疸、泄泻、疟疾、痢疾、百日咳、淋浊、丹毒、瘰疬、湿疹、疥癣。内服：煎汤，9~15g（鲜品20~45g）。外用：捣敷；研末调敷或煎水熏洗。体质虚弱者慎服。

过塘蛇（《生草药性备要》）　淡，寒。清热解毒，利尿消肿。治燥热咳嗽、麻疹、丹毒、筋骨疼痛。内服：煎汤，9~30g；或捣汁。外用：捣敷或煅灰调敷。

华山矾根（《南宁市药物志》）　苦，寒，有毒。清热利湿。治筋骨疼痛。内服：煎汤，6~9g（大剂15~30g）。

合掌消（《植物名实图考》）《湖南药物志》："微苦，平，无毒。"清热，祛风湿，消肿解毒。治急性胃肠炎、急性肝炎、风湿痛、偏头痛、便血、痈肿、湿疹。内服：煎汤，15~30g；或与鸡蛋、瘦猪肉蒸食。外用：捣敷或研末调敷。

防己（《本经》）　苦，寒。入膀胱、脾、肾经。行水，泻下焦湿热。治水肿膨胀、湿热脚气、手足挛痛、癣疥疮肿。内服：煎汤，4.5~9g；或入丸、散。阴虚而无湿热者慎服。

红毛走马胎（《民间常用草药汇编》）　苦辛，凉。清热利湿，活血化瘀。治痢疾、肝炎、胆囊炎、风湿、跌打劳伤、咳血、吐血、妇女痛经、血崩、小儿疳积、疮疖痈肿疼痛。内服：煎汤，9~15g；或泡酒。外用：研末调敷。孕妇忌服。

赤车使者（《雷公炮炙论》）《贵州民间药物》："性平，味微苦，无毒。"治痢疾、风湿痛、黄疸、水肿、无名肿毒、骨折。内服：煎汤，6~9g。外用：捣烂和酒揉擦。

扭肚藤（《岭南草药志》）　微苦，凉。清热，利湿。治湿热腹痛、肠炎、痢疾、四肢麻痹肿痛、瘰疬、疥疮。内服：煎汤，3~30g。外用：煎水洗或捣敷。

乱角莲（《文山中草药》）　苦微麻，凉，有小毒。清热利湿，散风止痛。治消化不良、腹痛、痈疮肿毒、风湿疼痛。内服：研末开水冲0.3~0.6g。外用：酒磨涂患处。孕妇忌服。

毒性及解救：本品有毒，内服时应严格掌握剂量，过量服用可致呕吐腹泻。除对症处理外，可用生姜汁解救。

皂柳根（《贵州民间药物》）　辛酸涩，微寒。祛风，解热，除湿。

鸡屎白（《本经》）　苦咸，凉。《长沙药解》："入膀胱经。"利水，泄热，祛风，解毒。治膨胀积聚、黄疸、淋病、风痹、破伤中风、筋脉挛急。内服：晒干，文火焙干，炒时酒入白酒少许，研末为丸散，3~6g；或浸酒。

青风藤（《中药志》）　苦，平。祛风湿，利小便。治风湿痹痛、鹤膝风、水肿、脚气。内服：煎汤，9~15g；浸酒或熬膏。外用：煎水洗。

文献选摘：《本草汇言》："青风藤，散风寒湿痹之药也，能舒筋活血，正骨利髓，故风病软弱无力，并颈强偏废之证，久服常服，大建奇功。须与当归、枸杞合用方善也。"《本草便读》："凡藤蔓之属，皆可通经入络，此物善治风疾，故一切历节麻痹皆治之，浸酒尤妙。以风气通于肝，故入肝，风胜湿，湿气又通于脾也。"

刺黄柏（《四川中药志》）《草木便方》："苦，凉。"清热，利湿，消肿，解毒。治黄疸、热痢、淋浊、目赤肿痛、劳热骨蒸、头晕耳鸣、风湿、痈痛、痛肿疮毒。内服：煎汤，15~24g。外用：捣敷。

刺瓜米草（《贵州草药》）苦辛，凉。清热，利尿，祛风。治风湿性关节炎、小便赤。

匡花子（《浙江天目山药植志》）苦，微温。解毒，利湿，活血，消肿。治蛇咬伤、关节疼痛、脱力黄肿、痈疽疮疖、跌打伤折、皮肤湿疹。内服：煎汤，15~30g；或捣汁。外用：捣敷。

抱树莲（《生草药性备要》）广州空军《常用中草药手册》："味甘淡，性微凉。"清热，利湿，解毒，杀虫。治黄疸、风湿疼痛、腮腺炎、淋巴结结核、疥癫、跌打损伤。内服：煎汤，15~30g。外用：煎水洗或捣敷。

虎杖（《别录》）苦，平。祛风，利湿，破瘀，通经。治风湿筋骨疼痛、湿热黄疸、淋浊带下、妇女经闭、产后恶露不下、癥瘕积聚、痔漏下血、跌仆损伤、烫伤、恶疮癣疾。内服：煎汤，9~30g；或浸酒或入丸、散。外用：研末；烧灰撒；熬膏涂或煎水浸渍。《药性论》："有孕人勿服。"

帕梯（《云南思茅中草药选》）甘淡，凉。清热利尿，发汗，止痛。治感冒发热、尿路感染、肾炎水肿、结膜炎、肝炎、风湿腰腿痛、疝气痛。内服：煎汤，30~60g。

钓鱼竿（《草木便方》）苦，凉。清热，行水，消肿。治肺热咳嗽、水肿、淋病、目赤、跌打损伤、烫伤。内服：煎汤，3~9g。外用：捣敷。

金钱草（《纲目拾遗》）苦辛，凉。清热，利尿，镇咳，消肿，解毒。治黄疸、水肿、膀胱结石、疟疾、肺痈、咳嗽、吐血、淋浊、带下、风湿痹痛、小儿疳积、惊痫、痈肿、疮癣、湿疹。内服：煎汤，9~15g（鲜品30~60g）；或浸酒，捣汁。外用：捣敷或绞汁涂。《福建民间草药》："凡阴疽诸毒，脾虚泄泻者，忌捣汁生服。"

金毛木通（《云南中草药选》）甘淡，平。利水消肿，通经活血。治肾炎水肿、小便不利、风湿骨痛、闭经。内服：煎汤，6~9g。

泽泻（《本经》）甘、寒。入肾、膀胱经。利水，渗湿，泄热，消水，养五脏，益气力，肥健。治小便不利、水肿胀满、呕吐、泻痢、痰饮、脚气、淋病、尿血、风寒湿痹、乳难。内服：煎汤，6~12g；或入丸、散。肾虚精滑者忌服。

毒性及解救：《南方主要有毒植物》："本品全株有毒，以地下根头为甚。中毒症状：腹痛、腹泻等消化道症状，还能引起麻痹。口服或胃管注入大量温开水，或淡盐水，1：1000~1：1500高锰酸钾溶液，0.5%鞣酸溶液。或用生理盐水或肥皂水300~500ml高位灌肠。

定经草（《泉州本草》）甘，平。《福建中草药》："微苦，凉。"清热消肿，利水通淋。治风热目痛、痈疽肿毒、白带、淋病、痢疾、小儿腹泄。内服：煎汤，9~15g（鲜品30~60g）。外用：捣敷或捣汁涂。孕妇忌用。

柳根（《证类本草》）苦，寒。利水，祛风，除湿。治风湿疼痛。内服：煎汤，15~30g。外用：煎水熏或酒煮温熨。

盾翅藤（《云南思茅中草药选》）涩，凉。消炎利尿，清热排石。治尿路感染、膀胱炎、尿路结石、风湿骨痛、产后体虚、食欲不振。内服：煎汤，15~30g（大剂量可用至60g）。

桃花（《本经》）《别录》："味苦，平，无毒。"《本草汇言》："入手少阴、足厥阴经。"利水，活血，通便。治水肿、脚气、痰饮、积滞、二便不利、闭经、腰脊苦痛不遂。内服：煎汤，3~9g；或研末。外用：捣敷或研末调敷。孕妇忌用。

莸草（《本草纲目》）甘，寒。消水气湿痹、脚气顽痹湿肿。

荷苞花根（《民间常用草药汇编》）苦，寒。清热利湿。治肺热咳嗽、痔疮出血、痢疾、风湿骨痛。内服：煎汤（或水酒煎），30~90g；或研末。

莼（《别录》）甘，寒，《本草再新》"入肝、脾二经。"清热，利水，消肿，解毒。治热痢、黄疸、痈肿、疔疮、热痹。内服：煎汤或作羹。外用：捣敷。《本草拾遗》："常食薄气，令关节急，嗜睡。"

蚌壳草根（《红河中草药》）微苦甘，凉。退热除湿，消疳，止咳。治高热不退、感冒、风湿性关节炎、痛经、小儿疳积、腹泻、消化不良。内服：煎汤，9~15g；研末或炖肉。

铁丝七（《陕西中草药》） 甘微涩苦，平。利水，除湿，通淋，调经，止痛。治小便不利、淋证、血尿、痢疾、风湿肿痛、月经不调、崩漏、白带、牙痛。内服：煎汤，9~15g。

铁角凤尾草（《植物名实图考》）《陕西中草药》："味淡，性平。"清热，渗湿，止血，散瘀。治痢疾、淋病、白带、月经不调、疮疖疔毒、跌打腰痛。内服：煎汤，9~12g；或浸酒。外用：捣敷。

海月壳（《本草从新》） 咸，大寒。泻湿热。煎汤洗鹤膝风，煅研为粉，涂湿烂疮。

海金沙（《嘉祐本草》） 甘淡，寒。入小肠、膀胱经。清热解毒，利水通淋。治尿路感染、尿路结石、白浊、白带、肝炎、肾炎水肿、咽喉肿痛、痄腮、肠炎、痢疾、皮肤湿疹、带状疱疹、筋骨疼痛。内服：煎汤，4.5~9g；或研末服。《本草经疏》："小便不利及诸淋由于肾水真阴不足者勿服。"

海金沙草（《纲目》） 甘，寒。清热解毒，利水通淋。治尿路感染、尿路结石、白浊带下、小便不利、肾炎水肿、湿热黄疸、感冒发热、咳嗽、咽喉肿痛、肠炎、痢疾、烫伤、丹毒、筋骨疼痛。内服：煎汤，24~30g（鲜者30~90g）；或研末。外用：煎洗或捣敷。

桑白皮（《药性论》） 甘，寒。入肺、脾经。泻肺平喘，行水消肿。治肺热咳嗽、吐血、水肿、小便不利、脚气痹挛、风湿麻木。内服：煎汤，6~15g；或入散剂。外用：捣汁涂或煎水洗。肺虚无火、小便多及风寒咳嗽忌服。

萆薢（《本经》） 苦，平。入肝、胃、膀胱经。祛风，利湿。治风湿顽痹、腰膝疼痛、小便不利、淋浊、遗精、湿热疮毒。内服：煎汤，9~15g；或入丸、散。肾虚阴亏者忌用。

文献选摘：《本草思辨录》："风寒湿之在腰背骨节而痛强者，阴不化也，以萆薢达之而阴化……"《本经》："主风寒湿周痹，颐谓惟湿热痹著，最为合宜。"

营实（《本经》） 酸，凉。入阳明经。治水肿、脚气，利关节。内服：煎汤，3~9g；浸酒或入丸、散。外用：捣敷或煎水洗。

黄瓜藤（《滇南本草》）《四川中药志》："性平，味淡，无毒。"利水，解毒。治痢疾、淋病、黄水疮。内服：煎汤，30~60g。外用：煎水洗或研末撒。

黄果茄（福建晋江《中药手册》） 苦辛，温。清热利湿，消瘀止痛。内服：煎汤，9~15g；或炖鸡。外用：擦患处或研末撒。

黄花母根（《广西中药志》） 微酸涩，凉。清热利湿，益气排脓。治感冒、哮喘、泻痢、黄疸、疮痈气虚难溃或溃后脓毒不清及新肌不生、腰腿痛。内服：煎汤，9~15g；大剂30~90g。外用：捣敷或煎水洗。

排钱草（《福建民间草药》）《生草药性备要》："味淡苦，性平。"祛风利水，散瘀消肿。治感冒、风湿痹痛、水肿膨胀、喉风、牙痛、跌打肿痛。内服：煎汤，6~15g（鲜者60~120g）；或浸酒。外用：捣敷。

常春藤（《本草拾遗》） 苦，凉。《本草再新》："入肝、脾二经。"祛风利湿，平肝，解毒。治风湿性关节炎、肝炎、头晕、口眼㖞斜、衄血、目翳、痈疽肿毒。内服：煎汤，3~9g；浸酒或捣汁。外用：煎水洗或捣敷。

蛇葡萄（《救荒本草》） 利尿，消炎，止血，祛风湿。治慢性肾炎、肝炎、小便涩痛、胃热呕吐、风疹块、疮毒、外伤出血。内服：煎汤，30~60g。外用：煎水洗。

野靛青（《浙江民间常用草药》） 淡，凉。治疮痈、尿路感染、风湿关节痛、小儿惊风。内服：煎汤，9~15g。外用：捣烂敷或捣汁滴耳。

野席草根（《纲目拾遗》） 清热利湿。治尿路感染、小便不利、心烦失眠、鼻衄、目赤、齿痛、女儿血崩、湿痹、鹤膝风。内服：煎汤，30~60g。

猪鬃草（《贵州民间方药集》） 苦，凉。清热，祛风，利尿，消肿。治咳嗽吐血、风湿痹痛、淋浊、带下、痢疾、乳肿、风痒湿疹。《泉州本草》："逐痹祛风，活血解毒，去瘀生新，软坚消积，止痛。治一切关节风痛，腰骨酸痛，跌打损伤。"内服：煎汤，15~30g；或浸酒。外用：煎水洗或研末调敷。

猫须草（广州部队《常用中草药手册》） 甘，淡，微苦，凉。清热去湿，排石利水。治急慢性肾炎、膀胱炎、尿路结石、风湿性关节炎。内服：煎汤，30~60g（鲜者90~120g）。

猕猴梨（《河南中草药手册》） 健胃，清热，利湿。治消化不良、呕吐、腹泻、黄疸、风湿关节痛。内服：煎汤，15~60g。

猕猴桃根（《福建民间草药》）《陕西中草药》：

"酸微甘，凉，有小毒。"清热，利尿，活血，消肿。治肝炎、水肿、跌打损伤、风湿关节痛、淋浊、带下、疮疖、瘰疬。内服：煎汤，30~60g；或炖猪肠。外用：捣敷。《闽东本草》："孕妇不宜服。"

商陆（《本经》）苦，寒，有毒。入脾、膀胱经。通二便，泻水，散结。治水肿、胀满、脚气、喉痹、痈疽肿痛、恶疮。内服：煎汤，4.5~9g；或入散剂。外用：捣敷。脾虚水肿及孕妇忌服。

毒性及解救：本品有毒，如服用不当，可引起中毒。一般在药后20分钟至3小时内发病，有轻度至中度体温升高，心动较速，呼吸频数，恶心呕吐，腹痛腹泻，继则眩晕、头痛、言语不清、胡说、躁动，站立不稳，抽搐，神志恍惚，甚至昏迷，瞳孔放大，对光反射消失，膝反射亢进，大小便失禁。从神志昏迷到清醒短者11小时，长达31小时。大剂量可使中枢神经麻痹，呼吸运动障碍，血压下降，心肌麻痹而死亡。孕妇多服有流产的危险。轻度的胃肠道反应，经3~5天可自行消失。一般可用支持及对症疗法。民间解救方法用生甘草、生绿豆30~60g，捣烂，开水泡服或煎服。

淮通（《四川常用中草药》）《云南中草药》："苦，寒。"《四川常用中草药》："入心、肾、膀胱、小肠经。"《云南中草药》："清热除湿，排脓止痛。治湿热小便不利、尿血、阴道滴虫、湿疹、荨麻疹、风湿关节痛。"内服：煎汤，6~9g。《云南中草药》："小便频数、遗尿、滑精及孕妇忌用。"

榔榆皮（《植物名实图考》）《本草拾遗》："甘，寒，无毒。"利水，通淋，消痈。

葫芦茶（《生草药性备要》）苦涩，凉。清热，利湿，消滞，杀虫。治感冒、咽痛、肺病咳血、肠炎、痢疾、黄疸、风湿关节炎、钩虫病、妊娠呕吐、小儿疳积、疮疥。内服：煎汤，15~30g。外用：煎汁涂或煎水洗。

紫茉莉根（《纲目拾损》）甘苦，平。利尿，泻热，活血散瘀。治淋浊、带下、肺痨吐血、痈疽发背、急性关节炎。内服：煎汤，9~15g（鲜者15~30g）。外用：捣敷。

短柄菝葜（《贵州草药》）淡微涩，平。清热利湿，补虚益损，活血止血。

蜈蚣七（《陕西中草药》）苦辛，温，有小毒。利尿消肿，活血祛瘀，祛风湿，镇痛。治全身浮肿、下肢水肿、白带、淋证、风湿疼痛、跌打损伤、劳伤。内服：煎汤，6~9g；或浸酒。

路路通（《纲目拾遗》）苦，平。通行十二经。祛风通络，利水除湿。治肢体痹痛、手足拘挛、胃痛、水肿、胀满、经闭、乳少、痛疽、痔瘘、疥癣、湿疹。《中药志》："通经利水，除湿热痹痛。"内服：煎汤，3~6g；或煅存性研末。外用：煅存性研末调敷或烧烟闻嗅。孕妇忌服。

文献选摘：《救生苦海》："治水肿胀用之，以其能搜逐伏水也，"并记载了用路路通烟熏治疗痹病的方法，"周身痹痛，手脚及腰痛，焚之嗅其烟气，皆愈。"《纲目拾遗》："水湿下注，关节肿胀，可用路路通配福泽泻、云茯苓、汉防己消肿利水。络脉瘀闭，屈伸不利，可以路路通配丝瓜络、桑枝、橘络、木瓜、红花等舒筋活络。

腹水草（《浙江中草药手册》）《纲目拾遗》："性寒。"《闽东本草》："入肝、肺、肾三经。"行水散瘀，舒筋消肿，解毒。治水肿、小便不利、肝炎、月经不调、疔疮痈肿、跌打损伤、汤火伤、久年痛风。内服：煎汤，9~15g；或捣汁。外用：捣敷。孕妇及体虚者忌服。

蔷薇根（《纲目》）苦涩，凉。入脾、胃经。清热利湿，祛风，活血，解毒。治肺痈、消渴、痢疾、关节炎、瘫痪、吐衄、便血、尿频、遗尿、月经不调、跌打损伤、疮疖疥癣。内服：煎汤，4.5~12g。外用：捣敷或煎汤含漱。

蘘荷（《唐本草》）《纲目》："甘，平，无毒。"祛湿，利小便，解毒。治淋病、痢疾、痹痛、痈症、哕逆、瘰疬、乳痈、湿疹、癞疮。内服：煎汤15~30g；或捣汁。外用：捣敷或取汁点眼、滴耳。

蘘荷根（《纲目》）甘，平。清湿热，消肿毒。治黄疸、湿痹、热淋、痢疾、肿毒、瘰疬、跌打损伤。内服：煎汤，15~30g（鲜者30~60g）。外用：捣敷或研末调敷。

蔓荆子（《本草经集注》）苦辛，凉。入肝、胃、膀胱经。《本经》："主筋骨间寒热、湿痹、拘挛，明目，坚齿，利九窍，去白虫。"内服：煎汤，6~9g；浸酒或入丸、散。外用：捣敷。血虚之有火、头痛目眩及胃虚者慎服。

文献选摘：《本草汇言》："蔓荆子……推其通九窍，利关节而言，故后世治湿痹拘挛，寒疝脚气，入汤散中，屡用奏效，又不拘于头面上部也。"

蔓胡颓子根（广州部队《常用中草药手册》）

《贵州草药》："味酸微涩，性凉。"清热、利湿、消肿、止血。治痢疾、水泻、风湿痹痛、肝炎、胃病、吐血、痔血、血崩、跌打肿痛。内服：煎汤，9~24g。

算盘子（《植物名实图考》）苦，凉，有小毒。治疟疾、疝气、淋浊、腰痛。内服：煎汤，6~12g。

算盘子根（《植物名实图考》）苦，平。清热利湿，活血解毒。治痢疾、疟疾、黄疸、白浊、劳伤咳嗽、风湿痹痛、崩漏、带下、喉痛、牙痛、痈肿、瘰疬、跌打损伤。内服：煎汤，15~60g。孕妇忌服。

翠羽草（《纲目拾遗》）微苦，寒。清热利湿，解毒，消瘀，止血。治黄疸、痢疾、水肿、风湿痹痛、咳嗽吐血、喉痛、痔瘘、刀伤、烫伤。内服：煎汤，6~12g（鲜者30~60g）。外用：水煎洗。

蕨根（《纲目》）甘，寒。清热利湿。治黄疸、白带、泻痢腹痛、湿疹、痈肿痛风、气滞经络、筋骨疼痛。内服：煎汤，9~15g。

黎辣根（《植物名实图考》）苦，平，有毒。《闽东本草》："入肝经。"清热利湿，杀虫，解毒。《闽东本草》："治跌打损伤、骨节酸痛。"内服：煎汤，4.5~9g；或浸酒饮。外用：煎水洗。《湖南药物志》："本品有毒，内服宜注意。"

毒性及解救：《南方主要有毒植物》："有毒部位在根、茎和叶。中毒症状：如误食未成熟的果实引起腹泻；它的叶有收敛作用。解救方法：先洗胃，后服浓茶或鞣酸活性炭，必要时静脉滴注葡萄糖盐水等对症治疗。"

薏苡根（《本经》）苦甘，寒。《滇南本草》："入脾、膀胱经。"清热，利湿，健脾，杀虫。治黄疸、水肿、淋病、疝气、经闭、带下、虫积腹痛、风湿关节炎。内服：煎汤，9~15g（鲜品30~60g）。《本草拾遗》："煮服堕胎。"

磨盘根（《广西中药志》）甘淡，凉。《广西中药志》："入脾、肺、膀胱三经。"清热，利湿，开窍，活血。治咳嗽、淋浊、泄泻、中耳炎、喉蛾。内服：煎汤，9~15g。外用：捣敷或煎水熏洗。

鳢鱼（《本经》）甘，寒。《本草撮要》："入手、足太阴、阳明经。"补脾，利水。治水肿、湿痹、脚气、痔疮、疥癣。内服：煮食或火上烤熟食。

附：逐水药

芫花（《本经》）辛苦，温，有毒。入肺、脾经。逐水，涤痰。治痰饮癖疾、喘咳、水肿、胁痛、心腹症结胀满、食物中毒、疟母、痈肿。《药性论》："……主通利四脉，治恶疮风湿痹，一切毒风，四肢挛急，不能行步，能泻水肿胀满。"内服：煎汤，1.5~3g，或入丸、散。外用：研末调敷或煎水含漱。体质虚弱及孕妇禁用。《本草经集注》："决明为之使。反甘草。"

芫花根（《吴普本草》）辛苦，温，有毒。治水肿、瘰疬、乳痈、痔瘘、疥疮。《分类草药性》："治风湿筋骨痛、跌打损伤。"内服：煎汤，1.5~4.5g；捣汁或入丸、散。外用：研末调敷；熬膏涂或制药线系痔瘤。体质虚弱及孕妇忌服。

泽漆（《本经》）辛苦，凉，有毒。入大小肠、脾经。行水，消痰，杀虫，解毒。治水气肿满、痰饮喘咳、疟疾、菌痢、瘰疬、癣疮、结核性瘘管、骨髓炎。内服：煎汤，3~9g；熬膏成丸、散。外用：煎水洗；熬膏涂成研末调敷。《本草经集注》："小豆为之使。恶薯蓣。"《得配本草》："气血虚者禁用。"

牵牛子（《雷公炮炙论》）苦辛，寒，有毒。入肺、大小肠经。泻水，下气，杀虫。治水肿、喘满、痰饮、脚气、虫积食滞、大便秘结。内服：入丸、散，0.3~0.9g；煎汤，4.5~9g。孕妇及胃弱气虚者忌服。

第二节　燥湿及化湿药

土千年健叶（《滇南本草图说》）除湿，消风。治风湿性关节疼痛、筋挛骨痛、半身不遂。

马甲子根（《植物名实图考》）苦，平。祛风湿，散瘀血，解毒。治喉痛、肠风下血、风湿痛、跌打损伤。内服：煎汤，6~9g（鲜者30~60g）；或浸酒。外用：浸酒涂擦。

王孙（《本经》）苦，平。治痹症四肢酸疼、赤白痢疾。

木瓜（《雷公炮炙论》）酸，温。入肝、脾经。平肝和胃，去湿舒筋。治吐泻转筋、湿痹、脚气、水肿、痢疾。内服：煎汤，4.5~9g；或入丸、散。外用：煎水熏洗。《食疗本草》："不可多食，损齿及骨。"《医学入门》："忌铁、铅。"《本草经疏》："下部腰膝无力，由于精血虚、真阴不足者不宜用。伤食脾胃未虚，积滞多者，不宜用。"

文献选摘：《得配本草》："血为热迫，筋转而痛，气为湿滞，筋缓而软，木瓜凉血收脱，故可并治。"

木瓜枝（《别录》） 酸涩，温。主湿痹邪气、霍乱大吐下、转筋不止。

木瓜根（《日华子本草》） 酸涩，温。治脚气、风湿麻木。

木狗皮（《本草纲目》） 除脚痹风湿气，活血脉，暖腰膝。

木姜子（《贵州民间药物》） 辛，温。健脾，燥湿，调气。治胃寒腹痛、冷骨风。内服：煎汤，9~15g；或入散剂。外用：捣烂敷。肠胃有热者忌用。

六股筋（《陕西中草药》） 苦涩，温。治跌打、风湿痛。外用：研末撒或调敷；或鲜品捣敷。

水龙骨（《植物名实图考》） 苦，凉。化湿，清热，祛风，通络。治痧秽泄泻、痢疾、风痹、腰痛、火眼、疮肿。内服：煎汤，15~30g。外用：煎水洗。

水松叶（《岭南采药录》） 寒，苦。治周身骨节痛。

占斯（《千金翼方》） 苦，温。主邪气湿痹。

白毛草（《中国沙漠地区药用植物》） 苦，温。治小关节疼痛。

地芩（《新修本草》） 苦。主风痹。

苍术（《证类本草》） 辛苦，温。入脾、胃经。健脾，燥湿，解郁，辟秽。治湿盛困脾、倦怠嗜卧、脘痞腹胀、食欲不振、呕吐、泄泻、痢疾、疟疾、痰饮、水肿、时气感冒、风寒湿痹、足痿、夜盲。内服：煎汤，4.5~9g；熬膏或入丸、散。阴虚内热、气虚多汗者忌用。

文献选摘：《本草正》："……与黄檗同煎，最逐下焦湿热痿痹。"《药品化义》："苍术，味辛主散，……主治风寒湿痹，山岚瘴气……。"

松节（《本草经集注》） 苦，温。《本草再新》："入心、肺二经。"《本草撮要》："入手太阴、阳明、少阴、足厥阴经。"祛风，燥湿，舒筋，通络。治历节风痛、转筋挛急、脚气痿软、鹤膝风、跌损瘀血。内服：煎汤，9~15g；或浸酒。外用：浸酒涂擦。阴虚血燥者慎服。

松叶（《本草经集注》）《别录》"苦，温。"《本草再新》："入心、脾二经。"祛风燥湿，杀虫，止痒。治风湿痿痹、跌打损伤、失眠、浮肿、湿疮、疥癣，并能防治流脑、流感、钩虫病。内服：煎汤，

9~15g（鲜叶30~60g）；或浸酒。外用：煎水洗。

松香（《滇南本草》） 苦甘，温。入肝、脾经。祛风，燥湿，排脓，拔毒，生肌，止痛。治痈疽、疔毒、痔瘘、恶疮、疥癣、白秃、扭伤、风湿痹痛、疠风瘙痒。内服：入丸、散或浸酒。外用：研末撒或调敷。《医学入门》："不可单服，塞实肠胃。"《本草经疏》："病人血虚有火，及病不关风寒湿所伤而成者，咸不宜服。"

松根（《本草经集注》）《日华子本草》："味苦，温。"治筋骨痛、伤损吐血、虫牙痛。内服：煎汤，30~60g；研末，3g。

松木皮（《纲目》） 祛风，胜湿，祛瘀，敛疮。治风湿骨痛、跌打损伤、肠风下血、久痢、痈疽久不收口、金疮、汤火伤。内服：煎汤，9~15g；或研末。外用：研末调敷或煎水洗。

齿缘钻地风（《浙江天目山药植志》） 苦，温。祛风湿，解热毒。治瘀血凝滞、筋骨痛风及疮毒红肿等症。内服：浸酒，12~18g。外用：捣敷。

委陵菜（《救荒本草》） 苦，平。祛风湿，解毒。治痢疾、风湿筋骨疼痛、瘫痪、癫痫、疮疥。内服：煎汤，15~30g；研末或浸酒。外用：煎水洗；捣敷或研末撒。

佩兰（《本草再新》） 辛，平。入脾、胃经。清暑，辟秽，化湿，调经。治感受暑湿、寒热头痛、湿邪内蕴、脘痞不饥、口甘苔腻、月经不调。内服：煎汤，4.5~9g（鲜者9~15g）。阴虚、气虚者禁用。

屈草（《神农本草经》） 苦。治胸胁下痛、寒热阴痹。

毒鱼藤（《福建民间草药》） 苦，有大毒。外用杀虫止痒，逐湿痹。不可内服。

柠檬桉叶（《广西中药志》）《南宁市药物志》："苦，温。"消肿散毒。治皮肤诸病及风湿骨痛。内服：煎汤，6~9g。外用：煎水洗。

秋木瓜（《滇南本草》） 酸苦，温。舒肝和胃，除湿止痛。治吐泻胸闷不适、风湿筋骨疼痛、脚气。内服：煎汤，6~12g。

秦龟（《本草纲目》） 苦，温。除湿痹气，身重，四肢关节不可动摇。治顽风冷痹、关节气壅。

桃根（《证类本草》） 苦，平。治黄疸、吐血、衄血、闭经、痈肿、痔疮、风湿、腰痛。内服：煎汤，60~90g。外用：煎水洗。孕妇忌用。

桃耳七（《陕西中草药》） 苦，温。治风湿疼

痛、咳喘、胃痛、跌打损伤。内服：煎汤，1.5~3g；或研末。

栾荆（《新修本草》）辛苦，温，有小毒。治湿痹寒冷疼痛。

桃花根（《福建民间草药》）《闽东本草》："性微温，味苦涩。"入肝、胃、大肠、肾四经。治咳血、腹痛泄泻、脱肛、肢节酸痛、白带、产后恶露不畅、跌打吐血、齿痛。

黄鳝藤根（《福建中草药》）甘苦，平。《泉州本草》：入肝、肺、肾、三焦、膀胱诸经。健脾利湿，通经活络。治脾胃衰弱、食少、胃痛、黄疸、水肿、淋浊、带下、风毒流注、关节风湿痛。内服：煎汤，15~30g（鲜者90~120g）。《闽东本草》："孕妇忌服。"

梵天花根（《福建民间草药》）甘苦，温。《泉州本草》："入心、肝、肺、胃诸经。"健脾祛湿，化瘀活血。治风湿关节炎、劳伤脚弱、水肿、疟疾、痛经、白带、跌打损伤、痛疽肿毒。内服：煎汤，30~90g；或炖肉服。外用：捣敷。《泉州本草》："孕妇忌用。"

野牡丹根（《陆川本草》）健脾止泻，止血和瘀。治消化不良、胃痛、泻痢、便血、衄血、月经过多、风湿疼痛、跌打损伤。内服：煎汤，15~30g；或浸酒。外用：捣敷。

麻柳叶（《草木便方》）苦，温，有毒。治慢性气管炎、关节痛、疮疽疔肿、疥癣风痒、皮肤湿疹、汤火伤。外用：煎水洗；酒精浸擦或捣敷。

麻柳树根（《分类草药性》）《重庆草药》："味麻辣苦，性热，有毒。"治疥癣、牙痛、风湿、筋骨疼痛、烫火伤。内服：煎汤，4.5~9g；或酒浸。外用：研末调敷或捣敷。《重庆草药》："内服慎用，体弱者少用。"

雄黄（《本经》）辛苦，温，有毒。入心、肝、胃经。燥湿，祛风。主死肌、绝筋、破骨、百节中大风。内服：入丸、散，0.3g~1.2g。外用：研末撒；调敷或烧烟熏。阴亏血虚及孕妇忌服。

毒性及解救：症状类似霍乱及砒砒中毒。主要表现为上吐下泻、急性肠胃炎症状。重则尿血、血水便，脱水，呼吸困难，烦躁，心力衰竭，心肌纤维断裂而死亡。救治：洗胃吐毒，可给予重碳酸钠、氢氧化高铁洗胃。禁用导泻剂，以免肠穿孔。常用解毒剂为氧化镁、铁酊、白垩乳剂、蛋白或牛奶。外用引起中毒者，应用硫代硫酸钠或氢氧化铁

溶清清洗或外敷局部组织，防止再吸收。有效拮抗解毒剂，可肌内注射二巯基丙醇（B、A、C），重者每次按3mg/kg计，第1、2日每4小时1次，第3日每6小时1次，以后则每日3次到痊愈停药。二巯基丙磺酸钠：首次给5%溶液2~3ml肌内注射；以后，每4~6小时1ml，次日1ml每2~3次，持续1周。至痊愈停药。用药期间可常测定尿砷定量。如无，可用硫代硫酸钠0.5~1g/日次，共3~5天。静脉注射或肌内注射。早期可用生鸡蛋清4个，白矾9g，混合生服，使呕吐数次，再内服大豆汁鹅油等。防风30g，甘草15g，研末冷开水调服。用熟豆浆或鲜生鸭血乘温灌胃。

棕树根（《滇南本草》）《四川中药志》："性平，味苦涩，无毒。"止血，祛湿，消肿解毒。治吐血、便血、血淋、血崩、带下、痢疾、关节痛、水肿、瘰疬、流注、跌打损伤。内服：煎汤，9~15g。外用：煎水洗。

榔榆茎叶（《闽南民间草药》）"苦，平。"治疮肿、腰背酸痛、牙痛。

棘刺花（《别录》）苦，平。疗腰痛、心腹痿痹。

紫金牛（《本草图经》）苦，平。《草木便方》："治风湿顽痹、肺痿久嗽。"内服：煎汤，9~12g，大剂30~60g；或捣汁。外用：捣敷。

番木瓜（《现代实用中药》）甘，平。治胃痛、痢疾、二便不畅、风痹、烂脚。《陆川本草》："治手足麻痹、远年烂脚。"内服：煎汤，鲜者30~60g；研末1.5~2.4g；或绞汁饮。外用：煎水洗。

蒙自木蓝（《云南中草药》）苦，寒。消炎镇痛，舒筋活络。

雷公藤（《中国药物志》）《湖南药物志》："苦，大毒。"杀虫，消炎，解毒。治风湿关节炎、皮肤发痒。本品有大毒，内服宜慎。

毒性及解救：雷公藤是一种剧毒药物，尤其皮部毒性极大，使用时应严格剥净皮部，包括二主皮及树缝中的皮部分。临床所见的一般中毒症状有头晕，心悸，无力，恶心，呕吐，腹痛，腹泻，肝区疼痛，血粪等。为慎重起见，对患有心、肝、肾、胃等器质性疾患的病人及孕妇应禁用。对治疗过程中出现恶心呕吐，腹痛腹胀，肝肾区疼痛，尿中出现蛋白及血清出现转氨酶不正常时，应立即停药。中毒后一般急救措施，除催吐洗胃，灌肠，导泻外，可服鲜萝卜汁120g或炖莱藤子240g，也可用

鲜韭菜汁或泻茶、羊血等以解毒。

蜀格（《新修本草》） 苦，平。治痿痹。

麂皮（《本草纲目》） 除湿气脚痹。

薏苡仁（《本经》） 甘淡，凉。入脾、肺、肾经。健脾，补肺，清热，利湿。治泄泻、湿痹、筋脉拘急、屈伸不利、水肿、脚气、肺痿、肺痈、肠痈、淋浊、白带。内服：煎汤，9~30g；或入丸、散。脾约便难及妊娠慎用。

文献选摘：《本草经疏》："薏苡仁，性燥能除湿，……故主筋急拘挛不可屈伸及风湿痹……。"《神农本草经》："薏苡仁治筋急拘挛、不可屈伸、风湿痹，下气。"

薇衔（《本经》） 苦，平。主风湿痹、历节痛。

第五章　清热疗痹药

凡以清泄里热治疗热痹为主要作用的药物，称为清热疗痹药。

清热疗痹药性属寒凉，分清热解毒药、清热燥湿泻火药、清热凉血药、清热通络药、清热养阴药五类。适用于机体感受暑热、燥火之邪，或风寒湿邪入里化热而致的肢体关节肌肉红肿热痛、发热、口渴等表现的热痹。

热痹，由于其发病因素不一，病情发展变化阶段不同，以及患者体质情况各异，因而有多种类型的脉证表现，临证时需要相应地选择针对性强的药物进行治疗。

应用清热疗痹药时，应辨别热属气分还是血分，属实热还是虚热，并以整个病情来决定主次先后。如有表证的，当先解表或表里同治；气分热兼血分热的，宜气血两清。

本类药物性多寒凉，易伤脾胃，影响运化，对脾胃虚弱患者，宜适当辅以健胃药物；热病易伤津液，清热燥湿药，又性多燥，也易伤津液，对阴虚患者，要注意辅以养阴药，祛邪勿忘扶正。对脾胃虚寒、胃纳不佳、肠滑易泻者慎用。如遇阴盛格阳、真寒假热之证，尤须明辨，不可妄投。

使用本类药物，要注意中病即止，避免克伐太过，损伤正气。

第一节　清热解毒药

了哥王（《岭南采药录》）　苦辛，寒，有毒。清热解毒，消肿散结，止痛。治瘰疬、痈肿、风湿痛、百日咳、跌打损伤。内服：煎汤（宜久煎4小时以上），6~9g。外用：捣敷；研末调敷或煎水洗。

毒性及解救：《南方主要有毒植物》："了哥王，果实、叶茎和根皮有毒。"中毒症状：呕吐，腹泻。解救方法：先洗胃，后饮浓茶，服活性炭或鞣酸蛋白；大量饮盐水或静脉滴注5%葡萄糖盐水；针刺上脘、中脘、足三里穴位。对症治疗：民间吃冻冷白粥。如腹泻严重，用萹稄干9g，石榴皮9g，土炒白术9g，清水3碗煎至1碗饮服。

三面刀（《陕西中草药》）　甘苦，寒，有小毒。清热，活血，解毒。治咽喉干痛、跌打、劳损、风湿腰腿痛、疖肿。内服：煎汤，3~6g；或浸酒。外用：捣敷。

三丫苦叶（《岭南采药录》）　苦，寒。清热，解毒，祛风，除湿。治咽喉肿痛、风湿骨痛、湿疹。内服：煎汤，15~30g。外用：捣敷或煎水洗。

三叉虎根（广州部队《常用中草药手册》）　苦，寒。清热解毒，祛风除湿。治风湿关节痛、创伤感染、发热。内服：煎汤，15~30g。外用：捣敷。

大青根（《福建民间草药》）　苦，寒。清热，解毒，祛风，除湿。治乙脑、流脑、感冒高热、头痛、肠炎、痢疾、黄疸、齿痛、鼻衄、咽喉肿痛、风湿关节痛。

大毛红花（《云南思茅中草药选》）　辛，微凉，有小毒。清热消炎，祛风除湿。治风湿红肿。内服：煎汤，3~6g。外用：捣敷。

山大刀（《生草药性备要》）　苦，凉。清热解毒，祛风湿。治扁桃体炎、白喉、疮疡肿毒、风湿疼痛、跌打损伤。内服：煎汤，30~60g（干品）。外用：煎水熏洗；研末调敷或捣敷。

山苦菜（《贵州草药》）　苦，寒。清热解毒，祛风，除湿，镇痛。

千里光（《本草图经》）　苦，寒。清热解毒，祛风除湿。治风热感冒、急性风湿性关节痛、无名肿毒、痔疮、肾囊风、湿疹。内服：煎汤，9~15g（鲜者30g）。外用：煎水洗；捣敷或熬膏涂。中寒泄泻者勿服。

小茄（《贵州草药》）　微甘，平。清热解毒，除湿止痛。

马钱子（《纲目》）　苦，寒，有毒。散血热，消肿，止痛。治咽喉痹痛、痈疽肿毒、风痹疼痛、骨折，并治面神经麻痹、重症肌无力。内服：入丸、散，0.3~0.6g（1日量）。外用：醋磨涂；研末吹喉或调敷。孕妇及体虚者忌服。

毒性及解救：中毒者初有嚼肌及颈部肌抽筋感，咽下困难，全身不安；然后伸肌与屈肌同时极度收缩而出现强直性惊厥。可用乙醚作轻度麻醉或用巴比妥类药物静脉注射以抑制惊厥，另用高锰酸钾洗胃。

马桑叶（《草木便方》） 辛苦，寒，有毒。治痈疽、肿毒、四肢麻木不仁。外用：捣敷；煎水洗；研末掺或调敷。

中毒及解救：流涎，恶心，呕吐，全身皮肤发痒，发痛，苦闷不安，心跳慢，呼吸加快，昏迷抽风等。能使延髓中枢发生间歇性强直性痉挛，重者因弛张性痉挛而致死。早期可用 0.1~0.5% 高锰酸钾洗胃和内服，使毒质氧化。输液葡萄糖盐水或葡萄糖水。痉挛给镇静剂，应以不影响心跳缓慢者为宜。如给予苯巴比妥钠 0.1~0.2g 肌内注射。也可用水合氯醛口服或灌肠。呼吸困难可给氧及呼吸中枢兴奋剂如山梗茶碱。心跳缓慢时可给予阿托品或 654-2 连续注射。忌用吗啡、可拉明、酒精类等。因吗啡等可提高脊髓的兴奋性而致惊厥。控制其痉挛，是治疗成功的关键。因马桑毒素吸收后，在机体内分解颇快，能控制痉挛，不太影响呼吸、循环中枢，则可迅速恢复。

马蔺根（《纲目》） 平，甘。清热解毒。治喉痹、痈疽、风湿痹痛。内服：煎汤，3~9g。

马蹄根（《云南思茅中草药选》） 苦涩，寒。清热解毒，止血，祛湿利尿。治肠炎、痢疾、食滞腹胀、肾炎水肿、肺结核、咳血、血崩、跌打、风湿、胃及十二指肠溃疡。内服：煎汤，15~30g；或研末。

马牙半支（《纲目拾遗》） 酸，凉。清热解毒，止血，利湿。治痈肿、吐血、风痹。内服：煎汤，30~60g；或捣汁。外用：捣敷。

井口边草（《云南中草药》） 辛。清热解毒，活血利尿。治筋断骨碎、腰背痛、风湿。内服：煎汤，9~15g。外用：捣敷。

天生草（《云南中草药》） 淡，平。清热解毒，健脾利湿。治风湿、小儿疳积、乳腺炎。内服：煎汤，9~15g。外用：捣敷。

天荞麦根（《李氏草秘》） 酸苦，寒。清热解毒，祛风利湿。治咽喉肿痛、痈疮、瘰疬、肝炎、肺痈、喉痹、筋骨酸痛。内服：煎汤，12~30g；或研末。外用：捣汁或磨汁涂。

瓦松（《唐本草》） 酸苦，凉。《本草再新》："入肝、肺二经。"清热解毒，利湿消肿。治风湿痹、筋骨酸痛。内服：煎汤，15~30g；捣汁或入丸剂。外用：捣敷，煎水熏洗或烧存性研面调敷。《泉州本草》："脾胃虚寒者忌用。"

牛白藤根（广州部队《常用中草药手册》） 甘淡微苦，凉。治腰腿痛、痔疮出血、疮疖痈肿。内服：煎汤，15~30g。

长杆兰（《云南思茅中草药选》） 苦，平。清热解毒，祛风湿，消炎，利尿。治风湿性腰腿痛、胃痛、尿路感染、脚气水肿、食物中毒。内服：煎汤，9~15g。

水八角根（《贵州草药》） 辛微苦，凉。清暑解毒，化瘀止痛。治风湿关节炎。

玉带根（《南宁市药物志》） 酸涩，寒，有毒。清热，解毒，镇痛，止血。治疮疡肿毒、跌打肿痛、外伤出血、火眼、腰痛。外用：捣敷。内服：煎汤，4.5~9g。体质虚寒者忌服。

古羊藤（《广西药植图志》） 苦微甘，凉。清热解毒。治泄泻、痢疾、疟疾、腰腿酸痛。内服：煎汤，3~6g；或研末，1.5~3g。外用：捣敷。虚寒者忌用。

白榄根（《岭南采药录》） 清咽，解毒，利关节。治咽喉肿痛、脚气、筋骨疼痛。内服：煎汤，30~60g。外用：煎水含漱口。

地黄连（《云南中草药》） 苦，凉，有毒。清热解毒，行气活血。治感冒高热、疟疾、肺炎、咳喘、吐血、胃痛、风湿痹痛、跌打损伤。内服：煎汤，1.5~6g；或浸酒。外用：捣敷。

地膏药（《昆明民间常用草药》） 苦，寒。清热解毒。治痢疾、风湿。内服：煎汤，9~15g。外用，捣敷。

芒种花（《植物名实图考》） 苦辛，寒。清热解毒，利尿，行瘀。治肝炎、感冒、痢疾、淋病、疝气、筋骨疼痛、喉蛾、牙痛、鼻衄、黄水疮、跌打损伤。内服：煎汤，9~30g。外用：捣敷或研末撒。

百眼藤（广州空军《常用中草药手册》） 甘，凉。清热解毒，散瘀止痛，祛风化湿。治消化不良、腹泻、大便秘结、感冒咳嗽、跌打扭伤、腰肌劳损。内服：煎汤，30~60g。

百蕊草（《本草图经》） 清热解毒，补肾涩精。治急性乳腺炎、肺炎、肺脓疡、扁桃体炎、上呼吸道感染、肾虚腰痛、头昏、遗精、滑精。内服：煎汤，9~15g；或泡酒。

竹节七（《云南中草药选》） 苦微甘，寒。清热解毒，活血止痛，利水消肿。内服：煎汤，3~6g。外用：捣敷。

竹叶参（《陕西中草药》） 苦辛，凉。清热解毒、舒筋活血。治高热不退、虚劳骨蒸潮热、风湿麻痹、关节腰腿疼痛、痛经、月经过多、痈疽疮疖、跌打损伤、骨折。内服：煎汤，9~15g；或浸酒；炖鸡；研末为散。外用：捣敷患处。

朱砂根（《纲目》） 苦辛，凉。清热解毒，散瘀止痛。治上感、扁桃体、急性咽峡炎、白喉、丹毒、淋巴结炎、劳伤吐血、心胃气痛、风湿骨痛、跌打损伤。内服：煎汤，9~15g；或研末为丸；浸酒。外用：捣敷。

祁州一枝蒿（《祁州药志》）《云南中草药》"苦，凉。"清热，解毒，祛风，止痒。治口腔炎、中耳炎、眼结膜炎、风火牙痛、风湿骨痛。内服：煎汤，9~30g。外用：捣敷；捣汁含漱或研末调敷。

红背叶（《广西中草药》） 甘，凉。解毒，除湿，止血。治痢疾、尿路结石或感染、血崩、白带、风疹、疥疮、脚癣、龋齿痛、外伤出血。广州空军《常用中草药手册》："治腰腿痛。"内服：根，煎汤，15~30g。外用：煎水洗或捣敷。

花蝴蝶根（《贵州民间方药集》） 苦涩，寒。清热解毒，活血舒筋。治高热神昏、肺痨咳嗽、烫火伤、瘰疬、痈疖肿毒、跌打损伤、风湿痹痛、月经不调。内服：煎汤，9~15g（鲜者15~30g）；或泡酒。外用：研末调敷或醋磨擦。《云南中草药》："孕妇忌服。"

苍耳（《千金·食治》） 苦辛，寒，有毒。祛风散热，解毒杀虫。治头风、头晕、湿痹拘挛、目赤、目翳、风癞、疔肿、热毒疮疡、皮肤瘙痒。内服：煎汤，6~12g；捣汁；熬膏；或入丸、散。外用：捣敷；烧存性研末调敷或煎水洗。《千金·食治》："不可共猪肉食。"《本草从新》："散气耗血，虚人勿服。"

苍白秤钩风（广州部队《常用中草药手册》） 微苦，寒。清热解毒，祛风除湿。治风湿骨痛、尿路感染、毒蛇咬伤。内服：煎汤，15~30g。外用：捣敷。

佛指甲（《滇南本草》） 甘微辛，微寒。清热解毒，止血，祛风湿。治咽喉肿痛、鼻衄、风热头昏、风湿关节痛、鼻疳、湿疹、疮毒。内服：煎汤，9~15g；或捣汁。外用：捣敷或烧存性研末撒。

冻青叶（《昆明民间常用草药》） 苦涩，凉。清热消炎。治腮腺炎、疮毒、水火烫伤、风湿、跌打骨折。内服：煎汤，9~15g；或研末。外用：研末调敷。

良旺茶（《云南中草药》） 甘苦，凉。清热解毒，理气止痛。治咽喉热痛、消化不良、月经不调、跌打损伤、风湿腰腿痛。内服：煎汤，9~15g；或浸茶。外用：捣敷。

附地菜（《植物名实图考》） 辛苦，凉。治遗尿、赤白痢、发背、热肿、手脚麻木。内服：煎汤，15~30g；捣汁或浸酒。外用：捣敷或研末擦患处。

鸡骨草（《岭南采药录》） 甘，凉。清热解毒，舒肝散瘀。治黄疸肝炎、胃痛、乳痛、瘰疬、跌打伤瘀血疼痛。《中国药植图鉴》："治风湿骨痛、跌打瘀血内伤，并作清凉解热药。"内服：煎汤，9~15g；或入丸、散。外用：捣敷。

鸡眼草（《救荒本草》） 苦，凉。清热解毒，健脾利湿。治跌打仆肿、腰痛。内服：煎汤，9~15g。外用：捣敷或捣汁涂。

驳骨草（《广西药植名录》）《云南中药选》："苦，凉。"清热解毒，祛风止痛。治感冒、肠炎、痢疾、风湿骨痛、跌打伤折。内服：煎汤，9~15g。外用：研末包敷。

青蛙（《日华子本草》） 甘、凉。《本草求真》："入膀胱、肠、胃。"清热解毒，补虚，利水消肿。治劳热、浮肿、疳积、水臌、噎膈、痢疾、虾蟆瘟、小儿热疮。内服：煎汤，煮食，研末为丸散，1~7个。外用：捣烂敷或研末调敷。

刺三甲（《天宝本草》） 苦辛，凉。入肝、肾、胃三经。清热解毒，祛风利湿，舒筋活血。治感冒高热、咳痰带白、风湿性关节炎、黄疸白带、尿路结石、跌打损伤、疖肿疮疡。内服：煎汤，15~30g；或浸酒。外用：煎水洗，研末调敷。《闽东本草》："孕妇忌服。"

刺天茄（《昆明民间常用草药》） 微苦，寒，有小毒。消炎，解毒，镇静止痛。治风湿跌打疼痛、神经性头痛、胃痛、牙痛、乳腺炎、腮腺炎。内服：煎汤，3~6g。外用：捣涂或研末调敷。

茄根（《开宝本草》） 甘辛，寒。治久痢便血、脚气、齿痛、冻疮。《医林纂要》："散热消肿，治风痹。"《分类草药性》："治风湿筋骨瘫痪，洗痔疮。"内服：煎汤，9~18g；或入散剂。外用：煎水洗；捣汁涂或烧存性研末调敷。

虎尾轮（《闽南民间草药》） "甘微苦，平。"清热解毒，止血消肿。治肺痈、咳嗽、吐血、咯血、尿血、脱肛、子宫脱垂、肿毒、关节炎。尤溪《实用中草药》："活血通络，理气和中。治胃及十二指肠溃疡，肺结核，白带，关节炎，小儿疳积。"内服：煎汤，鲜者30~60g。《广西中草药》："孕妇慎服。"

虎掌草（《滇南本草》） 苦辛，平，有毒。清热解毒，活血舒筋。治喉蛾、痄腮、瘰疬结核、痈疽肿毒、疟疾、风湿疼痛、胃痛、跌打损伤。内服：煎汤，6~9g（鲜者15~30g）；或浸酒。外用：研末调敷，或鲜品捣敷；或煎汤含漱。

败酱（《本经》） 苦，平。入肝、胃、大肠经。清热解毒，排脓破瘀。治肠痈、下痢、赤白带下、产后瘀滞腹痛、目赤肿痛、痈肿疥癣。《药性论》："治毒风顽痹，主破多年瘀血，能化脓为水及产后诸病。止腹痛余疹，烦渴。"内服：煎汤，9~15g（鲜者60~120g）。外用：捣敷。《本草汇言》："久病胃虚脾弱，泄泻不食之症，一切虚寒下脱之疾，咸忌之。"

金丝桃（《湖南药物志》） 苦涩，温。清热解毒，祛风湿，消肿。

鱼腥草（《履巉岩本草》） 辛，寒。《本草再新》："入肝、肺二经。"清热解毒，利水消肿。治肺炎、肺脓疡、热痢、疟疾、水肿、淋病、白带、痈肿、痔疮、脱肛、湿疹、秃疮、疥癣。内服：煎汤，9~15g（鲜者30~60g）；或捣汁。外用：煎水熏洗或捣敷。虚寒证及阴性外疡忌服。

贯叶连翘（《南京民间药草》）《四川中药志》："性平，味涩，无毒。"清热解毒，收敛止血，利湿。治咯血、吐血、肠风下血、外伤出血、风湿骨痛、口鼻生疮、肿毒、汤火伤。内服：煎汤，6~9g。外用：捣敷；研末调敷，鲜叶揉绒塞鼻。

柘树茎叶（《浙江民间常用草药》） 淡，微甘，凉。《浙江民间常用中草药》："治疔子、湿疹。"《云南中草药选》："消炎止痛，祛风活血。治流行性腮腺炎、肺结核、慢性腰腿痛、跌打劳伤、疔肿、急性关节扭伤。"内服：煎汤，9~15g。外用：煎水洗或捣敷。

草石蚕（《本草拾遗》） 甘淡，凉。祛风除湿，清热解毒。治风湿痹痛、湿热黄疸、咳嗽、哮喘、肺痈、乳痈、牙龈肿痛、白喉、淋病、带下、蛇伤。内服：煎汤，9~15g；研末或浸酒。外用：捣敷。《泉州本草》："因虚劳引致瘫痪者不可用。"《闽东本草》："脏寒者忌用。多服令人泻。"

荨麻（《本草图经》） 辛苦，寒，有毒。治风湿疼痛、产后抽风、小儿惊风、荨麻疹。内服：煎汤，3~9g；或炖肉。外用：捣汁涂或煎水洗。《本草图经》："误服之，吐利不止。"

残槁蔃（《岭南采药录》） 苦，寒。治痢疾、肠炎、风湿骨痛、腮腺炎、乳腺炎、疮疖。内服：根，煎汤，15~30g。外用：皮，叶煎水洗或捣敷。

挖耳草（《滇南本草》） 苦辛，寒。清热，解毒，消肿。治咽喉肿痛、乳蛾、痄腮、风火牙痛、痈肿疮毒。内服：煎汤，3~9g；或捣汁。外用：煎水漱口或捣汁涂。《滇南本草》："慢惊不宜服此药。"

鬼灯笼（《生草药性备要》） 苦微甘，寒。清热解毒。治温热病、骨蒸劳热、咳嗽、小儿急惊风。外用治跌打，祛风除湿。内服：煎汤，9~15g。外用：鲜品捣敷。

胜红蓟（《福建民间草药》） 辛苦，平。入肺、心包经。清热解毒，利咽消肿。治感冒发热、咽喉肿痛、痈疽疮疖、外伤出血、风湿疼痛。内服：煎汤，15~30g（鲜品30~60g）；或捣汁。外用：捣敷或研末吹喉。

夏枯草（《本经》） 苦辛，寒。入肝、胆经。清肝，散结。治瘰疬、瘿瘤、乳痈、乳癌、目珠夜痛、羞明流泪、头目眩晕、口眼㖞斜、筋骨疼痛、肺结核、急性黄疸型传染性肝炎、血崩、带下。内服：煎汤，6~15g；熬膏或入丸、散。外用：煎水洗或捣敷。脾胃虚弱者慎服。

鸭跖草（《本草拾遗》） 甘，寒。《泉州本草》："入心、肝、脾、胃、大小肠诸经。"行水，清热，凉血，解毒。治水肿、脚气、小便不利、感冒、丹毒、腮腺炎、黄疸肝炎、热痢、疟疾、鼻衄、尿血、血崩、白带、咽喉肿痛、痈疽疔疮、水气湿痹、筋骨疼痛。内服：煎汤，9~15g（鲜者60~90g，大剂可用150~210g）；或捣汁。外用：捣敷或捣汁点喉。《泉州本草》"脾胃虚弱者，用量宜少。"

鸭皂树根（福建晋江《中草药手册》） 消炎，排脓。治肺结核、结核性脓痈、关节炎。

倒扎龙（《陕西中草药》）　辛微苦，凉。清热解毒，活血止痛，止带，止汗。治腰痛、白带、瘰疬、黄水疮、盗汗。内服：煎汤，9~30g。外用：捣敷。

倒钩刺（《云南中草药》）　甘微酸，平。清热解毒，除湿止痢，驱蛔。治扁桃体炎、风湿性关节炎。

射干（《本经》）　苦，寒，有毒。入肺、肝经。降火，解毒，散血，消痰。治喉痹咽痛、咳逆上气、痰涎壅盛、瘰疬痰核、疟母、妇女经闭、痈肿疮毒、筋骨痛。内服：煎汤，2.4~4.5g；入散剂或鲜用捣汁。外用：研末吹喉或调敷。无实火及脾虚便溏者不宜，孕妇忌用。

海木（《云南思茅中草药选》）　苦，凉，有小毒。清热解毒，祛风湿，利咽喉。治风湿性关节炎、风湿腰腿痛、咽喉炎、扁桃体炎、心、胃气痛。内服：煎汤，9~15g；或浸酒。

通光散（《云南中草药选》）　苦，微寒。清热解毒，止咳平喘。治肺炎支气管炎、支气管哮喘、咽喉炎、扁桃体炎、膀胱炎、疔疮肿毒、风湿疼痛。内服：煎汤，9~15g。外用：捣敷。

萝芙木（《中国药植志》）　苦，寒。清风热，降肝火，消肿毒。治感冒发热、咽喉肿痛、高血压、头痛眩晕、痧症腹痛吐泻、风痒疮疥。内服：煎汤，15~30g。《广西药植图志》："有胃病及气血虚寒者忌用。"

黄鹌菜（《救荒本草》）　福建晋江《中草药手册》："甘微苦，凉，无毒。"清热解毒、消肿止痛。治感冒、咽痛、乳腺炎、结膜炎、疮疖、尿路感染、白带、风湿关节炎。内服：煎汤，9~15g（鲜品30~60g）。外用：捣敷或捣汁含漱。

黄藤叶（《南宁市药物志》）　苦，寒。捣敷热毒疮，煎水洗澡可治腰痛。

救必应（《岭南采药录》）　苦，寒。清热解毒，利湿，止痛。治感冒发热、扁桃体炎、咽喉肿痛、急慢性肝炎、急性肠胃炎、胃及十二指肠溃疡、风湿关节痛、跌打损伤、烫火伤。内服：煎汤，9~21g。外用：捣敷或熬膏涂。

蛇含（《本经》）　苦辛，凉。清热解毒。治高热惊痫、疟疾、咳嗽、喉痛、湿痹、痈疽癣疮、丹毒、痒疹、蛇虫咬伤。内服：煎汤，4.5~9g，鲜者30~60g。外用：煎水洗；捣敷或煎水含漱。

蛇附子（《植物名实图考》）　苦辛，凉。清热解毒，活血祛风。治高热惊厥、肺炎、哮喘、肝炎、风湿、月经不调、咽痛、瘰疬、痈疔疮疖、跌打损伤。内服：煎汤，3~6g；或捣汁饮。外用：捣敷或研末撒。

蛇葡萄根（《浙江天目山药植志》）　清热解毒，祛风除湿，散瘀破结。治肺痈、瘰疬、风湿痛、痈疮肿毒、跌打、烫伤。内服：15~30g；或捣汁。外用：捣敷。

野洋烟根（《贵州草药》）　苦，寒。清热解毒，祛风除湿，镇痛。

假黄麻（《广西药植名录》）《生草药性备要》："味淡，性寒。"清热解毒。治麻疹、热病下痢、疥癞疮肿、筋骨疼痛。内服：煎汤。外用：煎水洗或捣敷。

散血莲（《湖南药物志》）《贵州草药》："味微辛，性寒。"祛风清热，活血解毒。根茎：治目赤肿痛、眉棱骨痛、风湿关节痛、闭结。内服：煎汤，15~30g。

散血藤（《四川中药志》）　苦，寒。祛风湿，解热毒。治瘀血凝滞、筋骨风痛及疮毒红肿。内服：浸酒，12~18g。外用：捣敷。

�‌茹（《新修本草》）　辛酸，寒，有小毒。去热痹。甘草为之使，恶麦门冬。

紫弹树（《浙江天目山药植志》）　甘，寒。清热解毒，祛痰，利小便。治小儿解颅、腰骨酸痛。内服：煎汤，30~90g。外用：捣敷。

喉咙草（《中国药植志》）《贵阳民间药草》："辛甘，微寒，无毒。"祛风清热，消肿解毒。治咽喉肿痛、口疮、赤眼、目翳、正偏头痛、牙痛、风湿、哮喘、淋、浊、崩带、疔疮肿痛、跌打、烫伤。内服：煎汤，3~9g；研末或浸酒。外用：捣敷或研末掺。

景天（《本经》）　苦酸，寒。《得配本草》："入手少阴经。"清热，解毒，止血。《别录》："治痂疟、寒热风痹、诸不足。"内服：煎汤，15~30g；捣汁或入散剂。外用：捣汁涂或煎水洗。脾胃虚寒者忌服。

黑面叶根（广州空军《常用中草药册》）　苦，寒。祛风，清热，散瘀，消肿。治头面热毒、扁桃体炎、热泻、漆疮。《本草求原》："浸酒，祛风壮筋骨。"内服：煎汤，4.5~9g；或浸酒。外用：煎水洗或捣敷。

槐胶（《嘉祐本草》）　苦，寒，无毒。入足厥阴经。治大风痿痹、四肢不收、顽痹。内服：多入丸、散。血虚气滞，二者禁用。

雾水葛（《生草药性备要》） 甘淡，寒。解毒消肿，排脓，清湿热。治疮、疽、乳痈、风火牙痛、肠炎、痢疾、尿路感染、硬皮病。内服：煎汤，15~30g（鲜者30~60g）。外用：捣敷或捣汁含漱。

鼠李皮（《别录》） "味苦，微寒，无毒。"治风痹、热毒。内服：煎汤，3~9g。外用：熬膏涂敷或煎水洗。《纲目》："忌铁。"

蔓荆子叶（《岭南采药录》）《陆川本草》："辛苦，微寒。消肿止痛。治刀伤止血、跌打损伤、风湿疼痛。"内服：煎汤，3~9g；或捣汁冲酒饮。外用：捣敷。

鼻血草（《四川常用中草药》） 涩苦，微温。清热，解毒。治风湿麻木、大麻风、吐血、鼻出血、皮肤瘙痒、疮疹、癫症、崩带。内服：煎汤，30~60g。外用：捣敷或煎水洗。

薅田藨根（《福建中草药》） 甘苦，平。清热解毒，祛风利湿，活血消肿。治感冒高热、咽喉肿痛、风湿痹痛、肝炎、泻痢、肾炎水肿、尿路感染、结石、咳血、吐血、妇人崩漏、跌打损伤、疔疮肿毒。内服，煎汤，6~15g；或浸酒。外用：捣敷或研末调敷。《重庆草药》："孕妇禁用。"

蟛蜞菊（《本草求原》） 甘淡，微寒。清热解毒，祛瘀，消肿。《广西药植名录》："治跌打、腹痛、风湿。"内服，煎汤，15~30g。外用：捣敷或捣汁含漱。

第二节 清热燥湿泻火药

小檗（《唐本草》） 苦，寒。清热燥湿，泻火解毒。治急性肠炎、痢疾、黄疸、热痹、瘰疬、肺炎、结膜炎、痈肿疮疖、血崩、关节肿痛。内服：煎汤，3~9g；或炖肉服。外用：煎水滴眼；或研末撒；亦可煎水热敷。

小龙胆草（《云南中草药》） 苦，寒。清热利湿，凉血解毒。治热咳痨咳、痰中带血、黄疸、痢疾、胃痛、便血、产褥热、小儿惊风、疳积、疮疡疔毒、烫伤、腰痛。

小叶桑根（《贵州草药》） 辛甘，寒。泻肺火，利小便。治水肿、风湿痛。内服：煎汤，9~15g。

马尾连（《纲目拾遗》） 苦，寒。入心、肝、胆、大肠经。清热燥湿，解毒，治关节炎。内服：煎汤，3~9g。外用：研末调敷。

马鞍藤根（《福建民间草药》） 治风火牙痛、关节风湿痛、流火、湿疹。内服：煎汤，15~30g。外用：研末调敷。

巴山虎（《岭南采药录》） 苦，平。清热除湿，祛瘀消肿。治风湿痹痛、疝气腹痛、头痛、牙痛、咽炎、扁桃体炎、疳积、跌打损伤、瘰疬。内服：煎汤，6~15g。外用：捣敷。

石膏（《本经》） 辛甘，寒。入肺、胃经。生用解肌清热，除烦止渴。治热病壮热不退、心烦神昏、谵语发狂、口渴咽干、肺热喘急、中暑自汗、胃火头痛、牙痛、热毒壅盛、发斑发疹、口舌生疮、筋骨疼痛。煅敷生肌敛疮。外治痈疽疮疡，溃不收口，汤火烫伤。内服：煎汤，9~30g（大剂可用180~240g）；或入丸、散。外用：煅研撒或调敷。脾胃虚寒及血虚，阴虚发热者忌服。

龙胆（《本经》） 苦，寒。入肝、胆经。除下焦湿热。治骨间寒热、足肿痛、寒湿脚气、四肢疼痛。内服：煎汤，3~9g；或入丸、散。外用：研末捣敷。脾胃虚弱作泄及无湿热实火者忌服。

玄明粉（《药性论》） 辛咸，寒。入胃、大肠经。泻火，润燥，软坚。治实热积滞、大便不通、目赤肿痛、咽肿口疮。内服：溶入汤剂4.5~9g。外用：化水涂洗或研细吹喉。脾胃虚寒及孕妇忌服。

青葙（《本经》） 苦，微寒。燥湿清热，杀虫止血。治风瘙身痒、疮疥、痔疮、金疮出血、热留筋骨。内服：煎汤或捣汁，鲜用30~60g。外用：捣敷。

青葙子（《本经》） 苦，凉。《雷公炮制药性解》："入心、肝二经。"祛风热，清肝火。治目赤肿痛、障翳、高血压、鼻衄、皮肤风热搔痒、疥癞。《日华子本草》："治五脏邪气，益脑髓，明耳目，镇肝，坚筋骨，去风寒湿痹。"内服：煎汤，9~15g。《本草备要》："瞳子散大者忌服。"

青鱼胆草（《贵州民间药物》） 苦，凉。清热，健脾，清肺止咳。治黄疸、风热咳嗽、风湿、蛔虫病。

苦参（《本经》） 苦，寒。入肝、肾、大肠、小肠经。清热，燥湿，杀虫。治热毒血痢、肠风下血、黄疸、赤白带下、小儿肺炎、疳积、急性扁桃体炎、痔瘘、脱肛、皮肤瘙痒、疥癣、恶疮、阴疮湿痒、瘰疬、烫伤。内服：煎汤，4.5~9g；或入丸散。外用：煎水洗。脾胃虚寒者忌服。

罗裙带（《纲目拾遗》）　辛，凉，有毒。清火，解毒，散瘀，消肿。治痈肿疮毒、跌打骨折、头痛、关节痛。内服：煎汤，鲜者15~30g。外用：捣敷；捣汁涂；炒热罨或煎水洗。

泡桐木皮（《陕西草药》）　苦，平。清热，止痛，消肿。治风湿潮热、肢体困痛、关节炎、浮肿、热毒、疥疮。内服：煎汤，9~15g。外用：捣敷。

细叶马料梢（金华《常用中草药单方验方选编》）　清热止痢，祛风，截疟。治急性细菌性痢疾、关节痛、疟疾。内服：煎汤，15~30g。

茨黄连（《分类草药性》）　凉。清热，泻火，凉血，解毒。治流感、热痢、腹泻、黄疸、吐血、目赤翳膜、喉痛、牙痛、疔疮、关节风痛。内服：煎汤，9~15g（鲜者30~60g）。外用：捣敷或研末调敷。《广西中药志》："体质虚寒者忌用。"

美丽胡枝子根（《广西药植名录》）　苦，平。清肺热，祛风湿，散瘀血。治肺痈、风湿疼痛、跌打损伤。内服：煎汤，15~30g。外用：捣敷。

秦皮（《本经》）　苦，寒。入肝、胆经。清热燥湿，止咳平喘，明目。治细菌性痢疾、肠炎、白带、慢性气管炎、目赤肿痛、迎风流泪、牛皮癣。内服：煎汤，4.5~9g；或入丸剂。外用：煎水洗。脾胃虚弱者忌用。

黄芩（《本经》）　苦，寒。入心、肺、胆、大肠经。治热毒骨蒸、去关节烦闷、解热渴、历节肿痛。内服：煎汤，3~9g；或入丸、散。外用：煎水洗或研末撒。恶葱实。畏丹砂、牡丹、藜芦。

黄连（《本经》）　苦，寒。入肝、心、胃、大肠经。泻火，燥湿，解毒，杀虫。治时行热毒、伤寒、热盛心烦、痞满呕逆、菌痢、热泻腹痛、肺结核、吐、衄、下血、消渴、疳积、蛔虫病、百日咳、咽喉肿痛、火眼、口疮、痈疽疮毒、湿疹、汤火烫伤。内服：煎汤，1.5~3g；或入丸、散。外用：研末调敷，煎水洗或浸汁点眼。凡阴虚烦热，胃虚呕恶，脾虚泄泻，五更泄泻慎服。

黄柏（《纲目》）　苦，寒。入肾、膀胱经。清热燥湿，泻火解毒。治热痢泄泻、消渴、黄疸、痿躄、梦遗、淋浊、痔疮、便血、赤白带下、骨蒸劳热、目赤肿痛、口舌生疮、疮疡肿毒。内服：煎汤，4.5~9g；或入丸、散。外用：研末调敷或煎水浸渍。脾虚泄泻、胃弱食少者忌服。

野海椒（《四川常用中草药》）　"消积，利膈下热毒。治风湿麻痹、湿热痒疮。"内服：煎汤，9~18g。

楮头红（《四川中药志》）　酸，凉。清肺热，去肝火。治风湿痹痛、耳鸣、耳聋及目雾羞明。内服：煎汤，15~30g；或炖肉。

第三节　清热凉血药

山矾根（《闽东本草》）　苦辛，平。入肺、胃二经。清湿热，祛风，凉血。治黄疸、痢疾、风火头痛、腰背关节疼痛、血崩。内服：煎汤，15~30g。

山藿香（《峨嵋药植》）　辛，凉。凉血散瘀，消肿解毒。治吐血、肠风下血、跌打损伤、痈肿、痔疮、流火。内服：煎汤，15~30g（鲜品30~60g）；捣汁或研末。外用：煎水熏洗或捣敷。

马兰（《本草拾遗》）　辛，凉。《纲目》："入阳明血分。"凉血，清热，利湿，解毒。治喉痹、风湿痹痛。内服：煎汤，9~18g（鲜者30~60g）；或捣汁。外用：捣敷；研末掺或煎水洗。

牙疳药（《南宁市药物志》）　苦，凉。清热凉血，健脾除湿。治牙疳、小儿疳积、风湿痹痛。内服：煎汤，6~15g；或泡酒。外用：捣汁涂擦牙龈或含漱；或煎水洗。

火炭母草（《本草图经》）　酸甘，凉。清热利湿，凉血解毒。治泄泻、痢疾、黄疸、风热咽疼、痈肿湿疮、骨节痈肿疼痛。内服：煎汤，15~30g（鲜品30~60g）；或捣汁。外用：捣敷或煎水洗。

文献选摘：《本草图经》："去皮肤风热，流注，骨节痈肿疼痛。"

水栀根（《福建民间草药》）　甘，平。清热凉血，镇静止痛，疏风除湿。

白薇（《本经》）　苦咸，寒。入肺、胃、肾经。清热凉血。治阴虚内热、风温灼热多眠、肺热咳血、温疟、瘅疟、产后虚烦血厥、热淋、血淋、风湿痛、瘰疬。内服：煎汤，4.5~9g；或入丸、散。《本草经集注》："恶黄芪、大黄、大戟、干姜、干漆、大枣、山芋肉。"

地榆（《本经》）　苦酸，寒。入肝、大肠经。凉血止血，清热解毒。治吐血、衄血、血痢、崩漏、肠风、痈肿、湿疹、风痹。内服：煎汤，6~9g；或入丸、散。外用：捣汁或研末掺。虚寒者忌服。

地骨皮（《本经》）　甘，寒。入肺、肝、肾经。清热，凉血、止痛。治虚劳潮热盗汗、吐血、衄家风、骨槽风、腰痛、行痹、周痹。内服：煎汤，9~15g；或入丸、散。外用：煎水含漱；淋洗；研末撒或调敷。脾胃虚寒者忌服。

红药子（《本草图经》）苦微涩，凉。生用抗菌消炎，顺气活血，凉血止血，镇静解痉，止痛，止泻，促进溃疡愈合；盐制者补肾；醋制者止血；碱制者健胃。治扁桃体炎、肠炎、胃炎、溃疡病、菌痢、胆道蛔虫症、外伤感染、蜂窝织炎、痈疖、脓痂疹、泌尿系感染、月经不调、崩漏、外伤出血、吐血、衄血、便血、跌打损伤、风湿腰腿痛。内服：煎汤，生品1.5~6g（制品9~12g）；或泡酒；研粉冲服。外用：研粉敷。孕妇慎用。

尿桶弓（《陆川本草》）"寒，凉。叶：凉血、消炎生肌。治烫伤、溃疡。"《广西药植名录》："消肿。治风湿痛、跌打、火烫伤。"外用：研末油调敷；或煎水洗。

侧柏叶（《药性论》）苦涩，寒。入心、肝、大肠经。凉血，止血，祛风湿，散肿毒。治吐血、衄血、尿血、血痢、肠风、崩漏、风湿痹痛、细菌性痢疾、高血压、咳嗽、丹毒、痄腮、烫伤。内服：煎汤，6~12g；或入丸、散。外用：煎水洗，捣敷或研末调敷。《药性论》："与酒相宜。"《本草述》："多食亦能倒胃。"

狗肝菜（《岭南采药录》）苦，寒。清热，凉血，利尿解毒。治热病斑疹、便血、溺血、小便不利、肿毒疔疮、除湿火骨痛。内服：煎汤，30~60g。外用：捣敷或熬膏贴。

贯众（《本经》）苦，凉。入肝、胃经。杀蛔、绦、蛲虫，清热，解毒，凉血，止血。治风热感冒、温热斑疹、吐血、衄血、肠风便血、血痢、血崩、带下。金华《常用中草药单方验方选编》："祛风活血，补肝胃。治风寒湿痹、腰酸膝酸痛、遗尿。"内服：煎汤，4.5~9g；或入丸、散。外用：研末调涂。阴虚内热及脾胃虚寒者不宜；孕妇慎用。

荞麦七（《陕西中药志》）酸苦，寒。凉血消瘀，祛湿解毒。治吐血、衄血、便血、痢疾、崩漏带下、风湿痹痛、疮疖、烧伤。内服：煎汤，6~9g；或研末。外用：捣敷或研末调敷。

银柴胡（《纲目》）甘苦，凉。入肝、胃经。清热解毒。治虚劳骨蒸、阴虚久疟、小儿疳热、羸瘦、湿痹拘挛。内服：煎汤，3~9g；或入丸、散。外感风寒及血虚无热者忌服。

鹿茸草（《植物名实图考》）苦，平。治感冒、心中烦热、咳嗽、吐血、赤痢、便血、月经不调、风湿骨痛、牙痛、乳痈。内服：煎汤，9~15g（鲜者30~60g）。外用：煎水洗或捣敷。

羚羊角（《本经》）咸，寒。入肝、心经。主中风筋挛、附骨疼痛。内服：磨汁，0.9~1.5g；煎汤，1.5~3g；或入丸、散。

楮叶（《别录》）甘，凉。凉血，利水。治吐血、衄血、血崩、外伤出血、水肿、疝气、痢疾、癣疮、四肢风痹。内服：煎汤，3~6g；捣汁或入丸、散。外用：捣敷。

楮树根（《分类草药性》）《重庆草药》："味甘，性微寒，无毒。"清热，凉血，利湿，祛瘀。治咳嗽吐血、水肿、血崩、跌打损伤。内服：煎汤，30~60g。

落葵（《别录》）甘酸，寒。《泉州本草》：入心、肝、脾、大小肠经。清热滑肠，凉血，解毒。治大便秘结、小便短涩、痢疾、便血、斑疹、疔疮、手脚关节风湿痛。内服：煎汤，9~12g（鲜者30~60g）。外用：捣敷，或捣汁涂。《纲目》："脾冷人，不可食。"《南宁市药物志》："孕妇忌服。"

落地生根（《岭南采药录》）酸，寒。《泉州本草》："入肺、肾二经。"凉血，止血，消肿，解毒。治吐血、刀伤出血、胃痛、关节痛、咽喉肿痛、乳痈、疔疮、溃疡、烫伤。内服：煎汤30~60g；根3~6g。外用：捣敷，绞汁晒粉干掺或捣汁含漱。《泉州本草》："脾胃虚寒者忌用。"

紫葳根（《日华子本草》）《纲目》："甘，酸，寒。"凉血，祛风，行瘀。治血热生风身痒、风疹、腰脚不遂、痛风。内服：煎汤6~9g；入丸、散或浸酒。《品汇精要》："妊娠不可服。"

鹅掌金星草（《植物名实图考》）苦，凉。清热，凉血，利尿，解毒。《四川中药志》："除湿利尿，治小儿急慢惊风、咳嗽、吐乳、痈肿流注、刀伤、冷骨风筋骨疼痛。"内服：煎汤，6~15g（鲜者30~60g）；研末或浸酒。外用：捣敷。

曾青（《本经》）酸，小寒。《玉楸药解》："入足厥阴肝经。"明目，镇惊，杀虫。治风热目赤、疼痛、涩痒、眵多赤烂、头风、惊痫、风痹。内服：入丸、散。外用：为末点眼或调敷。《本草经集注》："畏菟丝子。"

窝儿七（《陕西中草药》）苦，寒，有毒。祛风湿，清热凉血，活血止痛，并有泻下作用。治风湿性关节炎、腰腿疼痛、骨蒸潮热、跌打损伤、月经不调、少腹结痛、痈肿。内服：煎汤，3~9g；作散剂或浸酒。外用：研粉敷。

管仲（《滇南本草》） 苦涩，寒。清热消炎、凉血止血。《贵州民间药物》："治痢疾、疔疮、风湿。"内服：煎汤，15~30g；研末，0.9~1.5g；或浸酒。外用：捣敷或研末撒。

篦梳剑（《福建中草药》） 微苦，寒。凉血、止血，利尿通淋。治肺结核咳痰带血、热淋尿血、目赤肿痛。内服：煎汤，9~15g。外用：捣烂擦。

第四节 清热通络药

五香藤（《云南中草药选》） 涩微苦，寒。清热解毒，舒筋活血，消肿止痛。治流感、毒蛇咬伤、风湿麻木。内服：煎汤，12~18g；或浸酒。外用：捣敷或研末撒。

石吊兰（《植物名实图考》） 甘苦，凉。清肺消炎，凉血止血，祛湿化滞，通络止痛。治肺热咳嗽、吐血崩带、风湿痹痛、跌打损伤、风湿气肿、腰膝痛。内服：煎汤，15~30g；或浸酒。外用：捣敷。

白背三七茎叶（《云南中草药》） 咸微辛，寒，有毒。清热，舒筋，止血，祛瘀。治百日咳、风湿痛、骨折、创伤出血、痈肿疮疖。内服：煎汤，6~9g。外用：捣烂敷，或研末撒。

老蜗生（《植物名实图考》）《贵州草药》："甘涩，平。"清热利湿，舒筋活络，止咳。治黄疸型肝炎、坐骨神经痛、风湿筋骨疼痛、喘咳、痔血。内服：煎汤，9~15g。外用：捣敷。

吊白叶（《贵州民间药物》）《云南思茅中草药选》："性凉，味淡涩。"清热凉血，化湿通络。治燥咳、痢疾、风湿疼痛、跌打损伤、疮疡疥癣。内服：煎汤，9~15g。外用：煎水洗或捣汁涂。

忍冬藤（《本草经集注》） 甘，寒。入心、肺经。清热，解毒，通络。治温病发热、热毒血痢、传染性肝炎、痈肿疮毒、筋骨疼痛。内服：煎汤，9~30g；或入丸、散或浸酒。外用：煎水熏洗；熬膏贴或研末调敷。

树头菜根（《云南思茅中草药选》） 苦，寒。清热解毒，舒筋活络。治肝炎、风湿性关节炎。内服：煎汤，15~30g。孕妇忌服。

钩藤（《本草原始》） 甘，凉。入肝、心经。清热平肝，息风定惊。治小儿惊痫瘛疭、高血压、头晕、目眩、妇人子痫、手足走注疼痛、肢节挛急。内服：煎汤（不宜久煎），4.5~9g；或入散剂。《本草新编》："最能盗气，虚者勿投。"《本草从新》："无火者勿服。"

蚯蚓（《本经》） 咸，寒。入肝、脾、肺经。清热，平肝，止喘，通络。治高热狂躁、惊风抽搐、风热头痛、目赤、中风半身不遂、喘息、喉痹、关节疼痛、历节风痛、齿衄、小便不通、瘰疬、痄腮、疮疡。内服：煎汤，4.5~9g；或入丸、散。外用：捣烂，化水或研末调敷。《药对》："畏葱、盐。"

黑面叶（广州空军《常用中草药手册》） 苦，寒，有毒。清湿热，化瘀滞。治腹痛吐泻、疔毒疮疖、湿疹、皮炎、漆疮、鹤膝风、跌打肿痛。内服：煎汤，15~30g。外用：煎水洗；捣敷或研末撒。孕妇忌服。

蒙自赤杨（《贵州草药》）《云南思茅中草药选》："苦涩，凉。清热解毒，舒筋络，祛风湿。治细菌性痢疾、腹泻、风湿骨痛、跌打骨折。"内服：煎汤，15~30g。外用：煎水洗或捣敷。

薄菜（《纲目》） 辛，凉。清热，利尿，活血，通经。治感冒、热咳、咽痛、麻疹不易透发、风湿关节炎、黄疸、水肿、疔肿、经闭、跌打损伤。内服：煎汤，15~30g（鲜者30~60g）。外用：捣敷。《上海常用中草药》："本品不能与黄荆叶同用，同用则使人肢体麻木。"

漏芦（《本经》） 苦咸，寒。入胃、大肠经。清热解毒，消肿排脓，下乳，通筋脉。治痈疽发背、乳房肿痛、乳汁不通、瘰疬恶疮、湿痹筋脉拘挛、骨节疼痛、热毒血痢、痔疮出血。内服：煎汤，4.5~9g（鲜者30~60g）；或入丸、散。外用：煎水洗或研末调敷。气虚，疮疡平塌不起及孕妇忌服。

辫子草根（《云南中草药》） 甘，平。清热利湿，止血，通络。治黄疸、痢疾、小便淋痛、风湿痛、咯血、崩漏、白带、痔疮、跌打损伤。内服：煎汤，15~30g；或泡酒。

第五节 清热养阴药

大飞杨（《广西中药志》） 苦涩，平。清热润肺，敛阴安神，除湿杀虫。治百日咳、心悸失眠、盗汗遗精、瘰疬、湿疹、疥癣。外用：捣敷或煎水洗。内服：煎汤，15~30g；浸酒或研末。

天门冬（《本经》） 甘苦，寒。入肺、肾经。滋阴，润燥，清肺，降火，强骨髓。治阴虚发热、风湿偏痹、风湿不仁、冷痹、风痹热毒。内服：煎汤，6~12g；熬膏或入丸、散。虚寒泄泻及外感风寒致嗽者，皆忌服。

牛毛七（《陕西中草药》） 甘淡，平。养阴清热，安神定志，祛风除湿，止血镇痛。治骨蒸潮热、神经衰弱、风湿疼痛、癫狂、外伤。内服：煎汤，12~15g。外用：研末撒。

石斛（《本经》） 甘淡微咸，寒。入胃、肺、肾经。生津益胃，清热养阴。治热病伤津、口干烦渴、病后虚热、阴伤目暗、长肌肉、逐皮肤邪热痱气、脚膝疼冷痹弱、腰痛。内服：煎汤（须久煎），6~12g（鲜者15~30g）；熬膏或入丸、散。《本草经集注》："陆英为之使。恶凝水石、巴豆，畏僵蚕、雷丸。"

石仙桃（《生草药性备要》） 甘，凉。养阴清肺，利湿，消瘀。治眩晕、头痛、咳嗽、吐血、风湿骨痛。内服：煎汤，9~15g（鲜品30~60g）。

地筋（《别录》） 甘，寒。清热止渴，祛风除湿。治热病消渴、咳嗽、吐泻、关节疼痛。内服：煎汤，15~30g；捣汁或浸酒。外用：捣敷。

青蒿根（《滇南本草》） 治劳热骨蒸、关节酸痛、大便下血。

知母（《本经》） 苦，寒。入肺、胃、肾经。滋阴降火，润燥滑肠。治烦热消渴、骨蒸劳热、肺热咳嗽、大便燥结、小便不利。《本草求源》："治嗽血、喘、淋、口病、尿血、呃逆、盗汗、遗精、痹痿、痀疾。"内服：煎汤，6~15g；或入丸、散。脾胃虚寒，大便溏泄者忌服。

参叶（《中药志》）《四川中药志》："性微寒，味苦甘，无毒。入心、肺、胃三经。"清热，生津，利咽。治热邪伤津、口干舌燥、心烦神倦、风火牙痛。内服：煎汤，3~12g；或浸酒。

珠儿参（《本草从新》） 苦甘，寒。入肝、胃、经。养阴，清肺，散瘀，止血，定痛。治热病烦渴、阴虚咳嗽、痨伤吐血、鼻衄、咽痛、风湿性关节炎、小儿惊风、跌打损伤。内服：煎汤，6~9g；研末入丸、散或泡酒。外用：研末调敷。

凉粉草（《纲目拾遗》）《本草求原》："涩甘，寒。"清暑，解渴，除热毒。治中暑消渴、高血压、肌肉及关节疼痛。内服：煎汤，30~60g；作冷饮或浸酒。

理石（《本经》） 辛甘，寒。清热，除烦，止渴。治中风痿痹。《本草经集注》："滑石为之使，恶麻黄。"

菱（《别录》） 甘，凉。《本草求真》："入肠、胃经。"生食：清暑解热，除烦止渴。熟食：益气，健脾。治一切腰腿筋骨疼痛、周身四肢不仁、风湿入窍之症。内服：生食或煮熟。《本经逢原》："患疟、痢人勿食。"

甜瓜（《开宝本草》） 甘，寒。入心、胃经。清表热，解烦渴，利小便。《滇南本草》："治风湿麻木、四肢疼痛。"内服：生食。脾胃虚寒，腹胀便薄者忌服。

甜远志（《滇南本草》） 甘辛苦，寒。滋阴清热，祛痰，解毒。治痨热咳嗽、白带、腰疼、肺炎、胃痛、痢疾、跌打损伤、风湿疼痛、疔疮。内服：煎汤，9~15g。外用：捣敷。

猕猴桃（《开宝本草》） 甘酸，寒。清热，止渴，通淋。治烦热、消渴、黄疸、石淋、痔疮、骨节风。内服：煎汤，30~60g。脾胃虚寒者慎服。

蓴（《千金翼方》） 甘，寒。主消渴、热痹。

鳖甲（《本经》） 咸，平。入肝、脾经。养阴清热，平肝息风，软坚散结。治劳热骨蒸、阴虚风动、劳疟、疟母、癥瘕痃癖、经闭经漏、小儿惊痫、腰痛。内服：煎汤，9~24g；熬膏或入丸、散。外用：研末撒或调敷。脾胃阳衰、食减便溏或孕妇慎服。

第六章 补虚药

凡能补益人体正气，增强功能，提高抗病能力，消除虚弱证候的药物，称为补虚药，亦称补益药或补养药。

痹病虚证，概括起来不外气虚、血虚、阴虚、阳虚、肝肾亏虚等。补虚药也可根据其作用和应用范围的不同而分为补气药、补血药、补阴药、补阳药、补肝肾强筋骨药等。补虚药物适用于素体虚弱，或日久不愈，以正虚为主要表现的痹病。

正气虚衰不仅是痹病发病的重要因素，而且在整个痹病过程中，对病情的演变和转归同样起着重要作用。在治疗痹病的整个过程中，针对不同时期所出现的各种不同虚证，及时扶助正气，以增强机体抗邪能力，有其重要的意义。

补虚药对邪实的病证应慎用或禁用，以免"闭门留寇"，加重病情。

在服用补虚药时，还应当照顾脾胃，适当配伍健脾胃的药物，以免妨碍消化吸收，影响疗效。

第一节 补气药

人参（《本经》） 甘微苦，温。入脾、肺经。大补元气，固脱生津，安神。治劳伤虚损、食少、倦怠、反胃吐食、大便滑泄、虚咳喘促、自汗暴脱、惊悸、健忘、眩晕头痛、阳痿、尿频、消渴、妇女崩漏、小儿慢惊、久虚不复、一切气血津液不足之证、痿痹。内服：煎汤，4.5~9g，大剂 9~30g；亦可熬膏；或入丸、散。实证、热证忌服。

大枣（《本经》） 甘，平。入脾、胃经。补中益气。主治四肢重。内服：煎汤，9~15g；或捣烂作丸。外用：煎水洗；或烧存性研末调敷。凡有湿痰、积滞、齿病、虫病者，均不相宜。

大地棕根（《四川中药志》） 微苦，温。补虚，调经，祛风湿，行瘀血。治虚劳咳嗽、遗精、白浊、崩漏、带下、风湿痹痛、跌打损伤。内服：煎汤，9~18g；或炖肉吃。外用：研末调敷。

大剑叶木（《云南思茅中草药选》） 甘，温。补虚，祛风湿，通经。治风湿性关节炎、腰腿痛、阳痿、膀胱炎、产后大流血。内服：煎汤，15~30g。

山药（侯宁极《药谱》） 甘，平。入肺、脾、肾经。健脾，补肺，固肾，益精。治脾虚、泄泻、久痢、虚劳咳嗽、消渴、遗精、带下、小便频数。内服：煎汤，9~18g；或入丸、散。外用：捣敷。有实邪者忌服。

文献选摘：章炳麟：薯蓣一味，开血痹特有神效，血痹虚劳方中风气诸不足，用薯蓣丸。今云南人患脚气者，以生薯蓣切片，散布胫上，以布缠之，约一时许，胫上热痒即愈。

小麦麸（《本草拾遗》） 甘，凉。《得配本草》："入手阳明经。"治虚汗、盗汗、泄利、糖尿病、口腔炎、热疮折伤、风湿痹痛、脚气。内服：入散剂。外用：醋炒包疮或研末调敷。

小黑药（《云南中草药》） 甘微苦，温。补肺益肾。治肺结核、肾虚腰痛、头昏。内服：煎汤，9~15g。实热证及感冒忌用。

太白参（《陕西中草药》） 甘微苦，温。滋阴补肾，补中益气，健脾和胃。治身体虚弱、肾虚骨蒸潮热、关节疼痛。内服：煎汤，9~15g（大剂量30~60g）；或炖肉服。

牛奶柴（《闽东本草》） 甘淡，温。入肺、脾、肾三经。补中益气，健脾化湿，强筋壮骨，消肿，活血解毒。治风湿关节痛、中气虚弱、气血衰微、四肢酸软、筋骨不利、跌打损伤、经闭、乳汁不通。内服：煎汤，30~60g。有外邪风热者忌用。

双参（《云南中草药选》） 甘苦，平。益肾补气，活血调经。治肾虚腰痛、遗精、阳痿、月经不调、经闭。内服：煎汤，15~30g；或炖肉服。

白术（《陶弘景》） 苦甘，温。入脾、胃经。补脾，益胃，燥湿，和中。治脾胃气弱、不思饮食、倦怠少气、虚胀、泄泻、痰饮、水肿、黄疸、湿痹、小便不利、头晕、自汗、胎气不安。内服：煎汤，4.5~9g；熬膏或入丸、散。阴虚燥渴、气滞胀闷者忌服。

文献选摘：《本草经疏》："术，其气芳烈，其味甘浓，其性纯阳，为除风痹之上药，安脾胃之神品。"《本经》："至风寒湿痹、痹者、拘挛而痛者是也。"《经》曰："地之湿气，感则害人皮肉筋骨。……，术有除此三邪之功，故能祛其所致之疾也。"《本草汇言》："白术，乃扶植脾胃，散湿除痹，消食除痞之要药也。"《本经疏证》："……《伤寒》少阴篇附子汤，治身体疼、手足寒、骨节痛，……则未有不兼湿者，刿风湿二者，必挟寒始成痹……。"

戎盐（《新修本草》）咸，寒。益气坚肌骨。内服：煎汤，0.9~1.5g；或入丸、散。外用：研末揩牙或水化漱口；洗目。水肿忌服。

异草（《新修本草》）甘。主瘘痹寒热。

豆黄（《食疗本草》）《纲目》："甘，温，无毒。主湿痹、膝痛，五脏不足气，胃气结积，益气，润肌肤。末之收盛，炼猪膏为丸服之，能肥健人。"

芡实（《纲目》）甘涩，平。入脾、肾经。固肾涩精，补脾止泄。治遗精、淋浊、带下、小便不禁、大便泄泻。主湿痹腰脊膝痛，补中除暴疾，益精气，强志，令耳目聪明。内服：煎汤，9~15g；或入丸、散。《随息居饮食谱》："凡外感前后、疟痢疳痔、气郁痞胀、溺赤便秘、食不运化及新产后皆忌之。"

杏花（《别录》）苦。主补不足、女子伤中、寒热痹、厥逆。

还阳草根（《云南中草药》）微甘，凉。补益气血，健脾利湿。

鸡肉（《本经》）甘，温。入脾、胃经。温中，益气，补精，添髓。治虚劳羸瘦、中虚胃呆食少、泄泻、下痢、消渴、水肿、小便频数、崩漏、带下、产后乳少、病后虚弱、腰痛。内服：煮食或炖汁。

青鱼（《本草经集注》）甘，平。入肝，兼脾经。益气化湿。治脚气湿痹。《本草经集注》："服术勿食青鱼鲊。"《陶弘景》："青鱼鲊不可合生胡荽及生葵并麦酱食之。"

刺老鸦（《黑龙江中药》）《东北常用中草药手册》："辛，平，有小毒。"补气安神，强精滋肾，祛风活血。治神经衰弱、风湿性关节炎、糖尿病以及阳虚气弱、肾阳不足等证。内服：煎汤，15~30g

（鲜用 30~60g）。外用：捣敷。

鱼鲹（《本草纲目》）甘，温。温补，去冷气湿痹，补腰脚。

兔肉（《别录》）甘，凉。《本草求真》："入肝、大肠。"补中益气，凉血解毒。治消渴羸瘦、胃热呕吐、便血、热痹、湿痹。内服：煎汤；或煮食。

胡麻叶（《本草经集注》）甘，寒。治风寒湿痹、阴部湿痒。内服：煎汤或捣汁。外用：研末干擦。

文献选摘：《本经》："主五脏邪气，风寒湿痹。益气，补脑髓，坚筋骨。久服耳目聪明。"

蚂蚁（《经史证类备急本草》）甘，平，微毒（良种无毒）。益气力，强筋骨。治病后正虚、筋骨软弱。据报道用以治疗类风湿关节炎及风湿性关节炎、恶性肿瘤、慢性肝炎等。内服：炒黄研面冲服，成人每日 15~20g。

狭穗鹭兰（《云南思茅中草药选》）甘淡，平。补虚，健胃，益脾。治营养不良、体虚、小儿消化不良、腹泻、风湿性关节痛。内服：煎汤或炖肉，15~30g。

鸹肉（《饮膳正要》）甘，平。补益人，去风痹气。

神曲（《本草便读》）甘，平。入脾、胃经。健脾和中，消暑化湿。治暑湿吐泻、脾虚呕逆、食少久泄、水停消渴、赤白带下、小儿疳积、痹瘘眩晕、身重、腰痛。内服：煎汤，9~18g；或入丸、散。《随息居饮食谱》："患疟者忌之。"

柔毛水杨梅（《陕西中草药》）《云南中草药》："苦涩，凉。"补脾肾，祛风湿，消痈肿。治腹泻、痢疾、白带、崩漏、风湿腰腿痛、跌打损伤、痈疽疮疡。内服：煎汤，6~9g。外用：捣敷。

桄榔面（《本草拾遗》）《纲目》："甘，平，无毒。"补益虚人、腰脚无力。

栗子（《千金·食治》）甘，温。入脾、胃、肾经。养胃健脾，补肾强筋，活血止血。治反胃、泄泻、腰脚软弱、吐、衄、便血、金疮、折伤肿痛、瘰疬。内服：生食；煮食或炒存性研末服。外用：捣敷。《孟洗》曰："栗子蒸炒食之令人拥，患风水气不宜食。"

萍蓬草根（《本草拾遗》）甘，寒。补虚，健胃，调经。治病后体弱、消化不良、月经不调、腰腿痛。内服：煎汤，9~15g。

黄芪（《本经》）甘，微温。入肺、脾经。生用益卫固表，利水消肿，托毒，生肌。治自汗、盗汗、血痹、浮肿、痈疽不溃或溃久不敛。炙用补中益气。治内伤劳倦、脾虚泄泻、脱肛、气虚血脱、崩带及一切气衰血虚之证。内服：煎汤，9~15g（大剂 30~60g）；入丸、散；或熬膏。实证及阴虚阳盛者忌服。

黄精（《雷公炮炙论》）　甘，平。入脾、肺、肾经。补中益气，润心肺，强筋骨。治虚损寒热、肺痨咳血、病后体虚食少、筋骨软弱、风湿疼痛、风癞癣疾。内服：煎汤，9~15g（鲜者 30~60g）；熬膏或入丸、散。外用：煎水洗。中寒泄泻、痰湿痞满气滞者忌服。

黄粱米（《别录》）　甘，平。《本草从新》：“入脾、胃二经。”和中，益气，利尿。治呕吐泄泻、顽痹。内服：煎汤或煮粥。外用：研末调敷。

雪人参（《贵州民间方药集》）　甘苦，温。补虚，活血，固脱。治崩漏、久痢、跌打、风湿、溃疡久不收口。内服：煎汤，15~30g；或炖肉。

野核桃仁（《浙江天目山药植志》）　甘，温平。种仁：功能补养气血，润燥化痰，益命门，利三焦，温肺润肠。治虚寒咳嗽、下肢酸痛。油：为缓下剂，能驱除绦虫。外用：治皮肤疥癣、冻疮、腋臭。

猫肉（《纲目》）甘酸，温。治虚劳、风湿痹痛、瘰疬、恶疮、烫伤。内服：煮食或煅存性研末。外用：烧灰研末敷。《本经逢原》：“助湿发毒，有湿毒人忌之。”

鹿药（《千金·食治》）甘苦，温。补气益肾，祛风除湿，活血调经。治痨伤、阳痿、偏正头痛、风湿疼痛、跌打损伤、乳痈、月经不调。内服：煎汤，9~15g；或浸酒。外用：捣敷或烫热熨患部。

酥（《别录》）　微寒。补五脏，益气血，止渴，润燥。治阴虚劳热、肺痿咳嗽、吐血、消渴、便秘、肌肤枯槁、口疮、去诸风湿痹。内服：溶化冲，15~30g；或入膏、丸。外用：涂摩。《本经逢原》：“脾胃虚滑者禁用。”《随息居饮食谱》：“中虚湿盛者忌之。”

朝天罐（《贵州民间药草》）　酸涩，微寒。补虚益肾，收敛止血。治痨伤、咳嗽、吐血、痢疾、下肢酸软、筋骨拘挛、小便失禁、白浊、白带。内服：煎汤，9~15g。

葛蕌汁（《本草拾遗》）《食经》：“味甘，平，小冷。”补五脏，续筋骨，益气，止渴，长肌肉，去诸痹。

葡萄（《本经》）　甘酸，平。入肺、脾、肾经。补气血，强筋骨，利小便。治气血虚弱、肺虚咳嗽、心悸盗汗、风湿痹痛、淋病、浮肿。内服：煎汤；捣汁或浸酒。《本经逢原》：“食多令人泄泻。”

鲈鱼（《食疗本草》）　甘，平。益脾胃，补肝肾。治水气、风痹，并能安胎。

樱桃（《别录》）　甘，温。益气，祛风湿。治瘫痪、四肢不仁、风湿腰腿疼痛、冻疮。内服：煎汤，250~500g；或浸酒。外用：浸酒涂搽或捣敷。

糯米（《千金·食治》）　甘，温。入脾、胃、肺经。补中益气，治消渴溲多，自汗，便泄。内服：煎汤，30~60g；或入丸、散。外用：研末调敷。《纲目》：“脾肺虚寒者宜之。若素有痰热风病，及脾病不能转输，食之最能发病成积。”

露水草（《昆明民间常用草药》）　甘苦，寒。补虚，除湿，舒筋活络。治虚热不退、肾炎水肿、风湿性关节疼痛、湿疹。内服：煎汤，9~15g；或浸酒。外用：捣敷。

第二节　补血药

山稔子（《生草药性备要》）　甘涩，平。养血，止血，涩肠，固精。治血虚、吐血、鼻衄、便血、腰酸痛。内服：煎汤，6~15g（鲜者 30~60g）；或浸酒。外用：烧存性研末调敷。大便秘结者忌服。

小红参（《昆明民间常用草药》）　甘，温。补血活血，祛风除湿。治头晕、失眠、肺结核、吐血、风湿、跌打损伤、月经不调。内服：煎汤，9~30g；或浸酒。

凤尾参（《昆明民间常用草药》）　甘微苦，温。补气血，活络。治头晕耳鸣、心慌心跳、筋骨疼痛、虚热不退。内服：煎汤，15~30g。

石花（《草木便方》）　甘，寒。养血，明目，补肾，利尿，清热，解毒。治视物模糊、吐血、血崩、腰膝疼痛、小便热痛、腰腿风冷。内服：煎汤，6~9g；研末或浸酒。外用：研末调敷。

白芍药（《本草经集注》）　苦酸，凉。入肝、脾经。养血柔肝，缓中止痛，敛阴收汗。治胸腹胁肋疼痛、泻痢腹痛、自汗、盗汗、阴虚发热、月经不调、崩漏、带下、血痹、腰痛。内服：煎汤，6~12g；或入丸散。虚寒腹疼泄泻者慎服。

白首乌（《山东中药》）　苦甘涩，微温。滋养，强壮，补血，收敛精气，乌须黑发。治久病虚弱、贫血、须发早白、慢性风痹、腰膝酸软、神经衰弱、痔疮、肠出血、阴虚久疟、溃疡久不收口。鲜的有润肠通便的作用，适用于老人便秘。内服：煎汤，6~12g；或入丸、散。

代赭石（《千金翼方》） 苦甘，寒。入肝、胃、心包经。养血气，除五脏血脉中热。治血痹、血瘀。内服：煎汤，9~30g；或入丸、散。孕妇慎服。

当归（《本经》） 甘辛，温。入心、肝、脾经。补血和血，调经止痛，润燥滑肠。治月经不调、经闭腹痛、癥瘕结聚、崩漏、血虚头痛、眩晕、痿痹、肠燥便难、赤痢后重、痈疽疮疡、跌仆损伤。内服：煎汤，4.5~9g；浸酒，熬膏或入丸、散。湿阻中满及大便溏泄者慎服。

文献选摘：《别录》称当归能温中止痛，除客血内塞、中风痉、汗不出、湿痹、中恶客气、虚冷、补五脏、生肌肉。《本草正》："当归，其味甘而重，故专能补血，其气轻而辛，故又能行血，补中有动，行中有补，诚血中之气药，亦血中之圣药也。……大约佐之以补则补，故能养营养血，补气生精，安五脏，强形体，益神志，凡有形虚损之病，无所不宜，佐之以攻则通，故能祛痛通便，利筋骨，治拘挛、瘫痪、燥涩等证。"

血风藤（《广西中草药》） 甘，温。补益气血，祛风活络。治气血亏损、风湿疼痛、跌打损伤。内服：煎汤，15~30g。

针砂（《本草拾遗》） 酸辛，平。《要药分剂》："入脾、大肠二经。"补血，除湿，利水。治血虚黄胖、水肿、风湿痛。内服：煎汤，9~15g；或入丸、散。外用：和药敷熨。

莲子（《本草经集注》） 甘涩，平。入心、脾、肾经。养心，益肾，补脾，涩肠。治夜寐多梦、遗精、淋浊、久痢、虚泻、妇人崩漏带下。内服：煎汤，6~12g；或入丸、散。中满痞胀及大便燥结者，忌服。

黄花菜（《昆明民间常用草药》） 甘，平。养血平肝，利尿消肿。治头晕耳鸣、心悸、腰痛、吐血、衄血、大肠下血、水肿、淋病、咽痛、乳痛。内服：煎汤，9~15g；或炖肉。外用：捣敷。

蚶（《本草拾遗》） 甘，温。补血，温中，健胃。治血虚痿痹、胃痛、消化不良、下痢脓血。《随息居饮食谱》："湿热盛者忌之。"

鹿血（《千金·食治》）《日用本草》："味甘。"补虚，和血。治虚损腰痛、心悸、失眠、肺痿、吐血、崩中、带下。内服：入丸、散，3~6g。

鹿角胶（《本经》） 甘咸，温。入肝、肾经。补血，益精。治肾气不足、虚劳羸瘦、腰痛、阴疽、男子阳痿、滑精、妇女子宫虚冷、崩漏、带下。内服：开水或黄酒溶化，6~12g；或入丸、散、膏剂。阴虚阳亢者忌服。

文献选摘：《神农本草经》："白胶治伤中、劳绝、腰痛。"

紫河车（《纲目》） 甘咸，温。入肺、肝、肾经。治骨蒸盗汗、腰痛膝软、体瘦精枯，俱能补益。内服：研末，2.4~4.5g；或入丸剂。

黑大豆皮（《纲目》）《饮片新参》："微甘，凉。"养血疏风，明目益精。治阴虚烦热、多汗、盗汗、头晕、目昏、风痹。内服：煎汤，9~15g。

酸枣仁（《雷公炮炙论》） 甘，平。入心、脾、肝、胆经。治心腹寒热、邪结气聚、四肢酸痛、湿痹。内服：煎汤，6~15g；或入丸、散。凡有实邪郁火及患有滑泄症者慎服。

文献选摘：《本草经疏》："酸枣仁……其主心腹寒热，邪结气聚，及四肢酸痛湿痹者，皆脾虚受邪之病，脾至四肢故也。"

第三节 补阴药

干地黄（《本经》） 甘苦，凉。入心、肝、肾经。滋阴，养血。主折跌绝筋、伤中，逐血痹，填骨髓，长肌肉，作汤除塞热积聚，除痹。生者尤良。内服：煎汤，9~15g，大剂30~60g；熬膏或入丸、散。外用：捣敷。

文献选摘：《本草纲目》："用生地黄治老人风湿久痹、筋挛骨痛。"今人有用干地黄一味治疗风湿性、类风湿关节炎。

乌梅（《本草经集注》） 酸，温。入肝、脾、肺、大肠经。收敛生津，安蛔驱虫。治久咳、肢体痛、偏枯不仁、利筋脉、去痹。内服：煎汤，2.4~4.5g；或入丸、散。外用：煅研干撒或调敷。有实邪者忌服。

火麻仁（《日用本草》） 甘，平。入脾、胃、大肠经。润燥，滑肠，通淋，活血。治肠燥便秘、消渴、热淋、风痹、风痹皮顽。内服：煎汤，9~15g；或入丸、散。外用：捣敷或榨油涂。畏牡蛎、白薇；恶茯苓。多食损血脉，滑精气，妇人多食发带疾。肠滑着尤忌。

玉竹（《吴普本草》）　甘，平。入肺、胃经。养阴，润燥，除烦，止渴。治热病阴伤、咳嗽烦渴、虚劳发热、湿毒腰痛、腰脚疼痛。内服：煎汤，6~9g；熬膏或入丸、散。胃有痰湿气滞者忌服。

竹根七（《陕西中草药》）　甘微苦，寒。滋阴泻火，活血调经。治劳热咳嗽、风湿痹痛、月经不调、跌打损伤。内服：煎汤，3~9g；或研粉冲服，1.5~3g；或浸酒。外用：捣敷。

龟肉（《别录》）　甘咸，平。益阴补血。治痨瘵骨蒸、久嗽咯血、久疟、血痢、肠风痔血、筋骨疼痛。煮食或炙灰研末。

龟甲（《日华子本草》）　咸甘，平。入肝、肾经。滋阴，潜阳，补肾，健骨。治肾阴不足、骨蒸劳热、吐血、衄血、久咳、遗精、崩漏、带下、腰痛、骨痿、阴虚风动、久痢、久疟、痔疮、小儿囟门不合。内服：煎汤，9~24g；熬膏或入丸、散。外用：烧灰研末敷。孕妇或胃有寒湿者忌服。

阿胶（《本经》）　甘，平。入肺、肝、肾经。滋阴补血，安胎。治血虚、虚劳咳嗽、吐血、衄血、便血、妇女月经不调、崩中、胎漏。内服：黄酒或开水烊化，4.5~9g；煎汤或入丸、散。脾胃虚弱者慎服。

狗尾巴参（《云南思茅中草药选》）　甘，平。养阴润肺，生津益气。治肺热咳嗽、骨蒸痨热、腰膝酸软、盗汗、湿浊白带。内服：煎汤，9~15g。

泽泻实（《别录》）　甘。主风痹、消渴，益肾气，强阴，补不足，除邪湿。内服：煎汤，6~9g。

枸骨子（《本经逢原》）　滋阴，益精，活络。治筋骨疼痛。内服：煎汤，4.5~9g；或浸酒。

海参（《本草从新》）　咸，温。入心、肾二经。补肾益精，养血润燥。治精血亏损、虚弱劳怯、阳痿梦遗、小便频数、肠燥便艰、腰痛。内服：煎汤；煮食或入丸剂。《本草求原》："泻痢遗滑人忌之，宜配涩味而用。"

海燕（《纲目》）　咸，温。滋阴，壮阳，祛风湿。治阳痿、风湿腰腿痛。内服：煎汤，1~3个；或研末，1.5~3g。

海松子（《开宝本草》）　甘，温。入肝、肺、大肠经。养液，息风，润肺，滑肠。治风痹、头眩、燥咳、吐血、便秘。内服：煎汤，4.5~9g；或入膏、丸。《本草从新》："便溏精滑者勿与，有湿痰者亦禁。"

黄明胶（《食疗本草》）　《纲目》："甘、平，无毒。"入肺、大肠经。滋阴润燥，止血消肿。治虚劳肺痿、咳嗽咯血、吐衄、崩漏、跌仆损伤、痈肿、烫伤。内服：水、酒化冲，3~9g；或入丸、散。外用：烊化涂。

黄脚鸡（《贵州草药》）　甘，平。养阴润肺，生津止渴。治热痹、脚气。内服：煎汤，15~30g。

甜石榴（《滇南本草》）　甘酸涩，温。生津止渴，杀虫。治咽燥口渴、虫积、久痢、筋骨疼痛、四肢无力。

猪髓（《纲目》）　甘，寒。补阴益髓。治骨蒸劳热、消渴、疮疡、腰痛。内服：煎汤或入丸剂。外用：捣敷。

猪脂膏（《本草经集注》）　甘，凉。补虚，润燥。治脏腑枯涩、大便不利、燥咳、皮痹、皮肤皲裂。《医方考》载有"猪膏酒"，治"骨痹挛节"。内服：熬膏或入丸剂。外用：熬膏涂敷。《金匮要略》："猪脂不可合梅子食之。"

隔山消（《纲目》）　《贵阳民间药草》："甘苦，平，无毒。"养阴补虚，健脾消食。治虚损劳伤、痢疾、疳积、胃痛饱胀、白带、疮癣。内服：煎汤，6~9g（鲜者15~30g）；或入丸、散。外用：捣敷或磨汁涂。

熟地黄（《本草图经》）　甘，微温。入肝、肾经。滋阴，补血。治久泻、劳伤风痹。内服：煎汤，12~30g；入丸、散，熬膏或浸酒。脾胃虚弱、气滞痰多、腹满便溏者忌服。

醍醐（《雷公炮炙论》）　《千金·食治》："味甘，平，无毒。"养营，滋阴，润燥，止渴。治虚劳肺痿、咳唾脓血、消渴、便秘、风痹、皮肤瘙痒。内服：溶化冲。外用：涂摩。《随息居饮食谱》："中虚湿盛者忌之"。

鳖肉（《别录》）　甘，平。《本草求真》："入肝。"滋阴凉血。治骨蒸劳热、久疟、久痢、崩漏、带下、腰痛、瘰疬。内服：煮食或入丸剂。脾胃阳虚及孕妇忌服。

文献选摘：《本草拾遗》："主热气湿痹，腹中激热。五味煮食之，当微泄。"《日华子本草》："益气调中，妇人带久，治血瘕腰痛。"

鳖甲胶（《卫生宝鉴》）　滋阴，补血，退热消瘀。治阴虚潮热、久疟不愈、癥瘕疟母、痔核肿痛、腰痛。内服：开水或黄酒代服，3~9g。脾虚食减便溏及孕妇忌服。

第四节 补阳药

木天蓼（《唐本草》） 辛，温，有小毒。主一切风虚羸冷手足疼痹……。内服：煎汤，研末或酿酒。

文献选摘：《开宝本草》："木天蓼辛甘，大主风血羸痹、腰脚疼冷，取皮酿酒，即是苏引为天蓼注者。"

石硫黄（《本经》） 酸，热，有毒。入肾、脾经。壮阳，杀虫。治阳痿、虚寒泻痢、大便冷秘、除冷风、顽痹、脚冷痛弱无力、坚筋骨；外用治疥癣、湿疹、癫疮。内服：研末，1.5~3g；或入丸、散。外用：研末撒；调敷或磨汁涂。阴虚火旺及孕妇忌服。

对对参（《昆明民间常用草药》） 甘，平。治阳痿、肾虚腰痛、慢性肾炎。内服：煎汤，15~30g；或炖猪腰吃。

肉桂（《唐本草》） 辛甘，热。入肾、脾、膀胱经。补元阳，暖脾胃，除积冷，通血脉。治命门火衰、肢冷脉微、亡阳虚腹、腹痛泄泻、寒疝奔豚、腰膝冷痛、经闭癥瘕、阴疽、流注及虚阳浮越、上热下寒。内服：煎汤，1.5~4.5g；或入丸、散。外用：研末调敷或浸酒涂擦。阴虚火旺忌服，孕妇慎服。

阳起石（《本经》） 咸，温。入肾经。温补命门。治下焦虚寒、腰膝冷痹、男子阳痿、女子宫冷、癥瘕崩漏。内服：入丸、散，3~4.5g。阴虚火旺者忌服。

兔耳草（《昆明民间常用草药》） 甘，微温。温肾补阳。治腰痛。

草苁蓉（《吉林中草药》） 补肾壮阳，润肠，止血。治肾虚阳痿、腰膝冷痛、老年习惯性便秘、膀胱炎。内服：煎汤，15~30g；或浸酒。

钟乳石（《本草崇原》） 甘，温。入肺、肾经。温肺气，壮元阳，下乳汁。治虚劳喘咳、寒嗽、阳痿、腰脚冷痹、乳汁不通。内服：煎汤，9~15g；或入丸、散。阴虚火旺肺热咳嗽者忌服。

海虾（《纲目》） 甘咸，温。《本草撮要》："入手足太阳、少阴、厥阴经。"补肾壮阳，开胃化痰。治风痪身痒、痰火后半身不遂、筋骨疼痛。内服：煮食或浸酒。外用：捣敷。

蛇床子（《本经》） 辛苦，温。入肾、脾经。温

肾助阳，祛风，燥湿，杀虫。治男子阳痿、阴囊湿痒、女子带下阴痒、子宫寒冷不孕、风湿痹痛、疥癣湿疮。内服：煎汤，3~9g；或入丸剂。外用：煎水熏洗；或作坐药（栓剂）；或研末撒；调敷。下焦有湿热或肾阴不足、相火易动以及精关不固者忌服。

文献选摘：《本经》："又谓除痹气，利关节。癫痫，则燥烈之性，本能通行经络，疏通关节，然非寒湿，及未经法制者，慎弗轻投。"

鹿寿草（《陕西中药志》） 苦，平。补肾壮阳，收敛止血。治虚劳咳嗽、风寒湿痹、半身不遂、足膝无力及各种出血症。内服：煎汤，6~15g；或浸酒。

鹿角霜（《品汇精要》） 咸，温。入肝、肾经。补虚，助阳。治肾阳不足、腰脊酸痛、脾胃虚寒、呕吐、食少便溏、子宫虚冷、崩漏带下。内服：煎汤，4.5~9g；或入丸、散。阴虚阳亢者忌服。

锁阳（《本草衍义补遗》） 甘，温。入肝、肾经。补肾润肠。治阳痿、尿血、血枯便秘、腰膝痿弱。内服：煎汤，4.5~9g；入丸、散或熬膏。泄泻及阳易举而精不固者忌之。

麋茸（《唐本草》） 甘，温。《要药分剂》："入肾经。"壮阳，补精，强筋，益血。治虚劳羸瘦、腰膝酸软、筋骨疼痛、男子阳痿、女子不孕。内服：入丸、散；或浸酒。

第五节 补肝肾强筋骨药

万年青花（《纲目拾遗》） 治肾虚腰痛，跌打损伤。

山茱萸（《本经》） 酸，微温。入肝、肾经。补肝肾，涩精气，固虚脱。治腰膝酸痛、眩晕、耳鸣、阳痿、遗精、小便频数、肝虚寒热、虚汗不止、心摇脉数。内服：煎汤，4.5~9g；或入丸、散。凡命门火炽、强阳不痿、素有湿热、小便淋涩者忌服。

山核桃（《浙江中药资源名录》） 种仁滋润补养。微炒，黄酒送服，治腰痛。鲜根皮煎汤浸洗，治脚痔（脚趾缝湿痒）。

山莲藕（《陆川本草》） 甘，寒。润肺滋肾，舒筋活络。治腰腿痛、风湿痹痛、腰肌劳损。内服：煎汤，30~60g；或浸酒。

女贞子（《本草正》） 苦甘，平。入肝、肾经。补肝肾，强腰膝。治阴虚内热头晕、目花、耳鸣、腰膝酸软、须发早白。内服：煎汤，4.5~9g；熬膏

或入丸剂。外用：熬膏点眼。脾胃虚寒泄泻及阳虚者忌服。

马肉（《别录》） 甘酸，寒。主除热下气，长筋、强腰脊。脯疗寒热痿痹。《千金·食治》："下利者，食马肉必加剧。"

五指山参（广州部队《常用中草药手册》） 甘淡，微温。滋养强壮。治神经衰弱、头晕、腰腿痛、胃痛、腹泻。内服：煎汤，9~15g。

牛肾（《别录》） 补肾气，益精，去湿痹。

巴戟天（《本经》） 辛甘，温。入肝、肾经。补肾阳，壮筋骨，祛风湿。治阳痿、少腹冷痛、小便不禁、子宫虚冷、风寒湿痹、腰膝酸痛。内服：煎汤，4.5~9g；入丸、散；浸酒或熬膏。阴虚火旺者忌服。

文献选摘：《本草求真》："巴戟天，据书称为补肾要剂，能治五痨七伤，强阴益精，以其体润故耳。然气味辛温，又能祛风除湿，故凡腰膝疼痛，风气脚气水肿等症，服之更为有益。观守真地黄饮子，用此以治风邪，义实基此，未可专作补阴论也。"

甘蓝（《本草拾遗》）《千金·食治》："甘，平，无毒。"补骨髓，利五脏六腑，利关节，通经络中结气，壮筋骨。

奶浆参（《昆明民间常用草药》）《云南中草药》："苦，温。"补肝肾，益脾增乳。治小儿疳积、贫血、白带、水肿、肝炎、缺乳、跌打损伤、肠风下血、筋骨疼痛。内服：煎汤，15~30g；炖肉煮鸡蛋糯米或泡酒。

地黄花（《本草图经》） 治消渴、腰脊痛、肾虚腰痛。

地血香果（《云南思茅中草药选》） 强心补肾，止咳祛痰。治肾虚腰痛、气管、支气管炎、神经衰弱。内服：煎汤，6~9g。

列当（《开宝本草》） 甘，温。补肾，强筋。治肾虚腰膝冷痛、阳痿、遗精。内服：煎汤，4.5~9g；或浸酒。外用：煎水洗脚。

肉苁蓉（《本经》） 甘酸咸，温。入肾、大肠经。补肾，益精，润燥，滑肠。治男子阳痿、女子不孕、带下、血崩，腰膝冷痛、血枯便秘。内服：煎汤，6~9g；或入丸剂。胃弱便溏、相火旺者忌服。

竹叶莲（《湖南药物志》） 根茎：补肾。治腰痛、跌打损伤。全草：解毒消肿。内服：煎汤，3~9g；或浸酒。外用：捣敷。

羊肾（《别录》） 甘，温。补肾气，益精髓。治肾虚劳损、腰脊疼痛、足膝痿弱、耳聋、消渴、阳痿、尿频、遗溺、胞痹。内服：煮食或入丸、散。

文献选摘：《纲目》："《千金》《外台》，深师诸方治肾虚劳损、消渴、脚气，有肾沥汤方甚多，皆用羊肾煮汤煎药，盖用为引向，各从其类是也。"

羊骨（《别录》） 甘，温。补肾，强筋骨。治虚劳羸瘦、腰膝无力、筋骨挛痛、白浊、淋痛、久泻、久痢。内服：煎汤；或煅存性入丸、散。外用：煅存性研末撒。《千金·食治》："宿有热者不可食。"

杜仲（《本经》） 甘微辛，温。入肝、肾经。补肝肾，强筋骨，安胎。治腰脊酸痛、足膝痿弱、小便余沥、阴下湿痒、胎漏欲堕、高血压。内服：煎汤，9~15g；浸酒或入丸、散。阴虚火旺者慎服。

文献选摘：《本草汇言》："方氏《直指》云：凡下焦之虚，非杜仲不补；下焦之湿，非杜仲不利；足胫之酸，非杜仲不去；腰膝之疼，非杜仲不除。……如肝肾阳虚而有风湿病者，以盐酒浸炙，为效甚捷；如肝肾阴虚，而无风湿病者，乃因精乏髓枯、血燥液干而成痿痹，成伛偻，以致俯仰屈伸不用者，又忌用之。"《本草求真》："杜仲，入肝而补肾，子能令母实也，且性辛温，能除阴痒，去囊湿，痿痹瘫软必需，脚气疼痛必用……"

何首乌（《日华子本草》） 苦甘涩，微温。入肝、肾经。补肝，益肾，养血，祛风。治肝肾阴亏、发须早白、血虚头晕、腰膝酸软、筋骨酸痛、遗精、崩带、久疟、久痢、慢性肝炎、痈肿、瘰疬、肠风、痔疾、行痹、鹤膝风。内服：煎汤，9~15g；熬膏；浸酒或入丸、散。外用：煎水洗；研末撒或调涂。大便溏泄及有湿痰者不宜。

沙苑子（《临证指南医案》） 甘，温。入肝、肾经。补肝，益肾，明目，固精。治肝肾不足、腰膝酸痛、遗精早泄、小便频数、遗尿、尿血、白带。内服：煎汤，6~9g；或入丸、散。相火炽盛、阳强易举者忌服。

补骨脂（《雷公炮炙论》） 辛，温。入肾经。补肾助阳。治肾虚冷泻、遗尿、滑精、小便频数、阳痿、腰膝冷痛、虚寒喘嗽。外用治白癜风。内服：煎汤，4.5~9g；或入丸、散。外用：研末擦或酒浸擦。阴虚火旺者忌服。

鸡肾参（《云南中草药》） 甘苦，温。壮腰补肾。治肾虚腰痛、神经官能症、肾炎。内服：煎汤，15~30g；或炖鸡服。

青羊参（《植物名实图考》） 甘辛，温。补肾，镇痉，祛风湿。治腰痛、头晕、耳鸣、癫痫、风湿骨痛、荨麻疹。内服：煎汤，9~15g；或炖肉服。

虎骨胶（《四川中药志》） 咸，温。入肝、肾二经。补益气血，强健筋骨。治中风瘫痪、筋骨受风拘挛、四肢麻木、不能屈伸及痿躄。内服：用黄酒炖化，冲入药汁中，3~6g；或入丸剂。血虚火盛者慎用。

金丝藤仲（《云南思茅中草药选》） 苦甘，平。止血消炎，壮腰补肾。治腰痛、脚气。内服：煎汤，15~30g；或泡酒。外用：捣敷或研粉撒。

狗脊（《本经》） 苦甘，温。入肝、肾经。补肝肾，除风湿，健腰脚，利关节。治腰背酸疼、膝痛脚弱、寒湿周痹、失溺、尿频、遗精、白带。内服，煎汤，4.5~9g；熬膏或入丸剂。外用：煎水洗。阴虚有热、小便不利者慎服。

文献选摘：《本草经疏》："狗脊，《本经》所主机关缓急，冠于周痹之前，而寒湿膝痛，系于周痹之后，以明寒湿膝痛之非周痹，惟机关缓急乃为周痹，而腰背强则狗脊之主证，为两病之所均有也。……"《神农本草经》："狗脊主腰背强、机关缓急、周痹寒湿、膝痛。颇利老人。"《本草经疏》："狗脊，苦能燥湿，甘能益血，温能养气，是补而能走之药也。"《太平圣惠方》："用狗脊丸治五种腰痛，利脚膝。"

饱饭花（《四川常用中草药》） 酸甘。强筋益气，消肿。治筋骨酸软、四肢无力。内服：煎汤，3~6g；或炖肉。

柘木白皮（《本草拾遗》） 苦，平。补肾固精，凉血，舒筋。治腰痛、遗精、咯血、呕血、跌打损伤。内服：煎汤，30~60g。外用：捣敷。

枸杞子（《别录》） 甘，平。入肝、肾经。治肝肾阴亏、腰膝酸软、除风脚气、鹤膝风。内服：煎汤，6~12g；熬膏；浸酒或入丸、散。外邪实热、脾虚有湿及泄泻者忌服。

文献选摘：《本草通玄》："枸杞子，补肾益精，水旺则骨强，而消渴、目昏、腰疼膝痛无不愈矣。""按枸杞平而不热，有补水制火之能，与地黄同功。"

枸杞叶（《别录》） 苦甘，凉。《要药分剂》："入心、肺、脾、肾经。"补益筋骨，除风，去皮肤骨节间风。内服：煎汤，鲜者60~240g；煮食或捣汁。外用：煎水洗；或捣汁滴眼。《药性论》："与乳酪相恶。"

枸骨叶（《本草拾遗》）《本草汇言》："味苦，气凉，无毒。"入足厥阴、少阴经。补肝肾，养气血，祛风湿。治腰膝痿弱、风湿痹痛。内服：煎汤，9~15g；浸酒或熬膏。外用：捣汁或煎膏涂敷。

枸骨根（《福建民间草药》） 苦，微寒。补肝肾，清风热。治腰膝痿弱、关节疼痛、头风。

胡桃仁（《纲目》） 甘，温。入肾、肺经。补肾固精。治腰痛脚弱。内服：煎汤，9~15g；或入丸、散。外用：捣敷。有痰火积热或阴虚火旺者忌服。

文献选摘：《医学衷中参西录》："胡桃，为滋补肝肾、强健筋骨之要药，故善治腰腿疼痛、一切筋骨疼痛。"

韭子（《本草经集注》） 辛咸，温。《纲目》："入足厥阴经。"补肝肾，暖腰膝，壮阳固精。治阳痿梦遗、小便频数、遗尿、腰膝酸软冷痛、泄痢、带下、淋浊。内服：煎汤，3~9g；或入丸、散。阴虚火旺者忌用。

骨碎补（《本草拾遗》） 苦，温。入肝、肾经。补肾，活血，止血。治肾虚久泻及腰痛、风湿痹痛、齿痛、耳鸣、跌打闪挫骨伤、阑尾炎、斑秃、鸡眼。内服：煎汤，9~15g；浸酒或入丸、散。外用：捣敷。阴虚及无瘀血者慎用。

重唇鱼（姚可成《食物本草》） 甘。治十年腰脊疼痛、腿膝酸麻、不能行动。

盐蛇（《陆川本草》） 甘，温。滋养强壮，祛风湿。治风湿骨痛、小儿疳积。浸酒或与瘦肉蒸服。

原蚕蛾（《别录》） 咸，温。入肝、肾经。补肝益肾。治消渴、风痹、创伤。内服：入丸、散。外用：研末撒或捣烂敷。阴虚有火者忌之。

桑寄生（《雷公炮炙论》） 苦甘，平。入肝、肾经。补肝肾，强筋骨，除风湿，通经络，益血，安胎。治腰膝酸痛、筋骨痿弱、偏枯、脚气、风寒湿痹、胎漏血崩、产后乳汁不下。内服：煎汤，9~18g；入散剂；浸酒或捣汁服。

文献选摘：《本草蒙鉴》："凡风湿作痛之症，古方每用独活寄生汤煎调。"《本经逢原》："寄生得桑之余气而生，性专祛风逐湿，通调血脉，故《本经》取治妇人腰痛、小儿背强等病。"《本草求真》："桑寄生，号为补肾补血要剂。缘肾主骨，发主血，苦入肾，肾得补则筋骨有力，不致痿痹而酸痛矣。甘补血，血得补则发受其灌荫而不枯脱落矣。故凡内而腰痛、筋骨笃疾、胎堕，外而金疮、肌肤风湿，何一不借此以为主治乎。"

菟丝子（《本经》）　辛甘，平。入肝、肾经。补肝肾，益精髓，明目。治腰膝酸痛、遗精、消渴、尿有余沥、目暗。内服：煎汤，9~15g；或入丸、散。外用：炒研调敷。

黄药子（《本草图经》）　苦，平。入手少阴、足厥阴经。主邪气、诸痹疼酸、续绝伤、补骨髓。治腰酸痛。内服：煎汤，4.5~9g。外用：捣敷或研末调敷。《本草经疏》："痈疽已溃不宜服，痈疽发时不焮肿、不渴、色淡、脾胃作泄者，此为阴证，当以内补为急，解毒次之，药子之类宜少服，止可外敷。"

野料豆（《饮片新参》）　甘，凉。补益肝肾，祛风解毒。治阴亏目昏、肾虚腰痛、盗汗、筋骨疼痛、产后风痉、小儿疳疾。内服：煎汤，9~15g；或入丸、散。《本草汇言》："能滑肠动泄、脾胃虚滑者，忌之。"

猪肾（《别录》）　咸，平。治肾虚腰痛、身面水肿、遗精、盗汗、老人耳聋。内服：煮食或煎汤。

猪獠参（《四川中药志》）　甘，平。治肾虚腰痛、咳嗽气喘及头昏身软。内服：炖肉，30~60g。

鹿骨（《别录》）《药性论》："味甘，微热，无毒。"补虚羸，强筋骨。治风湿四肢疼痛及筋骨冷痹。内服：煎汤，15~30g；或浸酒，烧存性为末。外用：煅存性研末撒。

鹿筋（《唐本草》）《四川中药志》："性温，味淡，微咸，无毒。"入肝、肾二经。壮筋骨。治劳损、风湿关节痛、转筋。内服：煎汤或煮食，60~120g。

鹿衔草（《滇南本草》）　甘苦，温。《植物名实图考》："入肝、肾二经。"补虚，益肾，祛风除湿，活血调经。治虚弱咳嗽、劳伤吐血、风湿关节痛、崩漏、白带、外伤出血。内服：煎汤，15~30g；研末或炖肉。外用：捣敷或研末敷。

鹿蹄肉（《千金·食治》）　平。治风寒湿痹、腰脚酸痛。内服：煮食。

淫羊藿（《本经》）　辛甘，温。入肝、肾经。补肾壮阳，祛风除湿。治阳痿不举、小便淋沥、筋骨挛急、半身不遂、腰膝无力、风湿痹痛、四肢不仁。内服：煎汤，3~9g；浸酒；熬膏或入丸、散。外用：煎水洗。

文献选摘：《本草正义》："淫羊藿，禀性辛温，……一切冷风劳气，筋骨挛急，四肢不仁，补腰膝，则辛温之品，固不独益肾壮阳，并能通行经络，祛除风寒湿痹。"

续断（《本经》）　苦辛，微温。入肝、肾经。补肝肾，续筋骨，调血脉。治腰背酸痛、足膝无力、胎漏、带下、遗精、跌打损伤、金疮、痔漏、痈疽疮肿。内服：煎汤，6~12g；或入丸、散。外用：捣敷。

文献选摘：《本草正义》："续断……能宣行百脉、通利关节、凡经络筋骨血脉诸病，无不主之，而通痹起痿，尤有特长。"

绿结鸡骨（《陆川本草》）　甘咸，微温。强筋壮骨。治风湿骨痛、跌打伤积。内服：浸酒，6~9g。

黑脂麻（《纲目》）　甘，平。入肝、肾经。补肝肾，润五脏。治肝肾不足、虚风眩晕、风痹、瘫痪、大便燥结、病后虚羸、须发早白、妇人乳少。内服：煎汤，9~15g；或入丸、散。外用：煎水洗浴或捣敷。脾弱便溏者勿服。

蜂乳（《中国药学会1962年学术会议论文文摘集》）　甘酸，平。滋补强壮，益肝，健脾。治病后虚弱、小儿营养不良、老年体衰、传染性肝炎、高血压病、风湿关节炎、十二指肠溃疡。

熊肉（《本草经集注》）　甘，温。补虚损，强筋骨。治脚气、风痹、手足不随、筋脉挛急。内服：煮食。

熊脂（《本经》）　甘，温。补虚损，强筋骨，润肌肤。治风痹不仁、筋脉挛急、虚损羸瘦、头癣、白秃、臁疮。内服：熬炼后开火冲。外用：涂搽。

文献选摘：《本草经疏》："熊脂，其主风痹不仁筋急者，盖风为阳邪，熊（脂）气温，能通行经络，性润，能滋养肝脾，故主之也。"

麋角（《别录》）　甘，温。强筋骨，益血脉。治虚劳内伤、腰膝不仁、筋骨疼痛。内服：煎汤，或入丸、散。《本草述》："阳盛阴虚者忌之。"

覆盆子（《本草经集注》）　甘酸，平。入肝、肾二经。补肝肾，缩小便，助阳，固精，明目。治阳痿、遗精、溲数、遗溺、虚劳、目暗。内服：煎汤，4.5~9g；浸酒熬膏或入丸、散。肾虚有火、小便短涩者慎服。

鳝鱼（《雷公炮炙论》）　甘，温。入肝、脾、肾经。补虚损，除风湿，强筋骨。治痨伤、风寒湿痹、产后淋沥、下痢脓血、痔瘘、臁疮。内服：煮食；捣肉为丸；或焙研为散。外用：剖片敷贴。

第七章　理气止痛药

凡能疏畅气机、顺气止痛的药物，称为理气止痛药。

理气止痛药大多气香性温，其味辛、苦，善于行散或泄降，具有调气健脾、行气止痛、顺气降逆、疏肝解郁或破气散结等功效。在痹病的治疗中多作辅助药，能起到较好的止痛作用。

本类药物辛燥者居多，易于耗气伤阴，故气虚及阴亏者慎用。

一文钱（《云南思茅中草药选》）苦，寒。理气止痛，祛风湿。治胃痛、急慢性胃肠炎、食滞气胀、风湿性关节炎、腰膝痛。内服：煎汤，3~9g；或研末。

八月札（《饮片新参》）甘，寒。舒肝理气，活血止痛，除烦利尿。治肝胃气痛、胃热食呆、烦渴、素白痢痛、腰痛、胁痛、疝气痛经、子宫下坠。内服：煎汤，15~30g；或浸酒。

九香虫（《纲目》）咸，温。入肝、肾经。理气止痛，温中壮阳。治胸膈气滞、脘痛痞闷、脾肾亏损、腰膝酸楚、阳痿。内服：煎汤，3~6g；或入丸、散。阴虚阳亢者慎服。

刀豆壳（《医林纂要》）甘，平。和中下气，散瘀活血。治反胃、呃逆、久痢、经闭、喉痹、腰痛、气血痛。内服：煎汤，9~15g。外用：烧存性研末散。

三十六荡（《南宁市药物志》）《广西中药志》："辛，温，有小毒。"行气，散瘀，止痛，化痰，止咳。治跌打、刀伤、喘咳、风湿痛。内服：煎汤，3~9g。外用：捣敷。孕妇及体弱者慎服。

大麦醋糟（《食疗本草》）酸，微寒。主气滞风壅、手臂脚膝痛。

大鹅儿肠（《贵州民间方药集》）辛，平。理气，化湿，活血。治湿热积滞、周身疼痛。内服：煎汤，6~15g（鲜者30~60g）；研末或浸酒。外用：研末调敷。

千打锤（广州部队《常用中草药手册》）辛，温。行气止痛，散瘀消肿。治跌打肿痛、风湿骨痛、胃肠胀气。内服：煎汤，9~15g。

川芎（《汤液本草》）辛，温。入肝、胆经。行气开郁，祛风燥湿，活血止痛。治风冷头痛眩晕、胁痛腹痛、寒痹筋挛、经闭、难产、产后瘀阻块痛、痈疽疮疡。内服：煎汤，3~6g；或入丸、散。外用：研末撒或调敷。阴虚火旺、上盛下虚及气弱之人忌服。

小血藤（《草木便方》）辛，温。行气，止痛，活血，散瘀。治跌打损伤、风湿麻木、筋骨疼痛、四肢筋骨风毒。内服：煎汤，9~15g；或浸酒。外用：捣敷或煎水洗。《陕西中草药》：根、茎：反甘草。

马蹄细辛（《贵州民间药物》）辛，温。散寒，镇痛。

木香（《本经》）辛，温。入肺、肝、脾经。行气止痛，温中和胃。治中寒气滞、胸腹胀痛、肌中偏寒、呕吐、泄泻、下痢里急后重、寒疝。内服：煎汤，1.5~4.5g；磨汁或入丸、散。外用：研末调敷或磨汁涂。阴虚津液不足者慎服。

石柑子（《四川中药志》）苦辛，微温。理气止痛，祛风湿。治心胃气痛、疝气脚气、风湿骨痛。内服：煎汤，15~30g。

龙船花根（广州空军《常用中草药手册》）苦微涩，凉。行气止痛，活血通络。治咳血、胃痛、疮疡、跌打外伤、风湿肿痛。

艾叶（《本草经集注》）苦辛，温。入脾、肝、肾经。理气血，逐寒湿，温经。治腰溶溶如坐水中、风寒湿腰痛。《本草纲目》："治风湿麻痹。"内服：煎汤，3~9g；入丸、散或捣汁。外用：捣绒作炷或制成艾条熏灸；捣敷；煎水熏洗或炒热温熨。阴虚血热者慎用。

托腰散（《四川常用中草药》）苦，温，有小毒。理气，止痛，强筋骨，除风湿，明目。治胃痛、腹痛、腰胀痛、跌打损伤，有强壮之功。内服：煎汤，3~6g。

钉耙七（《贵阳民间草药》）治气瘤腹痛、腰痛、痔疮出血。内服：煎汤，9~15g；或研末。

鸡骨香（《生草药性备要》）辛苦，温。理气止痛，祛风除湿，舒筋活络。治胃痛、胃肠胀气、风湿痹痛、跌打损伤。内服：煎汤，6~15g；或浸酒，研末。外用：研末调敷。

玫瑰花（姚可成《食物本草》）甘微苦，温。《本草再新》："入肝、脾二经。"

理气解郁，和血散瘀。治肝胃气痛、新久风痹、吐血咯血、月经不调、赤白带下、痢疾、乳痈、肿毒。内服：煎汤，3~6g；浸酒或熬膏。

青木香（《本草蒙筌》）辛苦，寒。入肺、胃经。行气，解毒，消肿。治胸腹胀痛、疹症、肠炎下痢、高血压、疝气、蛇咬毒、痈肿、疔疮、皮肤瘙痒或湿烂、腰脚疼痛。内服：煎汤，3~9g；或入散剂。外用：研末调敷或磨汁涂。虚寒患者慎服。

刺猬皮（《本草原始》）苦，平。入胃、肠经。降气定痛、凉血止血。治反胃吐食、腹痛疝气、肠风痔瘘、遗精、阴肿痛引腰背、皮痹。内服：煎汤，6~9g；或入散剂。外用：研末或调敷。《本草经集注》：得酒良。畏桔梗、麦门冬。

文献选摘：《证治准绳》："用猬皮丸治疗皮肤变黑，痛痒如虫行，手足顽麻或两肘如绳缚的乌癞病。"《医宗金鉴》："用苦参酒治疗乌癞，均取刺猬皮以皮行皮、软化皮肤之性。"《痹证通论》："功能降气定痛、软化皮肤，主要用于皮痹。"

柑核（《本草图经》）苦，温。入心、肝。主肾瘁腰痛、膀胱气痛、小肠疝气、卵肿偏坠。内服：煎汤，6~9g；或研末。

厚朴（《本经》）苦辛，温。入脾胃、大肠经。主气血痹、死肌。内服：煎汤，3~9g；或入丸、散。孕妇慎用。

文献选摘：《本草经疏》："厚朴，主……气血痹死肌者，……风寒湿入腠理，则气血凝涩而成痹，甚则肌肉不仁，此药温热能祛风寒，故悉主之也。"

南木香（《云南中草药》）辛，温。温中理气，止痛消食，舒筋活络。治胃炎、腹胀、腹痛、风湿骨痛。内服：煎汤，6~9g；浸酒或研末为散。

茴香根（《本草图经》）辛甘，温。温肾和中，行气止痛。治寒疝、胃寒呕逆、腹痛、风湿关节

痛。内服：煎汤，鲜者30~60g；捣汁或炖肉。

香附（《纲目》）辛微苦甘。入肝、三焦经。理气解郁，止痛调经。治肝胃不和、气郁不舒、胸腹胁肋胀痛、痰饮痞满、腰痛、月经不调、崩漏带下。内服：煎汤，4.5~9g；或入丸、散。外用：研末撒；调敷或作饼热熨。凡气虚无滞、阴虚血热者忌用。

香樟根（《分类草药性》）辛。入肝、脾经。理气活血，除风湿。治上吐下泻、心腹胀痛、风湿痹痛、跌打损伤、癣痒、发热。内服：煎汤，12~18g；或浸酒。外用：煎水洗。

狭叶山胡椒（《湖南药物志》）辛，温。行气，祛风，消肿。治腹痛、风湿骨痛、痈肿、疥癣。内服：煎汤，6~12g（鲜者30~60g）。外用：研末调敷。

烟草（《滇南本草》）辛，温，有毒。行气止痛，解毒杀虫。治食滞饱胀、气结疼痛、痈疽、疔疮、疥癣、蛇、犬咬伤、风湿邪闭腠理、筋骨疼痛、瘰麻不仁。内服：煎汤；捣汁或点燃吸烟。外用：煎水洗或研末调敷。肺病咳嗽吐血及一切喉证忌服。

娑罗子（《纲目》）甘，温。入脾、肺二经。宽中，理气，杀虫。治胃寒作痛、脘胀满、疳积虫痛、疟疾、痢疾。内服：煎汤，3~9g；或烧存性研末。气虚及阴虚者忌用。

野漆树根（《福建民间草药》）《闽东本草》："性温、味涩。"治气郁胸闷、胸肺受伤、咳血、吐血、腰痛。内服：炖肉，15~30g。孕妇和燥热体质不宜。

葫芦七（《陕西中草药》）甘辛，温。理气活血，止痛，止咳祛痰。治跌打损伤、劳伤、腰腿痛、咳嗽气喘、百日咳、肺痈咳血。内服：煎汤，3~9g；或研末冲服。忌浆水；阴虚、肺热干咳者慎用。

橘核（《日华子本草》）《纲目》：苦，平。入肝、肾经。理气，止痛。治疝气、睾丸肿痛、乳痈、腰痛、膀胱气痛。内服：煎汤，3~9g；或入丸、散。《本经逢原》："惟实证为宜，虚者禁用。以其味苦，大伤胃中冲和之气也。"

螺厣草（《本草拾遗》）辛，凉。理气，除风湿，消痞块。治痞块、风湿疼痛、痨伤咳嗽。内服：煎汤，9~18g（鲜者60~120g）；或捣汁。外用：捣敷或研末调敷。

第八章　活血祛瘀药

凡以通利血脉、促进血行、消散瘀血为主要作用的药物，称为活血祛瘀药或活血化瘀药，简称活血药。其中活血逐瘀作用较强者，又称破血药。

活血祛瘀药善于走散，具有行血、散瘀、通经、利痹、消肿及定痛等功效，适用于瘀血痹病。

痹病瘀血多由邪气痹阻经络，营卫不通，气血运行受阻而成。其既是痹病必然的病机转归，又是痹病的致病因素。故痹病之治，祛邪尤不可忘活瘀。

人体气血之间有着密切关系，气行则血行，气滞则血凝，故在使用活血祛瘀药时，常配合理气药，以增强其行血散瘀的作用。

一枝蒿（《纲目拾遗》）辛苦，微温，有毒。《四川中药志》："入心，肝、肺三经。"活血，祛风，止痛，解毒。治跌打损伤、风湿疼痛、痞块、痈肿。内服：煎汤，1.5~3g；浸酒或入散剂。外用：捣敷或泡酒涂擦；研末调敷。孕妇忌服。

一味药根（《贵州民间方药集》）《浙江天目山药植志》："性温，味苦涩。"活血祛瘀，解毒。治咳喘、喉蛾、疔疮、瘰疬、痔疮、跌打损伤、风气痛。内服：煎汤，鲜品60~90g；或浸酒。外用：捣敷。

七里香（《修订增补天宝本草》）酸辛，温，有小毒。活血化瘀。治经闭、癥瘕、血崩、小儿疳积、腮腺炎、风湿性关节炎及腰痛。内服：煎汤，9~15g（鲜者30~60g）。孕妇忌服。

九里香（《岭南采药录》）辛，温。入心、肝、肺三经。行气，活血，祛风，除湿，并有麻醉镇痛作用。治脘腹气痛、风湿、气痛、肿毒、疥疮、皮肤瘙痒、跌打肿痛。内服：煎汤，9~15g；或浸酒服。外用：捣敷。阴虚火亢者忌用。

三匹叶（《云南思茅中草药选》）苦涩，平。通经活血，舒筋络，收敛，止痛。治腹泻、赤白痢、慢性肝炎、腹痛、风湿痛、痛经。内服：煎汤，30~60g。

三台红花（《云南中草药》）苦辛，凉。接骨，止痛。治骨折、跌打损伤、风湿疼痛。内服：煎汤，9~15g；或浸酒；研末服。外用：捣敷。

干漆（《本经》）辛，温，有毒。入肝、脾经。破瘀，消积。治癥瘕、瘀血。内服：入丸、散，2.4~4.5g。外用：烧烟熏。

土牛膝（《本草图经》）苦涩，平。活血散瘀，祛湿利尿，清热解毒。治淋病、尿血、妇女经闭、癥瘕、风湿关节痛、脚气、水肿、痢疾、疟疾、白喉、痈肿、跌打损伤。内服：煎汤，9~15g（鲜者30~60g）。外用：捣敷；捣汁滴耳或研末吹喉。《福建民间草药》："孕妇忌用。"

土田七（广州部队《常用草药手册》）辛微苦，温。散瘀消肿，活血止血，行气止痛。治跌打瘀痛、风湿骨痛、吐血、衄、月经过多、虫蛇咬伤。内服：煎汤，6~9g；或浸酒。外用：研粉敷。

土远志（《广西中药志》）辛，涩。调血，止血，行气，散瘀。治风湿、跌打内外伤。内服：煎汤，9~15g；或浸酒。实火者忌用。

土一枝蒿（《植物名实图考》）辛，寒，有毒。活血祛风，消肿止痛。治跌打损伤、风湿痹痛、胃痛、牙痛、经闭腹痛、急性乳腺炎、疔疮肿痛。内服：煎汤，0.3~0.9g。外用：捣敷。《文山中草药》："孕妇禁服。本品有毒，不可过量服用。"

土千年健（《滇南本草》）酸，温。舒筋通络，活血，止痛，消炎。治风寒湿痹、筋骨挛痛、手足顽麻、半身不遂。内服：煎汤，9~15g；或研末、浸酒。

大驳骨（《广西中药志》）辛，温。活血散瘀。治风湿痹痛、跌打损伤、血瘀肿痛、月经不调。内服：煎汤，9~30g；或浸酒。外用：捣敷。孕妇慎服。

大浮萍（《生草药性备要》）辛，寒。凉血，活血，利尿除湿。治荨麻疹、丹毒、水臌、湿疮、跌打损伤、无名肿毒、酒风脚痛。内服：煎汤，

9~15g。外用：捣敷或煎水熏洗。孕妇及非实热实邪者禁用。

大蛇药（广州空军《常用中草药手册》）　苦，凉。活血，消肿，止痛。治急性风湿性关节炎。内服：煎汤，15~30g。外用：捣敷或煎水洗。

大叶紫珠（广州部队《常用中草药手册》）　辛苦，平。止血，止痛，散瘀消肿。治跌打肿痛、风湿骨痛。内服：煎汤，15~30g。外用：叶，研末撒或捣敷。

大驳骨丹（《岭南采药录》）　苦辛，平。活血，祛风湿。治跌打损伤、风湿痹痛、肺痈、乳痈。内服：煎汤，15~30g。外用：捣敷。孕妇内服慎用。

大树跌打（《云南思茅中草药选》）　辛，热，有毒。祛瘀生新，消肿镇痛，舒筋活络。治骨折、跌打劳伤、风寒湿痹、关节疼痛、腰腿及四肢麻木；本品多外用。内服：煎汤，1.5~3g；或浸酒。外用：研细后用棉花垫于患部包上此药，以防刺激皮肤。孕妇与体弱者忌服。

大茶药根（《岭南草药志》）《广西中药志》："味苦，性寒，有大毒。"消肿，止痛，接骨。治疔疮肿毒、跌打损伤、风湿。外用：浸酒擦；煎汤熏洗；熬膏或捣敷。忌内服。

大叶钩藤根（《云南中草药选》）　甘苦，凉。舒筋活血。治风湿性关节炎、坐骨神经痛、跌打损伤。内服：煎汤，9~24g。

大萼鹿角藤（《云南中草药选》）　微辛，温。通经活络，活血止血，接骨生肌，降压。治风湿性腰腿痛、肾亏腰痛、高血压、骨折、跌打损伤。内服：煎汤，9~15g；或泡酒。外用：研末撒或捣敷。

大蓑衣藤根（《陕西中草药》）　辛，温。行气活血，祛风湿，止痛。治跌打损伤、瘀血疼痛、风湿性筋骨痛、肢体麻木。内服：煎汤，9~12g。

上山龙（《陕西中草药》）　酸涩微辛，平。消肿解毒，止血止痛，排脓生肌，祛风湿。治跌打损伤、骨折、风湿性关节炎、风湿性腰腿痛、便血、崩漏、白带。内服：煎汤，15~18g。外用：捣敷。

山楂（《本草衍义补遗》）　酸甘，微温。入脾、胃、肝经。消食积，散瘀血，驱绦虫。治肉积、癥瘕、痰饮、痞满、吞酸、泻痢、肠风、腰痛、疝气、产后儿枕痛、恶露不尽、小儿乳食停滞。内服：煎汤，6~12g；或入丸、散。外用：煎水洗或捣敷。脾胃虚弱者慎服。

山黄皮（《陆川本草》）　苦辛，温。接骨，散

瘀，祛风湿。治跌打骨折、损伤肿痛、风湿骨痛。内服：煎汤，15~30g；浸酒或研末为散。外用：酒炒敷。

小木通（《中国药植志》）　淡，平。舒筋活血，祛湿止痛，解毒利尿。内服：煎汤，15~30g。外用：煎水洗；或捣烂塞鼻孔。

小白撑（《云南中草药》）　辛苦，温，剧毒。活血祛瘀，活络止痛。治腰肌劳损、软组织挫伤、关节扭伤、风湿关节痛、肋间神经痛。内服：研末，50~100mg，每日1至2次，用酒或温开水送服。《全展选编·外科》："五岁以下儿童禁服。"

小白薇（《云南中草药》）《滇南本草》："性微温，味苦涩。""专治寒疼、肚腹酸疼。"《云南中草药》："舒筋活血，调经止痛。治跌打损伤、风湿骨痛。"内服：煎汤，9~15g；或研末。外用：捣敷。

小罗伞（广州空军《常用中草药手册》）　苦甘辛，温。活血调经，祛风除湿。治经闭、痛经、风湿痹痛、跌打损伤。内服：煎汤，15~30g。

小金樱（《生草药性备要》）　苦，平。散瘀，止血，消肿解毒。治月经不调、子宫脱垂、风湿疼痛。内服：煎汤，15~60g；或浸酒。外用：捣敷。

小铜锤（《云南中草药》）　苦辛，温，小毒。活血祛瘀，消肿止痛。治跌打、骨折、风湿关节痛、闭经、胃痛、外伤出血。内服：煎汤，3~9g；或泡酒服。外用：捣敷；或研末撒。孕妇忌服。

小九节铃（《云南中草药》）　涩微苦，寒。舒筋活络。治风湿痹症、关节筋骨疼痛。内服：煎汤，9~15g。外用：捣敷或研末撒。

小过江龙（《昆明民间常用草药》）　苦涩微辛，温。舒筋活络。治风湿性关节炎、筋骨疼痛。内服：每用3~9g，泡酒服。

小伸筋草（《云南中草药》）　苦涩，温。舒经活络，温肾止痛。治风湿、周身酸冷、胃寒痛。内服：煎汤，6~9g；泡酒或研末。

小被单草（《云南中草药》）　甘淡，温。接骨生肌，祛瘀止痛。治骨折、跌打损伤、风湿关节痛。内服：浸酒，6~15g。外用：鲜草捣敷。

小接骨丹（《陕西中草药》）　辛，热。活血散瘀，消炎解毒，生肌长骨，除风祛湿。治跌打损伤、骨折、疮疖肿痛、风湿性关节炎。内服：煎汤，9~15g；或研末。外用：捣敷。

小蓑衣藤（《中国药植志》）　辛，温。行气活血，祛风湿，止痛。治跌打损伤、瘀滞疼痛、风湿

性筋骨痛、肢体麻木。内服：煎汤，9~12g。

马尿烧（《黑龙江中药》）甘苦，平。活血，止痛，祛风湿。治跌打损伤、骨折、风湿痹痛。内服：煎汤，3~30g（鲜者60~90g）。外用：捣敷或煎水洗浴。

马尾伸筋（《江西中药》）苦，平。舒筋活血，通络止痛。治腰腿筋骨疼痛。内服：煎汤，6~12g；或浸酒。

马尾千金草（《广西中药志》）平，淡。舒筋，活络，祛风湿。治跌打损伤、肌肉痉挛。内服：煎汤，3~9g；或浸酒服。

王不留行（《本经》）苦，平。入肝、胃经。行血通经，除风痹内寒、游风。内服：煎汤，4.5~9g；或入丸、散。外用：研末调敷。孕妇忌服。

天仙藤（《本草图经》）苦，温。入肝、脾经。行气化湿，活血止痛。治胃痛、疝气痛、风湿疼痛。内服：煎汤，4.5~9g；或作散剂。外用：煎水洗或捣烂敷。体虚者慎服。

文献选摘：《本草汇言》曰："天仙藤，流气活血，治一切诸痛之药也。"《本草求真》曰："即其所治之理，亦不过因味苦主于疏泄，性温得以通活，故能活血通道，而使水无不利，风无不除，血无不活，痛与肿均无不治故也。"

云牛藤（《中药形性经验鉴别法》）酸。舒筋活血。专治腰膝疼痛。内服：煎汤，6~12g。外用：捣敷。孕妇忌服。

云雾七（《陕西中草药》）辛，温。活血止痛。治头痛、腰背痛、腹痛、劳伤。内服：泡酒，3~9g；或入丸剂；酒冲服。

云南茜草（《云南中草药》）甘，平。补血活血，祛风除湿，软坚破积。治贫血、跌打损伤、风湿。内服：煎汤，15~30g；或泡酒服。外用：捣敷。

木半夏（《本草拾遗》）淡涩，温。活血行气。治跌打损伤、风湿关节痛。内服：煎汤，9~15g。

太白三七（《陕西中草药》）甘微苦，平。止血镇痛，活血散瘀，祛风湿，强筋骨。治跌打损伤、外伤出血、崩漏、风湿性腰腿及周身疼痛、劳伤。内服：煎汤，6~9g；研末或泡酒。外用：研末撒。

五灵脂（《开宝本草》）苦甘，温。入肝、脾经。生用行血止痛。治身体血痹刺痛。内服：煎汤，4.5~9g；或入丸、散。外用：研末调敷。《纲目》："恶人参，损人。"《本草经疏》："血虚腹痛，血虚经闭，产妇去血过多晕，心虚有火作痛，病属血虚无瘀滞者，皆所当忌。"

五色梅根（《广西中药志》）甘苦，寒。活血，祛风，利湿，清热。治风湿痹痛、脚气。内服：煎汤，15~30g。外用：煎水含漱。

五香血藤（《贵州草药》）甘，温。活血祛风，消肿镇痛。治风湿疼痛。内服：煎汤，9~30g；研末服0.9~3g；或泡酒。

牛膝（《本经》）甘苦酸，平。入肝、肾经。生用散瘀血，消痈肿。治淋病、尿血、经闭、癥瘕、难产、胞衣不下、产后瘀血腹痛、喉痹、痈肿、跌打损伤。熟用补肝肾，强筋骨。治腰膝骨痛、四肢拘挛、痿痹。内服：煎汤，9~15g；浸酒；熬膏或入丸、散。外用：捣敷。凡中气下陷，脾虚泄泻，下元不固，梦遗失精，月经过多及孕妇均忌服。

文献选摘：朱震亨："牛膝，能引诸药下行，筋骨痛风在下者，宜加用之。"《纲目》："牛膝所主之病，大抵得酒则能补肝肾，生用则能去恶血，二者而已。其治腰膝骨痛，足痿，阴消，失溺，久疟，伤中少气诸病，非取其补肝肾之功欤。"《本草经疏》："牛膝，走而能补，性善下行，故入肝肾。主寒湿痿痹，四肢拘挛，膝痛不可屈伸者，肝脾肾虚，则寒湿之邪客之而成痹，及病四肢拘挛，膝痛不可屈伸。此药性走而下行，其能逐寒湿而除痹也必矣。盖补肝则筋舒，下行则理膝，行血则痛止。逐血气，犹云能通气滞血凝也。详药性，气当作痹。伤热火烂，血焦枯之病也，血行而活，痛自止矣。入肝行血，故堕胎。伤中少气，男子阴消，老人失溺者，皆肾不足之候也。脑为髓之海，脑不满则空而痛。腰乃肾之腑，脊通髓于脑，肾虚髓少，则腰脊痛；血虚而热，则发白。虚羸劳损，则伤绝。肝藏血，肾藏精，峻补肝肾，则血足而精满，诸证自瘳矣。血行则月水自通，血结自散。"《药品化义》："牛膝，味甘能补，带涩能敛，兼苦直下，用之入肾。盖主闭藏，涩精敛血，引诸药下行。生用则宜，主治癃闭管涩，白浊茎痛，瘀血阻滞，癥瘕凝结，妇人经闭，产后恶阻，取其活血下行之功也。酒制熟则补，主治四肢拘挛，腰膝腿痛，骨筋流痛，疟疾燥渴，湿热痿痹，老年失溺，取其补血滋阴之功也。"《本经逢原》："牛膝，其性虽下行走筋，然滑利之品，精气不固者，终非所宜。得酒蒸则能养筋，……"《本经续疏》："痿与痹皆筋节间病，而寒湿有已化未化，未化则浸淫筋节为病，已化则熏灼筋节为病。《素问》论痹多病于浸淫，论痿多病于熏灼。牛膝之治此，妙在不必问其已化未化，但执定其病在筋节间痛而不可屈伸者皆能已之。"《医学衷中参西录》："牛膝，原为补益之品，而善引气血下注，是以用药欲其下行者，恒以之为引经。故善治肾虚腰疼腿疼，或膝疼不能屈伸，或腿痿不能任地。"《本草正义》："牛膝，疏利泄降，所主皆气血壅滞之病，《本经》谓主寒湿，当从《御览》所引作伤寒。其治湿流关节之痿痹，四肢拘挛，膝痛不能屈伸，固疏通壅滞之专职，要非气血枯竭之拘急不遂，可以并论。然凡属痿痹，本有湿阻，血衰两层。湿阻者，惟在祛邪而使之流通，血衰者，亦必滋养而助其营运。则牛膝曲而能达，无微不至，逐邪者，固倚为君，养正者，亦赖以辅佐，所以痿弱痹著，骨痛筋挛诸证，皆不可一日无此也。逐血气者，即所以通其壅滞，治伤热火烂，亦所以劝其流通，且即此而可知牛膝之性，偏于寒凉。故能主热伤火伤。则寒湿为病，必非其任，上文之误，更显然矣。能堕胎者，滑利下行之力也。……牛膝下行为顺，则气火自潜。腰脊痛，亦经隧之壅滞，牛膝宣通脉络，则关节自利。……甄权治阴痿，日华治腰膝软弱，皆其导湿热之功。后人每谓牛膝能起腰膝痿弱，坚强筋骨。皆当以此意参之，不可拘泥。……古今主治，利腰膝，通经络，破瘀活血，消积导滞，清利二便，皆在此范围之内。张景岳谓其走十二经络，亦即通经活络之意。但其性直下，虽能通经络而利机关，亦惟股膝足胫诸证，最为捷应，而手臂肩背之病，亦非怀庆牛膝所能呈功，则以根茎下达，固不能横行而上升也。川牛膝之名，不见于古书，惟张石顽《本经逢原》谓怀产者长而无旁须，水道涩滞者宜之。川产者细而微黑精气不固者宜之，又谓川产气味形质，与续断仿佛，用之无精滑之虞。是牛膝之川产者，不专以滑泄见功，而宣通关节之力则一，颇为有利无弊，肝肾阴虚，而机关不利者宜之。但今时市肆中之所谓川牛膝，则其形甚大，而性质空松，又与石顽之说不类，然用之于肩背手臂，疏通脉络，流利骨节，其效颇著。盖其质空疏，则其力能旁行上达，以视怀牛膝之坚实直下者，功用大有区别。"

牛马藤（《草木便方》） 甘，温。行血补血，通经活络。治风湿疼痛、四肢麻木、贫血、月经不调。内服：煎汤，12~30g；或浸酒。

牛抄藤（《广西药植名录》） 舒筋活络，治风湿麻木。内服：煎汤，9~15g。外用：煎水洗。

牛尾菜（《江西草药》） 甘苦，平。补气活血，舒筋通络。治气虚浮肿、筋骨疼痛、偏瘫、风湿痹痛。内服：煎汤，9~15g；浸酒或炖肉。外用：捣敷。

毛青杠（《贵州民间方药集》） 苦辛，温。活血通络。治跌打损伤、风湿筋骨疼痛、腰痛。内服：煎汤，3~9g；或浸酒、研末。

毛八角莲（《广西药植名录》） 散瘀消肿，止痛。治跌打、筋骨疼痛、蛇伤、痈疖、恶疮。外用：捣敷。

毛大丁草（《中国药植志》） 苦辛，平。入肝、肺二经。行气，活血。治跌打损伤、流注、腰胯酸痛。内服：煎汤，6~15g（鲜者30~60g）。外用：捣敷。

毛排钱草（《广西中药志》） 苦，平。入肺、脾二经。散瘀消肿，祛湿滞风热。治跌打、乳痈、咳血、血淋、小儿牙疳及月内锁喉、牙痛、头疮。内服：煎汤，15~30g。外用：捣敷。

月季花（《纲目》） 甘，温。入肝经。活血调经，消肿解毒。治月经不调、跌打损伤、血瘀肿痛。内服：煎汤，3~6g；或研末。外用：捣敷。

月季花叶（《湖南药物志》） 活血消肿。治跌打创伤、血瘀肿痛。

丹参（《本经》） 苦，微温。入心、肝经。活血祛瘀，安神宁心，排脓，止痛。治心绞痛、月经不调、痛经、经闭、血崩带下、癥瘕、积聚、瘀血腹痛、骨节疼痛、腰脊强、脚痹、风湿痹痛。内服：煎汤，4.5~9g；或入丸、散。外用：熬膏涂；或煎水熏洗。无瘀血者慎服。反藜芦；畏咸水。忌醋。

文献选摘：《本草经疏》："丹参《别录》养血，去心腹痼疾结气，腰脊强，脚痹，除风邪留热。或瘀血壅滞而百节攻疼，或脚膝痹痿而痛重难履，外之利关节而通脉络，则腰膝健而痹著行。"

凤仙根（《纲目》） 苦甘辛，有小毒。活血，通经，软坚，消肿。治风湿筋骨疼痛、风湿瘫痪。内服：研末或浸酒。外用：捣敷。

凤尾蕉花（《福建民间草药》） 甘微，温，有小毒。活血祛瘀。治吐血、咳血、跌打损伤、腰痛腿痛。内服：煎汤，30~60g。

凤尾搜山虎（《昆明民间常用草药》） 苦微涩，微寒，有小毒。活络，消积滞，通大便，降火。治食积胃痛、腹胀便秘、风湿筋骨疼痛、坐骨神经痛、目痛、牙痛、头痛。内服：煎汤，3~6g；或配蜂蜜服。年老、体虚及孕妇慎服。

双翎草（《昆明民间常用草药》） 苦涩，温。温经通络，祛风除湿。治风湿性关节疼痛。内服：用 9~15g，配药泡酒服。

双飞蝴蝶（《广西中药志》） 甘微辛，平。舒筋活络，调经去瘀。浸酒服能强壮筋骨；煎水服治倒经。叶：外敷治跌打接骨、风湿骨痛。内服：煎汤，3~9g；或浸酒。外用：捣敷。

水茄（《广西药植名录》） 淡，微凉，有小毒。活血，散瘀，止痛。治跌打瘀痛、腰肌劳损、咳血、痧症、胃痛、疔疮、痈肿。内服：煎汤，9~15g。外用：捣敷。

水锦树（《常用中草药彩色图谱》） 凉。活血散瘀。治跌打损伤、风湿骨痛。

水稻清（《云南中草药》） 甘苦，温。行气活血。治跌打肿痛、风湿骨痛。内服：煎汤，15~30g。

水鬼蕉叶（《福建中草药》） 辛，温。舒筋活血。

古钩藤（《广西药植名录》） 淡，平，有毒。活血，消肿，镇痛。治跌打伤、骨折、腰疼腹痛、水肿。内服：研末，0.15~0.3g；或浸酒。

石刷把（《民间常用草药汇编》） 甘辛，温。活血通经，祛风湿。治风湿痹痛、妇女经闭、吐血及跌打损伤、风湿麻木及骨痛。内服：煎汤，15~30g；研末或浸酒。

石胆草（《云南中草药》） 苦辛，寒。活血解毒，消肿止痛。治月经不调、赤白带下、跌打损伤、湿热痹症。内服：煎汤，9~15g。外用：捣敷；研末撒吹喉。

石蝴蝶（《浙江天目山药植志》） 苦，凉。活血生肌，止血解毒。治挫伤、吐血、腰肌劳损。内服：煎汤，15~18g（鲜者 30~90g）。外用：捣敷。

龙舌箭（《陕西中草药》） 苦，温。理气行血，消肿止痛。治胃寒腹痛、腰腿疼痛、跌打损伤。内服：煎汤，6~9g；研末冲服，0.3~0.6g。

东风菜根（《中国药植志》） 辛，温。疏风，行气，活血，止痛。治肠炎腹痛、骨节疼痛、跌打损伤。内服：煎汤，15~30g；或研末，浸酒。外用：研末撒或捣敷。

东风橘根（《岭南采药录》） 辛，温。祛瘀止痛，顺气化痰。治跌打肿痛、骨折、风湿痛。内服：煎汤，6~12g；或浸酒。外用：研末酒炒敷。

叶下花（《昆明药植调查报告》） 涩，温。行气活血，除湿止痛，接筋骨。治风湿关节痛、跌打损伤、骨折。内服：煎汤，6~15g；研末或浸酒。外用：捣敷。孕妇忌服。

叶上珠根（《云南中草药》） 苦辛，平。平喘止咳，活血化瘀。治咳喘、风湿疼痛。内服：煎汤，6~15g；或浸酒。外用：捣烂敷。

四叶细辛（《江西草药》） 苦辛，微温，有小毒。活血散瘀，祛风解毒。治跌打骨折、腰腿痛。内服：煎汤，6~15g；或浸酒。外用：捣敷或煎水洗。

白木（《陆川本草》） 苦辛，凉。治跌打肿痛、骨折、扭伤、风湿痛、喉痛。内服：煎汤，9~15g；或浸酒。外用：研末酒炒敷。

白牛膝（《滇南本草》） 苦淡，凉。凉血，活血，利湿，消肿。治妇女经闭、倒经、跌打损伤、风湿关节痛、淋病、水肿、瘰疬、痈疽肿毒。内服：煎汤，9~15g；浸酒或炖鸡。孕妇忌服。

白胶香（《唐本草》） 辛苦，平。《雷公炮制药性解》："入脾、肝二经。"活血，凉血，解毒，止痛。治痈疽、疮疥、瘾疹、瘰疬、金疮、齿痛、吐血、衄血、腰痛、行痹。内服：入丸、散，3~6g。外用：研末撒；调敷或制膏摊贴。

鸟不宿（汪连仕《采药书》） "性温。"追风，行血。治风湿痹痛、紫云风、胃痛。内服：煎汤，9~15g。外用：煎水洗。孕妇慎服。

半截叶（《云南中草药选》） 微苦，温。活血舒筋，燥湿杀虫。治风湿性关节炎、跌打骨折、肝炎、疟疾、蛔虫病。内服：煎汤，9~15g；或浸酒。外用：捣敷。

丝瓜络（《本草再新》） 甘，平。通经活络，清热化痰。治胸胁疼痛、腹痛、腰痛、睾丸肿痛、肺热痰咳、妇女经闭、乳汁不通、痈肿、痔漏。内服：煎汤，4.5~9g；或烧存性研末。外用：煅存性研末调敷。

文献选摘：《本草便读》："丝瓜络，入经络，解邪热。热除则风去，络中津液不致结合而为痰，变成肿毒诸症，故云解毒耳。"《痹证通论》："用于痰凝阻络之筋骨痹症。"

丝瓜根（《滇南本草》） 甘，平。活血，通络，消肿。治偏头痛、腰痛、乳腺炎、喉风肿痛、肠风下血、痔漏。内服：煎汤，3~9g（鲜者 30~60g）；或烧存性研末。外用：煎水洗或捣汁涂。

地锦（《本草拾遗》） 甘，温。活血，祛风，止痛。治产后血瘀、腹中有块、赤白带下、风湿筋骨疼痛、偏头痛。内服：煎汤，6~15g；或浸酒。

地苋根（《岭南采药录》）　微甘酸，平。入肝、肾、脾、肺四经。活血，止血，利湿，解毒，舒筋活络。治痛经、腰腿痛、风湿骨痛。内服：煎汤，9~15g（鲜者 30~60g）。

亚麻（《本草图经》）　甘辛，平。平肝活血。治跌打扭伤、腰脚痛痹、刀伤出血。内服：根，煎汤，15~30g。外用：捣烂或研末调敷。

芋儿七（《陕西中草药》）　甘辛，温。祛风，舒肝，活血，止血。治高血压、头昏头痛、跌打损伤、腰腿疼痛、外伤出血。内服：煎汤，6~9g；研末冲服3g。外用：研末撒。《陕西中草药》："反枇杷芋，金背枇杷叶及猪油。"

老鸦花藤（《云南中草药》）　"涩，微温。"舒筋活络，调经。治风湿骨痛、小儿麻痹后遗症、月经不调。内服：煎汤，30~60g；浸酒或熬膏。外用：研末炒热包罨。

百灵草（《云南中草药》）　甘微苦，温，有毒。舒筋活络，补虚平喘。

毒性及解救：服百灵草中毒出现抽搐，可嚼生毛桃数个解救。

过山龙（《陕西中草药》）　"辛，热。"活血散瘀，消炎解毒，生肌长骨，除风祛湿。治跌打损伤、骨折、疮疖肿痛、风湿性关节炎。内服：煎汤，9~15g；或研末。外用：捣敷。

尖尾风根（《本草求原》）　辛苦，温。祛风活血。治风湿痹痛、跌打损伤。内服：煎汤，鲜品30~60g；或浸酒。外用：捣敷。

吊干麻（《贵州草药》）　"味辛，性凉，有小毒。清热透疹，舒筋活络，调经。"内服：煎汤，15~30g。外用：煎水洗或研末撒。

延胡索（《本草拾遗》）　辛苦，温。入肝、胃经。活血，散瘀，理气，止痛。治心腹腰膝诸痛。内服：煎汤，4.5~9g；或入丸、散。孕妇忌服。

自然铜（《雷公炮炙论》）　辛苦，平。入足少阴肾、足厥阴肝经。散瘀止痛。治血瘀疼痛、风湿。内服：煎汤，3~9g；或入丸、散。外用：研末调敷。阴虚火旺、血虚无瘀者忌服。

血竭（《雷公炮炙论》）　甘咸，平。入心、肝经。散瘀定痛，止血生肌。治跌打折伤、白虎风、走转疼痛、两膝热肿。内服：研末，0.3~0.9g；或入丸剂。外用：研末撒或入膏药内敷贴。得密陀僧良。

血藤（《四川中药志》）　辛酸，温。养血消瘀，理气化湿。治痨伤吐血、肢节酸痛、心胃气痛、脚气痿痹、月经不调、跌打损伤。内服：煎汤，15~30g；或浸酒。《四川中药志》："血虚气弱的孕妇忌服。"

全蝎（《蜀本草》）　咸辛，平，有毒。《纲目》："足厥阴经。"祛风，止痉，通络，解毒。治惊风抽搐、癫痫、中风、半身不遂、口眼㖞斜、偏头痛、风湿痹痛、破伤风、淋巴结结核、风疹疮肿、顽痹。内服：煎汤，2.4~4.5g，蝎尾0.9~1.5g；或入丸、散。外用：研末调敷。血虚生风者忌服。

文献选摘：《太平圣惠方》："治疗风痹肢痛，营卫不行，用川乌头二两炮去皮，以大豆同炒至汁出为度，去豆焙干，全蝎半两，焙为末，酽醋熬稠，丸绿豆大。每温酒下七丸，日一服。"《仁斋直指方》载："治风淫湿痹，手足不举，筋节挛痛。"著名老中医朱良春谓，全蝎走窜之力最速，搜风定痉，开瘀通络，内而脏腑，外而经络，皆能开之，通则不痛，故为治顽痹之要药。

冰片（《纲目》）　辛苦，凉。入心、肺经。通诸窍，散郁火，通经络，消肿止痛。治中风口噤、热病神昏、痈肿、骨痛、肢节疼痛。内服：入丸、散，0.15~0.3g。外用：研末撒或调敷。气血虚者忌服，孕妇慎服。

壮筋草（《陕西中草药》）　苦微辛，平。舒筋活血。治肢体麻木，半身不遂。内服：煎汤，6~9g；或浸酒。

安息香（《唐本草》）　辛苦，温。入心、肝、脾经。开窍，辟秽，行气血。治卒中暴厥、心腹疼痛、产后血晕、小儿惊痫、风痹腰痛。内服：研末，0.3~1.5g；或入丸、散。外用：烧烟熏。阴虚火旺者慎服。

羊角拗子（《广西中药志》）　"味苦，有大毒。"活血消肿，止痒杀虫。祛风湿，治疥癣、跌打、疮肿。外用：捣敷。内服宜慎。

异木患（《海南岛常用中草药手册》）　甘，温。通利关节，散瘀活血。治风湿痹痛、跌打损伤。叶：治感冒。内服：煎汤，9~18g。

红花（《本草图经》）　辛，温。入心、肝经。活血通经，去瘀止痛。治经闭、癥瘕、难产、死胎、产后恶露不行、瘀血作痛、痈肿、跌打损伤。内服：煎汤，3~6g；入散剂或浸酒；鲜者捣汁。外用：研末撒。孕妇忌服。

红三七（《陕西中草药》） 涩，平。散血，止血，行气，调经。治跌打损伤、劳伤吐血、便血、崩漏、月经不调、大骨节病。

红木香（《纲目拾遗》） 辛，温。行气，活血，止痛。治气滞腹胀痛、胃痛、筋骨疼痛、月经痛、跌打损伤、无名肿毒。内服：煎汤，9~15g；或研末，0.9~1.5g。外用：研末调敷或熬膏涂。孕妇慎用。

红毛鸡（《广西中药志》） "味甘，性温无毒。妇科用以调经，补血。外用治跌打、风湿。"内服：浸酒。外用：浸酒涂敷。《广西中药志》："阳盛及血燥者忌用。"

红骨参（《陕西中草药》）《滇南本草》："性温，味苦甘，平。"《陕西中草药》："淡，温。"《滇南本草》："活络强筋，温经暖络。治风寒湿痹、手足麻木、软战摇动、筋骨疼痛、半身不遂、痿软流痰。"《陕西中草药》："补虚，治血调经。治劳伤虚弱、月经不调。"内服：煎汤，6~9g。

红娘子（《本草图经》） 苦辛，平，有毒。《纲目》："厥阴经。"攻毒，通瘀，破积。外用治瘰疬。内服治血瘀经闭，疗腰痛。内服：炒炙后研末入丸、散。外用：研末敷贴；发泡或调涂。有剧毒，内服宜慎，体弱及孕妇忌服。

麦撇花藤（《广西药植名录》）《云南思茅中草药选》："苦，凉。"调经活血，祛风除湿。治月经不调、痛经、闭经、风湿痹痛。内服：煎汤，9~15g；研末，0.9~1.5g；或浸酒。外用：研末撒。

赤芍药（《本草经集注》） 酸苦，凉。入肝、脾经。行瘀，止痛，凉血，消肿。治瘀滞经闭、疝瘕积聚、腹痛、胁痛、衄血、血痢、肠风下血、目赤、痈肿。《本经》："主邪气腹痛，除血痹，破坚积，寒热疝瘕，止痛，利小便，益气。"内服：煎汤，4.5~9g；或入丸，散。血虚者慎服。

文献选摘：《本草经疏》："……其主除血痹，破坚积者，血痹则发寒热，行血则寒热自止，血痹疝瘕皆血凝滞而成，破凝滞之血，则痹和而疝瘕自消……。"

芸薹（《唐本草》） 辛，凉。《得配本草》："入手太阴经。"散血，消肿。治劳伤吐血、血痢、丹毒、主腰脚痹。内服：煮熟或捣汁。外用：煎水洗或捣敷。麻疹后、疮疥、目疾患者不宜食。

花拐藤根（《泉州本草》） 苦辛，微温。入肝、脾、肾三经。活络行血，除湿去风。治跌打损伤、

关节痛风、痛疽及妇女闭经。《广西药植名录》："治贫血。"内服：煎汤，9~15g（鲜者90~120g）。

苍条鱼鳖（《浙江中药资源名录》） 活血，调经。治疝气肿痛、跌打损伤、妇女月经不调。内服：煎汤，15~30g。外用：捣汁滴鼻。

芦子藤（《云南中草药》） 辛，温。舒筋活络，温经利湿，行气止痛。治风湿、月经不调、胃痛、跌打损伤。《云南思茅中草药选》："治流感、感冒、痛经。"内服：煎汤，15~24g；或浸酒。外用：捣敷。

杜鹃花（《纲目》） 酸甘，温。和血，调经，祛风湿。治月经不调、闭经、崩漏、跌打损伤、风湿痛、吐血、衄血。内服：花，煎汤15~30g；果实，研末，0.9~1.5g。

杜鹃花根（《浙江民间常用草药》） 酸甘，温。和血，止血，祛风，止痛。治吐血、衄血、月经不调、崩漏、肠风下血、痢疾、风湿疼痛、跌打损伤。内服：煎汤，15~30g；或浸酒。外用：捣敷。

杏叶防风（《滇南本草》） 辛，温。行气温中，祛风除湿，活血消肿。治胃痛、胸腹冷痛、风湿麻木、筋骨疼痛、跌打损伤、肿毒、瘰疬。内服：煎汤，6~15g；研末或浸酒。外用：捣敷。

杉木节（《本草图经》） 治脚气、痞块、骨节疼痛、带下、跌仆瘀血。内服：煎汤，入散或浸酒。外用：煎水浸渍；或烧存性研末调敷。

李核仁（《吴普本草》） 甘苦，平。入肝经。散瘀，利水，润肠。治跌打瘀血作痛、骨痛内伤。内服：煎汤，6~12g。外用：研末调敷。脾弱便溏、肾虚遗精及孕妇忌用。

扶芳藤（《本草拾遗》） 味苦，小温，无毒。《贵州民间药物》："性平，味辛。"舒筋活络、止血消瘀。治腰肌劳损、风湿痹痛、咯血、血崩、月经不调、跌打骨折、创伤出血。内服：煎汤或浸酒。外用：捣敷。《贵州民间药物》："孕妇忌服。"

岗松（《南宁市药物志》） 苦，寒。祛瘀，止痛，利尿，杀虫。治跌打损伤、风湿痛、淋病、疥疮、脚癣。内服：煎汤，9~30g。外用：煎水洗或捣敷。

伸筋藤（《南宁市药物志》） "苦、寒。舒筋活络，杀虫。外敷跌打筋断、风湿骨痛；内服舒筋活络。"广州部队《常用中草药手册》："舒筋活络，清热利湿。治风湿筋骨疼痛、腰肌劳损、跌打损伤。"内服：煎汤，9~15g。外用：捣敷。《南宁市

药物志》：“孕妇及产后忌服。”

饭团根（《广西药植名录》）广州部队《常用中草药手册》：“辛微苦，温。”行气，活血，散瘀，止痛。治急性胃肠炎、慢性胃炎、胃及十二指肠溃疡、风湿骨痛、跌打瘀痛、经前腹痛、产后瘀痛、乳肿、跌打损伤、刀伤出血。内服：煎汤，15~30g；或浸酒。外用：研末撒。

饭团藤（《陆川本草》）“酸甘，微温。接骨，散瘀，消肿，解毒。治跌打损伤、风湿骨痛、疮疖、伤口感染。”内服：煎汤，9~15g；或浸酒。外用：捣敷或煎水洗。

沙塘木（《广西药植名录》）广州部队《常用中草药手册》：“甘，平。行气活血，健脾，止咳。治风湿性腰腿痛、跌打瘀痛、心胃气痛。”内服：煎汤，15~30g；或研末服。

没药（《药性论》）苦，平。入肝经。散血去瘀，消肿定痛。治跌打损伤、金疮、筋骨、心腹诸痛、癥瘕、经闭、痈疽肿痛、痔漏、目障。内服：煎汤，3~9g；或入丸、散。外用：研末调敷。孕妇忌服。

鸡血（《别录》）咸，平。《本草再新》“入心、肝二经。”“鸡冠血，入肝、肺、肾三经。”祛风，活血，通络。治小儿惊风、口面㖞斜、痿痹、折伤、目赤流泪、痈疽疮癣。内服：热饮。外用：涂敷。

鸡血藤（《纲目拾遗》）苦甘，温。《本草再新》：“入心、脾二经。”活血，舒筋。治腰膝酸痛、麻木瘫痪、月经不调。内服：煎汤，9~15g（大剂30g）；或浸酒。

文献选摘：《本草纲目拾遗》：“……鸡血藤胶治风痛湿痹，活血舒筋。后世据此制成鸡血藤膏，主治血不养筋而致的筋骨酸痛、手足麻木。”《饮片新参》曰：“鸡血藤能祛瘀血，生新血，流利经脉，治暑痧、风血痹症。”

鸡树条（《东北常用中草药手册》）“甘苦，平。”祛风通络，活血消肿。治腰肢关节酸痛、跌打闪挫伤、疮疖、疥癣。内服：煎汤，9~12g；或研末。外用：煎水洗。

驳骨丹（《生草药性备要》）辛，温。祛瘀生新，消肿止痛。治跌打损伤、骨折、风湿骨痛。内服：煎汤，9~18g；或研末。外用：捣敷；研末调敷；或煎水洗。

青竹标（《云南中草药选》）“苦，寒。”祛瘀镇痛，润肺止咳。治跌打损伤、骨折、风湿麻木、支气管炎、百日咳。外用：捣敷。内服：煎汤，6~9g；或浸酒。《云南中草药选》：“服药期间，忌吃牛、羊肉。”

刺揪树根（《四川中药志》）“性凉，味苦，无毒。”《陕西中草药》：“味苦，性凉，有小毒。”凉血，散瘀，祛风，除湿。治肠风痔血、跌打损伤、风湿骨痛。内服：煎汤，9~15g。外用：捣敷或煎水淋洗。

岩豆（《四川常用中草药》）微辛苦，温。活血，除湿。治风湿关节痛、体虚白带、慢性阑尾炎。内服：煎汤，15~30g。

岩陀（《云南中草药选》）苦微涩，凉。活血调经，祛风湿。治跌打、骨折、月经不调、风湿性关节炎、刀伤出血。内服：煎汤，15~30g；或浸酒。外用：研末撒或研末调敷。

岩豆根（《分类草药性》）《四川中药志》：“性温，味苦，无毒。”《分类草药性》：“行气，和血。治风湿筋骨疼痛。”内服：煎汤，12~18g；或浸酒。外用：捣烂敷伤处。

昆明鸡血藤（《植物名实图考》）《湖南药物志》：“苦，温。”养血祛风，通经活络。治腰膝酸痛麻木、遗精、盗汗、月经不调、跌打损伤。内服：煎汤，9~15g（鲜者30~60g）；或浸酒。

爬龙树（《云南思茅中草药选》）苦，寒。活血散瘀，除肿。治骨折、跌打损伤、风湿性腰腿痛、痈疮疖肿、感冒、咽喉肿痛。内服：煎汤，9~15g。外用：捣敷或研末调敷。

金雀根（《纲目拾遗》）苦辛，平。《四川中药志》：“入肺、脾二经。”清肺益脾，活血通脉。治虚损劳热、咳嗽、高血压、妇女白带、血崩、关节痛风、跌打损伤。内服：煎汤，15~30g。外用：捣敷。

金丝木通（《云南思茅中草药选》）苦辛，微温。舒筋活络，消炎利尿。治风湿关节炎、腰腿痛、肾炎水肿、尿路感染、膀胱炎、尿道炎。内服：煎汤，9~15g；或浸酒。孕妇忌服。

金丝杜仲（《云南中草药选》）苦，温，有毒。舒筋活血，止痛。治跌打损伤、风湿疼痛。内服：煎汤，9~15g。外用：研末撒或调敷。

金鸡豇豆（《云南中草药选》）苦，凉。健脾理湿，行气，散瘀，止痛。治泄泻、痢疾、胃痛、胁痛、风湿疼痛、月经不调、疮痈、骨折。内服：煎汤，15~30g。外用：捣敷。

金线草根（《四川常用中草药》） 苦涩，温。散瘀，消肿，止痛。治跌打骨折、痨伤吐血、痢疾、腹痛、月经不调、痛经。内服：煎汤，15~30g；泡酒或炖肉。外用：捣敷或磨汁涂。

狗骨（《别录》） 甘，温。健脾和络，活血生肌。治风湿痛、腰腿无力、四肢麻木、久痢、疮瘘、冻疮。内服：浸酒或烧存性研末，9~15g。外用：烧灰研末调敷。

狗骨节（《昆明民间常用草药》） 涩微酸。活络止痛，除风湿。

泽兰（《神农本草经》） 苦辛，微温。入肝、脾经。活血，行水，利关脉。治身面四肢浮肿、骨节中水。内服：煎汤，4.5~9g；或入丸、散。外用：捣敷或煎水熏洗。无瘀血者慎服。

单刀根（《南宁市药物志》） 苦辛，温，有毒。散瘀，止痛，止血。治跌打损伤、风湿骨痛、创伤出血。内服：煎汤，9~15g。外用：捣敷。

定心散（浙江） 微苦，凉。安心神，通经络。治神经衰弱、精神分裂症、热病抽搐、关节风痛、冠心病。内服：煎汤，15~30g（鲜品30~60g）；或炖肉服。

空心柳（《黑龙江常用中草药手册》） 治跌打损伤、关节疼痛、周身酸痛、咳嗽痰多、刀伤。内服：煎汤，9~12g。外用：捣敷。

珍珠风（《草木便方》） 辛，平。活血通经，祛风胜湿。治月经不调、崩漏带下、产后瘀血腹痛、外感风寒、风湿疼痛。内服：煎汤，9~15g；或浸酒。外用：研末调敷。

珍珠露水草（《云南中草药》） 辛微苦，温。温经通络，除湿止痛。治风湿性关节炎、四肢麻木。内服：煎汤，30~60g；或炖肉。

茜草茎（《四川中药志》）《履巉岩本草》："凉，无毒。"止血，行瘀。治吐血、血崩、跌打损伤、风痹、腰痛、痈毒、疔肿。内服：煎汤，9~15g（鲜者30~60g）；或浸酒。外用：煎水洗或捣敷。

茜草根（《本经》） 苦，寒。入心、肝经。行血止血，通经活络，止咳祛痰。治吐血、衄血、尿血、便血、血崩、经闭、风湿痹痛、跌打损伤、瘀滞肿痛、黄疸、慢性气管炎。内服：煎汤，6~9g；或入丸、散。脾胃虚寒及无瘀滞者忌服。

文献选摘：《本草经疏》："茜根，行血凉血之要药。主痹，痹者血病，行血软坚，则痹自愈。"《本草汇言》："茜草治血，能行能止。余尝用酒制

则行，醋炒则止。活血气，疏经络，治血瘀血痹诸症最妙，无损血气也。配归、芍用，大能有益妇人。"《本经》："……风痹指血瘀血热，痹着不行而言。茜草寒凉，入血而能通瘀活络，是以主之。古人论痹，本有热痹一候此必不可与上文寒湿连属读之，而谬谓可治寒痹，湿痹也，又谓治骨节风痛活血行血，亦惟血热痹着者宜之。"

柯蒲木（《云南思茅中草药选》） 苦辛，温，有毒。消炎止痛，舒筋活络。治咽喉炎、扁桃体炎、风湿骨痛、四肢麻木。内服：果，煎汤，3~6g；或泡酒。外用：叶，煎水洗患处。

树韭菜（《贵州民间药物》） 微苦，微温。活血，止痛，理气。治劳伤、筋骨疼痛。孕妇忌服。

省雀花（《云南中草药》） 酸涩，温，小毒。舒筋活血，活络止痛。治风湿性关节炎、坐骨神经痛。内服：煎汤，3~6g。孕妇忌服。

星宿菜（《福建民间草药》） 苦涩，平。活血，散瘀，利水，化湿。治跌打损伤、关节风湿痛、妇女经闭、乳痛、瘰疬、目赤肿痛、水肿、黄疸、疟疾、痢疾。内服：煎汤，9~15g（鲜者30~90g）。捣敷或煎水熏洗。

钝叶蔷薇（《浙江天目山药植志》） 治月经不调及痛风。

钩藤根（《闽东本草》） 苦涩，寒。入肝经。舒筋活络，清热消肿。治关节痛风、半身不遂、癫痫、水肿、跌仆损伤。内服：煎汤，15~24g（大剂30~90g）。

香芋（《云南思茅中草药选》） 辛，温，有毒。舒筋络，祛风湿，止痛，消炎散肿。治跌打损伤、骨折、外伤出血、类风湿关节炎、胃痛、胃肠炎、痧症。内服：煎汤，3~9g；或浸酒，15~30g浸酒500g，日2次，每次10ml。外用：捣敷或研末撒。孕妇忌服。

顺江木（《云南中草药》） 辛，温。舒筋活络，散寒止痛。治风湿、跌打、骨折。内服：根，煎汤，6~9g；或泡酒。外用：叶，煎水洗或捣细酒调敷。

独行千里（《常用中草药彩色图谱》） 苦涩，温，有小毒。破血散瘀，消肿止痛，舒筋活络。治跌打肿痛、咽喉肿痛、腹痛、牙痛、风湿骨痛、筋骨不舒、闭经、止血。内服：煎汤，15~30g（小儿0.9~1.5g）。外用：研末调敷或浸酒擦。

穿山龙（《东北药植志》） 苦，平。活血舒筋，消食利水，祛痰截疟。治风寒湿痹、慢性气管炎、

消化不良、劳损扭伤、疟疾、痛肿。内服：煎汤，15~30g（鲜者30~60g）；或浸酒。外用：鲜品捣敷。

穿山甲（《本草图经》）　咸，凉。入肝、胃经。消肿溃痈，搜风活络，通经下乳。治痈疽疮肿、风寒湿痹、月经停闭、乳汁不通；外用止血。内服：煎汤，4.5~9g；或入散剂。外用：研末撒或调敷。气血不足、痈疽已溃者慎服。

文献选摘：《德生堂经验方》："凡风湿冷痹之证，因水湿所致，浑身上下，强直不能屈伸，痛不可忍者，于五积散加穿山甲七片，炮熟，同全蝎炒十一个，葱、姜同水煎，入无灰酒一匙，热服取汗，避风。"《医学衷中参西录》："穿山甲，味淡性平，气腥而窜，其走窜之性，无微不至，故能宣通脏腑，贯彻经络，并能治周身麻痹，心腹疼痛。"现代名医焦树德治疗病程较长、病情较重的痹病时，常在汤、丸、散药中，加入适量的炙山甲，认为除加强通脉活血外，并有引药直达病所的作用。

穿鱼藤（《红河中草药》）　苦涩，凉。散瘀止痛，止血，接骨。内服：研末炖鸡蛋；或浸酒。外用：捣敷；研末撒或煎水洗。

姜黄（《唐本草》）　辛苦，温。入脾、肝经。破血行气，通经止痛。治心腹痞满胀痛、臂痛、癥瘕、妇女血瘀经闭、产后瘀停腹痛、跌仆损伤、痈肿。内服：煎汤，3~9g；或入丸、散。外用：研末调敷。血虚而无气滞血瘀者忌服。

文献选摘：《医林纂要》："姜黄治四肢之风寒湿痛。"《要诀》："片子姜黄能入手臂治痛，其兼理血中之气可知。"《赤水玄珠》："用姜黄散治臂背痛。"可见，片姜黄为上肢痹痛之要药。

类梧桐（《云南中草药》）　甘微苦，平。舒筋活血，接骨镇痛，止血生肌。治骨折、跌打伤痛、外伤出血、风湿骨痛。内服：煎汤，15~30g；或泡酒。外用：研末调敷或撒。

赶山鞭（《江苏药材志》）　苦，平。止血，镇痛，通乳。治咯血、吐血、子宫出血、风湿关节痛、神经痛、跌打损伤、乳汁缺乏、乳腺炎、创伤出血、疔疮肿毒。内服：煎汤，9~15g。外用：捣敷或研末撒。

赶风柴（《岭南采药录》）　辛涩。止血，消炎，祛瘀，止痛。治肺出血型钩端螺旋体病、肺结核、肺脓疡、大叶性肺炎等引起的出血、溃疡病等引起的上消化道出血、血小板减少性紫癜、血尿、创伤出血、流感、烧伤、化脓性皮肤溃疡、子宫颈糜烂、跌打损伤、风湿痛。内服：煎汤，15~30g；或制成浸膏。外用：煎水洗；捣敷或研末调敷。

桂花跌打（《云南思茅中草药选》）　辛麻，温，有毒。镇痛散瘀，接筋续骨，舒筋活络，祛风湿。治胃及十二指肠溃疡、骨折筋伤、跌打伤、风湿骨痛、各种疼痛。内服：煎汤，1.5~3g；或浸酒。外用：研末撒或捣敷。内服宜慎，孕妇忌服。

桃仁（《本草经集注》）　苦甘，平。入心、肝、大肠经。破血行瘀，润燥滑肠。治经闭、癥瘕、热病蓄血、风痹、疟疾、跌打损伤、瘀血肿痛、血燥便秘。内服：煎汤，4.5~9g；或入丸、散。外用：捣敷。孕妇忌服。

豇豆壳（《民间常用草药汇编》）　镇痛，消肿。治腰痛、乳痈。内服：煎汤，鲜者90~150g。

夏天无（《浙江民间常用草药》）　降压镇痉，行气止痛，活血祛瘀。治高血压、偏瘫、风湿性关节炎、坐骨神经痛、小儿麻痹后遗症。内服：煎汤，4.5~15g；或研末。

捆仙丝（《陕西中草药》）　淡，温。活血舒筋，理气祛风。治跌打损伤、下肢冷痛麻木、风湿手足麻木、牙痛。

鸭脚木叶（《岭南采药录》）　涩，平。止痛，接骨，止血消肿。治风湿骨痛、跌打肿痛、骨折、刀伤、烧伤。内服：煎汤，9~15g；或研末为丸。外用：捣汁涂或酒炒敷。

铁包金（《岭南采药录》）　苦，平。化瘀血，祛风湿，消肿毒。治肺痨久咳、咯血、吐血、跌打损伤、风湿疼痛、痈肿、荨麻疹。内服：煎汤，30~90g。外用：捣敷或煎水洗。

铁棒锤（《陕西中草药》）　苦辛，热，有大毒。活血祛瘀，祛风除湿，止痛消肿。治跌打损伤、风湿关节痛、牙痛、食积腹痛、妇女痛经、痈肿、冻疮。外用：研末调敷，磨汁涂，煎水洗或研末放于膏药内敷贴。内服：煎汤，0.06~0.09g；研末。《陕西中草药》："服药后忌热饮食、烟、酒二小时。"《陕甘宁青中草药选》："孕妇忌服。"

毒性及解救：《陕西中草药》："铁棒锤若中毒，可用桃儿七、拐枣树皮，水煎凉服；或生绿豆捣碎，凉水冲服；或服浆水、米泔水、凉甘草水、番瓜水、生萝卜汁、童便等解救。"

铁藤根（《云南中草药》）　涩微苦，温。祛瘀活血，除风湿。治内脏出血、风湿、跌打。内服：煎汤，6~9g。

秤砣梨根（《四川常用中草药》） 苦，温。行气活血。治跌打损伤、内伤吐血及腰痛。内服：煎汤，6~15g。

倒生莲（《四川常用中草药》） 辛苦，平。活血散瘀，祛风湿，通关节。治吐血、衄血、咳嗽痰多、黄肿、跌打损伤、筋骨疼痛。内服：煎服，15~30g；或浸酒。外用：捣敷；捣汁点眼或研末调敷。

臭牡丹（《纲目拾遗》） 辛，温，有小毒。活血散瘀，消肿解毒。治痈疽、疔疮、乳腺炎、关节炎、湿疹、牙痛、脱肛。内服：煎汤，9~15g（鲜者30~60g）；捣汁或入丸、散。外用：捣敷；研末敷或煎水熏洗。

徐长卿（《本经》） 辛，温。镇痛，止咳，利水消肿，活血解毒。治胃病、牙痛、风湿疼痛、经期腹痛、慢性气管炎、腹水、水肿、痢疾、肠炎、跌打损伤、湿疹、荨麻疹、毒蛇咬伤。内服：煎汤，3~9g；入丸剂或浸酒。外用：捣敷或煎水洗。体弱者慎服。

狼尾巴花（《陕西中草药》） 酸苦，平。调经散瘀，清热消肿。治月经不调、痛经血崩、感冒风热、咽喉肿痛、乳痈、跌打扭伤。内服：煎汤，9~15g；或泡酒。外用：捣敷或研粉撒。《陕西中草药》：“孕妇忌服。”

脆蛇（《纲目拾遗》） 咸，平。《四川中药志》：“入肝、脾、肾三经。”散瘀，祛风，消肿解毒。治跌损折伤、大麻风、痈疽肿毒。内服：煎汤，3~9g；浸酒或入散剂。外用：熬膏涂。《四川中药志》：“无风湿瘀血凝滞及孕妇忌用。”

凌霄花（《唐本草》） 酸，寒。入肝经。凉血祛瘀。治血滞经闭、癥瘕、血热风痒、酒齄鼻、游风。内服：煎汤，3~6g；或为散。外用：研末调涂。气血虚弱及孕妇忌服。

酒（《别录》） 甘苦辛，温，有毒。入心、肝、肺、胃经。通血脉，御寒气，行药势。治风寒痹痛、筋脉挛急、胸痹、心腹冷痛。内服：温饮；和药同煎或浸药。外用：淋洗；漱口或摩擦。阴虚、失血及湿热甚者忌服。

毒性及解救：急性中毒，轻者不过兴奋及呕吐，不需特殊治疗。重者陷入昏睡状态，应洗胃或注射咖啡因，也可用麻黄碱、苯丙胺等，并注意保温。慢性中毒：发生食欲不振，消化不良，或慢性胃肠炎征候，甚至有发生肝肿大或肝硬化者，中毒后可对症处理。

酒药花（《贵州民间药物》） 辛，温，有毒。解毒，杀虫，止痒。治蜂窝织炎、疮疖、跌打损伤、脚癣、妇女阴痒、风湿疼痛。内服：煎汤，9~15g；或泡酒。外用：煎水洗或捣敷。

黄水芋（《贵州民间药物》）《四川中药志》：“性温，味苦，有小毒。”行气，活血，解毒。治痨伤腰痛、跌打损伤、小儿疮癣。内服：煎汤，6~15g；或浸酒。外用：研末调敷。

黄花仔（《闽南民间草药》）《实用中草药》：“性平，味甘微辛。活血行气，清热解毒。治肝炎、痢疾、腰肌劳损、乏力、脓疡。”内服：煎汤，鲜根30~60g。外用：鲜叶捣敷。

黄花堇菜（《云南中草药》） 酸甘，温。通经活络，除湿止痛。

黄锁梅根（《滇南本草》） 酸苦，平。通络，消肿，止泻。治筋骨疼痛、痿软麻木、扁桃体炎、肿毒、黄疸型肝炎、细菌性痢疾。内服：煎汤，9~15g；或浸酒。

菴䕡（《本经》） 辛苦，温。行瘀，祛湿。治妇女血瘀经闭、跌打损伤、风湿痹痛。内服：煎汤，15~30g；研末或捣汁饮。

菴䕡子（《本经》） 苦辛，温。《纲目》：“入足厥阴经。”行瘀，祛湿。治妇女血瘀经闭、产后停瘀腹痛、跌打损伤、风湿痹痛。内服：煎汤，4.5~9g；研末入丸散；或捣汁饮。无瘀滞湿热者慎服；孕妇忌服。

菴䕡果（《云南中草药选》） 舒筋活血。治风湿性关节炎。内服：浸酒，9~15g。

菊三七（《上海常用中草药》） 甘苦，温。破血散瘀，止血，消肿。治跌打损伤、创伤出血、吐血、产后血气痛、痛风。内服：煎汤，6~9g；研末，1.5~3g。外用：捣敷。

桫拉木（广州部队《常用中草药手册》） 涩，温。通经活络，祛风除湿。治风湿性关节炎、腰肌劳损、体虚无力。内服：煎汤，15~30g；或浸酒。

雪见草根（《江西民间草药验方》） 苦辛，凉。凉血，活血，消肿。治吐血、衄血、崩漏、跌打伤痛、腰痛、肿毒、流火。内服：煎汤，9~21g。外用：捣敷。

排钱草根（《泉州本草》） 淡涩，凉。行血破瘀，除湿消肿。治肝脾肿大、关节炎、月经不调、经闭、子宫脱垂、痈疽疔疮、跌打损伤。内服：煎汤，15~30g（鲜者60~90g）。《泉州本草》："孕妇及血虚者忌用。"

接骨丹（《云南中草药选》）甘，平。活血，止血，除风湿。

接骨草（《南宁市药物志》）苦，平。祛瘀生新，舒筋活络。浸酒服，能强壮筋骨。治风湿骨痛。叶：治跌打、接骨。内服：煎汤，4.5~9g。孕妇忌用。

接骨木叶（《本草拾遗》）《现代实用中药》："苦，寒。"活血，行瘀，止痛。治跌打骨折、风湿痹痛、筋骨疼痛。内服：煎汤，15~30g。外用：捣敷或煎水熏洗。

雀舌豆（《昆明民间常用草药》）苦涩，平。舒筋活络，止痛。治坐骨神经痛、筋骨疼痛。内服：煎汤，9~15g。

眼镜蛇（《广西中药志》）甘咸，温，有毒。入肝、肾二经。通经络，祛风湿。治风湿关节痛、脚气。内服：浸酒（蛇250g，酒1500g）。

蛇接骨（《云南中草药》）辛甘，平。散瘀消肿，消炎止咳。治跌打挫伤、风湿关节痛、支气管肺炎、肺结核。内服：煎汤，1.5~3g；或炖肉服。外用：捣敷。

蛇眼草（《云南中草药选》）解毒，散瘀，止痛。治风湿麻木、关节痛、跌打损伤、高热。内服：煎汤，9~15g。外用：研末香油调敷。

野杜仲（江西《草药手册》）治腰痛、血瘀闭经、痛经。内服：煎汤，15~30g。

野丁香根（《红河中草药》）涩微苦，凉。活血调经，消炎止痛。

野葡萄根（《分类草药性》）《重庆草药》："味甘，性平，无毒。"行血，消积。治吐血、腹胀癥瘕、筋骨伤痛、痔疮、遗精、白浊。内服：煎汤，60~120g。

铜罗伞（《广西民间常用草药》）辛，微温，平。理跌打，续筋骨，通经络，散瘀积，消肿痛。治跌打损伤、积瘀、风湿关节疼痛。内服：煎汤，15~30g；或入丸剂。外用：捣敷。

铜骨七（《四川常用中草药》）苦，温。活血，止痛，消肿，解毒。治跌打损伤、风湿痛、口疮、坐板疮。内服：煎汤，9~12g。外用：研末或捣敷。《四川常用中草药》："孕妇忌服。"

铜棒锤（《陕西中草药》）辛微苦，平，有毒。活血散瘀，消肿止痛，除风湿。治跌打损伤、劳

伤、风湿疼痛、皮肤风痒症。内服：煎汤，1.5~3g；或浸酒。反金牛七。

甜瓜子（《开宝本草》）《纲目》："甘，寒。"散结，消瘀，清肺，润肠。治腹内结聚、肠痈、咳嗽口渴、腰腿疼痛。内服：煎汤，9~15g；或入丸、散。

假葡萄（《广西药植名录》）根皮：舒筋活血，清热解毒，生肌利湿。治骨折、风湿瘫痪、劳伤、无名肿毒、赤痢。内服：煎汤，9~15g。外用：捣敷。

猪毛蕨（《云南中草药选》）涩，温，有小毒。活血，止痛，接骨，消肿。治跌打损伤、骨折。《广西药植名录》："补肾，壮筋骨。治腰腿痛。"内服：煎汤，4.5~9g。外用：研末调酒敷。

鹿角（《本经》）咸，温。入肝、肾经。行血，消肿，益肾。治疮疡肿毒、瘀血作痛、虚劳内伤、腰脊痛。内服：煎汤，4.5~9g；或入丸、散。外用：磨汁涂或研末调敷。阴虚阳亢者忌服。

文献选摘：《本草经疏》："鹿角，生角则味咸气温，……肝肾虚，则为腰脊痛，咸温入肾补肝，故主腰脊痛。"

绵枣儿（《救荒本草》）《生草药性备要》："味甜，性寒。"活血解毒，消肿止痛。治乳痈、肠痈、跌打损伤、腰腿痛。内服：煎汤，3~9g。外用：捣敷。

斑蝥（《本经》）辛，寒，有毒。入大肠、小肠、肝、肾经。攻毒，逐瘀。外用治恶疮、顽癣、口眼㖞斜、喉蛾。内服治瘰疬、狂犬咬伤。内服：炒炙研末，0.03~0.06g；或入丸、散。外用：研末敷贴；发泡；或酒醋浸涂。有剧毒，内服宜慎；体弱及孕妇忌服。

斑叶兰（《贵州民间药物》）甘，温。清热解毒，活血止痛，软坚散结。治气管炎、骨节疼痛、跌打损伤、瘰疬、痈肿疮疖。内服：煎汤，鲜者30~60g；捣汁或浸酒。外用：捣敷。

斑鸠占（《贵州草药》）辛微甘，平。根：壮阳。治月经不调、风湿性关节炎、阳痿。

棘针（《本经》）辛，寒。消肿，溃脓，止痛。治痈肿有脓、心腹痛、尿血、喉痹、腰痛。内服：煎汤，3~9g；或入丸、散。外用：煎汁涂或研末嗜鼻。

落新妇根（《浙江民间常用草药》）涩，温。活血祛瘀，止痛，解毒。治跌打损伤、关节筋骨疼

痛、胃痛、手术后疼痛。内服：煎汤，9~15g（鲜者 15~30g）。外用：捣敷。

雁肪（《本经》） 甘，平。活血祛风，清热解毒。治中风偏枯、手足拘挛、痞塞呕逆、疮痈、发脱不长。内服：熬油或煎汤。外用：涂敷。

紫金皮（《云南中草药选》） 苦涩，温，剧毒。续筋接骨、祛瘀通络。治骨折、风湿疼痛、跌打损伤。孕妇及体弱者忌服。

紫金标（《云南中草药》） 辛苦，温，有毒。通经活络，祛风湿。治风湿麻木、脉管炎。内服：煎汤，1.5~6g；捣汁或浸酒。外用：捣敷。

紫荆皮（《日华子本草》） 苦，平。《滇南本草》："入肝、脾二经。"活血通经，消肿解毒。治风寒湿痹、妇女经闭、血气疼痛、喉痹、淋疾、痈肿、癣疥、跌打损伤、蛇虫咬伤。《滇南本草》："治筋骨疼痛、风湿寒痹、麻木不仁、瘫痪痿软、暖筋、止腰痛……。"内服：煎汤，6~12g；浸酒或入丸、散。外用：研末调敷。孕妇忌服。

紫鸭跖草（《广西中药志》） 淡甘，凉，有毒。入心、肝二经。活血，止血，解蛇毒。治蛇泡疮、疮疡、毒蛇咬伤、跌打、风湿。内服：煎汤，9~15g（鲜者 30~60g）。外用：捣敷或煎水洗。孕妇忌服。

紫葳茎叶（《别录》） 苦，平。凉血，散瘀。《分类草药性》："治跌打损伤、风湿麻木、消肿、散瘀血。"内服：煎汤，9~15g。《品汇精要》："妊娠不可服。"《本草汇》："虚者避之。"

帽兰（《四川中药志》） 辛苦，凉。舒筋活血。治跌打损伤、风湿麻木。内服：浸酒，15~30g。

蛴螬（《本经》） 咸，微温。《本草汇言》："入足厥阴肝经。"破血，行瘀，散结，通乳。《本经》："主恶血瘀痹气……。"内服：入丸、散。外用：研末调敷或捣敷。《本草经集注》："蜚虻为之使。恶附子。"

文献选摘：《纲目》："蛴螬，《本事方》治筋急，养血地黄丸中用之，取其治血瘀痹也……。"

黑大豆（《本草图经》） 甘，平。入脾、肾经。活血，利水，祛风，解毒。治风毒脚气、风痹筋挛、四肢挛缩。内服：煎汤，9~30g；或入丸、散。外用：研末掺或煮汁涂。

黑骨头（《昆明民间常用草药》） 苦，凉，有小毒。通经络，祛风湿，活血，消炎。治跌打损伤、风湿关节炎、月经不调、口腔炎、乳腺炎。内

服：煎汤，3~6g；或浸酒。外用：煎水洗或研末用。《云南中草药》："肝炎、消化道溃疡患者忌服。1 日量不宜超过 9g，服过量出现抽搐，甚至死亡。"

黑龙串筋（《云南思茅中草药选》） 涩微辛，平。舒筋络，祛风湿，散瘀止痛。治风湿关节痛、腰腿痛、痛经、淋巴结核、肾炎水肿。内服：煎汤，30~60g；或浸酒。

黑皮跌打（《云南思茅中草药选》） 甘，温。通经络，强筋骨，健脾温中。治跌打损伤、风湿性关节炎、类风湿性关节痛、感冒、月经不调。内服：煎汤，9~15g；或浸酒。孕妇忌服。

蕈回头（《纲目》）《广西中药志》："味辛，性温。入肝、心二经。"治温疟、妇女崩中、赤白带下、跌打损伤、脚痛、四肢骨节痛。内服：煎汤，6~9g。外用：煎水洗。

矮人陀（《昆明民间常用草药》）《云南中草药选》："苦，寒，有小毒。"活血，止血，消肿，解毒。治跌打损伤、产后瘀滞、衄血、吐血、风湿痛、乳腺炎、痈疮疖肿。内服：煎汤，3~9g。外用：捣敷。

锯锯藤（《西藏常用草药》） 甘辛微苦，平。清热解毒，活血通络，利尿止血。治跌打损伤、筋骨疼痛。

锯叶竹节树（《云南中草药》） 苦，微寒。《广西植物名录》："全株：通经活络，治风湿，跌打。"

檀藤（《广西药植名录》） 通经，消疮肿，治风湿腰痛。《南方主要有毒植物》："治风湿腰腿痛、跌打损伤。"内服：煎汤，15~30g。

蜘蛛香（《纲目》） "辛，温，无毒。"《四川中药志》："入肺、胃二经。"行气，散寒，活血，调经。《陕西中草药》："活血，调经。治头痛、关节痛、月经不调、跌打损伤、疖疮。"内服：煎汤，3~4.5g；或浸酒。外用：磨汁涂。阳虚气弱及孕妇忌用。

蜘蛛抱蛋（《植物名实图考》）《贵州民间药物》："性温，味辛微涩，无毒。""活血通络，泄热利尿。"《湖南药物志》："治泄泻、经闭腹痛、跌打损伤、筋骨痛。"内服：煎汤，9~15g。

滚山虫（《云南中草药》） 辛咸，温。《文山中草药》："舒筋活血，消肿散瘀。"《云南中草药》："接骨止痛。"内服：干粉，1.5~3g，或鲜品 3~5 个。外用：干粉调涂或鲜品捣敷。

滴水珠（《江西草药》） 辛，温，有小毒。止

痛，行瘀，消肿，解毒。治头痛、胃痛、腹痛、腰痛、跌打损伤、乳痛、肿毒。内服：研末装胶囊，1.8~3g。外用：捣敷。

棕巴叶（《云南思茅中草药选》）　苦辛，温。活血散瘀，接骨，止痛，清热解毒。治痢疾、疟疾、风湿痹痛、肾虚腰腿痛、跌打扭伤、骨折、蛇咬伤。内服：煎汤，15~30g。外用：捣敷。孕妇慎用。

横经席（广州部队《常用中草药手册》）　微苦，平。祛瘀止痛，补肾强腰。治跌打损伤、风湿骨痛、肾虚腰痛。内服：煎汤，15~30g。

薯良（《药性考》）　甘酸，平。活血，止血，理气，止痛。治产后腹痛、月经不调、崩漏、内伤吐血、风湿关节痛、痢疾、疮疖、蛇咬伤、外伤出血。内服：煎汤，3~9g；研末或磨汁。外用：研末敷或磨汁涂。

篦子舒筋草（《四川常用中草药》）　微苦，平。舒筋，活络，散寒。治风湿筋骨痛、手指麻木、跌打损伤、瘰疬、痞块。内服：煎汤，9~30g；或炖肉。

糙叶树（《浙江天目山药植志》）　治腰部损伤酸痛。内服：煎汤，21~24g。

蟑螂（《纲目拾遗》）　咸，寒。破瘀，通利血脉。治偏身不遂。内服：煎汤，1~3只；或焙干研末。外用：捣敷。

螳螂跌打（《云南思茅中草药选》）　苦辛，温。舒筋活络，接骨续筋，散瘀消肿，祛风湿。治跌打损伤、骨折、风湿骨痛、腰腿痛。内服：泡酒，15~30g。外用：捣敷。孕妇慎服。

鳆鱼（《本草经集注》）　甘咸，平。主瘀血、血痹在四肢不散者。内服：煮食或煎汤。脾弱者饮汁为宜。

䗪虫（《本经》）　咸，寒，有毒。入心、肝、脾经。《分类草药性》：“治跌打损伤、风湿筋骨痛、消肿、吹喉证。”内服：煎汤，3~6g；或入丸、散。外用：煎水含漱或捣敷。孕妇忌服。

文献选摘：《分类草药性》：“治跌打损伤、风湿筋骨痛，消肿⋯⋯。”有人用大黄䗪虫丸加减治疗皮痹。

麋脂（《本经》）　辛，温。通血脉，润皮肤。治风寒湿痹、恶疮痈肿。《本草经集注》：“畏大黄。”

藤杜仲（《陆川本草》）　苦涩，微温。《广西药植名录》：“宽筋活血，消肿，强壮补腰。治小儿麻痹、风湿骨痛、跌打驳骨、肚痛。”内服：煎汤，6~9g；或浸酒。

鹰不扑（《广西中草药》）　辛，温。散瘀消肿，祛风和湿。治跌打损伤、风湿痹痛、胃痛、腹泻、痢疾、白带、痈疽、疔肿。内服：煎汤，9~15g；或浸酒。外用：煎水洗或捣敷。孕妇慎服。

鼍甲（《本草经集注》）　辛，温，有毒。逐瘀，消积，杀虫。治癥瘕积聚、崩中带下、疮疥、恶疮。《本草经集注》：“蜀漆之使。畏狗胆、甘遂、芫花。”

第九章 化痰剔痰药

凡具有祛痰或消痰作用的药物，称化痰剔痰药。

本类药物中，有温燥化痰、清热化痰、搜风剔痰等不同的药物。适用于痰湿阻于肢体经络，症见肢体关节肌肉酸痛、麻木、肿胀，甚则变形之痹病。

痹病日久，脏腑功能失调，聚湿生痰，痰浊凝结，流注经络关节，营卫气血受阻，更使痹病缠绵难愈。故治痹方中，多兼用治痰之药。

痹病日久，每多痰瘀交阻，故临床多与活血祛瘀药配合运用，以增强除痹之力。

本类药物多燥烈伤阴，故阴血亏虚、正气不足者慎用。

九节菖蒲（《中药志》）辛，微温。开窍，豁痰，祛风，宣湿，健胃，解毒。治热病神昏谵语、癫痫痰厥、气闭耳聋、多梦健忘、胸痞呕恶、风湿痹痛、疮疥肿毒。内服：煎汤，2.4~4.5g；或入丸散。外用：煎水洗浴；或研末调敷。阴虚阳亢、烦躁汗多、精滑者慎服。

天麻（《雷公炮炙论》）甘，平。入肝经。息风，定惊。治头风头痛、肢体麻木、冷气顽痹、瘫缓不遂、四肢拘挛。内服：煎汤，4.5~9g；或入丸、散。使御风草根，勿使天麻，二件若同用，即令人有肠结之患。

文献选摘：《开宝本草》："主诸风湿痹、四肢拘挛、小儿风痫、惊气，利腰膝，强筋力。"《药性论》："治冷气顽痹，瘫缓不遂……。"

天南星（《本草拾遗》）苦辛，温，有毒。入肺、肝、脾经。燥湿化痰，祛风定惊，消肿散结。治中风痰壅、口眼㖞斜、半身不遂、癫痫、惊风、破伤风、风痰眩晕、喉痹、麻痹。内服：煎汤，2.4~4.5g；或入丸、散。外用：研末撒或调敷。阴虚燥痰及孕妇忌服。

毒性及解救：生用时可产生咽喉干燥、烧灼感、流涎、口舌麻木、味觉丧失、声音嘶哑、张口困难、言语不清、腹痛、心下难受或烦躁等。重者每可伴有口唇水肿、口腔黏膜糜烂或部分坏死、脱落及舌体肿大者，且可有轻度发热、呼吸缓而不整，渐则先痉挛而后麻痹，转至死亡。①早期可洗胃（在服后2~3小时内）。可用高锰酸钾或鞣酸。②输10%葡萄糖液内加维生素C，其中间可输5%糖盐水。③解毒剂用生姜或干姜30g，甘草30g，防风60g煎汤内服（也可加适量食糖），可连服数日，至痉愈为止。④内服稀醋、鞣酸或浓茶。⑤其他对症疗法。

天水蚁草（《陕西中草药》）甘苦，平。入肺、肝二经。祛风，宣肺化痰，解湿毒。治伤风感冒、下肢溃疡、咳嗽痰多、风湿筋骨痛。内服：煎汤，9~15g。外用：捣敷。

无患子皮（《日华子本草》）苦，平。清热化痰，止痛，消积。治喉痹肿痛、胃痛、疝痛、风湿痛、无名肿毒。内服：煎汤，6~9g；捣汁或研末。外用：捣涂；含咽或煎水洗。

石蕊（《本草拾遗》）甘，凉。清热，化痰，凉肝，止血。治烦热、口疮咳血、吐血、偏正头痛、热淋、黄疸、刀伤出血、风湿痛。

石菖蒲（《本草图经》）辛，微温。入心、肝、脾经。开窍，豁痰，理气，活血，散风，去湿。治癫痫、痰厥、热病神昏、健忘、气闭耳聋、心胸烦闷、胃痛、腹痛、风寒湿痹、痈疽肿毒、跌打损伤、腰腿痛。内服：煎汤，3~6g（鲜者9~24g）；或入丸、散。外用：煎水洗或研末调敷。阴虚阳亢，烦躁汗多、咳嗽、吐血、精滑者慎服。

文献选摘：《本经逢原》："菖蒲，心气不足者宜之，《本经》言补五脏者，心为君，五脏系焉。首言治风寒湿痹，是取其辛温开发脾气之力。《别录》主四肢湿痹不得屈伸，则即《本经》之主风寒湿痹，复叠无别，殊是蛇足。"

田螺壳（《别录》）甘，平。和胃，止泻，止血，化痰。治反胃吐食、胃脘疼痛、泄泻、便血、小儿惊风，脓水湿疮、风湿性关节炎。内服：煅研为末，3~6g。外用：研末调敷。

白菖（《别录》）苦辛，温。化痰，开窍，健脾，利湿。治癫痫、惊悸健忘、神志不清、湿滞痞胀、泄泻、痢疾、风湿疼痛、痈肿疥疮。内服：煎汤，3~6g；或研末装胶囊。外用：煎水洗或研末调敷。阴虚阳亢，汗多、精滑者慎服。

白芥子（《唐本草》）辛，温。入肺、胃经。利气豁痰，温中散寒，通络止痛。治痰饮咳喘、胸胁胀满疼痛、反胃呕吐、中风不语、肢体痹痛麻木、脚气、阴疽、肿毒、跌打肿痛。内服：煎汤，3~9g；或入丸、散。外用：研末调敷。肺虚咳嗽、阴虚火旺者忌服。

白药子（《唐本草》）苦辛，凉。入脾、肺、肾三经。清热消炎，凉血解毒，止痛。治咽痛喉痹、咳嗽、吐血、衄血、金创出血、热毒痈肿、瘰疬、风湿疼痛、腰肌劳损。内服：煎汤，9~15g；或入丸、散。外用：捣敷或研末撒。

白鹤藤（《本草求原》）苦辛，凉。化痰止痛，理血祛风。治热咳痰喘、吐血、崩、带、跌打损伤、风湿痛、疮毒。内服：煎汤，9~15g。外用：煎水熏洗或捣敷。

白僵蚕（《本经》）辛咸，平。入肝、肺、胃经。祛风解痉，化痰散结，活络通经。治中风失音、惊痫、头风、喉痹、喉风、瘰疬结核、风疮瘾疹、丹毒、乳腺炎、皮痹、骨痹。内服：煎汤，4.5~9g；或入丸、散。外用：研末撒或调敷。《药性论》："恶疮螵蛸、桔梗、茯苓、萆薢。"《本草经疏》："凡中风口噤、小儿惊痫夜啼，由于心虚神魂不宁、血虚经络劲急所致，而无外邪为病者忌之。女子崩中、产后余痛，非风寒客入者，亦不宜用。"

文献选摘：《神农本草经》："白僵蚕……灭黑䵟。"《本草经疏》："辛能祛散风寒，温能通行血脉，故主如上诸症也。肺主皮毛，而风邪客之，则面色不光润，辛温入肺、去皮肤诸风、故能灭黑䵟及疮瘢痕也。"《痹证通论》："功能活络通经、化痰散结，祛风开痹。主治痰凝血滞型之皮痹、骨痹。"

瓜子金（《植物名实图考》）辛苦，平。镇咳，化痰，活血，止血，安神，解毒。治咳嗽、痰多、吐血、便血、怔忡失眠、咽喉肿痛、痈疽疮毒、蛇咬伤、跌打损伤、风湿性关节炎。内服：煎汤，9~15g（鲜者30~60g）；捣汁或研末。外用：捣敷。

百两金（《本草图经》）苦辛，凉。清热，祛痰，利湿。治咽喉肿痛、肺病咳嗽、咯痰不畅、湿热黄疸、肾炎水肿、痢疾、白浊、风湿骨痛、牙痛、睾丸肿痛。内服：煎汤，15~30g（鲜品30~60g）。外用：煎水含漱或研末调敷。

竹沥（《本草经集注》）甘苦，寒。入心、胃经。清热滑痰，镇惊利窍。治中风痰迷、肺热痰壅、惊风、癫痫、壮热烦渴、子烦、破伤风。内服：冲服，30~60g；入丸剂或熬膏。寒嗽及脾虚便溏者忌服。

竹节三七（《百草镜》）甘苦，温。入肝、脾二经。化痰，散瘀，活血。治跌打损伤、寒湿及筋骨痛。内服：煎汤，3~9g。外用：研末调敷或干撒。孕妇忌用。

关白附（《中药志》）辛甘，热，有毒。入肝、胃二经。祛风痰，逐寒湿，定惊痫。治中风痰壅、口眼歪斜、头痛、惊痫、风湿痹痛、破伤风，面部黟黯、疮疡疥癣、皮肤湿痒。内服：1.5~6g。外用：酌量。阴虚或热盛者忌服。

麦斛（《唐本草》）甘，凉。入肺、胃二经。清热化痰，生津养胃。治肺热咳嗽、心烦口渴、风湿痛。内服：煎汤，15~30g。外用：捣敷。

牡荆子（《陶弘景》）辛微苦，温。入足阳明、厥阴经。祛风化痰下气，止痛。治骨间寒热、腓肠肌之痉挛及下肢之浮肿。内服：煎汤，6~9g；研末或浸酒。防己为之使。畏石膏。

皂荚（《本经》）辛，温，微毒。祛风痰，除湿毒，杀虫。治中风口眼㖞斜、头风头痛、咳嗽痰喘、肠风便血下痢噤口、痈肿便毒、疮癣疥癞。内服：研末或丸剂，0.9~1.5g。外用：煎汤洗；捣烂；或烧存性研末敷。孕妇忌服。

毒性及解救：《南方主要有毒植物》：大皂荚的豆荚、种子、树叶、树皮均有毒。中毒症状：误食种子2~3小时内感心窝部饱胀和灼热，恶心，呕吐，烦躁不安；10~12小时之后，发生腹泻，大便水样且带泡沫，头晕，无力，四肢酸麻等症状。洗胃，必要时可导泻，静脉滴注葡萄糖盐水；必要时用阿托品或复方樟脑酊；烦躁则给镇静剂等对症治疗。草药医师介绍：①生姜及甘草9g，嚼烂吞下原汁；②土炒白术、香芋、赤芍、台乌各9g，藿香、羌活各6g，大福毛12g。清水3碗煎至1碗饮服。

含羞草根（《云南中草药》）涩微苦，温。止咳化痰，利湿通络，和胃，消积。治慢性气管炎、风湿疼痛、慢性胃炎、小儿消化不良。内服：煎汤，9~15g；或浸酒。

昆布（《吴普本草》）咸，寒。《要药分剂》："入脾、胃经。"软坚，行水。治瘰疬、瘿瘤、噎膈、水肿、睾丸肿痛、带下、手脚疼痛。内服：煎汤，4.5~9g；或入丸、散。脾胃虚寒蕴湿者忌服。

金沸草（《本经》）咸，温。《四川中药志》："入肺、大肠二经。"散风寒，化痰饮，消肿毒。治风寒咳嗽、伏饮痰喘、胁下胀痛、疔疮、肿毒、腰痛。内服：煎汤，4.5~9g；或鲜用捣汁。外用：捣敷或煎水洗。《四川中药志》："阴虚劳咳及温热燥嗽者忌用。"

肥皂荚（《纲目》）辛，温。除顽痰，涤垢腻。治咳嗽痰梗、肠风、痢疾、便毒、头疮、疥癣、风湿痛。内服：煎汤，1.5~3g；或入丸、散。外用：捣敷，研末撒或调涂。《本草汇言》："胃弱少食、不食之疾，忌用之。"

肥皂核（《纲目》）甘，温。吐顽痰，治风秘、下痢、疮癣、淋疾、风湿。内服：煎汤，3~6g。

南天竹根（《福建民间草药》）苦，寒。祛风，清热，除湿，化痰。治风湿痹痛。内服：煎汤，鲜者，30~60g；或浸酒。

扁青（《本经》）酸咸，平，有小毒。祛痰，催吐，破积，明目。治风痰癫痫、惊风、目痛、目翳、创伤、痈肿，去寒热风痹。内服：入丸、散。外用：研细调敷或点眼。

娃儿藤（《江西草药》）辛，温，有小毒。祛风化痰，解毒散瘀。治小儿惊风、中暑腹痛、哮喘痰咳、咽喉肿痛、胃痛、牙痛、风湿疼痛、跌打损伤。内服：煎汤，3~9g；研末或捣汁。外用：捣敷。《浙江民间常用草药》："孕妇及体弱者慎用。"

骆驼脂（《日华子本草》）甘，温。润燥，祛风，活血，消肿。治风疾、顽痹不仁、筋肉挛急、疮疡、肿毒、折伤。内服：温酒调。外用：涂敷。

桔梗（《本经》）苦辛，平。入肺、胃经。开宣肺气，祛痰排脓。治外感咳嗽，咽喉肿痛、肺痈吐脓、胸满胁痛、痢疾腹痛、腰痛。内服：煎汤，3~6g，或入丸、散。阴虚久嗽、气逆及咳血者忌用。

瓜蒌子（《本草经集注》）甘，寒。入肺、胃、大肠经。润肺，化痰，滑肠。治痰热咳嗽、燥结便秘、痈肿、乳少、腰痛。内服：煎汤，9~12g；或入丸、散。外用：研末调敷。《本草汇言》："脾胃虚冷作泄者勿服。"

桦树液（《吉林中草药》）止咳。治痰喘咳嗽、风痛。

盐麸叶（《开宝本草》）酸咸，寒。化痰止咳，收敛，解毒。治痰嗽、便血、血痢、盗汗、疮疡、痛风。内服：煎汤，鲜者30~60g。外用：捣敷或捣汁涂。

钻石风（《江西草药》）辛，温。止咳祛痰，祛风活血。治慢性气管炎、关节炎、跌打损伤。内服：煎汤，30~60g；研末或浸酒。

铁树花（《药性考》）治痰火。

海蛤壳（《饮片新参》）咸，平。《本草汇言》："入手足太阳、阳明经。"清热利水，化痰，软坚。治热痰咳喘、水肿、淋病、瘿、瘤、积聚、血结胸痛腰痛、血痢、痔疮、崩漏、带下。内服：煎汤，6~12g；或入丸、散。

海蜇皮（《纲目拾遗》）咸涩，温。《本草撮要》："入足厥阴经。"化痰，消积，祛风，除湿。治痞块、头风、白带、膝髌风湿、无名肿毒。内服：煎汤；浸酒或以姜醋拌食。外用：敷贴。

假酸浆（《贵州草药》）甘淡微苦，平。镇静，祛痰，清热，解毒。治狂犬病、精神病、癫痫、风湿痛、疮疖、感冒。内服：煎汤，30~60g。

猪牙皂（《别录》）辛咸，温，有毒。入肺、胃、大肠经。通窍，涤痰，搜风，杀虫。治中风口噤、头风、风痫、喉痹、痰喘、痞满积滞、关格不通、痈肿、疥癞、癣疾、头疮、风痹死肌。内服：煎汤，1.5~3g；或入丸、散。外用：煎水洗；研末掺或调敷；吹鼻；熬膏涂；烧烟熏。体弱者及孕妇忌服。

旋覆花（《本经》）咸，温。入肺、肝、胃经。消痰，下气，软坚，行水。治胸中痰结、胁下胀满、咳喘、呃逆、唾如胶漆、心下痞鞕、噫气不除、大腹水肿、风气湿痹、皮间死肉。内服：煎汤（包煎或滤去毛），4.5~9g；或入丸、散。外用：煎水洗；研末干撒或调敷。

湿鼠曲草（《吉林中草药》）《东北常用中草药手册》："甘，平。"《高原中草药治疗手册》："入肺、大小肠经。"止咳化痰，祛湿，调中，降血压，消疮肿。治咳嗽气喘、筋骨疼痛、湿热痢疾、胃溃疡、高血压、痈疮肿毒。内服：煎汤，3~9g；或浸酒。外用：捣敷。

榠樝（《本草经集注》）酸，平。消痰，祛风湿。治恶心、泛酸、吐泻转筋、痢疾、风湿筋骨酸痛。内服：煎汤，3~9g。

第十章 其他

本章药物收集了前人记载有治疗作用或间接治疗作用，但很难归属于痹病证治大法之列的一类药物，如一些麻醉止痛药、止血药、润肠药、软坚药、开窍息风药、调和药等。临床可随证选用。

一匹草（《民间常用草药汇编》） 甘，温。治咳嗽吐血、风湿痹痛。内服：煎汤，6~15g；或浸酒。

山麻杆（《陕西中草药》） 淡，平。解毒，杀虫，止痛。治疯狗咬伤、蛇咬伤、蛔虫病、腰痛。

山甘草根（《闽南民间草药》） 甘，平。治小儿疳积、产后风、腰骨酸痛、乳痛。内服：煎汤，30~60g；或研末。

小箭草（《四川中药志》） 涩，凉。散寒，理气。治寒热疟疾、食积腹痛、风湿瘫痪及瘟疫发疹。内服：煎汤，12~24g；或浸酒。

小接筋草（《陕西中草药》） 微苦，平。止血，续筋。治跌打损伤、外伤出血、风湿疼痛。内服：煎汤，3~6g；或浸酒。外用：煎水洗；研末或捣敷。

马刀（《本经》）《新修本草》："味辛，微寒，有毒。"去厥痹，利机关。

天仙子（《本草图经》） 苦辛，温，有毒。入心、胃、肝三经。定痛，止痉。治癫狂、风痫、风痹厥痛、肉痹拘急。内服：入丸、散，0.6~1.2g。外用：煎水洗；研末调敷或烧烟熏。有大毒，内服宜慎。

无莿根（《全展选编·内科》） 消炎解毒。治骨髓炎、急性淋巴结炎、急性乳腺炎、脓疱疮、湿疹、丹毒、疖肿、风湿性关节炎。

无花果根（《生草药性备要》） 治筋骨疼痛、痔疮、瘰疬。内服：煎汤，9~15g。外用：煎水洗。

云实蛀虫（《湖南药物志》） 治小儿疳积、麻疹透发不快、筋骨痛。

木天蓼子（《药性论》） 苦辛，微热。治中风口面㖞斜、诸冷气、腰痛。内服：煎汤，6~9g；或作散剂。

木天蓼根（《纲目》） 治腰痛。

木本胡枝子皮（《福建民间草药》） 治因受雨淋、四肢骨节炎肿作痛。

太白艾（《陕西中草药》） 辛微苦，平。祛风镇静，清热解毒。治小儿惊风、风湿麻木、阑尾炎。内服：煎汤，3~6g。

五爪风（《四川中药志》） 苦，凉。治跌打损伤、腰痛、鸡爪风。内服：煎汤，15~24g。

五母麻（《本草纲目》） 苦，有毒。疗瘰痹。

五角枫根（《浙江天目山药植志》） 治关节疼痛、骨折。

乌口树（《植物名实图考》） 通筋骨。治头痛、身骨痛。

乌龙摆尾（《湖南药物志》） 酸涩。根：治经闭、筋骨疼痛、麻木不仁。内服：煎汤，15~30g。外用：捣敷。

水苦荬果实（《四川中药志》） 治跌打损伤、腰痛。内服：入散剂或浸酒。

甘草（《本经》） 甘，平。入脾、胃、肺经。和中缓急，润肺，解毒，调和诸药。炙用治脾胃虚弱、食少、腹痛便溏、劳倦发热、肺痿咳嗽、心悸、惊痫。生用治咽喉肿痛、坚筋骨、长肌肉、倍力气。内服：煎汤，1.5~9g；或入丸、散。外用：研末掺或煎水洗。实证中满腹胀忌服。

可爱复叶耳蕨（《浙江天目山药植志》） 治关节疼痛。

石南实（《本经》） 破积聚，逐风痹。内服：煎汤，6~9g。

龙手藤（《重修政和经史证类备用本草》） 甘，温，无毒。主偏风口㖞，去冷气风痹。

叩头虫（《纲目》） 辛，微温。强身，健筋骨，除疟。治疟疾、筋骨酸痛、四肢痿痹。

四念癀（《福建》） 酸涩。治鹤膝风。内服：煎汤，9~15g（鲜者15~30g）；或捣汁。外用：捣敷。

仙鹤草（《伪药条辨》） 苦辛，平。入肺、肝、脾。止血，健胃。治咯血、吐血、尿血、便血、赤白痢疾、崩漏带下、劳伤脱力、痈肿、跌打、创伤出血、风疾腰痛。内服：煎汤，6~15g（鲜者15~30g）；捣汁或入散剂。外用：捣敷。

白及（《本经》） 苦甘，凉。入肺经。补肺，止血，消肿，生肌，敛疮。治肺伤咳血、衄血、金疮出血、痈疽肿毒、溃疡疼痛、汤火灼伤、手足皲裂、风痹。内服：煎汤，3~9g；或入丸、散。外用：研末撒或调涂。外感咳血、肺痈初起及肺胃有实热者忌服。

瓜馥木（江西《草药手册》） 治坐骨神经痛、关节炎。内服：煎汤，鲜品30~60g。

朴树皮（《中国药植图鉴》） 治荨麻疹、腰痛。

伤寒草根（《广东中药》） 治风毒流注。内服：煎汤，15~30g（鲜者30~60g）。

花叶矮沱沱（《四川中药志》） 淡，平。治五痨咳嗽、跌打损伤及风湿病；外敷无名肿毒。内服：煎汤，9~15g；或浸酒。外用：捣敷。

杨梅树（《云南中草药》） 涩，平。消炎，收敛，止血，止痛。治痢疾、肠炎、腰肌劳损、跌打扭伤。内服：煎汤，9~15g；或泡酒。外用：研末撒或熬膏涂。

豆瓣绿（《植物名实图考》） 淡，微寒。治劳伤咳嗽、哮喘、风湿痹痛、痢疾、中暑、腹泻、疳积、跌打损伤。内服：煎汤，9~15g。外用：捣敷或煎水洗。

卤碱（《吉林中草药》） 苦咸，寒。治克山病、大骨节病、甲状腺肿、高血压、风湿性心脏病、慢性支气管炎、皮炎、风热赤眼。内服：溶化为水，0.9~3g。外用：制成膏剂涂搽；溶液点眼或洗涤。

牡丹藤（《浙江天目山药植志》） 治手足关节痛风。

伯乐树（《江西草药手册》） 治筋骨痛。捣烂外敷。

驴骨（《孟诜》） 煮作汤，浴渍身。治历节风。

青棉花藤根（《浙江中药资源名录》） 治腰酸腿痛。

苦檀叶（《草木便方》） 治一切皮风、皮肤麻木。

苹果（《滇南本草》） 甘，凉。生津，润肺，除烦，解暑，开胃，醒酒。治筋骨疼痛。内服：生食；捣汁或熬膏。外用：捣汁涂。《别录》："多食令人肺胀，病人尤甚"。

苗根（《新修本草》） 咸，平。治痹及热中伤跌折。

茅膏菜（《本草拾遗》） 甘辛，平。治胃病、赤白痢、小儿疳积、腰痛、跌打损伤。内服：煎汤，9~15g；研末或浸酒。外用：捣敷。《南方主要有毒植物》："茅膏菜，有毒部位：叶。叶的水液触及皮肤，引起皮肤烧痛和发炎，用水或鞣酸液洗涤，后敷硼酸软膏；误食可照氢氰酸中毒解救方法对症治疗。"

茅膏菜根（《江西民间草药》） 甘涩，平，有毒。治筋骨疼痛、腰痛、偏头痛、疟疾、翳障、跌打损伤。外用：捣敷局部发泡。内服：作散剂，每服0.9g。

枇杷根（《四川中药志》） 苦，平。治虚劳久嗽、关节疼痛。内服：同肉类煨汤，60~120g。

枣树根（《纲目》） 甘，平。治关节酸痛、胃痛、吐血、血崩、月经不调、风疹、丹毒。内服：煎汤，15~30g。外用：煎水洗。

虎头蕉（《草宝》） 甘，平。《闽东本草》："入肝、脾、肾三经"。治腰膝痹痛、吐血、血淋、遗精、肾炎、小儿惊风、妇女白带。内服：煎汤，3~6g；或研末。

败石（《千金翼方》） 甘。主渴、痹。

岩菖蒲（《云南中草药》） 苦涩，平。止血生肌，健脾止泻。

爬山豆根（《贵州民间药物》） 涩微甘，平。治肠炎、痢疾、肠风下血、肾炎、风湿痛、跌打损伤。内服：煎汤，15~30g。外用：捣敷。

金樱根（《日华子本草》） 酸涩，平。固精，涩肠。治滑精、遗尿、痢疾泄泻、崩漏带下、子宫脱垂、痔疾、腰脊酸痛。内服：煎汤，15~60g。外用：捣敷或煎水洗。

文献选摘：《陆川本草》："治烫伤、风湿骨痛、子宫下垂、敷疮疖。"治腰脊酸痛、风湿关节痛。金樱根30g和猪蹄子或猪脊髓炖服。

狗心（《别录》）《医林纂要》："甘酸咸，温。"治邪气风痹。

狗脑（《别录》） 主头风痹痛，疗下部匿疮、鼻中息肉。内服：煎汤，半具到1具。外用：捣敷。

狗脚草根（《中国药学会1962年学术会议论文文摘集》） 抗炎，镇痛。治风湿关节疼痛。

河砂（《本草纲目》） 主风湿顽痹不仁、筋骨挛缩、冷风瘫缓。

油柑虫节（《岭南采药录》） 治胃痛、疝气、遗精、小儿疳积、牙痛、通身骨痛并走注风。内服：煎汤，10~30颗。

空青（《本经》） 甘酸，寒，有小毒。入肝经。明目，去翳，利窍。治青盲、赤眼肿痛、中风口喝、手臂痛不仁。内服：研末，0.3~0.9g。外用：研细水飞点眼。《药性论》："畏菟丝子。"

放杖木（《本草纲目》） 主风痹肾弱。

建水草（《本草纲目》） 主走注风痛。

终石（《新修本草》） 辛。主阴痿痹。

珍珠莲根（《浙江天目山药植志》） 治乳痈、慢性关节痛风。

草木灰（《草木灰治疗大骨节病》） 辛，温。治大骨节病、蚀痈疽恶肉。

茶叶（《本草便读》） 苦甘，凉。入心、肺、胃经。清头目，除烦渴，化痰，消食，利尿，解毒。治头痛、目昏、多睡善寐、心烦口渴、食积痰滞、疟、痢、腰痛难转。内服：煎汤，3~9g；泡茶或入丸、散。外用：研末调敷。失眠者忌服。

荠菜子（《千金·食治》） 甘，平。除痹。内服：煎汤，9~15g。

胡颓子根（《本草拾遗》） 酸，平。止咳，止血，祛风，利湿，消积滞，利咽喉。治咳喘、吐血、咯血、便血、月经过多、风湿关节痛、黄疸、泻痢、小儿疳积、咽喉肿痛。内服：煎汤，9~15g（鲜者30~60g）；或浸酒。外用：煎水洗。

枳实（《本经》） 苦酸，微寒。入脾、胃经。《神农本草经》："主大风在皮肤中，如麻豆苦痒……"内服：煎汤，3~6g；或入丸、散。外用：研末调涂或炒热熨。脾胃虚弱及孕妇慎服。

枳椇子（《唐本草》） 甘酸，平。入心、脾、手太阳。治酒醉、烦热、口渴、呕吐、二便不利、风湿麻木。内服：煎汤，9~15g；浸酒或入丸剂。《得配本草》："脾胃虚寒者禁用。"

枳椇根（姚可成《食物本草》）《重庆草药》："味涩，性温。"治虚劳吐血、风湿筋骨痛。内服：煎汤，鲜者120~240g；或炖肉。湿热寒邪未解者忌用。

柏子仁（《唐本草》） 甘，平。入心、肝、脾经。治腰肾中冷、膀胱中冷脓宿水、腰痛。内服：煎汤，3~9g；或入丸、散。外用：炒研取油涂。便溏及痰多者忌服。

文献选摘：《本经》："主惊悸，安五脏，益气，除湿痹。"《本经逢原》："柏子仁《本经》言除风湿痹者，以其性燥也。《经疏》以为除风湿痹之功非润药所能，当是叶之能也。"

柏树叶（《分类草药性》） 苦涩。治心气痛、筋缩症。内服：煎汤，9~12g；或研末。外用：捣敷或研末调敷。

柳屑（《纲目拾遗》）《唐本草》："主风瘙肿痒瘾疹。"外用：煎水洗浴或炒热熨敷。

柳絮（《本经》）《本草别说》："性凉。"止血，祛湿，溃痈。治吐血、湿痹四肢挛急、膝痛、痈疽脓或胀痛不溃、创伤出血。内服：研末或浸汁。外用：敷贴或研末调搽。

香槐（《浙江天目山药植志》） 治关节疼痛。

禹余粮（《本经》） 甘，平。入脾、胃、大肠经。除邪气，肢节不利，大饱绝力身重。治邪气及骨节疼、四肢不仁。内服：煎汤，9~15g；或入丸、散。外用：研末撒或调敷。实证忌服；孕妇慎服。

盾叶莓（《浙江天目山药植志》） 治腰脊四肢酸痛。内服：煎汤，60~90g。

狮子七（《陕西中草药》） 涩，温。止痛，止血，破坚，消积，止泻。治跌打损伤、腰痛、吐血、崩漏、白带、月经不调、痢疾。内服：煎汤，9~12g。

胖血藤（《贵州民间方药集》） 酸涩，寒。健胃，止咳。治胃痛食胀、肺痨咳嗽、吐血、百日咳、风湿痛。内服：煎汤，9~15g；或浸酒。外用：捣敷。

逆流水（《本草纲目》） 时珍曰："……急流水湍上峻急之水，其性急速而下达，故通二便风痹之药用之。"

类鼻（《新修本草》） 酸，温。主痿痹。

疥拍腹（《千金翼方》） 辛，温。主轻身疗痹。

娃娃拳（《民间常用草药汇编》）《四川中药志》："性温，味甘苦。"治脾虚食少、胸痞腹胀、妇女崩带、小儿疳积，祛风除湿。内服：煎汤，9~15g。

络石果（《南京民间药草》） 治筋骨痛。内服：煎汤，4.5~9g。

荸草（《本草纲目》） 甘。主盛伤痹肿。

栗树皮（《食疗本草》） 治丹毒、癞疮、口疮、漆疮、打伤、血痹。外用：煎水洗或烧灰敷。

栗树根（汪颖《食物本草》）《四川中药志》："味甘淡，性平，无毒。"治偏肾（疝）气、血痹。

内服：煎汤，6~9g；或浸酒。

热汤（《本草纲目》） 甘，平。助阳气，行经络。

热砂（《重修政和经史类备用本草》） 主风湿顽痹、不仁、筋骨挛缩脚冷、冷风瘫痪血脉断绝。取干沙日暴，令极热，伏坐其中，冷则更易之，取热彻通汗，然后随病进药及食，忌风冷劳役。

蚖类（《千金翼方》） 疗痹内漏。

铁（《本经》） 辛，凉。入心、肝、肾三经。主坚肌耐痛。内服：煎汤或烧赤淬酒；水饮。外用：煎水或烧赤淬水洗。

浮烂啰勒（《重修政和经史证类备用本草》）酸，平。主一切风气，开胃补心除冷痹。

桑根（《南京民间药草》）《日华子本草》："暖，无毒。"治惊痫、筋骨痛、高血压、目赤、鹅口疮、骨节风痰。内服：煎汤，15~30g。外用：煎水洗。

桑柴火（《本草述钩元》） 利关节，养津液，得火则引毒气，祛逐风寒。但不可点艾伤肌。

黄土（《本草经集注》）《要药分剂》："入脾、胃二经。"和中解毒。治中暑吐泻、痢疾、痈疽肿毒、跌仆损伤、筋脉拘纵。内服：煎汤，30~90g。外用：调敷或炒热布温熨；或开水冲化澄清洗涤。

黄护草（《新修本草》） 主痹。

黄杨根（《湖南药物志》） 治筋骨疼痛、目赤肿痛、吐血。内服：煎汤，15~30g。

黄颔蛇（《纲目》） 甘，温，有小毒。治风癞、顽癣、恶疮、臂腕作痛。

黄芪茎叶（《别录》） 疗渴及筋挛、痈肿、疽疮。

黄桷树根疙瘩（《重庆草药》） 泡酒服，治背脊痛、劳伤腰痛。

勒鱼（《纲目》） 甘，平。入手、足太阳经。去冷气湿痹。多食发风，醉者更甚。

梦花根（《分类草药性》） 辛，温。治梦遗、早泄、白浊、虚淋、血崩、白带、风湿麻木，补肾亏。内服：煎汤，6~15g。

梗鸡（《新修本草》辑复本） 甘。疗痹。

梓木（《握灵本草》） 治手足痛风。以梓木煎汤，桶上蒸之，勿令汤气入目。

救煞人者（《新修本草》） 甘，有毒。主疝痹通气。

雀梅藤根（《温岭县药物资源名录》） 治鹤膝风。内服：煎汤，9~15g；或浸酒。外用：捣敷。

蛇含石（《纲目》） 甘，寒。安神镇惊，止血定痛。治心悸惊痫、肠风血痢、心痛、骨节酸痛。内服：煎汤，6~9g；或入丸、散。外用：研末调服。

野马肉（《千金·食治》） 主人病马痫、筋脉不能自收、周痹肌肉不仁。

曼陀罗根（《陆川本草》） 治疯犬咬伤、恶疮、筋骨疼痛。外用：研末调涂或煎水洗浸。

悬钩子（《本草拾遗》） 醒酒，止渴，祛痰，解毒。治痛风、丹毒、遗精。内服：煎汤，9~15g；或生食。外用：捣汁涂。

悬钩根（《本草拾遗》） 治吐血、痔血、血崩、带下、泻、痢、遗精、腰痛、疟疾。内服：煎汤，9~30g。《四川中药志》："体虚湿热郁滞者及孕妇忌服。"

猪屎（《重修政和经史证类备用本草》） 寒。治寒热、湿痹。

象皮（《医学入门》） 甘咸，温。止血，敛疮。治外伤出血及一切创伤、溃疡久不收口、风湿痹。外用：熬膏或研末调敷。疮疡脓毒未尽者忌用。

婆婆纳（《救荒本草》） 甘，凉。治疝气、腰痛、白带。内服：煎汤，15~30g（鲜者60~90g）；或捣汁饮。

棣棠花（《民间常用草药汇编》）《四川中药志》："性平，味涩，无毒。"治久咳、消化不良、水肿、风湿痛、热毒疮。内服：煎汤，9~15g。外用：煎水洗。

紫加石（《新修本草》） 酸。主痹血气。

鹅毛（《别录》） 治痈肿疮毒、疥癣、瘰疬、噎膈、惊痫、诸风手足酸痛。内服：烧存性服；或入丸、散。外用：烧灰研末撒。

瑞香叶（《岭南采药录》） 治疮疡、痛风。内服：煎汤，3~6g。外用：捣敷；研末调敷或煎水洗。

瑞香花（《药性考》） 江西《草药手册》："味甘咸。"治咽喉肿痛、齿痛、风湿痛。内服：煎汤，3~6g。外用：捣敷或煎水含漱。本品有麻醉性，内服宜慎。

睡菜根（《吉林中草药》）《贵阳民间药草》："甘，微苦，平，无毒。"润肺，止咳，消肿，降血压，消湿肿。治风湿痛、高血压。内服：煎汤，9~15g（鲜者30g）。

矮杨梅（《云南中草药》） 根皮：涩，凉。果：酸，凉。治痢疾、腹泻、消化不良、崩漏、直肠出血、脱肛、风湿疼痛、跌打劳伤。内服：煎汤，9~15g；或泡酒。

碧桃干（《饮片新参》）　酸苦，平。《本草汇言》，"入手足厥阴经。"治盗汗、遗精、吐血、疟疾、心腹痛、妊娠下血、腰痛。内服：煎汤，4.5~9g；或入丸、散。外用：研末调敷或烧烟熏。

椴根皮（《浙江天目山药植志》）　治风湿肿痛。

蔓乌头（《东北药用植物原色图志》）　麻，温，有剧毒。镇痛镇静。治神经痛、风湿痛。内服：煎汤，0.3~0.6g；或浸酒。外用：研末或磨涂患处。

罂粟壳（《本草发挥》）　酸，平。入肺、肾、大肠经。敛肺止咳，涩肠，定痛。治久咳、久泻、久痢、脱肛、便血、心腹筋骨诸痛、滑精、多尿、白带。内服：煎汤，2.4~6g；或入丸、散。

蝙蝠葛（《中国药植志》）　治腰痛、瘰疬。

衡州乌药（《本草图经》）　治高血压、头痛、疝气、腹痛、风湿腿痛。内服：煎汤，3~6g。

麇鱼（《新修本草》）　甘。主痹止血。

鼢鼠（《名医别录》）　俗称瞎老鼠、塞隆。除去内脏，烘干，研细末备用。祛风，清热，消肿解毒，活瘀，镇痛镇静，杀虫。主治红斑狼疮、慢性肝炎、胃溃疡、风湿骨痛、疱疹、蛔虫、再生障碍性贫血等。内服：9~12g。中国科学院西北高原生物研究所发现，塞隆骨有明显抗炎镇痛、促进骨折愈合、增强机体抵抗力的作用，而无激素类药的不良反应。将塞隆骨制成药酒，可治疗风寒湿痹。

藤仲（《云南中草药》）　甘淡，平、有毒。止血生肌、舒筋活络。

藁根（《纲目》）　甘，平。治病后体虚、关节酸痛、跌打损伤。内服：煎汤，15~30g。外用：捣敷，适量。

第十一章　少数民族常见治痹药物

第一节　壮族药

一箭球（《广西民间常用草药》）微甘辛，平。疏风，清热，止咳，截疟，散瘀，消肿。治感冒、咳嗽、百日咳、咽喉肿痛、痢疾、疟疾、跌打损伤、皮肤疮肿、筋骨酸痛。内服：煎汤，30~90g。外用：捣敷或煎水洗。孕妇及阴虚内热者忌服。

小芸木（《广西中草药》）苦辛，温。疏风，祛湿，温中，散瘀。治感冒、疟疾、风湿痹痛、胃痛、跌打损伤。内服：煎汤，9~15g（叶30~60g）。外用：捣敷或研末调敷。孕妇慎用。

四方藤（《广西中药志》）甘，平。治风湿痛、跌打损伤、四肢挛急。内服：煎汤，9~30g；或浸酒。外用：酒炒敷。虚寒无瘀者勿服。

龙船花（《岭南采药录》）散瘀止血，调经，降压。治月经不调、闭经、高血压病。根、茎：清热凉血，活血止痛。治咳嗽、咯血、风湿关节痛、胃痛、妇女闭经、疮疡肿痛、跌打损伤。内服：花15~25g，根、茎25~50g。外用：花茎叶捣烂外敷；或全株晒干研粉，用水调敷患处。

走马风（《广西民间常用草药》）辛，平，气香。广州空军《常用中草药手册》："味苦，微辛，性温。"祛风湿，通经络。治妇女头风痛、风湿痹痛、跌打损伤。内服：煎汤，30~60g。外用：捣敷或煎汤洗。

青箭（《广西药植名录》）甘，平。治黄疸型肝炎、跌打骨折、风湿疼痛。内服：煎汤，3~9g。外用：捣敷或煎水洗。

刺芋（《全国中草药汇编》）辛，平。消炎，止痛，消食，健胃。治慢性胃炎、消化不良、风湿性关节炎；外用治毒蛇咬伤，淋巴腺炎，淋巴结结核。内服：15~60g。外用：适量捣烂敷患处。

金环蛇（《广西中药志》）咸，温。入肝经。治风湿麻痹、手足瘫痪、肿痛。内服：浸酒。血燥筋枯之痹病忌用。

南蛇簕（《全国中草药汇编》）清热解暑，消肿，止痛，止痒。治感冒发热、风湿性关节炎；外用治跌打损伤、骨折、疮疡肿毒、皮肤瘙痒、毒蛇咬伤。

南蛇簕根（《南宁市药物志》）苦，寒。清热，解毒，散瘀。治外感发热、痧症、风湿骨痛、疮肿、跌打损伤。内服：煎汤，9~15g；或捣汁。外用：捣敷。《广西中草药》："非实热者忌服。"

通城虎（《广西中草药》）苦辛，温，有小毒。祛风止痛，消肿解毒。治心胃气痛、风湿骨痛、跌打损伤、小儿惊风、毒蛇咬伤。内服：煎汤，0.6~3g。外用：捣敷。

通骨消（《广西中药志》）微辛、平。祛风，驳骨。治风湿、跌打、接骨。内服：煎汤，9~24g。

黄梢蛇（《广西中药志》）治风湿关节痛、麻痹、瘫痪。内服：适量。

野黄皮（《广西药植名录》）《广西实用中草药新选》："苦微辛，凉。"疏风理气，除湿和瘀。治感冒、麻疹、哮喘、胃痛、风湿、水肿、扭挫伤折脱臼。内服：煎汤，6~12g。外用：煎水洗。

假茶辣（《广西药植名灵》）辛苦，微温。祛风化湿，行气止痛。治感冒、风湿痹痛、痢疾、疟疾、腹痛、烫伤、皮肤瘙痒。内服：煎汤，9~15g（鲜品30~60g）。外用：煎水洗。

窿缘桉叶（《广西中药志》）辛苦。煎水洗治风湿及皮肤病，并作防腐药。

檫树（《广西药植名录》）甘淡，微温。治风湿、腰肌劳损、扭挫伤筋、胃痛。内服：煎汤，15~30g；或浸酒。外用：捣敷。

第二节　苗族药

一支箭　苦甘，微寒。入肝经。清热解毒，活血祛瘀。治乳痈、疔疮、疥疮身痒、跌打损伤、瘀血肿痛、犬伤、毒蛇咬伤、烫伤等。内服：煎汤，15~30g。外用：捣敷。

大风藤　苦辛，寒。入膀胱、肾、脾经。祛风止痛，利水消肿。治风湿痹痛、神经痛、肾炎水肿、毒蛇咬伤、跌仆损伤。内服：煎汤，3~6g。

飞龙掌血（《植物名实图考》）　辛苦，温。祛风，止痛，散瘀，止血。治风湿疼痛、胃痛、跌打损伤、风湿麻木、风湿筋骨疼痛。内服：煎汤，9~30g；或泡酒；研末。外用：研末撒敷或调敷。孕妇忌用。

山漆树（《贵州草药》）　辛苦，温。祛风除湿，消肿止痛。

马比木（《贵州草药》）　辛，温。祛风除湿，理气散寒。

木椒根（《贵州草药》）　辛辣，热。祛风散寒，温中理气。治胃脘冷痛、风湿关节疼痛。内服：煎汤，3~9g；研末服，0.21~0.45g；或泡酒。

见血飞（《贵州草药》）　辛，温。祛风散寒，活血舒筋，镇痛。治风寒咳嗽、风湿麻木、跌打损伤、外伤出血、大便秘结。内服：煎汤，9~15g；或研末冲服。外用：捣敷或研末撒。

乌骨藤（《贵州民间药物》）　辛涩，温。治痨伤，除风湿。

月见草（《贵州草药》）　甘，温。强筋壮骨，祛风除湿。

风气草（《贵州民间药物》）　辛甘，微寒。除风湿，解表。治风湿骨节疼痛、外感。内服：浸酒或煎汤。外用：捣敷或煎水洗。

水禾麻（《贵州民间药物》）　淡，温。祛风除湿，接骨，解表寒。

仙桃草（《救荒本草》）　甘微辛，平。入肝、胃、肺经。化瘀止血，清热消肿，止痛。治跌打损伤、咽喉肿痛、痈疽疮疡、咳血、吐血、衄血、肚胃气痛、疝气痛、痛经。内服：煎汤，10~30g；或研末；或捣汁服。外用：鲜品适量，捣敷或煎水洗。《贵阳民间药草》："孕妇忌服。"

对叶四块瓦（《贵州民间药草》）　辛，平，有毒。祛风散寒，活血消肿，解毒。治感冒、咳喘、风湿疼痛、跌打损伤、痈疽疮疡、月经不调。内服：煎汤，6~9g；捣汁或浸酒。外用：捣敷或浸汁涂擦。

地乌（《贵州民间药物》）　辛微苦，温。祛风湿，壮筋骨。治风湿疼痛、跌打损伤。内服：煎汤，9~15g；或浸酒。

地贵草根（《贵州民间药物》）　辛，温。治风湿劳伤、周身疼痛。内服：煎汤，15~30g。

虫牙药（《贵州民间药物》）　辛微苦，温。祛风散寒，化痰理湿。治感冒、咳嗽、黄疸、风湿肿痛、齿痛、刀伤出血。内服：煎汤，15~30g。外用：捣敷或煎洗。

竹叶椒根（《贵州民间药物》）　辛，温。祛风，散寒，活血，止痛。治头痛感冒、咳嗽、吐泻、风湿关节痛、跌打损伤、牙痛。内服：煎汤，15~30g；或泡酒。外用：捣敷或研末敷。

青竹标根（《贵州民间药物》）　涩，平。凉血，止血，止咳，利湿。治咳血、风湿疼痛。内服：煎汤，15~30g；或泡酒。

青箭杆草（《贵州民间药物》）　微苦辛，凉。发汗解表，理气，止痛。治风热感冒、周身疼痛。

苦荞头（《贵州民间方药集》）　甘苦，平。治胃痛、消化不良、痢疾、劳伤、腰腿痛。内服：煎汤，9~30g；浸酒或研末。外用：捣敷。《纲目》："多食伤胃，发风动气，能发诸病，黄疾人尤当禁之。"

刺果卫矛（《贵州草药》）　辛，温。祛风除湿，止痛。治风湿疼痛、劳伤。

肾子草（《贵州民间药物》）　辛苦咸，平。解热毒，治肾虚，疗风湿。

金线草（《贵州民间草药》）　辛，温。祛风除湿，理气止痛，止血，散瘀。治风湿骨痛、胃痛、咳血、吐血、便血、血崩、经期腹痛、产后血瘀腹痛、跌打损伤。内服：煎汤，9~30g。外用：煎水洗。

金铁锁（《滇南本草》）　苦辛，温，有毒。除风湿，定痛，止血，祛瘀。治风湿痹痛、胃痛、外伤出血、跌打损伤。内服：煎汤，0.9~1.5g；研末或浸酒。外用：研末撒。《云南中草药》："孕妇忌服"。

定木香（《贵州草药》）　辛，温。祛风散寒，除湿止痛。

铁筷子（《贵州民间方药集》）　温，辛。祛风理气，活血解毒。治哮喘、劳伤咳嗽、胃痛、腹痛、风湿痹痛、疔疮肿毒、跌打创伤。内服：煎汤，6~9g；浸酒或入散剂。外用：研末撒。孕妇忌服。临床报道：治疗腰肌劳损，风湿性关节炎。用铁筷子根制成100%注射液，肌肉注射，每日2次，每次2ml；或穴位注射，每穴0.5ml，每次2~3穴。经治腰肌劳损及风湿性关节炎共47例，一般用药1~3天明显好转，最长10天症状减轻或消失，活动自如。

臭山羊（《贵州民间方药集》）　辛苦，寒。清热解表，行气止痛，祛风利湿。治风热感冒、咳嗽、喉痛、牙痛、胃痛、风湿关节痛、痢疾、无名肿毒。内服：煎汤，9~15g；或研末。外用：为末调敷。

射鸡尾（《贵州民间方药集》）苦，平，无毒。祛风利尿，止咳，活血。治风湿疼痛、小便不利、咳嗽、月经不调、跌打损伤。内服：煎汤，9~15g。

雪里见（《贵州草药》）辛，温，有毒。解毒，止痛，祛风，除湿。

野苏麻（《贵州民间药物》）苦辛，微温。解表散寒，除风湿。

假稻（《贵州草药》）辛，温。除湿，利水。治风湿麻痹、下肢浮肿。内服：煎汤，9~15g。外用：煎水熏洗。

猫儿屎（《贵州草药》）清肺止咳，祛风除湿。治肺痨咳嗽、风湿关节痛。内服：煎汤，30~60g；或浸酒。外用：煎水洗。

蜀葵叶薯蓣（《贵州草药》）辛，温。燥湿理脾，强筋壮骨。

第三节 傣族药

一把篾（《云南思茅中草药选》）酸麻，寒。清热利尿，散瘀活血，祛风湿。治膀胱炎、尿道炎、风湿骨痛、跌打损伤、蛇咬伤、疮疖肿毒。内服：煎汤，15~30g。外用：捣敷。

三分三（《中药形性经验鉴别法》）《云南中草药》："苦涩麻，温，剧毒"。麻醉镇痛。治胃痛、骨折、风湿痛、跌打损伤。内服：煎汤，0.3~0.9g；或研末服。外用：研末酒调敷。心脏病、心脏衰弱者忌服。《云南经济植物》："服药过量后发生口干舌燥、面颊潮红、心跳加快、瞳孔散大、昏迷等中毒症状，严重者可致死亡，中毒后须早期洗胃，灌服黄土澄清液或冷稀粥，同时注射毛果芸香碱，输液及其他对症治疗。"

大绿藤（《云南思茅中草药选》）麻，温。舒筋活络，消肿散瘀，接骨。治跌打损伤、骨折、风湿性关节炎、腰肌劳损、四肢痹痛。内服：泡酒，30~60g。外用：捣敷或研末调敷。

大麻药（《云南中草药》）辛麻，温，有毒。镇痛，消肿，止血。治风湿痛、跌打损伤、骨折、外伤出血、吐血、衄血、便血。内服：煎汤，3~9g（鲜者15~30g）；或浸酒。外用：研末撒或调敷。

大独叶草（《昆明民间常用草药》）辛麻微苦，热，有小毒。散瘀，活血，止痛。治跌打损伤、瘀肿疼痛、风湿筋骨痛。内服：研末，0.9~1.5g。外用：研末调敷。

万丈深茎叶（《昆明民间常用草药》）苦微甜，平。发汗。治外感无汗、风湿筋骨疼痛。内服：煎汤，6~9g。

小天蒜（《云南经济植物》）苦麻，寒，有小毒。消肿止痛，活血止血，催吐。治跌打损伤、风湿疼痛、骨折、截瘫、癫痫、外伤出血。内服：研末，用酒或开水送，每次0.045~0.06g，日服2~3次。外用：鲜根捣敷或研末敷。孕妇及体虚者忌用。

木椒根（《贵州草药》）辛辣，热。祛风散寒，温中理气。治胃脘冷痛、风湿关节疼痛。内服：煎汤，3~9g；研末服0.21~0.45g；或泡酒。

天文草（广州部队《常用中草药手册》）辛苦，有麻舌感，微温。止咳定喘，消肿止痛。治跌打损伤、风湿性关节炎。内服：煎汤，3~9g；研末服0.6~0.9g；或泡酒。外用：捣敷。

水胡满根（《广东中草药》）苦，寒，气臭，有小毒。散瘀逐湿，清热消肿。治风湿痹痛、坐骨神经痛、四肢肌肉痿缩无力、腰腿痛。内服：煎汤，6~9g。

水金凤茎叶（《昆明民间常用草药》）麻辣，寒，有毒。祛瘀消肿，止痛渗湿。治风湿筋骨疼痛、跌打瘀肿。内服：煎汤，9~15g。外用：捣敷或煎水洗。

地精草（《滇南本章》）辣，凉，有毒。清肝息风。治肝风头痛、筋骨肿痛。内服：煎汤，6~9g；或研末。外用：捣敷。

红升麻根（《云南中草药》）苦微辛麻，凉。解表退热。治风湿痛、腰痛。

披麻草根（《云南中草药选》）《云南中草药》："麻苦，凉，剧毒。"散瘀消肿，镇痛止血，祛痰，开窍。治跌打损伤、骨折、截瘫、癫痫、风湿疼痛、创伤出血。内服：研末，0.03~0.06g；或浸酒。外用：捣敷。

毒性及解救：《云南中草药选》："大理藜芦中毒后，服蔬菜汤可解。"《云南中草药》："狭叶藜芦中毒症状为头昏，呕吐，血压下降，心跳减慢等。生吃鲜青、白菜解救。"

金雀花（《百草镜》）甜，微温。《纲目拾遗》："入肝、脾二经。"滋阴，和血，健脾。治劳热咳嗽、头晕腰酸、妇女气虚白带、小儿疳积、乳痛、跌仆损伤。内服：煎汤，3~15g；或研末。

珍珠伞（《云南中草药》） 麻苦，温。舒筋活络，强筋壮骨，清咽利喉。

胡麻草（《云南思茅中草药选》） 酸微麻，温。消肿散瘀，止血止痛。治跌打内伤瘀血、风湿性关节炎。内服：煎汤，15~30g。外用：捣敷。

香叶（《中国药植图鉴》） 辛，气香，温。治风湿、疝气。内服：煎汤，9~15g（鲜者30~45g）。外用：煎水洗或捣敷。

炮弹果（《云南思茅中草药选》） 微辛麻，温。祛风湿，散瘀活血，接骨。治骨折、跌打损伤、风湿性腰腿痛、腰肌劳损、风湿性关节炎。内服：根：煎汤，9~15g；或泡酒。外用：鲜叶捣包。

美商陆（《杭州药植志》） 微甘苦，久嚼麻舌，有小毒。利尿。用于慢性肾脏炎、肋膜炎、心囊水肿、腹水、脚气等一般水肿；外用可治无名肿毒及皮肤的寄生虫病。本品有毒，用时宜慎。

粉叶地锦（《浙江天目山药植志》）《贵州草药》："根，性平，味甘，辣。"清热解毒，祛风除湿。治无名肿毒、风湿劳伤、关节疼痛。内服：煎汤，60~90g。

雪上一枝蒿（《科学的民间药草》）《云南中草药选》："苦麻，温，大毒。"消炎止痛，祛风除湿。治跌打损伤、骨折、风湿骨痛、牙痛、疮疡肿毒、毒蛇咬伤。内服：研末，0.06~0.12g；或浸酒。外用：酒磨敷。本品有剧毒，未经炮制，不宜内服。服药期间，忌食生冷，豆类，牛羊肉。

毒性及解救：中毒量有高度兴奋副交感神经和迷走神经的毒理，如流涎，流泪，呃逆，恶心，呕吐，血压下降，呼吸困难，甚则休克而昏迷。重者引起心律缓慢，心律不齐，也可发生室性心动过速或室性纤颤，心电图还可出现房室传导阻滞等改变。其救治：①早期应洗胃催吐排毒，继可导泻、输液。②阿托品为一有效的拮抗解毒剂，量可0.5~1mg，每15~20分钟肌内注射1次，重者可静脉注射，直至心律正常。③如心动过速或室性纤颤，可用奎宁或普鲁卡因酰胺。④其他参考附子、乌头中毒。

第四节 维吾尔族药

卡密（《中国沙漠地区药用植物》） 甘酸，微咸，温。健脾胃，滋补强壮，调经活血。治身体瘦弱、腰腹疼痛。内服：煎汤，15~30g；或研末为丸、散。

对叶草（《中国沙漠地区药用植物》） 苦，温，有毒。活血，止痛，消炎。本品有毒，不宜内服。

老鼠瓜（《新疆中草药手册》） 辛苦，温。祛风散寒，除湿。

地蔷薇（《中国沙漠地区药用植物》） 苦微辛，温。祛风湿。

旱柳叶（《中国沙漠地区药物植物》） 微苦，寒。散风，祛湿，清湿热。治黄疸型肝炎、风湿性关节炎、湿疹。

沙漠嘎（《中国沙漠地区药用植物》） 辛，温。祛痰，平喘，解表。治慢性气管炎、感冒、风湿性关节炎。内服：研末，1.5~3g；或制丸、熬膏。

阿里红（《新疆中草药手册》） 甘苦，温。温肺化痰，降气平喘，祛风除湿，活血消肿，利尿，解蛇毒。

苦蒿（《新疆中草药手册》） 清热解毒，活血消肿。治痈疽疔疮、无名肿毒、关节炎。外用：煎水洗或熬膏敷贴。

苦豆根（《中国沙漠地区药用植物》） 苦，微寒。祛风湿。治风湿性关节疼痛、四肢麻木。内服：煎汤，9~15g。

苒苒草（《中国沙漠地区药用植物》） 辛，温。祛风湿，止痒。治慢性风湿性关节炎、消化不良、呕吐、疮痈、瘙痒。内服：煎汤，6~9g。外用：煎水洗或熬膏敷。

药老（《中国沙漠地区药用植物》） 解毒消肿止痛。

骆驼蓬（《新疆中草药手册》） 辛苦，凉，有毒。宣肺气，祛风湿，消肿毒。治咳嗽气短、风湿痹痛、皮肤瘙痒、无名肿毒。内服：煎汤，1.5~6g。外用：煎水洗或捣敷。

骆驼蓬子（《新疆中草药》） 苦，温。治咳嗽、小便不利、四肢麻木、关节酸痛。内服：研末，0.6~1.2g；或榨油。外用：榨油涂。

臭柏（《中国沙漠地区药用植物》） 苦，平。《新疆中草药手册》："祛风镇静。治风湿性关节炎。"

雪莲花（《纲目拾遗》） 甘苦，温。《高原中草药治疗手册》："入肝、脾、肾三经。"除寒，壮阳，调经，止血。治阳痿、腰膝软弱、妇女崩带、月经不调、风湿性关节炎、外伤出血。内服：煎汤，0.6~1.5g；或浸酒。外用：捣敷。《新疆中草药手册》："孕妇忌服。过量可致大汗淋漓。"

越橘叶（《国药的药理学》）《新疆中草药手册》："味苦涩，性温，有小毒。能利尿解毒。"《国药的药理学》："用于淋毒性尿道炎、膀胱炎及急性偻麻质斯、风湿病。"内服：煎汤，1.5~6g。

醉马草（《中国沙漠地区药用植物》）麻醉，镇静，止痛。治关节痛、牙痛、神经衰弱、皮肤瘙痒。内服：煎汤，1.5~3g（鲜品3~6g）。外用：揉烂塞患牙或煎水含漱。本品有毒，服用宜慎。

鞘菝葜（《甘肃中草药手册》）辛咸，温。祛风除湿，活血顺气，止痛。治风湿疼痛、跌打损伤、外伤出血、鱼骨鲠喉。内服：煎汤，6~9g；或研末。外用：研末撒。虚弱者慎用。

第五节　蒙古族药

手掌参（《内蒙古中草药》）甘，平。归肺经、脾经、胃经。止咳平喘，益肾健脾，理气和血，止痛。治肺虚咳喘、虚劳消瘦、神经衰弱、肾虚腰腿酸软、久泻、失血、带下、乳少、跌打损伤等。内服：煎汤，9~15g；或研末；或浸酒。外感忌服。

文冠木（《内蒙古中草药》）凉，涩。消肿止痛，燥血，干黄水。治风湿性关节炎、风湿内热、麻风病。内服：煎汤，9~15g。外用：煎汤洗患处。

田旋花（《宁夏中草药手册》）微咸，温，有毒。祛风止痒，止痛。治风湿性关节炎。

杠柳（《内蒙古中草药》）祛风湿，壮筋骨。治风湿性关节炎、小儿筋骨软弱、脚痿行迟、水肿小便不利。根、皮治风湿痹痛、腰膝酸软、心悸、气短、脚肿、小便不利。《四川中药志》："血热、肝阳上亢者忌用。"

齿叶草（《中国植物志》《内蒙古中草药》）苦，凉，有小毒。归肝、胃二经。清热燥湿，凉血止痛。治温病发热、肝火头痛、胁痛、瘀血疼痛、湿热所致的多种病症。内服：煎汤，3~6g。外用：适量研末调涂；或鲜品捣烂敷患处。本品有毒，慎用。

岩蒿（《内蒙古中草药》）苦辛，平。清热燥湿，杀虫排脓。治偏头痛、咽喉肿痛、风湿。内服：膏，1.5~3g；炭，3~9g。

香茶菜（《宁夏中草药手册》）苦，凉。健胃整肠。治食欲不振、消化不良、关节痛。内服：煎汤，9~18g。

扁船盔乌头（《蒙药》）苦，寒，有毒。解热，

利湿。块根治风寒湿痹、关节冷痛、类风湿、大骨节病、半身不遂、手足拘挛、坐骨神经痛、跌打肿痛等。

铁线莲（《内蒙古中草药》）辛，温。利尿，理气通便，活血止痛。治小便不利，腹胀，便闭；外用治关节肿痛，虫蛇咬伤等。内服：9~15g。外用：适量，鲜叶加酒或食盐捣烂敷患处。《国药的药理学》："根为尿酸症药，用于痛风。又治中风、积聚、黄疸。"

黑沙蒿（《内蒙古中草药》）辛苦，微温。祛风湿，提脓拔毒。治风湿性关节炎、感冒、咽痛、疮疖痈肿。内服：煎汤，9~15g。外用：捣敷或作发泡剂。

蒙芯芭（《内蒙古植物志》）归肝、肾、膀胱经。祛风除湿，清热利尿，凉血止血。治风湿热痹、风湿性关节炎、月经过多、外伤出血、肾炎水肿、黄水疮，血热妄行之吐血、衄血、咳血、便血等。内服：煎汤，9~15g。

第六节　藏族药

毛蕊老鹳草（《高原中草药治疗手册》）微辛，微温。入肝、脾经。疏风通络，强筋健骨。治风寒湿痹、关节疼痛、肌肤麻木、肠炎、痢疾。内服：煎汤，15~30g；研末或浸酒。

风花菜（《高原中草药治疗手册》）苦辛，凉。入心、肝、肺经。清热利尿，解毒，消肿。治咽痛、痈肿、水肿、关节炎。内服：煎汤，6~15g。外用：捣敷。

水柏枝（《西藏常用中草药》）甘咸，平。解表透疹，祛风止痒。治麻疹不透、风湿痹痛、癣。内服：煎汤，3~9g。外用：煎汤外洗。

水葫芦苗（《西藏常用中草药》）甘淡，寒。利水消肿，祛风除湿。治关节炎、水肿。内服：煎汤，1.5~3g。

打火草（《西藏常用中草药》）甘，平。清凉解毒，平咳定喘。治感冒咳嗽、急慢性气管炎、风湿性腿痛。内服：煎汤，3~9g。

冬虫夏草（《本草从新》）甘，温。《本草再新》："入肺、肾二经。"补虚损，益精气，止咳化痰。治痰饮喘嗽、虚喘、痨嗽、咯血、自汗盗汗、阳痿遗精、腰膝酸痛、病后久虚不复、痹病。内服：煎汤，4.5~9g；或入丸、散。《四川中药志》：

"有表邪者慎用。"

西藏棱子芹（《中国植物志》）《形态比喻》："味苦，性糙。"《藏医百科全书》："味苦，性凉。"理气止痛、活血祛瘀。治气滞腹痛、肝气郁滞、两乳胀痛、妇人痛经、月经不调、瘀滞腹痛以及外伤后瘀血作痛等症。内服：煎汤，9~20g。外用：煎水熏洗。

多穗蓼（《西藏常用中草药》）　辛，凉。祛风利湿，杀虫止痢，清热解毒。治菌痢、肠炎、小儿消化不良、跌打损伤、风湿肿痛、皮肤湿疹。内服：煎汤，3~9g。

多茎野豌豆（《高原中草药治疗手册》）　辛，平。入肝、胆二经。发汗除湿，活血止痛。治风湿疼痛、筋骨拘挛、黄疸肝炎、白带、鼻血、热疟、阴囊湿疹。内服：煎汤，15~30g。外用：煎水洗。

阳雀花根（《西藏常用中草药》）　甘微苦，平。祛风活血，止痛，利尿，补气益肾。治风湿性关节炎、跌打损伤、乳汁分泌不足、浮肿、痛经。内服：煎汤，9~15g。

卵叶贝母兰（《西藏常用中草药》）　甘淡，凉。滋阴养胃，生津，除烦，止渴。治热病伤津、病后虚弱、结核病潮热、盗汗、慢性胃炎、胃酸缺乏、食欲不振、遗精、腰酸无力、痔疮。内服：煎汤，6~9g。

纤毛婆婆纳（《西藏常用中草药》）　苦涩，寒。清热解毒，祛风利湿。治肝炎、胆囊炎、风湿痛、荨麻疹。内服：煎汤，3~9g。

沙柳（《高原中草药治疗手册》）　辛甘，温。解表祛风。治麻疹初期斑疹不透、皮肤瘙痒、慢性风湿。内服：煎汤，3~9g。外用：捣敷。

金刚藤（《西藏常用中草药》）　微辛，温。祛风，活血，解毒。治风湿腰腿痛、跌打损伤、瘰疬。内服：煎汤，3~9g。

香根芹（《西藏常用中草药》）　辛，温。散寒发表，止痛。治风寒感冒、头顶痛、周身疼痛。内服：煎汤，3~10g。

鬼箭锦鸡儿（《高原中草药治疗手册》）　甘，平。入肝、脾、肾经。接筋续断，祛风除湿，活血通络，消肿止痛。治跌仆损伤、风湿筋骨疼痛、月经不调、乳房发炎。内服：煎汤，6~9g。孕妇禁用。

匍地风毛菊（《高原中草药治疗手册》）　治中毒性热症、骨折、风湿筋骨疼痛、伸屈不利。内服：煎汤，9~24g。

翅卫矛（《高原中草药治疗手册》）　苦，寒。入肝、肺经。破血落胎，调经续断。治产后腹痛、崩中下血、风湿疼痛。内服：煎汤，6~9g；或浸酒。

绢毛苣（《西藏常用中草药》）　苦，寒。清热解毒，利湿，止痛。治跌打损伤、咽喉肿痛、风湿疼痛、炎症发烧。内服：煎汤，3~9g。

雪灵芝（《民间常用草药汇编》）《高原中草药治疗手册》："微甘，凉。"入肝、胆、脾经。治流感、肺炎、黄疸、筋骨疼痛、淋病。内服：煎汤，9~15g；或泡酒。

鹿尾（《青海药材》）　温。治腰背疼痛不能屈伸、肾虚遗精及头昏耳鸣。内服：煎汤，6~15g；或入丸剂。阳盛有热者忌服。

棱枝槲寄生（《广西药植名录》）《西藏常用中草药》："性平，味苦。"强筋骨，降血压，祛风湿。治风湿性关节炎、腰腿酸痛、高血压、胎动、乳少。内服：煎汤，3~9g。

敦盛草（《西藏常用中草药》）　苦，微温，有小毒。利尿，消肿，止痛，活血。治风湿腰腿痛、下肢水肿、淋病、白带。内服：煎汤，6~9g。

樟树根（《西藏常用中草药》）　辛，微温。祛风散寒。治风湿骨痛、跌打损伤、感冒头痛。内服：煎汤，3~9g。

藏红花（《中华人民共和国药典》）甘，平。入心、肝经。活血化瘀，凉血解毒，解郁安神。治经闭癥瘕、产后瘀阻、温毒发斑、忧郁痞闷、惊悸发狂、周身疼痛、跌打损伤、神经衰弱等。《本草纲目》："活血，主心气忧郁，又治惊悸"。

藏雪莲（《四部医典》）　甘苦微涩，温。入肾、肝、脾经。清热解毒、祛风湿、消肿、止痛、壮阳。治头部创伤、妇科病、类风湿关节炎、中风、肾虚、腰痛、高山反应、外敷消肿等症。内服：6g，浸酒。外用：碾为细粉，外敷。

翼首草（《全国中草药汇编》）　苦，寒，有小毒。解毒除瘟，清热止痢，祛风通痹。治外感发热、热病烦躁、泄泻痢疾、负湿热痹。内服：煎汤，3~9g。脾胃虚寒者及孕妇忌用。

露蕊乌头（《高原中草药治疗手册》）　辛，温，有大毒。入肺、脾、肾经。祛风镇痛。根：治关节疼痛、风湿麻木。内服：浸酒，根、茎1.2~3g。外用：研末撒布。

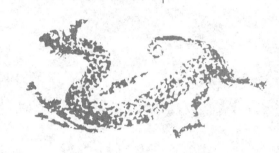

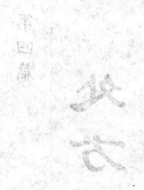

第一章　五淫痹方

本章所录，多为文献中点明治疗属于风痹、寒痹、湿痹、热痹、燥痹的方剂。主要包括风痹方剂、寒痹方剂、湿痹方剂、热痹方剂及燥痹方剂五类。其药物组成一般以祛邪药为主，临证往往根据邪之偏胜及相互杂至的病因特点，以针对主要病邪为主配伍适当的祛兼邪的药物组成。如风痹以祛风药为主，往往配伍祛寒除湿药物。同时根据各种病邪所伤脏腑气血的不同，又配伍相应的药物，如治风痹方剂中分配伍活血、养血、益气药；治寒痹处方中分有温阳通络药物；治湿痹处方中有健脾药物；治热痹分佐养阴凉血药物；治燥痹分佐生津养阴药物等。本类处方多克伐正气，若邪气消散，不可过用。正虚痹应慎用本类方。

第一节　风痹方

十全丸（《本草纲目拾遗》）引（《绿竹堂方》）治风痹，跌仆，痈疽初起。麝香三钱，穿山甲（土炒脆）、广木香（生研）、血竭（另研）、雄黄（水飞）、山芝麻（酒炒）、番木鳖（黄土炒，焦黄为度，不可太枯，筛取净末）、自然铜（火煅醋淬九次，研细，水飞）、僵蚕（炒去丝，去头足）各一两，川蜈蚣（去足尾，酒炙）二十一条（一方去木鳖子，加风茄花五钱，山芝麻亦用五钱）。上为末，炼蜜为丸，如梧桐子大，以朱砂为衣，金箔裹之，蜡丸封固。每用一丸，至重者再进一丸，羌活、紫苏，酒煎化服。取汗避风，否则发战伤人。

七味无价仙方（《惠直堂经验方》）治风痹，手足顽麻，口眼㖞斜。雄黄、南星、半夏、川乌、草乌、朱砂、白天麻。每服三分，酒下。

山茱萸丸（《圣济总录》）治风痹游走无常处，亦治血痹。山茱萸（炒）一两一分，生干地黄（焙）二两半、山芋、牛膝（去苗酒浸焙）、泽泻、草薢各一两，天雄（炮裂去皮脐）、蛴螬（微炒）、车前子、干漆（炒烟出）、狗脊（去毛）、白术、地肤子各三分，茵芋（去粗茎）半两。上十四味，为细末，炼蜜丸如梧桐子大。每服温酒下二十丸加至三十丸，日三。

川乌丸（《普济方》）治风痹，荣卫不行，四肢疼痛。川乌头二两（去皮切碎、以大豆炒候豆出汗、即住），干蝎半两（微炒）。上为细末，以酽醋一中盏，煎熬成膏，可丸即丸，如绿豆大。每服不拘时，以温酒下。

川乌头散（《太平圣惠方》）治妇人风痹疼痛，四肢不随。川乌头半两（炮裂去皮脐），甘草半两（炙微赤剉），细辛半两，川椒半两（去目及闭口者、微炒去汗），干姜一两（炮裂剉），赤茯苓二两，防风二两（去芦头），当归一两（剉微炒），秦艽一两半（去苗），附子一两半（炮裂去皮脐），桂心一两半，赤芍一两半，独活二两，牛膝一两半（去苗）。上药，捣筛为散。每服三钱，以水一中盏，入枣三枚，煎至六分，去渣，不计时候温服。

小灵脂丸（《普济方》）治一切风痹，虚湿寒冷，肢体疼痛，痹不能行。防风一两，五灵脂、川乌头（炮去皮）各二两。上为细末，酒糊为丸，如桐子大，食前温酒送下七丸，日进二服。

内补石斛散（《圣济总录》）治风痹脚弱，手足拘挛痹弱，小腹紧急，不能食，五劳七伤，肾气不足。石斛、附子（炮裂去皮脐）、独活（去芦头）、天门冬（去心焙）、桂（去粗皮）各四两，秦艽（去苗叶）、乌头（炮裂去皮脐）、人参、天雄（炮裂去皮脐）、干姜（炮）、防风（去叉）、细辛（去苗叶）、杜仲（去粗皮剉炒）、莽草（炙）各二两，当归（剉焙）四两。上十五味，捣罗为散，每服二钱匕，温酒调下，日三夜一。

升麻前胡汤（《普济方》）治诸痹证。主风痹及风寒湿三气相合而为痹。风为百病之长，善行数变，常汗恶风，目腘胁痛，或走注四肢，皮肤不仁，屈伸不定。治肝虚风所中，头目眩痛，胸膈壅滞，心烦痛昏闷，屈伸不变。升麻、前胡各一两半、元参、地骨皮各一两，羚羊角、葛根各二两，酸枣仁一钱。上为末，每服三钱，水一盏半，煎至八分，去渣再煎三、五沸。食后如行五六里。更进一服。

乌蛇丸（《太平圣惠方》） 治风痹，手足缓弱，不能伸举。乌蛇三两（酒浸、炙微黄、去皮骨），天南星一两（炮裂），干蝎一两（微炒），白附子一两（炮裂），羌活一（二）两，白僵蚕一两（微炒），麻黄二两（去根节），防风三分（去芦头），桂心一两。上药，捣细罗为末，炼蜜和捣三、二百杵，丸如梧桐子大，每服不计时候，以热豆淋酒下十丸。

六生散（《外台秘要》）引（《古今录验》） 治急风痹，身躯拘痛。生菖蒲一斤（切），生地黄一斤，枸杞根一斤，生商陆根一斤，生乌头半斤，生姜二斤，上六味，以醇酒渍之一宿，出曝干，复纳酒中，令酒尽，曝令燥，捣下筛，以清酒一升，服一钱七，日再服之。忌猪羊肉、冷水、芜荑、饧。

白蔹散（《备急千金要方》） 治风痹肿，筋急展转，易常处。白蔹半两，附子六铢。上二味，治下筛，酒服半刀圭，日三。不知增之一刀圭，身中热行为候，十日便觉。

白花蛇散（《太平圣惠方》） 治风痹，关节不利，手足顽麻。白花蛇二两（酒浸、炙微黄去皮骨），白附子一两（炮裂），磁石一两（烧酒淬七遍、细研），天麻半两，狗脊半两（去毛），侧子半两（炮裂去皮脐），草薢半两（剉），白僵蚕半两（微炒），细辛半两，防风半两（去芦头），白术（芷）半两，川芎半两，白鲜皮半两，羌活半两，蔓荆子半两。上药，捣细罗为散，入磁石同研令匀。每服不计时候，以温酒调下一钱。

仙茅散（《类编朱氏集验医方》） 治背膊、手足、头目、筋脉虚掣，一切风证，疼痛不可忍。仙茅（无则以好苍术代之）一两，陈皮、枳壳（炮）、厚朴（制）、官桂、秦艽各一钱，当归、白茯苓、白芍药、白芷、川芎、半夏饼各一钱半，麻黄（不去节）二钱半，没药、甘草、川乌（炮）各半两，白僵蚕、乳香、川独活各二钱，全蝎七个，麝香半钱。上除桂、芷、麝、乳，余并炒转色，却入不炒药，同为细末。每服三大钱，炒大黑豆同木瓜荫酒，旋温调服，不拘时候。

加减乌药顺气丸（《杂病源流犀烛》） 治风痹。乌药、麻黄、陈皮各二钱，僵蚕五分，川芎、枳

壳、白芷、甘草、桔梗各五钱，姜、枣。

血痹大易方（《备急千金要方》） 治风痹游走无定处。草薢、薯蓣、牛膝、泽泻各二两，白术、地肤子各半两，干漆、蛴螬、天雄、狗脊、车前子各十铢，茵芋六铢，山茱萸三十铢，干地黄二两半。上十四味，末之，蜜和酒下，如梧子十丸。日三，稍稍加之。

防风散（《太平圣惠方》） 治风湿痹，及偏风，身体手足不遂，筋脉挛急。防风一两（去芦头），白术一两，芎䓖一两，细辛一两，羌活一两，茵芋一两，牛膝一两（去苗），狗脊一两（去苗），草薢一两，薏苡仁二两，麻黄四两（去根节），侧子一两（炮裂去皮脐），杏仁一两（酒浸、去皮尖双仁、麸炒微黄），赤箭一两，桂心一两。上药，捣筛为散。每服四钱，以水一中盏，入生姜半分，煎至六分，去渣，不计时候。温服。

防风天麻散（《黄帝素问宣明论方》） 散郁结，宜通气血，解昏眩。治风湿麻痹走注，肢节疼痛，中风偏枯，或暴喑不语，内外风热壅滞昏眩。防风、川芎、天麻、羌活、香白芷、草乌头、白附子、荆芥穗、当归（焙）、甘草各半两，滑石二两。上为末。热酒化蜜少许，调半钱，加至一钱，觉药力运行微麻为度，或炼蜜为丸，如弹子大，每服一丸或半丸，热酒化下，细嚼，白汤化下亦得。热势太甚及目疾口疮，咽喉肿痛者，不宜服之。（《普济方》）

按：①又名防风天麻汤（《医学六要》）。②本方改为丸剂，名防风天麻丸（见《杂病源流犀烛》）。《证治宝鉴》有独活。

羌活丸（《太平圣惠方》） 治风痹，荣卫不行，四肢疼痛。羌活一两，天麻一两，附子一两半（炮裂去皮脐），麻黄一两（去根节），蜘蛛三分（微炒），桂心一两，乌蛇二两（酒浸、炙令黄去皮骨）。上药，捣罗为末，炼蜜和捣三、二百杵，丸如梧桐子大，每服不计时候，以温酒下十丸。

没药丸（《圣济总录》）

（1）治风气身体疼痛，状如系缚。没药（研）一分，骨碎补、威灵仙各二两，草豆蔻（去皮）、半夏（汤洗七遍焙）各一两，地龙（去土炒）三分，自然铜（烧醋淬七遍研）一两。上七味，除研者外，为细末，饭丸如梧桐子大，空心温酒下三五丸。

（2）治风身体疼痛，腰脚无力。没药（研）半两，草乌头（生去皮脐劈开一两以黑豆同炒令黄色

拣去黑豆)，荆芥穗一两，苍术(米泔浸刮去皮)二两，虎骨(涂酥炙黄)一两，乳香(瓷盏内熔过研)、麒麟竭各半两。上七味，除研者外为细末，再和研匀，酒煮面糊丸，如小豆大，每服五丸，温酒下，如疼痛甚者，用羊胫骨髓，并盐各少许，同煎热酒下，空心日中临卧日三。

附子散(《太平圣惠方》)　治风身体疼痛，四肢懈惰。附子一两(炮裂去皮脐)，五加皮三分，麻黄三两(去根节)，独活三分，当归三分，秦艽三分(去苗)，赤茯苓三分，桂心三分，萆薢三分(剉)，枳壳三分(麸炒微黄去瓤)。上药捣粗罗为散，每服三钱，以水一中盏，入生姜半分，煎至六分，去渣，不计时候、温服，忌生冷油腻毒鱼滑物。

松子四味汤(《风寒湿痹偏方大全》)　治风痹。松子10~15g，当归、桂枝、羌活各6g。煎汤适量，以上药加黄酒共煎，每日分两次服。

顶风立效散(《串雅补》)　治一切风症，不拘手足疼痛，不能行动者。川乌一两(去皮脐，面裹煨)，草乌一两(去尖，姜汁炒)，羌活一两，海风藤二两(醋煮一夜，焙干)。上为细末。每服五分，陈酒送下。

乳香定痛丸

1.(《古今医鉴》)　治诸风，遍身骨节疼痛，或腿膝痛及筋骨风。苍术(米泔浸)二两，川乌(炮去皮)一两，当归一两，川芎一两，乳香、没药各三钱，丁香五钱。上为末，枣肉为丸，如梧桐子大，每服五六十丸，陈酒送下。

2.(《奇效良方》)　治远年近日，风湿脚气，攻注腰膝，肿疼筋挛，不能屈伸，脚不能踏地，及一切疼痛往来不已。白牵牛(麸炒)三两，乳香(别研)、没药(别研)、骨碎补(去毛)、缩砂仁、五灵脂、白附子、甜瓜子、当归(酒炒)、牛膝(酒浸一宿)、木瓜、地龙(去土)、木鳖子各一两，上为细末，酒煮面糊为丸，如梧桐子大，每服二十丸，温木瓜汤下，或温酒亦可，不拘时服。

茵芋散(《普济方》)　治风寒湿痹，皮肉不仁，骨髓疼痛，不可忍者。茵芋、萆薢、蜀椒(炒出汗)、狗脊(去毛)、桂(去粗皮)、附子(炮)各一两，牛膝(去苗酒浸)、石斛(去根)、生姜各一两半。上㕮咀，以绢袋贮以酒一斗浸，经三二宿，每服一盏，或二盏，酒服至半，再旋添新酒，觉药味淡再合。

枳实丸(《旅舍备要方》)　治风痹，痰实，大便秘涩，头旋，眩晕，腹满烦渴。大黄半两，牵牛(微炒取末)半两，枳实(麸炒、去瓤)、人参各一分。上为末，炼蜜为丸，如梧桐子大。每服三十丸，温水下。未动，再加丸，数服之。

追风丸(《魏氏家藏方》)　治诸风筋骨肢体痛，四肢不随。草乌头四两(去皮尖，冷水浸三宿)，苍术二两(米泔浸一宿，去粗皮，炒)，麻黄(去节)、白芷各半两，防风(去芦)、川芎各一钱半，地龙一两(去土)。上为细末，水煮面糊为丸，如梧桐子大。每服七粒，空心临卧薄荷茶送下，一日三次。或作散剂，每服一字，冷茶调服。忌热物一时辰。

独活散(《太平圣惠方》)

1.治风痹，身体不举，常多无力。独活三分，萆薢一两，防风一两(去芦头)，细辛一两，人参一两(去芦头)，干姜一两(炮裂剉)，天雄一两(炮裂去皮脐)，丹参一两(三分)，牛膝一两(去苗)。上件药，捣细罗为散。每服，不计时候，以温酒调下二钱。

2.治妇人风痹，手足不随，身体疼痛，言语謇涩，筋脉拘急。独活一两，桑寄生一两，杜仲三分(去粗皮炙微黄剉)，牛膝一两(去苗)，细辛三分，秦艽一两(去苗)，赤茯苓一两，桂心一两，防风一两(去芦头)，川芎三分，附子一两(炮裂去皮脐)，当归一两(剉微炒)，甘草半两(炙微赤剉)，赤芍三分，生干地黄一两。上件药，捣粗罗为散，每服四钱，以水一中盏，煎至六分，去滓。不计时候温服。

桂枝橘皮汤(《重订通俗伤寒论》)　温调营卫。治行痹，肩背麻木，手腕硬痛，头重，鼻塞，恶风微汗，一身痛无定处。桂枝尖一钱(蜜炙)，生白芍一钱半，鲜生姜一钱，广陈皮一钱半(炒)，清炙草六分，大红枣二枚(去核)。桂枝汤本为太阳经中风而设，臣以广皮和中，以疏草、枣之甘滞；而白芍分量，又重于桂枝，故为脾受寒湿，调和营卫之良方。

逐风通痹汤(《医学衷中参西录》)　治风袭肌肉经络，初则麻木不仁，渐至肢体关节不利。生黄芪六钱，麻黄、丹参、乳香、没药各三钱，全当归五钱，全蝎二钱。脉象迟弱无力恶寒者，将黄芪重用一两，再照加乌头二三钱；脉象有力恶热者，以薄荷易麻黄，再加天花粉一两；初服以遍体皆得微汗为佳，至汗后再服，宜将麻黄减半，或止用一钱；筋骨软弱者，加明天麻三钱，口眼㖞斜者，加蜈蚣二条，其病剧者，可加三条。此风中身之外廓，未入于脏腑也。是以心中无病，而病在于肌肉、肢体、经络、关节之处。

透骨丹（《丹溪心法附余》）治风湿腰腿骨节疼痛。天麻、全蝎各四两，地黄、木瓜各二两，没药、乳香、穿山甲各一钱，川芎。

按：方中川芎用量原缺。

猪络丸（《普济方》）治风痹气滞，血脉凝涩，筋脉拘挛，肢节腰膝强痛，行履艰难。没药（别研）、乳香（别研）、虎骨（酥炙）、败龟（酥炙）、五灵脂、当归各二两，白附子（炮）、天麻（去苗酒焙）、全虫（炒）、天南星（炮）、附子（炮）、川乌头（炮去皮脐尖）、杜仲（去皮脐炒）、地龙（去土炒）、威灵仙（去苗）、乌蛇（去皮骨酒浸）、牛膝（酒浸一宿）、肉苁蓉（酒浸，炙）、朱砂（别研）、续断各一两。上为细末，酒煮面糊为丸，如梧桐子大。每服三十丸，食前温酒下。

越婢汤（《备急千金要方》）治风痹脚弱。麻黄六两，石膏半升，白术四两，大附子一枚，生姜三两，甘草二两，大枣十五枚。上七味，㕮咀，以水七升，先煮麻黄，再拂掠去沫，入诸药煮，取三升，分三服，覆去汗。

鹅梨汁煎丸（《传家秘宝脉证口诀并方》）治风痹。头、面、肢袭着，筋脉挛起，手足不随，痰涎胶黏，语涩昏浊，口眼偏㖞。羚羊角一两，木香、青橘（汤浸，去瓤）、半夏（汤净洗，切片，用生姜制）、羌活、独活、川芎、藿香、全蝎（微用酥酒拌，炒过）、白花蛇（微用酥酒拌，炙，去皮骨）、白附子（微炒）、天麻（酒水各半浸，焙干）各半两，槟榔一两，朱砂一两（别研），麝香半两，牛黄、龙脑。上为末，用皂角汁、薄荷汁、捣梨汁各一碗，煎成膏，和上药末一处为丸，如绿豆大。每服五至七丸，温服，或薄荷汤送下，不拘时候。

按：方中牛黄、龙脑剂量原缺。

循络丸

1.（《杨氏家藏方》）治风痹。气滞，血脉凝涩，筋脉拘挛，肢节腰膝强痛，行履艰难。没药（别研）、乳香（别研）、虎骨（酥炙焦）、败龟（酥炙）、当归（洗，焙）、五灵脂各二两，白附子（炮）、天麻（去苗，酒浸，焙）、全蝎（去毒，炒）、天南星（炮）、附子（炮，去皮脐）、川乌头

（炮，去皮脐尖）、杜仲（去粗皮，炒）、地龙（去土炒）、威灵仙（去苗）、牛膝（去苗，酒浸一宿）、续断、乌蛇（酒浸，去皮骨，取肉，焙）、肉苁蓉（酒浸，炙）、朱砂（别研）各一两。上为细末，酒煮面糊为丸，如梧桐子大。每服三十丸，食前温酒送下。

按：又名循络丹（《永乐大典》引《可用方》）。

2.（《类编朱氏集验医方》）治风湿流袭，足膝筋骨肉疼痛。五灵脂二两，防风（去芦）、川草薢（炮，去皮脐）、狗脊（去毛）、大苍术（米泔浸）、虎骨（打碎，酒煮）、川乌（生用）各一两，川乌一两（炮，去皮脐），没药一两（研，去砂），乳香半两（研，去砂）。上为细末，酒煮面糊为丸，如梧桐子大。每服三十丸至五十丸，食前温酒送下；不饮者，以木瓜汤下。此药可以常服，如痛大作，则以小续命汤加槟榔、羌活、青皮煎汤，痛止则勿服。

麝香天麻丸（《太平惠民和剂局方》）治风痹手足不随，或少力颤掉，血脉凝涩，肌肉顽痹，遍身疼痛，转侧不利，筋脉拘挛，不得屈伸。紫背干浮萍草四两，麻黄二两，防风、天麻各一两，没药、朱砂各二两，安息香、乳香、麝香各一两，血竭三两，槐胶一两半。上件药，除研药外，将碾出药同研拌匀，炼滤白沙蜜与安息香同熬过，搜成剂，入白捣杵热，为丸如弹子大，每服一丸，以温酒或荆芥汤化下，空心服，患处微汗为效。如不欲化服，即丸如梧桐子大，每服三十丸，依前汤使下。

附：风痹单验方

治诸风，一身筋骨肢节不利，或颈项强痛，或臂胁攻痛，或足膝痹痛：穿山甲二两（炒焦），当归、川芎（俱酒炒）、乳香、没药（焙）、川芎（童便制）、黄柏（盐水炒）、姜黄（炒）各一两，蕲蛇一条（焙燥），俱为极细末，每早晚各服三钱，白酒下。（《方脉正宗》）

治一切风痹，不拘久近：百灵藤五斤，水三斗，煎一斗，滤汁再煎至三升。入牛膝、附子、淫羊藿、赤箭、何首乌、乳香、鹿角胶各二两为末同煎。别入白蜜五合，熬如饧状，瓷瓶收之。每服一匙，温酒下，一日二服。忌毒物、滑物。（《本草纲目》）

治风痹筋急肿痛，辗转易常处：白蔹二分，熟附子一分，为末。每酒服半刀圭，日二服。以身中行热为候，十日便觉。（《本草纲目》）

治手足风痹：黄蜂窠大者一个，小者三四个，

烧灰，独头蒜一个，百草霜一钱半，同捣敷上，一时取下，埋在阴处。忌生冷荤腥。（《医部全录》）

治新久风痹：玫瑰花（去净蕊蒂，阴干）三钱，红花、全当归各一钱，水煎去滓，好酒和服七剂。（《百草镜》）

治风痹筋骨不舒：伸筋草（宽筋藤）每用三钱至一两，煎服。（《岭南采药录》）

治风痛：鸡血藤18g，威灵仙9g，千年健18g，蜈蚣2条，乌梢蛇9g，桑枝24g。水煎服，每日1剂，分3次服。（《王渭川临床经验选》）

治行痹：羌活10g，青木香10g，广木香10g，水煎服。（陕西）

治行痹：秦艽30g，防风15g，独活24g，细辛3g。水煎服。（四川）

治行痹：防风6g，半夏6g，桂枝6g，细辛6g，透骨消6g。水煎服。（四川）（《中国民间单验方》）

第二节 寒痹方

Ⅰ号马钱子丸（《中国现代名医验方荟海》）散寒止痛，祛风除湿。治痛痹。制马钱子300g，炙麻黄35g，制乳香35g，制没药35g，炒僵蚕35g，炒全蝎35g，炒土元35g，炒牛膝35g，炒苍术35g，制川乌35g。将马钱子放砂锅内加水至3000ml，同时放入绿豆50g同煮，待到绿豆开花，取出浸泡冷水中，去皮切成薄片，晾干，用香油炸至棕黄色即可。上药共为细末，过80目筛，装空心胶囊，每粒重0.25g，备用。每晚睡前服1次，成人一般4至6粒，最多不可超过10粒。用黄酒1盅为引，服药期间忌食猪肉、绿豆、茶叶及秋南瓜，注意避风，孕妇忌用。15天为1疗程。

三圣丸（《养老奉亲书》）祛逐风冷气，进食和胃，去痰滞。治腰膝冷痛。威灵仙（净洗，去土，拣择，焙干）五两，干姜二两（炮制），乌头二两（炮制，去皮脐）。上为末，煮枣肉为丸，如梧桐子大。每服十五丸至二十丸，温姜汤送下。

大泽兰丸（《备急千金要方》）治妇人虚损及中风余疾；寒痹筋挛缓急；或四肢拘挛，风行周身，骨节疼痛目眩无所见。泽兰二两六铢，藁本、当归、甘草各一两十八铢，紫石英三两，川芎、干地黄、柏子仁、五味子各一两半，桂心、石斛、白术各一两六铢，肉苁蓉、厚朴、防风、山药、茯苓、干姜、禹余粮、细辛、卷柏各一两，川椒、人

参、杜仲、牛膝、蛇床子、续断、艾叶、芜荑各十八铢，赤石脂、石膏各二两（一方有枳实十八铢，麦门冬一两半）。上为末，炼蜜为丸，梧桐子大，每服二十至四十丸，酒送下。

川乌汤（《中国现代名医验方荟海》）散寒除痹，活血通络。治痛痹，症见疼痛较剧，遇寒更甚，局部不温，舌暗不红者。川乌5g，麻黄10g，桂枝6g，白芍6g，酒当归10g，地龙10g，木瓜10g，甘草5g。此方从《金匮要略》乌头汤化裁而来，乌头除寒开痹，善入经络，力能疏通痼阴沍寒，配伍麻黄宣透皮毛腠理，一表一里，内外搜散，止痛甚捷；桂枝通阳，地龙活络，当归、白芍开血痹以通经脉，木瓜、甘草酸甘缓急。痹证虽为风寒湿三气杂至，但人体体质不同，感邪亦各有偏胜，所以，治痹既不可偏执一端，亦不可主次不明。治痹不效之因，大半是用药散而杂，不能切中肯綮。辨证用药应按邪之偏胜，分别主次，重点突破。痛痹多为寒气所胜，川乌为必用之品，配伍麻黄，其气更宏。

五积散

1.（《奇效良方》）治寒证麻痹，寒湿客于经络，腰脚酸痛。白芷七分，陈皮一钱，厚朴（姜制）二分，桔梗九分，枳壳（去瓤、制炒）八分，川芎八分，炙甘草六分，茯苓八分，苍术（半泔浸）二钱，当归八分，麻黄一钱，肉桂六分，芍药八分，干姜（炮）八分，半夏（汤洗七次）七分。上作一服，水二盅，生姜三片，葱白三茎，煎一钟，不拘时服。

按：又名生料五积散。

2.（《东医宝鉴》）治寒伤肾经，腰痛不能转侧，见热则减，遇寒则发，脉沉弦。五积散加吴茱萸、杜仲、桃仁。痛甚加黑丑（头末）一钱，调服。

3.（《医部全录》）治寒湿及湿痰流注经络，腰膝、背胁疼痛。香白芷、川芎、桔梗、芍药、陈皮、厚朴、白茯苓、甘草、麻黄、干姜、官桂、当归、制半夏、苍术、枳壳各五分。上细切作一服，加生姜三斤，水二盏，煎至一盏，温服。

乌头威灵汤（《中医内科临床治疗学》）温经散寒，祛风除湿。治寒邪袭于经络，肢体关节疼痛较剧，得热痛减，遇寒痛增，痛有定外，屈伸不利，触之不热，苔白，脉弦紧。川乌6g，草乌6g，白芍15g，甘草6g，黑豆90g，红花3g，黄芪10g，

威灵仙9g，麻黄3g。水煎服。

巴戟天饮（《圣济总录》）治冷痹脚膝疼痛，行履不得。巴戟天（去心）三两，五加皮、附子（炮裂去皮脐）各二两，牛膝（切酒浸焙）、石斛（去根）、萆薢、甘草（炙剉）各一两半，防风（去叉）、白茯苓（去黑皮）各一两三分。上九味，剉如麻豆，每服三钱匕，以水一盏，入生姜一分拍碎，煎取六分，去滓空腹温服。

龙火汤（《医醇賸义》）调养气血，温通经络。治痛痹者，营卫受寒，不通而痛，苁蓉三钱，肉桂五分，党参四钱，茯苓二钱，白术一钱，归身二钱（酒炒），白芍一钱（酒炒），木香五分，川断二钱，独活一钱（酒炒），角霜四钱，蚕沙三钱，红枣十枚，姜三片。

加减五积散（《杂病源流犀烛》）治痛痹。茯苓、白芷、半夏、川芎、当归、陈皮、干姜、白芍、苍术、桔梗、桂枝、麻黄、厚朴。

加减续命汤（《杂病证治新义》）治寒痹作痛。麻黄、防风、细辛、桂心、附子、芍药、防己、党参、川芎、甘草。水煎服。本方用麻黄、细辛、防风以发表风寒，桂心、附子以温里除寒，川芎、芍药以活血缓痛，防己利湿缓痛，党参、甘草以补气血扶正气，故为用于寒痹作痛之温寒定痛利痹之剂也。若用于慢性肌肉风湿之症，有发汗活血镇痛之作用。

加味附子理中汤（《不知医必要》）治寒痛绵绵不休，手足俱冷者。党参（去芦，米炒）二钱，白术（净炒）、当归各一钱五分，干姜（炒）、附子（制）、木通各一钱，吴萸（泡）六分，肉桂（去皮，另炖）四分，炙草七分。

当归四逆汤（《伤寒论》治血虚受寒，手足厥寒；舌淡苔白，脉沉细或沉细欲绝者；并治寒入经络，以致腰股、腿、足疼痛或麻木。伤寒厥阴病。当归三两，桂枝三两（去皮），芍药三两，细辛三两，甘草二两（炙），通草二两，大枣二十五个（擘，一法十二个）。以水八升，煮取三升，去滓，温服一升，一日三次。《医方发挥》论本方只适用于血虚寒凝之四肢逆冷，其他原因之肢厥不宜使用。《金镜内台方议》论本方阴血内虚，则不能荣于脉，阳气外虚，则不能温于四末，故手足厥寒，脉细欲绝也。故用当归为君，以补血，以芍药为臣，辅之而养营气；以桂枝、细辛之苦，以散寒湿气为佐；以大枣、甘草之甘之为使，而益其中，补

其不足；以通草之淡而通行其脉道与厥也。《古方选注》论当归四逆不用姜、附者，阴血虚微，恐重劫其阴也，且四逆虽寒，而不至于冷，亦惟有调和厥阴，温经复营而已，故用酸甘以缓中，辛甘以温表，寓治肝四法，桂枝之辛以温肝阳，细辛之辛以通肝阴，当归之辛以补肝，甘、枣之甘以缓肝，白芍之酸以泻肝，复以通草利阴阳之气，开厥阴之络。《医宗金鉴》论此方取桂枝汤君以当归者，厥阴主肝为血室也；佐细辛味极辛，能达三阴，外温经而内温脏；通草其性极通，善开关节，内通窍而外通营；倍加大枣，即建中加饴用甘之法；减去生姜，恐辛过甚而迅散也。

灵乌丹（《华氏中藏经》）治一切冷疾疼痛，麻痹风气。川乌一斤（河水浸七日，换水浸，去皮尖，切片干之），牛膝二两（酒浸焙），何首乌四两（制如川乌法）。上为末，炼蜜丸如桐子大，朱砂为衣，空心，酒下七丸，渐加至十丸，病已即止。

附子汤（《伤寒论》）治少阴病，身体痛，手足寒，骨节痛，脉沉者。附子二枚（炮、去皮、破八片），茯苓三两，人参三两，白术四两，芍药三两。上五味，以水八升，煮取三升，去滓、温服一升，日三服。

按：本方的现代研究详见本卷附篇：历史名方现代研究。

活络祛寒汤（《医学衷中参西录》）治经络受寒，四肢抽搐。生黄芪五钱，丹参四钱，生乳香四钱，桂枝二钱，白芍三钱，干姜三钱，生没药四钱。水煎服。

海藏通痹散（《普济方》）治腰脚冷痹。独活半两，羌活三钱，防风、细辛、当归各半两，白术一两，没药二钱，僵蚕二钱，藁本三钱，甘草二钱，白芷一两，川芎二钱，苍术三钱，穿山甲三钱，麝香半两。上为末，食后酒调三钱。

附：寒痹单验方

治骨髓中冷痛：取地黄汁一石，酒二斗相搅，重煎温服，日三，补髓。（《备急千金要方》）

治痹痛：大乌头半两，天仙子三钱（炒），五灵脂一两，甘草半两。上为细末，面糊为丸，用罗青为衣，如梧桐子大。每服三十丸，男子石菖蒲汤下，妇人芫花汤下。（《普济方》）

治冷痹，久年关节疼痛：薜荔藦根五片，煎汤去渣，同老母鸡（去皮及肠杂）一只炖服。（《闽东

本草》）

治风湿关节冷痛：木椒子根60g（鲜用），煨水服。（《贵州草药》）

治风湿关节冷痛：山姜、石楠藤、香樟根、红禾麻各30g。煨水服。（《贵州草药》）

第三节　湿痹方

一枝春（《增补内经拾遗方论》引《经验良方》）治伤湿一身尽痛。桂枝、薄荷、白芷、威灵仙各四钱。水一盏，酒一盏，煎八分，温服。

按：桂枝温能解表，故曰一枝春。

大八风散（《备急千金要方》）治诸缓风，湿痹脚弱。人参、白术、山药、巴戟、苁蓉、山茱萸、萆薢、牡荆子、石斛、葳蕤、桂心、天雄、细辛、秦艽、菊花、黄芩、龙胆草、川椒、厚朴、矾石各半两，附子、五味子各十八铢，菖蒲、茯苓、牛膝、鸟啄远志各一两，桔川梗十铢，川芎、芍药、白蔹各六铢。研为散。每服半寸匕，温酒调下。

按：据《外台秘要》载：此方加黄芪。

天麻除湿汤（《杨氏家藏方》）治湿留肢节，身体烦痛，手足肿痛，或时麻木。白术四两，天麻三两，人参（去芦头）三两，干姜二两（炮），全蝎二两（用糯米一盏，炒黄色，去糯米不用），附子（生，去皮脐，切开，取生姜自然汁一盏，浸一宿，取出炙尽，无浸姜汁为度，薄切，焙干）二两。上为细末。每服三钱，食前、空心温酒下。

按：又名白术散（《普济方》）。

木防己汤（《重订通俗伤寒论》）利湿清热。治风湿之病，风胜化热，头痛发热，微汗恶寒，骨节烦疼，体重微肿，小便欠利，脉来浮缓。木防己一钱半，通草一钱，生苡仁四钱，青松针三钱，桂枝七分，滑石五钱，丝瓜络二钱，嫩桑枝一两。

牛黄白术丸（《儒门事亲》）治腰脚湿气疼痛。黑牵牛、大黄各二两，白术一两。上为细末，滴水为丸，如梧桐子大。每服三十丸，食前生姜汤下。如要快利，加至百丸。

升阳除湿汤（《医钞类编》）治中湿身重，头重，膝腿肿疼，四肢倦，小便黄赤，大便泻，脾胃虚弱，不思饮食。羌活、防风、神曲（炒）、麦芽、半夏、益智、陈皮、猪苓、升麻、茯苓、泽泻、炙草。水煎服。

六郁汤（《丹溪心法》）治湿郁，周身走痛，

或关节痛，遇阴寒则发，脉沉细。白芷、苍术、川芎、茯苓。水煎服。

术附姜苓汤（《温病条辨》）治湿久伤阳，痿弱不振，肢体麻痹，痔疮下血。生白术五钱，附子三钱，干姜三钱，茯苓五钱。水五杯，煮取二杯，一日服二次。

立极汤（《医醇賸义》）治着痹，病在肌肉。党参四钱，附子六分，当归二钱，茯苓三钱，白术一钱，苍术一钱，补骨脂一钱五分，杜仲二钱，川断二钱，独活一钱，牛膝二钱，红枣五枚，姜三片，苡仁一两。煎汤代水。

加味二妙丸（《证治准绳·类方》）治两足湿痹，疼痛，或如火燎，从足跗起渐至腰胯，或麻痹，痿软，皆是湿为病。苍术（米泔浸）四两，黄柏（酒浸）二两，川牛膝（去芦）、当归尾（酒洗）、川萆薢、防己、龟甲（酥炙）各一两。上为细末，酒煮面糊为丸，如梧桐子大，每服一百丸，空心姜盐汤下。

加味术附汤（《杂病源流犀烛》）治湿病。附子二钱，白术、甘草（炒）、赤茯苓各钱半，姜七片，枣三枚。水煎。日再服，才见身痹。三服后当如冒状，勿怪。盖术附并行皮中，逐水气故耳。

发机汤（《石室秘录》）治湿气浸之，双脚麻木，不能履地，两手不能持物者。人参一钱，黄芪三钱，当归一钱，白芍三钱，茯苓三钱，薏仁五钱，白术五钱，半夏一钱，陈皮五分，肉桂三分。水煎服。

当归拈血汤（《幼科全针》）治湿痹。羌活、炙甘草、黄芩（炒，酒）、茵陈（酒）、云苓、苍术、泽泻、人参、防风、升麻、苦参、当归、知母、葛根、猪苓、白术。上药各等份，水煎服。

壮骨去湿丹（《石室秘录》）治湿气入于骨中，两腿酸痛。薏仁一两，芡实半两，茯苓三钱，肉桂一钱，牛膝二钱，萆薢一钱。水煎服。

防己蚕矢汤（《中国现代名医验方荟海》）通阳利湿，宣行经络。治湿痹。症见关节痛处不移，周身沉重，下肢浮肿，小溲短少黄浊，或便泻，苔白腻微黄，脉濡涩。防己15g，晚蚕沙（包）30g，生白术15g，块滑石15g，生薏仁12g，苦杏仁19g，制苍术9g，大豆卷12g，鬼箭羽15g，带皮茯苓15g，广地龙9g，生石膏15g，川萆薢12g。若口淡苔白，舌不干燥，湿盛而未化热，可去石膏；泄泻次数增多，腹胀肠鸣，加枳壳10g，淡干姜5g；痛

在腰膝之间，宜用杜仲、牛膝、木瓜作引经药。

羌活胜湿汤

1.（《内外伤辨惑论》）治湿气在表，头痛头重，腰脊重痛。或一身尽痛，难以转侧，恶寒微热，苔白脉浮。羌活、独活各一钱，炙甘草、藁本、川芎、防风各五分，蔓荆子三分。为粗末，水煎，去渣服。

按：据《医学发明》载：此方名通气防风汤。《症因脉治》所收此方，无蔓荆子。据《寿世保元》载，此方治肩背痛，不可回顾，脊痛腰强，腰似折，项似拔。身痛腰沉，经中有湿寒，加防己一钱，轻者炮附子，重者炮川乌各五分。

2.（《古今医鉴》）治风湿相搏，一身尽痛。羌活七分，独活七分，防风五分，升麻五分，柴胡五分，藁本一钱，苍术一钱，川芎八分，蔓荆子八分，甘草五分。上锉一剂。水煎温服。

沉香大腹散（《古今医统大全》）治湿气停滞经络，致脚气肿满，沉重疼痛，筋脉不利。沉香、槟榔、乌药、桑白皮（炒）、木通、茴香、甘草、紫苏子、陈皮、白茯苓、荆芥穗、紫苏叶各一两，枣儿槟榔一两，枳壳（炒）半两。上咬咀。每服五钱，水一盏，加生姜五片，萝卜片五片，煎七分，食前温服，一日二次；十日后日进一服，病愈即止。

奇应轻脚丸（《魏氏家藏方》）治缓风湿痹，脚膝顽弱，腰腿疼痛，足胫肿满，或麻木不仁，或生疮不已。宣木瓜一个（用竹刀切开，顶作盖，剜去瓤，入熟艾实之，甑上蒸熟，薄切，焙干），肉苁蓉（酒浸一宿，去土）、防风（去叉头芦）、牛膝（酒浸一宿）、金毛狗脊（去毛）、川草薢、青盐（别研）、海桐皮各一两，川乌头四两（生用，去皮脐）。上为细末，将乌头末酒煮面糊为丸，如梧桐子大。每服十丸至十五丸，空心温酒或盐汤送下。

败毒散（《医碥》）治伤湿。羌活、独活、前胡、柴胡、川芎、枳壳、白茯苓、桔梗各一两，薄荷四钱，甘草半两。上为细末，每服五钱，水一盏，入生姜二片，煎至七分。温服。

参附渗湿汤（《景岳全书》引《局方》）治坐卧湿地，雨露所袭，身重脚弱，关节疼痛，发热恶寒，小便不利，大便溏泄。人参、白术、茯苓、甘草、附子（炮）、干姜（炮）、桂枝、芍药各等份。用水二盅，加生姜三片，大枣二个；煎八分，不拘时候。

按：又名渗湿汤（《杨氏家藏方》）。治肤腠不密，易冒风湿，身体烦疼，不能屈伸，多汗恶风，头目昏重，项背强急，手足时厥、周身麻痹，肢体微肿。

茯苓川芎汤（《黄帝素问宣明论方》）治著痹留注不去，四肢麻，拘挛浮肿。赤茯苓、桑白皮、防风、官桂、川芎、麻黄、芍药、当归、甘草（炙）各等份。上为末，每服二钱，水二盏，枣三枚，同煎至一盏，去滓，空心温服，如颔出汗，以粥投之。

茯苓白术汤（《仁斋直指方论》）治中湿，身体痛重。茯苓、干姜（炮）、甘草（炙）、白术、辣桂、苍术（炒）各等分。上锉。每服三钱，水煎服。

胜湿丹（《活人方》）治外感风湿、寒湿、湿热之邪，面目浮肿，肢沉着不能转侧，关节疼痛，脉濡自汗。苍术四两，羌活二两，防风二两，川芎一两，厚朴一两，陈皮一两，藁本五钱，独活五钱，桂枝三钱，甘草三钱。上为末。每服二三钱，空心姜汤调服。

除湿汤（《杂病源流犀烛》）治腿、股、膝、膑、胫、足病之因于湿者。半夏、苍术、厚朴、藿香、陈皮、甘草、白术、茯苓、木瓜、槟榔、白芷、生姜、大枣。水煎服。

除湿四物汤（《鲁府禁方》）治感湿气，遍身骨节疼痛，四肢困倦。当归（去头，酒洗）、川芎、赤芍、生地、赤茯苓（去皮）、苍术（米泔浸，炒）、猪苓、泽泻、木通、防风（去芦）、羌活各等份，甘草减半。上锉。水煎服，不拘时候。

除湿虎潜丸（《何氏济生论》）治中湿为痹。虎胫骨一两，川草薢二两，香附二两，天麻二两，防己二两，桑寄生二两，黄柏二两，木瓜二两五钱，白茯苓一两五钱，五加皮一两五钱，川牛膝二两五钱，防风二两，当归二两，独活二两，钗石斛一两五钱，茅术一两五钱，秦艽一两。稀莶膏为丸。每服三钱，空心以开水送下。

除湿蠲痛汤

1.（《证治准绳·类方》）治痹证，湿邪偏重，身体沉重酸痛，天阴加重或发作。苍术（米泔浸，炒）二钱，羌活、茯苓、泽泻、白术各一钱半，陈皮一钱，甘草四分。水二盅，煎八分，入姜汁、竹沥各三二匙服。在上痛，加桂枝、威灵仙、桔梗；在下痛，加防己、木通、黄柏、牛膝。

按：①又名除热蠲痛汤（《金匮翼》）、除湿捐痹汤（《杂病源流犀烛》）、除湿蠲痹汤（《类证治裁》）。②《景岳全书》治风湿痛痹。《张氏医通》治身体沉重酸痛，天阴即发。③《灵验良方汇编》有威灵仙、桂枝。

2.（《重订通俗伤寒伦》引林羲桐经验方）　治着痹，麻木不仁。杜苍术、赤苓各二钱，生於术、泽泻、广皮各一钱半，川桂枝八分，拌研滑石四钱（包）。先用酒炒桑枝、青松针各一两，煎汤代水煮药，再用淡竹沥三瓢，姜汁三滴，和匀同冲服。

秘传豆黄丸（《惠直堂经验方》）　壮气力，润肤肌，填骨髓，补虚损，开胃进食，令人肥健。治湿痹膝痛，五脏不足，脾胃气结积滞。黑豆一斗。上浸透，甑上蒸熟，铺席上，用荷叶或蒿覆如造酱法，七日黄透取出晒干，去黄为末，入炼猪油为丸，或加蜜少许。每服一百丸。

海桐煎（《鸡峰普济方》）　治久患脚膝湿痹，行履不得。海桐皮十两，牛膝九两，楮实七两，枳实六两，木香、白芍各四两，桂八两。上为细末，蜜和丸如梧桐子大，食前空心服四十丸。

麻黄加术汤（《金匮要略》）　治湿家身烦痛，可与麻黄加术汤发其汗为宜，慎不可以火攻之。麻黄三两（去节），桂枝二两（去皮），甘草一两（炙），杏仁七十个（去皮尖），白术四两。上五味，以水九升，先煮麻黄，减二升，去上沫，内诸药，煮取二升半，去渣，温服八合，覆取微似汗。

续断煎丸（《鸡峰普济方》）　治湿痹，肾关不利，腰脚等病。续断、牡丹、山药、泽泻、山茱萸、石斛、五味子、白茯苓、麦冬、桂各三两，人参、阿胶、防风、白术各二两，干熟地十两。上为细末，炼蜜和丸，如梧桐子大。每服三十丸。不以时，米饮下。一方加附子一两，减地黄五两或麦冬。

楮实煎（《鸡峰普济方》）　治久患脚膝湿痹，行步不得。海桐十两，牛膝九两，楮实七两，枳壳六两，木香五两，芍药四两，桂心八两。上为细末，炼蜜为丸，如梧桐子大。每服四十丸，酒送下。

舒筋活血汤（《幼科全针》）　治湿痹。陈皮、苍术（炒）、羌活、独活、秦艽、川续断、当归、牛膝、木瓜、桂枝、防风、薏苡仁。上药加生姜煎服。

温经除湿汤（《兰室秘藏》）　治肢节沉重，疼痛无力，合眼则麻木，开目则不麻，醋心，头目眩晕。柴胡、草豆蔻、炒神曲、木香各二分，麻黄（不去节）、独活、当归身、黄连、黄柏各一分，羌活七分，升麻五分，白芍药三钱，人参、白术、炙甘草、猪苓、泽泻各一钱，黄芪、橘皮、苍术各二钱。上为粗末，分作二服，水煎，食后服。

蠲痛汤（《魏氏家藏方》）　治湿痹，腰脚疼痛。金毛狗脊（先用火燎去黄毛，令净，锉碎再炒，以香为度）、川萆薢（锉，微炒）、天麻（温水洗净，锉，焙）、大附子（炮，去皮脐）、薏苡仁（炒香）、酸枣仁（湿汤浴过，去皮，焙）、人参（去芦）各二两，杜仲（去粗皮，锉，文武火炒丝断为度）一两半，白术、柏子仁（生）、甘草（炙）各三分，羌活、川续断（去苗，焙）、当归（温水洗净，切片，焙）各一两。上㕮咀。每服四大钱，水一盏半，加生姜十片或七片，煎至七分，去滓，食前通口服，每日二次。

附：湿痹单验方

治着痹：

（1）丝瓜络200g，青壳鸭蛋2个。将上药共用水煎熟，1日分2次，食蛋喝汤。（湖南）

（2）木瓜30g，白芍30g，甘草15g，独活10g。水煎服。（湖南）

（3）木瓜10g，牛膝10g，小茴香10g，鸡蛋1个。将前3味药水煎，取汁，打入鸡蛋调匀食之。（河南）

（4）五香藤（又名小血藤）30g。水煎服。（云南）

治着痹，四肢关节痛：火麻仁20g，红糖20g，桂枝10g。水煎服。（河南）（《中国民间单验方》）

第四节　热痹方

千金犀角散（《类证治裁》）　治热痹。犀角（镑）二两，羚羊角（镑）一两，前胡、黄芩、栀子、大黄、升麻各用姜汁拌炒五钱，射干（酒炒黑）四钱，豆豉一升。

牛角芍药汤（《中国现代名医验方荟海》）　清热解毒，凉血通脉。治热痹。症见关节红肿灼热疼痛。痛不可近，口渴烦热，小便黄赤，舌红苔黄，脉滑数。水牛角15g，赤芍10g，石膏15g，知母10g，萆薢10g，晚蚕沙10g，忍冬藤10g，丹皮10g，苍术10g，汉防己10g，地龙10g。清热、凉血、解毒以犀角为上，然犀角罕贵，故可以水牛角代之，既经济，又可起到同样的作用，配以赤芍、丹皮增强其凉血解毒的力量，丹皮、赤芍又可散瘀通痹；石膏、知母、忍冬藤清热解肌；萆薢、晚蚕沙、苍术、防己宣痹祛风湿；地龙活血通络。热痹既可由于素体阴虚，内有蕴热，与风湿相搏而成，亦可直接感受风湿热毒所致。本型特点是热毒内壅关节，与寒热错杂之痹证不同。

升麻散火汤（《赤水玄珠全集》） 治男子妇人四肢发热，肌热，筋痹热，骨髓中热，发困热如燎，扪之烙手。此多血虚而得之，或胃虚过食冷物，抑遏阳气于脾土之中。升麻、葛根、羌活、独活各五分，防风三分，柴胡八分，甘草（炙）三分，白芍五分，生甘草二分。水煎。稍热服。

甘寒通络饮（《中国现代名医验方荟海》） 养阴解热，甘寒通络。治虚热型痹证。症见痹证久治不愈，迁延时日，或体质阴虚，形体消瘦，关节肌肉疼痛或麻木。有的痛不能忍受，手不能近，或痛如刀割，五心烦热，口干而渴，睡不安寐，脉弦细或细数，舌赤或鲜红苔少。生石膏、知母、石斛、白芍、生地、元参、丹皮、麦冬、花粉、桑枝、生甘草、忍冬藤。

海桐豨莶饮（《中国现代名医验方荟海》） 祛风除湿，清热通络。治热痹或风寒湿痹化热者。豨莶草30g，海桐皮30g，忍冬藤30g，生薏仁30g，桑枝30g，知母10g，葛根10g，防己10g，秦艽10g，鸡血藤15g。每日1剂，每周服5剂（服3日，停1日，再服2日，休息1日），服完10剂为一疗程。若证见瘀血者，可加入丹参、莪术以活血化瘀。关节变形，久病难愈者，加入土鳖虫、穿山甲、蜈蚣等虫类搜剔攻逐之品，或配服麝香三七丸，加强其作用，病情稳定后，即改用调理气血，培肝肾，强筋壮骨之剂，以巩固疗效。若局部痛剧，经久不愈，或见关节变形者，加丹参、土鳖、蜈蚣、片姜黄等；局部红肿严重，湿热较盛者，加黄柏；气虚明显者，加黄芪。热痹初起多伴有恶寒发热等外感症状更易于忽略。热痹之治疗应以祛风除湿，清热通络为主。阴血耗伤者，兼以养血益阴；瘀血停著者，化瘀通络；善后以调补气血，滋补肝肾，扶正固本防止复发。本方偏于寒凉，若纯属风寒湿痹，则当禁用。方中重用善于祛风除湿，清热宣痹之海桐皮、豨莶草、嫩桑枝为主药；辅以秦艽、防己、薏仁散风利湿；鸡血藤、夜交藤养血益阴通络；忍冬藤、知母清热解毒养阴，共奏祛风

除湿，清热宣痹之效。尤其是忍冬藤清热解毒之力颇佳，应用于风湿热痹之关节红肿扪之灼热，屈伸不利之证，效果较好。但用量宜大，一般常用30~60g，除内服外，还可用鲜品煎液熏洗。方中使用藤类药物是取其善入经络，深入经隧，疏通络脉之功。

清热散痹汤（《当代名医临证精华》） 祛风清热，通络宣痹。治热痹。患病关节或肢体某处红肿热痛，局部发热或兼有全身发热，痛处喜凉爽，甚至剧痛，手不可近，兼口渴、口唇干裂，尿黄赤，大便秘。初起兼表证者：发热恶寒，头痛，全身疼痛，甚或肢体挛痛，或走注疼痛，口干或渴，脉浮数。里热证者：高热，无明显头痛，关节肢体热痛，不欲盖衣被，口渴有汗，苔黄，脉洪数。若湿热郁蒸，蕴于经络不得宣散，则身热缠绵不易退，或兼有轻微恶寒，骨节烦痛，红肿，嗜卧，面色萎黄不泽，苔或白或黄或灰滞，但多厚腻，脉滑数。兼血瘀者，关节肢体等处可见红斑或红疹，红点紫癜，舌上可有瘀斑。桑枝30~50g，荆芥6~10g，羌活6g，独活6g，忍冬藤30g，黄柏9~12g，防己9g，木瓜10g，丹参15~20g，透骨草20~30g，伸筋草30g，炙山甲6~9g。水煎服。兼表证有恶寒者，去丹参、黄柏、防己，加桂枝6~10g，赤芍9g，白芍9g，麻黄3~9g，生石膏20~40g，生姜6g；有里热证者，去羌活、独活、荆芥、丹参，加生石膏30~50g，知母10g，桂枝10g；湿热郁蒸者，去透骨草、荆芥、黄柏、丹参，加杏仁9g，滑石9~12g，山栀10g；生薏米30g，蚕沙10g；疼痛重者，去黄柏、防己，加片姜黄10g，海桐皮9~12g，穿山龙10~12g；关节肿大，活动不利，加松节15g，地龙10g；兼瘀斑，加茜草10~15g，丹皮10g，赤芍10g（或红花6~10g）。

解表升麻汤（《兰室秘藏》） 治遍身壮热，骨节疼痛。升麻、羌活、苍术各一钱，防风八分，柴胡、甘草各七分，当归、藁本各五分，橘皮三分。上㕮咀，作一服。水二盏，煎至一盏，去滓温服。后以葱醋汤发之，得微汗为效。冬加麻黄（不去节），春加麻黄（去节）。

附：热痹单验方

治热痹、腰酸痛：石仙桃鲜假鳞茎60~120g，酒水煎服。（《福建中草药》）

治热痹阴虚证：久罹痹证，反复发作，病程较

长，关节疼痛，或有肿胀灼热感，甚则轻度变型，常伴有低热，五心烦热，形体消瘦，口干咽燥，大便干结，小便短少，舌红、无苔或苔少，脉细滑数。治宜养阴清热，利湿宣痹。当归 15g，生地黄 18g，知母 12g，黄芩 9g，连翘 12g，生甘草 15g，生薏仁 24g，苦参 12g，半夏 9g，防己 12g，防风 12g，海桐皮 12g，忍冬藤 15g，滑石 15g。服上 10 至 20 剂，低热能渐退，关节疼痛能减轻，关节肿胀可渐消除，关节活动困难随症状好转，亦能逐步恢复。(《当代名医临证精华·痹证专辑》)。

治热痹湿胜证：痹证初起或复发期，患病关节肿胀较甚，疼痛重着，灼热感轻度或不明显。伴发热或身热不扬。身体沉重，疲乏无力，纳呆欲呕，大便溏，小便短黄，苔黄腻，脉濡滑而数。治宜利湿宣痹，清热通络。当归 15g，生薏仁 24g，防己 12g，苦参 12g，滑石 15g，生甘草 12g，半夏 9g，黄芩 9g，连翘 12g，防风 12g，秦艽 12g，忍冬藤 15g，海桐皮 12g。服本方 20 余剂，发热可除，关节肿胀疼痛可明显减轻，全身症状均能改善。(《当代名医临证精华·痹证专辑》)

治热痹热胜证：痹证初期，发病较急，病程较短，关节红肿疼痛，灼热感明显，皮肤可见环形红斑；伴发热，恶寒，口干喜饮，大便秘结，小便灼赤，舌红，苔黄腻偏燥，脉滑数。治宜清热利湿，宣痹通络。当归 12g，黄芩 9g，知母 12g，栀子 9g，连翘 12g，生甘草 12g，生薏仁 24g，防风 20g，防己 12g，羌独活各 12g，忍冬藤 15g，海桐皮 15g。本方服 15 剂后，一般能退热，关节疼痛能明显减轻，若能治疗月余，效果更好。(《当代名医临证精华·痹证专辑》)。

治热痹，舞蹈病：青竹蛇胆 1 个，将蛇胆研烂，用开水冲服。(福建)(《中国民间单验方》)

第五节　燥痹方

生津饮 (《医方简义》) 治燥证。不拘内伤外感，上燥下燥诸症。生地黄、鲜生地、天冬、麦冬(去心)各一两，菊花、淡竹叶、霜桑叶、佩兰叶各三钱，生石膏五钱，川柏、淡秋石各五分，生葳蕤五钱。加青果五枚，水五大碗，煎至一大碗，去滓，频频而饮。如咳嗽者，加薄荷、桔梗各一钱五分；内伤重者，加藕汁、梨汁、人乳汁各一大盅，燉热，和匀而饮；如上燥而有余热者，又加苇茎一两，同本药熬就，和入藕汁、梨汁、人乳汁而饮可也。

生液丹 (《辨证录》) 治燥证。肾水虚，心火旺，阴耗而思色，以降其精，则精不出而内败，小便道涩如淋而作痛。熟地二两，山茱萸、人参、生枣仁、茯神各五钱，北五味二钱，丹皮、丹参各三钱。水煎服。

生熟地黄汤 (《不知医必要》) 治燥证，鼻干口渴，咽痛舌燥，目火便秘，干热。惟秋冬时久晴乃有此病；而吸鸦片者，更易犯。熟地三钱，生地二钱，天冬、麦冬(去心)、归身、花粉各一钱五分，沙参二钱，元参一钱。加蔗汁一酒杯冲服；或藕汁，梨汁均可。

当归阿胶汤 (《罗氏会约医镜》) 治一切干燥，口渴便焦，津涸血枯。当归二钱，白芍一钱半，熟地三钱，茯苓二钱，阿胶三钱(制)，麦冬一钱半，栝楼仁(去油)一钱，甘草一钱。加大枣三枚，水煎，空腹服。如渴甚，加花粉二钱；如大便干焦，加肉苁蓉二三钱，葳蕤七钱；或再加火麻仁、郁李仁各二钱；血燥，加桃仁捣膏调服，红花五分；如大便风秘，加秦艽三钱，防风一钱半。

知母石膏汤 (《症因脉治》)

(1)治燥热痿软，燥火伤气，口燥唇焦，皮毛干竭，手足痿软，不能行动，右脉洪数者。知母、石膏、地骨皮、麦冬、天花粉、甘草。

(2)清肺。治肠痹，数饮，病在上，尺脉弦数；及上焦消渴。知母、石膏、麦冬、竹叶、桑白皮、甘草。

第二章 五体痹方

本章所录，多为文献中点明治疗属于五体痹的方剂。本类方剂除根据辨病辨证择药组方以外，尚需结合五体与气血津液精、与脏腑经络的关系，配伍相应的药物。如皮痹早期配伍活血化痰药物，晚期多配伍补益气血、温补脾肾药物；肌痹多配伍化湿、健脾、益气通络药物；脉痹多配伍活血化瘀、养血益气药物；筋痹多配伍理气活血及补肝肾药物；骨痹多配伍填精、补肾药物等。

第一节 皮痹方

大麻仁丸（《太平圣惠方》） 治肺脏风毒，皮肤结硬，及遍身瘙痒生疮，大肠不利。大麻仁二两（锉，研如膏），防风一两（去芦头），枳壳一两（麸炒微黄，去瓤），旋覆花一两，川大黄三两（锉碎，微炒），木香一两，槟榔一两，川升麻一两，杏仁一两（汤浸，去皮尖双仁，麸炒微黄）。上为末。以不蛀皂荚二十梃，捶碎，用水四升，揉取汁，慢火熬成膏，入前药末为丸，如梧桐子大。每服三十丸，温水送下，不拘时候。

按：本方方名，《普济方》引作"火麻仁丸"。

大露宿丸（《备急千金要方》） 治气极虚寒，皮痹不已，内舍于肺，寒气入客于六腑，腹胀虚满，寒冷积聚，百病。矾石、干姜、桂心、皂荚、桔梗、附子各三两。上六味末之蜜丸，酒服如梧子大十丸，日三，渐加之，慎热及近火等。

蔓荆实丸（《圣济总录》） 治皮痹不仁。蔓荆实（去浮皮）三分，防风（去叉）、羌活（去芦头）、桔梗（炒）、白附子（炮）、枳壳（去瓤麸炒）、蒺藜子（炒去角）各半两，皂荚半斤（不蛀者新水浸一宿揉熟绢滤去渣，入面少许同煎成膏）。上八味，捣七味为末，入膏中和捣，丸如梧桐子大，每服二十丸，食后熟水下。

第二节 肌痹方

三子疏肌除痹丸（《痹证通论》） 治湿热型肌痹。天仙子 30g，苍耳子 30g，炙马钱子 15g（和等量麻黄同煎后弃麻黄），鸡血藤、活血藤各 50g，炙乳香、炙没药各 30g，葛根 50g，薏苡仁 50g，香白芷 50g，生甘草 40g。上药共研细末，另以细生地 100g，羌活、独活各 30g，土茯苓 100g，当归 30g，煎成浓汁，兑适量蜂蜜，泛丸，每丸 3g，每日早晚各服二丸。

天王补心丹（《顾松园医镜》） 治大经空虚，发为肌痹，传为脉痿。生地、元参、黄连、朱砂、天门冬、麦门冬、人参。

牛膝天麻丸（《圣济总录》） 治荣虚正实，肌肉不仁，遍身瘰重。牛膝（酒浸切焙）一两，天麻（酒浸切焙）一两半，麝香（研）、桂（去粗皮）各一分，干蝎（炒去土）、白花蛇肉（酒炙）各半两，槟榔（剉）、独活（去芦头）各三分，防风（去叉）一两。上九味，为末，炼蜜和丸，如梧桐子大，每服十五丸，薄荷酒下，荆芥汤亦得，不拘时。

生肌养荣汤（《痹证通论》） 治脾肾两虚型肌痹，肌肉麻木不仁，松弛无力，萎缩，四肢怠惰，伴有面色萎黄或㿠白，身体消瘦，脘腹微胀，纳谷不香，便溏，吞咽困难，毛发稀疏，畏寒肢凉，舌淡苔白，脉沉迟弱。熟地黄 15g，何首乌 15g，怀山药 12g，山萸肉 9g，阿胶、鹿角胶（烊化冲服）各 9g，淡附片（先煎）9g，全当归 9g，鸡血藤、活血藤各 9g，上肉桂 5g，巴戟天 9g，潞党参 9g，细砂仁 6g，广陈皮 9g，炙马钱子粉（随汤送服）0.6g。加减法：心悸气短，动则悸甚，加紫石英 25g，茯神 9g，五味子 9g；便溏减当归、阿胶、鹿角胶，加肉豆蔻 9g，炮姜 9g；呃逆、吐涎沫，减地黄、阿胶、鹿角胶，加姜半夏 6g，高良姜、小茴香、旋覆花各 9g。

白僵蚕丸（《圣济总录》）治荣虚卫实，肌肉不仁，病名肉苛。白僵蚕（炒）半两，天南星（炮裂汤洗）半两，附子（炮裂去皮脐）一两，白附子（炮裂汤洗）一两，干姜（炮裂切）一分，腻粉半两，麝香一分（与腻粉同研为细末）。上七味，捣研为细末，炼蜜为丸，如梧桐子大，每服空心温酒下三丸至五丸。

加味葛根汤（《中国现代名医验方荟海》）解肌去湿，祛风散寒，和营卫，健脾胃。治肌痹紧张型。葛根 20~30g，麻黄 8g，桂枝 15g，白芍 12g，生姜 3g，甘草 6g，大枣 5 枚，羌活 12g，海风藤 15g，防风 12g，白术 12g，川芎 10g。有汗者，去麻黄，加黄芪 15g；怕冷者，加制草乌、制川乌各 10g；颈部痛者，加白芷 12g；腰背疼者，加狗脊 20g；上肢痛加重桂枝用量；下肢痛者，加牛膝。肌痹为外邪痹阻肌肉，故方中以解肌的葛根为主药，辅以麻黄、桂枝辛温发汗祛风寒湿邪；佐以羌活、防风、白术祛风湿；海风藤、川芎养血通络；白芍、甘草和肝缓急，大枣和营卫，使邪去而正安。

西州续命汤（《备急千金要方》）治肉极虚热肌痹，淫淫如鼠走，身上津津汗泄，或痹不仁，四肢急痛。麻黄、生姜各三两，当归、石膏各二两，川芎、桂心、甘草、黄芩、防风、芍药各一两，杏仁四十枚。上十一味，咬咀，以水九升先煮麻黄，除沫，诸药煮取三升去滓，分四服，日再。

细辛汤（《圣济总录》）治肌痹淫淫如虫行，或腠理开疏，汗出，皮肤肉色不泽，唇鼻黄。细辛（去苗叶）、防风（去叉）、白术、附子（炮裂去皮脐）、桂（去粗皮）各一两，石膏（碎）、麻黄（去根节煎掠去沫焙干）各二两，枳实（去瓤麸炒微黄）、甘草（炙剉）各半两，黄芪、当归（切焙）各一两。上十一味。剉如麻豆，每服四钱匕，水一盏，入生姜五片，煎至七分，去渣温服，不计时候。

麻黄止汗通肉解风痹汤（《备急千金要方》）治肉热极肌痹，淫淫如鼠走身上，津液脱，腠理开汗大泄。麻黄、枳实、细辛、白术、防己各三两，生姜、附子各四两，甘草、桂心各二两，石膏八两。上十味，咬咀，以水九升煮麻黄去沫，下诸药，煮取三升，分三服。

温经解肌汤（《痹证通论》）治寒湿型肌痹，肌肉肿胀、疼痛，麻木不仁，皮损暗红，四肢萎弱无力，每遇冷时肢端发凉疼痛，伴畏寒肢冷，关节酸痛，面色唇淡，舌淡苔白腻，或有齿痕，脉沉细或濡缓。葛根 30g，香白芷 6g，制川草乌各 6g（先煎），生炒薏苡仁各 20g，白茯苓 15g，五加皮 9g，宣木瓜 9g，川桂枝 9g，路路通 9g，炙马钱子粉 0.6g（随汤送服）。

附：肌痹单验方

治风湿肌痛：小草乌干粉 0.3~0.6g，吞服，或 3~6g，煎服。（《云南中草药选》）

治腓肠肌痉挛、风湿疼痛：九仙草、过山龙各 6g，煎水煮酒服。（《昆明民间常用草药》）

第三节　脉痹方

人参丸（《圣济总录》）通行血脉，治脉痹。人参、麦门冬（去心焙）、茯神（去木）、龙齿、远志（去心）、黄芪（剉）、菖蒲、赤石脂各一两，熟干地黄二两（焙）。上九味，捣罗为末，炼蜜和捣三二百杵，丸如梧桐子大，每服食后良久，以清粥饮下三十丸。

三参复脉丸（《痹证通论》）治脉痹。小红参、紫丹参、西洋参（或用珠儿参代）各 30g，川桂枝、川芎、川牛膝各 25g，炙黄芪 50g，广地龙 15g，丝瓜络 30g，鸡血藤、羌活、独活各 25g，广陈皮、白茯苓各 20g。上药共为细末，另以生熟地黄、山萸肉各 30g 熬成浓汁，兑入适量蜂蜜，炼蜜为丸，每丸 5g 重，早晚各服一丸。

四妙通脉汤（《痹证通论》）治热毒血瘀型脉痹。脉搏减弱或消失，患肢胀痛，身热面赤，头重头痛，多汗夜间尤甚，可伴有关节红肿热痛或结节性红斑，行路则胀痛难忍。口干咽燥，溲黄便结，舌红绛或紫暗有瘀斑，苔薄黄。金银花 30g，蒲公英 50g，土茯苓 50g，野菊花 15g，生石膏 25g（打碎先煎），肥知母 9g，凤丹皮 9g，生地黄 30g，肥玉竹 15g，干地龙 9g，丝瓜络 9g，生甘草 9g。

芍药汤（《圣济总录》）治脉痹荣卫不通，四肢痛痹。芍药、熟干地黄（焙）、当归（切焙）各二两，防风（去叉）、秦艽（去苗土）、羌活（去芦头）、防己、川芎、白术各一两，桂（去粗皮）、甘草（炙）各三分。上十一味，粗捣筛，每服五钱匕，以水一盏半，煎至八分，去渣温服，日二服。

导痹汤（《圣济总录》）治脉痹，血道壅塞。黄芪（剉）四两，当归（切焙）、人参、白茯苓（去黑皮）、龙齿、远志（去心）、甘草（炙）各三两，桂（去粗皮）、半夏（汤浸洗七遍焙）各五两，枳实（去瓤麸炒）、桔梗（去芦头剉炒）、茯神（去木）各二两。上十二味，粗捣筛，每服先以水二盏，煮粳米半合，米熟去米，即入药五钱匕，生姜五片，大枣二枚劈破，同煎数沸，去渣取一盏，温服不计时候。

阳和复脉汤（《痹证通论》）治寒凝血脉型脉痹。脉搏减弱或消失，患肢皮温较低，畏寒怕冷，麻木冷痛，遇寒则甚，伴有面白唇清或暗，疲倦乏力，腰冷背痛，小便清长，舌淡苔薄白。炙麻黄9g，川桂枝9g，炙川草乌各6g（先煎），鹿角胶9g（烊化冲服），当归身9g，川芎6g，白芥子9g，巴戟天12g，熟地黄12g。头晕目暗，记忆减退，加炙黄芪15g，升麻3g，北柴胡6g；心悸气短懒言加茯神9g，淡附片6g，北五味子9g；病在上肢，疼痛较甚加片姜黄9g，制乳没各9g；病在下肢加川牛膝、宣木瓜各9g；腰膝冷痛加桑寄生、炒杜仲、炒川断各9g。

第四节 筋痹方

人参饮（《圣济总录》）治肝虚筋急，或霍乱转筋，手足麻痹。人参、厚朴（去粗皮，姜汁炙）各一两，白术二两。上为粗末。每服五钱匕，水一盏，加葱白五寸（切碎），同煎八分，去滓，不拘时候温服。

三妙舒筋汤（《痹证通论》）治湿热型筋痹，肢体沿经脉走行方向出现掣痛、胀痛、灼痛，饮酒则剧痛，伴胸胁苦满，口干、咽干，面色灰垢或萎黄，舌红苔白腻或黄腻，脉濡数。炒苍术9g，炒黄柏15g，龙胆草25g，宣木瓜9g，川牛膝9g，薏苡仁30g，丝瓜络9g，木通9g，福泽泻9g，土茯苓50g，生甘草9g。拘挛痛甚加杭白芍25g，伸筋草9g，口干、口苦、目眩耳聋加栀子15g，细生地15g；久痛络瘀加地龙9g，地鳖虫9g。

升阳散火汤（《脾胃论》）治胃虚过食生冷物，抑遏阳气，火郁脾土，发热倦怠，或筋痹热极，骨蒸劳热，扪之烙手。生甘草二钱，防风二钱五分，炙甘草三钱，升麻、葛根、独活、白芍药、羌活、人参各五钱，柴胡八钱。为粗末，每服五钱，水煎服。

化瘀舒筋汤（《痹证通论》）治瘀阻型筋痹证，疼痛如锥如刺，固定不移，痛不可按，寒热多不明

显，舌质紫暗或有瘀斑，苔白，脉沉涩或细弦。川芎9g，桃仁9g，炙乳香9g，炙没药9g，当归身9g，鸡血藤9g，活血藤9g，五加皮9g，丝瓜络6g，橘络6g，路路通9g，宣木瓜15g，川牛膝9g，全蝎15g，蜈蚣4条，白花蛇15g，地龙9g。共研细末，每服3g，随汤送服。舌质淡者，身寒加淡附片6g，巴戟天9g，川桂枝9g；腰痛加炒杜仲9g，炒川断9g，炙穿山甲6g。

石菖蒲丸（《圣济总录》）强筋力，滋血脉。治瘪病筋脉相引。石菖蒲、牛膝（二味切，同以酒浸一宿，焙）、远志（去心）、人参、白茯苓（去黑皮）、地骨皮、生干地黄（焙）、菟丝子（酒浸，别捣末）、白术各一两。上为细末，炼蜜为丸，如梧桐子大。每服二十丸，空心、日午、夜卧温酒送下。

补骨脂散（《医方类聚》引《简要济众方》）治肝脏风冷气攻，手足拘急及转筋，一切筋寒之病。补骨脂一两，茵草叶一两，官桂一两（去粗皮），附子一两（炮裂，去皮脐），干姜一两（炮裂，剉），干蝎一分（微炒）。上为散。每服二钱，酒、水各半盏，加葱白二寸，盐少许，同煎至六分，食前热服。如是急转筋甚者，用热酒调下。

按：又名补骨脂汤《圣济总录》。

鸡屎白散（《金匮要略》）治转筋，臂脚直，脉上下行，微弦，转筋入腹者。鸡屎白。上为散。每服方寸匕，以水六合和，温服。

荣筋汤（《杏苑生春》）治筋病，筋脉相引而急；及五劳七伤，小便频数，腹痛难立。人参、白茯苓、当归各七分，甘草、官桂各四分，黑附子、厚朴各五分，龙骨八分，黄芪、麦门冬、白芍药、生地黄各一钱，饴糖少许，生姜三片。上㕮咀。水煎，空心服。

省风汤（《奇效良方》）治筋脉急掣，疼痛，手足麻痹，骨节烦痛，一切风证可服。防风（去头）、天南星各三钱，半夏（汤洗）、黄芩各二钱，甘草一钱。上作一服，水二盅，生姜五片，煎至一钟，不拘时候。

养子舒筋散（《万氏家传点点经》）治酒伤筋弱，手足发战，经络麻胀。天冬二钱，延胡、当归、川芎、天麻各一钱半，白芍、熟地、生地各一钱，淫羊藿二钱，甘草三分。茄根、松节为引，水煎服。

养血地黄汤（《杂病源流犀烛》）治筋急。熟地黄、生地黄、白芍、当归、阿胶、麦门冬、白

术。水煎服。

活血通经汤（《证治准绳》） 治筋脉拘急。桂枝、酒黄柏各二钱，葛根、升麻、炙甘草、当归、人参各一钱，芍药五分。水煎热服。

活血舒和散（《元和纪用经》） 治风冷变痹，筋脉急迫。川芎、续断各一两半，牛膝三两（怀州者）。上为末。每服方寸匕，木瓜酒调下。

蚕沙散（《万氏家传点点经》） 治酒伤经络，筋软，周身不仁。蚕沙一钱，防己一钱，独活、杜仲、枸杞、防风、槟榔、半夏、羌活、秦艽、当归、川芎各一钱半，甘草一钱。生姜为引。

烧肝散（《鸡峰普济方》） 治筋脉疼痛，四肢倦怠。附子四两（炮，去皮脐，切片子，以生姜汁半斤煮汁尽，焙干用），缩砂一两，肉豆蔻、川椒各半两，茴香一分。上为细末。每服二钱，先以羊肝四两切作片子，去筋膜，然后入药并葱白、盐、醋各少许，同拌匀，以荷叶湿纸裹，于煻灰中烧令香熟，吃了之后用温酒压下。

舒筋丸

1.（《圣济总录》） 治筋脉中风，四肢拘挛，不得屈伸，手足无力。乌头（半生半炒）一两，牛膝（酒浸切焙）一两，地龙（去土炒）一两，赤小豆二合（生为末），乌药（剉）一两。上五味，捣罗为末，炼蜜和丸，梧桐子大，每服十五丸，盐汤下，不拘时候。

2.（《魏氏家藏方》） 治血弱气虚，风湿乘之，筋脉不舒，颈项紧痛，不能转侧，连耳皆痛。天麻、白附子（炮）、当归（去芦，酒浸）、川乌头（炮，去皮脐）、宣木瓜、防风（去芦）各半两，全蝎七个（用姜汁略浸过）、乳香（别研）、没药（别研）、川椒（去目，炒出汗）、肉桂（去粗皮）各一分。上为细末，酒煮面糊为丸，如梧桐子大。每服三十丸，加至五十丸。黑豆酒送下，不拘时候。

3.（《普济方》） 治筋痹，不能屈伸。海桐皮二钱，天麻、大瓜蒌、防风、虎骨、牛膝各二钱半，沉香一钱半，木香二钱，当归一钱，乳香三钱，没药二钱，血竭二钱，甜瓜子半两，楮实一钱半，自然铜一钱，肉桂一钱半。上为细末，炼蜜为丸，如弹子大。每服一丸，细嚼，温酒送下。未服药，先饮酒半盅。忌热物。

4.（《奇效良方》） 治筋骨不能屈伸。海桐皮、没药、血竭、木香各三钱，肉桂、牛膝、虎骨、防风、木瓜、天麻各二钱半，乳香三钱，甜瓜仁半

两，沉香、楮实子各钱半，自然铜、当归各一钱。上为细末，炼蜜为丸，如弹子大，每服一丸，细嚼，用温酒送上，忌热物，未服药，先饮酒半盏，后服药。

滋筋舒肝汤（《石室秘录》） 滋肝补肾舒肝。治筋病。当归三钱，芍药五钱，熟地九钱，柴胡一钱，白术五钱，肉桂一钱，白芥子一钱。水煎服。

第五节　骨痹方

三仙骨痹丸（《中国现代名医验方荟海》） 补肾壮骨，填精益髓，养血化瘀，祛寒通络。治骨痹证，症见骨节沉重，活动不利。病在颈，则头项重着，上肢麻木；在腰，则腰背重坠，转动不利；在膝，则膝腿沉重，步履难行，或疼痛难忍。主要指肥大性关节炎。龟胶 12g，鹿角胶 12g，威灵仙 15g，淫羊藿 15g，骨碎补 15g，红参 3g，枸杞 15g，当归 12g，红花 8g，乌梅 15g，山楂 15g，莱菔子 8g。颈部病变者，加葛根 20g，白芷 12g；腰部病变者，加杜仲 15g，狗脊 20g；上肢病变者，加桂枝 12g；下肢病变者，加牛膝 15g；足跟病变者，加熟地、何首乌各 15g；疼痛剧者，加自然铜 15g，或三七 12g；眩晕者，去淫羊藿加钩藤、生地各 15g；若方中缺红参，可用生黄芪 12g 代之。肾藏精主骨生髓，精血旺则骨强，精血虚则骨弱，风寒湿三邪乘之，遂成骨痹。《素问·阴阳应象大论》云："精不足者，补之以味。"故方中以血肉有情之品龟胶、鹿胶补肾阳，滋肾阴，填精益髓为主药；辅以威灵仙化瘀通络，红参、当归益气补血，淫羊藿、骨碎补、枸杞益肾生精；佐以红花、乌梅、山楂去瘀积，使瘀去而新生；莱菔子本为破气导滞之品，此方中作为反佐，令滋补而不滞腻。古方称龟鹿为二仙，加上威灵仙，故名"三仙"。

干漆丸（《普济方》） 治骨痹皮肉寒。鹿茸、干地黄各四两，干漆半两。上为末，炼蜜丸如梧桐子大，每服三十丸，空心温酒下。

四物振督汤（《中国现代名医验方荟海》） 益气养营，活血通络。治骨痹（胸、腰椎骨质增生症或伴有下肢肌萎缩），肢体疼痛，俯仰活动不利，两腿粗细不对称，步履痿弱无力，形体消瘦，精神困顿；脉沉迟，尺部尤涩，舌质淡，苔薄白。生黄芪 60g，赤白芍各 30g，当归 30g，大熟地 18g，川芎 9g，威灵仙 15g，炮甲片 9g，苁蓉 10g，淫羊藿

20g，鹿角片（先煎）12g，木瓜 10g，广木香 9g，鸡血藤 15g。腰背寒痛较甚，加淡附片（先煎）9g，上肉桂（后下）5g；陈旧外伤，加制乳香、没药各 9g，土鳖虫 6g；风湿阻络，加防己 15g，防风 9g；下肢痿弱，加服健步虎潜丸，每日 2 次，每次 15g。本证为命门阳气不充，寒湿内滞，以致身半以下，气血瘀阻而成挛瘅，倘久延不治，筋骨将痿废不用，亟宜重剂益气养营，通补兼顾。此方治胸腰椎骨质增生症，症状可完全改善，运动复常。同时对下肢肌痿、栓塞性脉管炎以及手术后截瘫，用之亦可收效。

补肾熟干地黄丸（《圣济总录》）治肾虚骨瘅，面色萎黑，足冷耳鸣，四肢羸瘦，腰膝缓弱，小便滑数。熟干地黄（切焙）、肉苁蓉（酒浸切焙）、磁石（煅醋淬）各二两，山茱萸三分，桂（去粗皮）、附子（炮裂去皮脐）各一两，山芋三分，牛膝（酒浸切焙）一两，石楠、白茯苓（去黑皮）、泽泻、黄芪（剉）各三分，鹿茸（去毛酥炙）二两，五味子三分，石斛（去根剉）一两，覆盆子、远志（去心）各三分，补骨脂（微炒）一两，萆薢（剉）、巴戟天（去心）各三分，杜仲（去粗皮炙剉）一两，菟丝子二两（酒浸别捣），白龙骨一两。上二十三味，捣罗为末，炼蜜和杵数百下，丸如梧桐子大，每服空心，以温酒下三十丸，日三服。

附子独活汤（《圣济总录》）治肾脏中风寒湿成骨瘅，腰脊疼痛，不得俯仰，两脚冷痹，缓弱不遂，头昏耳聋，语音浑浊，四肢沉重。附子（炮裂去皮脐）、独活（去芦头）各一两，防风（去叉）、川芎、丹参、萆薢、菖蒲各半两，天麻、桂（去粗皮）各一两，黄芪半两，当归（切焙）一两，细辛（去苗叶）、山茱萸、白术、甘菊花、牛膝（酒浸切焙）、枳壳（去瓤麸炒）、甘草（炙剉）各半两。上十八味，剉如麻豆，每服三钱匕，以水一盏，生姜三片，煎至七分去渣，不计时候温服。

第三章　五脏痹方

五脏痹多为五体痹不已，复感外邪，内舍于其合所致。本章所录，多为文献中点明治疗属于五脏痹的方剂。五脏痹多属痹病的中后期，临床证候复杂，涉及脏腑颇多。鉴于本书重点讨论肢体部位的痹病，故对治五脏痹处方仅作示范性选录。

第一节　肺痹方

五味子汤（《圣济总录》）治肺痹，上气发咳。五味子、半夏（汤洗、去滑）各三两，炒苏子八两，麻黄、细辛、紫菀、黄芩、炙甘草各二两，人参、桂枝、当归各一两。为粗末，每服四钱匕，加生姜五片，水煎，不拘时候。

家秘泻白散（《症因脉治》）治肺痹及皮痹，烦满喘呕，逆气上冲，右胁刺痛，牵引缺盆，右臂不举，痛引胁下，属火热伤肺。桑白皮、地骨皮、甘草、黄芩、栀子、黄连。水煎服。

紫苏子汤（《普济方》）治肺痹，胸心满塞，上气不止。紫苏子（炒）八两，半夏（汤洗七次）五两，陈橘皮（汤浸去白焙）、桂（去皮）各三两，炙甘草、人参、白术各二两。上为粗末，每服四钱，水一盏，入姜五片，枣三枚劈开，同煎至六分，去滓温服，不计时候。

第二节　脾痹方

大半夏汤（《圣济总录》）治脾痹四肢怠惰，发咳。半夏（为末，生姜汁和作饼，曝干）五两，白术、白茯苓（去黑皮）、人参、甘草（炙）、附子（炮裂去皮脐）、陈橘皮（汤浸去白焙）各二两，桂（去粗皮）三两。上八味，剉如麻豆，每服五钱匕，水一盏半，生姜五片，煎至一盏。去渣温服，日三。

白术汤（《圣济总录》）治脾痹心腹胀满，不欲饮食，食则气滞体重，四肢无力。白术、人参、荜澄茄各一两，诃黎勒（煨去核）二两，丁香、草豆蔻（去皮）、黄芪、附子（炮裂去皮脐）、白茯苓、麦叶（微炒）、沉香、陈橘皮（汤浸去白焙）、木香各三分，枳实（去瓤麸炒）、甘草（炙）各半两。上十五味，剉如麻豆，每服三钱匕，水一盏，生姜五片，枣二枚劈破，煎至七分。去渣温服，不拘时。

安贞汤（《医醇賸义》）治脾痹。党参四钱，炮干姜六分，当归二钱，半夏一钱，茯苓三钱，白术一钱，厚朴一钱，砂仁一钱，桑白皮二钱，杏仁三钱，苏子一钱，陈香橼皮六分。水煎服。

温中法曲丸（《圣济总录》）治脾痹发咳呕汁。法曲（炒）、吴茱萸（汤浸焙）、小麦叶（炒）各五合，枳实（面炒）、炙甘草、桂（去皮）、厚朴（去皮姜汁炙）、当归（切焙）、白茯苓各三两，细辛（去苗叶）、麦门冬（去心焙）、干姜（炮）、人参、桔梗、附子（炮去皮脐）各一两。上为末，炼蜜丸如梧桐子大，每服七丸，食前热水下，日三。

第三节　心痹方

陈橘皮散（方出《太平圣惠方》名见《普济方》）治胸痹，胸中愊愊如满，噎塞如痹，咽喉中涩，唾沫。陈橘皮二两（汤浸，去白瓤，焙），枳壳二两（麸炒微黄，去瓤）。上为散。每服三钱，以水一中盏，生姜半分，同煎至六分，去滓，温温频服。

细辛散（《备急千金要方》）治胸痹达背痛，短气。细辛、甘草各二两，枳实、生姜、白术、栝楼实、干地黄各三两，桂心、茯苓各二两。上九味，治下筛，酒服方寸匕，日三。

枳实散（《奇效良方》）治心痹，胸中气坚，急心微痛，气短促，咳唾亦痛，不能饮食。枳实（麸炒）、桂心、细辛、桔梗各三分，青皮（去白）一两。上㕮咀，每服三钱，水一中盏，生姜五片，同煎至七分，去滓，不拘时温服。

枳橘汤(《医学入门》) 治胸痹，胸中气塞，短气。橘皮八钱，枳壳一钱半，生姜四钱。水煎，食远温服。须审气滞何部，以引经药导之。郁甚，加姜黄少许。

按：又名橘枳汤(《杏苑生春》)。

枳实薤白桂枝汤(《备急千金要方》) 治胸痹心中痞气，结在胸，胸满胁下逆抢心。枳实四两，厚朴三两，薤白一斤，栝楼实一枚，桂枝一两。上五味，㕮咀，以水七升，煮取三升半，分再服。

桂附丸(《医学启源》) 治风邪冷气，入乘心络，或脏腑暴感风寒，上乘于心，令人卒然心痛，或引背膂，甚则经久不愈。川乌头三两(炮，去皮脐)，附子三两，干姜二两(炮)，赤石脂二两，桂二两，蜀椒(去目，微炒)二两。上为末，炼蜜为丸，如梧桐子大。每服三十丸，温水送下。觉至痛处即止。若不止，加至五十丸，以知为度。若早服无所觉，至午后再服二十丸。若久心痛，每服三十丸至五十丸，尽一剂，终身不发。

按：方中蜀椒用量原缺，据《卫生宝鉴》补。

桂枝生姜枳实汤(《金匮要略浅注》) 治胸痹心痛短气。桂枝、生姜各三两，枳实五两。上三味，以水六升，煮取三升，分温三服。

栝楼汤(《备急千金要方》) 治胸痹喘息咳唾，胸背痛，短气，寸脉沉而迟，关上小紧数。栝楼实一枚，薤白一斤，半夏半斤，生姜四两，枳实二两。上五味，㕮咀，以白酨浆一斗，煮取四升，服一升，日三。

瓜蒌薤白白酒汤(《奇效良方》) 治胸痹之病，喘息咳唾，胸背痛，短气，寸脉沉而迟，关脉小紧数者。瓜蒌实一枚，薤白(切)半斤。上用白酒七升，煮取二升，去滓温服。

黄芪茯神汤(《百代医宗》) 治心虚挟心胸中痛，两胁连肩背，肢满膈塞，郁胃，手足掣痛，不能屈伸，或下利，或溏泄食不下。软柴胡、酸枣仁、黄芪、茯神、远志。上每服四钱，姜枣为引，以效为度。

散痹汤(《辨证录》) 治心下畏寒作痛，惕惕善惊，懒于饮食，以手按之如有水声咽咽。巴戟天、白术、山药、莲子各五钱，菟丝子三钱，炒枣仁三钱，远志八分，茯苓三钱，甘草三分，柴胡一钱，半夏一钱。水煎服。

犀角散(《圣济总录》) 治心痹精神恍惚，恐畏闷乱，不得眠卧，志气不定，言语错乱。犀角屑、牛黄(另研)、麝香(另研)、羚羊角屑各一分，丹砂(另研)半两，防风、天麻、独活(去芦)、龙齿各一分，人参、茯神(去木)、沙参(去芦)、天竺黄(另研)、升麻、麦门冬(去心焙)半两，白鲜皮一分，远志一分，龙脑(另研)、甘草(炒)一分。上除另研者外为散，同研药一处拌匀，再细研，每服二钱，煎麦门冬汤调下，不计时。

第四节 肝痹方

三灵汤(《医醇賸义》) 治肝痹。当归二钱，白芍一钱，羚羊角一钱五分，龙齿二钱，石决明六钱，半夏曲三钱，柴胡一钱，葛根二钱，茯苓二钱，白术一钱，青皮一钱，冬瓜子三钱。煎汤代水。

肝痹散(《辨证录》) 治肝气常逆，胸胁引痛，睡卧多惊，饮食不思，吞酸作呕，筋脉挛急。当归、肉桂、酸枣仁各一钱，人参三钱，川芎五钱，羌活五分，代赭石末二钱，茯苓五钱，丹砂末五分。水煎，调丹砂代赭石末，同服。

补肝丸(《备急千金要方》) 治肝痹所损，眼暗晾晾不明，寒则泪出。兔肝二具，柏子仁、干地黄、茯苓、细辛、蕤仁、枸杞子各一两六铢，防风、川芎、薯蓣各一两，车前子二合，五味子十八铢，甘草半两，菟丝子一合。上为末，炼蜜为丸，如梧桐子大。每服二十丸，酒送下，一日二次。加至四十丸。

按：又名兔肝丸。(《圣济总录》)

补肝汤(《圣济总录》) 治肝痹两胁下满，筋急不得太息，疝瘕四逆，呛心腹胀，目不明。白茯苓(去黑皮)一两二钱，乌头四枚(炮裂去皮脐)，薏苡仁、独活各一两，附子二枚(炮裂去皮脐)，柏子仁(研)、防风(去叉)、细辛(去苗土)各二两，山茱萸、桂(去粗皮)各三分，甘草(炙剉)半两。上十一味，剉如麻豆，入研药拌匀，每服五钱匕，水一盏半，大枣二枚劈开，同煎数沸，去渣取一盏服，不计时候。

和血表邪汤(《万氏家传点点经》) 治酒伤肝，病发周身麻胀，四肢筋痛，手足拘挛难伸，麻木不仁，捏不知痛，或头疼痛，或腹坚硬，二便胀塞不利，脉迟缓，四肢厥逆。熟地、当归各二钱，川芎、麻黄根、桂枝、羌活、防己、秦艽各一钱半，干葛、薄荷、陈皮、槟榔各一钱。姜、葱为引。

按：有汗不取，无汗发汗。

第五节　肾痹方

石龙芮汤（《圣济总录》）　治肾脏气虚，外邪杂至，脚膝缓弱，腰脊不可转侧，日加疼痹。石龙芮、独活（去芦头）、防风（去叉）、茯神（去木）、杜仲（去粗皮炙剉）、萆薢、丹参、羌活（去芦头）、五味子、细辛（去苗叶）、牛膝（酒浸切焙）、当归（剉炒）、人参各三分，天雄（炮裂去皮脐）、麻黄（去根节煎掠去沫焙）、桂（去粗皮）各一两，枳壳（去瓤麸炒）半两。上十七味，剉如麻豆，每服四钱匕，水一盏，入生姜五片，同煎至六分，去渣温服，不计时候。

导气丸（《圣济总录》）　治肾气盛实，腰脚不能屈伸。槟榔（生剉）、牵牛子（炒）各半两，赤茯苓（去黑皮）、半夏（汤洗七遍焙）各一两。上四味，捣罗为末，生姜自然汁和丸，如梧桐子，每服三十丸，温酒下，食后日三。

远志丸（《圣济总录》）　补损益气，治肾脏虚乏，久感寒湿，因而成痹。远志（去心）、山芋、肉苁蓉（去皮酒浸切焙）、牛膝（去苗酒浸切焙）各一两，石斛（去根）、天雄（炮裂去皮脐）、巴戟天（去心）、人参、山茱萸、泽泻、菟丝子（酒浸一宿别捣）、茯神（去木）、覆盆子、续断、生干地黄（焙）、桂（去粗皮）、鹿茸（酒炙去毛）、甘草（炙剉）、附子（炮裂去皮脐）、牡丹皮、白茯苓（去黑皮）、五味子、杜仲（去粗皮炙剉）各一分，蛇床子、楮实（微炒）、黄芪各一两。上二十六味，捣罗为末，炼蜜和捣数百下，丸如梧桐子大，每服空心温酒下二十丸，加至三十丸。

补元汤（《理虚元鉴》）　治肾痹。生地、杞子、黄芪、白术、杜仲、牛膝、山药、茯苓、当归、甘草。水煎去滓，不拘时服。

肾痹汤（《辨证录》）　治肾痹。白术一两，山茱萸五钱，茯苓五钱，薏苡仁五钱，杜仲三钱，肉桂一钱，附子五分，防己五分，石斛二钱，地骨皮五钱。水煎服。

河车封髓丹（《症因脉治》）　滋阴养血，益肾固精。治肾痹之证，腰痛遗精，小便时时变色，足挛不能伸，骨痿不能起，脉两尺细数。天门冬、熟地黄、人参、河车一具。上为细末，制成糊丸，温开水或淡盐水送服。

家秘滋肾丸（《症因脉治》）　治肾火上炎之肾痹。黄柏二两，知母二两，肉桂二钱。共为细末，玄武胶为丸，服。

消阴来复汤（《医醇賸义》）　治肾痹。鹿茸一钱，附子八分，枸杞三钱，菟丝子四钱，当归二钱，补骨脂一钱五分，益智仁一钱，小茴香一钱，金毛狗脊（去毛切片）二钱，木香五分，独活（酒炒）一钱，牛膝二钱，枣二枚，姜三片。水煎服。

附：六腑痹方

加味龙胆泻肝汤（《赤水玄珠全集》）　治胆痹口苦。柴胡一钱，黄芩七分，生甘草、人参、黄连、天门冬、胆草、山栀各五分，五味子七枚，麦冬、知母各五分。水煎服。忌辛热物。

圣制汤（《元和纪用经》）　治下焦风冷，两脚无力；亦疗剑南卑湿脚弱。黑附子（炮，去皮脐，剉细）七钱半，生姜五钱（细切）。以水八合，煮减半，下生地黄汁二合，再煮七沸，和滓蜜收瓷器中，经宿，平明滤清汁，空腹温服，作一服，良久，以两三匙饭压之，每日一剂，三四日效。一法无地黄。

防桂术苓散（《辨证录》）　理肺肾脾胃之气，兼以散邪。治风寒湿邪犯于三焦而致痹证，一身上下尽痛，有时而止，痰气不清，欲嗽不能，咽喉气闷，胸膈饱胀，二便艰涩。白术、茯苓、防风各五钱，巴戟天三钱，肉桂一钱，桂枝八分，天花粉、黄芪各二钱。水煎服。

和肝汤（《辨证录》）　治火郁于上、中二焦不能散，以致遍身疼痛，至腰以下不痛者。柴胡、栀子、丹皮、苍术、天花粉各二钱，白芍五钱，茯苓、生地各三钱，甘草一钱，陈皮五分，川芎一钱。水煎服。

第四章　肢体痹方

按肢体部位分类的痹病，主要指按肢体部位分类而言，临床一般称为某部位的疼痛。肢体痹方的组成规律，除在辨证论治的原则下进行组方选药外，临床往往根据其病变的具体部位，配伍相应的药物。如颈痹多配伍葛根、桂枝；肩痹多配伍姜黄、羌活；腰痹多配伍独活、寄生、熟地、狗脊；下肢痹多配伍牛膝、木瓜等。

第一节　头面部痹方

二陈白丸（《普济方》引《仁存方》）　治眉心眉棱骨疼；及臂痛，或麻木，或战掉。二陈汤、青州白丸子。服二陈汤，吞青州白丸子。

第二节　颈痹方

木瓜煎（《普济本事方》）　治筋急项强，不可转侧。宣州木瓜二个（取盖去瓤），没药二两（研），乳香一两（研）。上二味，纳木瓜中，用盖子合了，竹签定之，饭上蒸三四次，烂研成膏子，每服三、五匙，地黄酒化下（生地黄汁半盏，无灰上酿二盏和之，用人分一盏，热暖化膏）。

加味胜湿汤（《医碥》）　治湿盛颈项强痛。羌活、独活、藁本、防风、蔓荆子、川芎、苍术（泔浸炒）、黄柏（酒炒）、荆芥、甘草（炙）。上生姜煎服。

加味小柴胡汤（《杂病源流犀烛》）　治颈项强痛，肝肾膀胱病也，三经感受风寒湿邪，则项强。柴胡、黄芩、人参、甘草、川芎、白术、当归、黄芪、黄柏、知母各一钱，半夏五分。水煎，食前服，痛甚加黄连。

回首散（《古今医鉴》）　治头项强急，筋痛，或落枕，转项不得者。乌药顺气散加羌活、独活、木瓜。

按：又名回头散（《金匮翼》）。

防风饮子（《赤水玄珠全集》）　治痹证，项筋急痛，诸药不效者。黄芪、附子、甘草、苍术、陈皮、羌活、防风、桔梗各等份。每服五钱，加生姜一片，水煎服。

首乌汤（《杂病源流犀烛》）　治颈项强痛，属肝血虚，肝火旺，筋燥强急者。首乌五钱，牛膝三钱，萆薢、泽泻、甘草各一钱。

消风豁痰汤（《医碥》）　治项强痛。黄芩（酒炒）、羌活、红花、半夏（姜制）、陈皮、白茯苓、甘草、独活、防风、白芷、葛根、柴胡、升麻。上生姜煎服。

疏风滋血汤（《医碥》）　治头项痛，血虚火盛筋燥。当归、白芍药、熟地、羌活、独活、红花、牛膝、防风、白芷、葛根、升麻、甘草、柴胡、桃仁。上生姜煎服。

第三节　肩痹方

天仙藤散（《杂病源流犀烛》）　治肩臑肘臂腕手病。天仙藤、白芷梢、白术、羌活各三钱，片姜黄六钱，半夏五钱。为末五钱，加姜五片，煎服。

五灵脂散（《东医宝鉴》）　治肩臂痛。五灵脂、荆芥穗、防风、羌活、独活、穿山甲、骨碎补、草乌、炙甘草节各五钱，麝香半钱。上为末，每二钱，温酒调临睡服。

四妙煎（《仙拈集》）　治肩臂筋骨疼痛。槐花子、桃核仁、细茶叶、芝麻各五钱。瓦罐盛药，用水六七碗，熬折一半，热服。

加味控涎丹（《济阳纲目》）　治肩、背、臂痛。甘遂（去心）、紫大戟（去皮）、白芥子、木鳖子各一两，桂五钱。上为末，糊为丸，如梧桐子大。每服五七丸至十丸，临卧淡姜汤或热水送下。

防风通气散（《类证治裁》）　治肩背手臂痛。羌活、防风、荆芥、栀子、苍术、芍药、川芎、连翘、薄荷各五钱，桔梗、黄芩、石膏各一两，甘草、滑石各二两。每服八钱，加姜、葱水煎。

抑肝导赤汤（《杂病源流犀烛》） 治肩髃肘臂腕手病。钩藤、当归、白术、茯苓、木通、柴胡、川芎、羌活、防风、栀子、生地黄、生甘草、炙甘草。

迎气防风汤（《寿世保元》） 治肩背痛，汗出，小便数而少，风热乘肺，肺气郁甚也，当泻风热则愈。防风、羌活、陈皮、甘草各五分，藁本、青皮各三分，白豆蔻、黄柏各二分，升麻四分，柴胡、黄芪（盐水炒）各一钱。上剉一剂，水煎食后温服。若面色脱色，气短者不可服。

泻青赤汤（《杂病源流犀烛》） 治肩髃肘臂腕手病。龙胆草、青黛、羌活、防风、栀子、生地黄、黄芩、黄连、木通、甘草，加大黄亦可。

胃风汤（《杂病源流犀烛》） 治肩髃肘臂腕手病症。白芷、葛根、藁本、黄柏、麻黄、升麻、苍术、当归、柴胡、羌活、草豆蔻、蔓荆子、姜枣。

姜黄散（《东医宝鉴》） 治肩臂痛。姜黄三钱，白术一钱半，羌活、甘草各二分半。上剉作一贴，水煎服。

秦艽天麻汤（《医学心悟》） 治肩背臂膊痛。秦艽一钱五分，天麻、羌活、陈皮、当归、川芎各一钱，炙甘草五分，生姜三片，桑枝（酒炒）三钱。水煎服。

通气防风汤（《奇效良方》） 治肩背痛不可回顾者，此手太阳气郁而不行，以风药散之，脊痛项强，腰似折，项似拔者，足太阳经不通。羌活、独活各一钱半，藁本、防风、炙甘草各一钱，蔓荆子、川芎各二钱。上作一服，水二盏煎至一盏，食远服。如身重腰沉沉然，经中有寒湿也，更加酒浸汉防己一钱，轻者加附子一钱，重者加川乌一钱。

桑枝秦艽汤（《青囊全集》） 治肩臂肘痛。鲜桑枝尖每岁一寸，秦艽三钱，明天麻一钱五分，广皮一钱，当归三钱，川芎一钱，羌活节三节，小桂枝二钱，桔梗二钱，甘草一钱，皂刺二钱。水煎服。

续命煮散（《杂病源流犀烛》） 治肩髃肘臂腕手病。独活、人参、葛根、生地黄、远志、防风、当归、细辛、白芍、川芎、半夏、甘草、荆芥、肉桂，汗多加牡蛎。

解凝汤（《中国现代名医验方荟海》） 祛风除湿，益气活血，滋养肝肾。治肩凝风证，症见肩部疼痛，夜间较剧，活动尤甚，肩臂酸胀或无力，

活动受限，多不能上举及后旋，或恶风寒。葛根20~30g，制川乌10g，草乌10g，黄芪15g，桂枝10~20g，川芎12g，海风藤15g，地风皮15g，路路通12g，何首乌15g，三七10g，山甲珠10g，蜈蚣2~3条。寒重者，加细辛3~4g，并重用桂枝；疼痛剧而舌有瘀斑者，加乳香10g，桃仁12g，红花8g；郁久而化热者，去川乌、草乌、蜈蚣，加钩藤、桑枝各15g，地龙12g；湿重苔厚者，加薏苡仁20g，麻黄6g。本证多因肩部挫伤，复受风、寒、湿三邪所侵，经络瘀滞，气血凝结不通而形成。故方中以葛根、川乌、草乌为主药，寒热相济。葛根甘凉，入脾胃二经，有解肌缓急之力；据药理研究，葛根还有解热、缓解肌肉痉挛的作用，葛根总黄酮能使脑血流量增加和血管阻力下降，为治肩颈部疼痛的良药；川乌、草乌辛温，能逐风寒，通经络，其所含主要成分乌头碱，有较强的镇痛作用；辅以黄芪益气，川芎活血；桂枝、葛根解肌和营，海风藤、地风皮助川乌、草乌祛风寒湿邪；再佐以三七、山甲珠祛瘀积；路路通、蜈蚣通经络；何首乌养肝肾。共奏祛瘀散寒，活血通络，祛风除湿之功。

附：肩痹单验方

治食积肩腿痛：酒板一两，酒柏叶五钱，香附五钱，辣芥子、凌霄花。酒糊丸，四物加陈皮甘草汤下。（《丹溪治法心要》）

治肩臂背痛：当归、生黄芪、桂枝、防风、生於术。煎药化活络丹一丸。（《临证指南医案》）

治肩胛关节风：豺皮樟根60g，酒120g，煎服。（《泉州本草》）

治上肢风湿痛：长叶紫珠鲜根60~90g，水煎或调酒服。（《福建中草药》）

治风湿性肩臂疼痛：姜黄片15g，水煎服。（吉林）（《中国民间单验方》）

第四节　臂痹方

二术汤（《寿世保元》） 治因湿痰横行经络，而作臂痛者。苍术（米泔浸）一钱半，白术（去芦）、天南星、陈皮、白茯苓（去皮）、香附（酒制）、黄芩（酒制）、羌活、威灵仙、半夏、甘草各一钱。上剉一剂，生姜水煎服。

十味剉散（《奇效良方》） 治中风血弱、臂痛连及筋骨，举动艰难。当归、黄芪（炙）、白芍药

各二钱，炮附子二钱半，川芎、防风、白术各一钱半，肉桂一钱，茯苓、熟地黄（酒浸焙）各七钱半。上㕮咀，分二贴，每贴水二盏，生姜八片，枣二枚，煎至八分，食后临卧服，日三服，须温覆厚衣，畏寒去处。

天仙散（《仁斋直指方论》） 治痰注臂痛。天仙藤、羌活、白术、白芷梢各三钱，片姜黄六钱，半夏（制）半两。上剉，每服三钱，姜五片煎服。间下千金五苓丸。

白芥子散（《证治准绳·女科》） 治臂痛牵引背胛，或辍或作，由荣卫循行失度，痰滞经络，或似瘫痪。真白芥子、木鳖子（麸炒）各三两，没药（另研）、桂心、木香各半两。上为末，每服一钱，温酒下。

白术姜黄汤（《医方类聚》引《澹寮》） 治肘臂痛。片子姜黄四两，白术二两（炒），羌活一两，甘草一两。上为粗末。每服三钱，水一盏半，煎至七分，食后服。

芎活汤（《杂病广要》） 治水饮停蓄，注于经络，发为臂痛。川芎、半夏（汤洗）、白茯苓、川独活、陈皮、枳壳（去瓤炒）各半两，白术、甘草各一分。上为散，每服三钱，水一盏半，生姜同煎，去滓，食后停少时温服。

劫劳散（《证治要诀类方》） 治曾因提重伤筋，以致臂痛。人参、黄芪、甘草、当归、芍药、地黄、阿胶、紫菀各等份（又方有五味子）。加生姜、大枣，水煎服。

抚芎汤（《重订严氏济生方》） 治湿流关节，臂疼手重，不可俯仰，或自汗，头眩，痰逆恶心。川芎、白术（微炒）、橘红各一两，炙甘草半两。为粗末，每服四钱，加生姜七片，水煎服。

柏子仁丸（《济世全生指迷方》） 治臂痛不能屈伸、筋脉挛急。柏子仁（炒）、干地黄各二两，茯苓、枳实（麸炒）、桂心、五味子、炮附子、石斛、鹿茸（酥炙）、酸枣仁、覆盆子、沉香、黄芪各一两。为细末，炼蜜为丸，梧桐子大，每服三十丸，空腹温酒送下。

舒经汤（《妇人大全良方》） 治臂痛。甘草五钱，片子姜黄一两，白术一两，羌活五钱，海桐皮一两，当归一两，芍药一两。上㕮咀，每服三钱，水一盏半，生姜三片，煎至七分，去滓，食后卧时服。

按：《仁术便览》方一名通气饮子。

舒筋饮（《兰台轨范》） 治臂痛不能举，由气血凝滞经络不能行所致，非风非湿。片姜黄二钱（如无以莪术代之），赤芍、当归、海桐皮（去粗皮）、白术各一钱五分，羌活、炙甘草各一钱。上七味，加姜三片煎服，磨冲沉香汁少许，腰以下食前服，腰以上食后服。

按：《证治准绳》舒筋汤同上，又名五痹汤。

滋荣调中汤（《万病回春》） 治臂痛及腰酸，或时作痛。陈皮（盐水洗去白）八分，白茯苓（去皮）、白术（去芦）各一钱，半夏、白芍药、黄芩、黄柏（酒制）、牛膝（酒洗，去芦）各七分，木瓜（盐水炒）七分，当归（酒洗）一钱，川芎（盐汤浸）五分，羌活六分，知母（酒炒）六分，桂枝三分，防风（去芦）五分。上剉一剂，生姜三片，水煎，食远服。

解湿丹（《医学集成》） 治臂痛湿邪胜，其痛重着。二术、二苓、二活、防风、灵仙、桑枝、甜酒。

臂痛方（《医部全录》） 治臂痛。苍术一钱五分，半夏、天南星、白术、香附、黄芩（酒炒）各一钱，陈皮、白茯苓各五分，威灵仙三钱，甘草少许。上㕮咀作一服，入生姜三斤。

附：臂痛单验方

治臂痛：桑枝一小升，细切，炒香，以水三大升，煎至二升，一日服完，无时。（《普济本事方》）

第五节　背痹方

和气饮（《杂病源流犀烛》） 治脊背痛及肩痛。干姜一分，葛根、升麻各一钱，熟大黄、枳壳各一钱半，桔梗、苍术各一钱，白芍七分，甘草八分，当归、半夏、白芷、茯苓各四分，小茴五分，川椒十五粒。

参合汤（《寿世保元》） 治背心一点痛者，痰气之所聚也。陈皮、半夏（制）、茯苓（去皮）、乌药、枳壳（麸炒）、白僵蚕（炒）、川芎、白芷、麻黄、桔梗、干姜、紫苏、香附、苍术、甘草、羌活各等份。上剉姜枣煎服。

猪胆丸（《圣济总录》） 治劳气攻注，背脊拘急，肩膊烦疼，目昏瘦弱，饮食无味。猪胆五十枚（焙干）、柴胡（去苗）、黄连（去须）各四两，秦艽（去苗土）三两，苍术（米泔浸切焙）一两，青蒿头八两（小便五升慢煎干）。上六味，捣罗为末，炼蜜丸如梧桐子，每日空心，冷茶下三十丸。

第六节　腰痹方

一、风湿腰痛方

一粒金丹（《证治准绳·类方》）　治腰膝风走注疼痛。草乌头（剉炒）、五灵脂各一两，地龙（去土炒）、木鳖子（去壳）各半两，白胶香（另研）一两，细墨（煅）、乳香（研）各半两，没药（另研）、当归（去芦）各一两，麝香（另研）一钱。上为细末，以糯米糊和丸，如桐子大，每服二丸至三丸，温酒下，服药罢遍身微汗为效。

按：①此方与小金丹相同，用量稍异，又名捉虎丹。②《宣明论方》麝香量为一两。③《医部全录》治瘀血腰痛。

七生丸（《太平惠民和剂局方》）　治风痛腰疼，打扑伤损、骨节疼痛、背膊拘急，手足顽麻、筋脉挛缩、久患风疾。地龙、五灵脂、松脂、荆芥、炮川乌、炮南星各一两，炮草乌二两。研细末，醋糊为丸，如梧桐子大，每服五至七丸，茶酒任下。

巴戟散（《太平圣惠方》）　治肾脏风湿腰痛，行立不得。巴戟天三分，五加皮半两，萆薢三分（剉），牛膝三分（去苗），石斛三分（去根剉），防风半两（去芦头），白茯苓三分，附子一两（炮裂去皮脐），桂心三分。上件药，捣粗罗为散，每服四钱，以水一中盏，煎至五分，次入酒一合，更煎三两沸，去滓，每于食前温服。

四神丹（《太平圣惠方》）　治下元风湿，久患腰痛。硼砂二两，阳起石二两，白矾五两，太阴玄精六两。上件药，捣罗为末，入瓷瓶子内，以纸筋泥固济，候干，先以小火逼令热彻后以火一秤烧之，待火耗，取出罐子，候冷取药，于地上铺好黄土，用纸衬盒，合一宿，出火毒了，研如粉，以水浸蒸饼和丸，如梧桐子大，每日空心，以盐汤下十五丸，酒下亦得，妇人醋汤下。

地黄汤（《圣济总录》）　治风湿腰痛。熟干地黄（焙）一两一分，芍药、甘草（炙剉）、麻黄（去根节）各半两，桂（去粗皮）、瓜蒌实、葛根（剉）、独活（去芦头）、防风（去叉）各三分。上九味，粗捣筛，每服三钱匕，水一盏，煎至七分，去滓温服不拘时。

防风苍术汤（《杂病源流犀烛》）　治因风腰痛，左右无定处，牵引两足，脉浮。防风、苍术、桔梗、陈皮、桃仁、白芷、川芎、当归、枳壳、厚朴。痛甚者，加全蝎。

威灵仙散（《太平圣惠方》）　治久患腰痛不瘥。威灵仙半两，牵牛子一两（微炒），羌活半两，陈橘皮半两（微浸去白瓤焙），厚朴半两（去粗皮涂生姜汁炙令香熟），吴茱萸一分（汤浸七遍焙干微炒）。上件药，捣细罗为散，每于食前，以温酒调下二钱，得微利即效。

轻腰汤（《辨证录》）　治风湿腰痛，俯仰不利。白术一两，薏苡仁一两，茯苓五钱，防己五分。水煎服，连服二剂而腰痛轻矣。

独活秦艽汤（《症因脉治》）　治风湿腰痛，痛引脊内廉，属少阴经痛。独活、秦艽、防风、川芎、苍术。水煎服。

神验虎骨丸（《太平圣惠方》）　治一切风湿腰痛。虎胫骨二两（涂酥炙令微黄），桑寄生一两，黄芪三分（剉），枳壳三分（麸炒微黄去瓤），牛膝一两（去苗），白茯苓一两，熟干地黄一两，石楠一两，桂心一两，防风三分（去芦头），羌活三分，酸枣仁三分（微炒），当归三分（剉微炒）。上件药，捣罗为末，炼蜜和捣三二百杵，丸如梧桐子大，每于食前，以温酒下三十丸。

柴胡独活汤（《症因脉治》）　治风湿腰痛，如锥刺皮中，属少阴经痛。柴胡、独活、防风、川芎、苍术、青皮、甘草。水煎服。

甜瓜子丸（《医学入门》）　治风湿相搏，腰脚疼痛。甜瓜子（炒）二两，木瓜一两五钱，威灵仙一两，川乌五钱。上为末，酒糊丸如梧桐子大，每服三十丸，酒下，避风，汗出，忌热及相反药。

按：《明医指掌》治风湿相搏痛者（痛风）。

趁痛散（《杨氏家藏方》）　治风湿腰痛。没药、杜仲、延胡、当归、肉桂、萆薢。水煎服。

按：《古今医鉴》治湿气攻注腰脚痛，行步无力。

椒红丸（《太平圣惠方》）　治风湿积冷腰痛，行立无力，小便滑数。川椒（微炒去汗取红）五两，白蒺藜一两（微炒去刺），磁石三两（烧醋淬七遍捣碎细研水飞过），巴戟天二两，附子三两（炮裂去皮脐），硫磺二两（微炒细研），厚朴三两（去粗皮涂生姜汁炙令香熟），茴香子二两（微炒），盐花二两。上件药，捣罗为末，以羊肾三对，尽去筋膜细研，用好酒二升相和，于银锅内熬成膏，和前药末，捣三五百杵，丸如梧桐子大，每日空心，以温酒下三十丸，晚食前再服。

橘子仁汤（《类编朱氏集验医方》）治风湿腰脚疼痛，服诸药不效者。橘子仁、当归、萆薢、独活、肉桂、木猪苓、防风、附子、草乌、杏仁、赤芍、甘草、厚朴、麻黄、没药、羌活、地黄、川乌、川芎、茴香各等份。上为细末。每服三钱，空心用木瓜酒调下。

附：风湿腰痛单验方

治急引腰脊痛：捣蒺藜子末，蜜和丸。酒服如胡豆大二丸，日三服。（《外台秘要》）

治腰脚疼痛，筋急行履不得：取黑豆不限多少，着新手巾净拭淋水，如生叶法，数令人看人芽不得令苦长，缠半寸便住，不得令豆皮落，便晒干，炒令熟，捣细罗为散，每于食前，以温酒调下二钱。（《太平圣惠方》）

治腰脚拘挛，腰脚风湿积冷，筋骨拘挛疼痛者：取茄子五十斤洗，以水五斗，煮取浓汁，滤去滓，更入小铛中，煎至一升以末，即入生粟粉同煎，令稀稠得新，取出搜和，更入麝香、朱砂末同丸，如梧子大，每日用秫米酒，送下三十丸，近暮再服，三月乃瘥，男子女人，通用皆验。（《图经本草》）

治腰脚风痛，不能履地：皂角子一千二百个洗净，以少酥熬香为末，蜜丸梧子大。每空心以蒺藜子、酸枣仁汤下三十丸。（《本草纲目》）

治腰痛不止：丝瓜根烧存性为末，每温酒服二钱，神效甚便。（《医部全录》）

治腰痛：柘树根皮（鲜）四两，酒炒后，水煎服。（《浙江民间常用草药》）

治风湿性腰痛：山木通根 15g，研末；猪腰子1对，剖开刮去白膜。药末放猪腰子内，菜叶包裹，煨熟服，忌盐。（《江西草药》）

治风湿性腰痛：刀豆根 30g，酒水各半煎服。（《江西草药》）

治腰腿痛：牛白藤根、藤干品 15~30g，水煎服。（广州部队《常用中草药手册》）

治风湿性腰腿痛、胃寒痛：巴豆根 3~6g，水煎服。（广州部队《常用中草药手册》）

治风湿腰腿痛：海燕3个，水煎，日服3次，发汗。（《东北动物药》）

治腰腿酸痛、筋骨麻木：鲜穿山龙根茎 60g，水1壶，可煎用五六次，加红糖效力更佳。（《东北药植志》）

治风湿腰痛，产后伤风：野鸦椿根 30~60g，水煎调酒服。（《福建中草药》）

治风湿腰痛：假蒟叶 30g，水煎，加盐、油调味服。（《广西中草药》）

治风湿性腰痛：金丝桃根 30g，鸡蛋2只，水煎2小时，吃蛋喝汤，1天2次分服。（《浙江民间常用草药》）

治风湿性腰痛：小槐花根（青酒配根）15g，六月雪根、野荞麦根各 30g。酒、水各半煎服，每日1剂。（《草木便方》）

二、寒湿腰痛方

川芎肉桂汤（《东垣试效方》）治露居卧寒湿地，腰痛不能转侧，两胁搐急作痛。羌活一钱半，独活半钱、柴胡、肉桂、桃仁（去皮尖研）、当归尾、苍术、炙甘草各一钱，炒麴半钱，防风三分，汉防己（酒制）三分，川芎一钱。上㕮咀作一服，好酒三斛煎至一钱，去滓温服，早饭后，午饭前，数服良愈，宜温暖处服之。

丹参丸（《备急千金要方》）治腰痛并冷痹。丹参、杜仲、牛膝、续断各三两，桂心、干姜各二两。上六味，末之蜜丸如梧子大，服二十丸，日再夜一，禁如药法。

甘草散（《太平圣惠方》）治肾着之为病，身体冷，从腰以下痛重。甘草一两（炙微赤，锉），干姜一两（炮，裂，锉），白术三两，白茯苓三两，当归二两。上为粗散。每服四钱，以水中盏，煎至六分去滓，食前温服。

甘草干姜茯苓白术汤（《金匮要略》）治肾着之病，其人身体重，腰中冷如坐水中，形如水状，反不渴，小便自利，饮食如故，病属下焦，身劳汗出，夜卧冷湿，久久得之，腰以下冷痛，腰重如带五千钱。甘草、白术各二两，干姜、茯苓各四钱。水煎，分三次服。

按：《外台秘要》甘草汤，《太平圣惠方》甘草散，《三因极一病证方论》肾着汤，《医部全录》干姜苓术汤，药物组成均同本方，同量稍异。

术桂防豨汤（《辨证录》）治露宿于星月之下，寒湿之气入于骨髓之内，腰痛不能转侧者。白术二两，肉桂三钱，防己一钱，豨莶草五钱。水煎服。

四逆汤（《症因脉治》） 治厥阴寒湿腰痛。干姜、熟附子、炙甘草、柴胡、独活。水煎服。

生附汤（《奇效良方》） 治受湿腰痛。附子（生用）、白术、茯苓、厚朴、干姜、炙甘草各一钱，苍术（炒）、杜仲（去皮姜制炒）各二钱。上作一服，水二盅，生姜三片，红枣二枚，煎至一盅，食前服。

白通加猪胆汁汤（《伤寒论》） 治少阴病，阴盛格阳，下利不止，厥逆无脉，面赤干呕而烦躁；及寒湿腰痛。葱白四茎，干姜一两，附子一枚（生、去皮、破八片），人尿五合，猪胆汁一合。以水三升，煮取一升，去滓，纳胆汁、人尿，和令相得，分二次温服。若无胆亦可用。

按：①又名白通加人尿猪胆汁汤（《医方考》）。②《医学心悟》：治少阴中寒，阴盛格阳，热药相拒，不入。

苍术白芷汤（《症因脉治》） 治阳明寒湿腰痛。苍术、白芷、防风、干葛根、升麻、干姜、甘草、独活。水煎服。

杜仲独活汤（《外台秘要》） 治腰痛。独活四两，生姜六分，麻黄二两，桂心三两，芍药三两，甘草三两（炙），葛根三两，栝楼子二两，防风二两，杜仲四两，附子一两（炮），杏仁二两（去皮尖碎），干地黄二两。上十三味切，以水八升，清酒二升，煮取三升，分三服，忌生葱、菘菜、海藻、猪肉、冷水。

羌活寄生汤（《百代医宗》） 治久卧冷湿，当风而得腰痛者。桑寄生、羌活、独活、杜仲、细辛、桂心、川芎、防风、甘草、人参、熟地、当归各五分，牛膝、秦艽、茯苓、白芍各五分。上一剂，白水煎服。

沉香荜澄茄汤（《洪氏集验方》） 治腰腿间寒湿作痛。沉香、荜澄茄、乌药、姜黄、人参、白豆蔻各半两，木香、丁香、檀香、藿香各四钱，橘红、青皮、砂仁各三钱。上研末，每服一二钱，开水盐点服。

附牛丸（《洪氏集验方》） 治腰痛重腿，步履艰辛，痛不可忍。炮附子半两，黑牵牛（炒干）等份。研末，酒煮面糊为丸，如梧桐子大，每服三十丸，温酒下。

苓桂参甘芍药附子汤（《四圣悬枢》） 治腰痛、腹痛。人参一钱，甘草一钱，茯苓三钱，桂枝二钱，附子二钱，芍药二钱。流水煎半杯，温服。

转腰汤（《辨证录》） 治露宿于星月之下，感犯寒湿之气，腰痛不能转侧。白术一两，杜仲五钱，巴戟天五钱，防己五钱，肉桂一钱，苍术三钱，羌活五分，桃仁五粒。水煎服，一剂而痛轻，再剂而痛止也。

肾著散（《圣济总录》） 治腰背疼重，少腹拘急，小便不利，耳聋脚冷。羊肾一对（作脯令燥炙之），磁石（醋淬）一两半，人参二两，桑根白皮（炙剉）、防风（去叉）、天麻（炮裂去皮脐）、元参、赤茯苓（去黑皮）各三两，续断一两三分，熟干地黄（焙）一两，阿胶（炒燥）、肉苁蓉（酒浸切焙）、干漆（炒烟出）、龙骨、天门冬（去心焙）各半两。上十五味，捣罗为散，每服三钱匕，煎大麦汤调下，食前服。

牵牛丸（《杨氏家藏方》） 治寒气流注，腰痛不可俯仰。延胡、补骨脂各二两，黑牵牛子三两。上为细末，煨大蒜研膏为丸，梧桐子大，每服三十丸，食前葱须、盐汤送下。

思仙散（《医部全录》） 治寒湿腰痛。八角茴香、杜仲各炒研三钱，木香一钱。水一盅，酒半钟，煎服。

禹功散（《医部全录》） 治伤湿腰痛。黑牵牛四两，茴香（炒）一两。为末，姜汁调一二钱服。

按：此方即《儒门事亲》所载禹功散方。

独活苍术汤（《症因脉治》） 治少阴寒湿腰痛。独活、苍术、防风、细辛、川芎、甘草。水煎服。

桂姜丸（《圣济总录》） 治腰脚疼痛，行步艰难。桂（去粗皮）、干姜（炮）各半两，丹参、杜仲（去粗皮剉炒）、牛膝（酒浸切焙）、续断各三分。上六味，捣罗为末，炼蜜为丸，如梧桐子大，每服二十丸，温酒下不拘时。

桂附杜仲汤（《罗氏会约医镜》） 治真寒腰痛，六脉弦紧，口舌青，阴囊缩，身战栗。肉桂三钱，附子三四钱（急则用生附子），杜仲二钱。热服。如上焦假热拒格，冷服；如膝冷而痛，加川牛膝二三钱；如兼湿者，加苍术二钱。

柴胡苍术汤（《症因脉治》） 治少阳寒湿腰痛。柴胡、苍术、川芎、防风、广皮、甘草、独活。寒甚，加生姜。

桑寄生散（《太平圣惠方》） 治五种腰痛，及脚弱不能行立。桑寄生三两，附子一两半（炮裂去皮脐），独活二两，当归三分（剉微炒），狗脊三分，桂心一两，羌活半两，杜仲一两（去粗皮炙微黄剉），赤芍药三分，川芎三分，甘草半两（炙微赤剉），石斛三分（去根剉），牛膝三分（去苗），海桐皮一两（剉）。上件药，捣粗罗为散，每服四钱，以水一中盏，煎至六分，去滓，每于食前温服。

普贤正气散（《医部全录》） 治痰水腰痛。陈皮、半夏（制）、苍术、厚朴、藿香、甘草、生姜各等分。每服五钱，水二盏，葱二段，黑豆百粒，煎八分，不拘时热服。

温肾茯苓汤（《圣济总录》） 治冷湿风虚，腰重不随，脚膝浮肿。白茯苓（去黑皮）、干姜（炮）、泽泻各一两，桂（去粗皮）一两半。上四味，粗捣筛，每服五钱匕，水一盏半，煎至八分，去滓温服，空心食前，夜卧各一。

新定白术汤（《医学从众录》） 治腰痛而重，诸药不效者。白术（生用）五钱至一两，杜仲（生用）五钱或一两，附子二三钱。水煎，空心服。脉沉而微，口中和，加肉桂一钱；脉沉而数，口中热，去附子，加黄柏一钱。

附：寒湿腰痛单验方

治腰痛：用鳖甲一枚炙令黄刮削令净洁，上一味捣筛，空腹以汤饮酒服方寸匕，日三。忌苋菜。（《外台秘要》）

治久患腰痛，气攻心腹满间：当归一两（剉微炒），汉椒半两（去目及闭口者微炒出汗），槟榔一两。上件药，捣细罗为散，每于食前以热酒调下二钱。（《太平圣惠方》）

治腰痛：眼子菜根3g，研粉，白酒冲服（《陕西中草药》）

治腰痛：马尾松叶30g，水煎去渣，加冰糖30g调服。（《江西民间草药验方》）

治腰痛：竹叶参（山竹花根）适量，研末，每次6g，水酒冲服，早晚各一次。（《江西草药》）

三、湿热腰痛方

一柴胡饮（《医部全录》） 治腰痛阳证多热者。柴胡二钱，黄芩、生地、陈皮各一钱半，芍药二钱，甘草八分。水一盅，煎七分，温服。

按：此方即《景岳全书》所载一柴胡饮方。

七味苍柏散（《医学入门》） 治湿热腰痛，动止滞重，身不能转侧。苍术、黄柏、杜仲、补骨脂、川芎、当归、白术各一钱。水煎服。

三妙散（《罗氏会约医镜》） 治受湿腰膝痛。苍术四钱，黄柏（炒焦）二钱，川牛膝三钱。水煎服。

按：即《医学正传》所载三妙丸作散剂。

六味清凉汤（《罗氏会约医镜》） 治体旺，脉洪而滑，二便闭涩，口渴喜冷，热甚腰痛者。黄芩、黄柏、大黄（酒炒）、栀子（炒）、胆草、泽泻各等份。

防独神术汤（《症因脉治》） 治湿热腰痛，右关细数者。防风、独活、白术、黄柏。水煎服。

芷葛二妙丸（《症因脉治》） 治湿热腰痛，右关沉数者。苍术、黄柏、白芷、葛根、秦艽、独活。水煎服。

苍术汤

1.（《东垣试效方》） 治湿热腰腿痛。苍术三钱，柴胡二钱，黄柏一钱，防风一钱。上件作一服，水二盏，煎至一盏，去滓，稍热服，空心食前。

2.（《丹溪治法心要》） 治湿热腰腿痛，两胁搐急，露卧湿地，不能转侧。苍术、黄柏、柴胡、防风、附子、杜仲、川芎、肉桂。做汤服之。若寒湿气客身，体沉重肿痛，面色痿黄加麻黄。

苍柏散（《医宗金鉴》） 治腰痛，湿热注足。苍术、黄柏、牛膝、杜仲、防己、木瓜、川芎。

羌独冲和汤（《症因脉治》） 治湿热腰痛，左尺沉数者。羌活、黄芩、川芎、白芷、防风、细辛、苍术、广皮、甘草。水煎服。

独活二妙丸（《症因脉治》） 治湿热腰痛，左尺细数者。独活二两（蒸晒），黄柏二两（炒）。水煎服。

柴胡芍药汤（《症因脉治》） 治湿热腰痛，左关细数者。柴胡、白芍药、青皮、钩藤、香附、山栀、乌药、独活。水煎服。热甚加黄柏、龙胆草。

清湿散（《医部全录》） 治伤湿腰痛。黄柏（盐水拌炒）、苍术（米泔浸炒）各一钱五分，杜仲、泽泻、白芍、牛膝（酒浸）、木瓜、威灵仙、陈皮各一钱，甘草三分。水二镑，姜三片，煎八分，食前服，病甚者加乳香、没药末各五分，临服调入。

清热胜湿汤（《寿世保元》） 治腰胯湿热作痛者。苍术（米泔制）、黄柏（盐水炒）、羌活、白芍（酒炒）、陈皮（去白）、牛膝（去芦酒洗）、木瓜、杜仲（姜汁炒）、威灵仙、泽泻各五分，甘草三分。上剉生姜三片，水煎服。痛甚者加乳香、没药各五分为末；水湿停下入牵牛、槟榔各五分；血痛加归尾、桃仁（去皮尖）各一钱，红花（酒）五分；冷风作痛，加熟附子一钱，虎胫骨末五分，去黄柏、泽泻各三分；倦怠脚如欲坠加苍术、防己、薏苡仁、白术各五分；游走而痛加紫金皮，湿热加炒栀子；气不顺加乌药；酸软加牛膝、当归、地黄；肾虚加补骨脂（炒）五分。

解湿仙丹（《石室秘录》） 入肾而去湿气。治湿气入于两腰子，致腰痛而不能下俯，背脊骨痛，两腿酸痛。防己二钱，泽泻一钱，猪苓一钱，肉桂三分，白术五钱，甘草五分，山药三钱，白芥子一钱。水煎服。初起之时，三四剂即可奏功；痛至经年累月者，非服两月不效也。

附：湿热腰痛单验方

治湿痰腰痛作泄：龟甲（炙）一两，木樗皮（炒）、苍术、滑石各五钱，炒芍药、香附各四钱。上粥丸。如内伤，白术、山楂汤下。（《丹溪治法心要》）

治腰背作痛，右腿股不时麻木，气虚而湿热袭流经络，恐成痿痹：炙绵黄芪、木防己、制半夏、广橘红、焦冬术、赤白苓、白僵蚕、桑枝、左秦艽、川萆薢、川独活。（《张聿青医案》）

治腰痛：翻天印10g，淮木通20g，水煎服。本方有毒，应在医生的指导下使用。（《中国民间单验方》）

四、瘀滞腰痛方

二香五子三茱丸（《永类钤方》） 治腰痛。八角茴香半两（炒，去子），青木香半两，大腹子一两，川楝子肉三两，香附子（炒）一两，萝卜子（炒）二两，黑牵牛三两（半生半熟），吴茱萸、食茱萸、山茱萸（去核）各三两。上为末，酒糊为丸，空心温酒、盐汤任下。

地鳖紫金丹（《伤科方书》） 治远近跌打内伤，面黄肌瘦，四肢无力，腰痛。青皮三钱，黄芩三钱，赤苓三钱，乌药三钱，红花三钱，赤芍三钱，血竭八钱，朱砂二钱，自然铜八钱，土狗五钱，土鳖三钱，猴骨三钱，虎骨八钱，牛膝三钱，灵仙三钱，灵脂五钱，木香二钱，寸香三钱，香附四钱，肉桂三钱，枳壳二钱，丹皮四钱，桃仁五钱，贝母三钱，寄奴三钱，广皮三钱，苏木三钱，远志二钱，归尾五钱，桂枝三钱，木通三钱，三棱四钱，莪术四钱，秦艽三钱，加皮五钱，续断三钱，杜仲三钱，骨脂四钱，碎补三钱，羌活三钱，葛根三

钱，蒲黄四钱，泽泻三钱，松节五钱，枸杞三钱，韭菜子三钱，硼砂八钱。上为细末。重服三分，轻二分，再轻一分，酒送下。

杜仲木香散（《医部全录》） 治腰痛，行气血立愈。杜仲（制）三钱，木香、官桂各一钱。上为细末，每服二钱，空心温酒调下。

郁李仁散（《太平圣惠方》） 治腰痛强直，连胁妨闷，不能俯仰。郁李仁一两（汤浸去皮微炒），槟榔一两，诃黎勒半两（煨用皮），木香半两，川朴硝一两半。上件药，捣粗罗为散，每服四钱，以水中盏，入生姜半分，煎至六分，去滓，食前温服，以利为度。

奇妙丸（《丹台玉案》） 治妇人腰痛，血凝气滞，经水不调，肾经虚极。当归（酒洗）、白芍（酒炒）、杜仲各二两，广木香、肉桂、延胡索、牛膝各三两，补骨脂（炒）、甘草（炙）、桃仁（去皮尖）、生地、川芎各一两五钱。上为末，蜜丸，每服三钱，空心白酒送下。

乳香趁痛散（《医碥》） 治腰痛。虎胫骨（酒炙黄）、败龟（酒炙）各二两，麒麟竭、赤芍药、当归、没药、防风、自然铜（煅醋淬）、细辛、白附子（炮）、辣桂（去粗皮）、白芷、苍耳子（微炒）、骨碎补（炒去毛）各三两，牛膝、天麻、槟榔、五加皮、羌活各一两。为末，每服一钱，温酒调下。加全蝎妙。

定痛丸（《仙授理伤续断秘方》） 治男女老幼腰痛不忍。威灵仙半两，炒川楝子、炮川乌、八角茴香各一两。上为末，酒煮面糊为丸，梧桐子大，每服五十丸，盐汤或酒送下。

草乌散（《跌损妙方》） 治跌损腰痛。川乌、草乌（生用）、骨碎补、陈皮、乳香、没药各等份，杉木节七个（酒炙）。上为末，每服一二钱，用酒调服。手上，加穿山甲、细辛、桂枝、威灵仙；左手，加柴胡、木香。

南星二陈汤（《症因脉治》） 治内伤腰痛，痰涎停注者。胆星、熟半夏、白茯苓、橘红、甘草、海石、香附。虚寒者，加姜、桂；内热者，加栀、柏；大便结硬者，加枳壳、玄明粉。

枳壳汤（《明医指掌》） 顺气解郁止痛，治气滞腰痛。枳壳五两（炒），甘草（生用）二两。上为末，葱白汤下。

威灵仙方（《太平圣惠方》） 治腰脚疼痛，经年不瘥。威灵仙一两半，牵牛子一两（微炒），陈

橘皮半两（汤浸），吴茱萸一分（汤浸七遍焙干微炒），槟榔一两，木香一两。上件药，捣细罗为散，每于食前，以温酒调下三钱，服之泻下恶物为效。

复元通气散

1.（《百代医宗》 治闪挫腰痛。茴香二两，穿山甲二两，蛤粉（炒）、白丑（炒）、甘草、延胡、陈皮各一两，木香五钱。上为末，每用一钱，热酒调下，气通一身尽疼必用木香于本药内。

2.（《医部全录》） 治一切气滞腰痛。大茴香（炒）、穿山甲（炒）各二两，延胡、橘红、白牵牛（炒）、甘草（炙）各一两，木香（忌火）一两半。上为细末，每服三钱，热酒调下。

按：此同《太平惠民和剂局方》所载复元通气散方。

顺气散（《丹溪治法心要》） 治腰腿疼痛，口眼㖞斜，半身不遂，手足不能屈伸，中气中风，气顺则气散。白术四两（面煨），沉香五钱，天麻一两，天台乌药三两，青皮、白芷、甘草、人参各五钱，入姜三片，紫苏五叶。煎，空心服。

追痛散（《魏氏家藏方》） 治腰疼不可忍。芸苔子、菴蕳子、橘核各等分。上为细末。每服一大钱，酒一盏，煎至七分，空腹热服，每日三次。

祛痛汤（《医方简义》） 治腰痛，小腹痛，不论虚实皆治。当归四钱，川芎二钱，天仙藤一钱，杜仲三钱（炒），炒川断二钱，生沙苑子三钱，延胡三钱，肉桂五分，小茴四分（炒）。水煎，入酒少许冲服。如小腹痛甚者，必瘀多，加青皮一钱，炒桃仁一钱，韭白一握，水煎服。

神功散（《丹台玉案》） 治一切腰痛，不论肾虚血滞，闪挫立效。杜仲四两（童便二碗，煎干），橘桃一两一钱（同杜仲炒），黄柏五钱（炒令褐色）。上为末，每服三钱，空心调下。

神效定痛丸（《魏氏家藏方》） 定痛。治腰痛不可忍，坐立不得。补骨脂（炒）、茴香（淘去砂，炒）、延胡索各一两（炒），黑牵牛半两（炒）。上为细末，研蒜膏子为丸，如梧桐子大。每服二十丸，空心、食前细嚼胡桃酒送下。

速效散（《证治准绳》） 治腰痛不可忍。川楝子（取肉，巴豆五粒去壳，同炒赤，去巴豆），茴香（盐炒香、去盐）、补骨脂（炒）各一两。上为细末，每服三钱，空腹热酒调下。

柴胡清肝饮（《脉因证治》） 治怒气郁结而腰痛。柴胡、青皮、山栀、川芎、钩藤、香附、木

通、枳壳、木香、独活、乌药。寒，加姜、桂；热，加黄柏。

调肝散（《医部全录》） 治郁怒伤肝，发为腰病。半夏（制）三分，辣桂、宣木瓜、当归、川芎、牛膝、细辛各二分，石菖蒲、酸枣仁（去皮炒）、甘草（炙）各一钱。每服三钱，姜五片，枣二枚，煎服。

调荣活络饮（《症因脉治》） 治内伤腰痛，瘀血停滞，日轻夜重，痛定一处，不能转侧，尺脉芤涩。当归尾、红花、桃仁、赤芍药、独活、牛膝、秦艽、桂枝、大黄。水煎服。

调营活络散（《医略六书》） 治血滞腰痛，脉弦涩者。羌活、秦艽各一两，当归二两，乳香一两，香附一两，木香一两，续断二两（酒炒），杜仲二两（酒炒），牛膝一两半（酒炒）。上为散。水、酒各半，煎，去滓，早暮各一服。闪挫伤营，血滞不化，不能荣养经脉，故腰痛不止焉。羌活通经彻络，乳香活血散滞，秦艽活血脉以通肌，当归养营血以荣经，木香调和经气，香附调气解郁，杜仲补肾强腰，续断理伤续筋，牛膝补肝肾以壮筋骨也。为散水酒煎服，使血活滞行，则经络通畅而腰自瘳，何闪挫之足虑哉？此通经活络之剂，为闪挫腰痛之专方。

菴蕳丸（《奇效良方》） 治坠堕闪肭，血气凝滞腰痛。菴蕳子、当归（酒浸焙）、威灵仙、补骨脂（炒）、杜仲（炒）、桂心各五分，乳香（别研）、没药（别研）各二钱半。上为细末，酒煮面糊为丸，如梧桐子大，每服七十丸，空心用盐汤或盐酒任下。

续断散（《圣济总录》） 治气滞，腰卒痛。续断、威灵仙（去土，锉、焙）、桂（去粗皮）、当归（锉，焙）各一两。上为细散。每服二钱匕，酒调下，不拘时候。

黑丑丸（《济阳纲目》） 治腰痛。黑牵牛四两（半生半炒）。上研，取头末，水为丸，如梧桐子大，硫磺为衣。每服三十丸，空心盐酒送下。四服即止。

黑续地饮（《顾松园医镜》） 治瘀血腰痛，痛有定处，转动若锥刀之刺，日轻夜重，小便利，大便黑，脉涩者。黑豆、牛膝（生用）、续断、生地、当归、延胡、丹皮、赤芍药。水煎服。如因闪挫跌仆，转动不便，呼吸作痛者，可加乳香、没药；如不效，脉沉有力痛甚者，或再加桃仁、大黄（韭菜汁炒）。

憎爱丸（《魏氏家藏方》）　治腰痛。黑牵牛（炒）、延胡索（炒）、当归（去芦）各一两，补骨脂一两三分（酒浸一宿，瓦上炒熟）。上为细末，以独头蒜湿纸裹煨熟，研成膏子为丸，如梧桐子大。每服十丸至十五丸，空心、食前温酒送下，一日二次。

橘香丸（《奇效良方》）　治腰痛经久不瘥。橘核（炒）、茴香（炒）、葫芦巴（炒）、菴䕡子（炒）、补骨脂（炒）、附子（炮）各等份。上为细末。酒煮面糊和丸，如梧桐子大，每服三四十丸，食前用盐汤送下。

附：瘀滞腰痛单验方

治腰胁引痛不可忍者：凤仙花，研饼，晒干，为末，空心，每酒服三钱。（《本草纲目》）

治腰痛难转：煎茶五合投酢二合顿服。（《医部全录》）

治腰痛如刺：八角茴香（炒研）每服6g，食前盐汤下。外以糯米二三升，炒热，袋盛，拴于痛处。（《简便良方》）

治腰痛：鸡血藤干根30g，或加猪骨煎服。（《福建中草药》）

治腰痛，腿痛，跌打损伤，心悸，神经衰弱：缬草3g，研为细末，水冲服或加童便冲服。（《新疆中草药手册》）

治瘀血腰痛：

（1）刀豆根50g，白酒50ml，水煎服。（湖南）

（2）老刀豆壳100g，制乳香30g。将刀豆壳焙干，与乳香共研为细末，1次5g，1日3次，白酒送服。（湖南）

治慢性腰腿痛：千斤拔25g，龙须藤25g，杜仲25g。水煎服。（江西）

治扭伤腰痛：鬼针草50g，水煎服。（云南）（《中国民间单验方》）

五、虚证腰痛方

一服立愈汤（《嵩崖尊生全书》）　治腰痛。杜仲五钱，补骨脂四钱，草薢三钱半，续断二钱，牛膝三钱，狗脊（去毛）一钱，木瓜一钱半，炙草五分，胡核一两五钱（一半同药煎，一半嚼下）。酒二碗煎，加盐下。

八味肾气丸（《金匮要略》）　治虚劳腰痛，少腹拘急，小便不利者。干地黄八两，山药、山茱萸各四两，泽泻、丹皮、茯苓各三两，桂枝、附子（炮）各一两。上八味，末子，炼蜜和丸梧桐子大，酒下十五丸，加至二十丸，日再服。

三才封髓丹（《医部全录》）　降心火，益肾水，肾阴虚败腰痛者宜之。麦门冬、熟地、人参各半两，黄柏（炒）三两，甘草（炙）七钱半，缩砂仁一两半。上为细末，为糊和丸，梧子大，每服五十丸，用苁蓉半两作片，酒浸一宿，次日煎至三五沸，去渣送下前丸子，空心服。

干漆散（《圣济总录》）　治多年腰病。干漆（炒令烟出）、木香、桂（去粗皮）、甘草（炙剉）各一两一分，熟干地黄（焙）。上五味，捣罗为散，每服三钱匕，温酒调下，日三服。

大补肾汤（《千金翼方》）　治肾气不足，腰背疼重。磁石、石斛、茯苓、橘皮、麦门冬（去心）、芍药、牛膝、棘刺、桂心各三两，地骨皮三升，人参、当归、五味子、高良姜、杜仲各五两（炙），紫菀、干姜各四两，远志一两半（去心），干地黄六两，甘草二两（炙）。上哎咀。以水四升，煮取一升，分十服。

大建中汤（《医部全录》）　治阳虚腰痛。当归、白芍药、白术、麦门冬、熟地、黄芪、甘草、苁蓉（酒浸）、人参、川芎、半夏、肉桂、附子（炮去皮）、茯苓各等份。分服五钱，水二盏，姜三片，枣二枚，煎八分，空心温服。

牛菟丸（《杂病源流犀烛》）　治腰膝疼痛。或顽麻无力者。牛膝、菟丝子各一两。同入银器内，酒浸一寸五分，晒为末，将原酒煮糊丸，空心，酒下。

左归丸（《医部全录》）　治肾虚腰痛，真阴不足，壮水之主，以培左肾之元阴，而精血自充矣。大怀熟地八两，山药（炒）、枸杞子、山茱萸肉、菟丝子（制）、鹿胶（炒珠）、龟甲胶（炒珠）各四两，无火者不用，川牛膝（酒洗蒸熟）三两，精滑者不用。上先将熟地蒸烂杵膏，加炼蜜，丸梧子大，每食前用滚汤，或淡盐汤送下百余丸。

按：方同《景岳全书》所载左归丸方。

右归丸（《医部全录》）　治肾虚腰痛，真阳不足，益火之源，以培右肾之元阳，而神气自强矣。大怀熟地八两，山药（微炒）、山茱萸肉（微炒）、枸杞子（微炒）、鹿角胶（炒珠）、菟丝子（制）、杜仲（姜汁炒）各四两，当归三两，便溏勿用，肉桂二两渐可加至四两，制附子二两渐可加至五两。上丸法如前，或丸如弹子大，每嚼服二三丸，以滚白汤送下，其效尤速。

按：方同《景岳全书》所载右归丸方。

元参汤（《外台秘要》）治腰痛。元参三两，人参三两，杜仲四两，芍药四两，桂心一两，生姜二两，干地黄三两，白术三两，通草三两，当归三两，寄生四两，川芎四两，防风二两，丹皮二两，独活二两。上十五味㕮咀，以水一斗二升，煮取三升，日三夜一服，忌生葱、桃、肉、雀、胡荽、芜荑等。

必效寄生散（《外台秘要》）治肾虚腰痛。桑寄生、鹿茸（炙）、杜仲，上三味，各一分作散，酒服方寸匕，日三服。又方，鹿茸（炙）作散，酒服方寸匕，一味任多少为之。

川芎饮（《圣济总录》）治肾虚劳役，腰卒痛。川芎、丹参、当归（锉，焙）、细辛（去苗叶）、桂（去粗皮）、牡丹皮（锉）、桃仁（去皮尖双仁，炒）各一两，大黄（锉，炒）。上为粗末。每服三钱匕，水一盏半，煎至一盏，去滓温服，空心、日午、临卧各一次。

按：大黄原书缺量。

壮本丹（《古今医鉴》）治肾虚腰痛，久则寒冷。此药壮筋骨，补元气，利大小，养丹田，治腰痛之妙剂。杜仲（酒炒）一两，肉苁蓉（酒洗）五钱，巴戟天（酒浸去骨）五钱，补骨脂（盐水炒）一两，茴香一两，青盐五钱。上为末，将猪腰子分开，入药在内，缝住纸包煨熟，每一个一服，用黄酒送下。

壮肾散（《寿世保元》）治肾经虚损，腰腿遍身疼痛。淫羊藿（酒浸）五两，远志（去心）四两，巴戟（去心）六两，杜仲（酒炒）五两，补骨脂（酒炒）五两，肉苁蓉（酒浸）六两，青盐八两，大茴香五两，小茴香（炒）五两。上为末，每服二钱，用猪腰切开，掺药末在内，纸裹火烧熟，细嚼酒下。

杜仲丸

1.（《备急千金要方》）补肾。治肾虚腰痛。杜仲二两，石斛二分，干地黄、干姜各三分。上为末，炼蜜为丸，如梧桐子大。每服二十丸，酒送下，一日二次。《千金方衍义》论干姜行地黄之滞，则补而不壅；石斛助杜仲之强，则健而益壮。

2.（《医部全录》）治肾虚腰痛，动止软弱，脉大虚，疼不已。杜仲（姜汁炒）、五倍子、枸杞子、败龟甲（酥炙）、黄柏、知母（并盐水炒）、当归、

白芍药、黄芪、补骨脂（炒）各一两。上为末，炼蜜入猪髓和丸，梧子大，空心盐汤吞下八十丸，或百丸。

牡丹散（《圣济总录》）治肾虚腰痛。牡丹皮、萆薢、白术、桂（去粗皮）等份。上四味，捣罗为散，每服三钱匕，温酒调下。

补阴汤（《万病回春》）治肾虚腰痛。当归、白芍（酒炒）、生地黄、熟地黄、陈皮、茴香（盐酒炒）、补骨脂（酒炒）、牛膝（去芦酒洗）、杜仲（去粗皮酒炒）、茯苓（去皮）各一钱，人参五分，黄柏（去粗皮酒炒）、知母（酒炒）各七分，炙甘草三分。上到一剂，枣二枚，水煎，不拘时候。痛甚大者加乳香、砂仁、沉香，去芍药、生地、陈皮。

补肾汤

1.（《寿世保元》）治肾虚腰痛。当归（酒洗）、白芍（酒洗）、生地黄、熟地黄、陈皮、小茴香（盐酒炒）、补骨脂（酒炒）、牛膝（去芦酒洗）、杜仲（去粗皮酒炒）、白茯苓（去皮）各一钱，人参五分，黄柏（去皮酒洗）、知母（酒炒）各七分，炙甘草三分。上到一剂，枣二枚，水煎服，如常合丸药，共为细末，炼蜜为丸，如梧桐子大，每服五十丸，米汤下。

2.（《医部全录》）治肾虚腰痛。补骨脂（炒）、茴香（盐酒炒）、延胡、牛膝（酒洗）、当归（酒洗）、杜仲（酒炒）、黄柏、知母（并盐酒炒）各一钱。上作一贴，姜三片，水煎服空心服。

补虚利腰汤（《辨证录》）治肾虚腰痛，自觉其中空虚无着。熟地黄一两，杜仲五钱，补骨脂一钱，白术五钱。水煎服。连服四剂，自愈。

局方安肾丸（《医部全录》）治肾虚腰痛，下元虚冷，小便滑数。桃仁、白蒺藜、巴戟天、肉苁蓉、山药、石斛、补骨脂、白茯苓、萆薢、白术各二两四钱，川乌头（炮）、肉桂各一两三钱。上为末，蜜丸梧子大，空心酒下五七十丸。

青娥丸

1.（《太平惠民和剂局方》）治肾虚腰痛如折，起坐艰难，俯仰不利，转侧不能。胡桃仁二十个，补骨脂（酒浸炒）八两，杜仲（姜汁炒）十六两，大蒜（熬膏）四两。上为细末，蒜膏为丸，每服三十丸，空腹温酒送下，妇人淡醋汤送下。

2.（《丹台玉案》）治一切腰痛，肾虚血少，痛时腰冷，寒邪凝滞，气血不和等症。萆薢四两（分作四份，盐水、童便、米泔水、酒各浸一日，焙

干，炒)、杜仲(姜汁炒)、胡桃肉(去膜，另研)各八钱，补骨脂四两(酒浸)。上为末，炼蜜为丸。每服三钱，空心青盐二分、酒送下。

茸角丸(《普济方》引《千金》) 治腰痛。鹿角(去上皮，取白者熬令黄)、鹿茸(新者良，陈者不佳)。上为末。酒服方寸匕，一日三次。特忌生鱼，余不忌。

茴香鳖甲丸(《圣济总录》) 治虚劳腰膝痛。茴香子(舶上者，炒)、鳖甲(去裙襕，醋炙)各一两，附子(大者)一枚(炮裂，去皮脐)，胡芦巴一分，柴胡(去苗)、黄连(去须)各半两，楝实十枚(炮)。上为细末，面糊为丸，如梧桐子大。每服十九至二十丸，食前温酒送下。

胡桃丸

1.(《御药院方》) 益精补髓，强筋骨。治肾虚腰痛。补骨脂、杜仲、萆薢、胡桃仁各四两。将前三味捣罗为细末，次入胡桃膏子拌匀，再捣千余下，丸如梧桐子大，每服三十至五十丸，空心，温酒、盐汤下。

2.(《万病回春》) 治腰痛。乳香、沉香、木香、母丁香、大茴香、干姜、杜仲(姜汁炒，去丝)、没药、菟丝子(酒制)、补骨脂(酒炒)各等份，胡桃四个(去壳)。上为细末，炼蜜为丸，如绿豆大，黄酒送下。

独活寄生汤(《备急千金要方》) 治腰背痛，肾气虚弱，卧冷湿当风所得，不时速治，喜流入脚膝，或为偏枯、冷痹，缓弱疼重，腰痛挛，脚重痹急。独活三两，桑寄生、杜仲、牛膝、细辛、秦艽、茯苓、桂心、防风、川芎、人参、甘草、当归、芍药、干地黄各二两。上十五味，㕮咀，以水一斗，煮取三升，分三服，温身勿冷。

按：据《三因极一病证方论》载，此方最治历节风，近人用之甚效，亦治腰背痛及脚气流注。此汤最除风消血。余同前。

独活续断汤(《外台秘要》) 治腰痛，皆由肾气虚弱卧冷湿地，当风所得，不时瘥，久久流入脚膝冷痹，疼弱重滞，或偏枯，腰脚痉挛，脚重急痛。独活二两，续断二两，杜仲二两，桂心二两，防风二两，川芎三两，牛膝二两，细辛二两，秦艽三两，茯苓三两，人参二两，当归二两，芍药二两(白者)，干地黄三两，甘草三两(炙)。上十五味切，以水一斗，煮取三升，分三服，将息勿取冷。宜用蒴藋叶火燎，厚安床上，及热卧上，冷即易

之，冬月取根捣用，事须熬之，忌芜荑、生葱、生菜、海藻、菘菜、酢物。

神应丸(《太平惠民和剂局方》) 治肾经不足，风冷乘之，腰痛如折，牵引背脊，仰俯不利。威灵仙二十两，当归、桂心各十两。为末，酒糊为丸，梧桐子大，每服十五至二十丸，食前温酒或茴香煎汤送下，妇人用桂心煎汤送下。

桂枝姜苓阿胶汤(《医学摘粹》) 治虚寒腰痛。茯苓三钱，桂枝三钱，甘草二钱，生姜三钱，阿胶三钱(炒，研)，白芍三钱，当归三钱，川芎三钱。水煎大半杯，温服。

黄芪牛膝散(《鸡峰普济方》) 治肾脏风虚，腰腿脚膝痛。黄芪、白芍药、牛膝、当归各三钱，防风、磁石各二十四铢，五味子、茯苓、熟地黄、川芎、桂心各四钱。上为细末。每服三钱，水一盏，入生姜三片，大枣一枚，同煎至七分。去滓温服，不拘时候。

萆薢散(方出《备急千金要方》名见《普济方》) 治肾虚腰痛。牡丹皮二分，萆薢、桂心、白术各三分。上为末。每服方寸匕，酒下，一日三次。亦可作汤服。

寄生汤(《外台秘要》引《古今录验》) 治腰痛方。桑寄生四两，附子三两(炮)，独活四两，狗脊五两(黑者)，桂心四两，杜仲五两，川芎一两，甘草二两(炙)，芍药三两，石斛三两，牛膝三两，白术三两，人参二两。上十三味切，以水一斗，煮取三升，分三服，忌海藻、菘菜、生葱、猪肉、冷水、桃、李、雀肉等。

寄生散

(1)(《外台秘要》) 治肾虚腰痛。桑寄生、鹿茸、杜仲各一分。研为散，每服方寸匕，温酒调下，日三服。

(2)(《圣济总录》) 治腰痛。桑寄生(切焙)、牡丹皮、鹿茸(酒浸炙去毛)、桂(去粗皮)各半两。上四味，捣罗为细散，每服二钱匕，温酒调下，空心日午夜卧服。

滋肾丸(《医部全录》) 治肾阴不足腰痛。黄柏(酒洗焙)、知母(酒洗焙)各二两，肉桂二钱。上为末，熟水丸，如鸡头大，每服百丸，加至二百丸，百沸汤下，空心服。

按：《兰室秘藏》所载通关丸，又名滋肾丸、滋肾通关丸。治热在下焦，小便点滴不通，口渴，小腹胀痛，恶心欲吐。

暖肾散（《圣济总录》）治久患腰痛，皆由肾冷所致。附子（炮裂去皮脐）一两，泽泻一两半，桂（去粗皮）一两半，蜀椒（去目并闭口者炒出汗）、杏仁（汤去皮尖双仁炒黄）、当归（剉焙）各一两。上六味，捣罗为细散，每服五钱匕，空心冷酒调下，日再服。

附：虚证腰痛单验方

调血脉，止腰痛：鹿血，滚酒调，热服。（《本草新编》）

治肾虚腰痛：毛青杠 3~6g，炖鸡服。（《贵阳民间药草》）

治腰脊酸痛，风湿关节痛：金樱根 30g 和猪蹄子或猪脊髓炖服。（《闽东本草》）

治肾虚腰痛：列当 150g，白酒 1000g，装锅内，炖 30 分钟，每晚饭后服 1 盅。（《吉林中草药》）

治肾虚腰痛：沙苑子 30g，水煎，日服 2 次。（《吉林中草药》）

治虚寒腰痛：羊头蹄一具，草果四枚，桂一两，姜半斤，哈昔泥一豆许，胡椒煮食。（《医部全录》）。

治虚寒腰痛：卡密 30g，益母草 15g，石榴 15g，肉桂、红花各 9g。共研细末，蜜丸 6g 重，每日 2 次，每次服 1 丸。（《内蒙古中草药》）

治肾虚腰痛、不能转侧：万年青花、糯米、黑豆、红枣、枸杞、猪腰子（切碎），装入猪大肠内炖服。（《四川中药志》）

治肾虚腰膝冷痛：石花 9g，补骨脂 12g，杜仲 15g，牛膝 12g，枸杞 12g。水煎服。（《山东中草药手册》）

治腰痛、劳伤：①芋儿七 3g，研末，凉开水冲服。②芋儿七 9g，独活 12g，羌活 6g，青木香 2.4g。水煎服。（《陕西中草药》）

治腰骨酸痛，不能屈伸：山甘草根头 60g，合雄鸡炖服。（《泉州本草》）

治腰痛：野杜仲 30g，大活血 30g，柘藤根 30g，加酒煎，1 日 3 次分服。（《江西草药手册》）

治腰痛：千山莓根 30g，肖梵天花根 30g，水煎服。（《福建中草药》）

治腰痛：大叶花椒茎叶 9~18g，水煎服。（《中药大辞典》）

治腰背酸痛：椰榆茎 15~30g 洗净、切碎，狗脊骨数量不拘，和水、酒适量各半炖服。（《闽南民间草药》）

治腰骨酸痛：紫弹树茎枝 30~60g，加狗脊、酒水各半炖服。（《中药大辞典》）

治腰痛：东风菜根 15g，水煎服。（《湖南药物志》）

治腰痛、骶骨损伤、背痛、多发性脓肿：南蛇藤根 21g，鸭儿芹 21g，台湾莴苣 9g。水煎，1 日分 3 次服。（《常用中草药配方》）

治腰痛：鲜金线草根 30~45g，水酒各半煎服。（《江西草药手册》）

治肾虚腰痛：刀豆壳 30g，羊开口 30g，猪肾 1 对。将上药加食盐少许，共炖熟，除去药渣，1 日分 2 次食之。（湖南）

治肾虚腰痛：算盘子树根 10g，木蝴蝶 20g，猪肉 250g。将上药共用水炖熟，除去药渣，1 日分 2 次食之。（湖南）

治肾虚腰痛：刀豆壳 50g，荔枝壳 50g，鸡蛋壳 7g，车前草 15g。将鸡蛋壳焙黄，研为细末，余药水煎取汁，1 日分 2 次，用药汁冲服鸡蛋壳粉。（湖南）

治肾虚腰痛：刀豆壳 50g，路边荆 20g，鲜松针 60g，紫苏梗 15g。水煎服。（湖南）

治肾虚腰痛：九龙盘 30g，续断 15g，石韦 15g。水煎服。（广西）

治肾虚腰痛：鲜竹节黄叶 10g，鸡蛋 1 个，将上药做蛋汤食，睡前 1 次服下。（广西）

治肾虚腰痛：假花生 30g，水煎服。（广西）

治肾虚腰痛：白背桐根 30g，猪脊骨适量，将上药共炖汤，1 日分 3 次服。（广西）

治肾虚腰痛：双肾草 30g，肾经草 30g，瘦猪肉 30g。将上药共用水炖熟，1 日分 2 次，食肉服汤。（贵州）

治腰痛：假地蓝 30g，猪脊骨适量。将上药共炖汤，1 日分 2 次服。（广西）

治血虚腰痛：小茜草 20g，小血藤 20g，伸筋草 20g，杜仲 20g。水煎服。（云南）（《中国民间单验方》）

第七节　骶痹方

补胯丸（《春脚集》）治胯久痛属虚者。黄芪五钱，独活五钱，牛膝五钱，秦艽五钱，桑寄生五钱，石斛五钱，路党参一钱五分，小茴香一钱五分，全当归一钱半，苍术七钱半，杜仲七钱半，大熟地一两，肉桂一钱五分。上为细末，炼蜜为丸，如梧桐子大。每服四五钱，用温黄酒送下。

通督汤（《中国现代名医验方荟海》） 发散风寒，温补督肾。治风寒侵袭督脉，经络阻滞所致之尾骶骨痛。症见背脊、尾骶骨痛。当归10g，嫩桂尖10g，白芍10g，绵杜仲10g，巴戟10g，鹿角霜15g，狗脊15g，老生姜6g，甘草3g，大红枣15g。方中桂枝汤发散风寒，温通经络；当归、芍药理血止痛；鹿角霜、杜仲、狗脊、巴戟温补督肾；鹿角、狗脊擅长通督，为方中主药，故重用之。

第八节 腿痹方

生虎骨丸（《杂病源流犀烛》） 治由于劳力伤损，腿骨麻疼。生虎骨四两，金毛狗脊八两，五加皮、淫羊藿、牛膝、白茄根、油松节各二两，独活一两。

半夏左经汤（《三因极一病证方论》） 治足少阳经为风寒暑湿流注，腿痹，缓纵不随。半夏（汤去滑）、干葛、细辛、白术、茯苓、桂心（不见火）、防风、干姜（炮）、黄芩、小草、甘草（炙）、柴胡、麦门冬（去心）各三分。上剉散，每服四大钱，水一盏半，姜三片，枣一个，煎七分，去滓，空腹服。热闷加竹沥，每服半合，喘满加杏仁、桑白皮。

花龙丸（《解围元薮》） 治风湿，腰背以下腿股瘫痪，寸步不能，日夜抽掣，伏床不起。苍术四两，黄柏（酒浸，炒）、灵壳（酥炙）、牛膝、当归、蓖麻、防己、茄根皮各一两。上为末，酒糊为丸，如梧桐子大。每服一百丸，姜盐汤送下。

按：又名混元丹。

步利丸（《仙拈集》） 治腿膝疼痛，不能举步。山楂肉、白蒺藜各等份（蒸晒）。上为末，炼蜜为丸，如梧桐子大。每服三钱，白汤送下。

和荣汤（《丹台玉案》） 治两股上连腰胯疼痛。牛膝、杜仲、天门冬、麦门冬、黄柏、人参各一钱，乌药、当归、白芍、沉香、青盐各八分。水煎，温服。

振中汤（《医学衷中参西录》） 治腿疼，腰疼，饮食减少。当归、陈皮各二钱，炒白术六钱，厚朴、乳香、没药各一钱半。水煎服。

除湿补气汤

1.（《兰室秘藏》） 治两腿麻木，沉重无力，多汗喜笑，口中涎下，身重如山，语声不出，右寸脉洪大。升麻六钱，苍术四钱，酒黄柏、柴胡、黄芪各三钱，酒知母、藁本、生甘草、当归各二钱，五味子、陈皮各一钱五分。为粗末，每服五钱，水煎，空腹服。

2.（《杂病源流犀烛》） 治左腿麻木。黄芪二钱，青皮一钱，炙甘草钱半，五味子三十五粒，升麻钱半，当归、柴胡、泽泻各五分，红花六分，陈皮二分半。

续骨丹（《嵩崖尊生全书》） 治腿脚痛。乳香、没药、天麻、白附、僵蚕各等份。上为末。每服五分，酒调下。

榛蘑木耳丸（《医学探骊集》） 治寒腿，年久不愈。榛蘑半斤，木耳四两，川杜仲四钱，牛膝五钱，木瓜五钱，川椒四钱，乳香五钱。上为末，炼蜜为丸，如弹子大。每服一丸，每日早晚滚水送下。

附：腿痛单验方

治食积腿痛：酒板一两，酒霄叶五钱，香附五钱。辣芥子、凌柏花、酒糊丸，四物加陈皮甘草汤下。（《丹溪治法心要》）

治风气，两腿抽痛：青棉花藤根和猪蹄同煮，加白糖服。（《浙江中药资源名录》）

第九节 膝痹方

加味二妙散（《外科大成》） 治膝肿初起者。黄柏七分，苍术、归尾、赤芍、桃仁、南星、牛膝、胆草各一钱，黄芩、连翘、羌活各五分，红花、木通、甘草各三分，金银花二钱。用水一盅，煎八分，加姜汁二匙，食前服。

加味玉屏风散（《外科真诠》） 治膝眼风，寒湿偏胜者。黄芪、白术、防风、当归、苡仁、茯苓、牛膝、草薢、桂心、甘草。

附：膝痛单验方

治男子膝脚积冷，或顽麻不仁少力：菟丝子一两，牛膝一两。同浸于银器内，用酒浸过一寸，焙干为末，将原浸酒，入盐少许，用酒饮服。（《普济方》）

治下肢关节肿痛：鲜杠板归全草二至三两，水煎服。（《福建中草药》）

治风气膝痛：虎头蕉（金钱莲）二钱，老母鸡一只，黄酒半斤冲炖服。（《闽东本草》）

第十节　足痹方

一仙丹（《古今医鉴》）　治脚疾肿痛拘挛。川牛膝、威灵仙各等份。上为细末，炼蜜为丸，如梧子大，每服五十丸，空心酒下，白滚汤亦可，忌茶。

大椒丸（《普济方》）　治脚筋冷缩顽痹。大川椒（去目炒出汗）二分，荜茇、辣桂、川白姜、华阴生细辛各一分。上为细末，酒面糊为丸，如梧桐子大，每服七十丸，食后温酒吞下。

芙蓉丸（《古今医鉴》）　治脚腿疼痛。哑芙蓉、乳香、没药、孩儿茶、鹿茸（去毛，酒蒸）、官桂、延胡（酒浸，微炒）、乌药（炙）、陈皮、五加皮、粉草（炙）各等份。上为末，面糊为丸，每服二钱，酒煎，葛根汤临卧出微汗。

苍术胜湿汤（《医林纂要》）　治寒湿脚痹，及脚气挟寒由冒雨忍湿而得之者。苍术五钱，羌活三钱，防风三钱，防己三钱，木瓜三钱，怀牛膝三钱，肉桂一钱，茯苓二钱，甘草梢一钱。水一大碗，煎至半碗，入好酒半碗，煎数沸，热服。其人少壮，气血强盛者宜；若虚弱衰老者，则非可用也。当归拈痛汤治湿着之挟热者。此以治湿着之挟寒者，故用苍术之辛烈以君之，而羌活、防风佐之，本能行经燥湿，活骨舒筋，非风以胜湿之说；防己以逐而行之，木瓜以收而消之，肉桂及酒，所以胜寒而活其血，牛膝、草梢，使一于下行而无坚不破矣。然则此之攻之，不太猛乎？曰羌活、防风性能上升，而术、草、桂、苓则未尝非补正也；此用苍术为君，则异于防己饮之平用二术，古人饵术皆以为补养，实补脾君药也。

杏术续命汤（《普济方》）　治风寒湿气为脚痹大痛者，不能转侧，或肿或细，痛重筋挛。附子（炮去皮脐）、防己、川芎、白术、人参各一两，防风、芍药、麻黄（去根节）、桂心、炙甘草、黄芩各半两。上为粗末，每服五钱，水一盏半，生姜五片，同煎七分，去滓温服，日三夜一，无时服之。病人坐卧热炕煖处，厚衣覆脚，长令溅然汗出，病去。冬减黄芩，夏减桂附一半。

两足痹方（《医部全录》）　治两足疼痛麻木。当归、白芍、白术、苍术、陈皮、半夏、茯苓、黄柏（酒炒）、桃仁、红花、威灵仙、川牛膝（酒洗）、甘草各等份。上剉生姜五片，水煎，入竹沥同服。

治足跟痛方（《中国现代名医验方荟海》）　补气养血，通络止痛。治足跟无形疼痛，不红不肿，查无病理改变（俗称气落底）。焦杜仲9g，川牛膝9g，木瓜9g，丹参9g，地锦草6g，小茴香9g，当归9g，透骨草6g，五加皮9g。水煎服，黄酒引。足之能步，有赖气血之灌注。气血不足，则足不能步，且疼痛生焉。本方以当归、丹参养血活血；小茴香温肾行气；杜仲、牛膝、锦草、透骨草、五加皮祛风健骨；木瓜和胃通络，以助生化之源。本方所致与气虚下陷所致之足底疼痛不同。下陷者为气虚不升，故以升气之品举之，宜补中益气汤。本方为气血不注于足所致，故以牛膝、丹参之属引而下行，是病虽同，其理殊异矣。

独活汤（《备急千金要方》）　治脚痹。独活四两，当归、防风、茯苓、芍药、黄芪、葛根、人参、甘草各二两，大豆一升，附子一枚，干姜三两。上十二味，㕮咀，以水一斗，清酒二升，合煮取三升，分三服。

逐痹丹（《辨证录》）　治两足牵连作痛，腹又微溏，人不能寐，卧倒足痛，而不能伸，伸则愈痛。人参一钱，茯苓五钱，肉桂三分，升麻五分，甘草一钱，薏苡仁一两，神曲五分，白术五钱。水煎服，一剂而湿去，二剂而风寒亦散也。

滋阴活血汤（《中国中医秘方大全》）　治足跟痛。熟地30g，鸡血藤30g，肉苁蓉20g，牛膝15g，白芍15g，黄芪15g，黑杜仲12g，当归12g，淫羊藿9g，红花9g，干姜9g，木香3g。水煎服。

滋肾逐瘀汤（《中国现代名医验方荟海》）　滋肾逐瘀。治跟骨刺，证属肾虚邪痹者。桑椹子45g，熟地30g，菟丝子24g，女贞子24g，桑寄生30g，木瓜15g，牛膝21g，磁石15g，独活12g，刘寄奴15g，路路通30g，桃仁9g，红花12g，莪术9g，川芎12g，甘草6g。方中桑椹子、熟地、菟丝子、女贞子补肝肾、壮筋骨；独活、桑寄生、木瓜祛风湿、舒筋络；牛膝、桃仁、红花、川芎、刘寄奴、路路通、莪术活血逐瘀，通络止痛；磁石，《本经》中认为，可"主周痹风湿，肢节中痛"；甘草调和诸药，缓急止痛。

滋筋养荣汤（《医学传灯》）　治人壮岁之时，气血未衰，或年及五旬，形体不甚瘦弱，因湿热伤脾，不能束骨，致足痛不能行者。当归、川芎、白芍、熟地、续断、杜仲、牛膝、木瓜、苡仁、车前、五加皮、麦冬、石斛、独活、秦皮。

附：足痹单验方

治两足肿胀，按之坚硬，肌肤麻木不仁，肢体头面亦觉微肿，脉弦微滑，此风与湿袭入脾脏，急宜疏泄：苍术、大腹皮、广皮、香附、五加皮、猪苓、连皮苓、生熟薏苡仁、泽泻、汉防己。(《张聿青医案》)

治患脚屈软不能行，腰脊挛痹又腹内紧结者：松节一斛，净洗，锉之，以水三斛，煮取九斗，又以水二斛煮滓，取一斛，渍饭。酿之如酒法，熟即取饮，多少任意。(《补缺肘后方》)

治风湿脚痛：泡桐根120g，茜草120g，焙干研末，兑酒服。(《重庆草药》)

第五章 三因三候痹方

本章所录，多为文献中点明治疗属于正虚痹、邪实痹或痰瘀痹的方剂。分为正虚痹处方、邪实痹处方及痰瘀痹处方三节。正虚痹处方根据气血阴阳亏虚及脏腑亏虚不同，又分若干证候。所用药物均以扶正、补益药物为主，并根据所挟病邪的具体情况，适当配伍相应的祛邪药物。在用扶正药物时，除针对正虚的主要矛盾选用相应药物外，同时还配伍相关的药物。如气虚者以补气为主，同时配伍养血、健脾药物等。邪实痹处方，适用痹病实证，具体组方规律，可参见"五淫痹处方"。痰瘀痹处方，则以活血化瘀，散结化痰药物为主组成。根据瘀血痰浊凝结的程度不同和原因不同，而配伍相应的药物。如瘀血留滞者以活血化瘀药物为主；瘀血凝结者，则以活血破结药物为主；瘀血因寒者多配温经散寒药；因湿者多配祛湿通络药；因热者多配清热凉血药，因燥者多配生津润燥药等。

第一节 正虚痹方

一、气血虚痹方

（一）气虚痹方

人参顺气散（《太平惠民和剂局方》宝庆新增方） 治风虚气弱，荣卫不和，肢节疼痛，身体沉重，头目眩晕，肩背拘急，手足冷麻，半身不遂，口眼㖞斜，痰涎不利，言语謇涩；或脾胃不和，心腹刺痛，胸膈痞满，倦怠少力，霍乱转筋，吐泻不止，胎前产后。干姜、人参各一两，川芎、甘草（炙）、苦梗（去芦）、厚朴（去粗皮，姜汁制）、白术、陈皮（洗，去白）、白芷、麻黄（去节）各四两，干葛（去粗皮）三两半。上为细末。每服二钱，水一盏，加生姜三片，大枣一枚，薄荷五七叶，同煎八分，不拘时候。如伤风感冷，头疼腰重，咳嗽鼻塞，加葱白煎。

按：①又名通气祛风汤（《证治准绳·类方》）、人参通气散（《证治宝鉴》）。②《普济方》功用疏风顺气；《证治准绳·类方》功用疏通气道。③《证治宝鉴》治一切上焦风热。

风湿续断汤（《活人心统》） 治气虚，风湿流注，肢节作痛。木瓜、续断、防风、羌活、人参、川芎、赤茯苓、川归、牛膝、杜仲、秦艽、甘草、附子。水二盅，加生姜二片，煎七分，食远服。

白术妙功丸（《御药院方》） 治肾气久虚，上攻下注，脐腹久冷，腰背麻痛；及膀胱疝气，痃癖气闷，小肠作声，时时下坠。白术、蓬莪术、泽泻、当归（去芦头）、厚朴（去粗皮，生姜制）、补骨脂（炒）各半两，延胡索二钱，川苦楝、槟榔各三钱，木香二钱，半夏一两（生姜汁制）。上为细末，水煮面糊为丸，如豆大。每服七十丸，食前温水送下。

加减草宝汤（《普济方》引《肘后方》） 治妇人真气虚损，四肢劳倦，腰膝疼痛，颜色枯槁。黄芪四两，熟干地黄（汤泡十次）、白茯苓、人参、当归（酒浸）、白术、半夏（汤泡七次）、白芍药、五味子、桂各一两，甘草半两（炙）。上为粗末。每服二钱，水一盏半，加生姜三片，乌梅一个，煎至七分，去滓，空心、食前服。

加减补中益气汤（《古今医鉴》） 治气虚手足麻木。补中益气汤加木香、大附子、麦门冬、防风、羌活、乌药。

健运汤（《医学衷中参西录》） 治气虚腿疼、臂疼、腰疼。生黄芪六钱，野台参三钱，当归三钱，寸麦冬（带心）三钱，知母三钱，生明乳香三钱，生明没药三钱，莪术一钱，三棱一钱。

按：减麦冬、知母三分之一，改为丸剂，名"健运丸"。

（二）血虚痹方

止痛四物汤（《鲁府禁方》） 治血虚弱，浑身四肢疼痛。当归（酒洗）、川芎、白芍（酒炒）、熟地黄各一钱，秦艽、丹参、羌活、骨碎补各八分，木瓜、良姜、炮姜、五加皮、延胡索各七分。上锉，水煎服。

内补汤（《鸡峰普济方》）　治血虚气涩，风邪稽留，荣卫不固，手臂麻重，五痹挛急。熟地黄、杜仲各八分，黄芪六分，枳壳、茯苓、陈橘皮、人参各四分，防风、川芎、白芍药各三分，薯蓣、甘草、山茱萸各二分（一方去枳壳，用当归）。上为粗末。每服二钱，水一盏，加生姜三片，大枣一枚，煎至六分，去滓，食前温服。

牛角地黄散（《圣济总录》）　治妇女血伤不止，兼带下赤白，腰背痛，虚乏困倦。牛角䚡一枚（烧灰），熟干地黄（焙）、桑耳（锉碎）、人参、续断、赤石脂、白矾（烧）、白术、禹余粮（煅赤，醋淬五遍）、干姜（炮）、蒲黄（微炒）、防风（去叉）各一两，附子（炮裂，去皮脐）一两半，龙骨、当归（切，焙）各二两。上为散。每服二钱匕，食前温酒调下；米饮亦可。

四物羌活汤（《症因脉治》）　治血虚内伤腰痛。当归、白芍药、川芎、生地、秦艽、独活。气滞，加沉香、砂仁。

生血起废汤（《辨证录》）　治血虚不能养筋脉，身未颠仆，左手半边不仁，语言謇涩，口角流涎。葳蕤二两，山茱萸四钱，熟地一两，当归一两，茯苓五钱，白芥子五钱。水煎服。

白术石斛汤（《圣济总录》）　补虚益血，调荣卫，进饮食。治手足疼痛，肢体倦怠。白术、石斛（去根，锉，酒炒）各半两，荆芥穗三钱，桔梗（锉，炒）、秦艽（去苗土）各一分，白芷、白芍药各三钱，黄芪（锉，炒）、当归（切，焙）。上为粗散。每服四钱匕，水一盏，加生姜五片，大枣三枚，煎至八分，去滓，食前温服，一日三次。

按：方中黄芪、当归用量原缺。

扶劳四物汤（《鲁府禁方》）　治妇人血虚成劳，遍身骨节酸痛，五心烦热，盗汗，不进饮食。当归（酒洗）、川芎、白芍（酒炒）、熟地黄、黄芪（蜜炙）、麦门冬（去心）各一钱，柴胡、地骨皮、秦艽、丹参、天花粉各七分，陈皮、香附、砂仁、枳壳（麸炒）、前胡各七分。上锉。水煎服。

养阴柏子丸（《医学入门》）　治妇人血虚，经少或闭，皮热骨疼，渐瘦脉数。柏子仁、牛膝、卷柏各五钱，泽兰叶、续断各二两，熟地三两。上为

末，炼蜜为丸，如梧桐子大。每服三十丸，空心米饮送下。

（三）气血两虚痹方

七宝美髯丹（《医方集解》）　治气血不足，羸弱，周痹。制首乌（大者赤白各半去皮切、黑豆拌、九蒸九晒）二斤，茯苓（乳拌）、牛膝（酒浸、同首乌自第七次蒸至第九次）、当归（酒洗）、枸杞子（酒浸）、菟丝子（酒浸蒸）各半斤，补骨脂（黑芝麻拌炒）四两。为末，炼蜜为丸，每服三钱，盐汤或酒送下。

三气饮（《医学从众录》）　治气血虚亏损，风寒湿三气乘虚内侵筋骨，历节痹痛之极及痢后鹤膝风痛等症。当归、枸杞、杜仲各二钱，熟地黄三钱或五钱，牛膝、茯苓、芍药酒炒、肉桂各一钱，细辛或代以独活、白芷、炙甘草各一钱，附子用一二钱，生姜三片。水二盅，煎服。气虚加参术；风寒胜加麻黄一二钱。亦可浸酒饮之。

地骨皮丸（《圣济总录》）　补血气。治风湿。地骨皮、牛膝、菟丝子（焙）、枳壳（去瓤，麸炒）、远志（去心）、熟干地黄各六两。上使酒浸三日，焙干为末，用浸药酒煮面糊为丸，如梧桐子大。每服三十丸，空心温酒送下。

乳香大丸（《圣济总录》）　治气血衰弱，风毒攻注，历节疼痛。乳香（研）、没药（研）各一两，五灵脂（去砂石）四两，乌头（炮裂去皮脐）一两半。上四味各捣研为末，再同和匀，滴水和丸，如小弹子大，以丹砂为衣。每服一丸，研薄荷酒化下。日三服。

狗脊饮（《万病验方大全》）　治气血亏虚，手足麻木，感受风湿，不能行动。川牛膝、金毛狗脊、海风藤、宣木瓜、桑枝、松节、续断、杜仲、秦艽、桂枝、熟地、当归身、虎骨胶。

黄芪桂枝青藤汤（《娄多峰论治痹病精华》）益气养血，通阳蠲痹。治风寒湿痹阻，气血亏虚的虚痹。扶正治本，凡肢体关节酸痛或麻木，每遇劳累、气候寒冷、潮湿等则疼痛加重，肌肉瘦削或虚肿，面色苍白，自汗畏风，神疲乏力，舌质淡胖，脉细弱无力者，皆可应用。属实证、热证、肝阳上亢、阴虚火旺者，禁用。黄芪60~120g，桂枝15~30g，白芍30~60g，青风藤30~45g，鸡血藤15~30g，炙甘草6~9g，生姜5片，大枣5~10枚。水煎服，每日1剂，早晚分2次服。风邪偏胜，呈

游走性痛疼者，加海风藤 20~30g；湿邪偏盛，肢体沉困下肢为甚者，白芍用量不宜超过 30g，去甘草，加草薢 15~30g，云苓 15~30g；寒邪偏盛、冷痛明显、局部欠温、遇寒加重，得温则舒者，重用桂枝，加川、草乌 9g，或加细辛 3~6g；痹久兼痰浊内阻，关节肿大，局部有结节或畸形，色淡暗者，加南星 9~20g，僵蚕 9~12g；兼瘀血肢体刺痛，舌质紫暗或有瘀斑者，重用鸡血藤，加山甲珠 9~12g，赤芍 12~20g，丹参 30g；气虚甚而乏力少气，倦怠明显者，重用黄芪 90~120g，加党参 15~20g，伴畏风自汗者，去生姜，减青风藤、桂枝量，加防风 8~9g，白术 9~15g，或加五味子 10g，牡蛎 20~30g；血虚心悸，肢体麻木，视物昏花，目干涩者，重用白芍，加首乌 30g，枸杞 20g；阳虚畏寒、四肢欠温、面色㿠白明显者，加附子 6~15g，淫羊藿 15~20g，或配服鹿茸；脾虚腹满，食少便溏者，加白术 30~60g，薏米 30g，焦三仙各 9~12g；肾虚腰膝酸软者，加桑寄生 30~45g，杜仲 15g，川断 15g；上肢疼痛明显者，加片姜黄 15g，羌活 15g；项颈部疼痛明显者，加葛根 20~30g；下肢痛甚者，加川牛膝 15~20g，木瓜 20g。据临床观察，黄芪 30g 左右疗效多不明显，用至 90~120g 效果显著。曾在辨证无误情况下，发现个别病人，按方中剂量服 2~3 剂后，出现头胀痛、目赤、或身痛加重、或腹泻等现象，一般 6 剂药后，或配佐药或减量续服，上述反应可逐渐消失，故本方药用量宜从小量 30g 开始，逐渐增量，疗效显著。

温络汤（《类编朱氏集验医方》） 治气血不足，风冷留于经络，足胫寒冷，筋脉虚弱，久成寒痹，手足无力，步履艰辛，骨节疼痛，多恶风冷，大壮筋脉，止疼痛，温四肢，下痰，止眩晕。白术（炒）、川牛膝（酒浸）、杜仲（炒）、附子（炮）、虎胫骨（酒炙）各一两，黄芪七钱半，没药、乳香、甘草、人参各半两，白姜一两半，桂心三分，当归二两半，川芎七钱半。上㕮咀，水一盏，姜三片，木瓜三片，煎七分，食后服。

滋筋养血汤（《古今医鉴》） 治血气两虚，双足痿软，不能行动，久卧床褥。川归一钱，熟地黄一钱五分，白芍药一钱五分，川芎七分半，人参八分，五味子九粒，麦门冬（去心）一钱，黄柏一钱，知母五分，牛膝（酒浸）一钱，杜仲（酒炒）一钱，苍术一钱，薏苡仁一钱，防风六分，羌活三分，甘草三分。上锉一剂。加姜、枣，煎服。筋骨

痿软，加桂枝三分，陈皮八分；如觉心烦，加黄连六分，酸枣仁（炒）六分，白茯神（去木）一钱。

按：又名滋血养筋汤（《东医宝鉴·外形篇》）。

增损续断丸（《普济本事方》） 治荣卫涩少，寒湿从之痹滞，关节不利而痛。川续断（洗摊去焙筋剉）、苡仁、牡丹皮、山芋、桂心（不见火）、白茯苓（去皮）、黄芪（蜜炙）、山茱萸（连核）、石斛（去根净洗细剉酒炒）、麦冬（用水浸去心条）各一两，熟地（九蒸九晒，焙干，秤）三两，人参（去芦）、防风（去叉股、炙）、白术（炮）、鹿角胶各七钱。上为细末，炼蜜丸如梧桐子大。每服三十至四十丸温酒下，空心食前。

附：气血两虚痹单验方

治气虚血亏，营卫不和之痹痛：黄芪 30g，桂枝 10g，全当归 15g，杭白芍 10g，赤芍 10g，鸡血藤 30g，陈皮 10g，生姜 10g，红枣 6 枚，秦艽 10g。水煎服。（《北京老中医经验选编》）

二、五脏虚痹方

（一）肾阳虚痹方

二十四味飞步散（《万病回春》） 治下元虚损，脚膝酸软疼痛，并寒湿风气，麻木不仁及打伤跌损，行步艰辛。当归、白芷、赤芍、牛膝（酒洗）、杜仲（姜汁炒）、木瓜、茯苓（去皮）、骨碎补、乌梅、何首乌、川续断、补骨脂、小茴香（盐水炒）、独活、桑寄生、五加皮、苍术（米泔浸）、陈皮、防风（去芦）、天麻各一两，川芎、槟榔、半夏（姜汁炒）各五钱，甘草三钱。上剉生姜三片，水煎热入酒一半，空心服。或用好酒五壶，煮煎药服之亦可。忌生冷。

八神散（《圣济总录》） 壮筋骨，明耳目。治四肢沉重，脚膝无力，骨髓冷痛。附子（去皮脐）一两，乌头（去皮脐）、草乌头各二两（并，每个锉作三段，同用盐二两，慢火煮一日，焙干），防风半斤（以上四味，并锉令块子相似），蛇床子、蔓荆子、马蔺子、吴茱萸各二两。上药用慢火炒令烟出，急倾在净地上，拣取附子、防风、乌头等四味，杵罗为细散，以瓷盒子盛。每服一钱匕，空心时取井花水调下。日后渐加至三钱匕。

人参补肾汤（《外台秘要》引《删繁方》） 治肾劳虚寒，关格塞，腰背强直，饮食减少，气力渐羸。人参、甘草（炙）、桂心、橘皮、茯苓各三

两，杜仲、白术各四两，生姜五两，羊肾一具（去膏，四破），猪肾一具（去膏，四破），薤白（切）一升。上切。以水三斗，煮取六升，去滓，分为六服，昼四夜二服。覆头眠。忌海藻、菘菜、生葱、酢物、桃李、雀肉等。

九仙固元丹（《医方类聚》引《经验秘方》） 强肾壮筋。治元阳虚惫，腰重疼痛，腿脚缓弱，行步不随。川乌（去皮尖，细切，食盐淹一宿）一两，苍术（米泔浸过，切片，葱管淹一宿，炒）一两，茴香（炒）三两，川草薢一两，宣州木瓜二两，白术一两，虎胫骨（全用，前脚下截为妙，有髓者佳，酥炙黄色，约酥四两，炙到干极妙）一两（有子者用一两，无子者用二两），杜仲（去粗皮，锉碎）一两（姜汁淹一宿，炒去丝），川牛膝（去芦，酒浸一宿，焙干）一两，川续断二两（去芦，无子者用，有子者不用）。上为细末，酒糊为丸，如梧桐子大，焙干。每服七十丸，空心盐汤送下。

三建汤（《太平惠民和剂局方》续添诸局经验秘方） 治真气不足，元阳久虚，寒邪攻冲，肢节烦疼，腰背酸痛，自汗厥冷，大便滑泄，小便白浊；及中风涎潮，不省人事；伤寒阴证，厥逆脉微。天雄（炮，去皮脐）、附子（炮，去皮脐）、大川乌（炮，去皮脐）各等份。上为粗末。每服四钱，水二盏，加生姜十五片，煎至八分，去滓温服，不拘时。

按：《永类钤方》功用除瘤冷，扶元气。

干地黄散（方出《备急千金要方》名见《圣济总录》） 治肾气虚寒，阴痿，腰脊痛，身重缓弱，言音混浊，阳气顿绝。生干地黄五斤，苁蓉、白术、巴戟天、麦门冬、茯苓、甘草、牛膝、五味子、杜仲各八两，车前子、干姜各五两。上药治下筛。每服方寸匕，食后酒送下，一日三次。

大补肾丸（《千金翼方》） 治肾气虚，腰背疼重。磁石、石斛、茯苓、陈皮、麦门冬、芍药、桂心、牛膝、棘刺各三两，地骨皮三升，人参、当归、五味子、良姜、杜仲各五两，紫菀、干姜各四两，远志一两半，干地黄六两，炙甘草二两。水煎服。

无比山药丸（《备急千金要方》） 治肾气虚惫，头晕目眩，耳鸣腰酸，冷痹骨疼，四肢不温，或烦热有时，遗精盗汗，尿频遗尿，或带下清冷，舌质淡，脉虚软。薯蓣二两，苁蓉四两，五味子六两，菟丝子、杜仲各三两，牛膝、泽泻、干地黄、山茱

萸、茯神、巴戟天、赤石脂各一两。上药为末，蜜丸如梧桐子大，食前以酒服二十至三十丸，日二次。忌醋、蒜、陈臭之物。

六味沉香饮（《圣济总录》） 治肾脏虚冷气，攻心腹疼痛，腰背急强，不思饮食，身热足冷。沉香、胡芦巴（炒）、楝实（去核炒）各一两，木香、附子（炮裂去皮脐切）各半两。上六味，㕮咀如麻豆大，每服三钱匕，水一盏，酒三分，同煎七分，去滓空腹温服。

巴戟天丸

1.（《圣济总录》） 治肾脏久虚，体瘦骨痿，腰脚酸疼，脐腹冷痛，饮食无味，行坐少力，夜多梦泄，耳内蝉鸣。巴戟天（去心）、补骨脂（炒）、茴香子（炒）各半两，附子（去皮脐剉盐炒）一两。上四味，捣罗为末，用酒熬一半成膏，留一半拌和丸，如梧桐子大，每服二十丸，空心食前盐汤下。

2.（《普济方》） 补益，治阳衰阴胜，痹气身寒。巴戟天（去心酒浸焙干）、肉苁蓉（去皮酒浸切焙）、白龙骨、五味子、鹿茸（去毛酥炙）、白茯苓（去黑心）、天雄（炮裂）、续断、山芋、白石英各一两半，覆盆子、菟丝子（酒浸另捣）各三两，熟干地黄（焙）三两，蛇床子（炒去皮）一两，远志（去心）、干姜（炮制）各一两半。上为细末入菟丝子，拌匀再罗，炼蜜和丸，如梧桐子大，每服空心温酒下二十丸，加至三十丸，日再。

石斛饮（《圣济总录》） 治肾气虚损，骨痿体瘦无力，两耳赠赠鸣，甚即成聋，短气不足。石斛（去根）、当归（切，焙）、人参、肉苁蓉（酒浸一宿，切，焙）、附子（炮裂，去皮脐）、川芎、桂（去粗皮）各半两，白茯苓（去黑皮）、熟干地黄（焙）、白术（米泔浸一宿，锉，炒令黄）、桑螵蛸（切破，炙黄）、磁石（火煅醋淬二七遍）各一两，羊肾一对（批去筋膜，炙令黄）。上㕮咀，如麻豆大。每服三钱匕，水一盏，煎至七分，去滓温服，不拘时候。

石楠丸

1.（《脚气治法总要》） 治肾气虚，客气湿阴，脚气，筋急拘挛湿痹，缓弱下气，除骨间邪气，湿不仁，寒厥痿痹，腰脊脚痛，膝冷不能转筋，腿紧不能久立，及如履物隐痛。石楠叶（炙去毛）、桂（去皮）、附子（炮）、防风（去芦）各六两，牛膝（酒浸）、白茯苓（去皮）各八两，熟地、菟丝子（酒浸）各二分，苡仁六分，五加皮六分。上为

细末，用大木瓜一枚，去皮子蒸熟研成膏，和前药末为剂，如干硬，少入熟蜜，和蜜为丸，如梧桐子大，空心木瓜酒下三十丸，日二。

2.（《医方类聚》引《王氏集验方》）舒筋活血，去风益精。治腰脚疼痛，或曾经坠堕打扑损伤，筋骨疼痛，一切虚损之证。石楠藤一斤（去芦梗），乳香半两（别研），没药半两，川乌二两（炮），五灵脂（淘去沙土，澄清）四两，自然铜半两，木瓜四两。上为细末，面糊为丸，如梧桐子大。每服五十丸，温酒送下。

四斤丸

1.（《太平惠民和剂局方》）治肾经不足，下攻腰脚、腿膝肿痒，不能屈伸，脚弱少力，不能踏地，脚心隐痛，行步喘乏，筋脉挛急，腰膝不利，风寒湿痹，脚气缓弱。宣州木瓜（去瓤）、牛膝、天麻、苁蓉（洗净）切各焙干称一斤。上四味，如前修事了，用无灰酒五升浸，春秋各五日，夏三日，冬十日足，取出焙干，再入附子（炮、去皮脐）、虎骨（涂酥炙）各二两。上为细末，用浸前药酒打麺糊为丸，如梧桐子大。每服三、五十丸，空心。煎木瓜酒下，或淡盐汤送下。

2.（《正体类要》）治肝肾精血不足，筋无所养，挛缩不能步履，或邪淫于内，筋骨痿软。肉苁蓉（酒浸）、牛膝（酒洗）、天麻、干木瓜、鹿茸（炙）、熟地黄（生者自制）、菟丝子（酒浸煮，杵）、五味子各等份。上为末，用地黄膏为丸，如梧桐子大。每服五七十丸，空心温酒送下。

芍药虎骨散（《圣济总录》）治骨髓虚冷，疼痛倦怠。芍药一斤，生地黄五斤（洗），虎骨四两。上三味，㕮咀，以清酒一斗，渍三宿，暴干复入酒中渍一宿，暴干再渍再暴，酒尽即止，暴干捣罗为散，每服二钱匕，温酒调下，不拘时。

肉苁蓉散（《太平圣惠方》）治肾气不足，体重嗜卧，骨节酸疼，目暗耳鸣，多恐喜睡、腰背强痛，小便满急，饮食无味，心息少气。肉苁蓉一两半，丹参、肉桂、磁石各二两，黄芪、人参、石斛、五味子、当归、牛膝、附子、沉香、茯苓、杜仲、枳实、熟地黄各一两。研为散，每服四钱，用磁石同煎去滓服。

补肾茯苓丸（《外台秘要》）治男子肾虚冷，五脏内伤，风冷所苦，令人身体失痒，足行失顾，不自觉省，或身偏拘急，腰脊痛强，或乘马触风，四肢酸疼。茯苓三两，防风二两，桂心二两，白术二两，细辛二两，山茱萸二两，薯蓣二两，泽泻二两，附子二两（炮），干地黄二两，紫菀二两，牛膝三两，芍药二两，丹参二两，黄芪二两，沙参二两，苁蓉二两，干姜二两，元参二两，人参二两，苦参二两，独活二两。上二十二味捣筛，蜜和丸如梧桐子。食前服五丸，临时以酒饮下之，忌酢物生葱、桃李、猪肉、生菜、雀肉、芜荑等。

附虎四斤丸（《医学入门》）治肾虚寒，腰脚拘挛掣痛，履地艰辛，脚心隐痛，风寒湿痹，脚气痿弱等症。牛膝一斤（酒五升浸透，晒干），木瓜一斤，天麻一斤，肉苁蓉一斤，乳香五钱，没药五钱，虎胫骨二两，附子二两。上药为末，浸药酒打糊为丸，梧桐子大，每服五十丸，空腹木瓜汤或盐汤送下。

肾气丸

1.（《金匮要略》）治肾阳不足，腰酸脚软，身体以下常有冷感，少腹拘急，小便不利，或小便反多，脉虚弱及脚气，痰饮、消渴、转胞等。干地黄八两，山药、山茱萸各四两，泽泻、茯苓、牡丹皮各三两，桂枝、炮附子各一两。为末，炼蜜和丸，梧桐子大。每服十五至二十五丸，酒送下，日二次。

2.（《外台秘要》）治丈夫腰脚疼、肾气不足，阳气衰，风痹虚损，惙惙诸不足，腰背痛，耳鸣，小便余沥，风虚劳冷。羊肾二具（炙），细辛二两，石斛四两，苁蓉四两，干地黄四两，狗脊一两（黑者），桂心二两，茯苓五两，牡丹皮二两，麦门冬三两（去心），黄芪四两，人参二两，泽泻二两，干姜二两，山茱萸二两，附子二两（炮），薯蓣二两，大枣一百枚（取膏和丸）。上十八味捣筛，以枣膏少著蜜合丸如梧桐子大。酒服二十丸，渐加至三十丸，日再服，忌猪肉、冷水、生葱、生菜、胡荽、芜荑酢物。

狗脊丸（《太平圣惠方》）

（1）治肾脏虚冷，气攻腰胯疼痛，羸弱无力。狗脊二两，木香一两，薯蓣一两，桂心一两，附子一两（炮裂去皮脐），槟榔一两半，牛膝一两（去苗），蛇床子一两，白茯苓一两半，五味子一两半，覆盆子一两半，独活一两半，熟地三两。上件药，捣细罗为末，炼蜜和捣三五百杵，丸如梧桐子大，每日空心，以温酒下三十丸，晚食前再服。

（2）轻身，利脚膝，治五种腰痛。狗脊二两，萆薢二两（剉），菟丝子一两（酒浸三日别捣）。上件药，捣罗为末，炼蜜和丸，如梧桐子大，每日空心及晚食前，服三十丸，以新草薢渍酒二七日，取此酒下药，服经久之后，行及奔马，久立不倦。

茴香子丸（《太平圣惠方》）　治下元虚冷，腰膝疼痛，肌肉消瘦，渐加无力。茴香子一两，桂心一两，巴戟一两，附子一两（炮裂，去皮脐），补骨脂一两（微炒），干姜一两（炮裂，锉）。上为末，用羊肾二对，切去筋膜，以酒二升，煮令酒尽，烂研，和诸药末，捣为丸，如梧桐子大。每服三十丸，空心、晚食前生姜酒送下。

胡芦巴散（《圣济总录》）　治肾脏虚惫，腰膝疼，小肠膀胱等气攻冲。胡芦巴、补骨脂（炒）各二两，荜茇、荜澄茄、茴香子（炒）、木香、丁香、楝实、桂（去粗皮）、槟榔、巴戟天（去心）、京三棱（微锉）、青橘皮（汤浸，去白焙）、附子（炮裂，去皮脐）、枳壳（去瓤麸炒）各一两。上为散。每服二钱匕，水、酒共一盏，同煎三五沸，温服；如作丸，用酒煮面糊为丸，如梧桐子大。每服十五丸，空心盐汤送下。

胜骏丸（《三因极一病证方论》）　益真气，壮筋骨，治元气不足，真气虚弱，及诸虚寒湿气进袭，手足拳挛，脚连脚面拘急，走注疼痛，筋脉不伸，行步不随。一切足弱鹤膝诸风。附子一枚（炮去皮脐），当归（酒浸一宿）、天麻（酒浸）、酸枣仁（炒）、熟地（酒浸）、防风（去叉）各二两，木瓜四两，乳香半两（别研），麝香一分（别研），全蝎（去毒）、木香、没药（别研）、羌活、甘草（炙）各一两。上件为细末，用生地黄三斤，净洗，研烂如泥，入无灰酒四升，煮烂如膏，以前药匀和，杵令坚，每两作十丸，每服一丸，细嚼，临睡酒下。

养肾散（《太平惠民和剂局方》）　治肾气虚损，腰脚骨节疼痛，膝胫不能屈伸，及久病脚气缓弱，感受风寒湿邪，肢体疼痛。全蝎半两，天麻三钱，制苍术一两，附子（炮去皮脐）、草乌（生，去皮脐）各二钱。上药为细末，空腹温酒调下，若久病脚气缓弱，每服一字，空腹豆淋酒送下，骨中痛嚼胡桃肉，酒调下。

秘方换腿丸（《太平惠民和剂局方》）　治肾经虚弱，下注腰膝，或冷气所乘，移步迟缓，筋脉挛痛，不能屈伸，脚心隐痛。薏苡仁、石楠叶、天南星（姜汁炒）、川牛膝（酒浸）、肉桂、当归、天麻、炮附子、羌活、防风、石斛、草薢（微炙）、

黄芪（蜜炙）、续断各一两，苍术（米泔浸）一两半，槟榔五钱，木瓜四两。为细末，面糊为丸，空腹温汤或木瓜煎汤送下，日二三次。

倍力丸（《普济方》引《太平圣惠方》）　治元气虚损，腰膝筋骨疼痛。补骨脂二两（炒），桂心二两，缩砂一两（去皮），附子二两（炮裂，去皮脐），木香二两，安息香二两（以酒熬成膏），鹿角胶二两（捣碎，炒令黄燥）。上为末，炼蜜并安息香膏相和为丸，如梧桐子大。每日三十丸，空心以温酒送下。

续断汤（《圣济总录》）　治肾气虚弱，卧冷湿地，气邪乘之，流入腰脚，冷痹疼痛。续断、杜仲（去粗皮剉炒）、桂（去粗皮）、防风（去叉）、牛膝（酒浸切焙）、细辛（去苗叶）、白茯苓（去黑皮）、人参、当归（切焙）、白芍药各二两，独活（去芦头）、川芎、秦艽（去苗土）、生干地黄（焙）、甘草（炙）各三两。上十五味粗捣筛，每服五钱匕，水一盏半，煎一盏，去滓温服，宜用蒴藋叶火燎，厚安床上，及热卧上，冷即易之，冬日取根捣用。

楮实丸（《圣济总录》）　治风冷痹，下焦虚寒，腰脚不随。楮实（微炒）三两，桂（去粗皮）二分，枳壳（去瓤麸炒）三分，牛膝（去苗酒浸切焙）、槟榔（煨剉）、干姜（炮）各一两半。上六味，捣罗为末，炼蜜丸如梧桐子大。空心晚食前，温酒下三十丸。

温肾散（《三因极一病证方论》）　治肾虚寒，阳痿，腰脊痛，身重缓弱，足腰不可以按，语音涩浊，阳气顿绝。熟地黄一斤，肉苁蓉（酒浸）、麦门冬、牛膝（酒浸）、五味子、巴戟天、炙甘草各八两，茯神（去木）、炮姜各五两，杜仲三两（姜汁醮，炒断）。上为末，每服二钱，空腹温酒送下，日二三次。

温补鹿茸丸（《圣济总录》）　治阳气虚，阴气盛，痹气内寒，如从水中出。鹿茸（去毛酥炙）四两，人参、天雄（炮裂去皮脐）、五加皮（剉）、五味子、牛膝（酒浸切焙）、防风（去叉）、远志（去心）、石斛（去根）、山芋、狗脊（去毛）各一两，肉苁蓉（去皱皮酒浸切焙）、熟干地黄（焙）各三两，白茯苓（去黑皮）、菟丝子（酒浸别捣）各一两一分，覆盆子、石龙芮各二两，草薢、石楠、蛇床子（炒）去皮、白术各三分，巴戟天（去心酒浸焙）、天门冬（去心焙）、杜仲（剉炒）各一两半，干姜（炮裂）、桂（去粗皮）、吴茱萸（炒）、附子

（炮裂去皮脐）、细辛（去苗叶）、蜀椒（去目及闭口者炒出汗者）各三分。上三十味，除菟丝子别捣外，捣罗为末，再拌匀炼蜜，丸如梧桐子大。每服温酒下二十丸，稍加至三十丸，空心食前日三。

煨肾丸

1.（《鸡峰普济方》）治阳气衰弱，腰痛，脉冷，精滑，阴痿，脐腹疼刺，减食力劣。附子、胡芦巴、补骨脂、茴香各一两（炒香熟）。上为细末，烂研羊腰子为丸，如梧桐子大。每服三五十丸，空心温酒送下，食前亦得。

2.（《素问病机气宜保命集》）益精暖中，消谷。治肾肝损及脾损，谷不化，腰痛不起者。牛膝、萆薢、杜仲、苁蓉、防风、菟丝子、白蒺藜、胡芦巴、补骨脂等份，肉桂半之。上为细末，酒煮猪腰子捣为丸，如梧桐子大。每服五七十丸，空心酒送下。

按：①又名牛膝丸（《活法机要》）。②本方方名，原书千顷堂本作"暖肾丸"。

磁石丸（《太平圣惠方》）治肾气虚损，骨萎羸瘦，耳鸣心烦，小腹里急，气引膀胱，连腰膝疼痛，不欲饮食。磁石二两（烧，醋淬七遍，细研，水飞过），肉苁蓉二两（酒浸一宿，刮去皱皮，炙干），钟乳粉二两，黄芪一两（锉），巴戟一两，石斛一两（去根，锉），白茯苓半两，桂心一两，杜仲一两（去粗皮，炙令微赤，锉），当归半两（锉，微炒），鹿茸一两（去皮，涂酥炙微黄），五味子半两，天门冬三分（去心，焙），续断半两，木香半两，菟丝子一两（酒浸三日，晒干，别捣），阳起石一两（细研），牛膝一两（去苗），远志三分（去心），附子一两（炮裂，去皮脐），泽泻三分，覆盆子三分，沉香三分，熟干地黄一两，丹参一两（去芦头），干漆三分（捣碎，微炒）。上为末，炼蜜为丸，如梧桐子大。每服三十丸，空心及晚食前以温酒送下，渐加至五十丸。

附：肾阳虚痹单验方

治男子腰肾久冷，心腹积聚，胁下冷癖，腹中诸虫，失精、遗溺、脚膝疼痛、冷风顽痹：硫黄十两，净拣去沙石，研细飞过，用瓷盆子盛，以水和赤石脂封口，以盐泥固济晒干，地内先埋一小罐子，盛水令满，安合子在上，用泥固济之气，慢火养七日七夜，候足，加顶火一斤煅，候冷取出研为细末，以药末一两，用蒸饼一两，汤浸握干去水，搜

匀为丸，如梧桐子大。每服三十丸，多至百丸，温米饮下，空心服之。（《太平惠民和剂局方》）

治痹以开通阳气，补养阴血：白茯苓二两，半夏四两，枳壳一两，风化硝三钱。姜汁糊丸，梧桐子大，每服五十丸，姜汤下。（《医门法律》）

治肾气虚衰，腰胁疼痛，或当风卧湿，为冷所中，不速治，流入腿膝，为偏枯冷痹，缓弱：独活四分，附子一枚（大青者炮），杜仲、茯苓、桂心各八分，牛膝、秦艽、防风、川芎、芍药各六分，细辛五分，干地黄十分。切，水九升，煮取三升，空腹分三服，如行八九里进一服，顿服三剂。（《肘后备急方》）

（二）肾阴虚痹方

大营煎（《景岳全书》）治真阴精血亏损，及妇人经迟血少，腰膝筋骨疼痛；或气血虚寒，心腹疼痛等证。当归二三钱（或五钱），熟地三五七钱，枸杞二钱，炙甘草一二钱，杜仲二钱，牛膝一钱半，肉桂一二钱。水二盅，煎七分，食远温服。如寒滞在经，气血不能流通，筋骨疼痛之甚者，必加制附子一二钱；如带浊腹痛者，加补骨脂一钱（炒用）；如气虚者，加人参、白术；中气虚寒呕恶者，加炒焦干姜一二钱。

按：①又名大荣煎（《罗氏会约医镜》）。②《通俗内科学》治阴痿。

无敌丸（《普济方》）补肝肾，通血脉，祛风湿，强筋骨。治肾虚骨痛。苍术（酒浸）一两半，虎胫骨（酥炙）一两半，川乌头半两（炮），萆薢、杜仲（姜炙）、干木瓜各一两，防风（去芦）、天麻、牛膝（酒浸）、乳香、没药各半两，金毛狗脊四两（去毛）。为细末，醋糊为丸，如梧桐子大，每服三十丸，空心温酒或盐汤下。

五斤丸（《杨氏家藏方》）常服活血驻颜，身轻体健。治精血不足，腰脚缓弱，行步艰难，腿膝无力，及寒湿脚气等疾。大木瓜（去皮瓤）、牛膝（去芦头，用无灰酒浸一宿，阴干，切，焙）、肉苁蓉（酒浸一宿，切，焙）、天麻（透明者，切，焙）各一斤，虎骨（涂酥，炙令黄）、没药（别研）、川乌头（炮，去皮脐）、山药各四两。上将木瓜烂蒸，研作糊，和众药末，如和不就，更用原浸牛膝酒打面糊搜匀为丸，如梧桐子大。每服三十丸，加至五十丸，空心、食前温酒、盐汤任下。

生阴壮髓丹（《石室秘录》）治肾水不足，阳

明火旺,骨髓空虚,痿废不立。元参三两,麦冬二两,熟地三两,山茱萸二两。水煎服。

补阴丹(《御药院方》) 滋益肾水真阴,镇伏心火大热,坚强骨髓,补养精气,通调血脉,润泽肌肤,交泰心肾。治发热怔忪,脚膝痹弱。磁石(紧者,烧赤,醋淬七次,水飞过,晒干称)三两,鹿茸三两(去毛,酥炙),生干地黄八两,石斛三两,泽泻三两,官桂一两半(去粗皮),杜仲二两(细切,炒去丝),山茱萸三两(生用)。上为细末,入磁石末同研匀,炼蜜为丸,如梧桐子大。每服五十丸,空心、食前温酒送下,或盐汤送下亦得,日进一服。服二月觉功,一百日见效。

紫石英丸(《太平圣惠方》)

(1)治肾气虚损赢瘦,饮食不为肌肤,骨痿无力,腰疼痛。紫石英、白石英、鹿茸、菟丝子、补骨脂、覆盆子、附子、当归、杜仲、天门冬、五味子、桂心、柏子仁、蛇床子、棘刺、续断、膃肭脐各一两,肉苁蓉、磁石、黄芪、茯苓、钟乳粉、熟地黄、石斛、牛膝各二两,人参、巴戟各一两半。研末,炼蜜为丸,如梧桐子大,每服三十丸,渐加至五十丸温酒下。

(2)治妇女虚损,血海风冷气,腰脚骨节疼痛,纳减心烦,体瘦无力。紫石英、牛膝、杜仲、熟地黄、丹参、石斛、鹿角胶(炙黄燥)各一两,柏子仁、阿胶(捣炒)、防风、细辛、木香、人参、白芍药、桂心、炙甘草各半两,麦门冬一两半,炮附子、川芎、羌活、萆薢、续断、泽兰、禹余粮(烧、醋淬)、当归各三分,黄芪半分。上药为末,炼蜜捣和为丸,梧桐子大,每服三十丸,食前温酒送下。

滋阴补肾丸(《万病回春》) 滋肾养血,除湿热。止腰疼、腿酸痛。熟地黄(酒洗)一两五钱,白芍(酒炒)一两,当归(酒洗)一两五钱,川芎八钱,补骨脂(盐酒炒)二钱,杜仲(姜汁炒)一两五钱,小茴香(盐酒浸炒)六钱,甘枸杞(盐酒浸炒)一两,黄柏(盐酒浸炒)一两二钱,桃仁(去皮炒)五钱,川楝子一两二钱。上为细末,炼蜜为丸,如梧桐子大,每服八九十丸,空心、热酒送下。

龄龟丸(《全国中药成药处方集》) 滋养强壮。治男子肾虚,女子血亏,腰腿酸痛,下肢萎弱,周身麻木,气短心跳,四肢无力,血枯经闭。龟甲480g,当归240g,白芍240g,牛膝150g,桃仁60g,红花60g,鹿胶60g,杜仲90g,黄芪、山药各150g。上为细末,水滚小丸。每服3g,1日2次,白水送下。忌食生冷。孕妇勿服。

熟干地黄丸(《太平圣惠方》) 治肾脏虚损,肌体赢瘦,骨痿无力,腰脚酸疼,小便浑浊。熟干地黄、肉苁蓉各二两,山茱萸、山药、白茯苓、石斛、桂心、附子、巴戟天、牛膝、五味子、泽泻、柏子仁、菟丝子、鹿角胶各一两,天门冬半两。研末,炼蜜为丸,如梧桐子大,每服三十丸,温酒下。

(三)肝阳虚痹方

七味丸(《银海指南》) 治肝经气虚,筋无所养,变为寒证,以致筋骨疼痛,脚软懒行;及伤寒服凉药过多,水中无火,手足牵引,肝经血虚,以致火燥筋挛,变为结核瘰疬等症。熟地八两,山萸肉(酒润)、山药各四两,茯苓(乳拌)、丹皮、泽泻各三两,加肉桂一两。

曲直汤(《医学衷中参西录》) 治肝虚腿痛,左部脉微弱。山茱萸一两,知母六钱,生乳香、生没药、当归、丹参各二钱。水煎服。

补骨脂汤(《圣济总录》) 治肝藏风冷,毒气攻注,筋脉抽掣疼痛,及一切筋寒之病。补骨脂(炒)、芥草、桂(去粗皮)、附子(炮裂去皮脐)、干姜(炮)各一两,干蝎(去土微炒)一分。上六味,剉如麻豆,每服二钱匕,水半盏,入酒半盏,葱白二寸,盐少许,同煎至六分,去滓食前热服,卒转筋者。热酒煎服。

鸡舌香散(《太平圣惠方》) 治肝风冷,两脚转筋,挛急疼痛。鸡舌香、木瓜各一两,青皮、木香、白豆蔻各半两。研为散,每服四钱,加生姜半分,水煎服。

养真丹(《医学入门》) 治肝虚为四气所袭,手足顽麻,腰膝无力及瘫痪,痰涎,半身不遂,言语謇涩,头目昏眩,遍身疼痛,兼治产后中风、坠堕瘀血等证。熟地黄、当归、川芎、白芍、羌活、天麻各等份。为细末,炼蜜为丸,鸡子大。每服一丸,菟丝子浸酒送下。

覆盆子丸(《医方类聚》引《简要济众方》)补虚。治肝脏虚寒,面青黄色,两肋胀满,筋脉不利,背膊疼痛,瘦乏无力。覆盆子一两,五味子一两,附子一两(炮裂,去皮脐),酸枣仁一两,白术一两,熟干地黄半两。上为末,炼蜜为丸,如梧桐子大。每服二十丸，空心、食前温酒送下；米饮亦得。

（四）肝阴虚痹方

谷精散（《圣济总录》） 治肝脏虚风攻击，肢节疼痛，及上攻眼目多泪。谷精草、石决明、木贼（锉）、荆芥（穗）、甘草（炙，锉）、羌活（去芦头）、旋覆花、甘菊花、枸杞子、晚桑叶各一分（并生用），蛇蜕半条（炒），苍术（米泔浸，去皮，焙）一分。上焙干，为细散。每服二钱匕，茶清调下，一日三次，不拘时候。

补血荣筋丸（《张氏医通》） 治肝衰筋缓，不能自收持。肉苁蓉（酒制）、菟丝子（酒煮）、煨天麻各二两，牛膝（酒煮）四两，熟地黄六两，木瓜（姜汁炒）、五味子各一两，鹿茸（酒炙）一对。为末，炼蜜为丸，梧桐子大。每服七十丸，睡前人参煎汤、或米汤、或温酒送下。

养血柔肝汤（《中国现代名医验方荟海》） 益气养血，育阴柔肝，活血舒肝。治肝阴不足，气滞血瘀证，症见形体较消瘦，面色暗晦，胁胁不舒，时有刺痛，或胁下有痞块，颈胸部常有珠丝血痣，睡眠不宁，时腹胀纳呆，唇较紫暗，舌有瘀斑、脉弦数滞涩。北芪、太子参、麦冬、熟地、杞子、赤芍、首乌、女贞子、丹参、郁金、旱莲、灵脂、益母草、半枝莲。

（五）肝肾阳虚痹方

大三五七散（《备急千金要方》） 治肝肾不足，风寒外袭，头痛眩晕，口眼㖞斜，耳聋耳鸣，风寒湿痹，头风眩。天雄、细辛各三两，山茱萸、干姜各五两，薯蓣、防风各七两。上药治下筛。每服五分匕，清酒送下，一日二次。不知稍加。《医方考》论大寒中于风府，令人头痛，项筋紧急者，此方主之。风府，脑后之穴，督脉之所主也。寒者，天地严凝之气，故令项筋紧急。干姜，附子，辛热之物也，可以散真寒；细辛、防风、气薄之品也，可使至高巅；山萸养督脉之阴，茯苓和督脉之阳。

按：①又名天雄散（《太平圣惠方》）、三五七散（《圣济总录》）。②《千金翼方》治面骨痛，风眩痛；《医方类聚》引《济生》治阳虚风寒入脑，头痛目眩，如在舟车之上，耳内蝉鸣，或如风雨之声应，风寒湿痹，脚气缓弱；《普济方》治产后风。

风髓丹（《普济方》） 治肝肾二脏稍有不足，风寒之气侵之，每到中夜后腰背疼痛，转侧不得，

不能行步；或左瘫右痪，肢体偏枯，起止不前，阳气衰绝，阴气大胜，久卧床枕，渐渐日深者。杜仲一两（生姜汁制），木瓜一两半，狗脊一两，川乌八两（炮、去皮），萆薢二两，牛膝一两，虎骨五钱（酥制），鹿茸五钱（酥制），麝香二钱，川芎五钱，肉桂五钱（去皮），全蝎三钱，细辛七钱，乳香五钱，没药五钱，木鳖子三钱（去壳），海桐皮五钱，五加皮五钱，威灵仙七钱（去皮），薏苡仁五钱，自然铜七钱（醋淬七次），地龙二两半，木香五钱，骨碎补一两，朱砂五钱（为衣）。上为细末，酒煮面糊为丸，如梧桐子大，每服五十丸，好酒温送下。

加味四斤丸（《奇效良方》） 治肝肾俱虚，精血不足，足膝酸疼，步履不随，如受风寒湿气以致脚气疼痛。虎胫骨（酥炙）一两，肉苁蓉（酒浸焙）、乳香（另研）、没药（另研）以上各半两，川乌（炮、去皮脐）一两，牛膝（酒浸）一两半，天麻一斤，木瓜（去穰蒸）一斤。上为细末，入木瓜膏和酒糊杵烂为丸，如梧桐子大，每服七十丸，空心用温酒和盐汤送下。

附子鹿茸煎（《鸡峰普济方》） 治肝肾气虚，肢体疼痛。鹿茸、补骨脂、山药各二两，桂一两半，附子、牛膝、泽泻、熟地黄、山茱萸、茯神、巴戟、赤石脂各一两，苁蓉四两，五味子半两，菟丝子、杜仲各三两，麝香一钱。上为细末，炼蜜为丸，如梧桐子大。每服三十丸，空心温酒送下。

虎骨四斤丸

1.（《医学六要》） 治肝肾气血不足，又受风湿而致脚气，足膝酸痛，步履不遂。虎胫骨一两（酥炙），没药（另研）、乳香（另研）各五钱，附子（炮、去皮尖）二两，肉苁蓉（洗净）、川牛膝、木瓜（去瓤）、天麻各一两半。将木瓜、苁蓉捣如膏，余药为末，加酒糊为丸，如梧桐子大。每服七八十丸，空心盐汤送下。

2.（《饲鹤亭集方》） 治酒色所伤，寒湿所袭，肝肾两亏，腰腿疼痛，步履艰难，热痛如火，冷甚如冰，似瘫似痪，常怕风寒。虎骨、附子、木瓜、秦艽、牛膝各二两，当归、苁蓉各三两，天麻一两五钱。水为丸。

按：《重订通俗伤寒论》本方用法：上为末，炼蜜为丸。每服二三钱，淡盐汤送下。

骨碎补丸（《太平惠民和剂局方》） 治肝肾风虚，上攻下注，筋脉拘挛，骨节疼痛，头面浮肿，

手臂少力，腰背强痛，脚膝缓弱，屈伸不利，行履艰难。荆芥穗、炮附子、牛膝（酒浸）、肉苁蓉（酒浸）各一两，骨碎补（去毛，炒）、威灵仙、砂仁各半两，炒地龙、没药各二钱半，自然铜（醋淬）、草乌（炮，去皮脐）、半夏（汤洗）各半两。为细末，酒糊为丸，梧桐子大。每服五至七丸，温酒送下，妇人醋汤或当归酒送下。

逐寒丹（《医学集成》）　补肝益肾，兼祛外邪。治肝肾亏损，外邪乘虚而入之筋骨痛。熟地八钱，当归五钱，桂枝三钱，麻黄、加皮、灵仙、川乌、续断、牛膝各二钱，炙草一钱，甜酒。

按：方中甜酒用量原缺。

暖胃搐麻汤（《揣摩有得集》）　治肝肾虚寒，气血亏虚，妇女一切腰腿疼痛，手足搐麻。生芪、党参各三钱，白术五钱（土炒），山药五钱（炒），巴戟天一两（去心，盐水炒），芡实三钱（炒），覆盆子一两（盐水炒），桑螵蛸三钱（盐水炒），续断一钱半，归身三钱，枣仁三钱（炒黑）。水煎服。不可服风药。

蝎附散（《仁斋直指方论》）　治肝肾气虚，风入筋骨，手足缓弱。小附子（去皮）、生草乌头（炮，去皮脐）、苍术（炒）、牛膝（酒浸，焙）、川芎、当归、天麻各半两，防己、白芷、黄芪（蜜炙）、全蝎（焙）各一分。上为末。每服一钱，食前黑豆淋酒调下，兼用核桃肉研酒下。

附：肝肾阳虚痹单验方

治肝肾阳虚之痹证：鹿角片300g，酒浸1夜，熟地120g，附片45g，用大麦米和蒸熟，焙干为末，大麦粥和为丸，每日3次，每次7g，米饭送服。（《痹病论治学》）

（六）肝肾阴虚痹方

大造丸（《症因脉治》）　治肝肾虚胀，腰软常痛。熟地黄、枸杞子、菟丝子、杜仲、山药、茯苓、紫河车。为末作丸服。

抱龙丸（《三因极一病证方论》）　治肝肾脏虚，风湿侵袭，流注腿膝，行步艰难，渐成风湿脚气，足心如火，上气喘急，小腹不仁，全不进食。赤小豆（微炒）四两，五灵脂、白胶香、炒补骨脂、狗脊（烧去毛）、木鳖子（去壳）、海桐皮、威灵仙、炒地龙、草乌（米泔浸，去皮尖）各一两。为末，梧桐子大，朱砂为衣。每服五十丸，空心盐汤或酒送下。

虎潜丸

1.（《丹溪心法》）　治肝肾不足，筋骨痿软。龟甲（酒炙）四两，熟地二两，黄柏（酒炒）半斤，知母（酒炒）二两，虎骨（炙）一两，锁阳一两半，干姜半两，陈皮二两。为末，酒糊为丸，或粥糊为丸。

2.（《活人方汇编》）　培补气血，壮骨舒筋。治气血两虚，关节枯涩，筋骨软弱，周身烦痛，或麻痹不仁，肢节屈伸不利而步履艰难。滋阴百补丸加虎骨二两五钱，羌、独活各一两。上为末，炼蜜为丸，早空心服四五钱，晚空心服二三钱，白汤送下。

金凤丹（《圣济总录》）　治肝肾久虚，风邪攻注，腰脚不随。五灵脂、天麻（酒浸一宿焙）各三两，乌头（炮裂去皮脐）、枫香脂（研）各二两，地龙（去土炒）二两半，乳香（研）一分，没药（研）半两，木鳖子（去壳）二两，海桐皮（剉）一两，黑豆（去皮）一合，草乌头（去尖）、干蝎（全者去木）、狼毒（炮）、牛膝（酒浸切焙）各一两，丹砂（研）半两，薄荷叶、附子（炮裂去皮脐）各一两，当归（切炮）一两半，自然铜（煅醋淬）、骨碎补（去毛）、虎骨（酥炙）各一两，龙脑（研）、麝香（研）各一钱。上二十三味，捣研为末，以生姜葱白汁和丸，如鸡头大。每服一丸，生姜葱酒下。走注风乳香酒下；卒中风薄荷酒下；卒中暗风鸡冠血酒下，半身不随煎松明酒下；妇人产后破血气煎黑豆酒下；不可食荣，妇人产后虚肿，及头面生疮，遍身痒痛，白芷酒下。诸风疾治之皆效。

健步虎潜丸

1.（《万病回春》）　治肝肾不足，中风瘫痪，舌强言謇；筋骨痿弱，腰腿酸痛，四肢无力，手足不能动。黄芪（盐水炒）、当归（酒洗）、枸杞子（酒洗）、龟甲（酥炙）各一两，知母（人乳汁、盐、酒炒）、牛膝（去芦，酒洗）、白术（去芦）、白芍（盐、酒炒）、生地黄、熟地黄、虎胫骨（酥炙）、杜仲（姜、酒炒）、人参（去芦）各二两，补骨脂（盐、酒炒）一两，麦门冬（水泡，去心）一两，白茯神（去皮木）、木瓜、石菖蒲（去毛）、酸枣仁、远志（甘草水泡，去心）、薏苡仁（炒）、羌活（酒洗）、独活（酒洗）、防风（酒洗）各一两，黄柏（人乳汁、盐、酒炒）二两，五味子、沉香、大附子（童便浸透，面裹煨，去皮脐，切四片，又将童便浸，煮干）各五钱。上为末，炼蜜和猪脊髓五条为丸，如梧桐子大。每服一百丸，温汤或酒送下。

按：①《鳞爪集》祛风活血，壮阳益精。治老年衰迈或壮年病后，筋骨无力，行步艰难，腿膝疼痛麻。②《全国中药成药处方集》强筋壮骨，补肾填精，燥湿利下。治筋骨痿弱，腰腿酸痛，四肢无力，阴虚盗汗，遗精白浊，肾虚脚气，一切肝肾不足。

2.（《伤科补要》）舒筋止痛，活血补气，健旺精神。治跌打损伤，血虚气弱，下部腰胯膝腿疼痛，筋骨酸软无力，步履艰难。龟甲胶（蛤粉炒成珠）、鹿角胶（制同上）、虎胫骨（酥油炙）、何首乌（黑豆拌，蒸、晒各九次）、川牛膝（酒洗，晒干）、杜仲（姜汁炒断丝）、锁阳、威灵仙（酒洗）、当归各二两（酒洗，晒干），黄柏（酒洗，晒干，盐水少许，酒炒）、人参（去芦）、羌活、白芍（微炒）、云白术各二两（土炒），熟地二两，大川附子一两五钱（童便、盐水各一碗，生姜一两切片，同煮一日，令极熟，水干再添盐水，煮毕取出剥皮，切片，又换净水，入川黄连五钱，甘草五钱，同煮长香三炷，取出晒干，如琥珀色明亮可用）。上为细末，炼蜜为丸，如梧桐子大。每服三钱，空心淡盐汤送下；冬日，淡黄酒送下。

豹骨木瓜丸（《全国中药成药处方集》）治腰膝腿疼，脚膝拘挛，筋骨无力；肝肾双亏，两腿麻木。豹骨120g，木瓜180g，黄芪240g，白芍240g，黄柏240g，当归240g，山药120g，锁阳120g，枸杞子120g，龟甲120g，菟丝子120g，补骨脂180g，杜仲180g，五味子180g，川牛膝480g，熟地960g。上为细末，炼蜜为丸。每服6g，空心以白开水送下。热证忌服。小儿不用。

愈风汤（《素问病机气宜保命集》）补气血，益肝肾，疏风通络。治肝肾虚，筋骨弱，言语难，精神昏愦；或瘦而一臂偏枯，或肥而半身不遂，及一切风病；并治小儿风痛，急、慢惊风。羌活、甘草、防风、蔓荆子、川芎、细辛、枳壳、人参、麻黄、甘菊、薄荷、枸杞子、当归、知母、地骨皮、黄芪、独活、杜仲、吴白芷、秦艽、柴胡、半夏、前胡、厚朴、熟地黄、防己各二两，茯苓、黄芩各三两，石膏四两，芍药三两，苍术、生地黄各四两，桂一两。锉，每服一两，水二盏，煎至一盏，去滓，温服；如遇天阴，加生姜煎，空心一服，临卧再煎药滓，俱要食远服。

按：又名羌活愈风汤（《医学发明》）。

（七）脾胃虚痹方

小黄芪丸（《鸡峰普济方》）充肌，调中，助力。治脾胃虚劳羸瘦，脚膝疼痛。黄芪、覆盆子、牛膝、鳖甲、石斛、白术、肉苁蓉、附子、五味子、人参、沉香各一两，肉桂、熟干地黄各二两。上为细末，炼蜜为丸，如梧桐子大。每服三十丸，空心及晚食前以温酒送下。

中金丸（《鸡峰普济方》）治胃气久虚，宿食不消。又疗风寒湿痹。白术三两，人参三分，大枣半斤取肉四两。上为细末，枣肉和丸如梧桐子大，每服三十丸，不以时，米饮下。

芎附散（《普济本事方》）治五种痹，腿并臂间发作不定，此脾胃虚，卫气不温分肉，为风寒湿所著。小川芎、附子（炮去皮脐）、黄芪蜜炙、白术、防风（去叉股）、当归（洗去芦、薄切、焙干）、桂心（不见火）、柴胡（去苗净洗）、甘草（炙）、熟地（酒洒、九蒸、九晒、焙、秤）。上为粗末，每服四钱，水一盏半，生姜三片，枣一个，同煎至七分，去滓，食前日三服。常服不消壅热，兼消积冷。

趁气丸（《圣济总录》）治脾虚冷气，腹胀虚鸣，腰腿肿刺痛。胡椒（炒）一百粒，木香三钱，槟榔一枚（锉），蝎梢（炒）二钱，阿魏（醋化，去砂入药）、陈橘皮（汤浸，去白，焙）各一钱，肉豆蔻（去壳）二枚，莱菔子（炒）一分。上为末，生姜自然汁煮面糊和丸，如豌豆大。每服二十丸，温酒或陈橘皮汤送下，不拘时候。

熟干地黄散（《太平圣惠方》）治胃中虚冷，肌肉不荣，身体枯燥，骨肉皆痛。熟干地黄、人参、炙甘草各一两，白茯苓、麦门冬、桂心、五味子、木香各三分，当归、川椒、吴茱萸各一分，干姜半两。研为散，每服二钱，温酒调下。

（八）脾肾虚痹方

白术丸（《圣济总录》）治风虚腰弱无力，肌瘦不能食。白术、牛膝（去苗酒浸切焙）、巴戟天（去心）、菟丝子（酒浸别捣）各一两半，熟干地黄（焙）三两，桂（去粗皮）一两。上六味，捣罗为末，炼蜜和丸，梧桐子大。空心晚食，温酒下二十丸，加至三十丸。

加味温补通阳方（方出《刘惠民医案》名见《千家妙方》）温肾健脾，补气养血，温经通阳。治脾肾不足，气血两虚，风寒内袭，阻闭经络。山药30g，熟地15g，麻黄4.5g，炮姜9g，鹿角胶（烊化，可用阿胶代）12g，桂枝9g，补骨脂12g，白术15g（土炒），炒陈曲9g，醋香附12g，当归12g，熟附子9g，山茱萸12g，木香9g，生黄芪12g，骨碎补12g，鸡血藤12g。每日一剂，水煎两次，混合后分早、晚温服。

补骨脂丸（《太平圣惠方》）

（1）治脾肾虚冷，腰脚无力。补骨脂、肉苁蓉、菟丝子各二两，桂心、附子、巴戟、石斛、牛膝、炮姜、荜澄茄、蛇床子、肉豆蔻、茴香子各一两，荜澄、槟榔各三分，木香、枳壳各半两。研末，炼蜜为丸，如梧桐子大。每日服三十丸，空心温酒或盐汤下。

（2）治下元虚，筋骨弱。补骨脂五两，胡桃肉二两（研如脂），蜜四两。后二者，和熬如饴，入补骨脂末为丸，如梧桐子大。每服三十丸，温酒下。

思仙续断丸（《太平惠民和剂局方》）治脾肾风虚，风气流注，腿膝酸疼，艰于步履，小便遗沥，大便后重。木瓜三两，续断、草薢各六两，牛膝、薏苡仁各四两，川乌、防风、杜仲各二两。研末，酒糊为丸，如梧桐子大。每服三十至五十丸，空心、温酒、盐汤任下。

腽肭脐丸（《太平圣惠方》）治脏腑虚弱，肌体羸瘦，下元冷癖，腰膝疼痹，心腹胀满，脾气乏弱，不思饮食，面无颜色，虚损不足。腽肭脐一两（酒刷炙微黄），附子三分（炮裂去皮脐），石斛三分（去根剉），鹿茸一两（去苗涂酥炙微黄），牛膝三分（去苗），肉豆蔻三分（去壳），山茱萸三分，桂心半两，人参半两（去芦头），白茯苓半两，沉香三分，蛇床子半两，覆盆子三分，黄芪半两（剉），熟干地黄一两，槟榔三分，木香三分，巴戟三分，泽泻半两，补骨脂三分（微炒），吴茱萸半两（汤浸十遍焙干微炒），肉苁蓉一两（酒浸一宿刮去皱皮炙干），菟丝子一两（酒浸三日晒干别捣为末）。上件药捣罗为末，炼蜜和捣三五百杵，丸如梧桐子大，每日空心，以温酒下三十丸，晚食前再服。

（九）心肾虚痹方

心肾丸（《医方大成》引《究原方》）养心神，补气血，生津液，进饮食，安神定志。治水火不既济，恍惚多忘，心忪盗汗，夜梦惊恐，目暗耳鸣，悲忧不乐，腰膝缓弱，四肢酸疼，小便数而赤浊，精滑梦遗。牛膝（去苗，酒浸）、熟地黄（洗，再蒸）、苁蓉（酒浸）各二两，鹿茸（燎去毛，好酒涂炙）、附子（炮，去皮脐）、五味子（去枝）、人参（去芦）、远志（去苗，甘草水煮，捶去骨）、黄芪（蜜炙）、白茯神（去木）、山药（炒）、当归（去芦，酒浸）、龙骨（煅）各一两，菟丝子（酒浸，蒸，碾成饼）三两。上为细末，用浸药酒，煮薄面糊为丸，如梧桐子大。每服五、七十丸，空心，食前枣汤送下。常服。

按：《医方大成》功用调阴阳，补心肾。

正本丸（《医方类聚》引《经验良方》）治心气妄行，流入肾经，腰膝疼痛，眼见黑花，流入经络，四肢疼痛，或不能举动。益智仁四两（擘破），盐二两。于瓷器内同炒令香熟，筛出盐不用，将益智仁研为细末，炼蜜为丸，如梧桐子大。却以白茯苓二两，甘草一两研罗为末，每以末二钱，百沸汤调下，不拘时候。

茸菟丸（《普济方》引《经验方》）治心肾不交，小便滑数，精神耗散，腰脚无力。鹿茸、肉苁蓉、干地黄、草薢、杜仲、五味子、白茯苓各二两，木瓜一两，巴戟、枸杞子、川牛膝、补骨脂、青盐各二两，菟丝子、金铃子各五两，莲肉八两。上为末，酒煮山药末糊为丸，如梧桐子大。每服五六十丸，空心、温酒或盐汤送下。

按：又名：茸菟丹（《医方类聚》引《经验良方》）。

（十）肝脾肾虚痹方

四蒸木瓜丸（《三因极一病证方论》）治肝脾肾三经气虚，为风寒湿搏着，流入经络、竭日旷岁，治疗不痊，六气更变，七情不宁、必至发动、或肿、或顽痹，脚膝疼痛，不能自持，憎寒壮热，呕吐自汗。威灵仙（苦葶苈同入）、黄芪（续断同入）、苍术（橘皮同入）、乌药（去木与黄松节同入）上各半两，以大木瓜四个，研药和为膏，丸如梧桐子大，每服五十粒，空心温酒、盐汤任下。

（十一）其他脏虚痹方

大效牡丹皮散（《医垒元戎》）治五脏虚风及头目不利，不思饮食，手足烦热，肢节拘急疼痛，胸膈不利，大肠不调，阴阳相干，心松惊悸，或时眩晕，肢节劳倦。牡丹皮、枳壳（麸炒）、当归各一两，延胡索、桂皮、陈皮、炙甘草、炮三棱、炮姜、半夏（洗）、羌活各五钱，川芎二两，白术

（麸炒）、木香各三分，诃子肉、芍药各二钱。为细末，每服二钱，水煎，食前服。

麋角丸（《太平圣惠方》） 治五脏虚损、腰脚疼痛。麋角屑一斤，熟地黄三两，人参、黄芪、巴戟天、牛膝、独活、萆薢、桂心、茯苓、肉苁蓉、附子、续断、泽泻、川芎、槟榔、防风、当归、白蒺藜、鹿角胶各一两。研末，生地黄汁一大盏，好酒一大盏相和、入酥半合煎成膏，拌药末为丸，如梧桐子大，每服三十丸，加至四十丸，温酒下。

第二节 邪实痹方

一、风寒湿痹方

一醉散（《普济方》） 治风湿痹走注，肢节疼痛。穿山甲（炮）、麻黄（不去节）、良姜各二两，石膏半两。上为细末，每服五钱，好酒一盏，热调下，出汗为效，体著风，衣被盖子。

七乌丸（《普济方》） 治风湿寒痹，脚疾，瘫痪证。亦治风湿腹痛脚气之疾。草乌（去皮脐、生用、切作大块）、何首乌（作大片忌铁器）、乌药（细切）、川乌以上各二两，乌梅五十个（椎碎），黑豆半斤（拣洗净），猪牙皂角二两（去皮切作半等）。上用无灰酒二升，米醋二升，同上药一处，装于瓷瓶内，浸二宿，用文武火煮，约存一升药汁，取出焙干，为细末，仍用药汁打糊为丸，如梧桐子大，或药汁少，益以酒醋，空心盐汤下五七十丸，病在上食后，病在下食前酒吞，脚气木瓜汤下。

七圣散（《太平惠民和剂局方》） 治风湿流注经络间，肢节缓纵不随，或脚膝疼痛，不能步履。续断、独活、防风、杜仲、萆薢、牛膝、甘草各等份。上药各修事净，焙干半两，为细末，每服二钱，温酒调下。

七味除湿汤（《杂病广要》） 治寒湿所伤，身重体痛，腰脚酸疼，腿膝浮肿。半夏曲、川朴（姜制）、苍术各二两，藿香叶、陈橘皮、茯苓各一两，甘草（炙）七钱。上剉散，每服四钱，水一盏半，生姜七片，枣一枚，同煎至七分，去渣，食前温服。

八制苍术丸（《本草纲目》） 疏风顺气养肾，治腰脚湿气痹痛。苍术一斤。洗刮净，分作四份，用酒、醋、米泔、盐水各浸三日，晒干。又分作四份，用川椒红、茴香、补骨脂、黑牵牛各一两，同炒香，拣去不用，只取术研末，醋糊丸梧子大，每服五十丸，空心盐酒送下，五十岁后，加沉香末一两。

三痹汤（《张氏医通》） 治风寒湿气合病，气血凝滞，手足拘挛。人参、黄芪（酒炒）、白术、当归、川芎、白芍、茯苓各一钱，甘草（炙）、桂心、防己、防风、乌头（炮）各五分，细辛（未注用量），生姜三片，红枣二枚。水煎，不拘时服。

干蝎散

1.（《圣济总录》） 治寒湿痹，留著不去，四肢不仁。干蝎（炒）、侧子（炮裂去皮脐）、独活（去芦头）、桑螵蛸（炒）各一两。踯躅花（醋拌炒）、天南星（炮）各半两。萆薢（挫）、天麻、桂（去粗皮）一两。上九味，捣罗为散，每服一钱匕，温酒调下，不拘时。

2.（《普济方》） 治寒湿著痹、留住不去，身体四肢不仁。干蝎（炒）、螵蛸（炒）、独活（去芦）各半两，踯躅（醋拌炒）、天南星（炮）各半两，萆薢、天麻、桂（去粗皮）各一两。上为散，每服一钱，温酒调下，不拘时候。

按：又名蟔蝌散。

万灵丹（《永乐大典》引《风科集验方》） 治风寒湿三气合而成痹，腿脚沉重，手足麻木，久则偏枯，脚气不能行履，腰胯不能动移；痪风、湿痹、瘫中者。败龟壳七钱半（醋炙），五灵脂（微炒）、虎胫骨（醋浸，火烧存性）、自然铜（煅，醋淬）、生地黄（酒浸，焙干）、麻黄（去节）各一两，川乌（生用）、草乌（锉如豆，盐炒）各半两（不用盐），乳香（别研）、木香各三钱半，干木瓜二两。上为细末，炼蜜为丸，如小弹子大，每两作十丸。每丸分作二服，用生姜自然汁同温酒化开服，更饮好酒一二盏，空心、临卧各一服。初服觉口唇吻微麻，勿怪。忌食油腻热物。

按：又名灵龟丹（《永乐大典》引《极济方》）。

上马丸（《奇效良方》） 治寒湿臂痛，腿疼筋骨诸疾。川乌（炮）、木香（不见火）各半两，虎骨（酥炙）、牛膝、杜仲、木瓜、当归（酒浸）、败龟甲（酥炙）、自然铜（醋淬）、黄芪（蜜炙）、白术各一两。上为细末，炼蜜为丸，如梧子大，每服三四十丸，温酒下。

天麻散

1.（《太平圣惠方》） 治风湿痹，身体顽麻，皮肤瘙痒，筋脉急，言语謇涩，手足不遂。天麻半两，白附子半两（去芦头），羌活半两，防风半两（去芦头），牛膝三分（去苗），麻黄一两（去根节），川芎半两，萆薢三分（剉），独活半两，当归半两（剉微炒），桂心半两，干蝎一分（微炒），白僵蚕半两（微炒）。上药，捣细罗为散。每服不计时候，煖竹沥酒调下二钱。

2.（《奇效良方》）　治风湿疼痛，黄肿。天麻、全蝎（去毒）各四钱，熟地黄、木瓜、乌头、当归各三钱，牛膝（酒洗）二钱，乳香、没药、穿山甲（炮）、川芎各一钱。上为细末。每服三钱，空心用温酒调服。

天雄丸（《太平圣惠方》　治风湿痹，手足挛急，皮肤不仁。天雄一两（炮裂去皮脐），麻黄一两（去根节），天麻一两，桂心一两，天南星三分（炮裂），羌活一两，雄黄半两（细研、水飞过），腻粉半两，干蝎一两（微炒），麝香一分（细研），朱砂一两（细研、水飞过），牛黄一两（细研），乌蛇二两（酒浸、炙黄去皮骨）。上药，捣罗为末，入研了药令匀，炼蜜和捣三二百杵，丸如梧桐子大。每服不计时候，以豆淋酒下十丸。

天门冬汤（《外台秘要》）　治风湿体疼，恶风微肿。天门冬三两（去心），葛根四两，生姜三两，桂心四两，麻黄三两（去节），芍药二两，杏仁五十枚，甘草二两（炙）。上八味切，以水一斗，煮取三升。分三服，取汗。忌鲤鱼。

五痹汤

1.（《太平惠民和剂局方》）　治风寒湿邪，客留肌体，手足缓弱，麻痹不仁，或气血失顺，痹滞不仁，并皆治之。片子姜黄（洗去灰土）、羌活、白术、防己各一两，甘草（微炙）半两。上㕮咀，每服四钱重，水一盏半，生姜十片，煎至八分，去滓。病在上食后服；病在下食前服。

2.（《医家四要》）　治四季感受风寒湿之痹证。麻黄、桂枝、黄芪、甘草、葛根、白芷、羌活、虎骨、红花、附子、防己、防风、羚角。水煎服。

五加皮丸（《普济方》）　治风寒湿气合而成痹，通身疼痛，难以转侧，筋脉拘挛，不能屈伸。脚弱不能行走，并宜服之。五加皮、芍药、当归、川芎、大腹子（连皮）、陈皮、麻黄（去节）、石楠叶、薏苡仁、赤小豆、杏仁各半两，木瓜、独活、杜仲、萆薢各一两，牵牛（头末）二两。上为细末，酒浸，蒸饼为丸，如豆大，每服三四十丸，木瓜汤下，不拘时。

乌术丸（《普济方》）　治风寒湿痹，挛痛不能步握。五灵脂、川乌（炮去皮脐）、苍术（薄切，酒浸干）各二两，自然铜（烧熟）一两。上为细末，水糊为丸，如梧桐子大，每服七丸，温酒下。渐加丸数，服至病除。

双解风湿汤（《辨证录》）　双解风湿。治伤风八九日，风湿相搏，身体烦疼，不能转侧，不呕不渴。茯苓一两，薏仁一两，柴胡二钱，防风、甘草各一钱。水煎服。方中柴胡、防风以祛风，茯苓、薏仁以利湿，用甘草以和解之，自然风湿双解，而诸症尽痊也。

甘草附子汤

1.（《金匮要略》）　治风湿相搏，骨节疼烦，掣痛不得屈伸，近之则痛剧，汗出短气，小便不利，恶风不欲去衣，或身微肿者。甘草二两（炙），白术二两，附子一枚（炮去皮），桂枝四两（去皮）。上四味，以水六升，煮取三升，去渣，温服一升，日三服。初服得微汗则解，能食，汗出复烦者，服五合；恐一升多者，服六七合为妙。

按：据《备急千金要方》载：此方名四物附子汤。

2.（《全生指迷方》）　治风湿身疼，掣痛不得屈伸。炙甘草二两，附子一两。研末，每服五钱，水煎服。

本事续断丸（《医方类聚》）　治风湿流注，四肢浮肿，肌肉麻痹。萆薢、川续断、当归（炒）各七钱半，附子、防风各半两，天麻一两，乳香一两，没药半两，川芎七钱半。上为末，炼蜜丸，如梧桐子，每服四十丸，温酒米饮任下。

术桂汤

1.（《兰室秘藏》）　治寒湿所客，身体沉重，胃脘痛，面色萎黄。苍术二钱，麻黄、炒神曲、橘皮、茯苓、泽泻各一钱，桂枝、半夏、草豆蔻仁、猪苓各五分，黄芪三分，炙甘草二分，杏仁十个，加生姜五片，水煎、食前服。

2.（《辨证录》）　治房劳力役，又感风湿，两腰重如带三千文，不能俯仰，兼腰痛者。白术三两，肉桂三分。水煎服。

左经汤（《魏氏家藏方》）　治风湿所搏，肢体沉重。羌活、前胡、苍术（米泔水浸一宿，去皮，炒）、人参（去芦）、白茯苓（去皮）各一两，川芎、枳壳（麸炒，去瓤）、桔梗（炒）、甘草各半两（炙），官桂（去粗皮，不见火）、附子（生，去皮脐）、干木瓜、干姜（炮，洗）各一两。上㕮咀。每服二钱半，水一盏半，加生姜三片，薄荷两叶，煎至七分，去滓，食前服。

石斛散

1.（《千金翼方》）治风湿痹痛，腰脚不遂。石斛、防风、茯苓、干姜、细辛、云母、杜仲（炙）、远志（去心）、菟丝子，天雄（炮去皮）、人参、苁蓉、草薢、桂心、干地黄、牛膝、蛇床子、薯蓣、巴戟天、续断、山茱萸、白术各一两，菊花、附子（炮去皮）、蜀椒（去目闭口者汗）、五味子各二两。上二十六味，捣筛为散，酒服方寸匕，日再。

2.（《太平圣惠方》）治风湿痹，脚弱拘挛，疼痛不能行，跌肿上膝，小腹坚，不能食。石斛二两（剉去根节），附子三分（炮裂去皮脐），独活三分，天门冬一两半（去心焙），桂心半两，桔梗半两（去芦头），川椒半两（去目及闭口者微炒去汗），细辛半两，麻黄三分（去根节），山茱萸半两，五味子半两，前胡三分（去芦头），白芷半两，秦艽三分（去苗），川乌头半两（炮裂去皮脐），人参半两（去芦头），天雄半两（炮裂去皮脐），当归三分（剉微炒），防风三分（去芦头），莽草三分（微炙），白术半两，杜仲三分（去粗皮炙令微黄剉），干姜半两（炮裂剉）。上件药，捣细罗为散，每服不计时候，以温酒调下一钱，未效时，稍加之。

按：《圣济总录》所载方同。

白龙丸（《解围元薮》）治风湿，腰胯以上至肩背大痛，肘膊僵软，匙箸难举，伛偻脊高。乳香、没药、川乌、草乌、地龙、南星各等份。上为末，酒糊为丸。每服四十丸，或酒或荆芥汤送下。服至四两除根。外以石楠叶煎汤洗沃。

按：又名辅龙丹。

白头翁煎（《太平圣惠方》）治四肢疼痛，至夜转甚不可忍者。白头翁二两，牛膝三分（去苗），附子三分（炮裂，去皮脐），桂心三分，羌活三分，赤芍药三分，赤茯苓半两，人参半两（去芦头），防风三分（去芦头），虎胫骨一两（涂酥，炙微黄），牡丹半两，当归二分，酥、生姜汁。上为细散，用好酒五升，都煎如饧。每服一茶匙，以温酒调下，不拘时候。服药后仍须炒蚕沙熨之为妙。

白花蛇丸（《太平圣惠方》）治风湿痹，皮肤不仁，肢节疼痛。白花蛇一两（酒浸、炙微黄、去皮骨），干蝎一两（微炒），淫羊藿一两，茵芋半两，川乌头半两（炮裂去皮脐），天南星半两（炮

裂），天雄一两（炮裂去脐），天麻一两，桂心一两，麻黄一两（去根节），鹿角胶一两（捣碎、炒令黄燥），草薢一两（剉），桑螵蛸半两（微炒），雄黄一分（细研），麝香一分（研入）。上药，捣罗为散，都研令匀，用天麻三两，捣罗为末，以无灰酒一大盏，慢火熬成膏，用和药末，更捣五、七百杵，丸如梧桐子大，每服不计时候，用薄荷酒下二十丸。

按：《圣济总录》载此方治：（1）治荣虚正实，血脉凝涩，肌肉不仁。（2）治风不仁，皮肤瘙厚，搔之如隔衣。（3）治寒湿著痹，皮肤不仁，或肢节疼痛。

仙灵脾丸（《太平圣惠方》）治风湿痹，肢节疼痛，身体手足不遂。淫羊藿三分，防风半两（去芦头），羌活三分，白附子三分（炮裂），天麻一两，天南星半两（炮裂），犀角屑三分，木香半两，槟榔半两，羚羊角屑三分，乳香三分（细研），虎胫骨三分（涂酥炙令黄），桂心半两，附子三分（炮裂去皮脐），当归三分（剉、微炒），牛膝三分（去苗），白僵蚕半两（微炒），鹿茸三分（涂酥炙令黄去毛），石斛三分（去根节，）麝香一分（细研），海桐皮三分（剉），干蝎半两（微炒），乌蛇三（二）两（酒浸、炙令黄去皮骨）。上药，捣罗为末，入研了药令匀，炼蜜和捣五、七百杵，丸如梧桐子大。每服，于食前以温酒下三十丸。

加味续断丸（《世医通变要法》）治风寒湿痹，气滞骨节麻木痛。人参、防风、鹿角胶、石斛草（去根）、续断、白术各一两半，麦冬、生地、黄芪、薏仁、山药各二两，肉桂、丹皮、白茯苓、山茱萸各一两。上为末，炼蜜为丸，如梧桐子大。每服五十丸，温酒送下。

加减地仙丹（《重订严氏济生方》）治风冷邪湿，留滞下焦，足膝拘挛，肿满疼痛，不能步履。地龙、五灵脂、乌药、白胶香、椒红、威灵仙、木瓜、赤小豆、黑豆、天仙藤、川乌、五加皮、苍术、木鳖子各等份。研末，酒糊为丸，如梧桐子大，每服七十丸，温酒或盐汤下。

加味生料五积散（《普济方》引《德生堂方》）治风湿冷痹。因起居阴湿之地，或在水乡船上，以致浑身上下，手足四肢强直不能屈伸，甚痛不可忍者。局方五积散五钱加全蝎（炒过）十一个，穿山甲（要看患左右手足，或臂胁疼痛处，于穿山甲身上取）七片（炮碎），麻黄一钱半，麝香

一字。水二大盏，加生姜五片，葱三根，同煎至一大盏，无灰酒一小匙，稍热服。于热炕上睡，以衣被厚盖，出汗愈，须要有病处得汗为佳。如不出汗，再煎滓服之出汗。

加味防己黄芪汤（《杂病广要》） 治风湿相搏，客于皮肤，四肢少力，关节烦疼。防己、白术各三钱，黄芪四钱，甘草、苍术、川独活各一钱，薏苡仁一钱五分，姜三片，红枣一枚。上作一服，水二盏，煎一盏，不拘时候。

圣灵丹（《普济方》） 治男子妇人，风湿相搏，气痹传于手足，麻肿压痛，久则偏枯及脚气不能行履。大治瘫痪风湿，手足复旧。川乌、草乌（去皮尖切片盐炒香，去盐）各半两，生地黄（酒浸一宿焙）、麻黄（去根炒出汗）、五灵脂（炒去砂）、虎胫骨（酥浸一宿炙黄）、自然铜（醋淬七次）以上各一两（研），广木香二钱半，甜瓜子（炒黄）一两，没药（炙）一钱半（另研），沉香五钱（末），干酸木瓜（生者）八两，乳香（另研）一钱半，败龟底（卜卦者醋炙黄）七钱。上为细末，炼白沙蜜冷足，和成剂，每一两分十二丸，每服二丸，或作散隔夜用生姜自然汁。在瓷盏内，浸至天明，空心温开水温酒调服，再食半盏热酒送下，日进二服，唇吻微麻无妨。

芍药饮（《圣济总录》）

（1）治风湿痹，身体疼痛，恶风微肿。赤芍药、麻黄（去根节、共煮掠去沫、焙）、天门冬（去心、焙）各三两，杏仁（去皮尖双仁炒）五十枚。上四味，粗捣筛。每服五钱匕。水一盏半，入生姜一枣大，切，煎至八分去渣温服。

（2）治风湿痹，皮肤瘙厚，肌肉酸痛，不可屈伸。赤芍药、川芎各四两，附子（炮裂去皮脐）二两，甘草（炙）三两。上四味，剉如麻豆。每服五钱匕，水一盏半，煎至八分，去渣温服。

如神散（《瑞竹堂经验方》） 治风湿手臂痛，左瘫右痪，风气。真皂角（去皮弦）八两，海亦儿半两（即合孩儿香茶者），北枣四两。先将皂角熬成清汁，滤去滓，将枣及海亦儿入瓷器内，用桑柴文武火熬至七分，去海亦儿，再熬干，取枣藏于瓷器内，每服二三个，多则三四个，细嚼咽下，后饮酒一盏。不得多吃。

防己饮（《圣济总录》） 治风寒湿痹，四肢挛急，或身体浮肿。防己、桑根白皮（剉）、桂（去粗皮）、麻黄（去根节）各三两，白茯苓（去黑皮）四两。上五味，粗捣筛，每服五钱匕，水一盏半。煎至八分，去滓温服，不拘时。

防风饮（《圣济总录》） 治风寒湿痹，半身不随，不能语言，四肢麻木，或不知痛痒。防风（去叉）一两，麻黄（去节汤煮掠沫焙）一两半，石膏、黄芩（去黑心）、川芎、当归（切焙）各半两，杏仁（去皮尖，双仁炒）二十枚，桂（去粗皮）一两，熟干地黄（焙）、甘草（炙）各半两。上十味，粗捣筛，每服五钱匕，以水二盏，煎取一盏去滓。空心、食前温服，日二夜一。

防己黄芪汤（《金匮要略》） 治风湿，脉浮身重，汗出恶风者。防己一两，甘草半两（炒），白术七钱半，黄芪一两一分（去芦）。上剉麻豆大，每服五钱匕，生姜四片，大枣一枚，水盏半，煎八分，去渣，温服。良久再服。喘者加麻黄半两，胃中不合者加芍药三分；气上冲者加桂枝三分；下有陈寒者加细辛五分。服后当如虫行皮中，从腰下如冰，后坐被上，又以一被腰以下，温令微汗，差。

苍术复煎散（《东垣试效方》） 治寒湿相合，脑后痛，恶寒项筋脊骨强肩背胛胀痛，膝膑无力，行步身沉重。苍术二两（水二碗煎至二大钱，去滓，再入下项药），羌活一钱，升麻、柴胡、藁本、泽泻、白术各半钱，黄柏三分，红花少许。上件剉如麻豆大，先煎苍术汤二盏，后煎下项药至一大盏，去滓热服，空心服之，取微汗为效，忌酒。

按：据《东医宝鉴》载，此方治风湿热痛风。

羌活汤（《圣济总录》） 治风湿痹，身体手足不随，冷疼瘰痹。羌活（去芦头）三分，防风（去叉）一两，五加皮剉）半两，赤芍药一两，薏苡仁（炒）半两，羚羊角（镑）半两，槟榔二枚（煨剉），磁石（煅醋淬）二两半。上八味，粗捣筛，每服六钱匕，水二盏，入生姜五片，煎取一盏去渣，空心食前温服，日二夜一。

羌活饮（《圣济总录》） 治风冷痹，膝冷疼，颇觉无力。羌活（去芦头）一两半，防风（去叉）二两，五加皮（锉）一两，赤芍药二两，薏苡仁一两，羚牛角（镑）三分，槟榔一枚（鸡心者，焙），磁石（火煅，醋淬）五两。上为粗末，每服五钱匕，水一盏半，加生姜五片，煎至一盏，去滓，空心温服。

补正逐邪汤（《辨证录》） 治风寒湿痹，胸背、手足、腰脊牵连，疼痛不定，或来或去，头重不可举，痰唾稠黏，口角流涎，卧则喉中有声。白术五钱，薏仁五钱，人参一钱，桂枝三分，茯苓一两，白芥子三钱。水煎服。二剂轻，十剂愈。

附子丸（《太平圣惠方》）　治风湿痹，精神昏沉，四肢缓弱，皮肤不仁。附子一两（炮裂去皮脐），莽草半两（微炒、炙），白花蛇二两（酒浸、炙令黄去皮骨），天南星三两（炮裂），川乌头半两（炮裂去皮脐），天麻三分，干蝎半两（微炒），桂心三分，防风半两（去芦头），薏苡仁一两，枫香一两，川芎三分，草薢一两，羌活三分，淫羊藿一两。上药，捣罗为末，以糯米粥和捣三、二百杵，丸如绿豆大。每服不计时候，以荆芥汤下十丸，煖酒下亦得。

附子八物汤（方出《备急千金要方》名见《三因极一病证方论》）　治风寒湿痹，四肢关节痛不可忍；疮疡阳气脱陷，畏寒吐泻，四肢厥逆。风湿体痛欲折，肉如锥刀所刺。附子、干姜、芍药、茯苓、人参、甘草、桂心各三两，白术四两（一方去桂，用干地黄二两）。上咬咀。以水八升，煮取三升，每日三服。

按：①又名附子八味汤（《证治准绳·类方》引《活人书》）、人参附子汤（《御药院方》、八物附子汤《杏苑生春》）。②《三因极一病证方论》治风历节，四肢疼痛，如槌锻不可忍。《女科撮要》治历节作痛，发热作渴，饮食少思。《景岳全书》治疮疡，阳气脱陷，呕吐，畏寒泄泻，厥逆。

附子六物汤（《外科发挥》）　治风寒湿邪流注四肢，关节烦痛，四肢拘急，恶寒自汗，小便不利；四气流注于足太阴经，骨节烦痛，手足或时浮肿，自汗短气。亦治骨疽、咬骨疽。附子、防己各四钱，甘草（炙）二钱，白术、茯苓各三钱，桂枝四钱。上作二剂。水一盅半，加生姜三片，煎一钟，食远服。

按：《医学入门》兼治五痹。《医宗金鉴》治附骨疽、咬骨疽发于腿里侧，属足太阴脾经者。

附子白术汤（《外台秘要》）　治风湿身疼而烦，不能自转侧，若大便鞕，小便自利。附子三枚，白术四两，炙甘草一两，生姜二两，大枣十二枚。

侧子汤（《圣济总录》）　治寒湿痹留著不去，皮肤不仁，手足无力。侧子（炮裂去皮脐）、五加皮各一两，磁石（煅醋淬七遍）、羚羊角（镑）、防风（去叉）、薏苡仁、麻黄（去根节）、杏仁（汤浸去皮尖双仁麸炒）各一两，甘菊花、防己、葛根、赤芍药、川芎、秦艽（去苗土）、甘草（炙）各半

两。上十五味，剉如麻豆，每服三钱匕，水一盏，煎七分，去渣温服，不拘时。

侧子散（《太平圣惠方》）　治风湿痹、皮肤不仁，手足无力。侧子一两（炮裂去皮皮脐），五加皮一两，磁石二两（烧醋淬七遍细研），甘菊花半两，汉防己半两，葛根半两（剉），羚羊角屑一两，防风一两（去芦头），杏仁一两（汤浸去皮尖双仁麸炒微黄），川芎半两，秦艽半两（去苗），麻黄一两（去根节），甘草半两（炙微赤剉）。上件药，捣粗罗为散，每服四钱，以水一中盏，煎至六分，去滓。不计时候，温服。

金粉丸（《博济方》）　治风冷气流注脚膝疼痛，行步艰难，久患不瘥。川乌头一两，牛膝一两，何首乌一两。上三味，用大豆一升，淘拣净，先入一半在甑内，次下此三味在内，更用余大豆盖之，蒸可半日许，取出药于筛子内，阴干为末，别入地黄、金粉一两拌和匀，以酒煮，面糊为丸，如梧桐子大，空心木瓜酒下二十丸至三十丸。

乳香丸（《圣济总录》）　治风寒湿气留于血脉，瘫痪不仁。乳香（研）、没药（研）、五灵脂（研）各一分，乌头（炮裂去皮脐）、草乌头（炮）、白僵蚕（炒）、附子（炮裂去皮脐）、自然铜（醋炒）各半两，黑牵牛（瓦上炒）、天麻（酒浸切焙）各一两。上十味，捣罗为末，酒煮面糊和丸，如梧桐子大，每服一丸至十五丸，薄荷酒下。

乳香没药丸（《魏氏家藏方》）　治风湿相搏，骨节疼痛，腰脚无力。乳香、没药各二钱半（并别研）、川乌头（炮，去皮脐）、黄芪（蜜炙）、五灵脂（别研）、草薢、熟干地黄（洗）、当归（去芦，酒浸）、威灵仙（去泥）各半两，木瓜七钱半。上为细末，好醋打面糊为丸，如梧桐子大。每服二十丸，食前温酒送下。

乳香宣经丸

1.（《三因极一病证方论》）　常服活血、止疼、补虚、壮筋骨。治体虚，为风湿寒袭，四气相搏，半身不遂，手足顽麻，骨节烦疼，足胫浮肿，恶寒发热，渐成脚气，肝肾不足，四肢挛急。威灵仙（去芦洗）、乌药（去木）、茴香（炒）、川楝子（剉炒）、牵牛子（炒）、橘皮（去白）、草薢、防风各二两，五灵脂、乳香各半两，草乌（黑豆一合同煮竹刀切看透黑为度去皮剉秤）半两。上为末，酒糊丸梧子大。每服五十丸，盐酒盐汤任下，妇人醋汤下，食前服。

2.(《杨氏家藏方》) 治风寒湿痹，四肢拘挛，筋骨疼痛，行步艰难，脚气诸疾。茴香二两（炒），乌药、威灵仙（洗去土）、萆薢、陈橘皮（去白）各四两，川楝子肉二两（微炒），黑牵牛四两（生用），草乌头（去皮尖）二两（炒），黑豆三合（生用），五灵脂一两，防风（去芦头）四两，附子八钱（炮，去皮脐），乳香八钱（别研），木香八钱。上为细末，酒糊为丸，如梧桐子大。每服三十丸，渐加至五七十丸，空心、食前温酒送下。

乳香黑虎丹（《丹溪心法附余》） 治诸风寒湿客于经络，浑身骨节疼痛。苍术三两，草乌五两，白芷、五灵脂、羌活、川芎、自然铜（醋淬七次）、当归各一两，乳香一两。上为细末。酒糊为丸，如梧桐子大，百草霜为衣。每服五七十丸，临卧温酒送下。忌热物。

狗脊散（《太平圣惠方》） 治风湿痹，四肢不仁，肌肉瞤动，举体无力。狗脊半两（去毛），附子三分（炮裂去皮脐），薯蓣三分，熟干地黄三分，天雄三分（炮裂去皮脐），王荪三分，桂心三分，山茱萸三分，秦艽三分（去苗），白蔹三分。上药，捣粗罗为散，每服四钱，以水酒各一中盏，煎至一盏，去渣，不计时候，分温二服。

定痛活络丹（《活人心统》） 治风寒湿痹，两足作痛，气血两虚。苍术（米泔浸洗干净）一两，酒黄柏一两，防己、威灵仙、川乌（煨）各五钱，乳香、酒红花各四钱，芍药（炒）、羌活（炒）各一两，当归、白术各七钱。上为末，酒为丸，如梧桐子大。每服七十丸，米汤或酒送下。

参术壮气汤（《证因方论集要》引叶天士方） 治风湿阻遏经隧，为肿为痛。人参、生白术、黄芪（炙）、桂枝、当归（炒）、甘草（炙）、煨姜、南枣。参、术、芪补气以实卫阳，则藩篱固而邪无由乘矣；桂枝、甘草，辛甘和阳；当归通络；姜、枣和营卫。

茯苓汤（《圣济总录》）

1.治风湿痹，四肢疼痹，拘挛浮肿。赤茯苓（去黑皮）、桑根白皮各二两，防己、桂（去粗皮）、川芎、芍药、麻黄（去根节）各一两半。上七味粗捣筛，每服五钱匕，水一盏半，枣一枚去核，煎取一盏，去渣温服，连三服后，以热姜粥投之，汗出为度。

2.治风湿痹，留著不去，四肢瘫麻，拘挛浮肿。赤茯苓（去黑皮）、桑根白皮各二两，防己、桂（去粗皮）、川芎各一两半，甘草（炙）三两，芍药、当归（切焙）、麻黄（去根节，先煮掠去沫，焙干）各一两半。上九味，粗捣筛，每服六钱匕，以水两盏，枣三枚，劈破同煎去渣，取一盏温服，空心临卧时，如欲出汗，服药后以生姜热粥投之，汗出慎外风。

活络丹

1.(《太平惠民和剂局方》) 治风寒湿痹，肢体疼痛拘挛。（炮）天南星、（炮）川乌、（炮）草乌、地龙各六两，乳香、没药各二两二钱。为细末，酒糊为丸，梧桐子大，每服二十丸，空腹，日午，冷酒送下。

按：又名小活络丹。据《东医宝鉴》和《杂病源流犀烛》载，此方治历节风。

2.(《魏氏家藏方》) 治风湿相搏，遂致筋脉拘挛，足胫疼痛，浑身倦怠。真木瓜（去心）、牛膝（去芦）、肉苁蓉、天麻、黄芪（蜜炙）、大当归（去芦）各二两（上药用好酒浸三日，取出焙干）、川附子（炮，去皮脐）、虎骨（炙黄）、川萆薢、毛狗脊、没药（别研）各一两，乳香（别研）半两。上为细末，用酒打面糊为丸，如梧桐子大。每服五十丸，空心、食前煎木瓜汤或盐酒送下；或用小续命汤送下尤妙。

神力丸（《普济方》） 治风寒湿痹，客搏经络，四肢拘挛，脚膝疼痛，筋骨无力及瘫痪，弹曳，并宜服之。牛膝（去芦、酒浸、焙干）、何首乌、苁蓉（酒浸、焙干）、川椒（去目闭口炒）各二两，木鳖子（去壳）、天南星（炮）、茴香（炒）、防风（去芦）、萆薢、附子（炮，去皮脐）、地龙（去土微炒）、羌活（去芦）、乌药、金毛狗脊（去毛）、白蒺藜（炒去刺）、黄芪、赤小豆、覆盆子、骨碎补（去毛）、白附子各一两。上剉为细末，酒煮，面糊丸，如梧桐子大，每服三十丸至五十丸，空心温酒或盐汤下。

除风湿羌活汤

1.(《内外伤辨惑论》) 治风湿相搏，一身尽痛。羌活七分，防风、升麻、柴胡各五分，藁本、苍术各一钱。为粗末，水煎，空腹食前服。

2.(《脾胃论》) 治风湿热痹，痿证，眩晕麻木。痿，湿气胜，风证不退，眩晕麻木不已者。羌活一两，防风（去芦）、苍术（酒浸，去皮）、黄芪各一钱，升麻七分，炙甘草、独活、柴胡各五分，川芎、黄柏、橘皮、藁本各三分，泽泻（去须）、猪苓（去黑皮）、茯苓各三分，黄连（去须）一分。

上呹咀。每服三钱或五钱，水二盏煎至一盏，去滓，稍热服，量虚实施用。《医钞类编》论二活祛风胜湿，兼通关节；防风风药卒徒，善散太阳风湿；藁本专治太阳寒湿；川芎能升厥阴清气，上治头眩；六者辛温升散，又能解表之药，使湿从汗出也；苍术除湿，二苓、泽泻渗湿利水，四者使湿从人小便出也；黄芪固表，陈皮利气，黄柏除下焦之热，黄连除中焦之热，升柴升清降浊也。

按：①又名"羌活汤"（《玉机微义》）。②《证治准绳·类方》治着痹。《证治宝鉴》治热痹，或痛风挟热者，肌肉热极，体上如鼠走，唇裂。

桂枝附子汤（《三因极一病证方论》） 治风湿相搏，身体烦疼，掣痛，不得屈伸。桂枝（去皮）四两，白术、附子（炮去皮脐）各三两，甘草（炙）三两。上为剉散，每服四大钱，水盏半，姜五片，枣两个，煎七分，去渣，空心温服。或大便秘，则去桂；小便不利，悸气加茯苓三两；痹加防己四两；腹痛加芍药四两。

秘传循经丸（《类编朱氏集验医方》） 治诸经络风邪寒湿，气血留滞，流注作痛，筋脉挛拳。南星三两（炮），地龙三两（去土），川当归三两（酒浸），川乌三两（炮，去皮脐），草乌一两（炮，去皮脐），豆饼二两（用黑豆不以多少，去皮，好酒煮烂，候酒干，擂碎，捏作饼子，晒干），乳香、没药各一两。上为末，酒糊为丸，如梧桐子大。每服三十丸，用温酒吞下，不拘时候。

透骨通气骗马丹（《奇效良方》） 治风寒湿痹，四肢拘挛，筋骨疼痛，行步艰难。广木香二钱，草乌三钱，川乌、两头尖、穿山甲、虎骨（酥炙）、细辛、五灵脂、乳香、没药各半两，当归、赤芍药各一两，附子一个。上为细末。酒煮面糊为丸，如梧桐子大。每服三五丸，加至十五丸，空心用温酒一盏送下。

海桐皮汤（《圣济总录》）

（1）治风湿痹不仁，肢体疼痛。海桐皮、丹参、桂（去粗皮）、防己各一两，甘草（炙）、麻黄（去根节）、天门冬（去心焙）各二两，侧子（炮裂去皮脐）半两。上八味，剉如麻豆。每服四钱匕，水一盏，入生姜五片，煎至七分，去渣温服，不拘时。

（2）治妇人血风攻注，四肢无力劳倦，头目昏眩，背项拘急，骨节酸痛。海桐皮（剉）、桂（去粗皮）、木香、天麻、人参、羌活（去芦头）、独活

（去芦头）、牛膝（酒浸，切，焙）、金毛狗脊（煨，去毛）、石斛（去根）、黄芪（剉）、防风（去叉）、鳖甲（去裙襕醋浸，炙）、萆薢、麻黄（去根节）各三分。上为粗末。每服三钱匕，用水一盏，加生姜二片，煎至七分，去滓，稍热服；如伤风冷，头疼壮热，加葱白煎，并两服，出汗愈。

萆薢丸（《太平圣惠方》）

1. 治风冷湿痹，五缓六急。萆薢八两（剉），牛膝三两（去苗），丹参二两，附子二两（炮裂去皮脐），白术二两，枳壳二两（麸炒微黄去瓤），上件药，捣罗为末，炼蜜和捣五七百杵，丸如梧桐子大，不计时候，以温酒下三十丸。

2. 治腰脚疼痛，挛急不得屈伸。萆薢一两半（剉），牛膝一两半（去苗），当归三分（剉微炒），杜仲一两（去粗皮炙微煮炒），酸枣仁一两（微炒），防风一两（去芦头），丹参三分，桂心三分，赤芍三分，石斛一两（去根剉），槟榔一两，郁李仁一两（汤浸去皮微炒）。上件药，捣罗为末，炼蜜和捣三二百杵，丸如梧桐子大，每于食前，以温酒下三十丸。

麻黄苍术汤（《东垣试效方》） 治寒湿所客、身体沉重、腰痛、面色痿黄不泽。麻黄一钱，桂枝半钱，杏仁十个，草豆蔻半钱，半夏半钱，炒曲一钱，苍术二钱，橘皮一钱，泽泻一钱，白茯苓一钱，猪苓半钱，黄芪三分，炙甘草二分。上件呹咀如麻豆大，作一服，水二盏煎至一盏，去滓稍热服食前。

渗湿汤

1. （《太平惠民和剂局方》） 治寒湿所伤，身重腰冷，如坐水中，小便或涩或出，大便溏泄，腰下重疼，两脚痛，腰膝或肿。苍术、白术、甘草各一两，茯苓、干姜各二两，橘红、丁香各一分。上呹咀，每服四钱，水一盏半，枣一枚，姜三片，煎七分，食前温服。

2. （《三因极一病证方论》） 治坐卧湿地，或为雨露所袭，身重脚弱，关节重疼，发热，恶寒，或多汗恶风，或腿膝浮肿，或小便小利，大便溏泄。苍术（米泔浸）、白术、甘草（炙）各二两，干姜（炮）、茯苓各四两，陈皮、丁香各半两。上剉散，每服四钱，水盏半，姜三片，枣二枚，煎七分，去滓，温服。

按：据《症因脉治》载：此方治太阳寒湿腰痛。

续断丸

1.（《苏沈良方》）　治风湿，四肢浮肿，肌肉麻痹，甚则手足无力，筋脉缓急。川断、当归、防风、附子、萆薢、天麻、乳香、没药、白芍。炼蜜为丸，酒送下。

2.（《张氏医通》引《局方》）　治风寒湿痹，筋挛骨痛。续断（姜酒炒）、牛膝（姜酒炒）、川萆薢（姜汁炒）各三两，防风一两半，川乌头（炮）二枚。炼白蜜为丸，如弹子大。每服一丸，醇酒细嚼送下。

蜘蛛散（《太平圣惠方》）　治风湿痹，身体四肢不仁。蜘蛛一两（微炒），侧子一两（炮裂去皮脐），独活一两，桑螵蛸一两（微炒），踯躅花半两（醋拌炒，令干），天南星半两（炮裂），萆薢一两（剉），天麻一两，桂心一两。上药，捣细罗为散，每服不计时候，以温酒调下一钱。

黑神丸

1.（《普济本事方》）　治风寒痹痛。生草乌、五灵脂各等份，研末，滴水为丸，如弹子大，四十岁以下，一丸分六次服；病甚者，一丸分二次服。

2.（《永类钤方》）　治诸伤劳损，蹉折筋骨，风湿挛拳。白蔹一斤，白及四两，当归四两，白芍、南星六两，川乌三两，骨碎补（制）八两，牛膝九两，百草霜半两，赤小豆一升。上为末，醋糊为丸，如梧桐子大。温酒送下。孕妇勿服。

按：方中白芍用量原缺。

黑弩煎丸（《普济方》）　治风湿证。两头尖、五灵脂各一两，没药（别研）、当归、乳香（研）各三钱。上为细末，醋糊为丸，如梧桐子大，每服十丸至五十丸，临卧温酒送下。忌油腻、湿面，孕妇勿服。

温经蠲痹汤（《中国现代名医验方荟海》）　祛风散寒，除湿通络。治风寒湿痹，症见全身关节或肌肉酸痛，游走不定，以腕、肘、肩、膝、踝关节多见，局部关节疼痛得温则舒，气交之变疼痛加剧；或兼见关节肿胀，但局部不红、不热；苔薄白，脉沉细，或细弦，或濡细。当归 10g，熟地黄 15g，淫羊藿 15g，川桂枝（后下）10g，乌梢蛇 10g，鹿衔草 30g，制川乌 10g，甘草 5g。风盛者，加寻骨风、钻地风各 20g；湿盛者，加苍白术各 10g，生熟苡仁各 15g；关节肿胀明显，加白芥子、山甲、蟋蟀虫各 10g；寒盛制川乌、草乌加重至 10~20g，并加熟附片 10g；痛剧，加炙全蝎 3g 研

分吞（或炙蜈蚣）；刺痛者，加地鳖虫 10g，参三七末 3g 分吞，延胡索 15g；体虚者，淫羊藿加至 20g，并加炙蜂房 10~12g。本病之因在于风寒湿邪留注经脉，痹闭不利。本方一面扶正，一面蠲痹。本"治风先治血，血行风自灭"之古训，故取当归，又取地黄与之为伍，而达到养血补血之目的。同时又配以温经散寒之川乌、桂枝；益肾壮阳之淫羊藿；祛风除湿的鹿衔草；钻透、搜剔之虫类药的乌梢蛇。诸药合用共奏温经散寒、蠲痹通络之功。

骟马丹

1.（《类编朱氏集验医方》）　治风湿相搏，手足疼痛，及诸伤百损。骨碎补（去毛）、自然铜（醋煅）、虎胫骨（酒炙）、败龟（酒炙）各一两，川乌（炮）、草乌（炒，去尖）各四两，半两钱五文（醋煅）、牛膝、地龙（去土）、五灵脂、当归、乳香、没药、川芎、萆薢（炙）、羌活、藁本、天麻、防风、威灵仙（去苗）各半两。上为细末，酒糊为丸，如梧桐子大，每服三五十丸，温酒送下，病在上，食后服，病在下，食前服，遍身疼痛，不拘时候。

2.（《普济方》）　治风湿痹不仁，肢体疼痛。附子一个，广木香一钱，川乌五钱，虎骨五钱，草乌五钱，细辛五钱，乳香五钱，当归一两，没药五钱，穿山甲五钱，二头尖五钱，赤芍一两，五灵脂五钱。上为细末，酒和面糊为丸，如豌豆大。每服三五丸，空心温酒一盏送下。加至十五丸。

增味五痹汤

1.（《普济方》）　治风寒湿合而为痹，肢体麻痹不仁。羌活、防己、片子姜黄、白术、海桐皮、白芍药、当归各一两，甘草（炒）七钱半。上剉每服三钱，生姜十厚片，煎服，病在上食后，病在下食前。

2.（《医宗金鉴》）　治气血实之人所患痹实证。麻黄、桂枝、红花、白芷、葛根、附子、虎骨、羚羊角、黄芪、甘草、防风、防己、羌活。

增减续断丸（《赤水玄珠全集》）　治寒湿之气痹滞，关节麻木疼痛。人参、防风、鹿角胶、白术（炒）各七两、黄芪、续断、薏苡仁、山芋、牡丹皮、麦门冬、地黄、桂心、山茱萸、白茯苓、石斛各二两。上为末，炼蜜为丸，如梧桐子大，每服六七十丸，空心以酒送下。

蠲痛丸（《永乐大典》引《卫生家宝》）　治风寒湿痹，筋骨重疼，走注攻刺，腰脚无力。草乌头四两（去皮尖，盐炒烟出），天南星二两（生），京

墨半两（烧），补骨脂三两（炒），没药一两（研），地龙二两（炒，去土），五灵脂二两（炒），乳香半两（研），白胶香二两（熔开，泼净，石上冷研）。上为末，醋煮面糊丸，如梧桐子大，每服十丸，温酒下，渐加丸数服。

蠲痹汤（《杨氏家藏方》）治风湿相搏，身体烦痛，项臂痛重，手足冷痹，腿痛沉重。酒当归、羌活、姜黄、芍药、黄芪、防风各一两半，炙甘草半两。上为粗末，每服半两，加生姜五片，水煎不拘时。

按：《严氏济生方》此方无防风，加大枣；《明医指掌》治寒痹；《增补内经拾遗方论》治风痹。

蠲痛寄生汤（《思济堂方书》）治四肢疼痛或头面作肿等证。羌活、陈皮各一钱半，桑寄生三钱，独活、柴胡、白芷、厚朴、制半夏各一钱，南苍术（炒）、赤苓各二钱，桂枝五分，桔梗一钱，薄荷叶、甘草各五分，引加生姜一钱半，红枣肉二枚，灯心五分。水煎温服，服后饮黄酒半杯。

附：风寒湿痹单验方

治风湿痹痛、头痛：牡蒿根30g，水煎服。（《浙江民间常用草药》）

治风湿跌打：三叶刺三甲根（五加根）30~60g，水煎或浸酒。（《广西中草药》）

治风湿：银线草根，泡酒（含生药20%），一日服30~60g。（《广西中药志》）

治风湿痹痛：花蝴蝶根15~30g，炖鸡吃；或水、酒各半煎服。（《贵州民间药物》）

治风湿跌打疼痛：小叶金花草根6g，水煎服。（《昆明民间常用草药》）

治风湿、跌打损伤：百灵草根9~15g，水煎点酒引或泡酒或炖猪脚服。（《云南中草药》）

治风寒湿痹：八角枫5g，海风藤10g，水煎服。年老体弱者及孕妇忌服本方。八角枫有毒，不可过量。（湖南）

治风寒湿痹：接骨木30g，箭杆风15g，臭牡丹15g，刺五加15g。水煎服。孕妇忌服。（湖南）

治风寒湿痹：杉树枝30g，桑枝30g，紫苏梗10g，苍术15g，生姜5g，葱根5个。水煎服。（湖南）

治风寒湿痹：半枫荷10g，九节兰10g，山姜10g，石菖蒲10g，五加皮10g，大活血10g，小血藤10g，牛膝10g，木通10g。水煎服。孕妇忌服。（湖南）

治风寒湿痹：鲜三白草250g，青壳鸭蛋3个，先将上药共用水煎，取汁，再对入黄酒调匀，1日分3次服，并食鸭蛋。（湖南）

治风寒湿痹：臭梧桐根60g，红枣12枚。水煎服。（福建）

治风寒湿痹：大南蛇根15g，八角枫5g，五加皮20g，木瓜20g。水煎服。本方有毒，应在医生指导下服用。孕妇、小儿及年老体弱者忌服。（湖南）

治风湿痹痛：石中竹根30g，防风10g，荆芥10g，细辛3g。水煎服。（四川）

治风湿痹痛：绣花针60g，水煎服。（湖南）

治风湿痹痛：棕树根50g，瘦猪肉250g，将上药共用水炖熟后，1日分2次食肉喝汤。（湖南）

治风湿痹痛：石凤丹30g，走马胎30g，独一味20g，老鹳草20g。水煎服。（四川）

治风湿痹证：桃树叶30g，棉花根30g，水煎服。孕妇忌服。（湖南）

治风湿痹证：牛膝30g，五爪风15g，土黄芪15g。水煎服。孕妇忌服。（湖南）

治风湿痹证：大青藤15g，水煎服。（云南）

治风湿痹证：大血藤20g，当归15g，四块瓦15g，小罗伞15g。水煎服。（云南）

治风湿痹证：四块瓦20g，天红地绿15g，威灵仙10g，牛膝10g，杜仲10g，小罗伞10g。水煎服。（云南）

治风湿痹证：旋覆花根15g，柳树根30g，水煎服。（安徽）

治风湿痹证：八角枫3g，大鸡血藤20g，豨莶草20g，甘草6g。水煎服。孕妇忌服。（湖南）

治风湿痹证：血五甲15g，伸筋草15g，钻地风15g，干姜3片。水煎服。（云南）（《中国民间单验方》）

二、风湿热痹方

二妙散（《丹溪心法》）治湿热下注，筋骨疼痛。黄柏（炒）、苍术（米泔浸炒）各等份。为末，每服二钱。水煎，入姜汁调服。

按：《类证治裁》载：此方作丸剂，名二妙丸。据《世医得效方》载：此方名苍术散。治证相同。据《不知医必要》载：此方治鹤膝风赤热焮肿，并一切湿热在经，筋骨疼痛。

三妙丸（《医学正传》）治湿热下流，两脚麻或如火烙之热。黄柏四两（切片，酒拌略炒），苍术六两（米泔浸一二宿，细切焙干），川牛膝（去芦）二两。上为细末，面糊为丸，如梧桐子大，每服五十至七十丸，空心姜、盐汤下。忌鱼腥、荞麦、热面、煎炒等物。

川连枳壳汤（《症因脉治》）治湿热痿软，身体重着，走注疼痛，首如裹，面壅肿，小便黄赤，手足发热，小筋弛长，脉沉而数，积热在里。川黄连、枳壳、陈皮、甘草。

开结导饮丸（《丸丹膏散集成》引李东垣方）治湿热，并诸湿相搏，腰膝重痛，足胫浮肿。槟榔、甘遂、赤芍药、威灵仙、泽泻、葶苈、乳香（研）各二两，没药（研）一两，牵牛五钱，大戟（炒）三两，陈皮四两。上为末，面糊为丸，如梧桐子大。每服五十丸，加至七八十丸，食前熟汤送下。得愈止后服。忌酒二日，忌面及甘草三两日。宜食温淡粥补胃。

东垣羌活汤（《证治准绳·女科》）治湿热身重，或眩晕麻木、小便赤涩，下焦痿软不能行履。羌活、防风、柴胡各一钱，藁本、独活、茯苓、泽泻、猪苓、黄芪（炒）、炙甘草、陈皮、黄柏（酒炒黑）、黄连（炒）、苍术、升麻、川芎各五分。水煎服。

按：《医部全录》载：此方名除风湿羌活汤（东垣）。治风湿著痹。

白虎加桂枝汤（《金匮要略》）治温疟，其脉如平，身无寒但热，骨节疼烦，时呕；及风湿热痹，壮热汗出，气粗烦躁，关节肿痛，口渴苔白，脉弦数。知母六两，甘草（炙）二两，石膏一斤，粳米二合，桂（去皮）三两。为粗末，每用五钱，水一盏半，煎至八分，去渣温服，汗出愈。

加减木防己汤（《温病条辨》）治暑湿痹者。防己六钱，桂枝三钱，石膏六钱，杏仁四钱，滑石四钱，白通草二钱，薏仁三钱。水八杯，煮取三杯，分温三服。见小效不即退者，加重服，日三夜一。风胜则引，引者（吊痛掣痛之类，或上或下，四肢游走作痛，经谓行痹是也），加桂枝、桑叶；湿胜则肿，肿者加滑石、萆薢、苍术；寒胜则痛，痛者加防己、桂枝、姜黄、海桐皮；面赤口涎自出者，《灵枢》谓：胃热则廉泉开。重加石膏、知母；绝无汗者，加羌活、苍术；汗多者加黄芪、炙甘草；兼痰饮者，加半夏、厚朴、广皮。

按：据《当代名医临证精华·痹证专辑》载：此方可用于治湿热痹或寒痹日久化热者。

当归拈痛汤（《医学启源》）治湿热为病，肢节烦痛，肩背沉重，胸膈不利，遍身疼，下注于胫，肿痛不可忍。羌活半两，防风三钱，升麻一钱，葛根二钱，白术一钱，苍术三钱，当归身三钱，人参二钱，甘草五钱，苦参（酒浸）二钱，黄芩一钱（炒），知母三钱（酒洗），茵陈五钱（酒炒），猪苓三钱，泽泻三钱。上锉，如麻豆大。每服一两，水二盏半，先以水拌湿，候少时，煎至一盏，去滓温服。待少时，美膳压少。《经》云：湿淫于内，治以苦温。羌活苦辛，透关利节而胜湿；防风甘辛，温散经络中留湿，故以为君。水性润下，升麻、葛根苦辛平，味之薄者，阳中之阳，引而上行，以苦发之也。白术苦甘温，和中除湿；苍术体轻浮，气力雄壮，能去皮肤腠理之湿，故以为臣。血壅而不流则痛，当归身辛温以散之，使气血各有所归。人参、甘草甘温，补脾养正气，使苦药不能伤胃。仲景云：湿热相合，肢节烦痛，苦参、黄芩、知母、茵陈者，乃苦以泄之也。凡酒制药，以为因用。治湿不利小便，非其治也，猪苓甘温平，泽泻咸平，淡以渗之，又能导其留饮，故以为佐。气味相合，上下分消，其湿气得以宣通矣。

按：①又名拈痛汤（《兰室秘藏》）、当归止痛汤（《仁术便览》）。②《仁术便览》载：本方加茯苓。

当归拈痛散（《丹台玉案》）治湿热为病，肢节烦疼，肩背沉重，流注足胫，痛不可忍，口干壮热，两足湿毒疮痛痒。当归、防风、黄芪各一钱，甘草五分，黄柏、元参、人参、茯苓、白术、苍术各八分，干葛、升麻、知母、茵陈、羌活各六分。水二钟，煎八分服。

防己茯苓汤（《温热经解》）治湿热跗肿。木防己一钱，茯苓一钱，泽泻一钱，甘草八分，苍术八分，滑石二钱，酒黄柏八分，猪苓一钱。

防己薏仁汤（《重订通俗伤寒论》）治湿郁化热，留滞关节肢络。木防己（酒炒）、杜赤豆、川萆薢、大豆卷、绵茵陈各三钱，晚蚕沙四钱，制苍术、宣木瓜各八分，木通一钱。先用生薏仁、桑枝（酒炒）各一两。煎汤代水，送下桃仁控涎丹。桃仁泥、煨甘遂、制大戟、白芥子各一两。姜汁、竹沥，捣糊为丸，如桐子大，每服七丸至十丸。

防风通圣散（《医学启源》）治一切风热郁结，气血蕴滞，筋脉拘急，手足麻痹，或风热走注，疼痛麻痹。防风二钱半，川芎半钱，石膏一钱，滑石二钱，当归一两，赤芍五钱，甘草二钱半（炙），大黄五钱，荆芥穗二钱半，薄荷叶二两，麻黄五钱（去根苗节），白术五钱，山栀子二钱，连翘五钱，黄芩五钱，桔梗五钱，牛蒡（酒浸）五钱，人参五钱，半夏（姜制）五钱。上为粗末，每服四钱，水一盏，生姜三片，煎至六分，去滓温服，不计时候，日三服。

羌活败毒散（《症因脉治》）治湿热痿软，身体重着，走注疼痛，首如裹，面壅肿，小便黄赤，手足发热，脉浮数，湿邪在表。羌活、独活、柴胡、前胡、防风、荆芥、陈皮、川芎、甘草。水煎服。又治风湿腰痛，痛引项脊尻背。

知母干葛汤（《类证活人书》）治风湿身体灼热甚者。知母三钱，干葛八钱，石膏六钱，甘草（炙）二钱，黄芩二钱，木香二钱，升麻二钱，葳蕤五钱，天南星（生）二钱，人参二钱，防风二钱，麻黄（去节，汤泡，焙）四钱，杏仁（炒）二钱，川芎二钱，羌活二钱。上锉，如麻豆大。每服五钱，水一盏半，煎至一盏，去滓服；未知再服之。

宣痹汤（《温病条辨》）治湿热痹，寒战热炽，骨节烦疼，面目痿黄，舌色灰滞。防己五钱，杏仁五钱，滑石五钱，连翘三钱，山栀三钱，薏苡五钱，半夏三钱（醋炒），晚蚕沙三钱，赤小豆三钱。水八杯，煮取三杯，分温三服，痛甚加片姜黄二钱，海桐皮三钱。

麻黄赤芍汤（《医部全录》）治湿热流注，肢节肿痛。麻黄、赤芍各一钱，防风、荆芥、威灵仙、羌活、独活、白芷、苍术、片芩、枳实、桔梗、葛根、川芎各五分，甘草、归尾、升麻各三分。下焦加酒炒黄柏，妇人加酒炒红花，肿多加槟榔、泽泻，痛加乳、没，瘀血加桃仁、大黄。水煎服。

清热渗湿汤（《赤水玄珠全集》）治湿热证，面黄浮肿，肢节疼痛，痿困，烦渴，泄泻，溺赤，湿证。黄连、茯苓、泽泻各一钱，黄柏（盐水炒）二钱，苍术、白术各一钱半，甘草五分。水煎服。如单用渗湿，去连、柏，加陈皮、干姜。《医略六书》：方中黄连清心火，燥脾湿；黄柏清肾火，燥膀胱；苍术燥湿强脾；白术健脾燥湿；甘草缓中和胃；茯苓渗湿和脾；泽泻泻三焦湿热以通利膀胱也。使热降湿消，则津液四布，而口渴自止，溺亦清长，何患黄肿之不退哉，此消热渗湿之剂，为脾亏湿热之专方。

按：《景岳全书》治湿热浮肿，肢节疼痛，小水不利。《张氏医通》治夏月湿热痿困，烦渴，泄泻，溺赤。《医略六书》治湿热伤脾，不能化气，而口渴溺闭，面黄浮肿。

附：风湿热痹单验方

治湿热痹痛：鲜小檗根 15~30g，猪瘦肉适量，水炖服。（《福建中草药》）

治流火风疾（俗称热风关节炎）：南天竹鲜根 30~60g，猪脚1至2个。酌加红酒、开水，炖两小时，分两三次服。（《福建民间草药》）

治湿热痹：鲜南天竹根 30~60g，或加白葡萄鲜根 30g，芙蓉菊鲜根 15g。水煎服。（《福建中草药》）

治关节湿热肿痛：干五加皮根 30~90g，或加墨鱼干2只，酒水炖服。手关节痛加长叶紫珠鲜根 60g，足关节痛加土牛膝鲜根 30g，腰痛加南蛇藤鲜根 30g。（《福建中草药》）

治热毒痹阻证：

（1）鲜忍冬藤、根、叶 90g，水煎，分三次服，体弱者每次 30g。

（2）薜荔藤 60g，用清水、甜酒各半同煎，去渣加红糖 30g 调服。（《江西民间草药验方》）

三、寒热错杂方

十八味流气饮（《类编朱氏集验医方》）治一身受风寒湿热诸邪毒，周遍气脉上下不和。羌活、独活、人参、枳壳、陈皮、白术、木香、防风、川芎、当归、桂、白芍药、甘草、白芷、黄芪、天台乌药、白茯苓各等份。上为细末。枣汤调下。

大黄左经汤（《三因极一病证方论》）治风寒暑湿流注足阳明经，使腰脚痹痛，行步艰难。大黄（蒸）、细辛（去苗）、茯苓、防己、羌活、黄芩、前胡、枳壳（麸炒去瓤）、厚朴（去皮剉姜制炒）、甘草（炙）、杏仁（麸炒去皮尖别研）。上剉散，每服四大钱，水盏半，姜三片，枣一个，煎七分，去滓，空腹热服，腹痛，加芍药；秘结，加阿胶；喘，加桑白皮、紫苏；小便秘，加泽泻；四肢疮痒浸淫，加升麻，所加并等份。

羌活除湿汤（《症因脉治》）治风寒湿热，四气成痹。羌活、防风、柴胡、独活、苍术、茯苓、泽泻、猪苓、甘草、陈皮、黄连、黄柏、川芎、升麻。

沉香通气丸（《医方类聚》引《经验秘方》）顺气和血，消进饮食。治积聚寒热，心腹闭满，胁肋刺痛，呕逆寒痰，气满不散，遍身骨节疼痛，寒热有时，荣卫不通。京三棱（慢火炮）、丁香、陈皮（去白）各一两半，延胡索、木香、木通（去皮）、沉香、白术各一两，槟榔半两，广术（慢火炮）、枳壳（麸炒，去瓤）各二两，青皮（去瓤）、茴香（盐炒）、新罗参、白茯苓（新者）各一两半，白豆蔻仁三两。上为细末，姜汁打面糊为丸，如梧桐子大。每服三十丸或五十丸，以温水米饮汤送下，不拘时候。

灵仙除痛饮（《万病回春》）治诸节肿痛，痛属火，肿属湿，兼受风寒而发动于经络之中，湿热流注于肢节之间。麻黄、赤芍各一钱，防风、荆芥、羌活、独活、白芷、苍术、威灵仙、片黄芩、枳实、桔梗、葛根、川芎各五钱，归尾、升麻、甘草各三分。上剉一剂。水煎服。

按：《类证治裁》治风湿，方中无升麻、葛根。

前胡散（《圣济总录》）治风湿寒热，肢体烦疼。前胡（去芦头）、秦艽（去苗土）、当归（切焙）、知母各一两，贝母（去心）、羌活（去芦头）、芎䓖、甘草（炙剉）、白术、防风（去叉）、天仙藤、乌头（炮裂去皮尖）各一两半。上十二味，捣罗为细散，每服二钱匕，温酒调下，不拘时。

神秘左经汤（《奇效良方》）治风寒暑湿流注足三阴经，手足拘挛疼痛，行步艰难，头眩腰重，关节掣痛，两腿顽麻。麻黄（去节）、干葛、细辛、厚朴（去粗皮姜制炒）、茯苓（去皮）、防己、羌活、枳壳（去瓤、麸炒）、防风（去芦头）、麦门冬（去心）、黄芩各一钱，肉桂（去皮）、柴胡（去头）、半夏（汤泡）、小草、白姜（炮）、炙甘草各五分。上作一服，水二盅，生姜三片，红枣一枚，煎至一盅，空心服。自汗加牡蛎、白术、法麻黄；肿满加泽泻、木通；热甚无汗加干葛、橘皮、前胡；腹痛，吐利去黄芩加芍药及炮附子；大便秘加大黄、竹沥；喘满加杏仁、桑白皮、紫苏。

愈风丹（《儒门事亲》）治诸痹寒热交作，筋骨疼痛，手足拘挛，麻木不仁，及中风口眼㖞斜，半身不遂。芍药、川芎、炒僵蚕、桔梗、细辛、天南星（姜制）、朱砂、羌活各半两，麻黄、防风、白芷、天麻、炙全蝎各一两，甘草三钱。为末，炼蜜为丸，弹子大，朱砂为衣，每服一丸，细嚼茶、酒吞服。

第三节 痰瘀痹方

一、瘀滞痹方

（一）瘀血痹方

二乌牛红汤（《痹病论治学》）治痹病瘀血痹阻证。制川乌60g，制草乌60g，川牛膝24g，川红花24g。先将川、草乌微火焙黄，再与牛膝、红花共研细末，装瓶内密封备用。每晚服一次，成人每次1.5g，逐渐加至3g，白酒或甜酒送下，重症早上加一次。服药后一般无反应，若服后有头面、上肢发麻或腹痛便溏等，可减少服药剂量，以无反应为佳，病愈停药。服药期间忌房事，妇女月经期间停药。

身痛逐瘀汤（《医林改错》）治血气痹阻经络，肩痛，臂痛，腿痛，或周身疼痛经久不愈。秦艽、香附、羌活各一钱，川芎、甘草、没药、地龙、炒五灵脂各二钱，桃仁、红花、牛膝、当归各三钱。水煎服。

活络效灵丹（《医学衷中参西录》）治气血凝滞，疬癖癥瘕积聚，心腹疼痛，腿痛，臂痛，内外疮疡及风湿痹痛，跌打瘀肿等。当归、丹参、生乳香、生没药各五钱。水煎服，或为细末，一剂分作四服，温酒送下。

桃红饮子（《杂病源流犀烛》）治瘀血痹。桃仁、红花、川芎、当归、威灵仙，加麝香少许。水煎。

桃丹活血汤（《痹证防治》）治蓄血痹。桃仁、丹参、血藤、穿山甲、炒白芍、炙甘草、郁金、延胡索、生地、当归、川芎。

散痛饮（《丹台玉案》）治瘀血所致，两肾作痛。乌药、延胡索、杜仲（盐水炒）、桃仁（去皮尖）各一钱五分，青皮、柴胡、穿山甲、牛膝、红花各一钱，甘草二分，加生姜三片。煎服。

跌打丸（《中华人民共和国药典》）治痹病瘀血痹阻证。三七、血竭、乳香、桔梗、刘寄奴、没药、白芍药、骨碎补、姜黄、木通、赤芍药、续断、三棱、桃仁、红花、苏木、甜瓜子、自然铜、丹皮、防风、枳壳（炒）、土鳖虫、甘草。

附：瘀血痹单验方

治气血不行，痛必入络，发黄，非疸也，血

络瘀痹：旋覆花、新绛、青葱、炒桃仁、当归尾。（《临证指南医案》）

人遍体作痛殆不可忍，是血气凝滞所致：延胡索、当归、桂心等份为末，温酒服三四钱，随量频进，以止为度。（《续名医类案》）

（二）气滞郁（瘀）痹方

六物附子汤（《三因极一病证方论》）治四气流注于足太阴经，骨节烦疼，四肢拘急，自汗短气，小便不利，恶风祛寒，头面手足时时浮肿。炮附子、桂心、防己各四两，白术、茯苓各三两，炙甘草二两。为末，每服四钱，加生姜七片，日煎服。

按：《杂病广要》所载六味附子汤与本方同。

加味七气汤（《重订严氏济生方》）治喜、怒、忧、思、悲、恐、惊七气为病，发则心腹刺痛不可忍，时发时止，发则欲死；或外感风寒湿气作痛。半夏（汤泡七次）三两，桂心（不见火）、延胡索（炒去皮）各一两，人参、甘草（炙）各半两，乳香三钱。上㕮咀。每服四钱，水一盏半，加生姜七片，大枣一枚，煎至七分，去滓，食前温服。妇人血痛，加当归。

按：本方方名《观聚方要补》引作"加味四七汤"。

血郁汤（《证治准绳·类方》）治七情郁结，盛怒叫呼，或起居失宜，或挫闷致瘀，一应饥饱劳役，皆能致血郁，其脉沉涩而芤，其体胸胁常有痛如针刺者。香附（童便制）二钱，牡丹皮、赤曲、川通草、穿山甲、降真香、苏木、山楂肉、大麦芽（炒，研）各一钱，红花七分。水、酒各一半煎，去滓，入桃仁（去皮）泥七分，韭汁半盏和匀，通口服。

茂香散（《济世全生指迷方》）治气痛游走上下无常处，脉促或涩。莪术一两，木香一钱，人参一分。研为散。每服方寸匕，醋汤调下。

流气饮子（《杂病广要》）治气滞臂痛。紫苏叶、青皮、桔梗、大黄（煨）、当归、芍药、乌药、茯苓、川芎、黄芪、枳壳（去瓤麸炒）、防风各半两，甘草、橘皮各三分，木香、黄连、大腹皮各二两（剉姜汁）。上㕮咀，每服五钱，水二盏，姜三片，枣一枚，煎一盏，去滓服。

越鞠丸（《丹溪心法》）解诸郁。治六郁。苍术、香附、抚芎、神曲、栀子各等份。上为末，水泛为丸，如绿豆大。《医方集解》：此手足太阴手少阳药也。吴鹤皋曰：越鞠者，发越鞠郁之谓也。香附开气郁；苍术燥湿郁；抚芎调血郁；栀子解火郁；神曲消食郁。陈来章曰：皆理气也，气畅则郁舒矣。《删补名医方论》：以气为本，若饮食不节，寒温不适，喜怒无常，忧思无度，使冲和之气升降失常，以致胃郁不思饮食，脾郁不消水谷，气郁胸腹胀满，血郁胸膈刺痛，湿郁痰饮，火郁为热，及呕吐、恶心、吞酸、吐酸、嘈杂、嗳气，百病丛生。故用香附以开气郁，苍术以除湿郁，抚芎以行血郁，山栀以清火郁，神曲以消食郁。五药相须，共收疏解五郁之效。

按：又名芎术丸（原书）、越曲丸（《松崖医径》）。

舒气活络丸（《丹台玉案》）治男妇七情所感，气血不行，手足顽麻。当归（酒洗）、白芍（酒炒）、沉香（忌见火）、香附（醋制）各二两，桂枝八钱，川芎、牛膝、乌药、苍术（炒）、薏苡仁（炒）、生地（忌铁器）、柴胡、丹皮（炒）、桑寄生各二两五钱，甘草、防己、茯神各一两，大附子一个（童便、黄连制）。上为末，老姜四两，捣汁，加水法为丸，每空心服三钱，白滚汤下。

温经活络丹（《活人方》）治气中血滞，血中气滞，经络隧道不通，筋骨关节疼痛，内伤外伤，气郁血郁并能治之。香附（酒制）八两，陈皮六两，当归尾六两，延胡索四两，枳壳四两，羌活三两，红花三两，抚川芎二两，独活二两，滴乳香五钱，没药五钱。共研末，炼蜜为丸，如弹子大，重三钱，每服一丸，午后、临睡陈酒化服。

（三）损伤瘀痹方

大红丸（《仙授理伤续断秘方》）治扑损伤折，骨碎筋断，疼痛痹冷，内外俱损，瘀血留滞，外肿内痛，肢体痛滞。煨川乌一斤七两，何首乌、天南星、芍药、骨碎补（姜制）各一斤，土当归、牛膝（酒浸）各十两，细辛八两，赤小豆二升，煅自然铜四两，青桑皮（醋淬）五斤。为细末醋糊为丸，梧桐子大，朱砂为衣。每服三十丸，温酒或醋汤送下。损在上者食后服，损在下者空腹服，伤重者不拘时候。

白末子（《伤科汇纂》）治打扑伤损，骨折筋断，瘀血肿痛；及瘫痪顽痹，四肢酸痛，一切痛风等症。白芷、南星（制）、白术、何首乌、桔梗、羌活、独活、白芍药、白杨皮、川芎、白茯苓、白蔹、当归、薏苡仁（炒）、骨碎补、牛膝、续断、川乌（炮）、细辛、肉桂、乳香、没药各一两。为末，酒调下，欲好之际，加制自然铜一两，只折骨者，便可用之。

白药末（《仙授理伤续断秘方》） 治打扑损伤，皮肉破，筋骨断，瘀滞结肿；或作痈疽疼痛，手足痿痹，挛缩不伸；及妇人产后血瘀。白杨皮十二两，白芷、桔梗、炙甘草各十两，赤芍药、泽兰各九两，川芎、山桂、细辛各半斤，花椒五两，川乌、续断、牛膝、当归、香附各六两。研为散，每服二钱，湿酒调下。

当归散（《仙授理伤续断秘方》） 治打扑损伤，筋骨折断，皮肉破碎，壅滞结肿不散，或作痈疽，疼痛至甚，或因损后中风，手足痿痹，不能举动，筋骨缝纵，挛缩不拿，或劳役所损，肩部四肢疼痛。泽兰、当归、续断、牛膝各十两，芍药、白芷、川芎、肉桂、细辛各五两，川椒（去目）、川乌各三两，桔梗、甘草各四两。（或加白杨皮）为细末，每服二钱，热酒调下。

伤科紫金丹（《青囊秘传》） 治跌打损伤，筋损骨断，瘀血凝结，下部重伤；及腰脚胁肋腿诸痛，属气滞血阻者。炙没药、木香、丁香、枳壳、延胡、青皮、血竭、血余炭、儿茶、当归各等份。上为末，炼蜜为丸，如弹子大，每服一丸，陈酒化服。

红丸子（《仙授理伤续断秘方》） 治打扑损伤，骨碎筋断，疼痛痹痛，瘀血留滞，外肿内痛，肢节疼倦。牛膝（酒浸一宿）、炮川乌、天南星（醋煮三次）、细辛、何首乌（煮熟）、桔梗、山竺桂、当归、自然铜（醋淬七次，另研）、白蔹、赤芍药、骨碎补、没药（另研）、羌活、赤小豆。为末，酒煮面糊为丸。每服五十丸，温酒送服。

红末子（《伤科汇纂》） 治打扑伤损，骨折筋断，瘀血肿痛；及瘫痪顽痹，四肢酸痛，一切痛风等症。独活、何首乌、南星（剉）、白芷、羌活、当归、骨碎补、苏木、牛膝、赤芍药、红花、川芎各二两，细辛、川乌（制）、桔梗、降真香、枫香、血竭、乳香、没药各一两。为末，酒调下，欲好之际，加制自然铜一两，只折骨者，便可用之。

驱风丸（《仙授理伤续断秘方》） 治打扑损伤，驴马跌坠，骨断筋碎，百节疼痛，瘀血不散，浮肿结毒；一切风疾，四肢疼痹，筋痿力乏，浑身倦怠，手足缓弱，行步不前；妇人诸般血风劳损。骨碎补五两，川乌、川芎各一两，草乌、川当归、牛

膝、木鳖各二两，何首乌四两，乌金四两（即百草霜，一去京墨）。上为末，醋糊为丸，如梧桐子大。每服三十丸，空心盐汤送下；或食后荆芥茶汤送下。

乳香散（《仙授理伤续断秘方》） 治跌打损伤，皮肉破，筋骨断，瘀滞结肿，坏烂疼痛；或劳损肩背痛，手足痿痹，不能举动，筋骨乖纵，挛缩不舒。肉桂、干姜各三两，牛膝、羌活、川芎、细辛、姜黄、川乌、草乌、芍药各四两，白芷二两，当归、骨碎补、苍术、木鳖子各六两，桔梗十两，赤小豆一升，乳香半斤，没药五两（二药另研），何首乌十四两。研为散，每服二钱，开水调服。

泽兰汤（《医学心悟》） 治闪挫跌仆，瘀血内蓄，转侧若刀锥之刺。泽兰三钱，丹皮、牛膝各二钱，桃仁（去皮尖研）十粒，红花五分，当归尾五钱，广三七一钱，赤芍药一钱五分。水煎，热酒冲服。如二便不通，加酒蒸大黄三钱，凡跌仆伤重，便溺不通者，非大黄不救。若大便已通，则用广三七煎酒，或山羊血冲酒，青木香煎酒，随用一味，皆可立止疼痛。

复元活血汤（《医学发明》） 治跌打损伤，瘀血留于胁下，痛不可忍。柴胡半两，天花粉、当归各三钱，红花、甘草、炮山甲各二钱，大黄（酒浸）一两，桃仁（酒浸、去皮尖）五十个。为粗末，每服一两，水酒煎去渣，食前服，以利为度。

活血四物汤（《罗氏会约医镜》） 治跌仆伤筋，血气凝滞腰痛。当归身尾四五钱，川芎二钱，白芍、生地、桃仁（去皮）、牛膝、延胡（酒炒）各一钱二分，红花（酒炒）、肉桂各一钱二分。水煎，空心服。如痛甚者，加乳香（去油）、没药（去油）各一钱，外用酒糟、葱、姜捣烂，炒热罨之；如血逆之甚，大便闭结者，加大黄（酒炒）三四钱。

黄末子（《伤科汇纂》） 治打仆伤损，骨折筋断，瘀血肿痛，及瘫痪顽痹，四肢酸痛，一切痛风等症。川乌（炮）、草乌（醋煮炒）、降真香、枫香、肉桂、松香、姜黄、乳香、没药、细辛各五钱，当归、赤芍、羌活、独活、川芎、蒲黄、白芷、五加皮、桔梗、骨碎补、苍术、何首乌、川牛膝各一两，片姜黄一两。共为末，酒调下，将愈加自然铜，折骨者便可用之，如无折骨，初不宜加自然铜。

黑丸子（《仙授理伤续断秘方》） 治打仆损伤，骨断筋碎，百节疼痛，瘀血不散，浮肿结毒，一切风痰，四肢痛痹，筋痿乏力者。白蔹、赤小豆各一斤，芍药、百草霜各十两，骨碎补八两，天南星、

牛膝各六两，白及、土当归各四两，川乌三两。为末，醋糊为丸，梧桐子大。每服二十至三十丸，煨葱酒或茶水送下。

黑末子（《伤科汇纂》） 治打仆伤损，骨折筋断，瘀血肿痛，及瘫痪顽痹，四肢酸痛，一切痛风等症。雄鸡毛（烧）、桑炭、老松节（炒存性）、侧柏叶（炒）、嫩松丝（炒）各四两，当归、牛膝、何首乌、黑豆（炒）、南星（制）、骨碎补、熟地黄、羌活、独活、赤芍药、川芎、白芷各二两，细辛、肉桂、川乌（炮）、草乌（制）、木鳖子、南木香、五灵脂、降真香、乳香、没药、枫香各一两，百草霜五钱。为末，热酒调下，欲好之际，加自然铜制一两，只折骨者，便可用之。

二、痰湿痹方

（一）痰浊痹方

二陈汤（《医部全录》） 治痰痹麻木。陈皮二钱，半夏一钱，茯苓八分，甘草四分。上加生姜三片，水煎温服。

按：本方出自《太平惠民和剂局方》。

大活络丹（《兰台轨范》） 治中风瘫痪，痿痹痰厥，拘挛疼痛，及痛疽流注，跌打损伤，小儿惊痫，妇人经闭。白花蛇、乌梢蛇、威灵仙、两头尖（以上俱酒浸）、草乌、煨天麻、全蝎（去毒）、何首乌（黑豆水浸）、炙龟甲、麻黄、贯众、炙甘草、羌活、官桂、藿香、乌药、黄连、熟地黄、大黄（蒸）、木香、沉香各二两，细辛、赤芍药、没药（去油）、丁香、乳香（去油）、僵蚕、天南星（姜制）、青皮、骨碎补、白豆蔻、安息香（酒熬）、制附子、黄芩（蒸）、茯苓、香附（酒浸、焙）、元参、白术各一两，防风二两，葛根、炙虎胫骨、当归各一两半，血竭七钱，炙地龙、犀角、麝香、松香各五钱，牛黄、冰片各一钱半，人参三两。为末，炼蜜为丸，桂圆核大，金箔为衣。陈酒送下。

小活络丹（《太平惠民和剂局方》） 治中风手足不仁，日久不愈，经络有湿痰死血，而见腿臂间有一二点作痛，及风寒湿邪留滞经络，肢体经脉挛痛，屈伸不利，或疼痛游走不定。川乌（炮去皮脐）、草乌（炮去皮脐）、地龙（去土）、天南星（炮）各六两，乳香（研）、没药（研）各二两二钱。上为细末，入研药和匀，酒面糊为丸，如梧桐子大，每服二十丸，空心，日午冷酒送下，荆芥茶送服亦可。

按：本方原名活络丹。因《兰台轨范》有大活络丹，后人遂称本方为小活络丹。

子龙丸（《应验简便良方》） 治颈项、胸胁、背、腰、筋骨牵引钩痛，流走不定，手足冷木，气脉不通，痰涎在胸膈上。喉中结气似若梅核，时有时无，冲喉闷绝；又遍身或起筋块如槟如粟，皮色不变，不疼不痛，但觉酸麻，或自溃串烂，流水如涎，经年不愈，有若管漏；又治瘰疬、鱼口、便毒、贴骨、一切阴疽。白蔻仁三两，川厚朴四两，制甘遂二两，红茅大戟二两，白芥子四两。上药各为细末，炼蜜为丸，如梧桐子大。每服三分，淡姜汤送下。同日忌服甘草，因丸内有甘遂故也。此乃治痰之本，痰中之本水也，湿也，湿气与火则结为痰。大戟能泄脏腑水湿；甘遂能行经络水气，直达水气结聚之处以攻决；白芥子能散皮内膜外痰气，厚朴涤气温中，能祛痰生新；白蔻仁开胃健脾，温中顺气，惟善用者能获神效也。

四妙散（《活人方》） 治湿痰，风痹，筋骨拘挛，气虚体肥，经络酸麻疼痛。川黄柏、茅山苍术（先以泔水润透，切片，晒干）、向东桑皮（三种各分为二份，以一份用童便，以一份用酒，各浸透，晒干，炒微黄色）、陈胆星各等份。上为细末。每服二三钱，早、晚空心以药酒吞服。

导痰汤（《三三医书》） 治湿痰攻注，背俞脊庀作痛，脉小滑者。制半夏钱半，陈皮一钱，木香四分，当归二钱，独活一钱，五加皮钱半，生白术钱半，怀牛膝钱半，川芎八分，竹茹八分，生姜一片。

芥子竹沥汤（《重订通俗伤寒论》） 治痰注，湿痰挟瘀血流注经络，日久见手足牵引，四肢麻木，骨节串疼，或肿而痛者。淡竹沥三瓢，黄荆沥二瓢，生姜汁四滴，陈绍酒二小匙，白芥子八分。用白芥子煎取清汤，重燉三汁，陈绍酒和服，日二次，夜一次，以此汤送服大活络丹。

龟樗丸（《医部全录》） 治湿痰，腰痛大便泄。败龟甲一两，樗白皮、苍术、滑石各五钱，白芍、香附各四钱。上为末，粥丸服。

滋荣舒筋健步丸（《万病回春》） 治痰湿手足不便，血虚注下，筋软不能行步，并痛者。当归（酒洗）一两，白术（去芦）二两，熟地黄（酒洗）一两二钱，川芎七钱，白芍药（酒炒）一两，茅山苍术（米泔浸）二两，羌活七钱，防风七钱，牛膝

（去芦酒洗）一两，独活（酒浸一宿，焙）七钱，桑寄生（酒炒）六钱，木瓜（酒浸、焙）七钱，防己（酒浸、焙）七钱，肉桂（厚者）四钱。上为细末，酒打糊为丸，如梧桐子大。每服百丸，空心，淡盐汤送下。天阴姜汤下，酒亦可。一方加虎胫骨一两（酥炙），杜仲（酒炒）一两。

豁痰汤

1.（《寿世保元》）治脉洪大促紧者，肩背痛沉而滑者，痰痛也。半夏（制）、栀子（炒）、陈皮、海桐皮、枳壳各八分，桔梗、赤芍药、苍术（制）、香附各七分，茯苓（去皮）六分，川芎、姜黄各五分，甘草三分。上剉一剂，生姜煎服。如痛甚，头剂加朴硝二钱。

2.（《杂病源流犀烛》）治痰痹。柴胡、半夏各四钱，黄芩二两半，人参、甘草、紫苏、陈皮、天南星、厚朴各二两，薄荷一两半，羌活一两，枳壳二两，竹沥姜汁丸。

蠲痛活络丹（《重订通俗伤寒论》）搜涤络痰。治痰注，湿痰挟瘀流注经络，致手足牵引，四肢麻木，骨节串疼，或肿而痛者。川乌、草乌、地龙各五钱，陈胆星六钱，明乳香、净没药各三钱，炒黑丑四十九粒，全蝎七只，麝香五分。酒糊为丸，每丸重四分。轻用一丸，重用二丸，姜汁竹沥送服。

附：痰浊痹单验方

治妇人湿痰流注，肩背臂腰胁疼痛，日夜不止，行步不得：陈皮、半夏（姜制）、茯苓、当归、川芎、白芷、乌药、官桂、枳壳、防己、苍术、防风、独活、木香、香附、贝母、甘草各等份。上剉一剂，同姜煎服。（《古今医鉴》）

治痰湿阻络，气机不调之痹证：川桂枝2.4g，大白芍4.5g，白芥子6g，姜半夏6g，九节菖蒲2.4g，西羌活1.8g，片姜黄4.5g，川牛膝4.5g，威灵仙4.5g，广地龙2.1g，制南星3g，陈皮3g，生紫菀6g，指迷茯苓丸6g。诸药水煎服，丸剂饥时吞服。（《张山雷专辑》）

（二）痰饮痹方

半硝丸（《东医宝鉴》）治痰饮臂痛。半夏二两，风化硝一两。上为末，姜汁糊和丸梧子大，姜汤下五十丸。

半夏苓术汤（《东医宝鉴》）治痰饮臂痛。半夏、苍术各一钱半，黄芩（酒炒）、白术、南星、香附（炮）各七分，陈皮、赤茯苓各五分，威灵仙、甘草各三分。上剉作一贴，姜五片。水煎服。

按：据《杂病源流犀烛》载：此方治白虎历节风。

灵脂丹（《普济方》引《经效济世方》）治因暑月引饮水多，取凉熟睡，停积成饮，或遇湿风流注，为之支饮，手足或时少力，指节间疼，屈伸不快；或有痰食，甚则及于膝足，或麻或弱。五灵脂、桂心、威灵仙、白茯苓、细辛（去叶）、牡丹皮（去心）各一两。上为细末，和匀，以半夏末半两，水煮薄糊为丸，如梧桐子大。每服二十三粒，生姜汤送下，不拘时候。

指迷茯苓丸（《证治准绳·类方》）治中脘留伏痰饮，臂痛难举，手足不得转移，此治痰之第一方也。半夏二两，茯苓一两，枳壳（去瓤麸炒）半两，风化朴硝二钱五分。上为末，姜汁面糊丸，如梧桐子大，每服三十丸，姜汤下。

祛痰丸（《医方类聚》引《医林方》）宽中祛痰，搜风，理气和血，驻颜延寿。治痰饮聚于胸膈，满则呕逆恶心，流则一臂大痛，升则头面昏眩，降则腰脚疼痛，深则左瘫右痪，浅则蹶然倒地。半夏四两，生姜四两（一处和匀，捏作饼，阴干），白矾一两（生），荆芥穗（去土，称）四两，槐角子一两（面炒黄），陈皮一两（温水浸一宿，去白），朱砂一两（水飞，一半入药，一半为衣）。上为细末，生姜汁面糊为丸，如梧桐子大。每服三十丸，生姜、皂子仁汤送下，早晨、临卧各一服。中风三年，服月余可痊；五年以里，百日可痊。大忌驴、马、猪、狗肉、湿面、蘑菇、桑蛾、芋头、黄头、黄瓜、茄子发病之物。

消茯苓丸（《东医宝鉴》）治痰饮所苦，两手战掉，痛不能举。半夏二两，赤茯苓一两，枳壳五钱，朴硝二钱半。上为末，姜汁糊和丸梧子大，姜汤下三、五十丸，无朴硝则以焰硝代之。

控涎丹（《三因极一病证方论》）治痰饮伏在胸膈上下，忽然颈项、胸背、腰胯隐痛不可忍，筋骨牵引作痛，走易不定，或手足冷痹，或头痛不可忍，或神志昏倦多睡，或饮食无味，痰唾稠黏，夜间喉中痰鸣，多流涎唾。甘遂、大戟、白芥子各等份。为细末，面糊为丸，梧桐子大。每服五至十丸，临卧姜汤送下。

按：此为十枣丸加减。又名子龙丸和妙应丸。

第六章　特殊痹方

所谓特殊痹，指有其自身的发生发展变化和治疗特点、规律，而同以上分类方法不能充分反映其内在规律的一类痹病，如血痹、历节风、狐惑、尪痹、顽痹、产后痹、鸡爪风、鹤膝风、痛风、损伤痹、老年痹、小儿痹等。由于病种不同用药规律各异。

第一节　血痹方

正阳丹（《疡医大全》）　治血风，鹅掌，血痹，半肢软瘫，痒风、冷风、虾蟆风。苦参一斤（酒浆姜汁各浸一夜，晒干），人参八两（酒浆浸，晒），白蒺藜、犀角、石楠枝、乳香（去油）、没药（去油）、红花各二两，白僵蚕（炒）一两五钱，甘草五钱。上为末，蜜为丸，如梧桐子大。每服四十丸，茶、酒任下，一日三次。

地黄丸（《太平圣惠方》）　治血风痹，走无定处，及诸风痹。生干地黄一两，泽泻一两，山茱萸一两，萆薢一两（剉），薯蓣一两，牛膝一两（去苗），白术三分，天雄三分（炮裂去皮脐），蛴螬三分（炙令微黄），干漆三分（捣碎炒令烟出），狗脊三分（去毛），车前子三分，茵芋三分。上药，捣罗为末，炼蜜和捣三五百杵，丸如梧桐子大。每服不计时候，以温酒下二十丸。

当归没药丸（《校注妇人良方》）　治血风肢体刺痛，筋挛骨痹，或手足麻木。当归、五灵脂各一两（炒），没药半两。上为末，醋糊丸，桐子大。每服三十丸，姜汤下。

血痹汤（《成方切用》）　治血痹多惊，筋脉挛急。人参、黄芪、肉桂、当归、川芎、代赭石、羌活。厥阴肝脏，所主者血也，所藏者魂也；血痹不行，其魂自乱。今不通其血，而但治其惊，此不得之数也。故用人参以开血为君；黄芪、肉桂、当归、川芎为臣；以代赭石之专通肝血者，佐参、芪之不逮，少加羌活为使。盖气者，血之天也，气壮则血行；然必以肉桂、当归大温其血，预解其凝泣之势；乃以代赭之重坠，直入厥阴血分者，开通其瘀壅；而以羌活引入风痹之所，缘厥阴主风，风去则寒湿自不存尔。

防风当归汤（《杏苑生春》）　治血痹，皮肤不仁。防风、当归各一钱五分，赤茯苓、独活、秦艽、赤芍药、黄芩各一钱，杏仁、甘草五分，桂心四分，生姜五片。上㕮咀。水二盏，煎至一盏，食前温服。

按：方中杏仁用量原缺。

黄芪汤（《备急千金要方》）　治血痹阴阳俱微，寸口关上尺中小紧，外证身体不仁，如风状。蜀黄芪、人参、芍药、桂心各二两，大枣十二枚，生姜六两。上六味，㕮咀，以水六升，煮取二升。服七合，日三服尽。

黄芪桂枝五物汤（《金匮要略》）　治血痹，阴阳俱微，寸口关上微，尺中小紧，外证身体不仁，如风痹状。黄芪三两，芍药三两，桂枝三两，生姜六两，大枣十二枚。上五味，以水六升，煮取二升。温服七合，日三服。

第二节　历节风方

七神散（《圣济总录》）　治白虎风，昼静夜发，痛彻骨髓，狂言妄见。防风（去叉）、羌活（去芦头）、桂（去粗皮）、地骨皮（去土）、川芎、细辛（去苗叶）、虎骨（酒浸一宿酥炙黄）。上七味，等份，捣为细散，每服一钱匕，温酒调下。

按：又方，上取乌蛇一条，洗刷去尘土，用醇酒一斗，浸一七日后，每日煎一盏温服。如吃尽酒，取乌蛇焙干为末，温酒调下一钱匕。

人参汤（《圣济总录》）　治历节风疼痛，日夜发歇，不可忍。人参三两，白术四两，桂（去粗皮）、防己、甘草（炙剉）各三两，乌头（炮裂去皮脐）七两，防风（去叉）三分，赤茯苓（去黑皮）二两。上八味，剉如麻豆，每服四钱匕，水一盏半，生姜三片，同煎至一盏，入醋少许，更煎三四沸，去滓温服，日二夜一。当觉热痹，未觉加药末并醋如前煎服，觉热痹即止。

五灵丸（《杂病源流犀烛》）　治白虎历节风，因风冷入侵，气滞血瘀，周身麻痛。五灵脂二两，川乌两半，没药一两，乳香五钱。水丸，弹子大，每丸，姜汤和酒下。

牛蒡子散（《普济本事方》）　治风热成历节，攻手指，作赤肿麻木，甚则攻肩背两膝，遇暑热或大便秘即作。牛蒡子三两（隔纸炒），新豆豉（炒）、羌活各一两（去芦），干生地二两半，黄芪一两半（蜜炙）。上为细末，汤调二钱服，空心食前，日三服。

乌头汤（《金匮要略》）　治历节，不可屈伸疼痛，脚气疼痛。麻黄、芍药、黄芪各三两，甘草三两（炙），川乌五枚（㕮咀，以蜜二升，煎服一升，即出乌头）。上五味，㕮咀四味，以水三升，煮取一升，去滓，内蜜煎中更煎之，服七合，不知，尽服之。

加味逍遥散（《幼科直言》）　治白虎历节风。白芍八分（炒），白术八分（炒），陈皮六分，甘草六分，当归八分，白茯苓八分，薄荷六分，黄芩一钱（炒），僵蚕一钱（炒），柴胡六分。水煎服。

防己汤（《备急千金要方》）　治风历节四肢疼痛如槌锻不可忍。防己、茯苓、白术、桂心、生姜各四两，乌头七枚，人参三两，甘草三两。上八味，㕮咀，以苦酒二斗，水一斗，煮取三升半，一服八合，日三夜一，当觉焦热痹忽忽然，慎勿怪也，若不觉复合服。

防风汤

1.（《外台秘要》引《古今录验》）　治历节风。身体四肢节解疼痛如坠脱，肿按之皮急，头眩短气，温温闷乱如欲吐。防风、桂心、知母各四两，白术、生姜各五两，芍药、甘草各三两（炙），附子二枚（炮）。上切。以水一斗，煮取三升，分为三服。忌生葱、猪肉、海藻、菘菜、桃、李、雀肉等。

2.（《圣济总录》）　治历节风，周身百节疼痛，腰脚痿弱。防风（去叉）二两，白术一两，白鲜皮二两，桂（去粗皮）一两三分，黄芪（剉）二两，薏苡仁（炒）三两。上六味，粗捣筛，每服四钱匕，水一盏半，生姜三片，煎至一盏，去滓温服，日三夜一。

防风天麻丸（《杂病源流犀烛》）　治白虎历节风。滑石二两，防风、天麻、川芎、羌活、白芷、草乌、白附子、荆芥穗、当归、甘草各五钱。蜜丸，弹子大，每服半丸或一丸，热酒化下。觉药力运行，微麻为度。此开郁散结，宣风通气之妙剂也。或为末，蜜酒调下一钱亦可。

没药散

1.（《太平圣惠方》）　治白虎风，流注筋骨疼痛。没药、独活、防风、桂心、当归、赤芍药、蔓荆子各一两，晚蚕沙、川芎各一两半，虎胫骨二两。研为散，每服二钱，热酒调下。

2.（《圣济总录》）　治历节风百骨节疼痛，昼夜不可忍。没药（研）半两，虎胫骨（酒炙）三两。上二味，捣研为末，每服二钱匕，温酒调下，日三服，不计时候。

按：《证治准绳》治遍身百节风虚劳冷，麻痹，困弱走注疼痛。

沉香汤（《圣济总录》）治白虎风骨中疼痛不忍，入夜即甚，走注不定。沉香半两，虎骨（酥炙令黄）一两，槟榔（炮）半两，生干地黄（剉焙）三分，当归（切焙）一分，川芎半两，白芷（微炒）、鬼箭羽、地龙（微炒）各一分，芍药、羌活（去芦头）各半两。上十一味粗捣筛，每服六钱匕，水一盏，酒一盏，桃枝七寸，薤白三、四茎，同煎至一盏。去滓温服，空心，午时各一，疾甚即夜添二服。

阿魏散（《圣济总录》）　治白虎风身体疼痛，不可忍，转动不得。阿魏半钱匕，地龙十五条（白色少泥者良微炒），乳香（研）、好茶末各一钱匕。上四味，捣研细为散。分两服，空心，夜食后，并用热酒调下，服药后，更吃热豆淋酒，投及吃热姜稀粥，以衣被复取微汗通体当瘥。

虎杖散（《太平圣惠方》）　治白虎风，血脉结滞，骨髓疼痛，发作无时。虎杖、当归各一两半，桂心、赤芍、川芎、桃仁、天雄、枳实、羌活、防风、秦艽、木香各一两。研为散，每服三钱，加生姜，水煎服。

驻车丸（《解围元薮》）　治历节痛痹，寒湿脚气抽掣。独活、川乌、沙参、生地、蒺藜、白芷、木瓜、海桐皮各五钱，米仁、羌活、防风、细辛、甘草节、牛膝各一两。上为末，用五加皮浸酒煎汁为糊，为丸如梧桐子大。每服七十丸，酒送下。

　　茵芋丸（《太平圣惠方》）　治历节风疼痛，皮坏及出血者。茵芋三分，狗脊三分，麻黄三分（去根节），丹参半两，五加皮一两，杜仲一两（去其粗皮炙微黄），朱砂三分（细研水飞过），甘草半两（炙微赤剉），侧子一两（炮裂去皮脐）。上件药，捣罗为末，研入朱砂令匀，炼蜜和丸如梧桐子大，每服食前，以温酒下二十丸，忌羊血。

　　海桐皮散（《太平圣惠方》）　治历节风，身体四肢无力，骨节疼痛。海桐皮一两，附子一两（炮裂去皮脐），麻黄二两半（去根节），天麻二两，牛膝二两（去苗），桂心一两，防风一两半（去芦头），当归一两，酸枣仁一两（微炒）。上件药，捣罗为末，每服三钱，以水一中盏，生姜半分，煎至六分，去滓，于食前温服。

　　清热定痛汤（《杂症会心录》）　治历节白虎痛风症，脉数有力者。生地三钱，元参一钱五分，麦冬二钱，知母一钱，黄连五钱，石膏二钱，黄柏五分，黄芪一钱（蜜炙），甘草五分。上加黑枣三枚，炒陈米五钱，以水二杯，煎半杯，空心服。

　　清热理脾汤（《幼科直言》）　治历节风，作泄，或下黄水。白芍八分（炒），白术八分（炒），木通八分，僵蚕一钱（炒），陈皮六分，甘草六分，白扁豆一钱，白茯苓八分，当归八分，黄芩一钱（炒），柴胡六分，薄荷六分。水煎服。

　　雄黄丸（《太平圣惠方》）　治历节风，骨髓疼痛，挛急，久不差。雄黄半两（细研水飞过），麝香一分（细研），天麻二两，乌蛇（用酒浸、去皮骨炙令微黄），天雄一两（炮裂去皮脐），当归三分，川乌头一两（炮裂去皮脐），川芎一两，五灵脂一两半，独活二两，虎胫骨一两（涂酥炙令微黄），天南星一两（炮裂），败龟一两（涂酥炙令微黄），干蝎一两（微炒），白僵蚕三分（微炒），安息香二两，桂心一两。上药，捣罗为末，入研了药令匀，炼蜜和捣三、二百杵，丸如梧桐子大，每服食前，以温酒下十丸，忌猪、鸡、鱼、犬肉。

　　搜风止痛汤（《医学探骊集》）　治白虎历节风，先痛后肿，四肢关节相互交替，此轻彼重。防风三钱，山甲片二钱（炙），川乌头三钱，独活四钱，秦艽四钱，威灵仙四钱，明党参三钱，麻黄三钱，桂枝四钱，皂刺三钱，木瓜三钱，甘草二钱。水煎，温服。方以防风为君；以川乌、秦艽通行上下为臣；以独活、灵仙搜寻筋骨为佐；以桂枝、木瓜达其股肱，以山甲、皂刺、麻黄开启腠理为使，

引风邪从汗孔而出；党参、甘草调其中宫，扶其元气，风邪去而痛自止矣。

　　蛴螬散（《圣济总录》）　治白虎风疼痛，昼静夜发。蛴螬七枚（研烂），甘草（炙末炒）五钱，没药（研）、乳香（研）各炒一钱。上四味，同研烂，分二服，每服煎酒一盏，二三沸调下，不计时。

　　酸枣仁散（《太平圣惠方》）　治历节风疼痛。酸枣仁一两半（微炒），败龟二两（涂酥炙令黄），虎胫骨二两（涂酥炙令黄），羌活一两，秦艽一两半（去苗），防风一两半（去芦头），牛膝一两（去苗），川芎一两半，桂心一两，骨碎补一两，茵芋一两，附子一两（炮裂去皮脐），枳壳一两（麸炒微黄去瓤），当归一两半（剉微炒），木香一两。上件药，捣细罗为散，每服，以温酒调下二钱，空心及晚食前服。

附：历节风单验方

　　治白虎风痛：大虎牙一副（四个），赤足蜈蚣十条（酒浸三日晒干），天麻二两，乳香、没药各一两，麝香半两。为末，每服二钱，温酒下，一日三服。（《本草纲目》）

　　治历节风痛，白虎历节风痛甚，肉理枯虚生虫游走痒痛，兼治痹疾，半身不遂：用真川椒红者（去子及合口），以黄草纸二重隔之，炒出汗，取放地上，以砂盆盖之，以火灰密遮四旁，约一时许，为细末，去壳，以老酒浸白糕和，丸梧子大。每服四十丸，食前盐汤下，服至二斤，其疾自愈。（《本草纲目》）

第三节　狐惑方

　　甘草泻心汤（《伤寒论》）　治伤寒痞证，胃气虚弱，腹中雷鸣，下利，水谷不化，心下痞硬而满，干呕心烦不得安；狐惑病；常用于急慢性胃肠炎症、白塞综合征等。伤寒中风，医反下之，其人下利日数十行，谷不化，腹中雷鸣；心下痞硬而满，干呕心烦不得安。医见心下痞，谓病不尽，复下之，其痞益甚。此非结热，但以胃中虚，客气上逆，故使硬也。甘草四两（炙），黄芩三两，干姜三两，半夏半升（洗），大枣十二枚（擘），黄连一两。以水一升，煮取六升，去滓，再煎取三升。温服一升，一日三次。

　　半夏散（《太平圣惠方》）　治伤寒不经发汗后

成狐惑，下利，腹中愊坚，干呕肠鸣。半夏一两（汤洗七遍去滑），黄芩三分，人参三分（去芦头），干姜三分（炮裂，锉），黄连三分（去须，微炒），甘草半两（炙微赤，锉）。上为散。每服五钱，以水一中盏，加生姜半分，煎至六分，去滓温服，不拘时候。

地榆汤（《圣济总录》）　治伤寒不发汗，变成狐惑，毒气上攻，咽喉疼痛，下痢不止。地榆、黄连（去须）、木香各半两，白术一分半，甘草（炙，锉）、阿胶（炙燥）各一分。上为粗末。每服五钱匕，水一盏半，加生姜一枣大（拍碎），煎至八分，去滓，食前温服。

赤小豆当归散（《金匮要略》）　渗湿清热，活血排脓。治狐惑病，脓已成，目四眦黑，能食，脉数者，及湿热下注，大便下血者。赤小豆三升（浸令芽出，曝干），当归三两。杵为散，浆水服方寸匕，日三服。

按：又名赤小豆散（《医心方》引《小品方》）、当归赤小豆散（《三因极一病证方论》）。

湿热壅遏汤（《古今名方》引《老中医经验选编》）　清热解毒，活血利湿。治狐惑病（口、眼、生殖器综合征）：眼红赤疼痛，口腔舌侧溃疡，生殖器或阴部亦有溃烂。甘草梢、生地各 15g，桔梗、柴胡各 6g，连翘、赤芍、桃仁各 9g，当归 12g，红花 3g，土茯苓 30g。水煎服。若眼赤不退，加木贼草、刺蒺藜各 9g，车前子 6g；目赤已退，适逢经至，去土茯苓、连翘，加川芎、益母草；阴部外用牛黄青黛散（人工牛黄、冰片各 1.5g，青黛 6g，橄榄核 30g，煅存性，煅西月石 9g，共研细末）外擦溃疡处。

第四节　尪痹方

加减补肾治尪汤（《中国现代名医验方荟海》）补肾助阳，养血益阴。治尪痹肾虚标热轻证。生地 15g，桑寄生 20~30g，地骨皮 10g，酒炒黄柏 12g，知母 12g，骨碎补 10g，川续断 15g，威灵仙 12g，炙山甲 9g，羌活 9g，独活 9g，白芍 15g，忍冬藤 30g，络石藤 20g，桂枝 10g，桑枝 30g，红花 9g，制乳香 6g，制没药 6g。热多者可加秦艽 20~30g；痛重者加蚕沙 10~15g，海桐皮 15g。

尪痹冲剂（《辽宁省药品标准》）　治尪痹。生熟地、制附片、淫羊藿、独活、防风、蜈蚣、知母、皂刺、羊胫骨、白芍、红花、补骨脂、威灵仙、伸筋草、骨碎补。制成冲剂，每袋 10g。口服，每服 1 袋，重病每次 2 袋，每日 2~3 次，以开水冲化，儿童用量酌减。孕妇慎用、感冒时停服。

补肾祛寒治尪汤（《痹证专辑》）　治尪痹。川续断 12~15g，补骨脂 9~12g，制附片 6~12g，熟地 12~15g，骨碎补 9~12g，淫羊藿 9~12g，桂枝 9~15g，独活 10g，赤白芍各 9~12g，威灵仙 12g，麻黄 3~6g，防风 6~10g，伸筋草 30g，松节 15g，知母 9~12g，苍术 6~10g，牛膝 9~12g，炙山甲 6~9g。上肢关节较重者，去牛膝，加片姜黄 9g，羌活 9g。瘀血明显者，加血竭 0.7~0.9g（分冲），皂刺 5~6g，自然铜（醋淬先煎）10g。兼有低热，或自觉肢体、关节发热者，去淫羊藿，加黄柏 10~12g（黄酒浸泡 3 小时后捞出入煎），地骨皮 10g。腰腿痛明显者，去苍术，加桑寄生 15~30g，加重川断、补骨脂、牛膝的用量。筋挛节曲体蜷缩者，去苍术、防风、松节，加入生苡米 30g，木瓜 9~12g，白僵蚕 6~9g，加重白芍、桂枝用量。脊柱僵直变形者，加金毛狗脊 15~20g，鹿角胶 9g，白僵蚕 6~9g，羌活 6g。苔厚腻，去熟地，加砂仁 3~5g，或藿香 9g。有热象者，去淫羊藿、苍术，减附片为 3~5g，桂枝 5g，补骨脂 6g，加重赤白芍、知母的用量。热重者，另加黄柏 9~12g，忍冬藤 20~30g，桑枝 30g。药后症减，唯疼痛明显者，可将制附片加重至 15g（或改川乌 9~12g），要单独先煎 20 分钟，体弱者，用白蜜 100g，加水 150ml 左右，文火煎附片（或川乌）至水尽为止，去附片，把蜜分为两次兑入汤药中服用，或不加重附片用量，另加草乌 5~6g。服药数十剂或百余剂，病情约已减轻三分之二，将此汤药五剂，共为细末，每服 3~4g，1 日 2~3 次，温黄酒或温开水送服。病程既久，故服药亦需较长时间，才能渐渐见效。只要辨证准确，服药后无不良反应，则应坚持服用百剂左右，以观察效果。

补肾清热治尪汤（《中国现代名医验方荟海》）养阴清热，温肾助阳。治尪痹肾虚标热重证。生地 15g，桑寄生 20~30g，地骨皮 10g，炒黄柏 12g，知母 12g，骨碎补 15g，川续断 15g，威灵仙 12g，炙山甲 9g，羌活 9g，独活 9g，赤芍 15g，忍冬藤 30g，络石藤 30g，桂枝 10g，桑枝 30g，红花 9g，制没药 6g，制乳香 6g。按：尪痹的病因病机具有几个特点：素体肾虚，寒邪乘虚深侵入肾；冬季寒盛，深袭入肾；复感风寒湿三邪，内合于肾。临床中，尪痹最常见肾虚寒实证、肾虚标热轻证、肾虚标热重证，其中肾虚寒实为其主证。同时尪痹也牵涉心、肝、脾等其他脏腑，引起兼证。治疗上以补肾祛寒为主，辅以养肝、荣筋，疏散化解风寒湿三邪，从内出外，有主有辅，实为标本兼顾之法。治疗中在重用辛热燥烈的补阳药的同时，适当配伍柔润之品，以防伤阴，对于有热象的患者更要加养阴清热之品。从而刚柔相济，阴阳双补，疗效显著。

桂枝芍药知母汤

1.（《金匮要略》）治诸肢节疼痛，身体尪羸，脚肿如脱，温温欲吐。桂枝四两，芍药三两，甘草二两，麻黄二两，生姜五两，白术五两，知母四两，防风四两，附子二枚（炮）。上九味，以水七升，煮取二升，温服七合，日三服。

2.（《中国现代名医验方荟海》）治类风湿关节炎。川桂枝12g，生甘草9g，白芍9g，知母9g，生麻黄9g，白术9g，附块（先煎半小时）15~30g，防风9g，生姜9g。发热者，加生石膏（与附块一同先煎半小时）30g，薏仁15g；有血虚肢节肿大者，加鸡血藤30g，鹿含草12g，白芷9g；湿盛关节肿大者，加萆薢30g，泽泻12g，汉防己15g；气虚者，加生黄芪15g；若服药后出现胃部不适的不良反应时加蜂蜜60g。服药30剂为1个疗程。

益肾蠲痹丸

1.（《痹证专辑》）治身体尪痹，汗出怯冷，腰膝酸软，关节疼痛反复发作，经久不愈，筋挛骨松，关节变形，甚至尻以代踵，脊以代头，苔薄质淡，脉沉细软弱。生熟地各150g，全当归100g，鸡血藤200g，淫羊藿100g，鹿衔草100g，淡苁蓉100g，炙乌蛇100g，炙全蝎20g，炙蜈蚣20g，炙蜂房100g，炙僵蚕100g，蜣螂虫80g，广地龙100g，土鳖虫100g。共研细末，另以老鹳草120g，徐长卿120g，苍耳子120g，寻骨风120g，虎杖120g，甘草30g。煎浓汁泛丸，如绿豆大，每服6~8g，日服二次，食后服，妇女经期或妊娠忌服。阴虚咽干口燥者，另加生地10g，麦冬10g，石斛10g，泡茶饮服。

2.（《中国现代名医验方荟海》）补益肝肾，搜剔窜透，祛风除湿。治类风湿关节炎。蜂房90g，熟地90g，当归90g，淫羊藿90g，鹿角胶90g，肉苁蓉90g，僵蚕90g，土鳖虫90g，金钱白花蛇2条，全蝎20g，蜈蚣20g，甘草20g，生地150g，虎杖150g，鸡血藤150g，寻骨风150g，鹿衔草150g。

前12味药研末和匀，后5味药煎取浓汁泛丸，如绿豆大。每服6g，早晚食后服用。"邪之所凑，其气必虚"。"肝藏血主筋"；"肾藏精生髓主骨"；督脉为"阳脉之海"。故本方治疗顽痹，重视补益肝肾精血，温壮肾督阳气。方中熟地、淫羊藿、肉苁蓉、鹿角胶扶正治本，提高机体抗病能力，使正胜邪却。同时擅用蜂房、金钱白花蛇、全蝎、蜈蚣、土鳖虫、僵蚕虫类搜剔窜透，并且适当配合鹿衔草、虎杖、寻骨风祛风除湿，当归、鸡血藤活血通络；生地生津，以制虫类燥性之偏；甘草解毒。使浊去凝开，经行络畅，邪尽正复，顽痹则愈。

第五节　顽痹方

马钱子丸（《民间验方》）治顽痹，大骨节病。马钱子680g，闹洋花300g，乌梅500g，僵蚕620g，血竭、生乳香、生没药、麻黄各180g，广木香、牙皂各120g，麝香3g。共研细末，作成小丸，每丸重30mg，成人每日服一丸，无反应可加至每日服四丸。

加减身痛逐瘀汤（《中国现代名医验方荟海》）活血化瘀，理气镇满。治久痹，证属病久瘀阻经络痹痛者，症见痹痛日久，活动受限，舌有瘀点，脉细涩等。秦艽12g，川芎6g，羌活9g，没药6g，当归12g，五灵脂9g，桃仁9g，红花6g，制香附9g，干地龙9g，川牛膝15g，甘草6g，乌梢蛇9g，炒穿山甲6g。

舒筋止痛方《中国中医骨伤科百家方技精华》养血搜风，解痉镇痛。治风湿顽痹深袭经络，以致头面、颈、肩、臂、腰、腿部牵痛，状如刀割针刺，不得屈伸，或肢体拘急偏废，肌肤麻木不仁，日久不瘥。大熟地30g，荆芥10g，细辛5g，全蝎（研吞）2g，蜈蚣（研吞）2g，露蜂房5g，制川草乌（各，先煎）10g。兼见气虚者，加党参、黄芪、白术健脾补中；兼血虚者，加当归、白芍、鸡血藤养血敛阴；顽痰闭阻经络者，加白附子、制南星燥湿化痰，解痉止痛；甚者，可加乌梢蛇、蕲蛇、金钱白花蛇搜风解痉。

附：顽痹单验方

治顽痹风寒湿痹证：全身关节或肌肉酸痛，游走不定，得温痛减，气交之变增剧，关节肿胀，但局部不红不热，苔薄白或薄白腻，脉沉细或细弦。

或濡细。祛风散寒，除湿通络。制川乌10g（先煎），桂枝10g（后下），淫羊藿15g，鹿衔草30g，当归10g，熟地15g，炙乌蛇10g，甘草6g。风盛者加寻骨风20g，或钻地风20g，寒甚者加制草乌10g，或熟附片10g；湿盛者加生熟薏仁各5g，或苍术、白术各10g；痛甚者加炒延胡15g，或炙全蝎3g，研末吞服；关节肿胀明显者加炙僵蚕10g或蜂房10g。（《中国中医秘方大全》）

治顽痹郁久化热证：四肢关节肿痛，局部灼热，初得凉颇舒，稍稍仍以温以适，口干而苦，舌质红，苔薄黄或黄腻，脉细弦或微数。辛通痹闭，清化瘀热。制川乌8g，桂枝8g（后下），当归10g，生地15g，白芍20g，知母10g，忍冬藤30g，广地龙12g，炙僵蚕12g，乌梢蛇10g，甘草6g。痛剧者加蜈蚣3g，研末吞服，或六轴子2g；关节焮红肿热者加黄柏10g，晚蚕沙10g（包煎）；有环形红斑及皮下结节者加水牛角30g，丹皮10g。（《中国中医秘方大全》）

第六节　产后痹方

二茴散（《陈素庵妇科补解》）　治产后腰痛。白术二钱（淡姜汁炒，再用面炒），杜仲一钱五分，川断一钱五分，远志一钱五分，牛膝一钱，大、小茴香各五分，当归一钱分，川芎一钱，熟地二钱，独活一钱，山药一钱五分，木香五分，红花五分，骨脂一钱五分。白术利腰脐间血、止痛；杜仲、补骨脂、山药、远志温补两尺；芎、归、熟地补血；独活祛下焦风湿；木香行三焦滞气；红花祛瘀；大、小茴香配牛膝以引腰下部也。

双俱散（《类编朱氏集验医方》）　治产后腰痛。石菖蒲一两，当归半两。上为末。每服三钱，空心热酒调下。

石斛牛膝汤（《妇科玉尺》）　治产后腿痛。石斛、牛膝、木瓜、白芍、枣仁、生地、杞子、茯苓、黄柏、甘草、车前子。

四物瓜藤散（《陈素庵妇科补解》）　养血温经，祛风舒络。治产后气血虚，风寒客于皮肤，入于经络，致顽痹不仁，甚则拘挛，筋节不能自如。当归、川芎、白芍、生地、木瓜、钩藤、川断、丹皮、防风。产后元气虚，胃气未复，饮食未充，新血不能骤长，筋脉拘挛故其常也。医不知峻补阴血而以祛风发表为主，是虚其虚矣。是方以四物养血

为主，而佐以钩、瓜、川断，舒筋祛风，通周身关节，丹皮祛血中游风伏火，防风通行十二经，处方之平易近人也。

当归活血丸（《医略六书》）　治产后腰脚疼痛，脉弦涩滞者。当归三两，赤芍一两半（酒炒），桂心一两半，延胡一两半，秦艽一两半，丹皮一两半，乳香二两，牛膝一两半（酒炒）。为末，酒丸。白茄根三钱，煎汤送下。产后血瘀经络，挟湿热而流布下注，故腰脚红肿，疼痛不止焉。全当归养血以营运乎经脉；赤芍药破血以运行其血滞；桂心温经暖血，秦艽活血疏经；丹皮凉血散瘀，乳香活血散血；延胡索破血滞以通经，杜牛膝降瘀血以下行也。酒糊为丸，以行其经血，茄根汤下，以疏其经气。使瘀化血行，则经络通畅而湿热自化，红肿无不退，何腰脚疼痛之不瘥乎？

如神汤（方出《妇人大全良方》名见《校注妇人良方》）　逐败血，祛风湿。治产后腰痛。生料五积加桃仁。《医略六书》：产后败血不化，流注腰间，而风湿袭入经中，故腰部疼痛不止焉。五积散温经调营气，以祛风湿；桃仁泥破瘀润燥结以开痹气也；水煎温服，务使营气调和，则邪自外解，而经脉清肃，何有腰痛之患哉！

赤芍药方（《太平圣惠方》）　治产后血气壅滞，攻刺，腰间疼痛。赤芍药三分，延胡索半两，桂心半两，川芎半两，当归半两（锉，微炒），牡丹半两，枳壳半两（麸炒微黄，去瓤），牛膝二两（去苗），川大黄一两（锉，微炒），桃仁半两（汤浸，去皮尖双仁，麸炒微黄）。上为散。每服四钱，以水二大盏，加生姜半分，煎至五分，次入酒二合，更煎三二沸，去滓，食前温服。

牡丹汤（《圣济总录》）　治产后腰痛沉重，举动艰难。牡丹皮、柴胡（去苗）、犀角（镑）、杜仲（去粗皮锉炒）、当归（切，焙）、桂（去粗皮）、枳壳（去瓤，麸炒）、槟榔（煨，锉）、丹参、桔梗（锉，炒）、郁李仁（汤去皮尖）各一两。上为粗末。每服三钱匕，水一盏，煎至七分，去滓温服，不拘时候。

非风汤（《医方简义》）　治产后遍身肢节疼痛。桑寄生三钱，当归三钱，赤芍一钱，川芎二钱，生、炙绵黄芪各二钱，桂枝六分，红花六分（酒润），牛膝二钱，独活一钱，木瓜一钱五分。水煎，冲入陈酒一盏服。

拘痛饮（《仙拈集》）　治产后遍身疼痛，手

足拘挛。当归、白术、黄芪、牛膝、独活、干姜（炮）、僵蚕、官桂、甘草、桑寄生各等份。上为末，每服四钱，滚水下。

养荣壮肾汤（《傅青主女科》） 治产后感受风寒腰痛。当归二钱，防风四钱，独活、桂心、杜仲、续断、桑寄生各八分，生姜三片。水煎服。

脯鸡糁（《圣济总录》） 治产后心虚怔悸，遍身疼痛。黄雌鸡一只（去毛头足肠胃，洗净，以小麦两合，以水五升煮鸡半熟，即取出鸡，去骨），蜀椒（去目并闭口，炒汗出，取末）一钱，柴胡（去苗）二钱，干姜末半钱，粳米三合。上先取水再煮鸡及米令烂，入葱、薤、椒、姜、柴胡末等，次又入五味、盐、酱、煮取熟，任意食之。

羚羊角饮（《圣济总录》） 治产后腰痛，举动不得。羚羊角（镑）、红蓝花、牛膝（酒浸，切，焙）各二两，桂（去粗皮）、芍药各一两，生干地黄（焙）四两。上为粗末。每服三钱匕，以水一盏，煎至七分，去滓温服，不拘时候。

清热除痹汤（《刘奉五妇科经验》） 清热散湿，疏风活血。治产后身疼，关节红肿灼痛。金银藤30g，威灵仙9g，青风藤15g，海风藤15g，络石藤15g，防己9g，桑枝30g，追地风9g。本方主要由清热祛湿与疏风活络两大类药物组成。方中金银藤、防己、桑枝清热除湿祛风；威灵仙、青风藤、海风藤、络石藤、追地风散风活络除湿。使之清热除湿，散风活络而不伤正，乃本方特点。清热除湿药中，金银藤辛凉散热，又能清经络血脉中之热邪。散风活络除湿药中，威灵仙为祛风之要药，其性好走，能通十二经，辛能散邪，故主诸风；咸能泄水，故主诸湿。此二药清热除湿散风力著，为本方之主药。用青风藤、海风藤、络石藤加强散风活络作用。防己苦辛寒走经络骨节间，能消骨节间之水肿。

寄生防风汤（《济阴纲目》） 治产后风邪头眩，腰痛不可转侧，四肢沉重，行步艰难。独活、川芎、芍药（炒黄）、桂心、续断、生姜、桑寄生各六分，当归、防风各八分。上锉，水煎服。《医略六书》：产后风伤营气，不能营运筋脉，而腰失所养，故腰痛不止焉。独活开泄经气，防风疏散风邪，当归养血脉以荣经，白芍敛营阴以和血，桂心温营暖血，寄生补肾强腰，续断续筋脉，川芎行血气，生姜温胃气，以行痹也。水煎，温服，使风邪外解，则营气完复，而经脉荣运有常，何腰痛之不止哉！

按：《妇科指要》治袭风腰痛，脉浮弦涩。

续断饮

1.（《圣济总录》） 治产后腰重痛，不可转侧。续断、芍药、桂（去粗皮）、生干地黄（焙）、黄芪（细锉）、川芎、黄芩（去黑心）、当归（切，炒）各一两。上为粗末，每服三钱匕，水一盏，煎至七分，去滓温服，不拘时候。

2.（《产孕集》） 治腰痛，下焦虚寒，血滞不行。续断三钱，当归、阿胶各二钱，杜仲三钱，桃仁、延胡索各一钱五分，肉桂五分。

附：产后痹单验方

治产后受风引起周身疼痛及阴痛：粘鱼须50g，破草鞋50g，蜂房20g，鼠曲草20g，葛根30g，蒜梗15g。将上药烧灰存性，研为细末，1次1~3g，1日2次，黄酒为引冲服。（河南）

治产后腰痛：

（1）蓝靛全草60g，水煎，取汁，1日分3次服。（广西）

（2）黑心姜根茎40g，水煎，取汁，1日分3次服。（广西）

治产后手足拘挛：天麻6g，制川乌2g，制草乌2g，全蝎2只，鸡蛋3个。先将鸡蛋分别打一个小孔，倒出蛋清，再将上药共研为末，分装于3个鸡蛋内，用麻布封口，在炭火上煨熟，连皮一次吃下，黄酒为引，1日1次，连服3剂。服药期间忌食醋。（河北）

治产后鸡爪风：

（1）蛤蚧粉30g，煅石决明30g。将上药共研为末，1次10g，1日2次，黄酒送服。（河北）

（2）乌鸡蛋7个，白胡椒7粒。将鸡蛋打一小孔，每个蛋内放白胡椒1粒，用纸糊小孔，蒸熟后食之，1次1个，1日2次。（山西）

治产后脚软无力：鲜古钩藤根30g，猪蹄1只。将上药与鸡肉（或瘦猪蹄）共炖熟，食肉喝汤，1日2次。（广西）

治产后身痛，关节痛：大风艾根60g，麻雀2只。将麻雀去毛及内脏，大风艾根捣烂，炒干，加入水、酒各半共炖熟，1日2次服用。（广西）

治产后腰痛：假鹰爪根60g，狗脊椎骨40g。将上药共炖，取汁，1日分3次服下。（广西）（《中国民间单验方》）

第七节 鸡爪风方

妇女抽筋丸（《吉林省中药成方集》） 舒筋、活血、止抽。治妇女抽麻筋，鸡爪风。海螺（煅）300g，线麻炭150g，杜仲（炒）60g，红花60g，川芎60g，牛膝60g，桂枝60g。上药共轧为细粉，和匀过80~100目细罗，损耗率5~10%，用冷开水泛为小丸，晒干或低温干燥，每两约五百粒。每服3g，日服二次，温黄酒送服。孕妇及儿童忌用。

舒筋散（《黄帝素问宣明论方》） 治妇人血气，并产后及热搐搦转筋，俗名鸡爪风。人参、川芎、官桂、丁香各半两，木香、天麻（酒浸，焙）各一两，井泉石四两（别为末）。上为末，每服三钱，井泉石末三钱，大豆半升，净淘，好酒一大升，煮豆软，去豆，用豆汁酒调下，后以酒送下。盖覆汗出为效。

跨鹤丹（《三三医书》） 治鸡爪风。五加皮、海桐皮、川乌、川芎、赤芍各五钱，干姜、肉桂各一钱。上为末，每服三钱，用水二盏，将青钱一个入青油浸三日，同煎服。

第八节 鹤膝风方

二防饮（《医学正传》） 治鹤膝风，因痢后感冒寒湿，或涉水履霜，以致两足痛痹，如刀蛊虎咬之状，膝膑肿大，不能行动。人参、白术、黄芪各一钱，甘草（炙）五分，川归、川芎、芍药、熟地黄各一钱，防风、防己、羌活、牛膝各七分，杜仲（姜汁拌炒）、萆薢各一钱，附子（童便浸三日，去皮脐）七分（冬月一钱）。上细切，作一服。加生姜三片，大枣二个，水二盏，煎至一盏，去滓，空心温服。

按：《杏苑生春》功用补气补血，祛风散湿，行经络，散风寒，壮筋骨。

干蝎丸（《圣济总录》） 治脚膝风，俗名鹤膝风。干蝎（头尾全者炒）、桃仁（去皮尖双仁生用）、白附子（炮）、阿魏、桂（去粗皮）、白芷、安息香（用胡桃瓤同研）各一两，漏芦、当归（切焙）、芍药、地骨皮（去土）、威灵仙（去苗土）、羌活（去芦头）六味同为末各一两，乳香、没药各三分，九味捣研匀共用童子便五升，无灰酒二升，银器内熬令稠。上十五味，同杵为丸，如弹子大，每服一丸，空心暖酒化下。昔有病风注手足指节肿痛，不可忍者，服之悉愈。

四神煎（《中医医案医话集锦》） 治鹤膝风。黄芪、石斛、牛膝、远志、银花。水煎服。黄芪用量根据病情加减，重者大剂量240g，随症加减。

四物加味汤（《不知医必要》） 治鹤膝风阴虚者。熟地四钱，当归二钱，白芍（酒炒）、羌活、独活各一钱五分，牛膝（盐水炒）、川芎各一钱，炙草七分。水煎服。如有寒，加肉桂四分，制附子六七分，或一钱。

阳和汤（《外科全生集》） 治鹤膝风、贴骨疽，及一切阴疽。熟地一两，肉桂一钱（去皮，研粉），麻黄五分，鹿角胶三钱，白芥子二钱，姜炭五分，生甘草一钱。水煎服。如治乳癖、乳岩，加土贝五钱。

按：①《方剂学》温阳补血，散寒通滞。治阴疽属于阳虚寒凝证。贴骨疽、脱疽、流注、痰核、鹤膝风等。患处漫肿无头，酸痛无热，皮色不变，口中不渴，舌苔淡白，脉目沉细等。②本方改为丸剂，名"阳和丸"（见《中药制剂手册》）。

防己桂枝汤（《马培之外科医案》） 治寒湿鹤膝初起，肿痛按之不热者。桂枝、川萆薢、独活、秦艽、川牛膝、白茄根、木防己、赤芍、苍术、炙没药、全当归、炒桑枝。

连翘消肿汤（《揣摩有得集》） 治鹤膝风，两膝肿痛，不能行走，昼轻夜重。连翘、防风、炒荆芥、当归、桑螵蛸（盐水炒）各三钱，巴戟天（盐水炒）五钱，炒川芎、牛膝各一钱半，葱白三寸。水煎服。

驱风散（《新刻幼科百效全书》） 治鹤膝。防风、牛膝、苡仁、苦参（阴便浸晒）、何首乌（阳便浸晒）各一两，姜虫、天花粉、荆芥穗各五钱，肥皂角白一两。上为粗末，每用三钱，同冷饭团四两，公猪油六钱，黏米、绿豆各一撮，水四碗，煎至两碗，分作两次温服。

罗氏蚵螂丸（《证治准绳·疡医》） 治鹤膝风，腰膝风缩之疾。蚵螂（头尾全者生一条），桃仁（生）、附子、阿魏、桂心、安息香（桃仁同研）、白芷各一两，乳香、没药各七钱半，（以上九味用童便酒二升，炒热另处），北漏芦、当归、白芍药、牛膝、羌活、地骨皮、威灵仙各一两。上共为末，炼蜜丸如弹子大，空心温服化下一丸。

屈膝散（《幼科发挥》） 治鹤膝。防风、薏苡仁、牛膝、苦参（女便浸晒）、何首乌（男便浸晒）各一两，僵蚕、天花粉、荆芥穗各五钱，肥皂核肉一两，鹿茸五钱。上为粗末，每用三钱，同合冷饭团四两，牯猪油六钱，黏米、绿豆各一撮，水四碗，煎至二碗，分二次温服。

经验二防饮（《医部全录》） 治痫后脚痛如刀剜虎咬之状，膝膑肿大，不能行步，名曰鹤膝风。熟地黄、人参各一钱，白术、黄芪、当归、川芎、白芍药、杜仲、萆薢各七分，防风、防己、羌活、牛膝、甘草各五分，附子（童便浸三日炮）七分。上药剉作一贴，姜三枣二，水煎服。

养阴清络饮（《马培之外科医案》） 治鹤膝肿热日久，夜间痛甚。炙鳖甲、秦艽、黄柏、炙龟甲、地龙、石斛、独活、赤芍、川牛膝、当归、草薢、薏苡仁、桑枝。水煎服。

通络利湿汤（《马培之外科医案》） 治鹤膝肿热作痛。大豆卷、防己、赤芍药、秦艽、牛膝、草薢、地龙、当归尾、黄柏、白茄根、桑枝。水煎服。

散膝汤（《类证治裁》） 治风湿、鹤膝风。黄芪五两，防风三钱，肉桂五钱，茯苓一两。水煎服，取汗。

鼓槌风主方经验（《世医通变要法》） 治鼓槌风即鹤膝风，二足大小，腿瘦如芦柴，上有膝盖大，行动不得，用麻归汤内加草薢、川楝子、独活、木瓜。上咬咀，每服五钱，姜五片，水煎，于碗底先放麝香少许，去渣入碗，服十贴后，用中寒门川归汤同服，一法治鼓槌风，用如四物汤，气虚加四君子汤，大补气血方愈。

蒸膝汤（《辨证录》） 治鹤膝风，足胫渐细，足膝渐大，骨中酸痛，身体渐瘦弱。生黄芪八两，金钗石斛二两，苡米二两，肉桂三钱。水煎二碗，先服一碗，即拥被而卧，觉身中有汗意，再服第二碗，必两足如火之热，切戒不可坐起，任其出汗，重汗出到涌泉之下，始可缓缓去被，否则万万不可去也。一剂病去大半，再剂病痊愈。

鹤膝风方（《寿世编》） 生黄芪半斤、远志肉、牛膝各三两，石斛四两，水十碗，煎至二碗，加郁金、银花各一两，再煎至一碗，一气服之。服后觉两腿如火热，即盖暖睡，汗如涌泉，待汗散后，徐徐去被，初服减半，再服除根，真神方也。

薏苡防桑汤（《外科证治全书》） 治鹤膝风属风湿者。防风三钱，桑叶二两，陈皮一钱，补骨脂二钱，苡仁一两。水煎服。亦必大汗而愈，只消一剂也。

附：鹤膝风单验方

治鹤膝风：南岭荛花、接骨草，水煎，兑酒服。（《湖南药物志》）

第九节　痛风方

八珍丸（《丹溪治法心要》） 治一切痛风，脚气头风。乳香三钱，没药三钱，代赭石三钱，穿山甲三钱（生用），川乌一两（不去皮尖，生用），草乌五钱（不去皮尖，生用），羌活五钱，全蝎二十一个（头尾全者）。上末之，醋糊丸，桐子大，每服十一丸。

大定风丸

1.（《解围元薮》） 治痛风麻痹，寒湿走注疼痛。南星、白芍、木瓜、官桂、甘草、荆芥、川乌、僵蚕、白芷、牛膝、当归、槟榔、天麻、人参、首乌各一两五钱，羌活、桔梗、独活、白术、防己、全蝎、木香、半夏、厚朴、杜仲、黄芩各二两，陈皮、枳实、麻黄各三两，白附子、防风各二两五钱，苍术一斤，川乌一两，乳香、没药、沉香、血竭各五钱。上为末，酒糊为丸，如梧桐子大。每服七十丸，酒送下。

2.（《疡医大全》） 治痛风，历节风。苍术八两，草乌三两，杏仁、川乌、白芷、半夏各四两。上药用生姜二斤，葱一斤，取汁拌匀，以姜、葱渣一半铺瓶底，将药铺瓶内，瓶上又将渣一半盖上，埋土内，春五、夏三、秋七、冬九日，取出，晒干为末，外加猴姜、牛膝、红花末各二两，当归、草薢根末各四两。酒糊为丸，如梧桐子大。每服六十丸，茶、酒任下，一日三次。

芎术丹（《疡医大全》） 治痛风，半肢软瘫，泥壁疯，遍身疯气，及冻风，起身不得。川芎、枳壳、甘草、白茯苓、桔梗各三钱，乌药、苍术、威灵仙、陈皮、羌活、白芷、当归、黄芩、苍耳子、秦艽、白术、杜仲、熟地、香附、海风藤、牛膝、木瓜、防风、红花、苡仁、荆芥各五钱，川乌、草乌各一钱，白花蛇一寸。上药用麻袋盛好，放酒坛内封固，隔汤煮半日许，候透埋土中一日夜出火毒。每日饮一茶杯，不拘时候。服尽即好，不用加减。

羌防行痹汤（《重订通俗伤寒论》）　治痛风。羌、防各一钱，秦艽、川断各二钱，威灵仙、全当归各二钱，明乳香、净没药、杜红花各五分。先用童桑枝、青松针各一两，煎汤代水。

治痫后痛风方（《医学纲目》）　治痫后痛风。松节、苍术、紫葳、黄柏、桃仁、乳香、甘草。

治上中下痛风方（《丹溪治法心要》）　治痛风。南星二两（姜制），苍芎一两，白芷五钱，桃仁五钱，神曲三钱，桂枝三钱（横行手臂），汉防己五钱（下行），草龙胆五钱（下行），苍术（米泔水一宿炒）二两，黄柏（酒炒）一两，红花（酒洗）一钱，羌活三钱（走通身骨节，一作三两），威灵仙（汤洗去芦）三钱（上行）。上末之，曲糊丸，食前汤下百粒。

除湿定痛散（《杏苑生春》）　治酒湿痰痛风。黄柏（酒炒）、威灵仙（酒炒）各五钱，苍术、羌活、甘草各三钱，陈皮、白芍药各一钱。上为细末。每服二钱，以沸汤入生姜汁一蛤壳调服。

秘传乌药顺气散（《松崖医径》）　治痛风。乌药、川芎、熟地黄（酒洗）、防风、枳壳（去瓤，麦麸炒）、桔梗、白芷、僵蚕（汤洗净，姜汁炒）、羌活、当归（酒洗）、白芍药、木瓜、槟榔、南木香、秦艽各一两，川独活、甘草各五钱。上细切，以生绢袋盛药，同无灰好酒二十五斤，入不津坛内，春、冬浸一月，秋二十日，夏十日，紧封坊口，浸满日。取酒吞捉虎丹，随量饮之。如饮过一半，再添酒连绢袋煮熟饮之。忌食猪肉。妊娠妇不宜服捉虎丹。

通痹导浊汤（《王灿晖方》）　导泄湿浊，清热通络。治痛风急性发作。症见关节红肿热痛、下肢显著、疼痛难忍、痛处屈伸不利，甚则不能活动，常反复发作，伴心烦溲赤、舌苔黄腻、脉滑数。苍术10g，黄柏10g，怀牛膝10g，土茯苓12g，忍冬藤20g，汉防己10g，粉萆薢10g，晚蚕沙10g，海金沙12g（包），炙地龙10g。热象明显、身热有汗不解、口干渴者，加石膏、知母、丹皮、山栀；疼痛剧烈、难以屈曲者，加片姜黄、延胡索、炙甲片、乌梢蛇；瘀滞较重、局部痛如针刺、舌质瘀斑者，加丹参、赤芍、虎杖、川芎；湿浊明显、局部肿胀较甚、沉重难举者，加苡仁、制胆星。方中苍术苦温燥湿，黄柏寒凉清热，牛膝导湿热下行而兼利筋骨，合而用之，有三妙丸之义，擅清下焦湿热，共为本方君药。土茯苓除湿通痹，助苍术祛经络筋骨之湿；忍冬藤清热解毒，助黄柏清筋脉关节之热，防己祛湿通络，助牛膝导泄下行之力，三者同为臣药。佐以萆薢、蚕沙利湿泄浊，海金沙清利湿热，地龙善行走窜，通经和络，疏利关节，兼作引经使药。诸药相伍，对于痛风由湿热下注、浸淫经脉筋骨、气血运行不畅而致者，可使湿热去而经脉通、气血和则痹痛止。

麻黄饮（《疡医大全》）　治痛风。石蚕、海风藤、秦艽、地苏木、麻黄、五加皮各一两，熟地下山虎各八两。上用好酒一大壶，煮一大炷香，出火毒，每次量情温服，至第四日须任情一醉。用后以愈风汤洗浴，发表出汗一次，汗后以粥补之。再服数日，又表一次，务要表三四次为妙。忌避风。

脾湿汤（《石室秘录》）　治痛风。薏仁一两，芡实一两，茯苓三钱，车前子一钱，白术五钱，肉桂一分（不可多）。水煎服。用肉桂一分，得桂之气，而不得桂之味，始能入诸关节之间，以引去其水湿之气也。

附：痛风单验方

治痛风：虎刺鲜根或花30g（干根9~15g），煎汁用酒冲服。（《浙江民间草药》）

治痛风走注：楤木白皮30g，同猪食烧食；或配其他痛风药同煎服。（《浙江民间草药》）

治手脚痛风：鲜五色梅根9~18g，青壳鸭蛋1枚，和水酒（各半）适量，炖1小时服。（《闽南民间草药》）

治久年痛风：九里香干根15~30g，酒水煎服。（《福建中草药》）

治痛风：紫藤根15g，配其他痛风药煎服。（《浙江民间草药》）

第十节　损伤痹方

大风门散（《外科集腋》）　治跌打之后，伤入骨髓，隐隐疼痛，四肢沉重，麻木无力。独活、羌活、木瓜、川牛膝、威灵仙各一两，细辛、制首乌、钻地风、川乌（炮，去尖）、防风、川芎、五加皮、苍术（炒）、白芷、草乌（泡，去皮尖）、穿山甲各五钱。上为末。每服一钱，酒送下。

小红丸（《仙授理伤续断秘方》）　治跌打损伤，骨折筋伤，或损伤后风湿，肢节挛缩，致成偏废；或劳伤筋骨，肩背疼痛，四肢乏力。骨碎补（姜制）、土当归、煨川乌、白杨皮、白芍药各六两，肉桂、细辛各四两，煨附子（去皮）三两半，丁香、川芎各三两，莪术、干姜各二两，乳香、没药各三钱。为末，醋糊为丸，绿豆大，朱砂为衣。每服三十丸，温酒送下，或生姜汁煎酒或盐汤调外敷。

甘松丸（《圣济总录》） 治打仆损伤，手脚筋骨疼痛。甘松（去土）、黄荆实、芥菜子（陈者）、赤蓼花、榠子（炒）、白僵蚕（炒）、螵蛸壳各半两。上为末，炼蜜为丸，如弹子大。每服一丸，温酒化下，不拘时候。

寻痛丸（《魏氏家藏方》） 治腰背并骨节因仆损疼痛发作。杜仲（去粗皮，姜汁炒）二两，当归（去芦，酒浸）、玄胡索各半两（炒）。上为细末，炼蜜为丸，如弹子大。每服一丸，以盐酒嚼下，不拘时候。

伸筋散（《中医伤科学讲义》） 治骨折后遗症及痹痛。乳香9g，没药9g，制马钱子21g，麻黄9g，地龙30g，麻根炭9g，五加皮9g，血竭花6g，汉防己9g，毛生姜9g，元寸香0.3g。上为细末。每服1.5~1.8g，1日2至3次，黄酒送服。小儿酌减。孕妇忌服。

没药四生丹（《医方类聚》引《施圆端效方》） 治打扑闪肭损伤，筋骨疼痛，及寒湿骨痛。防风、当归（炮）、川乌（炮，去皮脐）、萆薢（细切）、自然铜（醋淬七次）、骨碎补（去毛）各半两，乳香、没药各一分。上为细末，醋为丸，如小豆大。每服二十丸，食前以温酒送下，一日二次。

骨刺丸

1.（《中医外伤科学》） 祛风散寒，活血止痛。治损伤后期及骨刺疼痛。制川乌30g，制草乌30g，细辛30g，白芷30g，当归30g，萆薢60g，红花60g。上为细末，炼蜜为丸，每丸重9g。每次9~18g，一日三次。

2.（《中国中医秘方大全》） 补益肝肾，通经活络，消肿止痛。治骨质增生症。熟地、骨碎补、炙马钱子、鸡血藤、肉苁蓉各60g，汉三七、乳香、没药、川芎各30g。研末，炼蜜为丸，每丸重6g，早晚各1丸，3个月为一疗程。

复方补筋片（《中国现代名医验方荟海》 舒筋通络，活血止痛，兼祛风湿。治损伤后期，肿痛减退，伴关节活动不利。熟地黄30g，怀山药24g，酒当归30g，白茯苓30g，五加皮30g，肉苁蓉30g，蛇床子30g，上沉香30g，公丁香30g，川牛膝30g，

宣木瓜30g，牡丹皮30g，潞党参30g，白莲子30g，广木香15g，碳酸氢钠129g，氨基比林129g。将上药研成细末，每100g加淀粉5g压成片剂，每片0.3g，每次服7片，日服3次。

复方消肿通络汤（方出《赵炳南临床经验集》，名见《千家妙方》） 清热消肿，活血通络。治急性创伤性关节炎，疼痛肿胀，运动障碍，苔薄白，脉弦滑数。金银花30g，连翘9g，赤小豆30g，当归9g，防己15g，鸡血藤30g，赤芍9g，牛膝9g，车前子（包）30g，活血止痛散1/4瓶，云南白药一瓶（兑服）。

神效接骨丹（《卫生宝鉴》） 治打扑损伤，伤筋折骨，寒湿脚气腿疼，及疮疡疼痛。乳香、没药、白胶香、密陀僧、红豆、白芷、大豆、川芎、赤芍、自然铜（火煅醋淬如银为度）、瓜子仁、当归、水蛭各四两。为细末，以黄蜡为丸，弹子大。每服一丸，黄米酒煎开，病在上食后服，病在下食前服。

麻丸子（《仙授理伤续断秘方》） 治跌折伤损，皮破骨出，手足碎断，肌肉坏烂，疼痛不止；或筋骨差爻，不能举动；或伤风湿，挛缩偏废、或劳伤筋骨，肩背酸痛。当归、桔梗、牛膝各半两，骨碎补二两，川芎、川乌、百草霜、草乌各一斤，木鳖子、赤芍药各半斤，乌豆一斗（浸酒煮、焙干），狗脊（原书缺剂量）。研末，酒糊为丸，如梧桐子大。每服五十丸，温酒下。

附：损伤痹单验方

治跌打损伤，筋骨痛：野鸭椿根15g，水煎服。（《浙江民间常用草药》）

治跌打损伤，关节风痛：米砂根9~15g，水煎，或冲黄酒服。（《浙江民间常用草药》）

治跌打扭伤、风湿性关节炎：驳骨丹15~30g，（鲜者30~60g），水煎服。（广州部队《常用中草药手册》）

治跌打损伤，风湿关节痛：木半夏果9~24g，煎服。（《中草药手册》）

第十一节　脱疽方

升降逍遥散（《中国现代名医验方荟海》） 升降理气，活血化瘀，解毒和营。治脱疽初起，症见剧痛，皮色紫红，皮温降低等。柴胡12g，当归

12g，白芍 12g，白术（土炒）10g，茯苓（去皮而色白者）12g，香附（酒炒）10g，黄芩 12g，陈皮 3g，薄荷 3g，生甘草 6g，川牛膝 12g，丹参 12g，水蛭（切片后煎）8g，鸡血藤 15g，银花藤 30g。本方即《医宗金鉴》之逍遥散加川牛膝、丹参、水蛭、鸡血藤、银花藤而成。方中柴胡、香附、陈皮、川牛膝升降理气以通滞；当归、白芍、白术、丹参合柴胡舒肝以和营；茯苓、甘草合陈皮和中以健脾；黄芩、银花藤清热解毒，合水蛭、鸡血藤活血化瘀以通络；薄荷疏风化浊以清气血。全方意在调理气机，使气血升降有序，兼能化瘀解毒，故有通血脉缓疼痛的功效。

驱湿保脱汤（方出《石室秘录》名见《集验良方》）可防指节脚板之堕落。治伤寒口渴，过饮凉水者愈后，倘手足指出入水者：薏仁一两，茯苓九钱，肉桂一钱，白术九钱，车前子五钱。水煎服。连服十剂。

按：《集验良方》治脚指渐上至膝色黑内陷，痛不可忍，逐节脱落，亦有发于手者。

活血通脉丸（《中医外科学》）活血化瘀，清热除湿。治脱疽，即血栓闭塞性脉管炎等。丹参 180g，赤芍 90g，土茯苓 90g，当归 60g，桃仁 60g，金银花 30g，川芎 30g。共为细末，水泛小丸，每服 3~6g，日服 3 次。

顾步汤（《医林纂要》）大补气血，滋阴壮阳。治脾肾阴亏，湿热下流之足疽。起于足大趾，初痒疼痛，趾甲黑，渐而肉黑，上于足跗。黄芪五钱，当归（酒洗）四钱，黄柏（盐酒炒）二钱，知母（酒炒）二钱，熟地黄三钱，肉桂一钱，干姜一钱，牛膝三钱，虎胫骨（酥炙）三钱，金银花二钱。酒煎服。黄芪、当归以补气血为主，黄柏、知母以滋阴行湿热，熟地黄以壮肾水，肉桂以行血去毒，干姜以益阳去湿，牛膝、虎胫骨以峻劲达之下行，金银花解毒。阴阳兼滋，气血交补，而后毒壅可消。

温肾通阳复脉汤（《中国现代名医验方荟海》）温肾舒肝，通阳复脉。治脱疽。症见发凉、疼痛（入夜增剧），色呈灰黑，溃烂，脉搏消失等。白芍 30g，白术 30g，茯苓 30g，炮附子 30g，桂枝 30g，党参 30g，干姜 15g，甘草 15g，黄芪 60g。病在上增桂枝；病在下加牛膝；湿重加苍术、薏米；气血瘀滞加桃仁、红花、水蛭、乳香、没药；有发热者去干姜，但附子不可去，否则无效。

附：脱（骨）疽单验方

治脱骨疽：

（1）毛冬青根 150g，水煎服，长期服用。（浙江）

（2）丝棉木根皮 20g，土牛膝 5g，水煎服。（浙江）

（3）熟地 12g，山药 12g，山萸肉 12g，茯苓 12g，菟丝子 15g，附片 15g，高丽参 6g，泽泻 12g，黄芪 21g，鱼胶 15g，丹皮 12g。水煎服。连服 27 剂为 1 疗程，开始 9 剂每剂加党参 12g。若疼痛剧烈者加乳香、没药、龙眼肉各 6g。（河南）

（4）秦艽 20g，沙参 20g，黄芪 20g，桂枝 20g，大黑药 20g，黑骨头 20g，透骨草 20g，羌活 15g，独活 15g，小红参 15g，萆薢 15g，青龙藤 15g，小金樱 15g，苏木 10g，甘草 5g。水煎服。（云南）

（5）沙参 20g，黄芪 20g，白芷 20g，土茯苓 20g，败酱草 20g，防风 20g，黄龙尾 20g，柴胡 15g，黄芩 15g，金银花 15g，苍耳子 6g，生石膏 15g，炒杜仲 15g，一支箭 15g，凤尾草 15g，羌活 15g，栀子 15g，知母 15g，小苦药 10g，甘草 5g。水煎服。（云南）

治脱骨疽，静脉炎：金银花 45g，元参 30g，当归 21g，石斛 18g，牛膝 15g，桃仁 12g，红花 9g，防己 15g，海风藤 21g，甘草 12g。水煎服。若气虚，加黄芪 24g；疼痛甚者，加延胡、没药各 9g；下肢冷甚者，加附子 6g；已经破溃感染者，加紫花地丁 30g。服药期间忌烟酒、受寒，避免创伤。（河北）

治脱骨疽未溃，凉、疼甚者：川牛膝 30g，石斛 30g，当归 30g，红花 15g，油桂 9g，威灵仙 9g，延胡 9g，附子 3g，薏仁 30g，苍术 15g，地龙 6g，党参 15g。水煎服。服药期间忌食肉类、鱼、虾。（河北）

治脱骨疽属虚寒者：白芥子 9g，鹿角霜 9g，熟地 30g，肉桂 3g，炙甘草 6g，麻黄 2g，干姜炭 2g，土茯苓 30g。水煎服。（陕西）

治脱骨疽属血瘀甚者：当归 10g，生地 20g，桃仁 9g，红花 6g，赤芍 15g，枳壳 9g，柴胡 6g，川芎 9g，牛膝 15g，桔梗 9g，地龙 10g，生乳香 9g，生没药 9g。水煎服，并将药渣再煎汤，浸洗患部。（江西）

治脱骨疽属热毒盛者：生甘草 15g，当归 10g，金银花 30g，元参 30g，丹皮 9g，蒲公英 30g，生芪

仁20g。水煎服。（江西）

治脱骨疽属气血两虚者：当归10g，川芎9g，赤芍20g，生地20g，党参12g，白术10g，茯苓15g，炙甘草9g，鹿角霜6g，肉桂3g，制附片6g。水煎服。（广西）

治脱骨疽属肾阴虚者：熟地20g，山药10g，山茱萸10g，知母9g，黄柏9g，茯苓10g，泽泻9g，丹皮9g，丹参15g，天花粉15g。水煎服。（广西）
（《中国民间单验方》）

第十二节　老年痹方

二至丸（《证治准绳·类方》）　治老人虚弱，肾气虚损，腰痛不可屈伸。附子（炮去皮脐）、桂心（不见火）、杜仲（去皮剉，炒去丝）、补骨脂（炒）各一两，鹿角（镑）、麋角（镑）各二两，鹿茸（酒炙）、青盐（另研）各半两。上药共为细末，酒煮糊为丸，如梧桐子大，每服七十丸，空心，用胡桃肉细嚼盐汤或盐酒送下。如恶热者去附子，加肉苁蓉一两。

补髓丹（《景岳全书》）　治老人肾虚，腰痛不可屈伸。杜仲、补骨脂（用芝麻五两同炒，以芝麻色黑无声为度，去芝麻不用）各十两，鹿茸（燎去毛，酒浸炙）四两。上为末，用胡桃肉三十个浸去皮，捣膏入面少许，煮糊为丸，梧桐子大，每服一百丸，温酒或盐汤送下。

经验何首乌丸（《医碥》）　久服轻身延年耐久，添精补髓，益气强筋。治老人衰弱，血气不足，遗尿失禁，须发斑白，湿热相搏，腰背疼痛，齿酸脚软，行步艰难，眼目昏花。何首乌六两（用黑豆水浸煮晒干再煮，又晒，如前七次），黄柏四两（一两酒炒，一两乳汁炒，一两童便炒，一两青盐水炒）、松子仁（去壳，净，一半去油，一半不去油）、柏子仁（去壳）、菟丝子（酒煮烂，碾为末）、肉苁蓉（酒焙干，净）、牛膝（酒洗，去芦）、天门冬（去心，焙干）、白术（净，不用油者，去梗）、麦门冬（去心，焙干）、白茯苓（去皮）、小茴香（酒炒）、甘州枸杞子（酒洗炒干）、当归（酒洗，炒干）、白芍药、熟地黄（酒洗，焙干）、生地黄（酒洗，焙干）各二两、人参（去芦）、黄芪（蜜炙）各一两二钱。上为细末，加核桃仁（去壳并仁上粗皮），研如泥，水和炼蜜为丸，如梧桐子大。每服五十丸，空心酒、米饮任下。半月半效，一月全效。

附：老年痹单验方

治老人腰痛及腿痛：棠梂子、鹿茸（炙）等分，为末，蜜丸梧桐子大。每服百丸，日二服。（《本草纲目》）

第十三节　小儿痹方

八味地黄丸（《广嗣纪要》）　治小儿禀赋不足，肾气虚弱，骨髓枯竭，囟大头缝不合，体瘦语迟，行步多艰，齿生缓。干山药（去黑皮）、山茱萸（酒拌润，蒸软去核，取肉焙干）、熟地（酒洗，焙干）各五钱，鹿茸（蜜涂炙，酒浸炙亦可）、川牛膝（酒洗，焙）各四钱，牡丹皮（去心，净洗）、白茯苓（去皮）各三钱，泽泻二钱。上药剉，焙，研为细末，炼蜜为丸，如麻仁大。每服十五丸或二十五丸，至三十丸，空心温盐汤送下；温酒亦佳。

加味六味地黄丸（《医宗金鉴》）　治小儿五迟证，多因父母气血虚弱，先天有亏，致儿生下筋骨软弱，行步艰难，齿不速长，坐不能稳，皆肾气不足之故。熟地黄一两，山萸肉一两，怀山药（炒）、茯苓各八钱，泽泻、牡丹皮各五钱，鹿茸（炙）三钱，五加皮五钱，麝香五分。上为细末，炼蜜为丸，如梧桐子大。大儿每服二钱，小儿一钱五分，盐汤送下。

补阴降火汤（《万病回春》）　治小儿阴虚，尾骨节痛。当归（酒洗）、川芎、白芍（酒炒）、熟地黄（酒蒸）、黄柏（炒）、知母（酒炒）各等份。上剉。少用官桂为引，或以前胡、木香为引。如痛不止，加乳香、没药。

清热地黄汤（《幼科直言》）　治小儿白虎历节风。熟地二钱，山萸肉一钱，山药一钱，丹皮八分，白茯苓八分，泽泻八分，柴胡六分，薄荷六分。水煎，空心服。

附：麻木方

八仙汤（《杂病源流犀烛》）　治浑身麻木。人参、茯苓、白芍、甘草、川芎、当归、白术、地黄、羌活、半夏、陈皮、秦艽、牛膝、柴胡、桂枝、防风。

人参益气汤（《东垣试效方》）　治五月间两手指麻木，四肢困倦怠惰，嗜卧，乃热伤元气也。黄芪八钱，生甘草半两，炙甘草二钱，人参半两，升麻二钱，白芍药三钱，五味子百四十个，柴胡二钱半。上咬咀，分作四服，每服水二盏，煎至一盏去滓，稍热服，食达神效。

按：《普济方》载：此方名人参补气汤。

人参调元汤（《丹台玉案》） 治一身麻木，四肢倦怠。人参、沙参、黄芪各二钱，甘草五分，肉苁蓉、白芍、川芎各一钱，北五味二十七粒。水煎服。

小防风汤（《杂病广要》） 治手足麻木不仁。防风（去芦并枝者）、秦艽（去苗并土）、羌活、附子（炮去皮脐）各一两。上为粗末，每服三大钱，水一盏半，姜三片，煎至七分去滓，入生地黄汁两合，再煎数沸服，空心食前。

双合汤（《万病回春》） 治湿痰死血所致之麻木。当归、川芎、白芍、生地黄、陈皮、半夏（姜汁炒）、茯苓（去皮）各一钱，桃仁（去皮）八分，红花三分，白芥子一钱，甘草三分。上锉一剂，生姜三片，水煎服，入竹沥、姜汁同服。

加味养生方（《惠直堂经验方》） 治手足麻木疼痛。牛膝、枸杞、生地、杜仲、菊花、萸肉、白芍各二两，五加皮、桑寄生各四两，龙眼肉八两，木瓜、归身各一两，桂枝三钱。火酒三十斤，浸七日服。

加味益气汤（《寿世保元》） 治气虚麻木。黄芪（蜜炒）、人参、白术（去芦）、陈皮、当归各一钱，升麻、柴胡、木香各五分，香附、青皮（去瓤）、川芎各七分，桂枝、甘草各三分。上锉一剂，生姜、枣煎服。

按：加减益气汤：主治药物组成与此方相同（原书）。

加减天麻汤（《万病回春》） 治头目四肢麻木，饮食少用，不时眼黑。半夏（姜汤，泡七次）八分，天麻（用坚实者纸包，水湿煨熟）五分，神曲（炒）五分，南川芎七分（西芎不用），陈皮一钱，防风一分，茯苓五分，苍术（米泔制）三分，白芷二分，黄芪三分，人参（去芦）三分，炙甘草三分。上锉一剂，生姜三片，黑枣二枚，煎至八分，食远服。

发动汤（《石室秘录》） 治手足麻木。人参一钱，茯苓三钱，黄芪五钱，防风一钱，半夏一钱，羌活一钱。水煎服。

发表渗湿汤（《万氏家传点点经》） 治酒伤经络，周身麻木，瘫痪不遂。苍术、秦艽、槟榔、桂枝、茯苓、车前、怀膝、川膝各一钱半，川羌、独活、天雄各一钱，干葛、防己各二钱，甘草三分，生姜引。

芍药补气汤（《东垣试效方》） 治皮肤间麻木，此肺气不行走。黄芪一两，白芍一两半，橘皮（不去皮）一两半，泽泻半两，炙甘草一两，上件咬咀，每服称半两水二盏，煎至一盏，去滓温服，如肌肤麻木，必待泻营而愈，如湿热相合，肢体沉痛当泻湿热。

按：《医部全录》载：此方治著痹。

冲和补气汤（《医学正传》） 治合眼则麻木，开则不麻，四肢无力，痿厥醋心，目昏目眩，神效。羌活七分，独活、当归、黄柏各三分，柴胡、神曲、木香、草豆蔻各二分，人参、白术、泽泻、猪苓各一钱，甘草、升麻各五分，芍药一钱，黄芪二钱，苍术、陈皮各一钱，黄连一分，麻黄（不去节）二分。上细切，分作二服，每服用水一盏半，煎至一盏，温服。

按：《杂病源流犀烛》载：此方名和中补气汤。

导气汤（《东垣试效方》） 治两腿麻木沉重。黄芪八钱，甘草六钱，五味子一百二十个，升麻二钱，柴胡二钱，当归尾、泽泻各二钱，红花半钱，陈皮一钱，青皮四钱。上件咬咀分作四服，每服水三大盏，煎至一盏去滓，食前热服。

助阳通气汤（《辨证录》） 治两手麻木，面亦麻者。人参、当归、茯苓各三钱，白术、黄芪各五钱，防风五分，葳蕤五钱，广木香三分，附子三分，乌药二钱，麦冬二钱，天花粉二钱。水煎服，连服二剂，而手之麻木解矣，再服二剂，而面之麻木亦解矣，更服二剂，不再发。

利湿通经汤（《马培之外科医案》） 治四肢麻木，指节拘挛。威灵仙一钱，桑枝三钱，当归二钱，秦艽五钱，蚕沙三钱，豨莶草一钱半，甘草节八分，苦参一钱，苍术一钱，苡仁三钱，大胡麻一钱，五加皮一钱半，川牛膝一钱半，川续断一钱半。

沈氏桑尖汤（《杂病源流犀烛》） 治麻木。嫩桑枝尖五钱，汉防己三钱，归身（酒炒）二钱，黄芪、茯苓各钱半，威灵仙、秦艽各一钱，川芎、升麻各五分。加人参亦可。

补气升阳和中汤（《东垣试效方》） 治身体麻木。黄芪五钱，人参三钱，炙甘草四钱，陈皮、白术各二钱，白芍三钱，生甘草一钱，草豆蔻一钱半，升麻一钱，黄柏（酒制）一钱，佛耳草四钱，当归身二钱，白茯苓、泽泻、柴胡各一钱，苍术一钱半。上件㕮咀，每服秤三钱，水二大盏，煎至一盏去滓热服，早饭后、午饭前分服而愈。

易老天麻汤（《不知医必要》） 治肢节麻木，手足不随等症。熟地五钱，当归二钱，牛膝（酒炒）、萆薢、天麻（酒炒）、羌活各一钱五分，附子（制）一钱，生姜二片。煎服。

乳香趁痛丸（《医方类聚》引《经验秘方》）活血舒筋。治浑身麻痹，拘急疼痛。木瓜、乳香（另研）各一两，官桂半两（不见火），五灵脂一两半（炒），当归一两半（去芦，酒浸），木香一两（不见火），川牛膝（去芦，酒浸，焙干）一两，没药半两（另研），虎骨一两（醋炙），川乌（生，去皮脐）半两。上为细末，酒糊为丸，如梧桐子大。每服五十丸，空心食前温酒、姜汤送下。

顺气活血汤（《辨证录》） 补益气血，祛风化痰。治遍身麻木。当归三钱，白术五钱，黄芪五钱，人参二钱，附子一片，天麻、南星、羌活、独活各五分，半夏一钱。水煎服。

除湿去痹汤（《摄生众妙方》）治十指顽木，屈伸直强，行步蹇难。南术一钱二分，黄柏（盐炒）一钱二分，威灵仙（酒洗）八分，山楂子一钱，当归尾（酒洗）八分，香白芷一钱，萆薢一钱，汉防己八分，木瓜一钱，川独活一钱，南星（火炮）八分，牛膝（去芦，酒洗）八分，红花五分，全蝎（炒，去刺）五分，厚朴（姜汁炒）七分，秦艽（去芦，酒洗，焙）七分。水二盅，加生姜三片，大枣一枚，煎至一盅，空心热服；次早晨服滓。如效，后复发，将此方倍秤，为末，炼蜜为丸，如弹子大。每嚼一丸，空心酒送下；白汤亦可。如夏时，勿宜赤足。

逐虚汤（《石室秘录》） 治气虚而中风湿，手麻木。白术五钱，防风五分，黄芪五钱，人参二钱，陈皮五分，甘草一钱，桂枝五分。水煎服。方中黄芪、人参、白术，俱补气去湿之药，防风乃去风之品，然必得桂枝始能入于手经也。经络既清，自能奏功。

益气汤（《傅青主男女科·男科》）治两手发麻，困倦嗜卧。人参、甘草各一钱，黄芪二钱，五味子三十粒，柴胡、白芍各七分，姜三片，枣二枚。水煎，热服。

麻黄桂枝升麻汤（《医学正传》） 治妇女先患浑身麻木，睡觉则少减，开目则已；其证愈后，又因心中烦恼，遍身骨节痛，身体沉重，饮食减少，腹中气不转运。木香、生姜各二分，桂枝、半夏、陈皮、草豆蔻、厚朴（姜汁制）、黑附子（炮去皮脐）、黄芪各三分，炙甘草、升麻、白术、茯苓、泽泻各四分，黄芩、麻黄（不去节）、人参各五分。上细切，作一服，水二盏，煎至一盏，去渣食远服。

清风散（《古今医鉴》） 治身体麻木。防风五分，荆芥三分，羌活五分，独活五分，连翘五分，当归五分，赤芍药一钱，生地黄五分，苍术一钱，陈皮一钱，制半夏一钱，白茯苓一钱，乌药七分，槟榔五分，木瓜六分，牛膝七分，木香三分，黄连五分，元参七分，鼠黏子（炒）五分，萆薢二钱，金银花六分，升麻一钱，白蒺藜（炒）八分，防己五分。上剉一剂，姜三片，葱白五寸，水二盏，煎八分服。

散滞汤（《杂病源流犀烛》） 治麻木。防风、荆芥各四分，羌活、独活、归身、生地、苍术、连翘、槟榔、元参、牛蒡子、忍冬藤、升麻、防己各五分，木瓜六分，木香三分，黄连四分，乌药、牛膝各七分，茯苓、白蒺藜各八分，赤芍、陈皮、萆薢各一钱，半夏二钱。加姜二，葱白一，温服取汁。初服加麻黄一钱。二三服加当归一钱。四服加酒大黄钱半。五服即愈。

附：麻木单验方

治风湿麻木：

（1）红禾麻根（野绿麻）15g，煨水服；另用红禾麻煎水洗。

（2）龙骨七（蜀葵叶薯蓣），大风藤各30g，煨水服。

（3）蜘蛛香30g，煨水服并用药渣擦患处。（《贵州草药》）

治风湿麻痹：山胡椒根30~60g，猪脚（7寸）1只，黄酒120g，酌加水煎。饭前服，日两次。（《福建民间草药》）

治风湿麻木、脉管炎：五香藤根及茎12~18g，煎服，或配方泡酒服。（《云南中草药选》）

治四肢麻木：蝙蝠葛根15g，水煎服。（《浙江民间常用草药》）

治关节酸痛，手足麻痹：凤尾伸筋草30g，丝瓜络15g，爬山虎15g，大活血9g。水酒各半煎服。

（江西《中草药方》）

治手足麻痹：竹叶参60g，鸡蛋1个，水炖，服汤食蛋。（《江西草药》）

治四肢麻痹肿痛：扭肚藤适量，与猪蹄煎汤服。（《岭南草药志》）

治筋骨麻木、风疼：红线麻和猪肉共炖，吃肉并喝汤。（《陕西草药》）

治风湿性关节疼痛、肢麻：岩羊鲜血5ml，白酒15ml。将上药共调匀，内服，一日1~2次。（云南）（《中国民间单验方》）

第七章 按西医学分类治痹方

本章所列处方，均出于现代文献，是在西医诊断学的指导下，确诊为西医的某种风湿病，在对该病的治疗过程中探讨出的有效方剂。本章处方必须在中医辨证论治原则下应用于具体风湿病，脱离了辨证论治原则，则往往难以收到好的疗效。

第一节 类风湿关节炎方

万节痛痹方（《中国中医秘方大全》） 祛风散寒，利窍通痹，强肝补肾，舒筋壮骨。治类风湿关节炎。①蜈蚣2g，炙乌梢蛇9g，全蝎3g，僵蚕9g，地龙10g，蛴螬虫6g，炙豹骨6g（也可用狗骨代替，先煎），露蜂房9g，老鹳草10g，制川乌2g，细辛3g，牛膝10g，制乳香6g，当归10g，甘草6g。每日1剂，文火久煎，共3次，过滤为450毫升，分三次饭后微温服。服药后口内可含肥生姜片以消腥气。②上方再加麝香0.3g，羊肝15g，海狗肾3g，生黄芪15g。上药共为细末，装胶囊。每日服4次，每次由1g逐日递增为6g。第4次宜在晚上睡前服，其余饭后服，以减轻夜间关节痛及次日晨僵。③蜈蚣5g，炙乌梢蛇10g，全蝎5g，僵蚕10g，地龙10g，蛴螬虫10g，炙豹骨10g，露蜂房炒黄10g，麝香0.5g，蟾酥2g，冰片3g，细辛10g，牛膝10g，乳香、没药各10g，马钱子10g，白及20g，三七5g，大黄10g（麻油煎）。上药共为细末（最后加麝香、冰片、蟾酥三种药），兑匀装瓶封固备用。一般早期急性炎性活动期，用上药粉加陈醋适量，调为糊状外涂于患关节处，一日一次。若慢性稳定期用肥生姜30g，鲜葱白带须30g，共捣为泥，混合上药粉，加适量黄酒调为糊膏状，外敷于患关节加绷带固定，3日1换。类风湿关节炎早期、急性活动期，①③方配合应用；稳定期、晚期宜三方结合应用。服药后如见消化道反应，则可在①方内加砂仁、佩兰，或服药前食大枣数枚，饮少量生姜水、老陈醋；小儿、老人及拒药不受者可服胶囊。如见

药疹，减量或停药即可。

乌头通痹汤（《中国中医秘方大全》） 温经散寒，祛风除湿，通络扶正。治类风湿关节炎。制乌头9g（先煎），黄芪15g，桂枝6g，芍药12g，穿山龙15g，地龙15g，青风藤15g，钻地风15g，僵蚕15g，乌梢蛇15g，蜂房9g，甘草6g。每日1剂，水煎，冲蜂蜜适量分2次服，1个月为1疗程。风胜者加防风、秦艽，风不动；湿胜者加薏米、防己、蚕沙；寒胜加细辛、附子；化热加青蒿、石膏、知母、连翘；红肿加生地、丹皮、黄柏、大通筋；骨痹加龟甲、鹿角霜、续断、杜仲；体虚自汗加麻黄根、党参；血虚加当归、久熟地；病位在头项部加葛根、羌活；在上肢加姜黄、秦艽、忍冬藤；下肢加木瓜、五加皮、牛膝；背部加狗脊、灵仙；腰部加独活、寄生；关节变形加全蝎、蜈蚣；麻木加鸡血藤、红花；皮下结节加穿山甲、王不留行。为巩固疗效，在症状和阳性体征消失时，在方中加重黄芪用量。

乌蛇祛风通络汤（《中国中医秘方大全》） 祛风通络，益气补血。治类风湿关节炎。乌梢蛇15g，羌活15g，独活15g，当归10g，防风6g，细辛6g，伸筋草20g，老鹳草20g，豨莶草20g，黄芪20g。水煎内服，并用药渣外敷局部。上肢关节痛明显者加片姜黄12g；下肢加川牛膝10g；腰痛加螃蟹虫10g，土鳖5g；寒邪盛加乌头9g；湿盛加苍术10g，黄柏10g；热偏盛加知母10g，忍冬藤30g。

蚂蚁丸（《中国现代名医验方荟海》） 补肾，健脾，疏通气血，祛风散寒，推陈出新。治慢性类风湿关节炎。蚂蚁30g，何首乌30g，熟地30g，人参30g，五味子30g。上药碾碎，过筛，以水调和为丸，每3日服1丸，10丸为1个疗程，共3个疗程，服时分别将5个核桃去皮夹，5个枣去核，切极碎，药丸揉碎，打入两个鸡蛋，一同混匀，蒸成膏状，用淡盐水送服，或用小米粥浮压上面的汤送服。气虚的可加黄芪、白术；偏血瘀的加赤芍、桃

仁、延胡；偏寒证的加川乌、草乌；在急性发作期应配合西药治疗，用抗风湿、消炎止痛药。蚂蚁丸重在蚂蚁为君，具有补肾健脾，疏通气血，祛风散寒，推陈出新之功用，多数人服之能振奋精神，增进食欲，佐以熟地、何首乌、核桃、大枣等药，加强了壮肾的效力。再随证加祛寒、祛瘀等协同药，消除了不同种类，各有所偏的病证。

复方雷公藤合剂（《中国现代名医验方荟海》）祛风除湿，活血通经止痛。治类风湿关节炎。雷公藤 250g，生川乌 60g，生草乌 60g，当归 18g，红花 18g，桂皮 18g，川牛膝 18g，木瓜 18g，羌活 18g，杜仲 18g，地骨皮 18g。每剂药用水 2500ml，煎成 1000ml，过滤去渣后，加入冰糖（或白糖）250g 溶化，置冷却后，加白酒（约 50 度）1000ml 即成。成人口服每次 20~30ml，每日 3 次，饭后服。1 个月左右为 1 个疗程。

痹苦乃停片（方）（《河南中医》1985 年 5 期）祛风散寒除湿，温经化阳，活血通络止痛。治类风湿关节炎寒型患者。制川乌 100g，制草乌 100g，制乳香 150g，制没药 150g，制马钱子 50g，怀生地 200g，薏苡仁 100g。成人每服 5g，1 日 4 次，饭后温开水冲服，小儿酌减量。连续 3 个月为 1 个疗程，也可连续不断服用。服药宜从小量开始，逐渐增大剂量。阴虚阳盛，热证疼痛者忌服；孕妇、心功能不全，心律紊乱者禁用。或以上诸药晒或低温干燥，共为细面，过 80 目细罗，取上药粉，为水丸，绿豆大小，晒干或低温干燥，以白糖或其他辅料制成糖衣片。

痹隆清安片（方）（《河南中医》1985 年 5 期）祛风除湿，清利湿热，舒筋活络，活血消肿止痛。治类风湿关节炎热型患者。萆薢 200g，怀生地 200g，制马钱子 50g，制乳香 150g，制没药 150g，薏苡仁 100g。用法、用量及制法同"痹苦乃停片"。孕妇及高热、体质虚弱、癫痫患者忌服。

附：类风湿关节炎单验方

治类风湿关节炎：半枫荷根 15g，九里香 15g，南蛇藤 15g。水煎服。（湖南）

治类风湿关节炎：樟树根 10g，山苍子根 10g，朱砂根 10g，大活血藤 10g，乌药 10g。水煎服。孕妇忌服。（湖南）

治类风湿关节炎：臭牡丹 20g，千斤拔 15g，小血藤 15g，牛膝 15g，紫草 10g，茜草 10g。水煎服。

孕妇忌服。（湖南）

治类风湿关节炎：赤车 30g，水煎服。（浙江）

治关节炎，类风湿关节炎：雷公藤 10g，水煎服。（浙江）

治类风湿关节炎：鲜苦蒿根 200g，狗肉 500g。将上药共用水炖熟，酌量食肉喝汤，1 日 2 次。（四川）（《中国民间单验方》）

第二节 变应性亚败血症方

胡地广角汤（《中国中医秘方大全》）清营解毒，养阴泄热。治变应性亚败血症。柴胡 8g，生地 12g，广角粉 6g（冲），元参 10g，知母 10g，赤芍 10g，麦冬 10g，丹皮 10g，紫草 10g，龙胆草 6g，黄芩 10g，槟榔 12g，连翘 10g，银花 10g，青蒿 10g，甘草 6g。水煎服。便秘者加川军 5g；热毒症状重者加羚羊角粉 0.3g（冲）；倦怠、苔腻，便溏有挟湿表现者，选加藿香 10g，川朴 3g，苡仁 2g，苍术 8g；病久体虚者去广角粉、紫草、龙胆草，加黄芪 12g，当归 10g。

复方乌头汤（《中国中医秘方大全》）温经散寒，祛风蠲痹。治变应性亚败血症。制川乌 6g，麻黄 6g，黄芪 3g，白芍 9g，防己 9g，炙甘草 9g。水煎服。关节疼痛加寻骨风 1.5g，西河柳 15g，徐长卿 15g，木瓜 12g。肌肉疼痛白芍加大剂量；心动过速，加龙齿 15g（先煎），磁硃丸 12g（包）；白细胞过高加马兰根 30g；白细胞过低加虎杖 15g，胸闷疼痛加瓜蒌皮 9g，广郁金 9g，失笑散 12g；失眠加夜交藤 30g，景天三七 30g；消化不良加山楂 9g，鸡内金 9g，焦麦芽 30g；恶心加姜竹茹 9g，制半夏 9g；大便不畅加麻仁丸 12g（打）；胃脘嘈杂加灶心土 30g（包）；加强激素作用加巴戟天 12g，仙茅 12g，淫羊藿 12g；提高免疫功能加玉屏风散 12g（包）。

温肾二姜汤（《中国中医秘方大全》）温敛潜阳，引火归原。治变应性亚败血症。熟附片 10g，肉桂 3g，干姜 5g，姜川连 3g，焦白芍 10g，白薇 10g，磁石 30g，炙甘草 5g，炒党参 20g，茯神 12g，苦参 6g，红枣 7 枚。水煎六十分钟，发热前冷服慢咽。体温正常者调整温阳药与滋阴药之比例与剂量。熟附片 6g，肉桂 1g，炙甘草 5g，炒党参 20g，姜川连 1g，焦白芍 10g，磁石 30g，生地 60g，山萸肉 15g，枸杞子 20g，南沙参 30g，麦冬 30g，丹皮

10g, 茯苓 10g, 泽泻 10g, 仙茅 20g, 淫羊藿 20g, 功劳叶 30g, 炙鳖甲 30g, 青蒿 15g, 蝉蜕 10g。煎服法同前。

第三节 红斑狼疮方

红花紫草活血方（《中国中医秘方大全》）凉血活血，滋阴清热。治红斑狼疮。鱼腥草 30g, 益母草、土茯苓各 20g, 丹参 15g, 紫草 15g, 红花 5g, 青蒿 9g, 黄精 9g, 银花 9g。水煎服。高热烦躁，斑疹紫红加水牛角、山栀子、黄柏、大青叶、板蓝根；潮热，斑疹鲜红加生地、知母、地骨皮、麦冬、女贞子；骨节肿痛，心烦、胸闷，斑疹红暗加当归、川芎、王不留行、桃红、络石藤；少气懒言，语音低微，头晕目眩，阳痿闭经去益母草、土茯苓、紫草、青蒿，加人参、黄芪、当归、首乌、熟地。

红斑狼疮分型方（《中国现代名医验方荟海》）

（1）热毒炽盛型方：养阴清热解毒，治热毒炽盛型（即急性型或暴发型）红斑狼疮。表现为突发高热或高热持续不退，面、胸、腹等处红斑累累，关节肌肉酸痛剧烈，目赤，溲红，大便干结，口苦神烦，气急喘息，头晕脑胀，甚则昏迷谵妄，四肢不时抽搐，吐血、衄血、便血、尿血，舌质红绛或紫暗或光泽少津，苔黄腻，脉细弦数。元参 15g, 赤芍 15g, 紫草 20g, 丹皮 10g, 山栀 10g, 蚤休 30g, 生地 30g, 鲜芦根 30g, 鲜菖蒲 12g, 广犀角 3g, 青黛 0.3g, 合成牛黄（分吞）1.5g。若神识昏迷加神犀丹或紫雪丹；大便闭者加鲜首乌或生川军。

（2）痹痛型方：养阴清热，凉营通络，治痹痛型（即亚急性以关节酸痛为主）红斑狼疮。表现为发热时起时伏，热势昼升夜降，有时怕冷，自汗，四肢关节酸楚，定着不移，有时红肿，局部有热感，屈伸不利，常伴有头痛，腰酸背痛，神疲乏力，心烦不宁，指甲鲜红光亮，脉象滑数，舌紫淡或红绛。生地 30g, 鸡血藤 30g, 蚤休 30g, 元参 12g, 当归 12g, 赤芍 15g, 紫草根 15g, 知母 10g, 黄柏 10g, 牛膝 9g, 地龙 9g, 防风 9g, 防己 9g, 合成牛黄（分吞）1.5g。

（3）肝肾不足型方：滋养肝肾为主，清热解毒为辅，治肝肾不足型（即慢性缓解期）红斑狼疮。表现为精神不振，或不耐烦劳，稍活动即疲乏不

堪，腰酸腿软，头晕耳鸣，或低热，或关节酸痛，苔薄，舌质红或嫩红，质胖。生地 15g, 熟地 15g, 白芍 15g, 黄芪 15g, 当归 10g, 牛膝 10g, 枸杞 12g, 首乌 12g, 茯苓 12g, 丹皮 9g, 山栀 9g, 青黛 0.3g, 雄黄 0.5g。

按：以上 3 型并非一成不变，根据病情病程的不同，可以互相转化，因此治疗方案亦须随之而改变。因该病的热毒为内生之毒，所以非银翘之类可解，故吴氏选用雄黄、青黛、合成牛黄等药来解毒活血。

清营凉血汤（《中国现代名医验方荟海》）益气养阴，清营凉血。治系统性红斑狼疮。生地 30~60g, 黄芪 30g, 白花蛇舌草 30g, 太子参 15g, 制首乌 15g, 草河车 12g, 雄黄 1.5g 拌天花粉 12g, 青黛 1.5g 拌黑山栀 9g, 元参 9g, 丹皮 9g, 生甘草 6g。神识昏迷加神犀丹或紫雪丹，配合针刺；便秘加生大黄（后入）9g；蛋白尿加金樱子 9g, 玉米须 20g；关节痛加秦艽、威灵仙各 9g。

第四节 硬皮病方

二仙乌蛇蝉衣汤（《中国现代名医验方荟海》）温补脾肾，调和气血，化瘀软坚。治硬皮病。症见面色苍白，颈背、前胸和上肢皮肤肿胀僵硬，肤肌麻痹，不知痛痒，难以捏起，光滑如涂蜡，肤色淡褐，呼吸困难，四肢不温，纳食减少，舌淡胖嫩，舌苔白，脉沉细。黄芪 30g, 党参 30g, 仙茅 10g, 淫羊藿 30g, 补骨脂 18g, 土鳖虫 9g, 丹参 15g, 蜈蚣（米砂研冲）2 条, 乌梢蛇 15g, 蜂房 9g, 蝉蜕 9g, 砂仁 6g, 红花 9g。

乌枝方（《中国中医秘方大全》）祛邪化痰，补益肝肾。治系统性硬皮病。制川乌 9g, 制草乌 9g, 桂枝 9g, 羌活 4.5g, 独活 4.5g, 秦艽 6g, 炒防风 6g, 汉防己 9g, 伸筋草 12g, 连翘 12g, 白芥子 1.5g, 生黄芪 12g, 全当归 9g, 桑寄生 9g, 川牛膝 9g, 元参 9g。水煎服。雷诺病者去元参，加附子、丹参、泽兰、漏芦；肌肉关节酸麻痛者加泽兰、丹参、白薇、贯众；咳嗽加麻黄、前胡、桔梗；尿蛋白阳性者加白术、黑种豆、玉米须、米仁根；肝脏损害者加黄芩、香附、丹皮。

双蛇双参方（《中国中医秘方大全》）温阳通络，活血化瘀，调和营卫，扶正祛邪。治系统性硬皮病。黄芪 15g, 党参 15g, 当归 15g, 丹参 15g,

赤芍 9g，川芎 9g，红花 6g，桂枝 6g，鸡血藤 9g，肉桂 3g，淫羊藿 9g，蝮蛇 9g，祁蛇 9g，甘草 6g。水煎服。心悸或脉结代者加枣仁、茯神、远志；肺虚气急、气短者加沙参、麦冬、桔梗、川贝母；吞咽困难者加旋覆花、代赭石、陈皮、枳壳；肾阴虚者加女贞子、旱莲草、元参；脾虚便溏者加白术、怀山药、陈皮、茯苓；肢端溃疡者加延胡或乳香、没药。

桃益参红汤（《中国中医秘方大全》）活血化瘀。治各型硬皮病。丹参 15g，鸡血藤 15g，泽兰 9g，川郁金 9g，益母草 9g，苏木 9g，川芎 9g，熟地 9g，桃仁 9g，红花 9g，赤芍 9g，当归 9g。水煎服。内服药同时可配用川乌 9g，草乌 9g，炮姜 6g，鸡血藤 15g，川桂枝 9g，草红花 15g，伸筋草 15g，透骨草 15g。煎汤外洗，每日 1 次，试用上述内服方药渣泡洗皮损处。

第五节 皮肌炎方

二圣白薇方（《中国中医秘方大全》）滋补肾阴，清热解毒。治皮肌炎阴虚内热型。生地 15g，熟地 15g，南沙参 15g，北沙参 15g，黄精 30g，女贞子 9g，旱莲草 15g，党参 9g，黄芩 9g，白薇 15g，大青叶 30g，广木香 9g，陈皮 9g。水煎服。皮疹、四肢关节酸痛者可酌加丹皮、茜草、红花、鸡血藤、海风藤、桑枝；面部皮损潮红肿胀者可加银花、连翘、白茅根、紫草、金花。

参术健脾除湿方（《中国中医秘方大全》）健脾益胃，清热除湿。治皮肌炎脾虚湿热型或多发性肌炎。党参 12g，苍术 10g，白术 10g，山药 15g，茯苓 10g，苡仁 30g，黄柏 10g，丹参 15g，红花 9g，牛膝 10g，秦艽 9g，鬼箭羽 12g，鲜茅根 30g，威灵仙 19g，草薢 10g，土茯苓 12g。水煎内服。

参芪沙参方（《中国中医秘方大全》）益气养阴，凉血通络。治皮肌炎气阴两虚型。黄芪 20g，党参 15g，生地 15g，北沙参 15g，丹皮 15g，紫草 12g，鸡血藤 30g，络石藤 30g。水煎服。发热，红斑显著加大青叶、银花、蒲公英；肌肉疼痛为主，伴畏寒加附片、淫羊藿、羌活、独活；病久加丹参、红花；合并癌症加白花蛇舌草、蜀羊泉。

参芪补气活血方（《中国中医秘方大全》）活血化瘀，益气养阴。治皮肌炎气虚血瘀型。党参 15g，黄芪 15g，生地 15g，红藤 15g，紫草 9g，鸡

血藤 15g，白芍 9g。水煎服。根据病情需要可选用雷公藤片或糖浆，还可选用丹参注射液。

第六节 紫癜方

化湿消癜汤（《中国现代名医验方荟海》）解表化湿，兼和胃肠。治过敏性紫癜（胃肠型）。藿香 6g，木香 6g，法半夏 10g，神曲 10g，焦楂 10g，地榆 10g，陈皮 10g，竹茹 10g，益元散 10g，赤芍 12g，槟榔 12g，黄连 4g。本方证为外感风邪、湿热内蕴，肠胃积滞不清所致紫癜病，即小儿过敏性紫癜，治则解表化湿，兼和胃肠，可连服 2~3 剂，只要治疗及时，常应手而愈。

花蛇四物汤（《中国现代名医验方荟海》）祛风通络，补血养血。治过敏性紫癜。症见上肢或下肢、臀部对称性分布紫癜，大小不一，小者如铜钱，大者如片，压之不褪色。白花蛇（先煎）15g，川芎 12g，当归 12g，白芍 15g，熟地 30g，蝉蜕 3g，僵蚕 6g，丹参 15g。如实火者，改用生四物，即赤芍、生地，凉血清热，活血消肿，行瘀之效，还可加入银花、连翘、防风，清热疏风；阴血不足者，加入旱莲草、沙参、丹皮，清热养阴；脾虚者，可加党参、黄芪、白术、大枣，养血益气；而以血瘀为主者，可加入桃仁、红花成"花蛇桃红四物汤"，加强方中活血化瘀之力；若见血尿，加入白茅根、大蓟、小蓟等药；胃肠道出血或大便潜血阳性者，酌加白及、地榆炭、甘草止血制痛。本病是因情志内伤或因过食辛辣燥热、膏粱厚味、荤腥动风之物，外感风邪而引发；或因平素阴血不足，阴虚内热，血虚生风而发。其病机为邪热迫血妄行，气血搏结，灼伤脉络，以致出现发斑、便血等表现。方中白花蛇性温，善搜风通络，有外达皮肤，内通经络之功效；熟地、川芎、白芍、当归为补血养血，活血祛风，行血化瘀，疏通瘀塞；丹参祛瘀，以增加四物汤的行血养血，活血祛瘀作用；蝉蜕味咸性寒，能散风，不仅能祛外风，也能息内风，可透托疹癜，祛肌腠之邪；僵蚕散风泄热，活络通经。

猪甲地黄汤（《中国现代名医验方荟海》）清热凉血，活血散瘀，佐以养阴。治肌衄。猪蹄甲 2 对，生地 30g，赤芍 15g，柿叶 30g，牡丹皮 15g，元参 21g，紫草 21g。本方是在犀角地黄汤的基础上演化而来的。方中猪蹄甲甘寒，凉血散瘀；生地养阴清热，凉血止血；柿叶苦寒，清胸中烦热，生津

止渴，止血。三药合用能清热凉血，生津补髓。临床观察，亦有升高血小板的作用；赤芍、丹皮清热凉血，散瘀消肿。全方具有育阴生津，清热凉血，止血消瘀之功。用于阴精不足，血分郁热，迫血外溢之衄血证，收效满意。

紫赤汤（《中国现代名医验方荟海》）清热，凉血，活。治小儿过敏性紫癜。丹参 15g，紫草 10g，大青叶 15g，赤芍 10g，干地黄 10g，丹皮 10g。关节肿胀疼痛者加虎杖、牛膝；皮肤瘙痒反复发作者加地肤子、蝉蜕；便血者加地榆炭、槐花炭、仙鹤草；尿血明显者加大小蓟、黄柏、旱莲草；伴面黄乏力、头晕、心悸者加党参、白术、黄芪等。丹参活血散瘀；紫草、赤芍凉血活血；丹皮、干地黄清热凉血；大青叶清热泻火，凉血散瘀。故本方重在清热凉血，活血散瘀，对于本病因邪热迫血妄行而溢于肌肤者颇多适用。

第七节　白塞病方

七味清热利湿汤（《中国现代名医验方荟海》）清热，利湿，升清，降浊。治白塞病引起的痛性溃疡：主症为口腔和二阴皆有痛性溃疡，溃疡面色淡红，脉濡。柴胡 12g，银花 20g，地骨皮 30g，苡仁 30g，白茅根 30g，厚朴 10g，板蓝根 15g。如溃疡面色红、舌红者，为热重于湿，宜加黄连、菖蒲以清心火；大便秘结者加生大黄，开水泡后兑药服；小便滞痛者加萹蓄、石韦、黄柏，其疗效更捷。本方柴胡辛温，以升清阳；地骨皮苦寒，以降浊为主，清浊既分，膈肠利而口糜烂自愈；佐以银花、苡仁、厚朴、板蓝根、白茅根清利湿热之品，倍增疗效。外可用锡类散、绿袍散擦患处。

三黄四物二参汤（《中国现代名医验方荟海》）补虚养血，解毒消炎。治白塞病。黄连 50g，黄芩 10g，黄柏 20g，细生地 30g，白芍 20g，川芎 20g，当归 20g，丹参 30g，三七参 3g。①白塞病是属于全身多系统性受损的疾病，用补血药合黄连解毒汤组成的三黄四物二参汤治疗本病效果满意，主要取其补虚养血，解毒消炎（或非特异性炎症）之功，以提高自身免疫系统的功能。②生地、三七参有类似激素、环磷酰胺的作用，环磷酰胺能使体内有异常的免疫反应存在。早期使用大剂量环磷酰胺，可减轻体内组织免疫损害。本方治疗白塞病有效，可能与上述功能有关。

狐惑方（《中国现代名医验方荟海》）益气养阴，清热理湿。治白塞病（中医称"狐惑"）。黄芪 30g，党参 15g，首乌 10g，北沙参 15g，知母 9g，元参 9g，川柏 9g，银花 12g，丹皮 9g，土茯苓 20g。

第八节　干燥综合征方

清金散（《中国现代名医验方荟海》）治干燥综合征，症见鼻干、口干、眼干等。栀子炭 4g，黄芩 4g，蜜杷叶 9g，生地 9g，花粉 12g，连翘 9g，麦冬 9g，薄荷 4g，元参 6g，甘草 6g，淡竹叶 4g。把上药用水浸泡 30 分钟，再放火上煎煮 30 分钟，每剂药煎 2 次，将 2 次煎出的药液混合备用。每日 1 剂，日服 2 次。若兼有咽干喉痛者，加山豆根、射干、银花等泄火解毒，清肺润喉。若兼有肝胆郁热，加川楝子、郁金、大青叶、炒龙胆草等以清肝胆之火。兼有大便干燥，可以加胖大海、番泻叶、大黄炭等，泻热通便。本方适用于鼻干、口干等肺热伤津之症。清金散有清热，生津润燥之功。方中栀子炭、黄芩、连翘、薄荷、竹叶清热泻火，生地、元参、花粉、麦冬、甘草、杷叶养阴生津润燥。

滋阴润燥汤（《中国现代名医验方荟海》）补益肝肾，养阴生津。治干燥综合征及肝肾阴血虚的其他口腔疾病。干燥综合征又称舍古林综合征（Sjögren's Syndrome），口干是其最常见的症状，黏膜干燥，唾液黏稠而少如胶丝，唇干脱屑，口角湿白糜烂，舌光无苔，舌乳头萎缩。常因口干影响说话、进食及吞咽。口内可有泛发性龋齿，涎腺亦可肿胀。其次为眼干，表现为干燥性角膜结膜炎，无泪干燥涩痛，结合膜充血，畏光羞明。还可有类风湿关节炎，小关节为主，肿胀变形影响活动。其他可伴有咽干、鼻干，外阴、呼吸道分泌亦可减少。玉竹 25g，生熟地各 15g，知母 12g，天冬 12g，麦冬 12g，枸杞子 12g，白芍 12g，元参 12g，葛根 15g，太子参 15g，女贞子 15g。

第九节　重叠胶原病方

三藤方（《中国中医秘方大全》）清热凉血，活血化瘀，养血调血。治胶原病及各型重叠胶原病。雷公藤、红藤、鸡血藤各等份。制成糖浆，每毫升含生药各 1g。每日服 3 次，每次 10~15ml。

活血壮阳通络方（《中国中医秘方大全》） 活血壮阳通络。治混合性结缔组织病。益母草 30g，丹皮 9g，桂枝 9g，补骨脂 9g，灵磁石 30g，黄柏 9g，丹参 15g，川芎 9g，肉苁蓉 9g，广角粉 3g，元参 15g，生甘草 3g。水煎服。根据病情需要可酌加复方丹参片或雷公藤片内服，每次 3~5 片，每日 3 次。

徐氏胶原方（《中国中医秘方大全》） 益肾养血，平补阴阳，散寒通络。治重叠胶原病。熟地 12g，山药 15g，枸杞 9g，巴戟天 12g，肉苁蓉 9g，楮实子 12g。水煎服。第一阶段：低热，关节痛，浮肿，尿蛋白强阳性，加山茱萸 12g，茯苓 15g，金樱子 15g，泽泻 15g，制附片 9g，五味子 9g。第二阶段：皮肤僵硬，口张不大，肢厥肤冷加山茱萸 12g，制附片 15g，黄芪 15g，续断 15g，小茴香 6g，茯苓 9g，党参 9g，怀牛膝 9g。第三阶段：双目干涩，鼻腔干燥，口干食难咽下等，加龟甲 12g，天冬 12g，麦冬 12g，元参 9g，炒杜仲 6g，远志 6g，五味子 6g。

第十节 结节性红斑方

活血散结方（《中国现代名医验方荟海》） 活血散结，清热解毒。治结节性红斑。黄芪、当归、赤芍、川芎、红花、防风、牛膝、丹皮、生地、莪术、三棱、皂角、穿山甲、银花、连翘、甘草。

活血解毒汤（《中国现代名医验方荟海》） 益气活血，清热解毒。治皮肤多形红斑。当归 12g，赤芍 12g，红花 10g，路路通 15g，桃仁 10g，桂枝 12g，茯苓 15g，党参 15g，生黄芪 15g，大黄 3g，黄芩 15g，板蓝根 15g，蒲公英 15g，生甘草 10g。风寒者重用桂枝；风热者重用板蓝根、蒲公英，桂枝用量减半；气虚型重用参、芪，并加菟丝子。本型为风寒、湿热搏结于肌肤之证。方用参、芪益气；归、芍、路路通、桃仁、大黄活血通络；黄芩、板蓝根、蒲公英、生甘草清热解毒；桂枝温通经脉。全方兼顾扶正达邪，共奏活血解毒之功。

凉血五根汤（《赵炳南临床经验集》） 凉血活血，解毒化斑。治血热发斑，热毒阻络引起的多形性红斑（血风疮）、丹毒初起，紫癜、结节性红斑（瓜藤缠）及一切红斑类皮肤病的初期偏于下肢者。白茅根 30~60g，瓜蒌根 15~30g，茜草根 9~15g，紫草根 9~15g，板蓝根 9~15g。下肢紫斑者，可加地

榆 6g，既能清降，又能固涩，但清而不泄，涩而不滞，为凉血活血之要药。病程日久伤阴者，可加生地、元参、石斛养阴清热凉血，既助正气，又达凉血活血之功。本方以紫草根、茜草根、白茅根凉血活血为主，佐以瓜蒌根养阴生津，板蓝根清热解毒。因为根性下沉，所以本方以治疗病变在下肢者为宜。

疏风活络散结汤（《中国现代名医验方荟海》） 治结节性红斑。秦艽 15g，威灵仙 15g，羌活 10g，红花 10g，桃仁 10g，茜草 15g，当归 15g，苍术 15g，黄柏 15g，生地 30g。将上药用水浸泡 20 分钟，再煎 30 分钟，每剂煎 2 次，将 2 次煎出的药液混合。每日 1 剂，早晚各服 1 次。方中秦艽、羌活祛风解热镇痛；威灵仙性急善行，搜逐诸风；加红花、桃仁、茜草活血消肿止痛；配当归养血；生地养阴凉血；苍术、黄柏即二妙汤，清热燥湿；木通导湿热下行。本病多发于春秋两季，以年轻妇女为多。发病前常有畏寒、发热、头痛、咽痛、关节筋骨疼痛等症状。妇女行经期或劳累后易复发。治疗时忌辛辣、鱼腥、酒类，防止感冒及避免重体力劳动。

第十一节 桥本病方

张氏治瘿方（《中国现代名医验方荟海》） 平肝清热，化痰软坚散结。治肝热痰湿型慢性淋巴性甲状腺炎。钩藤 9g，丹皮 9g，黄药子 9g，夏枯草 9g，海风藤 9g，昆布 9g，地丁草 12g。张氏等以六味地黄汤化裁治疗肾阴虚型慢性淋巴性甲状腺炎，以附桂八味汤化裁治疗脾肾阳虚型慢性淋巴性甲状腺炎。

桥本病验方（《中国现代名医验方荟海》） 通阳益气，活血化瘀。治桥本病（又称慢性淋巴性甲状腺炎、淋巴瘤性甲状腺肿）。早期症见轻度甲状腺功能亢进，甲状腺肿大坚如橡皮，日久可出现甲状腺功能减退。可伴见身疲、乏力、少言懒言、畏冷、浮肿等症。黄芪 30~50g，川芎 20~30g，茯苓 20g，党参 20g，郁金 20g，白术 20g，厚朴 15g，陈皮 15g，猪苓 15g，桂枝 15g，丹参 30g。

第十二节 强直性脊柱炎方

骨痹汤（《中国中医秘方大全》） 温阳益肾，通络散寒。治强直性脊柱炎。雷公藤、鹿角胶、附

子、肉桂、淫羊藿、杜仲、狗脊、巴戟天、制川乌、制草乌、桑枝、牛膝各6~9g。水煎服。如属阳虚血瘀者，则以补肾壮阳，活血通痹法，药用雷公藤、鹿角胶、附子、肉桂、当归、川断、牛膝、桃仁、红花、骨碎补、鸡血藤、地龙、桑枝；如属阴虚湿热者，则以滋肾益精，通络蠲痹法，药用雷公藤、黄柏、知母、龟甲胶、山芋肉、薏仁、泽泻、木瓜、牛膝、桑枝、丹参、金缨子、鸡血藤。

强脊宁一号汤（《娄多峰论治痹病精华》）祛风除湿，疏督通络，活血止痛。治强直性脊柱炎早期，风寒湿邪痹阻督脉，症见腰脊强硬疼痛，遇寒受风加重，肢体困痛或游走痛，局部寒热不明显，舌质淡苔白脉弦。威灵仙10g，独活12g，千年健10g，钻地风10g，木瓜15g，丹参20g，白芍20g，生地20g，薏仁20g，川牛膝10g，香附15g，甘草9g。水煎服，每日1剂，分早晚2次服。

强脊宁二号汤（《娄多峰论治痹病精华》）益肾壮督，养血柔筋，活血养血，通脉蠲邪。治强直性脊柱炎中后期，肾督亏虚，邪痹血瘀，症见腰脊强痛，背驼，转颔，扭腰及下蹲困难，形寒体弱，舌淡嫩苔薄白，脉沉细无力。淫羊藿30g，何首乌30g，桑寄生30g，川牛膝30g，当归20g，丹参30g，鸡血藤30g，白芍30g，独活30g，木瓜20g，威灵仙20g，甘草10g，黑豆60g，黄酒100ml。湿热盛者，可加茯苓30g，知母肉20g。每日1剂，水煎后分2次内服。用量可根据患者的体质强弱和病情酌情增减。

第十三节　银屑病关节炎之皮损方

赤参汤（《中医皮肤病学简编》）治银屑病。当归15g，蝉蜕15g，赤芍9g，苍术9g，乌蛇6g，防风9g，红花9g，黄柏9g，丹参31g，公英15g，地丁15g，金钱草31g，甘草6g。水煎，内服。

养血润肤汤（《外科证治全书》）治面游风。初起面目浮肿，燥痒起皮，如白屑风状，次渐痒极，延及耳项，有时痛如针刺。湿热盛者浸黄水，风燥盛者干裂，或浸血水，日夜难堪。当归三钱，熟地、生地、黄芪各四钱，天冬（去心）、麦冬各二钱（去心），升麻、片芩各一钱，桃仁泥、红花各六分，天花粉一钱五分。水煎，温服。如大便燥结，加火麻仁、郁李仁各五钱；如风盛痒甚，加明天麻一钱五分。

凉血润燥饮（方出《朱仁康临床经验集》名见《中医症状鉴别诊断学》）凉血清热，滋阴润燥。治毛发红糠疹，头皮、颜面、双肘、膝部皮肤发红脱屑、瘙痒。生地30g，丹皮9g，紫草15g，茜草12g，黄芩9g，大青叶15g，元参9g，麦冬6g，石斛9g，花粉9g，白蒺藜9g。生地、丹皮、紫草、茜草、黄芩、大青叶凉血清热，元参、麦冬、石斛、花粉滋阴润燥，佐以白蒺藜消风止痒。

第十四节　骨关节炎方

三甲散坚丸（《中国现代名医验方荟海》）散坚破瘀，活血散结，消肿止痛，通经活络。治骨质增生，跟骨刺。炙鳖甲12g，制龟甲30g，土炒穿山甲9g，当归9g，赤芍9g，苏木9g，炒桃仁9g，红花9g，血竭6g，忍冬藤60g，制没药9g，川牛膝9g，郁金9g，木瓜9g，土鳖虫6g，甘草3g。将上药研细末，炼蜜为丸如梧桐大。每次服9g，日服3次，白开水送服。

伸筋丹

1.（《中国中医秘方大全》）活血消肿，伸筋舒络。治骨关节炎。炒地龙500g，马钱子（制）250g，汉防己150g，乳香（醋炒）150g，红花350g，五加皮150g。将上药物粉碎成粒混匀，装入胶囊，每丸含0.15g。成人每次服5丸，每日3次，15天为1个疗程。

2.（《中国中医骨伤科百家方技精华》）治骨折后遗疼痛不适，骨性关节炎，坐骨神经痛、肩周炎疼痛。地龙（炒）500g，马钱子（制）350g，汉防己150g，乳香（醋炒）150g，没药（醋炒）150g，骨碎补（制）150g，红花350g，五加皮150g。马钱子用砂烫至外表呈棕黄色并鼓起，去毛屑，骨碎补用砂烫去毛，将上述药物粉碎成末混匀，装入胶囊，每丸含0.15g。每日3次，每次5丸，15天为1疗程，停药5天，再服15天。

威灵苁蓉汤（丸）（《古今名医名方秘方大全》）益肾填精，祛风通络止痛。治颈椎、腰椎及足跟骨质增生，老年骨关节炎疼痛等。威灵仙15g，肉苁蓉15g，熟地15g，青风藤15g，丹参15g。每日1剂，煎2遍和匀，日2次分服。或研末炼蜜为丸，每粒10g，每服1粒，日2次。上肢麻痛者加姜黄10g；下肢麻痛加怀牛膝10g。注意关节保护，避免过度负重，避寒就温。肥胖者宜注意饮食，设法减轻体重，以减少负重。骨质增生是中老年常见的骨与关节发生退行性变，而致肢体疼痛、麻木、活动受限等的综合征。由于肝肾精血不足，筋骨失养，风湿之邪客于关节，产生痛麻诸证。故方中肉苁蓉、熟地益肾填精以濡润筋骨；威灵仙、青风藤祛风湿、通经络，以祛邪止痛；佐以丹参活血祛瘀，以助通经止痛之功。从而共奏益肾填精，通络止痛之效，使邪去正复而病愈。

骨关节炎方（《中国中医秘方大全》） 温肾祛寒，化湿散风，养血荣筋，祛瘀通络。治骨关节炎。炙附片12g，补骨脂、狗脊、路路通各15g，桑寄生、穿山龙、车前子、党参各20g，白术15g，甘草10g。水煎服。血气不足加黄芪、熟地；阳虚较甚加肉桂、干姜、鹿角胶；风寒偏盛加川乌、草乌；伴有肢体麻木抽搐加木瓜、僵蚕。

姜蝎散（《中国现代名医验方荟海》） 治骨质增生。透骨草6g，木瓜40g，白芷20g，防风10g，海龙6g，海马6g，制乳没各6g，藏红花15g，僵蚕9g，全虫10g，田三七3g，狗脊15g，血竭9g，象皮3g。上15味，共研细面，过箩，装瓶备用。每日服2次，早晚各1次，每次服3g，黄酒冲服。

健膝蠲痹汤（《中国中医骨伤科百家方技精华》） 治膝关节骨质增生形成骨关节炎，滑膜渗出增加者，症见膝关节单侧或双侧疼痛，肿胀，屈伸不利，牵掣髌、踝疼痛。生黄芪15g，防己12g，羌活12g，姜黄12g，当归12g，茯苓12g，赤芍12g，红花12g，米仁15g，老鹳草12g，制南星9g，牛膝12g，炙甘草5g。方中黄芪、防己、羌活等益气利水胜湿，姜黄、当归、赤芍、红花等活血通络，茯苓、米仁等利湿，老鹳草、制南星、牛膝等祛痰散结、止痛活血，甘草和中。对单纯性骨关节炎膝部肿胀疗效可靠。

附：肥大性脊柱炎方

抗骨质增生汤（《中国中医骨伤科百家方技精华》） 补肾壮阳，舒筋胜湿，活血祛瘀。治增生性脊柱炎。川续断15g，怀牛膝10g，全当归3g，巴戟天10g，炒山甲10g，无名异15g，光桃仁10g，软防风8g，宣木瓜10g，胡芦巴10g，泔苍术8g，延胡索8g。加水450ml，浓煎成150ml。每天1剂，早晚2次煎服。若患者夙有烟或酒嗜好而见舌苔黄腻或黄厚，则加茵陈10g；大便干结或下而不爽加瓜蒌15g；若治疗颈椎增生则去木瓜，加威灵仙10g。

肾著灵效汤（《痹证论》） 治增生性脊椎炎。白术15g，茯苓24g，甘草9g，制乳香3g，制没药3g，丹参12g，当归12g，土鳖9条，骨碎补12g，杜仲9g，木瓜9g，怀牛膝12g，蜈蚣3条，桃仁9g，红花9g。水煎服，每日1剂。

肥大性脊柱炎方（《中国现代名医验方荟海》） 温肾壮阳，益气养血，活血止痛。治肥大性脊柱炎，脊柱有骨质增生，及老年劳损腰痛，气血两虚，肾虚阳衰。熟附子9g，怀牛膝9g，汉防己9g，当归9g，炙龟甲18g，鹿角霜12g，熟地12g，补骨脂12g，肉桂6g，制乳香6g，制川乌6g，甘草6g，桑寄生15g，炙黄芪15g，炙麻黄3g。

活络通痹汤（《中国中医秘方大全》） 温经活络，养血通痹，祛风止痛。治肥大性脊柱炎。独活、川续断、制川乌、制草乌、熟地各15g，桑寄生、丹参、黄芪各30g，细辛5g，牛膝、地龙、乌药、炙甘草各10g，土鳖6g。水煎服。药渣用纱布包后趁热敷于腰部，以温热不损伤皮肤为度。

第十五节 骨髓炎方

加减五味消毒饮（《百病奇效良方妙法精选》） 清热解毒，通络止痛。治慢性化脓性骨髓炎。银花、公英、紫花地丁各30g，牛膝24g，白芷9g，甲珠12g，全虫6g，蜈蚣3g。水煎，每日1剂，早晚分服。湿热加黄柏、苍术；气虚加党参、黄芪；寒重加桂枝。中医认为慢性化脓性骨髓炎是由热毒炽盛，流注筋骨，热腐肉烂所致。方中二花、公英、地丁清热解毒、凉血；甲珠、全虫、蜈蚣解毒散结，消肿排脓；牛膝活血祛瘀，补肝肾，强筋骨；白芷清热排脓。全方共奏清热解毒，通络止痛之功。

烧鸡丹（《百病奇效良方妙法精选》） 活血化瘀，祛腐生新。治骨髓炎。海马、火硝各30g，黄蜡90g，乳香、没药、阿胶、血竭、儿茶各9g，母鸡1只。把母鸡剖开，去内脏存毛，将上药装入鸡肚内，黄土泥外糊1厘米厚，晒半干，用桑柴先文火后武火烧，以熟为度（约3~4小时），去泥土后碾成面备用。成人每服3g，早晚各1次，红糖30g为引，开水冲服；小孩酌减。若窦道口大者，亦可将此药面外敷于窦道口内。发病期短，病情轻者用半料；发病期长，病性重者用2料，最多不超过3料。化脓性骨髓炎，中医学认为主要由外伤感染、热毒炽盛流注筋骨及正气虚弱、正不胜邪而致毒邪深窜入骨等因素所形成。本方无论在急性期配合药物外治法或在慢性骨髓炎手术后，对提高疗效、缩短疗程均有积极作用。

清热托毒汤（《中国现代名医验方荟海》）清热解毒，活血通络，扶正托毒。治急性化脓性骨髓炎。发病急，突然发高热，患肢抽痛，局部红肿热痛，有时自溃流脓，脓液黄稠发臭。银花15g，连翘10g，黄芩10g，当归10g，生地15g，丹参10g，花粉10g，赤芍10g，甘草6g，蒲公英12g。高热重者加石膏10g；肿痛重者加乳香、没药各10g；脓液已成未溃者加皂刺、炮甲珠、白芷各10g；如已溃者加入黄芪15g。方中当归、赤芍、丹参活血养血；银花、连翘、黄芩、蒲公英清热解毒；花粉、生地养阴生津、扶正托毒。

蜂茧二灰散（《中国现代名医验方荟海》）祛风除湿消毒。治附骨疽（骨髓炎），俗称漏症。露蜂房、蚕茧各等份。上2味烧煅成灰，每次3g，1日2次，黄酒冲服。外用将药灰敷于创口，隔日1次，待脓水尽，创口愈合为止。

附：骨髓炎单验方

治慢性骨髓炎：蛇皮3g，刺猬皮3g，鸡蛋1个。先将前两味药焙至黄黑色后，共研为末，再把鸡蛋（去壳）打入调匀，用食油煎熟食之，1次服1剂，1日2次。（辽宁）

治骨髓炎：

（1）石椒草15g，蜜桶花根10g。水煎服，连用15~20剂。（云南）

（2）金银花30g，防风6g，没药10g，白芷6g，当归12g，陈皮10g，川贝母6g，天花粉12g，乳香10g，甘草10g。水煎服。（宁夏）

（3）皂角刺18g，全蝎10g，金银花10g，连翘10g，天花粉10g，生地12g，当归12g，黄连3g，木鳖子1.8g，赤芍3g，甘草3g，黄芪15g。水煎服。（宁夏）

（4）车前子（布包）30g，茯苓30g，金银花15g，紫花地丁15g，牛膝18g。水煎，取汁，1日分3次服。（陕西）

（5）蛇蜕10g，露蜂房1个，血余炭10g。将上药共研为细末，1次1.2g，1日2次，黄酒为引送服。（陕西）

治附骨疽经久不愈，伤口常流脓血，间出死骨，肿痛者：鲜蒲公英60g，将上药洗净，加水200ml，煎至100ml，取汁，加鸡蛋1个，煮沸，食蛋服药汁，早晚各服1次，连服60天为1个疗程。（湖南）（《中国民间单验方》）

第十六节　骨结核方

二术寄生丸（《中国现代名医验方荟海》）补益肝肾，活血行瘀，散结。治骨关节结核，阴疽，症见皮色不变，坚硬不移者，本方均效。当归15g，枸杞12g，山茱萸12g，丹皮9g，血竭6g，三棱9g，莪术9g，苍术9g，桑寄生12g，巴戟天15g，威灵仙9g。将以上药物共研细末，炼蜜为丸，每丸重10g。成年病人，每次服1丸，每日服2丸，小儿病人，用量酌减。

巴蜡丸（《中国现代名医验方荟海》）破血攻痰，化腐排脓，补虚护膜，解毒续伤。治骨与关节结核。生巴豆、虫蜡、蜜蜡。生巴豆去壳，投于熔化之虫蜡、蜜蜡内，迅即捞出即成。每晨空腹吞服7粒，连服3~6个月。巴豆终属剧毒峻攻之品。使用时要注意以下几点：①选药：生巴豆定要完整无缺。②制药：巴豆一定要完全包于蜡中。③发药：一定要发到病人手中。④服药：只许吞服，不许咀嚼；只能在清晨空腹服用，使药丸在上消化道一经而过，至小肠吸收药性，再从大肠排出。⑤禁忌：孕妇及血证患者绝对禁服。巴豆辛热大毒，破血攻痰，化腐排脓，为推陈致新，斩关夺门之将；虫蜡、蜜蜡味甘而淡，性温而涩，补虚护膜，解毒续伤，为治疮止痛，生肌长肉之要药。此二味一攻一补，一滑一涩，相辅相成。

玄武散（《中国现代名医验方荟海》）治贴骨流痰（骨桔核）。酥龟甲50g，焙蕲蛇50g，壁虎30g，蜈蚣10条，全蝎10g，土鳖30g，苍术30g，黄柏30g。上药共研细末，每服6g，日2次。服药同时，应于患部隔蒜泥施拳大艾炷灸，对溃烂久不收口或已形成漏管者尤为必要。有显效，须持续治疗6个月或1~2年始可痊愈。

扶正生肌汤（《中国现代名医验方荟海》）气血双补，托里排脓。治骨与关节结核后期，脓肿溃后。症见脓肿久不收口，消瘦乏力，面色无华，心悸失眠，食欲不佳；疮面晦暗，脓汁清稀；舌淡苔薄白，脉沉细无力。人参（另煎）6g，生芪24g，当归9g，白芍15g，白术12g，茯苓12g，生地

15g，陈皮9g，白芷9g，桔梗9g，川芎3g，生甘草6g。肢冷畏寒者，加附子、炮姜、肉桂、麻黄、鹿角胶。脓尽肌生，可改服人参养荣丸，每早服2丸；阳和丸，每午服2丸；人参健脾丸，每晚服2丸。本方认为，在补益气血时，应补气为主，取其阳生阴长、气旺血生之意。故用四君加黄芪益气健中，四物养血活血，共奏气血双补之效，生肌长肉之妙用，排脓汤透托余毒。

骨痨胶囊（《中国现代名医验方荟海》）祛风镇痉，攻毒散结。治结核病，如骨结核、肺结核、淋巴腺结核等。蜈蚣60条，全蝎30g，守宫30条，甲珠30g。共研细粉，装入胶囊，每粒0.5g。每次服6粒，每日2~3次。每3个月为1疗程。

骨痨起瘫汤（《中国现代名医验方荟海》）治脊柱结核合并截瘫。大熟地30g，川断15g，苁蓉15g，菟丝子10g，怀牛膝15g，葎草30g，泽漆30g，知母15g，黄柏10g，地龙10g，蚕沙30g，木瓜15g，红枣15g，全蝎3只。如痉挛甚者，加蜈蚣1条研吞；至重者加羚羊角粉2g分吞；小便癃闭者加肉桂3g；有冷脓疡者加皂角刺30g；无痉挛者去地龙、全蝎。本方以熟地为主药，大滋肾阴，填精补髓；佐以黄柏清相火，而燥骨间之湿，知母清肺源以通调水道，配黄柏同清相火；以续断、菟丝子配熟地补肝肾，强筋骨；木瓜、蚕沙舒筋去湿缓痉挛；地龙、全蝎息风止痉；苁蓉补肾润肠通便；牛膝强腰膝，活血通络，引药下行；葎草、泽漆力能抗痨；大枣和药性。诸药合用，共奏滋养肝肾，补益精血，强筋壮骨，止痉挛，清湿热，温阳润肠，通调水道的功效。

消核散（《中国现代名医验方荟海》）通经活络，软坚散结，解毒。治骨关节结核肿疡阶段，以及其他阴疽疾病，症见皮色不变，坚硬不消者。制南星15g，穿山甲（炒）15g，当归15g，蜈蚣3条，僵蚕12g，龟甲20g，鳖甲20g，茯苓12g，党参15g，黄芪15g，肉桂6g，白蜡20g。将龟甲与鳖甲经白蜡烘制后，与上方其余诸药混合，共研细末，贮瓶备用。成年病人，每日服3~5g，白开水冲服。

温经化瘀生肌汤（《中国现代名医验方荟海》）温经散寒，活血化瘀，排脓生肌，调和气血。治阴疽（骨结核）、寒性脓疡、乳疽、脓疡溃后久不收口等。鹿角胶10g，白芥子8g，麻黄3g，熟地15g，当归12g，生白芍12g，白芷10g，生龙骨12g，生

乳香10g，生没药10g，牡丹皮6g，桃仁6g，生黄芪12g，甘草10g，桂枝5g，干姜3g，茯苓10g。水煎服或改散、丸剂服。舌红少苔，脉细数有热象者，去熟地加生地、金银花、蒲公英各15g；舌苔白厚者，加白术12g。此方系阳和汤、桂枝茯苓丸二方合并加味组成。以麻黄、干姜开腠理、散寒凝；白芷排脓；龙骨生肌吸收分泌物；甘草解毒消肿，益脾胃；黄芪领诸药直达病所，补气生肌；熟地填精补髓，配白芍、当归补血；牡丹皮、桃仁、乳香、没药活血化瘀；桂枝温通经络。诸药合用，共奏良效。如鹿角胶缺少，可减去不用，亦同收功效，但疗程较长。

附：骨关节结核单验方

治骨或关节结核：金果榄适量，将上药研为细末，开水送服，1日3次，1次1g。另取药末适量，用温开水调成糊，外敷患处。（广西）

治骨或关节结核：鲜肾蕨块茎150g，将上药洗净，捣烂，取汁内服，1日1剂，分2次服。（广西）

治腰椎结核：土鳖虫40g，蜈蚣20g，全蝎20g。将上药共研为细末，制成如绿豆大的糊丸，1次3丸，1日3次，开水送服，可逐渐增加剂量至1次6丸。本方有毒，宜在医生指导下使用。（安徽）

治脊椎结核：活鳖鱼500g，紫河车200g，蜈蚣10条。先将鳖鱼用纸包裹，置火中烧成黄焦状，再同后两味药共研为细末，分为30份，1日1份，分2次温开水送服。（河北）

治骨及关节结核：桦树皮（炒）200g，蜈蚣60g，全蝎30g，僵蚕30g，炮山甲30g，杜仲炭30g，土元120g，蛇蜕90g，蝉蜕25g，乳香20g，没药20g，生牡蛎15g，血竭9g。将上药共研为细粉，水泛为丸，如绿豆大，外用"益元散"为衣，温开水送服，成人1次3~4g，1日2次，儿童及体弱者酌减服量。（河北）（《中国民间单验方》）

第十七节 风湿性关节炎方

化痰祛湿通络汤（《中国现代名医验方荟海》）化痰祛湿，通络消肿。治风湿性关节炎。趾掌关节疼痛肿大，但不灼红，小关节活动不便，舌淡苔腻，脉微滑。生麻黄5g，炒杏仁10g，生苡仁20g，甘草5g，白术20g，地肤子10g，威灵仙10g，秦艽

10g，鸡血藤 30g，赤芍 10g。本方适应于痰湿留恋于经络关节所致的小关节肿大。方中白术、苡仁、地肤子祛湿化痰；麻黄、杏仁、甘草解表利尿祛湿；威灵仙、秦艽、鸡血藤、赤芍活血通络，祛风除湿。若关节疼痛较甚者，加延胡 10g，以活血止痛；关节疼痛日久不愈者，加乌梢蛇、蜂房各 5g，以搜风止痛；肢体浮肿者，加车前子、茯苓皮各 15g，以利水祛湿；汗出，恶风者，加桂枝 10g，白芍 15g，以调和营卫。忌食羊肉，避风寒。

双藤饮（《中国中医秘方大全》）祛风胜湿，通络止痛。治风湿性关节炎。青风藤 9g，海风藤 9g，千年健 9g，钻地风 9g，穿山甲 9g，防风 9g，生甘草 9g，穿地龙 9g，寻骨风 9g。水酒各半或单用水煎服。风邪偏胜者加秦艽、羌活、桂枝、葛根、当归；寒邪偏胜加制川乌、麻黄、芍药、黄芪；肢体厥冷甚加附子、桂枝；湿邪偏胜者加麻黄、杏仁、薏苡仁、白术、茯苓；热邪偏胜加石膏、知母、桂枝。

羌桂防己地黄汤（《中国中医秘方大全》）祛风清热，化湿通络。治活动期风湿性关节炎。木防己 15g，生地 15g，桂枝 9g，防风 9g，甘草 9g，羌活 30g，蒲公英 30g。水煎服。连服 2~4 周。

冷膝丸（《中国中医秘方大全》）祛风湿，强筋骨。治风湿性关节痛，坐骨神经痛，鹤膝风和肢冷。白术 75g，巴戟 150g，茯苓 45g，防风 15g，制香附 15g，牛膝 45g，石斛 45g，萆薢 30g。研末，泛丸。

刺猬散（《伤科方药汇粹》）舒筋活络，温经祛风。治风湿及类风湿关节炎，不能行动，遇寒加重。白刺猬 1 个，白酒 250ml。将刺猬杀死，将身上白刺放瓦上焙烧至微黄，碾细末，每日 1 次，每次 3g，白酒适量送服，连服 5 天为 1 疗程。湿热型忌用。

桂芍祛风汤（《中国中医秘方大全》）祛风通络，活血止痛。治活动期风湿性关节炎。桂枝 15~20g，白芍 15g，赤芍 15g，防风 15g，牛膝 30g，鸡血藤 30g，秦艽 20g，当归 20g。水煎服。热甚加石膏、知母、黄柏；寒甚加羌、独活、乌头、附片；湿甚加苡仁、防己、苍术；兼血瘀加当归、红花、川芎、丹参；病久加全蝎、乌梢蛇、土地鳖虫等；气虚加黄芪、炙草。

椒桐仙藤汤（《中国中医秘方大全》）温中散寒，祛风活血，舒筋通络。治慢性风湿性关节炎。

野花椒根 60g，泡桐 30g，樟树根 24g，八角枫 15g，威灵仙 24g，鸡血藤 30g，宽筋藤 30g。前 3 味用米酒炒制，与诸药加水，慢火煎至 200ml，每日 1 剂。分 2 次口服，或加少量米酒冲服。

豨莶四物汤（《中国现代名医验方荟海》）补血活血，祛风湿，镇痹痛。治西医之风湿性关节炎，脊椎炎，肩周炎等。中医痹证，肩凝证之属于血虚血瘀证型者。豨莶草 30g，归身 10g，川芎 9g，赤芍 12g，生地黄 15g，秦艽 9g，防己 9g。水煎分 2~3 次温服。寒湿痹证，亦可用米双酒 1000ml，用上药 1 剂，浸泡半个月，每服 10~25ml，饭后服，每日 2 次。小孩用量宜按年龄递减。风胜（行痹）加防风、羌活、独活各 9g；寒胜（痛痹）加熟附子、桂枝各 9g，熟地易生地；湿胜（着痹）去生地，加薏米 30g，苍术、白术各 10g；热痹（局部有红肿热痛表现）去归身、川芎，加忍冬藤 15g，连翘、知母各 12g；兼气虚加北芪、党参各 12g；血瘀重加丹参 15g，红花 9g；痛剧多属寒加细辛 3g，川乌 5g（用蜜糖 20g，加水先煎）；久痛入络加全蝎、蜈蚣各 3~5g（研末），乌梢蛇 9g。

附：风湿性关节炎单验方

治风湿性关节炎：大田螺壳七个，韭菜根七根，茵陈一两。水煎，加烧酒少许冲服。每日一剂，服后盖被令出汗。（《单验方调查资料选编》）

治风湿性关节炎：田旋花根三钱，水煎服。（《中国沙漠地区药用植物》）

治风湿性关节炎：半枝莲 10g，打破碗花 10g，土牛膝 10g。水煎服。本方有毒，应在医生指导下服用。（安徽）

治风湿性关节炎：望江南全草 60g，水煎服。（安徽）

治风湿性关节炎，肋间神经痛：青木香 10g，马兜铃 15g，水煎服。（四川）

治风湿性关节炎：醉鱼草根 15g，赤车 15g，土牛膝 10g。水煎服。（浙江）

治风湿性关节炎：白毛夏枯草 60g，白糖 60g，白酒 20ml。水煎服。（浙江）

治风湿性关节炎：香茶菜 60g，水煎服。（浙江）

治风湿性关节炎：芒萁根 60g，水煎服。（浙江）

治风湿性关节炎：鲜金雀根 500g，老母鸡 1 只。将上药共用水炖熟，酌量食鸡喝汤，1 日 2 次。（浙江）（《中国民间单验方》）

第十八节　痛风性关节炎方

加减四妙丸（《中国现代名医验方荟海》）清热利湿，散瘀通络，消肿止痛。治急性痛风性关节炎，症见受累关节突然红肿热痛，关节功能受限，食欲不振，口干不欲饮，尿黄或便秘，舌质有紫气，苔厚腻或黄腻，脉象弦滑或弦数。苍术10g，黄柏10g，络石藤10g，没药10g，当归尾15g，蚕沙15g，六一散10g，车前草10g，忍冬藤30g，蒲公英30g，苡仁30g。病发下肢者加川牛膝10g；上肢者加威灵仙10g，伴有血尿者选加小蓟、石韦、瞿麦。此方为急性痛风性关节炎而设。方中黄柏合苍术通治上中下湿气，有抗菌与显著排盐作用；苡仁解热镇痛强度与氨基比林相似，佐蚕沙、络石藤祛风除湿，通络舒节，宣通痹阻；加当归尾、没药活血通脉止痛；增忍冬藤、蒲公英清热解毒；用六一散、车前草清热渗湿利窍，使邪有出路，有利于减少和去除尿酸盐的沉积。治疗时，配合芙黄膏：芙蓉叶、生大黄、赤小豆各等份，共研极细末，按4：6之比例，加入凡士林，和调为膏，外敷患处，每日1次。

关节炎系列方（《中国现代名医验方荟海》）

（1）清热解毒，消肿散结。治痛风性关节炎急性期，症见关节疼痛，表现为第一跖关节或几个关节突然发病，患外皮肤红肿热痛，口渴便秘，舌红苔黄腻，脉弦数。查体：体温在38℃以上，白细胞10×10^9以上，X线提示骨质有改变，多在此期就诊。黄柏20g，麦冬15g，生地15g，甘草10g，赤芍15g，龙胆草15g，白芷15g，双花20g，连翘20g。

（2）益气养阴，活血散结。治痛风性关节炎慢性期，症见骨和关节发生永久性变，关节呈现不规则结节样肿胀，并可能溃破，于此期出现慢性肾炎，屡发性肾绞痛，表现为面色无华，舌红少苔，脉细数，低热自汗等。黄柏20g，麦冬15g，生地15g，甘草10g，赤芍15g，龙胆草15g，白芷15g，双花20g，连翘20g，白芍20g，黄芪25g，元参15g。

苍术赤虎汤（《中国现代名医验方荟海》）治痛风性关节炎。苍术9g，野赤豆15g，虎杖15g，独活9g，桑寄生12g，紫丹参12g，臭梧桐12g，汉防己12g，黄柏9g，晚蚕沙12g，冰球子12g，土茯苓30g，丝瓜络6g，生甘草4.5g。痛风初期关节红肿加忍冬藤30g，知母12g；恶寒发热者加羌活9g，防风9g；后期关节瘀肿不退加桃仁9g，泽兰9g，血竭末1.5g（吞服）。

第十九节　椎管狭窄症方

通督活血汤（《中国现代名医验方荟海》）通督活血，补益肝肾。治退行性腰椎管狭窄症，急慢性腰腿疼痛，间歇性跛行迁延不愈，腰脊椎过伸试验阳性，相应神经节段的肌力及感觉减退，跟腱、膝腱反向改变，二便障碍，马鞍区麻木；中医辨证属肾精亏乏、痹阻督脉者。当归9g，黄芪18g，丹参18g，泽兰叶9g，赤芍9g，杜仲9g，金毛狗脊12g，鹿角片18g，地龙9g，苏木9g。将鹿角片另包，先煎30分钟，再与诸药共煎。沸后文火煎50分钟，每日1剂药，每剂药分2次煎服，每服150ml左右，饭后2小时温服。服药过程中停止用其他任何中西药物、手法及其他治疗方法，卧硬板床休息，每日卧床时间为16小时以上。下肢痹顽痿废，麻木疼痛甚者加牛膝9g，木瓜9g，五加皮9g；兼有舌苔白腻，脉濡缓，口渴不欲饮，怠倦困重，湿重者，酌加萆薢9g，苍术9g，防己9g；兼有口渴欲饮，舌红少苔，脉弦细，面色红赤，阴虚火旺者，酌加炙黄柏9g，延胡9g，广三七5g，活血祛瘀镇痛；兼有风湿，游走窜痛，痛无定处，顽麻不仁，酌加威灵仙9g，防风9g，秦艽9g，羌活9g。

腰腿痛系列方（《中国现代名医验方荟海》）

（1）地龙舒腰汤　散寒止痛，活血通络。治腰椎管狭窄症急性发作期寒胜型。麻黄3g，独活4.5g，秦艽4.5g，赤芍4.5g，当归9g，川芎4.5g，制川乌4.5g，制乳香4.5g，制没药4.5g，地龙6g，防己12g，威灵仙4.5g，川牛膝4.5g，木瓜4.5g，三七末（吞）2g。

（2）疏风活血汤　疏风通络，和营活血。治腰椎管狭窄症急性发作期风胜型。防风4.5g，独活4.5g，秦艽4.5g，当归9g，赤芍4.5g，川芎4.5g，威灵仙4.5g，五加皮4.5g，川牛膝9g，防己12g，桑寄生9g，川断9g。

（3）化瘀通络汤　活血化瘀，通络止痛。治腰椎管狭窄症急性发作期瘀血型。当归9g，赤芍4.5g，川芎4.5g，红花4.5g，川牛膝9g，三七粉

（吞）2g，威灵仙4.5g，制乳香4.5g，制没药4.5g，枳壳4.5g，防风4.5g，防己12g，地龙6g。

（4）补肾健腰汤　温补肾阳，养血健腰，治腰椎管狭窄症缓解期阳虚型。党参9g，黄芪9g，当归9g，白芍9g，川芎4.5g，苁蓉9g，杜仲9g，怀牛膝9g，川断9g，狗脊9g，秦艽4.5g，千年健4.5g，羌活4.5g。

（5）育阴健腰汤　育阴壮水，养血固腰。治腰椎管狭窄症缓解期阴虚型。生地9g，怀山药9g，杞子9g，龟甲12g，当归9g，白芍9g，川绒4.5g，川断9g，黄芪9g，怀牛膝9g，杜仲9g，威灵仙4.5g，鸡血藤9g，秦艽4.5g。经络闭塞，下肢麻木加老鹳草、蚕沙（包）各9g，细辛3g，乌梢蛇4.5g；兼有气滞腰痛胀满连及胸胁，忽聚忽散加香附4.5g，佛手片9g，小茴香2.4g；兼有痰注，痛在一处，脉滑或沉，舌苔白滑腻加半夏、白芥子、制南量各4.5g；脾胃困乏，消化不良减去呆胃药，加陈皮4.5g，谷麦芽各9g；寒痛甚可酌加附子、桂枝、草乌；阳虚甚可酌加鹿角、淫羊藿、补骨脂等；阴虚甚可酌加首乌、大补肾丸、六味地黄丸等。

第二十节　坐骨神经痛方

大通筋汤（《中国现代名医验方荟海》）活血祛瘀，通经活络。治外伤性气血瘀阻的坐骨神经痛。大通筋30g，八卦拦路虎30g，两面针10g，土牛膝15g，忍冬藤15g。

龙蛇四物汤（《中国现代名医验方荟海》）养血活血，祛寒胜湿，通络搜风。治原发性坐骨神经痛，症见一侧或两侧腰腿痛，沿坐骨神经走向，由腰及腿甚至足跟，痛处固定，有抽掣、触电、针刺或麻木感，入夜尤甚，得热痛减，受寒痛增，舌质较暗，多有瘀点，脉呈涩象。检查可见弯腰试验50°以内，直腿抬高试验患肢50°以下，肢体屈伸不利，活动明显受限，有的患侧肌肉萎缩，肌张力减低。地龙10g，白花蛇（研末冲服）1条，乌梢蛇10g，蕲蛇10g，木瓜10g，甘草6g，当归10g，赤芍10g，白芍10g，川芎10g，生地10g，熟地15g，桂枝15g。白花蛇研末，病重每1条日两次冲服，病轻每条分二三日为6次冲服，一般20剂左右显效，病程长的加用龙蛇四物浸酒，每日2次，每次15~30ml，饭前空腹服。坐骨神经痛具有典型的风寒湿兼瘀的特点。故治以养血活血，祛寒

胜湿，通络搜风。方中四物汤有养血活血的作用。三蛇入络搜风善治诸风顽痹，合用则治痹力更著。综观全方，龙蛇四物汤具有血虚能养，血滞能活，血瘀能化之效，又有通经络，利关节以祛除风寒湿之能。

复方马钱子散（《痹证通论》）治腰椎间盘突出压迫神经根引起的坐骨神经痛。土鳖虫、川牛膝、甘草、麻黄、乳香、没药、全蝎、僵蚕、苍术各720g，生马钱子6000g。上方为1剂，将生马钱子置铁锅中，加水适量，慢火煮沸，8小时后取出，剥去外皮切成0.5至1mm的薄片晾干，炒至呈均匀的棕褐色。乳香、没药置铁锅内加热，并以灯蕊去除油质，烘干。全部药物混合粉碎后过100至120目筛，粗渣再次粉碎，使全部过筛为末，混匀，分装成胶囊。每粒含散剂（0.25±0.05）g，每晚睡前服药1次，每次5至10粒，用黄酒30至60ml，加适量白开水送服。药量自小量（5粒）开始，每晚增加1粒，至服药后出现腰痛加重或腰脊有紧麻感的反应时即不再增量（最多不能超过10粒）。连服2周为1疗程，间隔停药2~3天。病情完全缓解后，每晚减服1至2粒，继续2至3周以巩固疗效。服药期间不宜剧烈活动。按上述服药后1小时可见头晕目眩，脊背发麻或腰背肌群有紧缩等症状，但反应轻勿需处理。如反应较重，腰痛剧烈，可饮白开水1碗，或肌内注射苯巴比妥纳0.1g。未见其他明显不良反应。有严重心肝肾疾患以及孕妇忌服。

通经止痹汤（《中国中医秘方大全》）祛风除湿，活血散瘀，涤痰通络。治坐骨神经痛。制南星10g，白芷10g，黄柏10g，川芎10g，红花10g，羌活10g，威灵仙25g，苍术15g，桃仁15g，木防15g，延胡15g，独活15g，龙胆草6g，神曲12g，桂枝12g。水煎服。连煎3天为1疗程。急性发作者加川牛膝15g；慢性者加牛膝15g；痛甚者加乳香、没药各10g，白芍60g；热重者加忍冬藤35g；偏寒者加制川乌15g，减黄柏龙胆草之用量；湿重者加苡仁30g，通草6g；下肢麻木者加全蝎6g（研末吞服）；腰痛者加杜仲10g，续断30g；患肢屈伸不利者加木瓜15g。

温经止痛方（《当代中国名医高效验方1000首》）温肾益气，逐寒通络。治坐骨神经痛，寒湿内闭型；腰腿冷痛，麻木沉重。麻黄10g，熟地30g，鹿角霜15g，干姜12g，白芍30g，甘草10g，制川乌15g（先熬），黄芪30g，白芥子10g。水煎，每日1

剂，分2次服。方中以温肾益气之熟地、鹿角霜、干姜、黄芪为主，佐以麻黄解表散寒；川乌、白芥子祛风湿、通经络；白芍、甘草缓解痉挛、疼痛。全方配伍恰当，疗效显著。

缓急阳和汤（《中国中医秘方大全》）温经散寒，柔肝养血，活络止痛。治虚寒型坐骨神经痛。桂枝10g，麻黄9g，木瓜15g，当归15g，牛膝15g，白芍15g，白芥子15g，甘草8g，制川乌6g，制草乌6g，首乌30g，熟地30g，鹿角胶12g。水煎服。畏寒者加黄芪、炮姜；瘀血明显加乳香、没药、红花、桃仁；瘀阻经络加蜈蚣、露蜂房；肌肉萎缩，去辛燥耗散之麻黄、白芥子、制川乌、草乌，合四君子汤加怀山药、龟甲。

蝎蛇散（《中国中医秘方大全》）搜风通络，除痹止痛。治坐骨神经痛。祁蛇（或乌梢蛇）10g，蜈蚣10g，全蝎1g，焙干研成粉。上药等份，分成8包，首日上下午各服1包，继之每日上午服1包，7日1疗程。

附：坐骨神经痛单验方

治坐骨神经痛：南天竹根30~60g，水煎调酒服。（《福建中草药》）

治坐骨神经痛，风湿筋骨，劳伤疼痛：接筋草9~15g，水煎服。（《昆明民间常用草药》）

治坐骨神经痛：羊踯躅根3g（去外皮），土牛膝60g，威灵仙、六月霜根各30g，水煎，冲黄酒服。（《浙江民间常用草药》）

治坐骨神经痛：全蝎3g，田三七粉3g，土鳖虫6g，地龙6g，制乳香10g，制没药10g。先将全蝎、土鳖虫、地龙焙干，与乳香、没药共研为细末，再加入田三七粉拌匀，1次3g，1日2次，开水冲服。孕妇忌服。（湖南）

功劳叶15g，金毛狗脊10g，独活10g，当归尾20g，川芎10g，追地风15g，千年健15g，桂枝5g，防风10g，黄芪20g，炒白术15g，木瓜10g，寄生10g，枸杞子10g。煎两次共得煎液300ml，早、晚饭后2小时各服150ml。（李辅仁经验方）

治坐骨神经痛：雪冻花根皮10g，水煎服。本品有麻碎性，需久煎，不宜久服。孕妇忌服本方。（湖南）

治腰、腿痛，坐骨神经痛：冷骨风15g，五加皮15g，瑞香根皮10g，红牛膝10g，水煎服。孕妇忌服本方。（湖南）

治坐骨神经痛：桂花岩陀5g，八角枫2g，灯盏细辛25g。水煎服。该药有毒，用时宜慎，孕妇、小儿及体弱者均不宜服。（云南）

治坐骨神经痛：鲜乌藤根茎100g，猪蹄1只。将上药加水炖熟，1日分2次，食猪蹄并服汤。（浙江）

治坐骨神经痛：鹅掌楸根25g，钩藤根25g，水煎服。（浙江）

治坐骨神经痛：朱砂根15g，板蓝根15g，土五加皮15g，腹水草10g，威灵仙10g。水煎服。（浙江）

治坐骨神经痛，关节炎，骨髓炎：克蛇龟1只，将克蛇龟焙干，研为细末，1次10g，1日2次，开水冲服。（浙江）（《中国民间单验方》）

第二十一节 脉管炎方

土鳖虫毛冬青汤（《中国现代名医验方荟海》）活血通络，祛瘀止痛。治血栓闭塞性脉管炎。症见肢体末端疼痛剧烈，皮肉枯槁不荣，甚则焦黑坏死，脱落。土鳖虫9g，毛冬青30g，黄芪30g，丹参18g，银花18g，田七末（冲服）3g，炒山甲18g。寒湿较重者加附子（先煎）12g，萆薢15g；气血瘀滞，郁久化热，损及肾阴的加石斛15g，丹皮12g，牛膝18g。本方以减少血管痉挛，促进血液流通，建立侧枝循环为治疗原则。如方中用毛冬青、黄芪、丹参以活血通脉，使血流通畅。血栓闭塞性脉管炎为有形之瘀结，所用土鳖虫、田七均是良好的祛瘀消肿止痛之品，同时又因本病常合并溃疡及坏疽，故用银花以杀菌消肿解热。本病之好发部位多在四肢末端，非常药之能及，用穿山甲的善窜通经络，以达病所。诸药相配，甚为合拍。再根据患者素体的寒热虚实和病情的变化而灵活化裁，因而奏效。

五虫汤（《中国现代名医验方荟海》）活血化瘀，通经活络。治血栓闭塞性脉管炎。土鳖虫10~20g，地龙10~20g，全蝎10~20g，水蛭10~20g，毛冬青20~60g。水煎服。加水1000ml左右，文火浓煎1小时至300ml，早晚饭后各服150ml。1日1剂。60剂为1疗程。服30剂后观察疗效。5种虫药均具走窜之性，有活血通络之功。故本方重用。证属虚寒型者，加熟地60g，鹿角胶30g，附子、干姜、肉桂、三棱、莪术、麻黄各10g，桃仁、红花各15g；证属血瘀滞型者，加当归、丹参、鸡血藤各30g，桃仁、红花、昆布、海藻各15g，赤芍20g，三棱、莪术各10g；证属湿热型者，加当归、银花、赤小豆、苡仁各30g，元参60g，黄芩、黄柏、栀子、泽泻各10g，赤芍、桃仁、红花各15g；证属热毒型者，加当归、元参各60g，银花、蒲公英、地丁各30g，黄芩、黄柏、黄连、栀子、甘草各10g，赤小豆15g；证属气血两虚者，加党参、黄芪各60g，当归、丹参、赤白芍、鸡血藤各30g，白术、肉桂、熟地、牛膝、茯苓各15g。兼有疼痛甚者，可加乳香、没药、枳壳；若肢体发凉者，加附子、干姜、肉桂；消化不良者，加山楂、神曲、麦芽等；伤口长期不愈者，重用参、芪；湿热盛者，加土茯苓、泽泻；热盛者，倍用银花、蒲公英、连翘。

加味阳和汤（《中国现代名医验方荟海》）温经散寒，活血通络。治血栓闭塞性脉管炎、肢端动脉痉挛病、闭塞性动脉粥样硬化等。熟地30g，炙黄芪30g，鸡血藤30g，党参15g，当归15g，干姜15g，赤芍15g，怀牛膝15g，肉桂10g，白芥子10g，熟附子10g，炙甘草10g，鹿角霜（冲）10g，地龙12g，麻黄6g。

加味四妙勇安汤（《中国现代名医验方荟海》）

（1）清热利湿，活血化瘀。治血栓闭塞性脉管炎、血栓性浅静脉炎、下肢深静脉血栓形成、闭塞性动脉粥样硬化、肢端动脉痉挛病、红斑性肢痛病等。金银花30g，元参30g，当归15g，赤芍15g，牛膝15g，黄柏10g，黄芩10g，山栀10g，连翘10g，苍术10g，防己10g，紫草10g，生甘草10g，红花6g，木通6g。

（2）滋阴清热，活血解毒。治闭塞性动脉硬化坏疽。元参45g，银花45g，当归30g，板蓝根24g。本方能改善患肢温度、改善患肢血循环，止痛，恢复肢体颜色。注意戒烟，肢体保温，严禁外伤。

加味活血通脉方（《中国现代名医验方荟海》）化瘀活血，和营通络。治气滞血瘀型血栓闭塞性脉管炎。此病多见于青壮年男性，且多发于下肢，起病缓慢，病程较长。初期患肢发凉麻木，怕冷酸胀，间歇性跛行，进而趾痛剧烈，皮色苍白，肌肉萎缩，病变动脉的搏动减弱或消失，最后趾端等处发生溃疡坏死。丹参30g，当归20g，赤芍15g，红花10g，银花30g，元参30g，牛膝10g，生黄芪20g，生甘草10g。热毒重者，重用银花、元参，可加大青叶、蒲公英、黄芩等；疼痛剧烈者，选加延胡、金铃子、乳香、没药；肢冷明显者，加

麻黄、白芥子；肢端肿胀者，选加茯苓、泽泻、防己、木瓜；气血亏虚者，选加参、芪等补养气血。中医学认为本病系因脾肾阳气不足，不能温养四肢，复感寒湿之邪，气血凝滞，阻遏经络所致。肢末无血供养，可致焦黑坏死，称"脱骨疽"。由于本病病机为气滞血瘀，脉络痹阻或热毒蕴结，故治疗当以化瘀活血，和营通络为主，佐以养阴清热解毒为佳。此外，戒烟、保暖和防止外伤，亦很重要。

败毒化瘀汤（《中国现代名医验方荟海》）

（1）清热解毒，活血化瘀，通络散结。治结节性血管炎热毒型。生地20g，银花20g，蚤休20g，鸡血藤20g，黄柏15g，赤芍15g，大青叶15g，野菊花（或蒲公英）15g，黄芩12g，山栀12g，丹皮12g，紫草10g，甘草10g。水煎服。红肿甚加连翘15g，车前草或茯苓20g；痛甚加延胡或郁金15g，三七6g；结节坚硬加土贝母20g，天花粉15g，桔梗10g。

（2）清热解毒，活血化瘀，通络散结。治结节性血管炎瘀滞型。丹参20g，元参20g，郁金15g，丹皮15g，牛膝15g，当归15g，白芍12g，川芎12g，红花6g，甘草6g，鸡血藤30g。水煎服。肢不温或作冷加桂枝6g，制附片12g；神疲加党参15g，黄芪12g。

辨证分为热毒及瘀滞两型，热毒型以清热解毒并活血化瘀为主，瘀滞型则以活血化瘀通络散结为主，依此进行治疗获得较好效果。

活血通脉汤（《中国中医秘方大全》）活血化瘀，温经通络。治早期下肢动脉硬化性闭塞症（脱疽虚寒型）。当归15g，熟地15g，络石藤15g，黄芪15g，赤芍10g，川芎15g，苏木10g，地龙10g，牛膝10g，郁金10g，制川乌10g，干姜10g，桂枝10g，制乳香6g，制没药6g，红花6g，鸡血藤30g。水煎服。

活血化瘀治疽汤（《中国现代名医验方荟海》）活血化瘀，通络治疽。治血栓闭塞性脉管炎。鸡血藤30g，当归10g，赤芍10g，红花10g，桃仁10g，地龙10g，没药10g，王不留行15g，毛冬青10g。若局部畏寒甚者，加桂枝10g，制附子5g，以温阳散寒；若局部灼热者，加黄柏15g，金银藤20g，黄连10g，元参30g，以清热解毒；若局部苍白者，加人参5g，生黄芪30g，以益气扶正；若疼痛难忍者，加祖师麻、延胡各10g，以活血止痛；若局部青紫

暗甚者，加土鳖虫 15g，苏木 10g，以活血化瘀。本证为瘀血阻滞肢络所致。方中当归、赤芍、红花、桃仁活血化瘀；地龙、王不留行、鸡血藤、毛冬青活血通络；没药祛腐生肌。局部保暖，免食辛辣有刺激性食物。

第二十二节　雷诺病方

养阴回阳方（《中国现代名医验方荟海》）养阴回阳，补气健脾，活血通络。治雷诺病早期阶段。元参 24g，石斛 18g，白芥子 9g，肉桂 9g，升麻 9g，川楝子 18g，川芎 9g，桂枝 15g，云苓 15g，陈皮 9g，郁金 9g，归尾 15g，赤药 12g，延胡 9g，生芪 24g，甘草 9g。发于下肢者，去升麻，加牛膝；血瘀疼痛明显者，加元胡、红花、桃仁；脾虚明显者，加白术。方中元参、石斛、肉桂，桂枝养阴回阳；生芪、云苓、甘草补气健脾；赤芍、归尾、川楝子、白芥子行气散结通络；升麻、川芎活血引经；陈皮、郁金舒肝和胃。

养阴清热汤（《中国现代名医验方荟海》）养阴活血，补气健脾，清热解毒。治雷诺病后期阶段。元参 18g，石斛 12g，鸡血藤 18g，升麻 9g，川芎 9g，川楝子 18g，银花 18g，公英 24g，连翘 15g，云苓 15g，归尾 9g，赤芍 9g，生芪 18g，甘草 9g。本方是在养阴回阳汤的基础上，去肉桂、桂枝，加清热解毒药。若有溃脓者，加白芷、桔梗；气虚明显者，加人参、党参、太子参、白术；肝郁不舒明显者，加柴胡、白芍、青皮、枳壳、木香、香附、桔梗；食少者，加焦三仙、川军、鸡内金；疼痛重者加米壳；冲任不调者，可选加川断、杜仲、乌药、阿胶。

第二十三节　红斑性肢痛症方

凉血散瘀汤（《中国现代名医验方荟海》）凉血清热，散瘀止痛。治红斑性肢痛症。水牛角（先煎）30g，生地 30g，地榆 20g，赤芍 12g，白芍 12g，白茅根 12g，延胡索 12g，甘草 6g。湿重加薏仁，热重加金银花，舌质瘀斑加丹参。方中水牛角、生地为主药，凉血清热；丹皮、赤芍凉血散瘀，促进热清瘀散斑化；地榆、白茅根增强凉血清热之功效；延胡索行气活血止痛。诸药配合，起效迅速。

解毒化瘀汤（《中国现代名医验方荟海》）清热解毒，活血化瘀，益气通络。治红斑性肢痛症。乳香、没药、桃仁、红花、当归、黄芪、银花、赤芍、黄柏、元参、丹参。上药加水 1000ml，煎取 400ml，过滤，再加水 500ml，煎者 200ml，过滤，第 3 煎加水 500ml，煎至 200ml，过滤，3 煎兑于一起，混匀，分 3 次服。10 岁以下小儿减半。麻木胀痛甚者加白芍、炙甘草；舌质瘀斑重者加苏木、刘寄奴；舌苔黄腻者加苍术、苡米。

第二十四节　骨质疏松症方

壮骨丸《中国中医骨伤科百家方技精华》治骨质疏松症。黄精、牡蛎、山萸肉、人工牛黄等。上药研末，炼蜜为丸，日服 2 次，每次 3~5g。3 个月为 1 个疗程。本品具有增强体质，壮骨通络止痛等作用。

补肾益精汤（《中国现代名医验方荟海》）补肾益精，坚骨壮筋。治骨质疏松症。女贞子、菟丝子、枸杞、山药、补骨脂、黄芪、茯苓、牛膝。方中菟丝子、女贞子、枸杞补肾益精，其质润多液，平补阴阳；山药能滋肾固精其性增和，宜于长服；补骨脂能补肝肾；黄芪可助气壮骨，长于补血；茯苓益肾健脾，宁心安神；牛膝补肾强筋。故本方功能补肾益精，坚固壮筋。近年研究进一步证实补肾药物能调整下丘脑—垂体—性腺轴的功能，改善下丘与垂体间的关系，提高体内性激素的水平从而加强了成骨功能，延缓了骨质疏松症的发生。

第二十五节　佝偻病方

甘温培补汤（《中国现代名医验方荟海》）治佝偻病。大熟地 13g，蒸归身 6.5g，巴戟天 4g，甘枸杞 6g，菟丝子 6g，山萸肉 6g，怀牛膝（盐水炒）4g，川续断 6.5g，炙甘草 3g，生龟甲 10g，鹿角霜 3g。加工鲜明饮片，水煎内服，每剂煎 2 次。每日 1 剂，分 2 次服下，除感冒及咳嗽外，需连服，不宜间断。佝偻病为先天不足，后天失调肝肾两虚所致，肝主筋而藏血，肾主骨而藏精，精血空乏，非温补肝肾，生精益血不可。方中熟地甘温，平补肝肾，填骨髓，利血脉；归身甘温，补血活血，舒筋通络；余药都系补肝益肾，强筋健骨之品，尤其是鹿角通督脉，行于脊背，炼霜则益肾生精，强益壮腰膝，龟甲通任脉，行于胸腹，滋肾阴益精血以配阳；伍鹿角则相得益彰，为龟胸脊弯之要药。本方选药精当，用量也很讲究，不必过重。药要求提选净，加工细，色鲜明。

加味泻白散（《马培之外科医案》）治鸡胸，气粗身热。桑白皮二钱，苏梗一钱，川贝母一钱，橘红一钱，甘草三分，瓜蒌皮三钱，杏仁二钱，地骨皮一钱半，茯苓二钱，雪梨三片。

佝偻汤（方出《中医临证撮要》名见《古今名方》）补肝肾、调脾胃。治佝偻病，头项软弱，口软唇驰，咀嚼无力，手足握举站立行走均驰缓，智力低下，有时抽筋，口唇舌淡而白，脉气软弱。怀山药15g，怀牛膝9g，制首乌12g，山萸肉6g，生白术6g，大熟地9g，益智仁3g，西党参6g，云茯苓9g，全当归6g，生牡蛎15g，生龟甲15g，大红枣3枚，黑芝麻15g。上为细末，和匀。每早、晚开水冲调4.5g，同时服用炙黄芪9g，大红枣5个，浓煎，连汤带枣1次服完，每日1次。

和脾通经汤（《马培之外科医案》）治龟背。脾俞脊驼，两旁作痛，行则伛偻，腰背板强。当归二钱，木香四分，丹参一钱五分，怀牛膝一钱五分，白术一钱五分，续断一钱五分，红花五分，独活八分，秦艽一钱，桑枝三钱，生姜二片，狗脊三钱。

枳壳防风丸（《婴童百问》）治小儿龟背龟胸，鹤膝行迟。枳壳（麸炒）、防风（去芦）、独活（去芦）、大黄（煨）各一钱，前胡（去芦）、当归、麻黄（去节）各一钱。上为细末，面糊为丸，如黍米大。每服十丸，食后米饮送下。

按：又名枳壳丸（《丹溪心法附余》）。

附：佝偻病单验方

治小儿佝偻病初期，多汗：红花地桃花根皮15g，鸡肉适量，将上药加水适量炖汤，1日分2次食肉服汤。（广西）

（1）治佝偻病：苍术100g，牡蛎200g，蛋壳200g，五味子50g。将上药清炒，共研为细末，炼蜜为丸，每丸3g，1次1丸，1日3次，开水送服。（河北）

（2）白僵蚕适量，煅龙骨15g。将上药共研为细末，1次5g，1日3次，开水冲服。（陕西）

（3）煅龙骨30g，煅牡蛎30g。将上药共研为细末，1次6g，1日2～3次，开水冲服。（陕西）（《中国民间单验方》）

第二十六节 骨坏死方

活血养骨汤（《中国现代名医验方荟海》）活血理气，散寒除湿，温通经脉，强筋壮骨。治股骨头骨骺无菌性坏死症。当归10g，延胡索10g，陈皮10g，郁金10g，独活15g，白芷10g，肉桂10g，骨碎补15g，续断10g，狗脊15g，怀牛膝6g，筋骨草10g。上药可煎汤内服，可共碾为药末炼蜜为丸，每丸重10g，日服3丸。可再加乳香6g，没药6g共研细末，用白酒调稠外敷于痛处。气血凝滞可酌加土鳖、血竭；寒湿较重者可加苍术、威灵仙；病程较久，体质虚弱者可加黄芪、白术、紫河车以健脾燥湿，补益气血。股骨头骨骺无菌性坏死症，又称股骨头骨骺软骨症，或扁平髋。由于髋部强力负重，股骨头骨骺多次受到损伤，气滞血瘀，复感风寒湿邪，致使血液供应受阻，失却濡养而致病。中医无此病名，但古医籍中早有描述，如清·吴谦《医宗金鉴》卷八十九载有："胯骨，即髋骨也，若素受风寒湿气，再遇跌打损伤，瘀血凝滞，肿硬筋翻，足不能直行，筋短者足尖着地，臂努斜行……"。此病初期由于症状不明显，髋部疼痛较轻，休息后又觉疼痛消失，常易漏诊误诊，本病在青少年中并不鲜见。本方当归、延胡、乳香、没药活血祛瘀镇痛；陈皮、郁金开郁行气；碎补、续断、肉桂、狗脊、筋骨草温阳益肾，强筋壮骨；独活、白芷散寒湿、消肿痛。全方补肝肾、益气血、散寒湿、温经脉、强筋骨。

造骨生新方（《中国现代名医验方荟海》）祛瘀生新，补肾壮骨，祛风湿止痛。治骨坏死、骨折。当归10～15g，川芎10～15g，红花10g，丹参30g，骨碎补30g，菟丝子15g，女贞子15g，枸杞子15g，延胡10g，独活10g，党参30g，黄芪30g。本方尤以治疗泼尼松所致之缺血性骨坏死功效为佳。

第二十七节 耻骨联合分离症方

加味圣愈汤（《中国现代名医验方荟海》）补气血，益肝肾。治产后耻骨联合分离症。黄芪12g，西党12g，当归12g，熟地10g，白芍6g，川芎6g，补骨脂6g，骨碎补6g，续断10g，牛膝10g，五加皮12g，秦艽6g，甘草3g。圣愈汤即四物汤加参芪，对产后气血两补较为适应，加补肾之品治产时裂伤耻骨，佐以秦艽、五加皮可祛风止痛，甘草调和诸药。全方达到补气血、益肝肾、强筋骨、续骨裂、祛风除痛之目的。

耻骨分离方（《中国现代名医验方荟海》）补气养血，温经散寒，活血止痛。治耻骨联合分离症。黄芪 15~30g，桂枝 10g，当归 15g，白芍 18g，川芎 10g，桃仁 10g，寄生 12g，川断 12g，独活 10g，细辛 6g，乳香 10g，没药 10g，补骨脂 12g，自然铜 10g，甘草 6g。

第二十八节　肩关节周围炎方

加味羌活胜湿汤（《中国现代名医验方荟海》）治肩关节周围炎（漏肩风）。羌活 15g，独活 15g，防风 15g，桑枝 40g，穿山龙 25g，藁本 10g，蔓荆子 15g，威灵仙 20g，川芎 15g，甘草 15g。将上药水煎 3 次，药液合一起，匀分 3 份。每日早饭前半小时及晚间睡前各温服 1 次，即 2 剂药服 3 日。临证兼有气滞者，加木香、陈皮、香附；兼有气虚者，加升麻、柴胡、人参、黄芪；兼有血虚者，加当归、白芍；兼血瘀者，加姜黄、五灵脂、红花。服药期间忌食生冷滋腻之品，起居要避风寒湿气侵袭，且要注意精神调养，加强功能锻炼。方中羌活、独活、藁本、甘草、蔓荆子、防风、川芎 7 味药皆可入太阳经以祛风散寒除湿，通经活络止痛；桑枝祛风湿，利关节，治肩臂痹痛；威灵仙走而不守，通经络，利关节；穿山龙舒筋活血。

加味黄芪桂枝五物方（《中国现代名医验方荟海》）解肌通阳，理气止痛。治肩周炎，麻木疼痛，扯及肩胛痛等症而属虚寒者。黄芪 15g，桂枝 6g，大枣 5 枚，干姜 6g，白芍 15g，知母 9g，甘草 6g，葛根 9g，桔梗 9g，延胡 9g。水煎服，每日 1 剂，分两次饭后服。本方以桂枝汤为基本方解肌通阳，加黄芪补气，葛根、桔梗、延胡升阳活血止痛；知母苦寒，以防全方过于温燥之弊，宜于肩部疼痛而属气血虚寒者。

肩凝汤（《河南中医》1982 年第 4 期）活血通络，祛风解凝。治肩周炎。当归、丹参各 30g，桂枝 15g，透骨草、生地各 30g，羌活 18g，香附 15g。水煎服。冷痛较剧者加川乌、草乌各 9g；热痛者加忍冬藤 60g，桑枝 60g；刺痛者加制乳香 6g，制没药 6g；气虚者加黄芪 18g；顽固难愈者加蜈蚣、地龙各 9g。

释凝汤（《中国现代名医验方荟海》）止臂痛，通经络。治肩关节周围炎，痛不可举，关节受限。黄芪 15g，白术 15g，防风 10g，淫羊藿 12g，鹿角片 12g，羌活 10g，姜黄 10g，海桐皮 10g，桂枝 10g，当归 10g，赤芍 10g，白芍 10g，炙甘草 6g。一般 8~12 剂可基本痊愈。

第二十九节　网球肘方

仙鹤草汤（《中国现代名医验方荟海》）治网球肘。仙鹤草 30~40g，桑枝 30g，金银花 15~30g，白芍 15~30g，片姜黄 6~10g，甘草 3~10g，大枣 10 个。

第三十节　膝关节滑膜炎方

二术苓皮汤（《中国中医秘方大全》）健脾燥湿，清热解毒，通利关节。治膝关节滑膜炎。苍术 12g，白术 12g，茯苓皮 20g，苡仁 30g，金银花 30g，川牛膝 15g。水煎服，10 剂为 1 个疗程。若湿重者加滑石 30g；热重者加地龙 12g；痛甚者加赤芍 20~30g；肿甚剧者加赤小豆 15g。

云蛇汤（《中国现代名医验方荟海》）温补肾阳，散寒通滞。治膝关节滑膜炎属肾阳不足，阴寒凝滞证。制川乌 15g，熟附子 15g，乌梢蛇 15g，杜仲 18g，桂枝 12g，小茴香 9g，熟地黄 30g，黄精 30g，茯苓 18g，炙甘草 6g，白术 15g，威灵仙 18g。方中以乌梢蛇、川乌祛风散寒为主；佐以附子、桂枝、杜仲温补肾中阳气；加入熟地、黄精，使之补而不燥，有"阴中求阳"以柔制刚之妙，使之补而不燥；小茴香行气散寒，白术、茯苓健脾燥湿；威灵仙除痹止痛；炙甘草调和诸药而制川乌、附子之烈性。全方有温补肾阳，散寒通滞之功效。

双苓利水方（《中国中医秘方大全》）消肿定痛，温经通络，健脾利水。治膝关节积液。猪苓 9g，泽泻 9g，茯苓皮 15g，赤小豆 15g，黄芪 15g，白术 15g，桂枝 6g，穿山甲 6g，汉防己 6g，制马钱子 2g。水煎服。初期宣肺利水，加入麻黄、桂枝等；中期加强健脾渗湿，加入苡仁、赤小豆等；后期酌添温肾补脾药，如胡芦巴、锁阳等；如气血亏虚，选用当归身、生地、阿胶、鹿角胶、黄芪、党参等；肝肾亏损，选用木瓜、桑寄生、山茱萸等；脾肾阳虚选用附子、肉桂（去方中桂枝）等；气滞血瘀，选用丹参、田七、枳壳等。本病瘥后调理，可选用六味地黄丸、金匮肾气丸以巩固疗效。

沙蒺藜方（《中国现代名医验方荟海》）益气补肾，祛风除湿，活血止痛。治膝关节损伤，半月板损伤疼痛。沙苑蒺藜18g，红花12g，防风9g，羌活9g，炙黄芪15g，木瓜9g，川牛膝9g，白鲜皮9g，海桐皮9g，川萆薢9g，制乳香6g，制没药9g，制川乌（先煎）6g。本方以沙苑蒺藜补骨壮腰膝；防风、羌活、木瓜、牛膝、白鲜皮、海桐皮、川萆薢、川乌以祛风除湿止痛；红花、乳香、没药活血；黄芪补气。故适用于膝外伤较陈旧、气虚、肾虚受风寒湿侵袭的患者。

第三十一节　宿伤劳损疼痛方

化瘀通络汤（《中国中医秘方大全》）活血化瘀，疏风通络。治腰部宿伤、劳损，腰椎间盘突出症，腰椎管狭窄症因外伤诱发腰腿疼痛。当归9g，赤芍4.5g，川芎4.5g，红花4.5g，川牛膝9g，威灵仙4.5g，制乳香4.5g，制没药4.5g，枳壳4.5g，防己9g，地龙6g。水煎服。

地龙舒腰汤（《中国中医秘方大全》）疏风散风，活血止痛。治腰部宿伤、劳损风湿疼痛较剧，以及腰椎间盘突出症，腰椎管狭窄症急性发作期（寒胜型）。净麻黄3g，独活4.5g，秦艽4.5g，赤芍药4.5g，当归9g，川芎4.5g，制川乌4.5g，制乳香4.5g，制没药4.5g，地龙6g，防己12g，威灵仙4.5g，川牛膝4.5g，木瓜4.5g，三七末2g，陈皮4.5g。水煎服。

补益散结丸（《中国中医秘方大全》）补气补血，软坚散结。治肌肉、肌腱劳损，局部发硬，疼痛无力。黄芪30g，丹参20g，白术20g，当归30g，川芎20g，白芍20g，狗脊20g，肉桂20g，炙鳖甲30g，炒龟甲30g。每服2~4g，每日2~4次。

和营通络丸（《中国中医秘方大全》）祛风化湿，和营通络。治上肢宿伤，劳损风寒湿痹，颈椎病，肩周炎，肩臂酸痛等以实证为主者。桂枝3g，当归9g，威灵仙4.5g，防风4.5g，秦艽4.5g，赤芍4.5g，川芎4.5g，豨莶草4.5g，陈皮4.5g，鸡血藤9g，桑枝15g，松节9g，羌活4.5g，生姜2片。水煎服。

疏风健步汤（《中国中医秘方大全》）疏风化湿，和营通络。治下肢宿伤劳损，风寒湿痹，肥大性、损伤性关节炎等实证为主者。防风4.5g，五加皮9g，独活4.5g，鸡血藤9g，秦艽4.5g，威灵仙9g，当归9g，川牛膝4.5g，川芎4.5g，丝瓜络4.5g，

赤芍4.5g，松节9g。水煎服。

腰龙汤（《中国中医骨伤科百家方技精华》）治腰肌劳损，腰部陈伤及风湿。穿山龙10g，入骨丹8g，煅龙骨10g，川续断15g，牛入石10g，败龟甲10g，桑寄生10g，全当归6g，留行子10g，熟地黄10g，骨碎补10g，川杜仲10g。加水500ml，浓煎成15毫升。每天1剂，早晚2次煎服，5天为1个疗程。治腰部陈伤则去入骨丹，加无名异15g；若治风湿为主则去龙骨、牛入石，加防风8g；治慢性腰肌劳损，药后数剂症见日趋转愈，则原方去山甲、入骨丹、牛入石，续服几剂以为养后。本方以补为主，以攻为辅，全方具有补肾壮腰，通经活络，祛风胜湿，舒筋活血之功。腰肌劳损亦称"功能性腰痛""腰背肌筋膜炎"等，其主要病变在腰背肌纤维、筋膜等软组织。本病起病缓慢，病程冗长。揣其因无非责在腰肌扭伤后，失治或治之不当；有因腰肌的慢性积累性损伤或因腰骶椎先天性畸形等。中医认为"腰为肾之府"，故肾气不足，气血虚衰，风湿邪侵，劳逸失宜为其主因。是方经临床多年应用，确有良效，然临床多挟杂，故使用时，须随症加减，庶不贻误病机，而冀戈获。

附：宿伤劳损单验方

治劳损，筋骨酸痛：佛肚花根12~15g，水煎，冲黄酒、红糖服。（《浙江民间常用草药》）

治劳伤风湿：刺五加根皮15~24g，水煎服。（《贵州民间药物》）

治腰肌劳损，关节酸痛：阴石蕨茎根90g，水煎服。（《浙江民间常用草药》）

治腰肌劳损，关节酸痛：扶芳藤30g，大血藤15g，梵天花根15g，水煎，冲红糖、黄酒服。（《浙江民间常用草药》）

治腰肌劳损，腰腿痛，风湿性关节炎：檫树干品15~30g，水煎服或浸酒服。（广州部队《常用中草药手册》）

治腰肌劳损：土鳖虫50g，将上药焙干，研为细末，1次5g，1日2次，白酒冲服。（吉林、河北）（《中国民间单验方》）

第三十二节　颈椎病方

天柱通关汤（《中国中医骨伤科百家方技精华》）治颈部伤筋（颈椎病）。生黄芪15g，葛根30g，当

归 12g，生地 15g，乳香 6g，苁蓉 15g，鸡血藤 12g，僵蚕 6g，威灵仙 12g，桂枝 6g，牛膝 12g。临床症见头晕、颈强项痛，俯仰环顾牵掣受限，肢软手麻、步履无力、如踩棉垫。苔薄白、舌质红或淡胖，瘀紫，有纹，脉弦小或弦滑。本方有益气化瘀、和营解肌、息风通络等功效。方中以黄芪、葛根为主药，黄芪益气，行周身之血，散体表之邪，葛根有升散解表、鼓舞脾胃阳气而祛肌滞寒凝。配合当归、乳香、鸡血藤等活血通经舒络，生地、苁蓉益肾壮骨，威灵仙祛风胜湿、通络止痛、消除骨刺，僵蚕息风解痉、化痰散结，桂枝温阳和营，牛膝活血祛瘀、强健筋骨，且能引药下行。诸药相伍，用于发作期可缓解疼痛，慢性期可治疗颈椎骨质增生引起的各种症状，是一张攻补兼施，标本兼顾，筋骨同治的有效方剂。《医宗金鉴》称颈椎为天柱，为上下阴阳之交会关口，升清降浊之通道，本方可治各型颈椎病，故命此名。

丹蚕米壳汤（《中国中医骨伤科百家方技精华》）活血化瘀，利湿，通络，止痛。治颈椎病，腰椎间盘突出症，坐骨神经痛，腰椎神经根炎。丹参 30g，赤芍 20g，鸡血藤 25g，米壳 30g，蚕沙 30g，延胡 20g，防风 15g，泽兰叶 30g，猪苓 20g，云苓 20g。上方诸药以清水 900ml 浸泡 20 分钟后煎，每剂煎四次。共取汁 450ml，待药稍凉后分 4 次口服。在饭后每次 6~8 小时一次口服。颈椎病之疼痛加桂枝 15g，葛根 10g；腰椎部加杜仲 15g；平时怕着凉有风寒湿症者加草薢 20g，香附 15g，狗脊 15g；偏腰脚痛者加牛膝 10g；小便不利短涩者加木通 15g，薏苡仁 10g。平素阴平阳秘身体强壮者，按上述剂量开方，平素体质较弱气血不足者，可将丹参、赤芍和鸡血藤各减 10~15g，加黄芪 30g 以补气养血。舌质色淡湿润水气多，舌周边有齿迹者，加肉桂 5g，细辛 5g，温经散寒。服药后疼痛加重者服法次数可改变 12 小时一次，或每次口服剂量减半，日服次数不变。或痛甚者停药 24 小时，如果痛减，视为有效，本方连服 9 剂为 1 个疗程。方中丹参为主药，古有"一味丹参等四物"的说法，故有行气养血通经活络化瘀之功，与赤芍、鸡血藤配伍，更能强化丹参活血通经络作用，之外还能使瘀阻脉络之气，结而散之。延胡之延胡索素，米壳（即含罂粟碱的外壳）是药理学所公认的镇痛作用见长。猪苓、茯苓淡渗利湿有强功，泽兰叶最能利关节水，而防风能除经络中积留湿气，故滞留诸关节间水

湿积液消散，即所谓不通则痛，通则不痛，组织间水肿消退，使神经鞘膜神经细胞营养得以供给。本方药味组成，活血化瘀，利湿通经止痛，法当相得益彰。

白芍木瓜汤

1.（《当代中国名医高效验方一千首》）舒筋活血，滋阴止痛。治颈椎病。白芍 30g，木瓜 13g，鸡血藤 15g，葛根 10g，甘草 10g。每日 1 剂，水煎 2 次，分服。白芍为主药，可重用加至 60g，但白芍味酸性寒，少数患者发现腹泻者，可减量，同时加炒白术 15g，山药 15g。肝藏血，生筋，肝血虚则筋失所养，筋脉拘急，而出现颈项活动不利，项背强直。方中重用白芍柔肝养肝，配伍木瓜、甘草酸甘化阴，使肝有所养，筋有所生。葛根解肌发表，散经输之邪。诸药共用，有养肝柔肝，滋阴活血，缓急止痛之功。

2.（《中国现代名医验方荟海》）舒经活络，祛风养血。治坐骨神经痛。生白芍 40g，川木瓜 30g，羌独活各 10g，威灵仙 15g，片姜黄 15g，鸡血藤 20g，炙川乌 6g，桑枝 15g。腰痛加秦艽、桑寄生各 15g，杜仲 20g；下肢疼痛较重加怀牛膝、归尾各 15g；关节肿胀加薏米 30g，防己 15g，五加皮 20g。

加减葛根桂枝汤（《中国中医秘方大全》）养荣柔肝，活血舒筋。治颈椎病。白芍 30g，葛根 15g，木瓜 15g，鸡血藤 12g，桑枝 9g，桂枝 9g，炙甘草 6g。水煎服。血瘀明显者加当归、川芎、桃仁；头痛眩晕加枸杞子、菖蒲、蔓荆子；伴高血压加勾藤、山楂、豨莶草；手臂麻木较重者用鸡血藤、桑枝、加川芎、桔梗；腹泻便溏加炒白术、茯苓、防风。

颈病消晕饮（《中国中医骨伤科百家方技精华》）和血、活血、潜阳、镇逆。治颈椎病引起的头晕、目眩，适用于椎动脉型颈椎病。天麻 12g，钩藤 12g（后下），蔓荆子 12g，当归 9g，川芎 9g，生白芍 12g，首乌 12g，丹参 12g，白菊花 12g，青葙子 12g，生龙骨 12g（先煎），生牡蛎 15g（先煎），石决明 20g（先煎），延胡 12g，姜黄 12g，杜仲 15g，桑寄生 12g。水煎服，头煎先将生龙骨、生牡蛎、石决明先煎煮沸 15 分钟后，再入天麻、蔓荆子、川芎、当归、生白芍、首乌、丹参、青葙子、玄胡、姜黄、杜仲、桑寄生煮沸 10 分钟，再加入钩藤、白菊花继续煮沸 3~5 分钟，即可取其汤药服用。二煎、三煎将上药煮沸 10~15 分钟即可。每日

3 次。呕吐加用竹茹 12g，法半夏 12g；烦燥不安加用琥珀 1.5g，研末冲服；小便黄赤加车前子 12g，茯苓 12g。本方以天麻、钩藤、石决明平肝潜阳，息风止痉；杜仲、桑寄生补肾，壮水心肝制火；当归、川芎、生白芍、首乌补血、和血以养肝；白菊花、青葙子清肝明目；蔓荆子与白菊花配伍以疏散肝经风热，主治头昏目眩；生白芍柔肝息风；生龙骨、生牡蛎平肝潜阳镇逆；玄胡、姜黄活血化瘀；丹参活血化瘀，解血脉之痉。

搜风通络汤（《百病奇效良方妙法精选》）祛风解肌，通络止痛。治颈椎病。葛根 20~30g，全蝎 10~12g，蜈蚣 2 条，乌蛇、赤芍、川芎、自然铜、穿山龙、木瓜各 13~15g，鹿含草 30g，黑木耳 10~12g，甘草 6g。水煎，每日 1 剂，早晚分服。气候变化时症状加重者，加豨莶草、汉防己；椎动脉型或合并冠心病者加丹参、红花；合并高血压者加元参、钩藤；气虚者加黄芪；肾虚者加淫羊藿、补骨脂。方中重用葛根解肌发表，缓解项背之挛急；全蝎、蜈蚣、乌蛇、穿山龙、木瓜舒筋活络止痛；鹿含草、黑木耳补肝肾，强筋骨，以治其本。该方标本兼治，有明显疗效。

第三十三节 椎间盘脱（突）出症方

金毛狗脊汤（《中国现代名医验方荟海》）祛风止痛，益肾养骨。治椎间盘脱出，坐骨神经痛等。金毛狗脊 12g，露蜂房 6g，蝉蜕 6g，防己 9g，石楠藤 9g，制川乌 6g，制草乌 5g，制没药 9g，制乳香 6g，海桐皮 12g，川草薢 12g，川断 9g，木瓜 9g。水煎服，每日 1 剂，分两次饭前服。本病多由素体肾亏，骨失髓养，以及劳伤过度感受风寒湿邪所致。方以狗脊、川断益肾；蜂房去恶骨疼痛；蝉蜕、防己、石楠藤、川草乌、乳香、没药、海桐皮、草薢大队风药以祛风止痛；木瓜和胃通络，配合手法有顿瘥之效。

育阴健腰汤（《中国中医秘方大全》）益气养血，育阴补肾。治腰椎间盘突出症，腰椎管狭窄症缓解期及腰椎骨折后期（阴虚型）。党参 9g，黄芪 9g，当归 9g，白芍 6g，川芎 4.5g，生地 9g，甘杞子 4.5g，制首乌 4.5g，桑寄生 9g，怀牛膝 9g，川断 9g，秦艽 4.5g，千年健 4.5g，陈皮 4.5g，生谷芽 9g，熟谷芽 9g。水煎服。

核归丸（《中国中医秘方大全》）补肾活血，理气止痛。治腰椎间盘突出症。核桃仁 210g，黑芝麻 210g，杜仲 60g，川续断 30g，骨碎补 45g，木瓜 30g，菟丝子 60g，延胡 30g，香附 15g，当归 60g。诸药碾碎，混匀，加入炼蜜 250g 成丸，每丸 7g，每日 2 次，每次服 1 丸，取黄酒 20ml 送下，连服 100 丸为 1 个疗程。

腰腿痛方（《中国现代名医验方荟海》）补肾祛瘀，通络止痛。治腰椎间盘突出症，腰椎管狭窄，腰椎骨质增生，坐骨神经痛等致腰腿痛。熟地、杜仲、狗脊、寸冬、申姜、牛膝、桃仁、红花、乳香、没药、五灵脂、麻黄、桂枝、地龙、全蝎。肾虚者腰痛常悠悠戚戚，绵绵不已，腰膝酸软，头晕耳鸣，偏阳虚者则寒凉重坠，如冷风吹入，得热则减，舌胖淡，脉细弱无力，上方加淫羊藿、鹿角霜、附子、肉桂等；偏阴虚者则咽舌干燥，盗汗，舌红少苔，脉细无力，上方加山萸肉、山药、泽泻仿六味地黄汤意。风寒者恶寒发热，身骨腰痛，脉浮，可加防风、细辛。风湿者，风胜则疼痛游走不定，可加秦艽、羌活、海风藤、地枫。湿胜则疼痛重者，可加防己、木瓜、豨莶草。寒胜则痛有定处，酌加草乌、干姜。寒湿者腰节重着凉痛，遇冷加剧，小便清利，脉沉弦，可加独活、桑寄生、干姜、茯苓、白术。湿热者腰部酸重而痛，转侧不利，可汗出黏衣，舌微红，苔腻，脉濡数，重用黄柏、苍术。闪挫者腰痛如刀锥所刺，日轻夜重，动作时益甚，呼吸时亦牵引作痛，脉弦，上方加延胡、泽兰、三七粉。运用上方时，腰痛重者加川楝子、川乌；关节屈伸不利者加威灵仙、伸筋草；腿痛甚者加川断、木瓜；麻木重者加川乌、细辛、天麻；气虚者加黄芪。

第三十四节 纤维织炎方

加味柴胡独活汤（《中国现代名医验方荟海》）祛邪舒筋，散寒化湿，通阳止痛。治腰纤维织炎。柴胡 6g，苍术 15g，防风 10g，独活 10g，川芎 10g，青皮 10g，炙甘草 3g，制川乌（先煎）3g，制草乌（先煎）3g，细辛 3g。腰纤维织炎是腰部筋膜、肌腱、韧带的炎症，属中医外感（风寒湿）腰痛。方中柴胡疏肝升阳，畅达经气；兼配苍术、防风、独活祛风散寒除湿；但又恐祛寒力量不足，特加制川、草乌、细辛以散寒通阳；伍川芎调气血；炙草调和诸药。全方既祛邪又通阳，相辅相成，加速病愈。

消痛散（《中国现代名医验方荟海》） 益气养血，壮腰补肾，搜风祛湿，活血通络，温经止痛。治多种原因引起的腰腿痛，如风湿痛肌纤维织炎、坐骨神经痛、骨质增生、肩周炎、产后身痛等。仙茅10g，淫羊藿10g，川断12g，寄生10g，狗脊12g，黄芪20g，当归10g，红花10g，桃仁10g，地龙10g，制没药10g，延胡10g，细辛3g，全蝎4g，荜拨10g，鸡血藤15g，牛膝10g，木瓜10g，白芍20g，甘草6g，威灵仙12g，秦艽10g。研细末，装胶囊，每日3~4次，每次4~6粒。

第三十五节 大骨节病方

稀莶猪骨汤（《中国现代名医验方荟海》） 治大骨节病，按病情轻重分别选用，Ⅰ度用Ⅰ号方，Ⅱ度用Ⅱ号方，Ⅲ度用Ⅲ号方。Ⅰ号方：稀莶草31g，金毛狗脊15g，党参15g，当归6g，桂枝6g，白芍6g，防己6g，杏仁6g，麻黄3g，防风6g，附片9g，甘草3g，生姜9g，鲜猪骨100g。Ⅱ号方：稀莶草31g，羌活6g，独活6g，防风3g，干地龙9g，延胡索6g，木香3g，没药6g，当归6g，防己6g，杜仲9g，大枣6g，炙甘草3g，续断9g，党参6g，白芍6g，牛膝3g，黄豆芽31g，鲜猪骨100g。Ⅲ号方：稀莶草31g，党参9g，黄芪9g，熟地9g，当归9g，赤芍9g，川芎9g，防风6g，秦艽6g，桂枝6g，细辛3g，独活6g，牛膝6g，续断15g，甘草6g，鲜猪骨100g。若寒湿重者另加附片3g，肉桂3g，煎汤兑服；若儿童身材矮小发育迟缓者，每天加鲜猪脑1个，用煎好之药汤煮食。治疗过程中宜避免寒冷潮湿，改善饮水，注意患肢保温。大骨节病是一种地方性骨关节病，多人一起服药时，可按比例增加药量，大锅煎服。该病主要侵犯儿童和少年的骨关节系统，使关节疼痛，增粗变形，肌肉萎缩，骨骼发育受到障碍。如幼年患病可严重地影响身体生长发育。本病的病因和发病机制迄今尚未完全清楚。西医学认为，低硒可能是大骨节病发病的基本原因。Ⅰ号方以麻黄、桂枝、附子、当归温经散寒为主；Ⅱ号方使用羌独活、延胡、没药、当归等，突出了祛风胜湿止痛的作用；Ⅲ号方，含参芪四物汤，在祛风湿的基础上加强了补气血的作用。三方的特点是，重用稀莶草与猪骨，在扶正的基础上祛除风湿。作者经验，稀莶草以鲜者最好，剂量亦可多至100g以上，鲜猪骨亦可多至250g以上。

附：大骨节病单验方

治大骨节病：

（1）穿山龙30g，红糖30g。水煎服。（陕西）

（2）老鹳草15~30g，水煎服，连服30天。（陕西）

（3）红三七10g，水煎服。（陕西）（《中国民间单验方》）

第三十六节 氟骨症方

补血活络丸（《中国现代名医验方荟海》） 补血活血。治肾虚型、痹痛型氟骨症兼有血虚血瘀证者。生地15g，川芎15g，当归12g，赤芍10g，羌活6g，桂枝10g，川断10g，姜黄8g，杜仲12g，乳香6g，没药6g，生黄芪30g，威灵仙12g，晚蚕沙10g，鸡血藤25g。按方药组成的比例配方，炼蜜为丸，每丸重10g，每次服1丸，开水送下，每日2次。

补肾养真丸（《中国现代名医验方荟海》） 补肾养元。治肾虚型氟骨症，症见形寒肢冷，神疲倦缩，关节变形，僵直弯硬，肢体麻疼痛。熟地24g，山萸肉12g，山药10g，丹皮10g，茯苓10g，泽泻10g，当归12g，枸杞子8g，杜仲12g，牛膝15g，桂枝10g，附子10g，细辛2g，威灵仙12g，淫羊藿10g。按方药组成之比例配方，共研细末，炼蜜为丸，每丸重10g，每服1丸，每日2次，开水送下。

舒筋止痛散（《中国现代名医验方荟海》） 舒筋止痛。治痹痛型氟骨症，症见肢体关节酸麻抽痛，甚而僵直难以屈伸者。制马钱子12g，炮山甲1.5g，乳香1.5g，没药1.5g，川乌1.5g，草乌1.5g，雄黄1.5g，天麻1.5g，全虫1.5g，僵蚕1.5g，木瓜1.5g，桂枝1.5g，当归3g，牛膝1.5g，焙蜈蚣（去足）1条。按方药组成之比例配方，共研细末，每次服1~3g，白酒为引，每日2次。本药在服用期间，可能肢体疼痛较前更甚，并发生颤动，此为马钱子不良反应，可用生黄芪30g，水煎服，有缓解之效。服药期间，应忌食荞麦面、羊肉（荞麦面、羊肉同食，易发痼疾）、羊血，忌房事。

第五篇

针灸

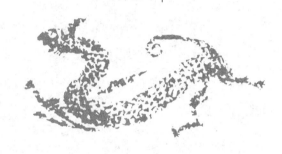

第一章 概论

第一节 痹病针灸疗法探源

痹病是临床上最常见的疾病之一，针灸疗法对本病具有确切疗效。早在我国最古老的医书《五十二病方》中就有针灸治痹的记载，如《足臂十一脉灸经》中云："足泰阳温……其病，病足小指废、腨痛、郄挛……腰痛、挟脊痛……项痛……，诸病此物者，皆灸泰阳温。"说明足太阳经的功能失常，气血阻滞，可出现病足小指废、腨痛、郄中痛、腰脊痛、项痛等经脉循行部位的疼痛，治疗可采用灸足太阳脉的方法；此外，还论及了足少阳、足阳明、足少阴、足太阴、足厥阴、臂太阴、臂少阴、臂太阳、臂少阳、臂阳明等十一条经脉的痹痛及灸治法。至《内经》成书后，对痹病的认识更加深入，书中论及了痹病的名称、分类、病因等，并从针灸学角度论述了痹病形成的病机及其辨证、治疗原则及治疗方法等，其内容已基本完备。如《灵枢·经筋》中的十二经筋病均以痹命名，其病因病机认为与经络功能失调关系密切，如《素问·痹论》曰："痹，或痛，或不痛，或不仁……其不痛、不仁者，病久入深，荣卫之行涩，经络时疏，故不通，皮肤不营，故为不仁。"《素问·四时刺逆从论》亦云："厥阴有余，病阴痹；不足，病生热痹……。少阴有余，病皮痹隐轸；不足，病肺痹……。太阴有余，病肉痹寒中；不足，病脾痹……。阳明有余，病脉痹，身时热；不足，病心痹……。太阳有余，病骨痹身重；不足，病肾痹……。少阳有余，病筋痹胁满；不足，病肝痹"等，都说明病邪的入侵，经络的有余与不足，均可引起经络痹阻，气血不通，继而发生痹病。正如《素问·举痛论》所言："经脉流行不止，环周不休，寒气入经而稽迟，泣而不行，客于脉外则血少，客于脉中则气不通，故卒然而痛。"认为病邪入侵人体后的传变，经络是其通路。如《素问·调经论》云："风雨之伤人也，先客于皮肤，传入于孙络，孙络满则传入于络脉，络脉满则输于大经脉。"《灵枢·百病始生》云："是故虚邪之中人也，始于皮肤，皮肤缓则腠理开，开则邪从毛发入，入则抵深，深则毛发立，毛发立则淅然，故皮肤痛；留而不去，则传舍于络脉，在络之时，痛于肌肉，其痛之时息，大经乃代。……留而不去，传舍于输，在输之时，六经不通，四肢节痛，腰脊乃强，留而不去，传舍于伏冲之脉，在伏冲之时，体重身痛……。"

对于痹病的辨证，《内经》用按察经络的方法，以区分其阴阳、虚实、寒热。《灵枢·阴阳二十五人》云："按其寸口人迎，以调阴阳，切循其经络之凝涩，结而不通者，此于身皆为痛痹，甚则不行，故凝涩。"《素问·皮部论》云："阳明之阳，名曰害蜚，上下同法，视其部中有浮络者，皆阳明之络也，其色多青则痛，多黑则痹，黄赤则热，多白则寒，五色皆见，则寒热也。"《内经》还明确地指出了各经脉、经筋痹痛发生的部位及表现，为临床分经辨证奠定了基础。（原文参见本篇第二章经络部分）

对于痹病的治疗原则，《内经》阐之更为详尽。《灵枢·九针十二原》及《灵枢·经脉》两篇指出了针灸治病疗疾的总则："凡用针者，虚则实之，满则泄之，宛陈则除之，邪胜则虚之。""盛则泻之，虚则补之，热则疾之，寒则留之，陷下则灸之，不盛不虚，以经取之"等；同时依痹病不同类型，《内经》亦提出了相应的治疗原则：《素问·痹论》曰："五脏有俞，六腑有合，循脉之分，各有所发，各随其过，则病瘳也。"此即为脏腑痹的治疗原则。对于周痹指出："痛从上下者，先刺其下，以遏之，后刺其上以脱之；痛从下上者，先刺其上以遏之，后刺其下以脱之……；故刺痹者，必先切循其下之六经，视其虚实及大络之血结而不通，及虚而脉陷空者而调之，熨而通之，其瘛坚转引而行之"（《灵枢·周痹》）。《素问·长刺节论》指出了五体痹的治疗原则及禁忌：对于筋痹，"刺筋上为故，刺分肉间，不可中骨也"；对于肌痹，"刺大分、小分，多发针而深之，以热为故，无伤筋骨"；对于骨痹，"深者刺无伤脉肉为故"。《灵枢·寒热病》指出："骨痹，举节不用而痛，汗注烦心，取三阴之经补之。"《灵枢·寿夭刚柔》指出："久痹不去身者，视其血络，尽出其血。"风痹"无形而痛者，其阳完而阴伤之也，急治其阴，无攻其阳；有形而不痛者，其阴完而阳伤之也，急治其阳，无攻其阴"；"刺寒痹者，内热……刺布衣者，以火焠之；刺大人者，以药熨之"。对于风痹，《素问·缪刺论》还云："凡痹往来行无常处者，在分肉间痛而刺之，以月死生为数，用针者，随气盛衰，以为痏数，针过其日数则脱气，不及日数则气不泻。"对于十二经筋痹，《灵枢·经筋》指出："治在燔针劫刺，以知为数，以痛为输。"这些治疗及选穴的原则，沿用至今，仍为临床所恪守。

有关治痹的针具及刺灸方法，《内经》论述也较为全面。如《灵枢·九针十二原》分述了九针的不同形状及作用，其中明确地指出："毫针者……以取痛痹，长针者……可以取远痹，……。"并主张根据病邪入侵部位的差异，灵活选择针具："病在皮肤无常处者，取以镵针于病所，……病在分肉间，取以圆针于病所。病在经络痼痹者，取以锋针。病在脉气少，当补之者，取以鍉针于井荥分俞。……病痹气暴发者，取以员利针。病痹气痛而不去者，取以毫针。病在中者，取以长针。病水肿不能通关节者，取以大针。病在五脏固居者，取以锋针。……"（《灵枢·官针》）。本篇还详细介绍了多种痹病的治疗方法及操作：如毛刺（九刺之一）、半刺（五刺之一）、直针刺（十二刺之一）用于皮痹；浮刺（十二刺之一）、分刺（九刺之一）、合谷刺（五刺之一）用于肌痹；经刺（九刺之一）、络刺（九刺之一）用于脉痹（络刺还可用于一般痹病）；关刺（五刺之一）、恢刺（十二刺之一）用于筋痹；输刺（五刺之一）、短刺（十二刺之一）用于骨痹；齐刺（十二刺之一）用于寒气小深之痹痛的压痛点或深部压痛处；扬刺（十二刺之一）用于寒气博大之压痛范围大但较表浅的痹病；傍针刺（十二刺之一）用于留痹久居者；报刺（十二刺之一）则治痛无常处、上下行之周痹；焠刺（十二刺之一）则用于寒痹；偶刺（十二刺之一）用于心痹。除刺络、火针、九针外，《内经》中还提到了汤熨、火灸及温针等内容。如《素问·玉机真脏论》

指出："今风寒客于人，使人毫毛毕直，皮肤闭而为热，当是之时，可汗而发也；或痹不仁肿痛，当是之时，可汤熨及火灸刺而去之。"《素问·调经论》指出："……病在脉，调之血；病在血，调之络；病在气，调之卫；病在肉，调之分肉；病在筋，调之筋；病在骨，调之骨；燔针劫刺其下及与急者；……。"此处的燔针即指温针而言。

对于痹病的取穴处方，《内经》提到了"以痛为输"的阿是穴，但其他用穴，如局部取穴、远端取穴、辨证取穴等处方则极少论述。后世医家在《内经》的基础上，发《内经》之未备，补充了各种痹病的用穴处方，积累了不少选穴的经验。（详见本篇第四章"针灸处方"部分，此处从略）。元明以后，针灸学家又发展了针刺的多种综合、复式手法，其中部分专为痹病的治疗而设。如明代，徐凤在《金针赋》中记述的"通经接气大段之法"，亦即临床所称的通关过节四法为：青龙摆尾、白虎摇头、苍龟探穴、赤凤迎源，专用于"关节阻涩，气不过者"，有"过关过节催运气"的作用；《针灸大成》中记载杨继洲的"通关交经法"与"关节交经法"也是治疗痹病的专用手法。另外还有部分手法虽不是为痹病专立，但也常用于痹病。如烧山火手法可用来治疗寒痹，透天凉手法可用于治疗热痹、风痹，龙虎交战手法常用于治疗痹病发生之疼痛，提气法则适宜于冷麻顽痹等。至此，痹病的针灸疗法已在理、法、方、穴、术诸方面，真正达到了全面系统化。近几十年来，尤其是二十世纪七十年代后，随着科学技术的不断进步，以及对针灸理论体系认识的不断加深，结合西医学知识及科技成果，又相继发展了多种不同的新针灸方法，如头针、耳针、激光针、电针、穴位磁疗、腕踝针、良导络疗法等等，使痹病的针灸治疗也向前迈进了一步。

第二节　痹病的经络辨证

痹病的辨证可分为病因辨证、脏腑辨证、气血辨证、经络辨证等。而针灸治疗痹病，主要遵循经络辨证，故本节重点论述经络辨证方法，其他辨证方法参见第一篇：总论。

一、经络虚实病候

经络所主病候，第二章经络腧穴部分将详细叙述，可以参考，此不赘述。本法作为主观诊断指标，能够准确及时地反映经络的虚实、寒热等病理变化，临床根据病候所属经络，进行辨证，非常实用。

二、经穴按诊法

经穴按诊法即循经络路线或相关腧穴进行按压、切捏以辨别病情虚实、寒热等病理变化的方法。《灵枢·周痹》曰："刺痹者，必先切循其下之六经，视其虚实，乃大络之血结而不通，及虚而脉陷空者而调之。"这说明只有切按、循捏经穴，辨别经络气血之盛衰，才能达到调理痹病虚实的目的。

检查方法：用拇指指腹沿经络循行路线轻轻滑动或按压某一腧穴局部（俞、募、郄、合等特定穴常用），若探测浅层的异常可用拇、食指轻轻撮捏。常见的异常反应有：结节或条索状物，局部的压痛或酸胀、麻木感，局部肌肤隆起、硬结、凹陷、松弛、紧张，以及颜色、皮温的变化等。根据这些不同现象，结合望、闻、问、切诊，以辨别有关经络脏腑的虚实寒热。

注意事项：（1）用力要均匀；（2）要与邻近经穴及对侧肢体同名经穴作对比；（3）检查应先背腰，后胸腹，再四肢；先循经，后局部，再腧穴。

三、经穴电测定法

经穴电测定法即用经穴测定仪探测各经穴位的导电量，然后对各经导电量高低加以综合分析，以推断各经气血的盛衰。

判断方法：①高数和最高数：所谓高数指比其他平均数字高出三分之一者，如有几个高数，可在其中选出最高数。数字增高，表示病情属实。②低数和最低数：所谓低数指比其它经平均数字低出三分之一者，若有几个低数，可在其中选出最低数。数字降低表示病情属虚。③左右差数：指同名经左右的相差数，若左右相差在一倍以上者，即表示该经有病变，也用于没有高数和低数的情况。

注意事项：（1）个别病人高低数之间相差较少，但不能说没有病变，要具体情况具体分析。（2）本测定法要结合其他辨证方法综合分析，才能得出正确的结论。（3）测定前，患者皮肤应干燥，要休息30分钟以上，在安静状态下进行。有条件者，以晨起时测定为最佳。（4）测定时，探测极接触皮肤的时间、压力要一致，电流应由小到大，否则影响结

果。（5）诊室内要保持恒定的温度和湿度。

四、知热感度测定法

知热感度测定法是以经络学说为理论指导，通过穴位对恒温的敏感程度变化，测知经络脏腑虚实的方法。此法是日本针灸医师赤羽幸兵卫于1953年发明的。测定部位以十二经井穴和背俞穴为主，或采用奇经八脉的交会穴或其他穴位。

测定方法：用点燃的特制线香烘烤各经井穴，一上一下速度要均匀，每秒钟约2次，并清楚计数，当患者感觉烫时即止，并以此时的计数作为知热感度的读数；亦可改用其他的电热器。烘烤顺序是同一经井穴，一左一右，先手后足，依次测定。

判断方法：从左右两侧的差数，区分各经的虚实，数字高者为虚，数字低者为实；或两侧均高，或两侧均低，则为左右俱虚或俱实的表现。

注意事项：（1）热度要恒定，速度要均匀，两侧上下要一致。（2）如因火星误烫或因其他情况而中止时，应重新开始测定。（3）此法需与其他辨证方法综合分析，结论才能更准确。

五、经络脉诊

经络脉诊与诊寸口脉的方法相同。本法可直接候本部所属经络的虚实盛衰变化，若某部脉有异常，即表示本部所属经络为病。各经脉诊部位如下：

委中候足太阳膀胱经，颔厌候足少阳胆经，巨髎候足阳明胃经，天窗候手太阳小肠经，耳门候手少阳三焦经，曲泽候手厥阴心包经，太渊候手太阴肺经，合谷候手阳明大肠经，神门候手少阴心经，太冲候足厥阴肝经，太溪候足少阴肾经，冲阳候足阳明胃经，箕门候足太阴脾经。

第三节 痹病针灸治疗原则

治疗原则，即治疗疾病时所依据的准则，在临证时对针灸处方选穴，以及手法操作具有重要的指导意义。在痹病的施治过程中，常用的治疗原则有：补虚与泻实、清热与温寒、局部与整体等，下面分述之。

一、补虚与泻实

补虚即扶助人体正气，增强机体抗病能力；泻实即祛除病邪，保护机体免受邪扰。亦即通过针、

灸等不同方法，激发人体经气，从而调节机体的气血阴阳，以达扶正祛邪的目的。

补虚与泻实，除正确应用不同的针灸补泻操作方法外，还要注意经穴的配伍。临床常用的补泻配伍方法有：①同经配伍补泻：即针对某经的虚实变化，取其本经的腧穴补泻之，适用于单一经络及所属脏腑病变而未涉及他经他脏者。②异经配伍补泻：一经或数经发生病变虚实，可取与其有关经络的腧穴补泻之，如表里经、同名经等。③特定穴配伍补泻：此方法临床应用最为广泛，无论是经络脏腑的有余与不足，都可以通过取其特定穴以补泻之，如五输穴补泻法、俞募穴补泻法等。

对于针灸的补虚泻实原则，应注意正确运用"盛则泻之，虚则补之"，否则就会犯虚虚实实之戒，而致"补泻反则病益笃"，引起不良后果。

二、清热与温寒

《灵枢·经脉》有曰："热则疾之，寒则留之"。清热是指运用疾刺快出针，或点刺放血，或透天凉等手法以达到疏风散热、清热解毒、凉血开窍的清法；温寒是指运用缓慢进针久留之，或艾灸、温针，或烧山火等手法以达温通经络、补阳散寒、回阳救逆的温法。

凡热郁经络、气血壅盛、局部经络痹阻不通致肢体痹痛者宜浅刺疾出、或毫针散刺、或三棱针点刺，以清热通经；若寒邪袭人，壅遏经络、痹阻不通致肢体痹痛者，应采用温针、艾灸，以温经散寒。

热与寒，有时表现错综复杂，如：表热里寒、表寒里热、上热下寒、上寒下热等。因此，清热与温寒，临床亦应灵活运用，或先清后温，或先温后清，或温清同用，才能达到预期的效果。

三、局部与整体

经络内属于脏腑，外络于肢节，将人体的各个脏腑、组织、器官联结成一个有机的整体。因此，一旦机体的某一部分功能障碍，就会影响全身的机能；反之，内脏的功能失调，也可表现为体表某一特定部位的征象。如鹤膝风，虽为膝关节局部病变，但又常伴有全身的壮热恶寒等。所以针灸治疗痹病时，必须注意整体与局部的特殊关系。

（一）局部治疗

局部治疗即针对病变局部的治疗，本法在痹病的施治过程中最为常用。如膝部病变取穴以膝部腧穴为主：鹤顶、内外膝眼、委中、阳陵泉等；竹节风取背部穴为主；肩周炎取肩周的腧穴，如肩贞、肩髃、肩髎等。

（二）整体治疗

整体治疗即根据病变发生的病因病机采取的治疗。如风邪侵袭经络之风痹，虽表现为周身的关节窜痛为主，但取穴除应用关节局部的腧穴外，还可以针对病因选用风池、风门、肝俞、膈俞等以祛风行血；寒湿腰痛除取腰部腧穴肾俞、命门、大肠俞等外，还可选用太溪、委中等以补肾温阳、散寒通经。

（三）局部与整体配合治疗

局部与整体配合治疗即临床表现结合致病原因、发病机制同时治疗。本法有利于提高疗效，如热痹之膝关节肿痛，局部可用犊鼻、梁丘、阳陵泉、膝阳关、委中、鹤顶等，以宣散局部郁热、清热通经止痛，又可选用大椎、曲池、内庭等以加强全身的清热作用。

痹病主要是感受风寒湿热等邪气而引起，临床表现又以局部为主，故临床上尤应重视局部与整体这一治疗原则。在局部取穴的基础上，针对病因，加用腧穴，以充分发挥整体的调整作用，加速疾病痊愈。

第四节　痹病的选穴原则

临证选穴属针灸处方的范畴，为针灸临床治病疗疾的重要环节，它直接影响着治疗效果的好坏，故被历代针灸学家所重视。腧穴是处方的基本内容。各个腧穴的作用、主病范围之间存在共性，根据"经脉所通，主治所及"的理论，可以概括为两个方面，即局部治疗作用和远端治疗作用。但部分腧穴由于其属性及位置、归经的差异，又存在本穴的个性，即腧穴的特殊治疗作用。如足太阳膀胱经的背部腧穴，除可以治疗所处局部及本经远隔部位的病变外，还能治疗相应内脏的疾病；又如分布于肘、膝关节以下的五输穴，既能治疗局部及本经远隔部位的病变，又各具治疗特点，如"井主心下满，荥主身热。俞主体重节痛，经主喘咳寒热，合主逆气而泄"（《难经·六十八难》）。因此，临床要做到正确、合理地配穴处方，就要掌握每个腧穴的共性和个性，遵循一定的原则。

有关腧穴的作用和主病，可参考本篇第二章经络腧穴部分。临床治疗痹病常用的选穴原则有近部取穴、远端取穴、随证取穴、结合西医学知识取穴等。

一、近部取穴

近部取穴即根据腧穴的近治作用在病变局部及其邻近部位取穴，又称"局部取穴"。如漏肩风一病可取肩关节周围的肩髃、臑俞、肩贞等；腰痛可取腰部的肾俞、腰阳关、气海俞等；小腿拘挛、转筋可取承山等。此法临床疗效确切，应用较为广泛，用穴不局限于某一经络。

此外，"以痛为腧"的选穴亦属本法范围，又称"压痛点"选穴。痹病临床尤其常用，如《素问·缪刺论》曰："凡痹往来，行无常处者，在分肉间痛而刺之。"此即本法应用的凡例。

二、远端取穴

远端取穴是基于腧穴的远治作用在病变远隔部位选取腧穴，又称"远道取穴"。本法在应用时，根据病证的异同，又可分为本经取穴和异经取穴。

（一）本经取穴

本经取穴即经脉循行部位之病变，可取该经远隔部位的腧穴来治疗。如《素问·刺腰痛论》曰："腰痛侠脊而痛至头，几几然，目䀮䀮欲僵仆，刺足太阳郄中出血。……少阳令人腰痛，如以针刺其皮中，循循然不可以俯仰，不可以顾，刺少阳成骨之端出血。成骨在膝外廉之骨独起者。"又如：腰痛连及腹股沟及大腿前外侧，胫骨前缘，向足背放射者，为"太阳阳明腰痛"，可选大肠俞、气冲、伏兔、足三里、解溪等穴。

本经选穴的一般规律是"越远越远，越近越近"，即一条经脉的病变部位和取穴之间的关系，是由中间向两头扩展，或是由两头向中间靠拢。如足太阳膀胱经：项部强痛，多选昆仑；背部疼，多选昆仑、承山；腰痛，多选委中；腰骶痛，多选殷门。

（二）异经取穴

异经取穴即根据病变部位及经络系统的互相络属关系，选取有关经脉的腧穴进行治疗。常用的有表里经取穴、同名经取穴、相关经取穴、交叉取穴等。

1. **表里经取穴** 指某经或其所属器官发生病变，可取其相表里经的腧穴进行治疗。它基于表里经之间互相联结和络属的关系。如喉痹属手太阴肺经病变引起者，治疗时可取本经少商及其表经的合谷等穴。

2. **同名经取穴** 指某经或其所属器官发生病变后，可取本经及同名经的腧穴进行治疗。它基于同名经在生理上互相贯通交会。如项背痛可取昆仑、申脉等足太阳膀胱经腧穴；又可取手太阳小肠经之后溪等腧穴治疗。

3. **相关经取穴** 即依病位及病机的异同，选用相关经腧穴进行治疗。它基于人是一个有机的整体，生理上互相协调，病理上互相影响。如肺心痛取太渊、鱼际；肝心痛取行间、太冲等；肩痹痛取曲池、阳谷、关冲等。

4. **交叉取穴** 即左右、上下交叉取穴，指肢体一侧有病，取其相对应的另一侧的腧穴进行治疗。应用时可分为按经取穴和按部位取穴。①按经取穴：主要是取其同名经的腧穴，是循经取穴的一种变法。如左侧髋痛取右侧阳陵泉，左上肢肘关节拘痛不能伸，取右下肢的阴陵泉等。②按部位取穴：指取与病变部位相对应的腧穴。如右肩髃处痛，取左肩髃穴治疗；左商丘穴处痛，取右商丘穴治疗，亦可取与阿是穴对应的部位，应用针灸治疗。

三、随证取穴

指针对某些症状或病因选择临床有特效的腧穴进行治疗。它基于某些腧穴的特殊治疗作用及医者的个人经验，故又称为"经验取穴"。如五输穴中的俞穴主体重节痛；背俞穴和腹募穴可主相应的脏腑痹；经脉循行部位之疼痛可取本经的郄穴和起止穴；因外风所致者取风池、风门；源于内风者取行间、太冲等。

四、结合西医学知识取穴

近代，随着科技进步，古老的中医理论与西医学的关系已日趋密切，在保持中医特色的基础上，根据病情，结合西医学知识，有目的地选择穴位，能够提高临床疗效。

（一）按神经节段取穴

即根据病变所处部位，在其相应神经节段的神经根部选取穴位进行针灸治疗。本疗法所用腧穴主要为夹脊穴。如上肢桡侧疼痛可取颈 5~8 夹脊穴；而上肢尺侧疼痛则选取胸 1~2 夹脊穴；腰骶部瘅痛可取胸 11~ 骶 2 夹脊穴；下肢瘅痛可取腰 2~ 骶 2 夹脊穴。

（二）按神经干的走向和分布取穴

经络虽不能与神经等同看待，但经络与神经之间确有密切联系。因此，在辨证取穴的前提下，再结合神经干刺激法，对部分疾病，尤其是神经系统疾病，如颈椎病、坐骨神经痛等确有很好的治疗效果。如对于手臂疼痛麻木者，可取颈臂点（在锁骨内 1/3 与外 2/3 交界处上 1.0 寸，胸锁乳突肌后缘）；环跳点可以治疗坐骨神经痛等。

第五节　瘅病的配穴方法

配穴方法，是在选穴原则的指导下，依不同病情的需要，选配两个以上具有协调作用的穴位以治疗疾病的方法。历代配穴方法很多，现将瘅病常用的几种配穴方法介绍如下。

一、远近配穴法

远近配穴法即局部取穴与远端取穴相结合的一种方法。在瘅病临床上极为常用。配穴的原则应根据病位、病情的异同，循经与辨证相结合，如膝瘅发热者取犊鼻、阳陵泉、大椎、曲池等，犊鼻、阳陵泉二穴属局部取穴，大椎、曲池二穴属远端取穴，又为辨证取穴。

二、上下配穴法

上下配穴法即腰部以上和腰部以下的腧穴配合运用的方法。其以交叉取穴原则为指导。如临床上肘关节拘挛疼痛，在取局部腧穴曲池、尺泽等的同时，还可配合选用下肢膝关节与之相对应的腧穴如阳陵泉、足三里、阴陵泉等协调应用；下肢的瘅痛拘急，根据病位的分经可取其本经的起止穴（位于头、足部）来治疗，如足阳明胃经下肢外侧前缘疼痛，可以取睛明和厉兑配合应用。

三、轮换交替配穴法

轮换交替配穴法即取患病局部的诸穴，上下、左右、前后轮番交替应用的配穴方法。本法瘅病最为常用。如上肢瘅痛，肩髃、曲池、合谷和肩髎、手三里、外关等两组可交替运用；下肢瘅痛，环跳、阳陵泉、悬钟和髀关、足三里、昆仑等两组可交替应用。

四、三部配穴法

三部配穴法又称"天、地、人"配穴法，即局部、邻部、远部之处腧穴配合应用的方法，本法亦为瘅病临床所常用。如周瘅之肢节窜痛酸楚者，上肢可取曲池、肩髃、肩髎、外关、合谷等；背腰部可取风门、肺俞、膈俞；下肢可取环跳、阳陵泉、绝骨、环中、风市、昆仑等。

五、一经连用和数经互用配穴法

"一经连用"即在同一经脉的上下连续取穴配合应用的方法。如上肢外侧前缘痛，依次取手阳明经的肩髃、曲池、合谷等；上肢外侧痛，依次取肩髎、天井、外关等手少阳三焦经腧穴。"数经并用"即取病变局部涉及经脉的腧穴配合应用的方法。如腕关节痛取中泉、大陵、阳溪、阳池等；髋关节痛取承扶、髀关、环跳等。

六、辨证配穴法

辨证配穴法即根据致病的原因及病机，辨证取穴配合应用的方法。如腰痛之肾阳亏损证可取肾俞、命门、志室、关元、气海、然谷等；风瘅可取曲池、阳陵泉、腰阳关、环跳、膈俞、血海等。

总之，历代各家对瘅病的形成和发展已经有了全面、深刻的认识，在施治上也积累了不少行之有效的经验。临证之时，我们要因时、因地、因人制宜，师古而不泥于古，在牢固掌握前人经验的基础上，灵活运用辨证、治疗、选穴等各种原则，合理配穴，努力提高瘅病治疗的临床效果。

第二章 经络腧穴

经络和腧穴是针灸学的重要组成部分，经络学说对于针灸临床各科具有普遍的指导意义。在痹病的施治过程中，经络系统的循行分布及病候表现是分经辨证和治疗选穴的理论依据。腧穴是针灸施术的部位，每个腧穴都具有调和气血、通行本经经气的作用，对痹病及疼痛等有显著疗效。本章将重点介绍经络、经筋、皮部的分布、病候、主治及治疗痹病的常用腧穴。

第一节 经络

经络是经脉和络脉的总称。经有"路径"的含义，是经络系统的主干，能贯通人体上下，沟通机体表里；络有"网络"的含义，是经脉别出的细小分支，纵横交错，遍布全身。经和络共同将人体脏腑组织器官联系成一个有机的整体，并行气血，营阴阳于人体各部，使其功能活动得以保持协调和相对的平衡。

经络系统是由经脉和络脉组成的。其中经脉包括十二经脉和奇经八脉，以及附属于十二经脉的十二经别、十二经筋、十二皮部。络脉有十五络、浮络、孙络等。下面择要予以介绍。

一、十二经脉、络脉

十二经脉即手三阴经、手三阳经、足三阴经、足三阳经的总称，亦称十二正经。其命名是依据脏腑、手足、阴阳而定的。它在体表的分布规律大致是：六条阳经分布于四肢的外侧和头面、躯干；六条阴经分布于四肢的内侧和胸腹。手足三阳经在四肢的排列是阳明在前，少阳在中，太阳在后。手三阴经在上肢的排列是太阴在前，厥阴在中，少阴在后。足三阴经在小腿下半部及足背，其排列是厥阴在前、太阴在中，少阴在后，至内踝上八寸处足厥阴经同足太阴经交叉后，循行在太阴与少阴之间，便成为太阴在前、厥阴在中，少阴在后。十二经脉

内属于脏腑，脏与腑有表里相合的关系，阴经与阳经有表里属络关系。互为表里的经脉在生理上密切联系，病理上相互影响，治疗时则相互为用。

（一）手太阴肺

1. 经脉循行 《灵枢·经脉》："肺，手太阴之脉，起于中焦，下络大肠，还循胃口。上膈属肺，从肺系横出腋下，下循臑内，行少阴心主之前，下肘中，循臂内上骨下廉，入寸口，上鱼，循鱼际，出大指之端；其支者，从腕后直出次指内廉，出其端。"

体表循行分布：从腋下横出→下循上臂内侧→下肘中→沿前臂内侧桡骨边缘→入寸口→沿大鱼际缘→出大指末端。

病证与主治：锁骨上窝"缺盆"内疼痛，肩背疼痛，上臂内侧前缘厥冷、麻木、疼痛等证。

2. 络脉循行 《灵枢·经脉》："手太阴之别，名曰列缺。起于腕上分间，并太阴之经，直入掌中，散于鱼际"。

病证与主治：手掌和手腕部灼热、疼痛及上臂内侧前缘疼，肩背痛，以及表里经循行部位之疼痛等证。

3. 经筋分布 《灵枢·经筋》："手太阴之筋，起于大指之上，循指上行，结于鱼后，行寸口外侧，上循臂，结肘中，上臑内廉，入腋下，出缺盆，结肩前髃，上结缺盆，下结胸里，散贯贲，合贲下，抵季胁。"

病证与主治：本经筋分布处之拘急掣痛，胁肋拘急等。

（二）手阳明大肠

1. 经脉循行 《灵枢·经脉》："大肠，手阳明之脉，起于大指次指之端，循指上廉出合谷两骨间，上入两筋之中，循臂上廉，入肘外廉，上臑外前廉，上肩，出髃骨之前廉，上出于柱骨之会上，下入缺盆，络肺，下膈，属大肠；其支者，从缺盆

上颈，贯颊，入下齿中；还出挟口，交人中，左之右，右之左，上挟鼻孔。"

体表循行分布：起于食指末端，沿食指桡侧缘→出第一、二掌骨间，进入两筋之间→沿前臂桡侧→入肘外侧，经上臂外侧前缘→上肩、出肩峰前→向上交会颈部→下入缺盆。

病证与主治：肩前、上臂部痛，次指桡侧痛，拘挛不伸等。

2.络脉循行 《灵枢·经脉》："手阳明之别，名曰偏历。去腕三寸，别走太阴，其别者，上循臂，乘肩髃，上曲颊偏齿；其别者，入耳合于宗脉。"

病证与主治：本经及其表里经循行部位之疼痛、肩背颈痛、转侧不利、颊车风等。

3.经筋分布 《灵枢·经筋》："手阳明之筋，起于大指次指之端，结于腕，上循臂，上结于肘外，上臑，结于髃；其支者，绕肩胛，挟脊；直者，从肩髃上颈；其支者，上颊，结于顺；直者，上出手太阳之前，上左角，络头，下右颔"。

病证与主治：所过之处拘急疼痛，挛缩伸屈困难，肩关节活动受限，颈项不能左右顾。

（三）足阳明胃

1.经脉循行 《灵枢·经脉》："胃，足阳明之脉：起于鼻之交頞中，旁约太阳之脉，下循鼻外，入上齿中，还出挟口，环唇，下交承浆，却循颐后下廉，出大迎，循颊车，上耳前，过客主人，循发际，至额颅；其支者，从大迎前，下人迎，循喉咙，入缺盆，下膈，属胃，络脾；其直者，从缺盆下乳内廉，下挟脐，入气街中；其支者，起于胃口，下循腹里，下至气街中而合。以下髀关，抵伏兔，下膝髌中，下循经外廉，下足跗，入中指内间；其支者，下廉三寸而别，下入中指外间；其支者，另跗上，入大指间，出其端。"

体表循行分布：从鼻旁起始，在鼻根交会→旁会足太阳经→沿鼻外侧入齿中→环绕口交会于颏唇沟→交会大迎至下额角，再上行循下关，经颧弓→至额颅中部。

面部支脉：从大迎前下颈→沿喉咙至缺盆→经乳中，向下夹脐两旁至气街→下经髋关节前，至股四头肌隆起处→下行膝髌中，沿胫骨外侧，循足背入中指内侧趾缝→出次趾末端。（胫部之脉、足跗部支脉从略）

病证与主治：颊车风，膝关节肿痛，胸及髋关节、大腿前、小腿外侧、足背、足中指等本经循行部位拘挛疼痛及功能障碍。

2.络脉循行 《灵枢·经脉》："足阳明之别，名曰丰隆。去踝八寸，别走太阴；其别者，循胫骨外廉，上络头项，合诸经之气，下络喉溢。"

病证与主治：足胫部疼痛拘挛，屈伸困难，本经及其表里经循行部位之疼痛等证。

3.经筋分布 《灵枢·经筋》："足阳明之筋，起于中三指，结于跗上，邪外加于辅骨，上结于膝外廉，直上结于髀枢，上循胁，属脊。其直者，上循骭，结于膝；其支者，结于外辅骨，合少阳。其直者，上循伏兔，上结于髀，聚于阴器，上腹而布，至缺盆而结，上颈，上挟口，和于顺，下结于鼻，上合于太阳。太阳为目上纲，阳明为目下纲。其支者，从颊结于耳前。"

病证与主治：足、趾、胫、股、髀部拘急疼痛及功能障碍。

（四）足太阴脾

1.经脉循行 《灵枢·经脉》："脾，足太阴之脉，起于大指之端，循指内侧白肉际，过核骨后，上内踝前廉，上端内，循胫骨后，交出厥阴之前，上膝股内前廉，入腹，属脾，络胃，上膈，挟咽，连舌本，散舌下；其支者，复从胃，别上膈，注心中（脾之大络，名曰大包，出渊腋下三寸，布胸胁）。"

体表循行分布：从大趾末端起始，沿趾内侧赤白肉际→经核骨小头后→过内踝前，上小腿内侧，沿胫骨后→交于足厥阴之前→经膝股内侧前缘→入于腹。

病证与主治：心痛、胸痹，四肢肌肉酸重，拘急疼痛，及本经循行部位（大腿、膝、小腿内侧前缘）拘急、肿痛、足大趾不用等。

2.络脉循行 《灵枢·经脉》："足太阴之别，名曰公孙。去本节后一寸，别走阳明；其别者入络肠胃。"

病证与主治：本经及其表里经循行部位拘挛肿痛及运动感觉障碍等。

3.经筋分布 《灵枢·经筋》："足太阴之筋，起于大指之端内侧，上结于内踝；其直者，结于膝内辅骨，上循阴股结于髀，聚于阴器。上腹，结于脐，循腹里，结于肋，散于胸中；其内者着于脊。"

病证与主治：足大趾拘挛，屈伸不能，内踝肿痛，转筋，膝内辅骨痛，股内侧牵引髀部作痛，胁肋痛，胸膺及脊内疼痛。

（五）手少阴心

1. 经脉循行 《灵枢·经脉》："心，手少阴之脉，起于心中，出属心系，下膈，络小肠；其支者，从心系，上挟咽，系目系；其直者，复从心系，却上肺，下出腋下，下循臑内后廉，行太阴、心主之后，下肘内，循臂内后廉，抵掌后锐骨之端，入掌内后廉，循小指之内，出其端。"

体表循行分布：从腋下而出→沿上臂内侧后缘→下向肘内，沿前臂内侧后缘→到掌后腕豆骨部进入掌内后边→沿小指的桡侧出于末端。

病证与主治：喉痹，胸肋痛，上臂、前臂内侧后缘肿痛、厥冷、麻木，肩、肘、腕疼痛，屈伸不便，手掌心热痛等。

2. 络脉循行 《灵枢·经脉》："手少阴之别，名曰通里。去腕一寸，别而上行，循经入于心中，系舌本，属目系。取之去腕后一寸。别走太阳也。"

病证与主治：胸膈胀满，支撑作痛，其表里经及本经循行部位拘挛肿痛。

3. 经筋分布 《灵枢·经筋》："手少阴之筋，起于小指之内侧，结于锐骨，上结肘内廉，上入腋，交太阴，伏乳里，结于胸中，循贲下系于脐。"

病证与主治：胸内拘急疼痛，肘部牵引、拘急、屈伸不利，本经筋分布部位支撑不适，掣引转筋和疼痛等。

（六）手太阳小肠

1. 经脉循行 《灵枢·经脉》："小肠，手太阳之脉，起于小指之端，循手外侧上腕，出踝中，直上循臂骨下廉，出肘内侧两骨之间，上循臑外后廉，出肩解，绕肩胛，交肩上，入缺盆，络心，循咽下膈，抵胃，属小肠；其支者，从缺盆循颈，上颊，至目锐眦，却入耳中；其支者，别颊上䪼，抵鼻，至目内眦（斜络于颧）。"

体表循行分布：起于小指外侧末端→沿手掌尺侧，上腕→过尺骨小头→沿尺骨下边，出肘内两骨之间→上循臂外后侧，出肩关节部→绕肩胛，交会肩上→入缺盆。（头面部支脉从略）

病证与主治：咽喉、颈部、肩胛、肩部、上肢牵引、拘急、肿痛及功能障碍。

2. 络脉循行 《灵枢·经脉》："手太阳之别，名曰支正。上腕五寸，内注少阴；其别者，上走肘，络肩髃。"

病证与主治：心痹胸痛，肘、肩关节疼痛，拘挛、屈伸不利及其表里经循行部位疼痛等。

3. 经筋分布 《灵枢·经筋》："手太阳之筋，起于小指之上，结于腕，上循臂内廉，结于肘内锐骨之后，弹之应小指之上，入结于腋下。其支者，后走腋后廉，上绕肩胛，循颈，出足太阳之筋前，结于耳后完骨。其支者入耳中。直者出耳上，下结于颌，上属目外眦。其支者，上曲牙，循耳前，属目外眦，上额结于角。"

病证与主治：手小指屈伸不利，肘内锐骨后缘疼痛，臂内侧至腋下及腋后侧肩胛部作痛、牵引拘急，项筋拘急不可左右顾等。

（七）足太阳膀胱

1. 经脉循行 《灵枢·经脉》："膀胱，足太阳之脉，起于目内眦，上额，交巅；其支者，从巅至耳上角；其直者，从巅入络脑，还出别下项，循肩膊内，挟脊抵腰中，入循膂，络肾，属膀胱；其支者，从腰中，下挟脊，贯臀，入腘中；其支者，从膊内左右别下贯胛，挟脊内，过髀枢，循髀外后廉下合腘中，以下贯踹内，出外踝之后，循京骨至小指外侧。"

体表循行分布：（头面部从略）从脑还出下项，后分开下行→一支沿肩胛内侧，夹脊旁，抵于腰部→通过臀部→进入腘窝，另一支通过肩胛，沿背腰下行→经过髋关节部→沿大腿外侧后缘下至腘窝，与前支相合→复经腓肠肌部，出外踝后→沿第五跖骨粗隆→至小趾外侧。

病证与主治：项部牵引作痛，背腰、骶尾、股关节、膝关节、踝关节、足小趾肿痛、拘急，屈伸不利及功能障碍等。

2. 络脉循行 《灵枢·经脉》："足太阳之别，名曰飞阳，去踝七寸，别走少阴。"

病证与主治：本经及其表里经循行部位之疼痛等。

3. 经筋分布 《灵枢·经筋》："足太阳之筋，起于足小指，上结于踝，邪（斜）上结于膝，其下循足外踝，结于踵，上循跟，结于腘；其别者，结于踹外，上腘中内廉，与腘中并，上结于臀，上挟脊上项。其支者别入结于舌本。其直者，结于枕骨，上头下颜，结于鼻。其支者，为目上纲，下结于頄。其支者，从腋后外廉，结于肩髃。其支者，入腋下，上出缺盆，上结于完骨。其支者，出缺盆，邪（斜）上出于頄。"

病证与主治：足小指支撑不适，足跟部掣引作痛，腘窝部凝结挛急、不得屈伸，背脊反张，项筋拘急，肩臂不举，腋部挛急支撑不适，缺盆引痛，功能受限等。

（八）足少阴肾

1. 经脉循行 《灵枢·经脉》："肾，足少阴之脉，起于小指之下，邪走足心，出于然谷之下，循内踝之后，别入跟中，以上踹内，出腘内廉，上股内后廉，贯脊属肾，络膀胱；其直者，从肾上贯肝、膈，入肺中，循喉咙，挟舌本；其支者，从肺出，络心，注胸中。"

体表循行分布：起于足小趾下→斜向脚心→出于舟骨隆下，经内踝后（分支进入脚跟中）上抵小腿内→出腘窝内侧→沿大腿内后侧→通过脊柱入属于肾。

病证与主治：咽喉肿痛，心痛胸痹，脊柱及下肢内后侧牵引拘挛、肿痛、屈伸困难，足心发热作痛等。

2. 络脉循行 《灵枢·经脉》："足少阴之别，名曰大钟。当踝后绕跟，别走太阳；其别者，并经上走于心包下，外贯腰脊。"

病证与主治：胸痹，腰痛，本经及其表里经循行部位作痛等。

3. 经筋分布 《灵枢·经筋》："足少阴之筋，起于小指之下，入足心，并太阴之经，邪（斜）走向踝之下，结于钟，与足太阳之筋合，而上结于内辅骨之下，并太阴之经而上，循阴股，结于阴器，循膂内挟脊，上至项，结于枕骨，与足太阳之筋合。"

病证与主治：本经经筋分布部位之转筋拘挛、酸重疼痛等。

（九）手厥阴心包

1. 经脉循行 《灵枢·经脉》："心主，手厥阴心包络之脉，起于胸中，出属心包络，下膈，历络三焦；其支者，循胸出胁，下腋三寸，上抵腋下，循臑内，行太阴、少阴之间，入肘中，下臂，行两筋之间，入掌中，循中指，出其端；其支者，别掌中，循小指次指出其端。"

体表循行分布：从胸出于胁部，当腋下三寸处→向上到腋下→循上臂内侧→入肘中→下行前臂两筋之间→入掌中→沿中指桡侧出于末端。

病证与主治：脉痹，心痛胸痹，胁痛，前臂和肘掣强拘急，腋窝部肿胀疼痛，掌心热，中指桡侧疼痛等。

2. 络脉循行 《灵枢·经脉》："手心主之别，名曰内关。去腕二寸，出于两筋之间，别走少阳，循经以上系于心包，络心系。"

病证与主治：心痛，本经及其表里循行部位疼痛，拘引及功能障碍等。

3. 经筋分布 《灵枢·经筋》："手心主之筋，起于中指，与太阴之筋并行，结于肘内廉，上臂阴，结腋下，下散前后挟胁；其支者，入腋，散胸中，结于贲。"

病证与主治：本经筋分布部位之支撑不适、掣引、转筋、肿痛及胸痛等。

（十）手少阳三焦

1. 经脉循行 《灵枢·经脉》："三焦，手少阳之脉，起于小指次指之端，上出两指之间，循手表腕，出臂外两骨之间，上贯肘，循臑外上肩，而交出足少阳之后，入缺盆，布膻中，散络心包，下膈，遍属三焦；其支者，从膻中，上出缺盆，上项，系耳后，直上出耳上角，以屈下颊至𫐄；其支者，从耳后入耳中，出走耳前，过客主人前，交颊，至目锐眦。"

体表循行分布：起于无名指末端→上行第四、五掌骨之间→沿手背出于前臂伸侧两骨之间→过肘尖，沿上臂外侧→向上通过肩部，交出足少阳经后面→入缺盆。（头面部支脉从略）。

病证与主治：咽喉肿痛，肩部、上臂、肘腕、前臂外侧掣引、拘挛、肿痛及功能障碍，小指次指运用困难等。

2. 络脉循行 《灵枢·经脉》："手少阳之别，名曰外关。去腕二寸，外绕臂，注胸中，合心包。"

病证与主治：肘关节拘挛疼痛、屈伸不便，本经及其表里经循行部位肿痛及功能障碍等。

3. 经筋分布 《灵枢·经筋》："手少阳之筋，起于小指次指之端，结于腕；上循臂，结于肘；上绕臑外廉，上肩走颈，合手太阳。其支者，当曲颊入系舌本；其支者上曲牙，循耳前，属目外眦，上乘颔，结于角。"

病证与主治：本经筋分布部位支撑不适、掣引拘挛、转筋、疼痛等。

（十一）足少阳胆

1.经脉循行《灵枢·经脉》："胆，足少阳之脉，起于目锐眦，上抵头角，下耳后，循颈，行手少阳之前，至肩上，却交出手少阳之后，入缺盆；其支者，从耳后入耳中，出走耳前，至目锐眦后；其支者，别目锐眦，下大迎，合于手少阳，抵于䪼，下加颊车，下颈，合缺盆，以下胸中，贯膈，络肝，属胆，循胁里，出气街，绕毛际，横入髀厌中；其直者，从缺盆下腋，循胸，过季胁，下合髀厌中；以下循髀阳，出膝外廉，下外辅骨之前，直下抵绝骨之端，下出外踝之前，循足跗上，入小指次指之间；其支者，别跗上，入大指之间，循大指岐骨内，出其端，还贯爪甲，出三毛。"

体表循行分布：起于外眼角→上行至额角，下耳后→沿颈旁，行手少阳三焦经之前→至肩交出手少阳之后→沿胸侧，过季胁→下至髋关节部；其支脉从眼角分出，下大迎→合手少阳三焦经至眼下→下盖颊车，沿颈入缺盆……→处于气街，绕阴毛→横行与主干会合于髋关节部→由此向下，循大腿外侧→出膝外廉→经腓骨小头前，下行→过外踝前→沿足背进入第四趾外侧。

病证与主治：颊车风，颈、缺盆中肿痛，腋下肿，胸部、胁肋、大腿、膝部外侧至小腿腓骨下段、外踝前及各骨节部疼痛、拘挛引急及功能障碍，无名指运用不便等。

2.脉络循行 《灵枢·经脉》："足少阳之别，名曰光明。去踝五寸，别走厥阴，下络足跗。"

病证与主治：足部厥冷，下肢痹痛，本经及其表里经循行部位之疼痛等。

3.经筋分布 《灵枢·经筋》："足少阳之筋，起于小指（趾）次指（趾），上结外踝，上循胫外廉，结于膝外廉。其支者别起外辅骨，上走髀，前者结于伏兔之上，后者结于尻。其直者上乘季胁，上走腋前廉，系于膺乳，结于缺盆。直者上出腋，贯缺盆，出太阳之前，循耳后，上额角，交巅上，下走颔，上结于䪼。支者结于目外眦，为外维。"

病证与主治：足第四趾支撑不适、掣引转筋，并连及膝外侧转筋，膝部不能随意屈伸，腘部经筋拘急，牵及髀部、尻部或胁下、缺盆、胸侧、颈部等。

（十二）足厥阴肝

1.经脉循行《灵枢·经脉》："肝，足厥阴之脉，起于大指丛毛之际，上循足跗上廉，去内踝一寸，上踝八寸，交出太阴之后，上腘内廉，循股阴，入毛中，环阴器，抵小腹，挟胃，属肝，络胆，上贯膈，布胁肋，循喉咙之后，上入颃颡，连目系，上出额，与督脉会于巅；其支者，从目系下颊里，环唇内；其支者，复从肝别贯膈，上注肺。"

体表循环分布：起于足大趾趾背毫毛部→沿足背内侧，过内踝前，上行小腿内侧→离内踝八寸处交出足太阴脾经之后→上膝腘内廉→沿大腿内侧，入阴毛中→……行于胁肋部。

病证与主治：腰痛不得俯仰，胁肋疼，及本经循行部位之痹痛。

2.络脉循行《灵枢·经脉》："足厥阴之别，名曰蠡沟。去内踝5寸，别走少阳；其别者，循颈上睾，结于茎。"

病证与主治：本经及其表里经循行部位痹痛。

3.经筋分布《灵枢·经筋》："足厥阴之筋，起于大指（趾）之上，上结于内踝之前，上循胫，结内辅骨之下，上循阴股，结于阴器，络诸筋。"

病证与主治：足大趾支撑不适，内踝前缘及内辅骨疼痛，大腿内侧疼痛、转筋等。

（十三）十二经别

十二经别是十二正经离、入、出、合的别行部分，分布于胸腹和头部。离，指十二经别多从四肢肘膝上下正经离别；入，即再深入胸腹；出，指均在头项部浅出体表；合，指与其表里的阳经相会合。其作用是加强并沟通脏腑及表里经之间的联系，使十二经脉对人体各部分的联系更趋周密，扩大了经穴的主治范围。

（十四）十二皮部

十二皮部是十二正经功能活动反应于体表的部位，也是络脉之气散布之所在，其分布区域与十二正经体表分布相对应，即沿十二正经的体表循行而分布。十二皮部在临床诊断、治疗疾病中具有重要作用。如：皮肤针、刺络、穴位贴敷等疗法皆是以十二皮部的分布为依据的。

二、奇经八脉

奇经八脉即督脉、任脉、冲脉、带脉、阴跷脉、阳跷脉、阴维脉、阳维脉的总称。它不属于脏腑，又无表里配合关系，别道奇行而区别于十二正经，故名。

奇经八脉的循行虽各有自己的规律，但交错地分布于十二正经之间无规律性。八脉之中唯督脉、任脉二脉各有其所属经穴，故常与十二正经相提并论，合称为"十四经"；而冲脉、带脉、阴跷脉、阳跷脉、阴维脉、阳维脉六脉之经穴寄附于十四经穴中。奇经八脉具有蓄积、渗灌、调节十二经气血及协调阴阳之平衡的作用。

（一）督脉

经脉循行：《难经·二十八经》："督脉者，起于下极之俞，并于脊里，上至风府，入属于脑。"《针灸甲乙经》补充："……上巅循额，至鼻柱。"

体表循行分布：起于小腹内，从会阴而出→向后行于脊柱的内部→上达项后风府→上巅循前额→沿鼻柱至龈交。

病证与主治：项部拘急疼痛，不得转侧，腰脊强痛，肩背引痛及下肢痹痛，竹节风，手足拘挛等。

（二）任脉

经脉循行：《难经·二十八难》："任脉者，起于中极之下，以上毛际，循腹里，上关元，至咽喉。"《针灸甲乙经》补充："上颐、循面、入目"。

体表循行分布：起于小腹内，下出于会阴部→向上行于阴毛部→沿腹内，过关元等穴→抵咽喉部→上行环绕口唇→过面入目眶下。

病证与主治：咽喉肿痛、胸痹心痛、腰痛等。

（三）冲脉

经脉循行：起于小腹内，下出于会阴部→上行于脊柱之内。其外行者，交于气冲穴，又与足少阴经相并而行，沿腹两侧→上达咽喉，环绕口唇。

病证与主治：腰痛、胸痛。

（四）带脉

经脉循行：起于季肋部下面→斜向下行至带脉、五枢、维道等穴→横行绕身一周。

病证与主治：腰脊痛。

（五）阴、阳跷脉

经脉循行：阴跷脉：起于足舟骨后方→行内踝上面→沿大腿内侧，过阴部→上沿胸部内侧→进入锁骨上窝→经人迎前，过颧部→至目内眦。阳跷脉：起于足跟外侧→经外踝上行腓骨后缘→沿膝股外侧和胁后上肩→过颈部上挟口角→入目内眦，会合于阴跷脉→再沿足太阳经上额→与足少阳经合于风池。

病证与主治：下肢痹痛、引急拘挛及功能障碍等。

（六）阴、阳维脉

经脉循行：阴维脉：起于小腿内侧→沿大腿内侧上行至腹部→与足太阴经相合，过胸部→与任脉会于颈部。阳维脉：起于足跟外侧→上过外踝→沿足少阳上行髋关节部→经胁肋后侧→从腋后上肩→至前额→再至项后，合于督脉。

病证与主治：胸胁痛，心痹，腰痛及下肢本经循行部位之痹痛。

第二节　腧穴

一、头项部

颊车　出《灵枢·经脉》。别名：曲牙，鬼床，机关，齿牙。属足阳明胃经。位于下颌角前上方一横指凹陷中，咀嚼时咬肌隆起处。主治颈项强痛，不得回顾，牙车痛不可嚼物，颌颊肿。直刺 0.3~0.5 寸，或向地仓方向斜刺 0.5~1 寸；可灸。

文献选摘：《针灸甲乙经》："口急，颊车痛不可以嚼，颊车主之。"《针灸大成》："颊车主………颈项强不得回顾。"

气舍　出《针灸甲乙经》。属足阳明胃经。位于锁骨内侧端之上缘，当胸锁乳突肌的胸骨头与锁骨头之间。主治肩肿，颈强痛不得回顾。直刺 0.3~0.5 寸；可灸。

文献选摘：《针灸甲乙经》："肩肿不得顾，气舍主之。"

缺盆　出《素问·气府论》。别名：天盖。属足阳明胃经。位于锁骨上窝中央，前正中线旁开 4 寸。主治缺盆中痛，肩痛引项，上肢不遂或挛急，腰痛不可俯仰。直刺或斜刺 0.3~0.5 寸；可灸。

文献选摘：《针灸甲乙经》："肩痛引项……臂不举，缺盆中痛，汗不出，喉痹……缺盆主之。"

天窗　出《素问·气穴论》。别名：窗笼，天笼。属手太阳小肠经。位于喉结旁开 3.5 寸，胸锁乳突肌的后缘，当扶突穴后 0.5 寸处。主治颈项强痛。直刺 0.3~0.5 寸；可灸。

文献选摘：《备急千金要方》：天窗，疗"颈痛"。《外台秘要》：天窗，疗"肩痛引项，汗出"。《针灸大成》：天窗，疗"颈痛，肩痛引项不回顾……喉中痛"。

天容 出《灵枢·本输》。别名：大容。属手太阳小肠经。位于下颌角后下方，当胸锁乳突肌前缘处。主治颈项部疼痛，肩痛不举。直刺 0.5~1 寸；可灸。

文献选摘：《针灸甲乙经》："肩痛不可举，天容及秉风主之。"

听宫 出《灵枢·刺节真邪》。别名：多所闻。属手太阳小肠经。位于耳屏正中前缘凹陷处。主治心腹满痛，臂痛，腿痛，下颌部疼痛。微张口，直刺 0.5~1 寸；可灸。

文献选摘：《针灸资生经》："听宫，治臂痛。"

攒竹 出《针灸甲乙经》。别名：员在，始元，夜光，明光，眉本，眉头，天光。属足太阳膀胱经。位于眉毛内侧端，眶上切迹处。主治颈强。平刺或向上斜刺 0.3~0.5 寸；禁灸。

文献选摘《针灸甲乙经》：攒竹，疗"项椎不可左右顾"。《备急千金要方》：攒竹，疗"项强急痛不可顾"。

曲差 出《针灸甲乙经》。别名：鼻冲。属足太阳膀胱经。位于神庭旁开 1.5 寸，入发际 0.5 寸处。主治头项痛。平刺 0.3~0.5 寸；可灸。

文献选摘：《针灸资生经》：曲差，疗"心烦满，汗不出，头项痛"。

通天 出《针灸甲乙经》。别名：天臼。属足太阳膀胱经。位于承光穴后 1.5 寸，承光与络却之间。主治颈项转侧难。平刺 0.3~0.5 寸；可灸。

文献选摘：《针灸资生经》："通天，治颈项转侧难；通天，疗颈痛重。"

天牖 出《灵枢·本输》。属手少阳三焦经。位于乳突后下方，胸锁乳突肌后缘近发际处。主治肩背、臂及臑疼痛，项强不能回顾。直刺 0.5~1 寸；可灸。

文献选摘：《针灸甲乙经》："肩背痛……喉痹，天牖主之。"《备急千金要方》："天牖，疗颈项肿不可俯仰。"《天平圣惠方》："天牖，疗项强不得回顾。"《针灸资生经》："项强不得回顾，天牖，后溪。"《针灸大成》："腰背掣痛难转，天牖、风池、合谷、昆仑。"

角孙 出《灵枢·寒热病》。属手少阳三焦经。位于耳尖直上发际处。主治颈项强痛。平刺 0.3~0.5 寸；可灸。

文献选摘：《备急千金要方》：角孙，疗"颈肿痛不可顾"。《针灸聚英》：角孙，疗"头项强"。

颔厌 出《针灸甲乙经》。属足少阳胆经。位于鬓发中，当头维与曲鬓连线的上 1/4 与下 3/4 的交点处。主治颈项痛，手腕痛，历节风。向后平刺 0.3~0.5 寸；可灸。

文献选摘：《针灸大成》手卷：颔厌，疗"手腕痛……颈痛，历节风汗出"。

曲鬓 出《针灸甲乙经》。别名：曲发。属足少阳胆经。位于耳前鬓发后缘直上，平角孙穴处。主治项强不得顾。向后平刺 0.5~0.8 寸；可灸。

文献选摘：《针灸甲乙经》："颈颔楂满……曲鬓主之。"《针灸资生经》："曲鬓，疗颈项强不得顾。"

浮白 出《素问·气穴论》。属足少阳胆经。位于耳根上缘向后入发际横量一寸。主治颈项强痛，臂痛不举，足痿不行。平刺 0.5~0.8 寸；可灸。

文献选摘：《针灸资生经》："浮白，疗颈项痈肿……肩不举。"

本神 出《针灸甲乙经》。属足少阳胆经。位于前发际上 0.5 寸，神庭（督脉）旁开 3 寸处。主治颈项强痛。平刺 0.5~0.8 寸；可灸。

文献选摘：《针灸甲乙经》："颈项强急……本神主之。"《针灸资生经》："本神，治颈项强痛。"

脑空 出《针灸甲乙经》。别名：颞颥。属足少阳胆经。位于风池穴直上，与脑户（督脉）相平处。主治颈项强痛，肩颈部痉挛。平刺 0.5~0.8 寸；可灸。

文献选摘：《太平圣惠方》：脑空，疗"身寒热引项强急"。《铜人腧穴针灸图经》：脑空，疗"体热颈项强，不得回顾"。

风池 出《灵枢·热病》。属足少阳胆经。位于项后，胸锁乳突肌与斜方肌之间凹陷中，平风府穴（后发际正中直上 1 寸）处。主治颈项强痛，腰背痛，脊膂强痛，肩周疼痛。向鼻尖斜刺 0.8~1.2 寸，或平刺透风府穴；可灸。

文献选摘：《针灸甲乙经》："颈痛，项不得顾……喉痹，伛偻，引项筋挛不收，风池主之。"《针灸资生经》："风池治……颈项痛不得顾。"

肩井 出《针灸甲乙经》。属足少阳胆经。位于大椎与肩峰连线的中点。主治颈项强痛，不得回顾，肩背痹痛，手臂不举，髀痛。直刺 0.5~0.8 寸，深部正当肺尖，慎不可深刺；可灸。

文献选摘：《针灸甲乙经》："肩背痹痛，臂不举，寒热凄索，肩井主之。"《标幽赋》："肩井、曲池，甄权刺臂痛而复射。"《通玄指要赋》："肩井除两臂难任。"《扁鹊神应针灸玉龙经》："风湿相搏，脊臂连腰强痛……补肩井；两股疼痛肩井良；急疼两臂气攻胸，肩井分明穴可攻，此穴原来真气聚，补多泻少应其中。"《玉龙赋》："肩井除臂痛如拿。"

廉泉 出《灵枢·刺节真邪》。别名：本池，舌本，舌下。属任脉。位于前正中线，喉结上方，舌骨下缘凹陷处。主治：胸痛，喉痹。直刺 0.5~0.8 寸，不留针；可灸。

文献选摘：《针灸资生经》："胸痛，廉泉、中府。"

承浆 出《针灸甲乙经》。别名：天池，鬼市，垂浆，悬浆。属任脉。位于颌下正中线，下唇缘下方凹陷处。主治头项强急。斜刺 0.3~0.5 寸；可灸。

文献选摘：《扁鹊神应针灸玉龙经》："头痛项强……承浆、风府。"《胜玉歌》："头项强急承浆保。"

哑门 出《素问·气穴论》。别名：舌横，舌厌，暗门，痖门。属督脉。位于后发际正中直上 0.5 寸处。主治颈项强急，脊强反折。伏案正坐位，使头微前倾，项肌放松，向下颌方向缓慢刺入 0.5~1 寸；可灸。

文献选摘：《针灸甲乙经》："项强刺暗门。"《针灸资生经》："暗门，疗项强不得顾。"《针经摘英集》："治脊强反折，刺督脉痖门一穴，应时立愈。"《中国针灸治疗学》："脊强浑身痛，哑门针之。"

风府 出《素问·骨空论》。别名：舌本，鬼枕，鬼穴，曹溪，惺惺。属督脉。位于后发际正中直上 1 寸处。主治颈项强痛，颈椎病，腰背风湿痛。刺法同哑门；可灸。

文献选摘：《针灸甲乙经》："足不仁，刺风府。"《普济本事方》："曹溪穴即风府穴是也……治头痛颈项急，不得回顾。"《针灸资生经》："风府，疗头项急不可倾侧。"《肘后歌》："腿脚有疾风府寻。"《传悟灵济录》："胸背痛，风府。"

强间 出《针灸甲乙经》。别名：大羽。属督脉。位于头部中线，当风府穴直上 3 寸处。主治颈项强痛，左右不得回顾。平刺 0.5~0.8 寸；可灸。

文献选摘：《针灸甲乙经》："戾项强，强间主之。"《铜人腧穴针灸图经》："强间治……颈项强，左右不得回顾。"

后顶 出《针灸甲乙经》。别名：交冲。属督脉。位于头部中线，当后发际上 5.5 寸处。主治项强。平刺 0.5~0.8 寸；可灸。

文献选摘：《针灸甲乙经》："颈项痛，后顶主之。"《针灸资生经》："颈项痛……后顶、外丘。"《针灸大成》："后顶主头项强急。"

水沟 出《肘后备急方》。别名：人中，鬼客厅，鬼宫，鬼市，鬼厅。属督脉。位于人中沟的上、中 1/3 交点处。主治脊臂强痛，腰痛，腰曲不能伸。向上斜刺 0.3~0.5 寸，或用指甲掐；禁灸。

文献选摘：《通玄指要赋》："人中除脊臂之强痛。"《玉龙歌》："强痛背脊泻人中，挫闪腰酸亦可攻。"《丹溪心法》："腰痛，腰曲不能伸者，针人中。"《医学入门》："脊臂痛者，针人中尤妙。"《针灸逢源》："凡腰痛不能立者，须刺人中。"《针灸便用》："气滞腰痛针人中、委中。"《中国针灸治疗学》："脊臂强痛，人中针之。"

龈交 出《素问·气府论》。属督脉。位于上唇系带之上唇端处，主治心痛，项强。向上斜刺 0.2~0.3 寸；可灸。

文献选摘：《备急千金要方》："龈交、天冲、陶道、外丘、通谷、玉枕主项如拔，不可左右顾。"《铜人腧穴针灸图经》："颈项急不得回顾。"《针灸资生经》："颈项急不得顾，龈交、风府。"

二、胸腹部

中府 出《脉经》。别名：膺中俞，膺俞，府中俞，肺募。属手太阴肺经。位于胸骨中线旁开 6 寸，平第一肋间隙。主治胸痛，腹中与腰相引痛，肩背痛。向外斜刺 0.5~1 寸；可灸。

文献选摘：《针灸甲乙经》："胸中痛，肩背风，喉痹，皮肤骨痛，中府主之。"《备急千金要方》："邪在肺，则皮痛，发寒热上气，气喘汗出，咳动肩背，取之膺中外俞，背第三椎之旁，以手痛按之，快然乃刺之。"《铜人腧穴针灸图经》："咳唾浊涕，肩背痛，风汗出，中府主之；中府主胸中痛，喉痛。"《针灸资生经》："中府治肩背痛。"

气户 出《针灸甲乙经》。属足阳明胃经。位于锁骨下缘，前正中线旁开 4 寸。主治肩肿不得回顾，胸背痛。斜刺或直刺 0.3~0.5 寸；可灸。

文献选摘：《针灸资生经》："气户治胸背急。"

屋翳 出《针灸甲乙经》。属足阳明胃经。位于锁骨中线上，第二肋间隙处。主治皮肤疼不可近衣，身肿。直刺 0.2~0.3 寸；可灸。

文献选摘：《备急千金要方》："屋翳主身肿，

皮肤不近衣。"《针灸甲乙经》：屋翳，疗"身肿，皮肤不可近衣，淫泺苛获，久则不仁。"

乳根　出《针灸甲乙经》。别名：薜息。属足阳明胃经。位于乳头之下，第五肋间隙。主治肩肿痛，心痛。斜刺 0.5~0.8 寸；可灸。

文献选摘：《备急千金要方》："乳根主心胸下满痛。"《针灸资生经》："乳根治臂肿。"

天枢　出《灵枢·骨度》。别名：长溪，谷门，循际，长谷，大肠募，循元，天根。属足阳明胃经。位于脐旁 2 寸处。主治腰痛。直刺 0.8~1.2 寸；可灸。

文献选摘：《千金翼方》：天枢，"主体重，四肢不举。"

大巨　出《针灸甲乙经》。别名：腋门，液门。属足阳明胃经。位于天枢下 2 寸，石门穴旁开 2 寸处。主治四肢不用。直刺 0.8~1.2 寸；可灸。

文献选摘：《针灸甲乙经》：大巨，主"偏枯，四肢不用"。《备急千金要方》：大巨，主"四肢不用"。《针灸大成》：大巨，主"偏枯，四肢不收"。

府舍　出《针灸甲乙经》。属足太阴脾经。位于冲门上 0.7 寸，任脉旁开 4 寸处。主治髀急疼引胁。直刺 0.5~0.8 寸；可灸。

文献选摘：《针灸甲乙经》："髀中急痛，府舍主之。"《针灸大成》：府舍，"主疝瘕，痹中急疼，循胁上下抢心"。

天溪　出《针灸甲乙经》。属足太阴脾经。位于食窦向上一肋，任脉旁开 6 寸，第四肋间隙中。主治胸部胀满疼痛。平刺或斜刺 0.5~0.8 寸；可灸。

文献选摘：《外台秘要》：天溪，"主胸中满痛"。《循经考穴编》：天溪，疗"膺胁疼痛上气"。

胸乡　出《针灸甲乙经》。属足太阴脾经。位于天溪穴上一肋，任脉旁开 6 寸，当第三肋间隙中。主治胸引背痛不得卧，转侧难。斜刺 0.5~0.8 寸；可灸。

文献选摘：《针灸甲乙经》："胸胁支满，却引背痛，卧不得转侧，胸乡主之。"

大包　出《灵枢·经脉》。属足太阴脾经。位于腋中线上，腋下 6 寸，当第六肋间隙中。主治全身疼痛，四肢无力。斜刺 0.5~0.8 寸；可灸。

文献选摘：《针灸甲乙经》："大气不得息，息即胸胁中痛，实则一身尽痛，虚则百节尽纵，大包主之。"

腹痛谷　出《针灸甲乙经》。属足少阴肾经。

位于肓俞上 5 寸，上脘（任脉）旁开 0.5 寸处。主治心痛，项似拔不能回顾。直刺或斜刺 0.5~0.8 寸；可灸。

文献选摘：《备急千金要方》："通谷，主心痛。"《循经考穴编》：腹通谷，疗"心气攻注，两胁疼痛"。

神藏　出《针灸甲乙经》。属足少阴肾经。位于第二肋间隙中，任脉旁开 2 寸处。主治胸满疼，项强。斜刺或平刺 0.5~0.8 寸；可灸。

文献选摘：《百症赋》："胸满，项强，神藏、璇玑已试。"

天池　出《灵枢·本输》。属手厥阴心包经。位于乳头外开 1 寸，当第四肋间隙中。主治心痛，胸痛，腋下肿痛，四肢不举，胸胁疼痛。斜刺或平刺 0.5~0.8 寸；可灸。

文献选摘：《针灸甲乙经》：天池，主"颈痛，四肢不举"。《备急千金要方》：天池，主"颈痛"。《类经图翼》：天池，主"臂腋肿疼，四肢不举"。

渊腋　出《灵枢·经脉》。别名：腋门，泉掖。属足少阳胆经。位于腋中线上，当第四肋间隙处。主治臂痛不举。斜刺 0.5~0.8 寸；可灸。

文献选摘：《针灸甲乙经》：渊腋，主"臂不得举"。

京门　出《脉经》。别名：气府，气俞。属足少阳胆经。位于第十二肋骨游离端下际处。主治肩胛内廉痛，腰痛。直刺 0.5~1 寸；可灸。

文献选摘：《脉经》："尺脉沉，腰背痛，针京门补之。"《针灸资生经》："京门主腰疼不可久立；京门治腰疼不得俯仰，寒热膜胀，引背不得息。"

五枢　出《针灸甲乙经》。属足少阳胆经。位于髂前上棘之前 0.5 寸，约平脐下 3 寸处。主治腰胯痛。直刺 0.8~1.5 寸；可灸。

文献选摘：《玉龙歌》："五枢亦治腰间疼，得穴方知疾顿轻。"《玉龙赋》："肩脊痛兮，五枢兼于背缝。"

维道　出《针灸甲乙经》。别名：外枢。属足少阳胆经。位于五枢前下 0.5 寸。主治腰胯腿疼。向下方斜刺 0.5~0.8 寸；可灸。

文献选摘：《循经考穴编》：维道，主治"腰腿一切痛"。

章门　出《脉经》。别名：长平，胁髎，脾募，季胁，胁廓。属足厥阴肝经。位于第十一肋游离端之下际处。主治腰脊疼，肩臂疼痛不举。斜刺 0.5~0.8 寸；可灸。

文献选摘：《针灸甲乙经》："腰清脊强，四肢懈惰……厥逆，肩不可举，章门主之。"《圣济总录》："腰疼不得反侧，章门主之。"《针灸资生经》："章门治肩臂不举。"《类经图翼》："胸背腰膝病，腰背重痛难行，章门主之。"

期门 出《伤寒论》。属足厥阴肝经。位于锁骨中线上，当第六肋间隙处。主治心痛。斜刺0.5~0.8寸；可灸。

文献选摘：《圣济总录》："胸痹满疼，灸期门，随年壮。"

中极 出《素问·骨空论》，别名：玉泉，气原，气鱼，膀胱募。属任脉。位于脐中直下4寸处。主治心痛，腰痛。直刺0.5~1寸；可灸。

文献选摘：《针灸甲乙经》：中极，主"心烦痛"。《备急千金要方》：中极，主"腰疼"。

关元 出《素问·气穴论》。别名：次门，丹田，大中极，下纪，腋门，三结交，大海，溺水，太涸，昆仑，持枢，五城，脖胦，子处，血海，命门，血室，下肓，气海，精露，利机，子户，胞门，子宫，子肠，产门，肓之原。属任脉。位于脐中直下3寸处。为人体强健要穴。主治因虚而致的痹病。直刺0.5~1寸；可灸。

文献选摘：《备急千金要方》："尺脉软，脚不收风痹，针关元泻之。"

气海 出《灵枢。九针十二原》。别名肓原，脖胦，下肓，丹田。属任脉。位于脐中直下1.5寸处。主治腰痛，心胸痛。直刺0.5~1寸；可灸。

文献选摘：《针灸大成》：气海，主"气喘心下痛……卒心痛……闪着腰痛"。

阴交 出《针灸甲乙经》。别名：少关，横户。属任脉。位于脐中直下1寸处。主治腰膝拘急。直刺0.5~1寸；可灸。孕妇慎用。

文献选摘：《针灸资生经》："阴交治腰膝拘挛。"

建里 出《针灸甲乙经》。属任脉，位于脐中直上3寸处。主治真心痛。直刺0.5~1寸；可灸。

文献选摘：《针灸甲乙经》：建里，主"心痛上抢心，不欲食，支痛引膈"。《太平圣惠方》：建里，主"心痛身肿"。《针灸大成》：建里，主"心痛"。

中脘 出《针灸甲乙经》。别名：胃管，太仓，胃募，上纪，中管，胃腕。属任脉。位于脐中直上4寸处。主治心痛。直刺0.5~1寸；可灸。

文献选摘：《针灸甲乙经》：中脘，主"心痛有寒，难以俯仰"。《备急千金要方》：中脘，主"心

痛坚烦气结"。《外台秘要》：中脘，主"暴满心痛"。《针灸大成》中脘，主"心痛"。

上脘 出《针灸甲乙经》。别名：胃脘，上纪，上管，上腕。属任脉。位于脐中直上5寸处。主治卒心痛。直刺0.5~1寸；可灸。

文献选摘：《针灸甲乙经》：上脘，主"心痛"。《太平圣惠方》：上脘，主"心痛不可卧"。《玉龙歌》："九种心痛及脾疼，上脘穴内用神针。"《针灸大成》：上脘，主"卒心痛"。《胜玉歌》："心痛脾痛上脘先。"

巨阙 出《脉经》。别名：巨关。属任脉。位于脐中直上6寸处。主治心痛，胸痛，背痛。直刺0.5~1寸；可灸。

文献选摘：《针灸资生经》："背痛灸巨阙等。"

膻中 出《灵枢·根结》。别名：元儿，上气海，胸堂，元见。属任脉。位于胸骨中线上，平第四肋间隙处。主治胸痹，心痛。平刺0.3~0.5寸；可灸。

文献摘要：《针灸甲乙经》："胸痹心痛灸膻中百壮，穴在鸠尾上一寸，忌针。"《备急千金要方》："膻中，疗胸痹心痛，灸百壮，忌针。"

华盖 出《针灸甲乙经》。属任脉。位于胸骨中线上，胸骨角的中点，平第一肋间隙处。主治胸痛。平刺0.3~0.5寸；可灸。

文献选摘：《针灸资生经》："华盖，治胸胁支满，痛引胸中；华盖疗胸胁痛。"

璇玑 出《针灸甲乙经》。别名：旋机，旋玑。属任脉。位于胸骨中线上，当天突直下1寸处（胸骨柄中央）。主治胸满痛。平刺0.3~0.5寸；可灸。

文献选摘：《铜人腧穴针灸图经》："璇玑一穴，治胸皮满痛，喉痹咽肿，水浆不可下。灸五壮，针入3分。"

天突 出《灵枢·本输》。别名：玉户，天瞿，身道。属任脉。位于胸骨上窝正中。主治心痛，项肿肩痛。先直刺0.2~0.3寸，然后沿胸骨柄后缘、气管前缘缓慢向下刺入0.5~1寸；可灸。

文献选摘：《针灸甲乙经》："项肿肩痛……身肉皆不仁，天突主之。"

三、背腰部

天宗 出《针灸甲乙经》。属手太阳小肠经。位于肩胛冈下窝中央，约当肩胛冈下缘与肩胛下角

之间的上、中 1/3 交点处。主治肩胛疼痛，肘臂外后侧痛，上肢不能举。直刺 0.5~1 寸；可灸。

文献选摘：《针灸甲乙经》："肩重，肘臂痛不可举，天宗主之。"《备急千金要方》："天宗主肩重臂痛。"《针灸资生经》："天宗、五里等，治臂痛。"

秉风 出《针灸甲乙经》。别名：乘风。属手太阳小肠经。位于肩胛冈上窝中点，与天宗穴相直，举臂时有凹陷处。主治肩胛疼痛不举，上肢酸麻，项强不得回顾。直刺 0.3 寸；可灸。

文献选摘：《针灸甲乙经》："肩痛不可举，天容及秉风主之。"《圣济总录》："秉风主肩痛不能举。"《循经考穴编》：秉风，主"肩胛疼痛，项强不得回顾"。

曲垣 出《针灸甲乙经》。属手太阳小肠经。位于肩胛冈内侧端，约当臑俞与第二胸椎棘突连线的中点处。主治肩胛拘挛、疼痛，肩背痛。直刺 0.3~0.5 寸；可灸。

文献选摘：《针灸甲乙经》："肩胛周痹，曲垣主之。"《圣济总录》："曲垣，治肩痛，周痹，气注，肩髆拘急疼闷。"

肩外俞 出《针灸甲乙经》。属手太阳小肠经。位于第一胸椎棘突下旁开 3 寸处。主治颈项强痛、肩背酸痛，肩胛及上肢冷痛。斜刺 0.5~0.8 寸；可灸。

文献选摘：《针灸甲乙经》："肩胛中痛而寒至肘，肩外俞主之。"《针灸资生经》："肩外俞，治肩痹热痛。"

肩中俞 出《针灸甲乙经》。属手太阳小肠经。位于第七颈椎棘突下的大椎穴旁开 2 寸处。主治肩背疼痛。斜刺 0.3~0.6 寸；可灸。

文献选摘：《循经考穴编》：肩中俞，主"寒热劳嗽，肩胛疼痛。"《中国针灸学》："肩胛上神经痛，肩中俞、曲垣、臑会、少海或肩中俞、大杼、肩外俞。"

天柱 出《灵枢·本输》。属足太阳膀胱经。位于哑门穴旁开 1.3 寸，当项后发际内，斜方肌之外侧。主治项强，肩背痛。直刺 0.5~1 寸；可灸。

文献选摘：《针灸资生经》："天柱治颈项筋急，不得顾；天柱治肩背欲折。"《扁鹊神应针灸玉龙经》："项强天井及天柱；肩背痛兼灸天柱。"

大杼 出《灵枢·刺节真邪》。别名：背俞，本神，风府，大俞，百旁。属足太阳膀胱经。位于第一胸椎棘突下旁开 1.5 寸。主治肩胛酸痛，颈项强

急，腰背痛，膝痛不可屈伸。斜刺 0.5~0.8 寸；可灸。

文献选摘：《针灸甲乙经》："痉，脊强互引，……项强，寒热僵仆，不能久立，烦满里急，身不安席，大杼主之。"《千金翼方》："第一椎名大杼，无所不主，侠左右一寸半或一寸二分，主头项痛不得顾，胸中烦急，灸随年壮。"《肘后歌》："风痹痿厥如何治？大杼曲泉真是妙。"

风门 出《针灸甲乙经》。别名：热府。属足太阳膀胱经。位于第二胸椎棘突下旁开 1.5 寸。主治胸背痛、痹病、肩背部疼痛。斜刺 0.5~0.8 寸；可灸。

文献选摘：《针灸资生经》："风门治伤寒颈项强。"《类经图翼》："胸背腰胁病，胸背痛，风门。"

肺俞 出《灵枢·背腧》。别名：肩中外俞，肺念。属足太阳膀胱经。位于第三胸椎棘突下旁开 1.5 寸。主治腰背痛。直刺 0.5~0.8 寸；可灸。

文献选摘：《针灸资生经》："肺俞治腰脊强痛。"《针灸聚英》："腰背强直难转侧，腰俞、肺俞二穴高。"

厥阴俞 出《备急千金要方》。别名：阙俞，阴俞。属足太阳膀胱经。位于第四胸椎棘突下旁开 1.5 寸。主治心痛心悸（风心病）。直刺 0.5~0.8 寸；可灸。

文献选摘：《备急千金要方》："胸膈中气，灸厥阴俞百壮。"

心俞 出《灵枢·背腧》。别名：心念。属足太阳膀胱经。位于第五胸椎棘突下旁开 1.5 寸。主治心痛，心悸，胸引背痛，肩背痛。直刺 0.5~0.8 寸；可灸。

文献选摘：《针灸甲乙经》："寒热心痛，循循然与背相引而痛，胸中恒恒不得息……心俞主之。"《备急千金要方》："心俞主筋急手相引。"

督俞 出《太平圣惠方》。别名：高盖，督脉俞。属足太阳膀胱经。位于第六胸椎棘突下旁开 1.5 寸。主治心痛，腰脊强痛，背腰部疼痛。斜刺 0.5~0.8 寸；可灸。

文献选摘：《太平圣惠方》：督俞"主气逆心痛。"《针灸大成》：督俞"主寒热心痛"。

膈俞 出《灵枢·背腧》。属足太阳膀胱经。位于第七胸椎棘突下旁开 1.5 寸。主治背痛脊强，周痹，全身皆痛，心痛，胸满胁痛。直刺 0.5~0.8 寸；可灸。

文献选摘：《针灸甲乙经》："背痛恶寒，脊强

俯仰难……膈俞主之。"《备急千金要方》："心痛如锥刀刺，气结，灸膈俞七壮。"《圣济总录》："咳而呕逆……周痹身背痛，针入3分，留7呼，可灸3壮。"《针灸资生经》："膈俞，治心痛周痹。"《针灸大成》："积痹、痰痹，膈俞。"

肝俞　出《灵枢·背腧》。别名：肝念。属足太阳膀胱经。位于第九胸椎棘突下旁开1.5寸。主治脊背痛。直刺0.5~0.8寸；可灸。

文献选摘：《针灸资生经》："肝俞疗腰痛肩疼。"《针灸聚英》："胁与脊引肝俞烧。"

脾俞　出《灵枢·背腧》。属足太阳膀胱经。位于第十一胸椎棘突下旁开1.5寸。主治肩背痛，腰脊强。直刺0.5~0.8寸；可灸。

文献选摘：《针灸甲乙经》："肩背寒痛，汗不出，喉痹……身常湿湿，心痛无可摇者，脾俞主之。"《备急千金要方》："脾俞主腰脊急强，热痉引骨痛。"《千金翼方》："脾俞主四肢寒热，腰疼不得俯仰。"《外台秘要》：脾俞主"四肢急"。《太平圣惠方》："四肢不欲动摇，脾俞主之。"

胃俞　出《脉经》。属足太阳膀胱经。位于第十二胸椎棘突下旁开1.5寸。主治脊背痛，筋缩。直刺0.5~0.8寸；可灸。

文献选摘：《针灸资生经》："胃俞治脊痛。"

三焦俞　出《针灸甲乙经》。别名：悬极输，太仓俞。属足太阳膀胱经。位于第一腰椎棘突下旁开1.5寸。主治肩背拘急，腰脊强痛，不得俯仰，膝关节疼痛。直刺0.8~1寸；可灸。

文献选摘：《针灸资生经》："三焦俞，治肩背急，腰脊强，不得俯仰；腰背痛；灸三焦俞随年壮。"

肾俞　出《灵枢·背腧》。别名：少阴俞，肾念。属足太阳膀胱经。位于第二腰椎棘突下旁开1.5寸。主治腰膝酸痛，脚膝拘挛，腰中寒，腰背痛，骶部痛。直刺0.8~1寸；可灸。

文献选摘：《太平圣惠方》："肾俞二穴……肾虚及水脏胀，挛急腰痛，……脚膝拘急，针入3分，留7呼，灸3壮。"《针灸资生经》："肾俞疗腰痛不可俯仰；转侧难。"《外台秘要》："肾俞主腰痛不可俯仰反侧。"《扁鹊神应玉龙经》："肾弱腰疼不可当，施为行止甚非常，若知肾俞二穴处，艾火频加体自康。"《世医得效方》："腰痛不得俯仰者，灸肾俞亦可。"《通玄指要赋》："肾俞把腰疼而泻尽。"《太乙神针备急灸法合编》："凡肾精愈虚，腰痛如折……

膝挛，足寒，针肾俞穴；肾虚腰痛肾俞灸。"《金针秘传》："腰为肾之府，转侧不能，肾将惫矣。今既不能转摇，而腰部肌肉又异常觉冷，其为肾阳衰败无疑，宜温通肾府以去寒湿而助元阳，即针肾俞，腰部立觉奇暖，去针后既起如常；腰痛（肾虚）乃刺肾俞，一补而瘥。"《中国针灸治疗学》："肾虚腰痛，肾俞灸之，肩井、委中针之。"

气海俞　出《太平圣惠方》。属足太阳膀胱经。位于第三腰椎棘突下旁开1.5寸。主治腰背痛，腿膝不利。直刺0.8~1寸；可灸。

文献选摘：《太平圣惠方》："气海俞治腰痛。"《针灸大成》："气海俞主腰痛。"

大肠俞　出《脉经》。别名：裂结窌。属足太阳膀胱经。位于第四腰椎棘突下旁开1.5寸。主治腰脊强痛，不得俯仰，腰膝疼痛。直刺0.8~1寸；可灸。

文献选摘：《针灸聚英》：大肠俞，"主脊强不得俯仰，腰痛。"

关元俞　出《太平圣惠方》。属足太阳膀胱经。位于第五腰椎棘突下旁开1.5寸。主治风寒劳损腰痛。直刺0.8~1寸；可灸。

文献选摘：《太平圣惠方》："关元俞理风劳、腰痛。"《中国针灸处方学》："关元俞主治腰痛。"

小肠俞　出《脉经》。别名：三焦窌，八辽窌。属足太阳膀胱经。位于第一骶椎棘突下旁开1.5寸处，约平第一骶后孔。主治腰腿疼，腰骶痛，脚肿。直刺0.8~1寸；可灸。

文献选摘：《针灸甲乙经》："腰脊强……小肠俞主之。"《针灸资生经》："腰脊痛，灸小肠俞五十壮。"

膀胱俞　出《脉经》。别名：傍光俞。属足太阳膀胱经。位于第二骶椎棘突下旁开1.5寸，约平第二骶后孔。主治劳损腰脊强痛，腰骶痛，膝足寒冷无力，拘急不得屈伸等。直刺0.8~1寸；可灸。

文献选摘：《针灸甲乙经》："腰脊痛强引背少腹，俯仰难，不得仰息，脚痿重，尻不举，溺赤，腰以下至足清不仁，不可以坐起，膀胱俞主之。"《针灸资生经》："膀胱俞疗脊急强，腰至足酸重；膀胱俞，治脚膝无力。"

中膂俞　出《针灸甲乙经》。别名：中膂，中膂内俞，脊内俞，旋俞，手少阴窌，重下窌。属足太阳膀胱经。位于第三骶椎棘突下旁开1.5寸，约与第三骶后孔相平。主治腰脊强痛、腰骶强不得俯仰等。直刺 1~1.5 寸；可灸。

文献选摘：《针灸甲乙经》："中膂俞治肾虚消渴，腰脊不得俛仰。"

白环俞　出《针灸甲乙经》。别名：环俞，玉环俞，玉房俞，解脊窬。属足太阳膀胱经。位于第四骶椎棘突下旁开 1.5 寸。主治腰骶痛，腰腿痛，腰脊、腰髋痛，膝脚不利。直刺 1~1.5 寸；可灸。

文献选摘：《圣济总录》："白环俞疗腰脊挛急痛，……腰髋疼，脚膝不遂，针入 8 分，得气先泻，不宜灸。"《针灸资生经》："白环俞治腰脊挛痛。"《百症赋》："背连腰痛，白环（俞）委中曾经。"

上髎　出《针灸甲乙经》。属足太阳膀胱经。位于第一骶后孔中，约当髂后上棘与督脉的中点。主治腰疼，腰膝冷痛，下肢痿软无力、疼痛。直刺 0.8~1 寸；可灸。

文献选摘：《针灸甲乙经》："腰脊痛而清，善仮，睾丸寒，上髎主之。"

次髎　出《针灸甲乙经》。别名：中空。属足太阳膀胱经。位于第二骶后孔中。主治腰脊痛，不能转侧，背寒，腰以下至足不仁。直刺 0.8~1 寸；可灸。

文献选摘：《针灸资生经》："次髎，主腰以下至足不仁。"

中髎　出《针灸甲乙经》。属足太阳膀胱经。位于第三骶后孔中。主治腰骶部疼痛。直刺 0.8~1 寸；可灸。

文献选摘：《针灸甲乙经》："腰痛，大便难，飧泄，腰尻中寒。中髎主之。"

下髎　出《针灸甲乙经》。属足太阳膀胱经。位于第四骶后孔中。主治腰痛，不得转侧。直刺 0.8~1 寸；可灸。

文献选摘：《针灸资生经》："下髎，治腰痛不得转侧。"

附分　出《针灸甲乙经》。属足太阳膀胱经。位于第二胸椎棘突下，旁开 3 寸处。主治肩背拘急，颈项强痛，不得回顾。斜刺 0.5~0.8 寸；可灸。

文献选摘：《备急千金要方》："附分主背痛引头。"《针灸资生经》："附分，治肩背急。"

魄户　出《针灸甲乙经》。别名：魄户。属足太阳膀胱经。位于第三胸椎棘突下，旁开 3 寸。主治项强，不得回顾，肩背痛，臂痛。斜刺 0.5~0.8 寸；可灸。

文献选摘：《针灸甲乙经》："项背痛引颈，魄户主之；肩髆间急，凄厥恶寒，魄户主之。"《针灸资生经》："魄户，治背髆痛。"

膏肓俞　出《备急千金要方》。别名：本穴。属足太阳膀胱经。位于第四胸椎棘突下，旁开 3 寸。主治肩胛背痛。斜刺 0.5~0.8 寸。

文献选摘：《针灸资生经》："或背上先疼，遂牵引肩上疼者，乃是膏肓为患，当灸膏肓俞。"

神堂　出《针灸甲乙经》。属足太阳膀胱经。位于第五胸椎棘突下，旁开 3 寸。主治肩背痛，脊背强痛，不可俯仰等。斜刺 0.5~0.8 寸；可灸。

文献选摘：《针灸甲乙经》："肩痛胸腹满，凄厥，背脊急强，神堂主之。"《针灸资生经》："神堂，治肩痛，胸腹满；神堂，疗肩背连胸痛，不可俛仰；神堂治背脊强急；神堂，疗腰脊急强，逆气上攻。"

噫嘻　出《素问·骨空论》。别名：五胠俞。属足太阳膀胱经。位于第六胸椎棘突下，旁开 3 寸处。主治胸痛引背、腰背挛痛。斜刺 0.5~0.8 寸；可灸。

文献选摘：《针灸资生经》："噫嘻。疗……胸中痛引腰背。"

膈关　出《针灸甲乙经》。别名：阳关。属足太阳膀胱经。位于第七胸椎棘突下，旁开 3 寸。主治脊背强痛，身疼痛。斜刺 0.5~0.8 寸；可灸。

文献选摘：《针灸资生经》："膈关等，主脊强。"

魂门　出《针灸甲乙经》。属足太阳膀胱经。位于第九胸椎棘突下，旁开 3 寸处。主治腰背痛，胸背连心痛，筋挛骨痛，肌肉风湿病。斜刺 0.5~0.8 寸；可灸。

文献选摘：《标幽赋》："筋挛骨痛，而补魂门。"《中国针灸治疗学》："筋挛骨痛，魂门针灸之。"

志室　出《针灸甲乙经》。别名：精宫，神关，志舍，志堂。属足太阳膀胱经。位于第二腰椎棘突下，旁开 3 寸。主治背痛，腰脊强痛，不得俯仰。直刺 0.8~1 寸；可灸。

文献选摘：《针灸甲乙经》："腰痛脊急，胁中满，小腹坚急，志室主之。"《针灸资生经》："志室，治腰脊强痛；疗背痛俛仰不得。"

胞肓　出《针灸甲乙经》。属足太阳膀胱经。位于第二骶椎下间旁开后正中线 3 寸。主治腰脊痛，下肢痛，腰背疼痛。直刺 0.8~1 寸；可灸。

文献选摘：《针灸甲乙经》："腰脊痛，恶风……胞肓主之。"《针灸资生经》："胞肓，疗恶气腰背卒痛。"

秩边 出《针灸甲乙经》。属足太阳膀胱经。位于骶管裂孔旁开 3 寸处。主治腰骶痛不能俯仰，腰尻痛不能举。直刺 1.5~3 寸；可灸。

文献选摘：《针灸甲乙经》："腰痛骶寒，俯仰急难……秩边主之。"《针灸资生经》："秩边，治腰痛不能俛仰，小便赤涩，腰尻重不能举。"

天髎 出《针灸甲乙经》。属手少阳三焦经。位于肩井与曲垣连线的中点处。主治颈项强痛，缺盆中痛，肩臂痛，肩胛部疼痛。直刺 0.5~1 寸；可灸。

文献选摘：《针灸资生经》："天髎，治肩肘痛引颈项急。"

长强 出《灵枢·经脉》。别名：穷骨，气之阴郄，尾骨，鱼尾，撅尾，尾闾，气郄，下极，为之，胸之阴俞，橛尾，骨骶，龙虎，骶骨，尾蛆骨，曹溪路，三分间，河车路，朝天巅，上天梯。属督脉。位于尾骨尖端与肛门连线的中点。主治脊强反折、腰脊、尾骶部疼痛。斜刺，针尖向上与骶骨平行刺入 0.5~1 寸，不可直刺，以防刺伤直肠；不灸。

文献选摘：《千金翼方》："第二十一椎主腰背不便，筋转痹。"《太乙神针备急灸方合编》："凡腰脊强急，针长强穴。"

腰俞 出《素问·缪刺论》。别名：背解，髓空，腰户，腰柱，髓俞。属督脉。位于第四骶椎下，骶管裂孔中。主治腰脊强痛。向上斜刺 0.5~1 寸；可灸。

文献选摘：《针灸甲乙经》："腰以下至足，清不仁，不可以坐起，尻不举，腰俞主之。"《太平圣惠方》："腰俞一穴，主腰疼不能久立，腰以下至足冷不仁，坐起难。腰脊急强，不可俛仰，腰重如石，难举动也，灸五壮。"《针灸资生经》："腰俞，疗腰髋疼，腰脊强，不得转。"《标幽赋》："秋夫针腰俞而鬼免沉疴。"《针灸聚英·杂病歌》："腰脊强痛治腰俞。"

腰阳关 出《素问·骨空论》。别名：阳关，脊中，背阳关，脊阳关。属督脉。位于后正中线，第四腰椎棘突下方凹陷处。主治腰骶疼痛，膝痛不可屈伸。直刺 0.5~1 寸；可灸。

文献选摘：《针灸甲乙经》："膝外廉痛，不可屈伸，胫痹不仁，阳关主之。"《针灸学》：腰阳关，"主治腰骶痛"。

命门 出《针灸甲乙经》。别名：属累，竹杖，精宫。属督脉。位于后正中线上，当第二腰椎棘突下方凹陷处。主治腰脊疼痛。直刺 0.5~1 寸；可灸。

文献选摘：《针灸甲乙经》："腰腹相引痛，命门主之。"《备急千金要方》："腰痛不能俯仰者，令患人正立，以竹柱地，度至脐断，竹乃以度背脊，灸竹上头处（命门）随年壮。"《循经考穴编》："命门，主一切虚损腰痛，脊强不能屈伸。"《针灸集成》："老人腰痛，命门、肾俞。"《类经图翼》："肾虚腰痛……手足冷痹、挛疝，命门主之。"

脊中 出《针灸甲乙经》。别名：脊俞，神宗。属督脉。位于后正中线上，当第十一胸椎棘突下凹陷中。主治腰脊强痛，不能俯仰。向上斜刺 0.5~1 寸；可灸。

文献选摘：《针灸甲乙经》："腰脊强，不得俯仰，刺脊中。"

筋缩 出《针灸甲乙经》。别名：筋束。属督脉。位于后正中线，当第九胸椎棘突下方凹陷处。主治脊强，背痛，腰痛。向上斜刺 0.5~1 寸；可灸。

文献选摘：《扁鹊神应针灸玉龙经》："风湿相搏，脊臂连腰强痛，痛则灸筋缩，麻木补肩井。"《百症赋》："脊强兮水道筋缩。"

至阳 出《针灸甲乙经》。别名：肺底。属督脉。位于后正中线，当第七胸椎棘突下方凹陷处。主治腰背疼痛，脊强，胫酸。向上斜刺 0.5~1 寸；可灸。

文献选摘：《备急千金要方》："至阳，主胫疼，四肢重，少气难言。"《针灸资生经》："至阳，疗脊急强。"

灵台 出《素问·气府论》。属督脉。位于后正中线上，当第六胸椎棘突下方凹陷处。主治项强，背痛。斜刺 0.5~1 寸；可灸。

文献选摘：《循经考穴编》："灵台主背痛项强。"

神道 出《针灸甲乙经》。别名：脏俞。属督脉。位于后正中线，第五胸椎棘突下方凹陷处。主治心痛，腰脊强痛，肩背痛。向上斜刺 0.5~1 寸；可灸。

文献选摘：《神灸经论》："背下冷痛，神道。"《针灸集成》："卒恶风不语，肉痹不知人，神道在第五椎下间俛而取之灸三百壮立瘥。"

身柱 出《针灸甲乙经》。别名：三椎。属督脉。位于后正中线，当第三胸椎棘突下方凹陷处。主治腰脊强痛。向上斜刺 0.5~1 寸；可灸。

文献选摘：《扁鹊神应针灸玉龙经》："忽然咳嗽腰背疼，身柱由来灸便轻。"《灸法秘传》："太阳之脉，行身之背，忽被风湿所浸则背脊强痛，宜灸身柱则瘳。"《太乙神针备急灸方合编》："凡脊脊即脊骨弛，强痛……针身柱穴；身柱能除脊痛。"

大椎 出《素问·骨空论》。别名：百劳，上杼，大椎骨穴。属督脉。位于第七颈椎棘突下。主治喉痹，项强，肩背痛，腰脊强。向上斜刺0.5~1寸；可灸。

文献选摘：《针灸资生经》："大椎，治气疰背髓拘急。"《针灸聚英》："背膊项急大椎焦。"《类经图翼》："大椎，主治……背膊拘急，颈项强不得回顾。"

四、上肢部

云门 出《素问·水热穴论》。属手太阴肺经。位于锁骨肩峰端下缘，距胸骨中线6寸之凹陷处。主治肩痛不可举，引缺盆痛，胁痛引背。向外斜刺0.5~0.8寸；可灸。

文献选摘《针灸资生经》："云门，疗胸胁彻背痛。"

天府 出《灵枢·本输》。属手太阴肺经。位于腋前皱襞上端水平线下3寸，肱二头肌桡侧缘。主治上臂内侧痛，肩臂部疼痛。直刺0.5~1寸；可灸。

文献选摘：《循经考穴编》："天府主臑痛。"

侠白 出《针灸甲乙经》。别名：挟白。属手太阴肺经。位于天府穴下1寸，肱二头肌桡侧缘。主治心痛，上臂内侧痛。直刺0.5~1寸；可灸。

文献选摘：《针灸甲乙经》："心痛，咳，干呕，烦满，侠白主之。"

尺泽 出《灵枢·本输》。别名：鬼受，鬼堂，气堂。属手太阴肺经。位于肘横纹上，当肱二头肌腱的桡侧缘。主治膝膑肿痛，身疼，腰脊强痛，肘臂挛痛，四肢暴肿，手不能伸，心痛。直刺0.5~0.8寸，或点刺出血；可灸。

文献选摘：《针灸甲乙经》："手臂不得上头，尺泽主之；肘痛，尺泽主之。"《备急千金要方》："尺泽主掣痛，手不可伸。"《铜人腧穴针灸图经》："尺泽主风痹肘挛，手臂不得举，喉痹上气……。"《圣济总录》："喉肿，胸胁支满，灸尺泽百壮。"《通玄指要赋》："尺泽去肘疼筋紧。"《扁鹊神应针灸玉龙经》："肘痛筋挛尺泽试；筋急不开手难伸，尺泽

从来要认真。"《肘后歌》："鹤膝肿劳难移步，尺泽能舒筋骨疼；更有手臂拘挛急，尺泽刺深去不仁。"《灸法秘传》："如手臂作痛，不能提举，灸尺泽。"《中国针灸治疗学》："肘挛筋急，尺泽针刺之；手筋急难伸，尺泽针入4分，留捻1分钟，再灸三壮；肘挛，尺泽针入5~6分，留捻2分钟。"

孔最 出《针灸甲乙经》。属手太阴肺经。位于尺泽与太渊的连线上，太渊穴上7寸。主治肘臂挛痛，屈伸困难，腕痛。直刺0.5~0.8寸；可灸。

文献选摘：《针灸资生经》："孔最，治臂厥痛。"

列缺 出《灵枢·脉经》。别名：童玄，裂缺。属手太阴肺经。位于桡骨茎突上方，距腕横纹1.5寸。主治心胸疼痛，腰痛，四肢暴肿，腕部肿痛。向肘部斜刺0.2~0.3寸；可灸。

文献选摘：《针灸甲乙经》："寒热胸背急，喉痹……列缺主之。"《备急千金要方》："列缺主手臂身热。"《针灸资生经》："列缺疗腕劳，臂肘痛，手腕无力；列缺、主胸背寒栗。"《十二穴主治杂病歌》："列缺，遍风风痹麻。"《神应经》："手腕无力，列缺。"

经渠 出《灵枢·本输》。属手太阴肺经。位于前臂掌侧，腕横纹上1寸，当桡动脉搏动处。主治胸背疼痛，前臂内侧痛，腕部疼痛。避开桡动脉，直刺0.3~0.5寸；禁灸。

文献选摘：《针灸资生经》："经渠，治足心痛。"《神应经》："背拘急，经渠。"《中国针灸治疗学》："背拘急，经渠针之。"

太渊 出《灵枢·本输》。别名：鬼心，太泉，大泉，天泉，大渊。属手太阴肺经。位于腕横纹桡侧端，当桡动脉搏动处。主治心痛，手腕疼痛。避开桡动脉，直刺0.3~0.5寸；可灸。

文献选摘：《针灸甲乙经》："胸痹逆气，寒厥急烦心……心痛，太渊主之。"《针灸资生经》："太渊，治臂内廉痛。"《神应经》："臂内廉痛，太渊。"《罗遗编》："手腕痛，太渊。"《中国针灸治疗学》："胸痹，太渊针灸之；肘拘挛痛，太渊针入三分，留针一分钟。"《针灸治疗实验录》："手腕肿痛，痛连肩膊，先针太渊穴，捻五分钟，觉极酸楚，继用隔姜灸法，灸六壮。"

鱼际 出《灵枢·本输》。属手太阴肺经。位于手掌鱼际部，第一掌骨中点，赤白肉际。主治胸背痛、肘挛指肿，心痹。直刺0.5~0.8寸；可灸。

文献选摘：《针灸甲乙经》："短气心痹……鱼

际主之。"《备急千金要方》："鱼际主痹走胸背不得息。"《铜人腧穴针灸图经》："鱼际主痹走胸背，痛不得息……心痹。"《针灸大成》："引尻痛，鱼际。"

少商 出《灵枢·本输》。别名：鬼信，小商。属手太阴肺经。位于拇指桡侧，距指甲角 0.1 寸。主治手指挛痛。浅刺 0.1~0.2 寸，或三棱针点刺出血；可灸。

文献选摘：《针灸甲乙经》："手臂不仁……手腕挛，指肢痛……痹，臂痛……少商主之。"《针灸资生经》："少商治手挛指痛。"《神应经》："手挛指痛，少商。"《中国针灸治疗学》："指挛痛，少商。"

商阳 出《灵枢·本输》。别名：绝阳，而明。属手阳明大肠经。位于食指桡侧距指甲角 0.1 寸。主治肩痛引缺盆，指端挛痛。浅刺 0.1~0.2 寸，或三棱针点刺出血；可灸。

文献选摘：《针灸甲乙经》："臂瘈引口，中寒颌肿，肩痛引缺盆，商阳主之。"《针灸资生经》："商阳，治肩背急，引盆痛。"

二间 出《灵枢·本输》。别名：间谷。属手阳明大肠经。位于第二掌指关节前缘桡侧，赤白肉际处。主治肩背痛，腰疼。直刺 0.2~0.3 寸；可灸。

文献选摘：《铜人腧穴针灸图经》："二间主喉痹颔胫肩背痛。"《针灸资生经》："二间，治喉痹，颔肿，肩背痛，振寒。"

三间 出《灵枢·本输》。别名：少谷，少骨。属手阳明大肠经。位于第二掌指关节后缘桡侧，当赤白肉际处。主治肩痛，手背手指肿痛。直刺 0.3~0.5 寸；可灸。

合谷 出《灵枢·本输》。别名：虎口，合骨。属手阳明大肠经。位于第一、二掌骨之间，约平第二掌骨桡侧之中点处。主治脊背强痛，指挛臂痛，心痛。直刺 0.5~1 寸；可灸。

文献选摘：《铜人腧穴针灸图经》："合谷治……瘈痹。"《针灸资生经》："合谷治瘈臂。"《标幽赋》："寒热痛痹，开四关（四关：两合谷，两太冲）而已之。"《扁鹊神应针灸玉龙经》："手臂膊痛红肿，合谷；手臂挛不能握物，合谷痛泻之，麻补之。"《神应经》："脊强浑身痛，不能转侧，合谷。"

阳溪 出《灵枢·本输》。别名：中魁。属手阳明大肠经。位于腕背横纹桡侧端，当拇短伸肌腱与拇长伸肌腱之间凹陷处。主治臂痛不举，腕痛连肘，手腕疼痛，五指拘挛。直刺 0.5~0.8 寸；可灸。

文献选摘：《备急千金要方》："阳溪主臂腕外侧痛不举。"《圣济总录》："阳溪主……肘臂不举。"《针灸资生经》："阳溪治臂不举。"

偏历 出《灵枢·经脉》。属手阳明大肠经。位于阳溪与曲池连线上，当阳溪穴上 3 寸处。主治肩膊肘腕酸痛。斜刺 0.3~0.5 寸；可灸。

文献选摘：《太平圣惠方》：偏历，主"手不及头，臂膊肘腕酸痛难屈伸"。

温溜 出《针灸甲乙经》。别名：逆注，蛇头，池头。属手阳明大肠经。位于阳溪与曲池穴的连线上，当阳溪穴上 5 寸。主治四肢肿，肩臂瘘痛不举，项痛，前臂痛。直刺 0.5~0.8 寸；可灸。

文献选摘：《针灸甲乙经》："热病，肠澼，臑肘臂痛，虚则气膈满，手不举，温溜主之。"《千金药方》：温溜"主脚后廉急不可前却，足跗上痛；肩不举。"

下廉 出《针灸甲乙经》。别名：手下廉。属手阳明大肠经。位于阳溪与曲池穴连线上，当曲池穴下 4 寸处。主治上肢不遂，肘臂痛，心前区痛。直刺 0.5~1 寸；可灸。

文献选摘：《铜人腧穴针灸图经》：下廉主"头风，臂肘痛"。《针灸资生经》：下廉主"偏风，热风，冷痹不遂，风湿痹"。《针灸大成》：下廉"主……冷痹不逆，风湿痹，腹胁痛满"。《循经考穴编》：下廉，主"肘臂肿痛"。

手三里 出《针灸甲乙经》。别名：鬼邪。属手阳明大肠经。位于阳溪与曲池穴连线上，当曲池穴下 2 寸。主治手臂麻痛，肘挛不伸，腰疼不得卧，肩背痛，上肢疼痛不遂。直刺 0.8~1 寸；可灸。

文献选摘：《圣济总录》："手三里疗手臂不仁，肘挛不伸。"《通玄指要赋》："肩背患，责肘前之三里。"《医学入门》："手三里治肩连脐。"

曲池 出《灵枢·本输》。别名：鬼臣，阳泽，鬼腿，肘尖。属手阳明大肠经。位于肘横纹桡侧端凹陷中，屈肘取之。主治肩周疼痛，肘臂挛急，肘中痛难屈伸，手臂红肿疼痛，腰背痛。直刺 1~1.5 寸；可灸。

文献选摘：《针灸甲乙经》："肩肘中痛，难屈伸，手不可举重、腕急、曲池主之。"《备急千金要方》："曲池，主手不举。"《铜人腧穴针灸图经》："曲池主肘中痛，偏风手不遂。"《针灸资生经》："曲池治喉痹不能言。"《标幽赋》："肩井、曲池，甄权刺臂痛而复射。"《通玄指要赋》："但见苦两肘之拘挛，仗曲池而平扫。"《扁鹊神应针灸玉龙经》："两肘拘挛曲池取；两肘拘挛筋骨连，艰难动作欠安然，只将曲池针泻动，尺泽兼行见圣传。"《十二穴主治杂病歌》："曲池善治肘中痛，偏风手不收，挽弓开不得，筋缓莫梳头。"《肘后歌》："腰背若患挛急风，曲池一寸五分攻。"《杂病十一穴歌》："肘膝疼时刺曲池，进针一寸是相宜。"

肘髎　出《针灸甲乙经》。别名：肘尖。属手阳明大肠经。位于曲池穴外上方1寸，肱骨边缘，屈肘取之。主治肘臂痛不可举，肘部拘挛、麻木、酸痛，上肢瘫痪。直刺0.5~0.8寸；可灸。

文献选摘：《针灸甲乙经》："肩肘节酸重，臂痛不可屈伸，肘髎主之。"《太平圣惠方》："肘髎主肘臂酸重，不可屈伸，痹麻不仁也，灸5壮。"《铜人腧穴针灸图经》："肘髎疗肘节风痹，臂痛不可屈伸。"《圣济总录》："肘髎主肘节风痹，臂痛不可举，屈伸挛急。"

手五里　出《灵枢·本输》。别名：臂五里。属手阳明大肠经。位于曲池与肩髃穴的连线上，当曲池穴上3寸。主治肘臂挛急，疼痛不举，风湿肿胀。直刺0.5~1寸，可灸。

文献选摘：《外台秘要》：手五里，主"风劳惊恐，久吐血，肘不欲举"。《铜人腧穴针灸图经》：手五里，主"肘臂痛"。《针灸大成》：手五里，"主……肘臂痛，嗜卧，四肢不得动"。《循经考穴编》：手五里，主"一切风湿肿滞，臂膊疼痛不举"。

臂臑　出《针灸甲乙经》。别名：头冲，颈冲，别阳。属手阳明大肠经。位于曲池与肩髃穴的连线上，当曲池穴上7寸。主治颈项拘急，肩臂疼痛。直刺0.5~1寸，或斜刺0.8~1.2寸；可灸。

文献选摘：《针灸甲乙经》："肩臂不可举，臂臑俞主之。"《外台秘要》：臂臑，主"颈项拘急"。《太平圣惠方》：臂臑，"主臂细无力，手不得向头"。《循经考穴编》：臂臑，主"肩端红肿"。《针灸大成》：臂臑，"主寒热臂痛，不得举……颈项拘急"。

肩髃　出《灵枢·经别》。别名：中肩井，扁骨，肩尖，尚骨。属手阳明大肠经。位于肩峰前下方，当肩峰与肱骨大结节指间的凹陷处；或当肩臂平举时，肩部出现两个凹陷，前方的凹陷中是穴。主治手臂挛急、筋骨酸痛，背及肩臂肿痛，不能上举，头不能回顾。直刺0.8~1.5寸；可灸。

文献选摘：《针灸甲乙经》："肩中热，抬臂痛，肩髃主之。"《铜人腧穴针灸图经》："肩髃疗风痹。"《针灸资生经》："肩髃，疗臂细无力酸痛，臂冷而

缓。"《世医得效方》："臂痛，肩髃一穴，随时而愈。"《玉龙歌》："肩端红肿痛难当，寒湿相争气血狂，若向肩髃明补泻，管君多灸自安康。"《乾坤生意》："手臂挛痹取肩髃。"

巨骨　出《素问·气府论》。属手阳明大肠经。位于肩端，当锁骨肩峰端与肩胛冈指间的凹陷处。主治肩背痛，手臂疼痛，不得屈伸、上举。微斜向外下方进针0.5~1寸；可灸。

文献选摘：《针灸甲乙经》："肩背痹不举，血瘀肩中不能动摇，巨骨主之。"《备急千金要方》："巨骨，主肩中痛不能动摇。"《圣济总录》："巨骨治背髃痛，胸中有瘀血。肩背不得屈伸而痛。"《针灸资生经》："巨骨治肩臂不得屈伸。"

极泉　出《针灸甲乙经》。属手少阴心经。位于腋窝正中，当腋动脉搏动处。主治心痛，肘臂冷痛，四肢不举，手指胀痛。避开动脉，直刺0.3~0.5寸；可灸。

文献选摘：《针灸资生经》："极泉，治臂肘厥寒；极泉，治胁下满痛。"

青灵　出《太平圣惠方》。别名：青灵泉。属手少阴心经。位于少海与极泉连线上，少海穴上三寸，肱二头肌腱的尺侧缘。主治肩臂痛，不能上举，腋下肿痛。直刺0.5~1寸；可灸。

文献选摘：《针灸资生经》："青灵，疗肩不举，不能带衣。"

少海　出《针灸甲乙经》。别名：曲节。属手少阴心经。位于肘横纹尺侧端凹陷中。主治心痛，颈痛项强，臂麻手挛，四肢不举，肘关节疼痛。直刺0.5~0.8寸；可灸。

文献选摘：《备急千金要方》："神门、少海主手臂挛。"《太平圣惠方》："少海二穴……疗臂疼屈伸不得，风痹。"《针灸资生经》："少海，疗风痹。"

灵道　出《针灸甲乙经》。属手少阴心经。位于神门与少海连线上，距神门1.5寸处。主治心痛，腕臂挛急、疼痛，手麻不仁，足跗上痛，肘关节炎，尺神经麻痹或疼痛。直刺0.3~0.4寸；可灸。

文献选摘：《外台秘要》：灵道，主"臂肘挛"。《针灸资生经》："肘挛，灵道、尺泽、少海。"《循经考穴编》：灵道，主"手湿痒不仁，肘臂外廉疼痛"。

通里　出《灵枢·经脉》。别名：通理。属少阴心经。位于神门与少海穴连线上，距神门1寸处。主治肩臑肘臂内后侧痛，腕痛，指挛。直刺0.2~0.5

寸；可灸。

文献选摘：《太平圣惠方》：通里，主"肘腕酸重"。《扁鹊神应针灸玉龙经》：通里，主"四肢不遂，酸痛"。《循经考穴编》：通里，主"舌强指挛"。《针灸大成》：通里，主"肘臂臑痛"。

神门 出《针灸甲乙经》。别名：兑冲，中都，兑骨。属手少阴心经。位于腕横纹上，当尺侧腕屈肌腱的桡侧缘。主治心痛，手臂痛。直刺0.3~0.5寸；可灸。

文献选摘：《针灸甲乙经》："手及臂挛，神门主之。"《备急千金要方》："神门，少海主手臂挛。"

少府 出《针灸甲乙经》。属手少阴心经。位于手掌尺侧，第四、五掌骨之间，当掌骨头后缘之凹陷处。主治胸痛、肘腋挛急，手小指拘挛，臂神经痛。直刺0.2~0.3寸；可灸。

文献选摘：《备急千金要方》：少府，主"掌中热，臂酸，肘腋挛急，胸中痛，手卷不伸。"《肘后歌》："心胸有病少府泻。"《循经考穴编》：少府，主"小指拘挛，不能伸屈"。

少冲 出《针灸甲乙经》。别名：经始，手少阴。属手少阴心经。位于小指桡侧距指甲角0.1寸处。主治心痛，臑臂内后廉痛，手踡不伸。浅刺0.1寸，或三棱针点刺出血；可灸。

文献选摘：《备急千金要方》："少冲主胸痛。"《针灸资生经》："少冲主心痛而寒；少冲疗手卷不得伸。"

少泽 出《灵枢·本输》。别名：小吉，少吉，少舌。属手太阳小肠经。位于小指尺侧，距指甲角0.1寸。主治项强，心痛，胸膈闷痛，肩臂外后侧疼痛，小指不用。斜刺0.1寸，或用三棱针点刺出血；可灸。

文献选摘：《针灸甲乙经》："小指不用，心痛，臂内廉及胁痛，少泽主之。"《备急千金要方》：少泽，主"项强急痛，不可以顾"。《杂病穴法歌》："心痛翻胃刺劳宫，寒者少泽灸手指。"《循经考穴编》：少泽，主"胸膈痛闷"。《针灸大成》：少泽"主……臂痛，颈项急不得回顾。"

前谷 出《灵枢·本输》。属手太阳小肠经。位于第五指关节前缘尺侧，当掌横纹头赤白肉际处。主治前臂酸痛，肘挛，指痛不能握拳，掌指关节红肿，手指疼痛，头项强痛。直刺0.3~0.5寸；可灸。

文献选摘：《针灸甲乙经》："臂不可举，头项痛，咽肿不可咽，前谷主之；肘臂腕中痛，颈肿不可以顾，头项急痛，眩，淫泺，肩胛小指痛，前谷主之。"《铜人腧穴针灸图经》："前谷，治颔肿喉痹。"

后溪 出《灵枢·本输》。属手太阳小肠经。位于第五掌指关节后缘尺侧，横纹头赤白肉际处。主治肘臂及手指挛急，头项强痛，不得回顾。直刺0.5~0.8寸；可灸。

文献选摘：《备急千金要方》："后溪。主肩臑痛。"《针灸资生经》："后溪，治臂急。"《百症赋》："后溪、环跳，腿疼刺而即轻。"《肘后歌》："胁肋腿痛后溪妙。"《罗遗编》："项强肘痛，后溪。"

腕骨 出《灵枢·本输》。属手太阳小肠经。位于手腕尺侧前方，当三角骨的前缘赤白肉际处。主治项强，肘臂不能屈伸，指挛臂痛，手腕疼痛，腰疼。直刺0.3~0.5寸；可灸。

文献选摘：《备急千金要方》："腕骨，主肩臂痛。"《针灸资生经》："腕骨，治胁下痛，不得息。"《玉龙歌》："腕中无力痛艰难，握物难移体不安，腕骨一针君见效，莫将补泻等闲看。"

阳谷 出《灵枢·本输》。属手太阳小肠经。位于手腕尺侧，三角骨后缘赤白肉际处。主治颈颔肿，项肿胁痛，臂外侧痛，手腕痛。直刺0.3~0.5寸；可灸。

文献选摘：《针灸甲乙经》："肩痛不可自带衣，臂腕外侧痛不举，阳谷主之；泄风汗出主腰，项急不可以左右顾及俯仰，肩弛肘废……阳谷主之。"《针灸资生经》："阳谷，治臂腕外侧痛不举；阳谷，疗胁痛项肿，寒热。"

养老 出《针灸甲乙经》。属手太阳小肠经。以掌向胸，位于尺骨小头桡侧缘凹陷中。主治腰痛，肩背肘臂痛。掌心向胸时，向肘方向斜刺0.5~0.8寸；可灸。

文献选摘：《针灸甲乙经》："肩痛欲折，臑如拔，手不能自上下，养老主之。"《备急千金要方》："养老，主手不得上下。"《针灸资生经》："养老，疗肩欲折。"

支正 出《灵枢·经脉》。属手太阳小肠经。位于阳谷穴上5寸，尺骨掌侧缘。主治项强肘挛，手指痛。直刺0.3~0.5寸；可灸。

文献选摘：《针灸甲乙经》：支正，主"颈项肿，实则肘挛，头项痛"。《备急千金要方》：支正，主"热病先腰胫酸，喜渴数饮食，身热项痛而强"。

《太平圣惠方》：支正，主"肘臂挛难屈伸，手不握，十指尽痛"。《针灸资生经》："肘臂不举，支正、内关、阳溪"。《类经图翼》：支正，主"腰背酸"。

小海　出《灵枢·本输》。别名：肘曲泉。属手太阳小肠经。屈肘，位于尺骨鹰嘴与肱骨外上髁之间凹陷处。主治颈项、肩臂外后侧痛。直刺0.2~0.3寸；可灸。

文献选摘：《针灸甲乙经》：小海，主"背膂振寒，项痛引肘胁，腰痛引少腹，四肢不举"。《备急千金要方》：小海，治"项强急痛，不可以顾；四肢不举"。《外台秘要》：小海，治"背膂振寒，项痛引肘腋，腰痛引少腹中，四肢不举"。《铜人腧穴针灸图经》：小海，治"肘腋肿"。《扁鹊神应针灸玉龙经》：小海，治"手臂外廉肿痛"。《针灸聚英》：小海，治"颈颔肩臑肘臂外后廉痛，颔肿不可回顾，肩似拔，臑似折"。《针灸大成》：小海，治"肩臑肘臂外后廉痛……颈项痛"。

肩贞　出《素问·气穴论》。属手太阳小肠经。上臂内收时，位于腋后皱襞尽端直上1寸。主治肩胛痛，手臂痛不能举，漏肩风，上肢不遂。直刺1~1.5寸；可灸。

文献选摘：《备急千金要方》："肩贞，主手麻小不举。"《圣济总录》："肩贞，治风痹手臂不举，肩中热痛。"《简易普济良方》："肩痹……当灸肩贞七壮。"《神灸经论》："肩风，生肩上青肿甚者，痛连两胁，肩贞。"

臑俞　出《针灸甲乙经》。属手太阳小肠经。位于肩胛冈下缘，与肩贞穴相直处。主治肩肿痛，肩臂酸痛无力，不能抬举。直刺0.5~1.5寸；可灸。

文献选摘：《针灸资生经》："臑俞，治寒热肩肿，引胛中痛，臂酸无力。"

天泉　出《针灸甲乙经》。别名：天温。属手厥阴心包经。位于腋纹头下2寸，当肱二头肌腱的长短头之间。主治心痛，胸痹，足不收，痛不可行，胸背及上臂内侧痛。直刺0.5~0.8寸；可灸。

文献选摘：《针灸甲乙经》："足不收，痛不可以行，天泉主之。"

曲泽　出《灵枢·本输》。属手厥阴心包经。位于肘横纹上，当肱二头肌腱的尺侧缘处。主治心痛，胸痛，风湿性心脏病，肘臂腕痛。直刺1~1.5寸；可灸。

文献选摘：《针灸甲乙经》："心痛，卒咳逆，曲泽主之。"

郄门　出《针灸甲乙经》。属手厥阴心包经。位于掌后腕横纹上5寸，掌长肌腱与桡侧腕屈肌腱之间。主治心痛，胸痛，风湿性心脏病，心绞痛。直刺0.5~1寸；可灸。

文献选摘：《针灸甲乙经》："心痛……郄门主之。"《备急千金要方》："心痛，郄门、曲泽、大陵。"《循经考穴编》：郄门，主"心胸疼痛"。

间使　出《灵枢·本输》。别名：鬼路。属手厥阴心包经。位于掌后腕横纹上3寸，掌长肌腱与桡侧腕屈肌腱之间。主治心痛，臂痛，肘挛，风湿性心脏病。直刺0.5~1寸；可灸。

文献选摘：《针灸甲乙经》："卒心中痛，瘈疭互相引，肘内廉痛，心敖敖然，间使主之；胸痹引背时寒，间使主之。"《备急千金要方》："间使主胸痹背相引；间使，主肘内廉痛；间使主手痛。"《针灸资生经》："间使，疗臂肿痛，屈伸难。"

内关　出《灵枢·经脉》。别名：阴维。属手厥阴心包经。位于掌后腕横纹上2寸，掌长肌腱与桡侧腕屈肌腱之间。主治心痛，胸胁痛，肘臂腕挛痛，风心病。直刺0.5~1寸；可灸。

文献选摘：《标幽赋》："胸腹满痛刺内关。"《拦江赋》："胸中之病内关担。"

大陵　出《灵枢·本输》。别名：心主，鬼心。属手厥阴心包经。位于腕横纹中央，掌长肌腱与桡侧腕屈肌腱之间。主治心痛，胸胁痛，跗肿，肘臂挛急，腕关节疼痛。直刺0.3~0.5寸；可灸。

文献选摘：《针灸甲乙经》："两手挛不伸及腋，偏枯不仁，手瘛偏小筋急，大陵主之。"《备急千金要方》："大陵主肘挛腋肿；大陵主手挛不伸。"《针灸资生经》："大陵。主手挛小偏。"《中国针灸治疗学》："两手拘挛偏枯，大陵灸之。"

劳宫　出《针灸甲乙经》。别名：五里，鬼路，掌中，营房，手心。属手厥阴心包经。位于掌心横纹中，当第三掌骨的桡侧缘处。主治心痛，胸胁痛。直刺0.3~0.5寸；可灸。

文献选摘：《针灸甲乙经》："胸胁痛不可反侧……劳宫主之。"《千金翼方》：劳宫，"主心中懊恢痛"。《铜人腧穴针灸图经》："劳宫治手痹。"《扁鹊神应针灸玉龙经》：劳宫"治心痛"。《循经考穴编》：劳宫"治九种心痛"。

中冲　出《灵枢·本输》。别名：手心主。属手厥阴心包经。一说位于中指尖端；一说位于中指桡侧指甲角旁0.1寸处。主治心痛，肘痛，掌中热。

直刺 0.1 寸，或三棱针点刺出血；可灸。

文献选摘：《针灸甲乙经》：中冲，主治"心痛"。《备急肘后方》："卒心痛，灸手中央长指端三壮。"《循经考穴编》：中冲，"治九种心痛"。《针灸大成》：中冲，"治心痛烦满"。

关冲 出《灵枢·本输》。属手少阳三焦经。位于无名指尺侧，距指甲角 0.1 寸。主治肩臂疼痛不能上举。浅刺 0.1~0.2 寸；可灸。

文献选摘：《针灸甲乙经》："心痛，臂表痛不可及头，取关冲；肘痛不能自带衣，起头眩，颔肿面黑，肩背痛不可顾，关冲主之。"《备急千金要方》："关冲，主肘疼不能自带衣。"《针灸资生经》："关冲主肩臂酸重。"

液门 出《灵枢·本输》。别名：掖门，腋门。属手少阳三焦经。位于手背四、五指缝间，掌指关节前凹陷处。主治手臂痛，手背红肿，五指拘挛。直刺 0.3~0.5 寸；可灸。

文献选摘：《备急千金要方》："液门，主手臂痛。"《玉龙歌》："手臂红肿连腕疼，液门穴内用针明，更将一穴名中渚，多泻中间疾自轻。"

中渚 出《灵枢·本输》。别名：中注，下都。属手少阳三焦经。位于手背第四、五掌骨小头后缘凹陷中，液门穴直上 1 寸处。主治脊膂痛，肩背肘臂疼痛，手指不能屈伸。直刺 0.3~0.5 寸；可灸。

文献选摘：《针灸甲乙经》："肘臂痛，五指瘈不可屈伸，头眩，颔额颅痛，中渚主之。"《圣济总录》："中渚主肘臂痛，手五指不得屈伸。"《席弘赋》："久患伤寒肩背痛，但针中渚得其宜。"《肘后歌》："肩背诸疾中渚下。"《医学入门》："久患伤寒肩背痛，但针中渚即愈。"《神灸经论》："四肢麻战踡挛，中渚。"

阳池 出《灵枢·本输》。别名：别阳。属手少阳三焦经。位于手腕背侧横纹上，当指总伸肌腱尺侧凹陷中。主治腕痛无力或红肿不可屈伸，前臂及肘部疼痛，肩痛，颈痛。直刺 0.3~0.5 寸；可灸。

文献选摘：《针灸甲乙经》："肩痛不能自举，汗不出，颈痛，阳池主之。"《圣济总录》："阳池主肩臂痛不可举。"

外关 出《灵枢·经脉》。属手少阳三焦经。位于腕背横纹上 2 寸，尺、桡两骨之间。主治肘臂屈伸不利，上肢筋骨疼痛，手颤，五指痛，不能握物，肩背痛。直刺 0.5~1 寸；可灸。

文献选摘：《针灸甲乙经》："肘中濯濯，臂内廉痛，不可及头，外关主之。"《圣济总录》："外关主肘臂不得屈伸，手五指尽痛，不能握物。"《神应经》："五指皆痛，外关。"

支沟 出《灵枢·本输》。别名：飞虎，飞处。属手少阳三焦经。位于腕背横纹上 3 寸，尺、桡两骨之间。主治肩臂腰背酸痛，项不得回顾，四肢肿，卒心痛。直刺 0.5~1 寸；可灸。

文献选摘：《备急千金要方》："支沟主腋胁急痛；支沟、太溪、然谷主心痛如锥刺。"《针灸资生经》："支沟，疗肩臂酸重。"

会宗 出《针灸甲乙经》。属手少阳三焦经。位于腕背横纹上 3 寸，支沟穴尺侧旁开 1 横指。主治上肢疼痛，肌肤疼痛。直刺 0.5~1 寸；可灸。

文献选摘：《外台秘要》：会宗，"治肌肉痛"。《铜人腧穴针灸图经》：会宗"治肌肤痛"。《针灸大成》：会宗，"主……肌肤痛"。

三阳络 出《针灸甲乙经》。别名：通间。属手少阳三焦经。位于腕背横纹上 4 寸，尺、桡两骨之间。主治手臂痛不能上举。直刺 0.5~1 寸；可灸。

文献选摘：《循经考穴编》：三阳络，"治臂痛不举，挫闪腰痛"。

四渎 出《针灸甲乙经》。属手少阳三焦经。位于肘尖下方 5 寸，尺、桡两骨之间。主治前臂痛。直刺 0.5~1 寸；可灸。

文献选摘：《循经考穴编》：四渎，"治臂膊疼痛"。

天井 出《灵枢·本输》。属手少阳三焦经。位于尺骨鹰嘴后上 1 寸，屈肘呈凹陷处。主治心痛，胸痛，颈项、肩臂疼痛、麻木，肘痛。直刺 0.5~1 寸；可灸。

文献选摘：《针灸甲乙经》："胸痹，心痛，肩肉麻木，天井主之；肘痛引肩不可屈伸，振寒热，颈强肩背痛，臂痿痹不仁，天井主之。"《备急千金要方》："天井，主肩痛痿痹不仁，肩不可屈伸，肩肉麻木。"《铜人腧穴针灸图经》："天井治心胸痛，……风痹臂肘痛，提物不得。"《圣济总录》："天井主风痹臂痛，提物不得。"《针灸资生经》："天井主肩痛不可屈伸；天井疗颈项及肩背痛。"

清冷渊 出《针灸甲乙经》。别名：清冷泉，清昊。属手少阳三焦经。位于天井穴上 1 寸。主治肩臂痛不能举，肘痛不能屈伸。直刺 0.5~1 寸；可灸。

文献选摘：《针灸甲乙经》："肩不可举，不能带衣，清冷渊主之。"《圣济总录》："清冷渊，治臑纵肩臂不举，不得带衣。"

消泺　出《针灸甲乙经》。属手少阳三焦经。位于尺骨鹰嘴与肩髎穴的连线上，当臑会与清冷渊连线的中点处。主治颈项强痛，臂痛，背部肿痛。直刺 1~1.5 寸；可灸。

文献选摘：《备急千金要方》："消泺主寒热痹头痛。"《铜人腧穴针灸图经》："消泺，治寒热风痹，项痛肩背急。"

臑会　出《针灸甲乙经》。别名：臑窌，臑髎，臑交。属手少阳三焦经。位于尺骨鹰嘴与肩髎穴的连线上，肩髎穴直下 3 寸，当三角肌后缘处。主治肩臂痛，臂肘痛。直刺 0.5~1 寸；可灸。

文献选摘：《针灸资生经》："臑会，治臂痛不能举。"

肩髎　出《针灸甲乙经》。属手少阳三焦经。位于肩峰突起后端下方之凹陷处。上臂外展时，当肩髃穴后寸许的凹陷中。主治臂痛，肩重不能举，漏肩风。直刺 0.5~1 寸；可灸。

文献选摘：《针灸甲乙经》："肩重不能举，臂痛，肩髎主之。"《圣济总录》："肩髎主肩重不可举臂时。"《针灸资生经》："肩髎，疗臂重不举。"

五、下肢部

髀关　出《灵枢·经脉》。属足阳明胃经。位于髂前上棘与髌骨外上缘的连线上，平臀横纹。主治腰腿疼痛，筋急不得屈伸，髀股痿痹，下肢麻木，膝内寒痛。直刺 1~2 寸；可灸。

文献选摘：《针灸甲乙经》："膝寒痹不仁，不可屈伸，髀关主之。"《备急千金要方》："髀关，主膝寒不仁痿痹不得屈伸。"《圣济总录》："胸寒痹不仁，痿不屈伸，髀关主之。"《针灸资生经》："髀关，疗膝寒不仁，痹痿，不屈伸。"

伏兔　出《灵枢·经脉》。别名：外沟，外丘。属足阳明胃经。位于髂前上棘与髌骨外上缘连线上，膝髌上缘上 6 寸。主治膝胯疼痛，腿膝寒冷疼痛，麻木不仁，手挛缩，膝关节炎。直刺 0.6~1.2 寸；可灸。

文献选摘：《针灸甲乙经》："膝腰痛如清水……伏兔主之。"《太平圣惠方》："伏兔治气劳，痹逆，狂邪，膝冷，手节挛缩。"《针灸资生经》："伏兔疗膝冷。"《循经考穴编》：伏兔，治"腰胯痛"。《针灸大成》：伏兔，"主膝冷不得温，风劳痹逆狂邪，手挛缩"。

阴市　出《针灸甲乙经》。别名：阴鼎。属足阳明胃经。位于髂前上棘与髌骨外上缘的连线上，髌骨外上缘上 3 寸。主治腰腿如浸冷水，腿膝麻痹，冷痛屈伸不利，腰痛。直刺 1~1.5 寸；可灸。

文献选摘：《备急千金要方》："阴市，主膝上伏兔中寒。"《针灸资生经》："阴市，疗腰如冷水。"《通玄指要赋》："股膝痛，阴市能医。"《扁鹊神应针灸玉龙经》："股膝疼痛阴市便；膝腿无力身立难，原因风湿致伤残，倘知二市（风市、阴市）穴能灸，步履悠然渐自安。"

梁丘　出《针灸甲乙经》。别名：跨骨。属足阳明胃经。位于髂前上棘与髌骨外上缘的连线上，髌骨外缘上 2 寸凹陷处。主治下肢不遂，膝肿，腰膝脚痛，冷痹不仁，难跪，不可屈伸等。直刺 0.5~1 寸；可灸。

文献选摘：《针灸甲乙经》："胫苔苔，痹，膝不能屈伸，不可以行，梁丘主之。"《太平圣惠方》："梁丘穴治大惊胫痛，冷痹膝痛，不能屈伸。"《铜人腧穴针灸图经》："梁丘二穴治大惊乳痛，寒痹，膝不能屈伸。"《圣济总录》："梁丘，治寒痹，膝不能屈伸。"《针灸资生经》："梁丘，疗胫痛冷，痹膝痛，不能屈伸。"

犊鼻　出《灵枢·本输》。别名：外膝眼。属足阳明胃经。位于髌骨外下方，髌韧带外侧凹陷中。主治膝髌肿痛不仁，难跪起，下肢麻痹。稍向髌韧带内方斜刺 0.5~1.2 寸；可灸。

文献选摘：《灵枢·杂病》："膝中痛取犊鼻，以员利针发而间之，针大如牛毛，刺膝无疑。"《备急千金要方》："犊鼻，主膝中痛不仁。犊鼻，主膝不仁难跪。"《圣济总录》："犊鼻，疗膝中疼痛不仁，难跪起。"《针灸资生经》："犊鼻，治膝中痛不仁，难跪起，膝髌壅肿，不溃可治，溃者不治。"

足三里　出《灵枢·五邪》。别名：下陵，下陵三里，三里，中俞髎，鬼邪，下三里。属足阳明胃经。位于犊鼻下 3 寸，距胫骨前嵴约一横指，当胫骨前肌上。主治卒心痛，下肢肿，膝胫酸痛，腰痛不可俯仰，下肢痹痛。直刺 1~2 寸；可灸。

文献选摘：《灵枢·四时气》："著痹不去，久寒不已，卒取其三里。"《备急千金要方》："胸中瘀血稽满，胁膈痛不能久立。膝痿寒，三里主之。"《针灸资生经》："三里，疗四肢肿满，腿膝酸痛；三里，治膝骱酸痛，三里，主膝痿痛。"《神灸经论》："上中下三部痹痛，足三里。"

上巨虚 出《千金翼方》。别名：巨虚上廉，上廉，足上廉，上林，巨虚，足上廉。属足阳明胃经。位于犊鼻下6寸或当足三里下3寸处。主治腰腿手足不仁，腰膝疼痛、屈伸不利，膝部肿痛，下肢骨冷痛。直刺1~2寸；可灸。

文献选摘：《针灸资生经》："上廉，治腰腿手足不仁。上廉主风水膝肿。"

条口 出《针灸甲乙经》。属足阳明胃经。位于犊鼻下8寸，犊鼻与下巨虚的连线上（即上巨虚下2寸处）。主治肩臂痛，不可屈伸，股膝肿，小腿肿，冷痹，麻痹，转筋，足冷疼痛。直刺1~1.5寸；可灸。

文献选摘：《针灸甲乙经》："胫痛，足缓失履，湿痹，足下热，不能久立，条口主之。"《太平圣惠方》："条口二穴主治胫寒，不得卧，疼痛、足缓失履、足下热不能久立……"《铜人腧穴针灸图经》："条口，治膝胫寒酸痛，足缓不收，湿痹，足下热。"《圣济总录》："湿痹足下热，不能久立，条口主之。"

下巨虚 出《备急千金要方》。别名：巨虚下廉，下廉，足下廉，下林，巨虚。属足阳明胃经。位于犊鼻下9寸，即条口下1寸。主治下肢痿痹，足不履地，足跟或足趾间疼痛。直刺0.5~1寸；可灸。

文献选摘：《针灸甲乙经》："痹，胫肿，足跗不收，跟痛，巨虚下廉主之。"《太平圣惠方》："巨虚下廉二穴主冷痹不遂，风湿痹。"

丰隆 出《灵枢·经脉》。属足阳明胃经。位于外踝高点上8寸，条口穴后方1寸处。主治心痛，下肢痿痹，肿痛，胫枯，足不收。直刺1~1.5寸；可灸。

文献选摘：《针灸甲乙经》："喉痹不能言，丰隆主之。"《铜人腧穴针灸图经》："丰隆二穴治厥逆胸痛……风逆四肢肿，身湿，喉痹。"《圣济总录》："丰隆主胸痛如刺，腹若刀切痛。"《针灸资生经》："丰隆，治厥逆，胸痛如刺。"

解溪 出《灵枢·本输》。别名：解谷，草鞋带。属足阳明胃经。位于足背与小腿交界处的横纹中，跚长伸肌腱与趾长伸肌腱之间。主治下肢痿痹，肿痛，沉重等，踝关节痛。直刺0.5~1寸；可灸。

文献选摘：《针灸甲乙经》："足大指搏伤，下车桎地，通臂指端伤为筋痹，解溪主之。"《备急千金要方》："解溪，主膝重脚转筋、湿痹。"《针灸资生经》："解溪，治膝股骬肿。"

冲阳 出《灵枢·本输》。别名：会原，趺阳。属足阳明胃经。位于足背部，解溪穴下方，跚长伸肌腱和趾长伸肌腱之间，约当二、三跖骨与楔状骨间，足背动脉搏动处。主治脚背红肿、身前痛，下肢疼痛，足关节肿痛。避开动脉，直刺0.3~0.5寸；可灸。

文献选摘：《针灸甲乙经》："足下缓，失履，冲阳主之。"

陷谷 出《灵枢·本输》。别名：陷骨。属足阳明胃经。位于第二、三跖趾关节后，二、三跖骨结合部之前的凹陷中。主治足背肿痛，足跟痛。直刺0.3~0.5寸；可灸。

文献选摘：《备急千金要方》：陷谷，治"身痹洗淅振寒，季胁支满痛"。

内庭 出《灵枢·本输》。别名：内廷。属足阳明胃经。位于第二跖趾关节前方，当二、三趾缝间的纹头处。主治胫痛不可屈伸，足背肿痛。直刺或斜刺0.3~0.5寸；可灸。

文献选摘：《针灸甲乙经》："逆冷胫痛……内庭主之。"

厉兑 出《灵枢·本输》。属足阳明胃经。位于第二趾外侧，距爪甲角0.1寸处。主治膝髌肿痛，足胫寒冷，下肢前外侧痛等。浅刺0.1~0.2寸；可灸。

文献选摘：《针灸甲乙经》："足胫寒，不得卧，振寒……喉痹……厉兑主之。"《神灸经论》："膝髌肿痛，厉兑。"

隐白 出《灵枢·本输》。别名：鬼垒，鬼眼。属足太阴脾经。在跚趾内侧，距趾甲角0.1寸处。主治胸痛、心痛、足寒不能行。斜刺0.1寸，或用三棱针点刺出血；可灸。

文献选摘：《针灸甲乙经》："足胫中寒，不得卧……足下寒……隐白主之。"《备急千金要方》：隐白，"主胫中寒热"。

大都 出《灵枢·本输》。属足太阴脾经。位于跚趾内侧，第一跖趾关节前下方，赤白肉际处。主治厥心痛，身痛，骨疼，体重，肢肿，趾关节红肿等。直刺0.3~0.5寸；可灸。

文献选摘：《灵枢·厥病》："厥心痛，腹胀胸满，心尤痛甚，胃心痛也。取之大都、太白。"《席弘赋》："气滞腰痛不能立，横骨，大都宜救急。"《针灸大成》：大都，"主……身重骨痛，伤寒手足逆冷……腰痛不可俯仰，绕踝风"。

太白 出《灵枢·本输》。属足太阴脾经。位于蹋趾内侧，第一跖趾关节后缘，赤白肉际处。主治心痛脉缓，胁肋胀痛，腰痛，下肢痹痛，身热，腿疼，腰尻痛，骨痛。直刺 0.3~0.5 寸；可灸。

文献选摘：《灵枢·厥病》："厥心痛……心尤痛甚者，胃心痛也。取之大都、太白。"《针灸甲乙经》："身重骨酸……太白主之；腰痛不可以俯仰。"《备急千金要方》：太白，主"膝股肿，骱酸转筋"。《扁鹊神应针灸玉龙经》：太白，主"身热，腿疼，手足冷，腰尻痛"。《针灸大成》："太白主……膝股骱酸转筋，身重骨痛。"

公孙 出《灵枢·经脉》。属足太阴脾经。位于第一跖骨基底前缘，赤白肉际。主治足心发热或痛难履地，足踝痛。直刺 0.5~0.8 寸；可灸。

文献选摘：《循经考穴编》：公孙，主"足心发热，或疼难履地。"《中国针灸学概要》："足趾麻痛，公孙、束骨、八风。"

商丘 出《灵枢·本输》。别名：商垢。属足太阴脾经。位于内踝前下方凹陷处，约当舟骨结节与内踝高点连线之中点。主治阴股内廉痛，内踝红肿疼痛，两足无力。直刺 0.3~0.5 寸；可灸。

文献选摘：《针灸甲乙经》："骨痹烦满商丘主之。"《千金翼方》："商丘主偏风痹，脚不得履地。"

三阴交 出《针灸甲乙经》。别名：承命，太阴。属足太阴脾经。位于内踝高点直上 3 寸，胫骨内侧面后缘。主治项强，髀、胫湿痹，膝、股、跗、踝内侧疼痛、肿胀、麻木。直刺 0.5~1 寸；可灸。

文献选摘：《针灸甲乙经》："足下热，胫痛不能久坐，湿痹不能行，三阴交主之。"《针灸资生经》："三阴交，疗膝内廉痛，小便不利，身重，足痿不能行；三阴交，治膝股内痛。"

漏谷 出《针灸甲乙经》。别名：太阴络。属足太阴脾经。位于内踝高点上 6 寸，胫骨内侧面后缘处。主治湿痹，腿膝冷痛、麻痹、不仁，足踝肿痛，肩胛部疼痛，下肢麻痹。直刺 1~1.5 寸；可灸。

文献选摘：《备急千金要方》："漏谷，主久湿痹不能行。"《铜人腧穴针灸图经》："漏谷，治肌肤湿痹，不能久立。"《针灸资生经》："漏谷，疗足热腿冷痛，不能久立，麻痹不仁。"

地机 出《针灸甲乙经》。别名：脾舍，太阴郄，地箕。属足太阴脾经。位于阴陵泉直下 3 寸。主治腰痛不可俯仰。直刺 1~1.5 寸；可灸。

文献选摘：《针灸甲乙经》："……脏痹，地机主之。"《针灸资生经》："地机，疗腰痛不可俛仰，足痹痛，屈伸难。"

阴陵泉 出《灵枢·本输》。属足太阴脾经。位于胫骨内侧髁下缘凹陷中。主治腰痛不可俛仰，腿膝肿痛。直刺 1~2 寸；可灸。

文献选摘：《备急千金要方》："阴陵泉，主足痹痛。"《圣济总录》："肾腰痛者，不可俯仰，阴陵泉主之。"《针灸大成》："膝上肿痛，身屈不行，阴陵泉七壮至七七壮，中脘针无不效。"

血海 出《针灸甲乙经》。别名：百虫窠，血郄。属足太阴脾经。位于膝髌内上缘上 2 寸处。主治膝关节肿痛。直刺 1~1.5 寸；可灸。

文献选摘：《扁鹊神应针灸玉龙经》："腰股癃痪痛，内痛针血海。"

承扶 出《针灸甲乙经》。别名：肉郄，阴关，皮部，扶承。属足太阳膀胱经。位于臀横纹中央。主治腰骶臀股部疼痛，腰背痛，腰脚寒痛。直刺 1.5~2.5 寸；可灸。

文献选摘：《针灸甲乙经》："腰脊尻股臀阴寒大痛，虚则血动，实则热痛，痔篡痛，尻椎中痛，大便直出，承扶主之。"《备急千金要方》："承扶主腰脊尻臀股阴寒痛。"《针灸资生经》："承扶治腰脊相引如解。"

殷门 出《针灸甲乙经》。属足太阳膀胱经。位于承扶穴与委中穴的连线上，承扶穴下 6 寸。主治腰背强痛，不可俯仰，大腿疼痛，股外侧肿痛等。直刺 1.5~2.5 寸；可灸。

文献选摘：《针灸资生经》："殷门，治腰脊不可俛仰，举重恶血注之，股外肿。"

委阳 出《灵枢·邪气脏腑病形》。属足太阳膀胱经。位于腘横纹外侧端，股二头肌腱内侧缘处。主治腰脊强痛，腰背痛，腿足拘挛疼痛，膝下肿痛。直刺 0.5~1 寸；可灸。

文献选摘：《针灸聚英》：委阳，"主腰脊痛不可俛仰"。《中国针灸治疗学》："膝筋挛不开，委阳灸二七壮。"

委中 出《灵枢·本输》。别名：委中央，郄中，血郄。属足太阳膀胱经。位于腘横纹中央。主治腰背疼痛，腰腿重痛，风湿痿痹，腰重不得举体，背腰骶部疼痛，髂关节屈伸不利，腘筋挛急，膝痛不可屈伸等。直刺 1.5~1 寸，或三棱针点刺出血；可灸。

文献选摘：《素问·刺腰痛论》："足太阳脉令人腰痛，引项背尻，背如重状，刺其郄中，太阳正经出血，春无见血；腰痛侠脊而痛，至头几几然，目脘脘欲僵仆。刺太阳郄中出血。"《备急千金要方》："委中主腰痛侠脊至头几几然。凡腰脚重痛，于此刺出血。"《太平圣惠方》："委中二穴，主脚弱无力，风湿痹，筋急，举身不遂……针入八分，留三呼，泻五吸。"《铜人腧穴针灸图经》："委中二穴，治腰夹脊沉重……风痹髀枢痛……。"取其经血，立愈。《圣济总录》："委中疗……腰重不能举体，风痹髀枢痛……。"《十二穴主治杂病歌》："腰痛不能举，沉沉引脊梁，酸疼筋莫展，风痹复无常，膝头难伸屈，针入即安康。"《针灸资生经》："委中，主膝不得屈伸，取其经血立愈。"《通玄指要赋》："腰脚疼，在委中而已矣。"《针经摘英集》："今附久虚人腰痛，刺而复发者，腰重不能举体，刺足太阳经委中二穴。"《玉龙歌》："更有委中之一穴，腰间诸疾任君攻。"《古今医统》："委中穴主腰疼痛。"《扁鹊神应针灸玉龙经》："脊膂强痛，委中。"《医学正传》："瘀血宜行血顺气……外用三棱针于委中穴出血，以其血滞于下也。腰曲不能伸者，针委中立愈。"《百症赋》："背连腰痛，白环（俞）委中曾经。"《针灸聚英》："腰脊痛楚委中头；脊膂强痛委中穴；腰膝内痛治委中。"《四总穴歌》："腰背委中求。"《席弘赋》："委中腰痛脚挛急，取得其经血自调。"《证治准绳》："患痛风号叫……此恶血入经络症，血受湿热……又与刺委中出黑血近三合而安。"《医部全录》："解脉令人腰痛，痛引肩，目脘脘然，时遗溲，刺解脉在膝筋，肉分间郄外廉之横脉出血，血变而止。解脉令人腰痛如引带，常如折腰状，善恐，刺解脉在郄中，结络如黍米，刺之，血射以黑，见赤血而已。"

合阳 出《针灸甲乙经》。属足太阳膀胱经。位于委中穴直下 2 寸。主治腰脊强痛，膝胫酸重肿痛。直刺 1~1.5 寸；可灸。

文献选摘：《备急千金要方》："合阳主腰脊痛引腹；合阳，主膝股重。"《针灸资生经》："合阳治腰脊强，引腹痛。"

承筋 出《针灸甲乙经》。别名：腨肠，直肠，踹肠，真肠。属足太阳膀胱经。位于合阳与承山穴连线的中点。主治腰背拘急，腰痛，膝及小腿酸重疼痛或麻木，脚肿踹痛筋挛等。直刺 0.5~1 寸；可灸。

文献选摘：《铜人腧穴针灸图经》："承筋二穴，治寒痹转筋，……可灸 3 壮，禁针。"《针灸甲乙经》："大肠实则腰背痛，寒痹转筋，头眩痛；虚则鼻衄癫疾，腰痛溅溅然汗而，令人欲食而走，承筋主之，取脚下三折，横视盛者出血。"

承山 出《灵枢·卫气》。别名：鱼腹，肉柱，肠山，鱼肠，鱼腹山，玉柱。属足太阳膀胱经。位于腓肠肌两肌腹之间凹陷的顶端。主治腰背痛，腿疼转筋，腨似裂，膝下肿，脚腨重，足跟痛，足挛引少腹痛。直刺 1~2 寸；可灸。

文献选摘：《十二穴主治杂病歌》："承山善治腰疼痛，……脚气并膝肿，辗转战疼酸。"《针灸资生经》："承山，疗脚酸膝重；承山，治腰背痛，脚腨重，战栗不能立，脚气，膝下肿；承山，疗脚腨酸痛，不能久立，腰膝重，起坐难，筋挛急，不可屈伸。"《扁鹊神应针灸玉龙经》："转筋速灸承山上，转筋却向承山先。"《通玄指要赋》："筋转而疼，泻承山而在早。"《中国针灸治疗学》："脚转筋，承山针灸之。"

飞扬 出《灵枢·经脉》。别名：厥阳，飞阳，飞杨。属足太阳膀胱经。位于昆仑上七寸，承山穴外下一寸。主治腿膝疼痛，脚腨疼痛，腰腿痛，筋急不能屈伸，历节风痛等。直刺 0.5~1 寸；可灸。

文献选摘：《针灸甲乙经》："腰痛、颈项痛、历节汗出而步失履，寒复不仁，腨中痛，飞扬主之。"《备急千金要方》："飞扬，主腨中痛。"《铜人腧穴针灸图经》："飞扬二穴，治野鸡痔，历节风，足指不得屈伸，可灸三壮，针入三分。"《圣济总录》："飞扬治血痔历节风，足指不得屈伸……可灸三壮，针入三分。"《针灸资生经》："飞扬，治历节风、足指不得屈伸，头目眩逆气。"《扁鹊神应针灸玉龙经》："历节痛风两处穴，飞扬绝骨可安痊。"

跗阳 出《针灸甲乙经》。别名：付阳，附阳，外阳。属足太阳膀胱经。位于昆仑穴直上 3 寸。主治腰腿痛不能久立，转筋，踝部红肿，四肢不举。直刺 0.5~1 寸；可灸。

文献选摘：《针灸甲乙经》："痿厥风头重额痛、枢股腨外廉骨痛、痿疭，痹不仁，振寒，时有热，四肢不举，付阳主之。"《备急千金要方》："跗阳，主腨外廉骨痛。"《太平圣惠方》："付阳，主腰痛不能久立，腿膝胫酸重，筋急，屈伸难，坐不能起，及四肢不举，灸五壮。"《铜人腧穴针灸图经》："付阳二穴，治痿厥风痹，头痛颇痛，髀枢股䯒痛，痿疢，风痹不仁可灸三壮，针入五分，留七呼。"《圣济总录》："跗阳治痿厥风痹，髀枢肢胻痛，瘑疢风痹不仁，时有寒热，四肢不举，可灸三壮，针入五分，留七呼。"《针灸资生经》："跗阳治痿厥风痹……。跗阳，疗腿膝胫酸。"

昆仑 出《灵枢·本输》。别名：外踝后，上昆仑，内昆仑，下昆仑，足太阳。属足太阳膀胱经。位于外踝高点与跟腱之间凹陷中。主治项强，肩背拘急，腰尻疼痛，脚跟痛，足肿不能着地等。直刺0.5~1寸；可灸。

文献选摘：《备急千金要方》："昆仑主脊强背尻骨重，昆仑，主脚如结，踝如别。"《太平圣惠方》："昆仑二穴，主……冷痹腰疼……针入4分，留3呼得气即泄，速出针，出后灸之良，日灸七壮。"《十二穴主治杂病歌》："昆仑，转筋腰尻痛……举步行不得。"《针灸资生经》："昆仑，主脊强，背尻骨重；昆仑，疗腰尻重不欲起，俛仰难，恶闻人音。"《通玄指要赋》："大抵脚腕痛，昆仑解愈。"《类经图翼》："腰脚肿痛刺出血，昆仑七壮。"《针灸集成》："足掌疼，昆仑针。"

仆参 出《针灸甲乙经》。别名：安邪。属足太阳膀胱经。位于外踝后下方，昆仑穴直下，当跟骨凹陷处。主治足跟痛，腰痛，霍乱转筋，膝部肿痛。直刺0.3~0.5寸；可灸。

文献选摘：《针灸甲乙经》："腰痛不可举，足跟中踝后痛，仆参主之。"《备急千金要方》："仆参，主足跟中踝后痛。"《圣济总录》："仆参二穴，主转筋急。"《针灸资生经》："仆参，治足跟痛，不得履地，脚酸转筋。"《扁鹊神应针灸玉龙经》："腰痛不能举，仆参灸三壮。"《针灸聚英》："腰痛不能举仆参，三穴跟骨下陷寻，拱足取之三壮灸。"

申脉 出《针灸甲乙经》。别名：阳跷，鬼路，属足太阳膀胱经。位于外踝下缘凹陷中。主治腰腿、腰髋酸痛、冷痛，足胫寒不能久立、坐，外踝红肿痛，脚膝屈伸难等。直刺0.3~0.5寸；可灸。

文献选摘：《针灸甲乙经》："腰痛，不能举足少坐，若下车踬地，胫中𤺊𤺊然，申脉主之。"《备急千金要方》："劳冷气逆，腰髋冷痹，脚屈伸难，灸阳跷一百壮，在外踝下容爪。"

金门 出《针灸甲乙经》。别名：关梁，金阙，梁关。属足太阳膀胱经。位于申脉前下方，当骰骨外侧凹陷中。主治腰痛，下肢痿痹或麻木不仁，膝胫酸痛，不能久立，转筋外踝痛，足底痛。直刺

0.3~0.5寸；可灸。

文献选摘：《素问·缪刺论》：金门，主"头项肩痛"。《针灸甲乙经》：金门，主"霍乱转筋。"《铜人腧穴针灸图经》：金门，主"膝胻酸，身战，不能久立。"《百症赋》："转筋兮金门，丘墟来医。"《循经考穴编》：金门，主"外踝痛，白虎历节风"。

京骨 出《灵枢·本输》。属足太阳膀胱经。位于足跗外侧，第五跖骨粗隆下，赤白肉际处。主治腰背急痛不可俯仰，腰腿痛，身后侧痛，膝痛脚挛、不得屈伸，心痛。直刺0.3~0.5寸；可灸。

文献选摘：《针灸资生经》："京骨，中膂俞，治腰脊不得俛仰；京骨，疗腿膝胫痿，脚挛不得伸。"

束骨 出《灵枢·本输》。别名：刺骨。属足太阳膀胱经。位于足跗外侧，第五跖骨小头后下方，赤白肉际处。主治背腰痛如折，髋部肿痛不能屈曲，下肢后侧疼痛，腘如结，腨如裂，颈项强痛不得回顾。直刺0.3~0.5寸；可灸。

文献选摘：《针灸资生经》："束骨，治腰如折，腨如结，耳聋恶风寒，目眩项不可顾，目内眦赤烂。"

至阴 出《灵枢·本输》。别名：独阴。属足太阳膀胱经。位于足小趾外侧，距趾甲角0.1寸许。主治：脚膝肿，转筋，脉痹。浅刺0.1~0.2寸；可灸。

文献选摘：《针灸甲乙经》："风寒从足小指起，脉痹上下，胸胁痛无常处，至阴主之。"《备急千金要方》："至阴主风寒从足小指起脉痹上下。"《圣济总录》：至阴，主"风痹从足小指起"。《针灸资生经》："至阴，主风寒从足小指起，脉痹不仁。"

涌泉 出《灵枢·本输》。别名：地冲，足心。属足少阴肾经。踡足时，在足心前三分之一的凹陷中。主治身疼痛而寒酸，肩背痛，腰痛，股内后廉痛，膝至足冷，膝痛转筋，五趾痛不能履地。直刺0.5~0.8寸；可灸。

文献选摘：《针灸甲乙经》："肩背头痛时眩，涌泉主之。"《备急千金要方》："涌泉，主肩背颈项痛，涌泉主腰脊相引如解；涌泉主喜喘喉痹……阴痹腹胀腰如解。"《太平圣惠方》："涌泉二穴主心痛。"《铜人腧穴针灸图经》："涌泉治腰痛大便难。"

然谷 出《灵枢·本输》。别名：龙渊，然骨，龙泉。属足少阴肾经。位于舟骨粗隆下缘凹陷中。主治心痹，下肢痿痹，足跗痛，肿不能履地，转筋。直刺0.5~0.8寸；可灸。

文献选摘：《针灸甲乙经》："胸中寒，脉代时不至，上重下轻，足不能安地，……然骨主之；厥心痛，如锥刺其心，心痛甚者，脾心痛也。取然谷、太溪。"《备急千金要方》："然谷，主足不能安，胫酸不能久立；涌泉、然谷，主五指尽痛，足不践地。"《铜人腧穴针灸图经》："然谷治咽内肿……喉痹。"《针灸资生经》："然谷，治足跗肿，不得履地。"

太溪　出《灵枢·本输》。别名：吕细，内昆仑，大溪。属足少阴肾经。位于足内踝与跟腱之间的凹陷中。主治腰脊痛，下肢痛，内踝及足跟肿痛。直刺0.5~0.8寸；可灸。

文献选摘：《灵枢·厥病》：太溪，主"厥心痛，痛如以锥针刺其心"。《备急千金要方》：太溪，主"手足寒至节"。《太平圣惠方》：太溪，主"足胫寒"。《铜人腧穴针灸图经》：太溪，主"瘦脊手足厥冷"。《针灸资生经》：太溪，主"腹胁痛连脊"。《针灸大成》：太溪，主"心痛如锥刺，心脉沉，手足寒至节"。《杂病法歌》："两足酸麻补太溪。"

大钟　出《灵枢·经脉》。属足少阴肾经。位于太溪穴下0.5寸，当跟腱附着部的内侧凹陷中。主治腰脊强痛，足跟痛。直刺0.3~0.5寸；可灸。

文献选摘：《灵枢·经脉》："足少阴之别，名曰大钟……虚则腰痛，取之所别也。"《针灸甲乙经》："腰脊相引如解，实则闭隆，凄凄腰脊痛，嗜卧，口中热；虚则腰痛，寒厥烦心闷，大钟主之。"《备急千金要方》："大钟主腰脊痛。"

照海　出《针灸甲乙经》。别名：阴跷。属足少阴肾经。位于内踝下缘之凹陷中。主治肢体疼痛，手足转筋，周身胀痛，四肢浮肿。直刺0.5~0.8寸；可灸。

文献选摘：《备急千金要方》："照海主……痹惊善恐不乐。"《类经图翼》："转筋，照海。"《传悟灵济录》："白虎历节风，膝关如转筋，照海。"

复溜　出《灵枢·本输》。别名：伏白，昌阳，外命。属足少阴肾经。位于太溪上2寸，跟腱之前缘。主治腰脊强痛，不能俯仰起坐，足痿。直刺0.8~1寸；可灸。

文献选摘：《针灸甲乙经》："腰痛引脊内廉，复溜主之。"《备急千金要方》："复溜，主脚后廉急不可前却足跗上痛；复溜，主胫寒不能自温。"《针灸资生经》："复溜，治腰脊内引痛。腰痛引脊，不得俯仰起坐。……足痿不收履，胻寒不自温。"《古

今医统》："腰难转，举步多难行重蹇，偏体游风生虚浮，复溜一针人健羡。"

交信　出《针灸甲乙经》。别名：阴跷，内筋。属足少阴肾经。位于太溪上2寸，当复溜与胫骨内侧面后缘之间。主治腰、股及胫内麻痛。直刺0.8~1寸；可灸。

文献选摘：《素问·刺腰痛论》王冰注：交信，主"腰痛"。《针灸甲乙经》：交信，主"股枢腨内廉痛"。《针灸资生经》："交信，治膝胫内廉痛。"《肘后歌》："腰膝强痛交信凭。"《医部全录》："足少阴令人腰痛，痛引脊内廉，刺少阴于内踝上二，春无见血，出血太多，不可复也。"

阴谷　出《灵枢·本输》。别名：阴舍。属足少阴肾经。位于腘窝内侧，当半腱肌腱和半膜肌腱之间，平委中。主治膝股内侧痛，不得屈伸，膝关节肿痛。直刺0.8~1.2寸；可灸。

文献选摘：《针灸甲乙经》："脚内廉痛，阴谷主之。"《备急千金要方》："阴谷主脊内廉痛。"《圣济总录》："膝痛不得屈伸，阴谷主之。"《针灸资生经》："阴谷，治膝痛如锥，不得屈伸。"

居髎　出《针灸甲乙经》。属足少阳胆经。位于髂前上棘与股骨大转子高点连线的中点处。主治腰腿痹痛，髋关节疼痛。直刺1~1.5寸；可灸。

文献选摘：《针灸资生经》："居髎，治肩引胸臂急。"《玉龙歌》："环跳能治腿股风，居髎二穴认真攻。"《针灸聚英》：居髎"主腰引小腹痛，肩引胸臂挛急，手臂不得举以至肩。"

环跳　出《针灸甲乙经》。别名：枢中，髀枢，髋骨，髌骨，分中，髀厌。属足少阳胆经。侧卧屈股，位于股骨大转子最高点与骶管裂孔连线的外1/3与内2/3交界处。主治下肢痿痹，腰脊痛，腰胯（髋）痛、膝踝肿痛不能转侧等。直刺1.5~2.5寸；可灸。

文献选摘：《针灸甲乙经》："腰胁相引痛急，髀筋瘈，胫痛不可屈伸，痹不仁，环跳主之。"《太平圣惠方》："环跳二穴主冷痹、风湿、偏风、半身不遂，腰胯疼痛，灸三壮。"《铜人腧穴针灸图经》："环跳二穴……治冷风湿痹，风胗，偏风，半身不遂，腰胯痛不得转侧，可灸五十壮针入一寸，留十呼。"《圣济总录》："环跳，治痹不仁……冷风湿痹风胗。"《十二穴主治杂病歌》："折腰莫能顾，冷风并湿痹，腰胯连腨痛，转侧重欷歔。"《针灸资生经》："环跳治冷风湿痹。"《标幽赋》："悬钟环跳，

华佗刺躄足而立行。"《扁鹊神应针灸玉龙经》："环跳取时须侧卧，冷痹筋挛足不收。"《百症赋》："后溪、环跳，腿疼刺而即轻。"《天元太乙歌》："环跳能除腿股风，冷风膝痹疟疾同。"《长桑君天星秘诀歌》："冷风湿痹针何处？先取环跳次阳陵。"

风市 出《肘后方》。别名：垂手。属足少阳胆经。位于大腿外侧，腘横纹上7寸处，股外侧肌与股二头肌之间。主治下肢痿痹，麻、酸、痛、肿重，腰痛，膝关节疼痛。直刺1~2寸；可灸。

文献选摘：《备急千金要方》："风市主缓纵痿痹腨肠疼冷不仁；风市主两膝挛痛，引胁拘急，䯒躄或青或焦或枯或鳖如腐木。"《太平圣惠方》："风市二穴主冷痹，脚胫麻，腿膝酸痛，腰尻重，起坐难，灸三壮。"《普济本事方》："治寒气客于分肉之间，痛攻上下，筋痹不仁，灸风市五壮。"《针灸资生经》："风市疗腰尻重，起难；风市疗胫麻膝痛；风市，不特治冷痹，亦治风之要穴。"《扁鹊神应针灸玉龙经》："腰股瘫痪痛……外痛针风市。"《针灸聚英》："鹤膝历节风肿侵，恶发不能起床枕，此等宜于风市寻。"《灸法秘传》："两腿麻木，不能步履，灸风市。"《脚气治法总要》："风市主两膝挛痛引胁，拘急。"

中渎 出《针灸甲乙经》。别名：中犊。属足少阳胆经。位于大腿外侧、腘横纹上5寸，当股外侧肌与股二头肌之间。主治下肢痿痹，麻木、腰膝连腿痛。直刺1~2寸；可灸。

文献选摘：《针灸甲乙经》："寒气在分肉间，痛攻上下，筋痹不仁，中渎主之。"《备急千金要方》："中渎主寒气在分肉间痛苦痹不仁。"《铜人腧穴针灸图经》：中渎"治寒气入于分肉之间，痛攻上下，筋痹不仁"。《圣济总录》："寒气在分肉间内，上下痹不仁、中渎主之。"《玉龙歌》："膝腿无力身立难，原因风湿致伤残，倘知二市（风市、阴市）穴能灸，步履悠然渐自安。"

膝阳关 出《针灸甲乙经》。别名：关阳，关陵，寒府，阳陵。属足少阳胆经。位于阳陵泉穴上3寸，股骨外上髁上方凹陷中。主治膝髌肿痛，腘筋拘急，小腿麻木，鹤膝风等。直刺1~1.5寸；可灸。

文献选摘：《针灸甲乙经》："膝外廉痛，不可屈伸，胫痹不仁，阳关主之。"《备急千金要方》："阳关，主膝外廉痛不可屈伸，胫痹不仁。"《铜人腧穴针灸图经》："阳关，治膝外痛，不可屈伸，风痹不仁。"

阳陵泉 出《灵枢·邪气脏腑病形》。别名：阳之陵泉，阳陵。属足少阳胆经。位于腓骨小头前下方凹陷中。主治下肢痿痹，麻木，筋病，腰骶痛，膝肿痛，肩周炎。直刺1~1.5寸；可灸。

文献选摘：《针灸甲乙经》："髀痹引膝股外廉痛不仁，筋急，阳陵泉主之。"《备急千金要方》："阳陵泉，主髀痹引膝股外廉痛不仁，筋急。"《铜人腧穴针灸图经》："阳陵泉二穴……治膝伸不得屈、冷痹脚不仁，偏风半身不遂，脚冷无血色，又以蹲坐取之灸亦良，日可灸七壮至十七壮即可。"《儒门事亲》："病腰胯大痛……戴人乃刺其阳陵穴，以伸其满，足少阳胆经之穴也，自是方宁。"《十二穴主治杂病歌》："阳陵泉：膝肿并麻木，冷痹及偏风，举足不能起，坐床似衰翁。"《针灸资生经》："阳陵泉，疗膝股内外廉痛不仁、屈难伸；阳陵泉，治膝伸不得屈、冷脚不仁。"《医学入门》："胁痛只须阳陵泉。"《席弘赋》："最是阳陵泉一穴，膝间疼痛用针烧。"《神灸经论》："冷痹，阳陵泉。"

阳交 出《针灸甲乙经》。别名：别阳，足髎。属足少阳胆经。位于外踝尖上7寸，腓骨后缘处。主治下肢痿痹，膝肿痛，小腿寒痹。直刺0.5~0.8寸，可灸。

文献选摘：《针灸甲乙经》："寒热痹，髀颈不收。"《铜人腧穴针灸图经》："阳交二穴……治寒厥惊狂、喉痹……寒痹，膝胻不收，灸之三壮，针入六分，留七呼。"《针灸资生经》："阳交，治……膝胻不收。"《针灸聚英》：阳交，治"膝痛足不收"。《针灸大成》：阳交，治"膝痛足不收……喉痹……寒痹，膝胻不收"。

外丘 出《针灸甲乙经》。属足少阳胆经。位于外踝尖上7寸，腓骨前缘处。主治下肢痿痹，颈项强痛。直刺0.5~0.8寸；可灸。

文献选摘：《针灸甲乙经》："肤痛痿痹，外丘主之。"《铜人腧穴针灸图经》：外丘"治肤痛痿痹胸胁胀满，项痛恶风寒，癫疾，针入三分，可灸三壮"。

光明 出《灵枢·经脉》。属足少阳胆经。位于外踝尖直上5寸，当腓骨前缘。主治下肢痿痹，小腿酸痉不能久立，膝痛。直刺0.5~0.8寸；可灸。

文献选摘：《备急千金要方》："光明，主膝痛胫热不能行，手足偏小。"《铜人腧穴针灸图经》："光明二穴，治身解寒，淫泺胻酸不能久立，可灸五壮，针入六分，留七呼。"《针灸资生经》："光明，主膝痛胫热不能行,手足偏小。"

阳辅 出《灵枢·本输》。别名:绝骨,分肉。属足少阳胆经。位于外踝尖上4寸处,当腓骨前缘。主治胸、胁、髀、膝、下肢外侧、外踝前疼痛,筋脉拘挛,关节疼痛无定处,腰痛,腰酸无力,膝下浮肿。直刺0.5~0.8寸;可灸。

文献选摘:《针灸甲乙经》:"腰痛如小锤居其中,怫怫肿痛,不可以咳,咳则筋缩急,诸节痛,上下无常,寒热,阳辅主之,寒热酸痛(渊音,酸痛之意)四肢不举,腋下肿……髀膝胫骨摇,酸痹不仁,阳辅主之。"《备急千金要方》:"阳辅主胸胁痛。"《铜人腧穴针灸图经》:阳辅"治腰溶溶如坐水中,膝下肤肿,筋挛,诸节尽痛,痛无常处……膝胻酸风痹不仁,可灸三壮,针入五分,留七呼"。《针灸资生经》:"阳辅,治腰如坐水。"《针灸聚英》:"腰如坐水阳辅攻。"《中国针灸治疗学》:"诸节皆痛,阳辅,针入三分,灸七壮。"

悬钟 出《针灸甲乙经》。别名:绝骨,阳维,髓孔。属足少阳胆经。位于外踝尖上3寸,当腓骨后缘。主治颈项强痛,腰痛,髀枢痛,筋骨挛痛膝踝关节痛,身重,四肢不举等,髓病。直刺0.5~0.8寸;可灸。

文献选摘:《素问病机气宜保命集》:"百节疼痛,实无所知,三棱针刺绝骨出血。"《脉经》:"其病肠鸣,足痹,痛酸,腹满不能食,得之寒湿,刺阳维,在外踝上三寸间也,入五分,此脉出原际。"《备急千金要方》:"绝骨,主髀枢痛膝胫骨摇,酸痹不仁,筋缩诸节酸折。"《千金翼方》:悬钟"治冷痹胫膝疼,腰部挛急,足冷气上,不能久立,有时厌厌嗜卧,手足沉重,日觉羸瘦……即宜灸之,当灸悬钟穴在足外踝上三指当骨上,各灸随年壮,一灸即愈,不得再灸也"。《太平圣惠方》:"悬钟二穴,主腹满,中焦客热,不嗜食,兼腿胯连膝胫痹麻、屈伸难也,灸五壮。"《普济本事方》:"绝骨治风痹不仁,膝胻酸,灸三壮。"《针灸资生经》:"悬钟,疗腿膝连膝胫麻痹,屈伸难;绝骨,主膝胫骨摇,酸痹不仁。悬钟治……膝胻痛,足不收履,坐不能久。"《标幽赋》:"悬钟、环跳,华佗刺躄足而立行。"《脚气治法总要》:"绝骨主风劳身肿,髀枢痛,膝骨酸,血痹不仁,筋缩,诸节酸折,四肢懈怠不收,风劳身重。"

丘墟 出《灵枢·本输》。别名:丘虚,邱墟。属足少阳胆经。位于外踝前下方,当趾长伸肌腱的外侧凹陷中。主治下肢痿痹,坐不能起,颈项痛,腰胯痛,髀枢、膝胫酸痛,转筋,足跟红肿,踝关节疼痛。直刺0.5~0.8寸;可灸。

文献选摘:《备急千金要方》:"丘墟,主腕不收,坐不得起,髀枢脚痛。"

足临泣 出《灵枢·本输》。属足少阳胆经。位于第四、五跖骨结合部的前方,小趾伸肌腱外侧凹陷中。主治痹痛不仁,胸痛,心痛,周身串痛,小腿及足跗肿痛。直刺0.3~0.5寸;可灸。

文献选摘:《针灸甲乙经》:"临泣主胸痹心痛,不得反侧。身痹洒淅振寒,季胁支满,寒热,胸胁腰腹膝外廉痛,临泣主之。"《备急千金要方》:"临泣主季胁下支痛,胸痹不得息;胸痹心痛不得息,痛无常处。临泣主之。"《针灸资生经》:"足临泣,治心痛周痹,痛无常处。"

侠溪 出《灵枢·本输》。属足少阳胆经。位于第四、五趾缝间,当趾蹼缘的上方纹头处。主治膝股痛,胻酸,足趾肿痛,五趾挛急,周身串痛。直刺或斜刺0.3~0.5寸;可灸。

文献选摘:《针灸甲乙经》:侠溪,主"膝外廉痛,胸中痛,不可反侧,痛无常处"。《备急千金要方》:侠溪,主"足痛"。《循经考穴编》:侠溪,主"足背红肿,五指拳挛……胁肋疼痛"。

足窍阴 出《灵枢·本输》。属足少阳胆经。位于第四趾外侧,距趾甲角0.1寸处。主治足跗肿痛,转筋。直刺0.1~0.2寸;可灸。

文献选摘:《针灸甲乙经》:"喉痹,舌卷口干,臂内廉痛不可及头,耳聋鸣,窍阴皆主之。"

大敦 出《灵枢·本输》。别名:水泉,三毛。属足厥阴肝经。位于拇指外侧,距趾甲角0.1寸处。主治卒心痛、膝疼。浅刺0.1~0.2寸,或用三棱针点刺出血;可灸。

文献选摘:《针灸甲乙经》:"卒心痛,汗出,大敦主之,出血立已。"《备急千金要方》:"若膝疼,口中苦,刺足厥阴治阴,在足大指间者刺三毛中。"

行间 出《灵枢·本输》。属足厥阴肝经。位于足第一、二趾间缝纹端。主治腰痛不可俯仰,膝部红肿疼痛,心痛,足跟痛。直刺0.5~0.8寸;可灸。

文献选摘:《针灸甲乙经》:"厥心痛,色苍苍如死灰状,终日不得太息者,肝心痛也。取行间、太冲。"《通玄指要赋》:"行间治膝肿目疾。"《扁鹊神应针灸玉龙经》:"膝肿目疾行间求。"

太冲 出《灵枢·本输》。别名：大冲。属足厥阴肝经。位于足背，第一、二跖骨结合部之前凹陷中。主治下肢痿痹，心痛，腰痛，膝股内侧痛，足蹝肿痛，寒湿脚气痛，四肢关节酸痛，下肢痉挛。直刺 0.5~0.8 寸；可灸。

文献选摘：《针灸甲乙经》："厥心痛，色苍苍如死灰状，终日不得太息者，肝心痛也，取行间、太冲。"《备急千金要方》："太冲，主膝内踝前痛。"《十二穴主治杂病歌》："太冲：两足不能行……亦能疗腰疼，针下有神功。"《针灸资生经》："太冲，主膝内踝前痛。"《标幽赋》："寒热痛痹，开四关而已。"《通玄指要赋》："且如行步难移，太冲最奇。"《肘后歌》："膝股肿起泻太冲。"《罗遗编》："膝风肿痛寒湿，太冲。"

中封 出《灵枢·本输》。别名：悬泉、垂泉。属足厥阴肝经。位于内踝前 1 寸，胫骨前肌腱内缘。主治腰冷、足冷、内踝肿痛。直刺 0.5~0.8 寸；可灸。

文献选摘：《备急千金要方》："中封，主少气身重湿，膝肿内踝前痛。"《针灸资生经》："中封、主膝肿，内踝前痛。"

蠡沟 出《灵枢·经脉》。别名：交仪。属足厥阴肝经。位于内踝尖上 5 寸，胫骨内侧面的后中 1/3 交点处。主治腰背拘急不可俯仰，胫部酸痛，屈伸困难。平刺 0.5~0.8 寸；可灸。

文献选摘：《针灸甲乙经》：蠡沟，主"阴跳腰痛；背挛不可俯仰"。《备急千金要方》：蠡沟，主"腰痛不可以顾"。《太平圣惠方》：蠡沟，主"足寒胫酸，屈伸难"。《扁鹊神应针灸玉龙经》：蠡沟，主"项急"。

中都 出《针灸甲乙经》。别名：中郄，太阴。属足厥阴肝经。位于内踝上 7 寸，胫骨内侧面的中央。主治胫寒痹痛不能立、膝关节肿痛。平刺 0.5~0.8 寸；可灸。

文献选摘：《备急千金要方》："中都、主足下热胫寒不能久立，湿痹不能行。"《针灸资生经》："中都，主足湿痹不能行。"

膝关 出《针灸甲乙经》。属足厥阴肝经。位于胫骨内侧踝的后下方，当阴陵泉穴后 1 寸处。主治下肢痿痹，膝髌肿痛不可屈伸，寒湿走注，历节风痛，不能举动，痛风。直刺 1~1.5 寸；可灸。

文献选摘：《针灸甲乙经》："膝内廉痛引髌，不可屈伸连腹，引咽喉痛，膝关主之。"《针灸资生经》："膝关，治风痹，膝内痛引膑、不可屈伸，喉咽痛。"《类经图翼》："白虎历节风，膝关。"

曲泉 出《灵枢·本输》。属足厥阴肝经。位于膝内侧横纹头上方，当胫骨内踝之后，当半膜肌，半腱肌止端之前上方处。主治下肢痿痹，膝膑肿痛，胫痛不可屈伸。直刺 1~1.5 寸；可灸。

文献选摘：《备急千金要方》："曲泉，主膝不可屈伸；曲泉，主卒疝病引膑下节。"《针灸资生经》："曲泉，主膝不可屈伸。"《肘后歌》："风痹痿厥如何治？大杼曲泉真是妙。"《中国针灸治疗学》："膝曲筋急不能舒，曲泉针灸之。"

阴包 出《针灸甲乙经》。别名：阴胞。属足厥阴肝经。位于股骨内上髁上 4 寸，当股内肌与缝匠肌之间。主治腰骶痛引小腹，腰腿痛。直刺 0.8~1 寸；可灸。

文献选摘：《针灸甲乙经》：阴包，主"腰痛"。《太平圣惠方》：阴包，主"腰痛连小腹肿"。《类经图翼》：阴包，主"腰尻引少腹痛"。

阴廉 出《针灸甲乙经》。属足厥阴肝经。位于气冲穴直下 2 寸，当内收长肌之外侧处。主治股内侧痛，下肢痉挛，腰腿痛。直刺 0.8~1 寸；可灸。

文献选摘：《儿科针灸治疗经验》："腰胯痛，风府……阴廉……。"《针灸十四经穴治疗诀》："胯痛两足难步行，曲泉阴廉会阴陵，……。"

六、经外奇穴

八邪 别名：八关。位于手背第 1~5 指间的缝纹端，微握拳取穴。左右共八穴。主治手背肿痛，痹，头项强痛。向上斜刺 0.5~0.8 寸，或点刺出血；可灸。

文献选摘：《医经小学》："八邪八穴手十指，歧缝中是治病痹。"《奇效良方》："八邪八穴……治手臂红肿……手背红肿。"

五虎 位于手背第二、四掌骨小头高点，左右计四穴。主治五指拘挛。用灸法。

文献选摘：《类经图翼》：五虎，"主治手指拘挛"。《针灸大成》：五虎，"治五指拘挛"。

肩内俞 位于肩前部，肩峰与肩胛骨喙突内侧凹陷联线之中点下一寸。主治肩臂痛不举。直刺 0.3~0.7 寸；可灸。

肩内陵 位于肩部腋前皱襞之上方肩锁关节内侧凹陷与腋前皱襞联线之中点。主治上臂内侧痛。直刺 0.3~0.5 寸；可灸。

崇骨 别名椎顶、太祖。位于第六、七颈椎棘突之间陷中。主治颈项强痛。直刺0.5~1寸；可灸。

文献选摘：《针灸孔穴及其疗法便览》："崇骨……主治……颈项部痉挛。"

百劳 位于后发际下1寸，从正中线左右旁开各1寸处二穴。主治项肌痉挛、疼痛，颈项强痛。直刺0.5~1寸；可灸。

文献选摘：《针灸孔穴及其疗法便览》："百劳……主治……项肌痉挛或扭伤回顾不能。"《腧穴学》："百劳主治颈项强痛。"

胛缝 位于肩胛骨脊柱缘，近上、下角处。左右计四穴。主治肩背连胛痛，肩胛风湿痛。直刺0.3寸；可灸。

文献选摘：《医学纲目》：胛缝，"主治肩背痛连胛"。《针灸集成》：胛缝"主治肩背痛"。《针灸孔穴及其疗法便览》：胛缝"主治肩背连胛痛；亦治肩胛风湿痛，特别是急性疼痛"。

八华 位于背部。取穴时以患者两乳头间之距离折作八寸，以二寸为一边，作成等边三角形的纸片，将此等边三角形纸片之一角放在第七颈椎棘突与第一胸椎棘突之间，将底边放成水平，其余二角所指之处是穴，再将此三角形放在上一三角形底边之中点上，其下二角也是穴，如此再量二次，共八穴。主治骨节疼痛。用灸法。

文献选摘：《针灸经外奇穴治疗诀》："八华灸治骨节痛。"

夹脊 别名：华佗夹脊。位于第一胸椎至第五腰椎，各椎棘突下间旁开0.5寸。主治依其穴位的上下而有别。上胸部的穴主治心肺、上肢疾病；下胸部的穴治疗胃肠疾病；腰部的穴治疗腰、腹及下肢疾病、夹脊穴均可治疗风湿性脊柱炎，腰背疼痛。直刺0.3~0.5寸，或用梅花针叩刺；可灸。

腰眼 别名：鬼眼，癸亥，腰目窌，遇仙。位于第四腰椎棘突下旁开3.5~4寸之凹陷中。主治急、慢性腰痛，腰椎骨质增生。直刺0.5~1寸；可灸。

文献选摘：《肘后备急方》："治肾腰痛……灸腰眼中七壮。"《针灸孔穴及其疗法便览》："腰眼……主治腰痛，血凝气滞。"

髋骨 位于大腿伸侧远端，髌骨中线上3寸，股直肌外缘之点两侧各旁开1.5寸。即位于足阳明胃经的梁丘穴两侧各旁开1.5寸。主治腿痛。直刺0.5~0.8寸；可灸。

文献选摘：《扁鹊神应针灸玉龙经》："髋骨能医两腿痛。"《针灸大成》：髋骨"治腿痛"。

鹤顶 别名：膝顶。位于髌底上缘正中凹陷中，屈膝取之。主治两足瘫痪，两腿无力，膝关节痛，鹤膝风。用灸法。

文献选摘：《针灸集成》："鹤顶主两足瘫痪无力。"《外科大成》："膝顶穴，治鹤膝风。"

膝眼 别名：膝目。位于膝关节伸侧面，髌韧带两侧凹陷中，左右计四穴。主治膝关节酸痛，鹤膝风，腿痛，下肢疼痛痿痹。直刺0.5~1寸，或向对侧膝眼透刺；一般禁用直接灸。

文献选摘：《太平圣惠方》："膝眼四穴……主膝冷疼痛不已，禁灸。"《扁鹊神应针灸玉龙经》："髋骨能医两腿痛，膝头红肿一般同，膝关膝眼皆须刺，针灸堪称劫病功。"《简易普济良方》："鹤膝风，灸膝眼穴二七壮。"《类经图翼》：膝眼"主治膝冷痛不已"。《外科大成》："膝眼穴，治鹤膝风。"《脚气治法总要》："膝眼主膝冷痿痹痛。"

八风 别名：阴独八穴，八冲。位于足背五趾各趾间的缝纹端。主治脚背红肿。直刺0.1~0.3寸；可灸。

文献选摘：《针灸大成》："八风八穴……治脚背红肿。"《针灸孔穴及其疗法便览》："八冲……主治脚背红肿。"

第三章 刺灸法

刺灸法是刺法和灸法的合称。刺法亦称针法。针刺工具从最早的砭石发展到九针，才有了正式的针法。九针为古代九种针形的统称，出自《内经》。"九针之名，各不同形。一曰镵针，长一寸六分；二曰员针，长一寸六分；三曰鍉针，长三寸半；四曰锋针，长一寸六分；五曰铍针，长四寸，广二分半；六曰员利针，长一寸六分；七曰毫针，长三寸六分；八曰长针，长七寸；九曰大针，长四寸。"《灵枢·官针》载："九针之宜，各有所为，长短大小，各有所施也。……病在皮肤无常处者，取以镵针于病所，肤白勿取；病在分肉间，取以员针于病所。病在经络痼痹者，取以锋针。病在脉气少，当补之者，取以鍉针于井荥分俞。病为大脓者，取以铍针。病痹气暴发者，取以员利针。病痹气痛而不去者，取以毫针。病在中者，取以长针。病水肿不能通关节者，取以大针。"灸法，古称灸焫，是用艾叶制成的艾绒放在穴位上点燃后利用其温热性刺激，来治疗疾病的方法。随着社会的进步，针具、针法和施灸材料都得到了发展，并派生出许多疗法。

本章主要介绍常用于治疗痹病的毫针疗法、灸法及其他疗法，如拔罐疗法、刺络疗法、火针疗法、温针疗法、皮肤针疗法、头针疗法、耳针疗法、指针疗法、芒针疗法、皮内针疗法、穴位注射疗法、电针疗法、穴位贴药疗法、穴位磁疗法、穴位激光疗法等。当然，除此以外，能用来治疗痹病的针灸疗法还有许多，如挑治疗法、埋线疗法、结扎疗法、药物电离子透入法、腕踝针疗法、足针疗法、手针疗法等等。最后介绍了古代针刺治疗手法。针刺治疗手法散在于众多著作当中，本节以《内经》《金针赋》《针灸大成》为主线，择要予以介绍。

第一节 毫针疗法

毫针，为古代九针之一，历代有关针灸文献中提到的刺法，多指毫针而言。毫针虽发于古代，但随着社会的发展，科学的进步，在制针的原料，针身的粗细、长短、工艺等方面，现代毫针比古代毫针都有较大的进步。目前使用的毫针是由高级合金不锈钢制成，坚韧而富有弹性，不易折断，锋利无比，广泛地应用于临床各科。常用的毫针长短、粗细规格见表2、表3。应用时，根据病人的体质、体形、年龄、病变部位的深浅及所取腧穴所在的部位等选定毫针。

表2 毫针长短规格表

寸	0.5	1.0	1.5	2.0	2.5	3.0	3.5	4.0
毫米	15	25	40	50	65	75	90	100

表3 毫针粗细规格表

号数	26	27	28	29	30	31	32	33
直径（毫米）	0.45	0.42	0.38	0.34	0.32	0.30	0.28	0.26

针刺时患者的体位选择，也是重要的环节，常采用的体位有：仰卧位、侧卧位、伏卧位、仰靠坐位、俯伏坐位、侧伏坐位等。选择体位的原则，应是既有利于腧穴的正确定位，又便于针灸的施术操作和较长时间的留针而不致疲劳。同时还应注意尽可能用一种体位而能针刺处方所列的全部腧穴。

适应证 可用于各种痹病、疼痛、功能障碍、感觉异常等证。

选穴原则 参照概论有关部分，采用循经取穴、局部取穴、经验取穴并结合西医学知识酌情定穴。

操作方法 选定穴位并施行常规消毒后，右手持针，左手按压在所刺部位上，根据针具的长短，选用适当的进针法。短针可用指切进针法；针具稍长时可采用夹持进针法；若针刺部位皮肤松弛，可采用舒张进针法；皮肉浅薄可用提捏进针法。择其一种即可。另外，进针时还要选用适当的进针角度、方向和深度。一般来讲，对肌肉丰厚部位的腧穴宜直刺（即针身与皮肤表面夹角约90度）；对皮薄肉少的局部或采用透穴刺法时可平刺（即针身与皮肤表面夹角约15度左右）；对肌肉较浅薄或内有重要脏器不宜直刺、深刺的腧穴，可采用斜刺（即针身与皮肤表面夹角约45度左右）。至于针刺的方向，一般根据经脉循行方向、腧穴分布部位和针感所要达到的组织结构等情况而定。有时为了使针感到达病所，也可将针尖指向病痛部位。关于针刺的深度，可根据病人的体质、年龄、病情及针刺部位而定。一般是：身体瘦弱、年老、幼少、初病、头面、胸背及皮薄肉少处的穴位宜浅刺；而对体强肥胖、青壮年、久病、四肢、臀、腹及肌肉丰厚处的穴位宜深刺。

将针刺入穴位后，为了使病人针下得气，调节针感以及进行补泻还要行施各种操作手法，这一过程叫做行针，也叫运针。行针的基本手法包括提插法和捻转法。①提插法：针刺入腧穴达一定深度后，使针在穴内进行上、下进退的操作方法，即将针从深层提到浅层、再由浅层下插到深层，如此反复地上提下插。这种行针手法，称为提插法。提插的幅度、频率、视病情和腧穴而异。②捻转法：针刺入腧穴达一定深度后，以右手拇指和中、食二指持针柄，施以前后的旋转捻动，如此反复多次，这种行针手法，称为捻转法。捻转的角度一般应掌握在180~360度之间。捻转的角度大小、频率快慢也应根据病情和腧穴而定。这两种手法在临床上可单独使用，也可配合运用。即提插时配合捻转，以充分发挥其应有的作用。

通过运用行针手法，病人针下可出现酸、胀、麻、重等感觉，同时医者自觉针下徐和或沉紧，这即是经气感应，又称得气、针感。得气与否以及气至的迟速，直接关系着针刺疗效的高低。一般是：得气迅速则疗效就好，得气较慢，效果就差，若不

得气时，就可能没有疗效。

针刺得气后，针对患者病情的虚实，还要采用相应的补泻手法。针刺补泻手法是古代针灸医家在长期的医疗实践中，创造和总结出来的。现择要介绍如下。

捻转补泻：针下得气后，以捻转角度小、频率慢、用力轻、操作时间短者为补法，反之，捻转角度大、频率快、用力重、操作时间长者为泻法。也有以左转（顺时针）时角度大、用力重者为补法；右转（逆时针）时角度大，用力重者为泻法。

提插补泻：进针得气后，先浅后深，重插轻提为补法；反之，由深而浅、轻插重提为泻法。

疾徐补泻：进针至皮下后，由浅而深，徐徐刺入，少捻转疾速出针者为补法；反之，进针时疾速刺入，多捻转，由深而浅徐徐出针者为泻法。

迎随补泻：进针时针尖随着经脉去的方向斜刺，并顺着经脉循行方向依次取穴为补法；若进针时针尖迎着经脉来的方向斜刺，并逆着经脉循行方向依次取穴为泻法。

呼吸补泻：当患者呼气时进针，吸气时出针为补法；反之，吸气时进针，呼气时出针为泻法。

开阖补泻：出针后迅速揉按针孔为补法；若出针时摇大针孔而不揉按为泻法。

平补平泻法：即进针得气后，均匀地提插，捻转后便可出针。

以上介绍的仅是单式补泻手法。在临床实际应用中还有复式补泻手法，如烧山火、透天凉等，可参阅本节后附。

注意事项

（1）患者在过于饥饿、疲劳、精神过度紧张时，不宜立即进行针刺。久病体弱、气虚血亏、年老体衰及初次受针者，取穴要少、手法宜轻，并尽量采用卧位。

（2）对于孕妇，刺时手法要轻柔，腰骶部、下腹部不宜针刺，对一些能引起子宫收缩的穴位，如合谷、三阴交、昆仑、至阴等，应禁刺。

（3）对于小儿，宜浅刺、轻刺；患儿不能配合时，不宜留针；囟门未合时头顶部穴位应禁针。

（4）有自发性出血或损伤后出血不止的患者，不宜针刺。

（5）皮肤有感染、溃疡、瘢痕或肿瘤的部位，不宜针刺。

（6）防止刺伤重要脏器。对胸、胁、腰、背、脏腑所居之处的腧穴，不宜直刺、深刺，以免伤及内脏；项部的风府、哑门及脊椎部的穴位，刺时要掌握一定的角度、深度，不宜大幅度提插、捻转和长时间留针。

（7）在针刺操作过程中，若患者出现精神疲倦、头晕恶心、面色苍白、心慌多汗、四肢发冷、血压下降甚或神志昏迷、扑倒在地、二便失禁等症状，即为晕针。临床一旦发生晕针现象，应立即停止针刺，将针全部起出，让患者平卧，头部稍低，轻者静卧片刻，给予温开水或糖水后，即可恢复。对于较重的晕针患者，在上述处理的基础上，可刺人中、素髎、内关、足三里，灸百会、气海、关元等穴即可恢复。个别严重者，经上述处理症状仍无改善，应及早采取急救措施。

（8）临床较常见的还有滞针：在行针时或留针后，医者可感觉针下涩滞，捻转、提插、出针均感困难，若勉强捻转、提插时病人则有剧痛感，对此，可在滞针腧穴附近进行循按或再刺一针，即可消除滞针。

第二节　灸法

灸法是利用某些易燃材料或某些药物点燃后产生的温热等刺激，通过经络腧穴发生作用，达到防治疾病目的的一种外治法。古代称之为"灸焫"或"艾灸"。《灵枢·官能》载："针所不为，灸之所宜。"说明灸法可以弥补针刺之不足或与针刺结合，以提高疗效。它具有温经散寒、祛风活血、通痹止痛等作用，被广泛运用于临床各科。

适应证　可用于治疗寒湿凝滞，经络痹阻所引起的各种痹病。

选穴原则　参见本篇第一章概论。

一、艾灸法

用艾叶制成的艾绒作为施灸材料，点燃后在人体一定部位进行烧灼、熏熨，给人体以温热刺激而灸治疾病的一种方法称"艾灸法"。艾绒以陈久耐燃者为最佳，它具有下列优点：气味芳香、易于燃烧、火力温和，其温热能渗透皮肤，达到组织深部。临床常见的有艾炷灸、艾条灸、艾熏灸、艾铺灸四种。

（一）艾炷灸

用艾绒制成的圆锥形小体称艾炷。古代针灸著作中的灸法大多是指艾炷灸。艾炷分大、中、小三种：大艾炷高 1cm，炷底直径 0.8cm，重约 0.1g，可燃烧 3~5 分钟；中艾炷为大艾炷的一半；小艾炷如麦粒样。每燃烧一炷，即为一壮。艾炷的大小、壮数的多少随病证、施灸部位及施灸方法不同而异。少者数壮，多者数百壮（分次累计数）。

艾炷灸可分为直接灸和间接灸两类。

1. 直接灸　又称"着肤灸""明灸"，古代称"着肉灸"。根据艾炷点燃后对皮肤刺激的不同又分为瘢痕灸和无瘢痕灸。

（1）瘢痕灸：又称"化脓灸"，指用艾炷直接置于穴位上施灸，至皮肤起泡，局部化脓、结痂，因其脱落后留永久瘢痕故而得名。患者取舒适体位，选好穴位，并在穴位上涂敷蒜汁或凡士林，取艾炷黏附其上，用线香点燃施灸，当烧近皮肤、病人有灼痛感时，可在穴位周围用手轻轻拍打，借以缓解疼痛。灸完一壮后，用纱布蘸冷开水抹净，依前法连续施灸，每穴可灸 7~9 壮。灸毕在灸穴上敷淡膏药，嘱病人多食牛、鸡、鸭、羊肉、豆腐等。一般约 7 天后灸处皮肤起泡，成无菌性化脓状态，称为发灸疮。古人视灸疮发否为治疗成败的关键。灸疮发后，每天换药一次，防止感染。约 40 天左右灸疮结痂脱落，局部留有瘢痕。现代为减轻施灸时的烧灼痛苦，可用 0.2% 盐酸普鲁卡因 1~2ml 注于穴位皮内。也可用小艾炷多次施灸。本法多用于慢性顽固性疾病，关节部位不宜使用本法。

（2）无瘢痕灸：又称"非化脓灸"，用麦粒大小之艾炷，按上述程序施灸。烧至觉痛时，即去掉换炷再灸，每穴一般灸 3~5 壮，灸至局部皮肤红晕而不起泡为度。有时灸后起小水泡，不须挑破，任其自然吸收，短期内留有色素沉着，灸后不留瘢痕。若施灸过重。出现大水泡时，可用消毒针穿破放水。也可用大艾炷点燃施灸，当艾炷燃剩 2/5 或 1/4，病人微感有灼痛时，易炷再灸。凡灸法之适应证，均可采用本法施灸。

2. 间接灸　又称"间隔灸""隔物灸"，指在艾炷与腧穴之间，隔垫上某种物品而施灸，根据其间隔物不同而用于多种病证。

（1）隔姜灸：取约 0.3cm 厚的鲜生姜片，用针穿若干小孔，放于穴位上，置艾炷于姜片上点燃施灸，壮数以灸至局部皮肤潮红、汗出为度。在施灸过程中，若病人热痛难忍时，可提起姜片，稍停热减后再放回原处或在姜片下垫纸片再灸。此法适用于风寒湿痹病及肾虚腰痛、关节酸痛等。

（2）隔蒜灸：将独头大蒜切成0.3cm的蒜片，用针穿若干小孔，放在穴位或病变部位，再把艾炷置于蒜片上点燃施灸，当艾炷燃尽时换炷再灸。每灸4~5壮，需要换一次蒜片。一般每穴灸5~7壮即可。在施灸过程中，若病人感热痛时可提起蒜片，稍停片刻待热减后再放回原处，另换一炷再灸。此法具有消肿止痛、拔毒发散的作用。

（3）隔盐灸：适用于神阙穴，故又称"神阙灸"。取干净白盐或经炒后的白盐将脐孔填平，上置艾炷施灸。也有用姜片或葱片敷盖盐上，然后再置艾炷施灸，以防食盐遇热而爆，发生烫伤。灸至觉痛时换炷再灸。一般施灸3~9壮。此法有祛寒定痛之功效。

（4）隔胡椒灸：取白胡椒末适量，加面粉和水制成0.3cm厚钱币状圆饼，使中央呈凹陷形，放入用丁香、肉桂、麝香研制成的药末，上置艾炷施灸。一般灸5~7壮，以内部感到温热舒适为度。临床运用于风寒湿痹痛及局部麻木不仁等病。

（5）隔川椒灸：取川椒适量，研为细末，用陈醋调如糊状，制成约0.3cm厚的药饼敷于患处，上置艾炷灸之。如病人觉施灸处灼痛，可随即更换艾炷再灸。本法适用于跌仆扭伤所致的伤筋积血。

（6）隔徐长卿灸：取徐长卿鲜根适量捣烂如糊膏状，敷于患处或穴位上，厚约0.5cm，上置艾炷灸之。每穴每次灸5~15壮，如局部灼痛，随即更换艾炷。本法适用于跌打损伤、风湿骨痛。

（7）隔香附饼灸：取生香附研末，加入生姜汁调和，制成厚约0.5cm的圆饼，放于患处，二置艾炷灸之。本法适用于痹病。

（8）隔木香饼灸：取木香末15g、生地黄30g捣如膏，上两味药和匀，制成饼状，将药饼放于患处，上置艾炷灸之。本法适用于气滞血瘀、跌仆闪挫等证。

（9）隔核桃灸：《理瀹骈文》载："凡肩背、腰胁、手臂、腿膝、环跳贴骨等处疼痛，用沉香、木香、丁香、乳香、麝香、山甲末裹核桃壳覆患处，正面作圈护住，上用荷叶遮盖，以防火落，烧艾一二炷，觉热气入内即散。"本法适用于风湿骨痛等。

（二）艾条灸

又称"艾卷灸"，是用纸包裹艾绒卷成圆柱形的艾条，一端点燃，在穴位或患处施灸的一种治疗方法。艾条分为普通艾条和加药艾条两种。

艾条的制作：取纯净细软的艾绒24g，平铺在26cm长，20cm宽的薄棉纸上，将其卷成直径约1.5cm，长约24cm的圆柱形艾条。艾条松紧要适度，太紧则不易燃，太松则易掉火星。外裹以质地柔软、疏松而又坚韧的桑皮纸，用胶水封口就是普通艾条。若在艾绒中掺入肉桂、干姜、丁香、独活、细辛、白芷、雄黄、苍术、没药、乳香、川椒各等分的细末6g，则成为"药艾条"。也可掺入麝香、沉香、松香、硫磺、穿山甲、皂角、桂枝、川芎、羌活、杜仲、枳壳、茵陈、巴豆、川乌、斑蝥、全蝎、桃树皮等。

艾条灸法可分为悬起灸和实按灸。

1.悬起灸 是将点燃的艾条悬于施灸部位之上的一种灸法，由于操作形式不同，又分为温和灸、回旋灸和雀啄灸。

（1）温和灸：点燃艾条，悬于施灸部位上约3cm处，固定不移，灸至皮肤稍有红晕即可。一般灸5~10分钟。本法能温通经脉、散寒祛邪，适用于灸治各种痹病。

（2）回旋灸：点燃艾条，悬于施灸部位上约3cm处，做划圈式或左右往返移动，使患者皮肤有温热感而不致于灼痛，直到局部皮肤发红为止。本法适用于患病部位较大的风湿痹痛、软组织劳损及神经性麻痹等。

（3）雀啄灸：点燃艾条，悬于施灸部位上约3cm处，上下移动艾条，如麻雀啄食样的熏灸，直到局部皮肤红润为止，适用于需要较强火力灸治的疾病。

2.实按灸 是将艾条点燃的一端实按在施灸部位上的灸治方法。

（1）雷火神针：又称"雷火针"，首见于《本草纲目》，其后一些书籍陆续有记载，但处方有所不同。现多取用艾绒60g，再取沉香、木香、乳香、茵陈、羌活、干姜、穿山甲各10g，麝香少许研为细末。先取艾绒25g，均匀地铺在桑皮纸上，再取药末6g掺入艾绒内，然后卷紧如爆竹状，外用鸡蛋清涂抹，再糊上桑皮纸一层，两头留空纸3cm许，捻紧阴干即成。

使用时首先选定穴位，将药条一端点燃，上用七层棉布包裹，紧按在穴位上。若艾火熄灭可重新点燃，如此反复施灸 5~7 次。另外也可在选好的穴位上覆盖 5~7 层棉布或棉纸，将艾火隔着纸或布紧按在穴位上 1~2 秒，使药气温热透入深部。每穴按灸 10 次左右，接着再灸其他穴位。若艾火熄灭则重新点燃，若病人感觉太烫，可将艾火略提起，稍停热减后，再按穴上施灸。若用两支艾药条交替施灸，则热力可持续深透，效果更佳。本法适用于风寒湿痹、顽麻、闪挫肿痛等。

（2）太乙神针：又称"太乙针"，是在"雷火针"的基础上发展而来。药物有艾绒 100g，硫黄 6g，麝香、乳香、没药、松香、桂枝、杜仲、枳壳、皂角、细辛、川芎、独活、穿山甲、雄黄、白芷、全蝎各 3g。其艾条制做、操作及治疗范围同"雷火针"。

（3）三气合痹针：出自《种福堂公选良方》。药物有乳香、没药、牙皂、羌活、独活、川乌、草乌、白芷、细辛各五分，肉桂、苍术、雄黄、硫黄、山甲、樟冰各一钱，麝香三分，艾绒一两半作针。其艾药条制做、操作及治疗范围同"雷火针"。

（4）百发神针：出自《种福堂公选良方》。"治偏正头风、漏肩、鹤膝、寒湿气、半身不遂、手足瘫痪、痞块、腰疼……俱可用。各按穴针之，乳香、没药、生川附子、血竭、川乌、草乌、檀香末、降香末、大贝母、麝香各三钱，母丁香四十九粒，净蕲艾绒一两或二两作针。"由上可看出，本法与太乙针、雷火针仅用方不同而已。

（5）艾火针衬垫灸：又称"衬垫灸"。取干姜片 15g 煎汁 300ml，与面粉调和成稀浆糊，涂敷在 5~6 层的干净白棉布上，制成硬衬，晒干后剪成 10cm 左右的方块备用。施灸时将衬垫放在穴位上，再将药物艾条点燃的一端按在衬垫上，约 5 秒钟左右，待局部有灼热感即提起艾条，称为一壮，如此反复 5 次后更换穴位。以施灸处皮肤红晕为度。适用于关节痛、骨科痛证等。

（三）艾熏灸

将艾绒点燃或水煮，利用其烟或蒸汽的热力熏蒸治病的一种方法，分为烟熏灸、蒸气灸、温灸器灸等。

1. 烟熏灸 把艾绒放在杯子内点燃，使热烟熏灸患处，以治腰痛、风寒湿痹病。适用于妇女、小儿及怕艾炷、艾条灸的患者。

2. 蒸汽灸 用水煮艾，边煮边使其蒸汽熏灸，或煮好后盛于盆中用蒸汽熏灸患处。适应证同烟熏灸。

3. 温灸器灸 将艾绒放在温灸器内点燃后施灸的一种治疗方法。温灸器又称"灸疗器"，是一种特制的灸治器械，多为金属制成。其种类很多，但结构基本相同，均有内、外两层，内层装艾绒，外层有小孔用于散热。操作时或平放于施灸部位，或在施灸部位来回温熨，使局部红晕发热为止。适应证同烟熏灸。

（四）艾铺灸

是将艾绒铺在穴位上而施灸的一种灸法。

1. 熨 将艾绒平铺在穴位上或患处，再盖几层布用熨斗或热水杯在上面往返熨之，可发挥热熨及艾的双重作用。此法适用于风寒湿痹。

2. 日光灸 将艾绒平铺在穴位上或患处，在日光下曝晒（周围用物遮盖），或借助聚光镜聚焦而施灸（以患者有温热感为度）。每次 10~20 分钟。适用于风寒湿痹。

二、其他火热灸法

灸法治疗除艾绒以外，其他物品也可作为施灸材料，点燃后在人体一定部位熏灼而灸治疾病。常见有以下几种。

（一）桃枝灸

是用桃枝作施灸材料的灸治法。取桃树干枝做成长 5~6 寸如艾卷状的木棍，操作法类似"雷火针"。《本草纲目》称为"神针火""取桃枝削为木针，如鸡子大，长五六寸，干之。用时，以棉纸三、五张衬于患处，将针蘸麻油点着吹灭，乘热针之。"适用于风寒湿痹、筋骨隐痛者。

（二）穴位药熏疗法

把药液煮沸将蒸气聚于一处，喷熏穴位或患部而治疗痹病。荆防蒸气灸：取荆芥、防风、大蒜（去皮）、艾叶各等份，水蒸后倒入桶中，对准患部用蒸气熏灸。适用于风湿性关节炎、坐骨神经痛等。

（三）药锭灸

是将多种药晶研末，和硫磺溶化在一起，制成药锭放在穴位上，点燃施灸的一种治疗方法。又名"药片灸"。临床上由于药锭和施灸部位不同而取名各异。

1. 香硫饼灸 出自《种福堂公选良方》。"香硫饼,治寒湿气,麝香二钱,辰砂四钱,硼砂二钱,细辛四钱,以上俱为细末;角刺二钱,川乌尖,二味俱用黄酒半斤煮干为末;硫黄六两四钱。上先用硫黄、角刺、川乌,入铜勺内,火上化开,再入前四味药搅匀,泼在干净土地上,候冷取起,打碎成黄豆大。同时,以干面捏成钱大,比钱薄些,先放在患处,置药一块在上,以香火点着,连灸三火即愈。"

2. 救苦丹 据《本草纲目拾遗》卷二载:救苦丹的药物组成有二种:其一,治风寒湿气、流注作痛、手足踡挛等,用"真麝香一钱,劈砂水飞二钱,好硫黄三钱,各研极细。先将硫黄化开,次入麝砂二味,离火搅匀,在光石上摊作薄片,切如米如粞二味小块储瓶勿泄气。治病,将药安患处,以灯火点着,候至火灭,连灰罨在肉上。"其二,治各种风痹、跌仆、痈疽初起,用"麝香五分,朱砂水飞钱半,硫黄五钱,樟脑钱半",制法如前。

(四)药捻灸

又称"蓬莱火"。"西黄、雄黄、乳香、没药、丁香、麝香、火硝各等份。去西黄加硼砂、草乌皆可。用紫棉纸裹药末,捻作条,如官香粗,以紧实为要。治病,剪二三分长一段,以粽黏黏肉上,点着。""治风痹、瘰疬,俱按患处灸。"

(五)灯火灸

又名:灯草灸、油捻灸,十三元霄火等,用灯芯草蘸油(香油、麻油、苏子油均可),点燃后,快速按在患处穴位上进行焠熨。操作时注意勿重按,灯芯蘸油点燃后立即挨近穴位皮肤,当近皮肤约0.5mm时,则有焠爆声,灯火即灭。可用于治疗痹痛。

(六)熨法

是以温热的物体直接或间接地熨烫皮肤治疗疾病的一种方法。具有温阳祛寒、通经脉、调气血的作用。适用于外寒内侵经络脏腑,或素体阳虚、气血不和所导致的病证,如风寒湿痹等。治疗痹病的常用熨法有:药熨、酒熨、水熨等。

1. 药熨 本法是用治疗痹病的处方药物,加热后熨患处,借其温热烫熨之力,使其透入皮肤而发挥治疗作用。常用处方有:

(1)据《灵枢·寿夭刚柔》载:淳酒二十升,蜀椒一升,干姜一斤,桂心一斤,凡四种,皆㕮咀(以口碎药如豆粒),渍酒中,用绵絮一斤,细白布四丈,并内酒中,置酒马矢煴(马屎干燥作为燃料)中,盖封涂,勿使泄,五日五夜,出布绵絮,曝干之,干复渍,以尽其汁,每渍必晬其日(一日一夜),及出干。干,并用滓与绵絮,复布为复巾(将布作袋内装绵及药滓),长六七尺,为六七巾,则用之生桑炭,炙巾,以熨寒痹所刺之处,令热入至于病所,寒,复炙巾以熨之,三十遍而止,汗出以巾拭身,亦三十遍而止。起步内中,无见风,每刺必熨,如此病已矣。

(2)据《中国灸法集粹》载:小茴香100g、干姜末50g、醋糟50g,将上药炒热,装入布袋中,敷于穴位或患处,每次5~10分钟,治疗寒痹等。

(3)据《卫生宝鉴》载:"羌活、独活、细辛、肉桂、防风、白术、高良姜、麻黄、天麻、川乌、吴茱萸、乳香、川椒、全蝎、当归各五钱,白姜二钱半。上为粗末,每一两或一两半和盐一升,同炒极热,绢袋盛熨痛处,冷则易或再炒用之。"主痛风。

(4)《医林集要》:"防风、当归、藁本、独活、荆芥穗、顽荆叶各一两。上粗末一两,盐四两同炒热,袋盛熨之,冷则易。"主痛风。

(5)据《景岳全书》载:历节痛风熨方:"碳灰五升,蚯蚓泥一升,红花三钱和醋炒热,布包作两起,轮流熨之,甚效。"

(6)据《延年秘录》载:卒然腰痛熨方:"大豆六升,水拌湿炒热,布裹熨之,冷即易。"

(7)据《民间百病秘方》载:手足风痹熨方:"皂荚500g,不蛀者,食盐五升,细剉皂荚,和盐炒热,以青布裹熨病处,瘥。"

2. 酒熨 用上好烧酒燉热,将布蘸酒烫之。本法具有活血祛瘀、舒筋活络、消肿止痛之功。

3. 水熨 以器具贮热水,或用热毛巾敷、热水熨患处,有消肿行血的作用。

三、天灸

天灸又称"自灸""药物灸""发泡灸",是用对皮肤有刺激性的药物敷贴于穴位或患部,使局部充血、起泡有如灸疮,以其能发泡如火燎,故名天灸。

(一)白芥子灸

白芥子研末,水或醋调成糊膏状,每次用5~10g

贴敷穴位上，油纸敷盖，橡皮膏固定；或将白芥子细末 1g 放置直径为 3cm 的圆形胶布中央，直接贴敷在穴位。一般贴敷约 2~4 小时，以局部充血潮红或皮肤起泡为度。该法主治风寒湿痹痛等。

（二）斑蝥灸

取斑蝥适量研细末，使用时先取胶布一块，中间剪一小孔如黄豆大，贴在施灸部位，将斑蝥粉少许置于孔中，上再贴胶布固定即可，以局部起泡为度。用于治疗关节疼痛等。

（三）毛茛灸

毛茛又称"老虎爪草"，取其鲜叶捣烂，敷于患处。一般贴敷 1~2 小时，初有热辣感，继而局部皮肤发红、充血，稍时即起泡，发泡后局部有色素沉着，以后可自行消退。用于治疗寒痹等。

其他还有蒜泥灸、威灵仙灸、发泡散灸等诸多灸法，其操作类同，详细操作规程见治疗部分。此略。

注意事项

除参阅毫针有关注意事项外，还应注意：

（1）根据患者的体质和病情，选用合适的灸法及穴位、体位等。

（2）施灸的程序一般是：先灸上部、后灸下部，先背次腹，先头后四肢，先阳经再阴经，施灸壮数宜先少后多，特殊情况则例外。

（3）施灸时，艾炷的大小、壮数、时间长短等，应根据病人的体质、病情、部位而定。一般是：初病、体壮、背腰腹部，壮数宜多，艾炷宜大；久病、体弱、妇女、老幼、胸腹四肢，壮小数少；沉寒痼冷宜大艾炷多壮。对肢体麻木或感觉迟钝的患者，勿过量施灸，以避免烧伤。颜面部、大血管、关节及肌腱处不可用瘢痕灸。

（4）施灸后，皮肤多有红晕灼热感，若灸后起泡，小者自行吸收，大者可用消毒针头穿破，放出液体，外敷消毒纱布固定即可；若出现皮肤过敏者，可对症处理治疗。

（5）在施灸过程中，应谨慎用火。

第三节　针灸其他疗法

一、拔罐疗法

拔罐法古称"角法"，今又名"吸筒疗法"，是一种以杯罐作工具，借用某种方法产生负压而使杯罐吸着于皮肤，造成局部郁血，用于治疗疾病的方法。由于此法简便易行，且有可靠疗效，现已发展成为针灸治疗中的一种重要疗法。临床多用的是竹罐、陶罐、玻璃罐、抽气罐等。

适应证　本法适应于风寒湿痹，颈项、腰背及四肢疼痛、麻木、功能障碍等。

选穴原则　参考本篇第一章概论。

操作方法　分述于下。

1. 按排气方法

（1）火罐法：借助火源燃烧产生负压而使杯罐吸着于皮肤。

（2）水罐法：又分煮罐法和火拔法。煮罐法一般是用毛竹竹罐，直径 3~6cm，截成 6~9cm 长，一端留节为底，一端为罐，磨光口圈，在锅内加水煮沸，使用时将罐倒过来，用摄子挟出，甩去水液，趁热按拔在施治部位，即能吸住。此法留罐 10~15 分钟。火拔法即在陶罐或玻璃罐内装半罐温水，然后点燃纸片或酒精棉球，或用投火、闪火法迅速将罐扣在皮肤上。

（3）抽气法：操作时将特制的抽气罐扣在应拔部位上，用注射器抽去瓶内空气，产生负压，使小瓶吸在皮肤上。一般留罐 10 分钟。

2. 按拔罐形式

（1）闪罐法：是将罐子拔上后，立即起下再于原处拔上，再起下，反复吸拔多次，至局部皮肤起红晕为止。多用于局部皮肤麻木不仁或功能减退的虚证病人。

（2）走罐法：多选用口径较大的玻璃罐，罐口必须平滑，并要在罐口上或皮肤上涂一些润滑油。操作时，先将罐拔上，以手握住罐底，稍倾斜，慢慢向前推动。这样在皮肤左右上下来回旋走，直到皮肤潮红为止。

（3）单罐法：每次只拔一个罐。

（4）多罐法：一次拔数罐。

（5）留罐法：将已拔在皮肤上的罐留置原处一段时间，一般要 10~15 分钟。

3. 按与其他方法配合运用

（1）药罐法：又分煮药罐和贮药罐两种。煮药罐是将配制好的药物（可参考本书第六篇第十章中的处方）装入布袋扎口，放清水内煮沸，使药液达到一定浓度后，再将竹罐投入药汁内煎煮 15 分钟，即可使用。用时按水罐法操作吸拔在选定的部位上；贮药罐是在抽气罐内事先盛贮一定的药液（约为罐子的 2/3~1/2），用抽气法吸拔在皮肤上。

（2）针罐法：是拔罐法与针刺配合的治疗方法。包括留针拔罐法、针药罐、刺络拔罐法和煮针罐法几类。①留针拔罐法：即在毫针留针期间，在针刺部位再拔火罐的方法。②针药罐：即在毫针留针期间，在针刺部位再拔药罐的方法。③刺络拔罐法：又称放血拔罐法。操作前先用三棱针或粗毫针按病情需要和要求刺络放血，然后多以闪火法在刺血部位拔罐，从而加强刺络法的疗效。可参照刺血疗法。④煮针罐法：是将药罐与刺络拔罐配合应用的方法。由于此法所用药罐之配药处方不同于一般药罐，故单立一名。其配方为：川椒、桂枝、防风、当归、杜仲、牛膝、麻黄、桑寄生、川乌、红花等各 30g。并煮成适当浓度的药液，将竹罐投入此药液内，再煎煮 15 分钟。操作方法的前部分同刺络拔罐法，后部分同煮药罐法。留罐 15 分钟后起罐。每日一次或隔日一次，一般以五次为一疗程。

注意事项

（1）操作时谨防烫伤皮肤。

（2）在用针罐时，避免将针撞压至深处并防止弯针和折针。

（3）应用走罐时，罐口要光滑，不宜吸拔过紧，不能在骨突出处推拉，以免损伤皮肤。

（4）留罐时间不宜过久，以免皮肤起泡；天气热时尤应注意。

（5）有下列情况之一者，不宜采用拔罐法：

①显露于体表的较大动脉血管处不易拔罐。

②肌肉削瘦、骨露不平及毛发多的体表部位不宜拔罐。

③高热、惊风、抽搐的病人不宜拔罐。

④外伤骨折、血肿过重的病人不宜拔罐。

⑤皮肤病及皮肤溃疡较大的局部不宜拔罐。

⑥孕妇及经期妇女不宜拔罐。

二、刺络疗法

刺络疗法是指用锋利的三棱针刺入"络脉"（身体浅表的静脉血管），使少量出血，以治疗疾病的方法。又称"放血"或"刺血"疗法。它具有操作简便、疗效迅速的特点，往往能立起沉疴、顿消痼疾，收到意想不到的奇效。

临床上，除三棱针外，还可取用圆利针或较粗的毫针进行针刺。使用针具前，需煮沸消毒，或用高压蒸气消毒，也可用 5~10% 的来苏尔溶液或 1：100 新洁尔灭溶液浸泡消毒。

此疗法要求术者要掌握人体解剖知识，且刺络时要求动作熟练，进针准确。

适应证　因刺络疗法具有通经活络、调和气血、清热祛湿、消肿止痛的作用，故临床常用于治疗各种瘴病。如心瘴、胸瘴、喉瘴及西医学所称的坐骨神经痛、肩关节周围炎、风湿性关节炎、类风湿关节炎、网球肘等。

选穴原则　本疗法取穴主要是循经取穴和局部取穴相结合。选取穴位或穴位附近有病变的"血络"（显露明显的静脉血管）。常用穴位有太阳、肩髃、曲泽、尺泽、阳池、中渚、委中、腰阳关、阳交、解溪、丘墟、足临泣等，一般每次选取 1~3 穴。

操作方法　选定穴位或附近浅表血络，局部皮肤用碘酊棉球、酒精棉球常规消毒后，用三棱针针尖向上，针尾向下斜向缓慢刺入，出针后使血液顺势流出，待出血自然停止后，加拔火罐 3~5 分钟，起罐后，用消毒干棉球按压止血，再用 2% 碘酊棉球消毒针孔。

注意事项

（1）刺络治疗前应正确选择适应证，并做好宣传解释工作，以解除患者思想顾虑。

（2）刺络操作前后要严格消毒，防止发生感染。

（3）熟悉解剖部位，避开动脉血管。

（4）对孕妇、产后、习惯性流产者，外伤大出血者，危重烈性传染病人和严重心、肝、肾功能损害者，血友病、血小板减少性紫癜患者，一般来说禁刺。

（5）施术中要密切观察病人的反应，以便及时处理，避免发生意外。

三、火针疗法

火针疗法，是用特制的粗针，用火将针尖烧红后迅速刺入穴位或一定的部位，以治疗疾病的一种方法。在《内经》中称"焠刺"。"焠刺者，刺燔针则取瘴也"。火针的针具较粗，多由不锈钢制成，也有用圆利针作火针者。临床根据深刺、浅刺或单针刺、多针刺的不同，其长短粗细不一。一般长约 2~4 寸，直径 0.5~1mm。用于单针深刺的，其形状同毫针，用于浅刺的针身较短。也有特制的针具，如弹簧式火针，三头火针以及用钨合金所制的火针等。有时为了加强刺激，可在针柄上装 3~9 枚钢针，形状与梅花针相似，但针与针之间的距离较稀疏。

适应证　本法具有温通经络、祛风散寒的作用。可用于治疗风寒湿痹所致的麻木疼痛等。

选穴原则　火针的选穴基本同毫针，但临床又以病变局部，邻近部位或阿是穴为主。取穴宜少，实证及青壮年患者取穴可略多。

操作方法　穴位选定后，嘱患者采用适当的体位，局部常规消毒后，根据需要选择不同的粗细和长短的火针，将针置酒精灯上烧灼，先烧针身，后烧针尖，使之发红。针身烧灼的长度与应刺深度相等。将烧红的针对准所刺部位迅速刺入，随即拔出，用消毒棉球按压针孔。关于针刺的深度，要根据病情，病人的体质、年龄和针刺部位的肌肉厚薄，血管深浅而定。一般而言，四肢、腰、腹部针刺稍深，可刺 2~5 分深；胸背部宜浅刺 1~2 分。就痹病而言，宜单针浅刺，刺破皮肤即可。临床可根据病人情况，有时可用 2% 普鲁卡因（或加入 0.2% 盐酸肾上腺素以防出血）作浸润麻醉。

注意事项

（1）针刺前要做好病人的思想工作，以解除对火针的畏惧心理，防止晕针的发生，并要严格检查火针是否有剥蚀、缺损，针身与针柄是否牢固等。

（2）操作时，医者用力要均匀，针身需直，动作要准确、迅速，达到预定深度即出针。同时要避开血管、神经。切忌下针时病人乱动，以免发生不良后果。

（3）烧针时，若为钨制火针，针身必须烧至白亮方可；若为不锈钢制火针，针身一定要烧红；如此则痛苦小，疗效好。

（4）针刺后，局部红晕或红肿未能完全消失者，应避免洗浴。针孔发痒不能用手搔抓，以防感染。

（5）若深刺达 4~5 分时，刺后可用消毒纱布敷贴，胶布固定 1~2 天，以防感染。浅刺可不必处理。

四、温针疗法

温针疗法是针刺和艾灸互相结合治疗疾病的一种方法。即在留针期间，于针柄上裹以艾绒或插一小段艾条点燃施灸的方法，因针、灸并用，故可提高疗效。

适应证　临床多用于治疗腰脊、关节、肢体冷痛及寒湿凝滞经络、气血痹阻之寒痹、湿痹。

选穴原则　参见本篇第一章。

操作方法　先将针刺入选定的穴位，并施以手法获得针感。在留针期间，先取不易燃烧的硬纸（或姜片、蒜片）剪成圆形，直径约 5cm，中央剪一小孔套于针身，覆盖于皮肤之上，然后把剪成约 1.5~2cm 的艾条或者将掐捻成小指头大的艾团，插在针柄上，再将艾条或艾团的下方点燃，以便由针导热入穴。每次可根据病情点燃 1~3 段（团）。烧尽成灰后，稍等片刻，除去残灰，再将针拔出。

注意事项

（1）操作时要将艾条插牢，艾团捻紧，并嘱咐病人不要移动体位，防止艾火落下。

（2）凡躁动不安，不能安静合作的患者，不适用本法。

（3）实热痹病不适宜用本法。

五、皮肤针疗法

皮肤针，又称丛针、小儿针等，皮肤针疗法是多针浅刺人体一定部位的一种针刺方法。它是由《内经》中的毛刺、扬刺、半刺发展而来的。这种刺法一般疼痛较轻，对体弱及老幼患者皆可适用，且取材容易，制作简便，操作简单，治疗范围广泛，对不少疾病都有较满意的效果。

皮肤针的针头呈小锤形，针头的圆形平面直径为 1.5~2cm 大小。一般附有莲蓬状的针盘，下边散嵌着多根不锈钢短针，根据所用针具针数的不同，又分别称为梅花针（五支针）、七星针（七支针）、罗汉针（十八支）等。也可自制简便的针具，如用 6~7 号缝衣针 5~7 根集成一束，中间 1 根，周围 4~6 根，状如梅花瓣，插在一段细塑料管内，装入一根末端钻有小孔的竹筷上，用线固定好即成。

适应证　本疗法适用于胸胁痛，脊背、腰痛、四肢体表麻木、疼痛等证。

选穴原则　皮肤针叩刺部位一般可分循经、穴位、局部叩刺三种。循经叩刺，即沿着经脉循行方向叩刺。最常用的是项背、腰骶部的督脉及膀胱经。其次是四肢部的经脉，按手三阴、三阳经，足三阴、三阳经循行叩刺。穴位叩刺，是根据穴位主治症进行叩刺的一种方法，临床较常用的是：华佗夹脊穴、阿是穴及各种特定穴等。局部叩刺，即在病变区，如扭伤后在局部瘀血肿痛部位叩刺等。

操作方法　将针具和针刺部位消毒后，右手持针，无名指、小指固定针柄末端于小鱼际处，中指夹持针柄，食指置于针柄中段上面，用手腕弹力上下扣打皮肤，频率为 90~120 次 / 分。根据用力大小和皮肤的反应可分为轻、中、重三种。轻刺激：腕力轻，以局部皮肤潮红，病人无疼痛感为度，适用于头面部、久病体虚及老人、儿童。重刺激：腕力重，局部皮肤明显发红或隐隐见血，患者有疼痛感，适用于后背部、四肢部及年轻体壮的患者。中等刺激：用力界于轻、重刺激之间，皮肤潮红，但无出血，患者稍觉疼痛，适用于一般常见病。

注意事项

（1）使用前要检查针具，注意针尖是否带钩，针面是否平整，若有此现象须及时修理。

（2）叩刺时，针尖必须垂直而下，避免斜、钩、挑。要运用腕力叩刺，使针尖刺入皮肤后立即弹起，不应让针尖压在皮肤上，以减少疼痛。

（3）循经叩刺时，每隔 1cm 左右叩刺一下，一般可循经叩刺 8~16 次。

（4）叩刺程序多从上到下，由内向外。

（5）叩刺局部皮肤，如有出血者，应及时清洁及消毒，以防感染。局部皮肤有溃疡或破损处时，不宜使用皮肤针叩刺。

六、头针疗法

头针疗法是在头部特定的穴区（刺激区）内沿皮透刺，以治疗全身疾病的一种针刺方法，简称"头皮针""头针"。它是中医学的针刺疗法与西医学关于大脑皮层功能定位的理论相结合的一种针法。头针疗法刺激区划定有一定的规律性。首先设定两条标定线：前后正中线，即从眉心至枕外隆下缘的头部正中线；眉枕线，即从眉毛上缘中点至枕外隆尖端的头侧面水平连线。治疗痹病及四肢运动障碍、感觉异常等病症的头针常用刺激区有。

1. 运动区：上点在前后正中线的中点向后移 0.5 厘米处，下点在眉枕线和鬓角发际前缘相交处（若鬓角不明显者，可以从颧弓中点向上引一垂直线，将此线与眉枕线交点前 0.5 厘米处作为下点）。上、下两点之间的连线即为运动区。该区上 1/5 为下肢、躯干运动区，可治疗下肢运动障碍；中 2/5 为上肢运动区，主治上肢运动障碍；下 2/5 为面部运动区，主治运动性失语。

2. 感觉区：自运动区向后平移 1.5cm 的平行线即为感觉区。该区上 1/5 为下肢、躯干感觉区，主治对侧腰腿痛、麻木、感觉异常；中 2/5 为上肢感觉区，治疗对侧上肢疼痛、麻木、感觉异常；下

2/5 是面感觉区，主治对侧面部麻木、颞下颌关节炎等。

3. 足运感区：在前后正中线的中点旁开左右各 1cm，向后引平行线约 3cm 长的直线。主治对侧下肢疼痛、麻木、急性扭伤等。

4. 胸腔区：在胃区（从瞳孔直上的发际处为起点，向上引平行于前后正中线 2cm 长的直线）与前后正中线中间，从发际向上下各引 2cm 长的平行于前后正中线的直线，主治胸痹等。

适应证 本疗法可用于治疗腰腿痛、肩周炎等上述刺激区所列主治痹病。

选穴原则 单侧肢体病一般选用病肢对侧的刺激区进行治疗；若为双侧肢体病或不易区别左右侧病位的病症，可选用双侧刺激区，并可根据兼症选用有关代表刺激区配合治疗。

操作方法 选取坐位或卧位，依不同疾病选定刺激区，并进行局部常规消毒。用 28~30 号长 1.5~2.5 寸长的毫针，针身与皮肤呈 30° 左右夹角，快速将针刺入头皮下。当针达到帽状腱膜下层时，指下感到阻力减小，再继续进针达该区应有的长度。行针时只捻转勿提插。为使针的深度固定不变及捻转方便，一般以拇指掌侧面和食指桡侧面夹持针柄，以食指的掌指关节快速连续屈伸，使针身左右旋转。针身旋转幅度应在 360° 以上，捻转速度在每分钟 200 次左右，持续捻转 2~3 分钟，留针 5~10 分钟。反复操作 2~3 次即可起针。留针及行针期间应嘱患者或其家属协助活动肢体，以提高疗效。

进针后亦可用电针器在主要刺激穴区通电，以代替手法捻针。频率可用 200~300 次 / 分，亦可用较高的频率。刺激强度及波形可根据病人反应而定。电针详细情况参阅电针疗法。

头针针感以热感最为多见，部分患者原来的感觉异常，在针刺过程中，可减轻或消失。以上感应多数在对侧肢体上出现，有时也可在同侧或全身或某一部位出现。一般有针感反应的针刺疗效较好，但有的病人虽无针感，也有一定疗效。

注意事项

（1）头针刺激量较大，捻针时间长，应注意观察患者的表情，防止晕针。

（2）有高热、急性炎症及心力衰竭等症时，一般慎用头针。

（3）头皮血管丰富，容易出血，起针时可用干

棉球按压针孔片刻，若出现皮下血肿，可轻轻揉按，促其消散。

（4）针刺前必须严格消毒，防止感染。

七、耳针疗法

耳针疗法是指用针刺或其他方法刺激耳郭上的穴位，以防治疾病的一种方法。关于耳穴治病，早在《内经》中就有记述，近年来经广大医务工作者及科研人员的反复实践和不断总结，使耳针疗法提高到了一个新的阶段。

适应证 耳针疗法适应证较为广泛，可用于治疗各种疼痛性病症，如肋间神经痛、坐骨神经痛、扭伤、挫伤等。对各种炎症性病症，如风湿性关节炎、末梢神经炎、咽喉炎、扁桃体炎等有一定的消炎止痛作用，而对腰腿痛、肩周炎、肢体麻木等慢性疾病耳针可改善症状，减轻痛苦。

选穴原则 耳针治疗各种痹症疼痛，其选穴主要是根据病变部位取穴，也可根据中医理论，如腰为肾之府，腰痛取肾区；肝居胁下，胁痛取肝区；心主血，而用于血栓闭塞性脉管炎等。或根据耳穴特殊作用取穴，如上屏尖有消炎止痛的作用；脑（皮质下）多用于疼痛性病症。常用穴耳区分布可参见有关书籍。

临床选穴时，可在相应的区内，用肉眼或借助放大镜直接观察耳郭的变化，如脱屑、水疱、丘疹、充血、硬结、疣赘、软骨增生、色素沉着以及血管的形状、颜色的变异等，可在这些部位选择穴位。也可采用压痛法，在相应的区内用弹簧探针、毫针柄、火柴棒等探压，用均等的压力寻找压痛点，并让患者注意感觉并比较各点之间的疼痛程度，所找出的压痛最明显的反应点（痛点），即是治疗部位。

操作方法 穴位选定后，常规消毒。

1. 针刺法：选用 0.5 寸 ~1 寸，26~30 号毫针，消毒后，采用直刺或斜刺；进针可采用速刺和慢刺法等。针刺深度以不穿透耳壳为度，一般刺入2~3分；若局部无针感，应适当调整毫针方向。留针 20~30 分钟，疼痛性疾病，可适当延长留针时间1~2 小时。留针期间以捻转手法行针；留针期间也可接通电针治疗仪（详见电针疗法），以加强刺激。出针时宜缓慢；出针后，用消毒干棉球按压，以免出血。

2. 压籽法：是在耳穴表面贴敷小颗粒状药物的一种简易机械刺激方法。所用材料有油菜籽、王不留籽、莱菔子、绿豆等，使用前用沸水烫洗后晒干，贮瓶备用。治疗时将其中一种籽粒贴于小方块胶布中央，然后将胶布贴敷在耳穴上，令患者每天按压数次，3~5 天更换耳穴。对胶布过敏者可加用下屏尖穴或改用针刺法。

3. 耳穴注射：选用易于吸收、无刺激性的药物，小剂量稀释后，注入耳穴。每次注射 1~2 穴，用量为 0.1~0.3ml。注射针头宜细，深浅适度。其他有关事项见穴位注射疗法。

此外，还有温针法、艾灸法、割治及放血法、埋针法、耳穴敷药法、耳穴贴磁法等。详见各有关针法。

注意事项

（1）使用耳针应严格消毒，以防止感染。针后若出现针孔焮红、耳郭胀痛等，需用碘酒涂擦，并服用抗生素药物。对有冻伤或有炎症的部位应禁针。

（2）针刺时一般反应较痛，有时会出现酸、胀、沉、热、触电感等，均属正常。

（3）对肢体功能活动障碍及扭伤患者，留针时可适当配合肢体活动，以提高疗效。

（4）针刺时注意防止晕针，处理可参考毫针疗法。

八、指针疗法

指针疗法又称"点穴疗法"，是以手指代替针，根据不同病情，在某些穴位或特定部位施以不同的手法来治疗疾病的一种方法。它具有调和阴阳、扶正祛邪、行气活血、消瘀散肿、通经止痛的作用。由于其以手指为工具，不需特殊器械，故临床上以适应证广、经济简便、易于掌握、施术安全、病人乐于接受而被广泛应用。

适应证 指针可用于治疗颈、肩胛、腰、腿、胸胁、咽等部位之痹阻疼痛。

选穴原则 可循经选取，亦可局部采用，临床上对疼痛性疾患，还可结合西医学之神经走向，选择其分布区域的腧穴。

操作方法 指针的基本手法有按、搓、捏、掐、推等几十种之多，此处仅介绍几种临床上常用于疼痛疾患的手法。

按压法：一般用拇食指或中指的指端或指腹按压穴位。操作时要由轻到重或一按一松，但指端不能滑动移位。本手法力量很大，是一种强刺激手法。

揉搓法：揉法即用拇指或中指指腹按在穴位上，不移动位置，仅是术者手部左右回旋揉动穴位；搓法即用指端左右或回旋移动搓按某一部位，临床两手法常相结合，应用于痉挛、麻痹、软组织损伤、劳损、风湿、类风湿等疾患。

点叩法：点法是以屈曲中指中节关节端，有节律地敲打穴位；叩法是用中指或食、中、无名三指指腹或指尖叩击穴位。临床此二法常用于肢体酸重疼痛或关节屈伸不利等。

注意事项

（1）并发急性病（急腹症、炎症急性期）、热性病及高血压、心脏病、容易引起出血之疾患（血友病，血小板减少性紫癜等）、严重的皮肤病及肺结核病情较重者，禁用本法。

（2）老年体弱、幼儿、孕妇或久病者慎用，应用时力量要轻。

（3）施术时，指力要均匀，快慢适中，否则影响疗效。

（4）施术前，医者要修剪指甲，洗净双手，保持手暖。

（5）指针治疗后，患者多有施术部位之酸、麻、热、胀、抽动、皮肤红润，甚则皮下瘀血及全身发热出汗等反应，勿需处理。若后遗疼痛时，可轻揉放松，便可消失。若反应较重见头晕、恶心、面色苍白者或昏厥者，要停止施术，及时处理。一般按压鼻膈，掐手、足指（趾）甲根，即可迅速恢复；如仍不能恢复，可酌情采用中西医结合进行抢救。

九、芒针疗法

芒针是一种特制的长针，一般用较细而富有弹性的不锈钢丝制成，因其形状酷似麦芒，故称芒针，是由古代九针之一的"长针"发展而来，"主取深邪远痹者也"。它具有疏通经络、调节人体脏腑功能的作用。

适应证 芒针多用来治疗风湿痹痛、坐骨神经痛、腰痛、心绞痛等。

选穴原则 由于芒针针体长而刺入深，故临床应选用适宜于深刺的腧穴进行治疗，且要"少而精"，一般只需要1~2个主穴即可，在四肢和腹背部均可适用。

操作方法 根据患者的不同病位和病情，选用合适的芒针。其针身长度有5寸、7寸、8寸、1尺、1.5尺及2尺数种；粗细有28~30号（同毫针）。临床多用5~8寸28号粗针。将针具及穴位局部消毒后，以右手拇、食、中三指持针柄，左手拇、食、中三指扶持针身的近下端，为防止摇摆，针身应紧靠中指，右手捻动针柄，押手配合利用指力和腕力，压捻结合，迅速刺过皮肤。右手继续捻针，同时左手拇、食二指，将针向下缓慢按压推进。当进针达到一定深度后，可施行捻转手法。在进针过程中，应始终使针处于捻转之下的转动状态（忌单向捻转）。退针时，左手扶持轻提，右手边捻边退。在进退过程中，均宜缓慢。将针提至皮下，再轻轻抽出。如出针后血液从针孔迅速溢出或喷射，则为针尖刺破小动脉所致，应立即以干棉球按压出血处，直到出血停止。

针刺的方向和深度主要根据局部解剖特点和病人的胖瘦情况来掌握。如直刺可用于腹部、侧腹部的深处；斜刺用于背、腰、臀部或肘、膝关节上下斜穿时；横刺用于头面、背胸部，有重要脏器的体表部也需用沿皮横刺。操作时必须随时注意观察和询问病人的感觉和反应，并改变针刺的方向和深度。如病人有不正常的感觉应立即停针，一般以得气感应为度，此时即可出针。

针刺穴位的顺序是自上而下、先针背部、再针侧部、后针腹部。

注意事项

（1）其进针手法独特，应用前必须多练习基本功，掌握人体穴位深部的解剖知识，以防发生意外。

（2）针刺时不可过深，以免刺伤内脏或大血管而发生意外。

（3）患者如初次接受芒针治疗，要向其说明针感，先针刺其不易看到的穴位，逐渐深刺，取穴宜少，手法宜轻。

（4）由于芒针针身细而长，如果技术不熟练或病人移动体位，很容易发生弯针、滞针以至折针，所以针刺前必须认真检查针具，并嘱患者不可随便移动体位。

（5）针刺时必须缓慢，切忌快速提插，遇到阻力时应退针或改变方向再进。

（6）对肌肉过于紧张、坚韧不易进针、刺下每感疼痛或皮肤十分松弛者，进针时要转移患者注意力，以顺利进针。

十、皮内针疗法

皮内针疗法，又称"埋针疗法"，是用特制的皮内针刺入皮内，固定留置一定时间，给皮部以弱而长时间的刺激，以调整脏腑、经络的功能，达到防治疾病目的的一种疗法。它是《内经》中的毛刺、浮刺、扬刺等浅刺法与"静以久留"相结合发展而来的一种独特针法。临床常用的皮内针有颗粒型（麦粒型）和揿针型（图钉型）两种。

适应证　本疗法适用于急性、顽固性疼痛、痉挛、痹病等，也可用于某些需要久留针的慢性病或体质虚弱者。

选穴原则　以不妨碍正常活动为准。主要取内脏疼痛反应点，以背俞穴、四肢穴位为主。耳针穴位亦属常用。

操作方法　穴位局部消毒后，即可进行针刺。①颗粒型皮内针刺法：左手拇、食指将穴位局部皮肤舒张固定，右手用镊子夹住针身，使针身与经络走向交叉呈十字状，与皮肤呈15°夹角，沿皮下横向刺入0.5~1.0cm，然后用胶布将留在皮外的针柄固定。②揿针型皮内针刺法：适用于正向浅刺，多用于面部及耳穴等垂直浅刺的部位，用镊子或持针钳夹住针柄，固定穴位，将针尖对准穴位，针柄稍旋转向下压入穴位。使环状针柄平整地留在皮肤上，外用胶布固定。另有一法：将揿针型皮内针用摄子放在预先剪好的小方块胶布上粘住，手持胶布将其连针贴刺在选定的穴位上。

埋针时间的长短，可根据情况而定，一般为1~2天，多者不超过一周，尤其是高温工作环境或夏季，均不宜长时间埋针，以防止感染。

注意事项

（1）针刺前应严格消毒，并检查针具，以免发生折针事故。

（2）每次取穴1~2个穴为宜，一般取单侧或取两侧对称的同名穴。应选用易于固定和不妨碍肢体活动部位的穴位。

（3）埋针后，局部疼痛加剧或妨碍肢体活动时，应将针取出。若局部红肿或有分泌物者，是感染现象，亦应将针取出。

（4）留针期间，每隔4小时左右用手按压埋针处1~2分钟，以加强刺激，提高疗效。针处应注意清洁，不可着水等，以免感染。

十一、穴位注射疗法

穴位注射疗法是用注射器在人体腧穴中注入某些药液或气体等，通过经络、腧穴、注入物等的作用，而达到防治疾病目的的一种疗法。由于注入物的不同，又称穴位注药疗法（中西药针剂）、穴位注水疗法（生理盐水、低浓度葡萄糖溶液）、穴位注气疗法（空气、氧气）等。本疗法有以下优点：①具有针刺、注射物对穴位刺激及药理作用的综合效能。②减少了针刺留针的时间，并且一般患者在穴位注射后，即可随意活动。③穴位注射后，机体吸收需要一定时间，可在穴位内维持较长时间的刺激。④由于是穴位注射，药物用量一般比常规偏低，所以减少了某些药物的副作用。

穴位注射疗法常用的用具有注射器、针头及注射的药物。注射器可用2~20ml，针头可选用5~7号或封闭用长针头，以细针头为佳。根据病情需要及药物的功效，选用可作肌内注射的中西药注射液或氧气等。临床常用的中药注射液有：当归、红花、丹参、板蓝根、威灵仙、川芎、徐长卿、肿节风、柴胡、鱼腥草等；西药注射液有：维生素B$_1$、B$_{12}$、C、风湿宁、骨宁、杜冷丁、阿托品、抗生素、生理盐水、5~10%葡萄糖液、0.2~2%盐酸普鲁卡因、0.5~1%利多卡因等。用量详见用药说明中的要求，也可根据病情、体质、部位酌定。

适应证　本疗法适用于各种痹病、疼痛、肌肉劳损及运动障碍、感觉异常等。

选穴原则　可参阅本篇第一章辨证选穴，择其有效主治穴位1~4个，以肌肉丰厚处为宜。也可选取疼痛最明显处为穴位注射点，但要根据病情而定。对于较长的肌肉，可取肌肉的起止点。若为腰椎间盘突出症，可将药物注入神经根附近。亦可选用病理情况下出现的阳性反应物，如条索状、结节状等作为注射穴位。亦可根据经验取穴。

操作方法　根据选定的穴位及药物用量的不同，选择合适的注射器和针头，将注射器吸入药物。穴位局部行常规消毒后，将针快速刺入皮下，根据病情及部位的不同，采用斜刺或直刺等。达一定深度后，施提插手法，使之得气。得气后把注射器芯回抽，如无回血，即可将药物推入。推药的速度依病情、病人体质等而定。若注入较多药液时，可边退针边推药，或将注射器更换几个方向注射药物。注射完毕退针，用消毒干棉球稍压迫。若采用穴位注射空气或氧气时，可将消毒的空气或氧气按无菌操作规程抽进注射器，注入穴内，操作方法同上。注射量：肢端一般为1~2ml，躯干、四肢和肌肉丰厚之处以3~5ml为宜。

注意事项

（1）要严格遵守无菌操作规程。使用药物之前，要检查有无沉淀、变质及超过有效期等。

（2）对所用药物的性质、作用、浓度、用量及副作用应充分掌握，两种以上药物混合使用时，须注意配伍禁忌。

（3）凡能引起过敏反应的药物，使用前必须作皮内过敏试验，阴性时方可注入。

（4）药液一般不宜注入关节腔、脊髓腔和血管内。注射时应避开神经主干，当患者有触电感时要稍退针，然后再注入药物。

（5）躯干部穴位注射不宜过深，以防止刺伤内脏；脊柱两侧穴位注射时，针尖可斜向脊柱。

（6）年老体弱者，注射部位及药量宜少；孕妇的下腹部、腰骶部及能引起子宫收缩的穴位，不宜作穴位注射。

（7）注意预防晕针、弯针、折针，一经出现，处理同毫针。

十二、电针疗法

电针疗法是在针刺腧穴"得气"后，在针柄上通以接近人体生物电的微量电流，通过毫针作用于人体的经络穴位，以防治疾病的一种疗法。它具有以下优点：①能比较正确、客观地控制刺激量。②能替代长时间的持续运针，达到较长时间和较强的刺激量。③可根据不同病情，灵活调整输出波形。

常见的波形有：①密波：常用于止痛、镇静、缓解肌肉和血管痉挛等。②疏波：常用于治疗各种肌肉、关节、韧带、肌腱的损伤。③疏密波：常用于止痛、扭挫伤、关节周围炎、气血运行障碍、坐骨神经痛等。④断续波：多用于治疗痿病、瘫痪。

适应证 适应范围基本同毫针，尤其对肌肉劳损、各种瘠痛及运动障碍、感觉异常等有明显的疗效。

选穴原则 电针疗法的选穴原则基本同毫针疗法，但电针疗法多选用其中的主穴。取穴宜少，同时需选用成对的穴位或结合患损肌群的神经支配，选取神经干通过的腧穴或肌肉的运动点。

操作方法 电针使用不锈钢针或银针。将2根毫针分别刺入选定的一对穴位，经行针出现针感后，将电针器的输出线正、负两极分别连接在针柄上，根据病情选择波形和频率，将输出电位器调至"0"位。然后开通电流，由小到大，逐渐加大调节旋钮，直至出现患病肌群收缩或病人能够耐受的强度为止。持续通电5~20分钟。对于耐受能力较差的病人，可减弱刺激量，适当延长通电时间。一般通电一段时间后，由于病人对刺激量已适应，必须适当加大输出电量，否则将影响疗效。亦可选用单穴电针法，即一个电极接在针柄上，另一极接在用水浸湿的棉球上，固定在同侧经络的皮肤上即可。治疗完毕后，须先将输出电量调节旋钮退回"0"位，关闭电源开关，拆去导线，稍捻针后即可起针。

注意事项

（1）凡毫针的注意事项亦为电针所用。

（2）电针器在使用前，须检查其性能是否良好，输出是否正常。调节电流量时，严禁突然增大，以防晕针、弯针、断针。

（3）对使用的针具要严格检查，若有生锈、弯曲、过细及温针使用过的毫针，均不宜采用。

（4）有心脏病的患者，应注意避免电流回路经过心脏；在近延髓、脊髓等部位用电针时，电流强度要小，以免发生意外。

十三、穴位贴药疗法

穴位贴药疗法是以经络学说为指导，把药物贴敷在腧穴上，以治疗疾病的一种方法。此疗法具有操作简单、使用方便、安全可靠、疗效迅速、患者乐于接受等特点。因该疗法是把药物贴敷于穴位之上，故可发挥双重治疗作用：既有对穴位的刺激作用，又有药物的药理作用。用药特点是必有辛窜开窍、通经活络之品，多用厚味力猛、有毒之品（可参考第六篇第七章敷贴疗法）。

适应证 由于选穴和药物组成的不同，可适用于各种瘠病、挛痛拘急、功能障碍及软组织损伤等。宋代《太平圣惠方》就有"治疗腰腿脚风痹冷痛有风，川乌头三个去皮脐，为散，涂帛贴，须臾即止"的记载。

选穴原则 参见本篇第一章概论。

操作方法 穴位选定后，首先进行常规消毒，再择不同剂型进行贴敷。

散剂：将粉碎后过筛的药末用水调和成团，涂在适当大小的胶布上，贴于穴位上，定期换药，或将药末撒布在普通黑膏药中间贴于穴位上。

糊剂：将粉碎后过筛的药末，用酒、醋等将药末调匀成糊状涂于穴位，外盖纱布，以胶布固定。

膏剂：又分硬膏和软膏。硬膏是将所有药物经过油浸、油炸、熬膏、下丹、摊膏等几个步骤收制成固体膏剂，摊贴于穴位；软膏是将所有药物粉碎过筛后，放入醋或酒内入锅加热，熬如膏状，用时摊贴穴位，定时换药。还有一种软膏是将药物细末捣搅于植物油或凡士林中，摊贴于穴位上，外盖纱布，以胶布固定。

饼剂：将药物粉碎过筛后，加入适量面粉糊和拌，压成小饼状，放笼上蒸熟后，乘热摊贴于穴位，冷后更换。

丸剂：将药末用水或胆汁、乳汁等，调制成小丸，如梧桐子大，用胶布或膏药固定在穴位上。

水渍剂：将所有药物加水煎熬至二分之一时，用纱布两块，浸透药液，轮换渍渫穴位，每次 2~3 小时。

锭剂：将药物粉碎过筛后，加水或面糊适量，制成锭剂，晾干，用时加水磨糊，涂在穴位上。

注意事项

（1）对刺激性强、毒性大的药物，贴治时穴位不宜过多，每穴的贴治面积不可过大，贴治时间不可过长，以免发泡面积过大或药物中毒。

（2）注意患者是否对所用药物有过敏反应，若发现过敏现象，应立即停止贴敷，必要时进行脱敏治疗。

（3）贴药前，必须定准穴位，用温水或酒精将局部擦净，以便药物吸收。敷药后，要注意很好的固定。

（4）用贴饼剂或贴敷温化膏药时，要注意温度，及时贴敷，过热容易烫伤皮肤，过凉不易黏附，疗效也差。要按时更换膏药，以免降低疗效。

（5）调敷的药物，每次不可调制过多，以免存放过久而失效。

（6）能引起发泡的药物，不宜贴敷于面部，以免发泡后遗留色素沉着。

（7）使用膏剂贴敷穴位，应注意膏的软硬度，并及时更换，以防药膏干燥，裂伤皮肤，引起疼痛或溃烂。

（8）对久病体弱以及有严重心脏病、肝脏病等的病人，使用药量不宜过大，贴敷时间不宜过久；孕妇、儿童不宜贴用刺激性强、毒性大的药物。对儿童，药物用量应适当减少，贴治时间应适当缩短。

十四、穴位磁疗法

穴位磁疗法，是通过磁场作用于人体的经络、腧穴、痛点等来治疗疾病的一种方法。又称"经络磁场疗法""磁穴疗法""经穴磁珠疗法"等。利用天然磁石治疗疾病，在我国古代早就有记载。《神农本草经》指出："磁（慈）石味辛寒，主周痹，风湿，肢节中痛不可持物。"随着科学的发展，目前使用的磁疗器具不仅限于天然磁石，还有比天然磁石磁性强许多倍的铁氧体磁块及磁疗机等器械，使穴位磁疗法有了很大的发展。临床常用的磁疗用具有磁片、磁砵、旋转磁疗机、电磁疗机及震动磁疗机等。现以前两者为主加以介绍。磁疗机的适应证，选穴原则及注意事项与磁片相同，在此略。其使用方法应详细参阅说明书。

磁片或磁铁一般多由钡铁氧体、锶铁氧体、铈钴铜、钐钴永磁等制成，磁感应强度 300~3000 高斯。磁片有大、中、小三号，大号直径 30ml 以上，中号的直径为 10~30ml，小号的直径在 10ml 以下。直径 3ml，厚 2ml 的磁片又称"磁砵"，常用于耳穴。

适应证 本疗法可用于治疗各种痹病、疼痛、感觉异常等。

选穴原则 治疗痹病，常以局部取穴为主，配合循经取穴。

操作方法 主要介绍以下两种。

1.直接贴敷法：即用胶布或伤湿止痛膏，将磁片直接贴敷在穴位或痛点上，或用磁砵贴敷于耳穴。根据治疗部位及病变面积大小的不同，可采用单置法、对置法及并置法。①单置法：只用一块磁片贴敷于治疗部位，此法适用于浅在病变。②对置法：将两块磁片的异名极面，以相对的方向贴敷到治疗穴位上。临床上多用于腕指等小关节及内关和外关穴、阴陵泉和阳陵泉等穴位，以使磁力线充分穿过治疗部位。③并置法：若选用的穴位较近或病变部位较深时，可用同名极并置，使磁力线深达内部。若病变范围较大时，可在病变范围两端贴敷异名极磁片，使更多的磁力线穿过病变部位。

2.间接贴敷法：将磁片缝于或固定在内衣、衬裤、鞋内、护腰皮带上等，然后穿戴到身上，此法较之直接贴敷法疗效稍差。

关于穴位磁疗的操作方法还有多种，如磁针法、磁电法、磁电针法、磁摩擦法等等，不再一一介绍。

临床运用穴位磁疗，应根据病人的年龄、体质、病情、部位决定其剂量。一般说，年老体弱、久病、儿童、慢性病及头、颈、胸、腹部宜小剂量；年轻体壮、急性疼痛或炎症及臀、股、肩肘部宜中或大剂量。剂量的划分按每块磁片的表面磁感应强度分：200~1000 高斯为小剂量，1000~2000 高斯为中剂量，2000 高斯以上为大剂量。也有以人体对磁感应强度的总接受量划分：4000 高斯以下为小剂量，4000~6000 高斯为中剂量，6000 高斯以上为大剂量。

注意事项

（1）下列情况不宜使用磁疗：白细胞总数低于 4000 者，急性危重病患者如心肌梗死、急腹症、出血、脱水等或高热及体质极度衰弱者，皮肤溃破、出血者以及磁疗不良反应明显者。

（2）穴位磁疗需在两天内复查，看有无不良反应，其症状表现为心悸、恶心、呕吐、一时性呼吸困难、嗜睡、乏力、头晕、低热等，轻者可坚持治疗，重者要中断治疗。

（3）白细胞较低的患者，应定期复查血象，当白细胞进一步减少时，应停止治疗。

（4）贴敷时间较长时应在磁片与皮肤之间加一层隔垫物，以免磁片（或其铁锈）刺激皮肤。

（5）应避免磁片接近手表。

十五、穴位激光疗法

穴位激光疗法，又称"激光针"或"光针"疗法。它是利用激光束照射体表穴位或病变局部，通过经络、腧穴的作用，治疗疾病的一种方法。它具有温通经脉、活血化瘀、消肿止痛等作用。本疗法具有无痛、无菌、简便、安全、强度可调、无不良反应等优点，被广泛应用于临床。目前临床常用的有氦—氖激光、二氧化碳激光、氩分子、氩离子激光等不同机种，关于其安装、调试及使用，详见使用说明书。

适应证 穴位激光照射常用于治疗风湿性关节炎、类风湿关节炎、肱骨外上髁炎、肩周炎、网球肘、冠心病、神经炎和各种神经痛等。

选穴原则 参见本篇第一章概论。

操作方法 （以氦—氖激光医疗机为例）确定患者要照射的部位或穴位后，选择合适的体位。将电流调节旋钮置于第二或第三档上，打开电源开关。这时指示灯亮，氦—氖激光器发射出橘红色的光束。（若启动后激光管不亮或出现闪耀现象，则表明启动电压过低，这时应立即断电，并将电流调节旋钮沿顺时针方向转 1~2 档，停 1 分钟后再将电源开关打开。切勿多次开闭电源开关，以免引起故障。）用电流调节旋钮（顺时针电流增大）将电流调节至 6mA，以免损坏激光管。调整"定时调节旋钮"，根据病情实际需要定出治疗时间。将激光束对准需要照射的部位（穴位），同时打开计时开关，计时指示灯亮。当达到预定时间后，计时器便会自动鸣响报知。在治疗中，激光器可以间断使用，但最长不宜超过 4 小时，治疗结束时将电源开关关闭即可。

小功率氦—氖激光（功率一般为 1~30mA）穴位照射时，穿透组织深度为 10~15mm，照射距离 20~30mm，最远达 100mm，可根据患者具体情况选择。每日照射 1 次，每次 2~4 穴，每穴照射 2~5 分钟，10 次为 1 疗程。病情较顽固者，可照射 3 个疗程或更多，每疗程间隔 7~10 天。

注意事项

（1）采用激光治疗时，医生要戴激光防护眼镜，切不可对视光束，以免损伤眼睛。

（2）光束一定要对准需要照射的病灶或穴位。

（3）照射时间应根据疾病和患者体质而定。

第二节　古代针刺治痹手法

一、《内经》治痹刺法

《内经》中记载的针刺方法很多，其中《灵枢·官针篇》所载的二十六种刺法具有代表性。有以九针应九变的"九刺"；另有根据病变部位的深浅、大小等不同，提出了刺浅、刺深和发针多少以及运用不同的针刺角度，以适应十二经的各种病症的"十二刺"；"五刺"是针对五脏有关病变而提出的。现将九刺、十二刺、五刺中有关治疗的刺法简介如下。

（一）九刺

1. 经刺 "经刺者，刺大经之结络经分也"。是刺经脉所过部位中气血瘀滞不通、有结聚现象的地方。这种刺法主要治疗经脉本身的疾病，如脉痹等。

2. 络刺　"络刺者，刺小络之血脉也"。即浅刺体表的细小络脉，使其出血的一种方法。现已发展为刺络疗法。详参本章第一节"刺络疗法"内容。

3. 分刺　"分刺者，刺分肉之间也"。是指针刺直达肌肉深层之间隙处，以疏导气血。适用于肌痹。

4. 毛刺　"毛刺者，刺浮痹皮肤也"。指浅刺邪在浅表的皮毛部，以治疗皮肤麻木或疼痛的病症。过去用镵针，现代用皮肤针。

5. 焠刺　"焠刺者，刺燔针则取痹也"。"焠"，火灼之意。"燔针"即火针。指将针在火上烧红后，迅速刺入穴位，随即拔出，以去其寒痹。《灵枢·经筋》指出，治疗经筋的诸种痹病，多用"燔针劫刺，以知为度，以痛为输"。可参阅本章第一节"火针疗法"内容。

（二）十二刺

1. 偶刺　"偶刺者，以手直心若背，直痛所，一刺前，一刺后，以治心痹。刺此者，傍针之也"。对于心痹，治疗时，一手按前胸约当胸部募穴处，一手按其后背约当背俞穴处，在前后有压痛处进针，但刺时针尖向两旁斜刺，以免损伤内脏。

2. 报刺　"报刺者，刺痛无常处也。上下行者，直内无拔针，以左手随病所按之，乃出针复刺之也"。指针刺疼痛局部，随疼痛的上下移动，先针刺的部位不必拔针，用押手循按，找到另一痛处后，再拔前针，复刺新的疼痛处。多用于治疗游走性疼痛，如周痹等。

3. 恢刺　"恢刺者，直刺旁之，举之前后，恢筋急，以治筋痹也"。在患病的部位，从旁刺入，提起针，改变针刺方向或前或后地提插捻运，以疏通经气，舒缓筋急。适用于筋肉拘急之痹痛。

4. 齐刺　"齐刺者，直入一，傍入二，以治寒气小深者。或曰三刺，三刺者，治痹气小深者也"。此法是在患处正中先刺一针，并于两旁各刺一针，三针齐用，故名齐刺。这种刺法与恢刺相反。恢刺为一穴多刺，或称多向。齐刺为三针集合，故又称三刺，可用于治疗病变范围较小而部位较深的痹痛等症。

5. 扬刺　"扬刺者，正内一，傍内四而浮之，以治寒气之博大者也"。此法是在穴位（或患处）正中先刺一针，然后在上、下、左、右各浅刺一针，因其为浮在浅表的刺法，可使邪气随针而飞扬于体外而得名。适宜于治疗寒气浅而面积较大的痹病。

6. 直针刺　"直针刺者，引皮乃刺之，以治寒气之浅也"。操作时，先将针处的皮肤提起，然后将针刺入皮下，"直"即直对病所的意思。近代多称作沿皮刺或横刺，以治寒气较浅的痹病。

7. 短刺　"短刺者，刺骨痹稍摇而深之，致针骨所，以上下摩骨也"。本法针刺时，边进针边摇动针柄，缓慢刺入，深达骨骼所在，然后上下提插，使针尖能刺激骨面，可用以治疗骨痹等深部痹痛。

8. 浮刺　"浮刺者，旁入而浮之，以治肌急而寒者也"。操作时从患处傍侧斜向刺入，浅刺勿深，以治疗寒气客于肌肉而致拘急之病症。浮刺和毛刺、扬刺同属浅刺法，但毛刺为少针而浅刺，扬刺为多针而浅刺，与本法均有所不同。

9. 傍针刺　"傍针刺者，直刺、傍刺各一，以治留痹久居者也"。在患病部位正中直刺一针，再在近旁斜向加刺一针。这种刺法与齐刺相似，临床可互参。本法常用于治疗压痛比较明显，而且固定不移、经久不愈的痹病。

（三）五刺

1. 半刺　"半刺者，浅内而疾发针，无针伤肉，如拔毛状，以取皮气，此肺之应也"。此法浅刺于皮部，刺的浅，出针快，不伤及肌肉，好像拔出毫毛一样，是和肺相应的刺法。本法与毛刺、浮刺相似，可用于治疗皮痹。

2. 豹文刺　"豹文刺者，左右、前后针之，中脉为故，以取经络之血者，此心之应也"。这是一种在患病部位的前后、左右，以针刺中血脉放出瘀滞之血的方法。因心主血脉，故与心相应。可用于治疗脉痹。

3. 关刺　"关刺者，直刺左右尽筋上，以取筋痹，慎无出血，此肝之应也；或曰渊刺；一曰岂刺"。这种刺法多在关节附近的肌腱上进行针刺，故名关刺。因肝主筋，故与肝相应。可用于治疗筋痹。刺时须注意勿伤脉而出血。

4. 合谷刺　"合谷刺者，左右鸡足，针于分肉之间，以取肌痹，此脾之应也"。这种刺法是在肌肉比较丰厚处，进针后，退至浅层，又依次再向两旁斜刺，形如鸡爪的分叉，故又名"鸡爪刺"。"肉之大会为谷"，故称合谷刺。本法刺于分肉之间，脾主肌肉，因而内应于脾气。本法常用于治疗肌痹。

5. 输刺 "输刺者，直入直出，深内之至骨，以取骨痹，此肾之应也"。这是一种直进针、直出针、深刺至骨骼的刺法，与短刺相类似。因本法刺入较深直达骨骼，肾主骨，故本法能与肾气相应。可用于治疗骨痹（包括深部病症）。

二、《金针赋》治痹刺法

《金针赋》原名《梓歧风谷飞经走气撮要金针赋》，经后人转录简称《金针赋》。它是一篇专论针法的著作，而载于《针灸大全》，对后世影响颇大。近人所称综合补泻手法或复式手法，大都源于《金针赋》。现将其中有关治痹的刺法简介如下。

（一）飞经走气四法

飞经走气包括：青龙摆尾、白虎摇头、苍龟探穴，赤凤迎源四法，简称"龙、虎、龟、凤"，均属"通经接气大段之法"。"若关节阻滞、气不过者"，可起"过关过节催运气"的作用，适用于经络气血壅滞之痹病。

1. 青龙摆尾 "一曰青龙摆尾，如扶船舵，不进不退，一左一右、慢慢拨动"。操作：斜向浅刺，针尖指向病所，然后将针缓缓拨动，好像手扶船舵或左或右，以正航向一样，可推动经气的运行。适用于气血瘀滞的痹病。

2. 白虎摇头 "二曰白虎摇头，似手摇铃，退方进圆，兼之左右，摇而震之"。其中方，指提插；圆，指捻转。操作：将针捻入并左右摇动针体，再予上提，同时也进行摆针，犹如用手摇铃一样，可推动经气运行。左右摇动针体时，可用中指抵住针身，用力拨动，这样针柄幅度不大，而针尖的幅度大，着力点在针柄中指所抵之处。本法适用于经络阻滞之痹病。

3. 苍龟探穴 "三曰苍龟探穴，如入土之象，一退三进，钻剔四方"。操作：将针刺入穴位后，退至浅层，再向上、下、左、右四个不同方向依次斜刺，每个方向均按"一退三进"的原则由浅而深。本法适用于经络气虚血阻之痹病。

4. 赤凤迎源 "四曰赤凤迎源，展翅之仪，入针至地，提针至天，候针自摇，复进其元，上下左右，四围飞旋。病在上吸而退之，病在下呼而进

之"。操作：进针后先将针刺入深层（下1/3），再上提至浅层（上1/3），得气后再将针速插至中部（中1/3），随即大幅度快速捻转，一捻一放，如赤凤展翅飞旋之状。若病在上者，病人吸气时提针右旋；病在下者，待病人呼气时插针左转。此法可通调经络之气，适用于经络气血壅滞之痹病。

（二）治病八法

《金针赋》描述了烧山火、透天凉、阳中隐阴、阴中隐阳、子午捣臼、进气与龙虎交战、留气、抽添等手法，称为治病八法，其中，烧山火、透天凉、龙虎交战等法均可用于痹病。

1. 烧山火 《金针赋》载："烧山火，治顽麻冷痹。先浅后深，用九阳而三进三退，慢提紧按，热至，紧闭插针，除寒之有准。"这与《针灸大成》所载不尽相同，现综述之。将针刺入穴位应刺深度的上1/3（天部），得气后将针紧按慢提九次（或左捻九次），然后将针刺入中1/3（人部），得气后又紧按慢提九次（或左捻九次），再将针刺入下1/3（地部），得气后紧按慢提九次（或左捻九次），称为一度。然后将针提至上1/3（天部），如前法反复操作数度，使之产生温热感，即将针紧按至地部留针。在操作过程中或配合呼吸补泻手法中的补法，出针后扪闭针孔等。此法适用于顽麻冷痹、风寒湿痹或虚寒性痹病等。

2. 透天凉 《金针赋》载："透天凉，治肌热骨蒸。先深后浅，用六阴而三出三入，紧提慢按，徐徐举针，退热之可凭。"《针灸大成》及《针灸问对》对此也有记述，现综述之。将针刺入穴位应刺深度的下1/3（地部），得气后将针紧提慢按六次（或用捻转泻法右捻六次），再将针提至中1/3（人部），得气后再紧提慢按六次（或右捻六次），然后将针提至上1/3（天部），得气后又紧提慢按六次（或右捻六次），此为一度。再将针插至下1/3处，如前法反复操作数度，使之产生凉感，将针提至上1/3留针。在操作过程中或配合呼吸补泻法中的泻法，出针时不闭针孔等。此法适用于实热性痹病，如热痹等。

3. 龙虎交战 《金针赋》："龙虎交战，左撚九而右撚六，是亦住痛之针。"本法通过左右反复交替捻转而镇痛。龙，指左转，行九阳数；虎，指右转，行六阴数；左转右转两法反复交替进行称"交战"。操作：进针后先以左转为主，捻转九数；再以右转

为主，捻转六数，如此反复施行多次。也可分为浅、中、深三层重复进行。可用于一切痹病疼痛。

三、《针灸大成》治痹刺法

《针灸大成》为明代针灸医家杨继洲所著，书中引载有各家针法，内容颇为丰富。现将杨氏治痹刺法介绍如下。（其中同《金针赋》者从略）

（一）运气法

"运气法，能泻，先直后卧。运气用纯阴，气来便倒针，令人吸五口，疼痛病除根。凡用针之时，先行纯阴之数，若觉针下气满，便倒其针，命患人吸气五口，使针力至病所，此乃运气之法，可治疼痛之病"。操作时，先进针直刺作提插或捻转六数，得气后，将针斜向病所，令病人深吸气五口，使气至病所。此法可用于痹病疼痛。

（二）提气法

"凡用针之时，先从阴数，以觉气至，微捻轻提其针，使针下经络气聚，可治冷麻之症"。即运针时先行六阴数，得气后稍加捻转并轻轻提针，使针下气聚，可用于治疗冷麻顽痹之症。

（三）进火法

"进火补，初进针一分，呼气一口，退三退，进三进，令病人鼻中吸气，口中呼气三次，把针摇动，自然热矣。如不应，依前导引"。此属热补法，进针后，结合病人的呼吸先退后进和应用摇法，动摇针尖而进之，以促使温热感的产生。它与烧山火手法相比，刺激量较轻，热感仅产生在局部。可用于治疗虚寒冷痹之症。

（四）进水法

"进水泻，初进针一分，吸气一口，进三进，退三退，令病人鼻中出气，口中吸气三次，把针摇动，自然冷矣。如不应，依前导引之"。此属凉泻法。进针后，结合病人的呼吸，先进后退和应用摇法，动摇针柄而退之，以促使凉感的产生。它与透天凉手法相比，刺激量较轻，凉感也多产生在局部，适用于实热性痹病。

此外《针灸大成》一书中还记述有通关交经法及关节交经法，也可用于痹病治疗但临床并不常用，故略。

以上介绍的仅是古代治痹刺法中的一部分。还有许多手法，虽然不是直接用于治疗痹病，但与针刺治病有密切关系，如《金针赋》中记述的"下针十四法"及《针灸大成》中所载的"十二字分次第手法"和"下手八法"等等；另外《医学入门》《针灸问对》等书籍亦载有各种刺法，由于篇幅所限，不再详述。欲进一步了解掌握，可参阅有关书籍。

第四章 针灸治痹处方

本章所载的针灸治痹处方，以收集历代具有代表性的医学文献为主，加之近代临床行之有效的针灸治痹处方相合而成。此外，对能查阅到的国外针灸治痹处方，也择要录之。

第一节 五淫痹针灸处方

一、风痹针灸处方

风痹者，厥气上攻腹，取阳之络，视主病者，泻阳补阴经也。(《圣济总录》)

阳辅、阳关治风痹不仁。(《针灸资生经》)

风痹肘挛不举，尺泽、曲池、合谷。又方：风痹脚胻麻木，环跳、风市。又方：风痹，天井、尺泽、少海、委中、阳辅。又方：风痹，尺泽、阳辅。(《神应经》)

走注风游走，四肢疼痛，临泣……天应二穴，曲池二穴，三里二穴，委中二穴。(《针灸大全》)

风痹，外关、天井、少海、尺泽、曲池、合谷、委中、阳辅。(《针灸逢源》)

行痹证，历节疼痛，亦名周痹：肩外俞、膈俞、天井、曲池、足三里、委中、临泣。又方：寒湿随风游走，痛无常处为行痹证，百会、天井、曲池、肩井、侠溪、足临泣、阳辅、三阴交。(《针灸铨述》)

肌炎（旧称风痹），大椎、身柱、脾俞、肩髃、曲池、外关、合谷、足三里、三阴交。(《中国针灸学》)

风痹，大椎、大杼、身柱、肩髃、曲池、尺泽、外关、阳池、合谷、环跳、梁丘、犊鼻、阳陵、昆仑、太溪。(《针灸十四经穴治疗诀》)

行痹，取大椎、肩髃、曲池、风市、阳陵泉、悬钟等穴。配以外关、飞扬、合谷、委中。(《常见疾病针灸治疗便览》)

行痹，大杼、风府、肩髃、曲池、环跳、风市、阳陵泉、悬钟。(《中华针灸学》)

行痹，针肩井、曲池、手三里、少海、合谷、足三里、阳陵、阳辅、内庭、委中，刺内踝青筋出血。(《针灸治疗实验集》)

二、寒痹针灸处方

寒痹之为病也，留而不去，肘痛而皮不仁，……刺布衣者，以火焠之，刺大人者，以药熨之。(《灵枢·寿夭刚柔》)

身寒痹，曲池、列缺、环跳、风市、委中、商丘、中封、临泣。(《神应经》)

腿寒痹痛（足临泣），四关、绝骨、风市、环跳、三阴交。(《针灸大成》)

痛痹，针阳维、昆仑、承山、涌泉。(《针灸正宗》)

痹痛，治寒之凝滞不易疏解，黏着之湿邪不易遽化，宜温通散寒，除湿止痛，腰阳关、小肠俞、次髎、秩边、居髎、环跳、承扶、委中，均泻法，针后加艾温针。(《针灸治验录》)

风湿随寒邪刺激，浑身随疼痛为痛痹证，京门、居髎、府舍、天井、大都、太白、商丘、足三里。又方：大杼、膈关、肘髎、臂臑、天髎、天宗，兼风加委中、环跳、足三里、太冲。(《针灸铨述》)

痛痹，主要取肩髃、曲池、合谷、风市、阳陵泉、胆俞、脾俞，（均针灸），配以外关、阳辅、三阴交，（均针灸）。泻法，灸3~5壮。(《常见疾病针灸治疗便览》)

痛痹，肩髃、曲池、风市、阳陵泉。(《中华针灸学》)

寒湿痹痛四关中，人华灸治骨节痛。(《针灸经外奇穴治疗诀》)

三、湿痹针灸处方

四肢骨节痛，行履不便，痛苦殊甚，此系着痹，……灸足三里、上巨虚、下巨虚、阴市、梁丘，

和畅经脉。(《针灸正宗》)

陈伤风湿，久留经络，若复感新邪，取风池、臂臑、肩髃、尺泽、外关、合谷，均泻患侧，用提插补泻法，留针 20 分钟。(《针灸治验录》)

风寒随湿邪留滞，遍体淫泺为著痹证；肾俞、下廉、照海、交信、太冲。又方：至阳、屋翳、天井、肩贞、支正、下巨虚、光明、足临泣。(《针灸铨述》)

湿痹之疾大椎验，脾俞肩髃曲池边，风市合谷三阴交，手足三里外关前。(《针灸十四经穴治疗诀》)

著痹，湿胜于风寒，痛而不移，汗多四肢缓弱，精神昏塞，皮肤不仁，主穴取中脘、气海、足三里、膈俞、脾俞、肾俞、曲池、阳陵泉(均针灸)，配以风门、外关、委阳、三阴交(均针灸)，平补平泻，灸 3~5 壮。(《常见疾病针灸治疗便览》)

著痹，内关、足三里、上巨虚、下巨虚、阳陵泉、三阴交。(《中华针灸学》)

四、热痹针灸处方

湿热下注筋脉，两足麻痹，艰于步履……，针委中、承山、涌泉、阴陵泉、阳陵泉等穴，施以补泻，调治五月。(《针灸正宗》)

热痹，太溪、丘墟、八风，均泻法。又方：肩髃、肩髎、曲池、外关、合谷，均用泻法。(《针灸治验录》)

第二节　肢体痹针灸处方

一、颈项肩背痹针灸处方

(一)颈项痹针灸处方

邪客于足太阳之络，令人头项肩痛，刺足小指爪甲上，与肉交者各一痏，立已。不已，刺外踝下三痏，左取右，右取左，如食顷已。(《素问·缪刺论》)

少泽、前谷、后溪、阳谷、完骨、昆仑、小海、攒竹主项强急痛不可以顾。又方：消泺、本神、通天、强间、风府、喑门、天柱、风池、龈交、天冲、陶道、外丘、通谷、玉枕主项如拨不可以左右顾。又方：飞阳、涌泉、颔厌、后顶主颈项疼、历节汗出。(《备急千金要方》)

消泺、窍阴治项痛。又方：京骨、大杼治颈项强，不可俛仰。魄户、肩井治颈项不得顾。天牖、后溪治项强不得顾。完骨、颔厌治颈项疼。……颊车、大椎、气舍、脑空治颈项强，不得顾。……臂臑、强间治颈项强。……天柱、强间疗项如拨。(《针灸资生经》)

项强，风门、肩井、风池、昆仑、天柱、风府、绝骨，详其经络之兼针阿是穴随痛针之法，详在于手臂酸痛之部能行则无不神效。(《针灸集成》)

颈项强痛，通天、百会、风池、完骨、哑门、大杼针之。(《中国针灸治疗学》)

(项痛)，针灸风池、天柱、大椎、后溪、绝骨、昆仑、申脉。(《针灸手册》)

颈椎综合征：

主穴：病变部位夹脊穴、大椎、肩髃、曲池、足三里、绝骨。配穴：身柱、肾俞、环跳、阳陵泉、肩井、天宗、阳池、中渚等。

灸治方法：

(1)温针疗法：先以捻转进针，得气后施以平补平泻针法，然后留针不动，将艾段套在针柄上，从艾段下端点燃施灸。每次选用 4~6 个穴位，每穴每次施灸 2~3 壮，或 5~15 分钟，每日或隔日治疗 1 次，7~10 天为 1 个疗程，疗程间隔 3~5 天。

(2)艾卷温和灸：每次选用 4~6 个穴位，每穴每次施灸 5~10 分钟，每日灸治 1~2 次，10 次为 1 个疗程，疗程间隔 3~5 天。

(3)温灸器灸：多用于颈夹脊穴及压痛点处，每次施灸 10~20 分钟，每日或隔日灸治 1 次，7~10 次为 1 个疗程，疗程间隔 5 天。

(4)隔姜灸：每次选用 3~6 个穴位，每穴每次施灸 3~6 壮，艾炷如枣核大，每日灸治 1 次，7~10 次为 1 个疗程。

(5)鹅透膏敷灸：取鹅不食草 2500g，透骨草 2500g，水泽兰 5000g，生川乌 750g，生草乌 750g，马前子 750g，将上药共研细末，贮瓶备用。取药末 60g，先用 200ml 水煮开后，将其炒 5~8 分钟，再加 45% 酒精(或白酒)20ml 调匀，然后装入纱布袋内，待温度适宜时，贴敷患处及其压痛点上，并以纱布包扎固定。每日 1 次，每次敷灸 2~3 小时，3 天更换药末 1 次(每次更换药末均按上法处理)，6 次为 1 个疗程，疗程间隔 3~5 天。(《中国灸法集粹》)

颈椎病，取穴：(1)手压颈椎，在其痛点针刺

之。（2）如无痛点，可刺崇骨、天柱、百劳等穴亦效。（《针灸秘验》）

颈椎肥大症：用絮针（皮肤针）由上而下，从颈项沿督脉、侠脊之脉、足太阳经三线叩打，到达大椎穴和风门穴为止，加拔火罐多只。明显压痛部位，重点叩打，并加拔火罐。（《杨永璇中医针灸经验选》）

颈肩痛，取穴：阿是穴（压痛点），手三里处反应点。采用指针疗法，取患侧（双侧痛取双侧），用拇指指腹由轻到重进行揉按，一般先痛点，后按反应点，每点指压揉按5~10分钟。（《现代针灸临床聚英》）

颈椎病：（1）毫针疗法：取穴：颈部夹脊穴（哑门至大椎穴之间作4等份，各等份交点旁开处，左右共6穴）。治法：病人取坐位，头略前倾，病人呼气时垂直进针，用热补法。右手拇指向前捻转9次，再慢提紧按40次，留针15分钟。隔日1次，12次为1个疗程，疗程间隔1周。又方，取神庭、上星、囟会、前顶、百会。右手持针尖后约1寸刺入皮下，用迎夺法，针向上方，换左手持针体，右手持针柄，缓缓推进，达到所透的穴位，留针20分钟。每日1次，3次为1疗程，疗程间隔1周。（2）电针疗法：颈、肩、上肢痛取颈椎华佗夹脊、颈部阿是穴、天柱、风池、大椎、大杼、巨骨、曲池、外关、合谷等。腰、腿痛取肾俞、大肠俞、秩边、阳陵泉。治法：每次5~6穴，交替使用，以颈部穴及神经干上段取穴为主。用G6805治疗仪，连续脉冲波，频率200~250次/分，强度以患者能耐受为度，每次30分钟。每日1次，15次为1个疗程，疗程间隔4~5天。（3）穴位注射疗法：取穴：3、4、5、6、7颈夹脊。治法：每次1~2穴，每次注入复方丹参或骨宁注射液1~2ml。又法：在大椎穴（病变侧）旁开0.5寸处进针，以45度角斜向大椎穴。注射复方丹参注射液2ml加10%葡萄糖液5~10ml。隔日1次，7次为1个疗程，疗程间隔7天。（4）综合疗法：①穴位注射与电兴奋疗法。取穴：双侧新设穴（风池直下方，后发际下1.5寸）或椎旁压痛点（阿是穴）、风池。治法：每穴注入醋酸维生素E油50mg（1ml），每周2次，10次为1个疗程。注入后用电兴奋感应电流，强度10~20伏，以病人能耐受为度。②针刺、拔罐与按摩等疗法。取穴：颈椎棘突主要痛点为主，配天宗、肩贞、阿是穴。治法：按《内经》输刺法直入直出深至骨膜，出针

后有少量血液（一般不超过5毫升）。针后加拔火罐，去罐后按摩局部，头部做旋转运动。每3~5天1次，一般治疗3天，可在输刺间歇电针颈椎旁开0.5cm处。③针刺与艾灸疗法。主穴：病变颈椎旁开5分的阿是穴（左右交替使用）。配穴：1组取肩髃、阳池；2组天宗、曲池（交替使用）。治法：先捻转进针，得气后行平补平泻，留针不动。在针柄套艾段，下段距皮肤20mm，下端点燃，待自灭。主穴每次2~3壮，配穴1~2壮。每日1次，7次为1个疗程，疗程间隔3天。（《现代针灸临床聚英》）

颈椎病：（1）耳针疗法：取颈椎、肩、神门、敏感点。中等刺激，留针20~30分钟，隔日1次。（2）穴位电兴奋疗法：用强感应电，大功率输出，一电极置于第四、五颈椎旁，并随时向岗上肌移置。另一极分别在肩贞、肩髃、外关等穴位处通电，每穴约1分钟左右。若在肩或肩胛区有固定痛点，可用直流电40mA左右，正极置于痛点，负极置肩胛下，或外关穴，并垫以棉纱布。通电2秒钟左右，连续治疗2~3次。（3）神经针刺疗法：取颈丛点、副神经点。用弹拨法或电刺激法，强刺激。每日1次。（《实用针灸辞典》）

颈椎综合征：主穴：风池、百劳、风门、肩井、肩髃、肩贞、列缺、合谷、外关、中渚。配穴：肾俞、气海、大肠俞、关元俞、环跳、阳陵泉、足三里、委中。针刺以提插捻转，中刺激补法为主，留针30分钟，虚寒者针上加灸，或针后温和灸。痛点固定可先针刺，后皮内埋针。每日1次，或隔日1次，10次为1个疗程，疗程间隔5~7天。（《针灸医学验集》）

颈椎综合征：主穴：天柱、大椎、风池、大杼、肩髃、肩井、后溪。配穴：上肢麻木加外关。采用灸法，每日施灸2次，每穴3~5壮，可用艾条悬灸。（《中国灸疗学》）

（二）肩背痹针灸处方

天髎、缺盆、神道、大杼、天突、水道、巨骨，主肩背痛。又方：膈俞、谚譆、京门、尺泽，主肩背寒痉，肩胛内廉痛。（《备急千金要方》）

肩背酸痛，风门、肩井、中渚、支沟、后溪、腕骨、委中。又方：肩背相引，二间、商阳、委中、昆仑。（《神应经》）

肩背麻木，肩髃、曲池、合谷、肘髎。（《针灸便用》）

两肩胛痛，肩井、支沟针之。(《中国针灸治疗学》)

肩胛痛，肩井、肩贞、天宗、秉风、曲垣、肩外俞、肩中俞。(《简易针灸疗法》)

肩胛痛，针灸肩井、肩中俞、肩外俞、秉风、天宗、支沟、后溪。(《针灸学手册》)

肩胛之处有疼痛，大杼曲垣及秉风，肩中俞与肩外俞，肩髃之会连天宗。(《针灸十四经穴治疗诀》)

二、上肢痹针灸处方

(一)肩臂痹针灸处方

尺泽、关冲、外关、窍阴主臂不及头。又方：前谷、后溪、阳溪主臂重痛肘挛。又方：支沟、关冲主肩臂酸重。又方：曲池，天髎主肩重痛不举。又方：肩贞、关冲、肩髃主肩中热头不可以顾。又方：清冷渊、阳谷主肩不举不得带衣。又方：养老、天柱主肩痛欲折。(《备急千金要方》)

臂重不举，灸肩井，随年壮可灸至百壮，针入五分补之，又灸尺泽三十壮，针入三分补之。(《千金翼方》)

云门、秉风治肩痛不能举。又方：臂臑、肩髃疗臂细无力，手不得向头。又方：少海、乳根、听宫疗臂痛。又方：臂臑、肘髎治臂痛不举。又方：尺泽、肩贞治风痹手臂不举。又方：天宗、五里等治臂痛。又方：巨骨、前谷主臂不举。又方：尺泽、关冲、外关、窍阴主臂不及头。(《针灸资生经》)

肩如反弓臂如折，曲池养老并肩髃。(《扁鹊神应针灸玉龙经》)

肩臂痛，肩髃、曲池并宜针灸矣。(《古今医统》)

肩痹痛，肩髃、天井、曲池、阳谷、关冲。又方：肩膊烦疼，肩髃、肩井、曲池。(《神应经》)

肩膊痛连肩背，临泣……肩井二穴，曲池二穴，中渚二穴。(《针灸大全》)

肩臂痛，痰湿为主，灸肩髃、曲池。(《针灸聚英》)

手臂痛不能举：曲池、尺泽、肩髃、三里、少海、太渊、阳池、阳溪、阳谷、前谷、合谷、液门、外关、腕骨。(《针灸大全》)

臂痛不举，肩井、肩髃、渊液、曲池、曲泽、后溪、……太渊。(《类经图翼》)

臂痛不举，后五穴择用之，肩井、肩髃、渊液、曲池、曲泽。(《罗遗编》)

肩臂痛，肩髃、天井、尺泽、少海、曲池、三里、合谷、外关、中渚。(《针灸逢源》)

肩臂冷痛，须灸肩髃二穴……又法灸膏肓、肩井。(《神灸经论》)

肩臂冷痛，肩髃、环跳。(《传悟灵济录》)

漏肩风，用盐水灸法，取肩外俞、肩井、肺俞、魄户。(《简易灸治》)

病漏肩风……系与补关元、气海以纳其气，……更刺中府、云门、天府、侠白、太渊、列缺，以开肺经，而除风湿。(《针灸正宗》)

肩臂痛，肩髃、巨骨、肩井。配穴：少海、太渊、液门、神门、少泽。(《简易针灸学》)

治肩前廉疼针合谷、列缺；治肩内廉疼针尺泽、太渊；治肩外廉疼针后溪、小海。以上穴皆用灸三壮。又方：手不能举，弯弓不开，不能及头，针肩髃、曲池，阳池灸，先泻后补。(《针灸便用》)

肩背痛，手三里针之，肩髃、天井、曲池、阳谷针之。又方：肩臂痛不可举动，曲池、肩髃、巨骨、清冷渊、关冲，针灸之。(《中国针灸治疗学》)

肩背痛用针灸良，风池大杼曲垣上，曲池肩髃肩外俞，压痛之处天应乡。又方：手不能反困难极，针灸医治收效奇，曲垣曲池暨肩髃，天宗肩贞穴最宜。本病用中刺激针治，肩背部诸穴宜加灸。又方：手向后转痛欲泣，肩中外俞附分觅，风门秉风与肩髎，曲池肩髃同一气。本病用中刺激针治，肩背上诸穴宜加灸。又方：手不能举肩井先，肩髃肩贞曲池边，天柱髎俞肩外俞，周荣胸乡天池前。本病宜用中刺激针刺，并酌加灸。又方：两手不能互抱肩，大杼肩井天柱连，俞府神藏肩中俞，神封库房膺窗间。(《针灸十四经穴治疗诀》)

臂丛神经痛，对不同分支的疼痛，可采取不同的穴位。桡神经痛，取臂臑、曲池、手五里、手三里、上廉、温溜、合谷、阳溪、四渎、液门。正中神经痛，取侠白、郄门、间使、大陵、外关、内关、天泉、天井。尺神经痛，取少海、神门、阴郄、通里、青灵、养老、支正、中渚。肩胛上神经痛，取秉风、巨骨、大杼、肩外俞、肩中俞、肩井、曲垣、肩贞、天宗。肩胛下神经痛，取肩贞、肩髎、天宗、肩髃、曲垣、膏肓、肩井、大杼。腋神经痛，取肩髃、肩贞、极泉、天泉、消泺。(《新针灸学》)

臂丛神经痛，耳针与穴位注射配合治疗。耳

针，取神门、皮质下、心、胸、肩、锁骨。用强刺激手法，留针1~2小时，留针期间捻针2~3次。每次取2~3穴，每日1次。或穴位埋针1~3日，并嘱患者在疼痛发作时按压针处。穴位注射疗法，取肩髃、肩贞、天宗、曲池、手三里、外关、天柱、中府、阿是穴。用0.5%盐酸普鲁卡因或维生素B_{12}、B_1，以及当归注射液等。药物用量，操作见第三章第三节针灸其他疗法。（《针灸医学验集》）

臂痛，宜取肩井、曲池、手三里灸之，以祛风逐邪，调经活络。如因怒动肝火，或臂卒发热而极痛者，须改灸为针，并加肝俞、行间针之，以泄肝火。（《中华针灸学》）

上臂痛：条口透承山。（《针灸秘验》）

肩臂痹痛：取肩井、肩髃、肩内陵、肩髎、天宗、尺泽、合谷。（《杨永璇中医针灸经验选》）

臂痛，取扶突穴，用1寸长28号毫针，针尖向颈椎直刺5分左右（此处深部有颈动脉、静脉，禁深刺，应根据胖瘦而定），有触电感麻至手即出针，不留针。每日1次，10次为1个疗程，疗程间隔3~5天。（《现代针灸临床聚英》）

治臂膊疼痛不可忍：刺足少阳经，肩井穴；手阳明经，肩髃穴；次曲池穴，得气先泻后补之；灸亦大良，可灸三壮。（《针经摘英集》）

漏肩风为风寒入于肩中俞……，宜寒者温之，肩髃、肩髎、肩贞、肩内陵、臂臑、曲池，均取患侧穴，泻法，用捻转补泻法，针后加艾温针。（《针灸治验录》）

肩关节周围炎，主穴取肩髃、肩贞、肩髎、臂臑、肩井、曲池。配穴取天宗、抬肩、臑俞、后溪、养老、尺泽、神阙、足三里等。用灸法治疗。（1）艾条温和灸：每次选用2~4个穴位，每穴每次施灸10~20分钟，每日或隔日灸治1次，10次为1个疗程，疗程间隔5天。（2）艾条回旋灸：选穴、施灸时间及疗程同艾条温和灸。（3）艾炷隔姜灸：每次选用2~4个穴位，每穴每次施灸5~10壮，艾炷如枣核大，每日或隔日施灸1次，10次为1个疗程，疗程间隔3~5天。（4）艾炷隔盐灸：取食盐适量研为细末，纳入脐窝（神阙穴），使与脐平，上置黄豆大艾炷灸之，每次施灸5~30壮，每日或隔日灸治1次，5~10次为1个疗程，疗程间隔5~7天。（5）艾火针衬垫灸：每次选用3~5个穴位，每穴每次施灸5~7壮，以局部皮肤出现红晕为度。每日或隔日施灸1次，10次为1个疗程，疗程间隔5~7

天。（6）温灸器灸：取艾绒适量掺入中药粉，装入温灸器内点燃施灸，多选用肩部压痛点，每次灸治15~20分钟，每日或隔日施灸1次，10次为1个疗程，疗程间隔3~5天。（7）温针灸：每次选用2~4个穴位，每穴每次施灸10~15分钟，每日或隔日施灸1次，10次为1个疗程，疗程间隔3~5天。（8）斑蝥灸：取斑蝥研为细末，贮瓶备用。操作方法见第二节灸法。每次选用1~3个穴位，多选用肩部穴位。根据病情每次贴敷0.5~2小时，局部可起泡，并可发灸疮。（9）灯火灸：每次选用2~4个穴位，一般3天施灸1次，3~5次为1个疗程。（10）艾炷瘢痕灸：每次选用2~4个穴位，每穴每次施灸4~7壮，艾炷如枣核大。（11）药物贴敷疗法：先取葱汁、蒜汁、姜汁各300ml与米醋300ml混合，放锅内加热，熬至极浓时，加入牛皮胶120g融化，再入飞箩面（即灰白）60g搅匀，略熬成膏，备用。使用时取8cm²胶布数块，再取膏适量摊于中央，分别贴敷在肩髃、肩髎、曲池等穴位上，每日贴敷1次。（《中国灸法集粹》）

肩关节周围炎，取穴：肩髃、肩贞、臂臑、曲池。风盛者加外关、风池；寒盛者加合谷。每日施灸1~2次，每穴5~10壮，可用艾条悬灸。（《中国灸疗学》）

肩凝，又称漏肩风，取风池、大杼、肩外俞、曲垣、肩髃、曲池及其压痛点，用28号针作温针灸，每日或间日一次。（《中国针灸学》）

漏肩风，取穴：肩髃、肩髎、肩俞（在肩髃穴与云门穴中间）、肩内俞（肩俞下约1寸，在肩连前臂内侧疼痛，抬举不利，或有肩凝的症状时常采用）、曲池、合谷。（《陆瘦燕针灸论著医案选》）

肩关节周围炎，疼痛中心在肩部臑臂内侧者取肩髃、尺泽、内关。痛位在肩峰、臂臑、前廉者取肩髃、曲池、臂臑、合谷、上巨虚。痛在肩关节后方者取肩髎、臑会、外关、三阳络、阳陵泉。痛在肩臑后廉及肩胛处者取肩贞、天宗、小海、昆仑。采用直接温针或隔姜温针法，使艾火自灭。（《温针疗法》）

肩关节周围炎，宜疏经活络、通调气血。取穴：（1）大椎、肩髃、阿是穴；（2）身柱、肩贞、阿是穴；（3）大椎、天髎、阿是穴。以上各组穴，每日1次，每次1组，均用三棱针点刺出血，拔火罐，留置15~20分钟。（《火罐疗法》）

肩痛，取阳陵泉、风池、肩井、肩髃、臑俞、

阿是穴。采用指针揉扪法，平补平泻。(《指针疗法》)

肩凝，采用针挑疗法，主要取阿是穴，以挑提法，挑摆法为主。急性期可加用拔罐法，慢性期可加用灸法。每1~3日挑1次，10次为1个疗程。(《针挑疗法》)

肩关节周围炎，采用穴位注射疗法，耳穴取肩、肩关节、枕、神门、肾上腺。体穴取肩髃、外关。药物用维生素 B_1 100mg/2ml。每次选耳穴 2~3个，每穴注入 0.1ml。余药分别注入患侧体穴，每日1次，10天为1个疗程。(《穴位注射疗法》)

肩关节周围炎：

(1)体针疗法：①若肩峰正中痛，针交叉的髀关穴；肩峰偏后侧痛，针交叉的环跳穴；肩峰内侧痛，针股内侧交叉的对应点。虚寒用烧山火，实热用透天凉，不虚不实用平补平泻法。②取患侧肩髎、肩髃、肩贞、臂臑。毫针强刺激不留针。③用火针点刺肩三针及天井、肩井、肩外俞、秉风等穴，每周酌刺2~3次。④肩峰臑臂疼痛取阳明经穴，肩髃、臂臑、曲池、合谷、足三里。肩外廉肩胛部疼痛取少阳经，肩髎、臑会、中渚、阳陵泉。肩髃臂内侧痛取太阴经，肩内陵、尺泽、鱼际、阴陵泉。若整个肩痛，上述穴联合应用。实证用泻法，肩部多用透穴久留针；虚证用补法，宜浅刺，少留针。针后按摩局部经穴。每日或隔日1次，10次为1个疗程。⑤中渚穴，用鲜姜5片擦患部至局部发红为止。快速进针，针尖向腕部斜刺0.5~1.5寸，得气后持续运针，用强刺激，同时患者活动肩关节，每次10~15分钟，每日1次，6次为1个疗程。⑥取肩陵(阴陵泉下约8~9分处)为主，配用中渚、大椎、肩井。以捻转手法为主，辅以提插，酌情施以补泻手法。主穴用缪刺法，主、配穴均取患侧的对侧穴，7次为1个疗程。

(2)电针疗法：①肩贞、肩髃透臂臑、肩井。肩贞刺入2寸深，进针时，针尖稍向外斜，肩井刺5~8分，肩髃进针向下经过肌肉层刺入臂臑穴，通电15~30分钟，每日1次。②取两侧第五颈椎夹脊穴，用28号3寸毫针快速刺入皮肤，针身与脊柱平行，针尖向下沿皮刺，得气后持续运针，使针感放散到肩或背部。用同样方法针另一侧穴位。接G6805治疗仪，频率1000~1500次/分，电流强度以病人能耐受为度，留针15~30分钟，每日1次。③取曲池、外关、风池、条口、承山、肩三针、天泉、巨骨、髀关。毫针刺入，运用补泻手法，

得气后接静电针疗仪，电压 300~500V。12次为1个疗程。

(3)激光疗法：以局部痛点为主，配用肩井、肩髃、巨骨、臂臑、天宗等局部腧穴。每次用 3~5穴，用氦-氖激光每穴照射 3~10分钟，照射距离一般为 50cm，每日1次，10次为1个疗程。又方：若肩关节外展伸举活动及内旋活动受限者取肩贞、肩内陵、天宗、条口、阿是穴。若肩关节旋后活动受限者取肩内陵、阿是穴。若肩关节外展伸举活动受限者取肩髃、臂臑、条口、阿是穴。用低功率氦-氖激光照射，每穴不超过5分钟，每日1次，10次为1个疗程。

(4)艾灸疗法：取抬肩、臑俞、肩髃、臂臑、肩井。每次 3~4穴，用温灸器每次灸 30分钟，隔日1次。

(5)综合疗法：①针刺与拔罐疗法，取患肩及附近痛点，严格消毒后，用铍针关刺(快速进针，刺入规定深度即出针)后马上拔罐，一般能吸出 1~3ml 血，去罐用消毒纱布按压止血，敷消毒棉球被动活动 5~10分钟。每次针 1~3点，隔 3~5日1次，连续3次，嘱患者加强功能锻炼。②刺络与拔罐疗法，取尺泽、曲池、曲泽任选其一，配以肩贞、肩髃，肩前、肩后局部的穴位。取穴位及其周围有瘀血现象的静脉血管，以三棱针刺出血 10~20ml，血止后拔罐 5分钟，每15~20天1次。③电针与穴位注射疗法，取肩髃、天宗、曲池、肩井。操作时先取肩髃快速垂直刺入1寸，有针感再向极泉方向刺入3~4寸。虚寒用烧山火，实热用透天凉手法，行针捻转 3~5分钟。余穴按辨证施补泻手法，通电30分钟。每次选2穴，每穴注入丁公藤注射液 1ml。每周2次。穴位注射当日不用电针治疗。④肩髃、肩髎、肩内陵、肩髃透极泉，条口透承山。前三穴针刺加艾灸；透穴用泻法，梅花针叩刺加拔火罐，局部外敷中药(肉桂、白芥子、干姜、樟脑、生川乌、生草乌、公丁香、细辛、白芷、山柰、雄黄、生南星、重楼、炮甲片、甘松、参三七、牙皂)，配合按摩与功能锻炼。(《现代针灸临床聚英》)

肩关节周围炎：取肩髃、曲池、养老、肩贞、条口透承山，配肩髎、臂臑、合谷、后溪、列缺、外关、尺泽等。一般以强刺激捻转泻法为主，对于虚寒型可施用烧山火手法。每日或隔日一次，每次留针15~30分钟，亦可不留针，10次为1个疗程，

疗程间隔 5~7 天。又法：取阿是穴，用维生素 B$_{12}$ 200ug（2ml）加入 2% 盐酸普鲁卡因 2ml，再加入 1ml 注射用水，使之成为 5 毫升混合注射液。操作见穴位注射疗法。每隔 1~2 日注射 1 次，10 次为 1 个疗程。(《针灸医学验集》)

肩关节周围炎：初期取肩髃、肩髎、肩贞、曲池、合谷、外关、条口透承山。针刺泻法。刺条口透承山时，用 3 寸针刺入，当患者有麻胀感时，令其活动肩部，边活动边捻针。后期取肩井、巨髎、肩髃、肩髎、肩贞、肩内陵、臑俞、天宗、臂臑、臑会、曲池、外关、合谷、后溪。浅刺用补法。又法：取病变部位的阿是穴，艾炷灸 5~7 壮，或艾条灸 5~10 分钟。又法：用皮肤针在病变部位和压痛处叩刺。每日 1 次，10 次为 1 个疗程。叩刺后拔火罐可增强疗效。又法：头针疗法，取对侧上肢感觉区，进针后捻转 5 分钟，留针 20 分钟，也可用电针法。又法：取肩部阿是穴（压痛点）。每次取 2~3 个（压痛最明显者）。用 10% 葡萄糖注射液，每穴注入 5~10ml。隔日注射 1 次，10 次为 1 个疗程。又法：取耳穴肩区敏感点，皮质下、神门、肾上腺。每日或隔日治疗 1 次，10 次为 1 个疗程。也可用耳穴埋针法。又法：取肩髃、曲池、天宗。用肩臂痛膏，即络石藤 100g，全蝎 20g，地鳖虫 20g，桑寄生 200g，独活 20g，当归 40g，肉桂 20g，乌附片 20g，干姜 15g，乳香 30g，没药 30g，冰片 6g，桑枝 1 握。上药除络石藤、当归、桑枝、冰片外，其余诸药混合略炒后，粉碎为末，再将络石藤、当归、桑枝加水煎熬，取头汁和二次汁，去渣浓缩，离火后加入诸末，调和成膏。治疗时，取胶布 5~8cm^2 数块，将药膏摊于中间，分别贴敷穴位上。每日更换 1 次。(《实用针灸辞典》)

冈上肌腱炎：取巨髎、肩井、肩髃、曲池、外关、合谷。针刺用平补平泻法，并灸。又法：取肩部阿是穴，用隔姜灸，每日 5~7 壮，每日 1 次。又法：取肩髃穴，用 10% 葡萄糖注射液，注入 5~10ml，隔日 1 次，10 次为 1 个疗程。又法：取耳穴肩区敏感点、神门、肩、肩关节，每日或隔日治疗 1 次，强刺激，留针 20 分钟，10 次为 1 个疗程。(《实用针灸辞典》)

肩峰下滑囊炎：取肩髃、肩髎、臑上、合谷、外关、足三里、阳陵泉。针刺用平补平泻法，针足三里、阳陵泉时，刺 2~3 寸深，用捻转手法，并令患者作上臂运动。又法：取肩髃、肩髎、臑上、阿

是穴。隔姜灸 5~7 次，或艾条灸 5~10 分钟。又法：取肩髃、肩髎、臑上、曲池。用 5% 当归注射液，每穴注入 0.5~1ml，隔日 1 次，10 次为 1 个疗程。(《实用针灸辞典》)

肱二头长头腱鞘炎：取肩内陵、肩髃、尺泽、合谷、足三里、阴陵泉。针刺用泻法。针足三里、阴陵泉用 3 寸长毫针，刺入 2~2.5 寸，捻转 1~2 分钟，多数剧痛可缓解。又法：取肩髃、肩内陵、阿是穴。用 10% 葡萄糖液，每穴注入 5~10ml，隔日 1 次，10 次为 1 个疗程。又法：取肩髃、肩内陵、阿是穴拔罐，隔日 1 次，或在压痛点用刺络拔罐法。又法：取耳穴肩、肩关节、神门、肩区敏感点，强刺激，留针 20 分钟，每日或隔日 1 次。也可用耳穴埋针法。(《实用针灸辞典》)

（二）肘痹针灸处方

臑会、支沟、曲池、腕骨、肘髎主肘节痹，臂酸重，腋急疼，肘难屈伸。又方：中冲、劳宫、少冲、太泉、经渠、列缺主手掌热，肘中痛。又方：鱼际、灵道主肘挛枢满。(《备急千金要方》)

肘臂痛，肩髃、曲池、通里、手三里。又方：肘劳，天井、曲池、间使、阳溪、中渚、阳谷、太渊、腕骨、列缺、液门。又方：肘挛，尺泽、肩髃、小海、间使、大陵、后溪、鱼际。(《扁鹊神应针灸玉龙经》)

风痹肘挛不举，尺泽、曲池、合谷。(《针灸大成》)

肘拘挛痛，太渊、曲池针之。(《中国针灸科学》)

肘拘挛痛，太渊、曲池、尺泽。又方：肘挛，尺泽、肩髃、小海、间使、大陵、后溪。(《中国针灸治疗学》)

曲池风，曲池、尺泽、天井、合谷。(《陆瘦燕针灸论著医案选》)

肘痛，一般取阿是点治疗，用针挑疗法，以挑摆法为主，如能用拨筋法效果更佳。必要时可在针孔上贴药。一般 3~5 天挑 1 次，每次挑 1 点，3~5 次为 1 个疗程。或在阿是点用灸治法。也可用维生素 B$_1$、B$_{12}$、当归注射液或激素作阿是穴注射，每次注入其中一种药物，0.5~0.8ml。(《针挑疗法》)

肱骨外上髁炎，取阿是穴、曲池、肘髎、手三里，针刺用平补平泻法。阿是穴周围对刺 4 针，中间再直刺 1 针，也可用温针疗法。又法：取阿是穴用隔姜灸 3~5 壮，或用艾条灸 10~20 分钟。又法：

取阿是穴，用 5% 当归注射液注入 0.5~1ml，隔日 1 次。或用 5~10% 葡萄糖注射液 2ml 注入。又法：取阿是穴，消毒后注射氧气 20~60ml，每周 1~3 次。(《实用针灸辞典》)

网球肘：取肱骨外上髁前缘凹陷处为刺激点 1，肱骨外上髁髁体后缘凹陷处为刺激点 2（相当于桡侧腕伸肌在肱骨外上髁附着处肌起点的两侧凹陷处）。前臂旋前受限者配手三里，旋后受限配尺泽穴。操作时直刺刺激点 1，肱骨外上髁体正中向腕背部以 45 度角刺向刺激点 2。手法宜轻刺激，体强者中等刺激。辅以 G6805 治疗仪通脉冲电 20 分钟。又法：患肢肘关节屈曲 90~120 度角，取斑蝥粉 0.01~0.02g，放在肱骨外上髁压痛最明显处，上敷贴胶布，约 7~8 小时患者有热辣感或有微痛感时取下，见该处皮肤潮红、起泡（如绿豆或黄豆大），未起泡再贴一刻。然后敷消毒纱布。一般 2~4 天干燥而愈，7 天发泡 1 次，3 次为 1 个疗程。又法：曲肘 90 度，在曲池外半寸处（肱骨外上髁内侧凹陷中）取主刺点 O，在肱骨外上髁边缘距主刺点 O 半寸处各取一副刺点 A_1、A_2，在 A_1O、A_2O 的延长线上距 O 半寸处再各取一副刺点 B_1、B_2，使 A_1、A_2、B_1、B_2 成一矩形。操作时 O、B_1、B_2 直刺寸许，A_1、A_2 向尺骨鹰嘴方向沿皮刺寸许，平补平泻法，得气后留针 20 分钟。劳损筋脉、气血瘀阻者每 5~7 分钟行针 1 次（或加电针）；兼寒湿痹阻者在 O、B_1、B_2 针柄上加艾灸各 2~3 壮。又法：取曲池、手三里、肘尖（压痛点）。中等度刺激，用捻转手法使针感向四周放散；或取肘尖压痛点作多方透刺，针后加灸 1~3 壮。效果不佳用隔姜灸 1~3 壮，或用皮肤针轻轻叩打，以皮肤微出血为度，叩打后加拔火罐。又法：取阿是穴、痛处上或下 1~2 穴如手三里、曲池等。用拇指揉按片刻后，梅花针叩刺，手法先轻，待局部有酸胀感后加重手法直至局部渗出大小不等的血珠，揩净血珠用艾灸 15 分钟左右，每日 1 次，6 次为 1 个疗程，疗程间隔 3 天。又法：取肱骨外上髁压痛最明显处，用皮肤针叩刺，微出血为度，然后拔小气罐（青霉素瓶）10 分钟，拔罐后擦净瘀血敷丁香散贴盖胶布，施以艾条灸，每日自行温灸 1~2 次，隔日 1 次，5 次为 1 个疗程。又法：针曲池、外关，轻刺激，每次留针 15~30 分钟；重灸阿是穴。7 次为 1 个疗程。又法：取主穴痛点、肘髎、曲池、列缺、经渠、阳溪；配以手三里、上廉、外关、合谷、太渊等。每次取 2~3 穴，多用主

穴。有针感后接电针治疗机，先连续波，频率 120 次 / 分，15~20 分钟后起针。针后用硬币厚的老姜片隔姜灸 5~7 壮，重者 10 壮。灸后局部皮肤呈潮红或湿润。每日或隔日 1 次，10 次为 1 个疗程，疗程间隔 3~5 天。(《现代针灸临床聚英》)

（三）手痹针灸处方

腕骨、前谷、曲池、阳谷主臂腕急，腕外侧痛脱如拔。又方：神门、少海主手臂挛。又方：腕骨、中渚主五指挛，不可屈伸。(《备急千金要方》)

臂疼手痛，手三里、腕骨、肘髎与中渚。又方：臂疼手痛手三里，巨骨更取穴谙谙。又方：肘臂手指不能屈，曲池、三里、外关、中渚。(《扁鹊神应针灸玉龙经》)

手指拘挛筋紧，曲池、阳谷、合谷。又方：臂寒，尺泽、神门。(《神应经》)

手指拘挛，伸缩疼痛，临泣……，尺泽二穴、阳溪二穴、中渚二穴、五处二穴。又方：手指节痛，不能屈伸，外关……，阳谷二穴、五处二穴、腕骨二穴、合谷二穴。又方：手腕起骨痛，名曰绕踝风，临泣……，太渊二穴、腕骨二穴、大陵二穴。(《针灸大全》)

手臂红肿疼痛，五里、曲池、通里、中渚……复刺后穴，合谷、尺泽。(《针灸聚英》)

手臂麻木不仁：天井、曲池、外关、经渠、支沟、阳溪、腕骨、上廉、合谷。(《针灸大成》)

曲池、尺泽、腕骨、外关、中渚，治受湿手足拘挛。(《类经图翼》)

肘腕酸痛重，内关、外关、绝骨、神门、合谷、中脘针，若筋急刺天应穴无不即效。又方：手五指不能屈伸，曲池、手三里、外关、支沟、合谷、中脘针、绝骨、中渚。又手大指内廉第一节横纹头一壮神效。(《针灸集成》)

五指拘挛，二间、前谷针灸之。又方：手挛拘或麻木，手三里、肩髎、曲池、曲泽、间使、后溪、合谷。又方：手指拘挛筋紧，曲池、阳谷。(《中国针灸治疗学》)

五指皆疼，外关、合谷、中渚、液门针之。(《中国针灸科学》)

手指酸痛麻痹，外关、合谷、中渚、后溪均温针。又方：指不能屈伸，合谷、中渚、阳池、外关，针或灸。(《新针灸手册》)

阳池风，阳池、阳溪、外关、合谷。又方：鸡

爪风，外关、侧四缝（在两手第二指关节的两侧横纹端，每手八穴，左右共十六穴）、八邪。（《陆瘦燕针灸论著医案选》）

腕关节痛阳池观，阳谷阳溪会外关，合谷腕骨穴相配，莫把大陵等闲看。又方：猴爪风属麻痹疾，肩井天府不可离，曲泽郄门连大陵，劳宫针后当如意。又方：拳手五指难伸直，肩髎曲池合谷施，少海小海与神门，腕骨后溪穴当知。（《针灸十四经穴治疗诀》）

三、脊背痹针灸处方

膈关、秩边、京骨主背恶寒痛脊强，难以俛仰。（《备急千金要方》）

章门、膈俞、胃仓、大肠俞治脊强不得俛仰。（《针灸资生经》）

肩井、曲池，躯背痛。又方：风湿相搏，脊膂连腰强痛，痛则灸筋缩，麻木补肩井。（《扁鹊神应针灸玉龙经》）

背痛，经渠、丘墟、鱼际、昆仑、京骨。又方：脊内牵痛不能屈伸，合谷、复溜、昆仑。（《神应经》）

挟脊痛，太冲、内庭、委中、昆仑。（《针灸集成》）

背强直，人中、风府、肺俞针之。背肩酸疼，风门、肩井、中渚、支沟、后溪、腕骨、委中针之。背痛连髀，五枢、昆仑、悬钟、肩井、胛缝针之。肩背痛，手三里、肩髎。背连胛疼，昆仑、绝骨、肩井。背痛，经渠、丘墟、鱼际、昆仑。背内牵痛不得屈伸，合谷、复溜、昆仑。（《中国针灸治疗学》）

背脊部痹症取水沟、身柱、腰阳关。（《针灸学讲义》）

背痛，主穴：大椎、陶道、肺俞、心俞、肝俞、膏肓、谚谚、胸椎点刺（每个胸椎下旁开5分，用圆利针点刺出血，治脊椎痛）；配穴：经渠、鱼际、昆仑、京骨、委中。（《简易针灸疗法》）

背痛，经渠、丘墟、中渚、昆仑针之。（《中国针灸科学》）

背痛，阿是穴、委中。（《儿科针灸治疗经验》）

脊背强痛，取华佗夹脊穴。治疗时先从华佗夹脊穴的起点（第一胸椎棘突下旁开半寸），用拇指向下按压滑动，找出敏感点，然后用1.5~2寸毫针向脊椎方向斜刺，待出现电击样或胀麻感时停止进

针，施手法加强针感。然后在对侧敏感点用上法针刺，再在两针刺穴位上拔火罐20分钟。（《现代针灸临床聚英》）

脊背串痛，用姜汁30g，附子末30g，川椒末30g，食盐3g，水飞石灰粉适量，上药用酒调成药饼，贴于背心。（《穴位贴药与熨洗浸疗法》）

四、背腰髋痹针灸处方

（一）腰背痹针灸处方

腰背不便，筋挛痹缩，虚热闭塞，灸第21椎，两边相去各一寸五分，随年壮。又方：神道、脊中、腰俞、长强、大杼、膈关、水分、脾俞、小肠俞、膀胱俞主腰脊急强。又方：小肠俞、中膂俞、白环俞主腰脊疝痛。又方：次髎、胞肓、承筋主腰脊痛恶寒。又方：志室、京门主腰痛脊急。（《备急千金要方》）

大杼、膈关、水分主腰脊急强。又方：京骨、中膂俞治腰脊不得俛仰。又方：章门、次髎治腰脊痛不得转。（《针灸资生经》）

治腰背俱疼不可忍，刺足少阳经风池二穴，次针手阳明经合谷二穴，次足太阳经昆仑二穴。……凡痛，勿便攻之，先以正痛处针之，穴名天应穴。又方：治腰脊内引痛，不得屈伸，近上痛者，刺手阳明经合谷二穴。近下痛者，刺足太阳昆仑二穴。次刺足少阴经伏白（复溜）二穴。（《针经摘英集》）

腰膂反折强疼连两臂成风劳气，人中、肩井。又方：气攻腰背脊痛，肩井、委中。（《扁鹊神应针灸玉龙经》）

腰背强直，不能转侧，腰俞、肺俞。又方：腰背俱疼难转，天髎、风池、合谷、昆仑。又方：腰脊强痛，腰俞、委中、涌泉、小肠俞、膀胱俞。又方：腰背痛楚，委中、复溜。又方：腰背伛楚，风池、肺俞。（《神应经》）

腰背强不可俯仰，申脉……腰俞二穴，膏肓二穴，委中二穴，决紫脉出血。又方：腰疼头项强，不得回顾，申脉……承浆一穴，腰俞二穴，肾俞二穴，委中二穴。（《针灸大全》）

腰脊冷痛，腰俞、委中。（《类经图翼》）

腰背重痛，腰俞、大肠俞、膀胱俞、身柱、昆仑。（《神灸经论》）

腰背伛偻，肺俞、期门各三七壮，风池七壮。又方：腰脊疼痛溺浊，章门百壮，膀胱俞、肾俞、

委中、次髎、气海百壮。(《针灸集成》)

腰胁痛，环跳、至阴、太白、阳辅针灸之。(《中国针灸治疗学》)

腰痛背酸，针环跳、风市、阴市、委中、承山、昆仑、申脉。(《针灸治疗实验集》)

腰脊酸痛，肾俞、命门、水沟针之。又方：腰眼穴，灸七壮。令病人去衣立正，双手上举，腰两侧微凹陷处是穴。(《新针灸手册》)

肾俞、委中、腰阳关，腰脊痛者用之更为相宜。本证可用火罐拔患部配合治疗。如痛势甚剧，可于委中用三棱针刺出血。(《针灸学讲义》)

腰背痹痛，取肝俞、脾俞、肾俞、气海俞、膀胱俞、腰阳关、委中、阳陵泉、人中、八髎。

胸椎肥大症，用皮肤针自大椎穴水平向下沿督脉、侠脊之脉和背俞之脉三线叩打，到中枢穴水平为止，加拔火罐多只，压痛明显部位，重点叩打，并加拔火罐。腰椎肥大症，用皮肤针自十三椎下悬枢穴水平向下沿督脉、侠脊之脉和足太阳经以及八髎和环跳等五线叩打至腰俞穴水平为止，加拔火罐多只，明显压痛部位，重点叩打，并拔火罐。(《杨永璇中医针灸经验选》)

增生性脊椎炎：(1)毫针治疗：主穴选用脊椎两侧的夹脊穴、大椎、身柱、命门、腰阳关，配穴选用风池、百劳、肾俞、大肠俞、环跳、秩边、曲池、列缺、委中、昆仑、阳陵泉。治疗时，症状较轻者，以平补平泻、中等刺激为主。较重病人应以强刺激、泻法为主。留针15~30分钟，每日1次，或隔日1次。10次为1个疗程，疗程间隔5~7天。(2)穴位贴敷治疗：穴位选用患病椎体局部及其附近压痛点。药物组成：鹅不食草5斤，透骨草5斤，水泽兰10斤，生川乌1.5斤，生草乌1.5斤，马钱子1.5斤。将上药共研细末，备用。贴敷时取药粉60g，先用200ml水煮开后，将其炒5~8分钟，再加45%酒精(或白酒)20ml调匀，然后装入纱布袋内，待温度适宜时，贴敷患处及其压痛点上，并以纱布包扎固定。每日1次，每次敷2~3小时。3天更换药粉1次，6天为1个疗程，疗程间隔3~5天。(《针灸医学验集》)

竹节风，华佗夹脊、肾俞、委中、昆仑。(《陆瘦燕针灸论著医案选》)

增生性脊椎炎，主穴选用患病椎体及其附近压痛点、大椎、大杼、阳陵泉、悬钟、曲池。配穴可选风池、命门、肾俞、足三里、三阴交、风市、合谷等。灸治方法：(1)艾卷回旋灸：每次选用4~6个穴位，每穴每次施灸10~15分钟，每日灸治1~2次，10次为1个疗程，疗程间隔5天。(2)温盒灸：选用穴位、灸治时间及疗程同上法。(3)温针灸：每次选用3~5个穴位，每穴每次灸治10~15分钟，每日或隔日施灸1次，10次为1个疗程，疗程间隔5天。(4)艾炷隔姜灸：每次选用2~4个穴位，每穴每次施灸5~7壮，艾炷如枣核或黄豆大，多选用病变局部穴位。每日或隔日灸治1次，7~10次为1个疗程，疗程间隔3~5天。(5)药饼灸：取生香附、乳香、没药、生草乌、防风、川芎、威灵仙、透骨草、丁香、肉桂，上药共研细末，密贮备用。施灸前先在病变的局部用皮肤针叩打后拔火罐3~5分钟，以局部充血为度。然后取上述药末适量，滴入少量食醋，并加少许面粉，用温水调如糊膏状，做成药饼(厚度约2cm)，敷贴在病变局部的脊椎部，上置艾炷施灸，隔日灸治1次，每次灸治3壮，20次为1个疗程。灸时以有温热感为佳，若感灼痛即将艾炷易去，谨防烫伤。(《中国灸法集粹》)

腰背痛，取攒竹，用毫针刺入穴位1~2分，有酸胀感觉再反复提插(提插时针尖不出皮肤)3~5分钟，要求流出眼泪，再留针20~30分钟，留针期间嘱患者活动腰背，每10分钟反复提插1~2分钟，每日1次，6天为1个疗程。(《现代针灸临床聚英》)

慢性腰背痛，取大椎、膏肓、天宗或肾俞、肾气、昆仑。采用直接温针或隔姜温针，文火自灭法。病久者温灸壮数可适当增加，并在起针后加拔火罐，温针3次疗效不明显者，可加取中脘、天枢、阳池等穴。(《温针疗法》)

肥大性脊柱炎，①毫针治疗：取督脉、足太阳经穴为主，选取夹脊穴腰1~5、腰阳关、肾俞、大肠俞、委中、阳陵泉为主穴。肾虚者配命门、飞扬、太溪；寒湿者配环跳、承山、昆仑。肾虚者用补法，寒湿者用泻法。②灸法治疗：取肾俞、大肠俞、腰眼、命门、十七椎下、腰阳关。艾条温和灸5~10分钟，或每穴艾炷灸3~5壮。每日或隔日一次，每次选用2~3穴。③耳针疗法：取腰椎区、腰痛点、神门、皮质下。中等刺激，留针20分钟。每日或隔日1次。④水针疗法：取阿是穴，药用10%葡萄糖10~20ml或维生素$B_1$100mg，注入阿是穴。也可用5%当归液0.5~1mg，注入阿是穴。⑤神经针刺疗法：取腰神经根点，用针刺法强刺激。每日

或隔日 1 次，10 次为 1 个疗程。(《实用针灸辞典》)

（二）腰痹针灸处方

腰痛不可以转摇，急引阴卵，刺八髎与痛上，八髎在腰尻分间。(《素问·骨空论》)

三里、阴市、阳辅、蠡沟主腰痛不可以顾。束骨、飞扬、承筋主腰痛如折。申脉、太冲、阳跷主腰痛不能举。又方：灸脚跟上横纹中白肉际十壮良。又灸足巨阳七壮，巨阳在外踝下。又灸腰目髎七壮，在尻上约左右是。又方：委阳、殷门、太白、阴陵泉、行间主腰痛不可俛仰。(《备急千金要方》)

腰痛，身之前足阳明原穴冲阳。身之后足太阳原穴京骨。身之侧足少阳原穴丘墟。又方：腰痛不可忍，针昆仑及刺委中出血。(《素问病机气宜保命集》)

关元俞、膀胱俞疗风劳腰痛。又方：阳陵泉、大肠俞治腰痛。肾俞、气海俞、中膂俞疗腰痛。腰俞、膀胱俞、长强、气冲、上髎、下髎、居髎主腰痛。(《针灸资生经》)

腰痛，昆仑、委中出血。(《此事难知》)

治肾虚腰痛，久不已，刺足少阳经肩井二穴，次针足太阳经肾俞二穴。(《针经摘英集》)

肾虚腰痛，肾俞（灸）、委中。(《扁鹊神应针灸玉龙经》)

腰痛，有风寒湿热血虚皆宜灸肾俞、昆仑、命门。(《古今医统》)

腰痛难动，风市、委中、行间。又方：腰痛、肩井、环跳、阴市、三里、委中、承山、阳辅、昆仑、腰俞、肾俞。(《神应经》)

肾虚腰痛，举动艰难，临泣……肾俞二穴，脊中一穴，委中二穴。虚损湿滞，腰痛行动无力，临泣……脊中一穴，腰俞二穴，肾俞二穴，委中二穴。又方：腰痛起止艰难，申脉……然谷二穴，膏肓二穴，委中二穴，肾俞二穴。(《针灸大全》)

腰痛，环跳、委中。(《医学入门》)

肾虚腰痛，肾俞、委中、太溪、白环俞。(《针灸大成》)

腰痛，肾俞、合阳、委阳、气穴。(《采艾编翼》)

通治腰痛穴：肾俞、白环俞、腰俞、委中、昆仑。(《针灸逢源》)

老人腰痛，命门三壮，肾俞年壮。又方：腰痛不能屈伸，肾俞、委中、尾穷骨上一寸七壮自处

左右各一寸七壮。又方：曲䏴横纹头四处各三壮四穴并一时吹火使之一时自灭一处灸不到其疾不愈。(《针灸集成》)

腰痛……湿气下注，不能俯仰，灸腰俞穴。倘连腹而引痛者，灸命门穴则安。(《灸法秘传》)

肾虚腰痛，肾俞灸之，肩井、委中针之。又方：腰痛不得俯仰，人中、环跳、委中针之。又方：腰强痛，命门、昆仑、志室、行间、复溜针之。(《中国针灸治疗学》)

腰痛不得俯仰，针委中、环跳。又方：腰疼痛难动，针委中、风市、足三里。(《针灸治疗实验集》)

腰痛，主穴八髎、腰俞、志室、肾俞、阳关。配穴肩井、环跳、三里、风市、人中。(《简易针灸疗法》)

劳伤性腰痛，取肾俞、腰阳关、命门、足三里，均用灸法，每穴每次各灸五至七壮，经常灸治，能减少发作。(《简易针灸学》)

腰痛不能俯仰，环跳、委中、承山、昆仑，均针；肾俞针或灸。(《新针灸手册》)

寒湿腰痛，取足太阳、督脉经穴为主。针加灸，用平补平泻法。处方：肾俞、委中、腰阳关。又方：肾虚腰痛，取腰部腧穴及足少阴经穴为主。肾阳虚者针灸并用，肾阴虚者，单用针刺。处方：命门、志室、太溪。可与肾俞、委中诸穴配合，如命门火衰微，还可考虑于关元施灸。(《针灸学讲义》)

腰痛，实痛取秩边、环跳、委中、次髎、昆仑均泻；虚痛取肾俞、命门、关元、太溪均补。(《针灸学概要》)

腰痛肾虚命门属，昆仑可医腰尻痛。(《实用针灸学》)

腰痛，针环跳、委中、承山、肾俞、命门、阴陵泉、阳陵泉，按体质类施以不同的轻重刺激，并于痛处针灸之。(《针灸医案集要》)

腰痛，主穴取肾俞、委中、志室、腰阳关。湿胜者加阴陵泉、三阴交；劳损者加局部阿是穴；肾阳虚加命门、关元；肾阴虚加太溪。每日施灸 1~2 次，每次 5~10 壮，可艾条悬灸 5~10 分钟。(《中国灸疗学》)

腰痛，属风寒湿者：肾俞针灸，腰阳关针灸，委中刺血，环跳针。备用穴：志室针灸，昆仑针，次髎针，腰俞针。属肾虚者：命门灸，足三里灸，

肾俞灸，腰阳关灸，白环俞灸。备用穴：上髎、章门、脾俞、复溜，均用灸法。（《针灸学》）

腰痛宜取肾俞、中髎、环跳、昆仑等穴。（《中华针灸学》）

腰痛，取气海、天枢、手三里外侧的压痛点。（《针灸秘验》）

腰痛，取肾俞、命门、委中、昆仑，疼痛甚者，以针刺为主；隐隐疼者，针后加灸。另外针痛点效佳。（《针灸疗法》）

腰痛，人中、合谷、委中均用泻法；上髎、小肠俞、肾俞均用补法，用捻转补泻法，不留针；上髎、小肠俞针后加拔火罐。（《针灸治验录》）

腰痹，肾俞、腰阳关、上髎、次髎、委中。（《陆瘦燕针灸论著医案选》）

仅腰部或腰以下痛，取风府、风池、命门、肾俞或腰以下阿是穴位；配以委中甚效，大都一二次可愈。若连及腹下部痛，则当加关元，或气冲、三里等穴。（《儿科针灸治疗经验》）

风寒腰痛，取肾俞、志室、殷门、阳陵泉，手法用揉扪法，平补平泻。（《指针疗法》）

肾虚腰痛，取腰阳关、肾俞、太溪、命门、委中、大杼、阴郄、三阴交、夹脊（11~21椎）；备用穴：膀胱俞、脾俞、上髎、章门、京门。外感腰痛，取肾俞、志室、腰阳关、环跳、上次中下髎、夹脊（11~21椎）；备用穴：腰俞、阳关、三焦俞、风府、脾俞、交信。（《七星针疗法》）

腰痛，治疗部位取脊柱两侧，重点叩打腰椎4~5及侧腰部。疼痛连及腿部的，加刺痛侧下肢。手法用中度或重度刺激。（《梅花针疗法》）

肾虚腰痛：取命门、志室、委中、肾俞、京门、太溪、飞扬；皮内针治疗将麦粒型皮内针埋藏在志室穴；耳针治疗取肾、臀（图钉型皮内针埋藏）。寒湿腰痛：取肾俞、志室、命门、委中、风池、太溪、飞扬。血瘀腰痛：取腰俞、肾俞、志室、委中（于静脉上放血），还可取中都、膈俞或水泉、膈俞。耳针治疗取肝、肾（毫针刺激）。（《针灸处方集》）

腰痛：（1）毫针治疗：取督脉、足太阳膀胱经穴为主，选取肾俞、腰阳关、阿是穴、委中为主穴。寒湿者配风府、命门；劳损者配膈俞、次髎；肾虚者配志室、太溪、飞扬；腰痛剧烈者配水沟、后溪、养老。寒湿和劳损者用泻法，并灸；肾虚者用补法，酌灸；痛剧者，委中可用三棱针点刺放血。（2）皮肤针疗法：在阿是穴处中度叩刺，微出血，再拔以火罐。（3）耳针疗法：取腰骶椎区、腰痛点、神门、皮质下、肾上腺。每次取3~4穴。中等刺激，留针20~30分钟，每日或隔日1次。也可用耳穴埋针法。（4）灸法：取肾俞、大肠俞、腰眼、命门、十七椎下、腰阳关。每次取2~3穴，用艾条温和灸，也可用艾炷灸。每穴3~5壮，每日或隔日1次。（5）头针疗法：取下肢感觉区、足运感区（双侧），进针后捻转5分钟，也可用电针法。（6）水针疗法：在第四、五腰椎两侧，腰骶关节、髂后上棘、骶髂关节、髂嵴边缘、髂嵴下缘、骶骨边缘等部位找痛点。若有多个痛点，每次取2个。药用5~10%葡萄糖注射液，每穴注入10~20ml；或用5%当归液，每穴注入0.5~1ml。（7）穴位敷药疗法：①取穴：腰眼、肾俞、脾俞；药用腰痛散：吴茱萸、乌附片、肉桂、干姜、川芎、苍术、独活、威灵仙、地鳖虫、全蝎、羌活各10g，细辛6g，红花15g，冰片10g，皂角刺9g，川椒30g。诸药混合粉碎，为细末。治疗时，每穴用药10g，放于8cm²胶布中间，贴敷穴位。每日一次，6次为1个疗程。本法适用于风寒湿三气形成的腰痛。②取穴：肾俞、腰眼；药用腰痛膏：生川乌15g，食盐少许。混合捣融如膏。治疗时，将药膏贴穴位上，覆以纱布，胶布固定。每日一换。本法适用于寒性腰痛。③取穴：腰眼、阿是穴。药用腰痛液：当归50g，红花30g，乳香20g，没药20g，醋300ml，川牛膝15g。将诸药入醋内，浸泡4个小时，放锅内煮数十沸。治疗时，以纱布放醋内浸透，乘热敷穴位，冷后再换。每日一次，一次4~6小时。本法适用于瘀血性腰痛。（《实用针灸辞典》）

（三）腰髋腿痹针灸处方

治腰胯疼痛，不得转侧，刺足少阳经环跳二穴，在髀枢中，侧卧，伸下足，屈上足取之。用长针针入一寸；次针丘墟二穴，在足外踝下如前陷中。去临泣穴二寸。针入五分。留三呼，灸三壮。（《针经摘英集》）

腰胯疼痛转侧难，痛则补曲池，泻环跳。麻木则泻曲池，补环跳。（《扁鹊神应针灸玉龙经》）

腰脚痛，环跳、风市、阴市、委中、承山、昆仑、申脉。（《神应经》）

肢节烦疼，牵引腰脚疼，申脉……肩髃二穴、曲池二穴，昆仑二穴，阳陵泉二穴。（《针灸大全》）

腰连脚痛怎生医，环跳行间与风市。补环跳，泻风市、行间、足三里。(《医学入门》)

欲愈腰腿，则取环跳、风市。又方：腰脚疼痛，委中、人中。(《针灸大成》)

腰膝酸痛，养老、环跳、阳陵泉。治脚膝冷痛不仁，昆仑、申脉。(《类经图翼》)

腰尻强直夺命门，脾俞三焦肾俞能，大肠俞与足三里，阳关中脘气海称。本病作中刺激针治，腰部各穴加灸。(《针灸十四经穴治疗诀》)

腰尻冷痛，在肺俞、心俞、足三里，每天临睡时每穴各灸六七分钟或六七火。(《简易灸法·丹方治疗集》)

腰腿膝酸痛，逐渐发展为颈项牵强，转侧困难，行动俯偻……天柱、大杼、小肠俞，用补法；外关、阳陵泉、阳辅，用泻法，先泻后补……大杼、小肠俞针后加拔火罐。(《针灸治验录》)

腰腿痹痛，取肾俞、关元俞、膀胱俞、环跳、秩边、风市、阳陵泉、委中、承山、悬钟、昆仑、京骨。(《杨永璇中医针灸经验选》)

治腰腿痛：(1)电针疗法：在压痛处附近取穴1对，常用环跳、小肠俞、大肠俞、肾俞、肺俞、风门等，重症加委中。针刺得气后接626型半导体治疗机，每次15~20分钟，每日1次。又方：腰脊痛选夹脊腰3~5；腰椎旁痛取同侧夹脊腰1、2；腿痛选同侧夹脊腰2~骶2。用28号2~4寸毫针，与皮肤呈60°角捻转进针，深度视病人胖瘦灵活掌握，慎防刺入腹腔及脊髓。得气后接电针治疗机，以病人能耐受为度。每次留针30~40分钟，中间加强电针刺激2~3次，每日或隔日1次，10次为1个疗程，疗程间隔2~5日。(2)穴位注射疗法：取阿是穴(压痛点)。每次选2~6个压痛点，用5号细长针在压痛点最明显处进针，每点注入10%当归注射液5~10ml，每日1次，6次为1个疗程，治疗1~2疗程。又方：以督脉、膀胱经和阿是穴为主，配用压痛部位附近的穴位。每次1~2穴，快速刺入皮肤，缓慢进针提插得气后，每穴徐徐注入维生素E20~40mg。年老体弱每次选1穴，刺激不宜过重，药量酌减。(3)穴位注射与药物外敷疗法：取阿是穴，每次痛点注射当芎注射液2~4ml，隔日或每日1次，10次为1个疗程。部分病例可配用伤湿止痛膏。(《现代针灸临床聚英》)

腰腿痛，环跳、风市、阴市、委中、承山、昆仑、申脉，针灸之。又方：腰连脚痛，环跳、

行间……风市……昆仑……申脉。(《中国针灸治疗学》)

腰骶神经根炎，取穴：(1)命门、秩边、白环俞。(2)阳关、环跳。(3)八髎、殷门。以上组穴，每次用一组。每日或隔日一次，均用刺络拔罐法。(《火罐疗法》)

五、下肢痹针灸处方

(一)腿痹针灸处方

阳辅、阳交、阳陵泉，主髀枢膝骨痹不仁。又方：环跳、束骨、交信、阴交、阴舍(谷)，主髀枢中痛不可举。(《备急千金要方》)

髀枢痛，环跳、阳陵、丘墟。又方：膝以上病，灸环跳、风市。(《神应经》)

腿胯疼痛，名曰腿股风，临泣……，环跳二穴，委中二穴，阳陵泉二穴。(《针灸大全》)

坐骨神经痛：肾俞、气海俞、大肠俞、小肠俞、上髎、次髎、中髎、下髎、环跳、髀关、承扶、殷门、足三里、上巨虚、三阴交、昆仑、阳陵泉、委中、委阳、秩边等。

腰骶神经痛：三焦俞、肾俞、气海俞、大肠俞、关元俞、上髎、肓门、志室、带脉、维道、髀关、环跳、足三里、秩边、委中、行间。

股神经痛：主要取患侧穴位。三焦俞、肾俞、气海俞、小肠俞、大肠俞、环跳、髀关、阴包、血海、阴陵泉、地机、大都。

股外侧皮神经痛：除参照股神经痛的治疗外，主要穴位应取：命门、肾俞、气海俞、髀关、中渎、环跳、伏兔、梁丘、风市、新建、鹤顶、曲泉。

闭孔神经痛：除参照股神经痛的治疗外，主要穴位应取：命门、肾俞、阴廉、足五里、箕门、阴包、曲泉、中都、行间、阴陵泉。针环跳穴也很有效。手法：入针到深部，待患者有感觉后，将针稍提起，再把针尖向外下方稍斜刺，使腹股沟及大腿内侧产生感觉。(《新针灸学》)

髀痛胫酸，阳陵泉、绝骨、中封、临泣、足三里、阳辅针之。又方：腿股红肿，环跳、居髎、委中刺血络。(《中国针灸治疗学》)

股神经痛：取肾俞、大肠俞、阴包、阴陵、三阴交、水泉、大都。每日或间日作中刺激，配以艾灸，肾俞、大肠俞伍以拔罐。

股外皮神经痛：取环跳、风市、中渎、阳陵、

予以中刺激，间作艾条灸治，风市用拔罐。

闭锁神经痛：阴廉、箕门、曲泉、三阴交或五里、阴包、阴陵、太溪，每日轮换作中刺激。

坐骨神经痛：取次髎、环跳、压痛点、承扶、殷门、委中、阳陵、合阳、三阴交、昆仑等穴。视痛之所及，取四五穴作刺激而后留针，压痛点针后再加拔罐，每日或隔日针治1次。（《中国针灸学》）

痹，风寒湿合邪，两腿强直，行走不便，主穴：身柱（灸）、风池、环跳（均针）；配穴：阳陵泉、阴陵泉（均针），浅刺。（《常见病针灸治疗便览》）

腿股风症痛难熬，如裂如绞如火烧，腘窝委中先重刺，再取白环中次髎，压痛点上莫放过，继针承扶与环跳，殷门阳陵足三里，承山昆仑三阴交。又方：胯痛两足难步行，曲泉阴廉会阴陵，血海阴包三阴交，太溪一针远相应。又方：股难伸屈刺殷门，环跳承扶会昆仑，白环俞与三阴交，阳陵委中宜深针。又方：股痛还须刺阴包，大肠肾俞三阴交，阴谷阴陵莫轻视，水泉大都岂能饶。又方：腿痛之疾苦难立，环跳风市功第一，尚有中渎阳陵泉，配合施治最相宜。（《针灸十四经穴治疗诀》）

坐骨神经痛：合谷透后溪，阳陵透阴陵。（《针灸秘验》）

腿痛，髀关、风市、阳陵泉、膝眼、足三里、地机、丰隆、悬钟、太溪、昆仑、中封、解溪、三阴交、曲泉、阴谷、委阳、委中、承山、飞扬、伏兔、阴市、环跳、居髎、阳辅。在痛处附近选穴，距痛处较远的作配穴。（《简易针灸疗法》）

臀部至膝关节后侧酸痛、牵引作痛，尤以咳嗽时为甚，……针环跳、风市、阳陵、昆仑以泻法，留针20分钟，连续针治20次。（《临床针灸学》）

环跳风：环跳、居髎、秩边、阳陵泉、丘墟。又方：腿股风：环跳、秩边、殷门、承扶、委中、阳陵泉、丘墟。（《陆瘦燕针灸论著医案选》）

坐骨神经痛，主穴：夹脊穴、秩边、环跳、腰阳关、委中、阳陵泉、承山、悬钟。配穴：腰痛加肾俞、关元俞；臀部痛加次髎；大腿后侧痛加承扶、殷门；膝痛加足三里；踝痛加昆仑。每日1~2次施灸，每穴3~5壮，可用艾条悬灸。（《中国灸疗学》

坐骨神经痛：主穴选用肾俞、大肠俞、环跳、秩边、委中、阳陵泉、昆仑。配以风市、殷门、承

山、丘墟、环中、外关、中渚、风池等穴。针刺以捻转进针，平补平泻手法，当针刺到一定的深度后，继续捻转加强针感，环跳、秩边、环中等穴的针感如电击一样，由臀部向下放散至足背、足尖，阳陵泉针感可放散到足背。留针30分钟，每隔10分钟捻针1次，每日或隔日1次，10次为1个疗程。又法：电针治疗，取腰4~5夹脊、秩边、环跳、风市、绝骨、昆仑。配肾俞、大肠俞、八髎、承扶、殷门、委中、承山、阳陵泉、足三里、解溪、阿是穴等。加经验穴，四腰穴（在第4腰椎棘突水平旁开2寸处）、五腰穴（在第5腰椎棘突水平旁开2寸处）。选用疏密波或断续波，电流量由中等度到强刺激。每日1次，每次15~30分钟，10次为1个疗程，疗程间隔3~5天。又法：皮下埋针治疗，取环跳、秩边、阴陵泉、承山、飞扬、悬钟等穴。每次选2~4个，以皮内针或细毫针刺入穴位皮下1cm左右。以胶布固定，留置1~7天。5次为1个疗程，不愈时休针1~2周，再行下1个疗程。又法：刺血疗法，选用腰骶部及患侧下肢穴位，如腰俞、八髎、环跳、承扶、殷门、委中、悬钟、丘墟、昆仑等。每次选用1~4穴。于穴处取明显的静脉消毒后，以三棱针点刺出血，血止拔罐，约2~3分钟去罐。第一次出血约50~60ml，其后每次出血10~30ml。第一次针后如症状减轻可间隔7~10天再针。如症状未减可隔2~3日针第二次。又法：穴位注射疗法，取环跳、殷门、委中、阳陵泉、绝骨。用10ml当归红花注射液，以长针头刺入环跳穴，待有触电感时，将针头退出1~2cm，即将药液注入，经过3~4次后，则按经络循行取其他穴互换注射。每次取1~2穴，每穴注射1~3ml。隔日治疗1次，15次为1疗程。疗程间休息1周。或以氟美松1mg加0.25~0.5%盐酸普鲁卡因10~12ml。取环跳穴用封闭长针按上法进行注射。如遇小腿部疼重者，尚可将药液剩2~3ml，再取阳陵泉，或绝骨换一般针头注射。隔1~3日1次。5~10次为1个疗程。又法：拔罐疗法，选用胸10~腰5夹脊、肾俞、腰阳关、八髎、秩边、环跳、承扶、殷门、承山、风市、阿是穴。操作时，将配制好的中药（麻黄、蕲艾叶、羌活、独活、防风、秦艽、木瓜、川椒、生乌头、曼陀罗花、刘寄奴、乳香、没药各6g）装入布袋内，扎紧袋口，放入清水中煎煮20分钟后。再把竹罐数个投入药液中继续煮15分钟左右。使用时按药罐法操作吸拔于穴位上。每次留罐5~10分钟，每

日 1~2 次，10 次为 1 个疗程，疗程间隔 3~5 天。每次选用 5~7 个穴位。（《针灸医学验集》）

胯腿痛，风府、风池、肾俞、秩边、承扶、环跳、阴廉、气冲、二市（风市、阴市）、二陵（阴陵泉、阳陵泉）、阴谷、曲泉、三里、阳关、委中、悬钟、三阴交、飞扬、光明、丰隆、公孙、蠡沟、大钟、申脉、足临泣。查明痛处，取适当穴位，然后于其穴之本以下再加针刺，以疏导之。将愈之时，多针络穴，即飞扬、丰隆、光明、公孙、蠡沟、大钟等穴。但针环跳，感觉一直达足，即毋庸再针他穴。坐骨神经痛，开秩边、承扶、委中等穴。若久治不愈，应开肾俞，并下开申脉，上配后溪，或下开临泣，上配外关。（《儿科针灸治疗经验》）

（二）膝瘅针灸处方

侠溪、阳关主膝外廉痛。又方：解溪、条口、丘墟、太白主膝股肿胻酸转筋。又方：太冲、涌泉主胫酸。又方：内庭、环跳主胫痛不可屈伸。又方：阳间、环跳、承筋主胫痹不仁。（《备急千金要方》）

曲泉、膝关治膝内痛。（《针灸资生经》）

膝胻股肿，委中、三里、阳辅、解溪、承山。又方：两膝红肿疼痛，膝关、委中、三里、阴市。又方：股膝内痛，委中、三里、三阴交。腿腱酸痛，环跳、阳陵、丘墟。（《神应经》）

两膝红肿疼痛，膝关、委中……复刺后穴，阳陵泉、中脘、丰隆。又方：膝胫酸痛，（足临泣）、行间、绝骨、太冲、膝眼、三里、阳陵泉。（《针灸大成》）

膝风肿痛，天枢、梁丘、膝眼（可刺，详奇腧类）、膝关、足三里、阳陵泉、阴陵泉、太冲（寒湿）。（《类经图翼》）

膝胫冷痛，曲泉、厉兑。又方：膝风肿痛，足三里、阳陵泉、阴陵泉、太冲、昆仑。又方：腿膝冷痹鹤膝风，阳陵泉、环跳、风市。（《神灸经论》）

腨痹，风市、昆仑。又方：膝上肿痛，身屈不行，阴陵泉七壮至七七壮，中脘针无不效。（《针灸集成》）

腿膝酸疼，环跳、肩井、三里、阳陵、丘墟针之。又方：腿膝挛痛，风市、阳陵、曲泉、昆仑针之。又方：膝痛足厥，环跳、悬钟、居髎、委中针灸之。又方：膝内廉痛，膝关、太冲、中封针之。膝外廉痛，侠溪、阳关、阳陵针之。膝肿，足

三里，以火针刺之。（《中国针灸治疗学》）

膝关节痛阴陵泉，梁丘穴下犊鼻寻，委中曲泉三阴交，足三里上用针行。（《针灸十四经穴治疗诀》）

腘盖痛，针环跳、绝骨、委中。（《针灸治疗实验集》）

膝关节痛，大陵、人迎。（《针灸秘验》）

膝部痹痛，血海、曲泉、阴陵泉、膝阳关、阳陵泉、足三里、委中。（《杨永璇中国针灸经验选》）

膝关节痛，两膝眼、委中、阴市、阴陵、阳陵、三阴交、昆仑。（《中国针灸学》）

腓肠肌痉挛：取委中、承筋、承山、飞扬、昆仑、阳陵泉。针刺泻法，并灸。也可用同经相应取穴法，选取对侧经穴支正，用雀啄术，多能立刻止痛。又法：取承山、承筋、飞扬。用艾条灸 10~15 分钟，艾炷灸 5~7 壮。又法：取耳穴神门、膝、踝。强刺激，留针 20~30 分钟。又法：取跗阳穴（患侧）。消毒后将氧气注入穴内，每次 50~150ml。每周 2~3 次。（《实用针灸辞典》）

膝关节骨关节炎：取犊鼻、内膝眼，配以鹤顶、血海、足三里、阴陵泉、阳陵泉、阿是穴。弱或中等刺激，留针 15~20 分钟，每次选 2~3 个配穴。每周 3 次，10 次为 1 个疗程，疗程间隔 10 天。（《现代针灸临床聚英》）

（三）足瘅针灸处方

承山、承筋主脚胫酸，脚急跟痛，脚筋急痛兢兢。又方：涌泉、然谷主五指尽痛，足不践地。（《备急千金要方》）

瘅证……若始觉脚弱，速灸风市、三里二穴各一二百壮，若觉热闷，慎不可灸，大忌酒面房劳。（《全生指迷方》）

足痹，痛掣不可忍……灼风市、肩髃、曲池三穴，终身不复作。（《医说》）

脚膝疼痛委中宜，更兼挛急锋针施，阴陵泉穴如寻得，轻行健步疾如飞。（《古今医统》）

足不能行，三里、曲泉、委中、阳辅、三阴交、复溜、冲阳、然谷、申脉、行间、脾俞。又方：穿跟草鞋风，昆仑、丘墟、商丘、照海。又方：足踝以下病，灸照海、申脉。又方：脚膝痛，委中、三里、曲泉、阳陵、风市、昆仑、解溪。又方：足挛，肾俞、阳陵、阳辅、绝骨。又方：脚腕痛，委中、昆仑。（《神应经》）

足外踝红肿，名曰穿踝风，临泣……昆仑二穴，丘墟二穴，照海二穴。又方：足内踝红肿，名曰绕踝风，外关……太溪二穴，丘墟二穴，临泣二穴，昆仑二穴。又方：足跗发热，五指节痛，临泣……冲阳二穴，侠溪二穴，足十宣十穴。又方：足指拘挛，筋紧不开，临泣……丘墟二穴，公孙二穴，阳陵泉二穴。(《针灸大全》)

草鞋风脚挛风，解溪、昆仑、申脉。(《杨敬斋针灸全书》)

穿跟草鞋风，照海、丘墟、昆仑，……复刺后穴，太冲、解溪。又方：足不能行，丘墟、行间、昆仑、太冲……前刺不效，复刺后穴，三里、阳辅、三阴交、复溜。又方：脚背红肿痛，太冲、临泣、行间、内庭……宜针不宜灸，丘墟、昆仑。(《针灸大成》)

脚跟痛，针承山、承筋、下连(廉)、昆仑。又方：脚跟痛，足下廉、承山、仆参、昆仑。(《针灸便用》)

脚膝痛，足三里、绝骨、阳陵泉、三阴交、申脉。又方：草鞋风，昆仑、申脉。又方：足腕痛，昆仑、太溪、申脉、丘墟、照海、太冲、解溪针灸之。(《中国针灸治疗学》)

脚膝酸痛，阳陵泉、足三里、委中、行间针或灸。又方：脚膝麻痹，阳陵泉、阴陵泉、三阴交针或灸。又方：草鞋风(足跟肿痛不红)，行间、太溪、昆仑、解溪，俱针。(《新针灸手册》)

脚跟痛，内庭、仆参、昆仑针之。(《中国针灸科学》)

足及踝痛，跗阳、中封、解溪、太冲、昆仑、太溪、照海、申脉。(《简易针灸疗法》)

踝部痹痛，太冲、丘墟、昆仑、太溪、商丘、照海、申脉、金门。(《杨永璇中医针灸经验选》)

鞋带风，解溪、商丘、丘墟。又方：草鞋风，昆仑、京骨、公孙、然谷。(《陆瘦燕针灸论著医案选》)

足跟痛，取太溪、照海、申脉、大陵。先针大陵，用泻法，针尖斜向前臂，针0.5寸深，捻转1~2分钟，局部有麻胀感，疼痛可立即缓解。余穴用补法。又法：取阿是穴，艾炷灸7~9壮。又法：取耳穴足跟点、踝、神门。中等刺激，留针20~30分钟。也可用耳穴埋针法。(《实用针灸辞典》)

足跟痛，取风池穴。单侧足跟痛用直刺法，用28号毫针向穴位对侧眶口之内下角刺入0.5~1寸深，

得气后，行快速捻转5~10次，留针50分钟，每10分钟重复1次手法。双侧痛用透刺法，用28号3寸毫针直刺2~3分，将针身横向对侧穴进针2~2.5寸，不穿透皮肤表面，提插3~5次，再行大幅度捻转，以病人耐受为度，留针50分钟，酌情复用手法。又法：取照海穴。针刺入皮肤后，针尖向着足跟痛点方向刺入1.5寸深，得气后行平补平泻法，有明显的酸胀感后留针15~20分钟，3~5分钟运针1次，每日1次。又法：取百会穴。常规进针得气后行补泻手法。补法：顺着经脉循行从后向前沿皮行刺，三进一退，先浅后深，紧按慢提9次，留针30分钟，出针后急闭针孔；泻法：逆着经脉循行从前向后沿皮针刺，一进三退，先深后浅，紧提慢按6次，留针60分钟，出针时摇大针孔。针刺深度1.2~1.5寸。又法：取合谷向后约1寸处直刺，深1.5寸，有针感后留针约1小时。又法：在患侧足跟部行艾炷隔姜灸，艾炷烧尽，足跟有灼痛时用姜片磨擦局部，每日1~2次。(《现代针灸临床聚英》)

(四)下肢诸风痛(历节风、鹤膝风、痛风等)针灸处方

飞扬、涌泉、颔厌、后顶，主历节汗出。(《针灸资生经》)

历节痛风两处穴，飞扬绝骨可安痊。(《扁鹊神应针灸玉龙经》)

痛风，临泣、百会、肩髃、肩井、曲池、内关。(《古今医统》)

鹤膝风……当灸三阴交七壮，甚则二七壮，待膝伸直为止，再甚则当膝顶灸七壮。(《简易普济良方》)

两膝红肿疼痛，名曰鹤膝风，临泣……膝关二穴，行间二穴，鹤顶二穴，阳陵二穴。又方：历节风疼痛，临泣……肩井二穴，三里二穴，曲池二穴，委中二穴，合谷二穴，行间二穴，天应一穴遇痛处针，强针出血。(《针灸大全》)

痛风，风热，风湿，血虚有痰，针百会、环跳。(《针灸聚英》)

两腿风痛不能行步，风市、阴市、宽骨、足三里、阳陵、委中。(《杨敬斋针灸全书》)

风痛不能转侧，举步艰难，环跳、风市、昆仑、居髎、三里、阳陵泉……前穴不效，复刺后穴，五枢、阳辅、支沟。又方：百节酸痛，(足临泣)、魂门、绝骨、命门、外关。又方：四肢痛风，

（公孙）、曲池、风市、外关、阳陵泉、三阴交、手三里。（《针灸大成》）

鹤膝风肿及腿痛，刺髋骨（在膝盖骨上1寸，梁丘穴两旁各5分，针入5分，留1吸泻之）；膝关在膝盖骨下，犊鼻内旁，横针透膝眼，在犊鼻外旁禁灸，留8呼泻之。又方：鹤膝风……膝关、委中三寸半位紫脉上出血为妙，三里，不已取下穴，阳陵泉、中脘、丰隆。又法：鹤膝风……阳陵泉横透阴陵泉，补生泻成；阴陵泉横透阳陵泉，补生泻成。（《证治准绳》）

天枢、梁丘、膝眼、膝关、足三里、阳陵泉、阴陵泉、太冲。治膝风肿痛。又方：膝关治白虎历节风。又方：腿叉风，肾俞、环跳、阳陵泉、悬钟、昆仑。（《类经图翼》）

腿叉风，腿膝酸疼是也，环跳、风市、阳陵泉。（《针灸逢源》）

白虎历节风，风市灸三五壮。（《神灸经论》）

历节风，风池、绝骨、胆俞。又方：鹤膝风，膝如大瓢，而膝之上下皆细，身热痛，中脘、委中、风池并针神效。（《针灸集成》）

鹤膝风，膝关、膝眼、委中、曲池、尺泽、风府、阴陵泉、阳陵泉。先针曲池、尺泽、风府为病根之源；次针阴陵泉、阳陵泉去膝肿；艾灸愈多愈好。（《针灸便用》）

膝关节炎（鹤膝风），阴市、曲泉、膝关、两膝眼、委中、阴陵、阳陵、三阴交。急性者每日用中刺激针治一次，并于两膝眼及阴市与膝头两侧加拔罐，间日一次；慢性者间日针治一次，并用艾条灸治之，亦须用拔罐。又方：尿酸性关节炎（痛风），取肾俞、气海俞、膀胱俞、关元、三阴交为主，其余离患部一二寸部位之穴取之。如为慢性即就患部取穴，统用中刺激针法外，兼用艾条灸治之。（《中国针灸学》）

鹤膝风，外受风寒，脾湿下注，取梁丘、髋骨、血海、阴陵泉、阳陵泉（均针灸）；配以足三里、三阴交（均针灸）平补平泻，灸3~7壮。又方：鹤膝风，肝肾阴亏，湿热下注，取梁丘、髋骨、阴陵泉、三阴交（均针）；配以复溜、行间（均针），平补平泻。（《常见疾病针灸治疗便览》）

鹤膝风症取膝关，阴市犊鼻曲泉间，三阴交会阴阳陵，再刺委中膝腘弯。（《针灸十四经穴治疗诀》）

鹤膝风，日见增重，不能移步，针委中、风市、三里、阳陵泉、膝关、关元、太冲、环跳、至阴。（《针灸治疗实验集》）

鹤膝风，膝眼穴（在膑骨下凹陷处）拔罐，阳陵、委中均针；或加三里，膝关。（《新针灸手册》）

膝眼风宜取髋骨、阳陵泉、膝关灸之，以祛风寒湿邪。鹤膝风宜取梁丘、髋骨、阳陵泉灸之以祛寒湿，并取三阴交灸之，为益三阴之亏损而补肾。（《中华针灸学》）

鹤膝风，内外膝眼、阳陵泉、阴陵泉、鹤顶（灸）。（《陆瘦燕针灸论著医案选》）

鹤膝风，骨节肿痛，……针风市、阳关以舒胆经；膝关、曲泉以舒肝经；血海、阴陵泉以舒脾经；委中、委阳以舒膀胱经，阴阳兼顾，补泻并行，邪气流动，正气来复，标本皆治，故能收效。又方：历节痛风，……刺消泺、青冷渊、天井、四渎、会宗、外关、阳池以舒手部之经络，导三焦之滞气；维道、居髎、环跳、风市、中渎、阳关以行足部之经络，而利少阳之枢机，通其关节，消其炎势。又方：病历节痛风，……刺臂臑、五里、曲池、手三里、合谷、三间以舒大肠经之气；居髎、环跳、风市、阳关以和少阳经之枢机；犊鼻、足三里、条口、下巨虚以泻阳明经之实热。又方：历节风病，……针肩内、曲池、合谷、环跳、膝关、犊鼻、商丘、风市、施以补泻。（《针灸正宗》）

痛风，取膏肓、胃俞、气海俞、膀胱俞、大肠俞、中脘、关元、曲池、三阴交、足三里，配合患部周围的穴如行间、内庭、商丘、公孙、中封等。（《新针灸学》）

第三节　五体痹针灸处方

一、皮痹针灸处方

皮痹，取太渊、合谷。（《针灸集成》）

皮痹证四肢寒厥：内庭、大都、上巨虚、阴市、申脉、太溪、阳交、液门、尺泽、下廉、肩外俞、极泉。（《针灸铨述》）

硬皮病主穴取用肾俞、膈俞、肺俞、大椎、命门、关元。配穴取用神阙、脾俞、气海、血海、足三里、三阴交、阴陵泉、太溪等。灸法治疗：（1）艾卷温和灸：每次选用3~5个穴位，每穴每次灸治10~20分钟，每日灸治1次，10次为1个疗程，疗程间隔3~5天。（2）艾炷隔姜灸：每次选用2~4个穴位，每穴每次施灸 3~5 壮，艾炷如枣核大，每日或隔日灸治 1 次，7~10 次为 1 个疗程，疗程间隔 3~5 天。（3）艾炷隔附子饼灸：取白附子、乳香、没药、丁香、细辛、小茴香、苍术、川乌、草乌各等量，共研细末，加入蜂蜜、葱水适量调如稠膏状，捏成药饼备用。治疗时取药饼放于穴位处，上置艾炷点燃灸之，每次选用 2~4 个穴位，每穴每次施灸 2 壮，每周灸治 2 次，3 个月为 1 个疗程。（4）丁桂散敷灸：取丁香、肉桂等量，共研细末，贮瓶备用。敷灸时取药粉适量，纳入脐窝（神阙穴）与脐平，上盖胶布固定即可。1~2 天换敷 1 次，10 次为 1 个疗程。亦可取丁桂散适量填脐平，上置艾炷灸之，每次 3 壮，每日 1 次。（《中国灸法集粹》）

二、肌（肉）痹针灸处方

病在肌肤，肌肤尽痛，名曰肌痹。伤于寒湿，刺大分小分，多发针而深之，以热为故。（《素问·长刺节论》）

肉痹：取太白、三里。（《针灸集成》）

肌肉风湿病，取穴视病灶所在而有异。①腰肌风湿病：取用三焦俞、气海俞、肓门、上髎、委中、肾俞、大肠俞、志室、次髎、三里。②颈肌风湿病：取用风池、天柱、肩中俞、肩外俞、天井、腕骨。③背肌风湿病：取用附分、肺俞、神堂、心俞、譩譆、魂门、魄户、风门、膏肓、厥阴俞、膈俞、肝俞。④三角肌及肩胛肌风湿病：取用巨骨、天髎、肩髃、肩髎、臂臑、臑会。⑤胸肌风湿病：取用气户、屋翳、周荣、辄筋、手三里、阳陵泉、库房、膺窗、胸乡、大包、曲池、足三里。（《中国针灸学》）

肌肉风湿病，视患病部位对症取穴。颈部痛：取天柱、风池、新设、肩井、天牖、天窗等。腰部痛：取环跳、秩边、委中、志室、命门、腰俞、阳关、大肠俞、小肠俞、上髎、次髎等。胸部痛：取肩井、天窗、云门、气户等。肩部痛，取新设、肩贞、曲垣、及其他肩胛部的穴。背部痛：取肩外俞、大杼、膏肓、肺俞、心俞、膈俞、附分、膈关等。以上各部位发生疼痛，伴有四肢肌痛的，上肢配四渎、外关、手三里、曲池；下肢配承扶、风市、梁丘、足三里、阳陵泉。（《新针灸学》）

皮肌炎和多发性肌炎，取大椎、风池、大杼、曲池、足三里、阳陵泉、环跳、肾俞。（《新针灸学》）

风湿性肌炎，主要取邻近与局部腧穴，配穴：

颈部痛取大椎、阿是穴；腰部痛取命门、阿是穴；背部痛取大椎、大杼、阿是穴；肩部痛取大椎、肩髃、肩贞、阿是穴；四肢痛多局部取穴。均用刺络拔罐法，每日或隔日一次。（《火罐疗法》）

肌肉作痛风湿患，取穴宜向病灶看，颈项风池与天柱，肩中外俞肩井担，腰肌肾俞大肠俞，上髎委中并阳关，背部附分心俞取，魄户膏肓膈俞间，胸上气户手三里，屋翳辄筋胸乡探，肩臂肩髃天肩髎，巨肩臑会臂臑攀。（《针灸十四经穴治疗诀》）

三、脉痹针灸处方

脉痹，取太陵、少海。（《针灸集成》）

静脉炎常用穴位是大椎、身柱、肩井、命门、腰阳关、环跳、秩边、风市、阴市、足三里、三阴交、曲池、复溜、血海、阴廉等。

血栓闭塞性脉管炎取患侧环跳、阴廉、足三里、上巨虚、条口、阳陵泉、血海、曲泉、阴陵泉、三阴交、解溪、昆仑、太溪、悬钟。取腰骶部大肠俞、上髎、次髎、中髎、下髎、秩边。（《新针灸学》）

血栓闭塞性脉管炎主穴选用阳陵泉、阴陵泉、悬钟、三阴交、解溪、曲池、外关。配穴选用足三里、太冲、行间、公孙、委中、承山、八风、少海、合谷、八邪、夹脊。针刺用捻转法先泻后补，中等刺激手法为主，留针 30 分钟。疼痛剧烈者，可用重刺激。每日 1 次，10 次为 1 个疗程。疗程间隔 7 天。

刺血治疗主穴用委中、委阳、足临泣。配穴取用患肢局部静脉血管较明显处的有关穴位。刺法：每次取 3~5 穴，刺入穴位部小静脉内，使其自然出血，能拔火罐部位（如委中）待自然出血停止后再拔罐。每 1~2 周治疗 1 次。3~5 次为 1 个疗程。（《针灸医学验集》）

血栓闭塞性脉管炎主穴取用病变局部阿是穴。配穴取用血海、阳陵泉、三阴交、悬钟、委中、承筋、复溜、太溪、昆仑、申脉、八邪、曲池、外关等。用灸法治疗：（1）艾卷温和灸：每次选 3~5 个穴位，每穴每次 10~20 分钟，每日灸治 1~3 次，10 次为 1 个疗程，疗程间隔 3 天。（2）艾条雀啄灸：选用穴位，灸治时间及疗程同上法。（3）艾炷隔姜灸：每次选用 3~4 个穴位，每穴每次施灸 3~5 壮，艾炷如黄豆或枣核大，每日灸治 1~2 次。10 次为 1 个疗程，疗程间隔 3~5 天。（4）艾火针衬垫灸：每次选用 2~6 个穴位，每穴每次施灸 5~7 壮，每日灸治 1~2 次，10 次为 1 个疗程，疗程间隔 5 天。多用于早期病人。（5）温针灸：每次选用 2~4 个穴位，每穴每次施灸 10~15 分钟，或 2~3 壮，每日或隔日 1 次，10 次为 1 个疗程。疗程间隔 5 天。（6）艾炷隔蒜灸：每次选用 2~4 个穴位，每穴每次施灸 3~5 壮，病情较重者，可施灸 10~20 壮。艾炷如黄豆或麦粒大。如蒜片干粘，可更换新鲜蒜片，继续灸治，多选用病变局部腧穴，每日或隔日灸治 1 次，10 次为 1 个疗程，疗程间隔 3~5 天。（《中国灸法集粹》）

四、筋痹针灸处方

病在筋，筋挛节痛，不可以行，名曰筋痹。刺筋上为故，刺分肉间，不可中骨也。（《素问·长刺节论》）

筋痹取太冲、阳陵泉。（《针灸集成》）

五、骨痹针灸处方

骨痹，举节不用而痛，汗注烦心，取三阴之经补之。（《灵枢·寒热病》）

骨痹……刺肾俞、太溪二穴。（《儒门事亲》）

阳辅、阳交、阳陵泉主髀枢膝骨痹不仁。（《针灸资生经》）

骨痹，取太溪、委中。（《针灸集成》）

骨痹证四肢不举：臂臑、巨骨、青灵、养老、合阳、承筋、然谷、光明。（《针灸铨述》）

六、五痹针灸处方

五痹，曲池、外关、合谷、中渚。（《类经图翼》）

五痹，曲池、外关、合谷、中渚、膏肓、肩井、肩髃。（《神灸经论》）

第四节　其他痹病针灸处方

久痹不去身者，视其血络，尽出其血。（《灵枢·寿夭刚柔》）

痹，会阴及太渊、消泺、照海主之。（《针灸甲乙经》）

痹痛以湿热为源，风寒为兼，三气合而为痹。……种种燥热攻之，中脘灸之，脐下烧之，三里火之，蒸之烫之，汤之炕之……。（《儒门事亲》）

诸节痛，阴陵泉、胆俞、风池、绝骨。又方：周痹，膈俞、临泣。（《针灸集成》）

倘三气痹痛，灸环跳、兼灸脾俞、肾俞。（《灸法秘传》）

风寒湿痹症，一种是疼痛又红肿的，多发生关节处，治法：在肿处细针放血；一种是只痛不肿，多沿经脉路线，按经脉痛处重点针治并留针……。（《针灸易学新法》）

冷风湿痹，环跳腰椎。（《增订太乙神针·备急灸方合编》）

痹之为病，虽有风寒湿之分，但在针灸临床上由于三痹三因互相错综，症状亦常并见，故在治疗时，以患部分治法为主。上肢部：合谷、曲池、肩髃、外关、肩井、后溪。下肢部：环跳、风市、足三里、阳陵泉、解溪。腰脊部：大椎、命门、肾俞、环跳、委中、昆仑。（《简易针灸学》）

颊车风，下关、颊车、角孙、内庭、合谷。（《陆瘦燕针灸论著医案选》）

急性关节风湿病，取穴：大椎、大杼、肩髃、曲池、外关、合谷等为主，用强刺激之针法；其他：凡患部之上下稍离一二寸部位之穴，也可采用针治。（《中国针灸学》）

风湿性关节炎，主穴：病变局部阿是穴、大椎、肩髃、曲池、合谷、风市、足三里、三阴交、绝骨、身柱、腰阳关、肾俞、气海。配穴：下颌关节取下关、听宫、翳风；指关节取八邪、四缝；腕关节取阳池、大陵、阳溪、腕骨；肘关节取天井、曲泽；肩关节取肩髃、肩贞；脊椎关节取相应的夹脊穴、命门；腰骶关节取十七椎下、白环俞；骶髂关节取小肠俞、膀胱俞；髋关节取环跳、居髎；膝关节取膝眼、鹤顶、阳陵泉、阴陵泉；踝关节取昆仑、解溪、丘墟、太溪；跖趾关节取八风、上八风、公孙、束骨、阳辅、商丘等。灸治方法：（1）艾卷温和灸：每次选用 4~6 个穴位，每穴每次施灸 10~20 分钟，每日灸治 1~2 次，10 次为 1 个疗程，疗程间隔 5 天。（2）艾炷隔姜灸：每次选用 2~4 个穴位，每穴每次施灸 5~7 壮，艾炷如枣核大，每日灸治 1 次，7~10 次为 1 个疗程，疗程间隔 5 天。（3）艾炷隔盐灸：取精白食盐适量，纳入脐窝（神阙），使与脐平，上置艾炷灸之，艾炷如黄豆大，每次施灸 5~30 壮，隔日灸治 1 次，5 次为 1 个疗程，疗程间隔 3~5 天。谨防烫伤。（4）艾炷瘢痕灸：每次选用 1~2 个穴位，每穴每次施灸 3~7 壮，艾炷如黄豆大，根据病情和部位每隔 2~4 周灸治 1 次，3 次为 1 个疗程。（5）药物艾炷瘢痕灸：取纯净陈艾绒

1000g, 硫磺、防风、苍术、石菖蒲、小茴香、藿香、枫球、陈皮各 50g, 麝香 1g, 研极细末, 密贮瓶装。施灸前可将药制艾绒搓成绿豆大小之艾炷数个备用。每次选用 2~4 个穴位, 常规消毒后, 用 2% 普鲁卡因, 每穴皮内注射 0.5~1ml, 即可在皮丘上安放艾炷施灸, 根据部位及病情每穴每次施灸 10~100 壮, 使成焦痂, 边缘表皮收缩为度, 上盖无菌纱布, 并促其疮发。(6) 艾火针衬垫灸: 每次选用 2~6 个穴位, 每穴每次施灸 5~7 壮, 每日灸治 1~2 次, 10 次为 1 个疗程, 疗程间隔 5 天。(7) 温针疗法: 每次选用 2~4 个穴位, 每穴每次施灸 5~15 分钟, 或 2~3 壮, 每日治疗一次, 7~10 次为 1 个疗程, 疗程间隔 3~5 天。(8) 斑蝥灸: 将斑蝥研为极细末, 密贮备用。敷灸前先用 1 寸左右见方胶布, 中央剪一小孔如黄豆大, 贴在穴位上, 然后取斑蝥粉适量放于剪孔上, 上盖胶布固定即可。根据病情、部位及患者施灸处感应, 约敷灸 0.5~2.5 小时, 若出现水泡, 须抽出液体, 外用消毒纱布包扎, 防止感染。(9) 吴茱萸灸: 将吴茱萸粉碎为极细末, 贮瓶备用。先取药末适量, 加入黄酒拌匀, 放锅内加温炒热, 然后搅如糊膏状。敷灸时取药糊乘热摊于数块青布上, 分别贴于穴位处, 冷后再换。每次选用 2~4 个穴位, 每日敷灸 1~2 次, 5 次为 1 个疗程。(10) 发泡散灸: 取斑蝥 3 份, 腰黄 5 份, 上药共研细末混匀, 贮瓶备用。敷灸时取上药末 0.3~0.6g, 置普通膏药中央, 贴敷于所选用的穴位上, 24 小时后局部起泡揭去。然后用消毒针将水泡穿破, 排出分泌物, 并清洁局部, 再换敷青冰散 (青黛、冰片、浙贝母、天花粉、赤芍、月石、煅石膏), 24 小时后换敷阳春膏 (桂心、丁香、乳香、牛膝、血竭、麝香), 于 72 小时后取下。每次选用 2~8 个穴位。敷灸不愈, 可再进行第 2 次, 一般治疗 2~3 次, 如需继续治疗, 中间可休息 5~7 天。(11) 透骨草灸: 取鲜透骨草适量, 捣烂如泥膏状, 敷于患处, 油纸覆盖, 胶布固定。每次敷灸 1~2 小时。如起泡者, 效果较佳。避免感染。(12) 小茴香灸: 取小茴香 150g, 醋糟 600g, 上药入锅炒热, 装入布袋中, 敷于患处, 每次 5~10 分钟, 凉了再加热, 如此反复 2~3 次。适宜寒痹。(13) 灯火灸: 每次选用 2~4 个穴位, 3~5 天灸治 1 次, 重症患者亦可每日施灸 1 次, 3~5 次为 1 个疗程。(14) 荆防蒸气灸: 取荆芥、防风、艾叶、大蒜 (去皮) 各 30g, 将上药放入盆中加水煮沸后, 将患部置盆上熏灸。

每次熏灸 1~2 小时, 熏灸后要用干毛巾擦干患部, 并防止受凉。每日熏灸 1 次, 5 次为 1 个疗程, 疗程间隔 3 天。(《中国灸法集粹》)

类风湿关节炎: 主穴及配穴可参阅上述 "风湿性关节炎", 并根据病情灵活选用。灸治方法: (1) 艾卷温和灸: 每次选用 4~6 个穴位, 每穴每次施灸 10~20 分钟, 每日或隔日灸治 1 次。10 次为 1 个疗程; 疗程间隔 5 天。(2) 艾卷雀啄灸: 选用穴位、灸治时间及疗程同上法 (3) 艾炷隔姜灸: 每次选用 3~6 个穴位, 每穴每次施灸 3~6 壮, 艾炷如黄豆、枣核或蚕豆大, 每日或隔日灸治 1 次, 10 次为 1 个疗程, 疗程间隔 5 天。(4) 艾炷瘢痕灸: 每次选用 1~2 个穴位, 每穴每次根据病情和部位施灸 10~20 壮, 艾炷如麦粒或黄豆大, 每隔 2~4 周灸治 1 次。(5) 药物艾炷瘢痕灸: 按 "风湿性关节炎" 药物艾炷瘢痕灸法操作。(6) 艾火针衬垫灸: 每次选用 3~6 个穴位, 每穴每次施灸 5~7 壮, 每日灸治 1 次, 7~10 次为 1 个疗程, 疗程间隔 5 天。(7) 温针灸: 每次选用 2~4 个穴位, 每穴每次施灸 5~15 分钟, 或 2~3 壮, 每日或隔日治疗 1 次, 10 次为 1 个疗程, 疗程间隔 5 天。(8) 斑蝥灸: 按上述 "风湿性关节炎" 斑蝥灸法操作。(9) 吴茱萸灸: 按上述 "风湿性关节炎" 吴茱萸灸法操作。(10) 川槿皮灸: 取川槿皮 100g, 白芷 30g, 川乌 60g, 桃仁 120g, 上药共研极细末, 用香油或蓖麻油适量调如糊膏状, 备用。敷灸时取药膏适量敷于穴位上, 外盖以塑料布 (或油纸), 胶布固定即可。每次选用 2~6 个穴位, 多选用病变局部阿是穴。每日敷灸 1 次, 5 次为 1 个疗程。(11) 凤仙花灸: 取凤仙花 (俗名指甲桃子) 全草 1000g, 加水煮取浓汁, 并继续加热浓缩成膏。敷灸时取药膏适量贴于穴位上, 外盖油纸, 胶布固定即可。多选用病变局部阿是穴。每日敷灸 1 次, 5 次为 1 个疗程。(12) 芙蓉叶敷灸: 取芙蓉叶研为细末, 敷灸时取药末适量, 用香油或蓖麻油调和膏状, 敷于穴位上, 外盖油纸, 胶布固定。多选用病变局部阿是穴, 每日敷灸 1 次, 5 次为 1 个疗程。(13) 五倍子灸: 将五倍子 500g 研为细末备用。再取醋 1500ml 放入锅内熬至 500ml, 入五倍子搅如膏, 摊布上敷于患处。每日换药 1 次, 3 次为 1 个疗程。(《中国灸法集粹》)

风湿性关节炎: 常用穴位: ①踝关节: 取三阴交、阳辅、昆仑、太溪、商丘、丘墟等。②膝关节: 取阳陵泉、阴陵泉、鹤顶、犊鼻等穴。③肩关节：取肩井、巨骨、肩髃、新设等。④腕关节：取阳池、阳溪、阳谷、神门、太渊、大陵、养老等。⑤肘关节：取曲池透少海、天井等。⑥髋关节：取环跳、新建、居髎等。（《新针灸学》）

类风湿关节炎：取穴，新设、肩井、肩外俞、肩髃、膏肓、曲池、四渎、阳池、养老、环跳、风市、梁丘、鹤顶、足三里、悬钟、解溪、商丘、太冲等。（《新针灸学》）。

风湿性关节炎：（1）毫针疗法：①肩胛及肩肘部：主穴取肩髃、肺俞、曲池、合谷，配穴取支沟、后溪、尺泽、曲泽、天府、肩髎。②腕指关节：主穴取外关、曲池、合谷，配穴取阳溪、阳池、阳谷、中渚、八风、十宣、鱼际、经渠、太渊。③脊柱关节部：主穴取风府、大椎、腰俞、肺俞、厥阴俞，配穴取环跳、委中、昆仑。④下肢关节部：主穴取肾俞、大肠俞、八髎、腰俞、环跳、阳陵泉，配穴取血海、风市、伏兔、阴市、行间、解溪、委中、承山、窍阴、八邪、绝骨、昆仑、然谷、内庭、太冲、至阴、照海、中封。操作：用捻转法进针，待产生麻胀感并向四周或向上下扩散时，停止进针，并留针10~15分钟。隔日或每日施针1次。重症者先针健侧，后针患侧，待病情减轻后，可少针患侧。轻症者也可只针患侧，不针健侧。对酸痛软麻者，多灸少针；胀痛者只针不灸。（2）电针疗法：取穴，均根据局部及循经取穴法则进行。一般来讲：①肩肘关节：取曲池、尺泽、肩髃、少海、天井、阿是穴等。②腕掌指关节：取合谷、间使、阿是穴等。③脊柱：取肾俞、八髎等。④下肢关节：取足三里、膝眼、阳陵泉、承扶、委中、环跳等。操作：电压是0.7~1.0V，通电时间为20~40分钟。（《针灸临床经验辑要》）

类风湿关节炎：（1）耳针疗法：取穴，在耳壳探查压痛点，以痛点处作为针刺点。操作：用强刺激手法。（2）穴位注射疗法：主穴取阳陵泉、小肠俞，每次治疗取1穴。配取曲池、绝骨、环跳、阿是穴，每次治疗取1~2穴。药物：蜂毒。操作：注射前先作皮内试验。试验性治疗：第一次剂量用0.25%奴弗卡因1ml加蜂毒3个U；第2次用奴弗卡因2ml加蜂毒6个U，注入预定穴位中，如无反应再开始正式治疗。正式治疗：每次用0.25%奴弗卡因2~4ml加蜂毒10个U，连日或隔日注入穴位，连续注射200个蜂毒单位为1个疗程。停针2周后，可作第2个疗程。（《针灸临床经验辑要》）

风湿性关节炎：①上肢部：大椎、肩贞、肩中俞或身柱、肩髃、肩外俞。②下肢部：命门、秩边、殷门或阳关、髀关、鹤顶。治疗：用刺络拔罐法。（《火罐疗法》）

风湿性关节炎：取肩髃、肩贞、肩内俞、曲池、手三里、阳溪、合谷；环跳、风市、内外膝眼、阳陵泉、丘墟、昆仑；大椎、肺热、肾气、风门、脾俞、肾俞。直接温针或隔姜温针，文火自灭法。类风湿关节炎：取胃热、天宗、曲池、阳池；肾气、承扶、昆仑、丘墟。直接温针或隔姜温针，文火自灭法。（《温针疗法》）

风湿性关节炎：常用穴位，阿是穴；颌关节：听宫、翳风、合谷；脊椎关节：夹脊穴、殷门、委中、人中；肩关节：肩髃、肩髎、肩内陵、天宗、中渚、阳陵泉；肘关节：曲池、天井、合谷；腕、掌、指关节：外关、手三里、阳溪、阳池、腕骨、大陵、上八邪、四缝；腰骶关节：腰阳关、十七椎下、压痛点、委中、昆仑；髋关节：环跳、居髎、阳陵泉、绝骨；膝关节：鹤顶、梁丘、内外膝眼、阳陵泉、阴陵泉；踝关节：解溪、丘墟、太溪、昆仑、阳交、交信；趾关节：上八风、公孙、束骨、阳交。治法：磁疗贴敷法，磁性：500~3000Gs。磁体：大、小、中块根据病变部位选用。（《磁疗法》）

痹证：（1）风湿膏，主治：肌肉关节疼痛、肿大，或重着，或游走不定，或痛有定处，关节屈伸不便。药物组成：生姜自然汁240ml，牛皮胶120g，乳香12g，没药12g，元寸0.3g（另研）。制法：先将前二味药放锅内，加热熔化后，再将乳香、没药末加入搅匀，离火，待少温时，将元寸末拌入收膏。选穴：外膝眼、阳陵泉、风市、环跳。用法：取胶布约8cm²数块，将药膏摊于中间，分别贴敷穴位。一日或两日一换，消肿止痛甚速。（2）风湿糊，主治：风湿腰腿疼痛，或关节肿大，行步艰难。药物：吴茱萸300g，黄酒适量。制法：将吴茱萸粉碎为末，过筛，取药末加酒拌匀，放锅内加温炒热，搅成糊状。选穴：外膝眼、阳陵泉、风市、环跳（腰痛加肾俞、腰眼）。用法：取药糊趁热摊于数块青布上，分别贴上穴位，冷后再换。（《穴位贴药疗法》）

痹证：取天枢（双）、阴交、水分穴。一律采用毫针，以平调法提插捻转，要求天枢穴针感放射至腹股沟，阴交穴针感放射至阴器，水分穴针感放射至胃脘和脐下，留针15分钟。每日或隔日针1次。

6次为1个疗程，最多治疗3个疗程。(《中医杂志》)

痹证：局部取点：凡属有局部病症者，均应以选取阿是点为主，挑时细心寻找皮肤异点和皮肤异感点作为下针的位置。远端取点：如病变影响全身深入脏腑者，或在远处有明显结节、异点者，则加挑相应的背俞穴和反应点。(《针挑疗法》)

针刺治疗系统性红斑狼疮(周痹)取穴：甲组：风池、间使、夹脊胸3、7、11、足三里；乙组：大椎、合谷、夹脊胸5、9、腰1、复溜，每周三次，两组交替。又方：穴位注射治疗盘状红斑狼疮：主穴：①阳白；②四白、巨髎、下关；③颊车、大迎、承浆。上三组中各选一穴，配合谷交替使用，均为双侧，隔日一次，用0.25%奴弗卡因溶液作皮丘注射，然后垂直注入，边推药边注射，直至患者感觉注射部位有麻胀感，每穴注射药物1~3ml，然后局部按摩。又方：挑治法治疗盘状红斑狼疮：取大杼、风门、肺俞，均为双侧，每次挑治一对穴位，隔30~40天再挑，1~4次为1个疗程。又方：耳针治疗盘状红斑狼疮：针刺心、肺、神门、肾上腺、脑穴，留针1~3小时，每隔3天一次，10~15次为1个疗程。(《痹证论治学》)

灸罐并用治疗全身性硬皮病：(隔药饼及丁桂散间接灸为主)选穴：(1)大椎、肾俞；(2)命门、肾俞；(3)气海、血海；(4)膈俞、肺俞。轮流灸治。(《上海针灸杂志》创刊号，39页，1982年)

第五节　国外治痹针灸处方选

疼痛的激光针灸治疗：(头颈部疼、五十肩、颈肩腕证候群、腰痛、膝关节疼)取穴：三焦俞、肾俞、气海俞、关元俞、小肠俞、膀胱俞、委中、膏肓、肩井、阳陵泉、肩髃、曲泉、犊鼻、肩髎、巨骨下、肩内陵、项根、鹤顶、内膝眼、坐骨、阿是穴及病部对应点。局部穴为主，辅以远隔部穴。(有地滋等.全日本针灸学会杂志，36(2)67.1986)

疼痛：(肩凝、五十肩、上肢痛、腰痛)选穴：局部阿是穴，支配疼痛区神经的根部，经络循行远隔部位的穴位。用激光针治疗。(豊田住江等.全日本针灸学会杂志，36(1)42.1986)

激光针治疗疼痛：取穴：颈部疼痛用大杼、陶道、天髎、外关。耳穴：颈椎。腰部疼痛：命门、小肠俞、委中、阳陵泉、昆仑。耳穴：腰椎。(Kreczi Telal, Acupuncture & Electro

Therapeut Res(英)：11(3、4)207：1986)

颈椎综合征：外关、天髎、风池、肩井、隐白、陶道、大椎、哑门、曲池、肩髃、后溪、腰俞、肩外俞，留针15分钟。(Cracium. T 等.Am.J. Acupuncture, 5(2), 159, 1977)

颈椎病：颈项部疼痛选大椎、陶道、天髎，头痛或后枕痛选风池、风府，肩痛选肩井，上臂痛选肩髃、臂臑、肩髎，前臂痛或手指麻、刺痛选曲池、合谷，用0.5~1寸不锈钢针，进针得气后留针15~20分钟，同时针刺压痛点，每周治疗1次，最多治疗10次。经4次治疗无效者，选2~4个穴，用电针刺激20分钟。(Gwan KH：Am.J. Acupuncture, 9(3), 227, 1987)

颈椎综合征：支沟、天髎、风池、肩井、陶道、大椎、哑门、合谷、曲池、后溪，每日针刺1次，留针10~20分钟。(Traian：Am.J. Acupuncture, 2(2), 102, 1974)

颈关节运动障碍选穴：肩髃、肩井、臂臑、臑会、云门、天柱、风池、外斜角肌外沿中点和肩关节前面中点的阿是穴，用拇指头大小艾炷放于厚约6mm，直径1.5cm姜片上灸，每穴两壮，每日一次。(伍锐敏译.中医药研究参考，(5)，56，1973)

肩关节痛：(1)初期：①外旋困难：巨骨、肩髃、肩贞、肩髎、臑俞、曲池、三阳络，针刺。②棘上筋腱石灰沉着症：巨骨合肩髃、三阳络合合谷，电针，压痛点用元皮针。③五十肩，疼痛：肩髃、巨骨、肩髎、臑俞、结节间沟(前肩髃)、云门、肩锁、中府、肾俞。(2)慢性期运动受限：曲垣、秉风、天宗、肩贞、天髎、膏肓、后方四角及前方关节裂隙。整体治疗：脾俞、肾俞、大肠俞，灸治巨阙、中脘、中注、关元、三阴交、足三里、百会。(三木健次.全日本针灸学会杂志，33(4)，431，1984)

五十肩：基本穴：身柱、天髎、至阳、臑俞、肩髃；附加穴：天宗、膏肓、臑会和臂臑中点。(仓岛宗二.全日本针灸学会杂志，33(4)，434，1984)

耳反射疗法治疗肩关节周围炎：耳穴：神门、锁骨、肩关节、肩等，用直流电，强度±35~45uA，每穴2~3分钟，(先测穴之电位差，据此判断电流方向，决定使用阳极或阴极)。电针刺激后，可贴敷胡椒软膏，加按摩。(Иванов ВА 等：Ортопеция. ТР-автатология.ИПротезирование(俄文)，(9)，

44，1986）

针刺治疗网球肘：取穴：局部：手三里、曲池、天井、阿是穴（从中选择）；手臂：合谷、外关；远端：足三里、条口、阳陵泉（强刺激）；新穴：腓骨小头背侧。（Albr-echt.Molsberger：Brieish. Journal. of Aoupunceurc：9（2），15，1986）

腰痛的良导络疗法：（1）反应良导点治疗：分基本良导点（如复溜等）和局部良导点（如阿是穴、硬结等）；（2）全良导络调整疗法。（森川和宥等．全日本针灸学会杂志，36（2），102，1986）

腰痛：胃俞、肾俞、小肠俞、上髎、次髎、中髎、下髎、意舍、肓门、承门、昆仑、申脉、五枢、环跳、风市、阳陵泉、腰俞、腰阳关、命门等，针刺得气后，留针25~40分钟。（NgEk：Am. J. Acupuncture，7（1），55，1979）

腰痛：肾俞、气海俞、大肠俞、关元俞、小肠俞、上髎、志室、下志室、外大肠俞、十七椎下、中脘、天枢、关元；针刺留针10分钟；或灸法：用隔蒜灸每穴一壮。（黑须幸男．全日本针灸学会杂志，28（2），31，1979）

腰痛：肾俞、气海俞、志室、委中、承筋、大肠俞、胞肓、外丘，以上穴位采用针刺。肾俞、气海俞、大肠俞、关元俞，采用灸法。（木下晴都：东洋医学．5（4），50，1978）

腰痛：脊柱两侧（棘突旁开二指）和棘突上压痛点，上髎、次髎、中髎、下髎、秩边、昆仑、申脉、环跳、侠溪。（Traian. cracium：Am.J. Acupuncture.2（2），102，1976）

急性腰骶神经根炎和慢性腰骶神经根炎急性发作：耳穴：神门、腰、骶、腰痛点、肾，每隔一天针刺一次，每次20~30分钟，采用强刺激手法。（Aku.MOB.TA 等：Boe HHO—Me Ⅱ VuuHck IuHcVp H Zn 2：44，1980）

腰部椎间盘脱出（腰部椎间板ヘルニヤ）：主配穴：委中、秩边、承扶、承山、昆仑、阳陵泉、肾俞、夹脊穴、阿是穴。治疗方法：针刺、电针、温针，或电针加温针。（丸山隆生：全日本针灸学会杂志.33（4）：375，1984）

腰痛症：选穴：腰部俞穴、八髎穴、志室、秩边、腰眼、环跳、胞肓、承扶、殷门、委中、承山、阳陵泉、足三里，电针。（杉山典行等：全日本针灸学会杂志.33（4）：402，1984）

腰痛：取穴：各经俞募穴、十二井穴、阿是穴为主，赤羽式治疗法（注：赤羽式治疗，即先测定经络（俞穴）的知热感度，然后用皮内针埋藏治疗）。（清水完治．全日本针灸学会杂志.37（1）：58，1987）

坐骨神经痛：主穴：京门、环跳、风市、肾俞、承扶；配穴：上髎、中髎、次髎、殷门、昆仑、阳陵泉、足三里；某些慢性顽固性病例可配耳针：坐骨神经点、臀点，实证用泻法，虚证用补法，少数慢性用电针。（Leung.SJ：Am. J chin Med. 1（2），317，1973）

坐骨神经痛：肾俞、承扶、气海、脾俞、关元俞、殷门、委中、承筋、承山、跗阳、昆仑、足三里、解溪、环跳、筑宾、三阴交等穴，针灸并用。（木下晴都．日本针灸治疗学会杂志，11（1）.1，1961）

坐骨神经痛：臀部压痛点：电针，刺激电流2~6mA。（Goulden. EA：英国医学杂志。（1）：523，1921）

坐骨神经痛：京门、环跳、风市、肾俞、承扶、上髎、次髎、中髎、殷门、昆仑、阳陵泉、足三里；耳穴：坐骨神经点、臀点，针刺急性发期间用泻法，慢性发作期间用补法。（Soon. Jack. Leung：Am. J. Chin. Med.1（2）：317，1973）

根性坐骨神经痛：主穴：颈1~腰5夹脊穴、八髎，补助穴：肾俞、气海俞、大肠俞、腰眼、环跳、跳跃、委中、承山、阳陵泉、昆仑等，电针。（田边成蹊等．全日本针灸学会杂志.34（3、4）：242，1985）

膝关节疾患选穴：血海、曲泉、犊鼻、漏谷、梁丘、阳关、膝眼、足三里、委阳、委中、阴谷、合阳、承山（根据患者的压痛、硬结选择）。（高木敏和等．全日本针灸学会杂志.33（2）：191，1983）

膝痛症：取穴：膝关节及周围组织的反应部位（压痛、硬结、筋过度紧张）。（野口荣太郎．全日本针灸学会杂志.35（3、4）：200，1985）

膝关节痛：取穴：犊鼻、膝眼、膝内、委中，膝内型加曲泉、血海、阳陵泉、阴谷、阴包，膝外型加梁丘、足阳关、委阳、中渎，膝前型加梁丘、血海，膝后型加阴谷、委上、合阳、委阳，针灸结合。（木下典穗等．全日本针灸学会杂志.36（2）：113，1986）

膝关节痛：取穴：鹤顶、内膝眼、犊鼻、激光穴位照射。（今西义则等．第37次全日本针灸学术大会约稿计划集，1987）

第六篇

其他疗法

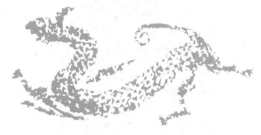

第一章 食物疗法

利用食物进行预防和治疗疾病的方法，称为食物疗法，又叫饮食疗法、药膳疗法，简称"食疗"。中医学认为：药食同源，食物也是药物，用之得当，可以防病治病。《素问·脏气法时论》说："毒药攻邪，五谷为养，五果为助，五畜为益，五蔬为充，气味合而服之，以补精益气。"《备急千金要方》说："凡欲治疗，节以食疗，既食疗不愈，后尔药尔。"《寿亲养老新书》说："人若能知其食性调而用之，则倍胜于药也。""善治药者不如善知食。"清·王孟英说："食疗药极简易，性最平和，味不恶劣，易办易服。"

一、食疗原则

1. 辨证配膳：辨证论治是食疗的基本原则。"虚者补之，实者泻之"，"寒者热之，热者寒之，温者清之，凉者温之"等，为治疗大法。配膳时要根据"证"的阴阳、虚实、寒热，分别给予不同的饮食治疗。一般而言，风痹者宜用葱、姜等辛温发散之品；寒痹者宜用胡椒、干姜等温热之品，而禁忌生冷；湿痹者宜用茯苓、薏米等药品；热痹者一般是湿热之邪交织，药膳宜用黄豆芽、绿豆芽、丝瓜、冬瓜等药食物，而不宜吃羊肉及辛辣刺激性食物。

2. 烹饪合理：凡食疗之品，一般不采取炸、烤、熬、爆等烹调方法，以免其有效成分破坏，或使其性质发生改变而失去治疗作用。应该采取蒸、炖、煮、煲汤等方法。烹饪的目的在于既使其味美可口，又使其保持药性。

二、适应证及选方

（一）风痹食疗方

中风痹疾方（《本草纲目》） 治中风痹疾、手足风痹不遂、筋脉五缓。熊肉一斤切，入豉汁中，和葱姜椒盐作腌腊，空腹食之。

生大豆方（《普济方》） 治贼风痹、瘫缓口噤、肿及麻痹。以大豆炒令黑及熟投酒中渐渐饮之。

焦鹿蹄汤（《食医心鉴》） 治诸风脚膝疼痛不能践地。鹿蹄4只，盐及调料。将鹿蹄洗净清水煮熟，再加油盐、酱油、料酒等，再煮至烂熟，空腹食肉饮酒。

蛇肉汤（《痹病论治学》） 治痹病阴阳两虚兼风湿阻络者，服之可收阴阳两补、祛风散寒之功。蛇肉、胡椒、生姜、食盐适量。炖汤，肉汤尽服，早晚各一次。

麻子煮粥（《本草纲目》） 治老人风痹。用冬麻子半斤，破碎，水滤取汁，入粳米二合，煮稀粥，下葱、椒、盐豉。空心食。

黄卷散（《本草纲目》） 治风湿痹筋挛膝痛。用大豆黄卷炒熟捣末一升，酥半两，研匀。食前温水服一匙，日二服。

薏苡仁粥（《太平圣惠方》） 治中风、筋脉挛急、不可屈伸及风湿等。《普济方》曰：薏苡仁粥"治久风湿痹，补正气，除胸中邪气，利肠胃，消水肿，久服轻身益气力，亦治筋脉拘挛"。薏苡仁二合，薄荷一握，葱白一握，豉一合。先以水三大盏，煎薄荷等，取汁二盏，入薏苡仁，煮作粥，空腹食之。

蹄筋汤（《偏方大全》） 治风湿疼痛、关节屈伸不利等症。蹄筋（鹿筋、牛筋、猪筋任选）80g，鸡血藤50g，枣6枚，盐少许。将蹄筋用清水浸一夜，翌日用开水浸泡四小时再用清水洗净，便可与上述药物一起放入砂锅内，加开水两碗半煎煮，沸后中火煮至仅剩半碗水，加盐调味。孕妇禁用。

治风痹：蛇肉250g、胡椒根或胡椒40~60g，放砂锅内加适量水，炖汤调味服食。每日一次，连服数天。（《类风湿性关节炎的家庭自疗》）

治风湿骨痛：土茯苓一斤，去皮，和猪肉炖烂，分数次连渣服。（《浙江民间常用草药》）

治风湿痛：胡颓子根三两，黄酒二两，猪脚半斤，加水煮一时许，取汤一碗，连同猪脚服。（《福

建民间草药》)

治风湿痹：粗大鳝鱼（鳝王）4~6条（每条半斤以上），黄酒适量。将粗大鳝鱼阴干剖去脏，熔研细粉，瓶贮备用。每次鳝粉10~15g，黄酒2~3匙，开水冲服或调粥服，每日服2次，2个月为1个疗程。鳝王祛风力强，能补虚助力，通利血脉，善治三痹，风甚者更宜。（《类风湿性关节炎的家庭自疗》）

治风湿筋骨痛：枳椇（亦称拐枣、金钩子、枸）0.5kg，白番鸭肉1kg，植物油一匙，黄油三匙，炖鸭酥烂，喝汤、吃肉及果，分2~3天吃完。（《类风湿性关节炎的家庭自疗》）

治风湿痹：白桑椹500g，白酒1000ml。将桑椹放入酒中浸一周，滤渣饮酒。每日早晚各15ml。（《痹病论治学》）

治风湿痹痛：猫肉适量，加料作羹，空腹进之。（《痹病论治学》）

治风湿痹：牛肾1枚（去筋膜，细切），阳起石120g（布包），粳米0.2L，水5大碗。煮阳起石，剩水2碗，去石，下米及肾，着葱白等，煮作粥，空腹食之。（《痹病论治学》）

治风痹：以熊脂，酒炼服之，瘥。（《普济方》）

治脚气风痹：生栗，每日取三二十颗食之，次食猪肾粥佐。（《圣济总录》）

（二）寒痹食疗方

川乌粥（《普济本事方》）治风寒湿痹，麻木不仁。川乌生去皮尖为末。用香熟米作粥半碗，药末四钱，同米用慢火熬熟，稀薄，不要调，下姜汁一茶脚许，蜜三大匙，搅匀，空腹啜之，温为佳。如是中湿，更入苡仁末二钱，增米作，中碗服。此粥大治手足四肢不遂，痛重不能举，有此证者，预防服之。

牛膝煮鹿蹄方（《太平圣惠方》）治脚气及风寒湿痹、四肢拘急。鹿蹄一具治如食法，牛膝四两去苗。上以豉汁同煮令烂熟，入葱椒调和，空心食之。

生姜大葱汤（《痹病论治学》）生姜、大葱、辣椒各9g。同面条煮食，趁热吃下，以出汗为度。有祛风散寒作用。

生姜粥（《痹病论治学》）祛风散寒。粳米50g，生姜5片，连须葱数根，米醋适量。用砂锅煮米作粥，生姜捣烂与米同煮，粥将熟加葱、醋。食后覆被取汗。

葱白粥（《饮食辨录》）祛风散寒。煮米做粥，临熟加入葱白，不拘食，食后覆被微汗。

姜葱羊肉汤（《痹病论治学》）治气虚畏寒、四末欠温、关节冷痛。羊肉100g，大葱30g。生姜15g，大枣5枚，红醋30g。加水适量，做汤一碗，日食一次。

酸枣仁粥方（《太平圣惠方》）治中风、筋骨风冷烦痹。酸枣仁半两炒令黄研末以三合浸汁，粳米三合。上件药，生以粳米煮作粥，临熟，下酸枣汁，更煮三五沸，空心食之。

醍醐方（《普济方》）补虚祛寒湿。醍醐60g。暖酒一杯和醍醐一匙饮之。

治寒痹：黑大豆1000g，松节200~300g，黄酒250g。用小火将黑豆煮至酥烂、收水晒干。每次50粒黑大豆，随时嚼食。每日3次。（《类风湿性关节炎的家庭自疗》）

治寒痹：以当年公鸡1只，鹿茸3~6g，用少量水在锅中焖熟，不放油盐，吃肉，喝汤两天吃完，可根据情况每隔一周或半月吃一次。夏天及热痹，伴有心脏病的患者勿用。（《类风湿性关节炎的家庭自疗》）

治寒痹：用刚刚开叫的公鸡1只，配生姜125~250g，切成小块，在锅中焖炖，不放油盐。会饮酒者可放少量酒，一天内吃完。可隔一周或半月服一次。（《类风湿性关节炎的家庭自疗》）

治寒痹：薏米50g，糖50g，干姜9g。先将薏米、干姜加水适量煮烂成粥，再调白糖服食。每天1次，连服1个月。（《类风湿性关节炎的家庭自疗》）

治寒邪偏盛，疼痛剧烈的寒痹：瘦猪肉100g，辣椒根90g，共煮汤，调味后服食。每天1次，连服5~7天。（《类风湿性关节炎的家庭自疗》）

治风寒湿痹，四肢挛急，脚肿不可践地：紫苏子二两，杵碎，以水三升，研取汁，煮粳米二合，作粥，和葱、椒、姜、豉食之。

（三）湿痹食疗处方

大枣薏米粥（《痹病论治学》）用于痹病脾虚湿胜、卫阳不畅、营阴不足。小米100g，薏米仁50g，大枣5枚。一回煮食一次代早餐为宜。

乌雌鸡羹方（《太平圣惠方》）治中风湿痹、五缓六急、骨中疼痛、不能踏地。乌雌鸡一双治如食佳。煮令熟，细擘，以豉姜汁椒、葱酱调称作羹，空腹食之。

苍耳药羹方（《太平圣惠方》）　治中风、头痛、湿痹、四肢拘挛痛。苍耳嫩苗叶一斤，酥一两。上件药，先煮苍耳三五沸，漉出，用豉一合，水二大盏半，煎豉取汁一盏半，入苍耳及五味，调和作羹入酥食之。

黑豆方（《太平圣惠方》）　治中风湿痹、筋挛急痛。黑豆半升煮令熟，酥五两。上件药相和令匀，不问食前后，吃一两匙。

薯蓣薤白粥（《痹病论治学》）　用于因脾虚不运，痰浊内生而导致的气虚痰阻之痹病。生山药100g，薤白10g，粳米50g，清半夏30g，黄芪30g，白糖适量。先将米淘好，加入切细山药和洗净半夏、薤白、黄芪，共煮，加适量糖可食服，不拘时间和用量。

野驼脂（《太平圣惠方》）　治中风湿痹、五缓六急。野驼脂一斤炼熟滤去滓。上件药，收于瓷合中，每日空腹，以煖酒一中盏，调下半匙。

治疗湿邪偏胜、重着酸楚的湿痹：五加皮50~100g，糯米500~1000g。将五加皮洗净，加水适量泡透煎煮，每30分钟取煎液1次，只煎取2次，再将煎液与糯米同煮成糯米午饭；待冷，加酒曲适量拌匀，发酵成为酒酿。每天随量佐餐食用。（《类风湿性关节炎的家庭自疗》）

（四）热痹食疗方

木瓜汤（《痹病论治学》）　通痹止痛。木瓜4个，蒸熟去皮，研烂如泥，白蜜1kg，炼净。将两物调和匀，放入净瓷器内盛之。每日晨起，用开水冲调1~2匙饮用。凡属湿热阻滞经脉而引起的筋骨疼痛，可服用此汤。

赤小豆粥（《饮食辨录》）　赤小豆30g，白米15g，白糖适量。先煮赤小豆至熟，再加入白米作粥加糖。

防风苡米粥（《痹病论治学》）　清热除痹。防风10g，苡米10g。水煮，每日一次，连服一周。

果汁饮（《痹病论治学》）　湿热痹痛，肝肾阴虚，热蒸汗出者，常服食梨、苹果、橘等之果汁。

治湿热痹：石榴皮150只，母鸡1只。将鸡去毛及内脏，切块，加石榴皮同煮汤调味服食。可连服数日。（《类风湿性关节炎的家庭自疗》）

治热痹：柳枝或西河柳50~100g，水煎服，每天1次，连服14天。（《类风湿性关节炎的家庭自疗》）

治热邪偏胜，红肿热痛的热痹：茄子根15g，水煎服，每天1次，连服数天。也可用茄子根（或白茄根）90g，浸入500ml白酒中，3天后服用。每次饮15ml，每日2次，连服7~8天。（《类风湿性关节炎的家庭自疗》）

治热痹：黄花菜根50g，将黄花菜根水煎去渣，冲黄酒内服，每天2次，连服数天。（《类风湿性关节炎的家庭自疗》）

（五）瘀血痹食疗方

白芥莲子山药糕（《痹病论治学》）　治疗脾胃气虚、健运失司，痰浊痹阻而导致的肢体痹痛、麻木沉重者。白芥子粉5g，莲子粉100g，鲜山药200g，鲜扁豆50g，陈皮丝5g，红枣肉200g。先将山药去皮切成薄片，再将扁豆、枣肉捣碎，与莲子粉、白芥子粉、陈皮丝共和，加适量水，调和均匀，蒸糕作早点食之，每次50~100g。

杭芍桃仁粥（《痹病论治学》）　痹病之血虚血瘀证。杭白芍20g，桃仁15g，粳米60g。先将杭白芍水煎取液，约500ml；再把桃仁洗净去皮尖，捣烂如泥，加水研汁，去渣；上二味之汁液，同粳米煮为稀粥，即可食用。

参芪橘杏饮（《痹病论治学》）　治疗因气虚痰浊闭阻所致的各类痹病。人参5g（或用党参20g），黄芪30g，橘皮10g，杏仁10g，丝瓜60g。以上适量水共煮20分钟，去滓，不拘时间和用量，代茶饮之。

桃仁粥（《多能鄙事》）　有活血祛瘀、通络止痛之功效。桃仁15g，粳米160g。先把桃仁捣烂如泥，加水研汁，去渣，用粳米煮为稀粥，即可食服。

治瘀血痹。海雄蟹1个，蓖麻细嫩叶15g，黄酒适量，炖服。（《食物疗法》）

（六）腰膝痹食疗方

牛膝叶粥（《太平圣惠方》）　治风湿痹、腰膝疼痛。牛膝叶一斤切，米三合。上于豉汁中相和，煮作粥，调和盐酱，空腹食之。

羊肾馄饨方（《太平圣惠方》）　治肾气虚损、腰脚疼痛。五味子、山茱萸、干姜炮裂、川椒去目及闭口者微炒去汗、桂心各一两。上件药，捣细罗为散，每日取羊肾一对，去脂膜细切，入散二钱，木臼内杵如泥作踏用，和面捻作馄饨，以水熟煮，和汁食之。

羊脊骨羹方（《太平圣惠方》） 治肾脏风冷、腰脚疼痛、转动不得。①羊脊骨一具槌碎，葱白四握去发切，粳米四合。上以水七大盏，煎骨取汁四大盏，漉去骨，每取汁二大盏，入米二合，及葱白椒盐酱作羹，空腹食之。②羊脊骨一具槌碎以水一斗煎取三升，羊肾一对去脂膜切，粟米二合，羊肉二两细切，葱白五茎去发。右炒肾肉断血，即入姜葱五味，然后添骨汁，入米重煮成羹，空腹食之。

参蒸鳝段（《中国药膳学》） 用于肝肾虚损、腰膝酸疼、步履乏力及风湿关节冷痛、重痛。大鳝鱼100g，党参10g，当归5g，熟火腿150g，软棉纸1张，食盐6g，绍兴酒30g，胡椒粉2g，生姜20g，葱20g，味精2g，清鸡汤500g。当归、党参洗润后切片待用。将鳝鱼剖后除去内脏，用淡水洗去血污再用水稍烫一下捞出，刮去黏液剁去头尾，再把肉剁成6cm长的段，熟火煺切成大片，姜、葱洗净后切成姜片、葱段待用。锅内注入清水，下入一半的姜、葱、绍酒，烧沸后把鳝段下入锅内烫一下捞出，装入汤罐子内，上面放火腿、党参、当归，加入葱、姜、绍酒、胡椒粉、食盐，灌入清鸡汤，盖好盖，把棉纸浸湿封平口，上笼蒸约1小时，取出启封挑出姜、葱，加味精调好时即成。

梅实仁粥方（《太平圣惠方》） 治腰脚疼痛、不可转侧。梅实仁半两研令细，米二合。上煮米令半熟，即下梅实仁相和，搅令匀，候熟，空腹食之。

桂心酒粥方（《太平圣惠方》） 治肾脏虚冷、腰脚疼痛不可忍。桂心半两末，好酒一升。上煖酒和桂心末，空腹分为二度，搅粥食之。

猪肚炙方（《太平圣惠方》） 治下焦风冷、腰脚疼痛、转动不得。猪肚一枚汤洗作炙，酒一升，附子半两炮裂去皮脐杵末。上以椒葱盐酱并酒、附子末拌和，煮作角炙，空腹食之。兼饮酒一两盏，勿令过度。

婆罗粥方（《太平圣惠方》） 治肾脏风冷、腰脚疼痛。牛膝一两去苗剉碎酒浸一宿，白面四两。上将牛膝于面中拌，作婆罗粥，熟煮十沸，滤出，则以熟水淘过，空腹顿食之。

豉酒方（《太平圣惠方》） 治下焦风湿、腰脚疼痛、行走无力。豆豉二合，附子半两炮裂去皮脐捣末，薤白一握切洗去滑，川椒五十粒去目及闭口者。上件药相和，炒至薤熟，投于三升酒中，更煎四五沸，每取一小盏，搅粥食之。

枸杞羊肾粥（《圣济总录》） 治阳气衰、腰脚疼痛、五劳七伤。枸杞叶一斤，羊肾一对（细切），葱白十四茎。上四味细切，加五味煮粥，如常法，空腹食。

治腰痛：用补骨脂、小茴香为末，用猪腰子一对，劈开掺药纸裹水洗，火煨令熟，去纸，细嚼，好酒送下。（《种杏仙方》）

治腰痛：用人脊骨烧存性为末，每二钱烧酒调空心服。

治腰脚疼痛、拜跪艰难：元参一两，熟干地黄一两。右件药，捣罗为末，每于药末三钱，盐一钱，面两匙，相和水溶擀作馎饦每日空心煮食之。（《太平圣惠方》）

治腰膝疼痛：胡枝子根、猪瘦肉各二两，黄酒半斤。开水一碗冲炖，分二服。

治肾虚腰痛：刀豆根一两，水煎去渣，将药液与糯米适量炖服，每日一次。（《江西草药》）

治肾阳虚腰膝冷痛之寒痹：狗（或羊）脚肉连骨2kg，植物油、生姜、葱白少许，桔皮干2只，桂皮10g，花椒少许，红干辣椒1只，黄酒、细盐、酱油适量；冬季再加麻黄10g，附子10g。小火烧至狗（羊）肉酥烂，作佐膳食。（《类风湿性关节炎的家庭自疗》）

（七）其他痹食疗方

马齿苋粥（《本草纲目》） 治痹消肿，马齿苋粥。

木耳乌鸡汤（《痹病论治学》） 治痹久血虚、麻木重痛、出冷汗、不耐寒冷、手足发热。乌骨鸡1只，黑木耳20g，生姜20g，红醋50g。加水适量煮，一日服食二次，一剂两日服完。

牛筋汤（《偏方大全》） 疗筋骨酸软乏力。牛筋50g，续断、杜仲各15g，鸡血藤50g。水煎，食筋饮酒。

牛髓膏子（《饮膳正要》） 治皮痹日久、肺脾肾气阴俱虚者。黄精膏150g，地黄膏160g，天门冬膏30g，牛骨头熬取油60g。将三种膏药与牛髓骨油合拌搅冷定成膏，晨起空腹用温黄酒调一匙食。

五味子汤（《饮膳正要》） 治肺肾气阴两虚之证。北五味子5g，紫苏梗6g，人参6g，沙糖100g。将三药用水煮汁，去渣，加沙糖，随意代茶饮。

白木耳桂圆汤（《痹病论治学》）　治寒热错杂痹证。白木耳200g，桂圆肉100g。先将木耳浸透洗净去蒂，煮沸后文火熟至半酥，入桂圆肉，再共煮至白木耳烂，桂圆肉均出味为度，每日早上两匙烧热服用。

石英水煮粥（《太平圣惠方》）　治肾气虚损、阴痿、周痹风湿、肢节中痛、不可持物。白石英二十两，磁石二十两并槌碎。上件药，以水二斗，器中浸，于露地安置，夜即揭盖，令得星月气，每日取水作羹粥，及煎茶汤吃。皆用之。

补虚正气粥（《圣济总录》）　治脾虚肌痹证。先将炙黄芪（30~60g），人参（3~5g）或党参（5~30g），切成薄片，用冷水浸泡半小时，入砂锅煎沸，后改用小火煎成浓汁，取汁后，再加冷水，如上法煎取二汁，去渣，将一二煎药液合并，分两份于每日早晚同粳米（60~90g）加水适量煮粥。粥成后，入白糖少许，稍煮即可。人参也可制成参粉，调入黄芪粥中煎煮服食。若方中加苡仁15g，则可除湿蠲痹，兼顾祛邪。

防风粥（《千金月令》）　用于脾虚肌痹症、肌肉关节酸楚疼痛者。防风（10~15g），葱白（2茎）。煎取药汁，去渣。粳米（30~60g）煮粥，待粥将熟加入药汁，煮成稀粥。

复方闹羊花侧根药蛋（《痹证通论》）　治骨痹。①鲜闹羊花侧根500g，牛膝50g，甘草60g，鸡蛋10个。初次服药及年老体弱者慎用。②鲜闹羊花侧根625g，牛膝90g，甘草90g，竹鞭笋60g（竹鞭笋为旱竹根部、横卧土中之茎的嫩尖部，即鞭笋），鸡蛋10个。适用于服上方无反应者。将鸡蛋煮熟后，去蛋壳，放入药物，文火熬6天6夜，待蛋白变黑，蛋黄微黑即可，蛋即是药。每天蒸一个蛋，早饭后吃，应注意蛋的温度，以不烫手为宜，10天为1个疗程。每疗程间隔7天，服药期间禁食肉类、鱼类及发霉有刺激性的食物，吃药蛋后如有过敏现象，可选下列一方：①绿豆120g，生姜5片，水煎服；②生甘草60g煎汤，鸡蛋3个用汤冲服；③六月雪、绿豆各30~60g，水煎服。

荆芥粥（《饮膳正要》）　治皮痹初起，体质壮实者。荆芥30g，薄荷30g，豆豉30g，白粟米50g。先以水煮三药，去滓取汁，用汁煮米成粥，空腹食之。

神仙粥（《食物疗病常识》）　用于脾虚肌痹兼风寒表证而全身酸痛的患者。先将淘净后的糯米（50~100g）与生姜（3~5g），同入砂锅内煮一二沸，再放进葱白（5~7茎），待粥将成时，最后加入米醋（10~15ml），稍煮即可。

润肠治痹粥（《本草纲目》）　润肠治痹。胡椒粥、胡麻粥、郁李仁粥。

桂浆粥（《粥谱》）　治脾虚肌痹证。肉桂（2~3g）煎取浓汁，去渣，粳米（30~60g）煮粥，待粥煮沸后，再加入桂汁及红糖（适量），同煮为粥。

桑枝鸡汤（《偏方大全》）　益精髓，祛风湿，利关节。治风湿性关节炎。老桑枝60g，老母鸡1只，盐少许。将桑枝切成小段，与鸡共煮至烂熟汤浓，用时加盐调味，可饮汤吃肉。

猪皮胶冻（《药膳食谱集锦》）　治疗痹证晚期之贫血以及各种出血。猪皮1000g去毛，洗净，切成小块，放在大铝锅中，加水适量，以小火煨炖至肉烂透、汁液稠粘时，加黄酒250ml，红糖250g，调匀即可停火，倒入碗盆内，冷藏备用。

治顽痹、下肢肌萎筋挛者：薏苡仁、木瓜、伸筋草、千年健各60g，用纱布包好，与猪脚1~2只，放入瓦煲中，再放适量水，小火煨烂。去渣，不放盐，吃肉喝汤，分两次食用。（《类风湿性关节炎的家庭自疗》）

治顽痹：鲜鳝鱼（拇指粗者）10条，黑豆500g，共捣烂风干，每日服10g。（《类风湿性关节炎的家庭自疗》）

治肩肘痛不能上举的顽痹：童子鳝鱼0.5kg（阴干），白酒1kg，浸泡一月后饮酒，每日二次，每次食一匙，2个月为1个疗程。（《类风湿性关节炎的家庭自疗》）

治筋骨痛：干茜草头，每次八钱，合猪脚节炖服。（《泉州本草》）

治筋骨痛及腰椎病：羊胫骨1根，黄酒适量。将羊胫骨用火烤至焦黄色，捣碎研末，每饭后以温黄酒送服5g，日2次。（《偏方大全》）

治风湿关节痛：香椿子炖猪肉或羊肉服。（《四川中药志》）

治风湿性关节炎：南蛇藤根一两和猪脚一个，合水、酒各半炖食。（《泉州本草》）

三、注意事项

（1）食疗应少量多餐，细水长流，切忌一次食用过多，以免消化吸收不良。

（2）应注意保护脾胃功能。

第二章　推拿疗法

推拿疗法即按摩疗法，是采用按摩法刺激患者体表的一定部位，运动患者的肢体进行治病的一种疗法。按摩术的历史悠久，在远古时候，大约是直觉地用手在人体损伤或疼痛部位摩擦或抚摩，奇异地发现可以缓减或解除疼痛，这是按摩术的肇端。有文字记载，在神农、黄帝时代就开始用按摩治病。《黄帝内经》在《素问·血气形志篇》载："形数惊恐，经络不通，病生于不仁，治之以按摩醪药。"《周礼注疏》曰："扁鹊治赵太子暴疾尸厥之病使子明饮汤，子仪脉神子游按摩。"关于推拿名称的由来及手法，《素问·血气形志篇》说："按谓以手往下抑，摩者谓徐徐揉摩之也。"《医宗金鉴》："推者谓之以手推还旧处，拿者，两手或一手捏定患处，酌其轻重，缓缓焉复其位也。"作为一种防病治病的重要手段，推拿疗法发展很快，隋·巢元方的《诸病源候论》、唐·孙思邈的《备急千金要方》每卷都有按摩的记载；宋代《圣济总录》有按摩专章，宋徽宗时所著《按摩疗法》，可谓第一本专著；明·周岳辑著《小儿推拿秘诀》，龚云林著《小儿推拿活婴秘旨》；清代出现了更多的专著，如熊运英的《推拿广意》、夏详宇的《保赤推拿法》、骆潜庵的《推拿秘书》，还有《推拿易知》《推拿全书》……约10余种。近现代推拿疗法迅速发展，不仅在民间广为流传，而且不少医院设立了推拿专科，还成立了推拿专科医院，全国不少高等中医药院校设有推拿专业和推拿学校，专门培养专业推拿人员。与此同时，有关专著不断出现，推动了推拿疗法的普及和发展。推拿治病的机制，《素问》曰："按摩可使筋节舒畅，血脉流通，盖按其经络，则郁之气可通，摩其壅聚，则瘀结之肿可散也。"《素问·阴阳应象大论》曰："慓悍者，按而收之。"王太仆注："慓疾也，气候疾利，按之以收敛也。"《素问·举痛论》曰："寒气客于背俞之间，则脉泣，脉泣则血虚，血虚则痛……按之则热气至，热气至则痛止矣。"按摩的作用，首先是通经络、畅气血，

而具有消瘀、行滞、散肿、止痛的功效，并有增进局部营养、防止肌肉萎缩废用、促进颜瘢痕变软和损伤修复的作用。其次能调补气血、固本复元，气血流通便是补的结果。

一、操作方法

（一）推拿要领

施行推拿疗法，应由轻渐重，由点到面，由慢而快，由短至长。即推拿从主要部位开始，有计划有步骤地渐渐扩展；用力必须由轻渐重，逐渐升级，以使患者能忍受为度，切忌暴力，以免造成骨折或损伤软组织；推拿速度应由慢渐快，以患者无不适为度。

手法的运用及熟练程度直接影响治疗效果。手法要求柔和、均匀、有力、持久，从而达到"深透"作用。柔和即手法轻而不浮、重而不滞、用力而不发生硬粗暴；均匀即手法动作有节奏、速度不要时快时慢、压力不要忽轻忽重；有力即手法具有一定的力量，这种力量要根据病人体质、病症、部位等不同情况而有所增减；持久即手法能持续运用一定时间，而患者不感觉疲劳。在治疗某疾病时，一般都要采用多种手法，互相配合应用。

（二）基本手法简介

随着医学的发展，推拿手法已由前人几种较简单的手法，发展到目前几十种具体的手法。由于推拿手法种类多，学派不一，名称也不统一。有的手法动作相似，但名称不同；有的名称相同，而动作却不一样。现将按摩手法中几个常用的基本操作手法介绍于下。

1.推法　分指推和掌推。指推：用大拇指端，着力于一定的部位上。沉肩、坠肘、悬腕，通过腕部的摆动和拇手关节的屈伸活动，使产生的力持续地作用于经络穴位上。掌推：掌着力于一定部位上，进行单方向的直线推动。指推刺激量中等，接

468

触面积较小，可应用于全身各部穴位。掌推接触面积较大，可在身体各部位使用。有通经络、活气血的作用，适用于躯干四肢疾病。

2. **拿法**　用拇指和食、中两指，或用大拇指和其他四指对称的用力，提拿一定部位和穴位，进行一紧一松的拿捏。拿法刺激较强，常配合其他手法使用于颈项、肩部和四肢等穴位。对颈部发硬、关节、筋骨酸痛等症，常用本法作配合治疗。具有祛风散瘀、通经活络、缓解痉挛等作用。

3. **按法**　用拇指或掌根按压一定部位，逐渐用力，深压捻动，按而留之。按法是一种强烈刺激的手法，常与揉法结合使用。拇指按法适用于全身各部穴位；掌根按法常用于腰背及下肢部。具有通络止痛、放松肌肉、矫正畸形的功能。

4. **摩法**　用手掌面或指面附于一定部位上，以腕关节连同前臂作环形的有节律的抚摩。摩法刺激轻柔缓和，具有祛风散寒、舒筋活络、祛瘀止痛的作用。

5. **擦法**　用手掌面、鱼际部分着力于一定部位上，进行直线来回摩擦。擦法是一种柔和温热的刺激，具有通经活络、行气活血、消肿定痛、调理肠胃的作用。

6. **拍打法**　用掌或拳及钢拍儿拍打体表。对风湿酸痛、肌肉萎缩、肢端紫绀症、肢体麻木、肌肉痉挛等用本法配合治疗。具有调和气血、强筋壮骨、消除疲劳等作用。

7. **搓法**　两手掌面对称，夹住患者肢体一定部位用力来回搓动，动作要快，移动要慢，用力要柔和均匀。具有舒松经络、调和气血的作用。

8. **揉法**　用一指、数指、手掌或握拳等方式揉。揉动时手要紧贴皮肤，使患部的皮下组织随着揉动而滑动，幅度逐渐扩大，压力轻柔。适用于全身各部。具有消肿止痛、祛风散热等作用。

9. **摇法**　用一手握住关节近端的肢体，另一手握住关节远端的肢体，作缓和回旋的转动，或用手掌或手指压住某个部位进行摇动。本法适用于四肢关节，是治疗运动功能障碍、关节强硬屈伸不利等症的常用手法，也用于其他部位。具有滑利关节、韧带及关节囊的粘连、松解关节滑膜、增强关节活动的作用。

10. **扳法**　用双手或双臂以方向相反的力量，用脆劲扳动或扭转患部，用时可听到响声。使用扳法时，动作必须缓和，用力要稳，双手动作要配合

得当，步调一致。有纠正肢体畸形、松解粘连、滑利关节等作用。

11. **捻法**　用拇指与食指对称地捻动，如捻线状，用力均匀，动作缓和着实。适用于四肢末梢小关节。具有疏通关节、畅行气血的作用。

12. **㨰法**　将掌指关节略为屈曲，以手掌背部近小指部分，紧贴于治疗部位上，有节律地连续摆动腕掌部，进行前臂旋转和腕关节屈伸的协调运动，使手掌部呈来回滚动，将所产生的力量通过接触面均匀地作用在施术部位上。具有疏通经络、舒展筋脉、行气活血等作用。

二、适应证

按摩的适应范围很广，外可用于筋脉、筋肉、骨骼、关节之损伤和痹、痿、瘫、痉、痛、麻木诸证；内可调节脏腑的气血、虚实、阴阳，诸如脾胃运化不良、脘腹胀满作痛、便秘等，均可用之。推拿治疗痹病是行之有效的方法。兹介绍几种常见痹病的推拿治疗。

1. **颈椎病**　患者取坐位，头稍向前俯使颈部充分显露（体弱者可取俯卧位，胸部垫枕）。医者先用拇指沿督脉自风府、哑门至大椎反复按揉（主要按揉酸胀点）。再沿两侧膀胱经按揉天柱、大杼的酸痛区及小肠经的肩中俞、肩外俞、天宗等穴的分布区（天宗穴可出现触电感）。以上部位亦可用㨰法。颈项部采用摇法配合牵拉法。操作时向左右摇转数次，动作须轻巧、柔和、徐缓，切不可用力过猛。用力大小及摇转幅度以患者能耐受为度。

2. **肩关节周围炎**　患者坐位，医者站于后，在颈部及肩胛部用㨰法或推法，配合拿按肩井、天宗等穴位和患肢被动活动肩关节，如前屈、内收、后伸、内旋、外旋、外展、上举。作后三个动作时宜同时作患肢的划圈动作，使活动范围逐步增加，以避免暴力，并用摇、搓、抖肩部结束操作。

3. **腰椎间盘突出症**　①令病人俯卧、免枕、头偏一侧。叠掌揉腰骶关节区，分掌揉两侧臀部，拇指压揉腰椎旁压痛点，再分别以掌压腰肌及臀肌，空拳捶拍臀部、腿后部至足跟部。然后扳腿，用一手按压腰、骶部，另手托起对侧膝股部，使腿伸展到最大限度时，再用脆劲伸扳一下即放；以同样手法扳另侧腿。②病人侧卧，下腿伸直，上腿屈曲。行侧扳法，用一手或肘压下臀部，另手或肘压于肩锁部前方，逐渐扭转腰部达最大限度时，突然用

脆劲压一下，有响声即放松，再换另侧卧，用同样扳法。③病人仰卧，行展筋法。即持腿作直腿抬高试验动作，先使腿在外展位伸直抬高，然后在中立位，最后在内收位，均连续作几下。④最后让病人俯卧，揉腰及两臀部，并压推几下。

4. 坐骨神经痛 与腰椎间盘突出症的治疗相同。

5. 慢性腰肌劳损（老伤、劳伤） 根据患者伤势不同，可采用不同的手法。①患者取俯卧位，先用揉法施于患部及其周围。次用拇指推摩法，施于同上部位，重点在压痛处。再用掌根推摩法，施于同上部位。继续用按法，重点在压痛点及有关穴位，如肾俞、命门等。随后用摩法加以调和。②患者取坐位。第一步，医者一手扶患者肩部，一手用揉法或摩法施于患部，同时配合做腰部前屈后伸的辅助活动。第二步，先做腰部左右回旋三四次。再以摩法结束。必要时加以平推。可配合局部热敷。

6. 风湿性膝关节炎 ①患者取俯卧位，第一步先用揉法，后用拇指推摩法，施于大腿至小腿后区，重点在腘窝。第二步指按委中和承山穴。②患者取仰卧位，第一步用揉法，施于大腿至小腿前区，重点在膝关节周围。第二步用拇指推摩法，施于膝关节周围。继而指按膝眼、阴陵泉、阳陵泉、鹤顶、足三里。第三步先用掌根揉法，揉膝盖髌骨，使其左右滑动。最后进行膝关节屈伸辅助活动。③必要时，增加平推手法，施于膝部内外两侧，以透热为度。

7. 类风湿关节炎

（1）患者取仰卧位，第一步用揉法，施于上肢，即从肩部至腕部到掌指，重点在内侧。第二步先用拇指推摩法，后用拿法，施于同上部位，重点在各关节周围。第三步用指按法，按肩内俞、曲池、少海、手三里、合谷等穴；指间关节用捻法，配合各关节屈伸、左右旋、牵引等辅助活动。

（2）患者仰卧位，第一步用揉法，施于下肢大腿前部及内外侧经膝部至小腿。第二步先用推摩法，后用双手拿法，施于同上部位，重点在各关节周围。第三步用拇指按法，按鹤顶、膝眼、阳陵泉、足三里、解溪等穴。第四步先用揉法，施于足背及趾部。随之用捻法，捻趾关节，配合踝关节屈伸、内外翻以及屈膝、屈髋、摇髋等辅助活动。

（3）患者取俯卧位，第一步先用揉法，后用推摩法，施于臀部、大腿后侧至小腿后侧。第二步先肘按居髎、环跳，指按委中、承山，同时拿昆仑、太溪等穴。随之用摩法，加以调和。最后进行"后提腿"和膝关节向臀部屈伸等辅助活动。

（4）患者取坐位，第一步医者右脚踏在患者坐的凳子边缘上，将患者上肢提起置于医者膝上，用揉法施于前臂至肩部，重点在外侧。第二步用摇法，环转摇动肩关节、腕关节，各五六次。第三步搓患肢，从上臂至前臂往返五六次。随之拿肩井穴，并拍肩结束。

8. 强直性脊柱炎

（1）患者取俯卧位（胸前和下腹部分别垫上软枕头，使腰部悬空）。第一步先用掌按法、沿脊柱及两侧从上到下至骶髂部往返揿压五六遍，然后抽出垫枕用揉法施于同上部位，并配合"后提腿"辅助活动。第二步用推摩法，施于脊柱及两侧，重点在两侧旁，每侧往返五六遍。第三步先用揉法施于腰骶部、臀部和大腿后侧。继用肘按法，施于腰骶部及双侧骶髂关节以及肾俞、命门、腰阳关、居髎、环跳、八髎等穴（胸椎有病变者，还可增加适当的穴位）。随之用摩法加以调和。

（2）患者取坐位，身向前俯，第一步用揉法施于脊柱及其两侧至腰骶部，同时配合腰部前俯后仰的辅助活动。第二步进行腰部左右回旋辅助活动。随之拍腰骶部结束。

对病变发展到胸椎、颈椎的患者，除使用上述各种手法外，还可嘱患者两手扣紧抱于后枕部，术者站在后面，以膝抵住患者背部，两手握住患者两肘向后牵引，作扩胸的辅助活动。随后用揉法施于颈项两侧及肩部，同时配合颈部左右回旋及俯仰活动。最后拿肩井穴并拍肩结束。

三、禁忌证

妊娠期间、皮肤溃烂、恶性包块以及脘腹疼痛拒按的局部；局部有急性静脉炎、淋巴管炎及各种皮肤病（如皮炎、湿疹、痤疮、局部化脓、溃疡等）时，禁用此法。

四、注意事项

（1）治疗时必须在病人保持身心安静、肌肉与关节松弛的状态下进行。

（2）过饥、过饱时不宜使用本法。

（3）推拿可与物理疗法、练功体操等结合使用，效果更佳。一般先行理疗，再推拿，最后做运动。

第三章　气功疗法

气功古称导引、吐纳、练气等，是中国古代养生学的重要组成部分，是一种通过练气和练意，达到自我身心锻炼和强身健体的活动。其中用于治疗目的的，称为"气功疗法"。据《吕氏春秋·古乐篇》记载：远在陶唐氏（尧所属的氏族部落）之始，天多阴雨，河水泛滥，潮湿阴冷，引起人们的气滞血瘀，筋骨蜷缩不舒，"故作舞以宣导之"（作舞为古代导引的最初形式）。老子《道德经》有"虚其心，实其腹"，"绵绵若存，用之不勤"，"专气致柔"的记载。《庄子·刻意》有"吹嘘呼吸，吐故纳新"之语。这是气功的呼吸、意守、运气功法早期的记载。同时，医家也将其引入以防病治病。《黄帝内经》云，"恬淡虚无，真气从之，精神内守，病安从来"，"其病多痿厥寒热，其治宜导引按跷。"汉·张仲景在《金匮要略》中主张用导引治病，如"四肢才觉重滞，即导引吐纳……。"至隋朝，巢元方在《诸病源候论》中已记有各种导引方法 260 余种以治病，如"治四肢疼闷及不随……安心定意，调和气息，莫思余事，专意念气，徐漱醴泉"等。后世医家，吸收先贤精华，又受道家、佛教，其他学科的影响，对气功方法又有不少改进，并形成不少流派。至今，总的来说，气功可分为动功和静功。气功种类如：内养功、强壮功、松静功、因是子静坐法、真气运行法、逆腹式呼吸法、气功自我控制疗法、周天功、保健气功、吐纳功、关节活动功、导引健身桩、气功搬运法和气功运气法、站桩功、动桩功、长寿功、固精功、保健功、延年益智功、正玄功等，本书只介绍气功的一般练法及与防治痹病较密切的功法。

一、气功的基本法则

1. 调身（姿势） 是指通过调整身体姿势，使其放松舒适，为下述的调心、调息打下基础。所谓"形不正则气不顺，气不顺则意不宁，意不宁则气散乱"，故调身为练功之关键。常用的姿式有平坐、自由盘膝、单盘膝、仰卧、侧卧、站式、走式等。

2. 调心（入静） 精神内守使之入静，是气功最基本的功夫。练功效果优劣，一般取决于入静的深度。入静是指一种稳定的安静状态，排除杂念，使神情进入一种虚空、轻松愉快的境界，对外界刺激的感觉减弱，甚至连位置或重量感也消失。这样就可使全身形体放松、气血调和、经络疏通、精神充沛，从而调动人体之潜在能力，发挥自我调节功能，达到防病治病的目的。常用入静方法有：意守法、随息法、数息法、默念法、听息法。

3. 调息（呼吸） 是指通过调通人体之内气，使之逐步聚集、储存于身体某一部位，逐步循经络路线运行，以疏通经络气血。其方法有：自然呼吸法、深呼吸法、腹式呼吸法、口吸鼻呼法、胎息呼吸法等。

二、治痹专用气功

王兆铭主编的《中西医结合治疗风湿类疾病》载有治痹专业气功，兹介绍如下。

（一）放松功

放松功是有意识地依次注意身体各部位，结合默念"松"字，逐步将全身调整得自然、轻松、舒适，从而调和气血，协调脏腑疏通经络，增强体质，祛病延年。①姿势：卧式、坐式、站式均可。②呼吸：采用自然呼吸，亦可呼气时默念"松"字（或"送"字）。③意念：一般采用"四线放松法"，将全身分成四条线，顺序放松，好象温水淋浴一样从头到脚似流水般逐一放松，并结合呼气默念"松"字（或"送"字）。第一条线（两侧）：头部两侧→颈部两侧→两肩→两上臂→两肘→两前臂→两腕→两手十指，然后意守中指尖两分钟。第二条线（前面）：面部→颈部→胸部→腹部→两大腿前侧→两膝→两小腿前侧→两足背→两足十趾。意守足大趾两分钟。第三条线（后面）：后头部→枕项部→背部→腰部→两大腿后侧→两侧腘窝部→两小腿后侧→两足底。意守涌泉穴 3~5 分钟。第四条线（中央）：清气由百会贯入冲涮大脑，使之清新如洗，再灌注体腔放松五脏六腑，然后由会阴分至两大腿长骨骨髓腔出涌泉。根据练功的实际需要，每次做 2~3 个循环。在"四线放松功"基础上，可进行部位放松法。按头部→颈部→胸部→腹部→下肢直至足底涌泉穴，各部位顺序放松，将全身从头到脚笼统地似流水般依次放松。

（二）自然松静法

不拘任何姿势，行、站、坐、卧均可练习。全身自然放松，以自己感到最舒适、最轻松、最自然为原则，呼吸平稳，勿须意守，亦不用引气，无任何意念，只须使大脑处于最佳的净化状态，以充分发挥大脑元神的自我调整、自我修复功能，使疾病消除。也可在练功开始时，想一下"我和天地统一，和茫茫宇宙融为一体"，然后则不再有任何意念，只须将精神和形体完全放松即可。初练功时，静不下来，也不要管它，只要有一个练功的念头就行了，爱想什么就想什么，顺其自然。只要坚持慢慢练习，入静程度就会逐渐加深，治疗效果亦会慢慢提高的。

（三）站桩功

站桩功有多种站法，这里介绍的是武术家王芗斋先生所总结的"意拳站桩功"，这是一种形体、精神同时锻炼的静功。它一方面能使中枢神经得到充分休息，使大脑处于最佳状态，从而调动机体的巨大潜力，发挥全面的"自我调整"作用。另一方面，可锻炼形体，促进血液循环，增强新陈代谢，使五脏六腑、四肢百骸得到充分灌溉，因而生机旺盛，祛病延年。

功法操作要领：站桩可分为站、坐、卧三种形式。一般以站为主，锻炼要精神集中，思想安静，凝神定意，扫除万虑，周身放松，舒适得力，四肢、关节、躯体、内脏都尽可能放松，但要"松而不懈"，既能维持姿式，又不得用力，呼吸均匀自然，切忌人为造作。

1. 姿势 （1）站式：可有几十种，最常用抱球式。两足平行开立如肩宽，头颈中正，虚领顶劲，躯干保持与地面自然垂直，臀部略下坐，膝微曲，二目平视或微闭，唇齿相着，面部放松，双手慢慢移至胸前，手心向内如抱球状，五指放松微曲，两侧手指间约距 2~3 拳远，高不过乳，低不过脐，虚腋，垂肩，坠肘，松腕，注意全身各部位的充分放松。①面松：似笑非笑，眉头舒展，额肌放松。②口松：唇微闭，上下齿轻合，不要扣紧，舌自然放平，不抵上腭。③目松：凝视平远，微闭。④颈松：似头部漂浮在水中。⑤背松：略有拔意，不后驼。⑥胸松：略有含意，不内陷。⑦腹松：腹微内收，似尿非尿。⑧腰胯松：臀部略下坐，似靠一高凳上，但不可坐实，即使随时将高凳移开，仍能保持原有姿势。似坐非坐，似靠非靠，尾闾内收，似有托起小腹之意。胯关节内收（掖胯）。⑨膝松：膝微曲，膝关节投影不得超出脚尖。⑩足松：重心放在两腿间，两足平均用力。⑪肩松：垂肩，锁骨向下松沉。⑫肘松：肘尖斜垂，肋骨向下松沉。⑬腕松：五指分开，五指微曲，掌心空。⑭臂松：如抱纸球，腋半虚，臂半圆，远不过尺，近不贴身，在此范围内，手的位置可自如变动。这些要求，不可一味追求，最好是逐步自然形成。这一桩式的意念，设想胸前抱有一极薄的纸球或气球，用力抱要瘪，要破。无心抱则球可跑掉，要以双手、双臂和胸腹来体察，感受这一"球"的存在。用意不用力。（2）坐式：多采用端坐式和靠坐式。①端坐式：端正地坐在床或椅凳上，两脚站平分开，与肩同宽，全脚着地，胯、膝、踝三个关节均呈 90°角，两手置大腿部，手心可向上或向下。臂半圆，腋半虚，亦可仍用抱球式，其他要领同站。②靠坐式：靠坐在沙发或扶手靠背椅上，头可靠在椅背上，两手可取抱球式或平放在大腿上、沙发扶手上，五指分开，勿用力，姿式不可反复调换，两腿分开，斜伸，勿用力。足跟着地，脚掌翘起。余同上。（3）卧式：①仰面平卧床上，枕头以舒适为度，两足分开如肩宽，两脚自然平放，两臂置于体侧床上，五指分开如扶按球状，意念是身下棉絮松软，非常舒适。亦可两腿屈曲两足着床，两臂仍呈抱球状，两手位于乳房稍下侧，累了可让肘部着床。②侧卧：一般多取右侧卧，下面的腿自然伸直，上面的腿自然屈曲，上面的手自然放于大腿上，下面的手臂微曲，置枕头旁，五指分开微曲，有如托握一个球状（不可握拳）。

2. 意念的运用 各势的意念活动如前述。若感到周身放松有困难，可以设想身在浴盆中的感觉，或仰卧于水中，头面露于水外，身体随水漂浮，练习稍久后，则会感到身体漂浮，内外放松，四肢内脏无处不轻松舒适。或设想站在淋浴喷头下，温度适宜的小水珠从头到脚流遍全身，根据毛发都可以感知清风往返和轻拂舒畅，进而亦可逐渐摸索在水中或大气中，感受水或大气的阻力与浮力，即是"在大气中游泳"之意。意念活动的选择，要适合自己的实际情况，不可强求，不可急躁。初学者往往越想放松反而愈紧愈僵。其关键在于必须做到自然。全身放松包括精神、肢体两方面。首先应从精神放松入手。练功时总在琢磨姿势对不对，实际思想则处于紧张状态，肌肉反而不能放松。反之，如果自认为是在湖滨公园散步，观赏优美的景色，呼吸着清新的空气，这时的思想和肌肉将自然进入练功的放松状态了。

3. 呼吸 在自然呼吸基础上逐步达到匀、细、深、长，最后可能完全忘掉呼吸。

站桩功一般每天站 2~3 次，开始每次十分钟左右，逐步延长到 30~40 分钟，病情较重者可少量、多次练，其中可穿插几次坐、卧式，以免劳累。

（四）关节活动功

预备：两脚平行开立，稍宽于肩，双膝微屈，松肩松髋，头身中正，面部放松，似笑非笑，两目平视，由上而下全身依次放松，呼吸自然平稳。

1. 托天柱地 双手劳宫相对似持球状，自体前举至与肩平，屈肘至胸前合掌，两手上下分开，左手上托，右手下按，掌心突出，意守两手劳宫。双手缓慢收回至胸前，手心相对，再上下分开，右手上托，左手下按，似托天柱地状，如此反复，左右各作 3 次。

2. 碧海腾蛟 意想自己似碧海中一蛟龙，灵活、矫健、富有活力。动作为：两手掌心向上，自体前抬起，然后翻掌向下向外，旋臂向后，似蛙泳状。双手再向体后，由腋下转向前伸，变掌心朝上，掌心向后时劳宫吸气，转向前时，十指呼气（手指有病者，可同时作逐指依次运动）。躯干脊柱与两臂动作呈反向争力蠕动，反复 6 次。然后身体做前后波浪运动。力发于足踝而至膝、髋、腰、脊、肩、肘。手臂随身体的波动而前后划动，似蝶泳状反复 6 次。双手自体侧抬至头顶，向百会贯气，导至丹田或涌泉。

3. 收清排浊 双手掌心向下自体前缓缓提起，然后下按，掌心外凸，意在劳宫，反复 3~6 次。双手再提至肩平时，掌指再上翘成 90°，突出掌心，

以柔力收推 3~6 次。然后松腕，两臂左右分开呈一字形，掌指上翘成 90°，坐腕推掌，如法再柔力收推 3~6 次，两臂自体侧慢慢下落，转掌心向后，双手向前方抬起，掌心内收，再向后下方外推至 45°，收推共 3~6 次。

4. 转膝舒筋 双手掌心向下自后向前抬起至脐平，下按两膝，双膝微下蹲，两膝同时向左、向右、向外、向内各转 3~6 圈。然后作蹲起动作，下蹲意在膝盖，起时意在涌泉，反复做 3~6 次，身体直立。

5. 俯仰升降 两臂前伸，两掌心斜相对自体前捧起，至头顶向百会贯气，沿身体正中导至脐部。双手沿带脉移至身体后方，内劳宫对准肾俞，身体后仰，然后身体再前俯，同时沿两腿后外侧向下按摩足三阳经至两足踝，转向足背，沿大腿内侧上行至脐按摩足三阴经，同时身体直立。俯仰共作 3 次。

6. 强腰健肾 双手自脐沿带脉移至身体后侧，外劳宫对两侧肾俞，护命门，腰部做回旋转动，正逆各 9 次（上身及下肢均不动，只做腰髋、骨盆转动）。然后双手转为内劳宫对肾俞，交错上下搓擦（搓在脊柱两侧的腰大肌上），上至后屈尽处，下至尾闾。上体及头部随两手的动作而左右晃摆，各 9 次。

7. 熊晃健脾 双手自然垂至体侧，周身充分放松，左膝微屈，身微左晃，左臂向下松垂，同时右臂上提至胸前，然后再如法晃至右侧，如此悠缓自然地扭腰晃膀，两足亦相应地虚实变换，节律轻柔，意注涌泉或丹田，共做 9 次。

8. 通经活络 双足交替互相叩击承山、三阴交、足三里穴，再以双手掌心向下置体前固定高度，两腿高抬交替使双手拍击"血海"穴，要力透肌肉筋脉。

（五）辅助功

1. 托盘运动 ①单手托盘：右手上举至头顶上方，掌心向上似托盘，向右前划弧至左前方，再绕经右腋下，自右后再翻转至头顶，环绕一周回至体前（注意手心始终向上）。左臂动作相同，唯方向相反，左右交替进行。②双手托盘：双手同时进行，一侧动作同上，另一侧动作手臂呈拧转前举，仍使手心朝上，先由头顶划圈，翻转至体前，经腋下向背后再返回，与另一侧手臂同时到达体前，左右两侧交替动作，反复进行。

2. 拔伸脊柱 双手自体侧缓缓抱起至头顶，十指交叉转掌心朝上，用力上托，双臂贴耳，意念脊柱，稍停片刻，转掌心朝下，自百会贯气至丹田。

3. 撑拔桩 坐位，两臂撑抱式或提水式，两腿向前伸直，足跟尽力前蹬，保持此姿式数分钟。

4. 贴碑桩 将脊背贴在墙壁上，两膝屈成90°，保持此姿式1~3分钟。

5. 按摩关节 每次按摩100次，每日两次，把疼痛关节搓热，然后在各种位置做环形运动及伸直、屈伸、外展、内收旋转等活动。

辅助功法可在静功、关节功做完之后选练，也可单独选择一式或几式，随时随地练习，对于治疗和恢复皆有较大帮助。

（六）静功

1. 内养功 此功法是新中国成立后，最早用于气功临床治病的静功之一，是由河北省北戴河气功疗养院刘贵珍院长发掘、整理出来的，具有"大脑静，脏腑动"的特点。20世纪50年代，为许多慢性病患者解除了病痛，特别对消化系疾病疗效最佳。此功在调理脾胃功能，培育后天之本方面，确有独特之处，故风湿类疾病患者应首选内养功。现将有关部分介绍如下。

（1）功前准备：①练功时间以饭后为宜，空腹或过度疲劳不宜练。②练功前20分钟内，不做体力或脑力劳动，安定情绪，排除杂念。③饮少量开水，排除大小便。④环境要安静，室内光线要暗淡，拉好窗帘，铺好卧具（或坐物）。⑤松解领扣、腰带，去掉手表、眼镜和一切紧束身体之物。

（2）姿势：①卧式：练功初期采用卧式，以右侧卧式为好。身体右侧着床侧卧，头之高低以枕调节，微向前屈，收下颌。脊柱微向后弓，呈含胸拔背之势。右臂置于身前床上，屈肘，右手自然伸开，掌心向上，置于枕上，距头10cm。左臂放在身体左侧上面，伸直，掌心向下，置于左髋部。右腿外侧着床，膝微屈，左腿放在右腿上，屈膝约成120°角，口及两眼微闭，耳如不闻。②坐式：待气沉丹田，停闭呼吸运用自如之后，再增练坐式（平坐式），坐于椅（坐凳）上，头微前俯，含胸拔背，松肩垂肘，十指舒展，掌心向下，轻放于膝部，两脚前后平行分开，与肩同宽，小腿与地面垂直，膝关节屈曲90°角，坐椅高低不适时，可在臀下或脚下垫物调节。口、耳、眼同卧式。

（3）呼吸

内养功呼吸，有三种停闭呼吸法，要求呼吸、停顿、默念、舌动四种动作相结合。风湿类疾病常采用第一种停闭呼吸法：口微闭，以鼻呼吸，先行吸气，用意引气下达小腹，谓之"气沉丹田"；呼吸停顿，即吸气末了有一个不吸不呼的停顿时间，然后再徐徐呼出。其表现形式吸——停——呼——；默念字句由少到多，从3个字开始，吸一个，停一个，呼一个，练功深入，呼吸变慢，吸仍默念头一个字，呼仍默念末尾一字，停顿时间延长了，默念字也逐渐增加，从1增加到2、3、4、5、6，最多不超过7个字。宜选择松静，美好词句默念，如"自己静"，"自己能静"、"自己能静坐"……"自己静坐身体能健康"；舌动，是指舌体随呼吸起落，吸气时舌抵上腭，停顿时舌不动，呼气时舌落下，练出口水要咽下。

初练内养功者，四种动作要分四步进行。首先，从自然呼吸练起，形成腹式呼吸，达到气沉丹田；然后，练停闭呼吸；再结合默念字句；最后，结合舌体起落，达到四种动作同步进行。

（4）意守：①意守丹田法：丹田是气功常用术语，而其部位和含义说法不一。内养功所说的丹田，在脐下15cm处，位于气海穴。古人认为气海穴是"生气之源，聚气之所"，用意守之，则元气益壮，百病消除。丹田虽为窍穴，但守时不可拘泥分寸，可想象气海穴为中心的一个圆形面积或一个球形体积在小腹内，练功时意守气沉丹田，小腹有气冲动，要求意守，不能不守，又不能强守，要似守非守，若有若无，顺乎自然。②意念四肢热通法：这是针对风湿类疾病患者四肢厥冷、肌肉酸楚、关节不利而采取的意守法。呼气时意念有一股温热气流，从肩到两上肢，直达指端，或从丹田向两下肢，直达足心，趾端。结合自然呼吸，默念吸——热——，或吸——通——。结合停闭呼吸，默念吸——热——通——。许多练功有素者都有"思火则体热，思水则体寒"的感受，遵照《素问·至真要大论》所提出的"寒者热之，热者寒之，虚者补之，实者泻之"的治疗原则，凡属虚寒证，尤其四肢厥冷者，练静功时都可以采用意念四肢热通法。

（5）收功：初学练功者，每次练功不少于15分钟，逐渐延长到30~40分钟，每天练习3~4次。

每次练习结束时，慢慢睁开双眼，两手掌擦热，在头、面、耳部作洗脸式按摩数次，然后再起身活动。

2.放松功　又名松静功，练功时要求全身放松，大脑入静。对许多慢性病有较好疗效，对高血压病疗效更佳。风湿类疾病患者，凡体质较好，又无消化系统疾病者，或兼有高血压病者，练静功应选放松功。全部功法分为三步，第一步形与意合，身体放松；第二步意与气合，呼吸松；第三步气归脐，腹部松。以身体松为基础。风湿类疾病患者，一般只练第一步即可，常用三线放松法，上节放松功，本节不赘述。

第四章 运动疗法

运动疗法又称体育疗法、医疗体育,是应用运动或体育锻炼作为防病治病手段的一种方法。我国运动疗法的历史十分悠久,相传"尧"的时代,古人就用之防治疾病。如《吕氏春秋·古乐篇》载:"昔陶康之始,阴多滞伏而湛积,水道壅塞,不行其原,民气郁阏而滞着,筋骨瑟缩不达,故作舞以宣导之。"并明确提出了"动形"的主张,指出:"流水不腐,户枢不蠹,动也。形气亦然。"在实践上,汉代著名医学家华佗,受"古之仙者,为导引之事,熊经鸱顾,引挽腰肢,动诸关节,以求难老"(《后汉书·华佗传》)的启发,首创"五禽戏"的运动方法,成为运动疗法的先驱。此后,主张运动锻炼以强身防病的医家和养生家相继出现,如南朝梁有陶弘景、唐有孙思邈、王焘,宋有蒲虔贯,明有冷谦、王蔡传、高濂,清有潘霨、曹庭栋等,在养生防病实践中,不断创新,总结提出了各种运动锻炼方法,为运动医学的发展做出了杰出贡献。随着医学科学和其他学科的发展,运动疗法也随之得到改进。目前运动疗法不仅形式多样、内容新颖,而且治疗范围也日益广泛。东西方医学普遍认为,运动疗法是防治痹病的重要方法。

生命在于运动。通过运动,能够疏通气血,强壮脏腑,调养精神,舒筋壮骨,利关节,增强机体抗病能力,预防或减少疾病的发生。《言习斋言行录》曰:"一身动则一身强。"《遵生笺》强调:"运体以却病,体活则病离。"形体属阴,易静难动,通过运动锻炼,活动肢体,展舒筋骨,疏通气血,则可以使形体得以调养;神气属阳,易动难静,通过运动锻炼,摒除杂念,安定神气,调济精气,则能够使神气得到充养。动以养形,静以养神,动静结合,即可兼养形神,从而驱除疾病,使生命活动长盛不衰。

一、痹病常用传统健身法

传统运动健身法丰富多彩,各具特色,如"五禽戏""天竺国按摩法""八段锦""易筋经""太极拳"等。这些方法多吸收了传统的吐纳、导引、养生、练气等功法,既练形又练神,形神兼养。这是中医学的宝贵财富,既可健身,又能治疗。兹介绍几种与防治痹病关系较密切的运动方法。

(一)五禽戏

五禽戏是汉·华佗所创。据《三国志·华佗传》载,华佗对吴普说:"吾有一术,名五禽之戏:一曰虎,二曰鹿,三曰熊,四曰猿,五曰鸟。亦以除疾,兼利蹄足,以当导引。"按《万寿仙书》所载,其具体做法如下:①虎形:闭气、低头捻拳,战如虎威式,两手如提千金,轻轻起来,莫放气,平身,吞气入腹,使神气上而复下,觉腹内如雷鸣,或七次。如此运动,一身气脉调和、百病不生。②熊形:如熊身侧起,左右摆脚腰,后立定,使气两旁胁骨节皆响,亦能动腰力,除肿,或三五次止。能舒胁骨而安,此乃养血之术也。③鹿形:闭气,低头捻拳,如鹿,转头顾尾,平身缩肩,立脚尖,跳跌跟,连天柱,通身皆振动,或三次,每日一次也可,如下床时做一次更妙。④猿形:闭气,如猿爬树,一只手如捻果,一只脚如抬起,一条腿跟转身,更运神气,吞入腹内,觉有汗出方可罢。⑤鸟形:闭气,如鸟飞起头,吸尾闾气朝顶虚,双手躬前,头要仰起,迎身破顶。

现代对五禽戏的研究认为:虎功扩张肺气,熊功舒泄肝气,鹿功增强胃气,猿功固纳肾气,鹤功增强心脏及全身功能。五禽戏通过模仿飞禽走兽的体态形神,而有调节或增强五脏乃至全身的作用。虎形、熊形侧重于力量,鹿形侧重于关节活动,猿形侧重于灵敏,鹤形侧重于平衡。五禽戏适用于运动器官疾患及内脏功能低下的患者。应用时可根据需要选择一形或数形或练整套。练虎形时,要表现出威猛的姿态,目光炯炯,发威、出洞、扑按、搜山、搏斗等;练鹿形时,要把鹿的探身、仰腾、奔跑、回首等神态表现出来；练熊形时，要表现出慢步撼运、抗靠、下蹲等的神态；练猿形时，要表现出摘桃献果、攀树、登枝的神态；练鸟形时，似鹤，要表现出凌空、亮翅、轻翔、独立等动作神态。

（二）天竺国按摩法

天竺国按摩法又称"婆罗门法"，共分十八势。本法虽以按摩命名，实际上仍以肢体动作为主，是一个按摩与肢体运动相结合的锻炼方法。本法首载于唐代《备急千金要方》，宋·张君房《云笈七签》及明·高濂《遵生八笺》中亦收载本法。兹将具体方法分录如下：（1）两手相捉，细掔（即微微扭转），如洗手法。（2）两手浅相叉，翻复向脑。（3）两手相捉，共按胫，左右同。（4）两手相重，按髀（指股骨部），徐徐掔身（即扭转身体），左右同。（5）以手如挽五石力弓，左右同。（6）作拳向前筑，左右同。（7）如拓石法，左右同。（8）作拳却顿，此是开胸法，左右同。（9）大坐斜身偏倚如排山，左右同。（10）两手抱头，宛转髀上，此是抽筋法。（11）两手据地（即着地），缩身曲脊，向上三举。（12）以手反捶背上，左右同。（13）大坐伸两腿，即以一脚向前虚掣，左右同。（14）两手拒地，回顾，此是虎视法，左右同。（15）立地反拗身，三举。（16）两手急相叉，以脚踏手中，左右同。（17）起立，以脚前后虚踏，左右同。（18）大坐伸两脚，用相当手勾所伸脚，着膝上，以手按之，左右同。

本法有显著的强身治病效果。孙思邈认为：如逐是能依此三遍者，一月后百病除。行及奔马，补益延年，能食，眼明轻健，不复疲乏。

（三）八段锦和十二段锦

"八段锦"是一种民间流传的运动疗法。它是通过术者自身以一定方式的运动使气血畅通，脏腑协调，心神安和而达到却病延年之效的。因动作分八段，优美似锦，故称为八段锦。这是一套包括四肢和躯干各个部位运动的锻炼方法，练时要思想集中，气沉丹田，动作与呼吸配合。八段锦历史悠久，据考其名称最早见于南宋无名氏编写的专著《八段锦》，明代《多能鄙事》《修龄要旨》及《遵生八笺》均记述了它的行功诀及行动要领。清代《卫生要求》（后复其原名《内功图说》）中对八段锦的练功图势加以分解或合并，增删编为十二段图，称为"十二段锦"。由于十二段锦是从八段锦

化裁而来，而其方法是坐着锻炼，所以又称为"坐八段"。现将清光绪初期的八段锦歌诀及《内功图说》中所载的十二段锦功法辑录如下。

（1）八段锦 两手托天理三焦。左右开弓似射雕。调理脾胃须单举。五劳七伤往后瞧。摇头摆尾去心火。背后七颠百病消。攒拳怒目增气力。两手攀足固肾腰。

（2）十二段锦 ①闭目冥心坐，握固静思神：盘脚而坐，紧闭两目，冥亡心中杂念。凡坐腰竖起脊梁，腰不可软弱，身不可依靠。握固者，握手牢固，可以闭关却邪也；静思者，静息思虑而存神也。②叩齿三十六，两手抱昆仑：上下牙齿，相叩作响，宜三十六声，叩齿以集身内之神，使之不散。昆仑加头，以两手十指相叉，抱住后颈，即用两手掌紧掩耳，暗记鼻息9次，微微呼息，不宜有声。③左右鸣天鼓，二十四度闻：计算鼻息出入各9次毕，即放所叉之手，移两手掌按耳。以第二指叠在中指上，作力放下第二指，重弹脑后，要如击鼓之声。左右各24度，两手同弹，共48声。仍放手握固。④微摆撼天柱：天柱即后颈，低头扭颈向左右侧视，肩亦随之左右摇摆，各24次。⑤赤龙搅水津，鼓漱三十六，神水满口匀，一口分三咽，龙行虎自奔：赤龙即舌，以舌顶上腭，又搅满口内上下两旁，使水津自生，鼓漱于口中36次。神水即津液，分作3次，要汨汨有声吞下，心暗想，目暗视，所吞津液，直送至脐下丹田。龙即津，虎即气，津下去，气自随之。⑥闭气搓手热，背摩后精门：以鼻吸气闭之，用两掌搓擦极热，急分两手摩后腰上两边，一边徐徐放气从鼻出。精门即后腰两边软处，以两手摩26遍，仍收手握固。⑦尽出一口气，想火烧脐轮：闭口鼻之气，以心暗想，远心头之火，下烧丹田，觉似有热，仍放气从鼻出。脐轮即脐丹田。⑧左右辘轳转：曲弯两手，先以左手连肩，圆转36次，如绞车一般，右手亦如之，此单转辘轳法。⑨两脚放舒伸，叉手双虚托：放所盘两脚，平伸向前，两指相叉，反掌向上，先安所叉之手于头顶，作力上托，要如重石在手托上，腰身俱着力上耸。手托上一次，又放收手握固。⑩低头攀足频：以双手向所伸两脚底作力扳之，头低如礼拜状12次。仍收足盘坐，收手握固。⑪以候逆水上（一作神水至），再漱再吞津，如此三度毕，神水九次吞，咽下汨汨响，百脉自调匀：再用舌搅口内，以候神水满口，再鼓漱36，连前一度，此再

两度，共3度毕。前一度作3次吞，此两度作6次吞，共9次吞。如前，咽下要汩汩响声，咽津3度，百脉自周遍调匀。⑫河车搬运毕，想发火烧身。旧名八段锦，子后午前行，勤行无间断，万病化为尘：心想脐下丹田中，似有热气如火，闭气如忍大便状，将热气运至谷道，即大便处，升上腰间、背脊、后颈、脑后，头顶止，又闭气从额上、两太阳、耳根前、两面颊降至喉、下心窝、肚脐、下丹田止。想是发火烧，通身皆热。

"十二段锦"功力全面，其综合心功、身功、首功、鼻功、口功、舌功、齿功、肩功、手功、足功、腰功为一体，使人体的脏腑、组织、器官得到全面的锻炼，对疾病有良好的预防和治疗作用。

（四）易筋经

易者，改变之意；筋者，筋肉之意；经者，方法之意。顾名思义，易筋经是一套通过运动来改变筋骨肌肉，使之强健的运动方法。相传，本法为南北朝时，达摩和尚传于少林寺和尚的。清代有《易筋经图说》《金图易筋经》等。近人李佩弦有《易筋经》专著，重点介绍了近人熊长卿之易筋经锻炼法。易筋经始于何时何人尚无定论。其是由古代养生术中导引法与吐纳法演变而来的，和五禽戏、八段锦、太极拳等都是进行"内壮"与"外强"锻炼的。易筋经有调脾胃助消化、理气舒胸、健腰壮肾、助臂强腕等功效，可补太极拳等术之不足。它特别适合骨伤病人及痹病病人在恢复期中用以强壮筋骨。易筋经的动作不多，但用"意"要求较高，且需要在定架式下持久地"暗"中施劲，即做静力性肌紧张的锻炼。整套动作包括全身各肌群的锻炼，就连手足的一些小肌肉也包括在内。易筋经流派不同，但都有十二个动作，各动作间不要求连贯，可根据需要或练全套，或侧重选择几个动作。运动量主要通过静力时施劲的大小和持续时间长短来调节，可根据患者病情和体质提出不同要求。易筋经动的过程少，而持续用劲的时间长，所以练功时还要注意心静不烦，调息自然。现从《内功图说》中将其方法摘录如下：①韦驮献杵第一势：立身期正直，环拱手当胸，气定神皆敛，心澄貌亦恭也。②韦驮献杵第二势：足趾挂地，两手平开，心平气静，目瞪口呆。③韦驮献杵第三势：掌托天门目上观，足头着地立身端，力周腿胁浑如植，咬紧牙关不放宽，舌可生津将腭抵，鼻能调息觉心

安，两手缓缓收回处，用力还将挟重看。④摘星换斗势：只手擎天掌覆头，更从掌内注双眸，鼻端吸气步调息，用力收回左右眸。⑤倒拽九牛尾势：两腿后伸前曲，小腹运气空松，用力在于膀，观拳须注双瞳。⑥出爪亮翅势：挺身兼怒目，推手向当前，用力收回处，功须七次全。⑦九鬼拔马力势：侧首弯肱，抱项及颈，自头收回，弗嫌力猛，左右相轮，身直气静。⑧三盘落地势：上腭坚撑舌，张眸意注牙，足开蹲似踞，手按猛如拏，两手翻齐起，千斤重有如，瞪睛兼闭口，起立足无斜。⑨青龙探爪势：青龙探爪，左从右出，修士效之，掌平气实，力周肩背，围收过膝，两目注平，息调必谧。⑩卧虎扑食势：两足分蹲身似倾，屈伸左右腿相更，昂头胸作探前势，偃背腰还似砥平，鼻息调元均出入，指尖着地赖支撑，降龙伏虎神仙事，学得真形也卫生。⑪打躬势：两手齐持脑，垂腰至膝间，头惟探胯下，口更啮牙关，掩耳聪教塞，调元气自闭，舌尖还抵腭，力在肘双弯。⑫掉尾势（一作"工尾势"）：膝直膀伸，推手自地，瞪目昂头，凝身一志，起而顿足，二十一次左右伸肱，以七为志，更作坐功，盘膝垂眦，口注于心，息调于鼻，定静乃起，厥功维备。

易筋经的主要作用是强筋壮骨，如《内功图说》中所说："却病延年，功无与类。"由于易筋经运动量大，在开始练功时，宜每节做持续10次呼吸，以后逐渐增大活动量，达到40次呼吸为止。每天至少锻炼一次。体质特别虚弱者，不宜练习此法。

二、痹病常用运动疗法

（一）常用练功法

1. 颈部练功法

适应证：适用于颈部肌肉劳损、落枕、颈椎关节突错位整复后以及颈椎综合征等。

锻炼方法：可采用站立或坐位。站立时两足分开与肩同宽，双手叉腰进行深呼吸并做以下动作。①前屈后伸：在练习前先进行深呼吸，吸气时颈部尽量前屈，使下颌接近胸骨柄上缘，呼气时颈部后伸至最大限度，反复7~8次。②左右侧屈：吸气时头向左侧，呼气时头部还原正中位；吸气时头向右屈，呼气时还原，左右交替，反复7~8次。③左右旋转：深吸气时头部向左转，呼气时由左向右转，左右交替，反复7~8次。④左右回环：头部作顺时

针方向或逆时针方向回环活动，顺逆交替，小回环3~4次，最后作大回环顺逆方向各一次。

2. 腰背部练功法

适应证：腰背部练功法适用于脊柱关节病的腰背功能受限者，腰部扭伤、腰肌劳损、韧带损伤、脊柱稳定骨折恢复期等患者。

练功方法：①前屈后伸：两足分开与肩同宽站立，双下肢保持伸直，双手叉腰，腰部作前屈后伸活动，反复4~5次，活动时尽量放松腰部肌肉。②左右侧屈：两足分开与肩同宽站立，双上肢下垂伸直，腰部作左侧屈，左手顺左下肢外侧尽量往下，还原，然后以同样姿势作右侧屈，反复7~8次。③左右回旋：两足分开与肩同宽站立，双手叉腰，腰部作顺时针及逆时针方向旋转各1次，然后由慢到快，由小到大地顺逆交替回旋4~5次。④拱桥式：仰卧位，双侧屈肘、屈髋、屈膝，以头、双足、双肘五点作支撑，双掌托腰用力将拱起，反复多次。经过一段锻炼后，腰部肌力增强，可进一步练习腰肌力：将双上肢屈曲放于胸前，以头及双足三点支撑拱腰锻炼，逐渐练习用双掌、双足四点作支撑，作拱桥状锻炼。⑤飞燕式：俯卧位，双上肢靠身旁伸直，把头肩并带动双上肢向后上方抬起，或双下肢直腿向后上抬高，进而两个动作同时进行呈飞燕状，反复多次。

3. 肩、肘部练功法

适应证：适用于风湿病肩肘关节功能受限者，肩肘关节脱位和肱骨骨折与前臂骨折，尤其肩关节周围炎的患者更需要肩关节的功能练习。

练功方法：①前伸后屈：采取半蹲位，双握拳放在腰间，用力将上肢向前上方伸直，用力收回。左右交替，反复多次。②弯腰划圈：站立后，两足分开，前弯腰使患肢伸直下垂，作顺、逆时针方向划圈，由小到大，由慢到快。③内外旋转：半蹲位，双手握拳，肘关节屈曲，前臂旋后，利用前臂来回划半圆圈作肩关节内旋和外旋活动，两臂交替，反复多次。④上肢回环：站立位，两足分开与肩同宽，一手叉腰，另一手握拳，整个上肢作顺、逆时针方向划圈回环，由小到大，由慢到快，左右交替，反复数次。⑤手指爬墙：两足分开站立，后面及侧身向墙壁，用患侧手指沿墙壁徐徐向上爬行，使上肢高举到最大限度，然后再沿墙归回到原处，反复多次。⑥箭步云手：双下肢前后分开成箭步站立，用健手托患肢前臂使身体重心先后移，双

上肢屈肘，前臂靠在胸前，再使身体重心移向前，同时把患肢前臂在同一水平上作顺时针或逆时针方向弧形伸出，前后交替，反复多次。⑦肘部屈伸：坐位，患肢放在桌面的枕头上，手握拳，用力徐徐屈肘，伸肘，反复多次。⑧手拉滑车：安装滑车装置，患者在滑车下，坐位或站位，两手持绳之两端，以健肢带动患肢，徐徐来回拉动绳索。

4. 前臂、腕、手部练功法

适应证：适用于类风湿关节炎的上肢功能受限者，桡尺骨下端骨折，前臂骨折，腕部扭伤或劳损，手部掌指或指间关节脱位，手部骨折、手部外伤的患者。

练功方法：①前臂旋转法：将上臂贴于胸外侧，屈肘90度，手握木棒，使前臂作旋前旋后活动。②抓空练习法：将五指用力张开，再用力抓紧握拳。③背伸掌屈法：用力握拳，作腕背伸、掌屈活动。④手滚圆球法：手握两个圆球，手指活动使圆球滚动或交换两球位置。

5. 下肢练功法

适应证：适用于风湿病下肢功能受限者，下肢骨折、下肢的三大关节损伤所遗留的关节功能障碍的患者。

练功方法：①举屈蹬脚法：仰卧，将下肢伸直徐徐举起，然后尽量屈髋屈膝背伸踝关节，再向前上方伸腿蹬出，反复练习。②旋转摇膝法：两足并拢站立，两膝稍屈曲呈半蹲状，两手分别放在膝上，膝关节作逆、顺时针方向旋转活动，由伸直到屈曲。又由屈曲到伸直，反复多次。③踝部伸屈法：卧、坐位均可。足部背伸至最大限度，然后跖屈到最大限度，反复多次。④足蹬滚木法：患足蹬于圆形木棍上前后滚动，练习膝、踝关节伸屈活动。⑤蹬车活动法：坐在一特制的练习车上，用足尖练习踏车，使下肢肌肉及各个关节均得到锻炼。

（二）床上运动

病重体弱卧床不起者，可采用床上运动的特殊健身操进行康复治疗。第一式：作好准备工作，运动前排除二便，脱去紧身衣服，躺在木板床上，头部要垫高半尺左右，身体躺平，全身放松，两下肢合拢，两上肢放左右腰眼处，双足蹬直，静卧1~2分钟。第二式：在上式的基础上，两腿伸直不动，上身由床上起坐，两手在腰眼处，扶助上身起坐，两足不动，坐直后再躺下，如此连做3~5次。第

三式：在上式的基础上，两上肢放在身体两侧，而后伸直抬起，放在颈部的两侧，上肢抬起时上身随起，两手搬足，上身弯曲，连做3~5次。第四式：在上式基础上，两上肢放在身体两侧，左上肢抬起后弯曲，两上肢用手搬大腿膝腘窝部，用力回搬，上身随之抬起，右下肢也随之抬起。最后上身坐直，右下肢也伸直，连做3~5次。而后换右下肢做3~5次。第五式：在上式的基础上，两手擎床，全身挺直，左下肢屈曲抬起，右腿伸直，而后右腿屈曲抬起，与左腿合拢，用力压迫腹部，连做3~5次。第六式：在上式的基础上，右腿抬起45°角，再上抬至90°角，左腿也抬起与右腿同，两腿合拢直立，连做1~2次。

（三）关节体操

根据受累关节的不同，可选用以下运动。①指关节操：握拳与手指平伸交替运动。握拳时可紧握铅笔或粗一点的棍棒；平伸时可将手掌和手指平贴桌面，或两手用力合掌。②腕关节操：两手合掌，反复交替用力向一侧屈曲，亦可紧握哑铃做手腕伸屈运动。③肘关节操：手掌向上，两臂向前平举，迅速握拳及屈曲肘部，努力使拳达肩，再迅速伸掌和伸肘，反复进行多次。然后两臂向两侧平举，握拳和屈肘运力如前。④肩关节操：一臂由前方从颈旁伸向背部，手指触背，同时另一臂从侧方（腋下）伸向背部，手指触背，尽量使两手手指在背部接触，每天反复多次。⑤踝关节操：坐位。踝关节分别作屈伸及两侧旋转运动。⑥膝、髋关节操：下蹲运动与向前抬腿运动，每回重复活动10~15次，每次2~3回。

（四）作业疗法

作业疗法是让病人参与不同的作业，参加一定的生产劳动，来治疗疾病的一种方法。本疗法又称劳动疗法，简称"工疗"。作业疗法不仅能促进人体身心健康，减轻或纠正病态状况，为将来重返生产岗位作准备，而且可以恢复与加强病人社会性活动的能力，学习一定的生产技能，帮助患者建立一个良好的社会环境，使病人感到生活丰富多彩、有用于社会、幸福愉快，从而增进健康，促进疾病康复。

生产劳动的内容可分为室内作业和室外作业两种。室内作业如编织、刺绣、雕塑、油漆、缝纫、做花、糊纸盒、糊纸袋、做家俱、做儿童玩具、磨豆腐、做糕点等。室外作业如种植树木、花草、蔬菜，饲养鸡、兔、牛、羊及作田间劳动等。采用作业疗法，应根据病人的性别、年龄、爱好、职业、体力、志趣、文化水平等具体情况，确定具体的符合病情需要的生产劳动。在作业疗法中，医生和亲友要做好精神鼓励和思想工作，并注意劳动安全。

（五）日常生活活动训练

痹病病人，尤其是重型晚期患者出现某种残废时，其日常生活活动，包括衣、食、住、行、个人卫生所必须的基本动作和技巧，是康复治疗的重点内容。

病人的日常生活活动训练的目的，是为了使病残者无论在家庭或社会，都能够不依赖他人而独立生活。日常生活活动包括起床、穿脱衣服、清洁卫生、饮食、上厕所、上下楼梯或乘坐轮椅，收拾床铺、开关电灯、平地步行等等，这些动作的完成是维持独立生活不可缺少的。当病人经过努力能完成这些动作时，在心理上就可以建立起独立生活的信念，从而对康复治疗充满信心，最后取得治疗的成功。

日常生活活动，应根据患者不同情况进行训练，如尚无明显关节活动功能障碍时，应做活动幅度较大的生活上的自我服务动作；如已有明显的功能障碍时，要重点保持洗漱、吃饭、步行、上厕所等功能；已有支撑或行走困难时，应首先教病人学会正确地使用拐杖、轮椅和其他工具，在日常生活活动训练有困难时，还可配合使用自助装置。

（六）等长性肌肉收缩活动

等长性肌肉收缩：在肌肉收缩时，张力明显增高，但肌纤维长度基本不变，因而不产生关节活动，此类肌肉收缩称之为等长性肌肉收缩。这其实就是日常所说的将肌肉"绷紧"。此时，病人的肌肉虽然收缩，但关节并无运动。这种练习适用于关节明显肿痛，而需要暂时禁止关节活动的病人。这种练习不仅合理，而且效果很好，能保持肌肉的强度，利于康复。每天重复多次练习，较之每天一次效果为佳。

三、注意事项

（1）掌握活动量，不能操之过急，活动量要由少到多，渐次增加，适可而止。采用运动疗法，并非一朝一夕就见成效，需要一定的时间才能显现出来。流水不腐、户枢不蠹，生命在于运动，坚持长期锻炼十分重要。

（2）安排好时间，每天以早晨锻炼为好，此时空气新鲜，精力充沛，全身肌肉器官也已得到充分休息，体疗效果较好。不能到室外进行锻炼者，可以在室内或床上随时安排锻炼项目。

（3）一个人的体疗项目不宜过多，一般只选1~2项，坚持不懈，动作必须认真，思想要集中。

（4）如在体疗中发现病人食欲差、失眠、体重明显下降，脉搏超过原来的30%，这往往是锻练过度引起或者有其他疾病，应该酌减运动量。必要时，请医生检查。

第五章　牵引疗法

牵引，亦称拔伸。元·危亦林《世医得效方》中有用悬吊牵引法治疗脊柱骨折、髋关节脱位等的记载。《普济方·折伤门》《医宗金鉴·正骨心法要旨》等均对牵引疗法做过介绍。现在牵引疗法不仅是下肢不稳定性骨折的不可缺少的治疗方法，也是颈椎病、腰椎间盘突出症等痹病的重要治疗手段。常用的牵引方式有器械牵引、皮肤牵引、骨骼牵引等，其中的器械牵引可用来治痹。器械牵引需用一些特制器械进行，以达到治疗目的。

一、颈椎牵引

在颈椎病的综合治疗中，牵引为最常用而且公认为有效的疗法。牵引能使椎间隙增宽，椎间孔增大，使颈背部痉挛的肌肉放松，椎关节紊乱得到矫正，并使局部血流改善，水肿吸收，粘连松解。这些综合作用能缓解和消除对神经根的刺激和压迫，从而使症状逐渐消失。牵引体位一般采取坐位或仰卧位，近年有主张采用立位者。根据牵引时间不同可分瞬时牵引、持续牵引和间断牵引。瞬时牵引由医者用手进行，多用于诊断以及作为手法治疗的组成部分。持续牵引应用最广，一般采用颌枕吊带固定头部，通过绳索滑轮装置连于重物作牵引。牵引时颈部稍前屈，并以患者感觉舒适为准，调整牵引角度，务使牵引力作用于颈椎。牵引重量一般主张稍大而牵引时间稍短，从3~5公斤开始，逐渐增至10~15公斤，最多以不超过体重的1/4为限。每次牵引15~30分钟，每日1~2次。如牵引重量很小，则需延长每次牵引时间。非机动的持续牵引，器械与方法简单，尤其适用于在家中自作，方便病人。间断牵引装置，其工作为间歇性，即牵引数秒，放松数秒，反复若干分钟。据认为除牵引作用外，由于一张一弛，尚具有类似按摩的作用，但反复牵扯松弛，亦有可能增加对神经根的刺激，因而对其评价尚不一致。牵引主要用于神经根型患者，其他类型患者亦可试用。

二、腰部牵引

牵引治疗腰椎间盘突出症效果显著。通过牵引，能使椎体分开，椎间隙增大，产生负压，并使关节囊和后纵韧带紧张，这些都有助于使突出物还纳。牵引方法按体位分，有立位牵引与卧位牵引。立位牵引分斜板牵引与垂直牵引，均只用一个牵引套固定腰部，牵引套悬挂于肋木或其他横杠上，使病人身体悬空，利用固定部位以下的自身体重作牵引力。并可在小腿上负重以加强牵引作用。卧位牵引应用最广，可在仰卧位（两腿伸直或髋膝屈曲）或俯卧位进行，两个牵引套分别固定骨盆和胸部或腰部作对抗牵引。所用牵引力约相当于病人体重或稍增减。牵引装置可为利用重锤、弹簧秤或旋紧螺旋杆作牵引力的非机动牵引床，或使用电子装置自控的机动牵引床。牵引方式一般采用持续牵引，每次30分钟。使用机动牵引床者，持续牵引或间断牵引任凭选用。

三、四肢布带牵引

将肢体置于一定的位置，用布带系套或皮套结于患肢末段不易滑脱之处，系套结之余带系于床头或托板、支架的一端，为加大牵引力，亦可用滑轮并吊上重物，作持续牵引。牵引力视病情及病人的具体情况而定，应循序渐进，逐渐加码。本法适用于痹病晚期因肌腱挛缩所引起的关节屈曲畸形，多用于膝肘关节的病变。同时可配合推拿疗法。

第六章　顿足疗法

顿足疗法是用患足顿地以治疗足后跟痛的一种民间疗法。

一、操作方法

患足顿地 50~60 次，力量由小到大。每日早晚各一次。

二、适应证

足跟痛。

三、禁忌证

因外伤及疮痈引起的足跟痛不宜用此法。

四、注意事项

（1）此法一般需 1 个月后方能见效，故要求患者须耐心，坚持治疗。

（2）在用顿足疗法的同时，还可配合熏洗疗法（当归 15g，川芎 15g，川断 12g，木瓜 30g，牛膝 15g，红花 10g，艾叶 15g，透骨草 100g，伸筋草 100g，煎水熏洗）。或用透骨草为末，纱布包，垫患脚跟。或配合针刺疗法、药物疗法等，以尽快取得疗效。

第七章　敷贴疗法

敷贴疗法又称"外敷"疗法，是将药物直接敷贴在人体体表特定部位以治疗疾病的一种外治方法。

敷贴疗法源远流长，在公元前三世纪的《帛书》中就有许多外敷治病的记载。《内经》则更有较详细的记载："足阳明筋……颊筋有寒则急，引颊移口；有热则筋弛纵，缓不胜收，故僻，治之以马膏，膏其急者，以白酒和桂，以涂其缓者……。"后世医家对此法多有发挥。至清·吴师机著《理瀹骈文》，集敷贴疗法之大成而又有发展，认为：凡是服汤、丸能治愈的病症，也无一不可以改用"敷贴"而收效；无论内治、外治，凡病理可统者，用药亦可统之。近代张树生等著《中药贴敷疗法》，较全面地论述了敷贴疗法，并广收博引敷贴处方800余首。

敷贴所用物品是按不同的方法将药物制成的固体、半固体，依其性质和制法分为药膏及膏药。敷贴疗法不仅可治疗所敷部位的病变，亦可运用经络腧穴知识选择穴位敷贴，治疗其他部位病变及全身性疾病（参见第五篇第三章第三节十三：穴位贴药疗法）。

一、操作方法

（一）药膏制法

以适宜的基质加入所需药末配制而成。常用的基质有动物油或植物油、蜂蜡、酒、饴糖、醋、水、胆汁、鸡蛋清、蜜汁、植物液汁、米粥、凡士林等，调成干湿适当的糊状使用。如果所用的药物为鲜药或本身含有汁液，就将药物捣成糊状敷用。使用时让病人取适当的体位，洗净局部，待干后将药敷上。有的敷后还要用纱布或胶布固定，以防药物脱落。

（二）膏药制法

膏药种类繁多，制法一般分三步。

1. **炸料**　先将方中粗料药捣碎，继入微热之植物油内炸枯。也有将药料放油内浸后炸。春秋季浸四五天、夏季二三天、冬季七天以上。入药顺序以肉质、鲜药及质地坚实者为先，质地疏松及形体细小者在先入者炸至枯黄时再入锅。炸药宜文火，并不断搅拌，至焦黄则去滓。

2. **炼油**　此为膏药"老""嫩"之关键。判断炼油程度有看油烟法：开始为青色（浅）渐黑而浓，继则为白色浓烟即可（撩油时烟更明显）；看油花法：沸腾开始时，油花多在锅壁附近，油花向锅中央聚集时为准；滴水成珠法：取油少许滴水中，油滴散开后又集聚时准。

3. **下丹成膏**　每300g油用铅丹112.5g。下丹前先炒丹去潮气。火上下丹是将微炼之药油在火上边加热边下丹。丹下完后随时以"滴水成珠法"检视。离火下丹是将炼好之药油取下加入铅丹。

4. **去火毒**　下丹成膏后，用冷水喷洒于膏药锅中，即有黑烟冒出，然后将膏药拧成适当之小坨（500~1500g），浸于冷水中10~15日，每日换水一二次。

5. **对料**　将方中细料如麝香、冰片类，研细，入已熔化的膏药内搅匀。

6. **摊膏**　将上已成之膏药取适量摊于纸褙、布褙或皮褙上。

也有不炸料，将油与丹依一般方法制成基质，另将药料以煮提法提取浓缩为稠膏，在摊膏药时将基质加热熔化兑入稠膏。

二、适应证及选方

（一）风痹敷贴方

双雄软膏（《中国膏药学》）　治风痹。雄黄90g（细研），天雄120g（生去皮脐），硫黄90g（细研），朱砂90g（细研），附子120g（生去皮脐），人参90g（去芦头），当归90g，细辛90g，防风90g（去芦头），白芷80g，桂心90g，干姜90g，川芎90g，川椒90g（去目及闭口者），独活90g，菖蒲90g，川大黄90g，藁本90g，白术90g，吴茱萸90g，松脂250g（后入）。上药细切，以酒浸24小时，然后再取生地黄250g，捣取汁，同入猪脂中，慢火煎之，以药味尽为止，以绵滤去渣，后下松脂、雄黄、硫黄、朱砂等，以柳枝不住手搅，膏凝，收入瓷盒中。摊贴患处。

生茅膏（万应宝珍膏）（《中国膏药学》）治风湿疼痛，跌打损伤。生地9g，茅术9g（炒），枳壳9g（炒），五加皮9g（炒），莪术9g，桃仁9g（去皮），山奈9g，当归9g，川乌9g（制），草乌9g（制），柴胡9g，防风9g，刘寄奴9g，牙皂9g，川芎9g，官桂9g，羌活9g，威灵仙9g，赤芍9g，南星9g（制），香附9g（制），荆芥9g，白芷9g，海风藤、藁本、续断、良姜各9g，独活9g，麻黄9g（去节），甘松9g，连翘9g，棉子油2000ml，血余60g，漳丹900g（炒）（以上为粗料）。将粗料用棉子油煎至药枯，去渣滤清加血余、漳丹煎成膏，再将细料搅入膏药油内，摊在红布上。大号用膏药油15ml，中号用9ml，小号用7.5ml。贴患处。不可入口。

回阳玉龙膏（《外科正宗》）治皮痹。《全国中药成药处方集》上载，其治疮痈、风湿、鹤膝风等。炒草乌、煨干姜各三两，炒赤芍、白芷、煨天南星各一两，肉桂五钱为细末。用回阳玉龙膏调和在黄蜡内（黄蜡240g，加入上药90g），隔水炖温，敷贴患处，上药一剂，可连续使用两周。

全蝎乳香散（《普济方》）治诸风湿、遍身骨节疼痛，不可忍者。川乌头（生去皮脐）、马蔺子各一两，全蝎、穿山甲（炮）、乳香各五钱，苍术一两。上为细末，用白芥子三两，研烂如膏，和前药末，以纸摊药膏，敷贴痛处大妙。热甚，即去药，再贴上。

芸苔子散（《圣济总录》）治风毒走注疼痛如虎啮。芸苔子、天南星、草乌头并生用各一两。上三味，捣罗为散，每用五钱匕，星入生面，以酽醋、生姜汁、生油各少许，调成膏，摊纸上，厚一分，贴痛处即止。

乳香膏（《外科精义》）治恶疮、打扑、走注疼痛。乳香（研）、松脂、白蜡各五钱，白胶香二两，杏仁油一斤。先将松脂在炭火上溶开，下白胶香，白蜡化开，入油搅匀，过滤去渣，在水中待拨呈白色如银，再入乳香拨白色，摊贴患处。

神效膏（《太平圣惠方》）治风走注疼痛、上下不定。牛皮胶1两水溶作膏，芸苔子半两，安息香半两，附子半两生用去皮脐，汉椒半两生用。上药，捣细罗为散，入胶中和成膏，涂纸，随痛处贴之差定。

透骨膏（《奇效良方》）治一切风湿走注疼痛。生干地黄、马鞭草各半斤，吴茱萸、白蔹各三两，骨碎补、败龟甲各四两（酒炙），鳖甲（酒炙）三个，蒲黄二两。上为细末，用米酒调似膏子，火上温热，摊于痛处，用纸裹，候冷再烘，于避风处用之。

蛇床子散（《圣济总录》）治久患走注疼痛。蛇床子炒、葨苴子炒、芸苔子炒、胡荽子、芫花醋炒各一两。上五味，捣罗为细散。生姜自然汁，煮面糊调，先用白矾汤洗痛处，后贴之。

消毒膏（《圣济总录》）治风毒走注疼痛、筋脉挛急。马牙消一两烧末研，乌头大者二枚烧存性三分研。上二味同研令匀，每用三钱匕。以白面三钱匕，生姜汁一盏，同熬成膏，摊于皂子上热贴，日二换之。

治膝风疼痛：菊花、陈艾叶作护膝，久则自除也。（《本草纲目》）

治风湿麻木及腰痛：桂花根粗皮一斤，麻油半斤，炒黄丹半斤。熬膏（黄丹要去渣才下），取出冷后，贮入瓷罐中。用时火化热，摊贴。（《四川中药志》）

治风湿关节痛：杜松子适量，捣烂外敷。（《宁夏中草药手册》）

治风气攻刺、手脚腰背痛楚：附子炮裂去皮脐三两，吴茱萸汤洗焙干炒、木香各一两，桂去粗皮、蛇床子各一两，马蔺花二两。上六味。捣罗为末，每日半匙，入白面少许，生姜自然汁调，稀稠得所为膏。摊纸上，贴患处，更用油单子隔，以棉衣裹定。（《圣济总录》）

治风毒麻痹：芥菜子为末，酢调敷之。（《医部全录》）

治游走性关节酸痛、肿胀、屈伸不利的风湿型骨痹：发泡疗法：用鲜威灵仙或毛茛或斑蝥，研敷关节痛处，敷后8~12小时，觉有烧灼疼痛或蚁行感时取下，刺破皮肤水泡，以消毒纱布覆盖。孕妇慎用。（《痹证通论》）

治风痹：取蜂房一枚，炙令黄赤色为末，每用

一钱，腊月猪脂匀调敷之。（《普济方》）

治游走性关节炎：鱼藤五钱，南天仙子（进口品种）适量，共研末，先将鱼藤以开水一杯浸渍，后入天仙子粉，即成糊状，敷于患处。（《岭南草药志》）

治膝风作痛：草乌、细辛、防风等份为末，掺靴袜中及安护膝内。（《本草纲目》）

治偏身走注疼痛：牛皮胶一两，水溶成膏，芸苔子、安息香、川椒、附子各半两，为细末入胶中，和成膏，涂纸上，随痛处贴之。（《医部全录》）

治手足风痹：黄蜂巢大者一个，小者三四个（烧灰），独头蒜一碗，百草霜一钱半，同捣敷上。忌生冷荤腥。（《乾坤生意秘韫》）

治风湿痹痛：大驳骨二两，泽兰一两，透骨消一两，双飞蝴蝶五钱，小驳骨二两，肉郎伞三两，鸡骨香五钱。共捣烂，酒炒热外敷。（《广西中药志》）

（二）寒痹敷贴方

二乌外敷方（《四川中医》）　散寒祛风除湿、通经活络止痛，治类风湿关节炎。生川乌、生草乌、生南星、生半夏各20g，桂枝、桑枝、肉桂各30g，干姜20g，麻黄25g，细辛15g，木防己30g，秦艽30g，桃仁20g，红花20g，马桑树根皮20g，全蝎20g，防风30g，豨莶草50g，苍术30g，丝瓜络20g，紫花地丁30g。上药加水3000ml，煎取汁1500ml，滤取药渣加水3000ml，煎取汁1500ml。两次煎汁得3000ml后，再加60度烧酒1000ml，冷却后装瓶备用。隔日1次，外敷或熏烤。

二芍膏（《中国膏药学》）　治风湿寒痹。赤芍、白芍、当归、白附子、白芷、生地黄、熟地黄、炮山甲、木鳖仁、巴仁、蓖麻仁、荆三棱、莪术、续断、灵脂、温桂各30g，没药、乳香各36g，麝香9g，阿魏60g，元参30g。除麝香、阿魏、乳香、没药、肉桂外，其余药用香油1000ml熬黄去渣入黄丹收膏，贮于瓷器中，用时贴肾俞穴。

七生膏（消炎解凝膏）（《中国膏药学》）　治风湿寒痹痛（风湿性关节炎，神经痛）。（1）生川乌、生草乌、生南星、生半夏、生麻黄、川桂枝、生山甲、赤芍、生栀子、宣木瓜、白芥子、京三棱、蓬莪术、荜茇、花槟榔各120g。（2）樟脑30g，急性子30g，公丁香30g，升麻20g，官桂30g，辛夷30g，川椒30g，阿魏30g，甘松30g，制乳没30g

（各研成极细粉）。麻油500ml，将一方之药物浸泡三四天后，熬煎去渣，滤净，加黄丹2400g熬成膏药，稍凉时将二方之粉剂倾入，搅和匀化即成。摊贴患处。

三皮膏（《中国膏药学》）　治风湿寒痹、筋骨疼。青皮、白蔹皮、秦艽皮、僵蚕、独活、川附子、防风、生草乌、何首乌、穿山甲、半夏、生川乌、青风藤、马钱子、桃仁、生虎骨、天麻、归尾、良姜、威灵仙各21g，生姜2具，韭菜2具，生蒜2具，青葱2具。用香油3750ml，将药炸枯去渣，加漳丹1620g凉透，再将下列细料入内：乳香、没药各18g，公丁香15g，官粉39g，冰片1.5g，木香2.4g，共研极细面掺入膏内。贴患处。

三风膏（《全国中药成药处方集》）　治风湿寒痛、手足麻木、半身不遂、筋骨疼痛、腰腿酸软。防风、地风、青风藤各120g，虎骨5000g，熊油5000g，当归、川芎、木瓜、川牛膝、杜仲、天麻、南星、藁本各240g，川羌120g，独活、骨碎补、川断、胡芦巴、淫羊藿、草豆蔻、海风藤各120g。用麻油4000ml浸七日夜，如法熬膏入炒黄丹，收膏后将凝定，再下入：肉桂、丁香、乳香、没药、血竭、儿茶各240g，麝香、冰片各60g。将膏摊于布上，贴患处。大小酌用。忌食生冷之物。孕妇忌用。

大枫膏（《中国膏药学》）　治风湿寒痹疼痛（风湿性关节炎）、肢体麻木、闪腰岔气、跌打损伤。大枫子、枳壳、青皮、何首乌、泽泻、赤石脂、前胡、续断、羌活、黄柏、生附子、天麻、荆芥、浙贝母、桃仁、薄荷、独活、苍耳子、官桂皮、榧子、小茴香、陈皮、五加皮、茵陈、生香附、广木香、细辛、防风、麻黄、楮实子、猪苓、甘草、菟丝子、苦参、蜈蚣、苍术、生川乌头、金银花、地榆、知母、熟地黄、白蔹、赤芍、桔梗、生地黄、杜仲、青风藤、远志、大茴香、白术、半夏、乌药、蛇床子、连翘、怀牛膝、藁本、川楝子、沙苑子、僵蚕、黄芩、威灵仙、生草乌、杏仁、生肉苁蓉、川芎、大黄、川黄连、补骨脂、白芷、木通、五味子、当归、生穿山甲、怀山药、元参各36g，麻油15000ml，黄丹适量，血竭30g，轻粉30g，公丁香30g，儿茶30g，樟脑30g，乳香30g，没药40g。用麻油将上药熬枯去渣，以黄丹收膏，再入七味香料，搅匀摊贴患处。

马鞭软膏（《瑞竹堂经验方》）　祛风散寒。治风湿寒痹。马鞭草 250g，生熟地黄各 90g，吴茱萸 90g，白面 90g，骨碎补 120g，败姜屑 120g（即生干姜），鳖甲 1500g（炙），蒲黄 60g。上药研为细末，用醋调成膏，于火上温热，涂于疼处，用纸裹着，候药研冷，再用热涂，如此七次，于避风处用药。

天地膏（《全国中药成药处方集》） 治风湿风寒、劳伤瘫痪、瘰疬、鹤膝等症。天雄 240g，生地、当归、干姜、桂枝、麻黄、白芷、甘草、苍术各 30g，枳壳、五加皮、莪术、桃仁、山奈、川乌、陈皮、台乌、三棱、细辛、首乌、草乌、柴胡、防风、寄奴、牙皂、川芎、威灵仙、羌活、赤芍、藁本、续断、独活、连翘、血余、小茴香、香附、荆芥、海风藤各 9g。上药用麻油 2000ml，入药煎枯去渣，再下黄丹 900g，熬成膏，候半冷，再下后列细料药：中安桂 30g，麝香 0.9g，广木香 6g，冰片 12g，樟脑 9g，乳香、没药各 9g，共研细末搅入膏内，退火摊用。用时将膏药在火上烘融摊开，贴患处。非因寒湿致病及有发炎症状者忌贴，孕妇忌用。

公藤膏（《全国中药成药处方集》） 祛风活络。治四肢麻痹、筋骨冷痛、腰膝无力。公藤 30g，生姜 60g，草乌 30g，川乌 30g，大黄 24g，当归 24g，白及 24g，乳香 15g，白芷 24g，皂刺 15g，穿山甲 30g，白蔹 15g，木鳖 15g，乌药 15g，台麝 0.6g，漳丹 60g，麻油 2500ml，没药 15g。用常法共熬成膏，贴患处。

云香膏（《中国膏药学》） 治风寒湿痹（风湿性关节炎）、筋骨疼痛。云香 270g，当归 270g，白芷 270g，白蔹 270g，白及、川乌、草乌、山甲、麻黄、生地、木瓜、灵仙、麻仁、桃仁、官桂、蜂房各 270g，麻油 28750ml，黄丹 14000g。先用麻油将各药熬炸至焦枯，去渣，下黄丹熬沸搅收膏，摊贴患处。

乌芎膏（《中国膏药学》） 治风湿寒痹（风湿性关节炎）。草乌、川芎、大黄各 18g，当归、赤芍、白芷、连翘、白及、白蔹、乌药、官桂、木鳖子各 24g，槐根、柳枝、桃枝、桑枝、枣枝各 12g。一方加苦参、皂荚各 15g；一方加苏合油 0.9g 名万应紫金膏。上药切细，用麻油 1000ml 浸药一宿，用火熬至药焦色，用生丝绢滤去渣，将油再入锅，以火熬沸后入乳香、没药末各 12g 搅匀，摊贴患处。

巴豆饭外敷法（《痹证通论》） 治寒湿型骨痹。取巴豆（干品）10~15g，捣烂成泥。加入适量热大米饭混匀，置塑料布或芭蕉叶上敷于患处（以不烫皮肤为宜），用纱布绷带及其他布条固定即妥（注意：时间不超过 8~10 小时。过敏性皮疹可口服抗过敏药。以睡前敷为好。洗净配药工具及食具以免中毒）。塑料布与中药易起化学反应，可造成皮肤中毒，且药物不易透过，故宜用纱布、芭蕉叶之类。

石虎膏（《中国膏药学》） 祛风、散寒、舒筋、活血、止痛。治筋骨疼痛、四肢麻木。石斛 60g，生虎骨 120g，赤芍 45g，白及 30g，川芎 30g，羌活 45g，桂枝 60g，生杜仲 45g，生地 120g，生川乌 30g，白蔹 30g，生山甲 30g，独活 45g，麻黄 30g，透骨草 60g，当归 120g，生草乌 30g，红花 30g，大黄 30g，防风 45g，甘草 30g。以上药料用香油 7500ml 炸枯去渣滤净，炼沸，再入漳丹 2700g 搅匀成膏。每膏药油 7500ml，兑肉桂面 45g，乳香面 30g，没药面 30g，麝香 1.5g，血竭面 45g，广木香面 1.5g，公丁香面 1.5g，搅匀。每大张净油 30ml，小张净油 15ml。贴患处。孕妇忌贴腹部。

四生膏（《中国膏药学》） 治风湿寒痹（风湿性关节炎）、肌肉痛、神经痛。活血镇痛。①当归 60g，川芎 60g，红花 60g，防风 60g，明天麻 60g，川续断 60g，川牛膝 60g，秦艽 30g，乳香 30g，五加皮 30g，白茄根 30g，威灵仙 30g，羌活 30g，独活 30g，桑白皮 180g。②生南星 250g，生半夏 250g，生草乌 250g，生川乌 250g。③桐油 2500ml，黄丹 1000g。先将一方、二方各研成细粉末，密藏。桐油 2500ml，倾于铁锅内，缓缓加入黄丹，炼成膏药，俟热度放散后，再加入一二方的粉末各 90g（以 2500ml 桐油计算），充分搅匀即成。摊贴患处。

生军膏（《中国膏药学》） 治风湿寒痹、筋骨痛诸症。生军、川乌、栀子、柴胡、生地、威灵仙、桑皮叶、当归、泽泻、乌药、木通、白芍、薄荷、枳壳、首乌、广皮、香附、青皮、白芷、知母、杜仲、黄柏、甘草、细辛、银花、黄芩、蒺藜、杏仁、川莲、桃仁、元参、白术、防风、猪苓、僵蚕、桔梗、升麻、鲜皮、麻黄、前胡、山药、远志、牛膝、藁本、良姜、贝母、川断、全蝎、坤草、桃枝、羌活、南星、草乌、文蛤、独活、天麻、白芍、柳枝、苍术、荆术、荆芥、苦参、芫花、蜈蚣、茵陈、槐枝、榆枝、秦艽、青风藤、穿山甲、大枫子、苍耳子、两头尖、五加皮各

15g。用香油 500ml，将诸药熬枯去渣熬沸，加漳丹 2500g，再用细料、乳香、没药、血竭轻粉、龙骨各 9g，海螵蛸、赤石脂各 15g，樟脑 45g，冰片、麝香各 9g 共研面，入膏内。用时贴于患处。

白虎膏（《北京同仁堂经验方》）治风湿寒痹、筋脉拘挛（风湿性关节炎，筋血管痉挛）。白术 30g，虎骨 720g，桃枝 30g，生草乌 30g，香附 30g，当归 30g，细辛 30g，怀牛膝 30g，羌活 30g，生杜仲 30g，生川乌 30g，白芷 30g，青风藤 30g，威灵仙 30g，生山甲 30g，苍术、榆枝各 30g，川芎、续断、天麻、白蔹各 30g，川楝子 60g，柳枝 60g，大枫子 60g，熟地 30g，桑枝 30g，生首乌 30g，独活 30g，生地 30g，五加皮 30g，僵蚕 30g，槐枝 30g，蜈蚣 2 条。上药用香油 7500ml 炸枯，去渣，炼沸，入黄丹 3000g 收膏。另兑肉桂、乳香、公丁香、血竭、没药各 15g，麝香 9g 共为细粉。每膏药 7500g，掺入以上细料 84g，摊贴患处。

甲蚣膏（《丹方精华》）治风湿寒痹毒（风湿性关节炎发烧）。麻油 330ml，当归 6g，白芷 3g，独活 3g，山甲 2 片，蜈蚣 1 条，血余 15g。上药熬枯，去渣，入红丹 60g，杭粉 60g，轻粉 1.5g，铜绿 0.6g，白蜡 4.5g（刮），共末收膏，用时摊贴。

加皮膏（《医宗金鉴》）治风湿寒痹疼痛（风湿性关节炎疼痛）。五加皮、生地、茅米（炒）、枳壳（炒）、莪术、桃仁（去皮）、山萘、当归、川乌（制）、陈皮、乌药、三棱、大黄、首乌（制）、草乌（制）、柴胡、防风、刘寄奴、牙皂、川芎、官桂、羌活、威灵仙、赤芍、南星（制）、香附（制）、荆芥、白芷、海风藤、藁本、续断、良姜、独活、麻黄（去节）、甘松、连翘各 9g，血余 60g，黄丹 900g（炒），肉桂 6g，麝香 6g，木香 6g，附子 6g（去皮制），冰片 9g，小茴香 9g，樟脑 9g，乳香 9g（制），没药（制）9g，阿魏 9g，细辛 9g。用棉子油 2000ml，将生地下 36 味煎至药枯，去渣滤清，加入血余、黄丹熬成膏。再将肉桂下 11 味研细末搅入膏药内，摊在红布上。大号用膏 15g，中号 9g，小号 7.5g，贴患处。

白川草糊剂（《赤脚医生杂志》）祛风逐寒、除湿、活血、止痛。治各种非器质性病变的腰腿痛、关节痛、风湿性关节炎等。白花菜子 12.5g，川椒 10g，透骨草 10g。研粉，贮瓶备用。用时将药粉用冷水或温水调成糊状即成，敷药（厚约 2~3mm）于患处，每次敷药约 40 分钟取下，每 2~3 次，4 次为 1 个疗程。

芍桂膏（《中国膏药学》）治风湿寒痹（风湿性关节炎）、手足麻木、跌打损伤。赤芍 15g，肉桂 15g，当归 15g，生地 15g，白芷 15g，白及 15g，象皮 15g，山甲 15g，粉草 15g，白蔹 15g，大黄 15g，川乌 15g，草乌 15g，羌活 15g，元参 15g，苦参 15g，乌药 15g，木鳖子 15g，香油 2500ml。上粗药熬枯去渣熬沸下漳丹收膏。再将乳香、没药、血竭各 30g，研细掺入。先将患处用姜水洗净擦干贴之。孕妇忌用。

苍耳膏（《中国膏药学》）治风湿寒痹、四肢麻木疼痛。苍耳子 180g，当归 90g，川芎 90g，千年健 90g，桑皮 90g，五加皮 90g，苍术 120g，川乌 90g，草乌 120g，杜仲 90g，血藤 90g，良姜 90g，白及 90g，天麻 90g，生姜 500g，金毛狗脊 90g，桑寄生 90g，刘寄奴、僵蚕、续断、附子各 90g，艾叶 120g，地风皮 90g，麻黄 120g，独活 90g，桂皮 120g，血余 15g，马钱子 120g，羌活 90g，乌药 90g，大葱 500g。上药切片用香油 7500ml 浸泡（春秋七日，夏季四日，冬季十日），火熬枯去渣，入黄丹 3750g，生半夏 90g，白胡椒、血竭各 60g，乳香、没药各 120g，儿茶 60g，共为细末，熬成膏后，微湿再入，搅匀，退火摊用。用时烘化贴患处。非因寒湿之病及有炎症者忌贴；孕妇忌贴腹部。

辛桂软膏（《祖国医学采风录》）治风湿寒痹痛麻。北细辛、上肉桂、甘松根、麻黄、干姜各 15g。上药研细末，凡士林 500g，药粉 60g 拌成膏，剩余者瓶贮备。用时以棉垫搽上软膏，敷患处，胶布或绷带包扎。

羌活膏（《中国膏药学》）治风寒湿痹、筋骨关节疼痛、四肢麻木。羌活 180g，菖蒲 120g，秦艽 240g，甘遂 120g，阿魏 120g，当归 540g，姜黄 240g，白芥子 240g，南星 60g，川芎 90g，桑寄生 120g，党参 120g，独活 120g，千年健 60g，山甲片 90g，皂角 120g，大戟 240g，白芷 60g，芫花 120g，三棱 90g，草乌 240g，良姜 240g，桃仁 90g，生姜 240g，草果 120g，黄柏 120g，苍术 120g，川乌 480g，莪术 96g，桂枝尖 120g，大黄 120g，商陆 120g，川牛膝 60g，红花 240g，威灵仙 90g，半夏 120g，没药 60g，香葱 480g，天麻 90g，甘草 60g，五加皮 90g，厚朴 120g，郁金 120g，延胡索 120g，细辛 120g，黄丹 1000g，麻油 20000ml。依法熬制成膏后，待温后将下列药末投入：肉桂、公丁香、山柰各240g，麝香6g，共研细末，须用密筛筛过搅匀。用布摊之，每张重21g，贴于患处，10天换一张。孕妇忌用。

阿香膏（《中国膏药学》） 祛风、散寒、舒筋、活血、止痛。治筋骨疼痛、四肢麻木。阿魏60g，乳香50g，生山甲60g，独活60g，生地60g，没药60g，白芷60g，天麻60g，木鳖子30g，官桂60g，赤芍60g，元参60g，松香60g，麝香3g。上药除乳香、没药、麝香外，用香油6000ml，炸枯去渣，加黄丹3500g收膏。待凉掺入研细乳香、没药、麝香搅匀。贴患处。

防独膏（《江西中医药》） 祛风除湿散寒，治慢性关节风湿痛。防风、独活、秦艽、威灵仙、海桐皮、川椒、川芎、赤芍、白芷、当归、马钱子、甘草各等份。将上药研成细末和匀，用陶器加水适量，调成糊状，煮沸后煎3~5分钟，将药平铺于布上包。置于治疗之部位，药敷布袋上须加油调成1层油状，外用油布或棉垫保温。每日1次，每次30分钟，一般15~20次为1个疗程。

青风膏（《中国膏药学》） 治筋骨疼痛、风湿寒痹（风湿性关节炎）。青风藤、川芎、怀牛膝、熟地、何首乌、当归、生地、五味子、桃枝、枳壳、元参、前胡、细辛、栀子、赤石脂、木通、大黄、杜仲、薄荷、香附、威灵仙、半夏、天麻、防风、草乌、羌活、五加皮、川乌、山药、白芷、猪苓、白术、连翘、陈皮、远志、山甲、续断、桃仁、乌药、杏仁、甘草、苦楝皮、青皮、苍耳子、麻黄、白蔹、藁本、黄连、知母、楮实子、苍术、桑枝、浙贝母、蒺藜、泽泻、地榆、赤芍、独活、榆枝、金银花、槐枝、僵蚕、桔梗、川楝子、柳枝、荆芥、茵陈、苦参、大枫子、黄柏各7.5g，黄芩7.3g，蜈蚣2条，虎骨750g。用香油7500ml，将粗药炸枯，去渣，加黄丹2700g收膏，另兑入下药粉90g搅匀：肉桂、丁香、龙骨、没药、血竭、乳香各1000g，麝香5.1g研细候兑。上述细料亦可按从例少配，如无香油，可用花生油、棉油、麻子油或桐油代，下黄丹适量，以软硬老嫩适宜为度，摊贴患处。

拔痹膏（《中国膏药学》） 治风湿寒痹。生半夏15g（末），广胶15g（熬膏）。用姜汁将膏烊化，调入半夏末涂患处。

青乳膏（《中国膏药学》） 治风湿寒痹疼痛（风湿关节痛）、四肢麻木、闪腰岔气、跌打损伤。

①青皮、枳壳、蛇床子、猪苓、何首乌、生半夏、藁本、前胡、麻黄、连翘、细辛、甘草、川楝子、泽泻、楮实子、乌药、大枫子、川续断、菟丝子、牛膝、防风，石腊、羌活、沙苑蒺藜、独活、荆芥、金银花、苦参、僵蚕、白蔹、黄柏、杏仁、黄连、桃仁、苍耳子、地榆、赤芍、广木香、黄芩、浙贝母、肉苁蓉、苍术、生附子、知母、官桂、灵仙、白芷、桔梗、薄荷、川芎、生川乌、天麻、生地、栀子、大黄、熟地、大茴香、小茴香、木通、生草乌、五加皮、当归、杜仲、五味子、山药、香附子、远志、穿山甲、陈皮、青风藤、白术、元参、茵陈蒿（以上等量掺匀）。②乳香、血竭、儿茶、没药、轻粉、樟脑、丁香（各等份共轧细面）。将处方①的药料1500g，蜈蚣2条，用芝麻油7500ml，熬枯去渣，加黄丹3120g，待温后，再加处方②的药料90g搅匀，去火毒，摊于布被子，计有下列两种规格：一方：长被子，长五寸九分，宽四寸，摊膏21g，另加麝香0.06g。二方：圆壳长四寸一分，宽四寸，摊膏12g，另加麝香0.03g。微火化开，贴患处。孕妇禁用。

青艾膏（《中国膏药学》） 活血追风。治风寒湿痹。青艾、当归、川芎、血竭花、穿山甲、地龙、海马、没药、乳香、杜仲、防风、麻黄、木瓜、牛膝、木香、川椒各9g，马钱子15g，麻油500ml，漳丹250g。上药用麻油熬枯去渣，入黄丹熬搅收膏，收瓷器中保存。贴患处。

虎骨膏（《中国膏药学》） 治风湿寒痹（风湿性关节炎）。虎骨90g，麝香18g，信石18g，冰片18g，潮脑90g，乌蛇18g，排草18g，朱砂12g，轻粉18g，全虫15g，龙骨45g，台乌27g，白芷27g，白蔹18g，木鳖18g，白及24g，川乌27g，草乌21g，血竭9g，山甲18g，桂枝90g，龟甲15g，鳖甲15g，甘草45g，黄柏45g，白胡18g，乳香45g，桂子90g，蜈蚣30条，没药45g，明雄45g，当归45g。用粉底膏作基质，每粉底膏30g，加以上处方研细药末9g。摊贴患处。

虎潮膏（《中国膏药学》） 治风湿寒痹（风湿关节炎）。虎骨90g，潮脑90g，乌蛇18g，排草18g，朱砂12g，轻粉18g，全虫15g，信石18g，冰片18g，豨莶草、乌头、马钱子各180g，龙骨45g，甘草45g，白及24g，白蔹18g，白胡18g，白芷27g，黄柏45g，台乌27g，川乌27g，草乌27g，血竭9g，乳香45g，没药45g，明雄45g，木鳖

18g，山甲 18g，当归 45g，桂枝 40g，龟甲 15g，鳖甲 15g，蜈蚣 30 条，苍术 54g，木瓜 30g，益智仁 30g，接骨草 180g。用粉底膏作基质，每粉底膏 30g 加以上处方研细药末 9g 搅匀。贴患处。

松川膏（《串雅内编》） 治风湿寒痹（风湿性关节炎）。松香 1500g（第一次姜汁煮，第二次葱汁煮，第三次白凤仙汁煮，第四次烧酒煮，第五次闹羊花煮，第六次商陆根煮，第七次醋煮），桐油 1500ml，川乌 120g，草乌 120g，白芥子 120g，蓖麻子 120g，干姜 120g，官桂 120g，苍术 120g。加桐油熬至药枯，滤去渣，入牛皮 120g，烊化，用制过松香渐渐收之，离火，加樟脑 30g，麝香 9g，厚纸摊之。贴患处。

草龙软膏（《中国膏药学》） 治湿寒痹（风湿性关节炎）。老鹳草 120g，五爪龙 120g，木香 120g，苍术 120g，菖蒲 120g，当归 120g，川芎 240g，川乌 240g，草乌 240g，蛇床子 150g，箭杆风 120g，透骨草 120g。晒干共为末，加酵面三分之一。以白酒和水调敷患处，外用油纸包扎，干湿适宜为度。切忌口服。

茵陈膏（《中国膏药学》） 舒筋活血，散寒止痛。治风湿寒痹、筋骨疼痛、手足麻木。茵陈、枳壳、防风、杏仁、泽泻、地榆、天麻、五味子、川乌、浙贝、猪苓、赤石脂、白蔹、甘草、赤芍、五加皮、栀子、薄荷、山药、首乌、羌活、苦参、青皮、黄芩、补骨脂、熟地、香附、远志、半夏、独活、荆芥、麻黄、苁蓉、小茴香、草乌、白芷、陈皮、前胡、银花、牛膝、藁本、附片、大茴香、木通、五灵脂、官桂、连翘、僵蚕、续断、蛇床子、桔梗、大黄、当归、知母、细辛、黄柏、台乌药、苍耳子、川芎、生地、杜仲、苍术、元参、川楝、桃仁、蒺藜、楮实子、大枫子、青风藤、菟丝子、白术、穿山甲各 120g，蜈蚣 14 条。用香油 5400ml，将前药炸枯，去渣再熬沸，兑漳丹 16860g，搅匀成膏，每 3750g 兑细料 60g 搅匀。血竭、净水、儿茶、木香、丁香、没药各 30g，研匀，用布被、皮被均可。贴敷患处。

姜胶膏（《医学衷中参西录》） 治肢体受凉疼痛、寒凝阻遏、麻木不仁。鲜姜汁一斤，黄明胶四两。熬成稀膏，摊布上，贴患处，旬日一换。

香椒膏（《外科大成》） 治风湿寒痹、筋脉挛痛（风湿性关节炎）、筋血管痉挛疼痛。木香 30g，胡椒 30g，二术膏 500g，白芥子 60g。上药为末，

入膏内，搅匀摊贴痛处。

桂麝膏（《中国中医秘方大全》） 温经散寒、活血止痛。治风寒痹痛、筋骨酸痛。麝香、肉桂、公丁香。上药各为细末，和匀收贮，宜密封。常掺于膏药上，亦可掺于敷药上。

捉虎膏（《新中医药》） 祛风散寒、活血通络、止痛除痹。治关节炎、神经痛。独蒜汁、韭菜汁、葱汁各 120g，艾叶汁 30g，好烧酒 600g，姜汁 120g，麻油 120g。先将诸药汁、烧酒煎滚，入麻油，熬至滴水成珠，加松香、东丹搅匀成膏。用布摊贴。

御寒膏（《寿世保元》） 治肩臂痛、腰痛。用生姜八两，取自然汁入牛膝酒、乳香、没药末各一钱五分，铜勺内煎化，就移在滚水内，须以柳条搅匀成膏，又入花椒末少许，再搅匀，用皮纸将纸作壳子，视痛处阔狭贴患处。用鞋烘热熨之，候五七日脱下，或起小痕不妨。

黑附软膏（《肘后备急方》） 治风湿寒痹（风湿性关节炎）。黑附子 30g（去皮脐）。将上药捣为散，生姜汁调如膏涂敷患部，药干再调涂之，肿消为止。

集宝疗痹膏（《神福堂公选良方》） 散寒祛风、除湿活血止痛。川乌、草乌、南星、半夏、当归、红花、羌活、独活、大黄、桃仁各四钱，山甲一两，白芷五钱，肉桂一两，麻油一斤，葱汁一碗，姜汁一碗，松香一斤，陀僧二两，硫黄半斤。上收煎好，加乳香、没药、血竭、胡椒、樟冰、细辛、牙皂末各二钱，若加商陆根、凤仙、闹羊花、鲜烟叶、鲜蒜、鲜豨莶等汁更妙。外敷患处。

紫石膏（《中国膏药学》） 治风湿寒痹痛（风湿性关节炎）、四肢酸软。紫荆皮 75g，石菖蒲 75g，白芷 75g，独活 75g，赤芍 75g，山甲、大黄、牛蒡子、鳖甲、血余、全蝎、荆芥、麻黄、桑枝、连翘、半夏、海风藤、苏木、防风、黄柏、黄芩、白附子、良姜、红花、苦参、桃枝、槐枝、当归身、没药、白及、天麻、白蔹、羌活、黄芪、草乌、黄连、柳枝、蓖麻子、雄黄、大戟、巴豆、甘草、防己、花粉、牛膝、柴胡、猬皮、牙皂、千金子、血竭、乌药、桃仁、银花、细辛、僵蚕、浙贝母各 15g，蜈蚣 3 条，麝香、芸香、丁香、檀香、藿香、樟脑、排草、木香、降香、玉桂、沉香各 17g，珍珠粉 10g，冰片 10g，生葱 180g，乳香 30g，苏合油 210ml，麻油 6120ml，黄丹 2220g。各药洗净切碎晒

干，用油煎至置枯色，将药渣滤净，成为药油，加入黄丹熬至成膏，加入血竭粉、雄黄粉制成膏药基质，再加入麝香等细料，搅匀摊膏。膏药热熨后摊开敷贴。

温经通络药膏（《中国中医秘方大全》） 祛风散寒、温经通络。治骨与关节筋络损伤兼风寒湿外邪、劳损性关节炎。乳香30g，没药30g，麻黄30g，马钱子30g。上药研为细末，饴糖调拌成适合摊敷的厚糊状（饴糖与药粉的重量比例为3：1），即可涂敷伤处，5~7天换药。

痹证膏（《痹证治验》） 治风寒湿痹，颈、肩、腰腿痛，风湿及类风湿性关节炎。马钱子1000g，川乌、草乌、乳香、没药各150g，青风藤、当归各2000g，香油2000g，广丹1000g（冬用750g）。先将马钱子入油内炸至棕黑色，捞出。除广丹外，再将余药入油煎，熬至药枯，滤除渣滓，留其油。根据下丹方式要求不同，依法炼油。火上下丹法炼油：取药油微炼即可。离火下丹法炼油：取药油置铁锅内，再微火熬炼，同时用勺撩油，散发浓烟至烟微现白色转时，蘸取少许，滴水成珠，并吹之不散，立即停止加热。随即将炒、过筛的广丹徐徐加入油内，每公斤油加广丹约390~437g，槐树条搅，使油与丹充分化合成膏。喷撒冷水，使浓烟出尽，置冷水内浸泡8~10天，每日换水1~2次。将膏药分摊于羊皮纸褶上，对折备用。用时，微加温，贴患处。

熊虎膏（《中国膏药学》） 治风湿寒痹（风湿性关节炎）。熊油5000ml，虎骨5000g，全当归240g，川芎240g，木瓜240g，川牛膝240g，杜仲240g，天麻240g，天南星240g，藁本240g，羌活120g，独活120g，防风120g，骨碎补120g，川续断120g，胡芦巴120g，淫羊藿120g，草豆蔻120g，海风藤120g，钻地风120g，青风藤120g。用麻油40000ml，浸七日夜，熬枯去渣，加炒丹收膏，俟将疑，另加研细肉桂、丁香、乳没、血竭、儿茶各240g，麝香、梅片各60g，贮于瓷器中。摊贴患处。

豨莶草膏（《外科正宗》） 治风寒湿痹、筋脉挛痛（风湿性关节炎、筋血管痉挛疼痛）。豨莶草90g，麻黄90g，川乌90g，草乌90g，风藤90g，半夏90g，南星90g，羌活90g，蓖麻子90g（打碎），桂枝90g，独活60g，细辛60g，当归60g，白芷60g，苍术60g，大黄60g。上药切片，用葱汁、姜汁各300ml搅药，先浸一宿，次日用香油250ml同

入药锅，慢火熬至葱姜汁将干时，油与药相煎渣枯为度，细绢滤清，每油500ml，下飞过炒丹300g，为准配用，再将前油入锅内煎滚，放黄丹，徐徐搅入，待膏成，再下碾净松香末620g，再同熬化，取下锅来，以盆顿稳，再下乳香、木香、胡椒、轻粉末各60g，白芥子细末120g，渐入搅匀，倾入瓷器内盛贮，渐用热水熟化，绫缎摊贴。

箭耆膏（《中国膏药学》） 治瘫痪、风湿寒痹。生箭耆24g，全当归30g，羌活30g，独活24g，防风24g，透骨草24g，怀牛膝24g，生杜仲24g，千年健18g，钻地风18g，川厚朴18g，麻黄12g，制乳没各12g，自然铜9g（煅），香油1000g，黄丹420g。前11味切片入香油内泡，用大火熬药枯去渣，俟冷入丹熬沸待凉下，研细乳香、没药、自然铜，调匀贴患处。中风血冲脑症禁用。

敷痹粉（《上海中医药杂志》） 祛风除湿、散寒、通络、止痛。治膝关节酸痛。炒白芥子、原蚕沙、生香附各120g，樟脑6g（杵、拌入）。上药共研细末，按痛区大小，酌量应用，以蜂蜜调敷6~8小时，痛缓为度，如痛减未止，可继续敷用。如局部略有发热感，可加川柏粉32g，用米醋调敷。

薄荷硼砂蜜搽膏（《理论骈文》） 治风寒湿三气杂合致痹。熟地、巴戟、芋肉、苁蓉、附子、官桂、石斛、茯苓、菖蒲、远志、麦冬、五味子、薄荷。贴丹田炒。

治风寒湿痹急性发作者：川乌、草乌、生南星、附子各80g，炮姜、赤芍各90g，肉桂、白芷各15g，细辛20g。上药共研细末，瓶贮备用。用时按患部大小及病情需要而决定取药多少，以热的好白酒调匀成糊状，敷于患处，厚约0.5cm，复以油纸，外用布包扎。每天换药1次，重者早、晚各换药1次。每次换药时，可在用过的已干的药上，陆续加些新药末，用热酒调后再敷，直到1剂药用完为止。热痹禁用。（《常见病中草药外治疗法》）

（三）湿痹敷贴方

七制松香膏（《医学从众录》） 治湿气第一神方。松香三斤（第一次姜汁煮，第二次葱汁煮，第三次白凤仙汁煮，第四次烧酒煮，第五次闹羊花汁煮，第六次商陆根汁煮，第七次红醋煮），桐油三斤，川乌、草乌、苍术、官桂、干姜、白芥子、蓖麻以上各四两，血余八两。上八味，共入桐油，熬至药枯发消，滴水成珠，滤去渣，入牛皮膏四两烊

化，用前制过松香，渐渐收之，离火，加樟脑一两，麝香三钱，厚纸摊之。贴患处。

（四）热痹敷贴方

凤仙膏（《中国膏药学》）治风湿热痹（类风湿关节炎）。鲜凤仙茎500g（连枝叶花葱根茎洗净日曝半干），大生地180g，当归须120g，急性子150g，天南星90g，川乌60g，草乌60g，干姜60g，羌活60g，独活60g。上药各切片用麻油7500ml煎沸，入凤仙茎熬20分钟，俟不爆再入生地，又熬10余分钟，乃入诸药，煎枯滤净，另入净锅，慢火熬沸，入筛净黄丹、筛细铅粉各750g，柳木棍不住手搅极匀，膏成离火，予研细麝香5g，乳香、没药去油各30g，上官桂末、丁香末各60g调匀，入水成团，藏如常法，每团摊成厚膏贴之。

羌白膏（《中国膏药学》）治风湿热痹。羌活、白芷、独活、良姜、川乌、草乌、麻黄、苍术各60g。取上药，用麻油3000ml，加鲜侧柏叶4000g，松毛尖4000g，生天雄500g，同群药炸枯黑去渣，熬沸，下黄丹960g，（油丹共重38400g）搅匀，九折成膏3756g，用皮被子摊，摊成加肉桂末480g，共成膏3906g。大张36g，中张24g，小张15g。熔化贴患处，隔1~2日换一次。

香丹膏（《中国膏药学》治风湿热痹。麻油240ml熬滚，黄蜡7.5g化开，次入松香30g，再下黄丹30g，铜绿6g，轻粉3g，制乳没各9g，共末搅匀成膏。敷贴患处。

野葛膏（《备急千金要方》治治恶风毒肿、疼痹不仁。野葛、犀角、蛇衔、莽草、乌头、桔梗、升麻、防风、蜀椒、干姜、鳖甲、雄黄、巴豆各一两，丹参二两，踯躅花一升。上十五味，咬咀，以苦酒四升渍之一，宿以成，煎猪膏五斤，微火煎，三上三下，药色小黄去滓，以摩病上。此方不可施之狠人，慎之。

（五）瘀血痹敷贴方

三色敷药（《中国中医秘方大全》）活血祛瘀，消肿止痛，续筋骨，利关节。治一切伤筋骨折、寒湿痹痛。紫荆皮、黄金子、全当归、西赤芍、大丹参、怀牛膝、片姜黄、五加皮、宣木瓜、西羌活、川独活、香白芷、威灵仙、天花粉、青防风、木防己、川抚芎、左秦艽、生甘草、番木鳖。上药共研末，和匀，用饴糖适量调和如糊状，置缸内备用。摊于韧性纸张或纱布垫上，约0.4~0.5cm厚，

上盖桑皮纸，外用胶布或绷带固定，隔3至5日更换。需要时可在桑皮纸上局部或全部加其他药膏或掺药。

损伤风湿膏（《中国中医秘方大全》）活血化瘀，消肿散结，祛风散寒，舒筋健骨，通络止痛利关节。治损伤后筋络强硬牵掣，或骨节酸痛及风寒湿邪侵袭所致的痹痛。生川乌、生草乌、生南星、生半夏、生川军、全当归、黄金子、紫荆皮、小生地、苏木屑、草桃仁、嫩桑枝、川桂枝、炙僵蚕、小青皮、炙地鳖、炙地龙、西羌活、川独活、川芎、白芷、续断、黑山栀、骨碎补、透骨草、北细辛、生麻黄、广木香、炙甲片、杜红花、粉丹皮、赤石脂、落得打、白芥子、宣木瓜、乳香、没药、苍术、甘松、山柰、方八。诸药洗净后，切片或打碎。浸入麻油内7至10日后，入锅文火煎熬，至药枯为度。去渣滤清，将油继续煎熬，俟其滴水成珠，将锅离火，徐徐筛入炒东丹，边筛边搅，收膏后成圆团状黑色硬块，称膏药肉，贮藏备用。为去火毒，以置泥地上，贮存一些时日，再用为宜。膏药肉化烊摊于土布上约0.2cm，多成圆形，也可作长圆形，再加上掺药研和贴于患处。应用较多时先将膏药摊好，待干收贮。临用时烘烊再加掺药。

隔皮吊痰膏（《痹证通论》）治痰瘀型骨痹：全蝎、龙衣、蜈蚣、炮山甲、天龙、蜂房、腰黄、丁香、蟾酥、太乙药肉、硇砂、麻油。于局部酸痛最明显之处敷贴，7天为1个疗程，敷贴后局部有温热，微痒感，3~5天后更有灼热微痛感，不宜揭开，不能水洗。待7天后揭除药膏，可见黏液吊出，用药棉轻轻拭去，局部皮疹可外敷特别护肤膏（由青黛、蛤粉、川柏、煅石膏及氧化锌油膏制成），一般二三天后皮肤即可恢复正常。

瘀化追风膏（《新中医》）治腰痛、关节痹痛、坐骨神经痛、肩周炎等。川草乌、乳香、没药、白芥子、巴豆、威灵仙、黄芪、防风、秦皮、肉桂各等份。用食油加樟丹煎制成，摊于12×14cm纸褙上，膏重14g，用时先用热姜汤将患处擦洗至充血发红后，擦干外敷，每张贴敷15~20天。

鹳草膏（《中国膏药学》）散风活血，化瘀止痛。治筋骨疼痛、手足麻木。老鹳草27g，生虎骨72g，防风27g，红花18g，木瓜27g，怀牛膝18g，骨碎补27g，青风藤27g，功劳叶18g，当归27g，麻黄9g，油风藤27g。上药用香油75000ml炸枯去渣滤净，炼沸，再入漳丹2700g，搅匀成膏，每膏

药油 7500ml 兑乳香面、没药面各 27g，麝香 3.6g 搅匀，每大张净油 30ml，小张净油 15ml。贴患处，孕妇忌贴腹部。

（六）腰痹敷贴方

二皮膏（《中国膏药学》）　治风湿寒痹、四肢麻木、受风寒腰背疼痛。陈皮 20g，青皮 30g，天麻、甘草、羌活、灵仙、乌药、黄柏、续断、赤芍、当归、川芎、白蔹、细辛、生枳壳、大枫子、生杜仲、生附子、广木香、生僵蚕、生茴香、生川乌、生草乌、生桃仁、生远志、生山甲、青风藤、蛇床子、怀牛膝、菟丝子、生香附、生白术、生川楝子各 30g，香油 7500ml，漳丹 2700g。熬制同一般黑膏药，每膏油 7500ml，兑研细肉桂面 30g，樟脑、血竭、儿茶、没药、乳香、公丁香等细末各 15g，搅匀摊膏备用。

川楝膏（《中国膏药学》）　祛风散寒，舒筋活血止痛。治风寒麻木，腰腿疼痛。川楝子、枳壳、蛇床子、木香、青皮、甘草、细辛、乌药、续断、大枫子、牛膝、菟丝子、赤石脂、羌活、白蔹、僵蚕、黄柏、桃仁、赤芍、补骨脂、生附子、官桂、威灵仙、川芎、天麻、生川乌、生草乌、小茴香、当归、生杜仲、远志、香附、桔皮、生穿山甲、白术、青风藤各 30g。上药用香油 7200ml 炸枯去渣，炼沸，入黄丹 3000g 搅匀成竹膏，每 7200ml 膏油另兑：轻粉、樟脑、血竭、儿茶、没药、乳香、公丁香（均用细粉）各 15g，搅匀摊贴。微火化开贴患处。

马甲膏（《中国膏药学》）　追风散寒。治风寒湿痹、腰腿痛。海马 360g，穿山甲、杜仲、地肤子、怀牛膝各 30g，当归 30g，赤芍、连翘、花粉、广木香、松香、追风草、薄荷、云苓、土茯苓、木通各 30g，麻黄 30g，漳丹 500g，麻油 1000ml。用铁锅将麻油熬开，入上药熬枯去渣，入黄丹熬搅收膏，贮于瓷器中备用。外用贴患处。

五生膏（《太平圣惠方》）　治腰脚痛、起坐不得方。当归、蛇床子、吴茱萸、附子、桂心各一两研为散。每用一匙，以生姜汁调，摊蜡纸上，贴于痛处。

乌头膏（《太平圣惠方》）　治风腰脚冷痹疼痛。川乌头三分去皮脐生用。上捣细罗为散，以酽醋调涂，于故帛上敷之，须臾痛止。

六生膏（《中国膏药学》）　舒筋活血，追风散寒。治风湿性关节炎、筋骨疼痛、腰脊疼。生草乌、生草大戟、生山甲、生桃仁各 75g，生地 36g，生川乌 18g，怀牛膝 75g，麻黄、当归、天麻、羌活、细辛、乌药、白芷、良姜、独活、赤芍、海风藤、红花各 75g，蛇蜕 18g，苏木 36g，蜈蚣 12 条，灵仙 75g，熟地 36g，续断 36g，五加皮 18g。上药用香油 7500ml，炸枯去渣滤净，炼沸，再入漳丹 2700g，搅匀成膏，每膏药油 500ml，兑肉桂面 75g，冰片 3.6g，没药面、雄黄面、檀香面各 11g，麝香 3.6g，乳香面 11g，公丁香 3.6g，每大张净油 30ml，小张 15ml。贴患处。孕妇忌贴腰腹部。（注：《保定市商业局中药制药厂方》中收的"天牛膏"与此类同。）

甘遂膏（《中国膏药学》）　祛风散寒，逐瘀止痛。治腰疼腹痛、关节作痛、风寒湿气麻痹不仁、拘挛瘫痪、手足不遂。甘遂 60g，陀僧面 120g，蓖麻子 60g，木鳖子 60g，大黄 60g，莪术 30g，草乌 30g，生地 30g，三棱 30g，川乌 30g，当归 45g，蜈蚣 10 条，黄丹 1620g，柳枝 1.5 寸，大戟 24g，枳实 24g，麻黄 24g，黄柏 24g，巴豆、白芷、牙皂、肉桂、川芎各 24g，元参、桃仁、细辛、独活、防风、杏仁、厚朴、文蛤、槟榔、全蝎、花粉、穿山甲、兰花、香附各 20g，蛇蜕 15g，黄连 15g。将诸药入锅内浸七日，熬枯去渣，以香油 3500ml，再熬沸，下黄丹用柳枝搅之，冷后再入麝香 1.5g。贴患处。忌食猪肉。

地风膏（《中国膏药学》）　治风寒湿痹、腰疼痛、筋骨酸痛、四肢麻木。地风皮 90g，当归 180g，麻黄 60g，天麻 60g，巴戟 60g，补骨脂 90g，吴茱萸 60g，北姜 90g，防风 90g，牛膝 120g，细辛 60g，羌活 90g，独活 90g，生地 120g，甘草 90g，桂枝 90g，广皮 90g，川芎 90g，苍术 120g，生草乌 60g，锁阳 90g，白芷 90g，韭子 90g，杜仲 120g，上桂 120g，南星 90g，厚朴 90g，牛白附子 60g，没药 120g，僵蚕 60g，制乳香 120g，公丁香 90g，广木香 90g，生附子 360g，山奈 60g，鲜葱 810g，生姜 810g，千年健 60g，麻油 15000ml，黄丹适量。与一般黑膏药熬制法及用法相同。

羊花膏（《外科大成》）　治腰腿疼痛、筋骨酸痛。闹羊花根皮 45g，五加皮 60g，归身 60g，威灵仙 30g，防风 45g，荆芥 45g，元参 45g，天花粉 45g，甘草 30g。麻油 1500ml 浸煎，用铅粉收膏，退火毒七日，摊贴患处。

龟甲膏（《中国膏药学》） 治风湿寒痹，瘀血凝滞之腰痛、鹤膝风等症。龟甲10个，川牛膝、白术、马钱子、穿山甲、全虫、川乌、草乌、土元、当归、木鳖子、蓖麻子、川附片各120g，大黄、秦艽、三棱、莪术、黄柏、槐条各180g，巴豆米75g，血余60g，蜈蚣1条，阿魏120g，没药120g，乳香10g，麝香36g，蛤蚧1对，香油16000ml，黄丹（炒）适量。木鳖子去壳，秦艽取净，蛤蚧去屑，槐条、龟甲如上数即可。其中除阿魏、麝香、没药研细待膏药熬成凉后洒入搅匀，麝香研细最后加入外，先将各药先后放入油中炸焦呈黄黑色，龟甲应先轧成小块，不耐火炸的草药和碎细片剂宜后加入，不要炸成炭焦。然后滤去药渣，加黄丹熬沸，去火，待稍凉，先后加入阿魏、乳香、没药及麝香。如无香油，可用菜油代替。贴患处。

补骨膏（《中国膏药学》） 治风寒湿痹、腰腿疼痛、闪腰岔气、跌打损伤。补骨脂、枳壳、青皮、川楝子、大枫子、赤石脂、僵蚕、赤芍、官桂、天麻、小茴香、蛇床子、甘草、乌药、牛膝、羌活、黄柏、威灵仙、生川乌、当归、木香、细辛、续断、菟丝子、白蔹、桃仁、生附子、川芎、生草乌、生杜仲、远志、穿山甲、香附、白术、橘皮、青风藤各30g。上药用香油7500ml，炸枯去渣，炼沸，入丹3120g，搅匀成膏。另轻粉、儿茶、公丁香、樟脑、乳香、没药、血竭各15g，共研细末重105g，每7500g膏中加以上细料105g，搅匀摊贴患处。

皂角膏（《儒门事亲》） 治腰脚疼痛。用醇酒二大碗，皂角一斤去皮弦捣碎，熬至一半，沸去滓，再用煎汁，入银石器熬为膏子，随痛处贴之。

虎蛇膏（《中国膏药学》） 活血追风，镇痛。治风寒湿酸痛、腰膝疼痛、筋骨麻木、拘急症。虎骨500g，白花蛇90g，贡桂30g，当归60g，细辛30g，明天麻30g，全蝎30g，羌活、杜仲、川乌、三棱、文术、乳香、没药、母丁香各60g，生马钱120g，鲜姜1000g，麝香6g，冰片15g。用香油2000ml，将上药熬枯去渣再熬沸，再入漳丹成膏，入乳香、没药后，兑麝香、冰片。贴敷患处。

虎骨膏（《中国膏药学》） 散风止痛，治风湿寒痹、腰腿疼痛、筋脉拘挛、四肢麻木。虎骨720g，生草乌、当归、生川乌、白芷、细辛、川芎、天麻、怀牛膝、熟地、何首乌、羌活、五加皮、生地、杜仲、桃枝、香附、威灵仙、白术、青风藤、穿山甲、续断、白蔹、苍术、桑枝、独活、榆枝、槐枝、僵蚕、川楝子、柳枝、大枫子各30g，蜈蚣2条。上药用香油7200ml炸枯去渣，炼沸，入黄丹3000g，搅匀成膏，另兑肉桂、公丁香、没药、乳香、血竭各15g，麝香9g，共为细粉，每7200ml膏油兑入以上细粉搅匀摊贴。微火化开贴患处。忌食生冷。孕妇忌贴。

绀珠膏（《医宗金鉴》） 治风寒湿痹、腰腿痛。制麻油（每油一斤，用当归、木鳖肉、知母、细辛、白芷、巴豆肉、文蛤、山慈菇、红芽大戟、续断各一两，槐枝、柳枝各二十八寸，入油锅浸二一日，煎枯，去渣取油）四两，制松香（嫩松香末十斤，取槐、柳、桃、桑、芙蓉等五枝各五斤，锉碎，用大锅水煎浓汁，滤净再煎一次，各收之，每用初次汁煎滚，入松香末，以柳、槐枝搅之，煎至松香沉下水底为度，即倾入二次汁内，乘热拨扯数十次，以不断为佳，候温作饼收之）一斤，乳香、没药、血竭各五钱，雄黄四钱，麝香一钱，轻粉二钱，为细末。将麻油煎滚，入松香文火溶化，柳枝搅候化尽，离火，下诸药末搅匀，即倾于水内，拨扯数十次，易水浸之。摊贴患处；或为丸服。

香竭膏（《中国膏药学》） 治风湿寒痹痛、腰酸、筋骨痛。乳香、血竭、三七各300g，没药、生南星、生半夏、儿茶、自然铜各60g，生川乌、生草乌各180g，桂枝120g，细辛240g，樟脑30g，麝香15g，生姜1500g，大蒜2500g，大葱2500g，血余1000g，麻黄1000g，白附子750g，清油6000ml，桐油6000ml，黄丹3680g。白附子碾筛细粉500g，粗粉入油炸。三七、血竭、麝香、樟脑研细，待膏药熬成稍凉后加入搅匀，亦可同白附子细粉掺和分摊每张膏药的中心，白附子500g细粉可在摊膏时，分撒在每张膏药上。其他各药，先在油中浸泡数日，然后在热油中炸枯滤渣，下丹及除火毒与一般黑膏药熬制方法同。贴患处。

南桂膏（《中国膏药学》） 治风寒湿痹腰腿疼痛、筋骨酸痛、四肢麻木等。南星（生）、桂枝各60g，生附子500g，生草乌、羌活、苍术各60g，生山甲18g，麻黄120g，公丁香60g，蓖麻子60g，上肉桂300g，生姜120g，葱茏120g，乳香24g，细辛18g，香油5000ml，黄丹1680g，与一般黑膏药熬制法和用法相同。

香茶膏（《中国膏药学》） 治腰腿疼痛、风湿寒痹。儿茶、乳香、没药、血竭各15g，广木香9g，桐油500ml，香油500ml，漳丹500g。上五味药共为细末，先将桐油、香油熬开，下药末熬成膏，然后下漳丹成膏。小张重15g，大张重30g。贴患处。

秦艽膏（《中国膏药学》）治风寒湿痹腰腿酸痛、四肢麻木、筋骨疼痛。秦艽、当归、独活、苍术、白芷、生杜仲、羌活、生川乌、干姜、良姜、荆芥、防风、生草乌、川芎、元参、生地、甘草各45g，生山甲21g，麻黄18g。以上药料用香油7500ml，炸枯，去渣，滤净，微炼再入漳丹2700g搅匀成膏。每膏药油7500ml兑肉桂面45g，麝香1.5g，乳香面30g，没药面60g，血竭面15g，樟脑30g，去壳海螵蛸面15g，煅龙骨18g。贴患处。

钻地膏（《中国膏药学》）治腰腿痛，寒腿风痛、关节炎。钻地风45g，生虎骨30g，当归、牛膝、红花、加皮、秦艽、独活、川乌、草乌、木瓜、羌活、防己各45g，乌梢蛇5个，由姜45g，天麻30g，白芷45g，威灵仙45g，防风45g，地龙30g，寄生60g，麻黄24g，全虫30g，大茴香45g，小茴香45g，土鳖30g，杜仲45g，干姜45g，苍术60g，二藁本60g，芥子15g，海枫45g，年健45g，桂枝45g。上药共为一处，用香油1000ml熬炸渣，炼沸，兑漳丹3600g成膏。再兑下列药面：细辛、没药、乳香、儿茶、母丁香、血竭各18g，樟脑30g，丁香18g，麝香1.8g，每500ml油用药面30g。贴患处。

黄参膏（《中国膏药学》）舒筋活血，祛风散寒。治腰疼腿痛、手足麻木。大黄、元参、赤芍、木鳖子各90g，白芷90g，生血余45g，生地405g，当归405g，蜈蚣2条。以上药料用香油7500ml，炸枯去渣滤净，炼沸，再入漳丹2700g，搅匀成膏，每膏药油7500ml，兑肉桂面45g，阿魏面、乳香面、没药面各180g搅匀，每张净油4.5g重。贴患处。

治五种腰痛不止方（《太平圣惠方》）吴茱萸一两，芸苔子一两。上件药，捣细罗为散，每用三钱，生姜一两；同研令匀，摊在极薄纸上，贴于痛处。

治腰痛：用生姜四两，取自然汁略熬干，水气成膏，将贴患处，外将裹脚缚住。（《医部全录》）。

治腰痛、筋骨冷疼：明珠球根一至四粒，压碎捻成丸，放在一张膏药或胶布中心，贴痛处，一昼夜后，贴药处有灼热感时，即揭去，皮肤出现水泡，用针挑破，放出黄水，外敷纱布保护，或敷消足软膏，至结口为止。（《湖南农村常用中草药手册》）。

治一切腰痛：用生姜汁四两，水胶一两，同煎膏，厚纸摊贴腰眼，效。（《种杏仙方》）

（七）足跟痛敷贴方

三生散（《中国中医秘方大全》）温化寒痰，燥湿散结。治足跟痛。生南星、生半夏、生草乌各等份。辗碎过筛，制成粉剂，装瓶密封备用，应用时用鸡蛋清调配适量渗于膏药内调匀，趁热贴患处，外加绷带固定，每5~7天换药一次。

急乌散（《中药贴敷疗法》）活血、软坚、止痛。治骨痹。急性子100g，草乌60g，白芷50g，铁屑、醋各适量。将急性子、草乌、白芷研成细粉，用食醋调成糊状。将调好之药物敷于患处，再把铁屑粉薄而均匀地铺一层在药上（铁屑粉系砂轮打磨铁件落下之粉状物，包敷时请注意勿与皮肤接触）。然后用纱布包扎固定。每次包3日。隔2日再包。

骨刺膏（《中药贴敷疗法》）消骨刺、止疼痛。威灵仙30g，血竭15g，生马钱子240g，生川草乌各60g，五加皮30g，姜黄30g，木瓜12g，牛膝15g，红花9g，生桃仁、生香附各60g，三棱、羌独活各30g，皂刺、蒺藜、乳香、没药、茜草各15g，三七6g，川芎12g，穿山甲30g，灵脂9g，防己9g，辽细辛30g，透骨草15g，秦艽30g，紫葳30g，白芥子9g，赤芍15g，木鳖子60g，文术30g，路路通9g，冰片60g，麝香1g，广丹750g（夏天加10g，冬天减10g），香油1500g。将上药分3组份，第1组份：麝香、血竭、冰片、三七。第2组份：生马钱子、生川草乌、生香附、生山甲。其余为第3组份。先将第1组份研细，密封备用。再将第2组份入油锅内浸泡1周，然后慢火煎之，待药渣呈灰黑色，将渣捞出。再将第3组份入油锅内，慢火煎至油能滴水成珠，入黄丹。这时要不停搅拌，待油由红色变为绛色，锅内烟雾弥漫，速将锅离开火炉，继续快速搅拌，以防接近铁锅部分热极老化失效，待油的温度冷至60度左右，将第1组份入锅内，继续搅拌至油完全冷却凝固，即成骨刺膏。将膏药摊于较密的布上（厚约0.2公分），临用时熏热揭开，摄入少许冰片粉末，贴于患处。每张可贴5~7天，贴5~10张为1个疗程。

消瘀止痛散（《中国中医秘方大全》） 活血消瘀、通经止痛。治足跟痛。当归20g，川芎15g，乳香、没药、栀子各15g。研末备用。用时将药放在白纸上，药粉面积按足跟大小，厚约0.5cm，加热后敷于患处。

（八）遍身疼痛敷贴方

二术膏（《外科大成》） 治遍身筋骨疼痛、手足麻、咳嗽痰喘、跌打损伤、肿毒瘰疬、顽疮结毒。白术、苍术、川芎、当归、赤芍、生地、熟地、甘草节、陈皮、半夏、香附、枳壳、乌药、何首乌、白芷、知母、杏仁、桑皮、金银花、黄连、黄芩、黄柏、大黄、白蒺藜、栀子、柴胡、连翘、薄荷、威灵仙、木通、桃仁、元参、桔梗、白鲜皮、猪苓、泽泻、前胡、升麻、五加皮、麻黄、牛膝、杜仲、山药、益母草、远志、续断、良姜、藁本、青风藤、茵陈、地榆、防风、荆芥、青皮、两头尖、羌活、独活、苦参、天麻、南星、川乌、草乌、文蛤、巴豆仁、芫花各45g，细辛、贝母、僵蚕、大枫子、穿山甲各30g，蜈蚣21条，苍耳子21个，虾蟆7个，白花蛇、地龙、全蝎、海桐皮、白及、白蔹各15g，木鳖子240g，桃枝37寸，柳枝、榆枝、槐枝、桑枝、楝枝、杏枝、椿枝各37寸，血余120g。用麻油6500ml，入大锅内慢火煎至药枯，浮起为止。住火片时，用布袋滤尽药渣，将油称准，将锅洗净，每用细绢滤油入锅内，要清净，投血余慢火熬至血余浮起，以柳棒挑起看似膏熔化之。熬熟。每净油500ml，用飞过黄丹195g，徐徐投入，火加大，净油500ml，加丹15g，不住手搅，锅内先发青烟后至白烟叠叠旋起，气味香馥者，其膏已成，即住火。将膏入水中，试软硬得中，如老加熟油，若稀加炒丹少许，渐渐加火，务要冬夏老嫩得所为佳。掇下锅来，搅俟烟尽，下细药搅匀倾水内，以柳棍搂成块，再换冷水洗片时，乘温，扯白转成块又换冷水拔浸。用时在一铜勺内熔化摊用。细药开后：乳香、没药、血竭各30g，轻粉24g，潮脑60g，龙骨60g，赤石脂60g，海螵蛸15g，冰片、麝香各9g，雄黄60g（共为末加入前膏内）。遍身筋骨疼痛，腰脚酸软无力，贴膏肓、肾俞、三星穴；腰痛，贴命门穴；寒湿脚气，贴三里穴；跌打损伤，俱贴患处。细绢摊膏、用鸡子清浆过。布摊膏，用松香、黄蜡涂过。狗皮摊膏，用水洗去硝气。油纸摊膏用甘草汤或加槐枝煮过

摊用。表棉纸法：用杭州毛头，每麦面500g，加白矾核桃大一块，打稀糊，量加粉表之，则软白而且不涸。油纸法：用天麻子仁数粒，铅粉3g研末，入桐油碗内，打匀，棉花蘸刷令遍，与石油纸相同，铺之压之，须频换不黏，以生桐油、熟猪油，平兑如法。

（九）鹤膝风敷贴方

九汁膏（《医学从众录》） 治鹤膝风、偏头风，漏肩风，痿痹等风寒湿痹。①血余60g，大黄、灵仙、川乌、草乌、刘寄奴各24g，土鳖大者20个，羌活30g，独活30g，红花、当归、蛇床子、苍术、生南星各30g，生半夏30g，白芥子30g，桃仁30g，（以上十八味俱切碎），樟冰30g，甘松、山奈、花椒、猪皂、山甲（灸研）、荜茇各9g（不必去油同乳香灸热同群药研细），乳香15g，白芷15g，（以上九味研极细末）鲜烟叶汁500ml，松香180g（收晒干），鲜商陆根（汁）500ml，松香90g（收），鲜艾叶汁250ml，松香90g（收），生姜汁250ml，松香90g（收），韭汁250ml，松香90g（收），葱汁250ml，松香90g（收），大蒜（汁）120ml，松香60g（收），麻油1620ml。将前药入油，熬至焦黄色，不可太枯，即滤去渣，入前松香熬化，再将丝棉滤去渣，再熬至油面起核桃花纹，先加入极细密陀僧120g，再徐徐加入西硫黄末500g，投此二味时，务须慢慢洒入，不可太多、太快，离火待温，然后掺入细药搅匀，瓷器收贮。熬时须用桑枝不住手搅。青布摊贴每张净重12g，临时加肉桂末0.15g，细辛末0.06g，摊贴患处。

火龙膏药（《疡医大全》） 治鹤膝风、历节，凡风寒湿毒所袭及湿痰流注经络，疼痛不能行步者。牛皮胶四两，乳香制、没药制各二钱五分，麝香一分。用老生姜八两，槌取自然汁，同牛皮胶熔化，入乳香、没药，搅匀，俟少温，再加麝香则成膏矣。以青布或油纸摊贴患处。

地骨软膏（《中国膏药学》） 治鹤膝风。地骨皮、乳香、没药、无名异各45g，麝香0.3g。共研细末，另以车前草捣烂沥汁，将药末和汁调匀，炖热后包敷于患处。

神效灸饼（《杂病广要》） 治鹤膝风及湿气痛风。广木香一钱五分，白芷一钱，麝香一分共末，蓖麻子四两去壳。上捣为一饼，放患处，用新布五层，盖饼上，将纸卷大筒，蘸麻油火。于布上损

之，觉痛即止。

枳马丹（《中国中医秘方大全》）温经活血、消肿止痛。治膝关节滑膜炎。枳实3500g，马钱子3500g，白芷250g，细辛250g，甲珠100g，甘草500g，加百年老墙泥5000g，砂锅中炒至微黄，共研末备用。将上药35g，加鲜童尿和白酒各等份调成粥状，煨热外敷患部。隔日换药。

首乌膏（《中国膏药学》）治鹤膝风（关节炎）。大何首乌250g，酒250~500ml。二味同煎将酒去半，捣药渣敷膝头，乘热布裹。更可取煎汁，内服数杯，微醉。二、四次即可！忌食鱼虾之类。

星夏软膏（《中国膏药学》）治鹤膝风（关节炎）。生南星、生半夏、生川乌、生草乌各15g。共研细末，用陈酒、蜜糖调和，搽敷患处。（本方出《圣济总录》）

藿香膏（《中国膏药学》）治鹤膝风、风湿寒痹。藿香、木香、白芷、白蔹、乌药、大生地、贝母、丁香、白及、当归片、僵蚕、檀香、蜂房、五加皮、细辛、荆芥、苏木、红花、连翘、秦艽、防风、肉桂、大枫子、蝉蜕、丁皮、羌活、桂枝、蓖麻子、䗪虫、独活、萝卜子、全蝎、赤芍、元参、南星、川芎、枳壳、艾绒、白鲜皮、藁本、高良姜、桃仁、杏仁、香附、牛膝、苍术、威灵仙、川乌、草乌、续断、黄芩、麻黄、牙皂、金银花、甘草、附子、半夏、紫荆皮、骨碎补、海风藤、黑山栀各45g，大黄90g，蜈蚣35条，蛇蜕5条，槐枝35寸，柳枝、桃枝、桑枝、楮枝、榆枝、桂枝各35寸，血余9g，松香50000g，橡皮（滤过）、百草霜5000g（研细筛过），麻油10000ml。除松香、百草霜外俱浸入，火熬以药枯油黑，滤去渣重称，每药油360ml，下滤净松香2000g同熬沸，每锅下百草霜细末180g，勿住手搅，俟火候成时，则倾入水缸内，以棒搅和成块，扯拨数次，收贮摊贴患处。

治鹤膝风：白芥子要陈的，愈陈愈佳四钱，研细末，用姜葱汁调涂患处，约一时久，即起泡，泡干皮脱自愈。（《不知医必要》）

治鹤膝风：白芥子60g，将白芥子研为细末，用烧酒或黄酒调如糊状，摊布上，包敷患处，干即换，以局部发泡为度。发泡后勿使感染。（《浙江中医杂志》）

治鹤膝风：大戟、甘遂各等份，上药共研为末，调蜂蜜敷患处，隔日换药1次。（《常见病中草药外治疗法》）。

治虚性膝关节炎：乳香、没药各45g，地骨皮、无名异各15g，麝香0.3g。上药共研为末，用车前草煎汁，调酒敷患处。（《江苏中医》）。

治膝关节炎（鹤膝风）：砒霜0.6g，轻粉、冰片各1.2g，独头蒜1个，千夫土（即行人经常践踏过的泥土）一小撮。用上药物为一次量。将四味药末调捣烂的蒜泥，做成两个小圆饼，敷在肿起的内外膝眼上，用纱布盖好固定。敷药24小时，可见起泡，肿势随之减退。水泡可用针挑破。再敷以消炎药粉。不挑破亦可，过1周后可自行消退。本方有剧毒，切勿入口。（《哈尔滨中医》）

（十）关节炎敷帖方

川草膏（《四川中医》）治风湿性关节炎。生川乌、生草乌、附片、当归、丹参、白芥子各30g，生麻黄、干姜各15g，桂枝、木通各12g，白芍20g，细辛、乳香各10g，三七5g（另包），虎力散4支，马钱子散2包，葱白4根，白酒适量。除麝香外，全部中药共研细末，将马钱子散、虎力散掺入药末中，再将葱白捣烂均匀和入后，入白酒，调成稀糊状。将调好的药，入锅内炒热至不灼伤皮肤为度，入麝香0.25g和匀，约0.5cm厚度摊于敷料上，趁热敷于患处，外以绷带固定。

穴位外敷法（《中药贴敷疗法》）疏风、活血、止痛。治关节炎。斑蝥1g，腰黄1.6g共研极细末。用于游走性关节炎，取大椎、阳陵、肩髃、曲池、肾俞、天宗、阿是。腰骶关节炎，取穴：次髎、腰阳关、大肠俞。肥大性脊椎炎或类风湿性脊柱炎，取病变部位的脊椎上下左右旁开1寸为主，配合循经取穴。选好穴位后，将上药置普通膏药上贴敷，外用胶布固定。24小时后局部起泡后揭去膏药，用消毒针穿刺，排出分泌液，并清洁局部。换敷青冰散（冰片、青黛、浙贝母、花粉、赤芍、月石、煅石膏）。24小时后换贴阳春丹膏（桂心、丁香、乳香、没药、牛膝、血竭、麝香），于72小时取下（如有分泌液可持续贴）。每次选用2~4穴，一般2~3次治愈。

祖师麻膏药（《中国膏药学》）治风湿性关节炎。①祖师麻细粉20%。②底膏成分：胡麻油5000ml，黄丹1200g，银粉100g。配制底膏：将胡麻油在铁锅内熬炼至油沸沫消，将油锅移离火源。待油温，取银粉、黄丹混合细粉徐徐加入，边加边搅，使其均匀。再将油锅放入火上，用慢火继续加热，熬炼滴水成珠，用手取之，不黏手为度。冷却后备用。配制硬膏：取制好的底膏800g，用慢火熔化，分次加入祖师麻细粉200g，边加边搅，使其均匀。趁热分摊于胶布或兽皮上即可。加温软化后贴于患处，一般7~10天更换一次，贴敷过程中可适当加温，以提高治疗效果。

解痹布（《上海中医药杂志》） 祛风湿、除痹痛。治风寒湿痹（风湿性关节炎）。肉桂、附子、川乌各12g，大黄9g，当归12g，地龙、僵蚕、白芍、白芷、乳香、没药、木香、川芎、独活、秦艽各6g，半夏9g，细辛3g。将上药如法研极细末，加高粱酒适量，调成薄糊状，再加生姜汁适量，然后用脱脂棉花浸透药糊，晒干或烘干后待用。将上述药棉外包纱布1层，盖覆于疼痛的关节处，用绷带包扎即可。

外敷方（《王渭川临床经验选》） 治风湿痛，关节风湿红肿畸形。第一方：针砂69g，川乌3g，木瓜、苍术、白矾、羌活各3g。第二方：当归尾、赤芍、红花、桃仁、川乌、细辛、独活、南星、生半夏、姜黄、大黄、栀子、草乌各6g。第一方，共研细末，用稠大米汤调敷患处；第二方，共研细末，姜、葱捣烂后调敷患处。

治风湿性关节炎：接骨木五钱至一两（鲜品二至三两），水煎服；也可将鲜品捣敷患处（《天津中草药》）。

治风湿性关节炎：鲜金剪刀捣烂敷患处24小时，发泡后除去。（《浙江民间常用草药》）。

治急、慢性风湿性关节炎：鲜老鼠瓜根皮四份、果一份，或老鼠瓜鲜叶四份、果一份，共捣成糊状，用纱布包敷患处15~30分钟后取下。每日一次，5天为1个疗程。（《新疆中草药手册》）

治急、慢性膝关节炎：紫荆皮150g，独活、白芷各90g，赤芍60g，石菖蒲45g。上药共研细末，用葱酒或醋调敷患部。（《常见中草药外治疗法》）

治关节炎、跌打损伤：杉根皮（鲜）适量，白酒少许，捣烂外敷。（《江西草药》）

治关节炎：芥末一两，醋适量，将芥末先用少量开水湿润，再加醋调成糊状，摊在布上再盖一层纱布，贴敷痛处。三小时后取下，每隔三至五天贴一次。（《单方验方新医法选编》）

治风湿性关节炎、跌打肿痛：乌药鲜叶捣烂酒炒敷患处。（《广西中药志》）

治风湿性关节炎：雷公藤根、叶，捣烂外敷，半小时后即去，否则起泡。（《江西草药手册》）

治风湿性关节炎：黑沙蒿叶、鲜枝及花蕾捣烂，外敷痛处，至发痒起泡为止，将泡挑破流出黄水，用消毒纱布包扎，防止感染。（《中国沙漠地医药用植物》）

治关节风湿痛：水鬼莲叶和面粉捣烂外敷。（《福建中草药》）

治风湿关节痛：鲜狗肠草叶适量，捣烂敷贴痛处，纱布包扎。轻症敷1~2小时，病程5年以上，敷3~6小时，敷药时间较长者，可能出现局部肿胀，起水泡时刺破放水。（《宁夏中草药手册》）

（十一）脉管炎敷贴方

红粉散（《中药贴敷疗法》） 治脉管炎。三分三、独定子（金铁锁）、云南重楼各60g，红花20g，须白芷30g，桃仁40g。上六味压末，过细筛，备用。每次取四分之一量，用甜米白酒或红糖酸醋调匀，外敷巨虚穴和涌泉穴，再以绷带固定，隔日1次，每周3次。1个月为1个疗程。

红花甘草散（《中国中医秘方大全》） 活血清热通络。主治由静脉点滴引起的血栓性浅静脉炎。红花30g，甘草30g。共研末，用50%酒精调匀敷于患处，每日换药一次。

蜗牛泥（《中药贴敷疗法》） 通经活络、去腐生肌。治血栓闭塞性脉管炎。活蜗牛，同壳杵烂呈泥状。平敷于溃烂面上，以湿纱布盖之。每1~2日换药1次。在敷药过程中初期局部有牵拉样轻微疼痛和痒的感觉。

（十二）痛风敷贴方

风火软膏（《中国膏药学》） 祛风痹痛。治陈年痛风。防风、大葱、白芷、川乌各60g。共捣为膏，调热黄酒敷冷痛处。二三日后用大红椒、艾叶煎汤敷洗再敷药，包好。若皮肉热痛用清油搽之。

头子软膏（《中国膏药学》） 治痛风、顽痹、四肢拘挛。乌头、附子（并生用）、当归各60g，羌活、细辛、桂心、防风（去芦头）、白术、川椒、吴茱萸各30g，猪脂500g（腊月者若能得驼脂去脂膜后去渣放冷）。上药细切如大豆，以醋微淹之，经一宿，煎猪脂化，去渣，内药微火煎之，候附子色黄即成膏，收瓷盒中。患者频取摩之。宜用衣裹，切避风寒。贴患处。

头葛软膏（《中国膏药学》） 治痛风、手足顽麻。川乌头 150g（生去皮脐），野葛、莽草各 500g。上药细切，用药拌匀，经三日，用猪脂 2500g 与前药入锅中，以草火煎之，以乌头色焦黄为度，用绵滤去渣，收于瓷器中盛。或有患者近火摩三、二千遍贴敷。

犀羚软膏（雄黄摩风膏）（《中国膏药学》） 治痛风及白虎风。犀角屑 30（60）克，羚羊角屑 30（60）克，雄黄 15g 细研，硫黄 60g 细研，朱砂 15g 细研，鬼箭羽 30（60）克，侧子 30（60）克（生去皮脐），木香 30（60）克，汉防己 30（60）克，牛膝 30（60）克（去苗），细辛 30（60）克，虎胫骨 180g，石斛 150g（去根），败龟甲 150g，菖蒲 150g，熟干地黄、沙参（去芦头）、薯蓣、巴戟、川芎、续断、杜仲、当归、秦艽（去苗）、狗脊、萆薢、茵芋、白蔹、桂心、杜仲（去粗皮）、川椒（去目）、天雄（生去皮脐）各 30g。上药细切，以炼后猪脂 3000g 入锅中，同诸药以慢火煎，自早至午，候药味尽，用新布绞去渣，更以绵滤净，拭净锅再炼煎，然后入硫黄、雄黄、朱砂等，以柳木棍搅匀，候凝，收于瓷器中。但有痛处，先用膏摩二三百遍，后涂膏于故帛上贴之。

（十三）其他痹病敷贴方

万灵膏（《医部全录》） 治麻木疼痛。用甘遂二两，蓖麻子四两，樟脑一两，捣作饼贴之。

皂荚散（《太平圣惠方》） 治白虎风疼痛。皂荚、生荞麦、白蒺藜、谷精草、五灵脂、芸苔子各半两。研为散，醋调外敷。

固本膏（《理瀹骈文》） 补肝肾、强筋骨、祛风活络。治痛风湿痹。党参、黄芪、熟地、当归、续断、牛膝、五加皮、附子、肉桂各 15g，杏仁、白芷去稍各 4g。麻油熬，黄丹收。贴患处。

败龟散（《圣济总录》） 治脚气及筋骨疼痛。败龟醋炙、芸苔子研、白芥子研、木鳖子去壳研、自然铜煅醋淬各半两，硫黄研、地龙炒各一两。上七味，捣研为散，依患处大小，每用药末并白面各一匙头，醋调作饼子贴之。

神应膏（《万病回春》） 治骨节疼痛。乳香、没药各一两为末，皮胶三两，生姜二斤（取自然汁）。先将生姜汁以砂锅内煎数沸，入皮胶化开，将锅取尘灰上，方入乳、没末，搅匀成膏，用不见烟的狗皮摊膏药。贴患处。

活血止痛膏（《湖北中医杂志》） 活血止痛。治颞颌关节功能紊乱症。三七 4.5g，地龙 5g，白芷、红花各 3g，乳香、没药各 5g，血竭 6g，桃仁 9.5g，钻地风 6g，市售黑膏药 500g。先将上药共研细末，再将药粉和入溶解在膏药内，然后用绒布和油纸，制成 2cm×1.5cm 大小的膏药备用。将此膏药在饭锅内烊化（切勿火烤）后，贴于患侧下关穴上，贴敷 4 天后将膏药取下，再烊化 1 次，贴原处，1 周后更换 1 张膏药，以巩固疗效。

斑丁粉（《中药贴敷疗法》） 消炎止痛。治肱骨外上髁炎。斑蝥粉和丁香粉等份混匀。以 75% 酒精将上药调成糊状，置明显的压痛点上，用胶布固定。待 3~4 小时局部有灼热疼痛感时，撕去胶布，洗去敷药，见局部皮肤潮红。2~3 天后疼痛消失。

斑蝥方（《中药贴敷疗法》） 止各种疼痛。斑蝥粉。先用 1 寸左右见方胶布，中间剪一小方孔，贴在穴位上，放斑蝥粉入孔中，再盖好胶布。选好穴位，用上法敷药，然后用灸法熏其敷药处。

紫金膏（《疡医大全》） 治寒湿气、漏肩风、诸般疼痛。白芷六钱，闹羊花、山奈、大茴香、青皮、草乌、川乌、威灵仙、甘松、小茴香、大黄、独活各七钱，干蟾一个，乱头发三两。用麻油四十两，同药入锅熬至发化，滴水成珠，再下密陀僧细末十一两收成膏，再下松香（葱汁、姜汁、凤仙花汁各煮一次，研细）五两，入膏化尽，搅匀倾入钵内，重汤炖化，再下樟脑七钱，青黛、桂皮各六钱，丁香、雄黄各五钱，轻粉四钱，血竭、乳香、没药、儿茶各三钱三分，滑石三钱，龙骨二钱五分，麝香、冰片各五分搅匀，摊厚些贴敷患处。

治关节肿痛：娃儿藤鲜根适量，酒精少许，捣烂外敷。（《江西草药》）

治膝关节痛：土良姜（鲜）捣烂，敷患处。（《云南中草药》）

治关节痛：柚叶、生姜、桐油。共捣烂敷。（《湖南药物志》）

治小腿劳伤肿疼：日照飘拂草、樟树皮、桃树嫩梢，加酒糟捣烂外敷。（《中药大辞典》）

治骨节疼痛，不红不肿者：斑叶兰捣烂，用酒炒热，外包痛处，每日一换。（《贵州民间药物》）

治筋骨疼痛、腰膝肿痛、跌打损伤：月季花嫩叶捣烂敷患处。（《湖南药物志》）

治关节炎、扭伤：细香葱头四两，老姜一两，捣烂外敷（红肿加酒炒，夏天不炒）。（《重庆草药》）

治麻木疼痛：甘遂二两，蓖麻仁四两，樟脑一两。捣作饼贴之；内饮甘草（汤）。（《摘元方》）

治痛风历节、四肢疼痛：用醋磨硫黄敷之，或用葱白杵烂炒热烫之。

治浑身骨痛：破草鞋烧灰，香油和，贴痛处，即止。

三、注意事项

（1）贴敷疗法，不适于皮肤过敏者。

（2）膏药孕妇慎用，尤其是具攻伐之性者，孕妇之腰、腹等处尤为禁忌之列。

（3）用于关节、肌肉的风湿疼痛、麻木、僵直等时，膏药宜量多药厚且须久贴，一般一贴用3~7天。

第八章 膏摩疗法

膏摩疗法是以膏药涂于或敷于局部，再加轻轻按摩的一种治疗方法。膏摩疗法历史悠久，《金匮要略·脏腑经络先后病脉证第一》曰："若人能养慎，不令邪风干忤经络，适中经络，未流传脏腑，即医治之，四肢才觉重滞，即导引吐纳，针灸膏摩，勿令九窍闭塞。"本疗法是膏药敷贴与按摩的结合，按摩可促进血液循环，便于药物的浸入和吸收。是临床治痹的有效疗法。

一、操作方法

参见"敷贴疗法"及"按摩疗法"项。

二、适应证及选方

广济神明膏（《外台秘要》） 主诸风顽痹，筋脉不利，疗癣诸疮痒。前胡、白术、白芷、川芎（并切）、椒（去目）、吴茱萸各一升，附子三十枚（去皮切），当归、细辛、桂心各二两（切）。上十味以苦酒渍一宿，浥浥令然，以成炼猪膏一斗，微火煎十沸以来，九上九下，候附子、白芷色黄，绞去渣，膏成，病在外摩之，在内以酒服枣核大，疥癣等疮皆疗之。并去诸风病，亦摩折伤被打等。

按《千金翼方》又名大白膏。

川椒软膏（《中国膏药学》） 治风毒、风湿寒痹。川椒15g（去目），白芷15g，防风15g（去芦头），附子15g（去皮脐），白芍15g，当归15g，羌活15g，独活15g，藁本15g，川乌头15g（去皮脐），细辛15g，生姜150g，白僵蚕15g，黄蜡150g，猪脂500~1000g（水浸二宿逐日一换）。上药都切细，先煎猪脂，去渣，入诸药，煎白芷色焦，以绵滤去渣，澄清，拭锅令净，慢火煎，入蜡消，用瓷盒盛。每取少许温热用手摩之。

天雄软膏（《全国中成药处方集》） 治痛风。天雄90g（生去皮脐），当归90g，白芷30g，附子90g（去皮脐），细辛60g，桂心30g，干姜60g，川芎60g，川乌头60g（去皮脐），朱砂30g（细研），醋210ml，松脂250g，生地黄90g（捣后取汁），猪脂250g（炼成者），雄黄210ml（细研）。上药切细，以地黄汁及醋浸一宿，滤出，入猪脂，用慢火煎之，候白芷色黄，膏成绵滤去渣，入朱砂、雄黄及松脂等，以柳枝搅匀，于瓷器中盛。每取少许摩于患处，面目黧黑消瘦，似心腹中冷，酒调半匙，日三服。

木鳖子膏（《百一选方》） 治经络受风寒邪气、筋脉牵连、皮肤疼痛、结聚成核、拘挛麻痹。木鳖子一两（去皮，锉如小豆大，用清油二两，浸一宿，然后慢火熬及一半以来，取出木鳖子，下黄醋一钱，相搅匀，等醋化为度，绢滤去滓），乳香一钱（别研细，等木鳖子油与蜡相次欲凝，急投在油内，不住手搅匀）。上以瓷器收，每用少许，擦肌肉皮肤疼痛聚硬处，不住手，以极热为度。

太傅白膏（《备急千金要方》） 治百病伤寒咽喉不利……有风痹湿肿难屈伸，不能行步……久寒结坚在心，腹痛胸痹，烦满不得眠。蜀椒一升，附子一两，升麻一升（切），巴豆、川芎各三十珠，杏仁五合，狸骨、细辛各一两半，白芷半两，甘草二两，白术六两，（一方用当归三两）。上十二味，㕮咀，苦酒腌渍一宿，以猪脂四斤微火煎之，先削附子一枚，以绳系著膏中，候色黄膏成去滓。伤寒心腹积聚，诸风肿疾，颈项腰脊强，偏枯不仁皆摩之，日一。

乌头摩风膏方（《太平圣惠方》） 治风顽痹、腰脚不遂、四肢拘挛，并马坠疼痛不可忍，及白癜诸疮，兼脚气等。乌头、附子（并生用）、当归各二两，羌活、细辛、桂心、防风（去芦头）、白术、川椒、吴茱萸各一两，猪脂一斤（腊月者若半得驼脂尤好去脂膜煎化去滓放冷）。上药，并细切如大豆，以头醋微淹之，经一宿，煎猪脂，化去滓，内药煨火煎之，候附子黄色，即膏成，收瓷盒中。有患者，频取摩之，宜用衣裹，且避风冷。

501

头风软膏（《中国膏药学》） 治痛风及皮肤不仁，筋肉拘急。川乌头15g（生用去皮脐），防风15g（去芦头），桂心15g，白芷15g，藁本15g，川椒15g（去目），吴茱萸15g，白术15g，细辛15g，白附子15g，藜芦15g，莽草15g，羌活15g，黄蜡150g，猪脂500g，生姜90g，川芎15g。上药细剉，放猪脂于锅中煎之，后入诸药煎，待白芷色黄，候药味尽出，以新布绞去渣，更以绵布滤过，将锅拭净，重入膏于慢火中熬之，再下黄蜡令消，去火，待稍冷，收于瓷器中。每有痛处，于火边熁手乘热取膏摩之一二百遍，以手涩为好。

白虎风痛方（《本草纲目》） 治白虎风痛、寒热发歇、骨节微肿。水牛肉脯一两（炙黄），燕窠土、伏龙肝、飞罗面各二两，砒黄一钱。为末，每以少许，新汲水和，作弹丸大，于痛处摩之。痛止，即取药物抛于热油铛中。

龙虎膏（《圣济总录》） 治风湿著痹，肌肉瘰痹、不知痛痒。龙骨二两，虎骨三两（酥涂焙），当归（切焙）、桂（去粗皮）各一两，皂荚半斤（肥者去子）。上五味，捣罗为末，先别用好肥皂荚十挺，以苦酒三升，按取汁，去渣入铛中，煎减半，即入前药同煎，如稀饧，入瓷盒盛。每用少许，揩摩痹处。

麦皮膏（《圣济总录》） 治脚跟痛，不问左右，但觉隐隐疼痛处并是风毒气，此皆凝寒之月，人多忍冷，血聚不散，宜先用暖水淋洗后拭干，遂以火炙。觉痛处，令人点药揩摩，直候药气透热，揉纸拭去药，如常盖复。麦皮、熊白。上二味，等份相合，以微火炒，更入甲煎口脂少许，调匀如膏。旋取摩痛处，即差。

当归摩膏（《圣济总录》） 治风寒湿痹。当归（切焙）、细辛（去苗叶）各一两半，桂（去粗皮）一两，生地黄一斤（切研后取汁），天雄十枚（去皮脐生用），白芷三分（留一块不剉全用），川芎半两，丹砂（研）一两，干姜（炮）五分，乌头（去皮脐生用）一两三分，松脂四两，猪脂五斤（别炼去滓）。上十二味，先将八味剉如大豆粒，以地黄汁浸一宿，与猪脂松脂同慢火煎，候至留者一块白芷黄色，以厚绵滤去渣，瓷盒盛，入丹砂末，不住搅，至凝即止。每用药用火炙手，摩病处千遍。

曲鱼膏（《备急千金要方》） 治风湿疼痹，四肢亸弱，偏跛不仁……。大黄、黄芩、莽草、巴豆、野葛、牡丹、踯躅、芫花、蜀椒、皂荚、附子、藜芦各一两。上十二味，㕮咀，以苦酒渍药一宿。以成煎猪膏三斤，微火煎三沸一下，别内白芷一片，三上三下，白芷色黄药成去滓，微火炙手摩病上日三。

牡丹膏方（《圣济总录》） 治脚气风痹、手足疼弱、鼠漏恶疮、风毒所中、腹中疞痛、百病摩之皆愈。牡丹皮、芫花（生用）、皂荚（去皮炙）各半两，藜芦（生）、附子（炮裂去皮脐）、莽草叶各三分，大黄（剉炒）、蜀椒（去目并闭口炒出汗）各一两。上八味捣罗，以新绵裹，内净器中，苦酒三升浸，经一宿。取腊月猪膏三升，内锅中炼去筋膜后，同药裹入前酒中，慢火煎之，候变色，稀稠得所，即滤去药裹，频搅成膏，倾入通油瓷器中，密封。旋取揩摩患处。合此药，勿令妇人鸡犬等见。

神验摩风毒膏方（《太平圣惠方》） 治风毒、积年四肢挛急、肌肉顽痹、气脉不宣通、腹中百病、不以老少。牛膝（去苗）、赤芍、当归、白术、白芷、川椒（去目）、厚朴（去粗皮）、雷丸、半夏、桔梗（去芦头）、细辛、吴茱萸、附子（生去皮脐）、木香、大腹皮、槟榔，以上各一两，酥二两，野驼脂、野猪脂各五两。上药，细剉，以酒浸一宿，先煎猪脂，然后入诸药，后平旦至日入，以慢火煎之，其膏即成。以绵滤去滓，却入铫中，然后下酥，并驼脂，待稍冷，收于瓷器中。每取如枣大，于患处摩之，仍须避风；若腹中有痛，即以酒化如弹子大，空心服之。

莽草膏（《葛洪肘后备急方》） 治诸贼风、肿痹、风入五脏、恍惚。莽草一斤，乌头、附子、踯躅各三两。上四物切，以水苦酒一升，渍一宿，猪脂四斤，煎三上三下，绞去滓，向火以手摩病上，三百度，应手即瘥。耳鼻病，可以绵裹塞之，疗诸疥癣杂疮。

涂摩膏（《圣济总录》） 治风湿痹、肌肉瘰痹，四肢挛急、疼痛，日久不瘥，令机关纵缓，不能维持身体，手足不随。牛膝（去苗）、芍药、川芎、当归、白术、白芷、蜀椒（去目并合）、厚朴（去粗皮）、雷丸、半夏（汤浸七遍去滑）、桔梗（炒）、细辛（去苗叶）、吴茱萸、桂（去粗皮）、附子（炮裂去皮脐）、木香、大腹、槟榔各一两，酥二两，驼脂三两，腊月猪脂三斤。上二十一味，除后三味外，并细切，量药多少，以酒渍一宿，先炼猪脂成膏去滓。后尽入众药，以慢火从旦煎至晚。其膏成以绵裹滤去滓，再入铫中，投酥并驼脂，候稍搅匀，以瓷器盛。每不拘多少，以药摩之。摩经七日，即歇三两日再摩之。

踯躅摩风膏方（《太平圣惠方》）　治风、肢节多疼、肌肉顽痹，或偏体疮癣，或隐疹风瘙。踯躅花、羌活、防风（去芦头）、川芎、杏仁（汤浸去皮）、细辛、当归，以上各一两，白蔹、白及、白芷、丹参、苦参、元参、桂心、附子（去皮脐）、川乌头（去皮脐）、皂荚（去黑皮）、汉椒（去目）、莽草、川大黄，以上各半两。上药细剉，以米醋一升，拌令匀，湿经三宿后，以慢火炒令干，用腊月猪脂二斤，以慢火同煎一日，候药味出尽，用新布绞去滓，更以绵滤过，再入锅中煎，以柳木篦不住手搅成膏。候凝，收于瓷盒中。每取弹子大，摩于痛上，如腊月煎之，经久不坏也。

摩风膏

1.（《圣济总录》）　治风湿著痹，服药虽多，肌肉犹瘰痹。防风（去叉）、羌活（去芦头）、川芎、细辛（去苗叶）、蜀椒（去目并闭口者炒出汗）、当归、踯躅花各半两，白蔹、白及、丹参、苦参、黑参、桂（去粗皮）、附子（去皮脐）、乌头（去皮脐）、皂荚（去皮）、莽草各一分，杏仁（去皮尖并双仁）半两。上药十八味，细剉如麻豆，以米醋二升拌匀，浸三宿，熬干同腊月猪脂二斤，以文武火煎一日，绵滤去渣，瓷瓶贮。每用少许，点摩瘰痹处；并治一切风毒，其膏年发深久者，尤佳。

2.（《证治准绳》）　治风毒攻注筋骨疼痛。蓖麻子一两（去皮研），草乌头（生用）半两，乳香（另研）一钱。上药用猪肚脂炼去沫成膏搅匀，涂摩攻注之处，以手心摩挲如火之热，涂摩患处大妙。

摩腰方（《太平圣惠方》）　治久冷腰痛。巴戟一两，附子一两（生去皮脐），阳起石、硫磺各一两（细研），雄雀粪一两，川椒一两（去目），干姜一两（制），木香一两（制），菟丝子一两（酒浸三日晒干别捣为末），韭子一两微炒。上药，捣罗为末，以真野驼脂熬成油，滤去膜，待冷，入诸药末，和丸如弹子大，洗浴了，取一丸分作四丸，于腰眼上，热炙手摩之。

摩腰膏（丹）（《丹溪心法》）　治老人和虚人腰痛，妇人白带。附子尖、乌头尖、天南星各二钱半，雄黄、樟脑、丁香、干姜、吴茱萸各一钱半，朱砂一钱，麝香五粒。上药为末，炼蜜为丸，龙眼大，火上熬块，置掌中，摩腰上，候药尽黏腰上，烘棉衣包缚定，觉腰热如火，日换一次。

按：《医学入门》所收此方，无吴茱萸。又名摩腰丹。

摩腰丸方（《太平圣惠方》）

（1）治腰疼痛、俛仰不得。腻粉一分，麝香一分（细研），朱砂一分（细研），硫黄一两（细研），白礬灰一两，母丁香一两，干姜一两，木香一两，附子一两，吴茱萸一两（汤浸七遍焙干微炒），陈橘皮一两（汤浸去白瓤焙），雀粪一两（以绢袋子盛于水中摆取白尽取此水澄之晒干），杏仁一两（去皮尖研之依前绢袋子盛水中摆清取霜晒干）。上药捣罗为末，炼蜜和丸，如半枣大。用时取生姜自然汁小半盏，于铫子中煎一两沸，倾于盏内，浸药一丸，良久药破，以指研之令细，旋旋以指点摩腰上候热彻，摩尽为度，便以绵裹肚击之。

（2）治五种腰痛，肾脏久冷。丁香末半两，麝香半两（细研），芸苔子末一两，硫磺半两（细研），龙脑（细研）二钱，腽肭脐末二两。上药，熬野驼脂和丸，如鸡头实大，每用两丸热炙手，于腰间摩令热彻为度。偏壮益肾气，若摩双脚，渐觉轻健。

摩腰散方（《太平圣惠方》）　治五种腰痛、肾气衰冷，阳衰腰痛。野狐头及尾骨各一两（炙令焦黄），硫磺半两（细研），硼砂半两（细研），黄狗阴茎一具（炙微黄），针沙一两。上药，捣罗为末，取莨菪子半升，酒二升，浸一宿后，滤去莨菪子，取酒和前药末和匀，入于瓷瓶中，以油单密封，又坐于一大瓶中，以蚕沙埋却，坐于饭上蒸之，以饭熟为度，取出晒干，捣细罗为散，以黄狗胆及脂，入少许麝香丸，摩腰，须臾即效。

摩风神验膏方（《太平圣惠方》）　治风、身体痛痹、头风目眩、伤风项强、耳鼻俱塞。硫黄三两（细研），雄黄三两（细研），朱砂三两（细研），附子四两（生去皮脐），天雄四两（生去皮脐），人参三两（去芦头），当归三两，细辛三两，防风三两（去芦头），白芷二两，桂心三两，干姜三两，川芎三两，川椒三两（去目及闭口者），独活三两，菖蒲三两，川大黄三两，藁本三两，白术三两，吴茱萸三两，松脂半斤后入。上药细剉，以酒浸一复时，然后别取生地黄半斤，捣绞取汁，同入猪脂中，以慢火煎之，以药味尽为度。以绵滤去滓，后下松脂、雄黄、硫黄、朱砂等，以柳枝不住手搅，至膏凝，收于瓷盒中。病在内，即以酒服弹子大；病在外，即取弹子大热炙手摩之。

野驼脂（《普济方》） 治顽痹、风瘙、恶疮、毒肿、死肌，筋皮挛缩，踠损筋骨。野驼脂，火炙摩之，令热入内。一作驼骨。

治腰肾冷、并助阳气：蟾酥同牛酥，或吴茱萸苗汁，调摩腰眼阴囊。（《医部全录》）

三、注意事项

参见"敷贴疗法"项。

第九章 外搽疗法

外搽，一般与涂搽，搽擦同义，是将药物制成液状或半流质药剂，直接涂搽患处或同时配合摩擦手法，以治疗疾病的一种外治法。《素问·血气形志篇》曰："经络不通，病生于不仁，治之以按摩醪药。"外搽药物有祛风湿、镇痛、消炎等作用，使用时通过搓擦，不但起到了按摩作用，又可增加药物的穿透性。此为治痹常用方法。水剂、油剂、酒剂是常用制剂。

一、操作方法

水剂，是把所用药物先粉碎为末，然后加水或鲜植物汁液制成液体或半流质的药剂。油剂，是用植物油等把药物煎熬去渣制成。酒剂，又称酊剂，是把药物放置在白酒或乙醇溶液中浸泡，经一定时间后过滤去渣而成。使用外搽剂时的搓擦手法，可参阅"按摩疗法"。

二、适应证及选方

立患丹（《万病回春》） 治湿气两腿作痛。艾叶二两，葱头一根（捣烂），生姜一两五钱（捣烂）。上药用布共为一包，蘸极热烧酒擦患处，以痛止为度。

外擦药酒方（《中国中医秘方大全》） 治跌打损伤、风寒湿痹所致的关节疼痛、活动限制等症。伸筋草 12g，透骨草 12g，川桂枝 9g，羌活 12g，独活 12g，川乌 9g，草乌 9g，全当归 12g，紫草 9g，红花 9g，桑枝 9g，虎杖 9g，络石藤 9g，地鳖虫 6g。以上诸药，用高粱酒 3 斤浸泡，约一周后即可外用。用时先以热水洗涤患处，而后用此药酒倒入手心中轻擦患处，每次擦 10 分钟左右，每日 2~3次，同时配合功能锻炼。适用于慢性疾病，可以较长时期应用。

红灵酒（《痹证通论》） 治皮痹。生当归 60g（切片），杜红花 30g，花椒 30g，肉桂 60g（薄片），樟脑 15g，细辛 15g（研细末），干姜 30g（切碎片）。

上药用 50% 酒精 1000ml，浸泡七天备用。搽擦患处，每次 10 分钟，每日 2 次。

消伤痛擦剂（《中国中医骨伤科百家方技精华》） 治急性软组织损伤、关节风湿痛。马钱子、天仙子、生南星、乳香、没药、细辛、生草乌、冰片。上药粉碎或粗粉，置于一定容器中，加 75% 乙醇适量浸泡 24 小时然后过滤，收集滤液，加冰片等，搅匀即得。按损伤面积大小，以适量的药液擦涂患处，1 日 3~4 次，连用 1 周为 1 个疗程，严重者，可连用 3~4 个疗程。对酒精过敏者慎用。

清明油（《中国中医秘方大全》） 治风湿性关节炎等关节疼痛疾病。山甲珠 30g，川牛膝 30g，木鳖子 30g，杜仲炭 24g，钩藤 15g，蜈蚣 1 条。将上药装入瓶中，加新针（缝衣针，约一寸半长）7 枚，菜油 1 斤搅匀，将瓶盖拧紧。至清明节（公历 4 月初）埋至地下（最好埋在牛圈脚底下），瓶口距地面约七八寸。至头伏天取出，共 100 天，将菜油滤过去渣备用。凡关节疼者，取本方涂敷患处，于夏日伏天中午曝晒于烈日下（阳光越强越好），初晒 1~2 小时，渐渐增加至 2~3 小时，直至痊愈为止。晒后用葱、花椒水洗净患处。凡初晒时有头晕肤灸之感者，晒过 2~3 日后即无此感觉；有些患者因体弱初晒时有浮肿、汗多、尿少现象，需多饮开水。晒时将头、躯干部用白布或毛巾遮盖避阳，以防中暑。

舒筋活络药水（《中国中医秘方大全》） 治筋络挛缩、筋骨酸痛、风湿麻木。生草乌、生川乌、生半夏、生栀子、生大黄、生木瓜、羌活、独活、路路通各 40g，生蒲黄、樟脑、苏木各 30g，赤芍、红花、生南星各 20g，白酒 3500g，米醋 750g。上药在酒醋液中浸泡，严闭 7 天，随后装入瓶中备用。在受伤局部热敷或熏洗后搽擦本品，并可结合推拿或自我按摩使用，则效果更佳。每日 3~5 次。

筋骨酸痛药水（《中国中医秘方大全》） 治筋骨酸痛。生川乌、生草乌、生南星、香白芷、甘

505

松、苏木屑、新红花、西羌活、片姜黄、山奈、生川军、威灵仙、樟脑、炙乳香、炙没药。上药切片或捣碎，用高粱酒、醋等量浸渍，十余日后滤去渣，取出备用。先用手掌揉搓酸痛局部，待其肌肤温热柔和，用药棉蘸药水擦患处，或先将药水稍加温后用药棉蘸药水擦患处，至肤热为度。

治手指伤风冷、筋脉挛急：川椒半两（去目），川芎半两，白芷一分，防风一分（去芦头），干姜一分。上药都剉，以水二大盏，煎令浓，滤去滓，涂之，日五七度，瘥。（《太平圣惠方》）

治湿热型骨痹：将生干燥象皮粉1g，蜂蜜300ml，冷开水100ml，三者混合搅匀后备用，制成的混合液呈显著酸性，PH<5，又称"黄药"。使用时将黄药涂于发炎关节的表面，每二小时用一次，用药期间患部禁止过多活动，禁入冷水。一般1~5分钟开始感到用药的关节局部清凉肿痛减轻，功能障碍大部分有明显改善。每次药效高峰约在1~2小时。（《痹证通论》）

治风湿诸痹：麝香一钱，捣烂于瓷器内，勿泄气，蓖麻子三两去油，活地龙七条（去土捣烂），甘草、甘遂各一两俱为末。临用先将姜葱各一两，捣烂，包患处，次用姜汁代此药，一鸡子黄大，擦半时久，一日三次，二三年者皆效，妇人尤神。（《医部全录》）

治关节痛：木姜子一两，雄黄五钱，鸡屎二两。捣烂炒熟，布包，揉擦痛处。（《湖南药物志》）

胲者，皆起于手足，乃风寒气郁于皮毛，致血不荣于肌表，谓皮槁则多痛，似无皮之状，是胲苦生焉。将患处葱汤浸洗，良久，随以润肌膏擦之，就暖勿见风冷，自愈。又每久逢冬即发者，须三伏时晒捣烂大蒜，间擦三次，不再发。（《外科正宗》）

治风湿痛：鲜野花椒叶一两，鲜白芙蓉叶、鲜艾叶各五钱，生姜一两，麻油四两。合放锅炸至各药焦黑为度，去药取油，擦患处，以愈为度。（《泉州本草》）

治风湿痛：马甲子根浸酒，内服外擦。（《广西中药志》）

腰脚锥痛：牵引支腿者，猫儿屎烧灰，唾津调涂之。（《永类钤方》）

治痹痛：丁香油擦痛处。（《中药大辞典》）

三、注意事项

（1）对酒精过敏者禁用酊剂。

（2）局部有开放性伤口时不用此法。

第十章　熏洗疗法

熏洗疗法，是利用药物煎汤，乘热在皮肤或患处进行熏蒸、淋洗的治疗方法（一般先用药液蒸汽熏，待药液温时再洗）。它是借助药力和热力，通过皮肤、黏膜作用于肌体，促使腠理疏通、脉络调和、气血流畅，从而达到预防和治疗疾病的目的。早在《五十二病方》中已载有熏洗之方八首。《素问·阴阳应象大论》篇载有"其有邪者，渍形以为汗"，即指的熏洗疗法。金元时期，名医张从正更是把熏洗法列为治病的大法。他认为："灸、蒸、熏、渫、洗、熨……凡解表皆汗法也。"元·齐德元《外科精义》进一步总结推广前人熏洗法经验，著有《溻渍疮肿法》专论。清代民间疗法大师赵学敏在《串雅外编》中专立了熏法门，详细介绍了熏蒸洗涤等疗法。吴尚先提出，熏洗、熨、敷诸法即使是虚弱的病人也能接受得了，不会产生虚虚实实的祸患。西医学实验证实，熏洗时湿润的热气，能加速皮肤对药物的吸收；同时皮肤温度的升高，可导致皮肤微小血管扩张，促进血液和淋巴液的循环，因此有利于血肿和水肿的消散。由于温热的刺激能活跃网状内皮系统的吞噬功能，增加细胞的通透性，提高新陈代谢等作用，故对各种慢性炎症有良好的疗效。而对引起皮肤疾病的霉菌等，熏洗药中的有效成分往往能直接予以杀灭。

一、操作方法

熏洗疗法可分为全身熏洗法、局部熏洗法两种。全身熏洗法在"淋浴"疗法篇中叙述，这里仅介绍局部熏洗。

（一）手熏洗法

根据病症先选定用药处方，准备好脸盆、毛巾、布单。将煎好的药汤乘热倾入脸盆，患者先把手臂搁于盆口上，上覆布单不使热气外泄。待药液不烫手时，把患手浸于药液中洗浴。熏洗完毕后用干毛巾轻轻擦干，避风。

（二）足熏洗法

按照病症先定用药处方。准备好木桶（以高、瘦的木桶为宜）、小木凳、布单、毛巾，将煎好的药汤乘热倾入木桶，桶内置一只小木凳，略高出药液面。患者坐在椅子上，将患足搁在桶内小木凳上，用布单将桶口与腿盖严，进行熏疗。待药液不烫足时，取出小木凳，把患足浸在药液中泡洗。根据病情需要，药液可浸至踝关节或膝关节部位。熏洗完毕后，用干毛巾擦干患处皮肤，注意避风。

（三）其他患部熏洗法

除上述局部熏洗法外，其他患部的熏洗法，可参照上述方法，根据患部的部位、大小不同而用不同的药物、容器、用具进行熏洗。

以上各种熏洗法，一般每天熏洗 1~3 次，每次 20~30 分钟。其疗程视疾病而定，以病瘥为准。

二、适应证及选方

（一）风痹熏洗方

二妙汤洗法（《绛囊撮要》）　治一切风痹瘫痪、筋骨疼痛，并大麻恶风，无不神效。甘草、威灵仙各（切片）一斤。水约担外，收药煎五六滚，入大缸内，用板凳坐其中，周围用蒻圈定，熏之待水温，方浸洗，令浑身汗透淋漓，谨避风寒即愈。

五枝汤（《鸡峰普济方》）　治风湿一切筋骨疼痛。桑枝、槐枝、椿枝、桃枝、柳枝各一两，上药细剉，更以麻叶一把、水三斗，煎，取二斗，去滓，淋洗，洗毕宜就便寝，不可见风。

羊桃淋蘸方（《太平圣惠方》）　治风毒攻手足、疼痹赤肿、行立不得、皮肤如小虫行。羊桃、蒴藋、白蒺藜、苍耳、海桐皮、柳树虫末、商陆、蓖麻茎叶、水萍，以上各 1 斤。上药细剉，以水 5 斗，煎至 2 斗，去滓，看冷热，淋蘸痛处。

苍耳子汤渍方（《太平圣惠方》）　治腲退风、

皮肤虚满、四肢缓弱。苍耳子五升（捣碎），羊桃根三升（剉），蒴藋五升（剉），赤小豆二升，盐一斤。上药捣，以水一硕，煮取七斗，去滓，适寒温，避风处，渍所患处。

防风汤淋洗方（《圣济总录》） 治风瘙痒如虫行，或瘰痹不仁。防风（去叉）、益母草、苦参各三两，蒺藜子（炒）五两，荆芥穗、蔓荆实、枳壳（去瓤麸炒）各二两。上七味，粗捣筛。每用三两水一斗，煎至八升，乘热淋洗患处。

祛风活血洗方（《中国中医秘方大全》） 治风湿阻滞，关节、肌肉、筋络酸痛，活动限制。羌活9g，独活9g，桂枝9g，当归12g，荆芥9g，防风9g，秦艽9g，路路通9g，川红花9g。煎水熏洗患处，每日2~3次，每剂可用2~3天。

治风湿：小红藤、三角风等份，煎水洗患处。（《贵州民间药物》）

治风湿骨痛：七角风叶、三角风、蛇倒退、紫金牛、红牛膝、五加皮各等量，煨水洗患处。《贵州草药》

治病癫风痹：用蒴藋煎汤浸洗。（《普济方》）

治风痹或折伤宿血沥在骨间内痛不可忍，及皮肤风瘙肿：以白杨皮和五木香为汤，浸损处。（《普济方》）

治风湿卧床不起：用金凤花、柏子仁、木瓜煎汤洗浴，每日二三次，内服独活寄生汤。（《本草纲目》）

治风痹痒痛：茱萸一升，酒五升，煮取一升半，温洗之，立止。（《本草纲目》）

治风湿膝痛：烧矾末一匙头，投沸汤，淋洗痛处。（《本草纲目》）

治足手掣痛、不仁不随者：用城东朽木煮汤，热渍痛处，甚良。（《本草纲目》）

治足手风痹：采霜后桑叶煮汤淋洗。（《普济方》）

治风湿痛：山野豌豆、菖蒲适量，煎水熏洗。（《吉林中草药》）

治风湿：大叶菜、五皮风各等份，煎水熏洗。（《贵州民间药物》）

治关节风湿痛：鲜桧小枝或叶，煎汤熏洗痛处。（《福建中草药》）

治关节风湿痛、流火（丝虫病引起淋巴管炎）：山藿香煎汤，先熏后洗。（《福建中草药》）

治巴骨癀、走游风：大小走游草各五钱，排风藤叶、三角风各三钱，煎水洗患处并服用。（《贵州草药》）

治风湿型骨痹：水蓼50g，透骨草20g，川芎25g，炙麻黄20g，川桂枝15g，羌独活各30g，冰片3g，香白芷9g，葱白40g，生姜10片。上六药加水3升，煮沸后待15分钟加入后四味，再待5分钟，连药带汤一并倒入大口茶缸中，将茶缸口四周用棉絮包裹保温，缸口对准疼痛部位熏蒸，用毛巾将缸口四周封好，勿使漏气，以能耐受为宜，约熏半小时，每日一次。（《痹证通论》）

治风湿麻木：五匹风（蛇含）、生姜，熬水洗患处。（《贵州草药》）

治风气痛：凤仙叶煎汤洗之。（《岭南采药录》）

治风湿肿痛、小儿麻痹后遗症、疥癣：羊角拗叶适量，煎汤温洗。（广州空军《常用中草药手册》）

治风湿痛：石荠草，煎水蒸洗。（《广西中药志》）

治风湿疼痛、风疹：血满草适量，煎水外洗患处。（《云南中草药》）

治风湿疼痛：扣子花一两（刺果卫矛），煨水服；或煨水洗患处。（《贵州草药》）

治关节风湿痛以及脚筋紧张、屈伸不利：榕树倒抛根合童便煎洗患处。（《泉州本草》）

治风湿骨痛：鹰不扑枝叶、红龙船花叶、鸡爪风叶、爬山虎各适量，煎水洗患处。（《广西中草药》）

治骨节风气痛：大青木香根或茎叶适量，煎水常洗痛处。（《贵州民间药物》）

（二）寒痹熏洗方

八仙逍遥汤（《医宗金鉴》） 治跌仆损伤、肿硬疼痛及风寒湿浸于筋骨血肉、肢体酸痛诸症。防风、荆芥、川芎、甘草各一钱，当归（酒洗）、黄柏各二钱，苍术、牡丹皮、川椒各三钱，苦参五钱。共合一处装白布袋内扎口，水熬滚，熏洗患处。

洗手荣筋方（《光绪年间赵文魁》） 治风湿痹及血瘀痹证。桂枝尖6g，宣木瓜9g，秦艽6g，丝瓜3g，赤芍6g，没药3.5g，甲珠6g，天仙藤9g。水煎洗之。

淋蘸防风沙方（《太平圣惠方》） 治手指风冷所伤、挛急。防风（去芦头）、附子（去皮脐生用）、枳壳（去瓤）、柳蚛末、杉木、桂心、羌活、蜂房、川椒、木鳖仁、白芷、白矾，以上各半两，细辛三分。上药，细判，每用一两，以水两大碗，入生姜一两，煎至一碗，去滓，温蘸手指，冷即重煨用之。

熏洗痛风法（《证治准绳》）治手足冷痛如虎咬者。用樟木屑一斗，以急流水一担熬沸，以樟木屑置于大桶内，桶边放一圆凳，用前沸汤泡之，桶内安一矮凳子，令人坐桶边，放一脚在内，外以草蓆一领围之，勿令汤气入眼，恐伤其眼。其功甚捷。

鳖肉治寒湿脚气方（《本草纲目》）治寒湿脚气疼不可忍。用园鱼两个，水二斗，煮一斗，去鱼取汁，加苍耳、苍术、寻风藤各半斤。煎至七升，去渣，以盆盛熏蒸，待温浸洗。神效。

治寒湿型筋痹洗剂（《痹证通论》）治寒湿型筋痹。刘寄奴 12g，独活 12g，秦艽 12g，川乌 9g，海桐皮 12g，草乌 9g，艾叶 9g，花椒 6g，透骨草 12g，生姜 30g，大葱 4 根，伸筋草 12g。煎后趁热泡洗患部，日一二次，每次 1~2 小时，可用 3~4 日，每次须加热。

另法：上药一次取 3 剂，共为粗末，将粗末的一半分装 2 袋（12cm×20cm）内，蒸 2 小时后，把扭干的湿温毛巾摺成两层，置于患区痛点，将所蒸的药袋取出一个，放于毛巾上敷之。待不太热时，另换一个，反复交换敷 2 小时为止，用干毛巾将敷处擦干后，盖于被内避风，每日 1~2 次，3~4 天后另换。所余之药水，每次须蒸后敷。

熏蒸法（《医部全录》）治肾气衰弱、脾肾肝三经受风寒湿停于腿膝，经络凝而不行，变成脚痹，故发疼痛。小椒、盐各一把，葱三大握（切），小麦麸五升，酒一盏，上药以酥不拘多少，日搅拌上件，等湿润为度，用银器炒令极热，摊卧榻下，将所患腿脚，就卧熏蒸，薄衣被盖得汗出匀遍，约半个时辰，撤去炒麸，止就铺褥中卧，待一两时辰，觉汗稍解，再用收阳粉扑敷汗孔毕，然后出铺卧中，勿见风。

治冷骨风、全身骨骼筋络肌肉痛、重致不能行走者：香茅、筋骨草二至三斤。煎水，乘热熏之，以破竹席围坐盆中，上盖以簸箕，熏后汗出如浆，可重复二至三次。洗后忌风。（《重庆草药》）

治冷骨风（风湿冷痛）：鲜山杨柳根、鲜三角枫各三两，煎水，洗四肢骨节痛处。（《中药大辞典》）

（三）腰脚痛熏洗方

浸腰脚拘挛方（《太平圣惠方》）治腰脚疼痛挛急、不得屈伸。皂荚半斤长一尺无虫孔者（槌碎）生用，川椒四两（去子）生用。上药用水五斗，煎取四斗，看冷煖，于盆中坐，添至脐以上，冷即添换，如汤少，更以此方分处作，每日浸之，候之日止，每浸后，以衣覆出汗，切避风冷。

蛇床子浸浴方（《太平圣惠方》）治脚疼痛、筋脉挛急。蛇床子一两，细辛一两，牛膝一两（去苗），桂心一两，吴茱萸一两，川椒一两，白附子半两，天麻半两，白僵蚕半两，川芎一两，厚朴一两，白蒺藜一两，麻黄一两，香附子一两。上药，捣粗罗为散，每使时，用醋浆水二斗，药五两，煎十余沸，去滓后，看冷暖，以盆中坐，浸浴疼痛处。

治腰脚风湿痛不止：牡荆叶不限多少，蒸置大瓮中，其下着大温之，以病人置叶中，须臾当汗出，蒸时，常旋旋吃饭，稍倦即止，便以被盖避风，仍进葱豉酒及豆酒亦可，以瘥为度。（《海上集验方》）

治寒湿腰腿痛：用艾 120g，川椒 3g，透骨草 30g，煎水 2500ml 熏洗患处。（《中国民间疗法》）

治风毒脚气、腰膝瘰痹肿，行步不得，皮肤如虫行：露蜂房、水荃、茵芋、附子生各二两，蒴藋四两，蜀椒（去目并闭口）一两。上六味，剉碎，以水五斗，煎去滓取三斗。淋渫慎避风。（《圣济总录》）

治腰酸腿痛：鸡树条子，水煎，常洗。（《吉林中草药》）

（四）足跟痛熏洗方

骨刺浸剂（《中国中医秘方大全》）治足跟痛。土鳖虫 40g，五灵脂 30g，白芥子 30g，制草乌 30g，三棱 30g，威灵仙 60g，楮实子 60g，马鞭草 60g，苏木 60g，海带 60g，皂角刺 60g，蒲公英 60g，延胡索 60g，防己 60g。上药水煎达沸后 3~5 分钟，加入食醋 100 毫升，鲜葱 100g，至温后，患脚放入浸泡半小时至 1 小时，每天 2 次，每剂药浸 4 次后，更换新药，平均治疗 1~6 次。

治跟痛不能着地：黄豆根 500g（在土内者），将豆根洗净，煎水外洗。（《偏方大全》）

治跟骨骨刺：用威灵仙、生桃仁、生川乌、生草乌、三棱、蓬莪术、羌活、独活、五加皮、秦芄、茜草根、川牛膝、透骨草、凌霄花各 30g，大川芎、血竭各 10g，北细辛 15g；若足跟发热疼痛者，加生黄柏、生大黄、元明粉各 15g；足跟发冷疼痛者，加马钱子、白芥子各 15g，煎煮后先熏患部汗出，然后用毛巾蘸药液洗敷，待不烫足时，伸足入药液内浸泡 20 分钟。每日睡前一次，每剂药可用四次。（《中国民间疗法》）

（五）风湿性关节痛熏洗方

治风湿关节疼痛：硐龙络叶或果适量，煨水熏洗患处；又用硐龙络叶或果一两，煨水服。（《贵州草药》）

治风湿性关节炎：麻叶荨麻适量，煎汤擦洗。（《内蒙古中草药》）

治风湿性关节炎：防风、秦芄、苍术各等量，上药水煎，熏洗患部半小时。（《常见病中草药外治疗法》）

治风湿性关节炎：水麻柳、红禾麻根各一两，煎水服，并洗患处。（《贵州民间方药集》）

治肿胀、风湿关节炎：艾纳香、蓖麻叶、石菖蒲，煮水洗。（《广东中药》）

治风湿关节痛：黏高树叶（红皮），煨水，熏洗患处。（《中药大辞典》）

治风湿性关节炎：

（1）用芦根 30g，天竺根 30g，枸杞根 30g，金银花根 30g，桑树根 30g，加水煎成浓汁，置于盆内，先熏后洗患部，每日二三次。

（2）用透骨草、延胡索、当归尾、片姜黄、川椒、海桐皮、威灵仙、川牛膝、乳香、没药、羌活、香白芷、苏木、五加皮、杜红花、土茯苓各 10g，上药共研粗末，用纱布包好，加水煎煮，乘热熏洗患处，每日 2 次，每次约 1 小时。此方亦可治软组织损伤。

（3）用桃树枝、杨柳枝、桑树枝、槐树枝、紫苏梗、石菖蒲、老葱、生姜各 250g，先把石菖蒲、老葱、生姜捣烂放桶内，再把其他药物共煎煮倒入桶内，先熏后洗患处，每日 2 次，每次30~60 分钟。

（4）用鲜威灵仙 500g，生甘草 60g，松树针 60g，上药煎汤，乘热熏洗患处，每日 1 次，每次 1 小时。（《中国民间疗法》）

（六）其他痹病熏洗方

三节汤方（《圣济总录》）治偏风历节风，手足

不随疼痛等患。石南节、杉木节、松木节、茵芋、蒴藋、原蚕沙、麻黄根、蓖麻叶、柳蚛粪、煮絮桶中灰，上药，各三两（细剉）。用水一斗五升，煮至一斗，乘热淋洗。

附子汤方（《太平圣惠方》）治五指筋挛急。附子半两（去皮脐生用），防风半两（去芦头），枳壳半两（去瓤），羌活半两，白芷半两，甘草半两（剉生用），蜂房半两，川椒二两（去目）。上药，捣筛为散，每用一两，用水三大碗，入生姜一两，生桑枝一握，黑豆一合，同煎，令豆熟去滓，看冷煖所得，避风淋蘸手指，水冷重用之。

脉管炎外洗方（《痹证论》）透骨草 30g，防风 12g，艾叶 12g，当归 12g，乳香 10g，没药 10g，苏木 20g，大黄 10g，芒硝 30g（后下）。水煎，熏洗患处，每剂熏洗 2~3 天。

治关节疼痛：公黄珠子适量，煨水熏洗患处。（《中药大辞典》）

治关节痛：山香草半斤，煨水洗患处。（《中药大辞典》）

治关节炎：马尿烧根半斤，煎汤作热浴料。将痛处用净水洗后，再用药水洗，最后将热药渣敷肿处。（《中药大辞典》）

治结节型肌肉关节风湿：用海风藤、威灵仙、独活、防风、川芎、七叶莲、生川乌、生草乌、细辛、桂枝、宽筋藤、大枫叶、两面针、路路通、刘寄奴、半枫荷、王不留行、五加皮、丁公藤等适量，煎水，熏洗患处。（《中国民间疗法》）

治寒冷性多形红斑：用甘遂、生甘草各 9g，加水 1500~2000ml，煮沸。先熏后洗，每日 1 次，连续 2 周 1 个疗程。（《中国民间疗法》）

治雷诺病：用透骨草 30g，当归、赤芍、川椒、苏木各 15g，生南星、生半夏、生甘草、川牛膝、白芷、海桐皮各 9g，煎后熏洗患处。（《中国民间疗法》）

治脚痹：草乌、杏仁、地骨皮各三两，上药水二碗，煎至一碗去滓，浴渫疼痛痹处，表里相应。（《普济方》）

治风湿痛：瑞香茎叶，煎水洗。（《湖南药物志》）

治坐骨神经痛：榖树叶（楮叶）四两，艾叶二两，煎汤熏洗。（《上海常用中草药》）

治病后骨节疼痛：水龙骨一把，熬水，兑烧酒少许洗身上（由上至下）数次。（《贵州民间药物》）

治各种关节疼痛：牛心朴带根全草三钱，煎浓

水用毛巾热敷并熏患处。(《中药大辞典》)

治筋骨疼痛、跌打损伤、扭腰岔气、大骨节病：接骨木茎叶适量，煎水熏洗。(《中药大辞典》)

治肱骨外上髁炎及桡骨茎突炎：用生川乌、生草乌、生半夏各15g，川椒、苏木、生南星、细辛、川桂枝各12g，煎汤。先熏蒸15分钟，再浸洗15分钟，早晚各一次。(《中国民间疗法》)

三、禁忌证

此法无绝对禁忌证，但不同的病证，要选用不同的方药熏洗，也就是说药要对证。妇女月经期及妊娠期不宜坐浴和熏洗阴部。

四、注意事项

(1)熏洗药不可服。

(2)炎夏季节，熏洗药液不可过夜，以防变质。

(3)熏洗前，要做好一切准备，以保证治疗顺利进行。

(4)在治疗期间注意适当休息，切忌过劳。

(5)熏洗后即用干软毛巾擦拭患部，并注意避风。

(6)药液温度要适当，既不要太高，以免烫伤，又不要太低，以免影响疗效。一旦烫伤，即暂停治疗，并用龙胆紫等药物外涂伤面，防止感染。

(7)煎药所加清水当视具体情况而定，不可太多太少。太多则浓度太低，太少则热量不够，均会影响疗效。

(8)熏洗疗法可酌情与其他疗法配合使用，以增加疗效。

第十一章 热熨疗法

热熨疗法是用一些中草药或其他传热的物体，加热后用布包好，放在人体一定的部位上，做来回往返或旋转的移动而进行治疗的一种方法。早在原始社会就有用火烧石块，用于熨治关节和肌肤疼痛的记载。如《史记》载："上古之时，医有俞跗，治病不以汤液醴酒、镵石挢引，案扤毒熨（毒熨毒病之处，以药物熨贴也）。"《内经》有"刺大人者，以药熨之"和"夫药熨本同乎饮汁"之说，以及"桂心渍酒以熨寒痹"之法。当前，虽然西医疗手段越来越先进，方法也越来越多，但古老的热熨疗法因简、便、廉、验，较适合于家庭使用而仍为人们所喜用。全国各地的中医杂志不断有熨法临床治验的报道。黄宗勖的《中药外治疗法》、曲祖贴的《中医简易外治法》、詹永康和曹欣荣的《中医外治法》等著作中，熨法均占一定篇幅。

熨法通过使特定部位皮肤受热或借助热力逼药气进入体内，起到舒筋活络、行血消瘀、散寒祛邪、缓和疼痛等作用。临床适用范围颇为广泛，可应用于内、外、妇、儿等各科病证。

一、操作方法

热熨疗法又可分为砖熨、盐熨、壶熨、药熨等多种方法。

（一）砖熨

准备好干净的大小适中的青砖（或红砖）二块。将砖块放在炉上烧至烫手，用厚布包好，并在治疗部位垫3~5层布，用砖块在上面熨烫。热力减退后用另一块砖替换。反复多次，约20~60分钟。

（二）盐熨

取大青盐250~500g，铁锅1口，布袋2条。将大青盐放在铁锅内，用大火炒爆至烫，立即装入布袋内，用细绳扎紧袋口，再将盐包放在患部熨烫。热力下降后即用另一盐袋更替。反复多次，约30~60分钟。

（三）壶熨

按病情选定所需药物。准备茶壶1个（或熨斗、热水袋、玻璃瓶等），布袋1条，厚布1块。将药物打碎炒热，装入布袋，扎紧袋口。把药袋置于治疗部位，上盖一块厚布。然后用装满开水的茶壶放在药袋上。开始时茶壶的温度较高，可以提着茶壶一起一落地连续热熨，等壶温稍稍降低后，即放在药袋上不动。总之以患者能忍受而不烫伤皮肤为度。时间同砖熨或以壶冷为度。

（四）药熨

可因用药不同而称谓不同，如醋熨、葱熨、紫苏熨、晚蚕沙熨等。按病情选定所需药物，药袋2条，砂锅1口。将药物打碎炒热，装入布袋，扎紧袋口。或打碎后装入布袋，扎紧袋口，然后煎煮或蒸。乘热将药袋置于治疗部位。开始需时时提起，以免烫伤。待药袋温度稍降后可置于治疗部位不动。温度过低则用另一药袋更换，反复多次。也可用药袋在患部边熨边摩擦。时间同砖熨。

二、适应证及选方

（一）风痹熨方

蒸熨方（《圣济总录》） 治走注风毒、疼痛流移不定。芥子一升（蒸熟暴干为末），铅丹二两。上二味和匀，以疏布袋盛，分两处，更瓦蒸熨痛处。

治风走注疼痛：针砂三两，砒霜半两，硇砂半两，雌黄半两，麝香一分，磁石半两。上药捣为末，临时以醋拌炒令热，用熟帛裹熨患处，立瘥。（《太平圣惠方》）

治风走注疼痛：芫花二两，柳蚛屑半两，汉椒二两（去目），桂心一两，桑根白皮二两，麸一升。上药，捣粗罗为散，用醋一升，拌炒令热，以青布裹熨痛处，冷即更入醋重炒，依前熨之，以差为度。（《太平圣惠方》）

治走注气痛，或风毒卒肿：白酒煮杨柳白皮，暖熨之。（《姚僧坦集验方》）

治风湿脚痛：针砂、川乌头，为末，和匀炒热，绵包熨之。（《摘元方》）

治风痹：铁砂四两，硇砂三钱，黑脚白矾六钱，研末，热酢或水拌湿，油纸裹置袋内，任意热之，冷再拌。（《圣济总录》）

治风走注疼痛、及四肢冷顽强硬、展缩不得：皂荚一斤（不蛀者），盐五升，细剉皂荚、和盐炒热、以青布裹熨痛处，立瘥。（《太平圣惠方》）

治风走注疼痛：黑豆五升，芫花一斤，生姜半斤（切），上药都炒，旋入醋拌，用青布裹熨痛上、更番炒熨、以效为度。（《太平圣惠方》）

治走气作痛：酽醋拌麸皮，炒热，袋盛熨之。（《生生编》）

治风湿疼痛：生紫苏一把（如无鲜者即干的亦可），葱头连须一把，生老姜一大块，陈皮二钱，共捣融烂，用菜子油一茶杯，放锅内煎过，再加灰麺搅匀，作成一饼，乘热敷上，冷则解下，再用菜子油少许放锅内将旧药渣温热再敷，冷则随换、日夜不断，其风即散而愈矣。有人手痛不能抬起，十年不愈，敷至数日全安，不用菜子油，用顶好烧酒亦可。（《验方新编·筋骨部》）

治风痹偏枯、筋骨挛缩瘫痪、皮肤不仁疼痛：取桃树枝叶捣碎，大瓶中蒸令熟，铺著床上展卧，冷更易，骨间风尽出，当大汗，补药及美粥食，避风冷劳役。（《普济方》）

治四肢走注疼痛：用白杨柳皮适量打碎，装入布袋，酒煮，趁热熨疼痛处。药袋冷即更换。每日一二次，每次30~60分钟。（《中国民间疗法》）

（二）寒痹熨方

熨衣方（《绛囊撮要》）治骨内风寒湿气。川乌、草乌、南星等份为末。视疼痛大小，每药五钱，配广胶一两，姜汁一盅，盛瓷碗内盖好，绵纸封口，入锅中顿化调匀。敷疼处，铺旧衣数层，熨斗火运之，能饮者尽量饮，熨时觉痒即愈，重者再熨，以效为度。

治寒湿痹痛麻木不仁：川乌、草乌、荜茇、甘松、山柰各五钱，上为末，炒热布包熨痛处。神效。（《种福堂公选良方》）

治寒痹：用淳酒二十升，蜀椒一升，干姜一斤，桂心一斤。凡四种，皆㕮咀，渍酒中。用绵絮一斤，细白布四丈，并内酒中。置酒马矢煴中，善封涂，勿使泄。五日五夜，出布绵絮，曝干之，干复渍，以尽其汁，每渍必晬其日，乃出干。干，并用滓与绵絮，复布为复巾，长六七尺，为六七巾。则用之生桑炭炙巾，以熨寒痹所刺之处，令热入至于病所，寒复炙巾以熨之，三十遍而止。汗出，以巾拭身，亦三十遍而止。起步内中，无见风。每刺必熨，如此病已矣。此所谓内热也。（《灵枢·寿夭刚柔》）

治中风冷痹：鼠壤土，蒸熨。（《本草纲目》）

治关节痛、风寒腰腿痛：食盐500g，小茴香120g，共放锅内炒极热，取出一半布包熨烫痛处，凉时再更换另一半，再炒，如此反复更换数次，每日上、下午各作一次。（《偏方大全》）

治诸风恶毒、冷痹麻木肿痛、或遍身骨痛：苍术二两，羌活一两，独活五钱，蛇床子五钱，蔓荆子五钱，穿山甲（土炒）五钱，雄黄三钱，硫黄二钱，麝香三分。上药为末，炒热，以绢包熨患处。另一法以醋拌炒作饼，用绢包，烧秤鎚，放饼上熨之。（《寿世保元》）

治寒痹：

（1）将生川乌30g，生附片30g，肉桂30g，北细辛30g，川椒30g，羌活30g，共研粗末。洒白酒适量炒熨，装入布袋，热熨患处。药袋冷则更换，每日一二次，每次30~60分钟。

（2）先把麸皮500g炒熨，加入苍术粉30g，广木香粉30g，乳香粉15g，没药粉15g喷洒入少量清水，再炒一二分钟，装入布袋，热熨患处。药袋冷则更换。每日二次，每次30~50分钟。（《中国民间疗法》）

治寒痹：

（1）将生附子20g，海螵蛸20g，肉桂25g，川牛膝25g，茜草根25g，羌活25g，海桐皮25g，杜仲25g，防风25g，全当归25g，赤芍25g，续断25g，川芎25g，乳香25g，没药25g，透骨草25g，川椒25g，杜红花15g，血竭15g，桃仁25g，青盐19g，共捣细末。加入黄酒800ml拌匀，装入布袋，蒸20分钟左右。在患部垫上毛巾，再用药袋热熨。药袋冷即更换。每晚一次，每次30~60分钟。

（2）将生麻黄10g，北细辛10g，苍术10g，皂角10g，菖蒲10g，乳香10g，没药10g，共研粗末。拌入晚蚕沙150g和适量黄酒炒烫，装入布袋。从上到下，每疼痛处各熨5~10分钟。药袋冷即更换。

每日一次，指、趾不可熨，给风、寒、湿邪留有出路。(《中国民间疗法》)

治寒痹：

（1）用好醋浸湿青布，敷于患处，再用茶壶装白酒烧热，在青布上熨烫。每日二次，每次以酒冷为度。

（2）将生姜（打）、葱白、盐、酒、醋同炒烫，装入布袋，熨烫患处。药袋冷则更换，约30分钟。再将药物炒烫后推于席上，患者卧其上，至药冷为度。每日一次。

（3）用麸皮、川椒、细辛炒烫后装入布袋，在酸痛处推熨。药袋冷即更换上，每日二三次，每次30分钟。

（4）用松木烧炭、灭火，布包趁热熨烫患处，炭冷则更新炭。每日二次，每次30分钟。(《中国民间疗法》)

治风寒湿痹，筋骨酸痛：羌活、防风、白芷、当归、细辛、芫花、白芍、吴茱萸、官桂各3g。上药共研细末，取赤皮葱（连须）250g，捣烂，同药末和匀，用醋炒热，布包熨患处。每天1次或2次。每剂药可连用3~5次。(《常见病中草药外治疗法》)

治寒湿关节痛：麦麸子500g，苍术粉30g，木香粉30g，乳香粉30g，没药粉15g。先将麦麸子炒热，后入上4味药再炒4~5分钟，用布包熨患部半小时，如冷即换热药再熨，每日1~2次，10次为1个疗程，每剂药可连用3~5天。(《常见病中草药外治疗法》)

（三）腰痹熨方

疗腰痛大豆熨法（《外台秘要》）　治风湿腰痛。大豆六升。水拌令湿炒令热以布裹，隔一重衣熨痛处，令暖气散，冷即易之。

延年疗腰痛熨法（《外台秘要》）　治风湿腰痛。菊花二升，芫花二升，羊踯躅二升。上三味，以醋拌令湿润，分为两剂，用二布窜中蒸之，如饮一斗米许顷，适寒温，隔衣熨之，冷即易熨，痛处定即瘥。

治腰痛：肉桂一两，吴茱萸三两，生姜四两，葱头一两，花椒二两，上共炒热，以绢帕包裹，熨痛处，冷则再炒熨。(《杂病广要》)

治腰疼：食盐、干姜（生为末）、杏仁（汤浸去皮尖双仁研）、酱瓣（研），上四味等份，再同研匀，以绵裹内腰间，当觉冷气动下，日五六次用，

差即已。(《圣济总录》)

治腰胯疼痛：芫花二升，川椒三两，羊踯躅二升。上药，以醋拌，令匀湿，分为两处，各纳布囊中蒸之，令极热，适寒温，隔衣熨之，冷即更蒸熨之，以痛止为度。(《太平圣惠方》)

治腰脚疼痛：天麻、半夏、细辛各二两，绢袋二个各盛药，合匀蒸热，交互熨痛处，汗出则愈，数日再熨。(《医部全录》《卫生易简方》)

治腰痛：

（1）将青盐500g炒烫，装入布袋，热熨痛处。盐袋冷即更换。每日一二次，每次1小时。

（2）把大葱白250g捣碎，在青盐250g炒烫后放入，再炒一二分钟，即装入布袋，热熨痛处。药袋冷则更换。每日二次，每次30~60分钟。

（3）将生草乌1个，生姜1块，青盐少许共捣烂，用酒炒烫，装入布袋，热熨痛处。上加热水袋以保持温度。每日1次，每次30~60分钟。(《中国民间疗法》)

（四）其他痹病熨方

太阳灸燎方（《上海老中医经验选·严苍山医案医话》）　治一切痹证、关节酸痛、腰不利、颈项牵强、口眼歪邪、绕脐绞痛、小儿遗尿等诸般寒凝气滞之症。山羊血3g，生甘草6g，桂枝3g，麝香1.5g，闹洋花3g，小茴香3g，千年健3g，钻地风3g，苍术3g，穿山甲3g，川椒目3g，防风4.5g，草乌3g，川乌3g，乳香3g，没药3g，硫黄3g，皂角3g，松香3g，细辛3g，川芎3g，雄黄3g，白芷3g，全蝎3g，降香3g，参三七3g。上药生晒研末，与艾绒120g混和均匀。另以绵纸数张，摊开，铺上药艾，约二分厚，卷紧，分作大燎二枚，若分小燎，可卷成三枚。将灸燎点燃，然后用厚布数层包于灸燎之外（包没燃点之端，勿使透入空气），着肉熨于患处，如病人灼痛不可忍，即移动旁边熨之。待灸燎已熄，布包之端已无热感，则去布，第二次将灸燎点燃，包布再熨，每次治疗可熨二三次。热痹忌用。

拈痛散（《卫生宝鉴》）　治肢节疼痛。羌活、独活、防风、细辛、肉桂、白术、麻黄、良姜、天麻、生川乌、葛根、吴茱萸、乳香、川椒、生全蝎、当归各一两，川姜半两。上药研粗末，每炒药十钱，痛甚则十五钱，同细盐一升炒极热，绢袋盛熨烙痛处，不拘早晚顿用，药冷再炒一次。

当归散（《医林集要》）　治痛风。防风、当归、藁本、独活、荆芥穗、顽荆叶各一两。上药为粗末一两，盐四两同炒热，袋盛熨之，冷则易。

治胫骨软骨炎：用杜红花 15g，全当归 15g，生川乌 9g，生草乌 9g，透骨草 30g，共研粗末，装入布袋，水煎。趁热熨治患处。药袋冷即更换。每日二三次，每次 30~60 分钟。一剂可用二天，一般二剂即可见效。（《中国民间疗法》）

治慢性关节炎：

（1）晚蚕沙 500g，黄酒 125g。将晚蚕沙炒热，再加入黄酒拌炒数分钟，装入布袋熨患处半小时。

（2）橘树叶、老姜、葱头各等量。上药和酒炒热，布包熨患处半小时，每天 1~2 次。（《常见病中草药外治疗法》）

治瘀阻型筋痹外用熨药：穿山甲 15g，皂刺 15g，透骨草 30g，桃仁、红花、三棱、莪术各 20g，川草乌各 10g，当归 15g，桂枝 20g。上药共研粗末，装入纱布口袋，加水蒸 1 小时，取出后稍放片刻，用干毛巾垫于痛处，将蒸药布包放于干毛巾上，熨半小时左右，每晚 1 次，每剂药可连用 4~6 次。（《痹证通论》）

治柔风筋骨疼痛，手脚拳挛：柳蛀粪二升，上一味，甑上炊一饭顷。摊于床上，著旧夹衣，盖衬，令患人卧，时蒸熨所患处。（《圣济总录》）

治白虎风毒：以三年酽醋五升，煎五沸，切葱白三升，煎一沸，滤出，以布染乘热裹之，痛止乃已。（《外台秘要》）

治历节痛风：炭灰五升，蚯蚓泥一升，红花三钱，和醋炒热，布包作两起，轮流熨之，甚效。（《景岳全书》）

治肩关节周围炎：羌活、独活、桂枝、秦艽、当归、海风藤、乳香、没药、木香各 15g，桑枝 30g。上药共炒热，布包熨患部半小时，冷却即换，每天 1~2 次；或煎汤热敷患部 30 分钟，冷却即换。（《常见病中草药外治疗法》）

治肩周炎：用天南星 20g，生川乌 20g，生草乌 20g，羌活 20g，苍术 20g，姜黄 20g，生半夏 20g，白附子 15g，白芷 15g，乳香 15g，没药 15g，杜红花 10g，北细辛 10g，共研粗末。加食醋、蜂蜜、白酒、葱白头、鲜生姜适量共捣。再用白胡椒 30 粒碎，拌入上药和匀，炒烫后装入布袋，热熨患部。药袋冷则更袋。每日 2 次，每次 30 分钟，连续 5~7 日。（《中国民间疗法》）

治阳虚脊背痛：先用生姜汁化牛皮胶，再将附子、肉桂、花椒、乳香、没药研末，纳入牛皮胶内，收膏，敷于布上，置疼痛处，上盖厚布数层，再用熨火熨烫。每日 1 次，每次 30~60 分钟。（《中国民间疗法》）

治风湿脊背痛：用川乌头 30g，附子 30g，羌活 30g，细辛 30g，川芎 30g，肉桂 30g，川椒 30g，加醋拌和，装入布袋，蒸 20 分钟，趁热熨烫疼痛处。药袋冷则更换。每日 2 次，每次 30~60 分钟。（《中国民间疗法》）

三、禁忌证

（1）热熨疗法主要用于治疗各种寒证，故高烧、急性炎症等实热证均属禁忌。

（2）癌肿、局部皮肤溃烂、急性出血性疾病以及孕妇的腹部和腰骶部均忌用热熨疗法。

四、注意事项

（1）寒冷季节作热熨疗法时，应当注意室内温度，以防受冷感冒。

（2）为防止烫伤皮肤，术者严格掌握热熨的温度和操作的手法。开始时熨物较热，可快熨，用力要轻；待熨物稍凉后即可慢熨，用力也稍重。一般以患者可忍受而不烫伤皮肤为度。对卧床患者尤其要注意。

（3）对患有高血压、心脏病的患者，应当逐渐加温，剧热易导致病情恶化。

（4）根据患者病情，取舒适的治疗体位。治疗头面、颈、肩部，可取端坐位；治疗胸腹部位，可取仰卧位；治疗颈、背、腰、臀部位可取俯卧位。

（5）操作过程中，术者要经常检查熨物的温度，熨包是否破漏，患者的皮肤有否烫伤、擦伤等，并询问患者是否有头痛、头晕、恶心、心悸、心慌等感觉，如有不良感觉，应立即停止治疗。

（6）热熨疗法后当避风保暖、静卧休息。

第十二章 热敷疗法

热敷疗法是将一发热的物体置于身体的患病部位，或身体的某一特定位置上（如穴位），使局部的毛细血管扩张、血液循环加速、局部肌肉松弛，起到消炎、消肿、祛寒湿、减轻疼痛、消除疲劳作用的一种治疗方法。

热敷疗法大致可分为：药物热敷疗法、水热敷疗法、醋热敷疗法、姜热敷疗法、葱热敷疗法、盐热敷疗法、沙热敷疗法、砖热敷疗法、蒸饼热敷疗法及铁末热敷疗法等。

一、操作方法

兹介绍十二种方法。

（一）药包热敷法

将药物在锅内煮热，用900cm² 的白布（或纱布）2~4块，将药包好。根据病情，让病人取坐位或卧位，以充分暴露患病部位，且又能使病人舒适。将药包放置在患病部位上。一般每次热敷约30分钟左右。每天一二次。

（二）药液热敷法

取已配好的中药放入药锅内，加入适量的水，煎煮40分钟左右，去渣存汁。取2~4块约30cm² 大小的纱布垫，浸泡在药液内。待布垫在药液内充分浸泡后，捞出，挤去多余的水，然后置于患病处。将布垫分二部分，轮流持续热敷。一般每次30~60分钟，每天一二次。

（三）手蘸药物热敷法

把已选配好的中药放入药锅内，加入1500ml 的清水，浸泡半小时左右。将药锅放在火上，先用武火将水烧开，再用文火煎40分钟左右，从火上端下。把药带汤一齐倒入事先准备好的小盆内，放置待药比体温稍高（约40~50℃）时，将患肢置于盆的上方，用手将药敷于患处，外裹一布，以防药物掉下。药冷后，或将热药汁淋于药上，或将药取

下，放入锅内重新加热。本法只适用于四肢部位的疾患。

（四）热水袋敷法

将热水（水温约60~70℃）灌入热水袋内。水不宜灌得太满，并将水袋内的空气排空，然后拧紧盖子。热水袋外包裹一块毛巾。病人取合适的体位，将热水袋放在需要敷放的部位。如果没有热水袋，可用橡皮袋，或高温瓶、旅行水壶等代之。

（五）水湿热敷法

将纱布或毛巾浸泡于热水中5分钟，病人取合适的体位，将毛巾或纱布捞出，拧去多余的水后，敷于患处。一般根据病情确定热敷时间，但不宜过长。

（六）砖热敷法

首先选择两块大小适中、干净的青砖，用火（最好是炭火或煤火）烘热，病人取合适体位，最好使需敷处与水平面平行，在需敷处放上四五层纱布或二层毛巾，然后将热度适当的砖，放置在纱布或毛巾上。两块砖轮流热敷，热敷时间一般不宜超过1小时。

（七）醋热敷法

取一铁锅，放入生盐240g 左右，在火上炒爆后，即用陈醋（越陈越好）约半小碗，洒入盐内，边洒边搅动，务求搅拌均匀。醋洒完后，再略炒一下，迅速倒在事先准备好的布包内，包好后趁热放在病人患处。

（八）姜热敷法

先取生姜大约500g 左右（不去皮），洗净后捣烂，挤出一些姜汁，倒在碗内备用。然后将姜渣放在锅内炒热，用900cm² 布一块包好，在病人患处热敷。如果姜渣包凉了，便将姜渣重倒入锅里，加些姜汁，炒热后再敷，如此反复数次。

（九）葱热敷法

取新鲜葱白大约 500g，捣烂后放入铁锅内炒热（或加些生盐同炒亦可），炒热后，趁热用布包裹，扎紧，放在患处。

（十）沙热敷法

操作同盐热敷法。亦可取一些没有棱角的小石块，烤热后布包热敷。

（十一）盐热敷法

用生粗盐约 250g，放在铁锅内，用急火炒爆，然后趁热用纸包裹，外面包一层布（或直接用布包），放在患部热敷。

（十二）铁末热敷法

收集锯钢铁时落下的细末，洗净油泥，倒进锅里炒至发红，倒出，晾冷。缝一布袋装之，并往铁末上倒 100ml 陈醋，用两手反复搓揉布袋（注意：装入袋内的钢铁末只能占布袋总容量的 1/3），使钢铁末与醋拌匀。搓 10 分钟使钢铁末发烧，再搓 10 分钟即可。把布袋拍成饼状，外裹毛巾，下垫一层塑料布，患处压住布袋。此法类似于"坎离砂疗法"。

二、适应证及选方

（一）风痹热敷方

治风湿骨痛：护心草、透骨消、大叶南五味，各适量，共捣烂，用酒炒热，敷患处。（《广西中草药》）

治风湿骨痛：走马风、大风艾、大力王各适量，共捣烂，用酒炒热，敷患处。（《广西中草药》）

治风湿关节痛：七叶莲、红龙船花叶、大风艾各适量，共捣烂，用酒炒热后，敷患处，用布包扎。

（二）寒痹热敷方

姜葱软膏（《中国膏药学》）治风湿寒痹（风湿性关节痛）。生姜 60g，葱子 60g，川乌 9g，草乌 9g，麻黄 9g，北细辛 9g，白芷 9g，羌活 12g。前六味药共为细末，生姜、葱子共捣绒，用酒水各半调匀，炒热熨敷痛处。如冷再炒再熨，连熨敷三次。不可内服。

治寒湿痹痛：干姜 60g，干辣椒 30g，乌头 20g，木瓜 25g，水 2000ml。将上药放水中煮 30~40 分钟。将煎好的药乘热熏患部，以后将药汁倒出，用干净毛巾蘸药汁热敷患部。如此反复 2~3 次，每日早晚各 1 次。（《中医杂志》1986 年第 8 期）

治冷湿痹：豹皮热之，以缠病上，或裹软脚良。（《医部全录》）

治寒湿性腰腿痛、肩背痛、关节痛：谷子杆（茎）烧灰，烧灰熏烤，并以热灰敷于患处，每晚一次，八次见效。（《偏方大全》）

（三）腰痹热敷方

治腰腿疼痛，遇冷则加重：可用砖热敷法，或水热敷法热敷局部，或用沙热敷疗法。（《中国民间疗法》）

治腰痛：炙热黄狗皮裹之，频用取瘥。（《医部全录》）

治风湿腰痛：用蒴藋叶火燎，厚铺床上，及热卧眠上，冷复易之，冬月采取根春碎熬及热准前用，兼疗风湿冷痹，及产妇人患伤冷、腰痛不得动，亦用弥良。（《外台秘要》）

治腰痛：用糯米一二升炒极热盛长袋中缚于痛处。细研八角茴香三钱，以盐酒调服。（《种杏仙方》）

（四）骨质增生热敷方

增生热敷粉（《中药贴敷疗法》）治骨质增生。红花 6g，归尾 12g，桃仁 6g，生南星 12g，生半夏 12g，生川乌 9g，生草乌 9g，白芥子 3g，细辛、小牙皂各 4.5g，羌活 9g，独活 9g，冰片 3g，樟脑 15g，松香 6g。共研成细末，将药物加白酒拌湿，文火炒热，先熨患处半小时（凉了再加酒炒热反复熨），然后加酒再炒热敷患处。每次敷 7~8 小时，1 天 1 次，每剂可取渣敷用 1~2 次。

治脊椎骨质增生：取钢铁末 1500g，陈醋 100ml，采用铁末热敷疗法，热敷患处。一次 6 小时，每天 1 次，连续 7 天，每次都应换新的钢末，并视疼痛面积和脊椎增生节数多少，增减用之。（《中国民间疗法》）

治颈椎病：头项、胸背、肩臀、上肢酸沉胀麻，可采用盐热敷法，每晚临睡觉前，在颈、肩背部热敷，每次 30 分钟左右。（《中国民间疗法》）

（五）风湿性关节炎热敷方

治风湿性关节炎：

（1）花椒 10g，辣椒 15g，生姜 30g，白酒 50ml。先将前三味药混合压碎，用微火炒热，加白酒再炒（勿令燃烧），敷于痛处，以菜叶或油纸包扎，绷带固定，2天换药1次。

（2）豨莶草20g，当归15g，海风藤30g，天南星10g，白芷10g，生大黄10g，川乌12g，生半夏10g，川独活、羌活、麻黄各12g，虎骨适量。共煎之，用手蘸药物热敷于患处。（《中国民间疗法》）

治风湿性关节炎：固经药（金钱草），捶绒酒炒热，外敷。（《贵阳民间药草》）

治风湿性关节炎：鲜九节茶捣烂，酒炒敷患处，或用根五钱至一两，浸酒服。（《广西中草药》）

（六）其他痹病热敷方

治下肢经常抽筋，及较虚弱的关节炎患者：可采用醋热敷法敷于患处。（《中国民间疗法》）

治脚、手关节酸痛：鲜文殊兰叶，切碎，调麻油，烘热贴患处，每日一换。（《泉州本草》）

治鹤膝风、湿气骨节痛、软瘫风等：藏糟二斤，生姜、食盐各四两，葱一斤。共捣如泥，敷患处，以布缚定，熨斗火熨数次愈。（《杂病广要》）

治骨节疼痛：茅草茶、石腊（即辣子青药）、土荆芥各一两，捣绒加酒少许，炒热包痛处。（《贵州草药》）

治筋挛搐脚膝筋急痛：煮木瓜烂研，裹痛处冷则易，一夜四五度，热裹即瘥，入酒同煮。（《种杏仙方》）

除此之外，凡可用作热熨的药物，也可作为热敷用；作熏洗的药物，也可将其药液或药渣作局部热敷用。热敷的方法和适应证甚多，可参考"热熨"及"熏洗"治法篇，此处不再赘述。

三、禁忌证

发烧病人及患热证、皮肤过敏、皮肤发炎者，都不宜使用此疗法。

四、注意事项

（1）进行热敷时，应根据病人的不同病情、不同的病变部位来确定病人所采取的体位，务求病人感到舒适。

（2）在热敷前，尤其是直接热敷，医者应先以自己的手拭拭热度是否适宜。如果温度过高，要待温度适中才好热敷；或将热敷的包外面加厚一层布，以避免烫伤皮肤。既要使病人对热敷的热度能够忍受，并感到舒适，又要能使热敷达到治病的目的。

（3）用以外包的布袋，要事先检查好，使用时要将口扎紧，防止在热敷时布包散开，或漏出包内东西，引起烫伤。

（4）在使用热水袋或高温瓶前，要检查一下是否有漏（渗）水。

（5）病人在热敷过程中，如感不适，或局部有不良反应，应立即停止热敷，改用其他疗法治疗，并要防止在热敷中温度过高，使病人出汗过多而引起虚脱。

第十三章 热蜡疗法

热蜡疗法是用液态或半固态的黄蜡、石蜡或地蜡，涂布或热敷局部以治疗疾病的一种方法。简称"蜡疗"，属于温热疗法的一种。清·祁坤在《外科大成》一书中就对蜡疗的操作方法、适应证及注意事项等进行了较全面的阐述。我国清代以前，蜡疗所用的是黄蜡，后来，随着石油工业的发展，其副产品石蜡和地蜡的出现，便产生了石蜡疗法和地蜡疗法。黄蜡与石蜡都有熔点低，可塑性能好等优点，但石蜡价格便宜，药源较广，所以用石蜡治病的人越来越多。蜡在加热熔化后，涂敷在局部，使皮肤微小血管扩张，促进血液和淋巴液的循环，增加汗腺的分泌，有利于血肿和水肿的消散。由于温热的作用，又能增强网状内皮系统的吞噬能力，促进细胞的通透性和机体新陈代谢的进行。因此对各种慢性炎症如关节炎、滑囊炎、腱鞘炎、胃炎及盆腔炎等有良好的疗效。蜡含有油质，对皮肤及结缔组织有润滑、软化及恢复弹性的作用，因此对关节强直、瘢痕挛缩、术后粘连和关节活动功能障碍等，有改善运动器官功能的作用。蜡疗又有促进皮肤营养，加速上皮生长的作用，对疮痂的形成、慢性溃疡和窦道的愈合均有一定的疗效。蜡疗还有镇痛解痉作用，故可用来治疗神经炎和神经痛。液体蜡及半固体蜡在冷却过程中，体积逐渐缩小，对皮下组织起机械压迫作用，能够促进渗出液的吸收，防止组织液及淋巴液的渗出，对扭挫伤及腰肌劳损有一定疗效。

一、操作方法

蜡疗有黄蜡、石蜡和地蜡疗法三种。

（一）黄蜡疗法

（1）令患者取合适的体位，暴露出治疗部位。

（2）用白面和成面泥，搓成直径1~2cm的细长条，围在患处四周，面圈内撒上黄蜡屑或敷上黄蜡饼，圈外围橡皮垫或数重布，以防火热熏烤健康皮肤。

（3）白面圈内黄蜡屑均匀布至0.8~1.2cm厚，然后用铜勺盛炭火在蜡屑上面烤烘，使蜡熔化，随化随添蜡屑，至蜡与面圈平满为度。或在面圈内敷蜡饼，饼如铜钱样厚，上铺艾绒。用火柴将艾绒点着，使蜡熔化。

（4）蜡冷后去掉。一日或隔日一次。治疗期间忌房事。

（二）石蜡疗法

根据疾病的性质和部位，令患者取适当的体位（坐位或卧位）。治疗前，局部要清洗擦净，毛发处涂以凡士林，然后按照规定的方法进行治疗。治疗结束后，除去石蜡。拭去汗液，穿好衣服休息15~30分钟，出汗过多的病人应补充盐水饮料和热茶。石蜡疗法的常用方法有以下几种。

1. 液敷涂烧法 石蜡的熔点只有54℃~56℃，在常温下为固态，加热到一定温度时成为液态。将加热到55℃~65℃的液体石蜡，用毛刷蘸取迅速在治疗部位上均匀地涂擦几层薄蜡。薄蜡冷却后，凝结成紧缩的软蜡壳，形成导热性低的保护层。保护层形成后，病人不要乱动，以免保护层破裂后，外面热蜡液进入蜡壳内烫伤皮肤。然后再在保护层外涂刷0.5厘米厚的石蜡壳，外面用蜡纸或油布盖好，再依次用床单和棉被包裹保温。每日或隔日治疗1次，每次治疗30~60分钟，20次为1个疗程。

2. 蜡布敷贴法 将消毒纱布垫浸蘸热蜡液，冷却到病人所能耐受的程度，敷贴在治疗部位上，然后再用另一块较小的浸有60℃~65℃温度较高蜡液的纱布垫，盖在第一块纱布垫的上面，用油布、床单、棉被依次裹好，保温。每日或隔日治疗1次，每次治疗时间30~60分钟，20次为1个疗程。

3. 蜡饼敷贴法 取一瓷盘，大小依病变部位的面积而定。盘内铺一层胶布。将石蜡加热熔化，倒入盘内，厚约2~3cm。待表层石蜡冷却凝固后（表层温度约为 50℃ ~53℃，内层温度约为 54℃ ~58℃），连同胶布一起取出，敷在患处。也可将熔化的石蜡液倒入无胶布的盘中，待冷却成饼之后，用刀子将石蜡与盘边分开，取出放在患处。然后，盖上油布，再用布单、棉被包裹保温。每次治疗 30~60 分钟，每日或隔日 1 次，20 次为 1 个疗程。

4. 蜡袋热敷法 将加热熔化后的石蜡液装入橡皮袋内，石蜡液要占橡皮袋容积的 1/3，橡皮袋的大小以病变部位的面积而定。将石蜡液冷却到患者能忍受的温度，敷于患处。

5. 蜡液浸泡法 将石蜡加热熔化，放在器皿内，温度约为 50℃ 左右，然后将病变部位浸泡在蜡液之中。每日 1 次，每次 30~40 分钟，20 次为 1 个疗程。

（三）地蜡疗法

地蜡是石油中制取的，其熔点为 52~55℃，性质和作用与石蜡相似，使用方法也与石蜡相同。详见本章操作方法中的"石蜡"疗法部分。

二、适应证

1. 腰部扭伤及腰肌劳损 用蜡饼敷贴法将半固态的温热蜡饼敷在疼痛部位，每日 2 次，每次 30~60 分钟。或让患者俯卧，腰部患处露出，在病变的四周用生面剂围起来，然后将加热熔化的液态石蜡（温度不要太热，以 50℃ 左右为宜）倾入圈内，每日一二次，每次 30~60 分钟。

2. 神经炎和神经痛 在疼痛的局部进行蜡疗，在上述操作方法中选择适当方法。

3. 硬皮病、关节炎、腱鞘炎、滑囊炎、关节强直、瘢痕挛缩、术后粘连 均可在病变局部进行蜡疗，在上述操作方法中根据病情选择适当方法。

三、禁忌证

高热、恶性肿瘤、活动性结核病、有出血倾向的病人、脑动脉硬化、心功能衰竭、肾功能衰竭和婴幼儿等均禁用此法治疗。

四、注意事项

（1）石蜡加热必须采用隔水加热的方法，以免烧焦或燃烧。注意防火、防烧烫伤。

（2）用过的蜡，可塑性及黏滞性均降低，影响蜡疗的机械作用，所以每次重复使用时，应加入 15~25% 的新蜡。

（3）应用在创面、溃疡面和体腔部（如阴道内）的蜡不可再用于蜡疗。

（4）蜡疗的温度要因人因病制宜，过热过冷都不好，对温热耐受力差的患者，宜用蜡饼敷贴法治疗。

（5）医用蜡中不含有水分，以免引起烫伤。如在加热熔化时，出现啪啪声和泡沫，则表示有水分。脱水的方法是将蜡加热至 100~110℃，同时不断搅拌，泡沫及啪啪声即消失。

第十四章　坎离砂疗法

利用醋酸与氧化铁作用生成醋酸铁时所放出的热能作为热源，传至机体达到治疗作用的方法，叫坎离砂疗法。坎离砂疗法在我国民间流传很广、年代久远，是一种很好的温热疗法，具有温热和药物双重治疗作用，疗效较好。此法亦属热敷疗法的一种。坎离砂发热最高温度在87℃~92℃之间，但随使用次数的增加而下降，在使用10~15次时，温度尚可达72℃~83℃。因此，重复使用10~12次，均可达到治疗所需的温度（70℃以上），发热至70℃一般约需10~20分钟。坎离砂热作用的特点是，温度逐渐升高，到最高点后又徐徐下降，机体对这种温度变化很易适应，合乎机体接受外界刺激的生理状态和逐渐增加导入人体热量的治疗原则；此外热的持续时间长，有效温度（70℃以上）保持时间长达98~145分钟，这些都是其他热疗所不能及的。

一、操作方法

1.治疗前准备　①按治疗部位大小，制作不同的布袋及棉垫，供装坎离砂用。②药物：防风、川芎、透骨草各240g，当归180g，食用醋或2~3%冰醋酸1800g，清水1800g和净铁末3000g。③面盆、小铁铲、温度计，供调拌坎离砂及测量温度用。

2.坎离砂的制备方法：　①首先将防风、透骨草、川芎、当归等四种中药捣碎，加醋液和清水煮沸30分钟过滤，然后倒入用强火煅烧1~2小时的净铁末（过筛后取用直径2mm左右者）内搅拌均匀，盖好冷却干燥后备用。②将坎离砂倒入盆内，加醋拌匀（每750g加醋40ml），使其潮湿即可，否则易影响发热效果。③拌匀后，按治疗需要分别装入布袋内，用浴巾、毛毡等包好，待其发热。

3.临床应用　当坎离砂发热至40℃以上时，即将坎离砂布袋置于治疗部位，必要时加放棉垫并用毛巾或毛毡等包好。每日或隔日1次，每次40~60分钟，疗程不超过15次。

二、适应证

慢性关节炎，肌肉风湿痛，关节肌肉韧带损伤、扭伤、挫伤，肩关节周围炎，类风湿关节炎，椎间盘突出症等。

三、禁忌证

有出血倾向的疾病、高热、急性化脓性炎症、疤痕、局部有知觉障碍者等。

四、注意事项

（1）严防坎离砂受潮失效。

（2）坎离砂必须根据使用次数的不同，分别存放，以便有效地利用。

（3）坎离砂温度甚高，有知觉障碍者，最好禁用。局部有瘢痕，特别是新鲜的瘢痕，应慎用。

（4）随着治疗次数的增多，患部皮肤的温热感觉阈值增高，要防止烫伤。

第十五章　洗足疗法

洗足疗法是用热水或药液洗脚以治疗疾病的一种方法。它能够促进血液循环、解除疲劳、促使入睡，治疗失眠、遗精等疾病。宋代文学家苏东坡有"主人劝我洗足眠，倒床不复闻钟鼓"的诗句；《理瀹骈文》一书中论述洗足治病机制时说："临卧濯足，三阴皆起于足，指寒又从足心入，濯之所以温阴而却寒也。"古人还认为，用热水洗脚有以下功效："春天洗脚，升阳固脱；夏天洗脚，湿邪乃除；秋天洗脚，肺腑润育；冬天洗脚，丹田暖和。"近来，医学家们根据中医经络学说的原理，观察到五脏六腑在脚上都有相应的投影。洗脚时不断按摩足趾、足心，能防治多种疾病。大拇趾是肝脾两经通路，可疏肝健脾，增进食欲，治疗肝脾肿大。第四趾属胆经，能防治便秘和胁痛。小趾属膀胱经，能治疗小儿遗尿症，纠正妇女宫体位置。足心是肾经涌泉所在，能治疗肾虚体亏。目前，医学家们研究还认为，用热水洗脚，是一种良性刺激，能活跃末稍神经增强记忆力，使足和脑都感到愉快、轻松。

一、操作方法

此法分为用热水洗脚及用药液洗脚两种。

1. 热水洗足法　取清洁的井水、自来水、池塘水、江河水、湖海水或矿泉水加热到50℃~60℃，倒入木桶内或瓷盆内。患者正坐，脱去鞋袜，赤足在热水中洗浸，每次8~10分钟，每天晚上睡前1次。如果水温太高，可适当稍加冷水，也可待热水温度稍低时再洗。总之，水温要以患者能够耐受的程度为宜。

2. 药液洗足法　①根据疼痛性质选择适当方药。②将药物加水煎煮，或用热水溶解成溶液，然后将药液倒入木桶或瓷盆内，将双脚（或患脚）放入药液中浸洗。每日1~3次，每次10~15分钟。

二、适应证

1. 足跟痛及踝关节炎　用药液洗足法。取透骨草30g，寻骨风30g，独活15g，乳香10g，没药10g，血竭10g，老鹳草30g，黄蒿10g，水煎趁热洗足，每日二次。

2. 足部跌打损伤　用苏木30g，桃仁12g，红花10g，土元10g，血竭12g，乳香、没药各10g，自然铜20g，水煎，趁热洗足。

3. 脉管炎　水蛭30g，土元10g，桃仁10g，苏木、红花、血竭、乳香、没药各10g，川牛膝、附子各15g，桂枝20g，地龙30g，甘草15g，水煎取液，倒入木桶内浸洗，自小腿以下，都浸浴在温热的药液之中。

4. 顽固性膝踝关节麻木痉挛　用鸡毛熬水，将足放入药液中浸泡，使药液埋没病变部位，并使药液温度适中，不要烫伤皮肤。

三、注意事项

（1）洗脚时要掌握好水温，不要太热，避免烫伤。

（2）老人、儿童和生活不能自理的病人，洗脚时要有人帮助，以免发生意外。

（3）用药液洗脚时，药物的选择要适当，药物的性能要与疾病相适应。有强烈刺激性和腐蚀性的药物不应用作外洗药液。

（4）用温热药液洗脚的适应证和注意事项等，还可参考本书"熏洗"疗法篇。

（5）在用此法治疗时，还可配合其他疗法同时进行。

第十六章　沐浴疗法

沐浴疗法是在水中或药液中浴身来治疗疾病的一种方法。春秋战国时期，爱国诗人屈原就在《离骚》中写有"新沐者必弹冠，新浴者必振衣"的话。《礼记·曲礼》有"头有疮则沐，身有疮则浴"的记载。《素问·至真要大论》载有"摩之浴之"的治法。《华佗神医秘传》一书中也载有许多沐浴疗法的方药，如治疗大疠风，就是用凌霄花、地龙、僵蚕、全蝎加水煎汤浴身的。唐·孙思邈的《千金翼方》记载沐浴治病的方法更多，如治疗风痹、瘾疹就有十几种沐浴方法。清代医家吴尚先的《理瀹骈文》集前人沐浴疗法之大成，对沐浴疗法叙述得更详细，应用更普遍。据《健康报》报道，我国青海省藏医院设有药浴盆14个，专门治疗类风湿关节炎，一年收治患者千余人，均获得较好疗效。

一、操作方法

沐浴疗法有冷水浴、热水浴、不感温水浴、药水浴、矿泉水浴、海水浴、蒸汽浴等多种方式。这里仅介绍热水浴、不感温水浴、药水浴三种。

（一）热水浴

取热水注入浴池或浴盆内，测量水温，根据个人的耐受力和病情需要，使水温保持在40℃~50℃左右。将衣服脱去，在热水中沐浴30~40分钟。也可每沐浴8~10分钟，出来晾3~5分钟，再进热水中沐浴。沐浴后在温暖清爽的室内将身体擦干或晾干，待无汗时再穿衣服。

热水浴能扩张血管，促进血液循环，增强新陈代谢，具有消炎、镇痛、止痒等作用，对风湿性及类风湿关节炎、神经痛、慢性中毒、肥胖病、痛风、皮肤瘙痒、肾炎等有效。

（二）不感温水浴

将热水注入浴池或浴盆内，测量水温，使水温保持在34℃~36℃的范围内。在盛夏季节，湖泊、池塘和小溪的水温符合这个标准时，也可直接到这些地方沐浴。脱去衣服，跳入水中沐浴40~60分钟。沐浴完毕，在温暖清爽的地方晾干或擦干身体，然后穿好衣服。

不感温水浴有镇静神经、减轻心血管负担、止痛等作用，对高血压病、神经衰弱、皮肤瘙痒等疾患有治疗作用。

（三）药水浴

药水浴是在水中加入一定的药物，然后沐浴的一种方法。首先诊断清病情，然后根据病情需要选定药物。加工制备的药水有盐水、苏打水、白矾水、松脂水、硫黄水、过锰酸钾水、中草药煎液等。用水将药物稀释成合适的浓度，并加热至需要的温度，注入浴盆内备用。在药液中沐浴15~30分钟，浴毕，用温清水冲洗，再用干毛巾拭干，穿好衣服。

二、适应证及选方

（一）风痹沐浴方

疗风身体如虫行方：盐一斗，水一石，煎减半，澄清，温洗浴三四遍，亦疗一次风。（《外台秘要》）

治风湿骨痛：人字草（金钱草）、白九里明各适量，煎水洗浴。（《广西中药志》）

（二）寒痹沐浴方

治疗慢性风寒湿性关节炎（风寒湿痹）：当归15g，川芎30g，鸡血藤40g，防风100g，大活100g，川续断120g，狗脊100g，巴戟天100g，胡芦巴100g，川牛膝150g，桂枝100g，赤芍60g，水煎浴身，用热水浴法。每日沐浴一次。（《中国民间疗法》）

治风寒湿全身疼痛：香茅一斤，煎水洗澡。（《四川中药志》）

（三）热痹沐浴方

治疗关节红肿热痛的急性关节炎（热痹）：桑枝 500g，络石藤 200g，忍冬藤 60g，鸡血藤 60g，海桐皮 60g，豨莶草 100g，海风藤 100g。水煎浴身，用不感温水浴法，日 1 次。

（四）坐骨神经痛沐浴方

治坐骨神经痛、肋间神经痛、神经炎、痛风等：当归 20g，川芎 60g，红花 30g，牛膝 60g，苏木 100g，川断、狗脊、防风、大活、川羌各 100g，乌蛇 60g，鸡血藤 150g，制乳没各 20g，血竭 60g，儿茶 60g。水煎浴身，用热水浴法，每日 1 次，连续 15~30 天可愈。(《中国民间疗法》)

三、禁忌证

恐水症、刀斧所伤皮肤破损出血及内脏出血者禁用此法。心力衰竭、呼吸衰竭、肾功能衰竭及一切需要绝对卧床休息的疾病，均不宜用沐浴疗法。

四、注意事项

（1）用热水浴时，预先要测量水温，并试验着下水，避免烫伤。

（2）用药水浴时，要针对病情用药，对皮肤有刺激性和腐蚀性的药物，避免使用。同时测试水温，过热过冷均不适宜。

（3）儿童、老人和病情较重的患者，沐浴时要有人护理，避免烫伤、受冷或溺水。

第十七章　蒸汽疗法

蒸汽疗法又叫熏蒸疗法、汽浴疗法，是利用药物煮沸后产生的蒸汽来熏蒸肌体，以达到治疗疾病目的的一种方法。据《唐书》记载：许胤宗初仕陈，为新蔡王外兵参军时，柳太后病风不能言，脉迟而口噤。胤宗曰：即不能下药，宜汤汽蒸之，药入腠理，周时可瘥。乃造黄芪防风汤数斛，置于床下，汽如烟雾，其夕便得语。《医宗金鉴》上也有用本法医治麻风病的记载。后因"正统"学派排斥而一度中断。新中国建立之后，此法先后在湖南、江西、广东、云南、贵州、山东等地开展起来，仅山东一省在 20 世纪 50 年代即治疗 4 万余例，包括 118 种疾病，收到良好效果，受到广大群众欢迎。

蒸汽疗法能够促进机体的新陈代谢，祛邪而不伤正气，是内症外治、由内透表、通经活络、无微不至、无孔不入、发汗而不伤营卫的好方法。其治疗机制主要是利用中药药物作用及物理温热作用，调节高级神经中枢和全身生理、病理过程。它是一种增强机体抵抗疾疾和恢复功能障碍的有力措施。实验结果表明，在进行蒸汽疗法当中，体温平均升高 1.8℃，基础代谢增高，脉搏和呼吸加快，白细胞计数增多。

一、操作方法

分全身蒸疗和局部蒸疗两种方法。

（一）全身蒸疗法

1.建立蒸疗室　蒸疗室不宜太大，过大药汽不易充满，且温度上升缓慢；蒸疗室过小，则病人感到氧气不足而憋闷。室内放一浴盆或铁锅，内放中药，并加水煎煮，使产生药物蒸汽。药物的量要根据病情而定，加入量以埋住药物而又不致于熬干为度。浴盆或锅上要装有带小孔之盖，以防水汽过猛造成烫伤。为了安全，浴盆或锅上还应放一栅状木架。室内要有通风窗，以调节室温。

2.配制中药方剂　对病人进行明确诊断后，根据辨证施治的原则配制中药方剂。再将配制好的中药投于蒸疗室内煎煮或蒸煮，使室内充满药汽。然后通过通风窗，调节气温，使蒸疗室内温度保持在 35℃~45℃。病人裸体进入蒸疗室，每次可 10~15 人同时蒸疗（人数多少要根据蒸疗室的大小而定），每次蒸疗时间为 30~45 分钟。

3.蒸疗后的休息　蒸疗之后，病人要在温暖、宽敞、干燥的休息室内休息 1 小时，同时补充水分。饮料以温度适中的果汁和淡水为宜。

4.疗程和治疗时间　一般隔日蒸疗 1 次，5~7 次为 1 个疗程，疗程中间休息 3~5 日，必要时再进行第 2 个疗程。

5.蒸疗过程中的医疗和护理　在蒸疗过程中，医护人员要认真负责，每隔 10~15 分钟看望病人一次，发现意外及时救护。在进行蒸疗的同时，可配合内服中药治疗。

（二）局部蒸疗法

将配伍成方的中药煮沸后熏患部。熏后可将药液洗浴局部，并可将药渣热敷局部（参见第六篇"热敷疗法"和"熏洗疗法"）

二、适应证及选方

1.类风湿关节炎、风湿性关节炎、腰背痛、神经病、肋间神经病、重症肌无力、风湿性肌炎、末梢神经炎　可选用如下两个处方，按全身蒸疗法进行治疗。①青木香 500g，益母草 500g，爬山虎 250g，荆芥 420g，透骨草 420g，桑寄生 500g，防风 250g，水菖蒲 250g，木贼 250g，石楠藤 500g，鸡血藤 250g，苏叶 420g，忍冬藤 500g。②艾叶 1000g，麻黄 500g，苍耳棵 1000g，大活 500g，茵陈 500g，蒺藜棵 1500g，荆芥 500g，铁铫头 1000g，水菖蒲 500g，苏叶 1000g，益母草 1000g，透骨草 1000g，黄蒿 1000g，土薄荷 1000g，桂枝 500g，星星草 1000g，木贼 250g，绞骨蛮 250g，防风 250g，

蛇床子 250g。(《类风湿性关节炎的家庭自疗》)

2. 关节炎 准备新砖块、好陈醋每次 300ml（能使砖吸足即可），炉子一只及燃料，被子一条，纱布数块（每块 1/3 米左右）。然后取砖放在炉内烧红，取出放在醋内浸足（不能使砖冷却），趁热放在患病关节下烟熏（在烟熏时，先把纱布一块放在醋内浸一下，取出包在关节处），再用被子包住，防止散热过快和醋味失散（在砖下放一些不易燃着的物品垫着，以免热砖烫坏东西）。在烟熏时，病人以不烫之距离逐渐向热砖靠近，待砖冷即止。隔日一次，年久者三四次，一般者二三次即可。(《中国民间疗法》)

3. 传统蒸汽疗法

（1）蒴藋蒸汤（《圣济总录》） 治皮痹。蒴藋根（并叶）、桃皮（并叶）、菖蒲（叶）各三升，细糠一斗，秫米五升。上水一石五斗，煮取米熟为度，以大盆盛，作小竹床子罩盆，人坐床上，四面将席荐障风，别以被衣盖复身上。觉气急即旋开孔取气，如两食久，通身汗出。凡经三蒸，非惟治风寒湿。但是皮肤中一切冷气，皆去之。

（2）蒸药（方）(《太平圣惠方》) 治腰脚疼痛。荆叶不限多少。蒸气极热、置于瓮中，其下着火温之，以病处就于叶中，剩着热叶盖之，须臾当汗出，如饥即就药中吃饭，稍倦即止，便以棉衣盖，避风仍吃葱豉酒，及豆淋酒并。

（3）熏蒸方（《普济方》） 治肾气衰少，脾肾肝三经，受寒湿，停于腿膝，使经络凝而不行，变成脚痹，故发疼痛。此药和荣卫，通经络。小麦麸（细）四五升，小椒一把，盐一把，酒一盏，葱白三大茎切寸。醋（不计多少）搅拌上件麸等湿润为度。上以银器炒令极热，放卧褥上将所患腿脚熏蒸。薄衣被盖得汗出匀遍。约半个时辰，撤去炒麸，上就铺褥中卧。待一两时辰以来，觉汗稍解，用收汗粉，扑敷汗孔毕。然后出卧铺中。勿见风。

三、禁忌证

重症高血压、结核病、重症贫血、大失血、急腹症、孕妇、心脏病、重症精神病患者，禁用此法。

四、注意事项

（1）因为腠理发泄，汗出溱溱是为津，津液又为生血之源，所以，在治疗过程中，要注意保津和补充水分，不可排汗过多。

（2）蒸疗室不需太大，$2.5m^3$ 左右即可。室过大药汽不易充满，温度上升缓慢；室过小病人会有氧气不足而胸闷的感觉。所以，蒸疗室要有通风窗，以调节室温。

（3）在治疗过程中，医务人员要每隔 5~10 分钟探视一次，以防发生意外，并要作好急救药品的准备，以备急需。

（4）在熏蒸局部时，要注意避免烫伤周围皮肤。

第十八章　湿泥疗法

湿泥疗法是用泥敷在人体一定的部位，或将整个身体卧在泥中，以达到治病作用的一种方法。《肘后备急要方》《备急千金要方》《千金翼方》《外台秘要》《本草拾遗》等著作，都载有较多的有关泥疗的内容。明清时期，泥疗被广泛应用，随着医学的发展，泥疗的应用范围也在不断地扩大，方法也在不断地改进。新中国成立以后，除了民间使用泥疗方法外，国家也在许多地方设立了泥疗医院和泥疗区，如我国的青岛、大连、塘沽和汤岗子等地，都设有泥疗的场所。

泥中含有多种有机物和无机物，还有多种无害生物，有助于机体功能的恢复。泥中的二氧化碳、氮等气体被皮肤吸收后，能刺激呼吸及循环中枢，使呼吸加深加快，同时使血液循环得到改善。泥中的硅、钙、镁、钠等物质能调节自主神经功能，磷酸能增加组织对水分的吸收。此外，泥中的抗菌物质有抑制细菌的作用，生物原刺激素有治疗营养性溃疡的作用。所以泥疗是一种适应证很广的治疗方法。

一、制作药物泥

（一）天然泥

将淤泥、腐植泥、泥煤、井底泥、池塘底泥等，拣去其中的大颗粒、石子、贝壳、杂草等杂质，用冷水调和，稀稠适度，就成为天然治疗泥。采用黏土时，应先将黏土晒干，粉碎，除去石子、砂粒等杂质，再用筛子（筛孔直径为 2~3mm）筛过，然后用水调和成需要的稀稠度。如做粘黏饼外敷治疗时，则调和成软膏状；如作黏泥浴治疗时，则调拌成稀泥浆。天然泥不加药物，也不加热处理。

（二）药物泥

将药物粉碎为极细面，掺入泥中，或将药物制成药液，调和泥中，则成药物泥。药物泥从泥的选择到药物的选择，都要根据疾病的性质而定。

（三）热泥

将天然泥加热到一定程度，则成热泥。热泥主要用于治疗慢性病、虚证、寒证等疾患。制法是：取一定量的选定的天然泥品，将其中的大颗粒、石块、贝壳等拣出，然后加热到 50℃~60℃。加热的方法可用太阳晒、热蒸气蒸、热水稀释、电加热等。再用冷泥搅拌到治疗所需要的温度，即可以用于治疗。

加热时应注意两点：一是不能直接加热，以免发生枯焦，降低效力；二是温度不应超过 60℃，否则会降低胶体的性能，杀灭泥中的微生物，以致影响疗效。一般治疗热泥的温度是 42℃~45℃。

二、治疗方法

根据疾病的性质、部位、病人的身体状况等，选择如下方法。

（一）全身热泥浴法

将选好的天然泥拣去其中的石块、大砂粒和植物残渣等，加入药物或不加药物（根据病情而定），用热盐水、矿泉水或自来水稀释成泥浆，按照上述热泥和药物热泥的加工方法，将泥的温度加热至 35℃~38℃，放进浴盆或浴池中，让患者脱光身子，整个身体浸浴在泥浆之中。每二三天治疗 1 次，每次 15~20 分钟，10~15 次为 1 个疗程。每次治疗后用 35℃~37℃的温水冲洗全身，静卧休息 30~60 分钟。

（二）全身热泥敷法

可在室外日光下进行，也可在室内进行。

在日光下进行时，先将天然泥或药物泥在日光下晒热，做成大泥饼，铺在平坦的有阳光的土地上，患者裸体仰卧在泥饼中央，再用热泥或药物泥从足向胸部敷涂，泥厚约 4~8cm，胸腹部稍薄些，乳头以上不用泥敷涂。用布棚将头、颈、上胸遮荫，遮挡日光照射。

在室内进行时，先在平板床上铺上棉被，上面再依次铺以床单、雨布、棉布单（或亚麻布单），取调配好的热泥或药物泥平摊在棉布单上，厚8~10cm。让患者裸体仰卧在泥饼中央，再用热泥或药物泥敷涂全身，从足部以上，达胸部乳头止，敷涂泥的厚度约6~8cm，胸腹部敷涂要薄些。最后用棉布单（或亚麻布单）、雨布、布床单和棉被依次包裹，前额及心前区要放置冷湿布。

全身热泥敷法所用泥的温度一般为37℃~42℃，治疗时间为15~20分钟，二三天治疗1次，10~15次为1个疗程。治疗完毕后用35℃~37℃温水洗全身，卧床休息30~60分钟。此法主要适用于慢性虚寒性病证。

（三）局部热泥浴法

将热泥或药物热泥用热水或药液稀释，温度在37℃~48℃，放在木桶或瓷盆内，对手、足、前臂、小腿部进行浸浴治疗。每次30~60分钟，治疗后用37℃~38℃热水冲洗干净。多用来治疗四肢关节炎、跌打损伤和阴疽（如脉管炎）、阴疮（如四肢骨髓炎）等。

（四）局部热泥敷法

在木板床上，先铺上棉被，再依次铺上布单、雨布、棉布床单（或粗亚麻床单），将调和好的热泥或药物热泥放在棉布单与治疗部位相对应的位置，淤泥厚度约3~6cm，黏土和泥煤的厚度约5~10cm，泥饼的面积要略大于治疗部位的面积。病人躺在泥饼上，在治疗部位敷以热泥或药物热泥，然后依次包裹棉布床单（或粗亚麻床单）、雨布、布单、棉被，以保持温度，前额及心前区要敷以冷湿布。每次治疗30~40分钟，治疗后用热水冲洗干净，此法多用来治疗局部慢性炎症、神经痛等。

三、适应证

1.风湿及类风湿关节炎 用热泥疗法。也可加入中药"抗风湿液"（当归15g，川芎20g，鸡血藤40g，海风藤40g，羌活30g，独活30g，防风15g，木瓜30g，桑枝60g，桂枝15g，防己10g，秦艽40g，水煎，取液），制成药物热泥，根据病变部位的大小，采用局部泥疗或全身泥疗。

2.周围神经炎 治同"风湿及类风湿关节炎"。

3.陈旧性扭伤、挫伤 用热泥疗法。治同风湿及类风湿关节炎。如在"抗风湿液"药物中再加血

竭20g，孩儿茶30g，制乳没各15g，续断30g，水煎，取液，制成药物热泥，进行治疗，效果更好。

4.腰肌劳损 治法同"陈旧性扭伤、挫伤"。

5.周围静脉炎 用全身热泥浴法。

6.栓塞性静脉炎 用局部热泥浴法。如用水蛭30g，地龙20g，土元15g，红花15g，肉桂10g，桃仁10g，丹参15g，川芎20g，当归尾20g，共研细末，加水煎沸15分钟，调制成药物热泥，进行患肢药物热泥浴，效果更佳。

7.慢性脊椎炎 治法同"陈旧性扭伤"。

四、禁忌证

恶性肿瘤、肺结核和其他结核病、心力衰竭、动脉瘤、严重的动脉硬化、肾性高血压、重症哮喘、甲状腺功能亢进、糖尿病、肾上腺皮质功能减退症、有出血倾向者、明显的心肾疾病、恶性贫血、白血病、皮肤湿疹等都禁用此法治疗。除此之外，一切慢性虚寒性病证不宜用冷泥疗法。一切急性实热性病证不宜用热泥疗法。

五、注意事项

（1）加工制作热泥时，不要用火直接烧烤泥土，以免枯焦，降低效能。也不要使泥温过高，以免杀死其中的微生物，使效能降低。

（2）治疗后要清水将泥浆冲洗干净，清水的温度应根据疾病需要而定。冲洗时禁止擦肥皂，可用毛刷刷洗。冲洗时间也不能过长，一般不超过6~8分钟。

（3）治疗过程中，如出现头晕、恶心、大量出汗、心跳过快、局部疼痛加剧或水肿时，应立即中止治疗。

（4）治疗结束后，要卧床安静休息30~40分钟。

（5）用热泥疗法的病人，由于机体出汗较多，水与电解质暂时轻度平衡失调，所以应准备盐汽水、糖盐水或温茶等饮料，治疗后休息时徐徐饮之。

（6）泥疗当天，不应过多的活动，应以休息为主。也不可再进行日光浴和游泳活动。

（7）热泥疗法能使机体内蛋白质与碳水化合物代谢增强，所以应适当增加蛋白质、糖和维生素B_1的供应量。

第十九章　烟熏疗法

烟熏疗法，是利用药物燃烧的烟气来治疗疾病的方法。春秋战国时期的《庄子·证王》篇中，即有"越人熏之以艾"的记载。到了汉代，烟熏疗法有了较大发展。在马王堆汉墓中出土的《五十二病方》中，有用艾与柳蕈点燃取烟，熏治"胸痒"的记述，其操作方法已相当高明，后世的一些烟熏法，就是由此发展而来。唐宋时期已出现专门用烟熏疗法的成药。清代赵学敏与吴尚先分别在《串雅外编》《外治医说》中介绍了一些烟熏疗法，适应证较多。

一、操作方法

烟熏方法有多种，常用的有下列三种。

（一）壶熏法

熏壶用铜皮或铁皮制成，下粗上细，底直径约15cm，高约30cm，上、中、下分为三层，分别为置药层、置炭层、对流层，彼此用金属丝网隔开。置药层与置炭层共有一个小门，对流层单独一个小门。顶口直径约5cm，药烟由此冒出，还可根据治疗需要，选择不同方向、不同口径的金属出烟口套在顶口上，以控制药烟。壶身并安有把手，以便操作，操作时打开上面的小门，将药物放入置药层，然后将烧着的木炭放入置炭层，关上这两层的小门，套上出烟口，等冒出药烟，就可以熏治患处或穴位了。

（二）钵熏法

将药物放在小钵（碗、小盆均可）内点燃，再将一个大小适宜的漏斗反罩于钵上，使烟气集中从漏斗口冒出，熏治患处。

（三）药捻子熏

将药物研成细末，摊草纸上卷成纸捻子，或把药物用汤水刷在草纸上晾干后卷成药捻子。点燃后熏治患处。

二、适应证及选方

1. **风湿性关节炎烟熏方**（《中国民间疗法》）治风湿性关节炎。将穿山龙120g，入骨丹120g，一条根120g，九层塔90g，独活120g，桂枝120g，艾叶、泽兰各90g，共研粗末，加樟脑60g拌匀，置于瓶中备用。用时将药物装入熏壶，烧炭取烟，套上大小适当的出烟口，熏烤患部，或在压痛点附近选择二三个穴位熏烤。每次熏烤时间约3~10分钟，如患部经熏烤有出汗现象，效果较好。出汗时可用干棉花拭干，忌冷水洗涤，注意保暖，以助药力。熏烤时火力不宜太大。

2. **脚心痛烟熏方**（《中国民间疗法》）治脚心痛。牡荆枝一把，放小盆中烧烟，盆上反罩漏斗，脚心放漏斗口熏治。

3. **传统烟熏方**

（1）（《本草纲目》）治瘫痪顽风、骨节疼痛方。草乌头、川乌头、两头尖各三钱，硫黄、麝香、丁香各一钱，木鳖子五个。为末，以熟蕲艾揉软，合成一处，用钞纸包裹，烧熏病处，名雷丸。

（2）（《杂病广要》）治身体痛不仁不随者。取干艾叶一纠许丸之，内瓦甑下，塞余孔，唯留一目，以痛处著甑目，下烧艾以熏之，一时间愈矣。

（3）（《太平圣惠方》）治历节风痛。用猪肉四两切片，裹安息香二两，以瓶盛灰，大火上着一铜版片隔之，安息香于上烧之，以瓶口对痛处熏之，勿令透气。

三、禁忌证

（1）对药烟过敏者。

（2）热毒证。

（3）严重高血压患者、孕妇和体质较弱者，慎用或禁用。

（4）急性皮肤病一般禁用。

第二十章 砂浴疗法

砂浴疗法是将身体的局部或全部浸埋在热砂之中，利用热砂的温热作用和机械作用来治疗疾病的一种方法。海滨和江河流域等有砂的地区应用较多。《本草拾遗》和《本草纲目》都有这方面的记载：治"风湿顽痹不仁、筋骨挛缩、冷风瘫缓、血脉断绝，六月取河砂烈日暴晒极热，伏坐其中，冷即易之，取热彻通汗，随病用药，切忌风冷劳役"。

一、治疗砂的制作

（一）砂的选择

要选择颗粒不大又不太小的砂子。颗粒过大，容易损伤皮肤，颗粒过小，容易形成尘土。一般选取直径为 0.25mm 左右的砂粒最好。选好之后，过筛，晾干或晒干。

（二）砂的加热

加热的方法有天然加热法和人工加热法两种。

1. 天然加热法 在干燥平坦的土地上、石板上或木板上，铺上布单，将选好的砂子平摊在布单上，放在阳光下曝晒，当砂子的温度达到 40℃ ~45℃ 时，即可用于治疗。天然加热法宜在天气炎热、日光充足的夏天进行。

2. 人工加热法 人工加热的方法很多。少量的可用柴草点火烘熏加热，或用大锅加热。冬天有暖气的房间，也可在暖气片上加热。如用砂量很大，可用如下两种设备加热：①设一四角形炉，其中安装由厚铁板做成的容量为 320L 的铁箱，铁箱的三面围绕烟道，这样能使加热的面积广泛均匀，且不需要搅拌。此炉底面积为 1.96m²，高 1.65m，炉上设一有盖的圆孔，供装砂用。在铁箱侧面底部设一带有闸的正方形口供取热砂用。炉旁设一木槽，以使热砂冷却到所需要的温度，也可加凉砂搅拌到所需要的温度。②置一安装蒸气管的盆形容器，在其下部有一个供排热砂用的漏孔，向蒸气管中通入蒸气，即可使砂加热。最后将排出的热砂用冷却的方法或兑入凉砂的方法，调节到所需的温度，即可应用。

二、治疗方法

砂疗有全身浴法、局部浴法和砂袋敷法三种。

（一）全身浴法

将热砂调配到所需要的温度，放进长方形的木槽中，砂厚 8~12cm，患者卧在热砂上，身上再覆盖 5~10cm 厚的热砂，头、颈、胸露在外面，腹部砂应盖薄一些，外生殖器用白布遮盖，头部及心前区冷敷，最后用布单将剑突以下部位盖起来。初次进行全身砂浴，砂的温度不宜太高，一般以 45℃ ~47℃ 为宜，以后逐渐增至 50℃ ~55℃，但最高不超过 55℃。治疗时间，第一次也不宜过久，一般以 10~15 分钟为宜，以后逐渐增至 30~40 分钟。治疗结束后，用 37℃ 的温水冲洗，卧床休息 20~30 分钟。隔日治疗 1 次，或连治二天休息一天。

在海滨、河岸或日光浴场等地方，还可专门划出一个砂浴场地，面积约为 30~40m²，用 1.5m 高的绿色植物作围墙，砂浴场地要平坦、干燥，最好用木板铺地。将选好的砂子平铺在场地上，筑成长 4m、宽 3m、厚 10~20cm 的砂台，先让阳光将砂子晒热至所需的温度，病人躺在砂上，用热砂将剑突及肋弓以下身体全部掩埋起来，头、颈、胸部露在外面，患者身上覆盖的砂厚约 12~20cm，腹部的覆砂应薄些，一般以 6~8cm 厚为宜。外生殖器用白布遮盖。头顶部及胸部要用凉棚或雨伞遮荫，同时头部和心前区要做冷敷。隔日治疗 1 次，每次 40~90 分钟。治疗结束后，用海水或河水冲洗，静卧在遮荫下休息 20~30 分钟。

（二）局部浴法

1. 四肢部砂浴 在对四肢进行局部砂浴治疗时，可预先准备一只木盆，盆中放 5cm 厚的热砂，将上肢或下肢放入热砂上，再用热砂覆盖，最后用棉被或毛毯盖好保温。治疗砂的温度为50℃~60℃。治疗结束后，用37℃的温水冲洗。每日或隔日治疗 1 次，每次治疗 1 小时，30 次为 1 个疗程。

2. 腰部砂浴　在治疗床上依次铺上布单、棉被、床单和油布，在油布上均匀地铺上 8~10cm 厚的热砂，病人仰卧，腰部放在热砂上，然后再依次将油布、床单、棉被、布单裹好以保温，头顶、胸背及四肢露在包裹之外，治疗温度为 50℃~60℃，每次治疗时间为 30~40 分钟，每日治疗 1 次。治疗结束后，用 37℃~40℃温水冲洗，15~20 次为 1 个疗程。

3. 腹部砂浴　准备工作同腰部砂浴。让患者俯卧在热砂上，然后依次将油布、床单、棉被、布单裹好以保温，头颈、胸背及四肢露在包裹之外。治疗砂的温度为 40℃~45℃，每次治疗 20~30 分钟，每日治疗 1 次。治疗结束后，用 38~40℃温水冲洗，10~15 次为 1 个疗程。

（三）砂袋敷法

将砂加热至 55℃~60℃，装入砂袋中，将口扎好，覆盖在身体患处，每日 2~4 次，每次 5~10 分钟。砂袋要用粗棉布或厚毛巾缝合而成，缝线要稠密而结实，以免热砂流出烫伤皮肤。

三、适应证

扭伤、撕裂伤、骨折、关节炎、肌炎、神经痛、神经炎、慢性盆腔炎、佝偻病、肥胖病、慢性肾炎、腹泻、腹痛、虚寒性白带增多及一切虚寒性疾病，均可用此法治疗。

四、禁忌证

急性炎症、心力衰竭、高热、肿瘤、肺结核、有出血倾向者、体质极度虚弱者及一切实热性病证，均禁用此法治疗。

五、注意事项

（1）砂子的温度要适中。温度过高，超过了患者的耐受程度，会出现头晕、恶心、出汗多、心慌、心跳及脉搏加快等症状；温度过低，会影响疗效。

（2）治疗的时间要适中。时间过长，也容易出现上述反应；时间过短，疗效差。

（3）当出现头晕、恶心等上述反应时，应降低砂子的温度，或缩短治疗时间，或暂停治疗。在温暖清爽的地方，安静地休息 30~40 分钟，慢慢就会恢复。反应严重者，可静脉注射 25% 葡萄糖 50ml，或用 5% 葡萄糖氯化钠注射液作静脉滴注。

（4）砂浴一般出汗，所以治疗后要适当休息，饮一些果汁、糖盐水或茶水等饮料。

（5）要注意不要在治疗后立即冲洗和休息时受凉。

第二十一章　日光浴疗法

日光浴疗法是利用天然的日光，照射身体的一部分、大部分或全部，来治疗疾病的一种方法。《黄帝内经》中，就有利用日光防病治病、进行养生的记载：夏天要"夜卧早起，无厌于日"；冬天要"早卧晚起，必待日光"等等。清·赵学敏在《本草纲目拾遗》中，专门列了"太阳火"一节来论述日光浴疗法的作用。提出"除湿止寒澼，舒经络。痼冷以体曝之，则血和而病去"。

一、操作方法

（1）在进行日光浴的地方，搭一木棚、草棚或帆布棚，以便治疗后进行休息。若是在家里，住的房子可作为休息场所，不必另搭凉棚。除此之外，还应准备布单、草帽、暗色保护眼镜、治疗床或卧垫等。

（2）在进行日光浴之前，应先行空气浴（选择海边、湖滨、江河岸边、山间、森林等幽静而空气新鲜的地方，气温在20℃~30℃之间。患者尽量少穿衣服或尽量单薄些，卧于床上或躺椅上，或做操，或散步，或慢跑。也可在宽敞、空气流通的室内进行。第一次15分钟，渐增至1小时，每日1~2次，7~10日，作为疗前准备，最初在室内进行后至室外进行。在每次日光浴之前，最好先进行空气浴10~15分钟，以免突然刺激，发生剧烈反应。

（3）日光浴时，将病变部位暴露于日光下，只让阳光照射病变部位，其余部分可用伞遮挡阳光，不让阳光照射。一般身体上部一次照射20分钟左右，下部一次照射30分钟左右。照射时间长短还要根据病种和每个人的具体情况而定。

（4）进行全身日光浴时均取卧位，暴露全身，并分成上下两区进行照射。下部照射30~35分钟，上部照射15~20分钟。头部及眼睛避免日光照射，可用草帽及有色眼镜保护。

（5）局部日光浴一般也用卧位，暴露治疗部位，非照射部位用布单遮盖。照射时间根据病变性质及部位而定。

（6）每次日光浴后，最好再行空气浴15~30分钟，或用34℃~36℃温水沐浴，然后静卧休息。

（7）每次照射后，注意观察治疗后的反应，反应剧烈者应减少照射时间或暂停治疗。

二、适应证

风湿及类风湿关节炎、寒痹，夏天中午阳光最强时，作局部日光照射。

三、禁忌证

活动性肺结核、心力衰竭及发热等急性病，禁用日光浴疗法。头部及眼睛应避免照射。

四、注意事项

（1）进行日光浴时，应考虑地面日光受各种因素的影响，气温不能太低。

（2）日光浴前后要进行空气浴，以免发生反应。

（3）日光浴最好在饭后30分钟进行，不应在空腹时进行。

（4）日光浴时可用伞或草帽遮挡头部，不宜用毛巾或布单包裹头面，以免影响散热，引起中暑。照射时间要适当。

（5）照射中或照射稍后，如有恶心、呕吐、眩晕、体温上升等症状时，应立即停止照射，以后要减少照射量，每次照射后要给予充足的水分作为预防。

（6）日光浴数日后，如发生全身不适、疲劳、失眠、食欲不振等，可能是日光的蓄积作用和刺激过强的反应，应暂停日光浴治疗。

（7）日光浴后，应在通风荫凉处休息10~15分钟，然后进行温水洗浴。

（8）在进行日光浴治疗时，应遵守循序渐进的原则，照射量由小到大。如皮肤出汗则表示超过剂量，如发现皮肤显著红肿，则为灼伤特征，应中止治疗。

（9）不应在日光浴治疗过程中看书、看报或睡眠。

第二十二章 抓火疗法

抓火疗法又称着火疗法、酒火疗法等，是用手指蘸火抓梳患处，来治疗疾病的一种方法。它既有热疗作用，又有按摩效果，能促进血液循环、温通经络、祛风散寒。

一、操作方法

（1）准备瓷盘一个，白酒 30~60ml（根据患处面积大小而定），湿毛巾 1~3 条，火柴若干。

（2）让患者坐在椅子上或躺在床上，取适当体位，以术者方便、患者舒适为原则。

（3）令病人将患部衣服脱掉，暴露患部，然后用湿毛巾轻轻擦拭皮肤，使其湿润，最后再用湿毛巾将患部围起来。

（4）将白酒倒入瓷盘内，用火柴点着，放在靠近患者的床边或椅子边，以便抓取方便。此时满盘都是蓝色火焰，但温度不高。术者揭掉湿毛巾，用左手五指蘸带蓝火的白酒，迅速抓梳患处，边抓边梳、动作轻快。左手还未抬起，右手五指又迅速在左手抓火的地方，边梳抓，边扑灭火焰，紧接着左手再照前法抓火，右手再行梳抓扑灭火焰。如此反复多次。直到瓷盘内白酒抓尽。

二、适应证

风寒湿痹（如风寒腰痛、上肢痛、背痛、肩痛等）、肌肉麻木、关节炎以及寒凝气滞引起的腹痛等。《陕西中草药》载，用铁棒锤 6~9g，研粉，加白酒 50g，用火点着，蘸洗患处，每日 1 次，治疗风湿性关节痛。

三、禁忌证

痈肿、疮疡、紫癜、皮肤病以及一切毒热之证不宜用此法治疗。

四、注意事项

（1）应在光线较暗处进行，以便观察和掌握火焰活动。

（2）不宜在当风处进行。

（3）操作时两手动作要迅速、轻捷。

（4）抓酒时不要抓得太多，以免发生烧伤。

（5）术后不要立即洗澡，二三天内也不要在抓火处强力搓擦，以免擦伤皮肤。

第二十三章 拍火疗法

拍火疗法又称酒醋疗法，是将药粉铺在患处，然后盖上数层白布，再洒上酒和醋，点燃后通过热和药的作用，来达到治病目的的一种疗法。

一、操作方法

（1）此法需要以下用品，要预先准备好。根据疾病的性质选择药物，研成细末；准备食醋和75%酒精；白布数块，折成大小不等6~8层的方形布块；橡皮数块，剪成大小不同、不同类型的橡皮条或空心方形的橡皮块；棉垫；热水袋，内装热水。

（2）令患者取合适体位，露出施术的部位，将橡皮条或空心方形橡皮块固定在受治部位四周。

（3）将药粉撒在受治皮肤上约1cm厚。如皮肤表面不平，可用热水布浸湿皮肤，然后再撒上药物，以免药物由皮肤高处滑落到底处，造成厚薄不匀。

（4）选择合适的布块，盖在受治皮肤表面的药物上，再在布块上均匀地洒上少许酒精，然后洒上醋，直到醋浸透上下全部布层为止，最后再洒少许酒精，点火。

（5）当火燃着后，如病人感觉热痛时，即用棉垫轻压，将火熄灭，约经1分钟后，把热水袋放在棉垫上保温。约隔4~5分钟，再加醋与酒精少许，

重新点火。如此重复五六次。每天治疗1次，10日为1个疗程。

二、适应证

（1）腰腿冷痛及一切关节冷痛：用防风、荆芥、胡椒各9g，共研细面。如上法治疗。

（2）跌打损伤：当归15g，川芎30g，土元12g，桃仁20g，红花30g，苏木60g，赤芍20g，肉桂15g，制乳没各15g，自然铜20g，共研细末。按上述操作方法施用。

三、注意事项

（1）治疗前术者要将一切所用之物准备齐全，包括压火用的棉垫等，均不可少。

（2）术前要作好患者的思想工作，嘱咐患者不要紧张，要与术者密切配合，治疗时不可乱动。

（3）术者要严格按照规程操作，酒精浓度不要太大，用量不要太多，以免发生烧伤及火灾。

（4）治疗中如患者感到灼疼，则用棉垫在灼痛部位将火压灭，停1分钟左右再点火，且不可惊慌失措，遇到情况要冷静处理。

（5）如有皮肤过敏时，改用其他治疗。

第二十四章　矿泉疗法

泉是从地下自然涌出地面的一种地下水。因其与普通水有三个显著的不同点，即多数泉水的水温比较高，泉水都含有较高浓度的化学成分（如碳酸盐、硫酸盐、硫、碘、氟、铁、硼，甚至还含有镭、铀等），泉水往往含有较多有医疗价值的气体（如二氧化碳、硫化氢、氡气等），故又称矿泉或医疗矿泉。《本草拾遗》中已详细介绍了温泉的形成和治病的作用："温汤……下有硫磺，即令水热……主诸疮。""诸风筋骨挛缩，及肌皮顽痹，手足不遂，无眉发，疥癣诸疾，在皮肤骨节者，入浴……"。

由于不同的矿泉有不同的治疗作用，所以人们对矿泉进行了分类。最常见的分类方法有：按矿泉所含化学成分分类，有氡泉、碳酸泉、硫化氢泉、碳酸氢钠泉、硫酸钙泉、铁泉等十多种类型。一般认为矿泉水中如含有放射性物质，就有很大的医疗价值；按矿泉水温高低分类，有冷矿泉（25℃以下）、微温矿泉（25~34℃）、温矿泉（34~38℃）、热矿泉（38~43℃）、高热矿泉（43℃以上）；按矿泉渗透压分类，有低张泉、等张泉、高张泉；按矿泉紧张度（或刺激度）分类，有缓和性矿泉、紧张性矿泉；按矿泉水的酸碱度（PH值）分类，有强酸性泉（PH值在2或2以下）、酸性泉（PH值在2以上，4以下）、中性泉（PH值在6~7.5之间）、弱碱性泉（PH值大于7.5而小于8.5）、碱性泉（PH值大于8.5，而小于10）、强碱性泉（PH值在10以上）。

一、操作方法

（一）浴疗法

1. **短浴法**　在水温38℃~39℃之中，一次入浴10~20分钟，或在水温42℃左右泉水中，入浴几分钟即出浴，休息片刻，再入浴，反复二三次。

2. **长浴法**　在水温35℃~37℃中，一次入浴1~6小时或10小时以上。

此外，还可分全身浸浴法、半身浸浴法、手浴法、足浴法等，临床根据不同病情采取不同的方法。

（二）饮疗法

根据病情选择合适的矿泉及饮量，每日1~2次，每日饮量分小量（100~200ml）、中量（300~400ml）、大量（500~600ml）、极量（700~1500ml）。一般先从小量开始。

二、适应证

1. **痛风**　①用氡泉作泉浴疗法。②用土类泉作饮泉疗法。

2. **慢性风湿病**　①用单纯性温泉、重碳酸钠泉、硫酸盐泉、硫黄温泉、铁泉、酸性泉、氡泉作泉浴疗法。②用硫黄温泉作饮泉疗法。

3. **类风湿关节炎**　用单纯性温泉、重碳酸钠泉、硫酸盐泉、硫黄温泉作泉浴疗法。

4. **损伤性关节炎**　同上。

5. **慢性腰肌劳损**　用单纯性温泉、重碳酸钠泉、硫酸盐泉浴疗法。

6. **肌腱炎**　同上。

7. **增生性关节炎**　同上。

8. **大骨节病**　同上。

9. **骨膜炎**　用食盐泉、硫黄温泉、酸性泉作泉浴疗法。

10. **坐骨神经痛**　①用单纯性温泉、碳酸泉、土类泉、重碳酸钠泉、硫酸盐、食盐泉、硫黄温泉、酸性泉、氡泉作泉浴疗法。②用氡泉作饮泉疗法。

11. **神经根炎**　用单纯性温泉、食盐泉、重碳酸钠泉、硫酸盐泉、硫黄温泉、酸性泉、氡泉作泉浴疗法。

12. **末梢神经炎**　①用单纯性温泉、食盐泉、重碳酸钠泉、硫酸盐泉、硫黄温泉、酸性泉、温泉作泉浴疗法。②用氡泉作饮泉疗法。

13. **感染性多发性神经根炎**　用单纯性温泉、

碳酸泉、土类泉、食盐泉、重碳酸钠泉、硫酸泉、酸性生泉、氡泉作泉浴疗法。

14.多发性硬化症 用单纯性温泉、食盐泉、重碳酸钠泉、硫酸盐泉、氡泉作泉浴疗法。

三、禁忌证

（1）严重心脏病、心动过速、极度虚弱者、严重肾功能衰竭、急性炎症期、妊娠、月经期、子宫出血、恶性肿瘤、结核活动期等均为泉浴疗法的禁忌证。

（2）肺结核、肺充血、有出血倾向患者，禁用碳酸泉泉浴疗法。

（3）胃溃疡、十二指肠溃疡、腹泻、肾功能衰竭患者禁用碳酸泉饮泉疗法。

（4）肺结核、高血压、严重呕吐患者，禁用氯化钠泉泉浴疗法。

（5）胃溃疡、胃酸过多、肾炎患者禁用酸性泉泉浴疗法。

四、注意事项

（1）矿泉疗法是一项复杂的治疗方法。其选泉浴疗的时间和温度，饮疗的饮法、饮量等，都要因人因病而异，切不可把矿泉疗法看成一般的洗澡和饮水而草率行事，应事前经医生作全面检查，然后针对不同情况选择矿泉和具体疗法。

（2）施用矿泉浴疗或饮疗的初期（3~5日内），往往会在全身或局部出现一过性（一般数日）的健康状态低下或疾病加重现象，称为矿泉反应。全身症状主要有疲劳、不快感、睡眠不良、精神不安、心悸、眩晕、沉默、头昏、头痛以及偶尔发烧、吐泻、皮疹、上呼吸道感染、哮喘发作等。局部症状主要有局部病灶疼痛加剧、活动受限、局部肿胀、局部发热等。矿泉反应强度和具体症状因泉质、泉温、体质不同而异。在选用硫化氢泉、硫酸盐泉和进行温热浴时易出现；在风湿性疾病、慢性湿疹等体质过敏者易出现。反应症状轻微时，可服用或注射肾上腺皮质激素和维生素C；反应稍重者可暂停几天矿泉治疗。如反应重或持续时间较长，则不属矿泉反应，而是不适宜此法而使病情恶化的指征，须及时停止施用矿泉疗法。

（3）到矿泉疗养地后，先适当休息几天，再开始浴疗。

（4）因为空腹入浴易引起虚脱、眩晕及恶心，故浴疗以早点后入浴为妥，但不宜过饱。

（5）入浴前要消除恐惧心理，并排除大小便。

（6）用棉球塞住外耳道，以防浴水进入耳道，引起中耳炎。

（7）遇下列情况应暂时停止浴疗：一是暴怒后及彻夜失眠后；二是体温超过37.5℃；三是月经前一二日及月经后三日内；四是恶心、过劳、心悸。

（8）年老或心血管疾病患者，应先进行部分浴（1/2浴、3/4浴），再作全身浴。因为一下子将全身浸入浴池，会使病人的心脏负担突然加重，或血压急剧升高，容易发生意外。

（9）应注意控制浴温及入浴时间，从较低温到较高温，从较短时到较长时。因为浴温超过43℃以上时，会给病人的心脏带来负担，大量出汗，以致病情恶化。长期持续地浴疗更会给机体带来脱水消瘦，甚至出现循环系统病态。

（10）高血压患者浴疗时当用冷湿毛巾包敷头部，以防意外。

（11）浴中如出现恶心、心慌、头晕等现象，应缓慢出浴，静卧休息片刻。

（12）入浴后仰卧时，心前区应露出水面，以免出现心慌、胸闷等不适感。

（13）除肢体麻痹、关节功能障碍及萎缩等需要利用水的浮力进行恢复运动功能的治疗外，浴中一般不宜乱动，以免过度疲劳和大量出汗。

（14）体弱者不宜进行冷水淋浴。

（15）出浴时，先缓慢坐起，再逐渐站起，离开浴池。不要突然起立，以防出现体位性低血压，发生跌伤。

（16）出浴后立即用干毛巾擦干并摩擦皮肤，使之充血潮红，以促进血液循环，增强皮肤功能或预防感冒。

（17）浴中出汗多，会丢失一些钠离子，使人感到疲乏，食欲下降。故浴后应慢慢喝几口温盐开水。一般浴后半小时，才可喝足量开水。

（18）浴后新陈代谢旺盛，极易产生疲劳，应当立即卧床休息1小时以上，以恢复体力。

（19）浴后不要马上吸烟、喝酒，以减少特异刺激和延长浴疗后作用期的效应。

第二十五章 冷疗法

冷疗法是利用冰雪、水、石等寒冷之物的凉性特点，刺激机体，通过内服、外用以促进疾病康复的治疗方法。它具有清热镇静，疏通气血及调和脏腑之功能。冷疗法是根据《内经》"热者寒之"和"寒因寒用"的治疗原则而创立的。这些治疗原则也包括了其他疗法在内，如《素问·刺热》就载有："治诸热者，以饮之寒水乃刺之，必寒衣之，居止寒处，身寒而止也。"后世医学家在此基础上多有发展，重在阐述其机制。

"热者寒之"有疏通经络，流通气血，调节脏腑之功。清·王孟英说："世人但知血寒则凝，而不知血热则结也。"血结于经络脏腑之间皆可成为瘀血，"血瘀则荣虚，荣虚则发热"。在此发热之际，张景岳有："治热之法，凡微热之风，宜凉以和之，大热之气宜寒以制之，郁在经络者，则疏之发之。"故以寒治热，能使瘀血得化，气血经络和畅。"寒因寒用"的从治法，其机制仍在于疏通经络，调畅气血。《华佗神医秘传》认为："冷浴有反激之力，初极冷，继极热，足以清毛管，除废料，有经络肌肤为寒温所困，不能发汗者，冷浴最效。"说明采用冷疗确有流通气血，调和经络脏腑之功。

一、操作方法

冷疗的应用方法有两种，一为内用，包括冷食、冷饮；一为外用，包括冷浴（洗）、冷熨、冷敷及居止寒处等。此只介绍与痹病有关的几种。

（一）冷饮法

冷饮法以新汲井华水、千里东流水及腊雪冬霜、夏冰所化之水和冰酪水内服，取其寒冷物理特性。用于膝关节冷痛，而"寒因寒用"有反激之功。张子和治"虚劳，寝汗，面有青黄色，自膝以下冷痛无汗，腹中燥热"则"与冰水饮之，又令澡浴，数日间面红而泽"而愈。中医认为雪、冰、霜水三者疗效更好，今人多以冰箱制备，不受地理、

气候条件限制，甚为方便。无冰箱者仍可采用水冷饮法，或清凉饮料，温度应在 20℃以下，注意饮冷卫生。除病变急性发作期间的早期康复须急饮外，一般宜"少少与饮之"，以自觉舒畅为度。不可一次暴饮大量冷水，防止酿成"冷积"或"水癖"。若病情须饮量大或长期饮水者，应掌握适量标准。

附

收集贮备雪、霜、冰的方法。

腊雪：收取腊月洁净之雪贮于瓷缸中，密封置于阴凉处备用。春月有虫，水质易败，所以不用。

冬霜：秋冬取霜，以鸡羽扫洁净白霜，置瓶中密封放阴冷处备用。

夏冰：冬月藏冰于窖以备夏月之用。

（二）冷浴法

冷浴法，是采用一般冷水，置患者于专门治疗的水池中洗浴的一种方法。分为全身冷浴和局部冷浴；局部冷浴又分半身浴和坐浴。一般采用 20℃以下的河水、海水或井水，治疗时间选在睡前。洗浴时间以 30~60 分钟为宜，5~7 次为 1 个疗程。浴后应以毛巾擦干身上的水，然后再入睡。

有严重心、肺、肝、肾疾病者禁用，年老体弱者慎用。

（三）冷熨法

冷熨法，是选用寒冷的石块、金属块外熨患部，温即易之。现代可利用冰箱对所用物进行冷却应用，也可采用玻璃球等物进行外敷。每次 20~40 分钟，每日 1 次，10~15 次为 1 个疗程。

（四）冷湿敷法

冷湿敷是用毛巾或布浸于 20℃以下的冷水中浸透，然后拧干交替敷于患处，温即易之，或用冰块、冰袋贴敷于关节灼痛部位。采用冰块按摩对肢节疼痛尤为适宜。每次 20~30 分钟，3~5 次为 1 个疗程。

二、适应证

（1）冷饮法适应于痰热狂证、热痹关节疼痛。

（2）冷浴法适用虚损郁热、阳亢眩晕、肌肉筋骨疼痛、烧伤等证。

（3）冷熨法适应于历节、肩凝证、头痛、筋骨疼痛、郁热内伏心烦、局部热痛等痹病。

（4）冷敷法适用于热痹、鹤膝风。

三、注意事项

（1）收集贮备雪、霜，要注意卫生。

（2）冷疗法的运用要严格掌握适应证。

第二十六章 洞穴疗法

洞穴疗法是让患者在岩洞中休息或居住一段时间，来治疗疾病的一种方法。很久以前人们就知道在洞穴中生活能够健康长寿。许多修仙养道的人，多是在洞穴中修炼，这些人都活了很大的岁数。

洞穴疗法防病治病的道理：一是洞穴中环境比较幽静、没有噪音污染。居住在这里，如同置身于仙境，有超凡脱俗之感，能起到宁心安神，消除疲劳的作用。二是洞穴空气中尘埃微粒和有害微生物极少，温度相对地较低，湿度较高，对人体自主神经系统有调节作用，能增强体内器官机能的协调和生命活力，使呼吸和脉搏趋于均匀、血压平稳，并能使鼻、喉部黏膜保持湿润，起到防治某些传染病的作用。三是有些洞穴空气中含有丰富的氯化钠、硫黄、白矾等物质，对治疗呼吸系统疾病、皮肤病、神经性皮炎等有良好的效果；有的洞穴空气中含有人体所必需的微量元素铁、锌、铜、钒等，具有高度的生物学活性及催化生化反应的能力，与体内的氨基酸、蛋白质或其他有机基团结合，形成维持机体活力的各种酶、激素或维生素，对改善人体的生理活动和健身防病起着重要作用；有的洞穴岩缝中散发出的微量放射性物质，如氢气能促进人体的内分泌功能，增强对外界环境的适应能力。α粒子电离作用所产生的大量的阴离子，被医学上誉为"空气维生素"，被人体吸入后顿觉精神振奋，心旷神怡，并能加快细胞的新陈代谢和血液循环，增强小血管的弹性，使血液中多余的胆固醇和毒性物质排出体外，对很多慢性疾病有良好的治疗和康复作用。

现经科学家研究证明，许多盐、金等矿开采后遗留下来的废矿井，有和天然洞穴相同的医疗作用，其效果并不比天然洞穴差。但用前应作环境测定，凡通风欠佳，空气稀薄或有有毒成分者，不宜作疗养场所。

我国疆域辽阔，天然洞穴和废矿井很多，兴办"洞穴医院"，推广洞穴疗法，有着广阔的前景。例如，在我国新疆伊犁河畔的火龙洞，就有一座洞穴医院，治疗效果显著，前往治病的人很多。洞穴疗法投资少，见效快，易于普及，深受群众欢迎。

一、操作方法

洞穴疗法很简单，只要在天然洞穴（或废矿井）中休息或居住一段时间，就可起到治疗作用。

二、适应证

咳嗽、哮喘、呼吸困难、高血压、心脏病、肺气肿、老年病、神经衰弱、瘫痪、风湿性关节炎、支气管炎及一切慢性疾病，都有一定的疗效。

三、禁忌证

此法无绝对禁忌证，但治疗时应根据各人的具体情况酌情而定。

四、注意事项

（1）洞穴中温度较低，对于一些虚寒性疾病（如虚寒胃痛、虚寒咳嗽、虚寒泄泻、虚寒腹痛等），在进行治疗时应注意保暖。

（2）洞穴治疗初期，某些病人可能会有反应，如腹痛、腹泻、腰痛、腿痛等，但慢慢就会好转。如果长期不适，应停止洞穴治疗，改用其他疗法。

（3）在洞穴中休息或居住，不要直接坐在或躺在石板上，以免受凉而加重病情。

（4）较重的病人，不要到交通不方便的偏僻洞穴中进行治疗。因为一旦病情出现意外，抢救不便，而应到条件较好的洞穴医院去进行治疗。

（5）在进行洞穴治疗的同时，还可配合其他疗法进行治疗，如温泉浴、森林浴、药物、针灸、按摩等。

第二十七章　蜂毒疗法

蜂毒疗法是用蜜蜂毒素来防治疾病的一种方法。它不仅可以治疗风湿性关节炎等多种疾病，而且还可以预防关节炎等疾病。这种方法简单易行，疗效好，经有人临床观察，疗效达 80% 以上。除了蜂毒疗法外，还有蛇毒疗法、蝎毒疗法、河豚毒疗法、蜘蛛毒疗法等等，统称为"毒疗"。这些疗法逐渐被医家们所重视并应用于临床，取得了较好的效果。这里只介绍蜂毒疗法。

一、操作方法

用镊子夹住蜜蜂的一只翅膀，或轻轻捏住蜜蜂的腰腹部，将其尾部放在患处（但不是最疼痛的部位），待蜜蜂螫入机体后，再用手指轻轻挤压其腹部，以促进蜂毒素尽量注入人体。病人每天要被蜜蜂螫 12 下，分 3 次，每次 4 下。当被蜜蜂螫过一下后，至少要停 1 分钟才能再螫第二下。作完一次治疗后，病人要在床上坐 10 分钟左右，疼痛即可减轻。

随着医学的发展和医疗方法的改进，现在医药家们已将蜂毒制成注射液，根据病人体质和病情，取一定量的蜂毒注射液注射于人体，效果更好。

二、适应证

1. 风湿性关节炎及类风湿关节炎　蜂螫病变疼痛部位及周围穴位。

2. 坐骨神经痛　蜂螫腰阳关、秩边、环跳、委中和坐骨神经循行路线附近的穴位。

3. 结节性红斑　蜂螫病变部位。

4. 血栓闭塞性脉管炎　蜂螫病变部位和周围穴位。

三、禁忌证

心脏病人、对蜂毒过敏者禁用此法。

四、注意事项

（1）在被螫以后的 15 分钟内不要乱动。

（2）在用蜂螫治疗前不宜吃得过饱。

（3）治疗期间不喝含酒精的饮料。

（4）用此法治疗前五天及治疗期间不宜服用任何药物。

如果不注意上述事项，可能出现发烧、荨麻疹、恶心呕吐、心慌出汗，甚至讲话困难，这时就应注射镇静剂，如肌肉注射 25mg 异丙嗪一支，不良反应即可慢慢缓解。

（5）初次治疗疼痛较微，局部略有红肿，经过几次治疗后，痛感和红肿逐渐增加，这时不要惊慌失措，更不要轻易停止治疗，这种现象往往是疗效转好的预兆。

（6）若用蜂毒注射液注射，应在有经验的医生指导下进行。

第二十八章 吸引疗法

吸引疗法是用口或医疗器械吸引患者一定部位，以治疗疾病的一种疗法。清代吴尚先的《理瀹骈文》有用口砸吸前后心、手足心、脐下等处，至红赤为度，以治疗初生儿大小便不通的记载。"拔罐"疗法实际上也属于吸引疗法的一种。现在，吸引疗法较前有了很大的进展，吸痰器、吸奶器、穿刺抽取体内脓血积液、妇科刮宫术等都是吸引疗法的进一步发展。兹只介绍关节腔积液的吸引疗法。

一、操作方法

1. 准备与消毒 术者要将双手清洗并用酒精消毒。同时将患者病变局部消毒。

2. 选择穿刺点

（1）肩关节：①前方穿刺点：喙突的外侧，三角肌的内缘处，向后向内刺入。②后外方穿刺点：肩峰突的后外方，向前向内刺入。

（2）肘关节：将肘关节屈曲90度，自鹰嘴和外髁之间刺入。

（3）腕关节：在腕背拇长伸肌腱和食指固有伸肌腱之间刺入。

（4）膝关节：由髌骨的外侧或外侧1cm处刺入，最好在半屈位进行穿刺。

（5）髋关节：①外侧穿刺：沿大转子上缘，自外侧和股骨颈平行的方向（向上向内）刺入关节腔内。②前方穿刺：腹股沟中点（股动脉）外侧5cm，垂直穿刺。

3. 器械与准备 20~100ml 的注射器，带橡皮管的穿刺针。常规消毒。

4. 进行穿刺 一切准备工作完成后，在穿刺点沿着上述方向刺入，抽出过多的液体。

5. 关节腔穿刺注意事项 关节腔最易感染，即使在已有化脓的情况下，仍应注意消毒，以防混合感染。

二、适应证

急性关节炎有明显关节腔积液、关节腔积血等。

三、注意事项

使用穿刺法抽取关节腔积液时，应由有经验的医生操作，并严格消毒，以免发生感染和出现危险。在抽吸之后，根据情况有的还再注入适当的药物，以提高疗效。

第二十九章 药棒疗法

药棒疗法是用特制的木棒蘸上配好的药液，在人体适当的穴位上进行叩击，使拘急之经脉柔润，闭阻之经脉通畅，从而起到治疗作用的一种疗法。据清·吴谦等编纂的《医宗金鉴·正骨心法·外治法篇》载："振梃，即木棒也，长尺半，圆如钱大，或面杖亦可。盖受伤之处，气血凝结，疼痛肿硬，用此梃微微振击其上下四旁，使气血流通，得以四散，则疼痛渐减，肿硬渐消也"，此可谓有关药棒疗法的最早记述。民间也有"神棒""魔棍""打棒子""敲膀子"等称谓。今人童三元等依治疗部位不同，使用不同形状之木棒，并蘸药液用不同手法叩击，创立并发展了"药棒疗法"，有较好疗效。此可谓按摩疗法的发展。

一、操作方法

1. 药液配制　川乌、草乌、三七、细辛、乳香、没药适量，共研粗末。用纱布袋装之，用市售白酒密封浸泡，七天后，取滤液使用。

2. 药棒制作　以梨木或枣木为原料，根据叩击部位不同，制成长 22~50cm 不同形状及大小的木棒，表面磨光滑。

3. 叩击方法　术者右手持棒，握棒以拇指和食指第二关节及中指第三关节横纹处适握为宜。棒尾紧贴劳宫穴，操作宜稳，用右手的腕力对准穴位进行叩击。不同的部位应当使用不同的叩击方法。①点叩：叩击时与皮肤面接触小，使病人自感有针刺样的放射感和灼热感，待叩击部位出现潮红，继后呈血疹样斑块。当斑块向周围扩大时，叩击面也随之扩大。点叩适于合谷、太渊及肩部、膝部以下穴位。②平叩：此法一般用于关节的正位和脊柱的正位。将木棒做成锥体形，叩击时腕部向上翘尾呈 40℃~45°角，用腕力进行叩击。叩击时木棒与皮肤接触面要大，病人明显感到疼痛感和针扎感。③横叩：持棒手法同平叩，腕部向左旋，手心向右下方，与叩点相反。一般用于关节的内外侧。叩击时病人自感疼痛，并伴有对侧振动感。④混合叩：多用于全身性关节疼痛和肿胀，三种叩法混合应用。

4. 叩击穴位　选穴的原则是，以痛为腧，由点及面；局部取穴和远道取穴相结合；经筋结聚处取穴。常用穴位：肩部取肩髃、肩髎、巨骨、秉风、臑臑、肩贞；肘部取曲池、肘髎、天井、手三里、少海、支正；腕部取腕骨、阳溪、阳池、神门、养老、太渊、外关；膝部取犊鼻、阳陵泉、膝眼、鹤顶、照海、阴谷、委阳、膑中、膑缘；踝部取丘墟、解溪、昆仑、跟平。痛甚者加肾俞、曲池、足三里、阿是穴；发热加丰隆、大椎等。

5. 叩击手法　根据虚实采用不同的手法。实证病人，身体强壮、关节痛甚、局部红肿灼热、关节活动不方便、口渴、汗多、尿黄赤、舌红、苔黄腻或黄燥，予以重叩、快叩，叩击频率一般在 200 次/分钟左右。虚证病人，身体瘦弱病久不愈、面色不华、关节无红肿、自汗、舌淡、苔薄白，宜轻叩、慢叩，叩击频率一般为 90 次/分钟左右。

二、适应证

药棒疗法主要是以温为通、以振为通，通则不痛，使经脉流畅而取效。适应于类风湿关节炎、风湿性关节炎等痹病。

三、禁忌证

胸部靠近心脏处、头面部、开放性损伤、骨折尚未愈合等均禁用。年迈体弱、病重、空腹、疲劳、酒后、过度紧张者慎用。

四、注意事项

（1）叩击时除局部有疼痛外，经叩击后大多出现青、紫、乌、褐等血疹样斑块。斑块出现之多少也可说明病情之轻重，随疹块的出现及扩大，叩击范围也应随之而扩大。症状消失或好转，斑块也随之减少或消失。

（2）药液可根据病情的不同而灵活配制，不必拘泥于一方。

第三十章　白降丹划点疗法

白降丹划点疗法是用利刃划破人体表皮，涂抹白降丹，通过持续性的刺激作用，促使人体经脉畅通、气血调和而达到治疗疾病目的的一种方法。白降丹见于 1742 年由吴谦等编纂的《医宗金鉴》，是中医学用来治疗疔、疡、疮、疽等外科病证的一种常用外用药，具有防腐、拔毒、化瘀等作用。白降丹划点疗法是近人李秀实等在 20 世纪六十年代与针灸、放血相结合，逐步发展成为能够治疗多种疾病的新的治疗方法。

一、操作方法

（一）炼制白降丹

方法略。

（二）划点方法

1. 药品与器械　圆刃手术刀片 1 个，细竹棒 1 根（细木棒、细玻璃棒亦可），玻璃瓶 2 个（1 个装白降丹，1 个装凉开水）。

2. 划点部位　部位的选择有以下几种方法，依疾病不同而选择。①阿是穴划点：即病变部位所出现的痛点划点。以病情轻重、范围大小决定划点刀数，以超过病变范围为宜。②经穴划点：依经络学说，按经脉的循环、脏腑之络属、穴位分布及其主治，进行局部取穴和远端循经取穴。③划线划点：在某一部位作划点时，使各刀口在一条直线上，此线近于经络的循行路线，但也不是绝对不变，划点几次后，可能有偏左或偏右现象。此法多用于治疗范围较大的疾病或神经系统疾病。

一般而言，背部多以划线划点为主。由长强穴起沿正中线至后发际哑门穴，再从脊柱两旁的白环俞起至大杼穴各划一条线。这两条线是足太阳经膀胱经的循行路线，分布有各个脏腑的腧穴，对治疗内脏疾病有良好效果。治疗腰背疾患，尚可同时用"阿是穴"。

上肢用划线划点划四条线：第一条线由食指之商阳穴起，经合谷、阳溪、曲池至肩髃，然后再延长至肩井穴。第二条线由无名指的关冲穴起，经中渚、阳池、外关、天井，至肩峰后的肩髎穴。第三条线由小指少泽穴起，经后溪、养老、小海，至肩后的臑俞穴。第四条线由臂内侧的内关穴起，经郄门、曲泽，至天泉穴。

下肢用划线法划四条线：第一条线由足小趾外侧的至阴穴起，经京骨至昆仑，然后由昆仑穴经阳陵泉、风市，延长至环跳穴。第二条线由足第二趾外侧的厉兑穴起，经内庭、解溪、上巨虚、足三里、伏兔，至腹股沟中点。第三条线由足拇趾内侧的隐白穴起，经公孙、商丘、三阴交、血海，至冲门穴。第四条线由足跟正中起，经承山、委中、承扶，至大肠俞。

下肢四条线的应用和治疗各关节局部病变的方法基本同上肢，用其中一段治疗膝、踝关节病变。髋关节病变要在髂前上棘和髂后上棘之间等距离划三条线，线长至臀下缘。

3. 划点方法　划刺，医者以右手拇指和食指持刀片，刀刃向上，顺体由下而上，在皮肤挑划。每个刀口（即划痕）长度一般不超过 0.5cm。挑划时每隔 3cm 划一下。"阿是穴"划点可依病情酌定。划刺时手腕用力，动作要轻，落刀要稳，轻轻划破表皮，如种牛痘一样，有少许渗血为宜。点药用细棒先蘸凉开水，再黏白降丹少许，然后细棒放平涂抹在刀口上，刀口无需敷盖。

4. 疗程　第一次划点后，隔一天作第二次划点，以后每隔二天划 1 次，10 次为 1 个疗程。2 个疗程中间，休息 10~15 天。依病情定疗程之多少。

二、适应证

1. 风湿性关节炎　一般多采用"阿是穴"划点，划点范围大于病痛关节。也可采用邻近经穴划点，如膝关节疼痛，除在膝关节周围按下肢划线划点外，可再取内外膝眼、阳陵泉、阴陵泉等。

2. 类风湿关节炎 一般多采用"阿是穴"划点。划痛处刀口宜小，刀次可多。腰背部可加划背部三条线。

3. 增生性关节炎 四肢关节病变处同风湿性关节炎，腰背部划背部三条线，剧痛处加划"阿是穴"。

4. 大骨节病 采用"阿是穴"划点。关节肿大、疼痛较剧处可多划几刀。

5. 胸、腰椎间盘突出症 背部划三条线，剧痛处加划"阿是穴"；下肢窜痛者，划患肢四条线，髋、膝、踝关节处加划"阿是穴"。

6. 坐骨神经痛 划点患肢的四条线，剧痛处可多划几刀。

7. 多发性神经炎 划点背部三条线及患肢四条线，压痛明显处及各关节处多划些，刀口宜小，刀次可多。

8. 扭挫伤、腰痛、背痛等 均采用"阿是穴"划点，或加用局部经穴。

三、禁忌证

高热病人、对汞剂过敏者禁用。

四、注意事项

（1）本法所用药有剧毒，因而在整个过程中都要注意保护，避免入口或吸入。如在烧炼、坐胎时，操作人员不要站在下风处，避免吸入黄烟；白降丹不能涂在黏膜上；术者操作完后要用肥皂洗手；病人以此法治疗也不宜过久。

（2）为预防汞剂过敏的发生，对初诊患者可先作小范围的实验治疗，有过敏者则停止治疗。

（3）个别病人由于出汗多，划点后在皮肤皱折处出现白色水泡，一般勿需处理，2~3天可自行消退。若因搔抓破溃而继发感染，可用生理盐水清洗伤口，涂消炎药品。夏天划刺浅，涂药少，划点后两个小时内适当休息，以减少出汗，可以避免此情况发生。

（4）对年老体弱的病人，第一次划点之部位不宜太多，划点的刀数也要适当减少，以后酌情增加。对饥饿和劳累的病人应在进食和休息后进行治疗。

（5）个别病人，因精神紧张或其他因素，划点后头昏、心慌、恶心、面色苍白、出冷汗、嘴唇发紫，甚至突然昏倒，应立即停止治疗。轻者休息片刻，饮些热开水即可；重者针刺人中、内关、足三里等穴，或注射安钠加、可拉明等进行急救。

此外，治疗时病人体位的选择也应以病人舒适、术者便于操作为原则。

第三十一章 麝火疗法

麝火疗法是一种灸贴同用、内外并治的综合性治疗方法。通过外烧伤（火灸）、贴膏药、内食发物及饮药酒来治疗疾病。清末民初名医陆清洁在其所著《万病验方大全》中有以麝香、辰砂、硼砂、细辛、皂刺、川乌、硫黄等制成"香硫饼"，局部火灸治疗寒湿痹的记载。近代中医周承明在此基础之上结合家传经验，反复研讨，去方中之硼砂、细辛、皂刺、川乌，加明雄制成麝火药块，配合贴膏药、食发物、饮药酒等发展成为治疗寒痹有良好效果的一种方法。

一、操作方法

（一）药物配制

首先配制麝火药块、拔毒膏、追风酒三种成药。现分别叙述如下。

1. 麝火药块 麝香 12g，明雄、朱砂各 8g，硫黄 210g。先将硫黄置铜锅或铝锅内以武火熔化，至锅内产生蓝色火焰时，将研细和匀之其余三味药倾入锅内，迅速搅匀，待锅内再度产生蓝色火焰时马上起锅，立即倒在晾干的土砖上摊平。此时药料仍在燃烧，用备好的黄草纸迅速盖在药料上，火焰即灭。冷却后分成小块装瓶密封备用。

2. 拔毒膏 麻油 500ml，黄丹 210g。同置于铁锅内，文火煎熬 20 分钟左右，至滴水成珠不黏手即成。然后用干净竹片取少许熬成之膏药，薄摊一层于 25cm² 之油纸上，制成数百张备用。

3. 追风酒 当归、川芎、白芍、熟地、茯苓、红枣、杜仲、枸杞、川牛膝、香附、羌活、独活、寻骨风、木瓜、桂枝、革薢、地龙各 15g，水蛭、土鳖、田三七、红花、全蝎、蝉蜕、生川乌、生草乌各 9g，乌梢蛇 30g，蜈蚣 16g，马钱子 4.5g，白酒 4000ml。共浸 20 天即可应用。

（二）施治方法

分四步进行，即一烧、二贴、三发、四饮。

1. 烧麝火 取制成之麝火药块如黄豆大小，用镊子夹稳点烧后迅速放在选好部位之皮肤上，使之继续燃烧，同时用手指轻轻揉按所烧皮肤周围以减轻其疼痛。燃烧取点以阿是穴为主，如果痛点附近有经穴则取经穴。一般每次烧 10 处左右。

2. 贴拔毒膏 于烧后的第二天，所烧部位呈Ⅱ度烧伤，起泡后皮肤脱落暴露烧伤处，每处贴一张。以后根据脓液的多少每天换药一二次，直到伤口痊愈为止，一般约需 40 天左右。

3. 进食具有发性的食物 以进食雄鸡、鲤鱼为佳，鲫鱼、黄花菜、猪蹄等亦可。于烧麝火后一两天开始。每两三天一次，连续 10~15 天。雄鸡与鲤鱼交替食用，其他发物可作补充穿插。

4. 饮追风酒 于伤口分泌物增多后开始饮用。每次饮 15~20ml，一日三次，直至伤口愈合。为巩固疗效，连续饮用三个月左右亦可。

二、适应证

麝火疗法有较强的散寒除湿、化瘀通络、蠲痹止痛之功。临床上适用于风寒湿邪侵袭人体所致的肢体关节疼痛、痛有定处、屈伸不利、遇寒则甚、得暖转缓、经多方治疗效果不佳的顽固寒痹，如类风湿关节炎、风湿性关节炎、风湿性坐骨神经痛、腰腿痛、强直性脊柱炎、肩周炎等痹病。

三、禁忌证

中医辨证为热痹者，如见关节红肿灼痛、痛点游走不定、舌红、苔黄、口渴、脉数等证禁用。此外，孕期、哺乳期、月经期、严重心肝脑肾等疾患、活动性肺结核、胃与十二指肠溃疡、肿瘤、骨结核、骨髓炎、跌打损伤等亦属禁忌之列。

四、注意事项

（1）麝火药块质量很重要，制备关键在于操作迅速，切勿时间过久而使药料烧透。整个过程要求在 5~6 分钟完成。

（2）此法不宜空腹进行。因烧麝火有疼痛感，故在烧前要对患者作好解释工作。头部、手心、足心、脐部、胸部、前后二阴等处为禁烧部位。烧后一周内局部有轻度烧灼疼痛感。少数有低热及全身不适，20 天左右局部有痒感，此皆属正常反应。烧麝火后忌生冷、避风寒、伤口禁水浸湿并防止压迫及外伤。

（3）麝火烧伤处只能贴本法拔毒膏，禁用消炎药膏及外用消毒药水。换药膏前应以消毒干棉球将伤口脓液拭净。

（4）治疗期间一般感冒不影响治疗，但如有其他急性传染病等则应中止。治疗期间须禁房事。

（5）治疗期间不得使用激素、抗生素类药物，如果原来已服用激素类药物可酌情减量或停用，总之以病情不恶化为原则。

（6）经治疗症状有明显改善，但未痊愈者可于 3~6 个月重复施治。

（7）配制麝火药块及拔毒膏时注意防火，特别是熬制拔毒膏时防火尤为重要。

第三十二章 生物全息疗法

生物全息疗法是张颖清于1973年提出的一种新的治疗方法。其内容可简述如下：人体上任何一个结构或功能上相对独立部分都是全息胚。在全息胚上密集地排列着众多的穴位，这些穴位分别与人体某一部位相对应，并通过神经和体液机制、生物泛机制互相联系。当机体某一部位发生病变时即会以不同形式反映到全息胚的相应穴位上，出现疼痛敏感点及皮肤电阻降低等，从而为诊断提供信息。同样如对穴位施加某种刺激如按摩、针刺、灸疗等，将会使机体相应部位受到影响，使病变得以恢复，起到治疗作用。人体上具有相对独立的结构和功能的部位很多，如四肢的骨节、指、趾、耳廓、鼻、面等，也都是全息胚，都排列着与整体相应的穴位。

生物全息诊疗法理论是建立在张颖清创建的生物泛胚论、生物全息律及生物泛控论基础上的。受篇幅所限，这里重点扼要介绍生物泛胚论，详细内容可参考有关专著。泛胚论认为机体上每一个在结构或功能上相对独立的部位都具有胚胎的性质，是整体的缩形，称为全息胚。全息胚是体细胞的集合，体细胞来自受精卵或起始细胞，遵循DNA半保留复制的原则，每个体细胞中应含有与受精卵或起始细胞相同的基因。既然受精卵可通过有丝分裂发展为新个体，体细胞及其组成的全息胚也不应例外，即同样有发展为新个体的倾向。但由于全息胚向新整体发育的不同阶段，是由基因组中的基因在时间序列上的链式表达进行的不同阶段所决定的，而全息胚又有着滞育性的特征，因此构成整体的众多全息胚的发育可以停止在向整体发育的不同阶段上，以后的生长只有重量和体积的变化，而无结构改变。例如四肢各长骨即是由神经胚的脊索生长和强化而来，第二掌骨也是停滞在神经胚阶段的脊索的放大。利用第二掌骨全息胚的穴位进行诊疗疾病，可称之为第二掌骨侧穴全息诊疗法（王文风报告用此法治疗风湿类疾病有满意

疗效）。全息胚是镶嵌形的，其中包含着日后能发生的全部器官和部位，可以说是整体的缩形。全息胚发育滞点出现越晚，其发育程度越高，与整体对应部位之间的生物特性越近似，也就越容易接受对方来的信号。颇似电台向空间发射一定频率的电磁波，虽然电磁波是泛作用，但是只有那些接受频率与发射频率相同的收音机才能收到电台的广播。同样，全息胚上的穴位只与整体某一相应部位发生最密切的联系。

在生物全息疗法问世之前，实际上人们早已在实践着这类方法了，诸如耳针系统、面针系统、足针系统等，但是那时只是以零星的诊疗技术存在，互相之间没有直接的联系。有了生物全息诊疗法，特别是生物泛胚论、生物泛控论及生物全息律学说问世，才对这些人体现象作了一般性的概括，使之上升为比较系统的理论知识，并为进一步研究这些诊疗技术开辟了新领域。

按生物全息理论，人体任一节肢（由长骨和包被该长骨的组织构成的系统）或其他较大的相对独立的部位（如耳、舌、鼻等）的穴位，如果对其对应的整体上的部位的名称来命名，则穴位排列的结果使每一节肢或其他较大的相对独立的部分恰象是整个人体的缩小。已为人们所熟知的耳针疗法、面针疗法、头皮针疗法、鼻针疗法、足针疗法等，都属生物全息疗法。第二掌骨侧穴全息诊疗法是发现最早、应用最普遍的有效诊疗法，本文只对此进行介绍。

一、第二掌骨侧全息穴位群及取穴

依据张颖清的研究，此全息胚的穴位群沿第二掌骨侧的体表顺序排列。其近心端是足穴，远心端是头穴，依次有颈、上肢、肺心、肝胃、十二指肠、肾、腰、下腹、腿诸穴。这恰像人体在这里的大致缩小。如此众多的穴位分布在5cm左右的体表面积上，而且每个穴位都有一定的面积，似无必要

再以尺寸度量。可采取折量法；头穴与足穴连线的中点是胃穴，胃穴与头穴连线的中点为肺心穴。肺心穴与头穴之间分为三等分，中间两个穴是颈穴和上肢穴。肺心穴与胃穴中间为肝穴。胃穴与足穴的连线分为六等分，中间依次为十二指肠穴、肾穴、腰穴、下腹穴、腿穴。另外，为了简便实用，还可把这个穴位群简化为头、肝、肺、肾、腰、足六个穴位。

以测患者右手第二掌骨侧为例，测试者与患者相对而坐或相对而立，测试者用右手托着患者右手，患者右手半握拳，肌肉自然放松，虎口朝上，食指尖与拇指相距约3cm。测试者用右手拇指尖在患者右手第二掌骨的拇指侧与第二掌骨平行处，紧靠第二掌骨，沿第二掌骨长轴方向轻轻来回按压即可觉有一浅凹长槽，第二掌骨侧的穴位即分布在此浅凹长槽内。按压穴位时，右手拇指尖向长槽的垂直方向施力，并沿掌骨长轴顺时针方向旋30°角轻轻按摩。从头穴到足穴用拇指尖顺序以同等力量揉摩各穴位，可重复揉摩以观察患者反应。如果揉压其穴时患者说此穴有明显的疼、麻、胀痛、重的感觉，可在此穴稍加用力，患者因不能忍受而发生躲闪、抽手等反应，面部出现皱眉，咧嘴等表情则称此穴压痛点。瘊病病人多可在相应部位找到压痛点。

二、操作方法

1. **针刺** 先按前面所述第二掌骨侧速诊法找到对应疾病部的压痛反应最强的点，然后在此压痛点用70%的酒精消毒后进行。患者的手要自然放松，在患者第二掌骨拇指侧与第二掌骨平行处，紧靠第二掌骨且顺着第二掌骨长轴的方向轻轻来回按压即可觉有一浅凹长槽。就在此长槽内取穴进针。针沿着第二掌骨拇指侧的边缘，垂直刺入，针刺深度为2cm。

2. **按摩** 找到明确的压痛点后，用拇指尖以穴位为圆心，轻轻揉按并作圆周运动，或在压痛点处置一粒"王不留行"中药，上覆胶布一片进行按压，以加强压力。按压时要用力，以在深层组织有较强的麻、酸、胀、痛感觉为度，注意勿损伤局部皮肤。按压穴位，一圈为一次，一般按压的频率为每分钟100次左右，持续5~10分钟。从中医辨证分型来看，以风寒偏重证疗效较好，疼痛缓解较为迅速；湿重证疗效慢。

初病或病程短者，针一次或按摩一次即痊愈的可能性较大。如果一次不愈，可再治疗几次（每天一次）。病程长或慢性病往往需要较多的治疗次数，每天1次，7天1个疗程，休息2~3天后再继续第2个疗程。如有效，则在治疗1~3次后即看出进一步的效果。

第三十三章 物理疗法

物理疗法又称理学疗法，简称理疗，是一种古老而又年轻的防病治病方法。广义的物理疗法包括应用自然界的和人工的物理因子，如光、声、电、冷、热、水、磁、蜡等为防治手段的方法。一些传统的物理疗法，如热敷疗法、热熨疗法、熏洗疗法、蒸汽疗法、沐浴疗法、砂浴疗法、日光浴疗法、湿泥疗法、冷疗法、坎离砂疗法、酒醋疗法等，已做过介绍，不再赘述。狭义的物理疗法是应用各种人工物理因子作用于机体，引起机体一系列生物学效应，从而达到消除致病性动因，恢复破坏的生理平衡，动员与增强机体抗病的自然防御功能、机体的代偿功能与组织的再生功能，使疾病得到康复。狭义的物理疗法包括。

（1）电疗法：①直流电及药物电导入疗法；②低频脉冲电疗法；③中频电疗法；④高频电疗法；⑤静电疗法。

（2）光疗法：①红外线疗法；②紫外线疗法；③激光疗法。

（3）超声疗法。

（4）冷疗及热疗。

（5）磁疗法。

物理疗法发展快，应用范围广，是重要的防病治病手段，近三十年来出版了不少专著，如郭万学的《理疗学》等。现代的物理疗法是利用现代科学技术手段产生的物理因子来防治疾病的，一般需要较精密的特殊设备，本书不详述。物理疗法有消炎、镇痛、消肿、解除痉挛、松解粘连及促进瘢痕吸收、促进组织再生、调整神经系统和内脏功能等作用，是治疗痹病的重要方法。理疗的种类很多，有不同的禁忌。有金属异物存留的局部禁用短波电疗法、超短波电疗法、微波电疗法。心脏病人不宜用低频脉冲电流。有卟啉代谢障碍的病人禁用紫外线照射。对能在机体内引起热效应的理疗禁用于高热、败血症、活动性结核、出血性疾病等。

第三十四章 康复疗法

康复原意即"恢复","恢复到原来正常或良好的状态"。针对疾病和损伤所致功能障碍,使其尽可能恢复正常或接近正常而应用的医学与技术,称为康复医学。换言之,康复医学是一门对伤病者和残疾者在身体上和精神上进行康复的学科,其目的在于消除或减轻患者功能上的障碍,最大限度地恢复生活与劳动能力,重返社会与家庭。

现代康复医学在概念与体系上对一切传统的医学是一个革新。康复医学主要面对伤残者、慢性病者与疾病恢复期患者,强调功能上尤其是整体功能的恢复,旨在使患者不但在身体上,而且在精神与心理上得到康复。其着眼点不仅仅在于保存伤、病、残者的生命,而要尽可能恢复其功能,提高生活质量,重返家庭与社会。康复医学内容日趋丰富,它涉及基础医学与临床医学各科,涉及物理学、运动学、工程学、心理学、护理学、老年学、社会学与建筑学等多学科。其治疗手段不仅仅依靠药物与手术,而更加注重理疗、体疗、工疗及心理治疗,提倡自身功能训练。鉴于康复医学对人类保健的重要性及其显著特点,可以认为,康复医学与预防医学、临床医学已具有同等重要地位,成为西医学三大组成部分之一。因此,康复医学又被称为"第三医学"。

一、中医康复疗法的基本观点及主要内容

中医康复学作为中医学的重要组成部分,包括在历代养生、预防与临床各科之中,有独特的理论体系、丰富多彩的康复方法和卓有成效的实践经验,具有很高的发掘、研究和应用价值。在中医学里,康复的含义通常用"平复""复旧""复原""康健""康宁""再造"等词汇加以表述。明代龚廷贤《万病回春·后序》也明确提到过"康复"一词。在我国历史上,以康复事业与社会福利事业结合为特点,兴办兼此两种功能的康复机构,一直延续未已。早在春秋战国时期,齐相管仲率先倡导"凡国都皆有养疾,聋盲暗哑跛躄偏枯握递,不耐自生者上收而养之疾,官而衣食之,殊身而后已,此之谓'养疾.'"两汉魏晋时期所设"疾馆""老残疾馆",南北朝所设专"坊",隋唐明清时期普遍设立"养病房""养济院"等,都是具有康复性质的机构。

中医康复医学的基本观点,是指中医分析、认识和处理人体康复过程的基本出发点。它大约包括以下四项:一是从整体出发。即人与自然一体观、人与社会一体观和人的神形一体观;二是从辨证出发。证,即证候,是人体在自然诸因素、社会诸因素和人体自身诸因素互相影响下,具有时相性特征的综合反应。辨别不同的康复措施,就是因人因时因地制宜;三是从正气立论。正气,指人体抗御邪气侵袭,修复病理损伤,适应生活环境,以及调节、维护正常生理功能活动的物质与能力的总称。其强弱与否是发病与康复的基础;四是杂合以治。即采用多种方法综合治疗,以适应康复医学的特点。综合治疗是痹病的治疗原则之一。

基于上述观点,中医康复学认为:康复的价值存在于大自然之中,存在于社会之中,存在于人体自身。故其方法多取材于自然,取材于社会,求助于人体自身。

中医康复方法,古称"将息法""善后法""调摄法"或调理、调治、调养等,均同义。其内容非常丰富,颇具特色,除众所周知的药物、针灸、气功、推拿、食疗以及药物外治的熏、洗、蒸、熨、浴、敷、贴、搽等疗法外,还有属于传统理疗范围的热疗、冷疗、光疗、声疗、泥疗、砂疗、石疗、磁疗、火疗、香气疗、色彩疗等;有属于心理、情志疗法范围的,如传统文娱疗法、传统音乐疗法,以及语言疗法、行为疗法等;有属于作业疗法范围的,如弹琴、书写、绘画、编织等;有属于体育疗法范围的,如五禽戏、八段锦、太极拳、武术、各种传统康复体操等;还有许多"自然疗法",如泉水疗法、香花疗法、森林疗法、高山疗法、空气疗

法、日光疗法、时序疗法、岩洞疗法等。这些疗法大多可以沿用古法使用，有的加以改进及提高即可使用。

中医康复方法虽然多种多样，究其共同特点多是利用人体生命活动中原本需要的物质，如空气、阳光、饮食、水等；或不可缺少的因素，如运动、安静、文娱、冷、热等；或已经适应的信息，如语言、声音、音乐、行为等。总之，利用人体与环境进行物质、能量、信息变换过程中的一切正常因素，以调动人体自身疗能为主而起到康复作用。所以，中医康复疗法具有对人体无伤害、无痛苦、能治、能养、简便易行等优点。中医康复侧重功能方面，但在应用矫形学、假肢学，以及其他人工装置等康复工程技术、矫治或补偿形体残缺方面，则是中医之不足。

二、康复的原则

康复医学有别于预防医学与临床医学。康复工作必须贯彻三项基本原则。

1. 强调功能训练　康复医疗并不排斥药物与手术，但更强调非药物的自身功能训练。为保存、恢复和发展身体的运动、感知、生活和职业等方面的能力，则应采取多种方式进行功能训练。对功能残缺者的康复，实际上就是对残疾者进行功能训练。

2. 注重整体康复　康复的对象不仅仅是病损的功能障碍的肢体或器官，而更为重要的是整个人，使其从生理上、心理上、职业与社会上获得全面的康复。全面康复是康复医学区别于临床医学的主要特征之一。

3. 目的在于回归社会　人是社会的人，而不应是孤立的人，伤残者可能暂时离开社会生活主流。康复之主要目的即致力于改善或恢复病残者功能，并对生活和工作环境作必要的改变，使之适应社会环境并重新加入社会生活主流，参加工作或劳动，组织家庭，享受健康人所享受的一切。

三、康复医疗的主要手段

1. 临床康复　应用药物、手术和护理手段，以减轻患者的症状、预防合并症和促进功能恢复。

2. 物理治疗　包括水疗、光疗、电疗、热疗、磁疗、蜡疗、超声波、离子导入等方法。

3. 医疗体育　包括运动、体操、太极拳、气功等。

4. 作业疗法　包括日常生活作业如衣、食、

住、行训练，职业性劳动等作业，工艺劳动动作如编织、泥塑等。通过作业训练，使患者适应个人生活、家庭生活及社会生活的需要。也有人将作业疗法归于医疗体育项内。

5. 心理康复　对残疾者、慢性病人进行心理学检查，提供心理咨询及治疗。

6. 营养治疗　拟定合理的膳食和营养食谱。

7. 文娱治疗和音乐治疗　合称"娱乐疗法"。

8. 康复工程　用电子的、机械的或自动化的器具以恢复或代替人体运动或感觉功能，如轮椅等。

9. 疗养康复　以疗养因素与康复手段相结合。

另外，中医学的推拿或按摩、针灸等也是常用的行之有效的康复手段。

四、康复的标准

根据康复的程度，病残者最终结果可分为高水平、中等水平及低水平（也称高标准、中等标准、低标准）。

1. 高水平　身心功能获得显著恢复，能生活自理或基本自理；或虽然有明显残废，生活不能完全自理，但可经常得到人力或辅助器帮助，残废与健康状况稳定，不影响重返社会，如年轻人能坚持学习、不断进步，成年人有合适的工作而且自觉满意，能发挥自己的能力与专长为社会服务；自己能正确对待残废，有机会、有条件参加各种活动，并享有与社会普通人同等的待遇和权力，受到社会和家庭应有的尊重。

2. 中等水平　身心能获得显著改善，生活自理或基本自理，但难以坚持学习，无工作或虽有工作但很不如意，或个人有自卑、自暴自弃心理，或仍遭到社会与家庭歧视、未能与社会结合，有孤独、隔离、不幸或被遗弃感。

3. 低水平　身心功能有某些改善，但未能走出家门、重返社会，如青少年未能就业，个人自愿与社会隔离。

综前所述，康复水平高低主要取决于是否重返社会。自身功能状况是康复的基础，但非决定性因素。一个能行走的残疾者可能只达到低水平康复；而一个坐轮椅者可能达高水平康复。

五、痹病康复指导

1. 树立信心　鼓励病人振奋精神，树立痹病是可以治疗的、而且能够取得满意效果的信心。这是

针对患者由于病魔缠身，多年久治不愈，对治疗丧失信心的实际情况，首先要解决的问题。要用实际例子说明瘴病和其他疾病、其他事物一样，都是变化的，它在人体上是一个病理过程，不是永恒不变的，而是时常被体内外的各种因素所左右的。只要身体内有利的因素，也就是抗病的因素多了，病情就会减轻，身体就会好转；相反，病情就会加重。

2. 发挥医患双方的积极性 医患双方要同心协力，为早日康复充分发挥两个方面的积极性。在医护方面，要树立一切为病人的思想观念，努力钻研业务技术，提高为人民服务的本领，为病人创造安静、舒适、幽美的康复环境，合理配合饮食，建立规律的生活制度，采用中西医先进的康复医疗手段不断提高疗效。在患者方面，要从"被动地服从治疗"这个传统的观念里解脱出来，向"主动地配合治疗"和在医护指导下积极地进行"自我治疗"转化。这个转化过程的实现，对病人会起到无法估量的积极作用。"三分治疗七分养"的说法，非常适合瘴病的康复治疗。这"七分养"，要靠病人自己来完成。要用实例说明，患者积极性发挥的好坏，对疗效起着重要的作用，以激发起病人的抗病积极性。

3. 处理好以下三个关系 通过摆事实讲道理，使病人在心理上，从传统的观念里摆脱出来，明确以下三个方面的主次关系。①整体与局部的关系：整体是病人，局部是指疾病。在病人的心理中，疾病占着主要位置，往往忽视全身情况。而实际上，由于病痛的折磨，日久天长，全身许多系统的功能都有了变化。仅用针对某一疾病的药物，不能取得较好的疗效，原因就在于此。要使病人在康复医疗过程中，局部与整体兼顾，着眼于"病人"这个整体，使全身系统的功能都得到恢复和增强。②动与静的关系：这个关系一定要处理好。人是高级动物，动与静是人生不可缺少的两个生理过程。动，是人的属性，是人的本能，是人的特征，是绝对的；而静，是为了更好地动，是相对的，也

是不可忽视的。得了瘴病，不论何类型，突出症状是疼痛，影响了关节、肌肉的正常活动。在急性期或慢性病活动期，适当卧床休息是必要的。但必须强调，在病情允许的情况下，应早下床活动，要有毅力，活动过程中要忍受一定的痛苦，要坚持功能锻炼。其原则：动静结合，以动为主。③理疗与药物的关系：瘴病（如关节炎）病人，在急性期或活动期，要以速效药物为主，物理疗法为辅。这是因为，药物和其他事物一样，具有两重性，既有治疗疾病对人体有利的作用，也有不同程度的对人体不利的作用，如不良反应、毒性作用等。短期服用，因总用量较少可能不会出现明显的毒副作用，但服用久了，害处就可能出现了。另一方面，有的药物服用时间长了，人的敏感性也降低了，而停一段时间再服用，效果又会好起来。所以，慢性期和稳定期的康复，就可以不依赖药物了。而物理疗法，包括天然的和人工的，只要掌握适当，就没有不良反应和毒性反应。

4. 采用健身方法以增强体质 健身方法多种多样，大都可以选用。如气功太极拳、八段锦等。建议病人掌握1~2种，坚持下去，常年不断，形成习惯。健身方法的采用，目的在于增强病人的体质，这是抗病的基础。鼓励病人进行一些力所能及的体力劳动，有利于肌肉、关节功能恢复。健身活动要循序渐进，松静自然，不能勉强，更不能急于求成。健身方法不宜多，要少而精，持之以恒，坚持锻炼，方能受益。

5. 人与天地相适应 人生活在天地之间，存在于大自然之中，不是孤立的，而是经常要受到自然界各种因素的影响所变化着的。瘴病大都与风湿寒邪有关，应预防风、湿、寒邪再次侵袭，注意随着自然季节气候和天气的变化，采取有效的预防措施，不断总结经验，学会和掌握与天地相适应的本领。

第三十五章　几种特殊治痹方法

一、拮抗疗法

林通园认为：寒湿流注，在筋在骨，壅闭经脉，深伏筋骨，顽痹疼痛者，非一般治法可获良效，必用相反相激之法，攻邪浊，消壅滞，通经脉，活气血，使寒去则筋强，湿去则骨坚。若痛有定处，遇寒则重，时轻时重，经年不愈，或痛如锥刺，脉沉濡，苔白润者，蠲痹止痛搜风汤主之。病在四肢加桑枝、灵仙；痛甚者去苍术、鸡血藤，加当归、桃仁、红花。若疼痛不减，咳嗽、呼吸、转侧更剧，难以忍受，脉弦涩者，乌半贝蔹丸主之。

蠲痹止痛搜风汤（《中医拮抗疗法》）祛风胜湿，温经止痛。治风寒湿痹，肢体疼痛，关节肿胀，痛有定处，得温则减，遇雨加重，腰脊冷重，屈伸不利，苔白润，脉沉滑。炙川乌9g，炙附子20g，半夏12g，白蔹12g，鸡血藤30g，苍术、防风、秦艽、独活、续断、防己、川牛膝各12g。水煎服。

蔹半贝乌丸（《中医拮抗疗法》）搜风通络、活血止痛。治顽痹疼痛，历节不可屈，疼痛或肢体麻木，肌肤不仁；或口眼歪斜，半身不遂；或两脚痿软，站立不能；脉沉涩、苔白润。黄芪、防风、川芎、当归、桃仁、红花各60g，秦艽、贝母各80g，白及40g，全蝎30g，蜈蚣12g，白蔹、瓜蒌、乌梢蛇各120g，生石膏100g。上药共研末，水泛为丸，如梧子大，日3次，每次12~16粒，饭后服。

二、人气疗法

（1）肩背、肢节、骨腕、筋会之处注痛，多属痰凝气滞。不拘男女，取神旺气长者，令以口对患处，不呵不吸，极力努气，使气透入，觉暖至热，又易一人，以愈为度。肾虚腰痛，令掌心摩擦万遍，或令进气于肾俞之穴。（《韩氏医通》）

（2）下元虚冷，日令童男女，以时隔衣进气脐中，甚良。凡人身体骨节痹痛，令人更互呵烫，久久经络通透。（《本草纲目》）

（3）自病臂痛。嘉庆癸亥岁，予因夏热，夜卧石地受凉。秋后，臂痛莫能屈伸，初服温经散邪之剂，不效，外贴膏药，又不效。思筋骨间病，药力难到。古人有熨洗一法，曰洗药水其痛如故。偶阅《韩氏医通》云："有痿痹疾者，偶卧患处于壮阳之怀，久之，生气，和浃，病气潜消。"试仿其法，将痛臂夜令室人以热体偎之数日而愈。按《归田录》云："人气能粉犀，则疗痹固其宜矣。"（《程杏轩医案·初集》）

三、滴鼻疗法

治跌打损伤，筋骨痛：石蕨鲜叶（苍条鱼鳖），捣烂，取其自然汁，滴入鼻内。（《湖南药物志》）

四、点眼疗法

腰腹诸痛：焰硝、雄黄各一钱，研细末，每点少许入眦内，名火龙丹。（《集元方》）

五、熏脐疗法

筋骨疼痛：猩红三钱，枯矾四钱，为末，作三纸撚，每旦以一撚蘸油点火熏脐，被覆卧之，取汗。（《纂要奇方》）

六、取吐疗法

治"风湿身痛"方：生葱擂烂，入香油数点，水煎，调川芎、郁金末一钱服，取吐。（《本草纲目》）

第七篇

名医名著

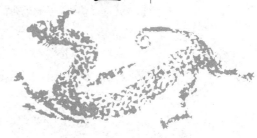

《足臂十一脉灸经》
《阴阳十一脉灸经》

此两种古医书系 1973 年长沙马王堆三号汉墓出土的帛书，书名为"马王堆汉墓帛书整理小组"所定，均收入《五十二病方》一书中。

《足臂十一脉灸经》和《阴阳十一脉灸经》，是研究经络学说形成和发展的珍贵资料。其成书年代，均早于《黄帝内经》。其内容以论述人体十一脉的循行、主病和灸法为主。其中有关于痹的最早文献记载。痹，《足臂十一脉灸经》作"畀"，仅于足厥阴脉条下出现一次，是该脉所主病证之一。在《阴阳十一脉灸经》（甲本）中，整理者以脱文、讹文而补出"足小指痹""足中指踝（痹）""喉痹"三条。我们认为，《足臂十一脉灸经》之"畀"与本书所论痹病的涵义相近，而《阴阳十一脉灸经》由整理者补入的三处"痹"文，与本书所论痹病的涵义不同，不得相提并论。

原文选录

足卷（厥）阴温（脉）：循大指间，以上出胻内兼（廉），上八寸，交泰（太）阴温（脉），□股内，上入脞间。其病：病脞瘦，多弱（溺），耆（嗜）饮，足柎（跗）种（肿），疾畀（痹）。诸病此物者，〔久（灸）〕卷（厥）阴温（脉）。皆有此五病者，有（又）烦心，死。三阴之病乱，〔不〕过十日死。揗温（脉）如三人参春，不过三日死。温〈温（脉）〉绝如食顷，不过三日死。烦心，有（又）腹张（胀），死。不得卧，有（又）烦心，死。唐（溏）〔泄〕恒出，死。三阴病杂以阳病，可治。阳病北（背）如流汤，死。阳病折骨绝筋而无阴病，不死。（《足臂十一脉灸经》）

〔钜阳眽（脉）：潼外踝娄中，出郄中，上穿踬，出猒（厭）中，夹（挟）脊，出於项，□头角，下颜，夹（挟）髃（髑），毄（繫）目内廉。是动则病：潼（肿），头痛，□□□□脊痛，要（腰）以（似）折，脾（髀）不可以运，腘如结〕，踹如〔裂，此〕为踝蹶（厥），是钜阳眽（脉）〔主治。其所产病：头痛，耳聋，项痛，耳彊〕瘯，北（背）痛，要（腰）痛，尻痛，時（痔），胠（郄）痛，踹痛，〔足小指痹，为十〕二病。（《阴阳十一脉灸经》（甲本））

〔少〕阳眽（脉）：毄（繫）于外踝之前廉，上出鱼股之〔外、出〕□上，〔出目前〕是动则病，〔心与胁痛，不〕可以反稷（侧），甚则无膏，足外反，此为阳〔蹶（厥）〕，是少阳〔眽（脉）主〕治。其所产病：□□□〔头颈〕痛，胁痛，瘯，汗出，节尽痛，脾（髀）〔外〕廉〔痛〕，〔□痛〕，鱼股痛，〔膝外廉〕痛，振寒，〔足中指〕踝〈痹〉，为十二病。（《阴阳十一脉灸经》）

肩眽（脉）：起于耳后，下肩，出臑外〔廉〕，出□□□，乘手北（背）。是〔动则病：嗌痛，颌种（肿）〕，不可以顾，肩以（似）脱，臑以（似）折，是肩眽（脉）主治。〔其所产病〕：颌〈颔〉〔痛，喉痹，臂痛，肘〕痛，为四病。（《阴阳十一脉灸经》）

《黄帝内经》

《黄帝内经》，是我国现存最早的一部经典医籍，成书约在战国至西汉期间，非一时一人之手笔。原书十八卷，分《素问》《灵枢》，各九卷。

《黄帝内经》称"痹病"为"痹"，是最早从理论上系统阐述痹病的典籍。《素问》设有"痹论"专篇，《灵枢》设有"周痹"专篇，其他篇中也零散记载有许多关于痹病的论述。这些记述为痹病的辨证论治奠定了理论基础。

《黄帝内经》对痹病的概念、病机、病位、症状及鉴别、预后等均有较详尽的记载。"风寒湿三气杂至，合而为痹也"，点明了痹病的基本概念；"其风气胜者为行痹，寒气胜者为痛痹，湿气胜者为著痹也"，概述了风寒湿三痹的分类特点。关于痹病的病名和分类有行痹、痛痹、著痹、痹热、筋痹、骨痹、脉痹、肌痹、皮痹、心痹、肝痹、脾痹、肺痹、肾痹、肠痹、胞痹、周痹、众痹、食痹、厥痹、血痹等。在病因方面，不仅提出了风寒湿之气杂至合而为痹的外因论，还强调了"粗理而肉不坚者"、荣卫虚弱善病痹的内因论；指出了五体痹与四时有密切关系，突出了"天人合一"的整体观；同时，提出了痹病与五脏相通，久痹不愈，内舍于其合的人体整体观。在治疗方面，提出了针刺和药熨疗法，并提示了痹病的预后。

总之，《黄帝内经》对痹病的认识已比较深入，是后世医家论痹、治痹之渊源。

原文选录

因于寒，欲如运枢，起居如惊，神气乃浮；因于暑，汗、烦则喘喝，静则多言，体若燔炭，汗出而散；因于湿，首如裹，湿热不攘，大筋缋短，小筋弛长，缋短为拘，弛长为痿；因于气，为肿，四维相代，阳气乃竭。（《素问·生气通天论》）

冬善病痹厥。故冬不按跷，……冬不病痹厥。（《素问·金匮真言论》）

肾者，主蛰，封藏之本，精之处也，其华在发，其充在骨，为阴中之少阴，通于冬气。肝者，罢极之本，魂之居也，其华在爪，其充在筋，以生血气，其味酸，其色苍，此为阳中之少阳，通于春气。（《素问·六节脏象论》）

心之合脉也，其荣色也，其主肾也。肺之合皮也，其荣毛也，其主心也。肝之合筋也，其荣爪也，其主肺也。脾之合肉也，其荣唇也，其主肝也。肾之合骨也，其荣发也，其主脾也。……诸脉者皆属于目，诸髓者皆属于脑，诸筋者皆属于节，诸血者皆属于心，诸气者皆属于肺，此四支八溪之朝夕也。故人卧血归于肝，肝受血而能视，足受血而能步，掌受血而能握，指受血而能摄。卧出而风吹之，血凝于肤者为痹，凝于脉者为泣，凝于足者为厥。此三者，血行而不得反其空，故为痹厥也。

赤，脉之至也，喘而坚，诊曰有积气在中，时害于食，名曰心痹，得之外疾，思虑而心虚，故邪从之；白，脉之至也，喘而浮，上虚下实，惊，有积气在胸中，喘而虚，名曰肺痹，寒热，得之醉而使内也；青，脉之至也，长而左右弹，有积气在心下支胠，名曰肝痹，得之寒湿，与疝同法，腰痛足清头痛；黄，脉之至也，大而虚，有积气在腹中，有厥气，名曰厥疝，女子同法，得之疾使四肢汗出当风；黑，脉之至也，上坚而大，有积气在小腹与阴，名曰肾痹，得之沐浴清水而卧。（《素问·五脏生成篇》）

中古之治病，至而治之，汤液十日，以去八风五痹之病，十日不已，治以草苏草荄之枝，本末为助，标本已得，邪气乃服。（《素问·移精变气论》）

搏脉痹躄，寒热之交。（《素问·玉版论要篇》）

冬刺夏分，病不愈，气上，发为诸痹。（《素问·诊要经终论》）

腰者肾之府，转摇不能，肾将惫矣。膝者筋之府，屈伸不能，行则偻附，筋将惫矣。骨者髓之府，不能久立，行则振掉，骨将惫矣。（《素问·脉要精微论》）

人一呼脉一动，一吸脉一动，曰少气。人一呼脉三动，一吸脉三动而躁，尺热曰病温，尺不热脉滑曰病风，脉涩曰痹。人一呼脉四动以上曰死，脉绝不至曰死，乍疏乍数曰死。

胃之大络，名曰虚里，贯膈络肺，出于左乳下，其动应衣（按：《甲乙经》作："其动应手"），脉宗气也。盛喘数绝者，则病在中；结而横，有积矣；绝不至曰死。乳之下其动应衣，宗气泄也。（《素问·平人象论》）

是故风者百病之长也。今风寒客于人，使人毫毛毕直，皮肤闭而为热，当是之时，可汗而发也；或痹不仁肿痛，当是之时，可汤熨及火灸刺而去之。弗治，病入舍于肺，名曰肺痹，发咳上气。弗治，肺即传而行之肝，名曰肝痹，一名曰厥，胁痛出食，当是之时，可按若刺耳。（《素问·玉机真脏论》）

是以夜行则喘出于肾，淫气病肺。有所堕恐，喘出于肝，淫气害脾。有所惊恐，喘出于肺，淫气伤心。度水跌仆，喘出于肾与骨，当是之时，勇者气行则已，怯者则着而为病也。（《素问·经脉别论》）

肾苦燥，急食辛以润之。开腠理，致津液，通气也。（《素问·脏气法时论》）

五味所入：酸入肝，辛入肺，苦入心，咸入肾，甘入脾，是谓五入。五气所病：心为噫，肺为咳，肝为语，脾为吞，肾为欠为嚏，……五精所并：精气并于心则喜，并于肺则悲，并于肝则忧，并于脾则畏，并于肾则恐，是谓五并。虚而相并者也。五脏所恶：心恶热，肺恶寒，肝恶风，脾恶湿，肾恶燥，是谓五恶。……五病所发：阴病发于骨，阳病发于血，阴病发于肉，阳病发于冬，阳病发于夏，是谓五发。……五脏所藏：心藏神，肺藏魄，肝藏魂，脾藏意，肾藏志，是谓五脏所藏。五脏所主：心主脉，肺主皮，肝主筋，脾主肉，肾主骨，是谓五主。五劳所伤：久视伤血，久卧伤气，久坐伤肉，久立伤骨，久行伤筋，是谓五劳所伤。（《素问·宣明五气篇》）

伤于湿者，下先受之。（《素问·太阴阳明论》）

肾热病者，先腰痛胻酸，苦渴数饮，身热。热争则项痛而强，胻寒且酸，足下热，不欲言，……肾热病者，颐先赤。病虽未发，见赤色者刺之，名曰治未病。（《素问·刺热篇》）

帝曰：人身有寒，汤火不能热，厚衣不能温，然不冻栗，是为何病？岐伯曰：是人者，素肾气胜，以水为事，太阳气衰，肾脂枯不长，一水不能胜两火。肾者水也，而生于骨，肾不生则髓不能满，故寒甚至骨也。所以不冻栗者，肝一阳也，心二阳也，肾孤脏也，一水不能胜二火，故不能冻栗者，病名曰骨痹，是人当挛节也。(《素问·逆调论》)

足太阳之疟，令人腰痛头重，寒从背起，……刺郄中出血。

足厥阴之疟，令人腰痛少腹满，……刺足厥阴。

肾疟者，令人洒洒然，腰脊痛宛转，……手足寒，刺足太阳少阴。(《素问·刺疟篇》)

寒气入经而稽迟，泣而不行，客于脉外则血少，客于脉中则气不通，故卒然而痛。

寒气客于脉外则脉寒，脉寒则缩踡，缩踡则脉绌急，绌急则外引小络，故卒然而痛，得炅则痛立止。因重中于寒，则痛久矣。寒气客于经脉之中，与炅气相薄则脉满，满则痛而不可按也，寒气稽留，炅气从上，则脉充大而血气乱，故痛甚不可按也。寒气客于肠胃之间，膜原之下，血不得散，小络急引故痛，按之则血气散，故按之痛止。寒所客于侠脊之脉，则深按之不能及，故按之无益也。寒气客于冲脉，冲脉起于关元，随腹直上，寒气客则脉不通，脉不通则气因之，故揣动应手矣。寒气客于背俞之脉则脉泣，脉泣则血虚，血虚则痛，其俞注于心，故相引而痛。按之则热气至，热气至则痛止矣。(《素问·举痛论》)

足太阳脉令人腰痛，引项脊尻背如重状，刺其郄中，……少阳令人腰痛……阳明令人腰痛……足少阴令人腰痛……。(《素问·刺腰痛篇》)

黄帝问曰：痹之安生？岐伯对曰：风寒湿三气杂至，合而为痹也。其风气胜者为行痹，寒气胜者为痛痹，湿气胜者为著痹也。

帝曰：其有五者何也？岐伯曰：以冬遇此者为骨痹，以春遇此者为筋痹，以夏遇此者为脉痹，以至阴遇此者为肌痹，以秋遇此者为皮痹。

帝曰：内舍五脏六腑，何气使然？岐伯曰："五脏皆有合，病久而不去者，内舍于其合也。故骨痹不已，复感于邪，内舍于肾。筋痹不已，复感于邪，内舍于肝。脉痹不已，复感于邪，内舍于心。肌痹不已，复感于邪，内舍于脾。皮痹不已，复感于邪，内舍于肺。所谓痹者，各以其时重感于风寒湿之气也。

凡痹之客五脏者，肺痹者，烦满而呕；心痹者，脉不通，烦则心下鼓暴上气而喘，嗌干善噫，厥气上则恐；肝痹者，夜卧则惊，多饮，数小便，上下引如怀；肾痹者，善胀，尻以代踵，脊以代头；脾痹者，四肢解惰，发咳呕汁，上为大塞；肠痹者，数饮而出不得，中气喘争，时发飧泄；胞痹者，少腹膀胱按之内痛，若沃以汤，涩于小便，上为清涕。

阴气者，静则神藏，躁则消亡。饮食自倍，肠胃乃伤。淫气喘息，痹聚在肺；淫气忧思，痹聚在心；淫气遗溺，痹聚在肾；淫气乏竭，痹聚在肝；淫气肌绝，痹聚在脾。诸痹不已，亦益内也。其风气胜者，其人易已也。

帝曰：痹，其时有死者，或疼久者，或易已者，其故何也？岐伯曰：其入脏者死，其留连筋骨间者疼久，其留皮肤间者易已。

帝曰：其客于六腑者何也？岐伯曰：此亦其食饮居处，为其病本也。六腑亦各有俞，风寒湿气中其俞，而食饮应之，循俞而入，各舍其腑也。

帝曰：以针治之奈何？岐伯曰：五脏有俞，六腑有合，循脉之分，各有所发，各随其过，则病瘳也。

帝曰：荣卫之气，亦令人痹乎？岐伯曰：荣者，水谷之精气也，和调于五脏，洒陈于六腑，乃能入于脉也，故循脉上下，贯五脏，络六腑也。卫者，水谷之悍气也，其气慓疾滑利，不能入于脉也，故循皮肤之中，分肉之间，熏于肓膜，散于胸腹。逆其气则病，从其气则愈。不与风寒湿气合，故不为痹。

帝曰：善！痹或痛，或不痛，或不仁，或寒，或热，或燥，或湿，其故何也？岐伯曰：痛者，寒气多也，有寒故痛也。其不痛不仁者，病久入深，营卫之行涩，经络时疏，故不通，皮肤不营，故为不仁。其寒者，阳气少，阴气多，与病相益，故寒也。其热者，阳气多，阴气少，病气胜，阳遭阴，故为痹热。其多汗而濡者，此其逢湿甚也，阳气少，阴气盛，两气相感，故汗出而濡也。

帝曰：夫痹之为病，不痛何也？岐伯曰：痹在于骨则重，在于脉则血凝而不流，在于筋则屈不伸，在于肉则不仁，在于皮则寒，故其此五者，则不痛也。凡痹之类，逢寒则虫（按：《太素》"虫"作"急"），逢热则纵。帝曰：善！(《素问·痹论》)

病在筋，筋挛节痛，不可以行，名曰筋痹。刺筋上为故，刺分肉间，不可中骨也，病起筋炅，病已止。病在肌肤，肌肤尽痛，名曰肌痹。伤于寒湿，刺大分、小分，多发针而深之，以热为故，无伤筋骨，伤筋骨，痈发若变，诸分尽热，病已止。病在骨，骨重不可举，骨髓酸痛，寒气至，名曰骨痹。深者刺无伤脉肉为故，其道大分、小分，骨热病已止。（《素问·长刺节论》）

阳明之阳，名曰害蜚，上下同法，视其部中有浮络者，皆阳明之络也。其色多青则痛，多黑则痹，黄赤则热，多白则寒，五色皆见，则寒热也，络盛则入客于经，阳主外，阴主内。（《素问·皮部论》）

积寒留舍，荣卫不居，卷肉缩筋，肋肘不得伸，内为骨痹，外为不仁，命曰不足，大寒留于溪谷也。（《素问·气穴论》）

督脉为病，脊强反折。（《素问·骨空论》）

黄帝问曰：少阴何以主肾？肾何以主水？岐伯对曰：肾者，至阴也，至阴者，盛水也；肺者，太阴也，少阴者，冬脉也，故其本在肾，其末在肺，皆积水也。帝曰：肾何不能聚水而生病？岐伯曰：肾者，胃之关也，关门不利，故聚水而从其类也。上下溢于皮肤，故为胕肿。胕肿者，聚水而生病也。帝曰：诸水皆生于肾乎？岐伯曰：肾者，牝藏也，地气上者属于肾，而生水液也，故曰至阴。勇而劳甚则肾汗出，肾汗出逢于风，内不得入于脏腑，外不得越于皮肤，客于玄府，行于皮里，传为胕肿，本之于肾，名曰风水。（《素问·水热穴论》）

血气者，喜温而恶寒，寒则泣不能流，温则消而去之，是故气之所并为血虚，血之所并为气虚。

帝曰：风雨之伤人奈何？岐伯曰：风雨之伤人也，先客于皮肤，传入于孙脉，孙脉满则传入于络脉，络脉满则输于大经脉，血气与邪并客于分腠之间，其脉坚大，故曰实。实者外坚充满，不可按之，按之则痛。帝曰：寒湿之伤人奈何？岐伯曰：寒湿之中人也，皮肤不收，肌肉坚紧，荣血泣，卫气去，故曰虚。虚者聂辟，气不足，按之则气足以温之，故快然而不痛。

帝曰：阴盛生内寒奈何？岐伯曰：厥气上逆，寒气积于胸中而不泻，不泻则温气去，寒独留，则血凝泣，凝则脉不通，其脉盛大以涩，故中寒。（《素问·调经论》）

凡痹往来行无常处者，在分肉间痛而刺之，以月生死为数，用针者随气盛衰，以为痏数，针过其日数则脱气，不及日数则气不泻。左刺右，右刺左，病已止。不已，复刺之如法。月生一日一痏，二日二痏，渐多之；十五日十五痏，十六日十四痏，渐少之。（《素问·缪刺论》）

厥阴有余，病阴痹；不足，病生热痹……；少阴有余，病皮痹隐轸；不足，病肺痹……；太阴有余，病肉痹寒中；不足，病脾痹……；阳明有余，病脉痹，身时热；不足，病心痹……；太阳有余，病骨痹身重；不足，病肾痹……；少阳有余，病筋痹胁满；不足，病肝痹。（《素问·四时刺逆从论》）

岁金太过，燥气流行，肝木受邪，民病两胁下少腹痛，目赤痛，眦疡，耳无所闻。肃杀而甚，则体重烦冤，胸痛引背，两胁满且痛引少腹。

岁水不及，湿乃大行，长气反用，其化乃速，暑雨数至，……。民病腹满身重，濡泄，寒疡流水，腰股痛发，腘腨股膝不便。（《素问·气交变大论》）

凡此太阴司天之政，……终之气，寒大举，湿大化，霜乃积，阴乃凝，水坚冰，阳光不治，感于寒则病人关节禁固，腰脽痛。

凡此少阴司天之政，……初之气，地气迁，燥将去，寒乃始，蛰复藏，水乃冰，霜复降，风乃至，阳气郁，民反周密，关节禁固，腰脽痛……。（《素问·六元正纪大论》）

岁阳明在泉，燥淫所胜，则霿雾清暝。民病喜呕，呕有苦，善太息，心胁痛不能反侧，甚则嗌干面尘，身无膏泽，足外反热。

岁太阳在泉，寒淫气胜，则凝肃惨栗。民病少腹控睾，引腰脊，上冲心痛，血见，嗌痛颔肿。

太阴司天，湿淫所胜，则沉阴且布，雨变枯槁。胕肿骨痛阴痹，阴痹者，按之不得，腰脊头项痛，时眩，大便难，阴气不用，饥不欲食，咳唾则有血，心如悬，病本于肾。太溪绝，死不治。

阳明司天，燥淫所胜，则木乃晚荣，草乃晚生，筋骨内变。民病左胠胁痛，寒清于中，感而疟，大凉革候，咳，腹中鸣，注泄鹜溏，名木敛，生菀于下，草焦上首，心胁暴痛，不可反侧，嗌干面尘，腰痛，丈夫㿗疝，妇人少腹痛，目眜眦，疡疮痤痈，蛰虫来见，病本于肝。太冲绝，死不治。

厥阴在泉，客胜则大关节不利，内为痉强拘瘛，外为不便；主胜则筋骨繇并，腰腹时痛。少阴在泉，客胜则腰痛，尻股膝髀腨胻足病，瞀热以酸，胕肿不能久立，溲便变；主胜则厥气上行，心痛发热鬲中，众痹皆作，发于胠胁，魄汗不藏，四逆而起。太阴在泉，客胜则足痿下重，便溲不时，湿客下焦，发而濡泻，及为肿，隐曲之疾；主胜则寒气逆满，食饮不下，甚则为疝。少阳在泉，客胜则腰腹痛而反恶寒，甚则下白溺白；主胜则热反上行而客于心，心痛发热，格中而呕，少阴同候。阳明在泉，客胜则清气动下，少腹坚满而数便泻；主胜则腰重腹痛，少腹生寒，下为鹜溏，则寒厥于肠，上冲胸中，甚则喘不能久立。太阳在泉，寒复内余，则腰尻痛，屈伸不利，股胫足膝中痛。(《素问·至真要大论》)

心脉……；微大为心痹，引背，善泪出。

肺脉……；微大为肺痹，引胸背，起恶日光。

肝脉……；微大为肝痹，阴缩，咳引小腹。……；微涩为瘛挛筋痹。(《灵枢·邪气脏腑病形篇》)

黄帝问于少师曰：余闻人之生也，有刚有柔，有弱有强，有短有长，有阴有阳，愿闻其方。少师答曰：阴中有阴，阳中有阳，审知阴阳，刺之有方，得病所始，刺之有理，谨度病端，与时相应，内合于五脏六腑，外合于筋骨皮肤。是故内有阴阳，外亦有阴阳。在内者，五脏为阴，六腑为阳；在外者筋骨为阴，皮肤为阳。……病在阳者命曰风，病在阴者命曰痹，阴阳俱病命曰风痹。病有形而不痛者，阳之类也；无形而痛者，阴之类也。无形而痛者，其阳完而阴伤之也，急治其阴，无攻其阳；有形而痛者，其阴完而阳伤之也，急治其阳，无攻其阴。阴阳俱动，乍有形，乍无形，加以烦心，命曰阴胜其阳，此谓不表不里，其形不久。

久痹不去身者，视其血络，尽出其血……。

……有刺寒痹之留经者，……刺寒痹者内热。……寒痹之为病也，留而不去，时痛而皮不仁。

黄帝曰：刺寒痹内热，奈何？伯高答曰：刺布衣者，以火焠之；刺大人者，以药熨之。

黄帝曰：药熨奈何？伯高答曰：用淳酒二十升，蜀椒一升，干姜一斤，桂心一斤，凡四种，皆㕮咀，渍酒中。用绵絮一斤，细白布四丈，并内酒中。置酒马矢煴中，盖封涂，勿使泄。五日五夜，出布绵絮，曝干之，干复渍，以尽其汁，每渍必晬其日，乃出干。干，并用滓与绵絮，复布为复巾，长六七尺，为六七巾。则用之生桑炭炙巾，以熨寒痹所刺之处，令热入至于病所，寒复炙巾以熨之，三十遍而止。汗出，以巾拭身，亦三十遍而止。起步内中（室内也），无见风。每刺必熨，如此病已矣，此所谓内热也。(《灵枢·寿夭则柔篇》)

病在经络痼痹者，取以锋针……。病痹气暴发者，取以员利针。病痹气痛而不去者，取以毫针……。

毛刺者，刺浮痹皮肤也。……刺者，刺燔针则取痹也。

凡刺有十二节（节：即制也），以应十二经。一曰偶刺，偶刺者，以手直心若背，直痛所，一刺前，一刺后，以治心痹，刺此者傍针之也。……三曰恢刺，恢刺者，直刺傍之，举之前后，恢筋急，以治筋痹也。……八曰短刺，短刺者，刺骨痹，稍摇而深之，致针骨所，以上下摩骨也。……十一曰傍针刺，傍针刺者，直刺傍刺各一，以治留痹久居者也。(《灵枢·官针篇》)

恐惧不解则伤精，精伤则骨酸痿厥，精时自下。是故五脏主藏精者也，不可伤，伤则失守而阴虚，阴虚则无气，无气则死矣。……肾藏精，精舍志，肾气虚则厥，实则胀，五脏不安。(《灵枢·本神篇》)

阴盛而阳虚，先补其阳，后泻其阴而和之。阴虚而阳盛，先补其阴，后泻其阳而和之。……手屈而不伸者，其病在筋。伸而不屈者，其病在骨，在骨守骨，在筋守筋。……少阳终者，耳聋，百节尽纵。(《灵枢·终始篇》)

黄帝曰：人始生，先成精，精成而脑髓生，骨为干，脉为营，筋为刚，肉为墙，皮肤坚而毛发长，谷入于胃，脉道以通，血气乃行。……足少阴气绝则骨枯，少阴者冬脉也，伏行而濡骨髓者也，故骨不濡则肉不能著也，骨肉不相亲则肉软却，肉软却故齿长而垢，发无泽，发无泽者骨先死，戊笃己死，土胜水也。(《灵枢·经脉篇》)

邪在肝，则两胁中痛，寒中，恶血在内，行善掣，节时脚肿。……邪在肾，则病骨痛阴痹。阴痹者，按之而不得，腹胀腰痛，大便难，肩背颈项痛，时眩。(《灵枢·五邪篇》)

风痹淫泺，病不可已者，足如履冰，时如入汤中，股胫淫泺，烦心头痛，时呕时悗，眩已汗出，久则目眩，悲以喜恐，短气不乐，不出三年死也。(《灵枢·厥病篇》)

黄帝问于岐伯曰：周痹之在身也，上下移徙随脉，其上下左右相应，间不容空，愿闻此痛在血脉之中耶？将在分肉之间乎？何以致是？其痛之移也，间不及下针，其慉（慉：《甲乙》《太素》均作"蓄"）痛之时，不及定治而痛已止矣，何道使然？

愿闻其故。岐伯答曰：此众痹也，非周痹也。

黄帝曰：愿闻众痹。岐伯对曰：此各在其处，更发更止，更居更起，以右应左，以左应右，非能周也，更发更休也。黄帝曰：善。刺之奈何？岐伯对曰：刺此者，痛虽已止，必刺其处，勿令复起。

帝曰：善。愿闻周痹何如？岐伯曰：周痹者，在于血脉之中，随脉以上，随脉以下，不能左右，各当其所。黄帝曰：刺之奈何？岐伯对曰：痛从上下者，先刺其下以过之，后刺其上以脱之。痛从下上者，先刺其上以过之，后刺其下以脱之。

黄帝曰：善。此痛安生？何因而有名？岐伯对曰：风寒湿气，客于外分肉之间，迫切而为沫，沫得寒则聚，聚则排分肉而分裂也，分裂则痛，痛则神归之，神归之则热，热则痛解，痛解则厥，厥则他痹发，发则如是。帝曰：善。余已得其意矣。

此内不在脏，而外未发于皮，独居分肉之间，真气不能周，故命曰周痹。故刺痹者，必先切循其下之六经，视其虚实，及大络之血，结而不通，及虚而脉陷空者而调之，熨而通之，其瘛坚，转引而行之。黄帝曰：善。余已得其意矣，亦得其事也。九者，经巽之理，十二经脉阴阳之病也。（《灵枢·周痹篇》）

黄帝曰：何以候人之善病痹者？少俞答曰：粗理而肉不坚者，善病痹。黄帝曰：痹之高下有处乎？少俞答曰：欲知其高下者，各视其部。（《灵枢·五变篇》）

黄帝问于岐伯曰：人之血气精神者，所以奉生而周于性命者也。经脉者，所以行血气而营阴阳，濡筋骨，利关节者也。卫气者，所以温分肉，充皮肤，肥腠理，司关阖者也。志意者，所以御精神，收魂魄，适寒温，和喜怒者也。是故血和则经脉流行，营复阴阳，筋骨劲强，关节清利矣。卫气和则分肉解利，皮肤调柔，腠理致密矣。……肾小则脏安难伤；肾大则善病腰痛，不可以俯仰，易伤以邪。肾高则苦背膂痛，不可以俯仰；肾下则腰尻痛，不可以俯仰，为狐疝。肾坚则不病腰背痛；肾脆则苦病消瘅易伤。肾端正则和利难伤；肾偏倾则苦腰尻痛也。（《灵枢·本脏篇》）

雷公曰：小子闻风者，百病之始也，厥逆者，寒湿之起也，别之奈何？黄帝曰：常侯阙中，薄泽为风，冲浊为痹，在地为厥，此其常也，各以其色言其病。（《灵枢·五色篇》）

足阳明之下……，血少气多则肉而善瘃；血气皆少则无毛，有则稀枯悴，善痿厥足痹。

足少阳之上……，血气皆少则无须（应作髯），感于寒湿则善痹，骨痛爪枯也。

凝涩者，致气以温之，血和乃止。其结络者，脉结血不和，决之乃行。（《灵枢·阴阳二十五人篇》）

其脉……，大以涩者，为痛痹。（《灵枢·邪客篇》）

尺肤涩者，风痹也。

诊血脉者，……多黑为久痹。（《灵枢·论疾诊尺篇》）

黄帝曰：余闻气者，有真气，有正气，有邪气。何谓真气？岐伯曰：真气者，所受于天，与谷气并而充身者也。正气者，正风也，从一方来，非实风又非虚风也。邪气者，虚风之贼伤人也，其中人也深，不能自去。正风者，其中人也浅，合而自去，其气来柔弱，不能胜真气，故自去。

虚邪之中人也，洒淅动形，起毫毛而发腠理，其入深，内搏于骨，则为骨痹；搏于筋，则为筋挛；搏于脉中，则为血闭不通，则为痈；搏于肉，与卫气相搏，阳胜者则为热，阴胜者则为寒，寒则真气去，去则虚，虚则寒；搏于皮肤之间，其气外发，腠理开，毫毛摇，气往来行，则为痒；留而不去，则痹；卫气不行，则为不仁。……虚邪之入于身也深，寒与热相搏，久留而内著，寒胜其热，则骨疼肉枯，热胜其寒，则烂肉腐肌为脓，内伤骨，内伤骨为骨蚀。有所疾前筋，筋屈不得伸，邪气居其间而不反，发于筋瘤。有所结，气归之，卫气留之，不得反，津液久留，合而为肠瘤，久者数岁乃成，以手按之柔。已有所结，气归之，津液留之，邪气中之，凝结日以易甚，运以聚居，为昔瘤，以手按之坚。有所结，深中骨，气因于骨，骨与气并，日以益大，则为骨疽。有所结，中于肉，宗气归之，邪留而不去，有热则化而为脓，无热则为肉疽。（《灵枢·刺节真邪篇》）

六者律也，律者，调阴阳四时而合十二经脉，虚邪客于经络而为暴痹者也。故为之治针，必令尖如氂，且员且锐，中身微大，以取暴气。

七者星也，星者人之七窍，邪之所客于经，而为痛痹，舍于经络者也。故为之治针，令尖如蚊虻喙，静以徐往，微以久留，正气因之，真邪俱往，出针而养者也。

八者风也，风者人之股肱八节也，八正之虚风，八风伤人，内舍于骨解腰脊节腠理之间，为深痹也。

故为之治针，必长其身，锋其末，可以取深邪远痹。

七曰毫针，取法于毫毛，长一寸六分，主寒热痛痹在络者也。八曰长针，取法于綦针，长七寸，主取深邪远痹者也。

邪入于阴，则为血痹。（《灵枢·九针论》）

营卫稽留于经脉之中，则血泣而不行，不行则卫气从之而不通，壅遏而不得行。（《灵枢·痈疽篇》）

《神农本草经》

《神农本草经》是我国最早的一部药物学专著，简称《本草经》或《本经》，约成书于秦汉时期（一说战国时期）。本书总结了古代劳动人民在长期医疗实践中关于药物学的成就。

原书记载的痹病名称有：风寒痹、湿痹、风湿痹、风寒湿痹、风湿、肉痹、血痹、寒湿痿痹、周痹、痹气、阴痹、气血痹、风痉痹、内痹、疝瘕痹、历节痛、喉痹、胃痹等。其中气血痹、风痉痹、内痹、胃痹等为《内经》所无。其记载治痹药物共80种（不含喉痹），其中上品药物37种，中品药物27种，下品药物16种（详见中药部分），为治疗痹病奠定了药物学基础。

原文选录

详见第三篇"中药"。

华　佗

华佗（约145~208年），名旉，字元化，沛国谯（今安徽亳县）人，东汉医家。其著作未能传世，后世有托名华佗著《中藏经》。

《中藏经》补充了《内经》有关痹病的病因学说，提出了痹病与七情等因素有关和暑邪致痹及热痹、气痹之说；同时对痹病的含意也加以引伸，如"痹者，闭也，五脏六腑感于邪气，乱于真气，闭而不仁，故曰痹也"，认为痹包括了内中风的证候，如"痹者闭也……或言语謇涩，或半身不遂……或口眼偏斜……"。

原文选录

痹者，风寒暑湿之气中于人脏腑而为也。入腑则病浅易治，入脏则病深难治。而有风痹、有寒痹、有湿痹、有热痹、有气痹，而又有筋、骨、血、肉、

气之五痹也。大凡风寒暑湿之邪入于肝，则名筋痹；入于肾，则名骨痹；入于心，则名血痹；入于脾，则名肉痹；入于肺，则名气痹。感病则同，其治乃异。

痹者，闭也。五脏六腑感于邪气，乱于真气，闭而不仁，故曰痹。病或痛，或痒，或淋，或急，或缓而不能外持，或拳而不能舒张，或行立艰难，或言语謇涩，或半身不遂，或四肢拳缩，或口眼偏斜，或手足欹侧，或能行步而不能言语，或能言语而不能行步，或左偏枯右壅滞，或上不通于下，或下不通于上，或大腑闭塞，或左右手疼痛，或得疾而即亡，或感邪未死，或喘满而不寐，或昏冒而不醒。种种诸证，皆出于痹也。痹者风寒暑湿之气中于人，则使之然也。其于脉候、形证、治疗之法，亦各不同焉。（《中藏经·论痹第三十三》）

气痹者，愁忧思喜怒过多，则气结于上，久而不消则伤肺，肺伤则生气渐衰而邪气愈胜。留于上，则胸腹痹而不能食；注于下，则腰脚重而不能行；攻于左则左不遂；冲于右则右不仁；贯于舌，则不能言；遗于肠中，则不能溺。壅而不散则痛，流而不聚则麻。真经即损，难以医治；邪气不胜，易为痊愈。其脉右手寸口沉而迟涩者是也。宜节忧思以养气，慎喜怒以全真，此最为良法也。（《中藏经·论气痹第三十四》）

血痹者，饮酒过多，怀热大盛，或寒折于经络，或湿犯于荣卫，因而血抟，遂成其咎。故使人血不能荣于外，气不能养于内。内外已失，渐渐消削。左先枯则右不能举，右先枯则左不能伸。上先枯，则上不能制于下，下先枯，则下不能克于上，中先枯，则不能通疏。百证千状，皆失血也。其脉，右手寸心脉结而不流利，或如断绝者是也。（《中藏经·论血痹第三十五》）

肉痹者，饮食不节，膏粱肥美之所为也。脾者肉之本，脾气已失，则肉不荣；肉不荣，则肌肤不滑泽；肌肉不滑泽，则腠理疏，则风寒暑湿之邪易为入。故久不治则为肉痹也。肉痹之状，其先能食而不能充悦，四肢缓而不收持者是也；其右关脉举按皆无力而往来涩者是也。宜节饮食以调其脏，常起居以安其脾，然后依经补泻，以求其愈尔！（《中藏经·论肉痹第三十六》）

筋痹者，由怒叫无时，行步奔急，淫邪伤肝，肝失其气，因而寒热所客，久而不去，流入筋会，则使人筋急而不能行步舒缓也，故曰筋痹。宜活血以补肝，温气以养肾，然后服饵汤丸。治得其宜，

即疾瘳已，不然则害人矣。其脉左关中弦急而数，浮沉有力者是也。（《中藏经·论筋痹第三十七》）

骨痹者，乃嗜欲不节，伤于肾也。肾气内消，则不能关禁，不能关禁，则中上俱乱，则三焦之气痞而不通，三焦痞则饮食不糟粕；饮食不糟粕，则精气日衰；精气日衰，则邪气妄入；邪气妄入则上冲心舌。上冲心舌，则为不语；中犯脾胃，则为不充；下流腰膝，则为不遂；旁攻四肢则为不仁。寒在中则脉迟，热在中则脉数，风在中则脉浮，湿在中则脉濡，虚在中则脉滑。其证不一，要在详明。（《中藏经·论骨痹第三十八》）

张 机

张机（约150~219年），字仲景，南阳郡（今河南南阳）人，东汉时期杰出的医学家。相传曾任长沙太守，故又称"张长沙"。约于公元205年撰成《伤寒杂病论》十六卷，后世厘订为《伤寒论》和《金匮要略》两书。《伤寒杂病论》创六经辨证论治理论体系，为中医临床医学奠定了基础。

仲景在《内经》基础上，进一步发展了痹病的辨证论治理论。在《伤寒论》"太阳病""少阴病"等篇中，零散地提出了痹病的证治；在《金匮要略》中，提出了"历节""血痹""狐惑"等痹病证治。在治疗上认为风湿寒的治疗不外乎祛风、胜湿、温经、逐寒诸法。如治湿痹，内湿盛者当"利小便"，风湿相搏者则当"发其汗"，"湿家身烦痛……发其汗为宜，慎不可以火攻之"。有关痹病的条文分见于《金匮》的"痉湿暍病脉证""中风历节病脉证并治""五脏风寒积聚病脉证并治""趺蹶手指臂肿转筋阴狐疝蛔虫病脉证治"等篇中。另外，还提出了痹病与其类似证的鉴别方法。

原文选录

太阳病，发汗遂漏不止，其人恶风小便难，四肢微急，难以屈伸者，桂枝加附子汤主之。（《伤寒论》62条）

发汗后，身疼痛，脉沉迟者，桂枝加芍药生姜各一两、人参三两新加汤主之。（《伤寒论》20条）

伤寒，医下之，续得下利，清谷不止，身疼痛者，急当救里；后身疼痛，清便自调者，急当救表。救里宜四逆汤，救表宜桂枝汤。（《伤寒论》91条）

病发热头痛，脉反沉，若不差，身体疼痛。当救其里，宜四逆汤。（《伤寒论》92条）

伤寒八九日，风湿相搏，身体疼烦、不能自转侧，不呕不渴，脉浮虚而涩者，桂枝附子汤主之。若其人大便鞕，小便自利者，去桂加白术汤主之。（《伤寒论》174条）

风湿相搏，骨节疼烦，掣痛不得屈伸，近之则痛剧，汗出短气，小便不利，恶风不欲去衣，或身微肿者，甘草附子汤主之。（《伤寒论》175条）

少阴病，身体痛，手足寒，骨节痛，脉沉者，附子汤主之。（《伤寒论》305条）

……清邪居上，浊邪居下，大邪中表，小邪中里，馨饪之邪，从口入者，宿食也。五邪中人，各有法度，风中于前，寒中于暮，湿伤于下，雾伤于上，风令脉浮，寒令脉急，雾伤皮腠，湿流关节，食伤脾胃，极寒伤经，极热伤络。（《金匮要略·脏腑经络先后病脉证第一》）

太阳病，关节疼痛而烦，脉沉而细者，此名湿痹。湿痹之候，小便不利，大便反快，但当利其小便。

风湿相搏，一身尽疼痛，法当汗出而解，值天阴雨不止，医云此可发汗，汗之病不愈者，何也？盖发其汗，汗大出者，但风气去，湿气在，是故不愈也。若治风湿者，发其汗，但微微以欲出汗者，风湿俱去也。

湿家病，身疼发热，面黄而喘，头痛鼻塞而烦，其脉大，自能饮食，腹中和无病，病头中寒湿，故鼻塞，纳药鼻中则愈。

湿家之为病，一身尽疼，发热，身色如熏黄也。

湿家身烦疼，可与麻黄加术汤发其汗为宜，慎不可以火攻之。

病者一身尽疼，发热，日晡所剧者，名风湿。此病伤于汗出当风，或久伤取冷所致也，可与麻黄杏仁薏苡甘草汤。

风湿脉浮身重，汗出恶风者，防己黄芪汤主之。

伤寒八九日，风湿相搏，身体疼烦，不能自转侧，不呕不渴，脉浮虚而涩者，桂枝附子汤主之；若大便坚，小便自利者，去桂加白术汤主之。

风湿相搏，骨节疼烦掣痛，不得屈伸，近之则痛剧，汗出短气，小便不利，恶风不欲去衣，或身微肿者，甘草附子汤主之。

太阳中暍，发热恶寒，身重而疼痛，其脉弦细芤迟，小便已，洒洒然毛耸，手足逆冷，小有劳，

身即热，口开前板齿燥，若发其汗，则其恶寒甚；加温针，则发热甚；数下之，则淋甚。（《金匮要略·痉湿暍病脉证治第二》）

夫风之为病，当半身不遂，或但臂不遂者，此为痹，脉微而数，中风使然。

寸口脉沉而弱，沉即主骨，弱即主筋，沉即为肾，弱即为肝，汗出入水中，如水伤心，历节黄汗出，故曰历节。

盛人脉涩小，短气、自汗出，历节痛，不可屈伸，此皆饮酒汗出当风所致。

少阴脉浮而弱，弱则血不足，浮则为风，风血相搏，即疼痛如掣。

诸肢节疼痛，身体尪羸，脚肿如脱，头眩短气，温温欲吐，桂枝芍药知母汤主之。

病历节不可屈伸，疼痛，乌头汤主之。（《金匮要略·中风历节病脉证并治第五》）

问曰：血痹病从何得之？师曰：夫尊荣人骨弱肌肤盛，重因疲劳汗出，卧不时动摇，加被微风，遂得之。但以脉自微涩，在寸口，关上小紧。宜针引阳气，令脉和紧去则愈。

血痹阴阳俱微，寸口关上微，尺中小紧，外证身体不仁，如风痹状，黄芪桂枝五物汤主之。

人年五六十，其病脉大者，痹侠背行，若肠鸣，马刀侠瘿者，皆为劳得之。

虚劳诸不足，风气百疾，薯蓣丸主之。（《金匮要略·血痹虚劳病脉证并治第六》）

肾著之病，其人身体重，腰中冷，如坐水中，形如水状，反不渴，小便自利，饮食如故，病属下焦，身劳汗出，衣里冷湿，久久得之，腰以下冷痛，腹重如带五千钱，甘姜苓术汤主之。（《金匮要略·五脏风寒积聚病脉证并治第十一》）

皇甫谧

皇甫谧（215~282年），幼名静，字士安，自号玄晏先生，安定朝那（今甘肃平凉）人。魏晋间著名医家。公元259年撰《针灸甲乙经》，对先秦两汉针灸学成就作了系统总结。

皇甫谧在前人治痹经验的基础上，根据自己的临床实践，创新和发展了针灸治痹的内容。

原文选录

（黄帝问）曰：或有一脉生数十病者，或痛、或瘫、或热、或痉、或痹不仁，变化无有穷时，其故何也？（岐伯对）曰：此皆邪气之所生也。曰：人有真气，有正气、有邪气，何谓也？曰：真气者，所受于天，与水谷气并而充身者也。正气者，正风从一方来，非虚风也。邪气者，虚气也，虚风之贼伤人也。其中人也深，不得自去。正风之中人也浅，而自去。其气柔弱，不能真气，故自去。虚邪之中人也，悽索动形，起毫毛，而发腠理，其入深，内薄于骨则为骨痹，薄于肉中，与卫气相薄，阳胜则为热，阴盛则为寒。寒则其气去，去则虚，虚则寒薄于皮肤，其气外发，腠理开，毫毛摇，毛往来微行则为痒，气留而不去故为痹，卫气不去则为不仁。

……厥痹者厥气上及腹，取阴阳之路，视主病者泻阳补阴经也。风痹注病，不可已者，如履薄冰，时如入汤，中股胫淫乐烦心，头痛时呕，时闷眩以汗出，久则目眩，悲以喜怒，短气少乐，不出三年死。足髀不可举，侧而取之在枢阖中，以员利针，大针不可。膝中痛，取犊鼻以员利针，针发而间之针如氂，刺膝无疑。

嗜卧身体不能动摇，大温，三阴络主之。骨痹烦满，商丘主之。足下热痛，不能久坐，湿痹不能行，三阴交主之。膝内廉痛引髌，不可屈伸，连腹，引咽喉痛，膝关主之。痹胫重足跗不收，跟痛，巨虚下廉主之。胫痛足缓失履，湿痹足下热不能久立，条口主之。胫苕苕痹膝不能屈伸，不可以行，梁丘主之。膝寒痹不仁，不可屈伸，髀关主之。肤痛痿痹，外丘主之。膝外廉痛，不可屈伸，胫痹不仁，阳关主之。髀痹引膝股外廉痛，不仁筋急，阳陵泉主之。寒气在分肉间，痛上下，痹不仁，中渎主之。髀枢中痛，不可举，以毫针寒留之，以月生死为痏数。立已，长针亦可。腰胁相引痛急，髀筋瘈胫痛不可屈伸，痹不仁，环跳主之。风寒从足小趾起，胫痹上下滞胸胁，痛无常处，至阴主之。足大指搏伤下车挃地通背指端伤为筋痹，解溪主之。（《针灸甲乙经·阴受痹发痹》）

肩痛不可举，天容及秉风主之。肩背痹痛，臂不举，寒热凄索，肩井主之。肩肿不得顾，气舍主之。肩背痹不举，血瘀肩中，不能动摇，巨骨主之。肩中热，指臂痛，肩髃主之。肩重不举，臂痛，肩髎主之。肩重、肘臂痛不可举，天宗主之。肩胛中痛，而寒至肘，肩外腧主之。肩胛周痹，曲垣主之。肩痛不可举，引缺盆痛，云门主之。肘痛，尺泽主之。臂瘘引口，中寒颏肿，肩痛引缺盆，商阳主之。肩肘中痛，难屈伸，手不可举重，腕急，曲池主之。肩肘节酸重，臂痛不可屈伸，肘髎主之。肩痛不能自举，汗不出，颈痛，阳池主之。肘中濯濯，臂内廉痛，不可及头，外关主之。肘痛引肩不可屈伸，振寒热，颈项肩背痛，臂痿痹不仁，天井主之（《千金》云肩内麻木）。肩不可举，不能带衣，清冷渊主之。肘臂腕中痛，颈肿不可以顾，头项急痛，眩，淫泺，肩胛小指痛，前谷主之。肩痛不可自带衣，臂腕外侧痛不举，阳谷主之。臂不可举，头项痛，咽肿不可咽，前谷主之。肩痛欲折，臑如拔，手不能自上下，养老主之。肩背头痛时眩，涌泉主之。（《针灸甲乙经·手太阴阳明太阳少阳脉动发肩背痛肩前臑皆痛肩似拔第五》）

巢 元 方

巢元方（550~630年），隋代医家，曾任太医博士，太医令。隋大业六年（610年），奉诏主持编写《诸病源候论》五十卷。此书是我国第一部关于疾病病因证候学的专著。

《诸病源候论》对痹病症候的描写与《内经》雷同。对于痹病病因、病机和分类均作了较详细的论述。强调了痹病的病因是由于人体虚弱，风寒湿邪乘虚而入。在痹病分类上提出了"风湿痹"这一新的概念；并首倡"顽痹"之说。将风湿寒性肌肉、关节痛分成风重证、湿重证、寒重证、风湿证、寒湿证五种类型。另外，在"风曳候""贼风候""风痹手足不随候""风身体疼痛候"等篇中，分别对五体痹的症状和病因、病机作了阐发。该书的养生导引部分，还收集了许多治痹的导引方法，有一定参考价值。

原文选录

风寒湿三气合而为痹，其三气时来，亦有偏多偏少，而风湿之气偏多者名风湿痹也。人腠理虚者，则由风湿气伤之，搏与血气，血气不行则不宣，真邪相击，在于肌肉之间，故其肌肤尽痛。然诸阳之经，宣行阳气，通与身体风湿之气客在肌肤，初始为痹。若伤诸阳之经，阳气行则迟缓，而机关弛纵筋脉不收摄，故风湿痹而复身体手足不遂也。（《诸病源候论·风湿痹身体手足不随候》）

风寒湿三气合而为痹，风多者为风痹。风痹之状，肌肤尽痛，诸阳之经尽起于手足而循行于身体。风寒之客肌肤，初始为痹，后伤阳经，随其虚处而停滞，与血气相搏，血气行则迟缓，使机关弛纵，故风痹而复手足不随也。其汤熨针石别有正方。补养宣导。（《诸病源候论·风痹手足不随候》）

风湿痹病之状，或皮肤顽厚，或肌肉酸痛，风寒湿三气杂至合而成痹，其风湿气多而寒气少者为风湿痹也。由血气虚则受风湿而成此病。久不瘥，入于经络，搏于阳经，亦变令身体手足不遂，其汤熨针石，别有正方。（《诸病源候论·风湿痹候》）

风湿者，是风气与湿气共伤于人也。风者八方之虚风，湿者，水湿之蒸也。若地下湿，复少霜雪，其山水气蒸，兼值暖腲退，人腠理开，便受风湿。其状令人懈惰，精神昏愦，若经久亦令人四肢缓纵不随。入脏则音痖，口舌不收，或脚痹弱变成脚气。其汤熨针石别有正方。（《诸病源候论·风湿候》）

痹者，风寒湿三气杂至合而为痹，其状肌肉顽厚或疼痛。由人体虚，腠理开故受风邪也。……其以春遇痹者为筋痹，则筋屈；筋痹不已又遇邪者，则移入肝，其状被卧则惊，饮多小便数。夏遇痹者为脉痹，则脉涣不流，令人痿黄；脉痹不已，又遇邪者，则移入心，其状心下鼓，气暴上，逆喘不通，嗌干喜噫。仲夏痹为心肌痹，肌痹不已后遇邪者则移入脾，其状四肢懈惰，发咳呕汁。秋遇痹者为皮痹，则皮肤无所短。皮痹不已又遇邪，则移入于肺，其状气奔痛。冬遇痹者为骨痹，则骨重不可举，不随而痛。骨痹不已，又遇邪则移入于肾，其状喜胀，诊其脉大而涩者为痹，脉来急者为痹。（《诸病源候论·风痹候》）

历节风之状，短气自汗出，历节疼痛不可忍，屈伸不得是也。由饮酒腠理开，汗出当风所致也。亦有血气虚受风邪而得之者，风历关节与血气相搏交攻疼痛，血气虚则汗也，风冷搏于筋则不可屈伸为历节风也。（《诸病源候论·历节风候》）

风身体痛疼者，风湿搏于阴阳故也。阳气虚者，腠理易开而为风湿所折，使阳气不得发泄，而与风湿相搏于分肉之间相击故疼痛也。诊其脉浮而紧者，则身体疼痛。（《诸病源候论·风身体疼痛候》）

血痹者，由体虚邪入于阴经故也。血为阴，邪入于血而痹，故为血痹也。其形状体如被微风所吹，此由服药之人，骨弱肌肤盛，因疲劳汗出卧不时动摇，肤腠开为风所侵也。诊其脉自微涩，在寸口而关上小紧，血痹也。宜可针引阳气，令脉和紧则去。（《诸病源候论·血痹候》）

肾主腰脚，肾经虚损，风冷乘之故腰疼也。又邪客于足少阴之络，令人腰痛引少腹，不可以仰息。诊其尺脉沉，主腰背痛，寸口脉弱，腰背痛，尺寸俱浮，直下，此为督脉腰强痛。

凡腰痛病有五：一曰少阴，少阴肾也，十月万物阳气伤，是以腰痛。二曰风痹，风寒者腰是以痛。三曰肾虚，役用伤肾，是以痛。四曰臀腰，坠堕伤腰，是以痛。五曰浸卧湿地，是以痛。（《诸病源候论·腰痛候》）

肾主腰脚，而三阴三阳十二经八脉，有贯肾络于腰脊者。劳损于肾，动伤经络，又为风冷所侵袭，血气击搏，故腰痛也。阳病者不可俛，阴病者不可仰，阴阳俱受邪者，故令腰痛而不能俛仰。又云：伸两足两手，著足五指上愈，腰折不能抵著，唾血久疼愈。（《诸病源候论·腰痛不得俛仰候》）

劳伤肾气，经络既虚或因卧湿当风，而风湿乘虚搏于肾，肾经与血气相搏而腰痛，故云风湿腰痛。（《诸病源候论·风湿腰痛候》）

夫腰痛皆由伤肾气所为，肾虚受于风邪，风邪停积于肾经，于气血相击，久而不散故久腰痛。（《诸病源候论·久腰痛候》）

肾主腰脚，肾经虚则受风邪，内有积水，风水相搏，浸积于肾，肾气因著，不能宣通，故令腰痛，其病状身重腰冷，腹重如带五千钱，如生于水，形状如水，不渴、小便自利，饮食如故，久久变为水病，肾湿故也。（《诸病源候论·肾著腰痛候》）

肾气不足，受风邪之所为也，劳伤则肾虚，虚则受於风冷，风冷与真气交争，故腰足痛。（《诸病源候论·腰脚疼痛候》）

注者，住也，言其病连滞停住，死又注易旁人也。凡人血气虚，为风邪所伤，初始客在皮肤，后又重遇气血劳损，骨髓空虚，遂流注停滞。令人气血减耗，肌肉消尽，肌肉骨髓间时噏噏而热，或濈濈汗出，柴瘦骨立，故谓之骨注。（《诸病源候论·骨注候》）

凡有人风寒湿三气合而成痹也，湿痹者是湿多也，名为湿痹，湿痹之状，四肢或缓或急，骨节疼痛，邪气来往，连注不差，休作无度，故为湿痹注。（《诸病源候论·湿痹注候》）

孙思邈

孙思邈（约581~682年），京兆华原（今陕西耀县）人，唐代杰出的医药学家，世称孙真人或孙处士。少时善谈老庄，通百家说，兼好佛经典，因幼遭风疾，刻意学医。唐太宗、高宗曾多次征名，均固辞不就。公元652年撰成《备急千金要方》三十卷，30年后（682年）又撰成《千金翼方》三十卷。埋头医药学研究80年，躬身医疗实践，对我国医学发展有承先启后的重大贡献。

孙思邈在《备急千金要方》中将痹病列入"诸风门"，《千金翼方》中有关痹病的论述散在于卷之十五、十七关于虚劳、诸风等病的论治中。孙氏对痹病从理论到选方用药都有新的见解，特别是对历节风，提出了"著人久不治者，令人骨节蹉跌……此是风之毒害者也"，为后世治疗痹病用祛风、解毒之药奠定了理论基础。治疗上孙氏总结了前人治痹方药及疗法，如汤、散、酒剂、膏摩、针灸等。对于热毒流入四肢历节肿痛者，主张用犀角汤。另外孙氏将五体痹、五脏痹、五脏风同归于"六极"门下，强调了痹病由"痹"到"极"，由实到虚的演变发展过程。

原文选录

诸痹由风寒湿三气，并客于分肉之间，迫切而为沫，得寒则聚，聚则排分肉。肉裂则痛，痛则神归之，神归之则热，热则痛解，痛解则厥，厥则他痹发，发则如是。此内不在脏，而外未发于皮肤，居分肉之间，真气不能周，故为痹也。其风最多者，不仁则肿为行痹，走无常处。其寒多者为痛痹。其湿多者则为著痹。冷汗濡但随血脉上下，不能左右去者，则为周痹也。痹在肌中更发更止，左以应左，右以应右者，为偏痹也。夫痹，其阳气少而阴气多者，故令身寒从中出，其阳气多而阴气少者，则痹且热也。

诸痹风胜者则易愈，在皮间亦易愈，在筋骨则难痊也。久痹入深，令荣卫涩，经络时疏则不知痛。

论曰：风筋极者主肝也。肝应筋，筋与肝合，肝有病从筋生。又曰以春遇病为筋痹，筋不已，复感于邪，内舍于肝，则阳气入于内阴气出于外，若阴气外出，出则虚；虚则筋虚。筋虚则善悲，色青苍白见于目下，若伤寒则筋不能动，十指爪皆痛数好转筋，其源以春甲乙日得之伤风。风在筋为肝虚风也。若阳气内发，发则实。实则筋实，筋实则善怒。嗌乾伤热则咳，咳则胁下痛不能转侧，又脚下满痛，故曰肝实风也。

治筋虚极，筋痹好悲思、颜色苍白，四肢虚极，脚手拘挛，伸动缩急，腹中转痛，五加酒方。

治筋虚极，则筋不能转，十指爪皆痛数转筋，或交接过度，或病未平复交接，伤气内筋绝。舌卷唇青引挛缩胻脉疼急。腹中绞痛，或便欲绝，不能饮食。(《备急千金要方·诸风》)

五劳者，一曰志劳，二曰思劳，三曰心劳，四曰忧劳，五曰疲劳。即生六极：一曰气极，气极令人内虚，五脏不足，外受邪气，多寒湿痹，烦满吐逆，惊恐头痛。二曰血极，血极令人无色泽，恍惚喜忘，善惊少气，舌强喉干，寒热不嗜食，苦睡眩冒，喜嚏。三曰筋极，筋极令人不能久立，喜倦，拘挛，腹胀，四肢筋骨疼痛。四曰骨极，骨极令人酸削，齿不坚牢，不能动作，厥逆，黄疸消渴，痛肿疽发，膝肿疼痛，浮肿如水状。五曰精极，精极令人无发，发肤枯落，悲伤喜忘，意气不行。六曰肉极，肉极令人发疰。……五劳六极七伤，七气积聚变为病者，甚则令人得大风，缓急。湿痹不仁，偏枯筋缩，四肢拘挛，关节隔塞，经脉不通，便生百病。(《千金翼方·叙虚损论第一》)

王焘

王焘（670~755年），陕西郿县人，唐代医学家。公元八世纪初，他在国家藏书馆——弘文馆任职长达二十余年，系统地收集了盛唐以前的经验医方，计古方五六十家，近著数千万卷，于唐天宝十一年（752年）著成《外台秘要》，可惜原书已亡佚。明代新安程敬通订梓，曰：次书肇集于唐，再镌于宋，自元迄今（明）未有刻板。歙西槐塘经余居藏板。清同治甲戌（1874年），广东翰墨园据日本平安养寿院复经余居本重刊。

原文选录

白虎病者，大都是风寒暑湿之毒，因虚所致，将摄失理，受此风邪，经脉结滞，血气不行，蓄于骨节之间，或在四肢，肉色不变，其疾昼静而夜发，发则彻髓，痛如虎之咬，故名白虎之病也。

病源肾主腰脚，肾经虚损，风冷乘之，故腰痛也。又邪客于足少阴之络，令人腰痛引少腹，不可仰息。(《外台秘要》)

王怀隐

王怀隐（约925~997年），宋州睢阳（今河南商丘）人，宋代医家。精通医药。曾为尚药奉御，奉诏编纂《太平圣惠方》一百卷，公元992年成书。

《太平圣惠方》各部首列《诸病源候论》条文，次述方药，保存了部分珍贵医籍资料。书中首倡"白虎历节风"之说。该书收录疗腰脚疼痛、虚劳筋急、脚气痹挛、腰脚冷痹、虚劳痿痹、历节风、走注疼痛、心痹等治痹方417首，为前人处方用药的一大总结。

原文选录

详见第四篇"处方"。

窦材

窦材（约1076~1146年），祖籍真定（今河北正定），山阴（今浙江绍兴）人，宋代医家。1146年撰成《扁鹊心书》。

《扁鹊心书》首次提出了"痹病"概念，认为"痹者，气血凝闭而不行，留滞于五脏之外，合而为病"。根据痹病的发病机制，拟定了"凡治痹，非温不可"的治疗大法，所以治痹多用灸法；认为经临床验证，"汤药不效，惟此法最速"。

原文选录

扁鹊灸法　涌泉二穴，在足心宛宛中。治远年脚气肿痛，或脚心连胫骨痛，或下粗腿肿，沉重少力，可灸此穴五十壮。

腰俞二穴，在脊骨二十一椎下。治久患风腰痛，灸五十壮。

窦材灸法　腰足不仁，行步少力，乃房劳损肾，以至骨痿。急灸关元五百壮。

中年以上之人，腰腿关节作痛，乃肾气虚惫也。风邪所乘之证。灸关元三百壮。若服辛温除风之药，则肾水愈涸难救。

腿胻间发赤肿，乃肾气风邪着骨，恐生附骨疽，灸关元二百壮。

寒湿腰痛，灸腰俞穴五十壮。

行路忽上膝及腿如锥，乃风湿所袭于痛处，灸三十壮。

脚气少力，或顽麻疼痛，灸涌泉穴五十壮。

痹病

风湿寒三气，合而为痹。走注疼痛，或臂腰足膝拘挛，而肘牵急，乃寒邪凑于分肉之间也。方书谓之白虎历节风。治法于痛处灸五十壮，自愈。汤药不效，惟此法最速。若轻者不必灸，用草乌末二两，白面二钱，醋调成稀糊，摊白布上，乘热贴患处，一宿而愈。痹者，气血凝闭而不行，留滞于五脏之外，合而为病。又邪入于阴则为痹。故凡治痹，非温不可。方书皆做实治，然属虚者亦颇不少。（《扁鹊心书》）

许 叔 微

许叔微（1079~1154年），字知可，真州白沙（今江苏仪征）人，宋代医家。曾任集贤院学士，故有"许学士"之称。研究《伤寒》颇有建树，著述较多。晚年将平生应用的验方和医案，整理编写成《类证普济本事方》，又名《普济本事方》或《本事方》，南宋绍兴二年（1132年）刊行。

《普济本事方》卷第三，设有"风寒湿痹白虎历节走注诸病"专篇，共载十五首方，以治疗风寒湿痹、五体痹、白虎历节、走注疼痛诸证。这十五首方是：续断圆、增损续断圆、川乌粥、薏苡仁散、芎附散、麝香圆、麻黄散、茵芋圆、牛蒡子散、萆麻法、柏叶散、绿灵散、趁痛圆、乌头圆。每方皆阐明适应范围，注明出处，详述诸药炮制及制作和服用方法。从剂型看，丸剂、散剂各占2/5，其他剂型如粥剂等占1/5。药证合拍，机圆法活，切合临床。

原文选录

详见第四篇"处方"。

刘 完 素

刘完素（1110~1200年），字守真。河间（今河北省河间县）人，故后人径称刘河间。生活在北宋末年和金朝前期，为金元四大家之首，"寒凉派"

代表人物。著有《素问要旨论》《素问玄机原病式》《素问病机气宣保命集》《伤寒直格》《黄帝素问宣明论方》《三消论》等。在其论著中，提出了不少独创性的学术见解，尤其强调火热同风湿燥诸气的联系，对病机制论作了精辟的阐述。

原文选录

夫痛者，经脉流行不止，环周不休，寒气入经而稽迟，血泣凝而不行，客于脉外血少，客脉中气不通，故卒然而痛，其痛者卒然而止，或痛甚而不休，或痛甚而可按，或按之而痛止，或按之而无益，或喘痛动应手，或与心背相引而痛，或胁肋与少腹相引而痛，或腹痛，或引阴股宿昔而成疾，或卒然骨痛死不知人事而少间复生，或痛而闭不通者，诸痛各不同形。经曰：寒气客于脉外则脉寒，脉寒则绻缩，绻缩则脉绌，脉绌急则外引小腹，卫气不得通流，故卒然而痛，得炅则痛止。寒气客于经脉之中，相搏则脉满，满则血气乱，故痛而不可按。寒气客于肠胃之间膜原之下，血不得散，小腹急引故痛，按之血气散，痛乃止也。胁肋痛者，寒气客于厥阴之络脉也。背与心相引痛者，寒气客于背俞之脉，注于心，相引痛。寒气客于阴股，血泣在小腹相引痛。卒然而痛死者，寒气客于五脏，厥逆上壅，阴气竭阳气未入，故卒然痛死，气复反则生矣。视其五色，黄赤为热，白青则为寒，青黑为痛。经曰：感虚乃陷下，其留于筋骨之间，寒多则筋挛骨痛，热则骨弛肉消，但痛痒、疮疡、痈痛、肿血聚者，皆属心火热也，不可一例伤寒。凡治痛者，先察本，次明经络，病部虚实，用药无误矣。（《黄帝素问宣明论方·诸痛门·总论》）

《圣济总录》

《圣济总录》是宋代御纂医学巨著之一，成书于1111~1117年，在所献民间医方结合"内府"所藏秘方的基础上整理汇编而成。其中卷第十九、第二十为痹证门，把痹病分为五体痹、五脏痹、痛痹、著痹、行痹、周痹、痹气、热痹等类型；首次把痹病与虚劳分开，把六极正式列入"虚劳"门。对每一种痹悉遵经旨，先述大意，言明治法、次列证候，方剂及用法。所选方剂多达140多个，是现存的最早、最多而又最系统的痹病文献。另外，卷

第十"历节风""中风百节疼痛""风身体疼痛""风起注疼痛""白虎风""风腰脚疼痛"的论治内容，也属于痹病的范畴。

原文选录

风湿痹者……盖由真气虚弱，为风湿所袭，久不差，入于经络，搏于阳经……。

皮痹不已，复感于邪，内舍于肺，是为肺痹。其候胸背痛甚，上气，烦满，喘而呕是也。

当秋之时，感于三气则为皮痹，盖正言其时之所感者尔，固有非秋时而得之者（《圣济总录·痹证门》）

腰痛统论 论曰腰痛有五：一者阳气不足，足少阴气衰，令人腰痛；二风寒著腰，风痹腰痛；三肾虚劳役，伤肾腰痛；四坠堕伤腰，名以腰痛；五寝卧湿地腰痛。凡此皆本于伤肾，盖肾主腰脚，肾伤则腰痛也。内经云：腰者肾之府，转摇不能，肾将惫矣。

腰痛 论曰：腰者一身之要，屈伸俯仰，无不由之。或风寒所客，或肾气伤损，使筋脉拘急，动摇转侧不得，故腰痛也。

卒腰痛 论曰：卒腰痛者，谓气脉凝滞，经络壅涩或举动伤腰，故卒腰痛也。宜通行气脉，调顺经络，平补肾脏，则病可愈。

风湿腰痛 论曰：夫肾气虚弱，风寒气著于腰间，则令腰痛。盖腰为肾府，肾经留滞，风湿不得发散，注于腰脚，故起坐立行皆痛，甚则浮肿，故名风湿腰痛。

腰痛强直不得俯仰 论曰：腰为肾之腑，足少阴肾之经也。其脉贯脊属肾抵腰。劳伤之人，肾气既衰，阳气不足，寒湿内攻，经络拘急，所以腰髋强直而痛，不能俯仰也。

腰脚冷痹痛 论曰：痹之为病，在骨则重，在皮则寒，在肉则不仁，在筋则屈而不伸，在脉则血凝而不流，腰脚得之谓之冷痹。痛亦由风寒湿气杂合而成也，盖肾主腰脚，其经为寒邪冷气所客，注于腰脚，则膝胫髀胻腰脊冷痛，肌肉不仁，而腰脚俱痛也。（《圣济总录纂要·腰痛门》）

论曰：饮天和食地，德皆阴阳也。然阳为气，阴为血，气为卫，血为荣，气卫血荣，通贯一身，周而复会，如环无端，岂郁闭而不流哉。夫惟动静居处失其常，邪气乘间曾不知觉，此风寒湿三气所以杂至合而为痹。浅则客于肌肤，深则留滞碍而有

著，虽异状殊态，然即三气以客之，则所谓痹者可得而察矣。且痹害于身其为疾也，初若无足治，至其蔓而难图则偏废弗举，四体不随，皆自诒伊戚者也，不可不慎哉。

痛痹 论曰：寒气胜者为痛痹。夫宜通而塞，则为痛。痹之有痛，以寒气经而稽，迟泣而不行也。痛本于寒气偏胜，则阳气少阴气多，与病相益。治宜通引荣卫，温润经络，血气得温则宣流自无壅塞矣。

著痹 论曰：内经谓湿气胜者为著痹，地之湿气，感则害人皮肉筋脉。盖湿，土也，土性重缓，荣卫之与湿俱留，并以湿胜则著而不移也。其证多汗而濡者，以阴气胜也，治宜除寒湿。

行痹 论曰：内经谓风寒湿三气杂至合而为痹，其风气胜者为行痹。夫气之在人本自流通，所以痹者，风寒湿三气合而为病。然三气之中，各有阴阳。风为气善行数变，故气胜则为行痹。其证上下左右无所留止，随其所至气血不通是也。治法虽通行血气，宜多以治风之剂。

皮痹 论曰：风寒湿三气杂至合而为痹，以秋遇此者为皮痹。盖肺主皮毛，于五行为金，于四时为秋，当秋之时，感于三气，遂为皮痹。盖正言其时之所感者尔，固有非秋时而得之者，皮肤不营而为不仁，则其证然也。

肌痹 论曰：风寒湿三气杂至合而为痹，以至阴遇此者则为肌痹。其状皮肤弗营，肌肉着痹而不仁是也。

血痹 论曰：血痹之状，形体肌肤如被微风所吹者是也。盖血为阴，邪入于血而痹，故谓之血痹，宜先针引阳气，后以药之。

脉痹 论曰：血性得温则宣流，得寒则凝涩，涩不行，则皮毛萎悴，肌肉着痹。内经谓：风寒湿三气杂至合而为痹。又曰：夏遇此者为脉痹，痹则血凝不流可知也。

筋痹 论曰：经谓：风寒湿三气杂至合而为痹。又曰：以春遇此者为筋痹。其状拘急，屈而不伸是也。筋痹不已，复感于邪，内舍于肝，是为肝痹。其状夜卧则惊，饮多数小便，上为引如怀。盖淫气乏竭，痹聚在肝，治法以筋痹为先，筋痹既平，则邪弗入于肝矣。

骨痹 论曰：经谓人有寒，汤火不能热，厚衣不能温，然不冻栗。是人者素肾气胜，以水为事，太阳气衰，肾脂枯不长，一水不能胜两火。肾者

水也，而生于骨，肾不荣则髓不能满，故寒甚至骨也，所以不能冻栗。肝一阳也，心二阳也，肾孤脏也，一水不能胜二火，不能冻栗，病名曰骨痹，是人当挛节也。夫骨者肾之余，髓者精之所充也。肾水流行则髓满而骨强迫。夫天癸亏凝涩则肾脂不长，肾脂不长则髓涸而气不行，骨乃痹，而其证内寒也。虽寒不为冻栗，则以肝心二气为阳火，一水不能胜之，特为骨寒而已，外证当挛节，则以髓少而筋燥，故挛缩而急也。

周痹　论曰：黄帝针灸经谓周痹者在于血脉之中，随脉以上，随脉以下，不能左右各当其所。夫风湿寒之为痹，本痹而不通，今乃能周身上下者，以其邪中于血脉之间，与脉流通，随气上下升降无碍也。

痹气　论曰：《内经》谓：人身非衣寒也，中非有寒气也，寒从中生者何是。人多痹气也，阳气少阴气多，故寒如从水中出。夫阳虚生外寒，阴盛生内寒，人身阴阳偏胜，则自然生寒热，不必外伤于邪气也。痹气内寒者，以气痹而血不能运，阳虚而阴自胜也。血凝泣而脉不通，故其证身寒如水中出也。

热痹　论曰：内经于痹论有云：其热者阳气多阴气少，阳遭阴故为热痹。盖腑脏壅热复遇风寒湿之杂至，客搏经络留而不行，遭其阴故着痹，着热而闷也。（《圣济总录纂要·诸痹统论》）

余见第四篇"处方"。

陈　言

陈言（1131~1189年），字无择，浙江省青田县人，宋代医家。其所著《三因极一病证方论》成书于1174年。

原文选录

夫腰痛，虽属肾虚，亦涉三因所致。在外则脏腑经络受邪，在内则忧思恐怒，以至房劳坠堕，皆能致之。方书五种之说，未为详论。但去世逾远，文籍简脱，难以计论。虽是缺文，不可弃置。随其有无，提其纲目。庶几后学以类推寻，为治疗之典据耳。

外因腰痛论　太阳腰痛，引项脊尻背如重状。阳明腰痛，不可以顾，顾则如有所见，善悲。少阳腰痛，如针刺其皮，循循然，不可俯仰，不可以

顾。太阴腰痛，烦热，腰下如有横木居其中，甚则遗溲。少阴腰痛，痛引脊内。厥阴腰痛，腰中强急，如张弓弩状。此举六经以为外因治备。大抵太阳少阴多中寒，少阳厥阴多中风热，太阴阳明多燥湿，以类推之。当随脉别，其如经中有解脉、散脉。同阴会阴、阳维衡络、直阳飞阳、昌阳肉里、尻交等穴，皆不出六经流注。但别行，各有所生，不欲繁引。请寻《内经·刺腰痛论》，以备明之。准此，从所因汗下施治。

内因腰痛论　失志伤肾，郁怒伤肝，忧思伤脾，皆致腰痛者。以肝肾同系，脾胃表里，脾滞胃闭，最致腰痛。其证虚羸不足，面目黛黑，远行久立，力不能尽，失志所为也。腹急，胁胀，目视𥇦𥇦，所求不得，意淫于外，宗筋弛纵，及为白淫，郁怒所为也。肌肉濡渍，痹而不仁，饮食不化，肠胃胀满，闭坠腰胁，忧思所为也。准此，从内所因调理施治。

不内外因腰痛论　肾着腰痛，腰冷如水，身重，不渴，小便自利，食饮如故。腰以下冷，重如带五千钱，因作劳汗出，衣里冷湿，久久得之。腰痛者，伛偻肿重。引季胁痛，因于坠堕恶血流滞，及房劳疲力，耗竭精气，致腰疼痛。准此，从不内外因补泻施治。（《三因极一病证方论·叙腰痛论》）

夫风湿寒三气杂至，合而为痹。虽曰合痹，其用自殊。风胜则为行痹，寒胜则为痛痹，湿胜则为着痹。三气袭人经络，入于筋脉、皮肉、肌肤，久而不已，则入五脏。凡使人烦满，喘而吐者，是痹客于肺。烦心、上气、嗌干、恐噫、厥胀满者，是痹客于心。多饮，数小便，小腹痛如怀妊，夜卧则惊者，是痹客于肝。善胀，尻以代踵，脊以代头者，是痹客于肾。四肢解堕、发咳呕汁，上为大塞者，是痹客于脾。又有肠痹者，数饮而小便不利，中气喘急，时发飧泄。又胞痹者，小腹按之内痛，若沃以汤，涩于小便，上为清涕。又六腑各有俞，风寒湿中其俞，而食饮应之，故循俞而入，各舍其腑。治之，随其腑俞，以施针灸之法，仍服逐风湿寒发散等药，则病自愈。大抵痹之为病，寒多则痛，风多则行，湿多则着，在骨则重而不脸，在脉则血凝不流，在筋则屈而不伸，在肉则不仁，在皮则寒，逢寒则急，逢热则纵。又有血痹，以类相从。（《三因极一病证方论·叙痹论》）

夫历节，疼痛不可屈伸，身体尪羸，其肿如脱，其痛如掣，流注骨节，短气自汗，头眩，温温

欲吐者，皆以风湿寒相搏而成。其痛如掣者，为寒多。肿满如脱者，为湿多。历节黄汗出者，为风多。顾病源所载，饮酒当风，汗出入水，遂成斯疾。原其所因，虽涉风湿寒，又有饮酒之说，自属不内外因。亦有不能饮酒而患此者，要当推求所因。分其先后轻重为治，久而治，令人骨节蹉跌，变为癫病，不可不知。

腰痛治法 独活寄生汤 夫腰痛，皆由肾气虚弱，卧冷湿地当风所得，不时速治，喜流入脚膝，为偏枯、冷痹、缓弱、疼重，或腰痛挛，脚重痹，宜急服此。（《三因极一病证方论·历节论》）

夫风为天地浩荡之气，正须则能生长万物，偏邪则伤害品类。人或中邪风，鲜有不致毙者。故入脏则难愈。如其经络空虚而中伤者，为半身不遂，手脚瘫痪，涎潮昏塞，口眼㖞斜，肌肤不仁，痹瘁挛僻。随其脏气，所为不同。或左或右，邪气反缓，正气反急。正气引邪，㖞僻不遂。盖风性紧暴，善行数变。其中人也卒，其眩人也晕。激人涎浮，昏人神乱，故推为百病长。圣人先此以示教。大医编集，所以首论中风也。然四气皆能中人，在证亦有缓纵挛急搐溺痹瘁奄忽不知人者，不可不以脉别。故论曰，寒热诸痹所有证候，皆如风状，须得脉别可也。要知脉浮则为风，紧则为寒，细则为湿，数则为热。外证走注自汗则为风，疼痛无汗则为寒，缓弱热顽则为暑，停着肿满则为湿。随其并合，尤宜历辨。唯详其所因，合以脉诊。在络在经，入腑入脏，依而调之，乃可为治。（《三因极一病证方论·叙中风论》）

中湿者，脉沉而细，微缓，以湿溢人肌。肌浮，脉则沉细。夫湿者，在天为雨，在地为土，在人脏为脾。故湿喜归脾，脾虚喜中湿。故曰，湿流关节。中之，多使人膜胀。四肢关节，疼痛而烦。久则浮肿，喘满，昏不知人。挟风，则眩晕呕哕。兼寒，则挛拳掣痛。治之不得猛发汗及灼艾。泄泻惟利小便为佳。故论云，治湿不利小便，非其治也。大汗大下皆死。（《三因极一病证方论·叙中湿论》）

王执中

王执中（1140~1207年），字叔权，东嘉（今浙江温州一带）人，南宋著名针灸学家。任峡州教授时著《既效方》，今佚。1165年撰成《针灸资生经》七卷。

《针灸资生经》以痹病为目，详论选用穴位及其主治证候，和针灸治疗风痹，臂肘痛、肩痹痛，足麻痹不仁等痹病的方法，并强调了灸法在治疗中的重要作用。

原文选录

风痹 天井治惊悸瘈疭，风痹臂肘痛，提物不得（铜）。肩井治风痹手臂不举，肩中热痛。尺泽治风痹肘挛，手臂不举。消泺治寒热风痹，项痛肩背急。膝关治风痹，膝内痛引髌，不可屈伸，喉咽痛。跗阳治痿厥风痹，头重颇痛、髀枢股胻痛、瘈疭、风痹不仁，时有寒热，四肢不举。阳铺、阳关治风痹不仁。委中治风痹。少海疗风痹。委中、下廉疗风湿痹。环跳治冷风湿痹，治卒病肉痹不知人。

肩痹痛（不仁不举） 天井主肩痛、痿痹不仁，不可屈伸，肩肉麻木。曲垣主肩甲周痹。肩贞、肩髃、关冲主肩中热，头不可顾。曲池、天髎主肩重痛不举。清冷泉、阳谷主肩不举，不得带衣。天井疗肘痛引肩，不屈伸。肩外俞治肩痹。曲垣治肩痛周痹。

两肩头冷痛，尤不可忽。予屡见将中风人臂骨脱曰，不与肩相连接，多有治不愈者。要之才觉肩上冷疼，必先灸肩髃等穴，毋使至于此极可也。予中年遇寒月，肩上多冷，常以手掌心抚摩之，夜卧则多以被拥之，仅能不冷，后灸肩髃，方免此患。盖肩髃系两手之安否，环跳系两足之安否，不可不灸也。

足麻痹不仁 至阴主风寒从足小指起，脉痹上下。阴陵泉主足痹痛。中都主足湿痹不能行。阳铺、阳交、阳陵泉主髀枢膝骨痹不仁。阳关、环跳、承筋主胫痹不仁。腰俞、风府主足不仁。膀胱俞、太溪、次髎主足清不仁。阳关主胫痹不仁。浮郄，治髀枢不仁。膀胱俞治脚足不仁。白环俞疗手足不仁。上廉治手足不仁。犊鼻、髃关、阳陵泉主膝不仁。

《列子》载偃师造偶云：废其肾则足不能行。是足之不能行，盖肾有病也。当灸肾俞，或一再灸而不效，宜灸环跳、风市、犊鼻、膝关、阳陵泉、阴陵泉、三里、绝谷等穴。但按略酸疼，即是受病处，灸之无不效。（《针灸资生经·肩痹痛》）

天井主肩痛，痿痹不仁，不可屈伸，肩肉麻木。曲垣主肩甲周痹。肩贞、肩髃、关冲主肩中热,头不可顾。曲池、天宗主肩重痛不举。清冷泉、阳谷主肩不举不得带衣。天井疗肘痛引肩,不屈伸。肩外俞治肩痹。曲垣治肩痛周痹。两肩头冷疼尤不可忽,予屡见将中风人臂骨脱臼,不与肩相连接,多有治不愈者,要之才觉肩上冷疼,必先灸肩隅等穴,毋使至于此级可也。予中年每遇寒月,肩上多冷,常以手掌心抚摩之,夜卧则多以被拥之,谨能不冷,后灸肩髎方免此患。盖肩髎系两手之安否,环跳系两足之安否,不可不灸也。(《针灸资生经·肩痹痛》)

曲池疗肘臂偏细。肩贞疗臂细无力,酸疼臂冷而缓。臑臑、肩贞疗臂细无力手不得向头。少海、乳根、听宫疗臂疼。中渚、孔最、支正、肘髎疗肘臂酸痛。闲使疗臂肿痛屈伸难。肩髎疗肩重不举臂痛。扁骨疗肩中热指臂痛。乳根治臂肿。太渊治臂内廉痛。居髎治腰引小腹痛,肩引胸臂挛急,手臂不得举而至肩。臑臑、肘髎治臂痛不举。听宫治臂痛。孔最治臂厥痛,可针。阳谷治臂腕外侧痛不举。液门、前谷治臂不得举。阳池治因折伤手腕,捉物不得,肩臂痛不举。极泉治臂肘厥寒。清冷渊治臑从肩臂不举不得带衣。养老治肩欲折臂,如拔臂痛不能自上下。臑腧治臂酸无力。章门治厥逆肩臂不举。巨骨治肩臂不得屈伸而痛。臑会治臂痛不能举,气肿疼痛。肩髎治手臂挛急。尺泽、肩贞治风痹手臂不举。合谷治瘘臂。阳溪治臂不举。天宗、五里等治臂痛。后溪治臂急。窍阴腕骨等治臂不伸。附分治臂不仁。巨骨前谷主臂不举,尺泽、关冲、外关、窍阴主臂不及头。前腋主臂挛急手不上举。神门、少海主臂挛,颜争焦枯,劳气失精,肩臂痛不得上头。肩髎、百壮、掖门主臂痛。肩贞、天宗、阳谷主臂痛。前谷、后溪、阳溪主臂重痛,肘挛。太泉、经渠主臂内廉痛。腕骨、曲池、前谷、阳谷主臂腕急,腕外侧痛脱如拔。腕骨、天宗、肩臂痛。列缺主手臂身热。后溪、三里、曲池疗臂痛。(《针灸资生经·臂痛》)

凡腰脚重痛刺委中,出血久固宿疹亦皆立已。次髎主腰下至足不仁。阴市疗腰脚如冷水。承治腰背痛,脚肿重,战栗不能立,脚气膝下肿。申脉治腰痛不能举,体足寒不能久立,坐如在舟车中。昆仑治腰尻痛。足三里疗肿不得覆地下,昆仑疗腰疼偏风,半身不遂,脚重疼不得覆地。膀胱俞疗腰足不仁。仆参疗腰痛不可举,承山疗下重脚瘘。地机疗腰痛不可俯仰,足痹痛屈伸难。风市疗冷痹,脚

痉麻,腿膝酸痛,腰尻重,起坐难,筋挛急不可屈伸。上廉治腰腿手足不仁。阳辅治腰溶溶如坐水中,膝下肤肿筋挛,诸节尽痛无常处,腋肿瘘马刀喉痹,膝箭酸风痹不仁。阴交治腰膝拘挛。(《针灸资生经·腰脚痛》)

阴包治腰尻引小腹痛,遗溺不禁。居髎治腰引小腹痛。胞肓治腰痛,恶寒,小腹坚急,癃壁重不得,小便涩痛,腰背卒痛。秩边治腰痛不能俯仰,小便赤涩,腰尻重不能举。委中治腰重不举体。白环俞治腰髋疼脚膝不遂。肩井治因扑伤腰髋疼。腰俞治腰髋疼脊强不得转。命门主腰腹相引痛。肺俞治腰背强痛。阴陵泉、大肠俞治腰痛。下髎治腰痛不得转侧。阳辅治腰如坐水。明下、阴市疗腰如冷水。阴市疗腰脚如冷水。涌泉治腰痛大便难。京门治腰痛不得俯仰,寒热疫胀,引背不得息。肝俞疗腰痛肩疼。肾俞、气海俞、中膂俞疗腰痛。关元俞、膀胱俞疗风劳腰痛。胞肓疗恶气腰背卒痛,下云腰痛不可忍,俯仰难,恶闻人音。风市疗腰尻重起难。肾俞疗腰痛不可俯仰,转侧难。腰俞疗腰疼不能久立,腰已下至足不仁,坐起难,腰脊急强不可俯仰,腰重如石难举动。腰俞、膀胱俞、长强、气冲、上髎、下髎、居髎主腰痛。三里、阴市、阳辅、蠡沟主腰痛不可顾。申脉、太冲、阳辅主腰痛不能举。委阳、殷门、太白、阴陵泉、行间主腰痛不可俯仰。委阳、殷门、主腰痛得俯不得仰。束骨、飞扬、承筋主腰痛如折。阳辅主腰痛如锤居中,肿痛不可咳,咳则筋缩急,诸节痛上下,无常寒热。涌泉主腰痛大便难。京门主腰痛不可久立。腰背痛宜针决膝腰句画中青赤络脉出血便差。腰痛不得俯仰者,令患人正立,以竹拄地,度至脐断竹乃以度,度背脊灸竹上头处,随年壮灸旋讫藏竹,勿令人得知。腰痛灸脚跟上横文中白肉际十壮良,又灸足巨阳七壮,巨阳在外踝下。又灸腰眼七壮,在尻上约左右是。又灸八壮及外踝上骨约中。腰卒痛灸穷骨上一寸七壮,左右一寸各灸七壮。腰脊痛灸小肠俞五十壮。腰背疼灸三焦俞随年。(《针灸资生经·腰痛》)

委中主腰痛夹脊至头几几然。凡腰脚重痛于此,刺出血,久痼宿疹亦皆立已。大钟主腰脊痛。小肠俞、中膂俞、白环俞主腰脊疝痛。次髎、胞肓、承筋主腰脊痛恶寒。合阳主腰脊痛引腹。承扶主腰脊尻臀股阴,寒痛。涌泉主腰脊相引如解。志室、京门主腰痛脊急。脾俞、小肠俞、膀胱俞、腰

俞、神道、谷中、长强、大杼、膈关、水分主腰脊急强。腰俞疗腰髋疼，腰脊强不得转。白环俞疗腰疹挛痛，大小便不利，百病腰髋疼不遂，腰中冷，不识眠睡。下云疗腰脊急强不得俯仰，起坐难，手足不仁，小便黄，腰尻重不举。志室、胞盲疗腰脊痛急，食不消，腹坚急。膀胱俞疗脊急强，腰至足酸重。神堂疗腰脊急强，逆气上攻时噎。大钟治腰脊强痛。志室治腰脊强痛，食欲不消，腹坚急。京骨、中膂俞治腰脊不得俯仰。明下云疗腰痛不可俯仰，夹脊膂痛，上下按之应者，从项后至此穴皆灸之，立愈。复溜治腰脊内引痛，不得俯仰起坐，目红善怒多言，舌干涎自出，足痿不收履，恶寒不自温。京骨治筋挛楚酸，髀枢痛，颈项强，腰重不能举体，风痹髀枢痛，可出血痼疹皆愈。又云热病汗不出，足热厥逆，满膝不得屈伸，取其经血立愈。合阳治腰脊强引腹痛，阴股热，膝软酸重，履步难。承扶治腰脊相引如解。殷门治腰脊不可俯仰举量，恶血注之股外肿。章门、次髎治腰痛不得转。悬枢治腰脊强不得屈伸。三焦俞治肩背急腰脊强，不得俯仰。膀胱俞治腰脊痛。白环俞治腰脊挛痛，大小便不利，腰髋疼，脚膝不遂，温虐腰脊冷疼，不得及卧，劳损风虚。（《针灸资生经·腰脊痛》）

五处、身柱、委中、委阳、昆仑主脊强反折疗癫疾。鬲关等主脊强。昆仑主脊强背尻骨重。京门、石关主脊强反折。阴谷主脊内廉痛。至阳疗脊急强。章门、膈俞、胃仓、大肠俞治脊强不得俯仰。胃俞治脊痛。脾俞、大肠俞主腹中气胀引脊痛。食多身瘦名曰食晦，先取脾俞后取季肋。膀胱俞疗脊急强，赤白泄洞利腰脊痛，小肠俞五十壮。气穴治资气上下引腰脊痛。腰俞主月闭溺赤，脊强互引反折，汗不出。中膂俞治肾虚，消渴，腰脊不得俯仰，明下云夹脊痛，上下按之应者，从项后至此穴皆灸之，立愈。（《针灸资生经·脊痛》）

张 锐

张锐（公元十二世纪），字子刚，宋代蜀（今四川）人。精通医术，曾任太医局教授。撰有《鸡峰普济方》三十卷。

《鸡峰普济方》综合宋以前医疗经验，揆之于经，参以己见，涉及内外妇儿诸科，尤其是卷第四将痹病归入"脚气"范畴。张氏根据"风者百病之长，而卑湿蒸郁之气中人尤重"的发病特点，以及

当时医学界"治疗之法颇为疏"，"此患人多不辨识"的情况，结合自己曾患此证五六年，通过博览群书所搜集到的各种治疗方法，而分为十九门，通为一卷，专题讨论。卷第四收集了治疗各种原因引起的痹病及其变症的方剂一百首，其剂型有汤剂、丸剂、散剂、膏剂、丹剂、酒剂、粥剂等 10 余种。另有外治法、导引法、预防法、脚气针灸法等方法。所列许多方子如风引汤、薏苡汤等，至今仍是临床治疗痹病行之有效的常用方。

原文选录

详见第四篇"处方"。

《太平惠民和剂局方》

原为宋代官府设立的药局——和剂局的一种成药处方配本，初刊于宋代元丰年间，经大观时陈承、裴宗元、陈师文等校正，至绍兴时（1131~1161 年）改称药局为"太平惠民和剂局"，系宋代以来著名的方书之一。

原文选录

论诸风骨节疼痛，皆因风气入于筋络及骨节，疼痛，或攻注脚手痛，或拘挛伸屈不得者，可与乳香趁痛散、追风应痛丸、活络丹、乳香丸、没药丸，太岳活血丹，皆可服。宜先与五香散淋渫，次用活血丹涂之。

论风湿证候皆因腠理虚，风与寒湿气伤之，每遇夜间或三四更以来，腰背倦痛，转侧不得，或身体倦痛者，为有寒湿也。与小续命汤。大便秘小便多，身疼痛者，可与术附汤。若骨节烦疼者，可与乳香趁痛散。或身体麻木，足胫弱者，可与追骨应痛丸、黄芪丸。腰痛甚者可与青娥丸。（《太平惠民和剂局方》）

张 从 正

张从正（约 1156~1228 年），字子和，号戴人。睢州考城（今河南睢县兰考一带）人。金代著名医家，为"金元四大家"之一，"攻下派"代表人物。学宗刘完素，用药偏寒凉。主张祛邪以扶正，擅长用汗、吐、下治病三法。著《儒门事亲》三卷，麻知几为之润色。

张氏认为风、痹、痿、厥四证不同："夫四末之疾，动而或领者为风。不仁或痛者为痹。弱而不用者为痿。逆而寒热者为厥。"指出四证"其状未尝同"，其本源"又复大异"。张氏治痹善用汗、吐、下三法。如其治疗风、寒、湿合而为痹及手足麻木，先以郁金散吐之，次以导水丸通经散泄，再以辛温之剂发散汗出，后服以当归、芍药、乳、没等药活血通经。

原文选录

风痹痿厥四论，《内经》言之详矣，今余又为之说，不亦赘乎？曰：非赘也。为近世不读《内经》者，指其差玄也。夫风痹痿厥四证，本自不同，而近世不能辨。一概作风冷治之，下虚补之，此所以旷日弥年而不愈者也。夫四末之疾，动而或劲者为风。不仁或痛者为痹，弱而不用者为痿。逆而寒热者为厥。此其状未尝同也，故同源。又复大异。风者，必风热相兼，痹者必风湿寒相合，痿者必火乘金。厥者或寒或热，皆从下起。今之治者，不察其源，见其手足蝉曳，便谓之风。然《左传》谓"风淫末疾"，岂不知风暑燥温火寒六气，皆能为四末之疾也哉。

夫痹之为状，麻木不仁，以风寒湿三气合而成之。故《内经》曰："风气胜者为行痹"，风则阳受之，故其痹行，且剧而夜静；世俗莫知，反呼为走注疼痛虎咬之疾。"寒气胜者为痛痹"，寒则阴受之，故其痹痛，且静而夜剧；世俗不知，反呼为鬼忤。"湿气胜者为着痹"，湿胜则筋脉皮肉受之，故其痹著而不去，肌肉削而著骨；世俗不知，反呼为偏枯。此疾之作，多在四时阴雨之时，及三月九月，太阳寒水用事之月，故草枯水寒为甚。或濒水之地，劳力之人，辛苦失度，触冒风雨，寝处津湿，痹丛外入。沉五方七地，寒暑殊气，刚柔异禀，饮食起居，莫不相戾。故所受之邪各有浅深，或痛或不痛，或仁或不仁，或筋屈而不能伸，或引而不缩，寒则虫，热则纵缓，不相乱也。皮痹不已而成肉痹，肉痹不已而成脉痹，脉痹不已而成筋痹，筋痹不已而成骨痹，久而不已，内舍其合。若脏腑俱病，虽有智者，不能善图也。凡病痹之人，其脉沉涩。今人论方者见诸痹证，遽作脚气治之；岂知《内经》中本无脚气之说。或曰：诸方亦有脚气统论，又有脚气方药，若止取《素问》，则诸方皆非耶？曰：痹病以湿热为源，风寒为兼，三气合而为

痹。奈何治此者不问经络，不分脏腑，不辨表里，便作寒湿脚气，乌头、附子、乳香、没药，种种燥热攻之，中脘脐下三里灸之，蒸熨汤炕以治之；以至便溏涩滞，前后俱闷，虚燥转甚，肌肤日削，食饮不入，邪气外侵，虽遇扁华，亦难措手。何哉？胸膈间有寒痰故也。痹病本不死，死者皆医之误。虽有用蒸之法，必先涌去其寒痰，然后诸法皆效，经曰：五脏有俞，六腑有合，循脉之本分，各有新发之源，以砭石补之，则痹病瘳。仆常用《伤寒》汗、下、吐三法治风痹，愈者多矣。（《儒门事亲·指风痹痿厥近世差玄说二》）

夫大人小儿，风寒湿三气合而为痹，及手足麻木不仁者，可用郁金散吐之。吐讫，以导水丸，通经散泄之。泄讫，以辛温之剂，发散汗出，则可服当归芍药乳没行经和血等药。如不愈，则便不宜服此等药。（《儒门事亲·痹九》）

夫妇人腰胯疼痛，两脚麻木，恶寒喜暖者，《内经》曰乃是风寒湿痹。先可服除湿丹七八十丸，量虚实以意加减。次以禹功散投之，泻十余行，清冷积水，青黄涎沫为验。后以长流水，同生姜枣煎五苓散服之，风湿散而血气和也。（《儒门事亲·腰胯疼痛六十三》）

常仲明，病湿痹，五七年矣。戴人令上涌之后，可泻五七次，其药则舟车、濬川、通经、神祐、益肾。自春及秋，必十余次方能愈。公之病，不毕针灸，兴令嗣皆宜涌，但腊月非其时也，欲候春时，恐予东适，今姑屏病之大势，至春和时，人气在上，可再涌之，以去其根，卒如所论矣。

又一衲子，因阴雨卧湿地，一半手足皆不随。若遇阴雨，其病转加，诸医皆作中风偏枯治之，用当归芍药乳香没药自然铜之类。久反大便溏，风燥生，经岁不已。戴人以舟车丸下三十余行，去青黄沫水五升，次以淡剂渗泄之。数日，手足皆举。戴人曰，夫风湿寒之气，合而成痹，水痹得寒，而浮畜于皮腠之间，久而不去，内舍六腑。曰用去水之药可也，水湿者，人身中之寒物也。寒去则血行，血行则气和，气和则愈矣。

又息帅，病腰腹沉痛，行步坐马皆不便，或作脚气寒湿治之，或作虚损治之，乌附乳没，活血壮筋骨之药，无不用之。至六十余日，目赤上热，大小便涩，腰腹之病如故。戴人诊其两手，脉皆沉迟，沉者为在里也。在里者泄之，以舟车丸，濬川散，各一服，去积水二十余行，至早晨，服畜白粥

一二顿，兴之马，已能蹩踔矣。

又棠谿李十八郎，病腰脚大不伸。伛偻蹩躄而行，已数年矣。服药无效，止药却愈，因秋暮涉水，病复作，医氏使服四斤丸。其父李仲安，乃乞药于戴人，曰：近日服何药? 仲安曰：四斤丸。曰：目昏赤未? 其父惊曰：目正暴发。戴人曰：宜速来，不来则丧明。既来则策杖而行，目肿无所见。戴人先令涌之，药忽下走，去二十行。两目顿明，策已弃矣。比再涌泄，能读官历日，调至一月，令服当归丸，健步而归家矣。

又息城边校白公，以隆暑时饮酒，觉极热，于凉水池中渍足，使其冷也，为湿所中，腹膝沉痛。又因醉卧湿地，其痛转加。意欲以酒解痛，遂以连朝而饮，反成赤痛。发间止，且六十年往往断其寒湿脚气，以辛热治之，不效，或使服神芎丸数服，痛微减。他日复饮，疾作如前，睾囊痒湿且肿硬，脐下似有物，难于行。以此免军役令人代之，来访戴人。戴人曰，余亦断为寒湿，但寒则阳火不行，故为痛，湿则经隧有滞，故肿。先以苦剂涌之，次以舟车百余粒，浚川散四五钱，微一两行。戴人曰：如激剂尚不能攻，何沉于热药补之乎? 异日，又用神祐丸百二十丸，通经散三四钱，是用，仅得四行。又来日，神祐八十丸投之，绩见一二行。又次日，服益肾散四钱、舟车丸百余粒，约下七八行。白公已觉膝睾寒者暖，硬者软，重者轻也，肿者亦退，饮食加进。又以涌之，其病全瘳。临别又赠之以疏风丸，并以其方与之。此公以其不肯妄服辛热药，故可治也。(《儒门事亲·湿痹七十七》)

李 杲

李杲（1180~1251年），字明之，自号东垣老人，真定（今河北省正定县）人。金元时期著名医家，为"金元四大家"之一，"补土派"代表人物。著有《内外伤辨惑论》《脾胃论》《兰室秘藏》《东垣试效方》等。

其代表作《脾胃论》提出"内伤学说"，认为"内伤脾胃，百病由生"。其中对痹病的论述尤其强调脾胃虚弱内生痹病，进一步丰富了痹病的病因学说。

原文选录

肝木旺，则挟火势，无所畏惧而妄行也。故脾

胃先受之，或身体沉重走痊疼痛，盖湿热相搏，而风热郁而不得伸，附着于有形也。……或生痿，或生痹，……或作肾痿……皆风热不得生长，而求火遇于有形中也。(《脾胃论·脾胃胜衰论》)

脾病体重节痛，为痛痹，为寒痹，为诸湿痹，为痿软失力，……。若以辛热助邪，则为热病，为中风，其病不可胜纪。(《脾胃论·胃虚脏腑经络皆无所受气而具病论》)

《六元正纪论》曰：太阳所致为腰痛。又云：巨阳（即太阳也）虚，则腰背头项痛。足太阳膀胱之脉，所过还出别下项，循肩膊内，挟脊抵腰中，故为病者项如拔，挟脊痛，腰似折，髀不可以曲，是经气虚，则邪客之，痛病生矣。夫邪者，是风热寒湿燥皆能为病，大抵寒湿多而风热少。然有房室劳伤肾虚腰痛者，是阳气虚弱，不能运动故也。经言：腰者肾之府，转摇不能，肾将惫矣。宜肾气圆、鹿茸茴香丸类，以补阳之不足也。如膏粱之人，久服阳药，醉入房，损其真阴肾气热，肾气热则腰脊痛而不能举，久则髓减骨枯，骨枯发为骨痿，宜六味地黄圆、温肾圆、封髓丹之类，以补阴之不足也。腰痛上寒，取足太阳阳明。腰痛上热，取足厥阴。不可以俯仰，取足少阳，盖足之三阳从头走至足，足之三阴从足走入腹，经所过处皆能为痛。治之者当审其何经所过，分野循其空穴而刺之，审其寒热而药之。假令足太阳令人腰痛，引项脊尻背如重状，刺其郄中太阳二以出血。余皆仿此，彼执一方，治腰痛者，固不通矣。(《东垣试效方·腰痛门·腰痛论》)

陈 自 明

陈自明（约1190~1270年），字良甫，临川（今江西抚州）人。南宋医学家，三世业医。任建康府明道书院医学教授。1237年著成《妇人大全良方》。曾经明代薛己校注并加按语，名为《校注妇人良方》，使之广为流传。

陈自明认为妇人由于生理上的特点与男子不同，故其痹病"发病最为人所难识。"对于妇人痹病的病因认识和治法有其独到之处。在病因方面，认为风寒臂痛，由肝气虚弱，风寒客于经络引起，妇人血风白虎历节，由体虚风邪乘之，随血而行或淫溢皮肤；妇人腰痛，由肾气虚弱，外感六气，内伤七情所致，妇人风邪脚气，乃缘于肝、脾、肾或

胞络气虚，而妇人的腰脚疼痛，因于肾主腰脚，女人胞络系于肾，劳伤肾气，风冷客于脉络所患。在痹病的治疗方面，提出风痹治以加味逍遥散，筋痹治以六味丸，气血俱虚以八珍汤，脾肺气虚用三痹汤等。

原文选录

妇人血风，由气血不足，腠理不密，风冷乘之，以致邪正相搏，故骨节疼痛，肢体发热，口舌咽干。

〔愚按〕东垣先生云，饮食失节，脾胃虚弱，乃血所生病，故口中津液不行。若火热来乘土位，故肢体发热作渴。若肝经血热，用四物、羌活、黄芩、黄柏。肝经血虚，用逍遥散、山栀、川芎。风湿兼痰，用四物、南星、半夏、羌活、苍术。风湿伤脾，用羌活胜湿汤。暑湿伤气，用清燥汤。气郁肝脾，用四君、木香、枳壳、槟榔。胃气受伤，用补中益气汤。瘀血流注，用四物、桃仁、红花。骨痛筋挛，用当归、没药。倦怠无力，用补中益气、羌活、川芎。（《校注妇人良方·妇人血风肢体骨节疼痛方论第一》）

妇人血风，白虎历节，由体虚风邪乘之，随血而行，或淫溢皮肤，或卒掣痛走疰，如虎啮者，加减小续命汤主之。

〔愚按〕东垣云，若人身体沉重，走疰疼痛，此湿热相搏，或风热郁而不得伸，附着于有形也。是症多因饮食起居失节，或因七情劳役失宜，脾胃亏损，腠理不密，外邪所侵，以致内热脯热，自汗盗，或经候不调，饮食不甘。治法：湿热肿痛者，清燥汤。兼痰，佐以二陈汤。肝火作痛者，加味逍遥散。脾郁作痛者，加味归脾汤。血虚作痛者，四物汤。气虚作痛者，四君子汤。气血俱虚者，八珍汤。俱加羌、川芎。月经先期而痛者，加味逍遥散。头眩倦怠而痛者，补中益气汤。大抵按之痛甚者，病气实；按之痛缓者，元气虚。劳役而痛者，亦元气虚也。饮食失宜而痛者，脾气虚也。恼怒而痛者，肝火盛也。若昼轻而夜重者，血分病也。与前兼用。（《校注妇人良方·妇人血风白虎历节走疰方论第二》）

夫妇人风痹，手足不遂，或肌肤疼痛，或肢体麻木。盖诸阳之经，皆起于手足，循行肢体，因气虚风邪所客而为患也。

夫妇人风痹者，由风、寒、湿三气合而为痹。风多者为风痹，其状肌肤尽痛。诸阳之经皆起于手足而循行于身体，风寒之气客于肌肤，始为痹。复伤阳经，随其虚处而停滞，与血气相搏。血气行则迟缓，使机关弛纵，帮风痹而复手足不随也。三痹汤治血气凝滞，手足拘挛。风痹、气痹等疾皆疗。五痹汤治风寒湿气客留肌体，手足缓弱，麻痹不仁。（《校注妇人良方·妇人风痹手足不随方论第五》）

〔愚按〕经云，邪之所凑，其气必虚。前症若风邪淫旺，或怒动肝火，血燥筋挛，用加味逍遥散；脾肺气虚，肌肤不仁，手足麻木，用三痹汤；若肾水亏损，不能滋养筋骨，或肝脾血虚，而筋痿痹，用六味丸；服燥药而筋挛者，用四物、生甘草；气血俱虚，用八珍汤，何医林集要等方。《新刊丹溪心法·附录》云，若人大拇指麻木不仁，或手足少力，或肌肉微掣，三年内必有大风之症。宜先服八风汤、天麻丸、防风通圣散以防之，殊不知河间云，风者病之末也。所以中风有瘫痪者，非谓肝木之风内中，亦非六淫风邪外袭，良由五志过极，心火炽盛，肾水虚衰，卒倒无知也。治当以固元气为要，若遽服八风等药，则反伤元气，适足以招风取中。仍参本卷首论主治。（《校注妇人良方·妇人风痹手足不遂方论第五》）

夫颈项属足太阳膀胱，足少阴肾，二经相为表里。若感风寒湿气，则发热恶寒，颈项强急，腰背反张，瘛疭口噤，脉涩迟弦细。新产血虚出汗，多患此症。若因鼾睡失枕而致，用三五七散、追风散。若风邪所伤，用都梁丸、木瓜煎。

〔愚按〕东垣云，肩背痛不可回顾，此手太阳气郁而不行，以风药散之。窃谓前症，若因肝木自旺，用泻青丸。精血不足，六味丸。风热淫肝，加味逍遥散。怒动肝火，加味小柴胡汤。肝经血虚，加味四物汤。肾不能生肝，六味丸。膀胱气滞，羌活胜湿汤。大抵肝火旺，则肝血虚而筋燥，颈项强急，或腰背反张，或四肢拳挛，或颈项等处结核。（《校注妇人良方·颈项强痛方论第六》）

夫肾主于腰。若妇人腰痛，由肾气虚弱，外感六气，内伤七情，皆能致之。如因风邪所乘，用小续命汤加桃仁、杜仲。如因寒湿所伤，五积散。肾经虚弱，青娥丸。如因气血凝滞，用牵牛、茴香之类。

〔愚按〕陈无择先生云，若形体虚羸，面色黧黑，腿足痿软，不能行立，此失志所为也。腹急胁胀，目视肮肮，宗筋弛纵，血淫下注，此郁结所为也。肌肉不仁，饮食不化，肠胃胀满，闭坠腰胁，此忧思所为也。皆属内因。若腰冷作，身重不渴，小便自利，饮食如故，因劳汗出，腰痠胁痛，或坠堕血滞，或房劳精竭，皆属内外因也。窃谓前症失志，肾虚热者，六味丸。肾虚寒者，八味丸。郁怒伤肝，实用龙胆泻肝汤，虚用六味丸、补肝散。忧虑伤脾者，归脾汤、逍遥散。肾着者，寒则术附汤，虚则肾着汤。腰膝痛者，寄生汤、养肾散。瘀血滞者，如神汤、舒筋汤。房劳腰痛者，青娥丸、十补丸。（《校注妇人良方·妇人腰痛方论第七》）

肾主于腰脚，女人胞络系焉。若劳伤肾气，风冷客于脉络，故腰脚作痛也。治当补元气为主，佐以祛邪之剂。

〔愚按〕前症若真阳衰败，寒邪乘袭，手足俱冷，头痛恶寒，或呕吐腹痛等症，宜用术方。若气血虚弱，寒邪所感，恶寒发热，头痛作渴，或呕吐腹痛等症，宜用五积散。若元气虚弱。湿热所伤，两胫肿痛，寒热身疼，或呕吐不食等症，宜用槟苏败毒散。若脾胃虚弱元气下陷，寒热呕吐，发热头痛，喘渴体倦等症，宜用补中益气汤。若足三阴精血亏损，阴火内动，内热晡热，作渴痰甚，小便频数等症，宜用六味地黄丸。若足三阴阳气虚败，恶寒发热，手足俱冷，吐痰不食，二便滑数等症，宜用八味地黄丸。（《校注妇人良方·妇人腰脚疼痛方论第八》）

妇人鹤膝风症，因胎产经行失调，或郁怒亏损脾肝，而为外邪所伤。或先腿脚牵痛，或先肢体筋挛，既而膝渐大，腿渐细，如鹤之膝，故名之也。若肿高赤痛者易治，漫肿不赤痛者难治，二三月溃而脓稠者易治，半载后溃而脓清者难治。设用攻伐，已损元气，尤为难治也。大要当固元气为主，而佐以大防风汤。若食少体倦者，六君子汤为主。晡热内热者，逍遥散为主。寒热往来者，八珍汤为主。发热恶寒者，十全大补汤为主。少寐惊悸者，归脾汤为主。月经过期者，补中益气为主。月经先期者，加味逍遥散为主。凡溃后当大补脾胃，若脓出反痛，或寒热烦渴等症，皆属气血亏损，一于培补，庶保终吉。（《校注妇人良方·妇人鹤膝风方论》）

产后中风，筋脉挛急，乃血气俱虚，或风邪客于皮肤，则顽痹赢乏，若入于筋脉，则四肢挛急。皆由大经空虚，风寒乘虚而渐入也。（《校注妇人良方·产后中风方论》）

肾主腰脚，产后腰痛者，为女人肾位系于胞，产后劳伤肾气，损动胞络，虚未平复而风冷客之，冷气乘腰，故令腰痛也。若寒冷邪气连滞背脊，则痛久未已，后忽有娠，必致损动，盖胞络属肾，肾主腰故也。（《校注妇人大全良方·产后腰痛方论》）

严 用 和

严用和（约1199~1267年），字子礼，江西南康人，南宋医家。"留心三十余岁"，始作《济生方》，十五年之后又著《济生续方》。两书均佚，今人合两书为一，补阙裒辑成《重订严氏济生方》。严氏重视脏腑辨证，详究脉因证治；强调脾肾作用，提出"补脾不如补肾之说"；倡导气道贵乎通顺，治病善于调气。书中记载了对一些疾病辨证施治的经验，在方剂学方面有着突出贡献。

《重订严氏济生方》专设"诸痹门"一章谈"五痹论治"。所论重视内因发病作用，认为痹病"皆因体虚腠理空疏，受风寒湿气而成痹也"；概括论述了风寒湿痹和五体痹的症状特点；指出了五体痹与五脏的联系及其临床特征；增补了风血痹及"外有支饮亦令人痹"的新观点。这个观点曾被后世引用，如《世医得效方》曾引其说，其中支饮致痹用茯苓汤治疗的文献，被元·危亦林《世医得效方》一字不漏地收录。书中还记载了蠲痹汤、黄芪酒、防风汤、茯苓汤四个治痹方剂。另外，"诸湿门""腰痛门"也记载了许多有关痹病的论述和方剂。

原文选录

风寒湿三气杂至，合而为痹。皆因体虚腠理空疏，受风寒湿气而成痹也。痹之为病，寒多则痛；风多则行；湿多则著。在骨则重而不举；在脉则血凝而不流；在筋则屈而不伸；在肉则不仁；在皮则寒。逢寒急，逢热则纵，此随所受邪气而生证。大率痹病，总而言之，凡有五种：筋痹、脉痹、皮痹、骨痹、肌痹是也。筋痹之为病，应乎肝，其状夜卧则惊，饮食多，小便数；脉痹之为病应乎心，其状血脉不流，令人痿黄，心下鼓气，卒然逆喘不通，嗌干善噫；肌痹之为病应乎脾，其状四肢懈怠，支咳呕吐；皮痹之为病，应乎肺，其状皮肤无所知觉，气奔喘满；骨痹之为病，应乎肾，其状骨重不可举，不遂而痛且胀。诊其脉大而涩为痹，脉来急者亦为痹，脉涩而紧者亦为痹。又有风血痹，阴邪入于血经故也。外有支饮，亦令人痹，当随证施治。白虎历节，由体虚之人将理失宜，受风寒湿者毒之气，使筋脉凝滞，血气不流，蕴于骨节之间，或在四肢，肉色不变，其病昼轻夜剧，其痛彻骨，如虎之啮，故名白虎也。痛如掣者为寒多，肿满如脱者为湿多，汗出者为风多。巢氏云：饮酒当风，汗出入水，遂成斯疾，久而不愈，令人骨节蹉跌为癫病者，诚有此理也。（《重订严氏济生方·诸痹门》）

论曰：《素问》云：腰者肾之府，转摇不能，肾将惫矣。审如是说，则知肾系于腰，因嗜欲过度，劳伤肾经。肾脏既虚，喜怒忧思，风寒湿毒，得以伤之，遂致腰痛，又有坠下闪肭，气凝血滞，亦致腰痛，大抵腰痛之脉，脉皆沉弦。沉弦而紧者寒腰疼，沉弦而浮者风腰痛，沉弦而濡细者湿腰痛。坠下闪肭，以致气凝血滞而痛者，脉多沉弦而实也。当推其所因，合其脉以治，无不效者矣。

又论曰：夫腰痛者属乎肾也，多因劳役伤肾，脏气虚，风寒冷湿，得以袭之，患郁忧思，得以伤之，皆致腰痛。论治悉已备载，但坠下闪肭，血气凝滞而病者，未有药也，菴䕡圆主之。今之人每患腰痛，不问虚实，多进牵牛之药。殊不知牵牛之为性，能伤肾气，服之未见作效。肾气先有所损矣。倘的是气滞腰痛，进一二服则可。如服之不效，用橘核入盐炒浸酒，放温，送下小七香圆最佳。所为看不上面，自有奇功，万一肾虚腰痛，牵牛岂宜服也？谨之谨之。（《重订严氏济生方·腰痛门》）

论曰：《活人书》云，风雨袭虚，山泽蒸气，令人中湿，湿流关节，身体烦痛，其脉沉缓为中湿。大抵中湿变证万端，挟风者为烦热，为流走，为拘急，兼寒者为痛，为浮肿。与风寒二气合则为痹，皆由中湿而后，挟以异气而然也。治湿之法，不可大发汗，慎不可以火攻之，唯当利其小便。医经所谓治湿不利小便，非治也。抚芎汤，治湿流关节，臂疼手重，不可俯仰，或自汗，头眩痰迷。（《重订严氏济生方·诸湿门》）

产后遍身疼痛者何？答曰：因产走动血气，升降失其常度，留滞关节，筋脉引急，是以遍身疼痛，甚则腰背强硬，不能俯仰，手足拘挛，不能伸屈。或身热头痛。不可作他病治，但服趁痛散，循流血气，使筋脉舒畅，疼痛自止，俯仰得其所矣！（《严氏济生方·诸痹门》）

杨士瀛

杨士瀛（生卒不详），字登父，号仁斋，三山（一作怀安，今福建福州）人，南宋医学家。世业医，著有《伤寒类书活人总括》《仁斋小儿方论》和《仁斋直指方论》等。

《仁斋直指方论》认为：风淫湿滞、血刺痰攻，皆能致身体作痛；寒热均可致骨之酿痛，治身痛之疾，应根据风证、湿证、血刺、痰攻之不同，而施以"祛风除湿，行血豁痰"之法。

原文选录

凡人百骸，四肢，肌肉、皮肤、关节、脉络总而谓之身。风淫湿滞，血刺痰攻，皆能作痛。至于骨之酸疼，或寒或热，入里彻骨，则倍蓰千万，大不侔焉。盖骨为髓之藏。髓者，饮食五味之实秀也。髓虚则骨虚，势所必至矣。痛在于身，风之证以走注知之，湿之证以重着验之，血有筋脉钻刺之证，痰有眩晕咳唾之证。祛风除湿，行血豁痰，对证一投，犹翼可以旦暮。起病入于骨，此劳极损伤之不可救药者也，其能生乎？然则身痛之与骨痛，毫厘千里之差，于此不可以无辨，虽然酒家之府多为项肿臂痛，盖热在上焦不能清利，故酝酿日久，生痰涎聚饮气，流入于项臂之间，不肿则痛耳。然曰痰、曰涎、曰饮，又有理一分殊之别，伏于包络，随气上浮，客肺壅嗽而发动者痰也。聚于脾元，随气上溢，口流出而不禁者涎也。惟饮生于胃府，为呕为吐，此则胃家之病，学者不可不知。（《仁斋直指方论·身体方论》）

腰者肾之外候，一身所恃，以转移阖辟者也。盖诸经皆贯于肾而络于腰脊，肾气一虚，凡冲风受湿伤冷，蓄热血沥，气滞水积，堕伤与夫失志作劳种种，腰疼叠见而层出矣。冲风者，汗出乘风，风邪风毒之胚胎也。受湿者，卧雨卧湿，重着肿滞之萌蘖也。腰间如水为伤冷，发渴便闭为蓄热，血沥则转如锥之所刺，气滞则郁郁闷闷而不伸。积水沉重则小肠不得宣通。坠堕损伤，则瘀血为之凝结，沮锉失志者，肾之蠹，液精劳力者，肾之戕。举是数证，肾家之感受如此，腰安得而不为痛乎。《内经》曰：腰者肾之府，转摇不能，肾将惫矣。如是则痛在少阴，必穷其受病之源而处之为得，虽然宗筋聚于阴器。肝者，肾之同系也，五脏皆取气于谷。脾者，肾之仓禀也。郁怒伤肝，则诸筋纵驰，忧思伤脾，则胃气不行，二者又能为腰痛之冠，故并及之。（《仁斋直指方论·腰痛》）

骆 龙 吉

骆龙吉（生卒不详），宋代医家。著《内经拾遗方论》四卷，注解《内经》所记 62 种疾病，分拟处方。明代刘浴德、朱练又续补 80 种病症，编为四卷，改名《增补内经拾遗方论》。此书是一部《内经》病证治疗学专著。

骆龙吉将《内经》所论瘴病分瘴气、骨瘴、行瘴、痛瘴、著瘴、周瘴、胞瘴、肠瘴、热瘴、风瘴、寒瘴等，引经而述，畅明经旨，并分别选以历代治瘴名方或自己的经验方予以治疗。

原文选录

瘴气 主寒。夫寒者，阴气也，热者阳气也。阴阳和平，斯寒热无偏胜之患。今惟阳气少，阴气多，故身寒如从水中而出，则是寒从内生，外非衣衣之寒，中无寒冷之气。盖由是人者，素多瘴气不通，故身寒耳。

退阴散（《阴证略例》，方略）。

骨瘴 主髓少筋燥。夫人身寒至骨，宜乎其冻栗也，而反不冻栗者何？盖以其人素肾气胜，虽以水为事，但以肾之一水，不能胜肝心之二火，内为骨瘴，而外症肢节拘挛也。以髓少而筋燥故也。

猪膏酒（《医方考》）猪脂膏煎酒而饮也。骨瘴挛节。猪膏，姜汁各二升，熬三升入酒，清酒五合。上和煎，分三服。

行瘴 主风胜。夫风阳邪也，阳主动，风气胜于寒湿，故流行不已而为行瘴。

蠲瘴汤（方略）蠲，除也。言用药以除瘴也。主行瘴。

痛瘴 主寒胜。夫寒，阴邪也。阴主静，寒气胜于风湿，故疼痛难当而为痛瘴。

乌头汤（方略）。

著瘴 主湿胜。夫湿，阴邪也。阴主静，湿气胜于风寒，故重着不移而为着瘴。

五瘴汤（方略）。

周瘴 主一身尽痛。夫周瘴，谓周身皆痛也。在于血脉之中，或随脉以上，或随脉以下，故一身尽痛。不比众瘴之在于左右，各当一处者之有定所

也。乃风寒湿气，客于外分肉之间而然耳。

大豆蘖散 主治周瘴，润皮毛，补肾气。

热瘴 主阳盛阴弱。夫阴阳相等，斯无寒热之患也。今惟阳气多，阴气少，则阳气偏胜，盛阳遭弱阴，故风寒湿三气杂至，而客于经络，郁而为热瘴也。

桑枝煎（方略） 主热瘴。

风瘴 主风主瘴。夫上为阳，下为阴，上病而下不病曰风，下病而上不病曰瘴，上下俱病，命曰风瘴。

蠲瘴汤（《简易方》，方略）

风瘴 主风。夫风伤于卫，故令人瘴，而沃出如淫泺然，足如履冰上之寒，足如入汤中之热，是以股胫淫汗出，更淫泺心烦头痛，时或呕，时或闷，眩已而汗出，久则目常眩悲以好恐，短气而心中不乐，病不可已，三年之内必死也。

桂枝五物汤 风瘴汗出，用之如神。（《即《金匮》黄芪桂枝五物汤）

寒瘴 主寒。夫痛者，寒气多也，有寒，故痛也，寒气留而不去，皮肤不荣，故为不仁。

薏苡仁汤（方略）。（《增补内经拾遗方论》）

危 亦 林

危亦林（1277~1347 年），字达斋，南丰（今江西南丰）人，元代名医。曾任南丰医学教授，著有《世医得效方》。

《世医得效方》卷第三设"诸瘴"专篇。篇中以病因分型，每型下列出方名，指出主治证候、药物分量、制作和服用方法。全篇将诸瘴分为六型施治：①风寒湿合瘴，用附子汤、乌头汤、理中汤加味、黄芪酒、苍耳散、薏苡粥；②寒证麻瘴，用五积散；③痰饮，用茯苓汤；④血气滞，用三瘴汤；⑤筋瘴，用羚羊角汤；⑥热证，用升麻汤。这种对瘴病按病因分类施治的方法，条理清晰，独具一格。

原文选录

详见第四篇"处方"。

朱 震 亨

朱震亨（1281~1358 年），字彦修，世称丹溪先生，元代婺州义乌（今浙江义乌县）人，为金元

四大家之一，"滋阴派"代表人物。倡"阳常有余、阴常不足"论。著作甚丰，有《格致余论》《局方发挥》《伤寒论辨》《本草衍义补遗》《外科精要发挥》《素问纠略》《金匮钩玄》等书。其门人及私淑弟子所整辑之书甚多，主要有《丹溪医案》《丹溪医论》《脉因证治》《丹溪手镜》《丹溪秘传方诀》《丹溪心法》《丹溪心法附余》《丹溪心法类集》《丹溪纂要》《丹溪心要》《丹溪发明》《丹溪治法语录》《丹溪脉诀》《活法机要》等10余种。

《格致余论》认为痛风乃"四肢百节走痛是也，他方谓之白虎历节风证，大率有痰、风热、风湿、血虚"，率先提出痰是痛风的病因之一。在治疗上提出以加减地仙丹、青龙丸、乳香丸等治疗白虎历节风；对痛风痛有常处，其痛处赤肿灼热，或浑身壮热，欲成风毒者，治以败毒散。

朱丹溪还认为，痛风之因大率是因"血受热已沸腾，其后或涉冷水，或立湿地……"，以致"血热得寒，汗浊凝涩"。这一新的学说对后世活血化瘀祛痰浊之法以治痹，产生了深远影响。其门人所著《丹溪心法·痛风》篇中，拟定了痛风通用方，分上、下肢选药择用药。这种灵活的辨证治法对后世影响较大。

原文选录

气行脉外，血行脉内；昼行阳二十五度，夜行阴二十五度。此平人之造化也。得寒则行迟而不及，得热则行速而太过。内伤于七情，外伤于六气，则血气之运或迟或速而病作矣。彼痛风者，大率因血受热已自沸腾。其后或涉冷水，或立湿地，或扇取凉，或卧当风。寒凉外搏，热血得寒汗浊凝涩，所以作痛。夜则痛甚，行于阴也。治法以辛热之剂。流散寒热，开发腠理，其血得行，与气相和，其病自安。然亦有数种治法稍异。仅书一二证予言。东阳傅文，年逾六十，性急作劳，患两腿痛甚，动则甚痛。予视之曰，此兼虚热，当补血温血，病当自安。遂与四物汤加桃仁、陈皮、牛膝、生甘草煎，入生姜，研潜行散，热饮三四十贴而安。又朱宅阃内年近三十，食味甚厚，性躁急，患痛风，挛缩数月，医祷不应。予视之曰，此挟痰与气证，当和血疏气导痰，病自安。遂以潜行散入生甘草、牛膝、炒枳壳、通草、陈皮、桃仁、姜汁，煎，服半年而定。又邻鲍六年，二十余，因患血痢用涩药取效，后患痛风，叫号撼邻，予视之曰此恶

血入经络证，血受湿热，久必凝浊，所下未尽，留滞隧道，所以作痛，经久不治，恐成偏枯。遂以四物汤加桃仁、红花、牛膝、黄芩、陈皮、生甘草，煎，入生姜，研潜行散，入少酒饮之，数十贴又与刺委中出黑血近三合而安。或曰，比见邻人用药研酒饮之不过数贴亦有安者，如子之言，类皆经久取效，无乃太迂缓乎？予曰此劫病草药，石上采石丝为之君，过山龙等佐之，皆性热而燥者。不能养阴却能燥湿，病之浅者湿痰得燥则开，热血得热则得，亦可取效。彼病深而血少者，愈劫愈虚，愈劫愈深，若朱之病是也，子以我为迂缓乎。（《格致余论·痛风论》）

四肢百节走痛是也，他方谓之白虎历节风证。大率有痰、风热、风湿、血虚，因于风者，小续命汤。因于湿者，苍术、白术之类，佐以竹沥。因于痰者，二陈汤加酒炒黄芩、羌活、苍术。因于血虚者，用芎归之类，佐以红花、桃仁。大法之方，苍术、川芎、白芷、南星、当归、酒黄芩。在上者，加羌活、威灵仙、桂枝。在下者加片牛膝、防己、木通、黄柏。血虚，《格致余论》详言，多用川芎、当归，佐以桃仁、红花、薄桂、威灵仙。治痛风，取薄桂味淡者，独此能横行手臂，领南星、苍术等药至痛处。

〔附录〕遍身骨节疼痛，昼静夜剧、如虎啮之状，名曰白虎历节风，并宜加减地仙丹，或青龙丸、乳香丸等服之。

又有痛风而痛有常处，其痛处赤肿灼热或浑身壮热，此欲成风毒，宜败毒散。凡治臂痛，以二陈汤加酒炒黄芩、苍术、羌活。

如肢节痛，须用羌活，去风湿亦宜用之。如肥人肢节痛，多是风湿与痰饮，流注经络而痛，宜南星、半夏。如瘦人肢节痛，是血虚，宜四物加防风、羌活。如瘦人性燥而肢节痛发热，是血热，宜四物汤加黄芩酒炒黄柏。如肢节肿痛脉滑者，当用燥湿，宜苍术、南星，兼行气药，木香、枳壳、槟榔。在下者加汉防己。若肢节肿痛脉涩数者，此是瘀血，宜桃仁、红花、当归、川芎，及大黄微利之。如倦怠无力而肢节痛，此是气虚，兼有痰饮流注，一宜参、术、星、半。丹溪无肢节痛条，此文又纯似丹溪语，姑书以俟知者。（《丹溪心法·痛风》）

腰痛主湿热、肾虚、瘀血、挫闪、有痰积。脉大者肾虚，杜仲、龟甲、黄柏、知母、枸杞、五味之类为末，猪脊髓丸服。脉涩者瘀血，用补阴丸加

桃仁、红花。脉缓者湿热，苍术、杜仲、黄柏、川芎之类。痰积作痛者，二陈加南星、半夏。腰曲不能伸者，针人中。凡诸痛皆属火，寒凉药不可峻用，必用温散之药。诸痛不可用参，补气则疼愈甚。人有痛，面上忽见红点者，多死。

戴云：湿热腰疼者，遇天阴或久坐而发者是也。肾虚者疼之不已者是也。瘀血者，日轻夜重是也。

〔附录〕腰者，肾之外候，一身所恃以转移阖关者也。盖诸经皆贯于肾而络于腰脊。肾气一虚，凡冲寒、受湿、伤冷、蓄热、血涩滞、水积堕伤，与失志、作劳、种种腰疼，叠见而层出矣。缓者为湿，滑与伏者是痰。

气痛，一身腔子尽痛，皆用少许木香于药内行气，若寒湿腰痛，见热则减，见寒则增，宜五积散加吴茱萸半钱，杜仲一钱。若湿腰痛，如坐水中，或为风湿雨露所著，湿流入肾经，以致腰痛，宜渗湿汤，又不效，宜肾著汤。肾虚腰痛，转侧不能，以大建中汤加川椒十粒。被以大茴香盐炒为末，破开猪腰子，作薄片，勿令断，层层散药末，水纸裹煨熟，细嚼，酒吃下。闪挫腰痛，宜复元通气散，酒调服。或五积散加牵牛头末一钱，或桃仁七枚。（《丹溪心法·腰痛》）

萨谦斋

萨谦斋，蒙古人。于元泰定时为江西建昌太守，在任期间致力于考订名家方书，博采经验诸方，集前人应用记有实效及当时医者、病家试用屡效的单方验方，加以分门别类，编辑成《瑞竹堂经验方》，1326年刊行。该书年久散佚，后人辑有《重订瑞竹堂经验方》。

《重订瑞竹堂经验方》共分14个门类，各门均有方无论，其卷首为"诸风门"。"诸风门"共载方40首，每方下先述适应证，次列药物、分量及炮制、制作及煎服方法。纵览各方，可见所言"诸风"指因风邪所致之各种病症，如中风及其后遗症，风合湿寒之邪之瘴病，风痰、风湿脚气等。其中治疗以风邪为主的各种瘴病的方剂有10余首，如圣灵丹、七乌丸、甜瓜子丸、复春汤、骗马丹、草灵宝丹、木瓜虎骨丸、麝香虎骨散、薏苡仁汤、如神救苦散、透骨膏等。其药物多为温经通阳、祛风燥湿、舒筋活络、活血止痛之品。

原文选录

木瓜虎骨丸　治风寒湿客于营卫合而成瘴，使肢节疼痛，麻痹不仁，手臂无力，项背拘急，脚膝筋挛不能屈伸，宜常服。木瓜肉、麒麟竭另研、没药另研、自然铜煅、醋淬七次研、木香、虎胫骨酒炙黄、枫香脂研、败龟甲醋炙黄、骨碎补去皮、甜瓜子、官桂去粗皮、当归身剉焙各一两，乳香另研半两，地龙去土秤、安息香汤酒煮入药各二两。上件十五味，除另研外，为细末，拌匀酒糊为丸，如梧桐子大。每服二十丸，温酒送下，煎木瓜汤送下亦可，渐加至五十丸，食前、临卧各进一服，忌食冷物、湿面、诸血等物。

薏苡仁汤　治手足流注疼痛，麻痹不仁，难以屈伸。薏苡仁去皮一两，当归去芦一两，芍药、麻黄去节、桂去粗皮各一两，甘草去皮一两微炒，苍术去粗皮四两米泔浸一宿〔三〕炒。上为㕮咀，每服五钱，水二盏，生姜五、七片，煎至七分，去滓，食前温服。若病人汗出者，减麻黄；病人内热者，减桂。看虚实加减服之。（《重订瑞竹堂经验方》）

余见第四篇"处方"。

忽思慧

忽思慧（约13世纪~14世纪），蒙古族，元代营养学家。曾任饮膳太医，主管宫廷饮食卫生，药物补益诸事。1330年著成《饮膳正要》三卷，为我国现存的最早的营养学专著。

《饮膳正要》选朝野食疗之精粹，择各民族食疗之方法，并记载了食疗治瘴的诸般羹、汤、酒剂，介绍了治疗瘴病的多种食疗营养品，详述了每味食品的性味、功能及主治病症，开食疗治瘴之先河。

原文选录

熊汤　治风瘴不仁，脚气。熊肉二脚子，煮熟，切块，草果三个。上件，用胡椒三钱，哈昔泥一钱，姜黄二钱，缩砂二钱，咱夫兰一钱，葱、盐、酱一同调和。（《饮膳正要·卷第一》）

鹿蹄汤　治诸风、虚，腰脚疼痛，不能践地。鹿蹄四只，陈皮二钱，草果二钱。上件，煮令烂熟，取肉，入五味，空腹食之。

醍醐酒　治虚弱，去风湿。醍醐一盏。上件，以酒一杯和匀，温饮之，效验。

鸡头粉羹　治湿痹，腰膝痛。除暴疾，益精气，强心志，耳目聪明。鸡头（磨成粉），羊脊骨一副，带肉，熬取汁。上件，用生姜汁一合，入五味调和，空心食之。

熊肉羹　治诸风，脚气，痹痛不仁，五缓筋急。熊肉一斤。上件，于豆豉中，入五味、葱、酱，煮熟，空腹食之。

乌驴皮汤　治中风，手足不遂，骨节烦疼，心燥，口眼面目喝斜。乌驴皮一张，挦洗净。上件，蒸熟，细切如条，于豉汁中，入五味，调和匀，煮过，空心食之。（《饮膳正要·卷第二》）

虎骨酒　以酥炙虎骨捣碎，酿酒。治骨节疼痛，风痓冷痹痛。

枸杞酒　以甘州枸杞依法酿酒。补虚弱，长肌肉，益精气，去冷风，壮阳道。

地黄酒　以地黄绞汁酿酒。治虚弱，壮筋骨，通血脉，治腹内痛。

松节酒　仙方以五月五日采松节，剉碎，煮水酿酒。治冷风虚，骨弱，脚不能履地。

茯苓酒　仙方，依法茯苓酿酒。治虚劳，壮筋骨，延年益寿。

松根酒　以松树下撅坑置甕，取松根津液酿酒。治风，壮筋骨。

阿刺吉酒　味甘辣，大热，有大毒。主消冷坚积，去寒气。用好酒蒸熬，取露成阿刺吉。

驼肉　治诸风，下气，壮筋骨，润皮肤，疗一切顽麻风痹，肌肤紧急，恶疮肿毒。

野驼　味甘，温平，无毒。治诸风，下气，壮筋骨，润皮肤。驼蜂，治虚劳风。

熊肉　味甘，无毒。主风痹，筋骨不仁。熊掌，食之可御风寒。

河豚鱼　味甘，温。主补虚，去湿气，活腰、脚、痔等疾。

鲍鱼　味腥臭，无毒。主坠蹶跐折瘀血，痹在四肢不散者，及治妇人崩血不止。

龟肉　味甘，平，无毒。下气，除骨节间劳热结实壅塞。

木瓜　味酸，温，无毒。主湿痹邪气，霍乱吐下，转筋不止。

葡萄　味甘，无毒。主筋骨湿痹，益气强志，令人肥健。

蒜　味辛，温，有毒。主散痈肿，除风邪，杀毒气。独颗者佳。

蓼子　味辛，温，无毒。主明目，温中，耐风寒，下水气。

小椒　味辛，热，有毒。主邪气咳逆，温中，下冷气，除湿痹。（《饮膳正要·卷第三》）

余见第三篇"中药"、第四篇"处方"。

徐 彦 纯

徐彦纯（？ ~1384年），字用诚，会稽（今浙江绍兴）人，元末明初医家。私淑丹溪之学，1396年撰成《玉机微义》。

《玉机微义》中指出世人将风痿痹证通治的错误，认为治当分其所因：风乃阳受之，痹感风寒湿之气则阴受之，故治当异。并引前哲治痹之方以论治。

原文选录

论痹证所因不同

谨按：痹之为证，有筋挛不伸，肌肉不仁者，与风证绝相似，故世俗多类于风痿痹证通治，此千古之弊也。徐先生已于卷首分出痿证一门，大抵固当分其所因。风则阳受之，痹感风寒湿之气则阴受之，为病多重痛沉着，患者易得去，如钱仲阳为宋之一代明医，自患周痹，止能移于手足为之偏废，不能尽去，可见其难治也。况今世俗多类于风证通治，宜乎不能得其病情也。

论痹因虚所致

谨按：人感三气为痹者，正因形虚、血虚尔，但有在肤皮血脉，浅深之异，故入脏者死。

大抵痹证有兼风兼湿，寒热独胜，脏腑所受不同，用者自宜扩充。然此证因虚而感，既着体不去，须制对证药，日夜饮之。虽留连不愈，能守病禁，不令入脏，庶可扶持也。如钱仲阳取茯苓其大逾头者，以法啖之，阅月乃尽。由此虽偏废而气骨坚悍如无疾者，寿八十二而终，惜乎其方无传。（《玉机微义·痹证门》）

戴 思 恭

戴思恭（1324~1405年），字原礼，婺州浦江（今属浙江）人，明代医家。曾从师于朱丹溪，著有《推求师意》《证治要诀》《证治要诀类方》等，对丹溪之学有所阐发。

关于痹病，《证治要诀》强调，"风寒暑湿，皆能中人，惟湿气积久，留滞关节，故能中，非如风寒暑之有暴中也。"同时对"中湿"及"伤湿"证因脉治作了较为详细的论述。《证治要诀类方》指出，腰痛有寒、有湿、有风、有虚皆能作痛，并对每类腰痛的治疗处以相类的方药。《推求师意》也设"痛风"专篇论及痹病。

原文选录

腰者，肾之所附，皆属肾。有寒、有湿、有风、有虚，皆能作痛。有闪挫劳役而痛者，宜生料五积散，加炒桃仁五枚。

腰痛如锯刀所刺，大便黑、小便赤黄、或黑，由血滞腰间，名沥血腰痛，桃仁酒，调黑神散。

若寒腰痛，见热则减，见寒则增，宜五积散，每服加吴茱萸半钱。

若湿腰痛，如坐水中。盖肾属水，久坐水湿处，或为雨露所着，湿流入肾经，以致腰痛，宜渗湿汤，不效，宜肾着汤。

若风伤而腰痛者，或左或右，痛无常处，牵引两足，宜五积散。每服加防风半钱，或加全蝎三个尤好。小续命汤，独活寄生汤，皆可选用，仍吞三仙丹，杜仲姜汁炒，研末，每一钱，温酒调，空心服。仲杜名酒，治肾虚腰痛，兼治风冷为患。

妇人血过多，及素患血虚致腰痛者，当宜其血，见妇人门。若肾虚腰痛，转侧不能，嗜卧疲弱者，大建中汤，加川椒十粒，吞下腰肾园，及生料鹿茸园之类，仍以茴香炒研末，破开猪腰子，作薄片，不令断，层层掺药末，水纸裹，煨热，细嚼酒咽。

若因闪肭，或颠扑伤损而痛，宜黑神散，和复元通气散，酒调下，不效，则恐有恶血停滞，宜先用酒调下苏合香园，仍以五积散，每服，加大黄半钱、苏木半钱、当归倍原数。若因劳役负重而痛，宜用和气饮，或普贤正气散。（《证治要诀类方·腰痛》）

即《内经》风寒湿三气杂至，合而为痹也。虽言寒为痛痹，然三者皆能作痛，但寒胜者痛甚如掣；湿者痛著如肿；风者其痛行动无常处，悉因凝滞之痹与流行荣卫真气相击搏，则作痛痹，若不干其流行出入之道，则不痛但瘘痹耳！随其痹所在，或阳多阴少则痹热，或阴多阳少则为痹寒，或骨重，或筋挛不伸，肌肉不仁，或血脉凝而不流，或在皮则寒，或逢热则纵。后人就中摘出为痛者分六条，具数百方。夫药在乎明道，不在多言。苟明其道，虽一言一方亦可类推，道若不明，奚适于用而取择焉？今六条中，有谓由寒湿气，则血凝涩不得流通，关节诸筋无以滋养，真邪相搏，历节痛者；有谓风百节痛者；有谓风气走注，痛无常处者；有谓白虎风者，或在骨节，或走四肢，昼静夜发，发则痛彻入骨；有风腰痛者；岂非悉是风寒湿三气痹而痛乎？曰：《痹论》止言寒为痛痹，未闻行痹亦痛。曰：《灵枢·周痹》篇有众痹，有周痹，即此云也。又《内经》"四时刺逆从论篇"于六经皆云有余不足悉为痹。注曰：痹，痛也。此非人气之邪亦作痛耶？今以一条而举众病何也？盖因是集有所未备耳！且人身体痛，在外有皮肉脉筋骨之异，由病有不同之邪，亦各欲其正名，名不正将何以施治？如邪是六淫者，便须治邪；是人气者，便须补泻其气；病在六经四属者，各从其气。故制方须宜分别药之轻重缓急，适当其所，庶得经意。（《推求师意·痛风》）

筋骨疼者，俗呼为痛风，或痛而游走不定，俗呼为走注风，并宜乌药顺气散和煎复元通气散，咽地仙丹或青龙丸，未效用大防风汤，或五积散调乳香末。遍身骨节疼痛，昼静夜剧如虎之啮，名曰白虎历节风，并宜加减地仙丹，或青龙丸乳香丸等。（《证治要诀·中风》）

风寒暑湿皆能中人，惟湿气积久留滞关节，故能中湿，如风寒暑之有暴中也。中湿之证，关节痛肿，浮肿喘满，腹胀烦闷，昏不知人，宜白术酒，有破伤处，因澡浴湿气从疮口中入，其人昏迷沉重，状类中湿，名曰破伤，宜白术酒。（《证治要诀·中湿》）

伤湿为病，发热恶寒，身重自汗，骨节疼痛，小便秘涩，大便多泄，腰脚痹冷。皆身卧寒湿，或冒雨露，或着湿衣所致，并除湿汤。

又前诸证，而腰痛特甚，不可转侧，如缠五六贯重，皆由湿气入肾经，肾属水，从其类也，宜肾著汤或渗湿汤煎服。（《证治要诀·伤湿》）

朱 橚

朱橚（1361~1425年），朱元璋第五子，谥号周定王，对医学颇有研究，主持编著《普济方》，于

1406年刊行，另外还著有《救荒本草》等。

《普济方》专设"诸痹方"达三卷之多。卷一百八十五首列"总论"一章，引《内经》论痹之言，采《三因方》《端效方》《千金方》论痹之述，晓之以理。次列"诸痹""风痹""风冷痹""风湿痹"凡四章，有论有方有证，下列药物及其制法、服法。卷一百八十六主要对《内经》热痹、脏腑痹、五体痹分型论治；卷一百八十七胸痹及各种兼证、固痹、痛痹、著痹、行痹、痹气分型论治。另外，在"诸风门""身体门"下，也包括了许多有关痹病的内容。全书内容丰富，分类详细，是集明以前论治痹病的一部大型方书。

原文选录

风不仁 夫风不仁者，由荣气虚，卫气实，风寒入于肌肉，使血气行不宣流，凝痹结滞，皮肤顽厚，无所知觉。

风身体疼痛 夫风身体疼痛者，由风湿搏于阳气故也。夫人阳气虚者，腠理易开，而为风湿所折，使气不得发泄，而与风湿相搏，于分肉之间相击，故疼痛也。诊其脉浮而紧者，则身体疼痛也。

中风百节疼痛 夫中风百节疼痛者，因体虚受风，风邪中关节，故令百节筋脉、拘急疼痛，寒热更作，不可屈伸。此皆真气怯弱，不胜风邪，真邪相搏、所以痛也。

风腰脚疼痛 夫腰者肾之府也，肾主腰脚，其气不足，故腰脚湿痹，有是风湿冷三气相攻而成也。气胜则通行流转，不为留滞。风湿冷气盛，则注于腰脚，而与正气交争，经脉蕴滞，不能荣养于腰脚，故屈伸步履皆痛，是为湿痹。风湿痹亦如虫行，觉则以手扪之复不痛。春多入于筋肉间，夏入于人气脉中，秋入于人皮肤内，搔之湿痒生疮，冬多中人血脉腠理，则为诸风矣。本由外风邪入于经络气故也。

风走注疼痛 夫风走注疼痛之病，其痛无常处是也。气血流通，筋脉和同，则骨肉滑利，一有不调，风邪乘虚，与血气偕行，使荣卫凝涩，随所注处，悉为疼痛，故谓走注疼痛也。

白虎风 夫白虎风之状，或在骨节，或在四肢，其肉色不变，昼静而夜发，发则痛彻骨髓，或妄言妄语有所见者是也。盖由风寒暑湿之毒，乘虚而感播在经络，留于血气蓄聚不散，遇阳气虚弱，阴气隆盛，则痛如虎咬，故以虎名焉。痛如制者

为寒多，肿满如胀者为湿多，汗出者为风多。巢氏云：饮酒当风汗出入水，遂成斯疾久而不愈，令人骨节蹉跌为癫病者，诚有此理也。后人宜慎之。

历节风 夫历节风之状，短气自汗，头眩欲吐，手指挛曲，身体魁瘰，其肿如脱，渐至摧落，其痛如制不能屈伸。盖因饮酒当风，汗出入水，或体虚肤空，掩护不谨，以致风寒湿之邪遍历关节，与血气搏而有斯疾也。其痛如制者为寒多，其肿如脱者为湿多，肢节闻兼汗出者为风多。遍身走痒，彻骨疼痛，昼静夜剧发如虫咬者，谓之白虎历节。治法当以温药解其风寒湿之毒，或用和平，则独活寄生汤辈可也。其白虎历节游走痒痛，则虫实为之。况夫脾主肌肉，虚则为痒，遇痒而进饮食，尚庶几焉，而虫亦厌食跃其间不至于频频咬也。书曰：若药不瞑眩，厥疾弗瘳。似此证候，一名历风，须当大作汤丸，未可拘以平常浅近之剂。历节风著人久不治者，令人骨节蹉跌变成癫病，不可不知。古今已来，无问贵贱，往往苦之，此是风之毒者也。治之虽有汤药，而并不及松膏松节酒。若羁旅家贫，不可急办者，宜服诸汤犹胜不治，但于痛处先灸三七壮佳。

鹤膝风 夫鹤膝者，病人两膝肿大痛，髀胫枯腊但有皮骨，拘挛跪卧不能屈伸是也。当服大防风汤，使之气血流畅肌肉渐生，自然行履如故也。（《普济方·诸风门》）

腰痛 大抵腰痛之脉，皆沉弦而紧者寒，弥而浮者风，沉弦而濡者湿。又有坠堕内朒，气血凝滞而痛者，脉多沉弦而实。

盖诸经皆贯于肾，而络于腰脊。肾气一虚，凡冲风受湿，伤冷蓄热，血沥气滞，水积堕伤，兴夫失老作劳，种种腰痛，叠见而层出也。冲风者，汗出乘风，风邪风毒之胚胎也。受湿者，践雨卧湿，重著肿滞之萌蘖也。腰间如水为伤冷，发渴便闭为蓄热，血沥则转侧如锥之所刺，气滞则郁闷而不伸。积水沉重，则小肠不得宣通。坠损伤，则瘀血为之凝结。闪肾失志者肾之戕。举是数证，肾家之感受如此，腰安得而不为痛乎？《内经》曰：腰者肾之府，转摇不能，肾将惫矣。审如是，则痛在少阴，必究其受病之源而处之为得。然宗筋聚于阴器，肝者肾之同系也。五脏聚气于谷，脾者肾之仓禀也。郁怒伤肝，则诸筋纵弛。忧思伤脾，则胃气不行，二者又能为腰痛之寇。

太阳腰痛，引项脊尻背如重状。阳明腰痛，不

可以顾，顾如有见者，善悲。少阳腰痛，如以针刺其皮，循循然不可俯仰，不可以顾。太阳腰痛，烦热，腰下如有横木者居其中，甚则羸瘦。少阴腰痛，痛引脊内廉，厥阴腰痛，腰中如张弓弩弦状。此举六经，以为外因治备。大抵太阳少阴多中寒，少阳厥阴多中风热，太阴阳明多燥湿。以数推之，当随脉别其病。如经中有解脉、散脉、同阴、会阴、阳维、衡络、真阳、飞阳肉里、尻交等腰痛，皆不出六经流注。但别行各有所主，不欲繁引，请寻《内经·刺腰痛论》，以备明之。唯此从外所因，汗下施治。失志伤肾，郁怒伤肝，忧思伤脾，皆致腰痛者，以肝肾同系，脾胃表里，脾滞胃闭，最致腰痛。其虚羸不足，面目黎黑，不能远行久立，失志所为也。腹急胁胀，目视䀮䀮，所祈不得，意淫于外，宗筋弛纵，及为白淫，郁怒所为也。肌肉削弱，瘴而不仁，饮食不化，肠胃胀满，闭坠腰胁，忧思所为也。准此从内所因，调理施治。肾著，腰冷如水，身重不渴，小便自利，饮食如故，腰以下冷重如带五千钱，因作劳汗出，身衣里冷湿，久久得之。胻腰痛者，伛偻肿重，因致肿痛，因于坠堕，恶血流滞。及房劳疲力，耗竭精气，致腰疼痛。准此从不内外因，补泻施治。夫腰痛者，属于肾也。多因劳后伤肾，脏气空虚风寒冷湿，得以袭之，郁怒忧思，得之伤之，皆致腰痛。但坠堕闪䐓，血气凝滞而痛者，未有药也，威灵仙丸主之。今人每患腰痛，不问虚实，多选牵牛之药。殊不知牵牛之为性，能伤肾气，服之未见其效，肾气先有亏损矣。倘若是气滞腰痛，进三服即可。如服之不效，用桔核入盐炒浸酒，带温送下小七香丸最佳，自有奇功。万一肾虚腰痛，牵牛岂宜服也。谨之谨之。（《普济方·身体门》）

风瘴 夫瘴者，为风寒湿三气合而成也。其状肌肉顽麻，或则疼痛。此人体虚腠理开，则受于风邪也。病在阳曰风，在阴曰瘴，阴阳俱病曰风瘴也。夫风瘴病不可已者，足如履冰，时如汤入腹中，股胫躁，心头痛。伤脾肾时呕眩，自汗出。伤心目弦。伤肝悲恐，短不乐，伤肺不出三年死。

风冷瘴 夫瘴状，然皆本三气。寒气多谓之冷瘴，其证令人脚膝痛，行履艰难，四肢麻顽，身体俱痛，基则有一身不遂者。

风湿瘴 风湿瘴之状，或皮肤顽厚，肌肉酸疼。风寒湿三气杂至，合而成瘴。其风湿气多，而寒气少者，为风湿而成此湿瘴也。由血气虚，则受风湿而成此病。久不瘥，入于经络，搏于阳经，亦令人身体手足不遂也。

风湿瘴身体手足不遂 夫风湿寒三气合而成瘴。其气来时，亦有偏多偏少，而风湿之气偏多者，名为风湿瘴也。凡人腠理虚者，则风湿气伤之，搏于气血，气血不行，则不得宣通，真邪相击，在肌肉之间，故其肌肤尽痛，或皮肤瘑疹。然诸阳之经，宣行阳气，通于身体，风湿客于肌肤，合而为瘴，伤诸阳之经，则阳气之行迟缓，而机关弛纵，筋脉不收。若风湿瘴而遍于身体，故手足不得遂也。

热瘴 《内经》于"瘴论"有云：其热者阳气多，阴气少，阳遭阴，故为热瘴。盖脏腑壅热，复遇风寒湿之杂至，客于经络，留而不行，阳遭其阴，故顽瘴燔热而闷也。

肝瘴 《内经》谓风寒湿三气杂至，合而为瘴。又曰：以春遇此者为筋瘴。又曰筋瘴不已，复感于邪，内舍于肝。盖五脏皆有合，病久而不去者，内舍于其合，肝之合，筋也。故筋瘴不已，复感于邪，则舍于肝也。其证夜卧则惊悸，小便数，上为引如怀者是也。

肾瘴 《内经》谓：风寒湿三气杂至，合而成瘴。又曰：以冬遇此者为骨瘴，骨瘴不已，复感于邪，内舍于肾。而其证，善胀，尻以代踵，脊以代头。盖肾者胃之关，关门不利，则胃气不行，所以善胀，筋骨拘迫，故其下牵急，其上卷屈，所以言代踵代头也。

脉瘴 夫血性得温则宣流，得寒则凝涩。凝涩不行，则皮毛萎悴，肌肉顽瘴。《内经》谓：风寒湿三气杂至合而为瘴。又曰：此夏遇此者为脉瘴，则血凝不流可知也。

肌瘴 夫风寒湿三气杂至，合而为瘴。以至阴遇此者，则为肌瘴。其状皮肤弗荣，肌肉顽瘴而不仁是也。

皮瘴 夫风寒湿三气杂至，合而为瘴。以秋遇此者，为皮瘴。盖肺主皮毛，于五行为金，于四时为秋，当秋之时，感于三气，则为皮瘴。盖言其时之所被感者，非有秋时而得之者。皮肤不荣，而为不仁，则其证然也。

筋瘴 《内经》曰：风寒湿三气杂至，合而为瘴。又曰：以春遇此者为筋瘴，其状拘急，屈而不伸是也。筋瘴不已，复感于邪，内舍于肝，是为肝瘴。其状夜卧则惊，多饮数小便，上为引如怀。盖淫气竭乏，痹聚在肝。治以筋痹为先，筋痹既平，则邪不入于肝矣。

骨痹 《内经》谓：人有身寒，汤火不能热，厚衣不能温，然不冻慄，是人者素肾气胜，以水为事，太阳气衰，肾脂枯不长，一水不能胜两火。肾者水也，而生于骨。肾不生，则髓不能满，故寒甚至骨也。所以不能冻慄者，肝一阳也，心二阳也，肾孤脏也，一水不能胜二火，故不能冻慄，名曰骨痹。寒入骨节也，夫骨者，肾之余；髓者，精之所充也。肾水流行，则髓满而骨强。迫夫天癸亏而凝涩，则肾脂不长，故髓涸，而气不行。其证内寒而为骨痹也。虽寒不为冻慄，则以心肝二气，为两阳火，一水不能胜之，特为骨寒而已。外证当挛节，则以髓少而筋燥，故挛缩而急也。

血痹 夫血痹之状，形体肌肤，如被微风所吹者是也。盖血为阴，邪入于血而痹，故谓之血痹。先针引阳气，后以药治之。《圣惠方》云：风血痹者，由体虚，故阴邪入于血经故也。入于血经而为痹，故为风血痹也。其状形体如被微风所吹。此由悠乐之人，骨弱肌肤充盛，因疲劳汗出，肤腠易开，为风寒所侵故也。诊其脉自微而涩。在寸口关上小紧者，为风血痹也。急针引阳气，令脉和则愈。

脚痹 夫脚气痹弱者，荣卫俱虚也。《内经》云：荣气虚则不用，荣卫俱虚，故不仁不用。其状令人痹不知痛，弱不能举，本由肾虚而得。故苏氏云：脚气之为病，本因肾虚。《千金方》言肾受阴湿，则成寒痛。

腰脚冷痹 夫痹之为病，生于骨而发于皮，故寒在内则不仁，在筋则屈而不伸，在脉则血凝而不流，腰脚得之，谓之冷痹者，亦由风寒湿气，合而成也。盖肾主腰脚，其经为寒邪冷气所容，主于腰脚，则膝胫腨腰脊冷落，肌肉不仁，故以名焉。

周痹 《黄帝针经》经谓周痹者，在于血脉中，随脉上，随脉下，不能左右，各当其所。夫风寒湿之为痹，本痹而不通，今乃能周身上下者，以其邪中于血脉之间，与脉流通，随气上下升降无凝也。故痛从上下者，先刺其下以遏之，后刺其下以脱之。除刺法附于针灸书外，宜徐以药治之。

痛痹 夫寒气胜者，为痛痹，夫宜通。而塞则为痛，以寒气入经络而稽迟，泣而不行也。痛本于寒气偏胜，寒气偏胜则阳气少，阴气多，与痛相益。治宜通引荣卫，温润经络，血气得温则宜流，自无雍徐矣。

著痹 《内经》谓湿气胜者为著痹。地之湿气，感则害人皮肉筋脉。盖湿，土也，土性重缓。荣卫之气，与湿俱流，所以湿胜，则著而不移也。其证多汗而濡者，以阴气胜也。治宜除寒湿，通行经络则瘥。

行痹 《内经》谓风寒湿三气杂至，合而成痹。其风气胜者，为行痹。夫气之在人，本自流通，所以痹者，风寒湿三气，合而为病也。然三气之中，各有阴阳，风为阳气，善行数变，故风气胜则为行痹。其证上下左右，无所留止，随其所至，气血不通是也。治法虽通血气，宜多用治风之剂。

痹气 《内经》谓：人身非衣寒也，中非有寒气也，寒从中生者何？是人多痹气也。阳气少，阴气多，故身寒如从水中出。夫阳虚生外寒，阴胜生内寒。人身阴阳偏胜，则自生寒热，不必外伤于邪气也。痹气内寒者，以气痹而血不能运，阳虚而阴自胜也。血凝滞而气不通，故其证身寒如水中出也。（《普济方·诸痹门》）

盛 寅

盛寅（1375~1441年），字名东，江苏吴江县人，明代医家。1418年著《医经秘旨》二卷。《明史·方技传》载：明成祖朱棣有疾，经中使太监荐，"即召入便殿，令诊脉。寅奏：上脉有风湿病，帝大然之，进药果效，遂授御医"。对痹病有独特的见解，于后学者甚有启迪。

原文选录

热则生风，痿痹不随而有风象，医以风治之，恐不免致痿也。

风湿证以去苍术加白术冲和汤为当；风寒证亦有风，有时开其腠理而自汗者，四时伤风亦有自汗者，芪、芍宜慎。（《医经秘旨·有者求之无者求之盛者责之虚者责之》）

《医方类聚》

《医方类聚》由朝鲜人金礼蒙（十五世纪）等收集我国明代以前医籍150多种，并加以分类，于1445年汇编而成。

《医方类聚》收录有关痹病方面的方书有《管见大全良方》《神巧万全方》《严氏济生续方》《海

上仙方》《助道方》《医方大成》《千金月令》《澹寮方》《卫生宝鉴》等九种医籍，保存了不少我国明以前失传的有关治疗痹证的方剂。

原文选录

臂痛证治 夫臂痛者，其说有五：若臂痛筋脉挛急，不得屈伸，遇寒则剧，由肝虚，为风寒邪气留于经络，故筋挛乾急而痛。脉紧而细者，宜以小续命汤，或以异功五积散加全蝎、麝香煎，甚者以柏子仁圆；若臂痛不能举，时复转移，或左或右，此由中脘伏痰，脾气滞而不行，则上下不运而痛，其脉沉细，宜茯苓圆，或控涎丹；若臂痛流走上下无常，外连肌肉，牵引背胛，时发时止，由荣卫之气循行失度，遂受风毒之气，行于血中，随血上下，新故相搏则痛，宜小续命汤兼麝香圆，甚者，以白芥子散；若卒然一臂无力，痛不能举，漐漐似汗，肌肉时复掣痛，手不及头，此寒湿客搏而筋缓也，宜以异功五积散加全蝎、麝香煎，甚者，以四君子汤加芍药、附子、生姜煎服；若气血凝滞经络不行，臂痛不能举者，宜舒经汤。（《医方类聚·管见大全良方》）

腰脚方论 古方论腰痛有五种，而大抵俱本于肾。盖肾主腰脚，而三阴三阳十二经，奇经八脉，皆贯于肾，络于腰脊，或少阴气衰而自病。《千金方》云：十月万物阳气皆衰，是以腰痛，或风湿搏于肾经，或因劳役而伤肾，或内有积水，肾气不得宣通，皆令腰痛。治法补肾而随其风水而处方为得。（《医方类聚·神巧万全方》）

足筋急痛 二足筋急痛，生姜捣半斤，烂研如膏药，出入免灾速。（《医方类聚·海上仙方》）

治脾经受湿背肩手足痛 背肩手足痛如槌，湿在脾经故若斯，乌沉木香煎四物，更加蓬术最为奇。

脾经受湿，令人走注疼痛，肩背手足俱疼，局方四物汤一贴，加蓬术二块如钱大，槌碎，木香一钱，细锉，用水三大盏，生姜十片，同煎取一盏二分，去滓，分作二服，留滓再煎，亦作二服。如药味苦涩，加甘草二寸，锉，同煎为妙。（《医方类聚·助道方》）

腰胁痛 夫肾受病，则腰滞而痛，故经云：腰者肾之府，转摇不能，肾将惫矣。要知腰痛之疾，所感不一，有因风、寒、暑、湿，伤于肾经，发为腰痛者；又有坠堕险地，闪动腰胁，气血凝滞

而痛者。其为痛也，或引干项脊，傍及两胁，不可俯仰，或腰下如有横木，如坐水中，多令人面目黧黑，腹胁胀满。大抵腰痛之脉，皆沉弦，又须明沉弦而紧者，为寒；沉弦而浮者，为风；沉弦而濡细者，为湿；沉弦而实者，为凝滞。各推其所因，感邪气者，驱散之；凝滞者，顺其气而调其血。如此治之，病无不愈。又有肾经虚惫，心血耗散，不能养其筋脉，以致腰痛，又当补其心肾，筋骨自壮矣！（《医方类聚·医方大成》）

腰痛 《素问》云：腰者肾之府，转摇不能，肾将惫矣。盖腰属肾也，常人腰痛，多由嗜欲过度，劳伤肾经，精气先虚，四气七情，得以伤感。妇人腰痛，则亦由血虚脏冷而致之，人坠堕闪肭，气滞血滞，乃能致腰痛。大概腰痛，脉多沉弦，沉弦而紧者，寒；沉弦而浮者，风；沉弦而细者，湿；沉弦而实者，闪肭气滞血滞也。治之之法，虚者补之，滞者通之。今方书亦有于补肾药中用通气药者，要之腰痛多是气滞，为其通气者，得之尤多矣！

肘臂 夫人之四肢，最不可无二手，盖废足不废手，百工技艺，犹可坐而为之。是以先王制五刑，大辟之下，有劓鼻、刖耳、刖足，而无去手之刑，以其罪不至于死，而不可绝之也。即此乃知有生而无手，固不可，可无医治之专门乎？只如风淫末疾，或肝脾经虚，皆能病臂。又中脘有痰，亦使肘臂酸疼，甚则战掉，抽掣，久而枯废，宜各有主疗之方焉。（《医方类聚·澹寮方》）

臂麻不便 郾城梁贾人，年六十余，忽晓起梳发，觉左手指麻，斯须半臂麻，又一臂麻，斯须头一半麻，比及梳毕，从胁至足皆麻，大便二三日不通。往问他医，皆云风也，或药或针皆不解，求治于戴人。戴人曰：左手三部脉皆伏，比右手小三部，此枯涩痹也，不可纯归之风，亦有火燥相兼。乃命一涌一泄一汗，其麻立已。后以辛凉之剂调之，润燥之剂濡之，惟小指次指尚麻。戴人曰：病根已去，此余烈也，方可针溪谷。溪谷者，骨空也，一曰晴和。往针之，用《灵枢》中鸡足法，向上卧针，三进三引，讫，复卓针起，向下卧针，送入指间皆然，手热如火，其麻全去。昔刘河间作《原病式》，常以麻与涩同归燥门中，真知病机者也。

腰胯痛 一男子六十余，病腰尻脊胯皆病，数载不愈，昼静夜躁，大痛往来，屡求自尽。天且夕

则痛作，必令人以手槌击，至五更鸡鸣则渐减，向曙则痛止。左右主病者，皆作鬼神阴谴，白虎啮，朝祷暮祝，巫僧道禁。师至则其痛以减，又梦鬼神、战斗相击，山川神鬼庙无不祭者。淹涎岁月，肉瘦皮枯，饮食减少，暴怒日增，惟候一死。有书生曰：既云鬼神虎啮，阴谴之祸，如此祷祈，何无一应？闻陈郡有张戴人，精于医，可以问其鬼神白虎与病乎？彼若术穷，可以委命，其家从之。戴人诊其两手脉皆沉滞坚劲，力如张组。谓之曰：病虽瘦，难于食，然腰尻脊胯皆痛者，必大便坚燥。其左右曰：有五七日、或八九日，见燥粪一两块，如弹丸硬不可言，曾令人剜取之，僵下一两块，浑身燥痒，皮肤皱褐枯涩如麸片。戴人既得之虚实，阴用大承气汤，以姜枣煎之，加牵牛头末二钱，不敢书是泻剂。盖病者，闻暖则恍，闻寒则俱，说补则从，说泻则逆，此蔽非一日也，而况一齐人而传之，众楚人咻之乎！及煎成，使稍热咽之，从少至多，累至三日，天且晚，脏腑下泄四五行，约半盆，以灯视之，皆燥粪燥碎块，及瘀血杂脏，秽不可近。须臾，痛减九分，昏睡，鼻息调如常人。睡至明日，将夕始觉，饥而索粥。温凉与之，又困睡一二日，其痛尽去。次令饮食调养，日服导饮丸、甘露散、滑利便溺之药，四十余日乃复。呜呼！世传三十六虎书，三十六黄经，及小儿三十六吊，谁为之耶？始作俑者，其无后乎？古人以医为师，故医之道行，今之人以医辟奴，故医之道废。有志之士，耻而不学，病者亦不择精粗，一概待之，常见官医迎送长吏，马前唱诺，真可羞也！由是通今博古者少，而传遂绝。《灵枢经》谓刺与污虽久，犹可拔而雪，结与闭虽久，犹可解而决。夫腰脊胯痛者，足太阳膀胱经也，胯痛足少阳胆经之所过也。《难经》曰：诸痛为实。《内经》曰：诸痛痒疮疡，皆属心火。注曰：心寂则痛微，心躁则痛甚，人见巫觋僧道禁师至，则病稍去者。（《医方类聚·十形三疗》）

肢节肿痛　真定府张大，年二十有九，素好嗜酒，至元辛未五月间，病手指节肿痛，屈伸不利，膝膑亦然，心下痞满，身体沉重，不欲饮食，食即欲吐，面色痿黄，精神减少，至六月间，来求予治之。诊其脉沉而缓，缓者脾也。难经云：输主体重节痛。输者脾之所主，四肢属脾。盖其人素饮酒，加之时助，湿气大胜，流于四肢，故为肿痛。内经云：诸湿肿痛，皆属脾土。仲景云：湿流关节，肢

体烦痛，此之谓也，宜以大羌活汤主之。内经云：湿淫于内，治以苦温，以苦发之，以淡渗之。又云：风能胜湿。羌活、独活苦温，透关节而胜湿，故以为君；升麻苦平，威灵仙、防风、苍术，苦辛温发之者也，故以为臣；血壅而不流则痛，当归辛温以散之；甘草甘温，益气缓中；泽泻咸平，茯苓甘平，导湿而利小便，以淡渗之也，使气味相合上下分散其湿也。（《医方类聚·卫生宝鉴》）

《奇效良方》

《奇效良方》全名是《太医院经验奇效良方大全》，原为明太医院院使董宿（1436~1449年）所辑，书未成而董先卒，后经方贤续补、杨文翰校正而刊行。方贤，归安（今浙江吴兴）人，明代医家。曾任太医院院判，与杨文翰共同编纂《奇效良方》于1470年刊行。

《奇效良方》分类编纂，共分六十四门，载方七千余首，有论有方，辨证部分多本《内经》《脉经》等书。汇集了自宋至明初医方的精华，综合了中医内外妇儿及杂病的医疗经验。该书卷三十八专设"五痹门"和"五痹通治方"。"五痹门"对《素问·痹论》的风寒湿痹、五体痹，以及胞痹、肠痹、血痹、热痹等痹病的病因病机和临床特征进行了阐述，提出"治痹之法，当辨其三气，留在何经部位，或表或里，虚实偏胜，推其因详其证。果因三气为病，随经治之，或不因三气从他痹而为病者，当随他病而治之"的辨证施治大法。"五痹通治方"共载35个治痹方剂，各方首明治何痹，次言其主症，次列药物及炮制，以及煎服法等。剂型有汤剂、丸剂、散剂、酒剂等。

原文选录

大抵风胜则游走上下，无所留止，随其虚邪与血气相搏，聚于关节，为弛纵筋脉不收也，此名风痹；寒胜，四肢挛痛，关节浮肿，为痛痹；湿气留而不移，汗多，四肢缓弱，皮肤不仁，精神昏塞，为着痹。风寒湿合而为痹，则皮肤顽厚，或肌肉酸痛，此为邪中周身，搏于血脉，积年不已，则成瘾疹风疮，搔之不痛，头发脱落，为本痹，其中又有胞痹、肠痹、血痹、热痹数者之异。名胞痹者，小肠膀胱按之内痛而满，水道不化，上为清涕。肠痹者，三气乘虚，客于大肠，其病数饮，中气喘急，

时作飧泄，小便不通。血痹者，邪入于阴血之分，其状体常如被微风所吹，骨弱劳瘦，汗出，卧则不时摇动。热痹者，盖脏腑移热，复遇风寒湿三气杂至，而客搏经络，留而不行，阳遭其阴，故瘅痹熻然而闷也。肌肉热极，体上如鼠走之状，唇舌反坏，皮肤色变。经曰：痹之为痹，或痛或不痛，或不仁，或寒或热，或燥或湿。凡痛者，寒多也，不痛不仁者，病久邪深，荣卫行涩，经络不通，皮肤不营，因而不痛不仁也。若阴气多阳气少，与病相益，故寒也；若阴气少阳气多，病气胜阳遭阴，故热也。至于汗多而濡者，是湿甚也。痹而不痛者，在骨则重着；在脉则血凝；在筋则屈不伸；在肉则痹不仁；在皮则寒。此五者皆不痛也。外有支饮，亦令人痹，支饮之病，饮之为痰故也。治之之法，当辨其三气，留在何经部分，或表或里，虚实偏胜。推其因，详其证，果因三气为病，随经治之，或不因三气，从他痹而为病者，当随他病而治之。又有水痹与白虎历节风之证，岂可一概施之，在乎医者诚心究治，则庶几不差矣。（《奇效良方·五痹门》）

虞 抟

虞抟（1438~1517 年），字天民，自号花溪恒德老人，义乌（今属浙江）人，明代医家。1515 年著成《医学正传》；还著有《苍生司命》《方脉发蒙》等书。

《医学正传》设"腰痛""痛风""麻木"等篇讨论痹病。其论述方法，先引《内经》经义为纲，复遵丹溪法旨，间或附以己意，以成篇章，其论简明扼要。至其治法，立方前，亦皆先冠以丹溪之说，次则博采李东垣等医家之方，最后大多附以虞氏祖传经验为其特点，具有一定的临床参考价值。

原文选录

论 《内经》曰：诸风掉眩，强直支痛，缓庆里急筋缩，皆足厥阴风木之位，肝胆之气也。又曰：风寒湿三气杂至，合而为痹。其风气胜者为行痹，寒气胜者为痛痹，湿气胜者为著痹。以冬遇此为骨痹，以春遇此为筋痹，以夏遇此为脉痹，以至阴（六月也）遇此为肌痹，以秋遇此为皮痹。夫古之所谓痛痹者，即今之痛风也，诸方书又谓之白虎历节风，以其走痛于四肢骨节，如虎咬之状，而以

其名名之耳。丹溪曰：大率因血虚受热，其血已自沸腾，或加之以涉水受湿，热血得寒，污浊凝滞，不得运行，所以作痛。夜则痛甚，行于阴也。治以辛温，监以辛凉，流散寒湿，开通郁结，使血行气和。更能慎口节欲，无有不安者也。

脉法 《脉经》曰：脉涩而紧者痹。少阴脉浮而弱，弱则血不足，浮则为风，风血相搏，则疼痛如掣。盛人脉涩小，短气自汗出，历节痛不可屈伸，此皆饮酒汗出当风所致也。

寸口脉沉而弦，沉则主骨，弦则为肝，汗出入水中，因水伤心，历节痛而黄汗出，故曰历节风也。

味酸则伤筋，筋伤则缓，名曰泄；味咸则伤骨，骨伤则痿，名曰枯。枯泄相搏，名断泄。荣气不通，卫不独行，荣卫俱微，三焦无御，四属断绝，身体羸瘦，独足肿大，黄汗出，胫冷。假令发热，变为历节风，疼痛不可屈伸。

方法 丹溪曰：因湿痰浊血流注为病，以其在下焦道路远，非乌附气壮不能行，故用为引经，若以为主治之，非惟无益而有杀人之毒。此病必行气流湿舒风，导滞血，补新血，降阳升阴。治有先后，须明分肿与不肿可也。不可食肉，肉属阳，大能助火。素有火盛者，小水不能制，若食肉厚味，下有遗溺，上有痞闷，须将鱼腥、面酱、酒醋皆断去之。先以二陈汤加酒浸白芍药，少佐以黄连降心火，看作何应又为区处也。

大法用苍术、南星、川芎、白芷、当归、酒芩，在上者加羌活、桂枝、桔梗、威灵仙，在下者加牛膝、防己、木通、黄柏。

加味四物汤 治白虎历节风证。本方加桃仁（煮数次，去皮尖）、牛膝（酒浸）、陈皮、茯苓、甘草、白芷、草龙胆各等份。上细切，作一服，水二盏，煎至一盏，去渣温服。如痛在上者属风，加羌活、桂枝、威灵仙；在下者属湿，加牛膝、防己、木通、黄柏；气虚者，加人参、白术、龟甲；有痰者，加南星、半夏、生姜；血虚者，倍川归、川芎，佐以桃仁、红花，水煎服之。

因痰者，二陈汤加酒洗黄芩、羌活、苍术。

因湿者，用苍术、白术，佐以竹沥、姜汁及行气之药。

或曰：有湿郁而周身走痛，或关节间痛，遇阴寒即发，当作湿郁治（或用白术一味，酒煎服之，其痛立愈）。

肥人多是湿与痰饮，流注经络（脉必滑）；瘦人多是血虚与热（脉必涩）。

下部有湿肿痛，用防己、龙胆草、黄柏、知母，固是捷药。若肥人病此，宜苍术、白术、南星、滑石、茯苓之类；瘦人，宜用当归、红花、桃仁、牛膝、槟榔等药。

薄桂味淡者，能横行手臂，领南星、苍术等药至痛处。

威灵仙治上体痛风，人虚弱勿用。

一方　治上中下痛风。黄柏（酒炒）、苍术（米泔浸一二宿）、南星各二两，神曲（炒）、台芎各一两，防风、白芷、桃仁各五钱，威灵仙（酒炒）、桂枝（横行手臂）、羌活各二钱，龙胆草一钱五分，酒红花五分。上为细末，神曲糊丸，如梧桐子大，每服一百丸，空腹服。

大羌活汤　治风湿相搏，肢节疼痛。羌活、升麻各一钱，独活七分，苍术、防己、威灵仙、川归、白术、茯苓、泽泻各五分。上细切，作一服，水二盏，煎至一盏，去渣空心温服。

四妙散　治走注疼痛。威灵仙（酒浸焙干）五钱，羯羊角灰三钱，苍耳子一钱五分，白芥子一钱半（炒）。上为细末，每服一钱匕，姜汤调下。

一方　治饮酒湿痰痛风。黄柏（酒炒）、威灵仙（酒炒）各五钱，苍术（米泔浸一宿）、羌活各三钱，甘草（炙）三钱，陈皮（去白）、芍药各一钱。上为细末，每服一钱匕，生姜汤调下。

凡因久痢后，两脚酸软疼痛，或膝肿如鼓槌者，此亡阴也，宜以芎、归、熟地黄等补血药治之自愈，挟气虚者，加参、芪。挟风湿者，加羌活、防风、白术之类。切不可纯作风治，反燥其血，终不能愈。

气血两虚，有痰浊阴火痛风。人参、山药、海石、南星各一两，白术、熟地黄、黄柏（酒炒褐色）、龟甲（酥炙）各二两，干姜（烧存性）、锁阳各五钱。上为末，酒糊为丸服。

肢节肿痛，痛属火，肿属湿，兼受风寒而发动经络之中，湿热流注于肢节之间而无已也。麻黄（去根节）、赤芍药各一钱，防风、荆芥、羌活、白芷、苍术、威灵仙、片芩（酒浸）、枳实、葛根、川芎各五分，甘草、当归稍、升麻各三分。上细切，作一服，水二盏，煎至一盏，去渣服。下焦加酒黄柏，妇人加酒红花，肿多加槟榔、大腹皮、泽泻，更加没药一钱定痛尤妙。一云：脉涩数者有瘀血，宜用桃仁、红花、芎、归加大黄微利之。

二妙散　治脚膝下焦湿热成痛。黄柏（酒浸焙干）二两，苍术（米泔浸，春秋二宿，冬三宿，夏一宿）四两。上为细末，沸汤入姜汁调服。或用蒸饼为丸，姜、盐汤送下。二味皆有雄壮之气，表实气实者加酒少许佐之，有气加气药，血虚加补血药，痛甚者加生姜汁热服。

潜行散　用黄柏一味酒浸，曝干为细末，每服方寸匕，煎四物汤调下，治血虚阴火痛风药也，多服贴数取效。

手臂痛，是上焦湿痰，横行经络中作痛也。半夏、酒芩、白术、南星、香附各一钱，陈皮、茯苓各五分，苍术一钱半，威灵仙三钱，甘草三分。上细切，作一服，加生姜五片，水二盏，煎至一盏，食后服。

加味二陈汤　治臂痛。本方加酒芩、羌活、威灵仙、入姜水煎，食后温服。

一方　治痛风神效。赤芍药、青皮各一钱半，紫葳、台芎、威灵仙、木鳖子各一钱半，防风七分半，甘草五分。上细切，作一服，酒煎服之。

治妇人胸背胁走痛。赤芍药一钱，桂枝苍术各五分，香附、炒黄柏各一钱，甘草五分，威灵仙七钱半（酒拌湿炒）。上细切，作一服，水二盏，煎至一盏服。

治走注疼痛方。威灵仙、苍术（米泔浸）、桂枝、川芎（酒洗）、桃仁（去皮尖，炒）各一钱，生桃仁七个，甘草二钱，川芎一钱半。上细切，作一服，加生姜五片，水二盏，煎至一盏，入童便、竹沥各半盏，再煎至一盏，热服。忌猪、羊、鸡肉，鱼腥、湿面。

定痛丸　治风湿一切痛。乳香、没药、金星草、地龙（去土炒）、五灵脂、木鳖子（去壳）。上各等份，为细末，炼蜜为丸，如弹子大，每服一丸，温酒磨化下。或只作小丸，温酒送下亦可。

世俗有用草药而获速效者，如用石丝以为之君，过山龙等以为之佐，皆性热而燥者，不能养筋滋阴，但能燥湿病之浅者，湿痰得燥而开，瘀血得热而行，故有速效。若病之深而血少者，愈劫愈虚而愈深矣，戒之戒之！

（以上丹溪方法凡二十六条）

黄芪酒（局方）　治风寒湿痹，身体顽麻，皮肤燥痒，筋脉挛急，语言謇涩，手足不遂等证。黄芪、防风、桂枝、天麻、萆薢、石斛、虎胫骨（酥炙）、白芍药、当归、云母粉、白术、茵芋叶、木香、淫羊藿、甘草、川续断各一两。上细切，以生绢袋盛，用无灰好酒一斗，以磁罐浸之，不拘时候。

独活寄生汤（局方） 治肝肾虚弱，感冒风湿，致痿痹；两足缓纵，软弱不仁。方见腰痛门。

防风天麻散 治风湿麻痹，肢节走注疼痛，中风偏枯，或暴瘖不语，内外风热壅滞昏眩。防风、天麻、川芎、羌活、白芷、草乌头、白附子、荆芥穗、当归、甘草（炙）各五钱，白滑石二两。上为细末，每服五分，加至一钱，热酒化蜜少许调下，觉药力运行微麻为度。或炼蜜为丸，如弹子大，每服半丸至一丸，热酒化下，白汤亦可。此药散郁开结，宣风通气之妙剂也。

舒筋汤（局方） 治臂痛不能举，盖是气血凝滞经络不行所致。一名通气饮子，一名五痹汤，其效如神。片子姜黄二钱，甘草（炙）、羌活各五分，海桐皮（去外皮）、当归（去头）、赤芍药、白术各一钱。上细切，作一服，加生姜三片，水一盏半，煎至一盏，去渣，磨沉香水少许，入内温服。凡腰以上痛食后，腰以下痛食前服。

[祖传方]

九藤酒 治远年痛风，及中风左瘫右痪，筋脉拘急，日夜作痛，叫呼不已等证，其功甚速。青藤、钓钩藤、红藤（即理省藤也）、丁公藤（又名风藤）、桑络藤、兔丝藤（即无根藤）、天仙藤（即青木香也）、阴地蕨（名地茶，取根）各四两，忍冬藤、五味子藤（俗名红内消）各二两。上细切，以无灰老酒一大斗，用磁罐一个盛酒，其药用真绵包裹，放酒中浸之，密封罐口，不可泄气，春秋七日，冬十日，夏五日，每服一盏，日三服，病在上食后及卧后服，病在下空心食前服。

加味三妙丸 治两足湿痹疼痛，或如火燎，从足跗热起，渐至腰胯，或麻痹痿软，皆是湿为病，此药主之。苍术四两（米泔浸），黄柏二两（酒浸日干），川牛膝（去芦），当归尾一两（酒洗），川草薢一两，防己一两，龟甲（酥炙）一两。上为细末，酒煮面糊为丸，如梧桐子大，每服一百丸，空心姜盐汤下。

川木通汤

一男子年四十岁，因感风湿，得白虎历节风证。遍身抽掣疼痛，足不能履地者三年，百方不

效，身体羸瘦骨立，自分于死。一日梦与木通汤服愈，遂以四物汤加木通服不效，后以木通二两锉细，长流水煎汁顿服，服后一时许，遍身痒甚，上体发红丹如小豆大粒，举家惊惶，随手没去，出汗至腰而止，上体不痛矣。次日又如前煎服，下体又发红丹，方出汗至足底，汗干后通身舒畅而无痛矣。一月后，人壮气复，步履如初。后以此法治数人皆验。故录于此，以示后学。

熏洗痛风法 治手足冷痛如虎咬者。（《医学正传·痛风》）

王銮

王銮（十六世纪），字文融，号容湖，乌程（今浙江省湖州市）人，明代医家。著有《幼科类萃》，此书成于1502~1534年。

原文选录

小儿禀受不足，血气不充，故肌肉瘦薄，骨节呈露如鹤之膝，抑亦肾虚得之。肾虚则精髓内耗，肤革不荣，易为邪气所袭，日就枯悴，其殆鹤膝之节乎。钱氏地黄丸本方加鹿茸酥，炙牛膝各三钱，合服饵一同，三岁以上与十五丸。（《幼科类萃·鹤节证治》）

薛己

薛己（约1486~1558年），字新甫，号立斋，吴县人，明代著名医家。其父薛铠，为当时名医，任职太医院，立斋继承父业，也先后任御医及太医院使。1529~1550年编撰《薛氏医案》共七十八卷，其中包括薛氏亲自撰写的《正体类要》二卷。

原文选录

钱仲阳云：鹤膝者，乃禀受肾虚血气不充，致肌肉瘦薄，骨节呈露，如鹤之膝也。行迟者，亦因禀受肝肾气虚，肝主筋，肾主骨，肝藏血，肾藏精，血不足则筋不荣，精不足则骨不立，故不能行也。鹤膝用六味地黄丸加鹿茸以补其血气，血气既充则其肌肉自生。行迟用地黄丸加牛膝、五加皮、鹿茸以补其精血，精血既足则其筋骨自坚。凡此皆肝肾之虚也。虚而热者用六味地黄丸；虚而寒者用八味丸；若手拳挛者用薏苡仁丸；足拳挛者用海

桐皮散；脾胃亏损、肾脏虚弱、寒邪所乘而膝渐肿者，佐以补中益气汤及大防风汤。（《薛氏医案·保婴撮要五·鹤膝行迟》）

沈之问

沈之问（十六世纪），自号无为道人，明代医家。1550年撰《解围元薮》一书。

《解围元薮》较详细叙述了麻风病的辨证和治疗，并对痹病作了进一步论述，创立了较多治疗痹病的方药，从而丰富和发展了痹病的内容。

原文选录

鼓槌风 此症初起于肘膝间，酸痛，怕见寒湿、风冷，行步艰难，俗医皆认为寒湿脚气。久则肢胫屈弱，骨节大痛，腿肉渐去、渐小，膝踝胀大，趾指酸麻、痛烂、堕落，或皮肉紫黑，形如鼓槌，故有此名。由感冒雨露、劳倦、卧湿、恣食生冷、丧败气血，风湿无制，邪伤荣卫，肝血无拘流注，脾、肾液竭精枯致，使筋骨不荣也。以神仙换骨丹、独圣丹、枣灵丹等药治之。另有一种怪症，四肢节骱如脱止，有筋皮相连，不能举动，此名筋癖风。风病之，内或多杂之以黄藜芦酒浸一宿，焙燥研末，名独胜散。每服三钱酒送下，久服自愈。

血痹风 此症初起时，常疲倦汗出，卧寐不时摇动，形体如被风吹，淫奕倦怠或时攻击而痛。久渐发出紫块、肿胀，痛极则痒，酸软而麻，痒极则痛，或时穿烂臭恶，跛挛败形，日夜叫号。乃由体虚而风邪深入阴分，气血为风邪所击，肌肤弛缓，皮腠疏开，风邪暴侵，肝家受病，至心气煏郁，脾湿并痊，故生毒虫、蠹蚀肌肉也。以补旧汤、铅汞膏、二八济阳丹等剂，治之庶免变传无治。

痛风 此症初起于身肌骨节间，游变抽掣疼痛，昼夜无所休息。手足不能屈伸，坐卧不能转侧，或筋缓无力，或伏床瘫痪。阳气虚则夜静昼极，阴气弱则日轻夜重。病久则衣被不能着体，湿气盛则汤沃稍爽，但浴一次则病增一分，风气胜则火煏而略缓，离火更凶。病久则加浮肿，或哕哕不食，或疮烂不能收敛。乃由房劳太过，忧思妄想，六欲七情日损气血。风湿邪毒伤愈肝液，邪传脾胃，荣卫枯涸，以致精髓败绝。或郁蓄私念不得发泄，激荡气血而成，或勇怒、饥饱、伤感、疾风、迅雨、逆塞充漫四肢、经络，为之行痹也其痛转展

不定，又名旋风。治以大定丸，通圣散，阳起圣灵丹，神酿丸等药服之，则可。

半肢风 此症上下酸疼，或左或右，注于身之半边。如酸、如痛、如麻、如木、如困、如痴、倦怠废弛，或虚肿，或作挛拳，或骨髓抽掣，或遍身游变，或振抖若惊，或瘘败。若瘫在左则死血凝滞，在右则痰涎瘀膜，或曰偏枯，或曰痿痹。久则眼瘤、唇歪、背偻、肢软，叫号而死。乃寒湿痊于骨节，风邪克败脾土，肺肾无根，贼邪自胜也。以救苦回生丹、二八济阳丹，兼以大补元阳，养血调气壮本，则愈。

软瘫风 此症初如痛风之状，或作寒热，或麻痹不仁，精神疲惫，渐渐肢节倦败，怠惰困乏，骨节痛缓，手足间无力，身如柔绵，或肿或瘤，拘缩挛急，或节间鸣响，或怕风寒，遂成瘫痪。水洼云：手脚游肿作痛，四肢不收，古称骨痿，即因痹也。由风冷贼邪中伤髓液，脾土不固，五脏无本，以致血气亏乏。以神仙换骨丹，搜风顺气丸，二八济阳丹等选治。

历节风 此症于腰膝、腿肘、肩膊之间，麻冷酸渐，渐觉走痊，抽掣疼痛，肢节肿大，挛瘤，举足不能，甚则手指、足趾节节酸痛，俗名鬼箭风。祷祀求神，养成大病。皆由妄性肆欲，保养失节，感冒所致。六淫荡败，血枯气衰之故。肺主皮，肝主筋，肺、肝受伤，血气不运，亦曰白虎风。多发于肘、膝、臀、胛之间，人唤为鹤膝风。惟在节骱间病也，又曰缠肢风。其在肢节间病也，大人称为著痹。宜以定风散，驻车丸，救苦回生丹，选之。

鸡爪风 此症手足自摇振抖无力，不能持物，举动艰难，牵引挛缩，霎时僵直或节骱麻木大痛，腿肘转筋，乃秽毒过伤也。肝胃太薄湿热已极血涸骨枯肺肝损坏，亦有地理阴阳所损成患，以大麻汤，真方夺命丹，大消风散等方治之，兼补气血、清阳养元为上。（《解围元薮·三十六疯六经分属》）

李梴

李梴（生卒不详），字健斋，南丰（今江西）人。1575年撰成《医学入门》八卷。

《医学入门》设"痛风""痹风"专篇，重点论述了痹病的辨证论治。对痛风以疼痛的部位和特点进行辨证论治。在痹风篇中提出了痹为中风之一，麻属气虚，木属痰凝的理论观点。

原文选录

形怯瘦者，多内因血虚有火；形肥勇者，多外因风湿生痰；以其循历遍身，曰历节风；甚如虎咬，曰白虎风。痛必夜甚者，血行于阴也。

痛多痰火，肿多风湿。然痰火虽内因七情六欲，或病后亡津，血热已自沸腾，亦必略感外邪而后发动，骨节痛极，久则手足蹉挛。风湿虽外因涉冷坐湿，当风取凉，然亦必血热而后凝滞污浊，所以作痛，甚则身体块瘰。痰火风湿全者，古龙虎丹主之。

伤寒通身节痛，乃风寒侵入肌骨；杂病周身痛，乃风痰壅滞，二陈汤加南星、羌活、苍术、白芷、酒芩、竹沥、姜汁；挟瘀血者，再加桃仁、红花。湿痰瘀血周身两胁走痛，控涎丹加桃仁泥为丸，或小胃丹下之。如半身不遂，及左右手足蹉挛者，乌头汤微汗之，虚者地仙丹。

上体痛者，宜祛风热豁痰，二陈汤主之。痰热客太阳，颈项强，动则微痛者，加酒芩、羌活、红花。湿痰钻注肢节痛者，加二术、威灵仙、干姜、黄柏、羌活、白芍，结阳肢肿者，倍加黄芩。湿痰横行手臂痛，加南星、苍术、酒芩、香附、威灵仙。臂重难举者，加二术、羌活、桂枝、威灵仙、黄芩。臂软难举者，加南星、枳实、木香、姜黄。如臂痛不能举，或连指掌肿痛者，舒经汤。肩忽痛者，小柴胡汤去半夏，加防风、当归、生地、大黄、黄连、滑石。肩背痛因食积者，单龟甲为丸，姜汤下。肩腿痛者，用龟甲一两，侧柏叶、香附各五钱，白芥子、凌霄花各一钱五分，为末，酒糊丸，四物汤加甘草陈皮煎汤下。背心常一片冰冷者，导痰汤，合苏子降气汤。

下体痛者，宜流湿行气，四物汤主之。阴虚臀尖痛者，膀胱有火，加知母、黄柏及桂少许。有痰合二陈汤加泽泻、前胡、木香为引；痛甚，加乳香没药；热者合大承气汤下之。两腿痛者，加牛膝、陈皮，吞加味三妙丸。两腿痛甚，素虚性急，或痢后血流经络作痛者，加桃仁、牛膝、陈皮、甘草、姜汁煎熟，调潜行散。如两腿间忽一二点痛入骨，不可忍者，用芫花根为末，酢调敷痛处，以帕紧扎。产后有此疾者，亦宜。两足痛，当归拈痛汤。凡痛风丸散佐使；在上，加羌活、威灵仙；在下加牛膝、防己、木通、黄柏；在手臂加桂枝，引至痛处；如遍身痛者，则问所起处加之。

痛风百节酸痛无定处，久则变成风毒，痛入骨髓，不移其处，虎骨散、麝香丸；如赤肿灼热者，败毒散；肢节肿痛挟湿热者，麻黄赤芍汤主之。

外因湿证肿满身痛如脱者，除湿汤；寒湿者附子六物汤，捉虎丸，湿热者，五苓散，加苍术、防风、羌活、白芷、黄柏、竹沥、姜汁，走注者四妙散；肢节肿脉滑者，加南星、木香、槟榔、苍术、黄柏、防己。

湿气背伛偻足挛成废者，用甘遂一钱为末，入猪腰内煨食之，上吐下泻。

风证黄汗出，面微红䐜偻热者，防风通圣散，或小续命汤去附子加羌活黄芩；虚者乌药顺气散，独活寄生汤；上体，金枣丹；下肢，换腿丸。

风中肩背，太阳气郁，不可回顾，或肺气郁热，小便数而欠伸，宜通气防风汤，羌活胜湿汤。

风湿相搏痛者，甜瓜子丸、神仙飞步丹、龙虎丹、活络丹、乳香黑虎丹、活血应痛丸。

风湿毒生疮者，单苍耳加羌活、防风十分之二为末，蜜丸，如梧子大，每百丸，酒下。或单豨莶丸一斤加四物汤料各五钱，防风羌活各三钱，川乌一钱五分为末，蜜丸，空心茶酒任下。

风寒湿热成痹，臂髀腰脚骨热肿痛，行步艰难者。二妙蘖散等份，加胫骨减半为末，水调服。

暑湿相搏，面赤尿赤者，五苓散合败毒散，加当归赤芍，或复元通圣散。

结阳肢肿，热毒流注，大便闭者，犀角汤。

寒证肢节掣痛，小筋急痹，五积散合顺元散，加麝香一厘。鹤膝痛，五积散加松节，杉节。骨髓痛，虎骨散。

内因七情，肢节胸胁刺痛，初必眩晕自汗，二陈汤加香附、枳壳、木香。如腰背气动发痛者，枳甘散、流气饮子，俱加葱白，服后卧少时。如思虑忧心痛从背起至胸胁者，人参四分，木通二分，煎汤，吞当归龙荟丸。

饮食积痛风，初必胸满呕吐，二陈汤加乌药，枳壳，或单苍耳丸。因食厚味积痰脾胃、髀枢左右发痛一点延及膝骭，肿大恶寒夜剧者，潜行散为主，加甘草梢、苍术、犀角、川芎、陈皮、牛膝、木通、白芍，入姜汁煎服。病稍减，去犀角加牛膝、龟甲、归身尾，冬月加桂，夏加黄芩。又有遍身游走痒痛，状如虫啮，遇痒而进饮食，则虫亦厌饫其间，庶不致频频啮也，宜麝香丸。

留饮四肢历节，气短脉沉，久则令人骨节蹉

跌、恐为癫痫，宜导痰汤加减。痰饮者，古半硝丸；气短倦怠者，六君子汤加南星。

酒湿痛者，用黄柏威灵仙各五分，苍术二钱，陈皮芍药各一钱，甘草三分，羌活二分，水煎服。

血虚，四物汤加龟甲、秦艽；有火者，调潜行散；有瘀血者，加大黄、桃仁、红花微利之；性急发热者，加酒芩、黄柏；肢节肿痛脉涩者，加桃仁；历年不愈者，倍加木通，出汗或发汗丹即愈；若不愈者，痛风丸、二妙苍柏散、三妙丸。

气虚历节痛如锤锻者，四君子汤加桂附、白芍。

血气俱虚挟痰火者，八物汤加羌活、防风、黄柏、龟甲。劳伤者趁痛散、血风丸、劫劳散。阴虚，虎潜丸、补阴丸。痛风因是风热风湿得者，初起与伤寒相似，宜分表里治之；表证，九味羌活汤；气虚表实骨节痛者，六一散加香附黄芩水煎，或姜汁糊丸服。

里证，五积交加散加大黄，痰湿热者，导水丸；病愈后大便闭，稍虚者，麻子仁丸；骤痛不可忍者，用枫寄生焙干，浸酒常服，微醉；通用史国公浸酒方、万应膏。

属内因者，宜消瘀血，养新血，兼理痰火，则血活气和，痛无不止。又不愈者，间用升降之剂，或专养血补脾。如久病及亡血，产后病此者，俱不宜纯用风药燥血。（《医学入门·痛风》）

痹者气闭塞不通流也，或痛痒，或麻痹，或手足缓弱，与痿相类。但痿属内因，血虚火盛，肺焦而成。痹属风寒湿三气侵入而成。然外邪非气血虚则不入，此所以痹久亦能成痿。又痹为中风之一，但纯乎中风，则阳受之；痹兼风寒湿三气，则阴受之，所以为病更重。观宋明医钱仲阳自患周痹偏废不能痊愈可见。

上多风湿下多寒湿，冬为骨痹；言皮脉筋骨各以时而受风寒湿之邪也。大概风湿多侵乎上，肩背麻木，手腕硬痛；寒湿多侵乎下，脚腿木重；若上下俱得，身如板夹，脚如石坠；须风寒湿多少治之。风多痛走不定；寒多掣痛，周身拘急，手足冷痹，与痛风同；湿多浮肿，重著一处不移。风多，乌药顺气散、三痹汤、越婢汤、单豨莶丸；寒多，五积散加天麻、附子，或蠲痹汤；寒湿，五积交加散；湿多，川芎茯苓汤、当归拈痛汤、防己黄芪汤、羌活胜湿汤、续断丸。冷痹身寒不热，腰脚沉冷，即寒痹之甚者，三痹汤合三五七散，或舒经汤、附子理中汤。热痹或湿生热，或风寒郁热，身

上如鼠走，唇口反纵，肌肉变色，《宣明》升麻汤。风寒湿热痹，二妙苍柏散等份，加虎胫骨，防风减半，水煎服。

顽痹、风寒湿三邪交侵，在皮则顽不自觉，遇寒则急，遇热则纵，应乎肺，其证气喘烦满；在脉则血滞，六脉涩而紧，面无色，应乎心，其证心烦上气，嗌干善噫；有肌肉则四肢不仁，应乎脾，其证怠惰呕吐；在筋则屈而不伸，应乎肝，其证夜卧多惊，溺涩小腹痛；在骨则重不能举，尻以代踵，脊以代头，应乎肾，其证心腹胀满。初入皮肤血脉，邪轻易治；留连筋骨，久而不痛不仁者，难治。久久不愈，五痹复感三邪，渐入五脏，卧不起床，泻多食少，亦如中风入脏者死。

血痹，初起强硬作痛者，宜疏风豁痰；沉重者，宜流湿行气；久病须分气血虚实，痰瘀多少治之。气虚痹者，关节不充，一身如从水中去，阳虚阴盛也，四君子汤加肉桂、生附，或川附丸。血虚痹者，皮肤不仁，济生防风汤，或黄芪建中汤去饴加桂枝。挟瘀血者，四物汤加桃仁、红花、竹沥、姜汁。挟痰者，手足麻痹，多睡眩晕，济生茯苓汤，或二陈汤加竹沥、姜汁。肾脂枯涸不行，髓少筋弱，冻慄挛急者，十全大补汤、地仙丹、通用五痹擦痹法。初病骤用参芪归地，则气血滞而邪郁经络不散，虚者乌头粥、行湿流气散主之。

麻属气虚，木属痰凝，此概言耳。有因虚而风寒湿三气乘之，麻木并作者，有气血俱虚，但麻不木者。盖麻犹痹也，虽不知痛痒，尚觉气微流行。在手多兼风湿，在足多兼寒湿。木则非惟不知痛痒，气亦不觉流行。常木为血碍气，间木为湿痰，皆经络凝滞，血脉不贯，谓之不仁。或兼虚火，则肌肉瞤动，不可误作风治。

周身掣痛麻者，谓之周痹，乃肝气不行也。宜先汗后补，黄芪汤。开目麻木暂退，闭目甚者，升阳和中汤。皮肤麻木者，补气汤。手足麻气虚者，补中益气汤去当归陈皮，加五味子、白芍、生甘草。虚甚挟风者，补中益气汤正料，加乌药、附子、羌活、防风、天麻。十指麻木，胃有湿痰死血者，二陈汤加二术、红花、桃仁、少加附子以行经。左手脚腿偏麻疼痛，右口角并眼牵引侧视者，表有风也，宜天麻黄芪汤。两腿麻者，导气汤。两脚麻木如火热者，三妙丸。

治痹风戒酒醋，凡味酸伤筋则缓，味咸伤骨则痿，令人发热变为痛痹麻木等证。慎疾者须戒鱼

腥、面酱、酒酢。内属阳助火，但可量吃，若厚味过多，下必遗溺，上必痞闷，先用二陈汤加芍药黄连降火，然后用本证药。

鹤膝风，乃足三阴亏损，风邪乘之，以致内热减食，肌瘦，肢体挛痛，久则膝愈大而腿愈细，有如鹤之膝。然初起宜用葱熨治，以内消之。寒热者，五积散，加乌药、僵蚕。已溃者，独活寄生汤、大防风汤。阳虚热来复去者，无根虚火也，十全大补汤。阴虚形瘦发热者，肾气丸。挟湿热者，苍龟丸、二妙苍柏散。妇人月经不调，发热口渴，两膝肿痛者，肾气丸、苍龟丸、逍遥丸加牛膝、杜仲、黄柏。（《医学入门·痹风》）

龚 信

龚信（生卒不详），字瑞芝，龚廷贤之父，金溪（今属江西）人，明代医家。曾任职太医院，1576年著成《古今医鉴》十六卷（原作八卷）。

《古今医鉴》列有"麻木""腰痛""臂痛""痹痛"等篇讨论痹病。在论述中，先举脉辨证，为其特点，然后辨证求因，审因论治。对于痹痛一证，作者认为，其病因乃"元精内虚""而为风寒湿三气所袭"，并对五体合五脏之痹作了较全面的论述。

原文选录

脉 脉浮而濡，属气虚，关前得之，麻在上，关后得之，麻在下也。脉浮而缓，属湿，为麻痹。脉紧而浮，属寒，为痛痹。脉涩而芤，属死血，为木，不知痛痹。

治 治十指麻是胃中有湿痰死血，宜二陈汤，加苍术、白术、陈皮、茯苓、桃仁、红花、少加附子行经，又宜四物汤，加上药及羌活、苏木。如手足麻痹，因湿所致者，香苏散，苍术、麻黄、桂枝、白芷、羌活、木瓜，水煎，脉体虚者，用五积散亦好。

如感风湿，手肘或痛，或木，或遍身麻木，用五积散主之。

凡人手足麻木，并指尖麻者，皆痰滞经络也……。

麻用补中益气汤加当归、木香、香附、青皮、川芎，少加桂枝引经。

麻木者，因风湿热，下陷入血分，阴中阳道不行，亦有痰在血分者，其症合眼则浑身麻木痒者，

血不荣于肌腠。治以参、芪，能助阳道，二术、苓、甘、柏以除湿热，柴、升、芍药，以升提之，痰加二陈，治当活法。（《古今医鉴·麻木》）

脉 腰痛者之脉，皆沉弦，沉弦而紧者为寒，沉弦而浮者为风，沉弦而濡细者为湿，沉弦而涩者为闪挫，涩者恶血，大者肾虚，滑者、浮者是痰也。

病 夫腰者，肾之外候，一身所恃以转移阖辟者也。盖诸经皆贯于肾而络于腰脊，肾气一虚，腰必痛矣。腰痛有五，所感不同，一曰阳气不足，少阴肾衰，是以腰痛；二曰风痹，风寒湿著腰而痛；三曰肾虚，劳役伤肾而痛。又有三因而分之：盖太阳少阴多中寒，少阳厥阴多中风，阳明太阴多中湿。此六经腰痛者，为外伤也。若失志伤肾，郁怒伤肝，夏思伤脾，若此腰痛为内因也。坠堕险地伤腰而痛，为不内不外。当以五胠三因而推之，不过从其所由，汗下补之法以疗之，寒则温之，湿则燥之，热则清之，气则顺之，血则和之，此治之法也。

因寒而痛，见热则减，遇寒则增，宜五积散，每服加茱萸五分。

因风伤肾而痛者，或左或右，痛无常处。引两足，五积散加防风、全蝎。

因湿而痛者，遇天阴或久坐而发，盖肾属水，久坐湿地，或为雨露所着，湿流入肾，以致腰痛，宜渗湿汤，或肾着汤。

因湿热，宜燥湿行气，用苍术、黄柏、杜仲、川芎之类，或当归拈痛汤。

肾着为病体重，腰冷如水，饮食如故，小便自利，腰以下冷痛，如带五千钱，治宜疏湿兼温散，肾著汤主之。

因肾气虚弱，为湿所乘，流注腰膝，或挛拳掣痛，不可屈伸，或缓弱冷痹，行步无力，以独活寄生汤主之。（《古今医鉴·腰痛》）

病 臂为风寒湿所搏，或睡后，手在被外，为寒邪所袭，遂令臂病。及乳妇以臂枕儿，伤于风寒，而致臂痛者，悉依后三方内选用：

有血虚作臂痛者，盖血不荣于筋故也。

因湿臂痛蠲痹汤，加苍术、酒、防己。

因痰饮流入四肢，令人肩背酸痛，两手软痹导痰汤，加木香、姜黄。（《古今医鉴·臂痛》）

脉 脉涩而紧痹。少阴脉浮而弱，弱则血不足，浮则为风，风血相搏，则痛如掣。风寒湿气合

而为痹，浮涩而紧，三脉乃备。

病 夫痹者，手足痛而不仁也，盖由元精内虚，而为风寒湿三气所袭，不能随时祛散，流注经络，入而为痹。其为病也，寒多则掣痛，风多则引注，湿多则重着。其病在筋者，屈而不能伸，应乎肝，其证夜卧多惊，饮食少，小便数。其病在脉者，则血凝而不流，应乎心，其症令人痿黄，心下鼓暴，上气逆喘不通，嗌干善噫。其病在骨者，则重而不能举，应乎肾，其症手足不遂而多痛，心腹胀满。其病在皮者，多寒，遇寒则急，遇热则纵，应乎肺，其证皮肤无所知觉，气奔喘满。其病在肌者，多不仁，应乎脾，其症四肢懈怠，发嗽呕吐，是名五痹。至如白虎历节风，以其走痛，四肢骨节，如虎咬之状，而以其名之耳，无非风、寒、湿三气乘之也。若饮酒当风，汗出入水，亦成斯矣。久而不已，令人骨节蹉跌。丹溪云：大率因血虚受热，其血已自沸腾，或加之涉水受湿，血得寒污浊凝滞，不得运行，所以作痛，夜则痛甚，行于阴也，治以辛热之剂，流散寒湿，开通郁结，使血行气和而愈。更宜忌口节欲，不宜食肉，肉属阳，大能助火。如此调治，无有不安者。

治 治大法用苍术、南星、川芎、白芷、当归、黄芩、酒。在上者属风，加羌活、桂桂、桔梗、威灵仙；下者属湿，加木通、牛膝、防己、黄柏。（《古今医鉴·痹痛》）

周 之 干

周之干（约1508~1586年），号慎斋，宛陵（今安徽宣城）人，明代医家。周氏私淑张元素、李东垣，参以刘河间，后又就学于薛己之门。精通脉理，善治内伤。著有《周慎斋三书》《脉法解》，又有后人整理《慎斋遗书》《慎斋医案》。

《慎斋遗书》中，关于痹病方面的论述有腰痛、臂痛、脚痛等内容。每痛皆言明疼痛部位，或简言其病机，随之以药，并详其修事、制作、煎服法。尤其是臂痛的治疗，强调"须分经络"，并详述了手三阳经、三阴经的经络分属。

原文选录

凡腰痛挟小腹痛者，阴中之气滞。用小茴、补骨脂，行气破滞。

年老精衰腰痛，用菟丝子一斤，酒煮烂晒干，陈米一升炒熟，二味末，白糖调服。

腰痛必用肉桂以开之，川楝子、茴香、补骨脂为末，热酒调服。

腰痛肾气虚寒，杜仲补骨脂共为末，将腰子竹刀剖开，入药在内，包煨熟吃。

腰痛或酸，当归、延胡、肉桂为末，酒调服。

腰痛属虚寒，以暖为主。山药、茯苓、熟地、杜仲、补骨脂、小茴、肉桂、当归、蜜丸服。

风湿腰痛，独活、寄生、秦艽、牛膝、茯苓、熟地、白芷、细辛、肉桂、人参、川芎、防风、归身、甘草，水煎服。

肾受湿热腰痛，生附子、白术、茯苓、甘草、厚朴、苍术、杜仲、牛膝、干姜、大枣，煎服。

肾经骨痿，不能起床，腰背腿皆痛，萆薢、杜仲、菟丝子，肉苁蓉共末，酒煮腰子捣丸，空心温酒下五十丸。（《慎斋遗书·腰痛》）

臂痛须分经络，外廉中间属手少阳三焦，外上廉属手阳明大肠，外下廉属手太阳小肠，内廉中间属手厥阴心包络。内上廉属手太阴肺，内下廉属手少阴心。分经施治，无不效也。

臂细无力而痛，此肝肾气虚，风邪客于营卫，气血不得周养于四肢也。

脾病则两臂不举而痛，脾不布胃阳于臂，故痛而不举，阳升则健布也。（《慎斋遗书·臂痛》）

内胻痛及膝以下痛者，必用牛膝通经。痛直下至足跟者，须用防己、木瓜行湿。两髀或两腿痛，四物汤加羌活、肉桂；久痛去羌活，重用生姜。痛连腰者，加杜仲、牛膝。痛连于腹，加补骨脂、炮姜、肉桂、小茴之类。凡痛若遇泄泻，只调理脾胃，则加白术之类。

风热脚膝痛，下体肿痛，苍术、黄柏二味水煎。（《慎斋遗书·脚痛》）

《医林绳墨》

方毂（1508~？），方隅（约公元十六世纪），两人为父子，均为明代医家，钱塘（今杭州）人。方毂系当地医官，为方隅之父。方隅将父之平日著述编集成册，并由方毂亲自校正，定名为《医林绳墨》，于1584年著成。

《医林绳墨》以医论为主，根据病象推论病源，随证处方，按方施药。书中对"痹（附麻木不仁）""腰痛"均立专题讨论。医论多取《内经》《脉经》、河间诸说，对痛痹、着痹、麻痹、周痹、顽痹、不仁等证的形成机制作了比较全面的论述。在治疗方面提出了祛风、清寒、理湿、养正诸法。每法提出了必用药物，并根据病程长短，提出了"初起之剂，升阳除湿汤；调理之剂，当归拈痛汤；久而元气不足，补中益气汤"的系统治法；对湿痰、死血为痹提出了鉴别诊断和辨证施治。在论述各种痹病辨证论治的同时，结合患者气虚、血虚的不同体质，提出了具体的调治方法。篇末对痹、痓、痿、痛风四证的病因、病机、症状、治疗等方面的异同点作了精辟的阐述，提出了"治痹莫贵于行气"的卓见。

原文选录

《脉经》曰：腰痛之脉皆沉而弦。兼浮者风，兼紧者寒，濡细则湿，实则闪肭。指下既明，治斯不惑，诚哉斯言也。丹溪曰，有肾虚、有瘀血、有湿热、湿痰，有气虚、血虚、有闪肭挫气等症生焉。吾尝考之，痛之不已，乏力而腰酸者，肾虚也。日轻夜重，不能动摇者，瘀血也。遇卧不能转身，遇行重痛无力者，湿也。四肢急惰，足寒逆冷，洒淅拘急者，寒也。自汗发热，腰脚沉重者，湿热也。举身不能俯仰，动摇不能转侧者，闪肭也。劳役奔驰，内伤元气，动摇不能转侧，有若脱节者，气虚也。房劳太过，精竭髓伤，身动不能转移，酸痛，而连脊重者，血虚也。有形作痛，皮肉青白者、痰也；无形作痛、发热恶寒者外感也。大抵腰痛之症，因于劳损而肾虚者甚多，因于湿热痰积而伤肾者亦有，因于外感闪肭瘀血等症者，虽有不多，在治者临症之时，当详审之。盖肾虚而受邪，则邪胜而阴愈消，不能荣养于腰者，故作痛也，宜以保养绝欲，使精实而髓满，血流而气通，自无腰痛之患。设若肾伤而不治，气虚而不补，致令精竭水枯，腰脚沉重而成骨痿者，此也。故内伤所治之法，然当补肾为先，清痰理气次之，行血清热又次之。至以负重伤损，瘀血蓄而不行，闪肭折挫，血气凝滞，着而伐病者，又当以破血调气可也。除此之外，理宜滋阴固肾为主，剂用四物汤，加杜仲、牛膝、枸杞、续断、五味等类，随其症而加减用治，不可拘于一也。

愚按腰痛之症，用药不出乎前方，大率肾家之病，必以四物为主。如疼者肾之虚，可加牛膝、枸杞；气不能俯仰，可加续断、杜仲，此立方也若谓

肾败者，加石斛、萆薢；瘀血者，加桃仁、红花；重痛者，加苍术、厚朴；内寒者，加肉桂、干姜；湿热者，加黄芩、黄连；闪肭者，加无名异、猴姜；湿痰者，加陈皮、半夏；外感者，加紫苏、麻黄。或有气虚而腰痛者，加参芪；血虚而腰痛者，加牛膝、地黄；髓虚而腰痛者，加虎骨、五味；精竭而腰痛者，加苁蓉、地羊；肾著而腰痛者，加胡桃、补骨脂；气郁而腰痛者，加香附、茴香。又有风湿者，加防风、防己；寒湿者，加苍术、干姜；气实者，加青皮、乌药；骨弱者，加龟甲、地黄；房劳者，加人参、补骨脂；劳力，加补中益气汤。此皆随症加减之法也，在医治者，从乎活法，不可执一焉。

治法主意，腰痛湿热，或本肾虚，或兼闪肭。（《医林绳墨·腰痛》）

《脉经》曰：风寒湿气合而为痹，浮涩而紧，三脉乃备。《内经》曰：寒气胜为痛痹，风气胜为麻痹，湿气胜为着痹。河间曰：痹者留而不去，则四肢麻木拘挛是也，又曰：腰颈不能俯仰，手足不能屈伸，动彻不能转移。此痹之为痛也，大率痹由气血虚弱，荣卫不能和通，致令三气乘于腠理之间。殆见风乘则气纵而不收，所以为麻痹，寒乘则血滞不行，所以为痹痛，湿胜则血濡而不和，所以为着痹，三气并乘，便血滞而不通，所以为周痹，久风入中，肌肉不仁，所以为顽痹者。治当祛风，必用防风、防己清寒，必用羌活、独活理湿，必用苍术、厚朴养正，必用牛膝、当归之类，使经络豁然流通，而气血荣行腠理，则痹自疏，而身体健矣。或者初起之剂，升阳除湿汤；调理之剂，当归拈痛汤；久而元气不足，补中益气汤。又有偏体懵然无所知识，不痛不痒而麻木者，此属气虚湿痰死血之为病也。经文曰：手麻气虚，手木湿痰，或死血病，其足亦然。又曰：遍体麻木者，多因湿痰为病，非死血也。如死血者，或有一处，不疼不痛，不痒不肿，但经紫黑色，而麻木者是其候也。宜行血破血治之。如红花、牛膝、桃仁、归尾、白芷、川芎、丹皮之类。如湿痰者，或走注有核，肿起有形，但色白而已，治宜清湿降痰，用二陈汤，加苍术、枳实、黄连、厚朴之类。或气虚者，必用补气而行气，用四君子汤加厚朴、香附之剂。血虚者，宜养血而生血，如四物汤加生地、红花、枸杞、香附等剂。如此调治，则气血和平，焉有麻木之患也。又有所谓不仁者，谓肌肤麻痹，或周身不知痛痒，如绳扎缚初解之状，皆因正气空虚，而邪气乘

之，血气不能和平，邪正有相互克，致使肌肉不和，而为麻痹不仁者也。或有痰涎不利，或有风湿相搏，荣卫行涩，经络疏散，皮肤少荣，以致遍体不仁，而有似麻痹者也。轻则不见痛痒，甚则不知人事。治宜祛风理气，而兼养血清湿。可以用二陈汤，加苍术、天麻、防风、防己、芩、连之属；如不效者，去芩连，加薄桂。愚按痹、痿、痿及痛风之症也，夫痹者，气之痹也，周身不能转移，而动沉重者也。痿者气之滞也，手足不能屈伸，肢体如置仆也。痿者气之轻弱也，肢体沉重，而痿弱难行者也。又有痛风者，浑身作痛，举动不能，移转彻痛欲死者也。四者之间，依稀相似，皆因风寒湿之为病，临证当明辨之。且加风胜则强直不收，当临其风，寒胜则绵绵作痛，当温其经，湿胜则重坠难移，当清其湿，此施治大要。亦从当归拈痛汤，量其风寒湿之轻重，而取法用治。

治法主意，治痿莫先于清热，治痹者莫贵于行气。（《医林绳墨·痹（附麻木不仁）》）

李时珍

李时珍（约1518~1593年），字东璧，晚号濒湖山人，蕲州（今湖北蕲春）人，明代杰出的医药学家。1590年撰成巨著《本草纲目》；另著有《濒湖脉学》《奇经八脉考》等书。

《本草纲目》是李时珍历尽27年艰辛，引据医家著作277种，经史百家书591种，诸家本草41种，稿凡三易而成的东方医药巨著。全书载药1892种，收方11096首。其中有点名治痹药物300余味，附载治痹处方100余首，包括内服汤、酒、散、丸、滋膏、食疗处方及熏洗、外敷、敷贴、沐浴、热熨、蒸汽治疗等各种处方和治法，记载了明代以前的各种治痹方药。

原文选录

详见第三篇"中药"、第四篇"处方"。

孙一奎

孙一奎（1522~1620年），字文垣，号东宿，又号生生子，休宁县（今安徽休宁）人，明代医家。诊暇采先哲名言及其亲验，1584年纂成《赤水玄珠》三十卷，另有《医旨绪余》《痘疹心印》《孙文垣医案》等著述。

《赤水玄珠》专于明证，按证分为七十门，其中专设"痹门"一卷，下设四时受痹源流、刺痹大法、行痹、痛痹、著痹、肩背痛、鹤膝风、虚挛、一身尽痛、产后身痛等，先引《灵》《素》论痹之说，后述历代各家之言，对痹病进行了比较系统的整理。

原文选录

生生子曰：按《内经·灵枢》所云：痹证有脏腑、营卫、筋脉、肌皮、骨及俞合刺法，论包甚广，而世之认痹证者绝少。丹溪拟名痛风，编门论治，是以《内经》寒气多者为痛痹，论得其一也。其有不痛，及各脏腑俞合等证，世皆不详载者。意其以风、寒、湿三气为病之本，散寓于各证之下，随各证而分治之。如胞痹寓于淋，肠痹寓飧泄，心痹寓噫气，肺痹寓喘满之类皆是。然则痹之不名也久矣，宜乎其有认为痿，认为风，认为脚气同治者，此不务研经旨，而惟务求同俗也。可慨夫！予今列经旨于篇首，以全轩岐旧意，以痛风复痛痹，以昭中古诸贤证治，得痹之一，俾合前后而考之，庶可因名而循其实也。设不复之，则痛者，固可以为风，而于不痛者，独不可以为风乎？抑凡见筋骨作痛，而亦有血虚，有阴火，有痰涎者，又皆可以风名之乎？在丹溪诸公，必自强融会体认。其如因名迷实之弊，流害已久，名不正，则言不顺，予故不能无容言也。后之明哲，章鉴予心。

痛痹（丹溪编为痛风门，今改之以复旧，从经旨也。） 生生子曰：按丹溪不以痹分门而以痛风分门。谓血先受热，而后受冷湿，乃所以为痛。夜痛甚，行于阴也。及戒人不可徒以乌、附为主。斯言不惟补前人之余蕴，而犹在深意存焉者。实惩时俗与脚气、痿证混治之误，而另立痿门、肢气门分治之。而又另分麻木为一门者，此尤有见也。麻木固亦有湿、有痰所致者，而气血不足居多，分而治之，良有特识。设一概而作风寒湿治，则虚虚之祸，无有穷已。不独麻木为然，而行痛著三痹，其中未能无虚。虚者或久作风寒湿治，用疏风刚燥之剂太过，而气血为之暗损，或气血先虚而后受邪。经曰：邪之所凑，其气必虚。此皆不可以不慎也。陈无择有支饮作痹，此均有补于经文者。诚以今之患痛痹者历之，每每如丹溪、无择所论。治验数条，犹其精工，故毕录之以为法。

肩背痛（附：臂痛） 肩背痛不可回顾者，此太阳气郁而不行，或脊痛项强，腰似折，项似拔者，此足太阳经不道。二者俱宜通气防风汤。有因湿热肩背沉重而痛者，当归拈痛汤。有因汗出，流注，肩背作痛，宜星香散，或导痰汤。有肾气不循故道，气逆挟背而上，致肩背作痛，宜和气饮加盐炒小茴香少许。有劳力或看书、著棋久坐而致脊背疼者，补中益气汤或八物汤加黄芪。背者胸之腑，肺主气，居胸中。肺气滞则血脉泣，肺气虚则不能运行阳道，肺中有痰，流注肩背，皆能作胀疼。肩背痛乃肺分野之病。经云：西风生于秋，病在肺，俞在肩背。故秋气者，病有肩背，大过为病，在外则令人逆气背痛愠愠然也。

臂痛 臂为风、寒、湿所搏，或痰流气滞，或因提携重物，皆致臂痛。有肿者，有不肿者。因于风寒，宜五积散加羌活；因于湿，蠲痹汤多加苍术；因于痰，导痰汤；因于气，乌药顺气散；因提重伤筋，用劫劳散，或和气饮加姜黄，盖姜黄能入臂故也。有人坐卧为风湿所袭，但遇外有寒邪所侵即痛者，宜羌活散。有饮酒太过，湿痰流注者，用二陈加南星、苍术、桔梗、枳壳、桂枝、酒芩。有血不荣于筋者，用四物加姜黄、秦艽、羌活。有气血凝滞经络不行所致者，舒筋汤。

著痹治剂（麻木同） 经谓湿气胜者为著痹。河间曰：著者，留著其处而不去，或四肢麻木拘挛也。经又曰：其不痛不仁者，病久入深，营卫之行涩，经络时疏，故不痛。皮肤不荣，故为不仁。夫所谓不仁者，或周身，或四肢，淫淫然麻木不知痛痒，如绳扎缚初解之状，古方名为麻痹者是也。《灵枢》曰：卫气不行则为麻木。丹溪曰：麻是气虚，木是湿痰死血，然则曰麻曰木者，以不仁中分而为二也。虽然亦有气血俱虚，但麻而不木者，亦有虚而感湿；麻木兼作者，以有因虚而感风寒湿，三气乘之，故周身掣痛麻木并作者，古方谓之周痹。治法宜先汗而后补也，当以类而推治。

脉法 脉沉而濡属气虚，关前得之，麻在上体；关后得之，麻在下体也。脉浮而缓者属湿，为麻痹。脉紧而缓属寒，为痛痹。脉涩而芤属死血，为木不知痛痒。（《赤水玄珠·痹门》）

腰痛有肾虚，有湿热，有痰，有气滞，有跌仆瘀血。

脉大而无力为虚，弦为阴虚，涩为死血，沉滑为痰，沉细为气，濡弱为湿，紧数为风。

东垣曰：大抵寒湿多而风热少，然有房室劳伤，肾虚腰痛者，是阳气虚弱，不能运动故也。经曰：腰者肾之府，转摇不能，肾将败矣。宜肾气丸、茴香丸之类，以补阳之不足也。膏粱之人，久服汤药，醉以入房，损其真气，则肾气热而腰脊痛不能举，久则髓减骨枯，发为骨痿。宜六味地黄丸、滋肾丸、凤髓丹之类，以补阴之不足也。（《赤水玄珠·腰痛门》）

妇人鹤膝风症，因胎产经行失调，或郁怒亏损肝脾，而为外邪所伤。或先腿脚牵痛，或先肢体筋挛，既而膝渐大，腿渐细，如鹤膝之状而名之也。若高肿赤痛者易治。若漫肿不赤痛者难治。二三月溃而脓稠者易治。半载后溃而脓清者难治。设先攻伐，亏损元气，尤为难治也。大要当固元气为主，而佐以大防风汤。若食少体倦者，六君子汤为主。晡热内热者，逍遥散为主。寒热往来者，八珍汤，发热恶寒者，十全大补汤。不寐而惊悸者，归脾汤。月经过期者，补中益气为主。月经先期者，加味逍遥散为主。凡溃后，当大补脾胃。若脓出反痛，或寒热烦渴等症，皆属气血亏损。一切主于补培，庶保终吉。（《赤水玄珠·鹤膝风》）

杨济时

杨济时（1522~1620年），字继洲，三衢（今浙江衢县）人，明代针灸学家。出身于世医之家，曾任嘉靖皇帝侍医、太医院医官等职。在家传《卫生针灸玄机秘要》一书的基础上，结合个人临证经验，广引古典医籍，编成《针灸大成》一书，1601年刊行。《针灸大成》集明以前针灸文献之大成，参以杨氏之经验。治疗痹病，杨氏强调手法的重要性和选穴与配穴原则。其卷八"诸风门""痹厥门""胸背胁门""手足腰腋门"，记载了丰富的治痹内容。另外，从杨氏治疗山西监察御史赵文炳所患痿痹病（见文炳序）"三针见愈"的事例，可以看出杨氏治痹疗效之神奇。

原文选录

详见第五篇"针灸"。

龚廷贤

龚廷贤（1522~1619年），字子才，号云林，龚信之子。明代江西溪人。出身于世医之家，曾任太医院吏目。其著作较多，1587 年著有《万病回春》，1615 年著有《寿世保元》；另著有《种杏仙方》《云林神彀》《本草炮制药性赋是衡》《鲁府禁方》等。

龚氏代表作《万病回春》将痹病列为"痛风"范畴，作了专题讨论，比较详细地论述了各种脉象、病因、病机和治疗大法及方药。篇中记载了 11 首至今还行之有效的方剂，详细论述了煎服法、加减化裁、引经药的使用以及护理等问题。《寿世保元》卷五列有"麻木""腰痛""臂痛""肩背痛""痛风"等篇加以论述。书中将"白虎历节风""走注风""鹤膝风"及寒湿麻木皆列入"痛风"篇。

原文选录

五痹者，皮痹，脉痹，肌痹，骨痹，筋痹也。（又有痛痹、着痹、行痹、周痹。）痛痹者，筋骨掣痛也；着痹者，着而不行也；行痹者走痛不定也；周痹者，周身疼痛也。（《万病回春·万金统一述》）

痛风

脉 痛风沉弦，肝肾被湿；少阴弱浮，风血掣急；或涩而小，酒后风袭；风寒湿气，合而为痹；浮涩而紧，三脉乃备。

痛风者，遍身骨节走注疼痛也。谓之白虎历节风，都是血气、风湿、痰火，皆令作痛。或劳力，寒水相搏；或酒色醉卧，当风取凉；或卧卑湿之地；或雨、汗湿衣蒸体而成。痛风在上者，多属风；在下者，多属湿。治用活血疏风，消痰去湿，羌活汤加减。凡治痛风，用苍术、羌活、酒芩三味疏风行湿之妙药耳。

遍身骨节疼痛，皆是血气、风湿、痰火也。羌活汤治痛风证。（方略）风痛加防风，湿痛加苍术，热痰痛倍酒芩、瓜蒌、枳实、竹沥，血虚痛加生地黄。上痛加白芷、威灵仙，下痛加黄柏、牛膝，痛甚加乳香，发热加柴胡，小水短涩加木通，手臂痛加薄桂。凡骨节疼痛，如寒热发肿块者，是湿痰流注经络，与痛风同治法。若医迟不散，则成脓矣，外用敷药。一切痛风、肢节痛者，痛属火、肿属湿，不可食肉。肉属阳火，能助火，食则下有遗溺，内有痞块。虽油炒热鱼面，切以戒之。所以膏粱之人，多食煎炒炙煿，酒肉热物蒸脏腑，所以，患痛风、恶毒、痈疽者最多。肥人多是湿痰，瘦人多是痰火。

遍身壮热，骨节疼痛者，是风寒也……

解表升麻汤（方略） 治遍身壮热，骨节疼痛。

遍身疼痛属虚寒者，宜温散也……

加味五积散（方略） 治四肢骨节痛，因虚寒者宜之。

乳香定痛丸（方略） 治诸风，遍身骨节疼痛，或腿膝痛及筋骨风。

遍身疼痛属湿痰者，宜除湿化痰也……

清湿化痰汤（方略） 治周身四肢骨节走注疼痛，牵引胸背，亦作寒热喘咳烦闷，或作肿块，痛难转侧，或四肢麻痹不仁，或背心一点如冰冷，脉滑，乃是湿痰流注关节不利故也。

遍身走痛，日轻夜重者，是血虚也……

疏经活血汤（方略） 治遍身走痛如刺，左足痛尤甚。左属血，多因酒色损伤，筋脉虚空，被风寒湿热感于内，热包于寒，则痛伤筋络，是以昼轻夜重。宜以疏经活血行湿。此非白虎历节风也。

肢节肿痛者，肿是湿，痛是火也……

灵仙除痛饮（方略） 治诸节肿痛，痛属火，肿属湿，兼受风寒而发动于经络之中，湿热流注于肢节之间而无已也。

四肢百节痛如虎咬者，名白虎历节也……

舒筋立安散（方略） 治四肢百节疼痛。

独活寄生汤 治白虎历节风神效。

两手疼痛、麻痹者，是风痰也。治两手疼痛麻木：当归、川芎、白芷、片芩（酒炒）、黄连、羌活、苍术（米泔制）、防风、桔梗、南星（姜制）、半夏（姜汁炒）、桂枝、甘草。上锉，生姜煎服。

两足疼痛麻木者，是湿热也（方略）

一切筋骨疼痛者，宜外贴也。

神应膏（方略） 治骨节疼痛。

一妇人，遍身作痛，筋骨尤甚，不能屈伸，口干目赤头眩，痰壅胸膈不利，小便赤短，夜间殊甚，遍身作痒如虫行，此属肝肾气虚而热也。用六味丸料加山栀、柴胡而愈。

一风湿相搏，一身尽痛者，补中益气汤加羌活、升麻、防风、藁本、苍术治之。如痛去再服，以消风药损人元气而益其病也。

太仆睛岩张公，每患天阴则遍身痛如锥刺，已经数年。予诊左脉微数，右脉洪数，乃血虚有湿热也。以当归拈痛汤加生地黄、白芍、黄柏、去人参，数剂而痊。（《万病回春·痛风》）

麻木

《内经》曰：风寒湿三气合而为痹，湿气胜者著痹。河间曰：留著不去，四肢麻木拘挛也。经又曰：痛者，寒气多也，有寒，故痛也，其不痛不仁者，病久入深，荣卫之行涩，经络时疏，故不痛，皮肤不荣，故为不仁。夫所谓不仁者，或周身，或四肢，唧唧然麻木不知痛痒，如绳扎缚初解之状，古方名五为麻痹者是也。丹溪曰：麻是气虚，木是湿痰死血。然则麻木曰木者，以不仁中而分为二也，虽然亦有气血俱虚，但麻而不木者，亦有虚而感湿，麻木兼作者，又有因虚而风寒湿三气乘之，故周身掣痛，兼麻木并作者，古方谓之周痹。治法，宜先汗而后补，医者亦各类以推而治之，不可执一见也。

论麻木，遍身手足俱麻者，此属气血两虚，宜加味八仙汤，加减益气汤，双合汤。

论手足麻痹，因湿所致也，香苏散依本方加苍术、麻黄、桂枝、白芷、羌活、木瓜。

论感风湿，手膊或痛或木，或遍身麻木，五积散（方略）。

论妇人七情六郁，气滞经络，手足麻痹，宜开结舒经汤（方略）。

论口舌麻木，延及嘴角头面亦麻，或呕吐痰涎，或头晕眼花，恶心，遍身麻木，宜止麻消痰饮（方略）。

论十指酸痛，麻木不仁。大附子、木香各等份，每服三钱，姜三片，水一碗，煎七分服。

论妇人遍身麻痹，谓之不仁，皆因血分受风湿所致，用祛风散，送下五补丸。

论不仁者，谓不凝和也，痛痒不知，针灸不知是也。经曰：诸乘虚寒，而郁冒不仁，盖其血气虚弱，不能周流于一身，于是正气为邪气所伏，故肢体顽麻，不知痛痒，遇寒，厥如死尸，而郁且冒也，用麻桂各半汤；不愈者，补中益气汤入姜汁。设或汗如油，喘不休，喘而直视，水浆不入者，皆为绝症也。

论风热血燥，皮肤瘙痒，头面手足麻木。清凉润燥汤（方略）。（《寿世保元·麻木》）

腰痛

夫腰乃肾之府，动摇不能，肾将惫矣。因嗜欲无节，劳伤肾经，多有为喜怒忧思，风寒湿毒伤之，遂致腰痛，牵引于脊背，旁及二胁下，不可俯仰，此由肾气虚弱所致，宜滋肾调气，病可除矣。

论常常腰痛者，肾虚也，此方主之。补肾汤（方略）。

论腰胯湿热作痛者，清热胜湿汤（方略）。

论气滞腰痛，并闪挫腰痛，肾虚腰痛，立安散（方略）。

论腰痛神方，鱼鳔炒成珠，好酒一碗淬入内、温热，通口连渣服。

论此方专滋肾水，壮元阳，益筋骨，又能乌发，治肾虚腰痛足膝痛神效，青娥丸（方略）。

论肾气虚弱，肝脾之气袭之，令人腰膝作痛，伸屈不便，冷痹无力，夫肾水脏也，虚则肝脾之气凑也，故令腰膝实而作痛，屈伸不便者，阴邪实也。无力者，气血虚也，独活寄生汤（方略）。

论元气虚弱，腰痛白浊，以补中益气汤，依本方如黄柏、知母、白芍、俱酒炒，牛膝去芦酒洗，杜仲姜酒炒。

论肾经虚损，腰腿遍身疼痛，壮肾散（方略）。

论腰痛，人皆作肾虚治，诸药不效者，此瘀血痛也，以大黄半两，更入生姜半两，同切如小豆大，于锅内炒至黄色，投水二碗煎，五更初顿服，天明取下腰间瘀血物，用盆器盛，如鸡肝样，痛即止。（《寿世保元·腰痛》）。

臂痛

臂为风寒湿所搏，或睡后手在被外，为寒邪所袭，遂令臂痛，及乳妇以臂枕儿，伤于风寒所致臂痛，悉依本方对症用之。

论有因湿痰横行经络而作臂痛者，二术汤（方略）。

论臂痛因瘀塞者，五积散（方略）。

论臂痛因于气者，乌药顺气散（方略）。

论臂痛因于湿者，蠲活汤（方略）。

论臂冷痛，起手甚艰，或一臂痛，或两臂俱痛者，五积交加散（方略）。

论凡臂软无力，不任重者，乃肝经气虚，风邪客滞于荣卫之间，使血气不能调养四肢，故有此症，肝主项背与臂膊，肾主腰胯与脚膝，某二脏若偏虚，则随其所主而病焉，今此症乃肝气偏虚。宜补肝肾，六味丸主之。（《寿世保元·臂痛》）

肩背痛

论脉洪大促紧者，肩背痛，沉而滑者，痰痛

也。豁痰汤（方略）。

论肩背痛，不可四顾者，太阳气郁而不行也，以风药散之。背痛腰强，腰似折，项似拔，此足太阳经不通行也，以羌活胜湿汤（方略）。

论背心一点痛者，痰气之所聚也。参合汤（方略）。

论风热乘肺，肩背强直作痛，提肩散（方略）。

治肩背痛，汗出、小便频数而少，风热乘肺，肺气郁甚已，当泻风热则愈。迎气防风汤（方略）。

论体虚人，背上恶风，或夏日怕脱衣，及妇人产后，被冷风吹入经络，故常冷痛，或手足冷入骨者，又治腰痛，及一切冷痹痛，又治湿气。御寒膏（方略）。（《寿世保元·肩背痛》）

痛风

夫痛风者，皆因气体虚弱，调理失宜，受风寒暑湿之毒，而四肢之内，肉色不变，其病昼静夜剧，其痛如割者，为寒多。肿满如宛者，为湿多。或汗出入水，遂成斯疾。久而不愈，令人骨节蹉跌，股胫消瘦者，为难疗矣。予考痛风，脉理多端，有旦定而夜甚，脉弦而紧者，是痛风也，脉沉而伏，中气也，不可一例而治，临证当审辨矣。经曰：痹者，谓风寒湿三气合而成痹。故曰痛痹，筋骨制痛也；曰著痹，著而不行也，曰行痹，走而不定也，曰周痹，周身疼痛也，皆邪气有余之候耳。

论痛风，腰背手足肢节疼痛，乃血虚气弱，经络枯涩，寒滞而然也。午后夜甚者，血弱阴虚；午前早甚者，气滞阳弱；痛甚者，曰白虎历节风。走注风，膝大胫瘦，曰鹤膝风是也。参五秦艽汤（方略）。忌酒、面、鲤鱼、湿热、羊、鹅。如天将作雨，阴晦时日，而预先觉痛甚者，加防风、天麻、升麻。午后夜甚者，血弱阴虚，加升麻五分、牡丹皮一钱。早上午前甚者，气滞阳弱，加连翘、沉香、竹沥、乳汁。痛甚者，倍羌活、红花、酒炒黄芩，凉血则痛止。此症乃筋与骨症，患者乃外淫侵入日久，及年近衰者，不善养而得，盖筋属肝血，骨属肾水，内损所致耳。

论湿热作痛，不拘上下用之，苍术妙于燥湿，黄柏妙于去热，二物皆有雄壮之性，亦简易之方也。加牛膝则治湿热下流，两脚麻木，或如火燎之热者。二妙散。

论血脉凝滞，筋络拘挛，肢节疼痛，行步艰难，活血理气，第一品也，舒筋散。

论瘀血湿痰，蓄于肢节之间，筋骨之会，空窍之所作痛也。肢节沉重者，是痰湿，晚间病重者，是瘀血也，赶痛汤。

论寒湿之气，痹滞关节，麻木疼痛，续断丸。

论人手足不能屈伸，周身疼痛，消风饮。

论风湿相搏，周身尽痛，以益气汤加羌活、防风、藁本、苍术治之。如病去，勿再服。以诸风药损人元气，而益其病故也。

治白虎历节风，走注痛，两膝热肿。

虎胫骨（酥炙）、黑附子（炮制去皮、脐）各一两。

右为细末，每服二钱，温酒调下，七日再服。（《寿世保元·痛风》）

王肯堂

王肯堂（1549~1613年），字宇泰，一字损中，号损庵，自号念西居士，金坛（今江苏金坛）人，明代著名医学家。1602年著成《证治准绳》；另著有《医镜》《肯堂医论》《古今医统正脉全书》等。

《证治准绳》关于诸痹病的论述，主要见于"诸痛门"与"痿痹门"内。在"诸痛门"中，作者以疼痛部位为目，列举有"颈项强痛""腰痛""脊痛背强""肩背痛""臂痛""身体痛"等证，然后据证辨因，或为风、寒、湿、痰饮、气血等，后审因论治，并附以方药、治验；在"痿痹门"中，列"痹""行痹""痛痹""著痹"为目论述；在"痹"目中，作者首先引《内经》、陈无择等学术思想，列举诸痹病，约10余种，然后按证附方治之。而在行、痛、着三痹中，作者以行痹论走注，以着痹论麻木，是其特点。

王肯堂认为，痹病有风、有湿、有寒、有热、有挫闷、有瘀血、有痰湿，皆标也；肾虚，其本也，抓住了痹病的本质。

原文选录

颈项强痛 颈项强急之证，多由邪客三阳经也，寒博则筋急，风博则筋弛，左多属血，右多属疾。颈项强急，发热恶寒，脉浮而紧。此风寒客于三阳经也，宜驱邪汤。

腰痛 夫邪者是风、热、湿、燥、寒皆能为痛。大抵寒多，而风热少。然有房室劳伤，肾虚腰痛者，是阳气虚弱，不能运动故也。……风伤肾而痛，其脉必带浮，或左或右，痛无常处，牵引两足，宜五积散……。伤湿而痛，如生水中，盖肾属水，久坐水湿处，或为雨露所着，雨、水相得，以致腰痛，其脉必带缓，遇天阴或久生必发，身体必带沉重，宜渗湿汤主之，不效宜肾著汤或生附汤。风湿腰痛，独活寄生汤。寒湿腰痛，五积散加桃仁、川芎、肉桂汤，麻黄苍术汤，并摩腰膏。湿热腰痛，苍术汤、独活汤、羌活汤。

脊痛背强 脊痛项强，腰似折，项似拔，冲头痛，乃足太阳经不行也，羌活胜湿汤主之。

肩背痛 《脉经》云：风寒汗出肩背痛……防风汤主之。按风寒汗出而肩背痛，小便数者，既以泻风热之药通肺气之壅，则寒热，气不足以息而肩背痛，小便遗失者，当以人参、黄芪之属，计肺气之虚不言不知也。湿热相搏，肩背沉重而痛者，当归拈痛汤……。其人素有痰饮流注，肩背作痛，宜星香散……；有肾气不循故道，气逆挟背而上，致肩背作痛，宜和气饮……；或看书、对奕，久坐而致脊背痛者，补中益气汤……；有虚素人及病后心膈间痛，或牵引乳胁，或走注肩背，此乃元气上逆，当引使归元，不可复下……

臂痛 臂痛有六道经络，究其在何经络之间，以行本经药行其气血，血气通则愈矣。

身体痛（身体拘急） 体痛谓一身尽痛，伤寒、霍乱、中暑、阴毒、湿痹、痛痹皆有体痛，但看兼证，及问因诊脉而别之。治法已分见各门，其留连难已者于此求之。寒而一身痛者，甘草附子汤；热者拈痛汤；内伤劳倦饮食兼感风湿相搏，一身尽痛者，补中益气汤加防风、升麻、藁本、苍术治之；湿热相搏，肩背沉重疼痛、上热，胸膈不利，遍身疼痛，宜拈痛汤；阴室中，汗出懒语，四肢困倦乏力，走注疼痛，乃下焦伏火不得伸浮而躁热汗出，一身尽痛，盖风湿相搏也，以麻黄发汗，渐渐发之，在经者亦宜发汗……。身体拘急皆属寒与寒湿、风湿，……治法盖小续命汤，仲景三黄汤之类是也。（《证治准绳·诸痛门》）

痹 王肯堂注：行痹者，行而不定也，称为走注疼痛及历节之类是也。……痛痹者，疼痛苦楚，世称为麻木不仁之类是也。痹者，闭也。五脏六腑正气为邪气所闭，则痹而不仁。《灵枢》云：病人一臂不遂，时复移在一臂者，痹也，非风也。《要略》曰：风病当半身不遂，若但臂不遂者，痹也……

凡风寒湿所为行痹、痛痹、着痹之病，又以所遇之时、所客之处而命其名。非此行痹、痛痹、着痹之外，又别有骨痹、脉痹、肌痹、皮痹也。

风痹者，游行上下，随其虚邪，与血气相搏，聚于关节筋脉弛纵而不收，宜防风汤。寒痹者，四肢挛痛，关节浮肿，宜五积散。湿痹者，留而不移，汗多，四肢缓弱，皮肤不仁，精神昏塞，宜茯苓川芎汤。热痹者，脏腑移热，复遇外邪，客搏经络，留而不行，阳遭其阴。故瘖痹，熻然而闷，肌肉热损，体上如鼠走之状，唇反裂，皮肤色变，宜升麻汤。三气合而为痹，则皮肤顽厚，或肌肉酸痛，此为邪中周身，搏于血脉，积年不已则成瘾疹、风疮，搔之不痛，头发脱落，宜疏风凉血之剂。肠痹者，数饮而小便不通，中气喘争，时作飧泄，宜五苓散加桑皮、木通、麦门冬，或吴茱萸散。胞痹者，少腹膀胱，按之内痛，若沃以汤，涩于小便，上为清涕，宜肾著汤、肾沥汤。血痹者，邪入于阴血之分。其状，体常如被风所吹，骨弱劳瘦、汗出，卧侧不时摇动，宜当归汤。周痹者，在血脉之中上下游行，周身俱痛也，宜蠲痹汤。支饮者手足麻痹，臂痛不举，多睡眩冒，忍尿不便，膝冷减痹，宜茯苓汤。五脏痹宜五痹汤。肝痹加酸枣仁、柴胡。心痹加远志、茯苓、麦门冬、犀角。脾痹加厚朴、枳实、砂仁、神曲。肺痹加半夏、紫菀、杏仁、麻黄。肾痹加独活、官桂、杜仲、牛膝、黄芪、萆薢。痹在五脏之合者可治，其入脏者死。

行痹（即走注疼痛） 行痹走注无定，防风汤主之。黄柏、苍术各二钱，各用酒炒，煎就调酒（编者按：此下疑有脱误），威灵仙末，羚羊角灰，臣苍术，佐芥子，使用姜一片，入药末一钱，擂碎，以前药再温服。

东垣云：身体沉重，走注疼痛，湿热相搏而风热郁不得伸，附着于有形也，宜苍术、黄柏之类。湿伤肾，肾不养肝，肝自生风，遂成风湿，流注四肢筋骨，或入左肩髃肌肉疼痛，渐入左指中，薏苡仁散主之。两手十指，一指疼了一指疼，疼后又肿，骨头里痛，膝痛，左膝痛了右膝痛。发时多则五日，少则三日，昼轻夜重，痛时觉热，行则痛轻肿却重。解云：先血后气乃先痛后肿，形气也，和血散痛汤主之。走注又与历节不同，历节但是肢节疼痛，未必行也，《纲目》未免混淆。今以专主走注疼痛方具于后。如意通圣散，虎骨散，桂心散，没药散，小乌犀丸，没药丸，虎骨丸，十骨丹，骨碎补丸，足痛丸，八神丹，一粒金丹，乳香应痛丸。

陈无择云：凡人忽胸背手脚颈项腰膝隐痛不可忍，连筋骨牵引钩痛，坐卧不宁，时时走易不定，俗医不晓，谓之走注，便用风药及针灸皆无益。又疑是风毒结聚，欲为痛疽，乱投药饵亦非也。此是痰涎伏在心隔上下变为疾，或令人头痛不可举，或神思昏倦多睡，或饮食无味，痰唾稠黏，夜间喉中如锯声，口流涎唾，手脚重，腿冷，痹气不通。误认为瘫痪亦非也。凡有此痹疾，但用控涎丹，不过数服，其疾如失。痰挟死血，丹溪控涎散。

痛痹（即痛风） 留着之邪与流行荣卫真气相搏，则作痛痹。若不干其流行出入之道，则不痛，但痿痹耳。随其痹所在，或阳多阴少则为痹热，或阴多阳少则为痹寒。虽曰风寒湿三气杂至，合而为痹。至《四时刺逆从篇》于六经皆云有余，不足悉为痹。注曰：痹，痛也，此非人气之邪作痛耶。且人身体痛在外，有皮、肉、脉、筋、骨之异。由病有不同之邪，亦各欲正其名，名不正将何以施冶。如邪是六淫者，便须治邪。是人气者，使须补泻其气。病在六经四属者，各以其气。故制方须分别药之轻重缓急，适当其所，庶得经意。有风、有湿、有痰、有火、有血虚、有瘀血。诊其脉，浮者风也，缓细者湿也，滑者痰也，洪大者火也，芤者血虚也，涩者瘀血也。因于风者，加减小续命汤或乌药顺气散去干姜，加羌活、防风。因于湿者，遇阴雨即发，身体沉重，宜除湿蠲痛汤佐以竹沥、姜汁，或大橘皮汤。伤湿而兼感风寒者，汗出身重，恶风喘满，骨节烦疼，状如历节风，脐下连脚冷痹不能屈伸，宜防己黄芩汤或五痹汤。因痰者，王隐君豁痰汤，二陈汤加姜汁、竹沥，甚者控涎丹。因火者，潜行散加竹沥。因瘀血者，芎、归、桃仁、红花、水蛭，入麝香少许。肥人多湿痰，瘦人多血虚与热。上部痛，羌活、桂枝、桔梗、威灵仙；下部痛，牛膝、防己、木通、黄药。上部肿痛，五积散、乌药顺气散加姜、葱煎，发其汗；下部肿痛，五苓、八正、大橘皮汤加灯心、竹叶利小便。若肿痛而大便不通，大柴胡汤、防风通圣散主之。大势既退，当随其所因之本病施治，防其再发。忌羊肉、法酒、湿面、房劳。寒湿相合，脑户痛，恶寒，项筋脊强，肩背胛、卵痛、膝膑痛，无

力行步，能食，身沉重，其脉沉缓洪上急，宜苍术复煎散。目如火肿痛，夜恶寒，痰嗽，项颈筋骨皆急痛，目多眵泪，食不下，宜缓筋汤。风湿客于肾经，血脉凝滞，腰背肿疼，不能转侧，皮肤不仁，身麻木，上项头目虚肿，耳内常鸣，下注脚膝重痛少力，行履艰难，项背拘急，不得舒畅，宜活血应痛丸。昼则静，夜则动，其痛彻骨，如虎之啮，名曰白虎病。病如掣者为寒多，肿满如脱者湿多，汗出者为风多，于上药中求之。通用虎骨二两，犀角屑、沉香、青木香、当归、赤芍药、牛膝、羌活、秦艽、骨碎补、桃仁各一两，甘草半两，槲叶一握。每服五钱，水煎，临服入麝香少许。熨法见《灵枢·寿夭刚柔》及《外台秘要》疗白虎病方。熏洗法：用樟木屑一斗，置大桶内，桶内安一矮杌子，令人坐桶边放脚在桶内，外以草荐围之，勿令汤气入眼。

着痹（即麻木）《原病式》列麻证在六气燥金诸涩条下，释之曰：物得温则滑泽，干则涩滞。麻犹涩也，由水液聚少而燥涩，气行壅滞而不得滑泽通行，气强攻冲而为麻也。俗方治麻病，多用乌、附者，令气行之暴甚，以故转麻；因之冲开道路，以得通利而麻愈也。然六气不必一气独为病，气有相兼。若亡液为燥，或麻木无热证，即当此法。或风热胜湿为燥，因而病麻，则宜以退风散热，活血养液，润燥通气之凉药调之。东垣则曰：麻者气之虚也，真气弱不能流通，堵塞经络，四肢俱虚，故生麻木不仁。或在手，或在足，或通身皮肌尽麻者，皆以黄芪、人参、白术、甘草、五味、芍药、升麻、柴胡之类，随时令所兼之气，出入为方。但补其虚，全不用攻冲之剂。窃详刘、李二公（刘河间、李东垣），生同时，居同地，无世运方土之异宜，何乃凡病遽有补攻之别如此，盖因悟入圣人之道不同。刘以人禀天赋，本无亏欠，因邪入搅乱其气而后成病，所以攻邪为要，邪退则正气自安。李以人之真气，荣养百骸，周于性命。凡真气失调，少有所亏，则五邪六淫便得乘间而入，所以补正为要，正复则邪气自却。今宜酌量二公之法，当攻当补，从中调治，无热泥其说，丹溪又分麻木为二，以麻止习习然，当无气血攻冲不行之状，木则气血已痹不仁，莫知其痛痒也。疠风初起者，其手足亦时麻木，当自求之本门。《素问》曰：荣气虚则不仁，卫气虚则不用，荣卫俱虚则不仁且不用。《灵枢》曰：卫气不行则为麻木。东垣治麻痹，必补卫

气而行之，盖本诸此。浑身麻木不仁，或左或右半身麻木，或面，或头，或手臂，或脚腿麻不仁，并神效黄芪汤。皮肤间有麻木，此肺气不行也，芍药补气汤。如肌肉麻，必待泻营气而愈。如湿热相合，四肢沉重，当泻湿热。治杜彦达，左手右腿麻木，右手大指次指亦常麻木至腕，已三四年矣，诸医不效，求治明之（编者按：李东垣也），明之遂制人参益气汤。至三日后，又觉两手指中间皮肉如不敢触者，似痒痛满肿之意，指上瑟瑟，不敢用手擦，傍触之，此真气偏至矣。遂于两手指甲傍，各以三棱针一刺之，微见血如黍黏许，则痹自息矣。又为处第二第三（编者按：此下文有脱漏，似应为另一"服"字），服之大效。右腿麻木沉重，除湿补气汤。《金匮》方，血痹，阴阳俱微，寸口、关上微，尺中小紧，外证身体不仁如风痹状，黄芪桂枝五物汤主之。李正臣夫人病，诊得六脉中俱弦洪缓相合，按之无力。弦在其上，是风热下陷入阴中，阳道不行。其证，闭目则浑身麻木，昼减而夜甚，觉而目开则麻木渐退，久则绝止。常开其目，此证不作。惧其麻木，不敢合眼，故不得眠，身体皆重。时有痰嗽，觉胸中常是有痰而不利，时烦躁，气短促而喘。肌肤充盛，饮食、大小便如常，惟畏麻木不敢合眼为最苦。观其色脉形病相应而不逆。《内经》曰：阳盛瞋目而动，轻；阴病闭目而静，重。又云：诸脉皆属于目。《灵枢》曰：开目则阳道行，阳气遍布周身，闭目则阳道闭而不行，如昼夜之分，知其阳衰而阴旺也。且麻木为风，虽三尺之童皆以为然，细校之则非。如久坐而起，亦有麻木。假为绳系缚之人，释之觉麻木作而不敢动，久则自已。以此验之，非有风邪，乃气不行也，不须治风，当补其肺中之气，则麻木自去矣。知其经脉，阴火乘其阳分，火动于中为麻木也，当兼去阴火则愈矣。时痰嗽者，秋凉在外痰湿在上作也，当实其皮毛，以温剂。身重脉缓者，湿气伏匿而作也，时见躁作。当升阳助气益血，微泻阴火，去湿，通行经脉，调其阴阳则已，非五脏六腑之本有邪也，补气升阳和中汤主之。李夫人，立冬严霜时得病，四肢无力，乃痿厥，湿热在下焦也，醋心（作酸也）者，是浊气不降欲满也。合眼麻木者，阳道不行也。开眼不麻木者，目开助阳道，故阴寒之气少退。头旋眩晕者，风气下陷于血分，不伸越而作也，温经除湿汤主之。

湿气风证不退，眩晕麻木不已，除风湿羌活汤主之。停蓄支饮，手足麻痹，多睡眩冒，茯苓汤主之。《本事方》治风寒湿痹，麻木不仁粥法。……然必真有风寒中于卫气，致卫气不行而不仁者，外必有恶风寒等证，然后可服。荣虚卫实，肌肉不仁，致令癣重，名曰肉苛，宜前胡散、苦参丸。丹溪曰：手麻是气虚，木是湿痰死血，十指麻木，胃中有湿痰死血。气虚者，补中益气汤或四君子加黄芪、天麻、麦门冬、川归；湿痰者，二陈汤加苍、白术、少佐附子行经；死血者，四物汤加桃仁、红花、韭汁。戴人（张子和）以苦剂涌寒痰，次与淡剂，白术（除湿）、茯苓（利水）、桂（伐木）、姜、附（寒胜加之）。《内经》针灸着痹分新久，新者汤熨灸之，久者焠针刺之（取三里）。陕帅郭巨济偏枯二指着痹，足不能伸，迎洁古（金·张元素）治之。以长针刺委中，深至骨而不知痛，出血一二升，其色如墨，又且缪刺之，如是者六七次，服药三月，病良愈。（《证治准绳·痿痹门》）

吴 崑

吴崑（1552~约1620年），字山甫，别号鹤皋山人，又号参黄子。歙县（今属安徽）人，明代医学家。1584年著成《医方考》；另著有《脉语》《吴注黄帝内经素问》《针方六集》等书。

《医方考》列有"痿痹门""痛风门"和"腰痛门"，共精选历代常用名方17首。对于痹痿二病，通过鉴别分析，指出异同，认为"肉痿即肉痹"；在五脏痹的辨治方面，认为"非温药不足以疗之"，主张选用天雄、乌、附等；对于痛风，认为多是湿痰死血，为风寒袭之；对于腰痛则遵《内经》，认为腰为肾之府、生之根，治当善调于肾，则根固叶荣。另外本书以证为门，门下设方，以方为考证，又以证考其方药，所以在方剂的配伍功效、加减应用等方面均有较深刻的论述，在古方论著中具有较高的参考价值。

原文选录

叙曰：痿、痹，二病也。今详《内经》，亦有称痹为痿者，故合二为一。考方八首，举其略耳，尽其变化，则在医之方寸焉。

蠲痹汤（方略） 有渐于湿，以水为事，痹而不仁，发为肉痹者，此方主之。

湿气着于肌肉，则营卫之气不荣，令人痹而不仁，即为肉痿。肉痿即肉痹耳……

痿证大都主热，痹证大都主寒。然痿证亦有寒者，痹证亦有热者，此不可泥也。《内经》曰：淫气喘息，痹聚在肺；淫气忧思，痹聚在心……此五证者，非温药不足以疗之也，宜于天雄、附子、川乌、硫黄、蜀椒、蛇床子、韭子、小茴香辈消息之。（《医方考·痿痹门》）

叙曰：风者，百病之长，以其善行而数变也。痛风有寒、有湿、有痰、有血，而惟以风名者，得非以其善行数变，长于诸邪之故乎？今考方五首，而痛风之情状见矣。

丹溪主上、中、下通用痛风方（方略） 此治痛风之套剂也。

有湿痰死血，而风寒袭之，风则善走，寒则善痛，所以痛者，湿痰死血留结而不通也；所以走痛者，风气行天之象也。

赶痛汤（方略） 瘀血，湿痰蓄于肢节之间而作痛者，此方主之……或问湿痰瘀血，何以辨之？余曰：肢节沉重者是湿痰，晚间病重是瘀血。（《医方考·痛风门》）

叙曰：腰者，肾之府，水火之司，有生之根也。善调之，则根固叶荣；不善调之，则根枯而叶萎。考方四首，而治腰之大者见矣。

青蛾丸加黄柏知母方（方略） 肾虚腰痛者，此方主之。

肾，坎象也，水火并焉。水衰，则阳光独治，而令肾热；火衰，则阴翳袭之，而令肾寒；水火俱衰，则土气乘之，而邪实于肾，均令人腰痛也。

独活寄生汤（方略） 肾气虚弱，肝脾之气袭之，令人腰膝作痛，屈身不便，冷痹无力者，次方主之。

肾，水脏也，虚则肝脾之气凑之，故令腰膝实而作痛；屈伸不便者，筋骨俱病也……冷痹者，阴邪实也；无力者，气血虚也。

肾着汤（方略） 肾着于湿，腰冷如冰，若有物者，此方主之。

肾主水，脾主湿，湿胜则流，必归于坎者势也，故曰肾着。腰为肾之府，湿为阴之气，故令腰冷如水；若有物者，实邪着之也。（《医方考·痛风门》）

涂 绅

涂绅（生卒不详），明代太医院医官。出身于世医之家，精于临证。于明万历三十五年（1607）撰成《百代医宗》。

《百代医宗》属综合性医书，内容以各科病证之证治为主，其在前人治疗的基础上强调因人因地治疗，注重十二经痹与四时气候、天地人之间与痹病的关系，根据五行生克分析痹病的发生并选用治疗方药。而且在前人治疗的基础上，总结出有效的治疗方药，对痹病的治疗起到了承前启后的作用。

原文选录

风痱身无疼痛，四肢不收曰风懿，奄忽不知人曰风痹，风痹也者，风寒湿合而为痹，脉浮而缓，筋骨痿弱，肢体麻痹不仁，又有饮酒中风谓之漏风，则身热怠惰，汗出少气，盖酒所以养阳，酒入于胃与各气相搏，热盛于中，阳气俱泄，腠理疏豁，风邪袭之，与中风之症，并似风懿，脉短而滑，或洪而数，内热外汗，法当清解，消痰祛风为主。下载方：乌药顺气散，七圣散，乌头汤，灵应丹，搜风顺气丸。（《百代医宗·风论》）

夫痰饮之症，各有所注，或四肢游风肿硬，似痛非痛，或足腕酸疼，状如闪挫，或背如一点水，冷而痛者，或遍身习习如虫走者，诸症均与痰有关。（《百代医宗·痰论》）

腰者，肾之外候，一身所恃赖转摇者也，盖诸经皆贯于肾而络于腰，肾气一虚，腰必痛矣。有肾虚而腰痛者，有瘀血而腰痛者，有挫闪而腰痛者，有痰而腰痛者，有湿热而腰痛者，有风寒而腰痛者，有气滞而腰痛者，腰者肾之府，不能转摇，肾将惫矣。戴氏曰："腰痛而不已者，是肾虚也，宜补肾用杜仲、龟甲、黄柏、知母、杞果、五味子之类是也；瘀血作痛者，日轻夜重是也，宜行血顺气，用桃仁、红花、香附之类；有湿作腰痛者，遇天阴而发也，宜燥湿而行气，用黄柏、杜仲、苍术、川芎之类是也；有痰而作腰痛者，其脉必滑，宜用南星、半夏，再加顺气之药佐之，使痰随之而运化也。腰体不能伸者，宜针人中穴，肾着为病，其体重，腰冷如水，饮食如故，小便自利，腰下冷痛，如坠五千钱，治宜祛湿之药。兼用温散之剂。又曰肾虚腰痛者，其脉必大，不能转侧，疲弱嗜卧，痛而不已，宜加味虎潜丸、青娥丸之类。风伤肾而腰痛者，其脉必浮，或在右或在左，痛无常处，牵引两足，宜用独活寄生汤。感寒而痛者，其脉必紧，见热则减，见寒则增，宜用五积散去桔梗加吴茱萸。伤湿而痛者，其脉必缓，遇天阴或久坐即发，宜用渗湿汤。瘀血作痛者，其脉必涩，日轻夜重，用四物汤加桃仁、红花、枳壳、乌药。气滞作痛者，其脉必沉宜乌药顺气散，可加木香。腰软而不能作强者，是肾肝二经热伏，宜用黄柏、防己。凡腰痛之症，多因肾脏真阴虚损，外有风寒之郁遏，内有湿热之流注，以致荣卫不通，故作痛也。

痛须属火，得害则闭遏而痛甚，故有曰顺气、行气、快气温散为主治也，所以智者，自能保养真阴，以致肾脏不虚，外邪不能袭，内邪不能起，何腰痛之有哉，举医者，当有恒心焉，庶几乎可云。下载方：舒筋汤，飞步丸，补骨脂丸，加味虎潜丸，肾着汤，三因青娥丸，立安丸，苍术汤，独活寄生汤，五积散，河间一粒金丹，三因安肾丸，复元通气散，乌药顺气散。（《百代医宗·腰痛论》）

夫痛风者，四肢百节走痛是也，肿是湿，痛是风，古人谓之白虎历节，盖有痰有风有热有湿有血虚，所言风寒湿之气客于经络，以致血气凝滞，荣卫不行，正邪交战，故作痛也，夜则痛甚行于阴分也，大法治温中配以辛凉流散寒湿，开通郁结，戒口节欲，无有不安。丹溪曰："湿痰浊血流注为病，以其在下焦，道路隔远，非乌附气壮不能行其于此矣。"故用乌附为引经之药，若为主治甚非理也，凡有此症，必要行气渗湿疏风，导滞血，补新血，降阳升阴，须要分肿与不肿也。切不可食肉，肉属阳火，能助火，治宜用苍术、南星、川芎、白芷、当归、黄芩，在上者，用羌活、桂枝、桔梗、威灵仙，在下者，用木通、牛膝、防己、黄柏之类，因于痰者，二陈汤加酒芩、羌活、苍术之类，因于血虚者，当归、川芎，佐以桃仁、红花之类。凡治痛风取薄桂味之淡者，皆能横行手背，领南星、苍术等药前至痛处，此为妙法。脉经云："脉涩而紧者，痹也，少阴脉浮而弱，弱则血不足也，浮则风，风血相搏，则疼痛如掣，脉涩而短，少气自汗，历节疼痛，难以屈伸，此因饮酒，汗当风之所致也，寸口脉沉而弦，沉则主骨，弦则主筋，沉则为肾，弦则为肝，汗出入水，因水伤心，历节疼痛，而黄汗出，故曰历节风也，为医者不可不知此。"下载方：丹溪定痛丸，丹溪加味二陈汤，丹溪潜行散，八珍丸，丹溪神应散，丹溪神效痛风汤，天麻散，龙虎丹。（《百代医宗·痛风论》）

夫项颈属足太阳膀胱、足少阴肾二经，相为表里，若感风寒湿气，则发热恶寒，颈项强急，腰背反张，瘈疭口噤，脉沉迟、弦细，新产血虚出汗多患此症。若因鼾睡失枕而致，用三五七散、追风散，若风邪所伤，用都梁丸、木瓜煎。

妇人身内或身后项侧作痛，寒热口苦，脉不调，此肝胆二经之火兼伤脾胃，用四君子汤加柴胡、升麻、黄芪、芍药而愈，后因带后，怒气呕吐，胁胀，用四君子汤加山栀、柴胡而收功。

妇人颈项因怒，寒热作渴，左目涩小，头颈动掉，四肢抽搐，遍身剧痛，此血虚肝热也，用加味钩藤及加味逍遥数剂而稍愈，用八珍汤而收功。（《百代医宗·颈项强痛论》）

张介宾

张介宾（约 1563~1640 年），字景岳，又字会卿，祖籍四川，明初迁居山阴（今浙江绍兴）。对《内经》颇有研究，编有《类经》《类经图翼》《类经附翼》《质疑录》等；晚年结合自己的临证经验，于 1624 年著成《景岳全书》。

《景岳全书》在研究《内经》经义的基础上，对痹病的病因病机、发病、辨证及其治疗做了较为详细的论述。其提出的"阳非有余"及"真阴不足""人体虚多实少"等理论，形成了他在治疗上注重补益真阴元阳，慎用寒凉和攻伐之品的独特风格。他认为，"诸痹者皆在阴分，亦总由真阴衰弱，精血亏损，故三气得以乘之而为此诸证，所以"治痹之法，最宜峻补真阴，使血气流利，则寒邪随去；若过用风湿痰滞等药而再伤阴气，必反增其病矣"。在方剂上，他提出用三气饮、大防风汤及易老天麻丸之类治之，并谆谆告诫说："凡治痹之法，惟此为最。"景岳的峻补真阴治痹说，对于治疗体虚患痹及久痹虚羸之患者，确有重要的指导意义。

原文选录

风痹一证，即今人所谓痛风也。盖痹者闭也，以血气为邪所闭，不得通行而病也。如"痹论"曰：风气胜者为行痹。盖风者善行数变，故其为痹，则走注历节，无有定所，是为行痹，此阳邪也。曰：寒气胜者为痛痹。以血气受寒则凝而留聚，聚则为痛，是为痛痹，此阴邪也。曰：湿气胜者为著痹。以血气受湿则濡滞，濡滞则肢体沉重而疼痛顽木，留著不移，是为著痹，亦阴邪也。凡此三者，即痹之大则也。此外如五脏六腑之痹，则虽以饮食居处皆能致之，然必重感于邪而内连脏气，则合而为痹矣。若欲辨其轻重，则在皮肤者轻，在筋骨者甚，在脏腑者更甚。若欲辨其寒热，则多热者方是阳证，无热者便是阴证。然痹本阴邪，故为寒者多而热者少，此则不可不察！

观"痹论"曰：风寒湿三气杂至，合而为痹；而"寿夭刚柔篇"又曰：在阳者命曰风，在阴者命曰痹多；何也？盖三气之合，乃专言痹证之所因也。曰在阳为风，在阴为痹，又分言表里之有殊也。如风之与痹，本皆由感邪所致。但外有表证之见，而见发热头疼等证，或得汗即解者，是皆有形之谓，此以阳邪在阳分，是即伤寒中风之属也。故病在阳者，命曰风。若既受寒邪而初无发热头疼，又无变证，或有汗或无汗而筋骨之痛如故，及延绵久不能愈，而外无表证之见者，是皆无形之谓。此以阴邪直走阴分，即诸痹之属也，故病阴者命曰痹。其或既有表证而疼痛又不能愈，此即半表半里，阴阳俱病之证。故阴阳俱病者，命曰风痹。此所以风病在阳而痹病在阴也。然则诸痹者皆在阴分，亦总由真阴衰弱，精血亏损，故三气得以乘之而为此诸证。经曰：邪入于阴则痹，正谓此也。是以治痹之法，最宜峻补真阴，使血气流行，则寒邪随去；若过用风湿痰滞等药，而再伤阴气，必反增其病矣。

治法　痹因外邪，病本在经，而深则连脏。故其在上则有喘呕，有吐食；在中则为胀满为疼痛；在下则为飧泄，为秘结诸病。此皆风痹之兼证也。凡见此者，当于各门权其缓急先后，而随证治之。

痹证之风胜者，治当从散，宜败毒散，乌药顺气散之类主之。若以风胜而兼微火者，宜大秦艽汤或九味羌活汤之类主之。

痹证之寒胜者，但察其表里俱无热证。即当从温治之，宜五积散，或小续命汤、甘草附子汤之类主之。若寒甚气虚者，宜三因附子汤之类主之。

痹证之湿胜者，其体必重，或多寒，或多汗，皆脾弱阴寒证也。若羌活胜湿汤，乃祛风散湿之剂，五积散乃温经散湿之剂，真武汤乃温中除湿剂，三因附子汤乃补脾燥湿之剂，调气平胃散乃行气行湿之剂，五苓散及利水导湿之剂，二陈汤六君

子汤乃化痰去湿之剂也。大抵治湿者欲其燥，欲燥者宜从暖；盖脾土喜燥而恶湿，喜暖而恶寒，故温脾即所以治湿也。然又有湿热之为病者，必见内热之证，滑数之脉，方可治以清凉，宜二妙散及加味二妙丸、当归拈痛汤之类主之。其有热甚者，如抽薪饮之类，亦可暂用，先清其火，而后调其气血。

风痹之证，大抵因虚者多，因寒者多。惟血气不充，故风寒得以入之；惟阴邪留滞，故经脉为之不利；此痛痹之大端也。惟三气饮乃大防风汤之类方能奏效。凡治痹之法，惟此为最。其有宜酒者，即以三气饮浸酒服之，亦妙法，见本方。或用易老天麻丸亦可。（《景岳全书·风痹论证》）

历节风痛，以其痛无定所，即行痹之属也。《病源》云：历节风痛，是气血本虚；或因饮酒腠理开，汗出当风所致；或因劳倦调护不谨，以致三气之邪遍历关节，与气血相搏而疼痛非常；或如虎之咬，故又有白虎历节之名。《中藏经》曰：历节疼痛者，因醉犯房而得之。此其概也。大都痛痹之证，多有昼轻而夜重者，正阴邪之在阴分也。其有遇风雨阴晦而甚者，此正阴邪侮阳之证也。或得暖遇热而甚者，此湿热伤阴之火证也。有火者宜从清凉，有寒者宜从温热。若筋脉拘滞，伸缩不利者，此血虚血燥证也，非养血养气不可。（《景岳全书·风痹·历节风痛》）

腰痛证凡悠悠戚戚屡发不已者，肾之虚也。遇阴雨或久坐而重者，湿也。遇诸寒而痛或喜暖而恶寒者，寒也。遇诸热而痛及喜寒而恶热者，热也。郁怒而痛者，气之滞也。忧愁思虑而痛者，气之虚也。劳动即痛者，肝肾之衰也。当辨其所因而治之。

腰为肾之府，肾与膀胱为表里，故在经则属太阳，在脏则属肾气，而又为冲任督带之要会，所以凡病腰痛者，多由真阴之不足，最宜以培补肾气为主，其有实邪而为腰者，亦不过十中之二三耳。（《景岳全书·腰痛论证》）

腰痛之虚证十居八九，但察其既无表邪，又无湿热，而或以年衰，或以劳苦，或以酒色致丧，或七情忧郁所致者，则悉属真阴虚证。凡虚证之候，形色必清白，而或见黧黑，脉息必和缓，而或见细微，或以行立不支，而卧息少可，或以疲倦无力，而劳动益甚。凡积而渐至者，皆不足；暴而痛甚者，多有余；内伤禀赋者，皆不足；外感邪实者，多有余。故治者当辨其所因。凡肾水真阴亏损，精

血衰少而痛者，宜当归地黄饮及左归丸、右归丸为最，若病稍轻，或痛不甚、虚不甚者，如青蛾丸、煨肾散、补髓丹、二至丸、通气散之类，俱可择用。

腰痛之表证，凡风寒湿滞之邪，伤于太阳少阴之经者，皆是也。若风寒在经，其证必有寒热，其脉必见紧数，其来必骤，其痛必拘急兼酸，而多连脊背。此当辨其阴阳，治从解散。凡阳证多热者，宜一柴胡饮或正柴胡饮之类主之；若阴证多寒者，宜二柴胡饮、五积散之类主之。其有未尽，当于伤寒门辨治。

湿滞在经而腰痛者，或以雨水，或以湿衣，或以坐卧湿地。凡湿气自外而入者，总皆表证之属，宜不换金正气散、平胃散之类主之。若湿而兼虚者，宜独活寄生汤主之。若湿滞腰痛，而小水不利者，宜胃苓汤或五苓散加苍术主之。若风湿相兼，一身尽痛者，宜羌活胜湿汤主之。若湿而兼热者，宜当归拈痛汤、苍术汤之类主之。若湿而兼寒者，宜济生术附汤、五积散之类主之。

腰痛有寒热证 寒证有二，热证亦有二。凡外感之寒，治宜温散，如前，或用热物熨之亦可。若内伤阳虚之寒，治宜温补，如前。热有二证，若肝肾阴虚，水亏火盛者，治当滋阴降火，宜滋阴八味煎或用四物汤加黄柏、知母、黄芩、栀子之属主之。若邪火蓄结腰肾，而本无虚损者，属痛极，必烦热，或大渴引饮，或二便热涩不通，当直攻其火，宜大分清饮加减主之。

跌扑伤而腰痛者，此伤在筋骨，而血脉凝滞也，宜四物汤加桃仁、红花、牛膝、肉桂、延胡、乳香、没药之类主之。若血逆之甚，则大便闭结不通者，宜元戎四物汤主之，或外以酒糟葱姜捣烂奄之，其效尤速。

丹溪云：诸腰痛不可用参补气，补气则疼愈甚；亦不可峻用寒凉，得寒则闭遏而痛甚，此言皆未当也，盖凡劳伤虚损而阳不足者，多有气虚之证，何为参不可用？又如火聚下焦，痛极而不可忍者，速宜清火，何为寒凉不可用？但虚中挟实，不宜用参者有之；虽有火而热不甚，不宜过用寒凉者亦有之，若谓概不可用，岂其然乎？余尝治一董翁者，年逾六旬，资禀素壮，因好饮火酒，以致湿热聚于太阳，忽病腰痛不可忍，至求自尽，其甚可知。余为诊之，则六脉洪滑之甚，且小水不通，而膀胱胀急，遂以大分清饮倍加黄柏、龙胆草，一剂

而小水顿通，小水通而腰痛如失。若用丹溪之言，鲜不误矣，是以不可执也。

妇人以胎气经水损阴为甚，故尤多腰痛脚酸之病，宜当归地黄饮主之。（《景岳全书·腰痛论证》）

龚居中

龚居中（十七世纪），字应园，号如虚子，金溪人，又一说为豫章云林人，明代医家。1630年撰成《红炉点雪》四卷，另著有《幼科百效全书》和《外科活人定本》等书。

原文选录

肝经有病，人多瘅，推动脾土病能除。（《幼科百效方书·手指五脏六腑歌》）

此候皆由禀受肾气不足，血气不足，故肌肉废瘠，小腿细小，其膝肿大，伸屈艰难，如鹤膝之状，故曰肾虚则精髓内耗，皮革不荣，易为邪气所袭，治宜驱气散，又地黄丸加牛膝、鹿茸主之，又有泻痢久而为是症，股肿红赤作痛成脓，以补中益气汤，固脾土为主，又有肿硬不痛者不治也。载方：驱风散。（《幼科百效方书·鹤膝》）

夫瘅证有五多，由体重之人腠理空疏，为风寒湿三气所侵，不能随时祛散，致流注经络，合而为瘅。寒气胜者为痛瘅，则身如掣痛。风气胜者为行瘅，则引注。湿气胜者为着瘅，则重著。病在筋者，则屈不能伸，应乎肝。其症夜卧则惊，多饮而小便数。在脉者则血凝不流，应乎心。其症心下鼓，上气喘不通，溢干善噫。在骨者则重而不舒，应乎肾。其症手足不遂而多痛，心腹胀满，尻以代踵，脊以代头。病在皮者遇寒则急，逢热则纵，应乎肺。其症皮肤无所知觉，气奔喘而呕，烦满。病在肌肉者多不仁，应乎脾。其症四肢懈怠。发咳呕吐，上为大塞，脉大而涩，或浮而紧。是俱为瘅之候。若寒气多则其不痛，这为病久深。荣卫之行涩经络是也。不仁者皮肤不荣，若阴多阳少与病相益，故寒。阳少阴多在胜阳遭阴，故热。其多汗而脉濡，此逢湿胜甚，阳气少，盛而气相感，故经曰：脉涩而瘅。治法辨其风寒阴阳，湿热多少，注于何部分，其表里须从偏胜，药饵有停蓄肢节亦令人瘅。若手麻乃是气虚，十指麻乃是湿痰死血，手指木是气不行，亦死血顽痰而将作风症也。（《红炉点雪·瘅证》）

夫痛风者，四肢支节走注疼痛是也。盖气行脉外，血行脉内，昼行阳二十五度，夜行阴亦二十五度，此平人之造化，得寒则行迟而不及，得热则行速而太过。如内伤于七情，外伤于四气，则血气之运或迟或速，而痛风之症作矣。痛风初因血为热迫已自沸腾，后或涉冷水或久立湿地，或坐卧当风，或为寒气所袭，是寒凉外搏，而热血得寒，汗尤凝涩，所以作痛，遇夜则痛，甚则行于阴之故也。治法，以辛热之剂流散寒湿，开发腠理，使其身血与气相和，其病自愈。此症亦有数种，治亦有异，而不宜混施，有风热气湿及恶血流入经络，痛在上以羌活、威灵仙、桂皮为主，在下以牛膝、木瓜、防己、黄柏为主。其治大法，以苍术、川芎、白芷、南星、当归、黄芩为主，俱用酒制。盖酒性喜行，桂枝味淡，独此能行乎臂。南星、苍术能治痛处，其性热燥，药不能养阳，岂能治此症乎。如因湿痰而作痛浅者，得燥则开血，得燥则行，亦可稍缓痰滞而血少者，其症愈深，且痛风与脚气病状稍异。惟所感受之源乃异耳，临症治当详辨，经曰：伤东风北风之变，则筋挛骨痛。此四时之痛，宜以所胜治之也，无不愈矣。（《红炉点雪·痛风》）

夫白虎历节者，遍身昼夜疼痛，中夜静极，有如虎噬之状，支节如槌，此痛风之甚者也。盖味酸则伤筋，筋伤则缓，名曰泄荣。荣气不通，卫不独行，荣卫俱微，三焦无所御，四属断绝，身体羸瘦，独足肿大，而黄汗自出，胫冷，假令发热，便为历节也。又因风寒湿三气乘之，或饮酒，当风汗出如入水，遂成斯疾。若其人短气脉沉，留饮亦成是症，如久而不愈，令人骨节蹉跌，恐更有作为癫痫之病，如有此症，治之宜早为贵。（《红炉点雪·白虎历节》）

皇甫中

皇甫中（生卒不详），字云洲，仁和（今浙江省杭州市）人，明代医家。撰有《明医指掌》十卷。

《明医指掌》列有"痛风""痹证"等专篇论述痹病。其编著方法较为独特，于每证之下，括以"歌""论""脉"以及审因论治等条，并有方有药，加减化裁得当。其在"歌"中辨证求因，在"论"中论其病机，特别是对每证，作者都进行了较详细的证型、病因分类。如将腰痛概括为肾虚、肾着、寒湿等八类；痛风概括为痰、湿、血虚、风热四大类；痹证则分为风痹、湿痹、寒痹三大类。其论简明扼要、条理清晰，具有一定的临床参考价值。

原文选录

腰痛证

〔歌〕腰痛多缘肾气虚，冲风郁热总因之。天阴痛作知归湿，寒湿疼时见热除。闪挫板疼难俯仰，日轻夜重血多瘀。或因肾着并劳役，水积仍兼气不舒。

〔论〕夫腰者，肾之府，身之大关节也。血气不行，风、寒、湿、暑之气相干，则沉痛不能转侧。然老人肾虚多腰痛，亦有寒湿者、挫闪者、气滞者、血瘀者、肾着者、冲风蓄热者、水积者、劳伤者之不同也。

〔脉〕腰痛之脉，心沉而弦。沉微气滞，弦损肾元。或浮而紧，风寒所缠。湿伤濡细，实挫闪然。涩必瘀血，滑痰火煎。或引背痛，沉滑易痊。

肾虚腰痛　腰痛悠悠不已，肾虚也，青蛾丸或摩腰膏，独活寄生汤、丹溪补阴丸、安肾丸、立安丸选而用之。

肾着腰痛　肾着者，腰冷重痛，如带五千钱者，其饮食如故是也。宜疏湿热则自已，肾着汤。不已，服牛膝酒最妙。

寒湿腰痛　寒湿腰痛者，遇阴寒即作，或久雨阴湿所得，晴暖即减，五积散加吴茱萸、杜仲。

湿热腰痛　湿热腰痛，板疼不能俯仰，小便赤，大便泄，或走注痛，二妙丸或健步丸。

闪挫腰痛　闪挫腰痛者，板疼，复元通气散，或五积散加牵牛头末，桃仁，或济生茴蒌丸。

劳役腰痛　腰痛因劳役而得者，独活寄生汤。瘀血腰痛，四物汤加桃仁、红花、苏木。

风热腰痛　因风热腰痛，小续命汤，或独活寄生汤。风湿腰痛，牛膝酒。

气滞腰痛　气滞腰痛，木香调气散。因郁怒忧思，气不舒而痛，枳壳汤或小七香丸。（《明医指掌·腰痛证》）

痛风证

〔歌〕遍体烦疼曰痛风，湿痰风热若相攻。或因血弱寒凝涩，流注浑身骨节中。

〔论〕夫痛风者，遍身骨节走痛是也，古人谓之白虎历节风。大率因血受热已自沸腾或因涉冷受湿取凉，热血得寒则污浊凝涩，不得运行，所以作痛。夜痛甚者，行于阴分也。亦有阴湿与痰流注为痛者，有因痰与热者，盖肥人多是湿痰流注经络，瘦人多是血虚与热。大法以行气流湿疏风，导滞血，养新血，降阳升阴，治有先后。须验肿与不肿，及上下部分，引而导之。

痰 因痰者，二陈汤加酒芩、羌活、南星、苍术、竹沥、姜汁。湿痰痛风，酒柏、酒威灵仙、苍术、羌活、甘草、干姜、陈皮、芍药。痰挟死血，一身走痛者，控涎丹。

湿 因湿者，二术加羌活、白芷、黄柏、防风、竹沥、姜汁，或二妙散。肢节肿痛，脉滑，苍术、南星、木香、枳壳、槟榔、防己。风湿相搏痛者，甜瓜子丸。

血虚（附死血） 血虚痛，芎归汤加桃仁、红花、薄桂、威灵仙，取横行手膊。肢节肿痛，脉涩，死血也，四物汤加桃仁、红花。寒湿相搏，血郁经络作痛者，麒麟竭散。

风热 风者，小续命汤去附子，加羌活、防风、酒炒黄芩。在上，威灵仙、桂枝；在下，牛膝、防己、黄柏。湿热，当归拈痛汤。瘦人肢痛，血虚火盛也，四物汤加黄芩、黄柏、羌活、防风、柴胡。（《明医指掌·痛风证》）

痹证

〔歌〕风湿寒邪相杂至，袭人经络因成痹。寒者痛而风者行，湿为重着不移处。或中皮脉肌筋骨，内舍心肝脾肾肺。筋挛不仁类乎风，局方风痹同论治。因袭既久未能明，近代明师始分异。《内经》风痹各有余，诸痹所因出陈氏。

〔论〕《内经》云：风、湿、寒三气杂至而为痹，湿气胜者为着痹。又云：以冬遇此为骨痹，以春遇此为筋痹，以夏遇此为脉痹，以至阴遇此为肌痹，以秋遇此为皮痹。久而不已，内舍于合。故骨痹不已，复感于邪，内舍于肾。筋痹不已，复感于邪，内舍于肝。脉痹不已，复感于邪，内舍于心。肌痹不已，复感于邪，内舍于脾。皮痹不已，复感于邪，内舍于肺。所谓痹者，各以其时，重感于风、寒、湿之邪气也。又云：淫气喘息，痹聚在肺。淫气忧思，痹聚在心。淫气遗溺，痹聚在肾。淫气乏渴，痹聚在肝。淫气肌绝，痹聚在脾。故风气胜者易已，留连于筋骨间者病久，其留皮肤间易已，入脏者死。若此者，可以其浅深之受证也。然五脏痹各有形状之同，浅深之各异。善治者，审其所因，

辨其所形，真知其在皮肤、血脉、筋骨、脏腑浅深之分而调之，斯无危瘤之患矣。若一概混作风治而用风燥热，谬矣！

〔脉〕风湿寒气，合而为痹。浮涩而紧，三脉乃备。

五痹名状 肺痹者，烦满喘呕。心痹者，脉不通，烦则心下鼓暴，上气嗌干而呕，善噫，厥气上则恐。肝痹，夜卧则惊，多饮，数小便，上为引如怀。肾痹，善胀，尻以代踵，脊以当头。脾痹，四肢怠惰，发咳呕汁，上为大塞，五痹汤主之。

风痹 脉尺寸俱浮微，身体不仁，血气凝聚，手足拘挛者，风痹也，防风汤。风、寒、湿气客留于脾，手足缓弱，顽痹不仁，三痹汤、五痹汤。

湿痹 湿胜，脉沉缓，留住不去，四肢麻木不拘急，浮肿，茯苓川芎汤。风湿痹，脚膝肿痛，行步艰难，腰、膝、臂、髀大骨痛，苍术散。手足流注疼痛，麻痹不仁，难以屈伸，当归拈痛汤。

寒痹 身体烦疼，项背拘急，或重或痛，举体艰难，手足冷痹，腰腿沉重无力者，蠲痹汤。痛痹，四肢拘倦，浮肿痛着，故寒气盛者为痛痹，川芎茯苓汤。骨节疼痛，皮肤不仁，肌肉重着及四肢缓纵不仁者，附子汤。寒湿痹痛，薏苡仁汤。（《明医指掌·痹证》）

喻 昌

喻昌（约1585~1664年），字嘉言，别号西昌老人，新建（今江西南昌）人，明末清初著名医家。学术上特别推崇《伤寒论》。1658年著成《医门法律》，晚年著有《尚论篇》《寓意草》等书。

《医门法律》卷三"中风门"专设"附风痹（法七条）"，"风门杂法七条"两篇，对《内经》《金匮要略》有关痹病的论述引而发之。又设"附痹证诸方"，根据病变部位，辨证用药。如"痹在上，用桂枝五物汤"；"痹在臂，用十味剉散"等。所提出的"以浊痰不除，则三痹漫无宁宇也"的观点，为后世痰瘀致痹学说的创立奠定了基础。

原文选录

附风痹法七条 中风四证，其一曰风痹，以诸痹类风状，故名之也。然虽相类，实有不同。风则阳先受之，痹则阳受之耳。致痹之因，曰风、曰寒、曰湿，互相杂合，匪可分属。但以风气胜者为

行痹，风性善行故也。以寒气胜者为痛痹，寒主收急故也。以湿气胜者为著痹，湿主重滞故也。邪之所中，五浅五深，不可不察。在骨则重而不举；在筋则屈而不伸；在肉则不仁；在脉则血凝而不流；在皮则寒。此五者在躯壳之间，皆不痛也。其痛者，随血脉上下，寒凝汁沫，排分肉而痛，虽另名周痹，不隶于血脉之中也。骨痹不已，复感于邪，内舍于肾。筋痹不已，复感于邪，内舍于肝。脉痹不已，复感于邪，内舍于心。肌痹不已，复感于邪，内舍于脾。皮痹不已，复感于邪，内舍于肺。此五者，亦非经入五脏也。五脏各有合病，久而不去，内舍于其合也。盖风寒湿三气，杂合牵制，非若风之善行易入，故但类于中风也。《经》论诸痹至详，然有大阙，且无方治。《金匮》补之，一曰血痹、二曰胸痹、三曰肾著、四曰三焦痹。《金匮》论血痹，谓尊荣人骨弱肌肤盛，重因疲劳汗出，卧不时动摇，加被微风，遂得之。但以脉自微涩在寸口，关上小紧，宜针引阳气，令脉和、紧去则愈。血痹，阴阳俱微，寸口关上微，尺中小紧，外证身体不仁，如风痹状，黄芪桂枝五物汤主之。

《经》但言在脉则血凝而不流，《金匮》直发其所以不流之故。言血既痹，脉自微涩，然或寸或关或尺，其脉见小紧之处，即风入之处也。故其针药所施，皆引风外出之法也。

《金匮》论胸痹脉证，并方治泽明，入二卷胸寒痹痛条下，此不赘。《金匮》肾著之病，其人身体重，腰中冷，如坐水中，形如水状，反不渴，小便自利，饮食如故。病属下焦，身劳汗出，衣里冷湿，久久得之。腰以下冷痛，腹重如带五千钱，甘姜苓术汤主之。

《经》但言骨痹不已，复感于邪，内舍于肾。仲景知湿邪不能伤肾脏之真，不过舍于所合。故以身重腰冷等证为言，曰饮食如故，曰病属下焦，意可知矣。然湿土之邪，贼伤寒水，恐害两肾所主生气之原，关系尤大，故特举肾一证，立方以开其痹著。

《金匮》复有总治三痹之法，今误编历节黄汗之下，其曰：诸肢节疼痛，身体尪羸，脚肿如脱，头眩短气，温温欲吐，桂枝芍药知母汤主之是也。

短气，中焦胸痹之候也。属连头眩，即为上焦痹矣。温温欲吐，中焦痹也。脚肿如脱，下焦痹也。肢节疼痛，身体尪羸，筋骨痹也。荣、卫、筋、骨、三焦俱病，又立此法以治之，合四法以观

精微之蕴，仲景真百世之师矣。治痹诸方，不另立门，姑附风门之后，实与治风不侔，不可误施。痹症琐屑，不便立法者，俱于用方条下发之，宜逐方细玩。

律一条 凡治痹证，不明其理，以风门诸通套药施之者，医之罪也。痹证非不有风，然风入在阴分，与寒湿互结，扰乱其血脉，致身中之阳，不通于阴，故致痹也。古方多有用麻黄能通阳气，白芷能行荣卫，然已入在四物、四君等药之内，非专发表明矣。至于攻里之法，则从无有用之者，以攻里药，皆属苦寒，用之则阳愈不通，其痹转入诸腑，而成死症者多矣，可无明辨而深戒欤？

风门杂法七条 鹤膝风者，即风寒湿之痹于膝者也。如膝骨日大，上下肌肉日枯细者，且未可治其膝，先养血气，俾肌肉渐荣，后治其膝可也，此与治左右半身偏枯之证大同。夫既偏枯矣，急溉其未枯者，然后溉枯者，得以通气而复荣。倘不知从气引血，从血引气之法，但用麻黄、防风等散风之套药，鲜有不全枯而速死者。故治鹤膝风而亟攻其痹，必并其足痿而不用矣。比而论之，其治法不益明乎。

古方治小儿鹤膝风，用六味地黄丸，加鹿茸、牛膝，共八味。不治其风，其意最善。盖小儿非必为风寒湿所痹，多因先天所禀，肾气衰薄，随寒凝聚于腰膝而不解，从外可知其内也。故以六味丸补肾中之水，以鹿茸补肾中之火，以牛膝引至骨节，而壮其里撷之筋，此治本不治标之良法也，举此为例而推之。

痛风一名白虎历节风，实即痛痹也。《经》既言以寒气胜者为痛痹矣，又言凡伤于寒者，皆为热病，则用药自有一定之权衡。观《金匮》用附子、乌头，必用于表散药中，合桂枝、麻黄等药同用，即发表不远热之义。至攻里必遵《内经》，不远于寒可知矣，诸家方中，不达此义，即攻里概不远热，独《千金》犀角汤一方，深有合于经意，特表之为例。

附痹证诸方 三痹汤（方略） 治血气凝滞，手足拘挛，风寒湿三痹。按：此用参芪四物，一派补药内加防风、秦艽以胜风湿，桂心以胜寒，细辛、独活以通肾气。凡治三气袭虚而成痹患者，宜准诸此。

痹在上，用桂枝五物汤（方略）。按：此乃《金匮》治血痹之方也。血痹而用桂枝汤加黄芪，

以其风邪独胜，风性上行，故其痹在上也。其脉微涩，寸口关上小紧，紧处乃邪著之验也。然又曰寸口关上微，尺中小紧，外症身体不仁，如风痹状，此方主之。又可见风性善行，随其或上或下，一皆主以此方矣。

痹在臂，用十味剉散（方略）。原治中风血弱臂痛，连及筋骨，举动难支。按：臂痛乃筋脉不舒。体盛者，可去其筋脉中之风，然既已血痹，所受风燥之累不浅，故取此方。养血之中，加附子之力，通其阳气，而用防风，反佐黄芪，出其分肉腠理之风也。

痹在手足，风淫末疾，则用乌头粥（方略）。原治风寒湿，麻木不仁。按：四肢为诸阳之本。本根之地，阳气先已不用，况周身经络之末乎？故用乌头合谷味，先从荣卫所生之地注力，俾四末之阳，以渐而充也，用方者知之。

痹在手足，湿流关节，则用薏苡汤（方略）。原治手足流注，疼痛麻不仁，难以屈伸。按：此方以薏苡仁为君，舒筋除湿，其力和缓，当三倍加之。至于麻黄，虽能通其阳气，然在湿胜方中，即无汗不可多用，减其大半可也。

痹在身半以下，用通痹散（方略）。原治腰以下至足，风寒湿三气，合而成痹。两足至脐冷如冰，不能自举，或因酒热立冷水中，久成此疾。按：此方因风寒湿三气，混合入于阴股。其邪已过于荣卫，故变桂枝五物之制，而用此散，缓缓分出其邪也。

痹在遍身，走痛无定，用控涎丹（方略）。原治人忽患胸、背、手、脚、腰、胯痛不可忍，牵连筋骨，坐卧不宁，走移无定。乃痰涎伏在胸膈上下，变为此疾。或令人头重不可举；或神意昏倦多睡；或饮食无味，痰唾稠黏，口角流涎，卧则喉中有声，手脚肿痹，气脉不通，疑似瘫痪，但服此药数服，其病如失。按：风寒湿三痹之邪，每借人胸中之痰为相援。故治痹方中，多兼用治痰之药。昌于中风第四十一方，取用三因白散子之用半夏，已见大意。但彼治浊气上干，此治浊痰四注，以浊痰不除，则三痹漫无宁宇也。凡遇痰积盛之症，此方亦不可少，实非谓子和之法，足胜治痹之用也。学者辨诸。

痹在脉，用人参丸（方略）。按：心主脉，《内经》脉痹不已，复传于心。可见五脏各有所主，各有所传也。此方安心神、补心血，先事预防，功效

更敏。加当归、甘草、姜、枣、粳米汁煎服更效。

痹在筋，用羚羊角散（方略）。原治筋痹，肢节酸痛。按：此方治筋痹之义，美则美矣，未尽善也。以七味各用等份，漫无君臣佐使之法耳。盖筋痹必以舒筋为主，宜倍用羚羊角为君。筋痹必因血不荣养，宜以白芍、川芎，更加当归为臣。然恐羚角性寒，但能舒筋，不能开痹，必少用附子之辛热为反佐，更少用薄荷、独活、防风，入风寒湿队中，而为之使可也。用方者必须识此。

痹在皮，用羌活汤（方略）。原治皮痹，皮中状如虫走，腹胁胀满，大肠不利，语不出声。按：皮痹不已，传入于肺，则制方当以清肺气为主。此方杂沓，不适于用。今取沙参、羚羊角、麻黄、杏仁、白蒺藜、丹参、五味子、石菖蒲八味，去羌活、细辛、附子、白术、五加皮、生地黄、官桂、枳壳、萆薢、木通、槟榔、郁李仁、赤茯苓九味，而加石膏以清肺热，甘草以和肺气，更加干姜少许为反佐，以干姜得五味子，能收肺气之逆也。

热痹，用升麻汤（方略）。原治热痹，肌肉极热，体上如鼠走，唇口反缩，皮毛变红黑。按：此方乃刘河间所制，后人治热病，遵用河间，诚足法矣。方中以升麻为君，除阳明肌肉之热，然热甚必乱其神识，故以人参、茯神、犀角、羚羊角为臣而协理之，以官桂三分为反佐，以羌防为使。如秋月寒潭，碧清可爱。鄙意羌防使药，更少减其半，匪故饶舌，无非欲为引掖后来之助耳。

冷痹，用巴戟天汤（方略）。原治冷痹，脚膝疼痛，行步艰难。按：冷痹之证，其风寒湿三痹之气，皆挟北方寒之势，直有温之而不易热者。方中之用巴戟天为君，韪矣。其附子、加皮、牛膝、石斛、茯苓、甘草，亦大小臣工之意。然不用当归、肉桂，温其血分，辅君之药，尚有未切。萆薢反佐，防风、防己为使，则俱当也。

肾痹，用牛膝酒（方略）。原治肾痹虚冷，复感寒湿为痹。按：肾为北方寒水之脏，而先天之真火藏于其中。故谓生气之源，又谓守邪之神。今风寒湿之邪，入而痹之，生渐远矣。此方防己、麦参、地皮，迂缓不切。（《医门法律·中风门》）

李中梓

李中梓（1588~1655年），字士材，号念莪，又号尽凡居士，南汇（今属上海市）人。明末清初著

名医家。著述较多，1637年所著《医宗必读》为其代表作。

李中梓在《医宗必读》中提出风、寒、湿三邪致病，虽各具特点，但在临床上往往合而成痹，不能截然分开。所以，他在治疗上主张：治行痹以散风为主，佐以祛寒理湿，又治风先治血，血行风自灭，更须参以补血之剂；治痛痹以散寒为主，佐以疏风燥湿，更须参以补火之剂，大辛火温以释其凝寒之害；治著痹以利湿为主，而佐以祛风散寒，更须参以理脾之剂，脾土强而能胜湿。尤其是"治风先治血，血行风自灭"之说被后世所推崇。

原文选录

《内经》云：太阳所至为腰痛（足太阳膀胱之脉所过，则下项循肩膊，内挟脊抵腰中，故为病，项如拔挟脊痛，腰不可以曲。是经虚则邪客之，痛病生矣。邪有风热湿燥寒，皆能为病。大抵寒湿多而风热少也）。又云：腰者肾之府，转摇不能，肾将惫矣（房室劳伤，肾虚腰痛，阳气虚弱，故不能运动惫败也）。愚按《内经》言太阳腰痛者，外感六气也。言肾经腰痛者，内伤房欲也。假令作强技巧之官，谨其闭蛰封藏之本，则州都之地，真气布护，虽六气苛毒，弗之能害。惟以欲竭其精，以耗散其真，则肾脏虚伤，膀胱之腑，安能独足。于是六气乘虚侵犯太阳，故分别施治。有寒湿，有风热，有挫闪，有瘀血，有滞气，有痰积，皆标也。肾虚其本也。标急则从标，本重则从本。标本不失，病无遁状矣。

〔寒〕感寒而痛，其脉必紧，腰间如冰，得热则减，得寒则增（五积散去桔梗，加吴茱萸，或姜附汤加肉桂、杜仲，外用摩腰膏），兼寒湿者（五积散加苍术、麻黄）。

〔湿〕伤湿如坐水中，肾属水，久坐水湿，或伤雨露，雨水相得，以致腰痛身重，脉缓。天阴必发（渗湿汤，肾著汤），兼风湿者（独活寄生汤）。

〔风〕有风脉浮，痛无常处，牵引两足（五积散加防风、全蝎，或小续命汤），杜仲、姜汁炒为末，每服一钱，酒送。治肾气腰痛，兼治风冷，或牛膝酒。

〔热〕脉洪数发渴，便闭（甘豆汤加续断、天麻）。

〔闪挫〕或跌扑损伤（乳香逐痛散及黑神散和复元通气散酒下），不效，必有恶血（四物汤加桃仁、穿山甲、大黄），劳役负重而痛（十补汤下青蛾丸）。

〔瘀血〕脉涩转动，若锥刀之刺，大便黑，小便或黄或黑，日轻夜重（调荣活络饮，或桃仁酒调黑神散）。

〔气滞〕脉沉（人参顺气散或乌梅顺气散，加五加皮、木香），或用降香、檀香、沉香各三钱三分，煎汤空心服。

〔痰积〕脉滑（二陈汤加南星、香附、乌药、枳壳），脉有力者（二陈汤加大黄）。

〔肾虚〕腰肢痿弱，脚膝酸软，脉或大或细，按之无力，痛亦攸攸隐隐而不甚。分寒热二候。脉细而软，力怯短气，小便清利（肾丸气、茴香丸、鹿茸、羊肾之类）。脉大而软，小便黄，虚火炎（六味丸、封髓丸）。丹溪云：久腰痛，必用官桂开之方止。（《医宗必读·腰痛》）。

痹（行痹、痛痹、着痹）

《内经》曰：风寒湿三气杂至，合而为痹也（痹者闭也，风寒湿三气杂合，则壅闭经络，血气不行，则为痹也）。其风气胜者为行痹（风者善行而数变，故为行痹，行而不定，凡走注历节疼痛之类，俗名流火是也），寒气胜者为痛痹（寒气凝结，阳气不行，故痛楚甚异，俗名痛风是也），湿气胜者为着痹（肢体重着不移，或为疼痛，或为不仁。湿从土化，病多发于肌肉，俗名麻木是也），以冬遇此者为骨痹，以春遇此者为筋痹，以夏遇此者为脉痹，以至阴遇此者为肌痹，以秋遇此者为皮痹（凡风寒湿所为行痹、痛痹、着痹，又以所遇之时，所容之处，而命其名，非行痹、痛痹、着痹之外，别有骨痹、筋痹、脉痹、肌痹、皮痹也）。骨痹不已，复感于邪，内舍于肾。筋痹不已，复感于邪，内舍于肝。脉痹不已，复感于邪，内舍于心。肌痹不已，复感于邪，内舍于脾。皮痹不已，复感于邪，内舍于肺。各以其时重感于风寒湿也（舍者邪入而居之也，时者气主之时，五脏各有所应也，病久不去，而后感于邪气必更深，故内舍其合而入于脏）。肺痹者，烦满喘而呕（肺在上焦，其脉循胃口，故为烦满喘而呕也）。心痹者，脉不通，烦则心下鼓暴，上气而喘，嗌于善噫，厥气上则恐（心合脉而痹气居之，故脉不通，心脉起于心中，其支者上挟咽，其直恐者却上肺，故其病如此。厥气，阴气也，心火衰则邪乘之，故神怯也）。肝痹者，夜卧则惊，多饮，数小便，上为引如怀（肝藏魂，肝气痹则魂不安，故夜卧则惊。肝脉下者，过阴器，抵小腹。上者循喉咙之后，上入颃颡，故为病如此）。肾痹者善胀，尻以代踵，脊以代头（肾者胃之关，肾气痹则阴邪乘胃，故善胀。尻以代踵，足挛不能伸也。脊以代头，身偻不能直也。肾脉入跟，中上腨内出腘内贯脊触肾，故为是病）。脾病者，四肢懈惰，发咳，呕汁，上为大寒（脾主四肢，故为懈惰，其脉属脾，络胃，上膈挟咽气。痹不行，故发咳呕汁，甚者上焦客隔，为大寒不过也）。肠痹者，数饮而出不得，中气喘争，时发飧泄（肠者兼大小肠而言，肠间病痹，则下焦之气不化，故虽数饮，而小便不得出，小便不出，则本末俱病，故与中气喘争，盖其清浊不分，故时发飧泄）。胞痹者，少腹膀胱，按之内痛，若沃以汤，涩于小便，上为清涕（胞者膀胱之脬也，膀胱气闭，故按之内痛，水闭则蓄而为热，故若沃以汤，涩于小便也。膀胱之脉，从巅入络脑，故上为清涕）。

愚按《内经》论痹，四时之令，皆能为邪。五脏之气，各能受病。六气之中，风寒湿居其半。即其曰杂至，曰合，则知非偏受一气可以致痹。又曰：风胜为行痹，寒胜为痛痹，湿胜为着痹，即其下一胜字，则知但分邪有轻重，未尝非三气杂合为病也，皮肉筋骨脉各有五脏之合，初病在外，久而不去，则各因其合而内舍于脏。在外者祛之犹易，入脏者攻之实难。治外者散邪为急，治脏者养正为先。治行痹者散风为主，御寒利湿，仍不可废，大抵参以补血之剂。盖治风先治血，血行风自灭也。治痛痹者散寒为主，疏风燥湿，仍不可缺，太抵参以补火之剂，非大辛大温，不能释其凝寒之害也。治着痹者，利湿为主，祛风解寒，亦不可缺，大抵参以补脾补气之剂。盖土强可以胜湿，而气足自无顽麻也。提其大纲，约略如此，分条治法，别列于后。

筋痹即风痹也，游走不定，上下左右，随其虚邪，与血气相搏，聚于关节。或赤或肿，筋脉弛纵，古称走注，今名流火（防风汤主之，如意通圣散、桂心散、没药散、虎骨丸、十生丹、一粒金丹、乳香应痛丸）。脉痹即热痹也，脏腑移热，复遇外邪，客搏经络，留而不行，故瘅痹。肌肉热极，唇口反裂，皮肤变色（升麻汤主之）。肌痹即着痹湿痹也，留而不行，汗多，四肢缓弱，皮肤不仁，精神昏塞，今名麻木（神效黄芪汤主之）。皮

痹者，邪在皮毛，瘾疹风疮，搔之不痛（宜疏风养血）。骨痹即寒痹痛痹也，痛苦切心，四肢挛急，关节浮肿（五积散主之）。肠痹者（五苓散加桑皮、木通、麦门冬）。胞痹者（肾着汤、肾沥汤）。五脏痹（五痹汤，肝痹加枣仁、柴胡；心痹加远志、茯苓、麦门冬、犀角，脾痹加厚朴、枳实、砂仁、神曲，肺痹加半夏、紫菀、杏仁、麻黄，肾痹加独活、官桂、杜仲、牛膝、黄芪、萆薢）。

脉候 大而涩为痹，脉急亦为痹，肺脉微为肺痹，心脉微为心痹，右寸沉而迟涩为皮痹，左寸急、不流利为血痹，右关脉举按皆无力而涩为肉痹，左关弦紧而数、浮沉有力为筋痹。（《医宗必读·痹》）

沈 时 誉

沈时誉（约1601~1667年），字明生，华亭（今上海市松江）人，明末清初医家。随陆履坦（字应泰）习医，后迁吴（今江苏苏州）。善脉诊，投剂辄效。晚年筑室山中，著有《医衡》（1661年刊行）、《医衡病论》。另有《病议》《治验》，已佚。

《医衡》认为痹病之因，乃风寒湿气杂感，血脉闭塞而不流通，三气之中，一气独甚即能为痹。痹以其病之状，病之所属，病之所在，所遇之时，所客之处而有不同的称谓，非行、痛、著之外，别有筋脉五痹。指出"痹而知疼知痒者易治，不仁不痛者难医。"

原文选录

按痹者，闭也。皮肉筋骨为风寒湿气杂感，血脉闭塞而不流通也。三气之中。一气独甚，即能为痹。《内经》痹名甚多，不能细数。如云风痹寒痹湿痹者，指病之因；行痹痛痹著痹者，病之状；肝心脾肺肾痹者，病之所属；筋脉肉皮骨者，病之所在。故昔人云：风寒湿气所为行痹、痛痹、着痹，又以所遇之时，所客之处，而命其名，非行、痛、著之外，别有筋脉五痹也。今世有愦愦者，问及痹证，辄曰：此痛风之类耳。不亦乖谬哉？详考诸书，如《中藏经》《儒门事亲》等所论，亦皆井井。而近代王损庵列证根为有见。既以痹字提纲，后复分条直断之曰：行痹者，行而不定，世称走注疼痛之类是也；痛痹也，疼痛苦苦楚、世称痛风白虎历节之类是也；着痹者，着而不移，世称麻木不

仁之类是也。又言走注与历节不同者，历节但是肢节疼痛，未必流行也。正《医学纲目》之混淆，尤称明明。至于治痹之要，如《医宗必读》云：治行痹者，散风为主，御寒利湿仍不可废，大抵参以补血之剂，盖治风先治血，血行风自灭也；治痛痹也，散寒为主，疏风燥湿，仍不可缺，大抵参以补火之剂，非大辛大温不能释其凝寒为害也；治著痹者，利湿为主，祛风解寒仍不可缺，大抵参以补脾补气之剂，盖土强可以胜湿，而气足自然无顽麻也。此李念莪推本《内经》立说甚善。但痹而果因三气者，治之宜然，若邪郁病久，风变为火，寒变为热，湿变为痰，又当易辙寻之，以降火清热豁痰为主。参以通经活血流散邪滞之剂，不可全作三气治也。此义丹溪得之，在《内经》原有热痹之证，非凿说也。大抵痹而知疼知痒者易治，不仁不痛者难医。又宜图之于早，迟则必至烦满喘呕。肺上气嗌干，厥胀；心多饮数溲，夜卧则惊；肝尻以代踵，脊以代头；肾四肢懈惰，发咳呕沫；五脏证显而难愈矣。外有肠痹、胞痹、周痹、血痹、支饮作痹等。仍当博考群书，以求全旨。

析诸氏之精微，开后人之聋聩，吾师用心良苦，门人源识。（《医衡·痹证析微》）

风者，以病因而为病名者也。痹与痿，以病形而为病名者也。夫风为六淫之长，痹则三气杂合，故有以风痹同称者，因其病因之相似也。痹与痿，俱有筋骨皮肉五脏之分，又俱有血气不行，肌肉不仁，四肢不用等证，故有以痿痹同称者，因其病形之相似也。至于风与痿，则既不可混而称，尤不可混而治，此丹溪所以斥《局方》之非，正千古之误。而徐彦纯特分为风痿为二门，有功于来学也。虽然宁独风与痿不可混，即风与痹、痹与痿，皆不可混也。如风证之四肢不用，分左瘫为血虚有痰，右痪为气虚有痰，痹证之四肢不用，乃湿从土化，重浊不移，又伤于风则阳受之，感于风寒湿则阴受之，是风与痹之不可混而称，亦不可混而治也。痹者三气杂至，为外来有余之邪，法当疏风散寒利湿为主，则气行血顺而愈。痿则一皆本于肺热，而后病及五脏，为内生不足之证。法当独取阳明或兼泻南补北，则气生血旺而愈。是痹与痿之不可混而称，亦不可混而治也。然则三者既不可混，将安别之？亦在夫脉证相参而已。如因中风卒倒之后以致半身不遂，或手足不随，兼有涎潮不语，口眼㖞斜等证，虽有气虚血虚之分，然留而不去，其病则实，此风证也。其脉必浮而滑。如因汗出当风，坐卧卑湿，涉水冲寒，以致骨节疼痛，皮肤不仁，肌体重着，四肢纵缓等证，虽与风证同系外邪，然行痛著自有三者之状，此痹证也。其脉必紧而涩。如因七情劳役，酒色无节，既非冲寒受湿之邪，又无卒仆暴厥之证，日渐痿疲，而至精枯髓减，筋骨痿弱，缓纵不收等证，此痿证也。其脉必虚而数。明乎此则三证之不可混称，洞若观火又安得有混治之误也哉！

一邪专之之谓风，三淫萃之之谓痹，五志蠹之之谓痿，道其常耳。至若风有类，中风之变也；痹有属热，痹之变也，痿有外因，痿之变也。前四论覈三证之常变，此一论综三证之异同，遂令疑义涣释。师门桃李，不减金华。会须瀼公燮以王安道一位。尊水。（《医衡·风痹痿三者之别》）

傅 山

傅山（1607~1684年），初字青竹，后改青主，号石道人、朱衣道人等。阳曲（今属山西）人，明末清初医家。著有《傅青主女科》《傅青主男科》《傅氏幼科》等书。

《傅青主男科》在"腰腿肩臂手足疼痛门"中列有"满身皆痛""腰痛""腰腿筋骨痛""腰痛足亦痛""腿痛""两臂肩肘痛""手足痛""胸背、手足、颈项、腰膝痛""背骨痛""腰痛兼头痛"等，所列诸证均属痹病范畴。对痹病病因病机的认识是：先感风寒湿三气而发病，继而由于邪气长期留滞不除，气血运行失畅，复而导致气血虚弱、肝肾不足的内伤病证。治疗上强调益气养血为主，祛风燥湿为辅，重视补肾强筋，并重用黄芪等。上述原则对慢性痹病的治疗，有着重要价值。

《傅青主女科》一书对"流注""遍身疼痛""腰痛"等的论治，简明扼要地提出了产后所致痹病的病因、病理及治疗方药，为后世医家所注目。

原文选录

满身皆痛 手足心腹一身皆痛，将治手乎？治足乎？治肝为主，盖肝气一舒，诸痛自愈。不可头痛救头，足痛救足也。

腰痛 痛而不能俯者，湿气也。方用：柴胡、泽泻、猪苓、白芥子各一钱，防己二钱，白术、甘草各五钱，肉桂三分，山药三钱，水煎服。此方妙在入肾去湿，不是入肾而补水。初痛者，一二剂可奏功，日久必多服为妙。

腰痛 痛而不能直者，风寒也。方用逍遥散加防己一钱，一剂可愈。若日久者，当加杜仲一两，改白术二钱，酒煎服。十剂而愈。

腰痛 凡痛而不止者，肾经之病，乃脾湿之故。方用：白术四两，苡仁三两，芡实二两，水六碗，一气饮之。此方治梦遗之病亦神效。

腰腿筋骨痛 方用养血汤：当归、生地、肉桂、牛膝、杜仲、补骨脂、茯苓、防风各一钱，川芎五分，甘草三分，核桃两个、山萸、土茯苓各二钱，水酒煎服。

腰痛足亦痛 方用：黄芪半斤，防风、茯苓各五钱，苡仁五两，杜仲一两，肉桂一钱、车前子三钱，水十碗，煎二碗，入酒，以醉为主，醒即愈。

腰足痛，明系是肾虚而气衰，更加之湿，自必作楚。妙在不补肾而单益气，益气足则血生，血生则邪退；又助之苡仁、茯苓、车前之类去湿，湿去而血活矣。况又有杜仲之健肾、肉桂之温肾、防风之荡风乎。

腿痛 身不离床褥，伛偻之状可掬，乃寒湿之气侵也。方用：白术五钱，芡实二钱，肉桂一钱，茯苓、草薢各一两，杜仲三钱，苡仁二两，水煎，日日服之，不必改方，久之自奏大功。

两臂肩肘痛 此手经之病，肝气之郁也。方用：当归、白芍各三两，柴胡、陈皮各五钱，羌活、秦艽、白芥子、半夏各三钱，附子一钱，水六碗，煎三沸，取汁一碗，入黄酒服之，一醉而愈。此方妙在用白芍为君，以平肝木，不来侮胃；而羌活、柴胡又去风，直走手经之上；秦艽亦是风药；而兼附子攻邪，邪自退出；半夏、陈皮、白芥子，祛痰圣药，风邪去而痰不留；更得附子无经不达，而其痛如失也。

手足痛 手足，肝之分野，而人乃为脾经之热，不知散肝木之郁结，而手足之痛自去。方用逍遥散加栀子三钱，半夏二钱，白芥子一钱，水煎服。二剂，其痛如失。盖肝木作祟，脾不敢当其锋，气散于四肢，结而不伸，所以作楚，今平其肝气，则脾气自舒矣。

胸背、手足、颈项、腰膝痛 筋骨牵引，坐卧不得，时时走易不定，此是痰涎伏在心膈上下。或令人头痛，夜间喉中如锯声，口流涎唾，手足重，腿冷，治法用控涎丹，不足十剂，其病如失矣。

背骨痛 此证乃肾水衰耗，不能上润于脑，则河车之路干涩而难行，故作痛也。方用：黄芪、熟地各一两，山萸四钱，白术、防风各五钱，五味子一钱，茯苓三钱，附子一分，麦冬二钱。水煎服。此方补气补水，去湿去风，润筋滋骨，何痛之不愈哉？

腰痛兼头痛 上下相殊也，如何治之乎？治腰乎？治头乎？谁知是肾气不通乎。盖肾气上通于脑，而脑气下达于肾，上下虽殊，而气实相通。法当用温补之药，以火益其肾中之阴，则上下之气通矣。方用：熟地一两，杜仲、麦冬各五钱，五味子二钱。水煎服。一剂即愈。方内熟地、杜仲，肾中药也，腰痛是其专功。今并头而亦愈者何也？盖此头痛，是肾气不上达之故，用补肾之味，则肾气旺而上通于脑，故腰不痛头亦不痛矣。（《傅青主男科·腰腿肩臂手足疼痛门》）

流注 产后恶露流于腰臂足关节处，或漫肿、或结块，久则肿起作痛，肢体倦怠，急宜用葱熨法以治外肿；内服参归生化汤以消血滞，无缓也。未成者消，已成者溃。

葱熨法 用葱一握，炙热，捣烂作饼，敷痛处，用厚布二三层，以熨之。

参归生化汤 川芎一钱半，当归二钱，炙草五分，淡豆豉十粒，生姜三片，韭白十寸，猪肾二个。先将猪肾煮熟，取汁煎药八分，温服。（一本有或用猪胃一个）。先将胃略煮后再煎汤煮药。

遍身疼痛 产后百节开张，血脉流散，气弱则经络间血多阻滞，累日不散，则筋牵脉引，骨节不利，故腰背不能转侧，手足不能动履，或身热头痛，若误作伤寒，发表出汗，则筋脉动荡，手足发冷，变证出焉，宜服趁痛散。当归一钱，甘草、黄芪、白术、独活各八分，肉桂八分，桑寄生一钱，牛膝八分，薤白五根，姜三片。水煎服。（一本无桑寄生）。

腰痛 由女人肾位系胞，腰为肾府，产后劳伤肾气，损动胞络，或虚未复而风乘之也。

养荣壮肾汤 治产后感风寒，腰痛不可转。当归二钱，防风四分，独活、桂心、杜仲、续断、桑寄生各八分，生姜三片。水煎服。两帖后痛未止，属肾虚，加熟地三钱。（一本有川芎八分）。

加味大造丸 治产后日久，气血两虚，腰痛肾弱。方见骨蒸条。〔编者附，加味大造丸方：人参一两，当归一两，麦冬八分，石斛八分（酒蒸），柴胡六钱，生地二两，胡连五钱，山药一两，枸杞一两，黄柏七分（炒）。（一本麦冬、石斛俱作八钱，柴胡五钱，黄柏四分酒炒）。先将麦冬、生地捣烂，后入诸药同捣为丸，加蒸紫河车另捣，焙干为末，炼蜜丸。〕

青娥丸　胡桃十二个，补骨脂八两（酒浸，炒），杜仲一斤（姜汁炒，去丝）。为细末，炼蜜丸，淡醋汤送六十丸。（胡桃一本作二十个）。（《傅青主女科》）

张　璐

张璐（1617~1700年），字路玉，号石顽，长州（今江苏吴县）人，明末清初医家。张氏著述较多，晚年编撰《张氏医通》，是其代表作。该书内容丰富，切合实用。

《张氏医通》卷五设"诸痛门"，卷六设"痿痹门"，有关痹病的内容有：腰痛、脊痛脊强、肩背痛、臂痛、腿痛、膝痛、身体痛、痛风、麻木、鹤膝风等。尤其是"痿痹门"，论述了风寒湿三痹的症状特点和治疗大法，提出治疗风寒湿三邪应有主次之分、主次兼顾的观点。张氏把《内经》的五体痹和后世的上焦痹、中焦痹、下焦痹之三痹，均归属于风寒湿三痹的范畴。如"骨痹者，即寒痹痛痹也""筋痹者，即风痹行痹也""脉痹者，即热痹也""肌痹者，即著痹湿痹也""皮痹者，即寒痹也"。明确指出："非行痹痛痹著痹外，又有皮、脉、筋、肌、骨之痹也"；三焦痹，"当是风寒湿痹其营卫筋骨三焦之病"。此论可谓遵经守古之代表者。张氏还对《内经》中的周痹，《金匮》中的血痹、肾著，作了概括论述。在辨证论治方面，张氏着重从病因、病位着手，对风痹、痛痹、著痹、热痹、周痹、血痹等十余种痹病作了较为详细的论述。

原文选录

按《内经》言太阳腰痛者，外感六气也；言肾经腰痛者，内伤房劳也。假令肾脏真气布护，六气焉能为害。惟肾脏虚伤，膀胱之腑安能独足。又有膏粱之人，久服热剂，醉以入房，损其真气，则肾热，腰脊痛，久则髓减骨枯，收为骨痿，此为本病。其有风寒湿热闪挫瘀血滞气痰积，皆为标病，而肾虚则其本也。风痛者脉浮。或左或右，痛无定

处，牵引两足，小续命加减。寒痛者，其腰如冰，其脉必紧，得热则减，得寒则增，干姜加肉桂、杜仲，外用摩腰膏。兼风寒者，五积散热服微汗之。内蓄风热痛者，脉必洪数，口渴便闭，小柴胡去半夏，加羌活、续断、黑豆。若大便闭者，则用大柴胡微利之。湿痛者，如坐水中，肾属水，久坐水湿，肾虚由卧湿地，流入腰脚，偏枯冷痹重，《千金》独活寄生汤。兼风湿者，改定三痹汤。如挟寒湿，并用摩腰膏。虚寒甚而挟湿者，术附汤。挟湿热者，羌活胜湿汤合二妙散。肾气虚寒而受寒湿，腰痛不得立，用烧羊肾主之。此《千金》法也。闪挫痛者，跌仆损伤，肝脉搏坚而长，两尺忽然不可俯仰，复元通气散；不效，必有恶血，复元活血汤。气滞而痛，脉沉弦或结伏，初起乌药顺气散；不应，八味顺气散。痰注而痛，脉滑或沉伏，动作便有痰，或一块作痛，导痰汤加香附、乌药、枳壳，脉实加大黄。肝气不条达，睡至黎明，觉则腰痛，频欲转侧，晓起则止，宜柴胡疏肝散或柴胡、防风，即东垣苍术汤。腰痛如以带束引痛，此属带脉为痛，用辛味横行而散带脉之结，甘味舒缓带脉之急，调肝散。腰痛牵引足膝，青娥丸加蝎尾最妙，以补肾兼补肝也。两腰偻废，乃热邪深入，血脉久闭之故，桃核承气多用肉桂，少加熟附行经，但痛者可治，酸废而不痛者，不可治也。诸般腰痛，皆由肾虚，若兼六淫，须除其邪，如无他证而腰肼痿弱，隐隐作痛，身体疲倦，脚膝酸软者，总属肾虚，然须分寒热主治。脉细而弱，或虚浮，力怯短气，小便清利，属阳虚火衰，肾气丸加肉苁蓉、补骨脂、巴戟、鹿茸之类。脉大而软，或细数，属阴虚火炎，六味丸加龟甲、当归、杜仲、续断之类。

腰酸　腰痛尚有寒湿伤损之异，腰酸悉属房劳肾虚，惟有峻补，男子青娥丸，或八味丸加补骨脂、杜仲，有热去附子加五味，走精用六味丸去泽泻加鳔胶、沙苑、蒺藜、五味子。大便不实，加肉果，补骨脂，山药粉糊代蜜。如人用六味加杜仲、续断，有带去熟地加艾附，经候不调加当归、阿胶。

腰软　湿气袭于少阳经络之中，则为肾著，《金匮》用甘姜苓术汤，后世更名为肾著汤，或渗湿汤选用。斫丧太过者，八味散。肾虚风袭腰背软痛，安肾丸。

腰胯痛　寒湿流注于足少阳之经络，则为腰胯

痛。盖腰乃胆经之所过，因受寒湿，结滞于骨节而痛，渗湿汤去橘红加肉桂。有痰滞经络，导痰汤加减。若肾肝伏热，用姜汁炒黄柏、酒防己，少加肉桂。若腰胯连脚膝晓夜疼痛者，肾虚风毒乘之也，用虎骨散加补骨脂，老人肾虚腰痛连膝者，二至丸。

〔诊〕脉大为肝肾阴虚，尺沉为肾脏阳虚，浮缓为虚风，弦细为寒湿，或弦或涩为瘀血，或滑或伏为痰饮，沉弦而紧为寒，沉弦而细为湿，沉弦而实为闪肭，若肾愈及盛怒伤志，则腰失强，不能转摇者死。(《张氏医通·诸痛门·腰痛》)

脊者，督脉之经，与膀胱之经皆取道于脊也，故项脊常热而痛者，阴虚也，六味丸加鹿茸。常寒而痛者，阳虚也，八味丸加鹿茸。有肾气攻背，而项筋痛连脊髀，不可转移者，此地气从背而上入也，椒附散。太阳经脊痛项强，腰似折，项似拔，羌活胜湿汤。脉浮紧为伤寒，麻黄汤。沉缓为风湿，五苓散换苍术，桂枝加羌活。打扑损伤，从高坠下，恶血在太阳经中，腰脊痛不可忍，地龙汤。

尻痛 尻乃足少阴与督脉所过之处，兼属厥阴，若肾虚者，六味丸加肉桂；不愈，加鹿茸。肥人属湿痰，二陈合二妙。有因死血作痛者，当归、赤芍、牡丹、桃仁、延胡索、生牛膝、穿山甲、肉桂之类清理之；不应，加地龙、生附子。(《张氏医通·诸痛门·脊痛背强》)

肩背痛 经云：背者胸中之府，背曲肩随，腑将坏矣。肺病者，喘咳逆气，肩背痛汗出。肺盛有余，则肩背痛，风寒汗出中风，小便数而久，气虚则肩背寒，少气不足以息，溺色变。邪在肾，则肩背痛，是肾气上逆也。

东垣曰：肩背痛不可回顾，此手太阳气郁不行也，以风药散之，通气防风汤。若面目白脱色，短气者勿服，宜逍遥散加人参。火郁热盛，东垣升阳散火汤。形气虚甚，十全大补汤。肩背痛，脊强，腰似折，项似拔，此足太阳经气不行也，羌活胜湿汤。风寒汗出中风，肩背痛，小便数而欠者，风热乘其肺而肺气郁甚也，当泻风热，消风散去僵蚕、蝉蜕，加枳、桔。寒热少气不足以息而肩痛，小便遗失者，补中益气加门冬、五味。湿热相搏，肩背沉重而痛，当归拈痛汤。

当肩背一片冷痛，背脊疼痛，古方用神保丸愈者，此有寒积也。有因寒饮伏结者，近效白术附子汤。亦有因痰气留伏者，指迷茯苓丸。素有痰饮流

注，肩背作痛，导痰汤。有肾气不循故道，气逆挟背脊而上，致肩背痛，沉香、肉桂、茯苓、牛膝、茴香、川椒、青盐，或观书对奕久坐而致脊背痛者，补中益气加羌、防。肥人喜捶而痛快者属痰，宜除湿化痰，兼补脾胃，六君子加木香。瘦人多是血少气虚，宜养血清火，圣愈汤。背脊痛须加羌、防引经，肥人少佐附子，瘦人须佐芩、连、丹皮。有素虚人及病后房劳后、妇人产后、经行后，必隔间痛，或牵引乳胁，或走注肩背痛，并宜十全大补随证加减。

〔诊〕寸口脉促上击者，肩背痛，洪大为熟，浮大为风，沉而滑者肩背痛，必有寒饮伏结也。(《张氏医通·诸痛门·脊背痛》)

臂痛（手痛 手气） 东垣云：臂痛者，有六道经络，各加引经药乃验。以两手伸直垂下，大指居前，小指居后而定之，臂臑之前廉痛者属阳明，升麻、白芷、干姜为引药。后廉属太阴，藁本、羌活。外廉属少阴，细辛、当归。

臂痛为风寒湿所搏，或因饮流入液，或因提挈重物，皆致臂痛。有肿者，有不肿者。除饮证外，其余诸痛，并宜五积散，蠲痹汤选用，虚人必加人参以助药力。若坐卧为风湿所搏，或睡后手出被外，为寒所袭而痛者，五积散。审知是湿痹经络，血凝气滞作痛，蠲痹汤。挈重伤筋，以致臂痛，宜和气调血，十全大补汤。痰饮流入四肢，肩背酸痛，两臂软痹，导痰加木香、片子姜黄、姜制白术，若作风治误矣。中脘留伏痰饮，臂痛难举，手足不能转移，指迷茯苓丸。丹溪治臂痛，以二陈汤加酒炒黄芩、苍术、羌活。

手痛 经云：手屈不伸者其病在筋，薏苡仁汤。伸而不屈者其病在骨，近效白术附子汤，十味锉散选用。

手气 手肿痛曰手气，或指掌连臂臑痛，悉属风热挟痰，蠲痹汤。薄桔味辛淡，能横行手臂，惟湿痛最妙。又有肿痛时常脱胯者，此属湿痰，倍用苍术乃效。(《张氏医通·诸痛门·臂痛》)

腿痛、大股痛 腿痛亦属六经，前廉为阳明，白芷、升麻、干葛为引经。后廉太阳，羌活、防风。外廉少阳，柴胡、羌活。内廉厥阴，青皮、吴茱萸。内前廉太阴，苍术、白芍。内后廉少阴，独活、泽泻。痛有血虚血寒，寒湿风湿，湿热流注，阴虚阳虚，肾虚风袭之殊。血虚者，足不任地，行则振掉，脉细弱，六味丸加巴戟、苁蓉、杜仲、鹿

茸。血虚者，经急，脉沉，喜汤火，严冬尤甚，舒筋三圣散。湿者两腿隐隐痛，或麻瞀作肿，身沉重，肢节疼痛，恶风不欲去衣，脉浮涩，或浮细，除风湿羌活汤。脉沉，白术附子汤。肥人，导痰汤加减。湿热者，痛自腰胯以致足胫，或上或下，或红或肿，小便赤涩，脉濡大而数，当归拈痛汤。

流注者，郁痰留于腰胁有块，互换作痛，恶心头眩，脉沉滑或弦，二陈汤加羌活、白术。阴虚者，肌体羸瘦，足心及胫热痛，左尺细数，或两尺数盛，虎潜丸去橘皮加肉桂。阳虚者，两足浮肿无力，大便泻，小便短少，痛不能动，左尺虚大，或两尺浮迟，脾与命门俱虚，先用补中益气加桂、附，后用八味丸。肾虚风袭，则下体虚弱，骨节疼痛，喘咳失精，腰腹腿胫俱痛，尺中浮大而数，安肾丸。

大股痛 痛而喜按者，肝肾虚寒而湿气痹着也，四斤丸二方选用。痛不可按者，败血也，川芎肉桂汤，或舒筋三圣散，酒调服。妇人产后多有此证，宜加穿山甲、桃仁。虚人，十全大补汤加附子、穿山甲。有湿热者，痛处必肿，而沉重不能转侧，二妙散加羌、防、升、柴、术、草之类，或除湿汤、渗湿汤选用。寒热而肿痛者，预防发痈。（《张氏医通·诸痛门·腿痛》）

膝痛、足痛、足心痛 经云：膝者筋之府，屈伸不能，行则偻俯，筋将惫矣。故膝痛无有不因肝肾虚者，虚则风寒湿气袭之。又曰：身半已下者，湿中之也。故治膝胫之痛，又须以去湿为主。大抵痛在筋者，多挟风热，则屈不伸而肿，二妙散加羌、防、升、柴。兼阴虚者则热而不肿，虎潜丸，或二妙散加牛膝、肉桂。痛在骨者，多兼寒饮，重而屈伸利，常若拭不干状，附子丸、川芎肉桂汤、活络丹、铁弹丸选用。虚寒挟风湿而痛，虎骨四斤丸。如肝肾虚热，筋骨痿弱，颤掉而痛，鹿茸四斤丸。若痛在冲阳及肉者，属足阳明经，痛在委中腨肠者，属足太阳经，在外廉者，属少阳，在内廉者，属三阴，随其经而取之。

足跟痛 肾脏阴虚者，则足胫肘热而足跟痛，六味丸加龟甲、肉桂。阳虚者，则不能久立而足跟痛，八味丸。挟湿者，必重著而肿，换骨丹、史国公药酒。肥人湿痰流注，导痰汤加木瓜、萆薢、防己。虚人，用补中益气，十全大补汤，并少加附子为引。凡下部痛，多用药酒，殊不知病甚于冬者，为寒湿，故宜用酒。若春夏甚而秋冬减者，此属湿热，若用药酒，是后助其湿也。

足心痛 足心及踝骨热疼者，为肾虚湿著，命门火不归经，肾著汤、下八味丸。肥人多湿痰流注，足心作痛，但久坐卧，起则痛甚，行动则缓，宜肾著汤合二妙散。慎不可用补肾药及补血药助阴，愈增其剧。

身体痛 体痛为一身尽痛，伤寒霍乱，中暑阴毒，湿痹痛痹，皆身体痛，但看兼证及问因、诊脉而别之。治法分见各门。其流连难已者，于此求之。寒而身痛，或如湿状，甘草附子汤。内伤劳倦，兼风湿相搏一身尽痛，补中益气加羌、防、藁本、苍术。湿热相搏，肩背沉重，疼痛红热，胸膈不利，遍身上下沉重疼痛，当归拈痛汤。风湿相搏一身尽痛，阴湿中汗出，懒语，四肢困倦乏力，走注疼痛，乃下焦伏火不得泄，而躁热常微汗出，而热不解，麻黄复煎汤。身体拘急，皆属虚寒，与寒湿风湿，小续命随症加减。发寒热而周身作痛，胸胁痞闷不舒，肝血虚而郁火用事也，逍遥散加羌、桂。小便不利，加山栀、丹皮。天暑衣厚，则腠理开汗出，邪留于分肉之间，聚沫则为痛，六和汤加羌活。遍身皆痛如劳证者，十全大补去白术、熟地，加羌活、附子。下体痛，宜分利小便，五苓、二妙为主。下体肿痛，脉浮自汗，恶风者，防己黄芪汤。温覆微汗之。痛而大便不通者，厚朴七物汤，微利之。丹溪曰，因湿痰浊不能下达，少加引经用之。若以为主治，非徒无益，而后害之也。善治者，必行气流湿，疏风导滞，滋养新血，升降阴阳，治有先后，须分肿与不肿可也。肢节肿痛，痛属火，肿属湿，盖为风寒所郁，而发动于经络之中，湿热流注肘节之间而无异也。先宜微汗以散之，故羌活、桂枝为肢节痛之要药。身体疼痛及重者，湿也，五苓散汗之。如风湿相搏，一身尽痛，如羌、防、升、柴、藁本、苍术，风能胜湿故也。痛家不可厚食味与肉，火能助火，若食厚味痛愈盛者，并鱼腥面酱酒醋，皆断去之。丹溪曰，环跳穴痛不已，防生附骨痛，掘地成坑，以火烧赤，沃以小便，赤体坐其上，以被围绕下体，便热蒸腠理开，血气畅则愈。

〔诊〕伤寒六脉俱紧，为太阳表证。身如被杖，脉沉紧，为阴毒。汗后脉弦迟，身体痛，为气血不和，一身关节尽痛，而脉沉弦，为中湿。肢体重痛，微肿，汗出恶风，关节不利，不可转侧。而脉缓，为风湿，遍身疼痛。脉弦小或豁大，为气血虚

损。(《张氏医通·诸痛门·身体痛》)

行痹者，痛处行而不定，走注关节疼痛之类，当散风为主，御寒利气，仍不可废。更须参以补血之剂。盖治风先治血，血行风自灭也。痛痹者，寒气凝结，阳气不行，故痛有定处，俗名痛风是也。治当散寒为主，疏风燥湿，仍不可缺，更须参以补火之剂，非大辛大温，不能释其凝寒之害也。著痹者，肢体重著不移，疼痛麻木是也。盖气虚则麻，血虚则木。治当利湿为主，祛风解寒，亦不可缺。更须参以理脾补气之剂。盖土强自能胜湿，而气旺自无顽麻也。骨痹者，即寒痹痛痹也。其证痛苦攻心，四肢挛急，关节浮肿。筋痹者，即风痹行痹也。其证游行不定。与血气相搏，聚于关节，筋脉弛纵，或赤或肿。脉痹者，即热痹也。脏腑移热，复遇外邪客搏经络，留而不行，其证肌肉热极，皮肤如鼠走。唇口反裂，皮肤色变。肌痹者，即著痹湿痹也。留而不移，汗出四肢痿弱，皮肤麻木不仁，精神昏塞。皮痹者，即寒痹也。邪在皮毛，瘾疹风疮，搔之干痛，初起皮中如虫行状。以上诸证，又以所遇之时而命名。非行痹痛痹著痹外，又有皮、脉、筋、肌、骨之痹也。

血痹者，寒湿之邪，痹著于血分也。辛苦劳勤之人，皮膝致密，筋骨坚强，虽有风寒湿邪，莫之能客。惟尊荣奉养之人，肌肉丰满，筋骨柔脆，素常不胜疲劳，行卧动摇。或遇微风，则能痹著为患。不必风寒湿之气杂至而为病也。上条（《金匮》）言脉自微涩，而关寸小紧，为湿痹血分。下条言阴阳俱微，而尺中小紧，为营卫俱虚。所以身体不仁，故宜药通营卫，行散其痹。则紧去人安愈矣。夫血痹者，即《内经》所谓在脉则血凝不流，仲景直发其所以不流之故。言血即痹，脉自微涩，然或寸或关或尺，其脉见小急之处，即风入之处也。故其针药所施，皆引风外出之法也。

此证（肾著）乃湿邪中肾之外廓，与肾脏无预也。虽腰中冷如坐水中，实非肾脏之真气冷也，今邪著下焦，饮食如故，不渴，小便自利，且与肠胃之腑无预，况肾脏乎。此不过身劳汗出，衣里冷湿，久久得之。但用甘草、干姜、伏苓、白术。甘温淡渗行湿足矣。又何取暖壮阳哉。

诸肢节疼痛，身体尪羸，脚肿如脱，头眩短气，温温欲吐，桂枝芍药知母汤主之。

此即总治三焦痹之法。头眩短气，上焦痹也。温温欲吐，中焦痹也。脚肿如脱，下焦痹也。肢节疼痛，身体尪羸，筋骨痹也。由是观之，当是风寒湿痹其营卫筋骨三焦之病。然湿多则肿，寒多则痛，风多则动。用桂枝治风，麻黄治寒，白术治湿，防风佐桂枝，附子佐麻黄、白术，其芍药、生姜、甘草，亦如桂枝汤之和其营卫也。知母治脚肿，引诸药下行，附子以行药势，开痹之大剂也。

行痹者，走注无定，风之用也。经言病在阳者，命曰风；在阴者，命曰痹；阴阳俱病，命曰风痹。越婢加术附汤。轻则羌、防、归、芃、葛、桂、赤茯、甘草、威灵仙、苍术、黄柏。若病久大虚，非大补气血不可。如日从事乎散风清火，则脾肺必败，终致不起。

痛痹者，痛有定处，乃湿气伤肾，肾不生肝，肝风挟湿，流走四肢，肩髀疼痛，拘急浮肿。《金匮》乌头汤加羌活、官桂，服后啜热稀粥助其作汗乃解。身体痛如欲折，肉如锥刺刀割，千金附子汤。

著痹者，痹著不仁。经曰，营气虚则不仁。卫气虚则不用。营卫俱虚，则不仁且不用，《灵枢》云，卫气不行，则为麻木。东垣治麻痹，必补卫气而行之。浑身麻木不仁，或左或右。半身麻木，或面或头，或手臂或脚腿，麻木不仁，并宜神效黄芪汤。皮肤间麻木，此肺气不行也，本方去蔓荆加桂枝、羌、防。手足麻痹，臂痛不能举，多眠昏冒者，支饮也。气口脉滑，指迷茯苓丸。脉浮者，二陈汤加桂枝、枳、桔。若手麻乃是气虚，十指麻乃是湿痰死血。手指麻木是血不行，有顽痰死血也，导痰汤加乌药、苍术。

风吹手足酸疼而肿，是寒湿，桂枝附子汤。

因于风者，百节走痛，乌药顺气散加羌活、南星、苍术。

因于湿者，天阴即发，身体沉重酸痛，除湿蠲痛汤。在上痛者，加桂枝、桔梗。在下痛者，加防己、木通。多汗，加黄芪、防风。自汗身重，防己黄芪汤。寒湿不可屈体者，乌头汤，活络丹选用，并外用摩风膏。因火者，五苓散加酒芩、黄柏、竹沥、姜汁。因湿热者，肢节疼痛，肩背沉重，胸胁不利，下注足胫痛肿，当归拈痛汤。热毒入肢节疼痛，患处必热，千金犀角散。血瘀者，芎、归、桃仁、红花、威灵仙，煎成入麝少许。血痹者，邪入于阴也。经云：人卧则血归于肝。汗出而风吹入，血凝于肤者为痹是也。黄芪桂枝五物汤，昼轻夜重加当归。血气凝滞，手足拘挛疼重，风寒湿三气杂至者，改定三痹汤。周痹者，真气不能周于身，故周身痹痛，用蠲痹汤。行痹上半身甚，用乌药顺气散。下半身甚，用营骨散。痛痹，用乌头汤。著痹，用除湿蠲痛汤。不应，用补中益气加熟附子、羌活、苍术、黄柏。有痹遍身走痛无定，二陈汤加羌活、风化硝。姜汁糊丸服。痹在骨，安肾丸。痹在筋，羚羊角散。痹在脉，人参丸。痹在肌肉，神效黄芪汤。痹在皮，越婢汤加羌活、细辛、白蒺。痹在肠，吴茱萸散。痹在胞，肾沥汤。虚寒，茯苓丸。虚寒甚者，巴戟丸。热痹，千金犀角散。冷痹，巴戟天汤。寒痹宜以蜀椒、干姜、桂心各四两，醇酒五斤，絮四两，布五尺，马矢火煨一伏时，将絮布曝干收尽，炙热熨之。著痹不移，胭肉破，身热脉涩者，不治。

凡治痹证，不明其理，以风门诸通套药附之者，医之过也。夫痹证非有风，然风入在阴分与寒湿互结，扰乱其血脉，致身中之阳不通阴，故致痹也。古方多有用麻黄、白芷者，以麻黄能通阳气，白芷能行营卫，然已在四物、四君子等药之内，非专发表明矣。

至于攻里之法，则从无有用之者。以攻里药皆属苦寒，用之则阳愈不通，其痹转入诸府而成证多矣，可无明辨而深戒欤。

〔诊〕脉大而是为痹，脉急亦为痹。肺脉微为肺痹，心脉微为心痹，右寸沉而迟涩为皮痹，左寸结而不流利为血痹，右关脉举按皆无力而涩为肉痹，左关弦紧而浮沉有力为筋痹。（《张氏医通·痿痹门·痹》）

蒋 示 吉

蒋示吉（1624~1713年），字仲芳，号自了汉，古吴（今江苏苏州）人。明末清初医家。1663年著《医宗说约》，另著有《望色启微》等。

《医宗说约》把名目众多的痹病总结为"五原归一"，创制舒经汤，止痛活血以治痹病。

原文选录

痹证有五原归一（骨、皮、筋、肌、脉名五痹），其原总属风寒湿。风能走注寒善痛，湿多重着脉来涩（或徐，或紧，故有痛痹、行痹、着痹之名）。以致麻木皮不仁，不能行动但能食。舒经汤用好姜黄（洗去灰土）四两，当归、赤芍共白术各

二两，炙草、羌活各一两，海桐皮二两。为末三钱生姜入，盏半水来煎八分，去渣磨入沉香汁。（《医宗说约》）

陈 士 铎

陈士铎（1627~1707年），字敬之，号远公，又名朱华子，自号大雅堂主人，浙江山阴（今浙江省绍兴市）人，清初医家，著述颇多，其代表作有《辨证录》（1687年）《石室秘录》《洞天奥旨》等。

《辨证录》设"痹证门""腰痛门""遍身疼痛门""鹤膝门"等篇，对痹病进行专题讨论。"痹证门"中，共列证治11则，且多为脏腑痹。纵观其辨证治法，着重于健脾补气，多用参、苓、术为其特点。作者认为："虽曰风寒湿合而成痹，其内最多者湿也，……逐其湿而风寒正不必治而自散……。""腰痛门"按腰痛的病因病机分为6则：一则房劳力役，又感风湿，风湿入肾；二则肾虚无火；三则膀胱水闭，水入肾宫；四则病后脾湿，又误服补肾之药，湿入肾宫；五则跌打闪挫；六则露宿感犯寒湿之气。然后辨证论治，至其用药，则每方必用白术，是其特点。作者认为，白术善能利湿而又通腰脐之气。"身遍疼痛门"，按疼痛的部位不同、证候不同，分为4则：一、遍身疼痛而感于风湿入于骨髓，右脏属肾者，治当泻胃与大肠之风湿，因为："肾不可泻，肾为胃之关，故泻之"；二、上半身疼痛者，属火郁上、中二焦，治当解肝胆之郁；三、痛风，遍身生块而痛，属正气虚，湿气入干经络、皮肤，湿痰结块而痛，法当治其胃肠，而用益气、利湿、消痰、祛风之剂治之；四、遍身疼痛，时痛时止，乃气血亏损、凝滞不通，故治当大补气血。对于鹤膝风证，作者认为其病因有二，"一本于水湿之入骨，一本于风湿之入骨也"，并从症状上加以鉴别。至其用药则皆重用黄芪补气为其特点。

原文选录

痹证门

人有两足牵连作动，腹又微溏，人不能寐，卧倒足缩而不能伸，伸则愈痛者，人以为寒湿之成痹也，谁知是风寒湿同结于大肠乎？夫风入大肠，日日大便，邪似易下，即有湿气，亦可同散，何以

固结于中而痛形于两足耶？不知寒邪入腹而留于大肠，又得风湿相搏，每不肯遽散，因成为痹耳。治法必去风寒湿三气之邪，使不留于大肠，而痹病可愈。然而徒治大肠之邪，而风寒湿转难去也。又宜益大肠之气，令气旺于肠中而转输倍速，则风寒湿亦易祛矣。方用逐痹丹：人参一钱，茯苓五钱，肉桂三分，升麻五分，甘草一钱，薏仁一两，神曲五分，白术五钱。水煎服一剂而湿去，二剂而风寒亦散。此方治湿为多，而治风治寒反轻者，盖水湿最难分消，治其难而易者更易，况治湿之中不伤元气，则大肠自有传化之妙力，能使风寒随湿而同解也。

人有胸背、手足、腰脊牵连疼痛不定，或来或去，至头重不可举，痰唾稠黏，口角流涎，卧则喉中有声，人以为此痹证也，宜用控涎丹治之，而不知非也。夫痹虽合风寒湿三气之邪以成，然而人之气血不虚，则风寒湿何从而入？风寒湿之入乃乘气血之虚而侵之也，乌可徒治其邪而不补其正乎。控涎丹用甘遂、大戟以祛邪，而无补气补血之药，往往用之以治痹，而不能收功反致败绩者坐此弊也。法宜补正而助以祛邪，则百战而百胜矣。方名补正逐邪汤：白术五钱，薏仁五钱，人参一钱，茯苓一两，白芥子三钱。水煎服。二剂轻，十剂愈。白术、薏仁、人参、茯苓皆健脾补气之药，又利水去湿之剂也。虽曰风寒湿合而成痹，其内最多者湿也。湿在经络肠胃之间最难分化，逐其湿而风寒证不必治而自散，所以止佐桂枝数分而已足也。惟是既用参术薏苓以健土而利湿，尚何虑痰哉。然而风寒湿之邪每藉痰为奥援，故治痹者必治痰。今用芥子，膜膈之中痰且尽消，其余各处之痰有不尽者乎？痰消而风寒湿无可藏之，薮欲聚而作乱已不可得，况正气日旺哉。或曰痹成于气血之虚，治法自宜气血双补矣。何以方中只用气分之药以益气，绝不用血分之药以益血也？不知气旺自能生血，且血有形之物补之艰于速生，且恐因循等待有碍生气之速，不若专补其气而去风、去湿、去寒之更捷也。

人有肌肉热极，体上如鼠走，唇口反裂，久则缩入，遍身皮毛尽发红黑，人以为热痹也。夫风寒湿三者合而成痹，未闻三者之中更添入热痹之谓，此乃热极生风，似乎痹证而实非痹证也。治法解其阳明之热，而少散其风则得矣，不必更治其湿也。至于寒邪尤不必顾，盖寒则不热，而热则不寒耳。方用化痰汤：元参一两，甘菊花五钱，麦冬五

钱，升麻三钱，羚羊角镑五分，生地五钱，荆芥炒三钱。水煎服。连服二剂而热少解，再服四剂而诸尽愈矣。方中用元参、菊花、生地、麦冬、解其阳明之火，而更退其肺金之炎者，以肺主皮毛也。然而仅治其胃与肺，恐只散其在内之热，而不能散其在外之热也。故又多用升麻、荆芥导之出外，而不使其内留以乱心君之神明，外既清凉而内有不快然者乎？至于羚羊角者，虽取其散火之毒，亦藉其上引而入于唇口之间，使缩者不缩，而裂者不裂也。或谓既是阳明火毒，何不石膏、知母寒凉之药以泻之？不知火热而外现于皮毛唇口肌肉之处，一用大寒大凉之药，则直攻其火必从下泄，不能随升麻、荆芥之类而外泄矣。故不用石膏、知母而用元参、菊花于补中表火之为得也。

人有脚膝疼痛，行步艰难，自按其皮肉直凉至骨，人以为是冷痹也。夫痹而曰冷，正合风寒湿三者之旨也。此等之病虽三邪相合，而寒为甚，盖挟北方寒水之势侵入骨髓，乃至阴之寒，非至阳之热不能胜之也。然而至阳之热又虑过于暴虐，恐至寒之邪未及祛，而至阴之水先已熬干，真水涸而邪水必然泛滥，邪水盛而寒风助之何以愈痹哉。方用真火汤治之：白术五钱，巴戟天一两，附子一钱，防风一钱，牛膝三钱，石斛三钱，萆薢二钱，茯苓三钱。水煎服。连服四剂而肉温矣，又服四剂而骨髓热矣。再服四剂脚膝之痛去，更服四剂而步履无艰难之态矣。方中用巴戟天为君，补火仍是补水之药，而辅佐之味又彼此得宜，不用肉桂、当归之品，温其血分，实有意义。盖补气则生精最速，生精既速则温髓亦速矣！若一入血分之药，则沾濡迟滞，欲速而不达矣！萆薢原忌防风，使之相畏而相使，更复相宜，所以同群而共济也。

人有肝气常逆，胸膈引痛，睡卧多惊，饮食不思，吞酸作呕，筋脉挛急，人以为此肝痹之症也，夫肝痹是矣。而肝之所以成痹者人知之乎？虽风寒湿三者成之，然亦气血之不足而成之也。肝之血不足，而湿邪乘之，肝之气不足，而风邪乘之。肝之气血不足，而寒邪乘之。有此三邪直入于肝经，而后肝之血益亏，肝之气益耗，于是肝之魂不能藏于肝之中，乃越出而作惊也。肝经既病，何能生心，心无血养，安能生胃气哉？胃气不生，自难消化饮食。不能消化饮食，而强饮强食焉，必至吞酸作呕矣。夫饮食所以养脏腑者也，饮食既不消化，不能变精以分布于筋脉，则筋脉无所养，安得而不拘挛

哉。然则治法乌可徒治风寒湿三者之邪，而不顾肝经之气血耶？方用肝痹散：人参三钱，当归一两，川芎五钱，代赭石末二钱，羌活五分，肉桂一钱，茯苓五钱，酸枣仁一钱，丹砂末五分。水煎，调丹砂、代赭石末同服。一剂而惊止，二剂而胸膈不痛，肝气不逆矣。再服四剂，而吞酸呕吐之病痊，筋脉亦不挛急矣。方中用当归、川芎以生血，加入人参益气以开血，引代赭石去通肝气，以佐川归之不逮，气开血通而后邪可引而出矣。又加肉桂以辟寒，加茯苓以利湿，加羌活以除风，则邪自难留，而魂自不乱矣。所以益之枣仁、丹砂，收惊特速也。

人有下元虚寒，复感寒湿腰肾重痛，两足无力，人以为此肾痹也。而肾痹之成，非尽由于风寒湿也。夫肾虽寒脏，而其中原自有火，有火则水不寒，而风寒湿无从而入。无奈人过于作强，将先天之水日日奔泄，水去而火亦随流而去，使生气之原竟成为藏冰之窟，火不能敌寒而寒邪侵之矣。寒气直入于肾宫，以邪招邪，而风湿又相因而至，则痹证生矣。故治痹之法不必去邪，惟在补正。补正者，补肾中之火也。然而火非水不长，补火必须补水，但补水恐增其湿，湿旺而风寒有党，未必能遽去为忧。熟知肾水者，火中之水也，此乃真水而非邪水也。真水衰而邪水始盛，真水盛而邪水自衰。故补真水而实足以制邪水也。况水中有火何湿不去乎。夫最难治者水邪也，水邪既去，风寒不治而自散矣。方用肾痹汤：白术一两，山茱萸五钱，茯苓五钱，薏仁五钱，杜仲三钱，肉桂一钱，附子五分，防己五分，石斛二钱，地骨皮五钱。水煎服。二剂而腰轻，四剂而痛止，十剂而两足有力，再十剂痊愈。方中补水之药少，而去湿之药多，然后又无非补水也。于水中补火，则火无太炎之患，于水中去湿，则湿无太息之忧，寒湿既去，而风安得独留哉。方中又有防己之祛邪，故风寒湿尽去也。（《辨证录·痹证门》）

腰痛门

人有两腰重如带三千文，不能俯仰者，夫腰痛不同此病，因房劳力役又感风湿而成伤肾之症，治须补肾矣。然有补肾而腰愈痛者，其故何也？盖腰脐之气未通，风湿入于肾而不得出故也。法宜先利其腰脐之气，以去风利湿，而后大补其肾中之水火，则腰轻而可以俯仰矣。方用轻腰汤：白术一两，薏仁一两，茯苓五钱，防己五分。水煎服。连

服两剂而腰轻矣。此方惟利湿而不治腰，又能利腰脐之气，一方而两治之也。然不可多服者，以肾宜补而不可泻。防己多用必至过泄肾邪，肾已无邪可祛，而反损正气，故宜用补肾之药，而前药不可再用矣。方另用三圣汤：杜仲一两，白术五钱，山茱萸四钱。水煎服。此方补肾中之水火，而仍利其腰脐者，肾气有可通之路，则俯仰之间无非至适也。

人有动则腰痛，自觉其中空虚无着者，乃肾虚腰痛也。夫肾分水火，未可以虚字一言了之。经谓诸痛皆属于火，独肾虚腰痛非火也，惟其无火所以痛耳。治法似宜单补肾中之火，然而火非水不生，若徒补火而不补水，所谓无阴不能生阳，而痛不可遽止，必须于水中补火，水火既济，肾气足而痛自除，此即贞下起元之意也。方用补虚利腰汤：熟地一两，杜仲五钱，补骨脂一钱，白术五钱。水煎服。连服四剂自愈。熟地补肾水也，得白术则利腰脐，而熟地不腻，杜仲、补骨脂补火，以止腰痛者也。得熟地则润泽而不至于燥，调剂相宜，故取效最捷耳。

人有腰痛，日重夜轻，小水艰涩，饮食如故者，人以为肾经之虚，谁知是膀胱之水闭乎？膀胱为肾之府，火盛则水不能化，而水反转入于肾之中。膀胱太阳之经也，水火虽犯肾阴，而病终在阳而不在阴，若不治膀胱而惟治肾，用补精填水，或用添薪益火，适足以增其肾气之旺，阴旺而阳亦旺，肾热而膀胱益热，致水不流而火愈炽，膀胱之火愈炽，必更犯于肾宫，而腰之痛何能痊乎？方用宽腰汤治之：车前子三钱，薏仁五钱，白术五钱，茯苓五钱，肉桂一分。水煎服。一剂而膀胱之水大泄，二剂而腰痛顿宽也。夫车前、茯苓以利膀胱之水，薏仁、白术以利腰脐之气，则膀胱与肾气内外相通，又得肉桂之气，尤易引肾气而外达于小肠，从阴器而尽泄，腰痛有不速愈哉。

人有大病之后腰痛如折，久而成为伛偻者，此乃湿气入于肾宫，误服补肾之药而成之者也。夫腰痛明是肾虚，补肾正其所宜，何以用补肾填精之药，不受其益，而反受其损乎？不知病有不同，药有各异。大病之后，腰痛如折者，乃脾湿而非肾虚也。脾湿当去湿，而乃用熟地、山茱一派滋润之药，虽非克削之味，而湿以加湿正其所恶，故不特无益而反害之也。医工不悟，而以为补肾之药尚少用之也，益多加其分两，则湿以助湿，腰骨河车之路竟成泛滥之乡矣，欲不成伛偻不可得也。方用起伛汤：薏仁三两，白术二两，黄芪一两，防风三

分，附子一分。水煎服。日用一剂，服一月而腰轻，服两月而腰可伸矣，服三月而痊愈。此方利湿而又不耗气，气旺则水湿自消，加入防风、附子于芪术之中，有鬼神不测之机。相畏而相使，建功实奇，万不可凝药剂之大，而少减其品味，使废人不得为全人也。

人有跌打闪挫以至腰折不能起床，状似伛偻者，人以为此腰痛也，而不可作腰痛治。然腰已折矣，其痛自甚，何可不作腰痛治哉？或谓腰折而使之接续，其中必有瘀血在内。宜于补肾补血之中而少加逐瘀活血之药，似未可止补其肾也。而不知不然，夫肾补而无泻，加逐瘀之味，必伤肾脏矣。折腰之痛，内伤肾脏，而非外伤阴血，活血之药不能入于肾之中，皆不可用，而必须独补肾也。（《辨证录·腰痛门》）

遍身骨痛门

人有一身上下，由背而至腰膝两胫，无不作痛，饮食知味，然不能起床，即起床席而痛不可耐，仍复睡卧，必须捶敲按摩，否则其痛走来走去在骨节空隙之处，作楚而不可忍，人以为此症乃痛风也。然痛风之症多感于风湿，而风湿之感多入于骨髓，风湿入于经络则易去，风湿入于骨髓则难袪。以骨髓属肾，肾可补而不可泻，袪风湿则伤肾，肾伤则邪欺正弱，将深居久住而不肯遽出矣。虽然肾不可泻，而胃与大肠未尝不可泻也，泻胃与大肠之风湿，而肾之风湿自去。盖胃为肾之关，而大肠为肾之户也。方用并袪丹：黄芪一两，白术五钱，茯苓五钱，甘菊花三钱，炙甘草一钱，羌活五分，防风五分。水煎服。一剂而痛减，二剂而痛除，三剂而痛痊愈矣。愈后用八味地黄丸调理，永无再犯之患。论理不治肾，而治胃与大肠之风湿，去风宜用干葛也，去湿宜用猪苓也。有风有湿必化为火，去火亦宜用石膏、知母也。然邪在骨髓必须用气分之剂提出，在气分使微寒之品与轻散之味以和解之，则邪易于速化，然后用补肾之药补其肾中之水火，真水足而邪水不敢再入，真火足而邪火不能再侵也。

人有遍身疼痛，至腰以下不痛者，人亦以为痛风也，谁知乃火郁于上中二焦，不能散而成者也。若作风湿治之，全不能效。然而仅治其火亦正徒然。盖火生于郁，则肝胆之气不宣。木必下克脾胃之土，而土气不升则火亦难发，以致气血耗损，不能灌注于经络而作痛矣。方用逍遥散加味治之：柴

胡二钱，白芍五钱，当归一两，甘草一钱，炒栀子三钱，陈皮一钱，茯苓三钱，白术二钱，羌活一钱。水煎服。一剂而痛如失矣。逍遥散专解肝胆之郁，栀子尤善于解郁中之火，肝胆之火既盛，则胆中之汁必干，肝中之血必燥，多加当归、芍药更于平肝平胆之内，而济之滋胆滋肝之味也。血足而气自流通，复加羌活以疏经络，自然火散而痛除耳。

人有遍身生块而痛者，此虽是痛风，然因湿气不入脏腑，而外走经络皮肤以生此块，乃湿痰结成者也。消痰于肠胃之内者易为力，而消痰于经络皮肤者难为功。虽然经络皮肤固难治，而肠胃可易治也。吾治其肠胃，而经络皮肤之痛块自消。方用消块止痛丹：人参三钱，黄芪五钱，防风一钱，半夏三钱，羌活一钱，白术三钱，桂枝五分，茯苓五钱，薏仁五钱。水煎服。二剂而痛轻，四剂而痛止，十剂而块消，二十剂而块尽消也。夫块结不散正气虚也，气虚则痰结。吾用人参芪术以补其气，而痰之势衰矣。况益之茯苓、薏仁以利湿，半夏以消痰，防风、羌活以去风，桂枝以逐邪，则痰之党羽既孤，而不能留其块垒矣。倘徒治经络皮肤，反耗损肠胃之气，而气不能行于经络皮肤，则块且益大，何以消之哉？

人有遍身疼痛殆不可忍，然有时止而不疼，人以为风湿相博，谁知是气血亏损凝滞而不通乎。夫风寒束于肌骨，雨湿入于肢节，皆能作痛，然其痛必一定不迁，非时而痛时而不痛也。惟气血既虚，不能流行于肢节肌骨之中，每视盛衰以分轻重，气到之时则痛轻，气散之后则痛重，血聚之时则痛轻，血滞之时则痛重也。倘作风寒雨湿之邪，而用袪除扫荡之药，则气血愈虚而疼痛更甚，治法必大补其气血，而佐以温热之味，则正旺而邪不敢侵，不必止痛而痛自止也。方用忘痛汤：当归一两，黄芪二两，肉桂二钱，延胡索一钱，天花粉三钱，秦艽一钱。水煎服。一剂必出大汗，听其自干，一服即愈，二服不再发。此方即补血汤之变方也，补血汤名为补血，实气血双补之神剂。今益以肉桂之袪寒，延胡索之活血化气，天花粉之消痰去湿，秦艽之散风，即有外邪无不兼治，何痛之不愈乎？（《辨证录·遍身疼痛门》）

鹤膝门

人有足胫渐细，足膝渐大，骨中酸疼，身渐瘦弱，人以为鹤膝之风，谁知水湿之入骨乎？夫骨

最坚硬、湿邪似难深入，何竟入于膝乎？此因立而行房所成也。凡人行房，必劳其筋骨，至于精泄之后，则髓必空虚，髓空则骨空，邪即乘其虚空而直入矣。若膝则筋骨连接之处，骨静而膝动，动能变而静不能变也。不变者形消，能变者形大。但其病虽伐于肾精之虚，而治病断不可单治其肾，因所犯者湿耳。湿乃阴邪，阴邪必须以阳气祛之。肾之精，阴水也。补精则精旺，阴与阴合，阴无争战之机，不战而邪何能去？故不当补精而当补气。方用蒸膝汤（方略）。

此方补气未免太峻，然气不旺不能周遍于一身，虽用利湿健膝之药，终不能透入于邪所犯之处，而祛出之也。第大补其气，而不加肉桂之辛热，则寒湿裹住于膝中，亦不能斩关直入于骨髓，而大发其汗也。至于绝不治风者，以此病原无风也。若作风治，愈耗其气，安得取效哉？

鹤膝之证有二：一本于水湿之入骨，一本于风湿之入骨也。前条乃言水湿入骨，未言风湿入骨之症。大约水湿之病，骨重难移；风湿之证，骨轻可走，至于酸痛则一也。虽然酸痛亦有微别；水湿之痛，在一处而不迁，风湿之痛，移来移去而无定。治法不可以治风湿也，用散膝汤治之。（《辨证录·鹤膝风》）

尤 怡

尤怡（1650~1749年），字在泾，号拙吾，晚号饲鹤山人，长洲（今江苏吴县）人，清代医家。著有《金匮翼》（1768年刊行）、《伤寒贯珠集》《金匮要略心典》《医学读书记》《静香楼医案》。

《金匮翼》卷六设"痹证统论"专篇，首先对《内经》三痹古今称谓作了说明，并认为痹病的总病机是"五脏六腑之正气为邪所闭"，又对《内经》五痹的命名、与三痹的关系以及其病机病症作了概括论述。"统论"之后，宗经旨而参以己见，对行痹、痛痹、著痹、热痹、肠痹、胞痹、臂痹、挛症等证，各详述其病机、治法、类似症签别及其治疗方药。所论条理清晰，辨治精当。另外，卷一"中风统论"列有"历节痛风""鹤膝风"专题。作者认为，历节痛风的病因主要是风邪，亦有因热毒，因于湿或湿挟寒、挟风者。书中根据病因不同而设方治疗，如白头翁酒治清风攻痛、四肢百节，犀角汤治热毒流入四肢、历节肿痛等，至今仍有临床实用价值。

原文选录

行痹者，行而不定，世称谓走注疼痛是也；痛痹者，疼痛苦楚，世称谓痛风是也；著痹者，著而不移，世称谓麻木不仁是也。夫痹者闭也，五脏六腑之正气，为邪所闭，则痹而不仁也。

《内经》论痹，又有骨、筋、脉、肌、皮五痹。大率风寒湿所谓三痹之病，又以所遇之时，所客之处，而命其名，非此行痹、痛痹、著痹之外。又别有骨痹、筋痹、脉痹、肌痹、皮痹也。风寒湿三气，袭人经络，入于骨则重而不举；入于脉则血凝不流；入于筋则屈而不伸；入于肉则不仁；入于皮则寒。久不已，则入五脏，烦满、喘呕者肺也；上气、咽干、厥胀者心也；多饮、数溲、夜卧则惊者肝也；尻以代踵，脊以代头者肾也；四肢懈惰、发咳呕沫者脾也。大抵显脏证则难治矣。

行痹 行痹者，风气胜也。风之气善行而数变，故其症上下左右，无所留止，随其所至，血气不通而为痹也，治虽通行血气，宜多以治风之剂。又《寿夭刚柔》篇云：病在阳者名曰风，病在阴者名曰痹，阴阳俱病名曰风痹。风痹云者，以阳邪而入于阴之谓也，故虽祛散风邪，又必兼以行血之剂。又有血痹者，以血虚而风中之，亦阳邪入阴所致也。盖即风痹之证，而自风言之，则为风痹，就血言之，则为血痹耳。若其它风病而未入于阴者，则固不得谓之痹症矣。

四妙散（方略） 治行痹走注疼痛。

丹溪治痹走注疼痛方（方略）。

痛痹 痛痹者，寒气偏胜，阳气少，阴气多也。夫宜通而塞则为痛。痹之有痛，以寒气入经而稽迟，泣而不行也。治宜通引阳气，温润经络，血气得温而宣流。则无壅闭矣。河间云：痹气身寒，如从水中出者，气血不行，不必寒伤而作，故治痛痹者，虽宜温散寒邪，尤要宣流壅闭也。

没药散 治遍身百节，走注疼痛。（方略）

一粒金丹（方略）。

著痹 著痹者，湿气胜也，夫湿，土气也。土性重缓，荣卫之气与湿俱留，则著而不移，其症多汗而濡，其病多著于下，有挟寒挟热，在气在血之异，须审而治之。

经验加味二妙丸（方略）。

治湿热在下、在血之剂，两足胫痹疼痛，或如火燎，从足跗热起，渐至腰胯，或麻痹痿软，皆是湿热为病，此药主之。一方无草薢，有虎胫骨一两。

又 治妇人脚疼、怕冷，夜剧日轻。（方略）。

大羌活汤（方略）。

热痹 热痹者，痹热于内也。《内经》论痹有云：其热者阳气多，阴气少，病气胜，阳遭阴故为痹热。所谓阳遭阴者，腑脏经络，先有畜热，而复遇风寒湿气客之，热为寒郁，气不得通，久之寒亦化热，则瘅痹熻然而闷也。

升麻汤（方略）。

肠痹 肠痹者，《内经》所谓数饮而出不得，中气喘争，时发飧泄是也。夫大肠者，传导之腑，小肠者，受盛之官，皆水谷气味，出入之要路也。今风寒湿三气痹之，邪气独留，正气遂闭，由是水道不通，糟粕不化，则虽多饮而不得溲便，中气喘满，而时发飧泄也。

吴茱萸散（方略） 治肠痹、寒湿内搏、腹痛气急、大便飧泄。

胞痹 胞痹者，《内经》云：少腹膀胱，按之内痛，若沃以汤，涩于小便，上为清涕是也。膀胱藏津液而禀气化，邪气痹之，水气不行，则蓄而生热，积而成实，故按之内痛，若沃以汤而涩于小便也，足太阳之脉，其直行者从巅入络脑，邪气不得下通于胞者，必反而上逆于脑，脑气下灌出于鼻窍，则为清涕也。

肾沥汤 治胞痹、小腹急痛、小便赤涩。（方略）

臂痹 臂痹者，臂痛连及筋骨，上支肩胛，举动难支，由血弱而风中之也。

十味剉散（方略）。

本事方服桑枝法（方略）。

治风寒湿痹四肢麻木不仁乌头粥法。（方略）。
（《金匮翼·痹证统论》）

李 用 粹

李用粹（1662~1722年），字修之，号惺庵，原籍浙江鄞县，后移居上海，清初医家。1687年著成《证治汇补》八卷。

《证治汇补·体外门》设有"痹证""痛风""麻木"等篇，对痹病进行专题讨论。此外，关于痹病的论述亦散见于"提纲门""腹胁门"等篇中。其论述方法："大意"对证进行总概述，"内因"陈述发病的内、外因，"外候"对局部症候辨证分析。

此外，采用脉法、治法、治禁、禁忌、用药、选方等形式，诸条罗列，条理清晰。论述中博采众家之说，以作汇补，据此可见前哲整理医籍之一斑。作者认为：行痹"痛无定处，俗名流火，亦曰走注，今呼为鬼箭"；痛痹"痛有定处，即今之痛风"。至其为病则曰："或客于四肢，或客于腰背百节，走痛攻刺，如风之善动"。又曰："以其痛循历节，曰历节风……"；着痹即"合之麻木不仁"。特别对于痛风证的辨析尤为详切，认为痛风流走不定，久则成风者；辨其病因，有元气虚、肝火盛、湿郁、脾郁等。作者对各局部症状辨析求因，如："……面赤、尿赤者，暑湿相搏也。结阳肢肿，大便秘结者，热毒流注也。……延至膝骭肿大，恶寒，夜剧者，痰也。四肢历节走痛，气短脉沉者，留饮也……"。对于痹病总的治法，突出辨证论治思想，认为："风宜疏散，寒宜温经，湿宜淡燥，审虚实标本治之。"

原文选录

中风

遍身疼痛 遍身疼痛，即风痹证也（汇补）。外证，一臂不遂时，复转移一臂（灵枢）。四肢肌肉，不为我用，似偏枯而多痛者是也（三锡）。因风寒湿气错合而成，寒胜则血凝而不流，故筋骨挛痛，为痛痹；湿胜则血濡而不和，故重着不行，为着痹；风胜则气纵而不收，故走注疼痛，为行痹；三气兼并，血滞而气不通，故周身疼痛，为周痹；久风入中，腠理不营，故肌肉不仁，为顽痹；腰项不能俯仰，手足不能屈伸（医贯）。其邪在经隧而痛，易治；若举动即痛者，是无血以养筋，名曰筋枯不治（丹溪）。（《证治汇补·提纲门》）

湿证

附风湿 伤湿又兼风，名曰风湿。因汗出当风，久坐湿地所致。其症头汗面黄，遍身重着，骨节烦痛发热，至日晡转剧，不呕不渴，恶风不欲近衣，身有微汗，小便不利，大便亦难，脉浮虚而涩，症与伤寒相似，但脉不同耳，宜微解之，不可大汗，当用羌活胜湿汤。若解表后，自汗多而身仍疼痛者，防己黄芪汤（伤寒书）。

附寒湿 伤湿又兼寒，名曰寒湿。因先受湿气，又伤生冷，其症头汗身痛，遍身拘急，不能转侧，近之则痛剧，遍身无汗，小便不利，症与风湿相似，但大便转泄耳，宜渗湿汤主之。带表，五积交加散。里寒，附子理中汤。寒多，浮肿者，术附汤（伤寒书）。

附湿痹　伤湿而兼风寒，名曰湿痹。其症头痛脊强，恶湿发热，关节疼痛而烦，皮肤麻木，重者不移，脉沉而细（仲景），宜新制蠲痹汤主之。（《证治汇补·提纲门》）

大意　风寒湿三气杂至，合成为痹。其风气胜者为行痹，寒气胜者为痛痹，湿气胜者为着痹（内经）。行痹者，痛无定处，俗名流火，亦曰走注，今呼为鬼箭也。痛痹者，痛有定处，即今之痛风也。着痹者，即今之麻木不仁也。闭塞不通谓之痹，或痛痒麻痹，或手足缓弱，与痿相类，但痿证不痛，痹证多痛，四肢肌肉不为我用，为异耳（汇补）。

内因　由元精内虚，而三气所袭，不能时祛散，流注经络，久而成痹（医鉴），以春遇此为筋痹，以夏遇此为脉痹，以秋遇此为皮痹，以至阴六月遇此为肌痹，以冬遇此为骨痹，各因其时，重感于风寒湿也（经文）。

外候　大抵痹之为病，在骨则重而不举，在脉则血凝不流，在筋则屈而不伸，在肉则四肢不仁，在皮则顽不自觉。遇寒则急，遇热则纵，烦满喘呕者，是痹客于肺。烦心上气，嗌干善噫，厥胀满者，是痹客于心。多饮数小便，小腹满如怀妊，夜卧则惊者，是痹客于肝。善胀，尻以代踵，脊以代头，是痹客于肾。四肢懈怠，发咳呕沫，上为大塞者，是痹客于脾（入门）。

痹分上下　风湿多侵于上，肩背麻木，手腕硬痛。寒湿多侵于下，脚腿木重，足膝疼酸。上下俱得，身如板夹，脚如石坠（汇补）。

痹久成痿　虚之所在，邪必凑之，邪入皮肤血脉，轻者易治，留连筋骨，久而不痛不仁者难治（汇补），其不痛不仁者，病久入深，荣卫之行涩，经络时疏，故不痛，皮肤不荣，故不仁（内经）。

总治　治当辨其所感，注于何部，分其表里，从偏胜者为主（大全），风宜疏散，寒宜温经，湿宜清燥，审虚实标本治之。有余则发散攻邪，不足则补养气血。若不痛，但麻痹不仁，与痿同治（汇补）。

分治　治行痹，散风为主，御寒利湿，仍不可废，参加补血之剂，乃治风先治血，血行风自灭也。治痛痹，散寒为主，疏风燥湿，仍不可缺，大抵参以补火之剂，非大辛大温，不能释其凝寒之害也。治着痹，利湿为主，祛风解寒，亦不可缺，参以补气之剂，盖土强可以胜湿，而气足自无顽麻也（必读）。

治分始末　初起强硬作痛，宜能祛风化痰。沉重者，宜流湿行气。久则须分气血虚实，痰瘀多少治之（汇补）。

脉法　脉涩而紧为痹，脉大而涩为痛，脉来急为痹（严氏）。

用药　主以四物汤，加羌活、防风、秦艽、红花、姜黄等。风胜加白芷，湿胜加苍术、南星，热胜加黄柏，寒胜加独活、肉桂。上体加桂枝、威灵，下体加牛膝、防己、萆薢、木通、黄柏。初起发表，用升阳散湿汤；调理，用当归拈痛汤；久而元气虚弱，用补中益气汤。

按　湿热痰火，郁气死血，留经络四肢，悉能为麻为痹，或痛或痒。轻而新者，可以缓治；久而重者，必加川乌、附子，祛逐痰湿，壮气行经，断不可少。大便阻滞，必用大黄。昧者畏其峻利，多致狐凝，不知邪毒流满经络，非川乌、附子，岂能散结，燥热结滞肠胃，非大黄岂能润燥，要在合宜耳。故筋痹，即风痹也，游行不定，上下左右，随其虚邪与血气相搏于关节，或赤或肿，筋脉弛纵者，防风汤。脉痹，即筋痹也，脏腑移热，复遇外邪，客于经络，留而不行，故为瘰痹。肌肉热极，唇口反裂，皮肤色变，升麻汤。肌痹，即湿痹、着痹也。留而不移，汗多，四肢缓弱，皮肤不仁，精神昏塞，俗名麻木，宜茯苓川芎汤。皮痹者，邪在皮毛，瘾疹风疮，搔之不痛，宜疏风养血。骨痹，即寒痹、痛痹也。痛苦切心，四肢挛急，关节浮肿，宜加减五积散。周痹者，周身俱痛，蠲痹汤。血痹者，邪入阴分，若被风吹，骨弱劳疲汗出，卧则摇动，宜当归汤。支饮者，手足麻痹，臂痛不举，多唾眩冒，忍尿不便，膝冷成痹，茯苓汤（汇补）。（《证治汇补·体外门》）

痛风

大意　痛风即《内经》痛痹也。因气血亏损，湿痰浊血，流滞经络，注而为病。或客四肢，或客腰背百节，走痛攻利，如风之善动，故曰痛风（汇补）。

内因　热盛则痛，湿胜则肿（经文）。大率痰火多痛，风湿多肿，内因六欲七情，或病后亡津，血热沸胜，亦必外感六淫，而后骨节钻痛，久则手足蹉挛。外因涉冷坐湿当风，亦必血热而凝滞污浊，所以作痛，甚则身体块瘰，痛必夜甚者，血行于阴也（丹溪）。

外候 轻则骨节疼痛，走注四肢，难以转移，肢节或红或肿，甚则遍体瘰块，或肿如匏，或痛如掣，昼静夜剧，以其痛循历节，曰历节风，甚如虎咬，曰白虎风（丹溪）。

痛分肥瘦 瘦人多阴虚火旺，血不荣筋；肥人多风湿生痰，流注经络（丹溪）。

上下昼夜 上体，宜祛风豁痰，散热微汗。下体，宜流湿行气，和血舒风。阴虚而脉弦散，而重在夜，阳虚则脉虚大，而重昼夜（三锡）。

脉法分辨 寸口脉沉而弦，或六脉涩小，皆为痛风。因火作痛，口干燥渴，脉来洪数。因湿作痛，恶心肿满，脉必沉滑。湿热相兼者，身重而痛，脉必沉，濡而带数急。血虚痛者，四肢软弱，而痛甚于夜，脉来芤大无力。血瘀痛者，隐隐然痛在一处而不移，脉现涩滞（汇补）。

证候分辨 凡流走不定，久则变成风者，痛入骨髓，不移其处，或痛处肿热，或浑身壮热。若劳役而痛者，元气虚也。恼怒而痛者，肝火盛也。阴寒而痛者，湿郁也。饮食失宜而痛者，脾郁也。大约按之痛甚者，邪气实。按之痛缓者，正气虚。又肿满重着者，湿也。面红而掣痛汗黄者，风也。肩背头项不可回顾者，风入太阳而气郁也。小便数而久呻者，肺气郁热也。臂髀腰脚骨热肿者，行步艰难者，湿热成痹也。面赤尿赤者，暑热相搏也。结阳肢肿，大便秘结者，热者流注也。肢节制重，小筋急痹者，寒也。初起眩晕，自汗，肢节胸胁刺痛者，气也。痛从背起至胸胁者，思虑伤心也。初起胸满呕吐者，食积也。髀枢左右一点痛起，延至膝骭肿大，恶寒，夜剧者，痰也。四肢历节走痛，气短脉沉者，留饮也。遍身痒痛如虫啮，遇痒即食，不致频啮者，虫也。亦有气血两虚，阴火作痛，既属虚证，而似实证，最宜详辨（汇补）。

痢后作痛 有血痢兜早，恶血留于经络作痛者，此瘀血也。有痢久两脚痿软疼痛，或膝肿如鼓槌，此之阴也。血瘀逐瘀，阴虚补阴，切不可兼用风药，反燥其血，若足膝枯细而肿大者，名鹤膝风证（汇补）。

禁忌 肉属阳，性能助火，如素多痰火而痛者，因少水不能灭盛火，若食厚味，必加燥渴，上为痞闷，下必遗溺，故禁之。

治分始末 初起因风湿热者，当流动机关，不可遽补。病久则宜消瘀血，养新血，兼理痰火，则血自活，气自和，痛无不愈，久不止者，间用升降之剂，或专主补脾。如久病及亡血产后，俱不可纯用风药燥血，如年高举动则筋痛者，足血不能养筋，名曰筋枯难治（汇补）。

用药 主以四物汤，加秦艽、桑枝、红花、桂枝。上痛，加羌活、灵仙。下痛，加萆薢、防己、木通、牛膝。湿痰，加南星、半夏。血瘀，加桃仁、红花、牛膝。湿热，加苍术、黄柏。气虚，加参芪。血虚，加龟甲、牛膝。如周身关节痛，逢阴寒则发者，为湿郁，用二陈汤，加苍术、白术。风毒痛，用败毒散治之。鹤膝风，用大防风汤。

附鬼箭辨 俗以遍身作痛，呼为鬼箭。夫鬼神无形，乌能有箭，所以然者，其人卫气空虚，腠理不密，贼风乘虚而入，客于经络，荣卫不通则痛，南人称为鬼箭，北人称为羊毛疔。就其痛处按之，用针挑出，形如羊毛，故名。南人亦就此毛为箭，其实闭塞结硬之络脉也，若真以为箭为疔，不亦冤乎。世之治此者，或挑以泄其气，或燃麻油灯以焠之，或用艾叶温散，石灰炒熨，或用白芥子调之外敷，或用金银花内服取效，从无一定之方。尝见挑时暂快，过则依然，甚至挑断络脉，终成痿废，良可惜哉（汇补）。

麻木

大意 荣血虚则不仁，卫气虚则不用，不用不仁，即麻木之类欤（汇补）。

内因 麻木因荣卫之行涩，经络凝滞所致，其症多见于手足者，以经脉皆起于指端，四末行远，气血罕到故也。若兼虚火，则肌肉瞤动，不可误作风治（汇补）。

外候 麻者非痒非痛，或四肢，或周身，唧唧然不知痛痒，如绳扎缚初松之状（正传），在手多兼风湿，在足多兼寒湿（汇补），木者不痒不痛，按之不知，搔之不觉，如木之厚。常木为瘀血，间木为痰湿（入门）。死血者，只在一处，不肿不痛，但紫黑色而木，湿痰走注，有核肿起，白色不变（绳墨）。

分辨 麻犹痹也，虽不知痛痒，尚觉气微流行，木则非惟不知痛痒，气亦不觉流行（入门）

麻痹有分 痿属血虚，木属气虚，二者均谓之痹，皆不足病也，其症不痛。惟风寒湿三气杂至为痹者，乃有余之病，故多痛，有气血俱虚，但麻而不木者，有虚而感湿，麻木不兼作者，有因虚而风寒湿三气乘之周身制痛，麻木并作者，古称之曰周痹（正传）。

十指麻木 手足乃胃土之末，十指麻木，乃胃中有食积湿痰死血所致，亦有气血大虚而得者，最宜力辨（丹溪）。

舌本麻木 心脾肝肾四脏之络，皆合舌本，故脾肾亏，湿痰风火乘间而入，均使舌本麻木（汇补）。

半身麻木 左右者，阴阳之道路，左半手足麻木者，责风邪入血少，右半手足麻木者，责气虚与湿痰（汇补）。

眩晕麻木 有遍身麻木，随即眩晕不省，良久方已者，其症有三，或中于外，或痰动于中，或心虚所致。盖心之所养者血，所藏者神，气虚则运行不到，而血亦塞至，由是心失所养而成昏晕（汇补）。

脉法 脉浮而濡，属气虚。关前得之，麻在上，关后得之，麻在下，脉涩而芤。死血为木，不知痛痒（医鉴）。

治法 治宜祛风理气，养血清痰（绳墨），初病，不可骤用参、芪、归、地，恐气血凝滞，邪郁经络不散，若久而绝属正虚者，又当大补荣卫（汇补）。

用药 麻，以四君子加黄芪、天麻、陈皮、香附。木，用四物加红花、牛膝、桃仁、丹皮，以行死血。痰，用二陈加苍术、竹沥、姜汁、白芥子，以行湿痰。或挟风邪者，五积散主之（汇补）。（《证治汇补·体外门》）

腰痛

大意 腰为肾府，乃精气所藏，有生之根蒂。假令作强使功之官，谨其闭蛰封藏之本，则州都之地，真气布扩，虽六气苛毒，勿之能害，惟以欲竭其精，以耗散其真，则肾气虚伤，膀胱之腑安能独足，所以作痛（必读）。

内因 诸经皆贯于肾，而络于腰脊，肾气一虚，凡冲风冒湿，伤冷蓄热，血涩气滞，水积坠伤，与失志作劳，并能患此（心法）。

外候 悠悠不止，乏力酸软者，房欲伤肾也。髋骨如脱，四肢倦怠者，劳力伤气也。面黑腰胀，不能久立者，失志伤心，血脉不舒也。腰满肉痹，不能饮食者，忧思伤脾，胃气不行也。肋腰胀闷，筋驰白淫者，郁怒伤肝，肾肝同系也。冷痛沉重，阴雨则发者，湿也。足冷背强，沥淅拘急者，寒也。牵连左右无常，脚膝强急难舒者，风也。举身不能俯仰，动摇不能转侧者，挫也。有形作痛，皮肉清白者，痰也。无形作痛，胀满连腹者，气也。便闭溺赤，烦燥口渴者，膏粱积热也。昼轻夜重，便黑溺清者，跌损血瘀也（汇补）。

死候 腰者，肾之外候，转摇不能，肾将惫矣（内经）。痛甚，面上忽见红点，人中黑者死（丹溪）。

脉法 腰痛之脉，必沉而弦，沉弦而紧者寒，沉弦而浮者风，沉弦而濡细者湿，沉弦而急实为闪肭（刘三点）。芤涩者瘀血，滑伏者痰气，虚豁者肾虚（汇补）。

治法 治惟补肾为先，而后随邪之所见者以施治，标急则治标，本急则治本，初痛宜疏邪滞，理经遂；久痛宜补真元，养血气（汇补）。

治禁 凡诸痛本虚标热，寒凉不可峻用，必用温散治之。药又不纯用参、芪大补，大补则气旺不通而痛愈甚（心法）。

用药 主以归芎汤，加桑寄生、杜仲、续断等。肾虚，加生熟地、枸杞、牛膝。虚火加黄柏、知母。瘀血，加桃仁、红花。痰涎，加苍术、半夏。跌损，加猴姜、延胡索。气滞，加香附、枳壳。风寒，加威灵仙、羌活。风湿，加五加皮、海桐皮。湿热，加苍术、黄柏。风加独活、防风。寒加干姜、肉桂。湿加萆薢、防己。凡腰痛久不愈，古方多用肉桂者，取其性达下焦，辛温开道也。又虚腰痛多用磁石者，取其引肺金之气下达肾中，可使大气周流也（汇补）。

附肾着 肾着腰痛，腰冷如冰，身重不渴，小便自利，饮食如故，腰以下冷重如带五千钱。多因作劳汗出，衣裳湿也，久久得之，治宜流湿为主，兼以温暖之药散之，肾着汤（医统）。

选方 芎归汤、独活寄生汤、调荣活络散、无比山药丸、青娥丸、补阴丸、立安散、牛膝酒、二妙丸、摩腰膏、肾着汤。（《证治汇补·腹胁门》）

程国彭

程国彭（约1662~1735年），字钟龄，号恒阳子，安徽歙县人，清代医家。1732撰成《医学心悟》；还著有《外科十法》（一名《华佗外科十法》）等。

《医学心悟》将"痹"划入"中风门"。第三卷"中风门"设"身痛""肩背臂膊痛""腰痛""痹"等专题讨论痹病。在每证的论述中，突出辨证分析，因证论治，并附以处方。特别是对痹病的论述，简明扼要，论理透彻，选方切合实用。书中还载有"白虎历节风"之病名，以"松枝酒"治之。对鹤膝风则谓病由"三阴本亏，寒邪袭于经络"所致。并认识到若"失此不治"则可致人成残废。

原文选录

身痛 身体痛，内伤外感均有之。如身痛而拘急者，外感风寒也。身痛如受杖者，中寒也。身痛而重坠者，湿也。若劳力辛苦之人，一身酸软无力而痛者，虚也。治法：风则散之，香苏散。寒则温之，理中汤。湿则燥之，苍白二陈汤。虚者补之，补中益气汤。大抵身痛多属于寒，盖热主流，寒主闭也。无论风湿与虚，挟寒者多，挟热者少，治者审之。（《医学心悟·中风门·身痛》）

肩背臂膊痛 肩背痛，古方主以茯苓丸，谓痰饮为患也。而亦有不尽然者，凡背痛多属于风，胸痛多属于气，气滞则痰凝，脏腑之病也。背为诸腧之所伏，凡风邪袭人，必从腧入，经络之病也。间有胸痛连背者，气闭其经也，亦有背痛连胸者，风鼓其气也。治胸痛者，理痰气；治背痛者，祛风邪，此一定之理。理痰气，宜用木香调气散，并前丸。祛风邪，宜用秦艽天麻汤。挟寒者，加附桂。挟虚者，以补中益气加秦艽天麻主之。如或风邪痰气，互相鼓煽，痰饮随风，走入经络，而肩背肿痛，则煎丸二方，须酌量合用，治无不效矣。（《医学心悟·中风门·肩背臂膊痛》）

腰痛 腰痛，有风、有寒、有湿、有热、有瘀血、有气滞、有痰饮，皆标也，肾虚本也。腰痛拘急，牵引腿足，脉浮弦者，风也。腰冷如冰，喜得热手熨，脉沉迟，或紧者，寒也。并用独活汤主之。腰痛如坐水中，身体沉重，腰间如带重物，脉濡细者，湿也，苍白二陈汤加独活主之。若腰重疼痛，腰间发热，痿软无力，脉弦数者，湿热也，恐成痿证，前方加黄柏主之。若因闪挫跌仆，瘀积于内，转侧若刀锥之刺，大便黑色，脉涩，或芤者，瘀血也，泽兰汤主之。走注刺痛，忽聚忽散，脉弦急者，气滞也，橘核汤主之。腰间肿，按之濡软不痛，脉滑者，痰也，二陈汤加白术、萆薢、白芥子、竹沥、姜汁主之。腰痛似脱，重按稍止，脉细

弱无力者，虚也，六君子汤加杜仲、续断主之。若兼阴冷，更佐以八味丸。大抵腰痛，悉属肾虚，既挟邪气，必须祛邪，如无外邪，则惟补肾而已。然肾虚之中，又须分辨寒热二证，如脉虚软无力，溺清便溏，腰间冷痛，此为阳虚，须补命门之火，则用八味丸。若脉细数无力，便结溺赤，虚火时炎，此肾气热，髓减骨枯，恐成骨痿，斯为阴虚，须补先天之水，则用六味丸，合补阴丸之类，不可误用热药，以灼其阴，治者审之。（《医学心悟·中风门·腰痛》）

痹（鹤膝风） 痹者，痛也。风寒湿三气杂至，合而为痹也。其风气胜者为行痹，游走不定也。寒气胜者为痛痹，筋骨挛痛也。湿气胜者为着痹，浮肿重坠也。然既曰胜，则受病有偏重矣。治行痹者，散风为主，而以除寒祛湿佐之，大抵参以补血之剂，所谓治风先治血，血行风自灭也。治痛痹者，散寒为主，而以疏风燥湿佐之，大抵参以补火之剂，所谓热则流通，寒则凝塞，通则不痛，痛则不通也。治着痹者，燥湿为主，而以祛风散寒佐之，大抵参以补脾之剂，盖土旺则能胜湿，而气足自无顽麻也，通用蠲痹汤加减为主之。痛甚者，佐以松枝酒。复有患痹日久，腿足枯细，膝头肿大，名曰鹤膝风。此三阴本亏，寒邪袭于经络，遂成斯症，宜服虎骨胶丸，外贴普救万全膏，则渐次可愈。失此不治，则成痼疾，而为废人矣。（《医学心悟·中风门·痹》）

陈 歧

陈歧（生卒不详），字德求，清代医家。曾广涉医书，集30余年临证所得，撰成《医学传灯》两卷，刊于1700年。

《医学传灯》"痛风"篇中，明确指出了痛风的发病是由于肝经血少火盛、热极生风所致，并说明此观点由秦邮（地名：高邮）袁体庵先生所提出。此观点属内伤致痹说。陈氏还自制加减逍遥散一方治疗痛风，疗效较佳。

原文选录

痛风者，遍身疼痛，昼减夜甚，痛彻筋骨，有若虎咬之状，故又名为白虎历节风。有痛而不肿者，有肿而且痛者，或头生红点，指肿如槌者。皆由肝经血少火盛，热极生风，非是外来风邪。古今

诸书皆以风湿为言，疑误舛谬，害人不浅。秦邮（地名，高邮）袁体庵先生出，改正其非，讲明其理，如知痛风由于风热血燥也。可制逍遥散一方，每使病者连服百剂，不始其剂，日后变为疠风，屡试屡验者也，识者珍焉。（《医学传灯·痛风》）

秦之桢

秦之桢（生卒不详），字皇士，一字思烜，云间（今上海市松江）人，清代医家。承伯祖秦昌遇之遗著，潜心十载，编就《症因脉治》四卷于1706年刊行；另撰有《伤寒大白》《女科切要》等。

《症因脉治》卷三设"痹症论"专篇，把痹病分为外感痹证和内伤痹证两大类。外感痹证包括风、寒、湿、热四痹；内伤痹证包括肺痹、心痹、肝痹、肾痹、脾痹、肠痹、胞痹、胸痹。另外，卷一"肩背痛论""腰痛总论"亦以外感内伤分类，载有许多有关痹病的内容。全书对每个病证均列有症、因、脉、治，条目清晰，论述精当。特别是关于热痹的描述，为前人所不及。

原文选录

秦子曰：痹者闭也，经络闭塞，麻木不仁，或攻注作疼，或凝结关节，或重着难移。手足偏废，故名曰痹。今列外感四条，内伤八条。

外感痹证

风痹　风痹之症，走注疼痛，上下左右而不定，故名行痹，此风邪为痹之症也。

风痹之因或元气不充，或病后体虚，或饥饿劳役，风邪乘之，则风痹之症作矣。

风痹之脉，或见浮缓，外受风邪，或见浮数，乃是风热，或见浮紧，风寒之别，浮濡而涩，乃是风湿。

风痹之治，风寒攻痛，防风汤。表里有邪者，防风通圣散，和血散痛汤，大秦艽汤。风热痛者，四物二妙丸。风湿之邪，苍防二妙汤。

寒痹　寒痹之症，疼痛苦楚，手足拘紧，得热稍减，得寒愈甚，名曰痛痹，此寒邪成痹之症也。

寒痹之因，营气不足，卫外之阳不固，皮毛空疏，腠理不充，或冲寒冒雨，露卧当风。则寒邪袭之，而寒痹作矣。

寒痹之脉，脉多浮紧，或见浮弦，或见沉迟，脉若见数，寒郁成热。

寒痹之治，寒伤太阳，在营分无汗，麻黄续命汤。伤卫有汗，桂枝续命汤。寒邪阳明，干葛续命汤。在少阳，柴胡续命汤。今家秘立十味羌活汤通治之。

湿痹　湿痹之症，或一处麻痹不仁，或四肢手足不举，或半身不能转侧，或湿变为热，热变为燥，收引拘挛作痛，蜷缩难伸，名曰着痹，此湿痹之症也。

湿痹之因，或身居卑湿，湿气袭入，或冲风冒雨，湿留肌肉，内传经脉，或雨湿之年，起居不慎，而湿痹之症作矣。

湿痹之脉，脉见浮濡，乃是风湿，脉见浮紧，乃是寒湿，脉洪而数，湿热之诊。

湿痹之治，发汗，羌活除湿汤。胸满闷，茯苓汤。风湿，苍防二妙汤。寒湿，术附汤。湿热，苍柏二妙丸。

热痹　热痹之症，肌肉热极，唇口干燥，筋骨痛不可按，体上如鼠走状。此《内经》所云：阳气多阴气少，阳独盛，故为热痹之症。《内经》原有热痹，方书上止列三条，误也。热痹之因，阴血不足，阳气偏旺，偶因热极见寒，风寒外束。《内经》云：炅气相薄，则脉满而痛，此热痹所由生也。热痹之治，热在经络者，四味舒筋汤。热正深，潜行散。气分有热者，苍柏二妙丸。热在血分者，虎潜丸。

内伤痹证

肺痹　肺痹之症，即皮痹也。烦满喘呕，逆气上冲，右胁刺痛，牵引缺盆，右臂不举，痛引腋下，此肺痹之症也。

肺痹之因，或形寒饮冷，或形热饮热，肺为华盖，恶热恶寒，或悲哀动中，肺气受损，而肺痹之症作矣。

肺痹之脉、寸口脉涩，责之在肺，或见迟弦，寒饮所伤，或见洪数，乃是伤热，浮迟肺寒，沉数里热。

肺痹之治，火热伤肺者，家秘泻白散。肺气受损，肺虚液少，生脉散加二冬二母。气虚上逆，参橘煎，人参平肺散。

心痹　心痹之症，即脉痹也。脉闭不通，心下鼓暴，嗌干善噫，厥气上则恐，心下痛，夜卧不安，此心痹之症也。心痹之因，或焦思劳心，心气受伤，或心火妄动，心血亏损，而心痹之症作矣。心痹之脉，左寸沉数，沉为心痛，数为心热。或散而大，散则失志，大则失血。心痹之治，心火盛者，导赤各半汤。心神失守者，安神丸。虚弱人，归脾汤。虚火旺者，天王补心丹。

肝痹 肝痹之症，即筋痹也。夜卧则惊、多饮数小便，腹大如怀物，左胁凝结作痛，此肝痹之症也。肝痹之因。逆春气，则肝气怫郁。恼怒伤肝，则肝气逆乱，惊动魂魄，则肝气不宁，皆成肝痹之症也。

肝痹之脉，左关弦数，肝家有热，或见沉滞，肝家郁结，或见虚弦，肝家少血。肝痹之治，左关弦数者，泻青丸，或泻肝汤。左关沉滞者，柴胡疏肝散。左关虚弦，逍遥散或补肝散。

肾痹 肾痹之症，即骨痹也。善胀，腰痛，遗精，小便时时变色，足挛不能伸，骨痿不能起，此肾痹之症也。肾痹之因，《内经》云：或远行劳倦，逢大热而渴，水不腾火，则骨枯而髓虚，或不慎房劳，精竭血燥，则筋骨失养，腰痛不举，而肾痹之症作矣。

肾痹之脉，两尺细数，或见浮大，肾脉本沉，今反躁疾，水衰火动，肾痹之脉。肾痹之治，远行劳倦者，坎离丸。房劳精竭者，河车封髓丹。肾火上炎者，家秘滋肾丸。真阳不足者，八味丸料，溶鹿、龟二胶为丸。真阴不足者，家秘天地煎，坎离既济丸。

脾痹 脾痹之症，即肌痹也。四肢怠惰，中州痞塞，隐隐而痛，大便时泻，面黄足肿，不能饮食，肌肉痹而不仁，此脾痹之症也。脾痹之因，脾为胃行津液，权主磨化，若饮食过多，饥饱失节，则脾气受损，失其健运，而脾痹之症作矣。脾痹之脉，脉见弦滑，脾虚停滞。若见空大，脾胃损伤。若见虚细，脾弱多痢。脾痹之治，脾虚不能磨化，枳术消痞丸。脾有停滞者，保和丸。脾虚失健运之机，四君子汤。大便不实，异功散，参苓白术散。

肠痹 肠痹之症，数饮而小便不出，气窒小腹，中气喘争，时发飧泄，此肠痹之症也。肠痹之因，或饮水太过，或饮食有伤，中气乖张，壅塞闭逆，不得下顺，返而上冲，则喘争，小便不利，水谷混于大肠，则飧泄，此肠痹之因也。肠痹之脉，六脉多弦。寸口脉弦，病在于肺。尺脉弦数，下部有热。左关沉弦，小腹气结。右关沉弦，病在中焦。寸沉尺浮，大肠飧泄。七脉沉迟，真阳内竭。

肠痹之治，数饮，病在上，当清肺，知母石膏汤。小便不出，五苓散。气窒小腹，病在下，青皮饮。中气喘争，枳壳汤。若有飧泄，当分利阴阳，四苓车前散。飧泄脉迟，异功散合八味肾气丸。

胞痹 胞痹之症，即膀胱痹也。小腹胀闭，按之内痛，若沃以汤，清涕上出，小便下涩，膀胱胀急，此胞痹之症也。胞痹之因，膀胱者，州都之官，津液藏焉，气化则能出矣，其人若上伤肺气清化之令，不及州都，下伤肾气，开合之关不利，而胞痹之症作矣。

胞痹之脉，或见沉数，胞中热结。或见沉涩，虚中之热。或见细涩，气化不及。或见沉迟，阳虚阴结。胞痹之治，脉沉而数者，八正散去大黄。脉虚而数，清心莲子饮。津液干竭，生脉散。气化不及，补中益气汤。脉沉迟者，金匮肾气丸，八正散。(《症因脉治·痹症论》)

秦子曰：《内经》云：西风生于秋，病在肺，腧在肩背。则肩背之痛，乃肺之分野。且手阳明大肠之脉，循臂上廉，上肩出髃骨之前廉，上出柱骨，下入缺盆络肺，其支别者，从缺盆上颈贯颊。又云：手太阳小肠之脉，出肩解，绕肩解，交肩上，入缺盆。其支别者，从缺盆循颈上颊。按此论之，则肩背肺腧之痛，乃肺与大小肠为患矣。故肺病则缺盆中痛，肩背痛。大肠病，则耳后臑肘臂皆痛。小肠病，则肩臑肘臂肿痛。故凡背部肺腧作痛，要分别右左二腧，外感内伤，有余不足。若右肺腧缺盆痛，此肺与大肠之症。若左肺腧缺盆痛，乃是肺与小肠症也。以左右而分大肠小肠，至肺腧，则左右皆属肺也。然太阳膀胱之脉，亦在于背，但膀胱太阳之病，满背皆痛，不比肺痛，止在肺腧缺盆也。

外感肩背痛 外感肩背痛之症，背痛肩痛，发热不恶寒，反恶热，烦躁不宁，便闭面赤，口渴唇焦，此火邪伤肺之症也。若肩痛背痛，头痛发热，内虽烦躁，外反恶寒，此风寒伤肺之症也。外感肩背痛之因，《内经》云：岁火太过，民病肩背热痛。又云：少阴司天，热淫所胜，民病肩背缺盆痛，此火邪伤肺也。又有肺素有热，风寒外束皮毛，肺热不得泄越，而肩背肺腧作痛，此寒邪伤肺也。

外感肩背痛之脉，右寸洪数，肺经热壅，火邪所伤。脉浮而紧，表有寒邪，风寒外束。外感肩背痛之治，若火邪伤肺，当用家秘泻白汤，清燥清肺饮。肺素有热，风寒束于肌表者，羌防泻白散。

内伤肩背痛 内伤肩背痛之症，气怯神离，精神不足，痛势不急，仍能睡卧，此肺气不足症也。若喘急气逆，不得睡卧，此肺壅作痛之症也。若劳伤脱力，遇劳即痛，此伤损之症也。口渴唇焦，二便赤涩，烦躁不宁，此积热作痛之症也。

内伤肩背痛之因，元气素亏，又复伤损，则肺气不足而作痛。肺热叶焦，复有触发，则肺气怫郁而作痛。劳碌举重，损伤筋膜，则肺窍有损而作痛。膏粱酒客，肠胃积热，上熏肺金，则土中之火刑金，而肩背缺盆肺俞，每每作痛，此皆内伤肩背痛也。

内伤肩背痛之脉，右脉浮大，按之无根，肺气不足。寸口脉盛，按之数实，气壅肺实。六脉弦大，按之促结，伤损之诊。右关沉数，肠胃积热。左关弦数，肝胆之火。

内伤肩背痛之治，气怯神清，脉大而虚，四君子汤，补中益气汤。喘急气逆，不得安卧，六脉躁盛，重则葶苈泻肺汤，轻则家秘泻白散。久痛不愈，气血有伤者，四物汤，八珍汤，加秦艽、续断、钩藤、羌活。膏粱积热，口燥唇焦，六脉沉数者，家秘泻白散。木火刑金，左关脉数者，泻白各半汤。（《症因脉治·肩背痛论》）

秦子曰：《内经》论腰痛，诸条不一。其曰太阳所至为腰痛，少阳腰痛如针刺，阳明腰痛不可顾，此数者，乃论外感腰痛也。其曰用力举重，入房过度，转摇不能，肾将惫矣，此论内伤腰痛也。今立外感三条，以该六气，内伤五条，以该七情。

外感腰痛

风湿腰痛 风湿腰痛之症，发热恶风，自汗身重，腰背重痛，不能转侧，此风湿腰痛之症也。风湿腰痛之因，或雨湿之年，风湿袭入肌表，则时行腰痛，此因岁气而致病者。或冲风冒雨，风湿感人，或以水为事，水含皮肤，一人独病，此人自感冒而致病者也。

风湿腰痛之脉，脉多浮涩。左尺浮涩，太阳风湿。左尺细涩，少阴风湿。左关浮涩，少阳风湿。左关细涩，厥阴风湿。右关浮涩，阳明风湿。右关细涩，太阴风湿。

风湿腰痛之治，《内经》云：腰痛引颈脊尻背，太阳经也，宜羌独败毒散加白芷、苍术。腰痛引脊内廉，少阴经痛也，宜独活秦艽汤。腰痛如锥刺皮中，少阳经痛也，宜柴胡独活汤。腰痛如张弓弦，

厥阴痛也，宜柴胡芍药汤。腰痛不可顾，如有见善悲者，阳明经痛也，白芷独活汤。腰以下如横木居中，太阴痛也，苍独肾着汤。

寒湿腰痛 寒湿腰痛之症，头痛身痛，无汗拘紧，腰痛不能转侧，此寒湿腰痛之症也。

寒湿腰痛之因，或寒湿之年，阴寒司令，民病身重腰痛，此因岁气而成病者。或冲寒冒雨，阴寒雨湿之邪致痛，此人自感冒而成者。寒湿腰痛之脉，脉多沉紧，太阳寒湿。左尺细紧，少阴寒湿。左关沉紧，少阳寒湿。左关细紧，厥阴寒湿。右关沉紧，阳明寒湿。右关细紧，太阴寒湿。寒湿腰痛之治。太阳寒湿，羌活败毒散加苍术。少阴寒湿，独活苍术汤。少阳寒湿，柴胡苍术汤。厥阴寒湿，四逆汤加柴胡、独活。阳明寒湿，苍术白芷汤。太阴寒湿，济生术附汤，渗湿汤，未效，用五苓散分利小便。

湿热腰痛 湿热腰痛之症，内热烦热，自汗口渴，二便赤涩，酸痛沉重，此湿热腰痛之症也。

湿热腰痛之因，或湿火之年，湿热行令，人病腰痛，长幼皆发，此因岁气而成病者。或形役阳亢，外冒湿热之邪，此人自感冒而成病者。

湿热腰痛之脉，脉多沉数。左尺沉数，太阳湿热。右关细数，太阴湿热。

湿热腰痛之治，左尺沉数者，羌独冲和汤。左尺细数者，独活二妙丸。左关沉数者，柴独苍术汤。左关细数者，柴胡芍药汤。右关沉数者，芷葛二妙丸。右关细数者，防独神术汤。

内伤腰痛（瘀血停滞，怒气郁结，痰注停积，肾阳不足，肾阴火旺）

内伤腰痛之症：日轻夜重，痛定一处，不能转侧，此滞血停蓄之症。胁肋气胀，遇怒愈甚，此怒气郁结之症。腰间重滞，一片如冰，得热减，得寒愈甚，此痰注作痛之症。时常怕冷，手足不暖，凡遇寒气，腰背即痛，此真火不足，阳虚之症也。五心烦热，足心如火，痛如锥刺，此阴虚火旺之症也。

内伤腰痛之因：挫闪跌仆，劳动损伤，则腰腹作痛。七情恼怒，忧思郁结，则腰胁疼痛。脾湿不运，水饮凝结，则为痰注腰痛。先天不足，真阳亏损，则为阳虚腰痛。真水不足，复损阴精，则肾虚火旺而腰痛。

内伤腰痛之脉：尺脉芤涩，瘀血之诊。尺脉沉结，怒气所伤。尺滑尺伏，皆主痰涎。空大微迟，

真阳不足。细数躁疾，火旺水干。

内伤腰痛之治：瘀血停滞者，调荣活络饮，四物桃仁汤，红花桃仁汤。血虚者，四物芎活汤。怒气郁结者，柴胡清肝饮加木香、香附。真阳不足者，金匮肾气丸，河车膏合青娥丸。阴虚火旺者，知柏天地煎、知柏地黄丸，加玄武胶为丸。（《症因脉治·腰痛总论》）

顾靖远

顾靖远（生卒不详），字松园，号花洲，长洲（今江苏苏州）人，清初医家。1718 年撰成《顾松园医镜》。

《顾松园医镜》一书设有长篇论痹。提出治痹宜早，若五体痹失治，可发展为五脏痹，治疗就更加困难。另外对麻木、腰痛的病因论治亦分章简述。在痹病病因病机方面，认为热痹不仅可由感受湿热之邪而起，风寒湿痹，"邪郁病久，风变为火，寒变为热，湿变为痰"亦可成热痹。并针对热痹及风寒湿痹在临床上的诸多症状，提出了通经活血、疏散邪滞、降火、清热、豁痰的治疗原则，并自拟行痹主方，痛痹主方，着痹主方等方剂。

原文选录

痹证无不由风寒湿三气杂感而成……盖痹者闭也，三气杂至，则经络闭塞，血气不流，而痹斯作矣。三气之中，但分邪有轻重，《经》言风胜，寒胜，湿胜者，指病之因，行痹，痛痹，着痹者，言病之状，其论肺痹，心痹，脾痹，肝痹，肾痹者，病之所属，皮痹，脉痹，肌痹，筋痹，骨痹者，病之所在。故昔人云，风寒湿气，所为行痹，痛痹，着痹，又以所遇之时，所客之处，而命其名，非行痛着之外，别有皮脉五痹也。近惟王损菴论痹，为最有见，先以痹字提纲，后复条分，直断之曰：行痹者，行而不定，世称走注疼痛之类，俗名流火是也。痛痹者，疼痛苦楚，世称痛风，白虎历节风是也。着痹者，着而不移，世称麻木不仁之类是也。至于治痹之要，如李士材云：治行痹者，散风为主，御寒利湿，仍不可废。大抵参以补血之剂，盖治风先治血，血行风自灭也。治痛痹者，散寒为主，疏风燥湿，仍不可缺，大抵参以补火之剂，非大辛大温，不能释其凝寒为害也。治着痹者，利湿为主，祛风散寒，仍不可缺，大抵参以补脾补气之

剂，盖土强可以胜湿，而气足自无顽麻也。此其推本《内经》立说甚善，但痹而果因三气者，治之宜然，若邪郁病久，风变为火，寒变为热，湿变为痛，又当易辙寻之，宜通经活血，疏散邪滞剂中，而参以降火清热豁痰之品，勿从泥土材治法，此义丹溪得之，在《内经》原有热痹之症，非凿说也，大抵痹而知痛知痒者易治，不痛不仁者难医，又宜图之于早，迟则必至如《经》所谓皮痹不已，复感于邪，内舍于肺而为肺痹，烦满喘呕。脉痹不已，复感于邪，内舍于心，而为心痹，烦心上气，嗌干善噫。肌痹不已，复感于邪，内舍于脾，而为脾痹，四肢懈惰，呕汗痞塞。筋痹不已，复感于邪，内舍于肝，而为肝痹，夜卧则惊，多饮数溲。骨痹不已，复感于邪，内舍于肾，而为肾痹，足挛不能伸，而尻以代踵，身偻不能直，而脊以代头。五脏痹显，而难治矣，故《经》曰：其入脏者死，其留连筋骨间者疼久，其留皮肤间者易已，治痹者所宜审焉。

行痹主方：治风气胜者为行痹，不拘肢体，上下左右，骨节走痛，或痛三五日，又移换一处，（风性属阳，善行数变）日轻夜重，（昼交阳分，卫气行表，故痛缓。夜交阴分，气运营分，营气稽留，卫气归阴，其脉闭塞，故痛也）或红或肿，按之极热（风化为热），甚而恶寒喜温（温则痹气散而痛缓，寒则痹气凝滞而痛甚，非真内有寒也）。

秦艽、续断、当归、没药、威灵仙（各二钱），松节、晚蚕沙、虎骨（各四钱），羌活、防风（各一钱），桑枝（炒三四两）。煎汤煎药，头目痛加甘菊、川芎，肩背痛加桔梗倍羌活，手臂痛加片姜黄，腰膝脚痛加牛膝、杜仲、川萆薢，筋脉挛急加羚羊角（剉屑）、羊胫骨（煅末），红肿疼痛加生地黄、黄芩（炒酒）。

痛痹主方：治寒气胜者为痛痹，不拘肢体，上下左右，只在一处，疼痛异常。

前方加桂枝，倍当归，宜酒煎服，外用牛皮胶同姜汁化贴之。

着痹主方：治湿气胜者为着痹，肢体重着，不能移动，疼痛麻木。

前方加苍术、茯苓、泽泻、天麻，甚者加白鲜皮，脚膝肿痛，加黄柏、防己。

此症总以通经活血，疏散邪滞之品为主，随所感三气，邪之轻重，及见症之寒热虚实，而加以对症之药。其痛痹证，若初感寒即痛者，可用桂枝及

酒煎熨贴，久则寒化为热，戒用。虽云痛无补法，然病久痛伤元气，非补气血不可，参芪白术地黄之属，随宜用之。凡治病用药，审明何症，即投何药，须活泼泼地，不必拘定本门方药也。(《顾松园医镜·痹》)

麻木之症，有但麻而不木者，有麻木兼作者。麻为轻而木为重，木则不知痛痒寒热，即《经》所谓不仁也。有因风伤卫气，气凝不行而致者；有因寒伤荣血，皮肤不荣而致者；有因湿伤肌肉，脉理不通而致者，宜参治痹方治之。亦有因气虚，因血少，因气滞，因死血，因湿痰之不一，各有的症可凭，详审投剂，庶不致误。(《顾松园医镜·麻木》)

腰痛有肾虚，有气滞，有血瘀，有痰饮，有闪挫，有寒湿，有湿热之不同，宜分别施治。《经》曰：腰者肾之府，转摇不能，肾将惫矣。故腰痛虽有多端，其原皆本于肾虚，所谓邪之所凑，其气必虚是也。然标急先治标，而后治其本，标本不失，此谓良工矣。(《顾松园医镜·腰痛》)

叶天士

叶天士（1667~1746年），名桂，号香岩，别号南阳先生，吴县（今属江苏）人，清著名医学家。临证经验丰富，治方不拘成见，长于内科杂病，对温病学说尤有贡献。其温病代表作为《温热论》一卷。叶氏毕生忙于诊务，存大量医案，多为弟子及后裔录存。主要医案有《临证指南医案》（1740年），《未刻本叶氏医案》《叶案存真》《徐洄溪手批叶天士先生方案真本》《种福堂续选临证指南》《眉寿堂方案选存》《叶香岩方案》等。

《临证指南医案》对于热痹病机、治法有精辟的论述，明确地指出了湿热痹与风寒湿痹病因各异、治法不同。对于痹病日久不愈者，有"久病入络"之说。倡用活血化瘀及虫类药物，搜剔宣通络脉，药如全蝎、地龙、穿山甲、蜣螂虫、蜂房之类。该书提出的"新邪宜速散、宿邪宜缓攻"和虚人久痹宜养肝肾气血的治痹大法，对后世影响较大。

原文选录

鲍（四四） 风湿客邪，留于经络，上下四肢流走而痛。邪行触犯，不拘一处，古称周痹。且数十年之久，岂区区汤散可效，凡新邪宜急散，宿邪

宜缓攻。

蜣螂虫、全蝎、地龙、穿山甲、蜂房、川乌、麝香、乳香。

右药制末，以无灰酒煮黑大豆汁泛丸。

吴 寒入阴分，筋骨痛软，此为痹证，遗泄内虚，忌用表散劫真。

当归、沙苑、北细辛、桂枝木、生白术、茯苓。

又 虎骨、当归、北细辛、生白术、茯苓。

汪 冬月温暖，真气未得潜藏，邪乘内虚而伏。因惊蛰节，春阳内动，伏气乃发。初受风寒，已从热化，兼以夜坐不眠，身中阳气亦为泄越。医者但执风寒湿三邪合成为痹，不晓病随时变之理，羌防葛根，再泄其阴，必致增剧矣。焉望痛缓！议用仲景木防己汤法。

木防己、石膏、桂枝、片姜黄、杏仁、桑枝。

又 气中伏邪得宣，右肢痹痛已缓，血分留热壅著，左肢痛势未衰，足微肿，体质阴虚，仍以宣通轻剂。

羚羊角、桂枝木、片姜黄、花粉、木防己、杏仁、桑皮。

金（三二） 痹痛在下，重著不移。论理必系寒湿，但左脉搏数，经月遗泄三四，痛处无形，岂是六淫邪聚。然隧道深远，药饵未易奏功，佐以艾灸，冀得效灵。

枸杞子、肉苁蓉、虎骨胶、麋角胶、杜仲、桑椹子、天冬、沙苑、茯苓、溶胶丸。

此症与风病相似，但风则阳受之，痹则阴受之，故多重著沉痛。其在《内经》，不越乎风寒湿三气。然四时之令，皆能为邪，五脏之气，各能受病。其实痹者，闭而不通之谓也。正气为邪阻，脏腑经络不能畅达。皆由气血亏损，腠理疏豁。风寒湿三气，得以乘虚外袭，留滞于内，致湿痰浊血，流注凝涩而得之。故经云：三气杂至合而为痹。又云：风胜为行痹，寒胜为痛痹，湿胜为著痹，以及骨痹、筋痹、脉痹、肌痹、皮痹之义。可知痹病之症，非偏受一气足以致之也。然而病症多端，治法亦异，余亦不能尽述。兹以先生治痹之法，为申明一二。有卫阳疏，风邪入络而成痹者，以宣通经脉，甘寒去热为主。有经脉受伤，阳气不为护持而为痹者，以温养通补，扶持生气为主。有暑伤气，湿热入络而为痹者，用舒通脉络之剂，使清阳流行为主。有风湿肿痛而为痹者，用参术益气，佐

以风药壮气为主，有湿热伤气，及温热入血络而成痹者，用固卫阳以却邪，及宣通营络，兼治奇经为主。有肝阴虚，疟邪入络而为痹者，以咸苦滋阴，兼以通其阳，兼以通补为主。有气滞热郁而成痹者，以气分宣通为主。有肝胃虚滞而成痹者，以两补厥阴阳明为治。有风寒湿入下焦经隧而为痹者，用辛温以宣通经气为主。有肝胆风热而成痹者，用甘寒和阳，宣通脉络为主。有血虚络涩，及营虚而成痹者，以养营养血为主。又有周痹行痹肢痹筋痹，及风寒湿三气杂合之痹，亦不外乎流畅气血，祛邪养正，宣通脉络诸法。故张景岳云：治痹之法，只宜峻补真阴，宣通脉络，使气血得以流行，不得过用风燥等药，以再伤阴气。亦见道之言也。（《临证指南医案·痹》）

肺朝百脉。肺病则不能管摄一身，故肺俞为病，即肩背作痛。又背为阳明之腑，阳明有亏，不能束筋骨，利机关，即肩垂背曲。至于臂，经络交会不一，而阳明为十二经络之长，臂痛亦当责之阳明。但痛有内外两因，虚实迥异；治分气血二致，通补攸殊。如营虚脉络失养，风动筋急者，不受辛寒，当仿东垣舒筋汤之意，佐以活络丹。劳倦伤阳，脉络凝塞，肩臂作痛者，以辛甘为君，佐以循经入络之品。阳明气衰，厥阴风动，右肩痛麻者，用枸杞、归身、黄芪、羚角、桑枝，为阳明、厥阴营气两虚主治。血虚风动者，因阳明络虚，受肝脏风阳之扰，用首乌、枸杞、归身、胡麻、柏子仁、蒺藜等味，以柔甘为温养。失血背痛者，其虚亦在阳明之络，用人参、归身、枣仁、白芍、炙草、茯神，以填补阳明。若肾气上逆，则肾虚为主病，宜用奇经之药以峻补其阳。至于口鼻吸受寒冷，阻郁气隧，痛自胸引及背者，宗《内经》诸痛皆寒之义，以温药两通气血。更有古法，如防风汤散肺俞之风，指迷丸治痰流臂痛，控涎丹治流痹牵引，此皆从实证而治，所谓通则不痛也。（《临证指南医案·肩臂背痛》）。

故诸痛之症，大凡因于寒者十之七八，因于热者不过十之二三而已。如欲辨其寒热，但审其痛处，或喜寒恶热，或喜热恶寒，斯可得其情矣。至于气血虚实之治，古人总以通字立法，已属尽善。此通字勿误认为攻下通利讲解，所谓通其气血则不痛是也。然必辨在气分与血分之殊。在气分者，但行其气，不必病轻药重，攻动其血；在血分者，则必兼乎气治，所谓气行则血随之是也。若症

之实者，气滞血凝，通其气而散其血则愈；症之虚者，气馁不能充运，血衰不能滋荣，治当养气补血，而兼寓通于补，此乃概言其大纲耳。若夫诸痛之症，头绪甚繁，内因七情之伤，必先脏腑而后达于肌躯；外因六气之感，必先肌躯而后入于脏腑，此必然之理也。在内者考内景图，在外者观经络图……。凡调治主方，必加引经之药，或再佐以外治之法。如针灸砭刺，或敷贴熨贴洗，或按摩导引，则尤易奏功。此外，更有跌打闪挫，阴疝内痛，积聚癥瘕，蛔蛲疝痹，痧胀中恶诸痛。须辨明证端，不可混治。今观各门痛证诸案，良法尽多，难以概述。若摄其大旨，则补泻寒温，惟用辛润宣通，不用酸寒敛涩以留邪，此已切中病情。然其独得之奇，尤在平治络一法。盖久痛入于络，络中气血、虚实、寒热，稍有留邪皆能致痛。（《临证指南医案·诸痛》）

腰者，肾之府。肾与膀胱为表里，在外为太阳，在内属少阴，又为冲任督带之要会。则腰痛一症，不得不以肾为主病，然有内因外因之别。旧有五辨：一曰阳虚不足，少阴肾衰，二曰风痹寒湿著腰痛，三曰劳役伤肾者，以先后天同治，坠堕损伤者，辨伤之轻重，与之有无，为或通或补。或夫腿足痛，外感者，惟寒湿热风湿之流经入络。经云伤于湿者，下先受之，故当以湿为主，其间佐温、佐清、佐散，随症以制伤。内伤则不外肝脾肾三者之虚，或补中，或填下，或养肝，随病以致治。古来治腰腿足痛之法，大略如此也。然审症必如燃犀烛怪，用药尤贵以芥投针。今阅案中，有饮酒便溏，遗精不已，腰痛麻木者，他人必用滋填固涩等药，先生断为湿，疑伤脾肾之阳，用苓桂术姜汤，以祛湿暖土。有年老腰痛者，他人但撮几味通用补肾药以治，先生独想及奇经之脉，隶于肝肾，用血肉有情之品，鹿角、当归、苁蓉、薄桂、小茴，以温养下焦。有痛著右腿，肌肉不肿，入夜势笃者，先生断其必在筋骨，邪流于阴，用归须地龙山甲细辛，以辛香苦温入络搜邪。有两足皮膜，抚之则痛者，似乎风湿等症，先生断其厥阴犯阳明，用川楝、延胡、归须、桃仁、青皮、山栀，以疏泄肝脏。有饱食则哕，两足骨骱皆痛者，人每用疏散攻劫，先生宗阳明虚不能束筋骨意，用苓姜术桂汤，以转旋阳气。种种治法，非凡人所及。要之治病，固当审乎虚实，更当察其虚中有实，实中有虚，使第虚者补而实者攻。（《临证指南医案·腰腿足痛》）

吴 谦

吴谦（1689~1748年），字六吉，安徽省歙县人，雍正、乾隆（1723~1795）年间名医，曾任太医院院判。撰有《订正伤寒论注》《订正金匮要略注》，并主持编纂《医宗金鉴》，1742年完成。

《医宗金鉴》总结了《黄帝内经》《金匮要略》《伤寒论》等经典著作中有关痹病的论述，并有所发挥。在《杂病心法要诀》及《外科心法要诀》中列有"痹病总括""周痹""痹病生死证""痹入脏腑证""腰痛总括""膝眼风""鹤膝风"等。在痹病分类上，以虚实归纳诸痹，认为："痹虚，谓气血虚之人病诸痹也"，"痹实，谓气血实之人病诸痹也"。特别是在治痹方药方面，其论述更为完善，如治风痹用小续命汤加减，治虚痹用增味五痹汤，治寒痹用附子五苓散加减，治湿痹用苍术五苓散加减，治热痹用加味二妙汤，治久痹用三痹汤或独活寄生汤加减等。此外，作者还认为，痹风、流火、历节风，皆为行痹之俗名；鹤膝风日久不消，可溃破，溃后时出白浆。将鹤膝风与流痰混为一谈，临证应注意鉴别。

原文选录

痹病总括

三痹之因风寒湿，五痹筋骨脉肌皮，风胜行痹寒痹痛，湿胜着痹重难支。皮麻肌木脉色变；筋挛骨重遇邪时，复感于邪入脏腑；周同脉痹不相移。

〔注〕三痹之因，风寒湿三气杂合而为病也。其风邪胜者，其痛流走，故曰行痹。此为病之因而得名，曰三痹也。又有曰五痹者，谓皮、脉、肌、筋、骨之痹也。以秋时遇此邪为皮痹，则皮虽麻尚微觉痛痒也。以夏时遇此邪为脉痹，则脉中血不流行、而色变也。以长夏时遇此邪为肌痹，则肌顽木不知痛痒也。以春时遇此邪为筋痹，则筋挛节痛屈而不伸也。以冬时遇此邪为骨痹，则骨重酸疼不能举也。曰入脏腑者，谓内舍五脏之痹也。以皮痹不已，复感于邪，内舍于肺，成肺痹也。脉痹不已，复感于邪，内舍于心，成心痹也。肌痹不已，复感于邪，内舍于脾，成脾痹也。筋痹不已，复感于邪，内舍于肝，成肝痹也。骨痹不已，复感于邪，内舍于肾，成肾痹也。此皆以病遇邪之时，及受病

之处而得名，曰五痹也。所谓邪者，重感于风寒湿之气也。周痹亦在血脉之中，随脉上下为病，故同脉痹，但患有定处，不似脉痹左右相移也。近世曰痛风，曰流火，曰历节风，皆行痹之俗名也。

周痹

周痹患定无歇止，左右不移上下行，似风偏废只足手，口眼无斜有痛疼。

〔注〕周痹，或痛，或肿，或手，或足，患有定处，痛无歇止。或从上病及于下，或从下病及于上，而不似众痹痛有歇止，左右相移流走也。周痹，或两手，或两足，或只手足，或偏废不仁不用，而似中风，但不口眼㖞斜，身有痛处也。

痹病生死证

痹在筋骨痛难已，留连皮脉易为功，痹久入脏中虚死，脏实不受复还生。

〔注〕痹在筋骨则受邪深，故痛久难已。痹在皮脉则受邪浅，故易治也。凡痹病日久内传所合之脏，则为五脏之痹。若其人中虚受邪，则难治多死，其人脏实而不受邪，复还于外，则易治多生。假如久病皮痹，复感于邪，当内传肺而为肺痹，若无胸满而烦喘咳之证，则是脏实不受邪。余脏仿此。

痹入脏腑证

肺痹烦满喘咳嗽，肾胀尻踵脊代头，脾呕痞硬肢懈堕，心烦悸噫恐时休，数饮卧惊肝太息，饮秘胀泻在肠究，胞秘沃痛鼻清涕，三焦胃附胆无忧。

〔注〕久病皮痹，复感于邪，见胸满而烦喘咳之证，是邪内传于肺，则为肺痹也。久病骨痹，复感于邪，而见腹胀，尻以代踵，足挛不伸，脊以代头，伛偻不直之证，是邪内传于肾，则为肾痹也。久病肌痹，复感于邪，而见呕涎心下痞硬，四肢懈堕之证，是邪内传于脾，则为脾痹也。久病脉痹，复感于邪，而见心烦，心悸，嗌干，噫气，有时则恐之证，是邪内传于心，则为心痹也。久病筋痹，复感于邪，而见喜饮小便数多，夜卧则惊，太息之证，是邪内传于肝，则为肝痹也。久痹不已复感于邪，脏实不受而传腑者，凡见喜饮小便秘，不胀则泻，不泻则胀之证，是邪内传于大小肠，则为肠痹也。凡见少腹胞中，按如沃汤状而痛，小便秘涩，鼻流清涕之证，是邪内传于膀胱，则为胞痹也。三焦之痹附于膀胱，从水道也。胃痹附于大，小二

肠，从传化也。胆为清净之腑，不受痹邪，故曰无忧也。

小续命汤　增味五痹汤

痹虚加减小续命，痹实增味五痹汤，麻桂红花芷葛附，虎羊芪草二防羌。

〔注〕痹虚，谓气虚之人病诸痹也。宜用加减小续命汤，风胜行痹倍防风，寒胜痛痹倍附子，湿胜着痹倍防己，皮痹加黄芪或桂枝，皮脉痹加姜黄或红花，肌痹加葛根或加白芷，筋痹加羚羊角或加续断，骨痹加虎骨或加狗脊。有汗减麻黄，便溏减防己，寒胜减黄芩加干姜，热胜减附子加石膏，加减治之。痹实，谓气血实之人病诸痹也。宜用增味五痹汤，即麻黄、桂枝、红花、白芷、葛根、附子、虎骨、羚羊角、黄芪、甘草、防风、防己、羌活也。行痹以羌活、防风为主；痛痹以麻黄、附子为主；着痹以防己、羌活为主；皮痹以黄芪、桂枝皮为主；脉痹以红花、桂枝为主；肌痹以葛根、白芷为主；筋痹以羚羊角为主；骨痹以虎骨为主。增味于五痹治之可也。

木通汤　附子五苓散　苍术五苓散

三痹木通长流水，湿加防己风羌防，寒痹附麻分汗入，胞肠五苓附子苍。

〔注〕三痹；谓行痹，痛痹，着痹也。宜用木通一味，不见水者二两，以长流水二碗，煎一碗，热服取微汗，不愈再服，以愈为度。若其痛上下，左右流走相移者，加羌活，防风以祛风邪。其痛苦甚者，有汗加附子，无汗加麻黄，以去寒邪。其痛重着难移者，加防己以胜湿邪。其所应加之药，不可过三钱，弱者俱减半服。胞痹宜用五苓散加附子，肠痹宜五苓散加苍术，以利寒饮也。五苓散方在伤寒门。

三痹汤　独活寄生汤

三痹十全无白术，牛秦续杜细独防，独活加桑除芪续，入脏乘虚久痹方。

〔注〕三痹，谓三痹汤，即十全大补汤无白术，加牛膝，秦艽，续断，杜仲，细辛，独活，防风也。独活，谓独活寄生汤，根据三痹汤方加桑寄生，除去黄芪，续断也。此皆治五痹不已，乘虚入脏，反留连日久，谓理痹病之方也。

黄芪益气汤

黄芪益气虚皮痹，皮麻不知痒与疼，补中益气加红柏，味秋芩夏桂加冬。

〔注〕气实麻木，用小续命汤加麻黄治之。气虚麻木，用黄芪益气汤，即补中益气汤加红花，黄柏也。秋加五味子，夏加黄芩，冬加桂枝皮。

蠲痹汤　加味升阳散火汤

蠲痹冷痹身寒厥，附归耆草桂羌防，肌热如火名热痹，羚犀升阳散火汤。

〔注〕蠲痹汤，即附子，当归，黄芪，炙草，官桂，羌活，防风，治痹病而身寒无热，四肢厥冷，名曰冷痹也。加味升阳散火汤，即内伤门升阳散火汤加羚羊角，犀角，治痹病而肌热如火，名曰热痹也。

腰痛总括

腰痛肾虚风寒湿，痰饮气滞与血瘀，湿热闪挫凡九种，面忽红黑定难医。

〔注〕腰痛之证，其因不同，有肾虚、有风、有寒、有湿、有痰饮、有气滞、有血瘀、有湿热、有闪挫，凡患腰痛极甚，而面色忽红忽黑，是为心肾交争，难治之证也。（《医宗金鉴·杂病心法要诀》）

膝眼风

膝眼风在鬼眼生，疼痛如锥胖肿形，下虚风湿寒侵袭，屈伸不遂温散灵。

〔注〕此证生于膝眼穴，又名鬼眼穴，在膝盖之下，左右两骨空陷中。由下焦素虚，外邪易于侵袭，先从膝眼隐隐作疼，如风胜，其痛则走注不定；寒胜，则痛如锥刺；湿胜，则外见胖肿。屈不能伸，其病在筋；伸不能屈，其病在骨；动移不遂，沉寒痼冷之候也，惟在临证宜详辨之。初服万灵丹温散之，其痛即止；次服独活寄生汤宣补之。效迟者，兼用火针针膝眼穴、此转重就轻之法也。单膝生者轻，双膝生者重。若左膝方愈，复病右膝，右膝方愈，复病左膝者，名过膝风，属阴，治法同前。

鹤膝风

鹤膝风肿生于膝，上下枯细三阴虚，风寒湿邪乘虚入，痛寒挛风筋缓湿。

〔注〕此证一名游膝风，一名鼓槌风，痢后得者为痢风。单生者轻，双生者最重。因循日久，膝肿粗大，上下股胫枯细。由足三阴经虚，风、寒、湿邪乘虚而入，为是病也。膝内隐痛寒胜也，筋急而挛风胜也，筋缓无力湿胜也。初肿如绵，皮色不变，亦无焮热，疼痛日增，无论单双，俱宜服五积散汗之；次服万灵丹温散之，外敷回阳玉龙膏；常服换骨丹或蜣螂丸，以驱其邪。若日久不消，势欲溃者，宜服独活寄生汤，或大防风汤补而温之，痛甚加乳香。溃后时出白浆，浮皮虽腐，肿痛仍前，不可用蚀药，只宜芙蓉叶、菊花叶各五钱，研末，大麦米饭拌均贴之，亦可止疼。或用豆腐渣蒸热捏

作饼，贴之亦可。此证系外证中之败证也，收功甚难。（《医宗金鉴·外科心法要诀》）

何梦瑶

何梦瑶（1693~1764年），字极之，号西池，晚年自称研农，广东南海云津堡人，清代医家。著述较多，刊于1751年的《医碥》是其代表作。

《医碥》设论痹专篇，认为："诸痹，总皆风、寒、湿三气为患，特以其受病之所在，区别之耳"。对于痹病中痛和麻的证候，何氏独树己见，仅为痛之缓急与气和寒、湿之邪关系密切，而独不言风，认为"风即寒也"，外风即寒之浅者；对于麻，何氏认为麻是由经气衰不能运行流利所致，并非由风所引起。另外何氏还提出内生之风、寒、湿亦能为痹之说。《医碥》还对项强痛、腰痛、臂痛、身体痛列方23首，供临床参考选用。

原文选录

《内经》谓风寒湿三气杂至，合而为痹。（痹、闭滞也，身中血气为三者之邪所闭滞。）风气胜者为行痹（风善行动，嘘其寒湿，走注不定，故痹痛亦走而不定）。寒气胜者为痛痹（血气痹滞，无不痛者，而寒之痛为甚。以寒则凝，其滞而不通，比湿尤甚，故痛若虎咬，世呼为白虎风是也）。湿气胜者为着痹（不如风胜者之流走，但着而不移，亦不如寒胜者之痛甚，但略痛或但麻木不仁。盖湿如水而寒如冰，腠理之松滑与紧涩有异，则气血之行，其为阻滞冲击者，固有微甚之分也）。是名三痹。

《经》又分以冬得之为骨痹（骨重不举而酸痛），春得之为筋痹（筋挛不伸），夏得之为脉痹（血脉不流而色变），长夏得之为肌痹（肌肉不仁，不知痛痒），秋得之为皮痹（皮逢寒则急，逢热则纵，虽麻木尚知痛痒），是名五痹。

再按风即寒也。虽曰风寒湿，实寒湿二者足以尽之。气为寒湿所闭，气盛而寒，湿微者，则走注而不甚痛。若气盛风寒，湿亦盛者，则不甚流走而剧痛。气弱而寒，湿甚者，则着而不行，亦不甚痛，或但麻木也。《经》所谓风胜为行痹者，风有外风内风，以外风言，即寒之浅者，止伤于卫（风胜犹云邪偏胜于卫），不甚闭遏，故能流走而不甚痛。若以内风言，则即人身之气矣。是《经》言

风，即兼言气可知也。至寒之痛，必由于气盛冲击，湿之着，必由于气弱不运，固可推而得之耳。麻者，非痛非痒，如千万小虫乱行，如麻之乱也，观于脚麻可知。木者，不痒不痛并不麻，顽然一物，自己肌肉如他人肌肉，按之不知、搔之不觉，如木之无知也。河间论麻谓是气涩，东垣谓是气虚，盖气盛能行不麻，全无气不行亦不麻，惟气衰不能运行流利，停滞此处，嘘其津液痰涎，纷乱沸动所致也。（若血液燥涸者，气行不得滑利，纷然而窜走其空隙亦麻。）或言风者，误也。观人之久坐而起则脚麻，及绳缚久释之则亦麻，岂非气久不行，得起得释而微通，嘘其久滞之血液而然哉。李正臣夫人病麻，昼减而夜甚，又闭目则甚，开目则否，盖昼与开目则阳行于外，气得流通，故减也。再按外感之寒湿能痹，岂内生之寒湿独不痹乎？寒能滞气涩血，湿能停痰聚液，观之瘀血痰饮之为痹，而初天外感者可见矣。不特此也，内生之风亦为痹。内风者，热气慓疾者也。热盛亦生湿生痰矣，热盛则血枯，死血阻塞经隧，则亦不痛而痹矣……。

虚人痹者，小续命汤加减，风胜倍防风，寒胜倍附子，湿胜倍防己，皮痹加黄芪或桂枝皮，脉痹加姜黄或红花，肌痹加葛根或白芷，筋痹加羚羊角或续断，骨痹加虎骨或狗脊，有汗减麻黄，便溏减防己，寒胜减黄芩加干姜，热胜减附子加石膏。壮者，增味五痹汤。风痹以羌、防为主，寒痹以麻黄、附子为主，湿痹防己、羌活为主，皮痹等五痹加药照前条。三痹通用，木通不见水者二两，以长流水二碗煎一碗，热服微汗。不愈，再三服，视所胜照前方加味。三痹汤、独活寄生汤并治各痹久不已，乘虚入脏。……气虚麻木，黄芪益气汤。冷痹，蠲痹汤；热痹，升阳散火汤加犀角、羚羊角。又行痹，黄芪、苍术各酒炒二钱，姜一片煎，调威灵仙（酒炒）末、羚羊角灰、芥子末温服。走注与历节不同，历节是肢节疼痛，未必行也。……痛痹，上部痛羌活、桂枝皮、桔梗、威灵仙，臂痛加桑枝、姜黄。下部痛，牛膝、防己、木通、黄柏，加乌、附以行经。关节痛、穿山甲、虎骨、松节。……筋痛，缓筋汤。浑身筋骨痛，立效散。觉冷者，甘草附子汤，觉热者，当归拈痛汤。历节肿痛犀角汤再服茵芋丸。肢节痛，大羌活汤，外用熨法：三年酽醋五升，煎三四沸，入葱白二三升。再煎一沸，滤出，布裹乘热熨之。……（《医碥·痹》）

汪文绮

汪文绮（生卒不详），字蕴谷，安徽休宁人，清代医家。出身于世医之家，尤精于《景岳全书》的研究，倡扶阳抑阴之说。1754 年著《杂证会心录》；另著有《脉学注释汇参证治》等。

《杂证会心录》专立"痹证"一章，把痹证分为痛痹、风自内动湿热内生之痹、热痹、风寒湿三气之痹四类。各类痹证首论病机，次分证型，再次言症状特点，最后言治法及方药，尤详于正治之法，明析其误治之弊。所论重肝肾阴阳，略六淫外邪。如汪氏认为，痛痹之病机乃"肝肾为病，筋脉失于荣养"；证分虚火与虚寒两型；辨证要点为肿痛，红与不红。批评有些医家对痹病"概以外邪为治，病势渐增，阴液消耗，虚虚之祸有不可胜言者矣"。汪氏认为"痹者闭也，乃络脉涩而少宣通之机，气血凝而少流动之势"，总的治则"非投壮水益阴，则宜补气生阳。非急急于救肝肾，则惓惓于培补脾土，斯病退而根本不摇也"。对痹证之论确有会心可法之处。

原文选录

痛痹一症，肝肾为病，筋脉失于荣养，虚火乘于经络而红肿疼痛。若肿痛不红，得湿稍定者，又属虚寒也。初起恶寒发热，类于伤寒，多肿痛于四肢经络之间，或左右移动，或上下游行，或脉大而数，或细而数，或细而迟，或细而涩，或大而空。医家认作风寒湿三气杂至之说，概以外邪为治，病势渐增，阴液渐耗，虚虚之祸有不可胜言者矣。盖风自内动，湿热内生者，属阴虚而有火，表之清之，症变中风者居多。即令其人体实，果系外邪侵入，表散不应者，虽进大凉之药，痛止而肿消，亦必用扶脾益血之品，以收后效。又有服热药太过，胃中蕴热日深，筋脉不利，不能转移，手足肿痛如锥，苦楚异常。以阳明主宗筋，筋热则四肢缓纵，痛历关节而为热痹也。医家不知清热降火，泥于风寒湿三气杂至之说，非表散风寒，则温经利湿，火上添油，愈服愈热。其症口渴面赤，声高叫喊，大便秘结，小便短赤，脉数大有力，所谓历节白虎风症，痛如虎啮也。治法宜黄芩、黄连、黄柏、石膏、生地、知母、元参之属，清阳明之积热，降有余之实火。然后热解筋舒而痛方

定，此种极少而慎治，不可不知而误治也。虽然，《内经》有入脏者死，留连筋骨间者痛，久留皮肤间者易已之旨。足见内生之风寒湿三气，鼓舞于经络之中者，恐用攻表耗元之药，而脏气空虚，真阴欲竭。外入之风寒湿三气，鼓舞于经络之中者，恐用攻表耗元之药，而脏气受敌，真阳欲脱。况痹者闭也，乃络脉涩而少宣通之机，气血凝而少流动之势。治法，非投壮水益阴，则宜补气生阳。非急急于救肝肾，则惓惓于培补脾土，斯病退而根本不摇也。倘泥于三气杂至，为必不可留之邪，而日纵事于攻伐，是体实者安而体虚者危矣，可不慎欤。（《杂证会心录·痹证》）

沈 金 鳌

沈金鳌（1717~1776 年），字芊绿，号汲门，晚号尊生老人，属江苏无锡人。中年业医，著述颇多，有《杂病源流犀烛》（1773 年）《脉象统类》《诸病主脉诗》《伤寒论纲目》《妇科玉尺》《幼科释谜》《要药分剂》，共七种计七十二卷，总名《沈氏尊生书》。

《杂病源流犀烛》在卷十三设"诸痹源流""白虎历节风""麻木源流"等专篇讨论痹病，自《内经》以降，博采诸家之言，对风寒湿热四痹、五体痹、五脏痹等各种痹病，详其病源，洞晓流变，犀明毫厘，论述颇详。详论源流之后，又言明"脉法""原由症治"，并载"治痹方三十""治白虎历节风方十六""治麻木方十九"以及"导引法""运动"等治疗方法。所论理法方药具备，不仅具有文献学方面的价值，而且具有一定的临床指导意义。

原文选录

诸痹，风寒湿三气犯其经络之阴而成痹也。故《经》曰：病在阳曰风，病在阴曰痹。痹者闭也，三气杂至，壅蔽经络，血气不行，不能随时祛散，故久而为痹。或遍身或四肢挛急而痛，或有不痛者，病久入深也。入于骨，则重而不举为骨痹；入于血，则凝而不流为脉痹；入于筋，则屈而不伸为筋痹；入于肉，则肌肉不仁为肉痹；入于皮，则寒在皮毛为皮痹；盖筋骨皮脉肉间，得邪则气缓，故虽痹而不痛。然痹之为病，每各以时遇，如冬气在骨，遇三气故成骨痹；春气在筋，遇三气故成筋痹；夏气在脉，遇三气故成脉痹；季夏气在肉，遇

三气故成肉痹；秋气在皮、遇三气故成皮痹。皆各以主时受之世。而筋骨皮肉脉又各有五脏之合，苟五者受而不去，则必内舍于合，而五脏之痹起，何言之？骨痹久，复感三气内舍于肾，则善胀，尻以代踵，脊以代头。盖胃气下行，而肾为胃关，肾既痹，则肾气不行，是阳明逆也，故善胀。肾为作强之官，痹则足挛而不能屈伸，故尻代踵，身偻而不能直，故脊代头也。筋痹久，复感三气内舍于肝，则多饮溲数。肝藏魂，肝痹则气血两衰，故魂不归而易惊。经络有气无血，故上下相引而血不得赴。若结于中而如怀也。脉痹久，复感三气内舍于心，则脉不通，烦则心下鼓暴，上气，咽干善噫，厥气上而恐。盖心君脉而痹入之，故脉不通，不通则心气郁，故鼓暴，鼓暴则气逆而喘，故上气。心脉起于心中，上挟胃挟咽，故咽干善噫。厥为阴气，心火衰而邪乘之，故忡怵而恐也。肉痹久，复感三气内舍于脾，则四肢怠惰，发咳呕汁，上为大塞。盖肢惰者肉痹之验，脾痹则本脏不足，不能散精，反上壅肺，故发咳，上焦不通故呕汁，甚则否塞也。皮痹久，复感三气内舍于肺，则烦满喘而呕。盖痹既入肺，则脏气闭而不通，本气不能升举。肺职行治节，痹则上焦不通，而胃气逆，故烦满喘而呕也。此五脏之痹，各以其症显者，脏症显便不易治（宜五痹汤各加本经药）。以复感云者，既已成痹，又各以其主时，重受风寒湿之邪气为病而深也。《经》又曰：淫气喘息痹聚肺，淫气忧思痹聚心，淫气溺涩痹聚肾，淫气乏竭痹聚肝，淫气饥饱痹聚脾。则不特三气入舍于其合而后成痹，即七情过用亦能伤脏气而为病，以气淫则燥能消阴故也。由五脏而推六腑，亦以饮食居处为病本，而后邪中其腧而内应之，是以循其腧各舍于其腑也。即如肠痹，《经》言数饮而出不得，中气喘息者，以肠兼得出。水不出则本末俱病，故与中气喘争，且清浊不分而飧泄也。又如胞痹，《经》言少腹膀胱，按之内痛，若沃以汤，涩于小便。上为清涕者，以胞者膀胱也，气闭故按之痛；水闭不行，故蓄热若沃汤，且溲涩；太阳之脉，从巅络脑，故上为清涕也。（肠痹宜五苓散加木通、桑皮、麦冬，胞痹宜肾沥汤）。即《经》言二痹，凡六腑可推矣。《经》又言十二经筋之病，支转筋痛皆曰痹，何也？以其经筋在外，其病不及经隧之荣气，故于脏腑无涉，惟三气得以病之，故按四季之痹，以见其所感之由。然手足三阴之筋，皆内结胸腹肓膜间，其为病自有异。如足少阴筋主痫瘛及痉，足厥阴筋主阴器不用与不起，不收，手少阴筋主舌卷，手太阴筋主息贲胁急吐血，手少阴筋主伏梁唾脓血，虽筋痹而动脏腑气矣。

然而风、寒、湿三气之相腾，其为病亦有可枚举者。风胜为行痹，游走上下，随其虚处，风邪与正气相搏，聚于关节，筋驰脉缓，痛无定处，古名走注，今名流火，俗有鬼箭风之说，亦此类，宜防风汤。而其所流之病，有湿伤肾，肾不生肝，肝风挟湿，走注四肢肩髃者，宜苡仁散；有肢节肿痛，日夜无已时者，宜没药散，虎骨丸，控涎丹亦可。寒胜为痛痹，四肢挛痛，关节浮肿，痛有定处，是名痛风，又名白虎历节风，宜加减五积散，而其所统之病，有兼风者，宜加减乌药顺气散；有兼湿而天阴即发，身体沉重者，宜除湿蠲痹汤。在上加桂枝、桔梗、威灵仙；在下加防己、木通、牛膝；有兼痰者，宜豁痰汤；有兼火者，宜四物汤多加酒柏、竹沥、姜汁；有兼湿热者，宜二妙散；有兼瘀血者，宜桃红饮子；有昼静夜发痛如虎咬，此正名白虎节风。大约掣因多寒，肿因多湿，汗因多风，特以其原由症状之繁，另详条款于后。湿胜为着痹，病而不移，汗多，四肢缓弱，精神昏塞，皮肤不仁，宜茯苓川芎汤。而其所统之症，不外麻木，另详麻木条中。大约风胜之脉必浮；寒胜之脉必涩；湿胜之脉必缓。三痹各有所胜，治药则以胜者为主，然亦不可举一废二，以三气本杂合成病，三痹之外，更有热痹，由脏腑移热，复遇外邪，故身热，唇口反裂，皮肤色变也，宜升麻汤。更有周痹，由犯三气遍及于身，故周身自俱痛也。

更有支饮，夫支饮本痰饮中症，此则兼有痹病，故复详于此，仍列其名为支饮，其原由受三气兼挟痰涎宿饮，故手足麻痹，臂痛不举，多唾眩冒，忍尿不便，膝冷成痹也。（宜茯苓汤）。以上三症皆痹之属，而痹证多兼麻木。盖麻犹痹也，虽不知痛痒，尚觉气微流行，非若木之痛痒不知，即气亦不流行者，而麻木原委另详本篇。痹又与风与痿相类，《灵枢》曰：病在阳曰风，病在阴曰痹，阴阳俱病曰风痹。阳者，表与上；阴者，里与下也。总之，痹本气闭不通，或痛或痒，或手足缓弱，与痿病相似。但痿因血虚火盛，肺焦而成；痹因风寒湿气侵入而成也。痹又为中风之一，然虽一例，而受病各异，痹兼三气，因阴受之，中风则阳受之也。学医者能神而明之，类而推之，可以司人之命矣。

白虎历节风，痛瘅之一症也。以其痛甚循历遍身百节；以其痛甚如虎咬，故曰白虎历节。其原皆由风、寒、湿入于经络，致气血凝滞，津液稽留，久而怫郁，坚卓，荣卫之气障碍难行，正邪交战，故作痛不止。而所以致三气作患之故，则或饮酒当风；或汗出入水；或坐卧湿地；或行立寒冰；或体虚肤空，掩护不谨，而此三气，乃与血气相搏，遍历关节，遂成此症。日久不治，令人骨节蹉跌，固未可轻视也。试言其症状，必短气、自汗、头眩欲吐，手指挛曲，身瘰瘰其肿如脱，渐至推落，其痛如掣，不得屈伸，须当大作汤丸。不可拘以寻常之剂。然其方药、又必各因病之原由轻重，如有血虚、血热、血瘀，则必调血行血，宜趁痛散；或由风湿相搏，肢节肿痛，不可屈伸，则必疏风理湿，宜大羌活汤；或由风湿麻瘅，走注疼痛，为偏枯、为暴瘅，则必散郁开结，宜防风天麻丸；或与风湿与痰与死血，致走注刺痛，其痛处或肿或红，则必宣邪通气，宜疏风活血汤；或由血虚明火而痛，及腰以下湿热注痛，则必养阴清热，宜潜行散；或由风冷侵入气血，气滞血凝，周身麻痛，则必祛寒散邪，宜五灵丸；或由风毒攻注皮肤骨髓之间，痛无定所，午静夜剧，筋脉拘挛，屈伸不得，则必解结疏，宜定痛散；或由痰注百节，痛无一定，久则变成风毒，沦骨入髓，反致不移其处，则必搜邪去毒，宜虎骨散，加减虎骨散；或由风气游行；痛无常处，如虫行遍体，日静夜剧，则必宣风利气，宜麝香圆；或由火甚而肢节痛，湿甚则肌肉肿，并受风寒而发动于络之中，湿热流注于节腠之际，则必排解内外，宜灵仙除痛饮；或由湿痰流注，痛及肩背，必豁痰开结，宜半夏苓术汤。其余三气所伤，或犹轻浅，总必以疏风、祛寒、除湿为主，宜虎丹、活络丹、捉虎丹、乳香定痛丸。盖以其痛如掣者为寒多，其肿如脱者为湿多，其肢节间或黄汗出者为风多。而三气之为患，固变幻若斯之甚也。（《杂病源流犀烛·诸瘅源流（白虎历节风）》）

总之，诸瘅不已，盖入内而伤脏气，然有六经应之而为有余不足者。经曰：厥阴有余病阴瘅，不足病热瘅，滑则病狐风疝，涩则病少腹积气。滑与涩者，其脉之见于其部而知其有余不足也。盖厥阴位下焦，总诸筋，有余则木壅不升，邪郁阴分，故病阴瘅。不足则虚而生热。故病热瘅。若其脉见滑，是邪有余。狐风疝者，其疝如狐，而数变如风也。疝在前阴少腹间，当肝部，肝郁于此，即

阴瘅也。脉见涩，是气血虚滞，邪留则为积，即热瘅也。经又曰：少阴有余病皮瘅、瘾疹，不足病肺瘅，滑则病肺风疝，涩则病积、溲血。盖少阴君火之气，有余则克金，肺合皮，故瘾疹。不足则不能温金，故肺瘅。若脉见滑，不胜水邪，便郁而实于肺，风则肺动，疝则肺聚也。脉见涩，仍为心血不足，火收于内而入小肠包络，故积与溲血也。经又曰：太阴有余病肉瘅。寒中，不足病脾瘅。滑病脾风疝。涩病积，心腹时痛。盖脾主肉，邪有余则湿郁而不运，故为肉瘅。中气湿，则阳明之火不能扬，故寒中。不足则脾自受而成瘅，本气不行也。若脉见滑，水湿壅土，亦病在湿。脉见涩，积而不流，故中州满也。经又曰：阳明有余病脉瘅，身时热，不足，病心瘅，滑病心风疝，涩病积，时善惊。盖阳明燥金之气，应脉燥，有余则伤血脉，故脉瘅。燥侮阴，故肉瘅。脉为心行血脉者也，肺不足心脉反窒，故心瘅。不利若脉见滑，则风燥邪，伤肺伤血，将心气抽掣而不得散，故成心风疝。脉见涩，则金敛不舒，脉为不行而积，善惊，木侮金也。经又曰：太阳有余病骨瘅，身重。不足病肾瘅。滑病肾风疝。涩病积，癫疾。盖肾气应太阳，太阳时气有余，则浸淫及骨而瘅。水邪盛而作强之官弛，故身重。不足则本脏先受而瘅，将足缓脉酸，精不坚固。若脉见滑，太阳之风寒合邪，而为肾风疝。涩则邪瘅太阳经脉，而有积。癫疾者，阳气不通巅顶，故常风痛也。经又曰：少阳有余病筋瘅、胁满。不足病肝瘅。滑病肝风疝。涩病积，时筋急目痛。盖相火之气犯阴，则肝受之，若邪有余则火伤筋而瘅。胁满，肝部在胁也。不足是肝木虚而瘅，肝瘅者，邪郁而血不荣筋之症也。若脉见滑，风热合邪，淫气聚筋，而寒热往来，抽掣相引，而为肝风疝。脉见涩，则血滞而积，筋急目痛，皆肝病也。以上皆六气犯阴犯阳之瘅证也。人身阴阳，天地之六气应，故六气亦有时而内淫。且因脏腑阴阳之有余不足，而外邪得以留之，此于气运之外，又有所留，为阴阳之瘅也。脉滑为邪有余，故留滞为风疝，风谓其动，疝谓其聚也。涩为本气不足，故不能胜邪而成积，疝与积，概指其聚而积者，非特前阴少腹之病也。

虽然，《内经》之言瘅，固可阐而明之矣，而仲景书又有所谓血瘅者，曰尊荣人骨弱，肌肤盛重，因劳疲汗出，卧不时动摇，加被微风，遂得之，大抵此症原于质虚劳倦之故。盖以尊荣者，素

安闲，故骨弱。素膏粱，故肌肤盛，一旦疲劳汗出，则气竭表虚，因而卧则神不敛，或时动摇而微风乘之。此时本气弱，疲劳又耗气，汗则阳气泄，卧则阳气伏，则外之阳气不能固闭，荣气又复动摇，风虽微而易入，故风与血相搏而成痹也。然风搏于中上二焦，寸口关上，脉必微涩。而邪之前锋，早及下焦，尺中必见小紧，得如此脉，而又身体不仁，如风痹状，故知为血痹证也，宜黄芪桂枝五物汤。……然则仲景言血痹、胸痹二症，固均属阳虚之疾，不与他痹证相同，故于血痹谓宜针引阳气，于胸痹谓当全责阳虚也，此又于《内经》脏腑阴阳诸痹之外，所可详及者。

鳌按：痹证有手足缓弱者，有筋挛不伸者，有偏枯不遂者，有肌肉不仁者，其形症往往与风痿相似，而后世医治之法，亦往往与风痿相混，此千古之大误也。总之风则阳受，痹则阴受，此二语实为风痹病之镜鉴，益可见治法不当混施。且痹病多重痛沉着，一时未易得去，其不可轻视也明矣。（《杂病源流犀烛·诸痹源流》）

魏之琇

魏之琇（1722~1772年），字玉璜，号柳州，钱塘（今浙江杭州）人，清代著名医家。1770年撰成《续名医类案》。

《续名医类案》收集了明以后清初以前的大量医案。关于治疗痹病的医案，分别收录在"痛痹""腰痛""鹤膝风"篇中，内容丰富，变证咸备，"所附案语，尤多所发明辨驳"，对研究明清医家治疗痹病的经验，有很重要的参考价值。

原文选录　略。

董 西 园

董西园（生卒不详），字魏和，浙江杭州人，清代医家。曾采集前人数十家名医之言，参以自己数十年临证心得，1775年纂成《医级》（一作《医级宝鉴》）十卷。另著有《治瘟全书》。

董西园沿前人论痹之说，强调痹病当分浅深，认为"痹或症别浅深，风胜者在阳易已，寒与湿在阴难痊"，"痹非三气，患在瘀痰"。在治法上，董氏以宣通脉络、补养真阴为总则，并列出了诸痹论治的常用方药，使痹病的处方用药更趋规范。

原文选录

痹（即痛风也）　病皆一气之邪，痹为三气之恙（《经》云：风寒湿三气杂至，合而为痹）。滞气血而不泄，酸痛麻不一而形；气杂至而合邪，行着痛各从其胜。流经脉则痛牵上下，风伤筋而胜气归肝（此为行痹，即筋痹，风胜之候）。逗关节则着肌肿疼，湿伤肉而患生中土（此为着痹，即筋痹也，湿胜之候）。寒伤骨而归肾，则为彻骨酸疼（此为骨痹，即痛痹也，寒胜之候）。留分肉而行，乃致沫停痛裂（此邪留肌脉间也）。三气邪分兼主（胜气为主）。痹成症别浅深。风胜者阳易已，寒与湿在阴难痊。表入者先见强疼体痛，上着者常为膈闷吐呕。痹在中则为满胀痛酸，痹在下则为闭癃足疾。经详皮肌筋骨，并胸腰喉脉痹名（痹之为病随所着而命名，故有胸痹，腰痹之论）。备论脾肺心肝，及肾脏胞肠痹类（是皆各痹之名也）。交阳分而热痛者，症必因热宜寒，逢阴晦而夜转深，症必因寒宜热。治法不离三气，施方从胜为先。三气饮治痹常方，大秦艽（汤）祛风托剂。攻风宜艽蔓灵仙，或使荆防钩蝎。散寒宜羌辛桂附，或投虎骨羌葱。湿淫宜燥，天麻苍芷薏草。疾盛宜消，星芥夏苓沥汁。热宜清者一阴（煎）栀子苓连。滞宜行者延附左经（圆）灵（脂），茜草。除湿活络，二妙（散）独活（寄生汤）米仁（防己木瓜汤）。养血荣经，四物（汤）续胶（续断，牛胶也）蚕屎。骨痹则重痛不举，虎骨（丸）寄生（独活寄生汤）最妙。脉痹则烦心痛悸，升麻（汤）当归（汤）称良。筋痹屈伸不利，宜钩蝎（煎）归灵趁痛（当归灵没丸，乳香趁痛散）。肌痹肢节酸痛，投痛风（方）三痹（汤）灵（仙）苍（术）。皮痹则热浮寒惨顽麻，分前后侧而施三表。周痹则遍身历节掣痛，统上中下而施峻方。热肿者火候疏清，牵钩者痰邪化逐。感浅邪轻，常方可愈，受深症重，峻剂始康。穿山（甲）皂（牙皂）麝，可透骨而通经。桂附川乌，能湿经而导滞。湿中再造（散）里虚养托，更益虚伤。换骨（丹）愈风（丹）攻补煎调，且除鹤膝。丝瓜寄生石络，能通络而祛风。虎潜牛膝木瓜，可强筋而健步。钻地风，豨莶草祛风神效，虎头蕉，千年健躅痹功宏。针能劫痛，膏可缓疼。痹久不瘳，症成痿废。痹非三气，患在瘀痰。

按：《内经·痹论》以春夏秋冬四季之时令，分别筋脉肌皮骨五痹之名，不过归重在胜气，故以时为论。实则随邪之所着浅深为的，不必拘泥也。总由元精亏损，三气外袭，不克随感随治，以致流连成痹。更有湿热火痰，郁气死血。留滞经络形层内外，以致麻木痛痒者，不可不知。此当用峻利之剂为治，果热燥闭结于内，以致经络三气并滞不通者，即桂枝、大黄、百顺丸之类皆可用也。

总之治痹之要，在宣通脉络，补养真阴为主。盖邪之感人，非虚不痹，但令气血充盛流行，则痹必自解。所以古方皆以补正祛邪立法，虽有痛风之名，不可过用风燥等药，宜以养正息风，醪醴日饮，则痹痛自默化潜除矣。(《医级·杂病》)

怀远

怀远（生卒不详），字抱奇，云间（今上海市松江）人，清代医家。著《医徹》四卷于1808年刊行。

《医徹》"痿痹"篇，明确指出了痿与痹的区别。认为，痹是邪从外入，由皮肤入筋骨，由筋骨而入脏；邪留皮肤间者病易愈，邪留筋骨病较难愈，邪留内脏已很危险。对痹病的治疗，注重辨证。

原文选录

痿痹 痹之与痿，二者近似而实不同。盖痹者从外而入，《经》谓风寒湿三气杂至合而为痹是也。痿者自内而出，《经》谓诸痿皆生于肺热是也。痹从外入，则风寒湿之三气，由皮肤而筋骨，而脏腑。其留皮间者易已，其留连筋骨间者疼久，其入脏者殆。然风寒湿之中，又分风胜为行痹，则走注疼痛，自火出也。湿胜为着痹，则重着而关节不利也。寒胜痛痹，则周身疼痛无已时也。三者之邪，既以杂合而至，即以杂合治之。又云：痛属火，肿属湿，尤须察其所胜。而散风之中，间以清火，除湿之内，间以养血，理气之中兼以豁痰。丹溪不一其治，殆深得病情者与。虽然，此未入于五脏也。若久而不已，内舍五脏，则喘呕上气。尻肿脊踬，筋急肢懈诸症见焉，则邪已侵入阴分，而非复风寒湿之可驱除也矣。《经》所以即继之曰：阴气者，静则神藏躁则消亡。虽不言及治法，而已明示阴气将欲消亡，不可复躁动之，而当静养之。则所存一线之阴气，不几危且殆哉。且又曰：饮食自倍，肠胃乃伤，又明示患痹者须薄滋味，以饮食居处为其病本故也。

按余向患行痹，每过劳及饮酒，便肢节肿痛，屈伸不利。手臂痛，用威灵仙、当归、秦艽、酒芩、枳壳、生地、陈皮、干葛、茯苓、甘草。足胫痛，加牛膝、木瓜、米仁、黄柏、苍术。投一二剂即减。以之治诸患痹者，有红肿甚，入连翘、花粉。痛甚，入羌活、独活。便闭，加桃仁、红花。出入加减，亦罔不效。至戊申初春，二人患此，痛不可忍，用前法。足能伸缩，独手臂拳挛不开，周身大痛异常，非人抚摩，便不能安。如此者四五旬寻愈，余自二月中旬，亦构此疾，其痛倍甚，诸药罕应，惟玄武膏瘥妥。痛至五十日，肌肉尽去，日饮粥数盏，若进人参荤菜则反剧。一友以木通汤进，服之腹中疼闷，小便不利，大便反泻，当晚昏昏默默，气与津俱脱矣。越二日，手足拘挛，有死无生，会一友原梅曹子。先数日诣余商定膏脂药，以痛伤精血，用苁蓉、枸杞、当归、生地、远志、茯神、枣仁、石斛、麦冬、五味、桂圆肉煎就，入玄武膏收贮，此时幸已煎成四五日矣。亟索饮之，连进三四盏，筋脉顿舒，其痛稍定。又煎三料，每日清晨饮一大盏。自后饮食倍增，阅月而起坐，又阅月而起立，又阅月而始步，肌肉方长。后进八味加苁蓉为丸，调理半载余乃痊。此虽周痹症而以痿法治，向使不与峻补，焉能有更生之日哉？嗣后永不再发。(《医彻·杂症》)

黄凯钧

黄凯钧（1752~1820年），字南重，号退庵居士，浙江嘉善人，清代医家。著有《友渔斋医话》八卷，刊于1812年。

《友渔斋医话》提出"痹者，疲也"的新见解，着重论述了周痹的病因病机和治疗方法。

原文选录

痹者疲也。有周痹，周身及四肢麻木或痛。盖因气血不充，兼受风湿而成。治宜补气血，佐散风利湿之药，须带温而行之，方有效也。有行痹，麻木与痛无定所也。其治法与周痹相同。(《友渔斋医话·证治指要》)

陈念祖

陈念祖（约1753~1823年），字修园，另字良有，号慎修，福建长乐人，清代著名医家。陈氏学验俱富，著述亦多，后人曾辑成《陈修园医书十六种》。其主要实践和经验，突出表现在《医学从众录》（1820年）、《医学实在易》（1808年）、《时方妙用》（1803年刊）等书中。

关于痹病，《时方妙用》卷二设"痛风""痹"，卷四设"鹤膝风"，《医学从众录》设"风痹痿""鹤膝风""腰痛"等专篇讨论。而书均对风、痹及痿证进行了详细鉴别。对于痛风作者认为属《内经》中之贼风，即肢节窜痛、白虎历节之类。并认为痹与痛风相似，但是在鉴别时指出："风则阳受之，痹则阴受之"，因此认为痹当以寒湿之邪为主，指出"以此分别，则两症自不混治矣"。对于三气杂至合为痹，作者认为"寒与湿亦必假风以为帅"，或为风寒，为风湿，另外，书中论治血痹专从《金匮要略》用黄芪桂枝五物汤；治鹤膝风强调应辩其虚，同时应与湿热脚气相鉴别。

原文选录

《经》曰：太阳所至为腰痛。太阳，膀胱也。主外感而言。如五积散及桂枝汤加白术附子之类。皆可治之。又曰：腰者肾之府。转摇不动，肾将惫矣。主内伤而言。水虚用六味丸，火衰用八味丸。如牛膝、杜仲、鹿茸、羊肾、人参、当归、枸杞之类，无不可以随宜加入。此恒法也。业医者无不共晓。用而不效，则束手无策。而不知肝脾胃及督脉带脉，皆有此病。须当细心分别。《经》云：肝，足厥阴也。是动则病腰痛，不可以俯仰。宜当归四逆汤治之（方中细辛能遂肝性木通能通络脉以久痛必入络）。又曰：从腰以下者，足太阴阳明皆主之。病在腰者，取腘中。余遇此症，每以白术为君者，取之太阴；有时用苡仁为君者，取之阳明。人第曰二药利湿，湿去而重甚遂已。熟知白术运行土气于肌肉，外通皮肤，内通经脉，风寒湿三气为痹，一药可以兼治。苡仁为阳明正药，阳明主润筋，系筋主束骨而利机关。故二药分用合用，或加一二味引经，辄收奇效。又有瘀血作痛，以一味鹿角为末，酒调服甚效。或因挫跌，外伤肿痛，或败血凝滞不去，痛止而又作者，以桃仁承气汤，加附子、穿山甲甚效。至于督脉为病，尺寸中央俱浮（三部俱浮），直上直下（弦长之象），主腰强痛。带脉为病，关部左右弹，主腰溶溶如坐水中，须用针灸之法。李濒湖奇经考极有发明，宜熟读之。（《医学从众录·腰痛》）

风、痹、痿三症不同，近世不能为辨，而混同施治，误人不浅。此特分别之。

风者，肢节走痛也。《内经》谓之贼风，后人谓之痛风，又谓之白虎历节风。其中表里寒热虚实，宜因脉辨证而药之。至久痛必入络，如木通、刺蒺藜、红花、金银花、勾藤之类，最能通络，可随宜加入；久必挟郁，郁而成热，热盛则生痰，如南星、半夏、瓜蒌根、黄柏、郁金、川贝、竹沥、姜汁之类，俱能解郁清热化痰，可随宜加入；多用桑枝、桑寄生者盖以桑为其星之精也；多用虎骨者，以风从风亦以骨治骨之义也；用乌、附、辛、桂之药而不效者，宜用葳蕤、麦冬、桑叶、脂麻、生芪、菊花、蒺藜、阿胶、甘草之类为膏，滋养阳明亦是柔润息肝风之法。

痹者，闭也。风寒湿杂至，合而为痹。与痛风相似。但风则阳受之，痹则阴受之，虽行痹属风，痛痹属寒，着痹属湿，而三气之合，自当以寒湿为主。盖以风为阳邪，寒湿为阴邪，阴主闭，闭则重着而沉痛，是痹证不外寒湿，而寒湿也必挟风。寒曰风寒，湿曰风湿。此之气杂合之说也。《内经》云：在阳命曰风，在阴命曰痹，以此分别，则两病自不混治矣。至于治法，不外三痹汤及景岳三气饮之类为主。如黄芪五物汤、黄芪防己汤、桂枝芍药知母汤、乌头汤之类，皆古圣经方，当知择用。张景岳方，只宜峻补真阴，宜通脉络，使气血得以流行，不得过用祛风等药，再伤阴气，必反增其病矣。若胸痹、胞痹及脏腑之痹，当另立一门，方能分晓。《医门法律》分别甚详，宜熟玩之。（《医学从众录·风痹痿》）

喻嘉言曰：鹤膝风者即风寒湿之痹于膝也。如膝骨日大，上下肌肉日枯。且未可治其膝，先养其气血，使肌肉滋养，后治其膝可也。此与治偏枯之症大同小异。急溉其未枯者，使气血流行而复荣。倘不知此，但麻黄、防风等散风之药，鲜不全枯者。故治鹤膝风而急攻其痹，必并其足痿不用矣。（《医学从众录·鹤膝风》）

肢节走痛，《内经》谓之贼风，后人谓之痛风，又谓之白虎历节风，宜审其寒热而治之。

脉宜浮数，忌虚弱。

痛风，脉浮紧，头痛恶寒发热，为新受之邪，宜五积散。

治风先治血，血行风自灭，宜四物汤加生黄

芪、防风、桂枝、秦艽、桑枝、红花、炙甘草主之。

痛风久不能愈，必大补气血，以为胜邪之本，切不可徒用风药，宜十全大补汤诸药各一钱，加真桑寄生三钱为君，再加附子、防风、竹沥、生姜汁为佐使。

痛风久不愈，以痛久必入络也，诸方俱宜加入金银花、木通、红花、勾藤、刺蒺藜之类。又痛久则郁，郁而热，热则生痰，必加入制南星、半夏、瓜蒌根、黄柏、贝母、竹沥、姜汁之类。又桑寄生、虎骨，俱为要药，以桑为箕星之精，风从虎之义也。久服辛热之药不效者，宜用玉竹、黑芝麻、直僵蚕、生黄芪、归须、菊花、蒺藜、阿胶、炙草之类。为柔润息风法也。（《时方妙用·痛风》）

痹者，闭也。风寒湿杂至，合而为痹，与痛风相似。但风则阳受之，痹则阴受之，虽《内经·痹论》"风气胜者为行痹，寒气胜者为痛痹，湿气胜者为着痹"之分，而深究其源，自当以寒与湿为主，盖以风为阳邪，寒与湿为阴邪，阴主闭，闭则郁滞为痛，是痹不外寒与湿，而寒与湿亦必假风以为之帅，寒曰风寒，湿曰风湿，此三气杂合之说也。《内经·寿夭刚柔》曰：在阳者命曰风，在阴者命曰痹，以此分别，则两症自不混治矣。若胸痹及脏腑诸痹，又当别论，《医门法律》，分别甚详，宜参阅之。

痹证之实者，宜五松散。

《金匮》治血痹，脉阴阳俱微，寸口关上微，尺中小紧，外症身体不仁，如风痹状，用黄芪五物汤，黄芪、芍药、桂枝各二线，生姜六钱，大枣四枚，水煎服，一日三服。愚谓痹证，属气虚者之总方。（《时方妙用·痹》）

（鹤膝风）胫细而膝肿是也，为风寒湿三气，合痹于膝而成，初起，发热头痛，宜五积散，痢后变成者亦宜之，若久病，为足三阴虚，宜十全大补汤，加附子、牛膝、杜仲、防风、羌活主之，又治初起外法，用陈年白芥子研末，以姜汁、葱汁调涂一伏时，患处起泡，泡干脱皮，自愈。

又按：鹤膝风多是虚寒，脚气多是湿热。一攻一补，治法各判，然脚气有肾虚气喘小腹痹者，肾气丸必不可缓；鹤膝风亦有赤热焮肿者，二妙散、桂枝芍药知母汤，亦有所必需，此活法也。（《时方妙用·鹤膝风》）

吴 瑭

吴瑭（约1758~1836年），字鞠通，江苏淮阴人，清代著名医家，温病学派主要代表人物之一。著有《温病条辨》（1798年）、《医医病书》等。

《温病条辨》在畅发叶天士学术思想，提出温病辨证论治纲领的同时，对因暑热、湿温而致的痹病，提出暑湿痹的概念及与《伤寒》不同的湿痹病机，即"湿聚热蒸，蕴于经络"。在痹病的分类上，首先提出"大抵不越寒热两条"的分类原则，进一步丰富了痹病的内容。

原文选录

湿聚热蒸，蕴于经络，寒战热炽，骨骱烦疼，舌色灰滞，面目痿黄，病名湿痹，宣痹汤主之。

湿郁经脉，身热身痛，汗多自利，胸腹白疹，内外合邪，纯辛走表，纯苦清热，皆在所忌；辛凉淡法，薏苡竹叶散主之。

风暑寒湿，杂感混淆，气不主宣，咳嗽头胀，不饥，舌白，肢体若废，杏仁薏苡汤主之。

暑湿痹者，加减木防己汤主之。（《温病条辨·中焦篇》）

痹因于寒者固多，痹之兼乎热者，亦复不少……大抵不越寒热两条，虚实异治。寒痹势重而治反易，热痹势缓而治反难。（《温病条辨》）

王 清 任

王清任（1768~1831年），字勋臣，一名全任，直隶省玉田（今河北省玉田县）人，清代医家。1830年著《医林改错》。

《医林改错》在痹证方面的主要贡献是，突出论述了因瘀血致痹的治疗，指出凡对痹证经用常规的治法不效的情况下，可考虑从瘀血论治，方用身痛逐瘀汤。对"瘀血痹"的概念、理、法、方、药的确立，作出了贡献。

原文选录

凡肩痛、臂痛、腰疼、腿疼，或周身疼痛，总名曰痹证。明知受风寒，用温热发散药不愈，明知有湿热，用利湿降火药无功，久而肌肉消瘦，议论阴亏，遂用滋阴药，又不效。至此便云：病在皮脉，易于为功，病在筋骨，实难见效。因不思风寒湿热入皮肤，何处作痛。入于气管，痛必流走，入于血管，痛不移处。如论虚弱，是因病而致虚，非因虚而致病。总滋阴，外受之邪，归于何处？总逐风寒、去湿热，已凝之血，不能活。如水遇风寒，凝结成冰，冰成风寒已散。明此义，治痹证何难。古方颇多，如古方治之不效，用身痛逐瘀汤。（《医林改错·痹证有瘀血说》）

翁 藻

翁藻（生卒不详），字稼江，江西武宁人，清代医家。1830年著成《医钞类编》二十四卷，收集历代名医论述，分类编纂，包罗较广。

《医钞类编》专设"痹病门"，以《内经》为宗，引诸家之说，从理论和治疗角度分类抄编。其内容有：风寒湿互相杂合而成痹；邪中五浅五深；治痹病无攻里之法；治痹病不宜辛香之法；治痹当分新久之法；麻木为气虚，不仁为气血两虚；手足不随治法；痰涎伏膈手足冷痹气脉不通治法；风湿客肾肿痛耳鸣治法；骨疼如历节风脐下连脚冷痹麻木治法；酒湿痛风治法等等。所论多有精辟之处。"痹病门"后，附有"翁藻治案"。

原文选录

痹病总论 《经》曰：风寒湿三气杂至，合而为痹。其风气胜者为行痹，谓周身走痛不定也；寒气胜者为痛痹，谓所发之处痛不可忍也；湿气胜者为著痹，谓或痛或麻只在一处也。又曰：病在筋，筋挛骨痛不可以行，名曰筋痹；病在肌肤，肌肤尽痛，名曰肌痹；病在骨，骨重不可举，骨髓酸痛，名曰骨痹。又曰：痛者寒气多也。其不痛不仁者，病久入深，荣卫之行涩，经络时疏故不痛，皮肤不荣故不仁。其寒者阳气少，阴气多也；其热者阳气多，阴气少也，故为热痹。其多汗而濡者，此逢湿甚也，阳气少，阴气多，故汗多而濡也。

风寒湿互相杂合因而成痹 喻嘉言曰：中风四证，其一曰风痹，以诸痹类风状，故名之也。然虽相类，实有不同。风则阳先受之，痹则阴先受之耳。致痹之因，曰风寒湿互相杂合，匪可分属。但以风气胜者为行痹，风胜善行故也；以寒气胜者为痛痹，寒主收急故也；以湿气胜者为著痹，湿主重滞故也。

邪中五浅五深 邪之所中五浅五深，不可不察。在骨则重而不举，在筋则屈而不伸，在肉则不仁，在脉则血凝而不流，在皮则寒，此五者在躯壳之间皆不痛也。其痛者随血脉上下，寒凝汁沫，排分肉而痛，虽另名周痹，亦隶于血脉之中也。骨痹不已，复感于邪，内舍于肾；……皮痹不已，复感于邪，内舍于肺，以五者亦非径入五脏也，五脏各有合，病久而不去，内舍于其合也。盖风寒湿三气杂合牵制，非若风之善行易入，故相类于中风也。

治痹病无攻里之法 痹证非不有风，然风入在阴分，与寒热互结，扰乱其血脉，致身中之阳不通于阴，故痹也。古方多有用麻黄、白芍者，以麻黄能通阳气，白芍能行营卫。然已（同以）入在四物、四君等药之内，非专发表明矣。致于攻里之法则从无有用者，以攻里之药皆属苦寒，用之则阳愈不通，其痹转入诸腑而成死证者多矣。

治痹病不宜辛香之法 《准绳》曰：凡风痹偏枯，未有不因真气不周而病者。治之不用黄芪为君，人参、当归为臣，防风、桂枝、钩藤、荆沥、姜汁、韭汁、葛汁之属为佐，而徒杂香辛乌附羌活独活，以涸荣而耗卫如此而死者，医杀之也。

治痹病当分新久之法 治痛风当分新久。新痛为寒，宜辛温药；久痛属热，宜清凉药。河间所谓暴痛非热，久痛非寒也。大法宜顺气清痰，搜风散湿，养血祛痰为要。

理麻木气虚 不仁为气血两虚 《汇参》云：《经》曰：荣气虚则不仁，卫气虚则不用，荣卫俱虚则不荣且不用，又曰：卫气不行则为麻木。东垣治麻痹必补卫气而行之，盖本诸此。

《集解》云：因其气虚，故风邪入而踞之，所以风为虚象，气虚其本也。有病风而不痛者，则为不仁，此气血两虚，其病为加重矣。

治手足不随治法 李仕材曰：诸阳之经皆起于手足，而循行于身体。风寒客于肌肤始为痹。复注阳经，随其虚处而停滞与血气相搏，故气痹而手足不随。实者脾土太过，当泻其湿；虚者脾土不足，当补其气；血枯筋急者养血为要。木旺风淫者四物汤加钩藤、秦艽、防风，痰多者六君子汤和秦艽、天麻、竹沥、姜汁。

痰涎伏膈手足冷痛气脉不通治法 陈无择曰：痰涎伏膈，令人忽患胸背手足腰项筋骨牵引钓痛，走易不定，或手足冷痹，气脉不通。此证俗医不晓，谓之走注，便用风药；又疑为风毒结聚，欲为痛疽，非也。此是痰涎伏在心膈上下，或令人头痛不可举，或神思昏倦多睡，或饮食无味，痰唾稠黏，夜间喉中有锯声，口流涎唾，手足重，腿冷痹，认为瘫痪，亦非也，宜控痰丹主之。

喻嘉言曰：风寒湿三气之邪，每与人胸中之痰相为援引，故治痹方中多兼治痰之药。余于中风方中取《三因》白散子之用半夏，已见大意。但彼治浊气上干，此治浊痰四注，以浊痰不除，则三痹漫无宁宇也。凡遇痰积极盛之证，控涎丹故不可少。然治痹以开通阳气，补养阴血为贵。若著意治痰，必转燥其血，亦不可滥用也。

风湿客肾肿痛耳鸣治法 《宝鉴》曰：阴痹风湿客于肾经，血脉凝滞，腰背肿痛，不能转侧，皮肤不仁，偏身麻木，上项、头目虚肿、耳内常鸣、下注腰膝，重痛无力，步行艰难，宜活血应痛丸。

骨痛如历节风脐下连脚冷痹麻木治法 伤湿而兼感于风寒，汗出身重，恶风喘满，骨节烦疼，状如历节风，脐下连脚冷痹，不能屈伸及麻木，防己黄芪汤，或五痹汤。

酒湿痛风治法 酒湿痛风二妙为君。黄柏五钱，苍术三钱，加甘草、羌活各二钱，陈皮、白芍各一钱，威灵仙（酒炒）五分。为末服之佳。

附翁藻治案

一妇病痛痹，手足麻木，肢节烦痛，卧床痛楚，不得转侧。屡服散寒疏风之剂，痛益加剧。余思《内经》论痹曰：风寒湿互相杂合，匪可分属。但以风气胜者为行痹，湿气胜者为著痹，寒气胜者为痛痹，今病手足麻木，肢节烦疼，其为风寒杂合无疑矣。何以服前方反剧耶？诊之，其六脉虽然浮大，而后关脉独洪实搏指。余曰：得之矣。《内经》不云乎，阳明有病，机关为之不利。缘此妇体肥健食，中焦窒寒，则气道不通，偶被风邪，因而作痹，不疏荡阳明，任行攻逐无益也。方用大黄为君，杂以祛风等药，一剂，干结便甚多，麻木疼痛即减，再剂，其病如失矣。盖医者意也，变而通之，存乎人者也。苟必拘泥古人成方，治痹痛方中，几曾见有大黄乎。

〔古今录验续命汤〕治风痹，身体不能自收，口不能言，冒昧不知痛处，或拘急不得转侧，方。麻黄、桂心、当归、人参、石膏、干姜、甘草各三两，川芎（此味缺剂量）杏仁四十枚。水煮温服。

喻嘉言曰：细玩此方，详其证，乃知痱即痹之别名也。风入而痹其营卫，即身体不能自收，口不能言，冒昧不知痛处，或拘急不得转侧也。然营卫有虚有实，虚者自内伤得之；实者自外感得之。此方则自外感之痹其荣卫者，故以小汗为贵。然已变越婢之制，而加芎、归养血，人参益气矣。其内伤而致荣卫之痹者，于补气药中加散风为制，更可知矣。（《医抄类编·痹病门》）

林 珮 琴

林珮琴（1772~1839年），号羲桐，今江苏丹阳人，清代医家。1839年撰成《类证治裁》八卷。

《类证治裁》以《内经》为本，博采历代医家精论。关于痹病，列有痹证、痛风、鹤膝风、肩背手臂痛、腰脊腿足痛、身痛等篇。林氏在对各种痹病做鉴别时，在强调痹病以正虚为主的同时，更明确指出："诸痹……良由营卫先虚，腠理不密，风寒湿乘虚内袭，正气为邪气所阻，不能宣行，因而留滞，气血凝涩，久而成痹。"对痹病日久不愈者，认为"必有湿痰败血瘀滞经络。"在治疗上，将李中梓治痹观点明朗化，明确提出三痹各有所胜，用药以胜者为主，而兼佐之。对各种痹病列举了有效处方。如治行痹散风为主，兼去寒利湿，参以补血，认为血行风自灭，宜用防风汤等。

原文选录

论治

诸痹，风寒湿三气杂合，而犯其经络之阴也。风多则引注，寒多则掣痛，湿多则重者，良由营卫先虚，腠理不密，风寒湿乘虚内袭，正气为邪所阻，不能宣行，因而留滞，气血凝涩，久而成痹。或肌肉麻顽；或肢节挛急；或半体偏枯；或偏身走注疼痛。其不痛者，病久入深也。故在骨则重而不举；在血则凝而不流；在筋则屈而不伸；在肉则麻木不仁；在皮则皱揭不荣，皆痹而不痛。盖痹者，闭而不通，邪在阴分也，故《经》以病在阳为风，在阴为痹，阴阳俱病为风痹（《经》言三气杂合，专言痹病所因也，在阴为痹，分言表里有殊也，阴阳俱病，表证更兼里证也）。《内经·痹论》曰：风寒湿三气杂至，合而为痹（痹非偏受一气），其风胜者为行痹（风行而不定，如走注之类），寒胜者为痛痹（寒凝则阳气不行，痛有定处即痛风），湿胜者为着痹（重着不移，或肿痛；或不仁，湿从土化，病发肌肉，即麻木也）。以冬遇此为骨痹（冬气在骨）。以春遇此为筋痹（春气在筋），以夏遇此为脉痹（夏气在脉），以至阴遇此为肌痹（长夏气在肌肉），以秋遇此为皮痹（秋气在皮，行痹、痛痹、着痹痹证大纲，又以所遇之时而命名，非此外别有骨筋脉等痹也）。五脏皆有合病，久而不去者，内舍于合（《经》云：诸痹不已，亦溢内也，风胜者易已，留皮肤者易已，留筋骨者痛久，其入脏者死，凡痹逢寒则急，逢热则纵），故骨痹不已，复感于邪，内舍于肾；筋痹不已，复感于邪，内舍于肝；脉痹不已，复感于邪，内舍于心；血痹不已，复感于邪，内舍于脾；皮痹不已，复感于邪，内舍于肺（此经病入脏也，《经》论五痹之入脏者曰：肺痹烦满，喘而呕；心痹脉不通，烦则心下鼓，暴上气而喘，呕干善噫，厥气上则恐；肝痹夜卧则惊，多饮数小便，上为引如怀；肾痹善胀，尻以代踵，脊以代头，脾痹四肢懈惰，发咳呕汁，上为大塞，其入腑者，别有肠痹胞痹，另详本门）。此五脏之痹，各以其时，重感于风寒湿之气也。风胜脉必浮；寒胜脉必涩；湿胜脉必缓。三痹各有所胜，用药以胜者为主，而兼者佐之。治行痹散风为主，兼去寒利湿，参以补血，血行风自灭也（防风汤）；治痛痹温寒为主，兼疏风渗湿，参以益火，辛温解凝寒也（加减五积散）；治着痹利湿为主，兼去风逐寒，参以补脾补气，土强可胜湿也（川芎茯苓汤加芪术）。其症有风湿（羌活胜湿汤，史公酒），有寒湿（薏仁汤，三痹汤），痹而身寒，如从水中出者，属寒湿（附子丸），有湿热（加味三妙散，苍术散），肩背沉重，肢节疼痛，下注足胫，属湿热（当归拈痛散），有风热（肤麻瘾疹，消风散），有暑湿（清暑益气汤），有冷痹（风冷顽麻，巴戟天汤）；有热痹（热毒流注骨节，千金犀角散）；有营热（四物汤去川芎，加钩藤、丹皮）；有营虚（当归建中汤）；有卫虚（防己黄芪汤）；有气痹（痹在气分，蠲痹汤）；有血痹（痹在血分，因劳汗出，卧被风吹，血凝于肤，黄芪桂枝五物汤加当归）；有瘀血（败血入络，桃红饮，煎成入麝香）；有停痰（遍身走痛，二陈汤加羌活、白芥子、风化硝、姜汁泛丸）；有支饮（臂痛不举，眩冒麻痹，指迷茯苓丸）；有在经（木防己汤）；有入络（活络饮加桑寄生、威灵仙、钩藤、牛膝，或活络丹）。治法总以补助真元，宣通脉络（加活血丹合续断丹或人

参散之类），使气血流畅，则痹自已。

［风寒湿合痹］气血凝滞，身重而痛，手足挛急（石顽改定三痹汤，或通痹散）。

［周痹］真气不能周于身，浑身痹痛，风寒湿气客于肉分，内不在脏，外未发皮，命曰周痹，蠲痹汤加桂枝、白术、狗脊、薏米。

［行痹］遍身走注不定，上半身甚者（乌药顺气散），下半身甚者（虎骨散加减）。

［痛痹］历节挛痛（疏风活血汤），痛甚者（五灵散）。

［着痹］留着定处，身重酸疼，天阴即发（除湿蠲痛汤加蚕沙、防己、薏米），不应（补中益气汤加附子、羌活、黄柏）。

［骨痹］即寒痹痛痹也，苦痛彻骨（安肾丸）。

［筋痹］即风痹也，风热攻注，筋弛脉缓（羚羊角散），若湿邪入筋（续断丹）。

［脉痹］即热痹也（《金匮》云：经湿则痹，络热则痿），风湿郁热，经隧为壅（升麻汤去桂麻，加萆薢、石膏、或秦艽四物汤，后用人参丸）。

［肌痹］即湿痹着痹也，浑身上下左右麻木，属卫气营气不行（本方去蔓荆，加桂枝、羌活、防风）。丹溪曰：麻为气虚，木为湿痰败血。

［皮痹］邪在皮毛，搔如隔帛，或瘾疹风疮，宜疏风养血。

［五脏痹］经病入脏，邪胜正虚（五痹汤），肾痹（本方加独活、肉桂、杜仲、牛膝、黄芪、萆薢）；肝痹（本方加枣仁、柴胡）；心痹（本方加远志、茯神、麦冬、犀角）；脾痹（本方加厚朴、枳实、砂仁、神曲）；肺痹（本方加半夏、杏仁、麻黄、紫菀）。

《入门》曰：痹初起，骤用参、芪、归、地，则气郁滞，邪不散，只以行湿流气药主之，久而不愈，宜峻补真阴，使气血流行，则病邪随去（参景岳论）。

痹与痿相似，但痿属虚，痹属实，痿因血虚火盛，肺叶焦而成；痹因风寒湿邪入而成也。痹又为中风之一，然受病各异，痹兼三气，邪为阴受，中风邪为阳受也（《尊生书》曰：阳者表上，阴者里与下也）。痹与风痿，形症虽相似，医治之法，可相混乎（沈氏集说）。

治痹而用风门通套之剂，医之过也，痹证非不有风，然风入阴分，与寒湿互结，扰乱其血脉，致身中之阳不通于阴，故致痹也。古方多有用（麻

黄、白芷）者。以（麻黄）能通阳气，（白芷）能行营卫，然已入四君四物等汤中，非专发表也，至于攻里，则从无用之者，以攻里药皆苦寒，用之则阳愈结，其痹转入诸腑而成死症矣（《医通》）。

戴人曰：痹病以湿热为主，风寒为兼。其脉沉涩，乃治此者不分经络表里脏腑，便作脚气寒湿治，而用乌附乳没燥热，以致便尿涩滞，前后俱病，虚躁日甚，肌肉日削，饮食不下，虽华扁亦难措手矣。

脉涩而紧，为痹痛（《脉经》），脉大而涩，为痹，脉急亦为痹（《玉机》），浮涩而紧，风寒湿三气皆备（《脉诀》），肺脉微为肺痹，心脉微为心痹，右寸沉而迟涩，为皮痹，左寸结而不流利，为血痹，右关脉举按皆无力而涩，为肉痹，左关脉弦紧，浮沉有力，为筋痹（《医通》）。（《类证治裁·痹证》）

论治

痛风，痛痹之一症也，其痛有常处，掣者为寒；肿者为湿；汗者为风，三气入于经络，营卫不行，正邪交战，故痛不止（《灵枢》谓之贼风，《素问》谓之痛痹，《金匮》谓之历节，后世更名为白虎历节风，近世俗名箭风），初因寒湿风郁痹阴分，久则化热攻痛，至夜更剧，治以辛温，疏散寒湿风邪，开发腠理（宜十生丹），若痛处赤肿焮热，将成风毒（宜败毒散），如风湿攻注肢节疼痛（大羌活汤）。其历节风，痛无定所，遍历骨节，痛如虎啮，又名白虎历节，盖痛风之甚者也。或饮酒当风，汗出浴水，因醉犯房，皆能致之，其手指挛曲、身多傀儡，其肿如脱，渐至摧落，其痛如掣，不可屈伸，须大作汤丸，不可例以常剂治（乌头汤主之）。因于寒，宜从温散（防风天麻汤）；因于火，宜从清凉（犀角散加减）。若筋脉挛痛，伸缩不利，系血虚燥（四物汤加木瓜、何首乌、甘杞子）；肢节酸痛，脉沉短气，系有留饮（半夏苓术汤或导痰汤加减）；肢节注痛，得捶摩而缓者，系风湿在经（灵仙除痛饮）；肢节肿痛，遇阴雨而甚者，系风湿入络（虎骨丸、没药散，或虎骨散）；肢节烦痛，肩背沉重者，系湿热相搏（当归拈痛散）；肢节刺痛，停著不移者，系瘀血阻隧（趁痛散）；肢节热痛者，系阴火灼筋（加味二妙散，或潜行散，用四物汤间服）；周身麻痛者，系气血凝滞（五灵丸）；历节久痛者，系邪毒停留（乳香定

痛丸，活络丹）。肥人肢节痛，多风湿痰饮流注（宜导痰汤）；瘦人肢节痛，是血枯（宜四物汤加羌活、防风）；老人性急作劳，患腿痛（宜四物汤加桃仁、牛膝、陈皮、生甘草，煎成，入姜汁，或潜行散；有瘀积者，加热酒服，并刺委中穴出血）。风气游行，痛无常处，如虫行遍体，日静夜剧者（麝香丸主之），痛风历节二症，宜参酌治之。

东垣以痛风多属血虚，主用芎归，佐以桃仁、红花、薄桂、威灵仙，或趁痛散；丹溪以痛风先由血热，主用四物（黄芩、白芷）；在上加羌活、灵仙、桔梗，在下加牛膝、防己、黄柏、木通。石顽以湿热挟痰挟血入络痹痛，症重日久，必加乌、附，驱逐痰湿，壮气行经。便阻必用大黄，或畏峻攻，不知邪毒流注经络，非乌附不能散结，燥热结滞肠胃，非硝黄岂能润燥乎？

脉候

《金匮》云：寸口脉沉而弱，沉即主骨，弱即主节，沉即为肾，弱即为肝，汗出入水，历节黄汗出，故名历节。（《类证治裁·痛风》）

论治

麻木，营卫滞而不行之症（《灵枢》云：卫气不行，则为麻木。《素问》云：营气虚则不仁，卫气虚则不用，营卫俱虚则不仁不用）。如人坐久，压著一边，亦为麻木，东垣以为气不行，当补肺气；丹溪以麻为气虚，木为湿痰败血，于不仁中，确分为二，盖麻虽不关痛痒，只气虚而风痰凑之。如风翔浪沸，木则肌肉顽痹，湿痰挟败血，阻滞阳气，不能遍运，为痛较甚，俱分久暂治之。治麻以气虚为本，风痰为标，用（生姜）为向导（枳壳）开气，（半夏）逐痰，（羌活、防风）散风；（木通、威灵仙、白僵蚕）行经络，手臂用（桑枝）；足股用（牛膝），病减用（补中益气汤，重加参芪），以固本。治木以（桂附）为向导，（乌药、木香）行气，（当归、杞子、桃仁、红花）和血，（穿山甲、牙皂）通经络。病减，用（八珍汤）以培虚。此外如浑身麻木，卫气不行者（神效黄芪汤）；皮肤麻木，肺气不行者（芍药补气汤加防风）；肌肉麻木，营气不行者（八仙汤）；暑月麻木，热伤元气者（人参益气汤）；冷风麻痹，足屈不伸者（独活寄生汤）；腿足麻木，急如火灼，属湿热下注（二妙丸加牛膝，不应，加肉桂）。手臂麻，属气虚（补中益气汤加桑枝、姜黄，立斋治何孟春臂麻目泪，为

气虚有痰，用补中益气汤，兼服六味丸而愈）。十指麻木，属胃中湿痰败血（二术二陈汤加桃仁、红花、少加附子行经），指尖麻，属经气虚（沈氏桑尖汤），面麻木，属阳气虚（牛皮胶煨化、和肉桂末厚涂之），口舌麻木，吐痰涎（止麻消痰汤，气虚加人参，血虚加当归身），合目则浑身麻木，开眼则止。东垣以为阳衰，湿伏阴分（用三痹汤去乌头、加黄柏、苍术）。腹皮麻痹（多煮葱白食之即愈），一块不知痛痒、遇阴寒益甚，属痰挟死血，宜活血行气（二陈汤加川芎、当归、怀牛膝、韭汁、白芥子研末，葱姜汁调敷外），专因血瘀（四物汤加韭汁、桃仁、红花），专因气滞（开结舒筋汤），有自头麻至心窝而死，或自足心麻至膝盖而死（麻骨方），妇人因悒郁气结、致发麻痹者，当舒郁（逍遥散加香附、川芎）。《沈氏尊生书》曰：治麻木，须补助气血、不可专用消散，方书有谓大指次指，忽然麻木不仁者，三年内须防中风，宜服（地黄饮子，或十全大补汤加羌活、秦艽），若古法服（愈风汤、天麻丸），开其元府，漏其真液，适以招风取中，预防云乎哉？

脉候

脉浮而濡，属气虚，关前得之，麻在上体，关后得之，麻在下体，浮而缓属湿，为麻痹，紧属寒，为痛痹，涩而芤，属死血，为木，不知痛痒。（《类证治裁·麻木》）

论治

膝者筋之府，屈伸不利，两膝壅肿，内外皆痛，腿细膝粗，如鹤之膝，是名鹤膝风。多由足三阴经亏损，风邪乘虚使然，治在活血荣筋，兼理风湿（十全大补汤加杜仲、牛膝、羌活、独活），初起漫肿不红，屈伸不利，用（葱熨法内消之，或隔蒜灸，内服大防风汤），切忌针刺（或用陈芥子研细，葱姜汁和白蜜调涂），一伏时，患上起泡，泡干皮脱，自愈。若寒热齐作（五积交加散加乌药、僵蚕）；若皮色不变，大腿通肿（神效散）；若无根虚火，倏忽发热（十全大补汤）；血虚发热而赤，脉大而渴（当归补血汤）；阴虚形瘦发热（六味地黄汤）；若挟湿热（苍龟丸或二妙散）；若系风湿（换骨丹、散膝汤）；若侵水湿（蒸膝汤）；食少而黄（六君子汤）；中气不足（补中益气汤）；屈伸不利（活络丹）；成脓溃烂，（大防风汤）；脓清肌肉不生，或头晕吐痰（八味地黄丸加鹿茸、牛膝）；

由脚软渐成鹤膝（独活寄生汤）；但一膝引痛，上下不甚肿而微红者，名膝游风（防风通圣散加木瓜、牛膝、或换骨丹）；或膝两旁肿痛，憎寒壮热，肿处手不可近者，名膝眼毒（胜金丹、仙方活命饮加牛膝）；或膝盖上肿痛，亦发寒热，名膝痈（治同上）。《医通》曰：妇人鹤膝风，因郁怒致损肝脾，而为风邪所袭，或先肢体筋挛，膝渐大，腿渐细，如鹤膝状，其肿高赤痛者易治；漫肿不红痛者难治，二三月溃而脓稠者易治；半载后溃而脓清者难治；误用攻伐，复伤元气，尤为难治，宜固元气为主。其食少体倦（六君子汤）；晡热内热，寒热往来（逍遥散），发热恶寒（十全大补汤）；惊悸少寐（归脾汤）；月经过期（补中益气汤）；月经先期（加味逍遥散）；肾阴虚弱（六味地黄丸）。凡溃后宜大补脾胃，若脓出反痛，或寒热烦渴，皆属气血亏损，治以培补为宜（八珍汤）。

小儿鹤膝风，多因先天肾气衰薄，阴寒凝聚于腰膝，古方以（六味丸），补肾水；以（鹿茸）补命火；以（牛膝）引至骨节而壮里，此治本良法也。

喻嘉言曰：鹤膝风，即风寒湿之痹于膝者也。如膝骨日大，上下肌肉日枯，且未可先治其膝，宜养气血，使肌肉渐荣，再治其膝可也。此与治偏枯之症，大同小异，急灌其未枯者，使气血流行而复荣，倘不如此，但用（麻黄，防风）等散风之药，鲜有不全枯者，故治鹤膝而急攻其痹，必并其足痿而不用矣。（《类证治裁·鹤膝风》）

论治

《经》曰：背者，胸中之腑，背曲肩随，腑将坏矣。又曰：肺病者，喘咳逆气，肩背痛汗出。又曰：肺盛有余，则肩背痛，风寒汗出，中风，小便数而欠。气虚则肩背寒，少气不足以息，溺色变。又曰：邪在肾则肩背痛，是肾气上逆也。盖肩背为太阳经所循，又为肺脏分域，凡太阳经及肺俞为病，固足致痛，而肾气逆攻，亦足致痛焉，故肩背痛不可回顾，此手太阳经气郁不行，宜风药散之（防风通气散）；肩背痛，脊强，腰似折，项似拔，此足太阳经气郁不行（羌活胜湿汤）；如肺受风热，而肩背痛（羌活散）；肺气虚而肩背寒（补中益气汤加麦冬、五味）；肾气逆冲，挟脊而上攻背痛者，系督脉主病，治在少阴（宜川椒、桂枝、茯苓、附子、牛膝、远志、沉香、小茴香）；亦有肝浊逆冲，从腹而上攻背痛者，系冲任主病，治在厥阴（宜干姜、川椒、桂枝、乌梅、川连、白芍、细辛、川楝肉）；伤湿而肩背重痛着（当归拈痛汤）；寒饮伏结，肩背冷痛着（白术附子汤）；素有痰饮，流注肩背手臂作痛者（导痰汤）；因于气滞者（乌药顺气散）；因于血虚者（四物汤加秦艽、姜黄）；因营虚脉络失养，风动筋急者（舒筋汤）；阳明脉衰，肩胛筋缓不举而痛，宜调补络脉（生芪、於术、当归、防风根、姜黄、桑枝、甘杞子、橘络）；督脉虚，背痛脊高突（鹿角霜、杞子、归身、杜仲、茯苓、炒菀子）；劳力或坐久而致脊背痛者（补中益气汤、或八珍汤加黄芪）。凡背痛，通用（姜黄散），更须加（防风、羌活）引经。肥人喜捶而痛者，属痰，宜除湿运痰，兼补脾气（六君子汤加木香）。瘦人多由营弱卫衰，宜调气养血（圣愈汤加桂枝、白芍）。手臂为六经交会，或为风寒湿所搏，或因饮液流入；或因提挈重物，皆能致痛。因风湿者（除湿蠲痹汤加姜黄、当归、桂枝）；因风热者（秦艽地黄汤）；因寒湿者（五积散加减）。湿痹经络者（蠲痹汤）；肢节痛，臂不能举者，（舒筋汤加油松节、威灵仙）；骨痛筋挛，血脉凝涩者（透经解挛汤）；痰饮流注四肢，肩背手臂酸痛软痹者（导痰汤加姜、炒白术、姜黄、木香）。中脘停痰伏饮，脾不能运，臂战不举，脉来沉细者（指迷茯苓丸）；挈重伤筋臂痛，宜和气调血（十全大补汤）；血不荣筋者（四物秦艽汤加玉竹）；手屈而不能伸者，病在筋（薏苡仁汤）；伸而不能屈者，病在骨（白术附子汤），手肿痛连臂（蠲痹汤加桑枝）。凡用（薄桂）能横行手臂（片子姜黄），能引至手臂（油松节）能透入骨节。丹溪治臂痛，以（二陈汤加酒炒黄芩、苍术、羌活），是风痰湿热兼治也。（《类证治裁·肩背手臂痛》）

论治

《经》云：腰者肾之腑。又云：太阳所至为腰痛，惟肾与膀胱相表里，故腰在经则属太阳；在脏则属肾（《经》言太阳腰痛者，外感六气也。《经》言肾经腰痛者，内伤房劳也），而又为冲任督带之要会，其所由致痛者，以肾气本虚，而风寒湿热之邪，皆可乘虚而入，即诸奇经亦多统系焉。凡腰脊酸痿，绵绵作痛，并腿足酸软者，肾虚也，遇阴雨则隐痛。或久坐觉重者，湿也，得寒则痛；喜近温暖者，寒也；得热则痛，喜近清凉者，热也。闪挫痛，或跌仆损伤者，血瘀也，肝脾伤，由忧思郁怒

者，气滞也，负重致痛者，劳力也。凡此皆属标，而肾虚为本，详其治法。肾虚痛者，多由房欲，但察其既无表邪，又非湿热，或年力衰颓；或情志怫郁；或行立不支，而坐卧少可；或疲倦无力，而动劳益甚；或面色惨晦，脉候虚微，皆肾经不足也。但肾阳虚者，脉微无力，小便清利，神疲气短，宜益火之源（肾气丸、鹿茸丸），肾阴虚者，脉洪而数，虚火时炎，小便黄赤，宜壮水之主（地黄汤、大补丸），肾阴阳俱虚者，脉虚而大，宜水火平调（无比山药丸）。其六气乘虚，侵犯太阳，如伤风腰痛，症必寒热，脉必浮，痛连背脊，牵引两足（小续命汤加减）。伤寒腰冷如冰，脉必紧，得热则减（姜附汤加肉桂、杜仲，外用摩腰膏）；伤湿，由坐卧湿地，或伤雨露，身重，脉缓，天阴更甚，腰溶溶如坐水中（宜茯苓皮、木防己、晚蚕沙、滑石、厚朴、萆薢、薏苡、渗湿汤、肾著汤），湿兼风，一身尽痛（羌活胜湿汤、独活寄生汤）；湿兼寒，腹痛自利（姜附汤）；湿兼热，郁久化火（当归拈痛汤）。风寒湿痹痛（川乌头三个，生捣为末，少加盐水，调摊帛上，贴痛处立止）。热痛脉必洪数，口渴便秘（甘豆汤加续断、天麻）；如阴虚火盛，当滋阴降火（滋阴八味丸）。闪挫跌仆诸痛，肝脉搏坚而长，两尺实，不可俯仰（复元通气散酒调下）；若血瘀痛，转动如刺，大便黑，或秘结（四物汤加红花、桃仁、穿山甲、延胡索、大黄），外用（酒糟、葱白、生姜捣烂罨之，尤效），气滞腰痛，脉沉弦，或结伏（乌药顺气散，不应，八味顺气散）。肝气失畅，卧觉腰疼，频欲转侧，晓起则止（柴胡疏肝散）。痰注痛，脉滑或沉，痛在一块（导痰汤加香附、乌药、枳壳）；伤力腰痛（大补汤下青娥丸）；腰肋如带束引痛，此带脉为病，宜辛散其结，甘缓其急（用延胡、归须、桑寄生、杞子、小茴、沙苑子，或调肝散）。痛久络虚，宜调补奇脉（用核桃、当归、杜仲、羊腰、鹿角、杞子、牛膝、补骨脂）。老人虚人肾亏腰痛，不能转侧（宜二至丸或立安丸）。腰酸属房劳肾虚宜峻补（青娥丸），若走精（六味丸去泽泻，加鱼鳔、沙苑子、五味子）。妇女腰酸（六味丸加杜仲、续断）。腰偻废，乃热邪深入，血脉久闭（桃仁承气汤，多用肉桂，少用熟附子行经）。痛者可治，不痛久发者，不可治。腰软湿袭经络者（肾著汤）；风袭腰背者（牛膝酒）；斲丧太过者（八味丸、补髓丹）。脊者，督脉及太阳经所过，项脊常

热而痛者，阴虚也（六味丸加鹿茸）；常寒而痛者，阳虚也（八味丸加鹿茸）。太阳经脊痛项强，腰似折，项似拔（羌活胜湿汤）。脉浮紧为伤寒（麻黄汤），沉缓为风湿（柴胡汤加减）。尻乃足少阴及督脉所经，兼属厥阴尻痛属肾虚者（七味丸，不应，加鹿茸）。肥人属湿痰（二陈汤合二妙散），腿足为六经所至，痛有阴虚、阳虚、血虚、血寒、肾虚、风袭，寒湿、风湿、湿热之症。阴虚者体羸，足心及股胫热痛，左尺细数，或两尺数盛（虎潜丸去陈皮加肉桂）；阳虚者足浮肿无力，大便泻，右尺虚大，或两尺浮迟，脾与命火俱衰（先用补中益气汤加炮姜，再用八味丸）。血虚者足不任地，行则振掉，脉细弱（六味汤加续断、鹿茸、杜仲）；血寒者筋急脉沉，喜近汤火（舒筋三圣散）。肾虚风袭，则下体痿弱，骨节疼痛，尺中浮大而数（安肾汤）；寒湿者，两腿隐痛，或麻烦作肿，身重肢节痛，脉沉者（白术附子汤）；脉浮涩者（除风湿羌活汤）；风湿者，肿痛走注（独活寄生汤）；湿热者，或上或下，或红或肿，溺赤。脉濡数（当归拈痛汤）。更有腿转筋，上冲入腹（宜瓜蒌散），详脚气门。膝者筋之腑，屈伸不利，行则偻俯，筋将惫矣。其膝痛在筋，则屈不能伸而肿，多挟风热（二妙散加羌、防、升、柴）。兼阴虚则热而不肿（虎潜丸）；若膝胫痹弱重痛，多挟风湿（独活寄生汤）；夏月湿热肿痛（当归拈痛汤）；屈伸不利（活络丹）；虚寒兼挟风湿作痛（虎骨四斤丸）；虚热筋痿，颤掉作痛（鹿茸四斤丸）；足跟痛，属肾阴虚者，胫热跟痛（六味丸加肉桂、龟甲）；肾阳虚者，不能久立（八味丸）；挟湿者，必重著而肿（换骨丹）。足心为少阴肾经涌泉穴所注，足心及踝骨热痛者，为肾虚湿著（肾著汤下六味丸），或用（二至丸、立安丸）。（《类证治裁·腰脊腿足痛》）

论治

一身尽痛，凡伤寒、伤暑、伤湿、霍乱、阴毒，及一切寒湿、风湿、湿热、内伤、寒热气血不和诸症，皆有之。如伤寒发热，身痛拘急，脉浮紧（麻黄汤或九味羌活汤）；汗后身仍痛，脉沉迟（桂枝加人参汤）；中暑伤气，自汗身痛，神倦脉虚（清暑益气汤）；中湿身痛，身重不能转侧，脉细缓，在（表，除湿汤，里，五苓散）；霍乱吐泻身痛，口渴溺少，脉伏（五苓散）；阴毒身痛如被杖，面青咽痛，脉沉细而疾（升麻鳖甲汤）；寒湿

相搏，但头汗出，背强身痛，脉沉涩（甘草附子汤）；风湿相搏，一身尽痛，脉虚浮而涩（除湿蠲痹汤）；湿热相搏，遍身烦痛，脉滑而疾（当归拈痛汤）；内伤劳倦，兼风湿身痛（补中益气汤加羌活、防风）；寒热身痛，胸胁不舒，肝血虚而火郁（加味逍遥散）；浑身走注作痛，或经脉牵引，但行气活血（三痹汤）；凡肢节痹痛属火；身体沉重属湿；拘急属寒；肿属湿；游走不定属风；痛在一处，如冰冷，属痰。下体痛而溺少，宜分利（五苓散）；下体肿痛，脉浮，自汗恶风，宜泄湿，兼实表（防风黄芪汤），尤宜察其兼证而审治之。

伤寒六脉俱紧，为太阳表证，身如被杖，脉沉紧，为阴毒；发汗后，脉弦迟，身痛，为气血不和，一身关节尽痛，而脉沉弦，为中湿，肢体重痛，微肿，汗出恶风，关节不利，不可转侧，脉缓，为风湿；遍身痛，脉弦小，或滑大，为气血虚损。（《类证治裁·身痛》）

何 其 伟

何其伟（1774~1837年），一名庆曾，字韦人，号书田，晚号竹簳山人，青浦（今属上海市）人，清代医家。著有《杂症总诀》。

《杂症总诀》对痛风及风寒湿痹作了专门论述。对于痛风辨治，何氏以病位辨经络，认为：痛风凡冲气攻痛，从背而上者，病在督脉，治在少阴；从腹而上者，病在冲任，治在厥阴。在治疗上，遵古人通气血之法，分病在气分、血分之不同，主张病在气分者，但行其气，勿动其血；病在血分者，在治血的同时，兼治其气。对风寒湿痹的治疗，主张祛邪养正，宜宣通脉络，滋补真阴，不得过用风燥之药，恐再伤真阴。

原文选录

偏身走痛名痛风，血虚气滞风湿致，湿热生风木克土，痰壅经络难宣通，风淫末疾四肢属，日甚夜甚气血从。治主四物红桃益，痰热二陈蒌柏同。上风羌防桂薄芷，下湿苡膝宣汉庸。小便短涩四苓散，桑枝酒炒加汤中。此虽血瘀筋不养，总由血虚不内荣。寒气凝滞湿疾结，因风行走痛自凶。

《经》云：诸痛痒疮皆属于心。夫心主君火自当从热而论，然此但言疮耳，不可概诸他病也。诸痛古人总以通，通学之法非攻下通利之谓，谓通其

气血则不痛也。然必辨其气分、血分。在气分者，但行其气，弗动其血；在血分者无于气，治所谓气行则血随之也。症实者，气滞血凝，通其气；而其血症虚者，气馁不能充运，血衰不能滋荣，当养气补血，无寓通于补。（《杂症总诀·痛风》）

痹证（痹与风病相似。但风则阳受之，痹则阴受之，故多重着痛。大凡邪中于经为痹，邪中于络为痿。《金匮》云：经热则痹，络热则痿。初病湿热在经，久则瘀热入络。）痹证有五原归一，皮脉与肌筋与骨，风行寒痛湿着彰，《内经》三气风寒湿，以致麻木疼痛加，不能行动但能食，痹者闭不通之云，邪阻正气经络塞，皆由虚损腠理开，三气乘虚自外袭，留滞于内为病多，湿痰浊血都凝涩，治法祛邪养正先，畅达气血通络脉，峻补真阴为属阴，风燥之品用不得，舒筋赤芍草姜黄，沉香汁归羌海桐术。

治痹之法，只宜峻补真阴，宣通脉络，使气血得以流行，不得过用风燥药，以再伤真阴。（《杂症总诀·痹证》）

费 伯 雄

费伯雄（1800~1879年），字晋卿，江苏武进人，清代医家。1863年著《医醇賸义》，1865年著《医方论》等。

《医醇賸义》循《内经》理论，尤重辨证论治。对风痹的治疗，在明·李中梓治血理论的基础上，进一步提出"养血为第一，通络次之，去风又次之"的治疗大法。费氏对痛痹的治疗，以调养气血，温通经络为主；对着痹的治疗则以补土燥湿为主，并自拟温经养荣汤、龙火汤、立极汤分别治疗之。

原文选录

《经》曰：风、寒、湿三气杂至，合而为痹也。夫六淫之邪，暑燥火为阳，风寒湿为阴，阴气迭乘，营卫不通，经脉阻滞，筋骨肉三部俱病，而三痹之症作矣。其风气胜者为行痹，风为阴中之阳，中人最速，其性善走窜，入经络，故历节作痛而为行痹。寒气胜者为痛痹，寒为阴中之阴，乘于肌肉筋骨之间，营卫闭塞，筋骨拘挛，不通则痛，故为痛痹。湿气胜者为着痹，着者重着难移，湿从土化，病在肌肉，不在筋骨，所谓腰间如带五千钱者

是也。古有三痹汤，今复自制三方，以附于后。

风痹者，血不荣筋，风入节络，当以养血为第一，通络次之，去风又次之。若不补血，而先事搜风，木愈燥而筋益拘挛，殊非治法。先用大剂补血去风，后即加入参、芪、白术以补气分。营卫平调，方无偏胜之患，温经养荣汤主之（方略）。

痛痹者，荣卫受寒，不通而痛，宜调养气血，温通经络，龙火汤主之（方略）。

着痹者，病在肌肉，当补土燥湿，立极汤主之（方略）。

三痹之外，又有脏腑之痹，症治详后。

肺痹者，烦满喘而呕。此一条明是肺胃同病。肺居至高，脉循胃口，肺气受邪，从胃而上，清肃之令不能下行，故烦满而喘。其作呕则胃亦受邪，水谷之气不安也，桑朴汤主之（方略）。

心痹者，脉不通，烦则心下鼓，暴上气而喘，嗌干善噫，厥气上则恐。此一条乃心经主病而兼肾病也。心为生血之脏，百脉皆朝于心。心脉支者挟咽，直者上肺。心营不足，故脉不通，心气不舒故心下鼓。暴气上而喘，嗌干善噫，则支脉与直脉俱病也。厥气乃肾之邪，水来克火，神衰而恐，恐属于肾，肾病应于心，故为兼病也。宜养心营，通心气，火能生土，则可以制水矣，通阳抑阴煎主之（方略）。

肝痹者，夜卧则惊，多饮，数小便，上为引，如怀。此一条乃肝经主病，而波及脾胃者也。肝为多血之脏而主藏魂，肝受邪则魂不安，而夜卧惊悸。木郁生火，积而成热，故多饮而小便数也，上为引者，渴而引饮也。如怀者，腹大如怀物也（编者按：伯雄于此句分而二之，别树一解，恐终未能允当。愚谓上为引如怀者，似为下胀而上引急，故云上引而下如怀也，未识然否）。此由肝火上升犯胃，故胃热而渴；肝气下行克脾，故脾弱而胀也。宜养血疏肝，兼调脾胃，三灵汤主之（方略）。

肾痹者，善胀，尻以代踵，脊以代头。旧解谓肾为脾胃之关，肾痹则邪及脾胃，故腹善胀。尻以代踵者，足挛不能伸；脊以代头者，身偻不能直，此说近似而未畅。盖善胀者，乃肾中真阳不运，重阴凝结所致。尻以代踵者，缘少阴之脉，斜走足心，出于然谷之下，循内踝之后，别入跟中，肾痹则两足废而不能行也。脊以代头者，乃精气耗散，天柱不振也。当发肾中之阳，使重阴解散，精气来复，庶几首与足渐有起色。消阴来复

汤主之（方略）。

脾痹者，四肢懈惰，发咳呕汁，上为大塞。此一条乃脾病而兼肺胃病也。脾主四肢，脾病故四肢懈惰。土败则金衰，故发咳。脾病则胃亦病，故呕汁。地气上升，天气不降，乾金之令不行，故上为大塞也，安贞汤主之（方略）。

肠痹者，数饮而出不得，中气喘争，时发飧泄。小肠上通胃口，下接大肠。病在小肠，郁而成热，故渴而数饮。下焦之气闭塞不通，故小溲不得出。气化不及膀胱，水不下行，逆而犯肺，故中气喘争。小水不入州都而并入大肠，故时发飧泄也，加味木通汤主之（方略）。

胞痹者，少腹膀胱按之内痛，若沃以汤，涩于小便，上为清涕。膀胱气闭，水液满而不出，故按之内痛。气有余则生火，内有热，故如汤之沃也。足太阳之脉，起于目内眦，上额交巅，其直者从巅入络脑。膀胱气闭，故小便下涩，清涕上流也，利济汤主之（方略）。（《医醇賸义·痹》）。

吴 尚 先

吴尚先（约1806~1886年），字师机、仗仙，原名安业，浙江钱塘人。吴氏汇集前人和民间的外治方药，结合自己的医疗经验，专门从事外治法的临床研究。其著《理瀹骈文》刊于1870年，是我国第一部外治法专著。

吴氏认为："痹亦中风之一。"并把痹病的命名从古到今作了归纳。在外治方面提出了综合治疗的方法，如以固本膏外贴，诸药酒外搽，安息海犀涂以定痛等。对热痹的治疗以羚羊升麻为君，对痰湿痹用凤仙槐花为主。方推一粒金丹和散阴膏。

原文选录

风而杂合寒湿者为痹，痹亦中风之一。痹者，闭也，闭于经络也。风寒湿杂合而成病，风胜为行痹，古称走注，今名流火；寒胜为痛痹，即痛风、白虎历节风；湿胜为着痹，即麻木。亦有在皮、在脉与肉、筋、骨之殊。忌收敛，宜辛散行气。

固本（膏名）法拟三痹 痛风除湿，固本膏。（略），○按痛风有寒、有湿、有热、有血、有痰之不同，丹溪制上中下通用方（略）。三痹汤治气血凝滞、手足拘挛者……原云凡三气袭虚而成痹，患者准此，固本膏拟此方。又五痹汤用八珍去熟地，

加五味、细辛，随五脏加药，亦可以固本法煞。

加之以药酒之擦 痛风用广东冯了性药酒擦。或木瓜酒擦，或木瓜、麻黄、海风藤、豨莶草、白茄根、当归、防风、秦艽，酒煎擦。或用凤仙、紫苏、陈皮、姜、葱、香油煎擦。或用苍术、苍耳、海风藤、黄鱼骨、团鱼，煎汤去鱼洗。或用金毛狗脊、川牛膝、海风藤、木瓜、熟地、归身、杜仲、续断、秦艽、桂枝、桑枝、松节，酒水煎擦。通治气血两虚，疼痛麻木，加牛胶，并可涂。○附方：前胡、白芷、细辛、官桂、白术、川芎三两，炮附子、泡吴萸、当归、川椒二两，茶酒拌匀，以炼猪油熬膏，摩治诸风痛痒癥瘕疮痏折伤。○白虎风，水牛肉脯一两炙，伏龙肝、燕窠土、飞面各二两，砒黄一钱，水丸，摩痛处。

麦麸之熨，走注痛，芫花、桑皮、川椒、桂心、柳蛀屑、麦麸、醋炒熨。或姜、葱、盐、麸、酒、醋炒熨，并摊席上，卧能和荣卫，通经络。或芫花、黑豆、生姜、醋拌炒熨。或炭灰、蚓粪、红花和醋炒熨，养血。

安息海犀之涂 生附子、川椒、芸台子等份，研末，牛胶酒化调：加安息香涂痛处。

热则羚升 热痹以升麻为君，同羌活、防风、桂枝、羚角、犀角、姜汁、竹沥调敷。

痰洗凤槐 湿痰串痛，白凤仙、槐花、银花、水红花、萝卜英、苍术、船石灰，煎洗。痰块，银朱、雄黄、宫粉、麝香，以槐白皮刺孔，盛药覆核上，火焙二炷香。或银花、酒糟煨热敷。又寒痰，草乌、南星、白果、姜，敷。热痰，大黄、五倍、牡蛎，醋敷。流注，大姜黄身上小钉子，研末，装红枣内，塞鼻，醉汗未溃者内消。

不仅夸金丹一粒 凡风痰走注、腰膝痛、手足瘫痪、麻木不仁、白虎风。草乌、灵脂、当归、芸香、地龙、木鳖仁、麝，名一粒金丹。加陈墨炭、乳香、没药，糯米粉丸，酒调敷，名捉虎丸。……治风寒湿痹、疼痛麻木、偏头、漏肩、鹤膝、历节，并跌打伤、阴证诸毒，惟破烂者勿贴，小儿、孕妇勿贴。（《理瀹骈文》）

《医学传心录》

该书系中医大夫钱乐天生前所得秘本，清代道光年间作品，原书封面题有"上海刘一仁"五字，或谓此书可能出于刘氏手笔。钱乐天与郭中元、孙

桐轩进行编辑整理。

《医学传心录》在总结前人经验的基础上，认为痹病的病因病机为"风寒湿气侵入肌肤，流注经络，则津液为之不清，或变痰饮，或成瘀血，闭塞隧道，故作痛走注，或麻木不仁"。对湿邪致病，强调受湿有内外之分，不可拘泥于古人的"惟以利水为主"，应当"因其症而药"，指出湿气在皮肤者，宜解表之药；水湿积于肠胃，宜攻下之药；寒湿在于肌肤筋骨之间，宜温经之药；湿热在于小腹膀胱之间，宜用渗泄之药。

原文选录

《内经》曰："风、寒、湿三气杂至合而为痹也。"风多则走注，寒多则掣痛、湿多则重着。痹者，犹闭也。风、寒、湿气侵入肌肤、流注经络，则津液为之不清，或变痰饮，或成瘀血，闭塞隧道，故作痛走注，或麻木不仁。宜用通经止痛汤。

一妇人怀孕二月，遍身疼痛。医者作痛风治，百药不效。将一月矣。绝粒数日，麻木愈甚，发喘几殆，脉乍大乍小，面乍红乍白，用左缠藤一两，河水二盅，煎服即瘥。（《医学传心录·病因赋·痹症寒湿与风乘》）

丹溪曰："六气之中，湿热为病，十居八九。"有外感而得之者；有内伤而得之者。有居处卑湿，或早行雾露，或冒雨，或涉水，或汗衣湿履，则湿从外感之者；或恣饮酒浆，过食生冷，则湿从内伤之者。又一说云：饮食入胃，无非湿也。脾土旺，则能运化水谷，上归于肺，下输膀胱，无湿气之可留也。脾弱不能运化水谷，亦谓之湿。治湿之法，古人惟以利水为主，亦不可执一，必当因其症而药也。湿气在于皮肤者，宜解表之药，如麻黄、桂枝、防己、苍术、白术之类，譬如六合阴晦，非雨不晴也。水湿积于肠胃，肚腹肿胀者，宜攻下之药……。寒湿在于肌肤筋骨之间，拘牵作痛，或麻痹不仁者，宜温经之药，如干姜、附子、丁香，肉桂之类，譬如太阳在于中天，则阴湿自干也。湿气在于脏腑肌肤之间，微而不甚者，宜健脾燥湿之药，如苍术、白术、厚朴、半夏、木香、桑皮之类，譬如些须之湿，以灰土渑之，则湿自干也。……湿气在于皮肤，宜用胜湿之药，如防风、羌活、独活之类，譬如清风荐爽，湿气自消也。（《医学传心录·病因赋·受湿有内外之分》）

马 培 之

马培之（1820~1903年），名文植，江苏武进人。晚清医家。1893年其弟子将其医案整理编辑为《马培之医案》。

原文选录

鹤膝风症，前贤以足三阴亏损，风寒湿三气袭于经隧，其治皆以辛温开发，宣通经络。予谓又有不然。若肝肾阴亏，夹湿热者，岂可以辛温例治，如的系三气杂成，宗右法。又有湿痹一症，与鹤膝风相似，不可不明辨也。痹则两膝肿痛，或足踝不肿，虽三月五月之久而腿肉不消，筋脉不拘，鹤膝则二月后大肉枯细，屈不能伸，以此为辨。而治法亦殊。痹证属实，鹤膝夹虚，有单有双，如肝肾阴亏，阳明湿热下注，膝肿热痛。若进辛温，是助其热，亏其阴，必致肿溃为败症。始宜通络利湿，继以养阴清络。若初起肿痛，按之不热，虽寒热者以万灵丹汗之，用独活渗湿汤、防己桂枝汤。日久腿足枯细者，古之大防风汤、胜骏丸、三痹汤等方选用。脉见细数，虽风寒湿之症，过饵温热，恐湿寒化热，亦致酿脓。凭脉用药，认症分湿与热，最为的当。（《马培之医案·附论》）

龟背乃先天肾亏，冷风入脊，或痰饮攻注，或闪挫折伤，或肾肝虚热，婴儿脊骨柔脆，强坐太早，皆能致之。背之中行属于督脉，旁开则足太阳膀胱，与肾为表里。腰为肾之外廓，肾脏亏虚，膀胱之腑焉能自足。督脉为阳脉之海，其为病也，腰似折，髀不可以曲，督脉与膀胱之经皆取道于脊，一着风寒湿邪，则经气不行，腰脊板强，渐至脊伛成为龟背伛。于脊之第三椎者，肺脏受病已评于前，伛于第五椎以下者，厥阴肝经受病，十椎十一椎者，属太阴脾经，十二椎以下者，足少阴肾。其在肝者，脊背强痛，牵引胁肋，肝脉布于两胁也。疏肝流气饮。若兼咳嗽气粗，必兼治肺，在脾经者始悠悠腹痛，始所不觉，三日五日一作，三五月后腰背渐强，脊渐凸，行则伛偻，温脾饮主之。亦有腹不痛者，和脾通络散。在肾者，腰脊强痛，痛引股腿，日久精血衰夺，筋骨不荣，两足痿软，独活汤、安肾丸主之。若痰饮功注，兼于经隧而脊凸者，久之必发陈痰，脊两旁作肿，或串腰腿，漫肿不痛，脉象双弦，或兼缓滑，二陈竹茹汤。虚羸食少发热者，六君子汤合何首乌鳖甲煎。或肝肾虚热，阴精被耗，骨枯髓减，宜以地黄汤合二至丸。闪挫折伤，必瘀血凝滞经络，当活血通经络。但此症治之贵早，用药得宜，犹可保全，若成痰外溃，十无一愈。今之治者见脊疙腰背作强，总属虚寒，不分何脏，不究所因，一概温补。邪留不去，痰湿不行，变成残废，枉致夭亡者多多矣。有嗜欲伤肾之人，精衰血惫，腰痛脊疙者，非温补三阴不可。然宜辨阴中水亏、火亏，盖为水脏，在卦为坎，而真阳寓焉。水亏者，补元煎、左归丸之类，火亏者，归肾丸、赞化血余丹之类。填精养血，俾精来生气，气来生阴，精血充旺，庶无痿废之虞。（《马培之医案·龟背疙》）

张锡纯

张锡纯（1860~1933年），字寿甫，河北盐山人，清末至民国间医家。是中西医汇通派的代表人物之一。著有《医学衷中参西录》。

《医学衷中参西录》在吸收西医学观点的基础上，大胆地将痹病归于"肢体疼痛门"中讨论，并制定了若干有效的方剂。

原文选录

治气血郁滞肢体疼痛方

活络效灵丹

治气血凝滞，疡癖癥瘕，心腹疼痛，腿痛臂痛，内外疮疡，一切脏腑积聚，经络湮瘀。

当归五钱，丹参五钱，生明乳香五钱，生明没药五钱。

上药四味作汤服。若为散，一剂分作四次服，温酒送下。

腿疼加牛膝。臂疼加连翘。妇女瘀血腹痛，加生桃仁（带皮尖作散服炒用），生五灵脂。疮红肿属阳者，加金银花、知母、连翘。白硬属阴者加肉桂、鹿角胶（若恐其伪可以鹿角霜）。疮破后生肌不速者，加生黄芪、知母（但加黄芪恐失于热）、甘草。脏腑内痛，加三七（研细冲服）、牛蒡子。

一人，年三十许。当脐互结癥瘕，自下渐长而上，其初长时稍软，数日后即硬如石，旬日长至心口。向愚询方，自言凌晨冒寒，得于途间，时心中有惊恐忧虑，遂觉其气结而不散。按：此病因甚奇，然不外气血凝滞。为制此方，于流通气血之中，大具融化气血之力，连服十剂全消。以后用此方治内外疮疡，心腹四肢疼痛，凡病之由于气血凝滞者，恒多奇效。

一妇人，年五十余。项后筋缩作疼，头向后仰，不能平视，腰背强直，下连膝后及足跟大筋皆疼，并牵周身皆有疼意。广延医者诊治，所用之药，不外散风、和血、润筋、通络之品。两载无效，病转增剧，卧不能起，起不能坐，饮食懒进。后愚诊视，其脉数而有力，微有弦意，知其为宗筋受病。治以活络效灵丹，加生薏米八钱，知母、元参、白芍各三钱，连服三十剂而愈。

盖筋属于肝，独宗筋属胃，此证因胃腑素有燥热，致津液短少，不能荣养宗筋。夫宗筋为筋之主，故宗筋拘挛，而周身牵引作疼也。薏米性味冲和，善能清补脾胃，即能荣养宗筋。又加知母、元参，以生津滋液，活络效灵丹，以活血舒筋，因其脉微弦，恐其木盛侮土，故又加芍药以和肝，即以扶脾胃也。

薏米主筋急拘挛《神农本草经》原有明文。活络效灵丹中加薏米，即能随手奏效。益叹《神农本草经》之精当，为不可及。

健运汤

治腿疼、臂疼因气虚者。亦治腰疼。

生黄芪六钱，野台参三钱，当归三钱，寸麦冬三钱带心，知母三钱，生明乳香三钱，生明没药三钱，莪术一钱，三棱一钱。

此方减麦冬、知母三分之一，合数剂为一剂，轧细炼蜜为丸，名健运丸，治同前证。

从来治腿疼臂疼者，多责之风寒湿痹，或血瘀、气滞、痰涎凝滞。不知人体之气化壮旺流行，而周身痹者、瘀者、滞者、不治自愈，即偶有不愈，治之亦易为功也。愚临证体验以来，知元气素盛之人，得此病者极少。故凡遇腿疼、臂疼，历久调治不愈者，补其元气以流通之，数载沉疴，亦可随手奏效也。

曲直汤

治肝虚腿疼，左部脉微弱者。

萸肉一两去净核，知母六钱，生明乳香三钱，生明没药三钱，当归三钱，丹参三钱。

服药数剂后，左脉仍不起者，可加续断三钱，或更加生黄芪三钱，以助气分亦可。觉凉者，可减知母。

脾虚可令人腿疼，前方已详其理，深于医学者大抵皆能知之。至肝虚可令人腿疼，方书罕言，即深入医学者，亦恒不知。曾治一人，年三十许，当大怒之后，渐觉腿疼，日甚一日，两月后，卧床不能转侧。医者因其得之恼怒之余，皆用舒肝理气之药，病转加剧。后愚诊视，其左脉甚微弱，自言凡疼甚之处皆热。因恍悟《内经》谓"过怒则伤肝"，所谓伤肝者，乃伤肝经之气血，非必郁肝经之气血也，气血伤，则虚弱随之，故其脉象如斯也。其所以腿疼且觉热者，因肝主疏泄，中藏相火（相火生于命门寄于肝胆），肝虚不能疏泄，相火即不能逍遥流行于周身，以致郁于经络之间，与气血凝滞，而作热作疼，所以热剧之处，疼亦剧也。为制此汤，以萸肉补肝，以知母泻热，更以当归、乳香诸流通血气之药佐之，连服十剂，热愈疼止，步履如常。

安东友人刘某某，年五十许。其左臂常觉发热，且有酸软之意。医者屡次投以凉剂，发热如故，转觉脾胃消化力减少。后愚诊之，右脉和平如常，左脉微弱，较差于右脉一倍。询其心中，不觉凉热。知其肝木之气虚弱，不能条畅敷荣，其中所寄之相火，郁于左臂之经络，而作热也。遂治以曲直汤，加生黄芪八钱，佐萸肉以壮旺肝气，赤芍药三钱，佐当归、丹参诸药以流通经络，服两剂，左脉即见起，又服十剂痊愈。（《医学衷中参西录·医方》）

论四肢疼痛其病因凉热各异之治法

从来人之腿疼者未必臂疼，臂疼者未必腿疼，至于腿臂一时并疼，其致疼之因，腿与臂大抵相向矣。而愚临证四十余年，治愈腿臂一时并疼者不胜记。独在奉曾治一媪，其腿臂一时并疼，而腿疼臂疼之因则各异，今详录其病案如下。

奉天佟姓媪，年五十七岁，于仲冬渐觉四肢作疼，延医服药三十余剂，浸至卧床不能转侧，昼夜疼痛不休。至正月初旬，求为诊视，其脉左右皆浮而有力，舌上微有白苔，知其兼有外感之热也。西药阿斯匹林善发外感之汗，又善治肢体疼痛，俾用一瓦半，白糖水送下，以发其汗。翌日视之，自言汗后疼稍愈，能自转侧。而其脉仍然有力，遂投以连翘、花粉、当归、丹参、白芍、乳香、没药诸药，两臂疼愈强半，而腿疼则加剧。自言两腿得热则疼减，若服热药其疼当愈。于斯又改用当归、牛膝、续断、狗脊、骨碎补、没药、五加皮诸药，服两剂后腿疼见愈，而臂疼又加剧。是一人之身，腿畏凉、臂畏热也。夫腿既畏凉，其疼也必因有凝结之凉；臂既畏热，其疼也必因有凝结之热。筹思再三，实难疏方。细诊其脉，从前之热象已无，其左关不任重按。恍悟其上热下凉者，因肝木稍虚，或肝气兼有郁滞，其肝中所寄之相火不能下达，所以两腿畏凉，其火郁于上焦，因肝虚不能敷布，所以两臂畏热。向曾治友人刘某某左臂常常发热，其肝脉虚而且郁，投以补肝兼舒肝之剂而愈，以彼例此，知旋转上热下凉之机关，在调补其肝木而已。遂又为疏方用净萸肉一两，当归、白芍各五钱，乳香、没药、续断各四钱，连翘、甘草各三钱，每日煎服一剂。又俾于每日用阿斯匹林一瓦分三次服下，数日痊愈。方中重用萸肉者，因萸肉得木气最全，酸敛之中大具条畅之性，是以善补肝又善舒肝。《神农本草》谓其逐寒湿痹，四肢之作疼，亦必有痹而不通之处也。况又有当归、白芍、乳香、没药以为之佐使，故能奏效甚捷也。（《医学衷中参西录·医论》）

腰疼

天津李某某，年三十四岁，得腰疼证。

病因：劳心过度，数日懒食，又勉强远出操办要务，因得斯证。

证候：其疼剧时不能动转，轻时则似疼非疼绵绵不已，亦恒数日不疼，或动气或劳力时则疼剧。心中非常发闷，其脉左部沉弦，右部沉牢，一息四至强。观其从前所服之方，虽不一致，大抵不外补肝肾强筋骨诸药，间有杂似祛风药者，自谓得病之初，至今已三年，服药数百剂，其疼卒未减轻。

诊断：《内径》谓通则不痛，此证乃痛则不通也。肝肾果系虚弱，其脉必细数，今左部沉弦，右部沉牢，其为腰际关节经络有瘀而不通之气无疑，拟治以利关节通经络之剂。

处方：生怀山药一两，大甘枸杞八钱，当归四钱，丹参四钱，生明没药四钱，生五灵脂四钱，穿山甲二钱炒捣，桃仁二钱去皮捣碎，红花钱半，土鳖虫五枚捣碎，广三七二钱轧细。

药共十一味，先将前十味煎汤一大盅，送服三七细末一半，至煎渣重服时，再送其余一半。

效果：将药连眼三剂腰已不疼，心中亦不发闷，脉象虽有起色，仍未复常，遂即原方去山甲加川续断、生杭芍各三钱，连服数剂，脉已复常，自此病遂除根。

说明：医者治病不可预有成见，临证时不复细审病因。方书谓腰者肾之府，腰疼则肾脏衰惫，又谓肝主筋肾主骨，腰疼为筋骨之病，是以肝肾主之。治腰疼者因先有此等说存于胸中，恒多用补肝肾之品。究之，此证由于肝肾虚者甚少，由于气血瘀者颇多，若因努力任重而腰痛者尤多瘀证。曾治一人因担重物后腰疼，为用三七、土鳖虫等份共为细末，每服二钱，日两次，服三日痊愈。又一人因抬物用力过度，腰疼半年不愈，忽于疼处发出一疮，在脊梁之旁，微似红肿，状若复盂，大径七寸。疡医以为腰疼半年始发现此疮，其根蒂必深，不敢保好，转求愚为治好，调治两旬始愈（详案载内托生肌散后）。然使当腰初觉疼之时，亦服三七、土鳖虫以开其瘀，又何至有后时之危险乎。又尝治一妇，每当行经之时腰疼甚，诊其脉气分甚虚，于四物汤中加黄芪八钱，服数剂而疼愈。又一妇腰疼绵绵不止，亦不甚剧，诊其脉知其下焦虚寒，治以温补下焦之药，又于服汤药之外，俾服生硫黄细末一钱，日两次，硫黄服尽四两，其痛除根。是知同是腰痛而其致病之因各异，治之者安可胶柱鼓瑟哉。

腿疼

邻村窦某某，年过三旬，于孟冬得腿疼证。

病因：禀赋素弱，下焦常畏寒凉，一日因出门寝于寒凉屋中，且铺盖甚薄，晨起遂病腿疼。

证候：初疼时犹不甚剧，数延医服药无效，后因食猪头肉其疼陡然加剧，两腿不能任地，夜则疼不能寐，其脉左右皆弦细无力，两尺尤甚，至数稍迟。

诊断：此证因下焦火虚衰，是以易为寒侵，而细审其脉，实更兼气虚不能充体，即不能达于四肢以运化药力，是以所服之药纵对证亦不易见效也。此当助其相火祛其外寒，而更加补益气分之药，使气分壮旺自能运行药力以胜病也。

处方：野党参六钱，当归五钱，怀牛膝五钱，胡桃仁五钱，乌附子四钱，补骨脂三钱炒捣，滴乳香三钱炒，明没药三钱不炒，威灵仙半钱。

共煎汤一大盅，温服。

复诊：将药连服五剂，腿之疼稍觉轻而仍不能任地，脉象较前似稍有力。问其心中服此热药多剂后仍不觉热，因思其痛在于两腿，当用性热质重之品，方能引诸药之力下行以达病所。

处方：野党参五钱，怀牛膝五钱，胡桃仁五钱，乌附子四钱，白术三钱炒，补骨脂三钱炒捣，滴乳香三钱炒，明没药三钱不炒，生硫黄一钱研细。

药共九味，将前八味煎汤一大盅，送服硫黄末五分，至煎渣再服时，又送服所余五分。

效果：将药连服八剂，腿疼大见轻减，可扶杖行步，脉象已调和无病，心中微觉发热，俾停服汤药，每日用生怀山药细末七八钱许，煮作茶汤，送服青娥丸三钱，或一次或两次皆可，后服至月余，两腿分毫不疼，步履如常人矣。

或问：猪肉原为寻常服食之物，何以因食猪头肉而腿疼加剧乎？

答曰：猪肉原有苦寒有毒之说，曾见于各家本草。究之，其肉非苦寒，亦非有毒，而猪头肉实具有咸寒开破之性，是以善通大便燥结，其咸寒与开破皆与腿之虚寒作疼者不宜也，此所以食猪头肉后而腿之疼加剧也。（《医学衷中参西录·医案》）

周 学 海

周学海（1856~1906年），字澄之，一字健之，安徽建德人，晚清医家。潜心医学，论脉尤详，撰有《周氏医学丛书四种》《读医随笔》（1891年刊）。虽曰"以备遗忘"，实议论深刻，多为前人所忽而未发之见解，意在温故以求新，对劳瘵病作了详尽论述，其血痹疟母合论有新的见解，从而丰富了瘵病内容。

原文选录

《金匮》论血痹曰：尊荣人，骨弱，肌丰盛，重因疲劳，汗出而卧，不时动摇，如被微风，遂得之。此即《内经》所谓厥逆、颠疾、仆击、偏枯，肥贵人则膏粱之疾也。盖尊荣肥盛，是素本气虚血滞之质矣。疲劳汗出，则气伤津耗，气不足以运血，津不足以载血矣。而又继以坐卧不动，如被微风，血行遂不得反其故道，而为之凝涩矣。凡气怯津虚之人，忽遇劳倦，即气血沸腾，旋覆静息，即气血澄凝，忽驶忽停，失其常度，即不得反其故道，而瘀痹作矣。尊荣丰盛，不过为气虚血滞立影，其实农工力食之人，年岁稍高，即多此证。为其汗出衣薄，风寒屡袭而不已也。疟疾日久，多成疟母者，即血之所积而痹也。大寒大热，二气迭乘，寒至即周身血液为之结涩，热至即周身血液为之奔驶。脉络之中必有推荡不尽之渣滓，前血未净，续来之血，行至此处，必有所挂，积之日久，而癥块成矣。此即血痹之机括也。但血痹之证，散在周身脉络之中，而疟母则结聚于内膜之一处。要其痹皆在经脉络膜，而不在肠胃，故治之总宜红花、土鳖虫，曲折搜剔，不宜大黄、芒硝之直下而迅扫也。吾每于力食之人，患偏废、注痛者，率以补气破血施之，疟母则兼化冷痰，其奏效皆甚捷。此即从仲景鳖甲、土鳖虫、抵当化瘀诸方中来。盖劳病乃先因气虚，久之气不能运血，卫阳内陷，津液又为所燔灼，血行不能滑而因之瘀痹矣。大黄䗪虫丸，治久病血痹，通脉生新之剂也。

夫痰饮既已窜入经络，断不能复化精微，从此败痰流注，久郁腐坏，而痛痹偏枯不遂之根基此矣。邪伏膜原其中，不碍大气之往来，古书所谓皮中淫淫如虫行及行痹，周痹左右上下相移者，皆在皮肉夹缝之中也。

又有身俯不抑，四肢卷曲头膝相抵者，在新感为邪中阳明，在久病为阳明虚竭。阳虚者，如劳力过度，汗出过多，一经宁息，时时洒淅恶寒内发烦渴，四肢困倦，筋骨酸软，此阳虚不能行表，而内缩于阴也，此时阴分亦必受伤，但病起于阳。因于湿，首如裹。湿热不攘，大筋缓短，小筋弛长；缓短为拘，弛长为痿。

此节丹溪所议极是。湿则浊气上升，头重而神识不清，故如裹。久则化热，不急攘除，则热气内烁，伤液而大筋缓短矣；湿气外淫，而小筋弛长矣。夫湿热者，发为痿躄，而拘急者，必因于寒。此乃湿热，亦有拘急者，何也？热，内也；湿，外也。大筋居内，小筋居外。在内者，湿不敌热，则液燥，燥则缩矣。寒而拘急者，亦以其化燥也。寒热不同，其燥一也。在外者，热不敌湿，则肉濡，濡则纵矣。大筋缓短，则屈伸不能；小筋弛长，则操纵无力，而合病为痿矣。

因于气，为肿，四维相代，阳气乃竭。此卫气郁滞也。血滞于脏，则为积；气滞于脏，则为聚。血滞于身，则为痹；气滞于身，则为肿。肿则四肢必有废而不用者，则不废者代其职矣。脊以代头，尻以代踵，代之义也。四末为诸阳之本，有所废而不用，久则阳气必偏竭矣，非气竭而死也。不曰不用，而曰相代者，痹气走刺无定，彼此互易，非四

肢全废也。仲景曰：病人一臂不遂，时复转此在一臂，是也。（《读医随笔·血痹疟母合论》）

唐宗海

唐宗海（1846~1897年），字容川，四川省彭县人，晚清医家。著有《血证论》（1884年）、《中西汇通医经精义》《金匮要略浅注补正》《伤寒论浅注补正》《本草问答》等书。

《血证论》在"痹痛"篇中论述了血痹的发生原因、病理变化及证候特点。指出"虚人感受外风，客于脉分则为血痹"，"失血家血脉既虚，往往感受外风，发为痹痛，或游走不定，或滞着一处"。对痹之属瘀者，亦颇多阐发，认为"瘀血窜走四肢，亦发疼痛，证似血痹"。

原文选录

身体不仁，四肢疼痛，今名痛风，古曰痹证。虚人感受外风，客于脉分，则为血痹，仲景用黄芪五物汤，以桂枝入血分，行风最效。失血家血脉既虚，往往感受外风，发为痹痛，或游走不定，或滞着一处，宜黄芪五物汤，重加当归、丹皮、红花。如血虚火旺之人，风中兼火，外见痹证，内见便短脉数、口渴等证，则不宜桂枝之辛温，宜四物汤加防风、柴胡、黄芩、丹皮、血通、秦艽、续断、羚羊角、桑寄生、玉竹、麦冬治之。血虚生风，往往而然，当归、红花、荆芥，酒水煎服。瘀血窜走四肢，亦发疼痛，证似血痹……

又有周痹脚气，痰湿走注者，皆系杂证，此不具论。（《血证论·痹痛》）

《医学举要》

《医学举要》作者徐镛，生活于乾隆、嘉庆（1736~1820年）时期，字玉台，南汇（今上海市）人，清代医家，著《医学举要》六卷。一说《医学举要》为戴绪安辑于1886年。

《医学举要》卷三"杂证合论"对痹病的论述，引李士材说而述之，总结出治疗八风五痹之证最宜药酒，并以史国公药酒为最胜。认为治鹤膝风应先养气血，未可先治其湿，俾肌肉渐荣后方可治其湿。对于肩背作痛之症，主张责之于足阳明、手太阴二经。对于臂痛、腿痛的治疗，宗东垣之说，以

六经辨证，治疗则采用不同的引经药物直达病所。对足痛的治疗，认为足部位下，湿易受之，当以治湿为主。卷六"玉台新案"记载有徐玉台的治痹验案。

原文选录

痹者，风寒湿杂合之证。李士材曰：《内经》论痹，即其曰杂至、曰合，则知非偏受一气可以致痹。又曰：风胜为行痹，寒胜为痛痹，湿胜为著痹，即其下一胜字，则知但分邪有轻重，未尝非三气杂合为病也。筋痹属肝，游行不定，上下左右，随其虚邪与气血相搏，聚于关节，或赤或肿，筋脉弛纵，古称走注，今名流火。脉痹属心，脏腑移热，复遇外邪，客搏经络，留而不行，故瘵痹，肌肉热极，唇口反裂，皮肤色变。肌痹属脾，留而不移，汗多，四肢缓弱，皮肤不仁，精神昏塞，今名麻木。皮痹属肺，邪在皮毛，瘾疹风疮，搔之不痛，宜疏风养血。骨痹属肾，痛苦切心，四肢挛急，关节浮肿。鹤膝风者，即三气之痹于膝者也，如膝骨日大，上下左右日枯细者，且未可治其湿，先养气血，俾肌肉渐荣，后治其湿可也。

八风五痹之证，最宜药酒，而必以史国公药酒方为胜。……肩背作痛，手太阴足阳明为病，肺朝百脉，肺病不能管束一身，故肺愈为病，即肩背作痛。又背为阳明之府，阳明有亏，不能束筋骨而利机关，即肩垂背曲。若外邪为患，当从太阳经治，冲气上攻，当从少阴经治。

臂痛分六道。李东垣曰：以两手仰直垂下，大指居前，小指居后而定之。臂臑之前廉痛者属阳明，升麻白芷干葛为引经。后廉属太阳，藁本羌活为引经。外廉属少阳，柴胡连翘为引经。内廉属厥阴，柴胡当归为引经。内前廉属太阴，升麻白芷葱白为引经。内后廉属少阴，细辛当归为引经。

腿痛亦分六经。李东垣曰：前廉为阳明，白芷、升麻、葛根为引经。后廉为太阳，羌活、防风为引经。外廉属少阳，柴胡、羌活为引经。内廉为厥阴，青皮、吴萸为引经。内前廉为太阴，苍术、白芍为引经。内后廉为少阴，独活、泽泻为引经。痛有血虚、血寒、寒湿、风湿、湿热、流注、阴虚、阳虚、肾虚、风袭之殊。

治湿为主，其间佐温佐清佐散，随症以制方。内伤则不外肝脾肾三者之虚，或补中，或填下，或养肝，随症以施治。喻嘉言论足上麻木，有热极似

寒之症，如夏月之反雨冰雹也，宜以竹沥等清络为主。（《医学举要·杂证合论》）

风寒湿三气合而为痹，祛风祛寒祛湿，人人知之，不知当有变通者。泗经戴星杓年近四十，因烟业赴上洋。一夕忽患腿痛，不便行走。寓中适有素明医理者，谓肾气素虚，乃欲中之渐，必服大造丸可。戴以客寓起居不便，遂乘肩舆而归。本镇及郡中之医，皆用温药，并服大造丸。服下掣痛增至十分，两手亦痛，阳事痿缩，遂延余诊。余谓此属热痹，俗名流火是也。舌苔虽白，其实绛底，阳事痿缩，王节斋所云郁火也。遂用三黄、石膏、犀角、地黄等大剂，半月而起于床，更用虎潜、大补阴丸等，一月后步履如常矣。

南岸生谢恩荣令堂患热痹，医以为血衰气弱，投以补剂转剧。余用羚角、二冬、玉竹、竹沥等通络之剂，投数剂而痊愈。（《医学举要·玉台新案》）

刘 恒 瑞

刘恒瑞（生卒不详），字吉人，一字丙生，京口（今江苏镇江）人，清末民初医家，著《察舌辨脉新法》《伏邪新书》《经历杂论》等。刘氏尝谓"两人之拘泥，不若中医之变通"，临证于伏邪为病颇有研究，其疼痛辨，诸痛论有独特之处，对辨证施治有一定指导作用。

原文选录

近世医者，遇疼痛之症，莫不以"通则不痛，痛则不通"二句定案，所用之药，无非芳香辛通，破血行气之品。岂知痛有虚实之别乎？实痛由于气血凝滞，痛当拒按；虚痛由于气血不足，痛当喜按。此理在稍有学问者莫不知之，然其中犹有一至理焉。予亲历数症而得之者也，以痛生于血气，有血瘀气虚，气不足以行血者，痛喜轻按，重按之则痛甚，必待推揉之而后减，法当补气以行血，其脉必举之不足，按之弦滑而长兼牢者也。有血虚气郁，血不足以配气，痛喜重按，轻按之毫不减痛，当补血配气，其脉必芤涩而大，按之若按破芦管状者是也。更有六淫所生之痛，治六淫即治痛也。惟虚热之痛最易惑人，但补虚则痛甚拒按，但清热则痛甚喜按，必清补兼施方可，清补之中，稍有偏胜亦如是，变法当随症变化，加补加清，平而后已。凡六淫之痛，皆有虚痛实痛之别，虚者正虚，实者

邪实，治邪则正虚，补虚则邪实，故痛之喜按拒按，不能不因药而变也。正虚则邪陷，扶正即所以捍邪，使邪得以外解也，即用治邪之药，亦必正气助力而后邪乃外解也，非徒恃攻邪之药可以祛邪也。倘正气不能捍邪，虽用攻邪之药，邪不解而正反伤矣。如用兵剿匪，军粮不足，兵必变而为匪矣。正气者，兵粮也。善用兵者，必先屯粮。善治邪者，必先养正。其有邪实正虚之症，不去邪，正不得复；不养正，邪不能解，妙在去邪不伤正，扶正不助邪，斯得法矣。

外症之痛，未溃脓为实痛，既溃脓仍痛为虚痛，人皆知之。殊不知亦有未溃脓，正气不胜毒气之虚痛，亦有既溃脓毒气仍实之实痛者，不可不知。（《经历杂论·疼痛辨》）

古人谓"通则不痛，痛则不通。"盖为实痛而言，若执此以治诸痛则谬矣。今将余历治诸痛而得效者，为业医者备陈之，夫痛亦各病中之一证也，必详其所因而后治之，始无差谬也。痛之名目不一，有少腹痛，胁肋痛，脐痛，大腹痛，胸脘痛，膈上痛，天府痛，头角痛，巅顶痛，眉棱痛，太阳痛，颊车痛，咽喉痛，项脊痛，肩胛痛，腰背痛，髀骨痛，肘臂痛，手腕痛，腿足痛，周身筋骨痛，痞块痛，走窜痛，流注痛，疔疮痛，痈疽痛，足跟痛，溺管痛，疝气痛，此以上皆痛之名也，而非痛之因也。若问其痛所因，总纲则有虚有实，有半虚半实，有阴虚阳实，有阳虚阴实，有阴阳皆虚，有阴阳两实。阴属血分，阳属气分，气血何以有虚实？当辨其外感六淫是何邪所伤，内伤七情是何脏受病，更有不内不外，乃人事之乖者，如跌打震动，刀伤失血等类，此所以致病之因也，辨之之法，全在切按二字详细工夫。内症之因于六淫者，如寒从上受，发为太阳表证，则头项痛。太阳痛，头痛如劈，脉浮紧，无汗，表散之则愈。寒从中受，发为胸脘胁肋痛，吐水，甚引背痛，脉弦迟而紧，痛绵绵不已无止息，无松紧，喜热手按摩者，温中散寒则愈。寒从下受，传入三阴，发为脐腹疝瘕痛，甚则如奔豚上逆，痛有定所，痛若筋牵引，无止息，无松紧，爪甲清白，甚则厥逆肢冷，喜热熨者，急温足三阴则愈。阳明燥金胜气兼寒化者，其症相若燥金本气之痛，症相似但脉象弦涩而短，善伤血分，血虚人易患此，法当温润，有燥结者，当温润以下之。若将化火，其脉兼数，当平润以和之。风痛者善走窜，痛无定所，血虚人多

患此，其脉浮大而缓，按之芤，此肝血亏虚，经络隧道空匮，血不配气，气行太速之故，古人以内风名之，脉不甚芤者，养血祛风。芤甚者，当填补血液。湿邪流注而为痹痛，多手足四肢症，当宣气化湿以胜湿邪。若郁于内而为脐腹胁肋痛者，痛有止息有松紧，绵绵难愈，多大阴脾证，其脉缓，法当宣燥调气。化暑热之兼湿者，当先从湿治，化热而后从热治之。热证头痛如裂，胸膈痛，如夹胁肋痛，如胀脐腹痛如吹，爪甲红紫，痛有止息松紧，其脉数，法当清热。若夫七情，狂喜大笑，心脉震动，火气赫曦，血散四旁，当胸而痛，其脉洪数，法当酸敛。大怒伤肝，木气奋激，血液妄行，经络震痛，其脉结涩，法当宣畅气机。小郁者，芳香宣达；大郁者，则中气受伤，法当寓宣于补，思郁伤脾，木气遏郁，脾气不舒，胁肋脐上隐痛、饮食不甘，其脉结而涩，往来不利见于右关，左关弦细，法当芳香醒脾，甘酸柔肝。恐惧伤肾，腰髀虚痛喜按，法当甘咸补肾。色欲失精，劳心失血，血液枯槁，经隧空痛喜按，始则腰脊，继则项背，甚则随处皆空痛而喜按，当用血肉有情之品填补精血。盖虚则喜按，实则拒按，气虚重按不痛，血瘀重按则痛，揉之痛减。气实血虚，轻按痛，重按不痛，久按之乃快。更有虚极反实，发为伪癥瘕者喜按，发为石疽脱营者亦拒按也，其脉弦劲无和滑之象，按之则芤。（《经历杂论·诸痛论》）

陆锦燧

陆锦燧（生卒不详），字晋笙，后以字行，江苏吴县人，近代医家。1913年悬壶于上海，以长于内科、时疫知名于时，著《学医便读》《景景医话》，1919年辑有《存粹医话》。陆氏一生以提倡振兴中医药，培养高深中医人才为职志，所论以"气化"为中医药治病最根本立足处，论述肢痛，如腿痛治法有独特之见解及经验，有一定临床实用价值。

原文选录

凡病皆虚实相兼，骨既髓空则外邪得乘而袭之，经所谓邪之所凑其气必虚也。是病中医各曰白虎历节风，乃风寒湿杂合之邪乘骨节虚处，而乘袭并不定患在腿，有患浑身者，有患半体者，有患一臂者，总之病人自觉其痛在骨骱中，来势甚骤，痛

至如虎咬，忍无可忍，有时又若游走上下，以此为辨，此症误治确有性命之忧。盖体既极虚，病又极实，中医治法亦亟先治其实，大致古方最效者，每用炮去皮脐之川乌头、炮去皮再用姜汁制之草乌头，及油松节，三味为君，佐入引导药。如浑身半体则加防风，在臂则加桂枝、片姜黄，在腿则加牛膝、虎胫骨。大症不得不用峻厉药，所谓药不瞑眩，厥疾不瘳，然较之截其足至成残废，究觉有间，其痛稍缓，宜参入补品，痛已止又宜补中，稍参达邪之品，以善其后。其遍延医治不效者，必皆用寻常之腿痛方，未取用此的当之峻方也。今西医用手术截此脚，亦急则治标之法，但不知善其后者，曾否调补耳。（《存粹医话·答吴霞赤君问腿痛治法》）

骨属肾，凡物空则能响，此肾家精髓不足证也。以脉沉弱而细，经淡红而少，舌淡红而泽推之，偏于肾阳之虚。其四肢筋挛者，肝血亦不足以养筋，俗谚所谓河水干井水亦干也。其呕吐者，火不生土，胃阳亦虚也。其交合气厥尤为肾精虚，而肾气不纳之明证，理宜用补，但须偏重补肾，然又不宜纯用桂附等辛热而燥之品，宜用温滋肝肾之品，参入重以镇怯之品，而稍稍佐入桂附，则亦无乎不可。照函奉答，还请高明裁酌，后学乱道，未敢自信，手此奉复。再者髓以补髓，如用虎鹿牛羊猪诸骨熬汁常服，更为的当，必能见效。（《存粹医话·答樊干卿君问周身骨响剧则巅顶项背格格有声》）

孙子云

孙子云（生卒不详），四川汉中人，近代医家。著有《慈济医话》。孙氏参考各家所长，自出判断，自立新方，以应万有不齐之疾病，又论述"风湿之理"，以启迪后学之人。

原文选录

欲求风湿之理，先求热湿之理。水因热蒸，能外达汗，则无湿矣。其酿为湿者，因气蕴结过深，不能外达，则为湿热。是时寒邪深客，化热为寒，则为湿寒。汗欲出时，遇风荡而化汗为湿，蕴于皮肤，则为风湿。是以寒湿、热湿在里。风湿在表。例如壁前置火炉，上置釜而盛水，水因热蒸，化气升腾，以盖覆之，盖必湿，此热湿之理。置湿盖于严寒处，盖必冻，此寒湿之理。设无盖而有风，气因风荡，侵及于壁，壁必湿，此风湿之理。

问脉象细而沉，静而不躁且骨痛，治法如何？曰：沉细为阴，脉象细而沉，病在阴经也。且邪甚入骨，故骨痛，治法寒脉不躁，当大养阴，舒筋活血。若用散品则更痛矣。

问腰脊痛而身有痹之治法？曰：此乃升阳之气少，不能通经达络，腰脊部失阳气温养也，气少不能运血，血不通故作痛，故闭塞而成诸痹，治法，宜用补阳还五汤。（《慈济医话》）

张寿颐

张寿颐（1873~1934年），字山雷，嘉定（今属上海市）人，近代医家。著有《疡科纲要》（1917年）、《难经汇注笺正》《谈医一得集》等。张氏于医术擅长各科，平生所治多疑难大症，对于"湿邪为病"进行了阐述，确有卓见，以资借鉴。

原文选录

湿邪为病，不一其因，坤土卑监，水留不化，此内因之湿也；天地郁蒸，阴霾感触，此外因之湿也。内因之病，是为里湿，外因之病，是为表湿。在表者，疏泄为主，治在皮毛；在里者，健运为先，治在中焦。习医之士，当亦知之详而辨之审矣。而吾以为外因之湿，又有上受下受之分焉。所感之气，既异其途，所发之病，亦殊其状，此则证以经文，参之阅历，而知淄渑之味，大有差池，泾渭之流，厘然各别，有可得而言者也。原夫天地不正之气，古人本有清邪中上，浊邪中下之两途。为是说者，虽包含四时六淫在内，不仅为中湿一病立法，惟循此旨以寻绎湿淫为病，尤觉其确而可据，信而有征。清邪非他，即天空中之雾露阴霾也，晦冥风雨之交，其湿自上而下，感其气者，上先受之，恒觉蔽聪塞明，沉闷抑郁，经所谓因于湿，首如裹者，非此云雾弥漫之湿，蒙其清阳，而耳目昏沉，头重如压之见象乎？浊邪非他，即地气中之污浊朽秽也，炎暑熏蒸之会，其湿自下而上，触其气者，下先受之，恒觉肢节重坠，举动维艰，经所谓地气中人，必从足始者，非此水土蒸腾之湿，淫其四末，而跗肿足重，步履蹒跚之见象乎？治上者，法宜轻扬开泄，以芳香疏达其气，振动阳光，斯清气升而群阴退舍。经有所谓"开鬼门"者庶几近之。("开鬼门"句，虽是经文，然义不可晓，寿颐疑即魄门之魄字，盖魄通于粕，粕门即粪门。开魄门，即通大府，详见拙论《七冲门》条中。兹篇以上湿是雾露之阴邪，而鬼属阴类，借用鬼门二字，当非经文正旨，读者不可以辞害意。）治下者，法宜顺导宣通，以清淡渗利之品，通调水道，斯沟渠畅而潴秽不留，经有所谓"洁净府"者，此其是矣。（《谈医一得集·因于湿首如裹清湿地气之中人也必从足始解》）

施 今 墨

施今墨（1881~1969年），原名毓黔，字奖生，浙江省萧山县人，"北京四大名医"之一。著作有《施今墨临床经验集》《祝选施今墨医案》。

原文选录

辨治瘗证施氏主张阴阳为总纲，表、里、虚、实、寒、热、气、血为八纲。以表里论之，大多风寒从表来，湿热自内生；初病多邪实，久病则正虚；初病在气分，日久入血分。施氏将瘗证分为四大证候：风湿热证候（痛瘗、着瘗均有）；风寒湿证候（痛瘗、着瘗均有）；气血实证候（痛瘗多、着瘗少，实是指邪实而言）；气血虚证候（着瘗多、痛瘗少、虚是指正气而言）。

治疗之法则，施氏多宗张石顽所论，治瘗证不可统以风寒湿三气同等，其有偏多偏少，随其证而治之。施氏立散风、逐寒、祛湿、清热、通络、活血、行气、补虚八法，临床视证候情况合用各法而治之。各法习用药物如下。

散风：羌活、独活、防风、秦艽、芥穗、麻黄、络石藤、豨莶草、海桐皮、海风藤、天仙藤、白花蛇。

驱寒：附子、肉桂、干姜、蜀椒、补骨脂、胡芦巴、续断、片姜黄、巴戟天。

祛湿：苍术、白术、赤白茯苓、薏仁、木瓜、牛膝、防己、桑寄生、五加皮。

清热：黄柏、黄连、黄芩、胆草、山栀、石膏、知母、葛根、柴胡、忍冬藤、地骨皮、功劳叶、丹皮、丹参。

通络：蜈蚣、地龙、细辛、川芎、橘络、丝瓜络、桂枝、桑枝、威灵仙、伸筋草、新绛。

活血：桃仁、红花、归尾、元胡、乳香、没药、赤芍药、鸡血藤、茜草根、䗪虫、紫草、郁金、血竭。

行气：陈皮、半夏、木香、香附米、桔梗、厚朴、枳壳。

补虚：人参、黄芪、鹿茸、地黄、当归、肉苁蓉、狗脊、杜仲、菟丝子、何首乌、枸杞、山茱肉。

医案：

李某某，女，19岁。

病将两周，开始形似外感，发热，身痛，服成药无效，旋即肘、膝、踝各关节灼热样疼痛日甚，四肢并见散在性硬结之红斑。经北京同仁医院诊为风湿性关节炎。体温逐渐升至38℃不退，行动不便，痛苦万分，大便燥，小溲赤，唇干口燥。舌质绛红，无苔，脉沉滑而数。内热久郁，外感风寒，邪客经络留而不行。阴气少，阳独盛，气血沸腾，溢为红斑，是属热瘗，急拟清热活血、祛风湿法治之。

处方：鲜生地12g，忍冬花10g，左秦艽6g，鲜茅根12g，忍冬藤10g，汉防己10g，牡丹皮10g，紫地丁15g，甘草节4.5g，紫丹参10g，紫草根6g，桑寄生12g，嫩桑枝12g，黑芥穗6g，紫雪丹10g（分两次随药送服）。

二诊：药服2剂，热少退，病稍减，拟前方加山栀6g，赤芍药10g，赤茯苓10g。

三诊：前方服2剂，大便通，体温降至37.2℃疼痛大减，红斑颜色渐退。处方：原方去紫雪丹、忍冬藤、紫地丁，加当归10g，松节10g，白薇12g。

热瘗之证，选用紫草及黑芥穗。紫草活血凉血治斑疹，利九窍，清血热之毒。芥穗炒黑入血分，能引血中之邪由表而去，并能通利血脉止筋骨痛，尤其加用紫雪丹疗效更速，因紫雪丹中有麝香，无处不达，止痛颇效，西医学诊断之结节性红斑及急性风湿热者可以参考使用。（《瘗证专辑·证辨四候治从八法》）

孔 伯 华

孔伯华（1884~1955年），名繁棣，别号不龟手庐主人，山东曲阜人，誉为"北京四大名医"之一。其著述有《八种传染病证治析疑》《脏腑发挥》《时斋医话》《中风说》《诊断经验》等。后人曾整理有《孔伯华医集》。

孔氏认为，治疗风、寒、湿、热四痹，关键在于辨证准确、用药恰当，力斥那些寒热不分、虚实不辨、用药孟浪的庸医。观其治痹之方，味多而不乱，主治与兼治井然，对严用和之豨莶丸比较推崇。尤其是对热痹及其变证，采用卫气营血辨证论治，可谓精辟。

原文选录

痹因于风寒湿三气杂合之论，始于《内经》，热痹之说起于仲景；由是风、寒、湿、热皆可为痹矣。古方多以寒湿论治，且多杂用风药，吾辈从师学习，见寒湿固有，热湿尤多。寒热未分，虚实不辨，药用之误，其害非浅，所成坏病废残者，屡见不鲜。误认热是寒，乌、附浪施，再因本误于寒，更误寒而又虚，参、芪与当归、熟地过量壅补，三五十剂服毒者其幸不死，医未知错，犹谓气血大虚真寒不减，不仅前药照用，又以番木鳖之得意之作。最可叹者，患者难明，本因病之害，仍遵医误，岂不惜命？贪生之想，苟求可安，任其医者误之再误，参、芪、当归、熟地不改，去马钱以巴豆，堪误大毒治病，然未见其全。其热之为痹，误伤其热药，愈演愈烈。斯时也，骨筋疼烦，筋拘挛，经络急。然而，阳邪窜扰其上，清窍瞀瘛，其壅于内者，由腑及脏，热毒聚陷日深。五内焦躁，津夺液耗，精气欲竭，神焉能守，命属何存；患家疑虑，患者不暇自顾，医者愦愦。似曾闻中巴毒之毒，解之以甘草，又觉绿豆平和，还促病家急取与患者服用，侥幸方得暂缓，医者歧途未出，自信于此际另立填塞阴液之大剂，断无“功亏一篑”之嫌，于是胶拣龟鹿，果采杞萸，觥觞以进山羊之血，锡壶而温虎骨之浆。岂不察吴瑭先生有言：“……寒痹势重，而治反易，热痹势缓，而治反难，实者单病躯壳易治，虚者兼病脏腑，夹痰饮腹满等证，则难治也。”可想而知，本一热痹，未夹痰饮腹满，今则促之以成！古人云：医之用药，将之用兵，医本无杀人之心，而医之用药不当真能死人，热痹一证，足成借鉴。三十余年来，吾等常思先师治痹之方，确较治他证用药多，然多而不乱，其多处是兼治变法，其简处可约而为之者，如吾师常言：“豨莶丸，严用和使以治痹，当效其法。豨莶草、威灵仙、天仙藤、川牛膝、汉防己、晚蚕沙、宣木瓜、薏苡仁、生滑石、鸡内金、丝瓜络、粉萆薢皆可妥用。《灵枢》谓：胃热则廉泉开。痹之因热，或在暑天，有面赤口涎自出者，必重用生石膏。设若元明粉冲服，是病期短而热实急，虽骠壮之人难忍痛剧以成泣，便结不下，下而如球，舌红而有黄糙苔，甚则苔黑起芒刺者。更或热邪扰营，舌绛不渴，身起疖斑，焮灼肿痛，小便短赤，脉数而伏，则又当灌服紫雪丹。热毒已经聚于内，迫血妄行，神明欲乱，须投犀角、犀黄丸，并以赤小豆皮煎汤送下。”至于地龙以治风热，皂荚利便通痰，竹茹而坚筋骨，石斛能使肉生，白花蛇疗其瘫废，虎潜丸以起沉疴，非一语所能详尽，请于案中留言，临证细推，举一反三，庶痹之一症可应手而愈也。(《孔伯华医集》)

代云波

代云波（1888~1973 年），四川名医。善用乌头治疗各种痹病屡获良效。

原文选录

风寒湿痹

代氏选《金匮》之乌头汤、乌头桂枝汤、麻黄附子细辛汤等三方，将其熔于一炉，从中提取川乌、附片、麻黄、细辛、桂枝、干姜、甘草等七味组合为基础方，命名为“乌附麻辛桂姜草汤”，再随证加减。行痹，主以祛风通络，佐以散寒除湿，则乌附可选其一，再酌加荆芥、薄荷、防风、独活、羌活、秦艽、威灵仙之类。痛痹，主以散寒温阳，佐以祛风胜湿，则酌加肉桂、鹿角片或鹿角霜、吴茱萸等。着痹，主以利湿健脾，佐以祛风散寒，则去甘草之甘缓恋湿，再酌加柴胡、粉葛、藁本、羌活、萆薢、茯苓皮、五加皮等，甚至五皮饮。若病在头颈，则酌加柴胡、粉葛、藁本、羌活、白芷、苍耳子之类。若在腰背或肾虚者，则加杜仲、续断、狗脊、桑寄生、独活、淫羊藿、鹿角霜等。若在两胁，则酌加柴胡、郁金、台乌、香附、吴茱萸、牡蛎等。若在四肢，则酌加独活、羌活、姜黄、桑枝、鸡血藤、钩藤、石楠藤、海风藤、茜草、怀牛膝、松节、千年健等。若血瘀或久病入络，则酌加苏木、川芎、赤芍、桃仁、红花、甲珠、鸡血藤等；痛甚者，再酌加乳香没药等。若气血虚者，则酌加黄芪、当归、潞党参、贡白术等。肿甚者，尚可酌加猪苓、地肤子、海桐皮、大腹皮、五加皮、茯苓皮、陈皮等。

湿热瘫

代氏以清热渗湿，佐以通络为法，方以薏苡竹叶散加制川乌为基础方（苡仁、竹叶、滑石、木通、连翘、白豆蔻、茯苓皮、制川乌），命名为"川乌苡仁竹叶散"。若兼风者，则酌加荆芥、薄荷、防风、羌活、独活、秦艽等。若兼夹寒湿，则酌加附片、细辛、羌活、独活、五加皮、苍耳子、海风藤、丝瓜藤等。若兼寒，肢节肿痛、面浮肿、腹胀满，则仍以乌附麻辛桂姜草汤去甘草，再酌加大腹皮、茯苓皮、陈皮、荆芥、薄荷、杏仁等。若热偏盛，加黄芩、黄柏、栀子之类。其他在肢体部位者，可参考风寒湿瘫的部位用药，酌情加减。

湿热瘫，代氏认为乃是风、寒、湿外束，邪郁化热而成，实际上乃是风、寒、湿化生之湿热证候，但因其证候特殊，故单列一型。临床疗效证明，两种类型配合两个基础方，亦是行之有效的。再从治则来测，古今医家对风寒湿瘫，偏风者，皆主以散寒温阳，佐以祛风除湿；偏湿者，亦皆主以利湿健脾，佐以散寒。细察治则，代氏认为"只言何气偏盛而辨"，不必再分他型，是正确的。

湿热瘫之基础方，薏苡竹叶散加川乌，且不管其兼寒与否，是必加之药。代氏认为是取其燥湿镇痛之用，且常佐以黄柏及蜜煮川乌，取黄柏之苦寒，蜂蜜之凉润，刚柔相济，入里祛寒，且制其辛温刚燥之性，即所谓"去性取用"之义。

大剂量之乌、附问题，历代医家皆认为乌附是有毒之品，临床不敢广泛应用，更不敢大剂应用。代氏宗仲景乌附配伍方法，参近代之动物实验，及自己50余年之临床经验，认为乌附生者固然有剧毒，炮制过者仍有毒性，但经煎煮3小时（附片2小时），毒性基本消失，而有效成分仍未被破坏。故代氏习用制乌、附子各30~120g，亦鲜有中毒者；且对体较弱者将川乌同蜜煮（蜜60~90g，湿重者不用），以解其毒，方中用甘草（30~60g），除可甘缓外，亦可解乌附之毒。偶有极个别因未遵医嘱，煎药时间不够，每出现头晕眩、口舌肢麻者，代氏常嘱以大剂蜂蜜（34g）或淘米水，或以较大剂甘草、防风、绿豆汤内服，当即可解。若有口舌赤烂、咽痛者，则减干姜之量。代氏对瘫证习用大剂乌、附主要是从临床疗效出发。我

们跟师临床多次所见，从患者自身疗效对比，前数剂乌、附仅各30g，疗效不佳，再诊时将乌、附加至60~90g，或将乌或将附加至120g时，其效大显。同时，对新病、轻病用乌、附量较小，对久病、重病用量较大。

麻辛桂姜草问题，代氏治疗病，除乌、附量大外，对麻、辛、桂、姜、草量亦大，麻黄常用12~15g，细辛常用6~12g，桂枝常用30~60g，干姜或生姜常用30~90g，甘草或炙甘草常用30~60g。代氏认为对较重之风寒湿瘫，非用其大量，则不能活络通筋，逐寒除湿。临床实践亦证明正是这样。在实习伊始，我们费解，因麻黄、桂枝是相须之伍，再加大量之细辛和姜类，想必大汗出，同时且常配伍荆芥9~12g，薄荷12~15g，羌活、独活各15g，葛根24g，柴胡18g等透表解肌之药，用量较大，想必更汗出如雨。但经临床询问500多人次，以及本文所统计149例中，患者反应：并未汗出，或只言微汗或小汗，小汗亦与夏季有关。代师曾云："大量乌、附固阳之品，怎能汗出？再加大量甘草之缓，故不会汗出。"并认为甘草有"通血脉，利血气"以助开瘫之功。据临床观察，对湿盛者或湿热型患者，不用甘草亦未汗出，可见不汗出之因，主要是与大量乌附固阳有关。且代师用麻黄，常以淡盐水炒或醋炒（依病位而定），认为盐入肾，醋炒入肝。肾主骨，肝主筋，随乌、附入里，共祛筋骨间之寒湿。但代师除对瘫证用乌、附、麻、辛、桂、姜、草大量外，其他一般之疾病，亦是用普通之剂量。可见代师对瘫证之理法方药是有其独到之处的。

一般医家认为加诸虫药对瘫证疗效较好，因其有祛风通络，除湿散结之功，且有以毒攻毒之力。代师认为瘫证并非由毒引起，乃是由"风寒湿邪乘虚侵袭于经络脉隧中"所致，故不用虫药。（《古今名医临证金鉴》）

陆 观 虎

陆观虎（1889~1963年）。江苏吴县人，天津名医。治瘫病善用藤类，疗效颇佳。

原文选录

陆氏认为，瘫证病因不一，风寒湿三邪俱全，故治疗上亦勿须面面俱到。他说：民间单味草药寻

骨风,既能利湿,又能祛风,兼能散寒,用于痹证可收到满意效果。在治痹证时,除针对病因疏风、祛寒、燥湿之外,还应注意调和营卫,使已经入袭之邪无容身之地,在外的风寒湿也不易内侵。初起多用祛邪通络之品,使营卫宣畅。病久配合补气血益卫和营之品,多获良效。基本方是:

桂枝 2g,杭芍 10g,大小蓟各 10g,当归 4.5g,秦艽 9g,防己 4.5g,寻骨风 30g,海风藤 10g,桑枝 30g,丝瓜络 10g,豨莶草 9g。

加减法:上肢痛加羌活,血虚加鸡血藤,下肢痛加牛膝,腰部痛加杜仲,气虚加白术,痛重加灵仙、海桐皮,湿重加茯苓、薏米、萆薢,寒重加生姜、干姜。

陆氏在治疗痹证中广泛地运用藤类药物。他认为藤能入络,络能通脉,藤络能够通经脉活络脉。选用藤类药物治疗痹证是和缓之法,乃尊叶天士"宿邪宜缓攻"之旨,并有引经作用,可达于四肢及病所。还应明了某些藤类药物适合某证。青、海风藤可祛络中之风,对游走性肢体疼痛效果较佳,适用于行痹;天仙藤行湿利水,通络止痛,适用于湿盛的着痹;络石藤通利关节,对于慢性的痹证,关节不利者效果颇佳;忍冬藤清热解毒,适用于红肿热痛的热痹;石楠藤利筋骨除痹痛,引药上行,适用于面部及背部的疼痛;宽筋藤疗风湿痹痛,对关节拘挛,腰肌劳损,关节屈伸不利有明显效果;鸡血藤养血通络,祛风湿强筋骨等,均有卓效。(《古今名医临证金鉴》)

张 梦 侬

张梦侬(1896~1977 年),原名炳丞,别名正一,字宏彪,湖北汉川人。毕生专志于医,积五十余年临证经验,著成《临证会要》一书。

张梦侬将痹病分为二大类:以风湿挟寒邪病痹者为风寒湿痹,以风湿挟热邪病痹者为风湿热痹。认为寒热二痹亦能随人体素质变异,如患者为阳盛阴虚之质,则风寒湿邪内蕴日久化热,而转为热痹;如患者为阴盛阳虚之质,则风湿热痹日久引起阳气虚弱而转为寒痹。

原文选录

《素问·痹论》中痹病名称有十六种之多。今人则分为二大类:一以风湿挟寒邪病痹者为风寒湿痹;二以风湿挟热邪病痹者为风湿热痹。因风湿寒或风湿热合邪侵入人体,都能损害营卫,阻碍经络,凝滞气血,引起肌肉、筋骨、关节疼痛,或肿赤发热,或屈伸不利,或反复发作,迁延难愈。但寒热二痹,亦能随人体素质变异。如患者为阳盛阴虚之质,则风寒湿邪内蕴日久化热,而转为热痹;如患者为阴盛阳虚之质,则风湿热痹日久引起阳气虚弱而转为寒痹。临床所见,以风寒湿邪郁结日久酿热化燥者为多。更有因此耗伤津液,导致经脉、筋骨、肌肉失其营养滋润,使手指足趾卷屈,肌肉瘦削,关节变形者。由于病邪浅深、部位不同,体质强弱虚实各异,临床症状颇多变化。仅就历年治验,略举数则,以供参考。

痛痹

1. 露肩风

证候:肩肘臂腕,痛如锥刺,不能屈伸。其痛以肩肘外下侧部为剧。痛处不现红肿,但手不可近。其病多发于一侧。

病因:睡卧当门、窗露缝或墙壁罅隙之处,露臂、肩肘、腕于外,贼风虚邪乘于手太阳、少阳之络。

治法:发病不久者,宜疏通经络,调气活血,针药并用,短时可用。多年久病者,须长期服药。

针穴:腕骨、阳谷、养老、支正、液门、中渚、阳池、支沟、肩贞。均针患侧。

方药:桂枝 6g,炙甘草、白芍、红柴胡、秦艽、羌活、姜黄、卫矛各 10g,桑枝 60g,海桐皮 15g,生姜 3 片,大枣 3 枚。

用法:水煎,分 3 次温服。被复,得微汗为佳。每日 1 剂,以 10 剂为 1 疗程。如服药 1 个疗程,痛止病愈,可停药观察。如服完 10 剂,病痛减轻,但未痊愈,可按本方继续多服,更用刺法,以完全治愈为止。如多年久病,须长期服药。

2. 半身冷痛

证候:久患腰腿作疼,下半身畏冷,虽在三伏天气,亦须坐垫棉褥,否则觉寒冷彻骨。夏月亦不能去衣,略受寒凉则腰腿立时作痛。

病因:精气亏损,又加常受寒湿。

治法:形不足者温之以气,精不足者补之以味。药须甘温,法宜缓图。

方药:彰明附片 120g,精羊肉 250g。

用法:开水五磅,熬至一磅半,1 日分 2 次取汁温服。本方自立冬之日起至次年惊蛰节止，每日服1剂。

3.痛痹化燥

证候：始则腰痛，继则腰痛连及双下肢，病久不愈，痛日增剧。屡用辛燥，渐至腰椎下旁肌肉有掌大硬块，坚硬如石，日夜痛无休止，导致腰不能转侧，腿不能屈伸，转侧困难。食少形瘦，大便结滞不畅。

病因：经筋扭伤于先，寒湿乘袭于后，气血凝滞，经络痹阻，寒湿内蕴，日久酿热化燥，以致津液被灼，经筋失养，故腰腿转侧屈伸皆废，形与瘫痪无异。

治法：病由寒湿蕴热化燥。仿东垣李氏之清燥汤加减为丸，再以润燥通络，活血荣筋之药泡酒，日饮少许，以助药力。

方药与用法：

（1）黄芪、党参、白术、苍术、茯苓、生地、熟地、杜仲、黄柏、牛膝、续断、补骨脂、菟丝子、陈皮、升麻、柴胡、甘草、当归、麦冬、泽泻、神曲、贯众各60g。共炒，研末，炼蜜为丸，梧桐子大。每次50丸，每日3次，开水送下。

（2）活血藤120g，明玉竹60g，当归60g，白芍60g，干地龙21条，全蝎10g，桃仁30g，红花30g，羌独活各30g。

白酒2500ml，大瓷罐装药泡酒，密封过半月。每饮一小杯。药酒服完一半，可再加白酒相应量。

行痹

证候：一侧上下肢交替肿痛，以肘、臂、股、膝内侧为甚，行动受限，手不可近。数月不愈。上重则下轻，下重则上轻。

病因：风寒湿邪客于手足三阴经脉，气血逆行不畅。

治法：祛风、宣湿、散寒、通经活络，针药并施。

针穴：肩髃、曲池、列缺、曲泽、少海、中渚。

刺法：因患肢痛极不能动，先按摩患侧上述六穴，次用"缪刺"法，刺健侧上述同名穴，以缓其痛。

方药：苍术、黄柏、桂枝、威灵仙、姜黄、秦艽、白芍各10g，海桐皮15g，羌活6g，独活6g，桑枝30g，晚蚕沙15g，牛膝10g。3剂。

用法：每日1剂，水煎，分3次温服。另用上方2剂，泡酒1500ml，每次一小杯，每日3次。以防复发。

热痹

证候：上下肢肩、肘、腕、指、髀枢、膝膑、踝、趾诸关节，游走作痛。痛处热炽，微现红肿，痛如锥刺不能动。但痛经半日或一日，此处痛减，红肿消退，又走窜彼处关节，引起肿痛，循环往复，交替不已。多有炽热、汗出、舌红、脉数、食少、形瘦等象。常数日或数十日不愈。

病因：风寒湿邪乘虚客于经络，日久失治，郁伏化热，或其人素禀阳盛，邪入即转化为热作痛；或被热邪、风热、湿热直接所伤。前人以其历节作痛，称为白虎历节风。

治法：主以甘寒清热滋阴，苦寒泻火坚阴，佐以败毒息风通络，切忌辛温燥热之剂。

方药：生石膏粉30g，忍冬藤30g，鲜桑枝60g，白茅根60g，夜交藤、鲜石斛、白芍、生地各15g，知母、黄柏、甘草、竹茹各10g，白粳米1撮。

用法：加水四磅，熬成两磅，分两日六次温服。发病严重时，可一日服完，多服能痊愈。

热痹化燥（全身关节疼痛变形）

证候　肢体关节经常作痛，屡治无功，日久则四肢及背脊腰骶诸关节部分肿大强直，病变关节周围肌肉萎缩，变成畸形，甚至拘急挛缩，不能屈伸，脉多微浮短涩，或有浮洪弦滑者。

病因：湿热蕴结于肢体关节经络筋骨之间，久羁不解，郁而化燥，劫伤津液，筋骨关节失于润养，气滞血瘀，凝结不行，故令肢节变形而拘挛。

治法：增液润燥，养筋活络。

方药：玉竹、白芍、鲜石斛、薏苡仁、五加皮、海桐皮各15g，白茅根、忍冬藤、夜交藤各30g，川牛膝、炒黄柏、知母各10g，鲜桑枝60g。

用法：浓煎，分3次温服。以15剂为1个疗程。重病、久病，可续服3个疗程。

痹证并肝肾亏虚

证候：肢体经常作痛，尤以腰膂酸楚胀痛为甚。下肢软弱无力，髀、膝、肩、肘关节较常受累，而髀膝疼痛常较肩肘为重。病久不愈。

病因：风寒湿邪深入经络筋骨之间，日久累及肝肾。肝主筋，肾主骨，《内经》谓："腰者肾之府"，"膝者筋之府"，故常痛连腰膝。

治法：祛风、散寒、利湿、止痛，兼补肝肾。因病邪深入，非辛温重剂不能为功。但虑药重伤正，当以丸剂缓图，此重剂轻投之法。

方药：羌活、独活、苍术、海桐皮、菟丝子、防己、狗脊、续断各60g，制乳香、制没药、制川乌、攒地风、寻骨风、补骨脂、乌梢蛇肉（焙枯）各30g。共炒，研极细末，炼蜜为丸，如梧桐子大。

用法：每次服10g，日服2次，空腹时开水送下。

痹证化热伤阴

证候：多年肢体作痛，上肢较重，特以上臂为剧，渐至手指关节肿痛变形，拘挛不能屈伸。舌红少苔，脉象弦数。

病因：风寒侵袭，病久失治，或过用辛燥、搜风之品，以致风湿不除而兼化热伤阴之弊。因而筋脉更失所养，故关节疼痛变形。

治法：辛凉养阴以祛风，苦寒坚阴以清热，佐以少量辛温，资其宣导，舒筋活络。

方药：黄柏10g，石南藤15g，苍术1.5g，桑枝60g，白茅根30g，苡仁30g，夜交藤15g，姜黄10g，牛膝15g，海桐皮15g，白芍15g，威灵仙15g，桂枝2g。

用法：浓煎，分3次温服。连服十余剂，可望逐渐好转。如坚持常服此方，可冀痊愈。（《临证会要·痹证》）

陈伯勤

陈伯勤（1896~1995年），广西兴业县人，玉林地区中医院主任医师。

原文选录

治痹之法颇多，陈氏喜用活血、祛痰、补肾三法，对痹证日久，伤及气血、筋骨者更宜。

治痹宜活血

陈氏认为痹证日久，伤及气血者，正虚邪恋，筋骨失养，以致骨节酸痛，屈伸不利，应从血治。血脉流通，则痹痛缓解。常用方剂为趁痛散、黄芪桂枝五物汤、当归补血汤等。其中以趁痛散使用最多。常用药物：

桃仁9g，红花6g，乳香9g，没药9g，香附12g，五灵脂9g，羌活6g，甘草6g，地龙12g。

水煎服，日1剂，分2~3次服。偏于血虚者常加黄芪18g，当归6g，川木瓜15g；偏于气虚者加党参15g或红参9g另煎；痹在上肢者，加桑枝30g，秦艽10g，姜黄12g；痹在下肢者，加牛膝15g，薏苡仁30g；偏寒者加熟附子9g，桂枝6g；偏热者加银花15g，连翘12g；血瘀较重者，加丹参20g，赤芍15g。运用本法治疗偏于血瘀之痹证患者，能坚持服药2周以上，多收显效。

治痹应祛痰

百病皆因痰作祟，痹证日久，湿变为痰，痰留关节，瘀阻经络，则关节肿大，活动受限，甚则疼痛麻木，不能屈伸，历时较长，反复发作，骨节变形，祛风散寒除湿之剂大多无效。治当从痰论治，痰除则痹可愈。陈氏多用小活络丹或侯氏黑散。常用药物：

乳香9g，没药9g，制川乌6g，制草乌6g，川芎6g，地龙9g，制胆星6g。

日1剂，水煎分2~3次温服。痰湿重者加制半夏12g，陈皮6g，茯苓15g，白芥子15g，以化痰通络；偏于痰热者，加天竺黄6g，川贝母10g，丝瓜络15g，以清化热痰；痰阻经络者，可加僵蚕9g，白芥子15g，以搜经络之痰；夹有瘀斑者，加丹参15g，丹皮10g，红花6g，牛膝15g，以增强活血化瘀之力；久病气血不足者，加党参15~30g，当归10g，黄芪15~20g，以补气养血。该病病程较长，服药时应坚持数周，待病情缓解后，再以调补脾胃肾之法巩固疗效。方用六君子汤加牛膝15g，川木瓜12g，生薏仁30g，桑寄生15g，川断15g。日1剂，水煎分2~3次温服。根据病情变化，灵活掌握。

治痹需补肾

痹证日久，或长期过用温燥，肝肾受损，筋骨失于濡养，病人多见关节疼痛，腰酸腿软，头晕眼花，夜间多梦，小便频多，双耳蝉鸣，经久不愈等肝肾亏损的症状。陈氏多用补肾之法，选用补益肝肾之方药，以图缓缓收功。常用金匮肾气汤、五兽饮、独活寄生汤、虎潜丸等，以独活寄生汤加减使用最多。药物：

独活9g，秦艽9g，桑寄生15g，川芎6g，当归6g，熟地20g，白芍9g，杜仲15g，党参15g，炙甘草6g。

日 1 剂，水煎早晚分服。

陈氏常用龟甲胶、鹿角胶、鹿筋、鹿角霜、虎骨之类血肉有情之品，因目前虎骨药源缺乏，可用狗脊、狗骨代之，亦有一定效果。且药源充足，价格便宜。（《古今名医临证金鉴》）

朱 春 庐

朱春庐（1899~1968 年），浙江省名中医。

原文选录

痛瘅用乌附，宜宗"以知为度"之法

按《素问·瘅论》之说，凡瘅证之痛剧者，似均应责之于寒，但临床所见，并不尽然。其风邪而挟热者，往往痛处如灼，喜凉畏暖，即《内经》所称热瘅之证，以白虎桂枝汤最为合法。其症当见身热舌赤，脉浮而数，心烦短气，便秘而溲少。若外邪之痛瘅，则必外见形寒，苔白脉紧，肢节拘挛，甚则四末厥冷，痛势急，得温则减。自《金匮》以下诸书，治寒瘅皆主乌、附之剂，如乌头汤、乌头粥（《证治准绳》）、五苓散（《沈氏尊生书》）、小活络丹（《局方》）等皆是，但观其效应，与服法之关系甚为密切。试观仲景用乌头诸方，其方下皆注云"以知为度""不知，尽服之"等语，故用乌、附于痛瘅，须宗仲景之法，无论粉剂、丸剂或汤剂，皆宜少量多次，令患者觉微麻为度，此本"药不瞑眩，厥疾不瘳"之义。盖乌、附乃辛温有毒之品，或生用或制用过量皆可杀人，有以大剂施人，以示炫耀者，实是危险，初学者切勿孟浪效学，余方中用生川草乌，从未超过 3g。记得 20 余年前，曾以三生饮抢救寒痰猝中一例，其人喘而气虚，中风后痰声曳锯，昏不知人，脉沉微细，手足厥冷，用乌附、南星各 3g，研末为散，以菖蒲、双钩、木香、生姜煎汤化水，3 次分吞，一剂即苏，可见小量亦足愈病耳。

搜剔逐邪，久瘅必用

使用虫类药以治瘅闭，清代叶天士最为常用，其《临证指南》中治疗鲍姓周瘅一案，用大队虫药以取胜，如蜣螂虫、全虫、地龙、穿山甲、露蜂房等。盖草木金石之类，徒于气味入经，虫类乃血肉有情之物，形胜于气，更有搜剔逐邪之功。因此临床应用，治上焦头面诸凡口眼㖞斜，多以僵蚕、全蝎、蜈蚣为主。著名方剂如白僵蚕散（《证治准绳》方），治肝风头痛多泪，以白僵蚕、桑叶、荆芥、细辛、木贼、旋覆花、甘草为主；撮风散（《咽喉秘集》方）以僵蚕、甘草、桔梗、荆芥、防风、薄荷为主，治喉痛初起外感风热；牵正散（《杨氏家藏方》），僵蚕、全蝎、白附子同用，治中风口眼㖞斜。病在中下焦及四肢经络者，以山甲、土鳖虫、蜣螂为主。著名方剂如仙方活命饮（《外科正宗》方），以山甲、皂刺、归尾、赤芍、象贝、乳没、银花、防风为主，有消肿止痛，疏通经络之功；补阳还五汤（《医林改错》方），地龙、当归、黄芪、赤芍、川芎、桃仁、红花，治气血两虚，经络瘅阻，半身不遂。至于蜣螂、蜂房以毒攻毒，有咸寒腥膻之气，久服败胃，临床以入丸剂为宜。余历来治久瘅，半身不遂，掌握四大原则：痛则通经逐瘀；挛则活血舒筋；麻则养血润燥；木则化湿通络。其中虫类药物之应用，以挛瘅为最效，山甲、地龙、全蝎、僵蚕，瘅证实所必需。

马钱子治瘅证之效著

马钱子，一名番木鳖，乃性寒味苦有大毒之品，用于阴寒内盛之瘅证极效，此经验系从外科小金丹中得来，《外科全生集》谓：小金丹能治一切阴寒痰核。方中以番木鳖为主药。余见瘅证中，亦有类似之走注疼痛，或痛着不愈之阴寒类型者，用此丹果获明显效果。后复得我县已秘传七世之"杨九牧瘅证健虎丸"（其用马钱子、川草乌、川羌活、独活各 192g，附子 36g，乳没各 84g，当归、牛膝、麻黄、木瓜各 168g，共研末，另将桂枝 60g 煎成浓汁，代水泛丸如绿豆大，临睡前每服一钱，服后宜取微汗），方中以马钱子为主药，但其炮制甚为讲究，兹附录如下：将马钱子浸清水中，每天换水，以浸透为度（夏季浸 5 天，春秋两季浸 7 天，冬季浸 10 天），取出切成薄片，再用清水漂 1 天后洗净，然后用绿茶叶 30g 合马钱子 192g，加水适量煮透，取药去汁，清水淘净晒干后，再用麻油或茶油炙炮（以色深黄为度，枯焦则失效）。混合它药泛丸。杨家沿用此方已七世，至今仍深得苏、嘉、沪一带群众信赖和赞誉，可见其功效之确凿也。（《古今名医临证金鉴》）

赵 炳 南

赵炳南（1899~1984 年），原名德明。河北省宛

平县人，中医教授。祖籍山东德州。早年从学于北京丁德恩先生，专功外科，博览历代外科名著，融合各家之长。擅长治疗皮肤及疮疡诸病，享誉京城六十年不衰。著有《赵炳南临床经验集》。

原文选录

赵炳南教授治疗红斑狼疮的用药经验：

红斑狼疮可分为局限性盘状和系统性两型，前者以皮肤损害为主，通常毁坏面容；后者除皮肤病变外，尚可同时出现肾、心等脏腑损伤，甚则危及生命。赵老从上实下虚、上热下寒、水火不济、阴阳失调的复杂病象中，善于剖析阴阳消长、邪正增减、寒热变迁等种种关系，选用《证治准绳》之秦艽丸为基本方化裁，治疗红斑狼疮，常获良效，兹简介如下。

秦艽丸组成：黄芪30g，秦艽15g，黄连6g，乌梢蛇6g，漏芦10g。赵老认为：方中用药虽然只有5种，然其功用有三：①重用黄芪补虚益损，正气足则邪不可干；②黄连、漏芦泻火解毒，一用苦寒，治在心经实火；一用咸寒，治在胃腑积热，颇合"诸痛痒疮，皆属于心"之旨；③秦艽化湿通络，治在表；乌梢蛇透骨搜风，治在里，同为经络痹阻而设。综观本方，实乃扶正祛邪之剂。

在临证中，赵老既强调整体观念，又十分重视其某药专长的发挥，根据红斑狼疮病情变化，以秦艽丸为基本方，其用药经验如下：壮热不退者加玳瑁、沙参、鲜芦根、干地黄、水牛角、生地炭（取其凉血、解血分之热毒）；低热缠绵、数月不退者加南北沙参、地骨皮、石斛、元参、青蒿，以清解肌肤乃至骨之虚热；肩、肘、腕、膝、踝关节痛者加桂枝、松节、伸筋草、海桐皮、萆薢；周身肌肉酸痛者加鸡血藤、延胡索、没药、乳香；腰痛拒按者加云南白药、路路通、天仙藤、丹参、茜草、鬼箭羽、豨莶草；腰痛喜按者加炒杜仲、胡核桃、川续断、徐长卿、五加皮；腰软乏力、难以支撑者加白人参、红人参、石斛、南北沙参、玉竹、当归、参茸卫生丸；麻木者加刘寄奴、徐长卿、桑寄生、丝瓜络、伸筋草；颜面蝶形红斑者加玫瑰花、凌霄花、鸡冠花、红花、金莲花（药味取花，花性轻扬，凡红斑在面部，病在血分者皆宜）；指（趾）端苍白、青紫、冰冷者加元参、石斛、鸡血藤等甘寒通络之品；心慌、胸闷不舒，发时则不能自主，甚则心痛阵作者加桂元肉、石斛、紫石英、石莲子、薄荷梗、老苏梗、蛇胆、陈皮末、合欢花、全栝蒌、薤白；两胁疼痛，食欲减退，或者食后腹胀不适者加沉香末、广木香、橘红、大腹皮、厚朴、陈皮、枳壳、白术、苡仁、伏龙肝；全身浮肿，小便量少，腰空痛者加白人参、红人参、抽葫芦、防己、泽泻、楮实子、山茱萸、车前子、生苡仁、仙人头、丹参、枸杞子、女贞子益气扶阳，利水消肿；尿检红细胞增多者加银花炭、生地炭、白茅根、金钱草以凉血、止血、解毒；尿检蛋白为++~+++者加海金沙、萹蓄、瞿麦、木通、水葱、赤小豆、石苇、韭子、山茱萸、楮实子、菟丝子以通利、温肾秘精。（摘自《湖南中医杂志》1986年第5期）

张伯臾

张伯臾（1901~1987年），上海川沙县人，教授。1923年毕业于上海中医专门学校，后又在丁甘仁先生门下学习一年，深受教益。张氏从事中医内科临床和教学工作60余年，长于内科杂病。主要著作有《张伯臾医案》《中医中药治疗急性心肌梗塞的经验》。

《张伯臾医案》立专篇讨论痹病，篇中以热痹和寒痹为重点，从病因病机、主证兼证、治法方药、加减化裁等方面作了比较全面的论述。尤其是对肝阳化风入络或阴虚肝风入络与热痹化火之症，作了明确的鉴别；对变应性亚败血证从痹证着手辨证论治，独辟蹊径。其治疗用药，多遵经方之法，又不乏经验之谈，于临床颇有实用价值。

原文选录

痹证之属于热者，起于感受风、湿、热之邪，或风、寒、湿邪郁久，因阴虚之体质而化热。关节红、肿、热、痛为其主证，虽发热但怕冷轻；若为风、寒、湿邪郁久化热者，可不发热或发热轻，不怕冷。根据张老医生经验，热痹初起，兼见口干、苔黄、脉浮数者，可用麻黄连翘赤小豆汤，或以浮萍代麻黄，解表清热利湿；若见高热，汗出口渴，苔黄，可予桂枝白虎汤，以白虎汤清热，用桂枝引经并去风。凡热痹，热重湿轻者多，清热可选赤芍、西河柳、忍冬藤、络石藤等品；化湿之药不可过于刚燥，以米仁、防己为妥；消肿止痛，可取乳香、没药；若湿不重而舌红绛者，要重用生地，为治热痹之要药。热痹之见于阴虚之体者，易于化火，痛剧，日轻夜重，壮热烦渴，舌红绛而干，脉数，当予千金犀角汤治之。但临床另有一种病症，不可与热痹化火者相混：其素有阴虚内热，肝阳偏亢之象，又见指、趾、腕、踝、肘、膝等关节（以指趾关节为多见）微肿，微红，疼痛，日轻夜重，甚则手不可近，舌红绛，脉弦细数，兼有头晕痛、便干秘等症，此为肝阳化风入络，或阴虚肝风入络。治宜养阴清热，平肝息风之剂，除用羚羊角、生地、麦冬、芍药、丹皮、钩藤等以外，须用镇潜之品，如石决明、珍珠母之类，忍冬藤、络石藤、地龙等和络之品也可酌情而用，但忌发散药物，免器风热。

痹证之属于寒者，起于感受风、寒、湿之邪，或素体阳气不足，复感风、寒、湿邪。关节酸痛，活动不利，不红不热为其特点。初起也有发热（甚或高热）恶寒等症。张老医生善用乌头汤治风寒湿痹，所拟通痹汤：制川乌4.0~9.0g，麻黄3.0~6.0g，独活6.0~9.0g，防己15.0~30.0g，木通6.0g，黄芪12.0~18.0g，当归15.0g，甘草4.5g。若风重者，加桂枝、防风；寒重者加附子、鹿角片；湿重者，加米仁、苍术、蚕沙；兼有表证者，可据其偏性，与麻黄汤、桂枝汤、羌活胜湿汤等合用；发热高者，可少佐清热之品，如银花、连翘之类；若疼痛明显剧烈而日久者，可参入五灵脂、乳香、没药、活血止痛；日久不愈，久痛入络，或痰瘀凝结而变形者，需加入虫类搜剔，如僵蚕、全蝎、土鳖虫、蜈蚣、露蜂房、蕲蛇、乌梢蛇等；痹证日久，"其不痛者，病久入深也"，用药宜重，复见痛感者为佳。

关于痹证中活血药之应用，张老医生认为，早期不必多用，肿明显者，可用一二味以活血消肿；后期可多用活血药。（《张伯臾医案·痹证》）

程门雪

程门雪（1902~1972），原上海中医学院院长，著名中医学家。

原文选录

程氏对慢性腰痛经久不愈，甚则俯仰不能者，常以督损夹瘀论治。他认为，腰为肾之府，督脉循行于脊中，慢性腰痛常有督脉虚损之证，再加上外伤病史，疼痛剧烈固定，还须考虑久病入络、久痛夹瘀、络脉瘀阻者。用药则配以鹿角霜、山甲

片、小茴香，温通补督，攻坚止痛兼施。对类风湿性脊柱炎有此证时，亦可用阳和汤配山甲、茴香。程老说，此类方药配伍可参许叔微《本事方》及叶天士《临证指南医案》。许氏有鹿茸丸治肾虚腰痛不能转侧，以鹿茸或鹿茸配茴香、菟丝子等为丸，为纯虚之体而设。若虚实夹杂，督损络瘀，疼痛较剧，则宜伍活血通络、消瘀止痛之品。《临证指南医案》疝门陆案双鹿茸、茴香、山甲等，渊源于许叔微而有所化裁，此案虽指疝母、疝病，然正虚久病，督脉夹瘀之理相通，故异病同治，移用于腰痛此证亦效。病重时鹿角霜、山甲片各10g，茴香4.5g；病轻则鹿角霜、山甲片各4.5~6g，茴香3g即可。若肾虚则酌加桑寄生、川断、杜仲、淫羊藿、菟丝子、狗脊等；兼湿热加三妙、四妙丸；夹风湿加独活、豨莶草等；有寒痰入络，尤当配用白芥子温化，白芥子且有止痛散郁之功。石筱山伤科常以之配黄连治胸胁挫伤。傅青主治痛经之宣郁通经汤亦以其散郁止痛。（《古今名医临证金鉴》）

李幼安

李幼安（1903~1995年），湖北省汉阳县人，教授。根据临床实践与个人见解，写下了数十万字的《金匮讲义》《妇科讲稿》《温病再辨》等。李氏治疗红斑狼疮颇有独到之处，可堪称一绝。

原文选录

饼食毒虫一绝

吾师李幼安教授治疗红斑狼疮一病颇有独到之处，尤以饼食毒虫而获佳效，可堪称一绝。

先生认为，红斑性狼疮一病，虽为多脏腑损害之全身性疾病，临床表现纷繁不一，各人有异，但究其本病根源，不外"毒热"为患。吾师抓住这一首恶——"毒"字，以毒攻毒，在辨证用药的基础上，每嘱病家自制毒虫饼食以疗之，常获奇效。其具体处方与制法是：蜈蚣1条，全蝎2个（此为1日量），均不去足尾与头部，烘干（勿使焦黄），研极细末，和适量面粉，加水调匀，做成煎饼，烤熟为度，勿令焦枯过火，饼中不忌少许食盐矫味。一天之中，分1~2次食完，连服半月1个疗程。间歇3~5日，可再行第2、3个疗程，直至临床见证已毒消热清为止。

张锡纯于《医学衷中参西录》中谓蜈蚣"走窜之力最速，内而脏腑，外而经络，凡敢血凝聚之处皆能开之。性有微毒，而转善解毒，凡一切疮疡诸毒能消之。……用时宜带头足，去之则力减，且其性原无大毒，故不妨全用也。"又谓全蝎"其性虽毒，转善解毒。……为蜈蚣之伍药，其力相得益彰也。"吾师印证如斯。（《中华名医特技集成》何世银整理）

姜春华

姜春华（1908~1992年），江苏南通人，教授。在中医理论、临床、医史诸方面均有所建树，对痹病的治疗也具心得。

原文选录

风湿初起，肿痛按之热者，属于热痹，用黄柏、黄芩及凉血活血之品，如当归、川芎、丹皮、赤芍、生地等，生地可用 50~100g。

关节剧痛，不红肿，病者唯一要求是解痛，中成药往往无效。常用乌头 9g，独活 15g，附子 9g，生地 50g。水煎服。如效果不理想，可加乳香 15g，没药 9g。张石顽说：痹痛，症重日久，加乌附驱逐痰湿，壮气行经。确实经验之谈。

类风湿之治，我常以生地为主，每用 50~150g，此药治痹早见于《神农本草》，现代研究亦认为可治类风湿，能代激素，有其功而无其弊。

治疗关节炎可先用乌、附、乳止痛，然后用活血养阴之品，以防筋强拘挛，关节变形，影响功能活动。亦可用活血柔筋之药，如当归、白芍、川芎、生地、木瓜、伸筋草、黄精、玉竹等，另用祛风胜湿温寒法治之。须耐心久服，不能短期取功。关节炎变形日久，勿作风治，宜大补气，如十全大补、当归补血、六君、六味等方。另外可用地龙、蕲蛇、白花蛇、乌梢蛇、蜈蚣、全蝎等，研粉吞服，每用 1~3g，日 3 次。

五加皮、海桐皮、络石藤、蚕沙、桂心、附子，可选入镇痛药中。

活血化瘀药，古人常用，不论早期晚期，均无禁忌。

威灵仙、秦艽用于一般骨节痛，对脊椎牵强疼痛效亦佳。（《痹证专辑·简论治痹法》）

彭履祥

彭履祥（1909~1982年），原成都中医药大学教授。

原文选录

湿热瘀血　历节烦痛

历节疼痛，属于西医学类风湿性关节炎范畴之内。中医学早就认为本病是一独立存在的疾病，与风寒湿三气杂感之痹证迥然不同。彭氏在临床上所见之历节，惟湿热内侵经络，流注筋骨，深伏关节，而致气滞血瘀者较多见。这类患者，多见于体质较好的中、青年。或因感冒或因跌仆闪挫而发作。发病之初，腰脊四肢烦疼，指节红肿，灼热疼痛，游移不定，反复发作，不断加重，积年累月，经久不愈。常见有湿热俱盛、热偏盛、湿偏盛三种类型。其中热偏盛者，发病迅速，遍及全身，多在 1 年之内，即出现畸形，关节肿大，不能屈伸，肌肉消瘦，剧烈烦疼。但面色红润，关节皮肤如常，不青不暗，舌质红赤，脉多细数。湿热俱盛者，发病稍缓，发作间隔较为稀疏，常在发病 2~3 年后，逐渐累及手足腰脊，关节出现畸形，甚者口不能大张，咀嚼无能。发作时关节红肿，疼痛缓解后，关节皮色暗黑，肿胀较突出，但手足尚能勉强动作。多伴有口渴，自汗，盗汗，小便短赤，面唇色暗，饮食减少，舌尖红赤，舌根白厚等。湿偏盛者，起病缓慢，常局限指趾关节，局部灼热，红肿疼痛，发作间隔较长，虽不治疗，或间断治疗，即逾十年八年，病变仍然局限不变，或略有发展，亦多不重，对日常生活、生产劳动，一般无妨。饮食、二便正常，舌苔厚白，脉多弦缓。

上述三种类型，热偏盛者，发病之初，坚持凉血解毒，清热透络，禁用辛温走窜，耗气伤血，偶可遏止病情急剧恶化，但治愈较难。湿热俱盛者，于发病初期，及时采用清热化湿，行血活络法，如薛生白《湿热病篇》第四条方药（鲜地龙、秦艽、威灵仙、滑石、苍耳子、丝瓜藤、海风藤、酒炒黄连）加入赤芍、鸡血藤等，可取得较好疗效。即使病程已逾 1~2 年，只要关节尚能勉强活动，未服或已停服皮质激素，上方加入清解血热、活络定痛之乳香、没药、赤芍、伸筋草等，亦可使疼痛缓解，红肿消失。湿偏盛者，乃历节之轻证，肝肾气血未至大亏，仅营气不通，卫气独行，脉络空虚，湿邪外袭脉络，内侵筋骨，而致湿郁痰凝，气滞血瘀，流滞关节，故病变局限。宜辨其气血湿痰郁滞程度，选用仙方活命饮加减，多可控制病情。凡历节疼痛，不宜食醇酒厚味。(《古今名医临证金鉴》)

王季儒

王季儒(1910~1992年)，天津长征医院主任医师，临床医家。

原文选录

寒痹当遵仲景法，热痛尚需羚羊方

1. 急性风湿性关节炎

发病骤急，肿痛剧烈，游走不定，初为一个关节，很快延及其他关节。按其症状，当属行痹之类，而有偏寒偏热之殊。其偏寒者，脉来弦紧。其偏热者，脉来滑数，兼有发烧，局部有红肿热痛。治疗之法，偏寒者，宜温通散寒，《金匮》之桂枝芍药知母汤可称有效方剂。偏热者，宜清热透邪，以自拟热痹镇痛汤投之多效。

桂枝芍药知母汤加减，能温经散寒，通阳透表，主治风湿性关节炎之偏于寒者。

桂枝 6g，芍药 12g，附子 6g，细辛 3g，麻黄 3g，防风 6g，白术 6g，忍冬藤 30g，甘草 3g，生姜 3g。

此方即桂枝芍药知母汤加细辛，以忍冬藤代知母。方中麻黄、防风散风祛寒，使关节瘀阻之寒湿，随发汗而透达于外，以达到消肿之目的。临证体会四肢关节之肿痛，从汗解则道近而效速，故散风祛寒实为消肿止痛之捷径。桂枝、细辛通阳散瘀，疏通气血；附子温经散寒以镇痛，且不为功(须先煎 1~2 小时)。曹颖甫《金匮发微》治戴姓妇案中，此方用熟附子 12g，2 剂不应，二诊时改用生附子，汗乃大出，两剂肢节便能屈伸，足肿亦消。可见本方之发汗非独麻桂之力，尚赖附子以助之。但麻、桂、辛、附，过于辛热发散，故以芍药、白术、甘草敛阴健脾以和之。忍冬藤除清热解毒兼制桂附之热外，且有宣通经络之力，似较知母为优。本方虽有大量辛热发汗之品，但临床实践，只有肿痛处局部出汗较多，随着病情的减轻，而汗出亦少，乃至肿消痛止，虽继服原方，却不出汗。

仲景立方之奇，颇有不可思议之妙。

2. 热痹镇痛方

热痹镇痛方能清热散风，活血通络，主治风湿性关节炎之偏于热者，即热痹。处方：

生石膏 30g，细辛 2.4g，麻黄 2.4g，羌独活各 5g，桑寄生 20g，知母 10g，黄柏 10g，僵蚕 10g，栀子 10g，忍冬藤 30g，赤芍 10g，鸡血藤 15g，羚羊角粉 0.6g(分 2 次冲服)，乳香 5g。

方中重用生石膏、知母、黄柏、栀子等辛凉苦寒药，以煞其火焰之势，火息则疼痛自减。麻黄、细辛、羌独活散风透邪，开闭止痛，且风能胜湿，散风即能祛湿，湿去则肿消。虽为热痹，必然兼受风寒而发，故仍须散风祛寒之味。桑寄生、忍冬藤通络而祛凝滞，鸡血藤、赤芍、乳香活血通络。羚羊角清热镇肝息风而走经络。黄宫绣《本草求真》中说："历节掣痛，羚羊角能舒之。"刘河间治热痹之升麻汤亦重用羚羊、犀角。故凡急性风湿性关节炎之属于热痹者，药下肿痛即减。肿痛极剧者，此方亦可使安，效力甚捷，诚有不可思议者。

3. 痹证久痛方

关节疼痛，经久不愈，或时发时止，不红不热，由轻而重，逐渐变成慢性风湿性关节炎。其致病原因不一，有的属于寒湿凝聚，有的属于热灼筋急，有的属于湿痰瘀阻，其痛固定不移。寒湿凝聚者，局部有凉感，遇寒则甚，脉多弦紧。热灼筋急者，局部有热感，或红肿热痛，脉多滑数。湿痰瘀阻者，局部肿胀肿痛，麻木沉重，脉多沉缓。其有游走不定者，是兼风邪混杂其间。自拟基本方，随证加减，每收捷效。处方：

桑寄生 30g，威灵仙 10g，苏地龙 10g，蕲蛇 6g，鸡血藤 20g，乳香 5g。

本方桑寄生、威灵仙、地龙通络止痛；蕲蛇走窜搜风，无处不到，其止痛之力迅速；鸡血藤、乳香活血通络以止痛。寒偏胜者，加附子 6g，细辛 3g，麻黄 3g，桂枝 6g，当归 10g，川芎 6g，以辛热之味，散寒开闭。热偏胜者，加生石膏 30g，忍冬藤 30g，知母 10g，黄柏 10g，羚羊角粉 0.6g(冲服)，用辛凉苦寒之品以清热。湿偏胜者，加川草薢 15g，炒秫术 12g，苍术 10g，黄柏 10g，防风 10g，羌独活各 10g。膝关节有积液者加木通 10g，防己 10g，甘草 3g，以风药胜湿。风偏胜者，加羌独活各 10g，桂枝 6g，穿山甲 10g，土鳖虫 3g。风胜加虫类药活血，血行风自灭也。上肢痛加桂枝

6g，肩关节痛加片姜黄 10g。下肢痛加牛膝 10g，青风藤、海风藤各 12g，松节 20g，或加制川乌、草乌各 5g，腰痛加杜仲炭 12g，续断 12g，狗脊 12g，或加茯苓 12g，川萆薢 12g。（《古今名医临证金鉴》）

黄 宗 勖

黄宗勖（1912~2001 年），福建省古田县人，教授。著有《针灸学》《常见病中草药外治疗法》等十余部专著，合编《针治疑难奇症案汇》等，另有英文版专著《针药治验医案选》行销欧美各国，颇有影响。

黄氏认为针药并用，方能提高疗效，又精于研究中草药外治疗法以治内外诸疾。积一生之功擅用针药并治风湿病、骨质增生、坐骨神经痛、腰背痛等难治病证，均获较满意疗效，尤以类风湿关节炎及骨质增生等疑难病症取得很好疗效。

原文选录

类风湿关节炎的治疗

类风湿关节炎是以关节病变为主的慢性全身性疾病。属中医痹证，有"久痹""顽痹"之称。治愈困难。黄老近 20 余年来采用针药并治，取得良好效果。

1. 针灸治疗　以疏通经脉，调和气血。治疗以针刺为主，偏寒者针、灸并用。操作用平补平泻手法，留针 30 分钟，每隔 10 分钟运针 1 次。每天或隔天 1 次，12 次为 1 个疗程。

2. 内服中药　黄芪龙蛇汤（黄老经验方）：生黄芪 30g，乌梢蛇（或白花蛇 1 条，蜈蚣 2 条）、党参各 15g，地龙、白术、桂枝、防己、当归、白芍、僵蚕各 12g，桑枝 30g，甘草 9g。随证加减：偏热型加生石膏 60g，土茯苓 30g；偏寒型加细辛 6g，川草乌各 12g；寒热错杂型加丹参、石膏各 20g，全蝎 6g，蜈蚣 2 条。

3. 外用中药　当归、桂枝、威灵仙、雷公藤、乳没、川草乌各 15g，赤芍、羌独活各 12g，川芎、细辛各 9g，桑枝 30g，鸡血藤 20g。偏热型去细辛、桂枝，加石膏 90g，土茯苓 30g，防己 15g。用法：上药煎汤一脸盆，熏洗患部半小时，每日 1~2 次，药汤可连用 2 天。

黄老认为气血不足，肝肾亏损是本病主要病机。故以补气血，滋肝益肾为法。由于久治不愈者，多表现脾胃虚损，故调补脾胃是治疗类风湿性关节炎的治本之法，病之初中期应补脾胃，益气血，兼顾肝肾；中晚期应注重调肝肾补阴阳，兼顾脾胃，方能获得较满意效果。（《中华名医特技集成》）

王 为 兰

王为兰（1913~2005 年），山东省烟台市人，主任医师、教授，全国继承老中医专家学术经验导师。著有《王为兰医话医案》《中医治疗强直性脊柱炎》等。

王氏治疗痹病强调在辨证论治的前提下，重视卫气营血在病变发展过程中的意义，而久痹、顽痹者当从脏腑论治，其中尤与肝、脾、肾三脏关系最为密切，部分患者还同时兼有痰浊或血瘀。另外，在其代表著作《中医治疗强直性脊柱炎》中明确指出，肾虚督瘀是强直性脊柱炎的病因病机，创造性地确立了益肾通督是治疗该病的根本大法，并创立益肾通督汤。

原文选录

强直性脊柱炎的病机为肾虚督滞，正虚邪实，因此治疗原则概括而言就是扶正祛邪，即益肾通督。所谓扶正，即为补肾，包括补肾阴、补肾阳、和阴阳双补。其中也包括了补气、补血的内容，亦涵盖了养肝荣阴。所谓祛邪，在此就是通督这意，包括化痰、利湿、逐瘀、蠲浊，其与扶正相辅相成。

益肾通督汤：鹿角胶 10g，龟甲胶 10g，狼狗骨胶 10g（以上三药物烊化兑服），淫羊藿 10g，巴戟肉 10g，补骨脂 10g，菟丝子 10g，炒杜仲 10g，大熟地 20g，枸杞子 10g，山萸肉 10g，女贞子 10g，当归 10g，白芍 10g，炒白芥子 10g，水蛭 10 条，蜈蚣 2 条（研面，冲服），细辛 5g，降香 6g，川乌 6g。

方解：方中用鹿角胶温补肾阳，充盈督脉，龟甲胶补益肾阴，大熟地、山萸肉、枸杞子、女贞子大补真阴、养血生精，淫羊藿、巴戟肉、补骨脂、炒杜仲、菟丝子温补元阳、化气育精，当归、白芍大补新血，白芥子化痰，水蛭祛除旧血，蜈蚣通督，细辛、川乌散寒除湿定痛，辅以降香行气。

本方阴阳两补，肾气、肾精并生，益肾之力足矣。通督者，有二义，一者，鹿角胶、龟甲胶、大熟地、山萸肉、枸杞子、女贞子、淫羊藿、巴戟肉、补骨脂、炒杜仲、菟丝子、当归、白芍等补肾生精养血，充盈督脉，即通也，乃养而通之、充而通之、盈而通之；二者，水蛭、当归之活血化瘀，白芥子蠲除筋膜骨间之顽痰，狼狗骨胶、蜈蚣搜剔骨骺固着之风湿，川乌、细辛通行十二经之脉络，逐而通之、达而通之、攻而通之。

此方充分体现了益肾通督这一治疗原则，为治疗强直性脊柱炎稳定期之基本方。在临床运用时，更重要的是因人、因地、因时制宜，随证灵活加减，以适应每一位患者的具体情况和特点，方能取得较好疗效。（《中医治疗强直性脊柱炎》）

补益风湿汤：菟丝子 10~15g，制狗脊 10~15g，炒杜仲 10~15g，生川断 10~15g，大熟地 15~20g，怀牛膝 10~15g，肉桂 5~10g，党参 10~15g，炒白术 10~15g，当归 10~15g，炒白芍 10~15g，炙川乌 6~15g，细辛 3~15g，独活 6~12g，防风 6~12g，威灵仙 10~15g。

功能：温补肝肾，益气养血，佐以祛风散寒燥湿。

主治：慢性痹病、风湿肌肉痛、慢性腰痛、坐骨神经痛。

方解：菟丝子、制狗脊、炒杜仲、生川断、肉桂温补肝肾之阳；大熟地、怀牛膝滋补肝肾之阴；党参、炒白术健脾益气；当归、炒白芍养肝补血；炙川乌、细辛温经散寒以止痛；独活、防风、威灵仙祛风湿以止痛。共奏补正祛邪的作用。

加减法：气虚，加黄芪 15~30g，炙甘草 6~10g，茯苓 10~15g；血虚，加川芎 8~12g，炒阿胶 10~15g；风盛，加赤芍 15~20g，鸡血藤 20~30g；寒盛，加炮附子 10~30g，草乌 10g；湿盛，加苍术 10~15g，生薏米 15~25g；上肢痛重，去独活加羌活 10g，肉桂改桂枝 10~15g 或桑枝 30g；下肢痛重，加木瓜 15~18g，千年健 10~15g；肝血不足，加阿胶 10~15g，炙首乌 15~25g，肾阳虚甚，加巴戟肉 10~15g，鹿角胶 10g；大便秘结，加肉苁蓉 30g；肾阴虚甚，加龟甲 15g，山萸肉 10g；大便干燥，加元参 30g；痰浊盛，加牙皂 5~9g，炒白芥子 10~15g；瘀血重，加水蛭面 3~6g，分二次冲服，土鳖虫 6~9g。

服法：每日 1 剂，水煎温服 2 次。

按语：久病痹证必伤及肝肾或损耗气血，体质越虚，病邪越不得解，因此有一些久病不愈的痹病，越用祛风散寒除湿的药物，燥血伤阴疼痛越重，形成一个恶性循环，本方是《备急千金要方》中独活寄生汤化裁而成，对治疗一些慢性痹病，老年痹病，产后痹病，部分神经痛和一些久治不愈的痹病患者，即在这个方剂的理论指导下，运用阴、阳、气、血、风、寒、湿、热、痰、瘀十个字，辨证分明，用药适当，疗效是显著的。

丁济南

丁济南（1913~2002 年），上海第二医科大学，主任医师。清代名医丁甘仁之孙。对红斑狼疮的治疗有独特经验。

原文选录

丁氏根据祖传师授及个人体验，从痹论治，用温阳祛风通络法治疗红斑狼疮。所治近百例红斑狼疮患者，服药后多数能将大剂量激素逐步递减到维持量，亦有不少患者完全停用激素而症状缓解，病情稳定，各项化验指标亦明显好转，不少患者由病危恢复全天工作。

基本方：川桂枝 3g，制川草乌各 9g，伸筋草 9g，淫羊藿 9g，元参 9~12g，甘草 4.5g。

功用：祛风除湿，温经散寒，调补阴阳。

1. 风痹损及肌肤脉络

治法：温阳祛风通络。属局限性红斑狼疮或病损限于面部、口腔黏膜、口唇等部位者。予基本方加白术、牡丹皮各 9g；口腔反复破溃，口渴明显者，再加天花粉 9g，甘中黄（包）0.3g；皮肤瘙痒甚者，加地肤子、白鲜皮各 9g；复感外邪而见形寒、身热、骨楚者，选加荆芥、防风、黄芩、紫苏、贯众各 9g；咳嗽咽痒者，再加嫩前胡 9g，苦桔梗 4.5g；低热缠绵者，加党参、青蒿各 9g。关节冷痛发白，指端麻木甚至无脉，小腿烦痛者，基本方去元参，加熟附子 3~6g，泽兰、丹参各 9g。关节红肿疼痛者，再选加桑枝、贯众、嫩白薇、漏芦、泽兰、丹参各 9g，石膏 12g。

2. 风痹损肾

治法：温阳祛风佐以益肾。损及肾阳而见腰膝酸软，浮肿明显，夜尿频数，舌淡而润滑，脉沉细迟者，予基本方去元参，再选用牛膝、苁蓉、杜仲各 9g，淡附片 4.5g；损及肾阴而见耳鸣，健忘，脉细数，舌红者，元参用 12g，加生地 9~12g；尿蛋白阳性者，加生黄芪 9~12g，生白术 9g，玉米须、薏苡根各 18g，黑料豆 18~30g；肾功能不佳，尿素氮升高者，加宣木瓜、牛膝各 9g；伴有尿路感染者，加红藤 15g，地栗梗 9g。

3. 风痹损心

治法：温阳祛风，养心开窍。损及心阴而见心中烦热，难寐，脉细数舌红者，予基本方，元参用 12g，再选用麦冬、夜交藤、柏子仁各 9g，五味子 4.5g；损及心阳而见心悸气促，口唇发绀，面色苍白或青灰，甚或见胸中绞痛，脉微结代，舌紫暗者，予基本方去元参，加熟附子 4.5~6g，丹参 9g；邪蒙清窍，癫病抽搐，神识昏糊者，基本方加蜣螂虫（去头足）4.5g，水炙远志 3g，石菖蒲 9g。

4. 风痹损肝

治法：温阳祛风，柔肝理气。损及肝阳而见头昏目花，夜卧惊惕，脉细弦，舌红苔少者，予基本方，元参用 12g，再选用女贞子、旱莲草、石决明各 9g 等；虚风上扰而见眩晕，头胀痛者，基本方加炒白芍、嫩钩藤各 9g；HAA 阳性者加荆芥、蔓荆子、熟牛膝各 9g；肝功能指标反复不正常或见肝硬化、肝肿大而兼有乏力腹胀者，此为虚胀，酌加党参、白术、生麦芽各 9g，也常加炙鳖甲 12g 或人参鳖甲煎丸（包煎）9g。

5. 风痹损脾

治法：温阳祛风，健脾助运。兼见纳呆泛恶、便溏泄泻、舌淡苔润滑，脉细濡者，予基本方去元参，加炮姜炭 4.5g，煨木香、条芩炭、焦大曲、怀山药各 9g；脾虚湿阻，苔厚腻，脉濡滑者，基本方去元参，加薏仁 12g，苍白术各 4.5~9g；肌肉消瘦萎缩，四肢怠惰者加生黄芪 9~12g，当归、泽兰、丹参各 9g。

6. 风痹损肺

治法：温阳祛风开肺。兼见外邪侵犯，肺气闭塞，以及咳嗽咽痒，胸闷，颜面浮肿，舌淡苔薄，脉浮者，予基本方加麻黄 3~6g，嫩前胡 9g，桔梗 4.5g；痰多，加水炙远志 3g，葶苈子 9g；肺热炽盛，发热，胸膺闷塞，痰黄黏稠，咯吐不畅，舌红脉数者，予基本方，元参用 12g，加桑叶皮、冬瓜子皮、丝瓜子络各 9g；咽干喉燥、痰中带血或咯血者，基本方元参用 12g，加麦冬、生藕节、侧柏叶各 9g；皮肤顽厚，麻木不仁者，加生黄芪、当归、郁金、威灵仙各 9g。

治疗红斑狼疮要求严格忌口：忌食鸡肉、海鱼、榨菜、毛笋、雪里红咸菜等食品；忌服肼苯哒嗪、磺胺类等可能诱发的药物。同时要求患者避免日晒。（《古今名医临证金鉴》）

祝谌予

祝谌予（1914~1999 年），原名慎余，北京市人，教授。著有《祝选施今墨医案》《施今墨临床经验集》等。

祝氏治学勤求古训，善用经方治疗痹病。治疗审证论病，法宗仲景，精于配伍，善用对药，足见祝氏确实是一位当之无愧的临床医家。

原文选录

精于配伍 善用对药

祝氏治疗痛证，重视药物配伍，往往在主方基础上加用对药，是其用药特色。兹举常用对药如下。

海风藤配络石藤治风湿痹痛：海风藤辛苦温，祛风湿而通经络；络石藤苦微寒，清血热而舒筋脉。两药均以茎枝入药，以枝达肢，且同走肝经，相须而行，一温一寒，互制其弊而扬其效，祛风湿、通经络、止痹痛作用增强。常在治疗风湿痹阻，筋脉拘急，关节疼痛时加用之。

木瓜配青黛治足跟疼痛：木瓜酸温，平肝舒筋，和中祛湿，善治吐泻转筋、湿痹脚气；青黛咸寒，清热凉血，解毒消痈，可疗温毒发斑，吐血咯血。二药伍用，均走肝经，寒温互佐，以木瓜之酸温引青黛之咸寒下行于足，主治湿热下注、筋脉挛急所致足跟疼痛、腓肠肌挛急，常配在补益肝肾方中应用。

经验方 四藤一仙汤

药物组成：海风藤 20g，络石藤 15g，鸡血藤 30g，钩藤 10g，威灵仙 10g，生黄芪 3g，桂枝 10g，白芍 10g，生姜三片，大枣 5 枚。

用法：每日 1 剂，水煎服，饭后服。

功用：祛寒除湿，散风通络。

适应症：风寒湿痹，气血阻滞而症见关节肌肉疼痛、麻木、屈伸不利、行动不便，近之则痛剧。常见于风湿性或类风湿性关节炎、痛风等病。

组方原理：方中选用藤枝攀绕、性能多变的四藤，配通达十二经脉的威灵仙，使全方具有疏通经络、养血活血、解痉止痛的功用。钩藤清热平肝，缓急解痉；络石藤祛风通络，疏筋消瘀，消肿止痛。海风藤祛风除湿，通筋行络；鸡血藤养血活血，舒筋通络；威灵仙祛风湿、行经络、通络止痛。全方药性中和，配伍得当，便于临证加味应用。

加减方法：体虚之关节疼痛、产后身痛者，加黄芪建中汤，补虚通络止痛；类风湿关节炎、病程较长者，加当归四逆汤合用，温通养血止痛；四肢冷痛、遇寒加重之寒痹，加附子、肉桂，温阳散寒通络。风痹加防风、秦艽；寒痹加炮附子、细辛；湿痹加防己、晚蚕沙；热痹加紫血散；关节变形加大蜈蚣、白僵蚕。

应用体会：关节疼痛属中医痹证范畴。祝师认为此证多由风、寒、湿三邪杂合致病，造成筋脉阻滞、关节不利、气血闭塞，因不通而痛。故临床常见关节疼痛活动不便、乏力肢软的症状。四藤一仙汤是祝师针对诸种关节痛的主要病机而设立，具有三大特点：一是药性中和，适用于诸种关节疼痛；二是通络止痛，药力集中，疗效卓著；三是方简药精，便于临床加味应用。（《中国名老中医药专家学术经验集》）

李 乐 园

李乐园（1914~2001 年），山东省梁山县人，主任医师。先后撰写医学学术论文近百篇，并著《伤寒论选讲》一卷。李氏主张立足经典，不崇流派；博览实践，广采众议；处方用药，贵在平达轻灵，加减得宜；强调辨证与辨病相结合，富有创新精神。对肩周炎等肢体痹有独到经验。

原文选录

肩周炎亦称肩凝、冻结肩、漏肩风，该病多发生于老年，故又称"老年肩""五十肩"，尤以更年期以后的妇女多见。李老常用灵仙五藤饮治之，效果显著。李老谓：该病属劳损，病因于内，内而血虚痹阻，经络凝滞，复感风寒外邪之侵袭。方用当归、川芎、赤芍、鸡血藤，养血通络祛风，取青风藤、络石藤、海风藤、鸡血藤、桑枝，疏经达络，"通则不痛"；痛在上肢者属风，治以辛温，天麻、灵仙、秦艽、羌活，祛风胜湿，开通郁络；"寒则筋挛"，桂枝、甘草，祛其寒邪，缓其急缩；陈皮理气化痰。若"项背强几几"伴有疼痛者，颈加葛根，背加狗脊，以缓解项背肌肉痉挛。是方配伍精当，虚实兼顾养血，而不助邪，祛风胜湿却寒而无伤正，处方熨贴而效果彰著。（《中华名医特技集成》）

李 裕 蕃

李裕蕃（1915~1996 年失踪），河北省北戴河人，主任医师。在辨证与辨病相结合的基础上，创制新方 40 余首，用之临床多有效验，撰写的医话、医案被收集于《秦皇岛老中医临床经验汇编》一书中。李氏擅长内科及杂证的治疗，辨证用药组方自成体系，治疗痹病组药有独特经验，值得后学之人学习和借鉴。

原文选录

临床应用组药之经验

1. 生地伍防己治热痹

生地功擅清热凉血、滋阴，多用于热入营血、热病伤阴。李氏常重用生地伍防己治热痹，恒取辄效。认为生地治痹，古有明训，《本经》言生地"逐血痹，除痹，生者尤良"。《别录》载"生地，破恶血，通血脉"。防己，苦、辛、寒，辛散可祛痹，苦寒能除湿清热。二药相伍，具有良好的清邪热、通血脉，祛痹止痛之功。生地治痹，常用至 100~200g，防己用 15~30g。

2. 水蛭伍天花粉治脉痹

水蛭，味咸苦腥、性平微寒，主入肝、膀胱两经。具有破血瘀，散积聚，通经脉，利水道之功。张锡纯谓"水蛭，破瘀血而不伤新血，专入血分而不伤气血。"李氏多用水蛭治疗瘀血所致的各种病症。尤善用水蛭伍天花粉治脉痹。谓天花粉甘寒、清热生津、善通经络，可助水蛭通脉消瘀，二药相伍、相得益彰。其用量，常取天花粉倍于水蛭，久用无妨。

3. 连翘伍蝉蜕治葡萄疫（过敏性紫癜）

过敏性紫癜是一种免疫反应性疾病，病变累及毛细血管壁而发生出血症状，属于中医学的"发斑""肌衄""葡萄疫"等范畴。其病机为风热所乘，客于肌肤，损伤脉络，血溢于外所致。李氏习用连翘伍蝉蜕治疗本病，每获良效。张锡纯言："连翘具升浮宣散之力，流通气血，治十二经血凝气聚，为疮家要药，能解肌透表，清热逐风，又为治风热要药，且性能托毒外出，又为发表疹癍要药。"现代药理研究认为连翘可降低毛细血管通透性，具有明显的抗渗出和消炎作用；蝉蜕，疏散风热，清代医学家杨栗山称其"轻清灵透，为治血病圣药"。两药相伍，轻灵宣透，具有较好的抗过敏、宣散透邪作用。(《杏林真传》)

胡翘武

胡翘武(1915~)，安徽歙县人，安徽中医学院第一附属医院主任医师。著有《中医临证三字诀》《老中医经验集·胡翘武专辑》等。擅长中医外感热病及内科疑难杂证的诊治，融古训与新知于一体。于内伤杂病中，强调脏腑辨治，重视燮理阴阳，活泼气血，与祛邪攻疾药物共同发挥最佳的临床效应，有益于缩短病程，增强疗效，愈而少发。认为大江西岸湿热居多，而湿热之邪又最易损阳耗阴，故在清热化湿中须时刻顾护阴阳。善用经方疗治今疾，并提炼药味，创制验方效方颇多。对类风湿关节炎的诊治有独特之处。

原文选录

初病在经治气

类风关之初起，无不以风夹他邪客袭肌表为害，症以晨起手指微僵不适，全身关节游走疼痛，且以小指(趾)关节为甚，无关节肿胀畸形。多伴形寒肢凉，微恶风寒，或脊背酸楚，或一身尽疼。纳便尚可，少咳嗽咽痛之症，舌质淡润而苔多白薄，脉以浮紧浮濡习见。此以六经藩篱之太阳寒水之经为其病变场所。因客邪初袭肌表，痹着肢节，且气与之相争，拒阻于血络之外，故在经之邪，只宜从气分论治，疏风解表，驱逐兼夹之邪，诚为治疗之大法。若营卫失谐，气阳偏虚，又当将和调营卫，益气助阳等参辅其间。类风关之客邪单一者少，大多以风寒湿邪兼夹客犯。在众多解表疏风、散寒利湿之类方中，胡老以《局方》五积散为首选之剂。因该方集解表散寒、祛风化湿、温阳和营之品于一炉，为风寒湿邪客表袭经而致类风关初期之最佳方药，临床改散为汤，灵活增损，收效更彰。如风湿偏甚者，加羌独活、防风、薏米；风寒偏甚者，加川草乌、细辛；兼夹热邪者，知母、石膏、

秦艽也可酌量加入。若表气虚者加黄芪，表阳虚者加附子。症状缓解后，即予黄芪桂枝五物汤或桂枝加附子汤、桂枝加术附汤等益气固表、调和营卫、温阳扶正为巩固善后之法。五积散中虽有当归、川芎、芍药血分之品，但该方仍以祛风散寒化湿为主，三味之加实为和营活血以利祛风散寒之用。本阶段为病邪初客肌表，正气未致溃败，诊治时应不失时机地抓住在经之期，防微杜渐，择方用药一定在视兼邪之多寡而合理配伍，扶正托邪之品更应恰到好处，切忌阴柔滋腻、酸涩固敛之味，冀能一举驱而逐之，绝其入络损骨之途，诚为该证治疗之关键。

久病入络治血

在经之邪，治不如法或迁延失治，久羁时日，客邪多由气及血，由经入络，损伤营血，实为类风关主客交混之严重阶段。症以手指关节肿胀畸形，晨僵转甚，功能活动受到一定限制为其特征。虽有肩肘腕膝关节交替疼痛，但小指关节疼痛大多相对固定，除感寒冒风外，一般鲜有形寒肢冷、微恶风寒之表证。且多畏冷喜温，夏轻冬甚。舌质略红瘦，多横裂乏津，苔多白薄或薄黄，脉以细数虚涩多见，入络客血之邪，与亏虚已极之营血交混一体，非瘀阻失濡之络脉，即更耗伤不足之阴血，故决非祛风散寒利湿之法所能疗治。此时以养血滋阴，通络和血，有利于祛除风寒湿邪，为其治疗之大法。诚如《临证指南》云："有血虚络涩及营虚而为痹者，以养营养血为主。又有周痹、行痹、肢痹、筋痹，及风寒湿三气杂合之痹，亦不外乎流畅气血，祛邪养正，宣通脉络诸法。"指出由经入络之痹证，切忌以通套风药频投，否则血虚络涩，客邪更无外驱之望。营阴亏虚，风邪内伏，必以大剂活血养营之品方克有济，如生地、熟地、枸杞、首乌、阿胶等；通络祛风之剂，则应择具养血入血、性味辛平不烈之藤类为宜，如鸡血藤、夜交藤、鹿衔草、豨莶草等。如兼寒湿热之邪者，也应择相应药味辅佐。始可收阴充血行，络通风灭之效。胡老常用仲景防己地黄汤，或宗该方重用地黄之义配方，收效颇著。如血瘀络阻，则以活血通络与养阴补血同步，再加虫蚁搜风通络之品相佐，其效更佳。药品如四物加红花、丹参、泽兰、水蛭、虻虫、蜈蚣、全蝎、蝉蜕、僵蚕等。其中蝉蜕、蜈蚣重搜风祛风，僵蚕、全蝎主化痰止痛，水蛭、虻虫

化瘀通络。若兼客外邪，在经之药也可选择用之。入络者为邪已入里，渐有损骨阶段，历时较长。此期虽有瘀阻血伤之征，但耗气损阳者也不可忽视，故于治血同时，益气温阳也应顾及。所用方药与在经者不同，当忌用刚燥辛烈之品，宜以菟丝子、桑寄生、肉苁蓉、肉桂、太子参、黄芪、枸杞、淫羊藿、仙茅等辛润温柔为佳。若能与治血之方适当配伍，可收阳生阴长、相得益彰之效。

末期损骨治肾

损骨之期为类风关之末期阶段，多由于入络后期渐进而至，非但气血交虚，且已耗蚀下元，累及肝肾，而有损骨伤筋之变。故所现之症大多形体尪羸，腰脊酸痛，头昏目眩，小肢关节僵直畸形，功能受限，生活难以自理，或形寒畏冷，溲频便溏，舌淡脉迟弱，或潮热面红，口干，盗汗，舌淡红，脉细数。该证至此，求愈者百难得一，但缓解症状，恢复部分功能，尚有希望。考类风关末期，肝肾亏虚，筋骨失荣，主客交混之邪又痹结蚀伤失荣之筋骨，为其一也；在经入络阶段，过于祛风利湿散寒之剂，用之失当，耗伤气血，暗损阴精而累及肝肾，促其早入损骨之途，乃其二也；滥用激素，频投有损肝肾功能药物，也不失为其另一因也。至此之患，非元阳亏虚，即元阴不足，治非大剂填精补髓，峻补肝肾之剂不为功，草木无情，难以滋填，血肉有情则当随症加入。温养元阳以熟地、萸肉、巴戟天、补骨脂、肉桂、紫河车、鹿角胶等，填补真阴以阿胶、生地、杞子、潼蒺藜、怀牛膝、猪脊髓、龟甲胶、鳖甲胶等。强筋壮骨之豹骨、羊胫骨、狗胫骨也可选入。滋填温养补肝肾同时，对交混锢结之邪又不可不祛，除相佐对应清热利湿、散寒祛风、通络化痰逐瘀之品外，虫类药物之择用当不可少。现代药理研究认为，大多数虫类药物具强壮滋养功能，有免疫抗病作用。（《古今名医临证金鉴》）

张沛虬

张沛虬（1916~　），浙江省宁波人，主任医师。临床经验丰富，尤精于痹病的治疗。

原文选录

对于类风湿关节炎的辨证施治，关键在于分清寒、热，因风寒湿三气极难截然分开，只是偏胜而已。我的治法是：1.湿热阻络：即"热痹"，多为类风湿关节炎的发作期，临床上又可分为下列两型：（1）湿热轻型。以关节红肿热痛为其主症，伴发热，稍怕冷。若为风寒湿邪郁久化热者，可不发热或发热轻。兼见口干，苔薄白或薄黄，脉浮数者，常用麻黄连翘赤小豆汤加减，以疏解表热，利湿除痹，每取良效。药用：麻黄5g，连翘15g，赤小豆30g，防风10g，桂枝5g，赤芍10g，生甘草3g，忍冬藤30g，川羌活15g，生姜3片。若表证已罢，而关节肿痛仍著，则用"归芍豨草汤"（经验方）。药用：当归15g，赤白芍各15g，豨莶草30g，秦艽10g，伸筋草15g，威灵仙15g，地龙10g，防风10g，生地30g，制乳没各6g，桑枝30g。（2）湿热重型。关节红肿疼痛加重，从小关节发展至大关节，关节疼痛剧烈，变形快，发热持续，或长期低热，脉濡数，舌质红，苔黄燥而腻。治以清热除痹，方用白虎加桂枝汤加减：桂枝5g，知母10g，生石膏30g（先煎），黄芩15g，黄连5g，黄柏10g，络石藤30g，地龙10g，桑枝30g，忍冬藤30g，川羌活15g，清甘草5g。热盛者可以日服2剂，分4次服。2.寒湿阻络：即"寒痹"，多见于类风湿关节炎非发作期，病程较长，关节肌肉疼痛较剧，受累局部有冷感，指趾关节肿痛，不红不热，脉多弦紧或沉迟、沉缓。若关节变形，功能障碍，则为夹痰寒湿，凝结筋络。笔者认为其病至此，用一般祛风散寒化湿药往往效果不理想，须用大辛大热、温经逐寒之大乌头煎合当归四逆汤化裁，如关节变形，则伍以枝藤通络及虫类搜剔之品。处方（经验方）：制川乌（先煎）5~10g，制草乌（先煎）5~10g，黄芪15g，细辛5g，麻黄5g，桂枝6g，当归10g，白术10g，炙全蝎5g（研吞），制马钱子0.3~0.5g（分冲）。若症状持久，痹痛顽固，关节变形明显，可改服或加服验方"复方三蛇酒"，效果较好。处方：白花蛇1条，蕲蛇30g，乌梢蛇30g，蜈蚣5条，防己30g，防风30g，全蝎10g，蟛蜞虫10g，露蜂房15g，生地30g，羌活30g，忍冬藤30g，海风藤30g，金雀花根30g，桑枝30g，黄芪30g，甘草30g。捣碎，浸入高粱酒约2500ml，1周后即可服。每次10~15ml，亦可制成丸（片）剂，均有良效。3.久痹正虚，重在益气养血：类风湿关节炎患者，罹病日久，关节功能迟迟不能恢复，表现为肢体酸软，舌淡脉弱，面色不华，关节多数变形，腰脊酸痛，此为肝肾并虚，气血不足，久痹正虚，必须重在补益，虽不治痹而痹能自愈。笔者常在益气补血的基础上，佐以虫类搜剔药，使正气得复，病邪自消，气血调和则病自去。但正虚多由于两个方面发展而来：一是实证或虚实夹杂的病人，久治不愈转化而来；另一种是平素体虚，多见于大病后、久病、新产妇等又感受风寒湿邪，而出现虚性痹证。故临床又可分为阴血虚和阳气虚。阴血虚者多见于妇女产后因热贪凉而得者，治以养血祛风，方以六味地黄汤合四物汤化裁。阳气虚者多见于痹久不愈，肝肾受损，出现全身阳虚体征，治宜温补肾阳，通络除痹，常用黄芪五物汤加减。如正虚严重服上药，少数可改服或加服右归饮、阳和汤、虎潜丸及血肉有情之品，如虎骨、豹骨、鹿角片（或胶）之类，久服之后，不仅病去，正气亦可渐复，这是治虚痹之关键。4.痰瘀兼夹，伍以虫类搜剔之品：类风湿关节炎患者若疼痛剧烈，或久痹痛势顽固，为风寒湿热，痰瘀之邪留伏骨骼关节所致，故叶天士云："络瘀则痛。"主张"搜剔络隧之瘀，莫如虫类"，特别是久病或慢性疾患者，关节长久肿痛，功能障碍，以虫类最为适宜。本症虽有属寒属热、寒热错杂之分，但慢性多见于寒湿瘀凝经隧，用一般祛风、散寒、化湿药，效果不显，笔者佐以透骨搜剔之虫类药，取效最捷，药如乌梢蛇、蕲蛇、全蝎、蜈蚣、地龙等，特别是蕲蛇、乌梢蛇，用于治疗风湿痹痛，其效尤佳，所以多年来，笔者在治痹痛时常伍以虫类走窜之品，屡经临床验证，确有良效。（《中医杂志》，1989，（4）：7）

顾伯华

顾伯华（1916~1993年），上海中医药大学附属龙华医院主任医师。出身中医世家，顾氏外科奠基人。主编了《实用中医外科学》和《中医外科临床手册》等论著。顾氏自幼随父名医顾筱岩习医，1936年毕业于上海中医学院。对疮疡，尤其是乳房病的诊疗造诣颇深。治癣，重视调摄冲任温补肝肾，丰富了乳癣的治则治法，具有临床指导意义。对红斑狼疮的治疗也有丰富的经验。

原文选录

顾氏认为，红斑性狼疮总由先天禀赋不足、肝肾亏损所引起，因肝主藏血，肾主藏精，精血不足则虚火上炎。若腠理不密，日光曝晒，热毒入里，与虚火相搏瘀阻脉络，热毒炽盛，燔灼营血可使急性发作；病情稳定或缓解，则只表现阴虚火旺、肝肾亏损的证候；肾阴耗伤，木失涵养，肝气郁而化火，可因阴虚火旺，而致气滞血瘀；病久气血两伤，阴损及阳，累及于脾，以致脾肾阳虚，造成水湿流溢，在肌肤则水肿，在腹部则胀，在胸腔则咳喘等。总之，本病为虚损所生，治当培补为本。常用益气养阴补以肝肾之品最多，如黄芪、党参、白术、生地、元参、麦冬、淫羊藿、锁阳、菟丝子、枸杞子、女贞子等。

顾氏治疗红斑狼疮时白花蛇舌草一药应用最多，认为本品性甘凉，有清热解毒之效，无伤阴碍胃之弊，大剂量应用也无不良反应。现代药理实验研究初步证实，本品能刺激网状内皮细胞增生，使吞嗜细胞吞嗜能力增强，促进抗体形成，刺激嗜银物质倾向于致密化改变等，从而达到抗菌消炎的作用。至于有无激素类药物的治疗效果，值得进一步研究。（《结缔组织病中医治疗学》）

蔡友敬

蔡友敬（1916~2005年），字锡桂，别名适季，福建泉州人，主任医师，教授。著有《中医学基础》《中医内科学》《蔡友敬医案选》等。

蔡氏倡顾护脾胃，注意调节肾之阴阳的学术思想，强调脾胃之治的思路与方法，对痹病、痿病之论述见解，对后学之人有一定的借鉴。

原文选录

蔡氏在治疗顽痹时的辨证施治经验如下。

若症见关节肌肉疼痛剧烈，如刀割针刺，拘紧屈伸不利，痛处不热不红常有冷感，舌淡苔白，脉沉紧者，此乃寒邪入深，阻遏经络。多采用温经散寒之法。常用制川乌、桂枝、独活、羌活、细辛等以散寒镇痛。他用制川乌，均由小剂量开始，根据病情，逐渐增加用量，并配用甘草，以减轻其毒性，同时用文火久煎，故未发生不良反应；同时配以白芍，以酸收敛阴，一则防止川乌之辛热，一则协同止痛作用，在急性发作时用之甚效。桂枝具有温经通阳散寒行瘀的作用，并为上肢痹痛之引经药。细辛辛热窜透，有通阳气，散寒冷之功，对寒湿之邪阻滞经络，用之甚效。蔡老常说："用独活寄生汤不用细辛，则功效减半。"可见其对寒阻经络的痹痛，起着协同作用。

若症见关节肿胀疼痛，痛处灼红灼热，并有发热口干心烦，舌红苔黄，脉沉数，此为热邪深入经络之间，须急用清热解毒之法。常用雷公藤、虎杖、海桐皮、豨莶草、黄柏、桑枝、秦艽、地龙之类。雷公藤具有清热解毒，祛风除湿，消肿止痛的作用，蔡氏经常单味使用，用量10~15g，使用时去二层皮，并与猪骨同炖，饮其汤。对腰膝疼痛，豨莶草、海桐皮经常使用，他说："二味同入肝肾二经，味苦，有祛风湿，通经络的作用。"上肢肿痛，用忍冬藤、桑枝以清热解毒、通络活络。地龙咸寒，有清热通络之功，热痹用之甚效。

若症见骨节蹉跌，关节浸肿刺痛，持续难消，舌暗红或边有瘀斑，苔薄腻或厚浊腻，脉沉涩。此为痰浊瘀血交结，停留关节，闭阻经络，是顽痹病情最重，病程最长，亦是最难治疗的。蔡氏常采用化痰逐瘀法：选用乳香、没药、灵仙、制胆星、半夏、苡仁、丹参、桃仁、红花之类。他还认为，此非一般祛风寒湿药之所能奏效，擅长虫类药物的使用，如蕲蛇、露蜂房、蜈蚣、全蝎、僵蚕祛风化痰。乳香、没药二味合用，活血通痹止痛功效好，如《本草纲目》所云："乳香活血，没药散血，皆能止痛、消肿、生肌，故二药每每相兼而用。"灵仙具有辛散温通经络，其性走窜力强，是止痹痛、治骨刺要药，临床常用之。

若症见筋脉拘急牵引，骨节疼痛往往在活动时加剧，腰膝酸软，伴有低热、口干、眩晕、大便秘结，手足心热，舌偏红苔少、脉沉细。此为久病阴虚，肝肾不足，或长期过用温燥之品，或长期服用激素治疗，伤阴耗液，损伤肝肾之阴而致。蔡氏常用六味地黄汤加白芍、当归、牛膝、菟丝子、沙苑等，以滋补肝肾之阴。

若症见面部虚浮，淡白无华，畏寒肢冷，关节僵硬变形冷感明显，肿痛难消腰膝酸软无力，甚至弯腰驼背，尿多、便溏或五更泄，舌淡白，脉沉弱，此乃脾肾阳虚。蔡氏以补肾壮督为治，常选用巴戟、淫羊藿、鹿衔草、补骨脂、仙茅、杜仲等药。他说：巴戟性味辛甘温，入肝肾二经，有补肾阳、壮筋骨、祛风湿，温而不燥的作用。正如《本草新编》云："温而不热，健脾开胃，既益元阳，复填阴水。"鹿衔草既能补益肾虚，又能祛风除湿，活血调经，是风湿与类风湿疾病的要药，肾虚之人，用之更确切。

若症见面黄少华，唇色爪甲淡白无华，筋脉拘挛，动则气喘，舌淡苔白或苔少，脉沉细或濡弱，或有大出血病史者，此乃气血亏虚。蔡氏用大补气血法，圣愈汤加川七，鸡血藤之类。他说：川七有止血、散瘀、消肿、定痛的功用，与大补气血之品同用，则能加强去瘀血，提高补气血，促进新血生成的作用。鸡血藤一味，既可活血补血，又可祛风舒筋。《现代实用中药》云："为强壮性之补血药，适用于贫血性之神经麻痹证，如肢体及腰膝酸痛，麻木不仁等。"用之最妙。(《中国名老中医药专家学术经验集》)

赵金铎

赵金铎（1916~1990年），字宣文，河北省深泽县人，主任医师。著作有《赵金铎医学经验集》《医论医话荟要》《中医症状鉴别诊断学》《中医证候鉴别诊断学》《中医疾病鉴别诊断学》等。

赵氏探讨痹病（风湿性关节炎、类风湿关节炎等）的临床治疗研究，被定为国家"七五"攻关重点课题，并从四个方面论述了治痹病分为虚实的经验，深值后学之人精心研读。

原文选录

辨证候务抓虚实

前贤论痹，大都按风痹、寒痹、湿痹、热痹或风寒湿痹、风湿热痹进行分类辨治。然据临床实际所见，因患者资禀有厚薄、形体有刚柔、耐毒有大小、正气有强弱、邪气有盛衰、病程有长短、病变有浅深，故痹证也就有由实转虚、虚实挟杂的病机转化规律。

痹证初起，以邪实为主，故常见症状有肢体关节疼痛、屈伸不利、步履艰难。惟其邪气有偏胜，故疼痛性质及其他机体反应状态亦有所差异，临床不可不辨。如风气偏胜，则疼痛而酸，且痛无定处而四肢游走、上下左右无所留止，常伴恶风发热，舌苔薄白或腻，脉多浮弦。寒气偏胜，则血液不能流，疼痛似掣，宛如锥刺，状如虎咬，痛有定处，痛处发凉，得暖得摩稍适，遇冷尤著，昼静夜剧，舌苔白润，脉呈弦紧。湿气偏胜，则疼痛重着，痛有定处，肌肤麻木不仁，甚则关节肌腠肿胀，苔多白腻，脉呈濡缓。风、湿、热兼备者，则疼痛灼热、复兼红肿，得冷则舒，关节周围或延及小腿部均发生红斑结节，或发热汗出，烦闷不安，口干少饮，舌红苔黄腻，脉呈滑数。

邪留日久，损伤正气，或痹证患者因产后体虚，或久病不复，或年高体弱，往往表现为虚实互见之证。如阴虚者，关节疼痛而局部常有热感，春夏重，秋冬轻，且形体消瘦、口干咽燥、五心烦热，甚则潮热盗汗，舌质红绛瘦小，脉多细数；女子则经期提前，经量多、其色鲜红。血虚者，关节疼痛伴有肌肉麻木不仁，面色少华，头晕目眩，心悸怔忡，夜寐多梦，舌质暗淡，脉多细涩；妇人则月经愆期，经行量少。阳虚者，关节疼痛发凉，昼轻夜甚，时时畏寒，口淡不渴，小溲清长，甚则阳痿滑精，舌质淡嫩，脉多沉迟。气虚者，关节疼痛酸软，肢体乏力，少气懒言，时时自汗，舌质多淡，脉虚无力。肝肾虚者，关节疼痛多在腰部以下，屈伸不利，且腰膝酸软乏力，或两目昏花，或头晕耳鸣，舌多淡红苔薄白，脉多细弦。挟痰者，疼痛可局限在某一二个关节，麻木重着酸胀，可有纳少、腹胀、呕恶，舌苔多腻，脉多弦滑。挟瘀者，关节疼痛时有如针刺，常于活动后减轻，或面色黧黑，甚则唇甲青紫，舌暗或有瘀斑，脉多弦涩；妇人经来腹疼，其色紫黑而有血块。

痹证久延，关节畸形，肌肉枯削，肢体痿废不用，与痿证极为相似，宜细心辨认。鉴别二者之要点在于关节之痛与不痛，痹证关节疼痛，痿证则一般不痛。大凡痿证多虚，痹证多实。基于此，赵氏在临床治疗痹证后期所出现的肢体痿废，多参痿证之治，寓祛邪于补正之中，安内攘外，选用《金匮》治"虚劳诸不足，风气百疾"之薯蓣丸调理，多获良效。

施治疗宜分补泻

祛邪之法，乃针对痹证初起、风寒湿热诸邪痹着而设。赵氏临床常用大秦艽汤、桂枝芍药知母汤、四妙散、痛风方等随证化裁。若风气偏胜，则选用大秦艽汤；因风为阳邪，易化热伤及血分，临床应用时多以生地易熟地，丹皮易川芎，赤芍易白芍，以增强凉血清热之力，寓有"治风先治血，血

行风自灭"之意。若寒气偏胜，则选用桂枝芍药知母汤；对于此方，不少医家认为是治热痹方，拙见不然，因全方偏于辛热，用知母、甘草二味仅监制之也，并非热痹所宜，故本方仍是治寒气偏胜的痹证。若湿气偏胜，则选用四妙散加味，临证常加秦艽、防风以祛风，少加桂枝通阳，且助膀胱气化，俾湿有出路。若风、湿、热兼备，则选用痛风方加减，加银花藤以增强清热通络之功，方中苍术、白芷、南星性偏温燥，用之宜慎。

祛邪扶正并用之法，乃针对痹证久延致虚实挟杂的病机特点而设。其虚者无非阳气、阴血、肝肾不足；其实者仍风寒湿热滞留不去，或挟痰、或挟瘀。实的一面仍用祛邪药物，因其正气已虚，宜选散而勿过、温而勿燥、利而勿伤、寒而勿凝之品，加于扶正方中。散风选防风、荆芥、秦艽、桑枝类；温寒选桂枝、巴戟天、淫羊藿属；利湿选木瓜、苡仁、泽泻辈；清热则选黄柏、知母、银花藤等。若挟瘀者，则合以桃红四物汤，或加丝瓜络以通络；挟痰者，加服指迷茯苓丸或二陈丸。虚的一面则宜扶正，阳气虚者选用黄芪桂枝五物汤；偏于脾气虚则合以四君子汤；偏于肾阳虚则加淫羊藿、川断、菟丝子等。肝肾阴血虚者，选用归芍地黄汤或二至丸加味；伴心悸低热者，则合以天王补心丹。若气血两虚者，则选用薯蓣丸。若气血、阴阳、肝肾皆虚者，则用独活寄生汤，此方扶正祛邪、标本兼顾，立方颇为慎密。

重预防须和寒温

对于痹证，治疗虽属重要，然预防亦不可忽视。预防，《内经》名曰"治未病"，其含义有二：一则未病先防，二为已病防变。痹证，内因为正虚，外因为风寒湿热，病机转化可由表入里，由浅入深，由肌肤到筋骨，由实转虚。其病变特点是风、寒、湿、痰、瘀滞留肢体关节，痹着筋骨肌肉，壅于经络脉道，气血不畅达。《灵枢·本脏篇》云："寒温和则六腑化谷，风痹不作，经脉通利，肢节得安矣。"故痹证患者，宜顺应四时阴阳消长，春夏养阳，秋冬养阴。春夏阳旺于外而伏于内，勿寒凉太过；秋冬阴盛于外而阳伏于内，勿温热太甚；寒暑交易，气候变迁，宜适当增减衣物，勿过温，勿太寒，寒温适宜。运动或劳累过度，腠理开豁，浥浥汗出之时勿挥扇取凉或当风而立，防风邪凑之。勿久涉冷水或久居湿地，防

湿邪侵入。勿盛夏露宿户外，防寒凉外犯。虚邪贼风，避之有时。预防得法，未病者，邪不中人；已病者，病不再增；疾瘥者，不再复发。反之，不和寒温，不重预防，"病已成而后药之，乱已成而后治之，譬犹渴而穿井，斗而铸锥，不亦晚乎！"（《素问·四气调神大论》）（《中国名老中医药专家学术经验集》）

刘渡舟

刘渡舟（1917~2001年），辽宁营口人，教授。编著出版了《伤寒论诠释》《伤寒论十四讲》《伤寒论通俗讲话》《伤寒论临证摘要》等学术专著20多部。

刘氏对中医的贡献甚多亦甚大，其成绩主要集中在仲景学说研究领域，对治疗肢体疼痛的临床经验也有其独到之处。

原文选录

刘氏认为，肢体疼痛表现在皮肉筋骨，是"外症"，一般不属脏腑病变的症状，故《伤寒论》以肢体疼痛作为表证的一个症状，所以治疗肢体疼痛宜用发散方法或兼用发散方法。用发散法是为了因势利导，就近祛邪外出，也可以将所用药物的作用引导到体表，直接作用于病所。

临证时，刘氏常按如下类型辨治肢体疼痛病症。

1. 寒湿疼痛

肢体肌肉疼痛剧烈，甚则如刀割，如针刺，遇寒痛剧，得热痛减，痛处固定不移，日轻夜重，关节活动受限，屈伸困难，常有冷感，痛处一般不红不肿，治之用乌头桂枝汤。此方之用，当遵仲景古法，用蜜煎乌头，则较安全。如果寒胜阳微，演变为阳虚寒湿证，症见形寒肢冷，腰膝酸软，夜尿频多，大便溏薄，口不渴，舌苔白，脉沉弱，面色淡白无华，则转方用附子汤或真武汤治之。

2. 湿热疼痛

刘氏将此证分为湿热实证和湿热虚证，湿热实证又依据湿与热的多少而分为湿重型和热重型。湿重型症见腰腿疼痛沉重、发胀，或见浮肿，活动受限，大便黏滞不爽，小便黄浊不利，舌苔黄腻而厚，舌质红，脉见弦滑或滑数。女性患者见带下量多，色黄味大。总之，此证患者形气俱实。治之用加味苍柏散清热去湿，疏风散邪，理气活血。此型

病症的病机中有湿阻气滞的病变，主要表现在下肢沉重和发胀，故加味苍柏散中有槟榔等理气祛湿。

热重型症见关节疼痛、红肿，遇凉痛减，或见午后发热，口渴喜饮，尿赤便结，舌红苔黄、脉数。如果汗出、口渴、脉洪大而数，热气偏胜于外而湿邪较少者，治之用《金匮要略》白虎加术汤；如果湿热偏重于里者，用吴鞠通加减木防己汤。加减木防己汤清热之中重于利湿，用木防己、白通草、薏苡仁、杏仁、滑石利尿渗湿、宣降水湿，用桂枝通太阳之气而行水、宣痹止痛，用石膏清热。刘氏后来用此方时常加海桐皮、石见穿、丝瓜络、豨莶草、晚蚕沙等增强祛湿通络止痛的效果。

湿热虚证见腰腿疼痛、伴有麻木感，疲乏少气，或见下肢浮肿，小便赤涩，舌苔黄腻、舌质红，脉弦细而滑。女性患者尚可见白带量多。气血皆虚，故见麻木、疲乏、少气、脉细等虚弱之象。总之，此型病症，患者形气皆虚，故治之宜用当归拈痛汤祛湿清热、补益气血、蠲痹止痛。

上述三型，若湿热之邪痹阻气血既久，可能因壅郁而化生热毒，症见关节红肿热痛，脉滑数，舌质红绛，宜于主治方中加入清热解毒之品，如忍冬藤、紫花地丁、蒲公英等；热胜者加胆草；血热者加牡丹皮、紫草。

3. 风湿疼痛

由于风气偏胜，故疼痛以身体上部为重，如肩臂疼痛、背痛，或伴有头项疼痛，舌苔白，脉濡缓。治之用防风通气汤，亦作"羌活胜湿汤"。如果症见身体疼痛、微肿，汗出恶风，属于风湿所伤而兼表气不固，刘氏用《金匮要略》防己黄芪汤治疗。

4. 虚证疼痛

此为气血虚弱，身体失于营养，故痛。其证肢体疼痛、酸软，其势较缓，兼见面色不华，虚弱，短气，乏力，舌淡苔白，脉沉迟、细弱。轻者治之可用《伤寒论》桂枝新加汤，（注：桂枝加芍药生姜各一两，人参三两新加汤）方用桂枝汤调和营卫、生化气血、疏通表气。气血虚弱较重者，用八珍汤益气养血。外有风湿、里兼气血不足者，用独活寄生汤攻补兼施；肾虚者，用六味地黄丸或济生青娥丸化裁治疗。

5. 络阻疼痛

痛如针刺，痛处固定不移，病程日久，其人羸瘦，面色黧黑甚至肌肤甲错，脉涩舌暗。是为病

邪已入于络脉，血络瘀阻不通，治之宜活血通络止痛，用仙方活命饮治疗。此方本为外科治疗疮痈之方，效果甚好，故名曰"仙方活命饮"，移治肢体疼痛之属于久病入络者，疗效甚佳。

6. 肝气疼痛

肝胆禀东方风木之气，其性喜舒展条达而恶抑郁，抑郁不舒则致病。肝胆之气抑郁导致肢体疼痛的机制是：肝胆之气主疏泄，疏泄正常则气血流畅，反之则气血郁滞，故肝胆之气抑郁能导致肢体疼痛。此外，肝为将军之官，其性喜舒展条达而恶抑郁，郁则求伸，故其气郁勃之时也必然伴发肝气攻冲，攻冲于肢体则作痛，攻冲于何处则何处出现疼痛。肝胆禀东方风木之气，故其为痛也，必然具有游行走窜的特点，俗曰"肝气窜"者是也。其气郁而热不甚者，用《伤寒论》柴胡桂枝汤治之。《伤寒论》原文记述该方证有"肢节烦疼"一症，是由太少之气两郁所致。一般临床所见，本证尚有手足麻木、项背强痛，或伴有肝胆之气不舒的里证。如果郁热甚者，又当重点清其郁热。

至若随症加减，按照刘氏的经验，项痛者加葛根，肩背痛者加片姜黄、羌活，腰背痛者选加桑寄生、续断、杜仲，上肢痛者加桂枝、嫩桑枝，尻骶痛者加小茴香、黑白丑，下肢痛者加牛膝。诸痛而属于血瘀络阻者，皆可酌加乳香、没药。(《中国名老中医药专家学术经验集》)

朱 良 春

朱良春（1917~2015年），江苏丹徒人，主任医师。擅长内科杂病，对痹病尤富经验，善用虫类药物，创制"益肾蠲痹丸"治疗类风湿关节炎等顽痹。著有《虫类药临床运用》《现代中医临床新选》（日文版）、《朱良春用药经验》等多部著作。

朱氏对痹病中病程长、病情顽缠、久治难愈的顽痹（如类风湿关节炎、颈椎病、腰椎增生、坐骨神经痛等疾病），认为其病变在骨，骨为肾所主，而督脉能督司一身之脉，故"益肾壮督"是治本之道。所创"益肾蠲痹丸"，治疗顽痹往往获效。

原文选录

朱氏擅长治疗痹证，积临床经验，自成体系，尤其对痹证中久治难愈的顽痹的治疗独具匠心，兹就辨证思路和用药特色约述于下。

1. 阐发病机，标本兼治

痹证包括了西医学中多种疾病，如风湿热、风湿性关节炎、类风湿关节炎、强直性脊柱炎、坐骨神经痛、肩周炎、骨质增生性疾病、痛风性关节炎等，其他如硬皮病、多发性肌炎、系统性红斑狼疮、结节性红斑、结节性脉管炎、血栓闭塞性脉管炎等亦有涉及。朱氏认为痹证的发生除有风、寒、湿、热诸邪之外因外，往往有阳气先虚，卫外功能降低之内因。卫外失固，病邪方能乘虚而入，袭踞经隧，气血为邪所阻则肿痛以作。所以尽管其病邪有风、寒、湿、热之别，病位有肌表、皮内、经络之异，而正虚邪入的病机则一。如失治、误治，或复感于外邪，则往往病情反复发作，缠绵日久，正虚邪恋，五脏气血衰少，气血周流不畅，经脉凝滞不通。此时病邪除风、寒、湿、热外，还兼病理产物痰和瘀，如继续发展，病邪深入骨骱，胶着不去，痰瘀交阻，凝涩不通，邪正混淆，如油入面，关节肿痛反复发作，以致关节变形，骨节蹉跎，不能活动。朱氏称此为"顽痹"（如类风湿、强直性脊柱炎等）。具有久病多虚、久病多瘀、久病及肾之特点。病变部位在骨，骨又为肾所主，脊柱为督脉循行之径，能督一身之脉，肾督能统一身之阳，故肾督亏虚为顽痹正虚的一面，风、寒、湿、热、痰浊、瘀血痹阻经隧、骨骱为邪实的一面。朱氏把握这一基本病机，倡导"益肾壮督"治其本，"蠲痹通络"治其标的治疗大法。此法不仅适用于顽痹的稳定期、恢复期的治疗，即使在起病期、发展期也可采用，贵在灵活变通。

益肾蠲痹丸即是益肾壮督治其本，蠲痹通络治其标的代表方。处方：生熟地、当归、淫羊藿、鹿衔草、肉苁蓉、鸡血藤、徐长卿、老鹳草、寻骨风、炙全蝎、炙乌梢蛇、炙地鳖、炙僵蚕、虎杖、甘草等。此方以补益肝肾精血、温壮肾督阳气与祛邪散寒、除湿通络、涤痰化瘀、虫蚁搜剔诸法使用，扶正祛邪，标本兼顾，治于一炉。此药是朱氏几十年治疗经验的结晶。经科学实验证明，该药之所以具有独特的疗效，主要是具有抗炎、消肿、调节机体免疫功能，并能减轻滑膜组织炎症、减少纤维沉着和软骨细胞增生修复作用。临床证明该药不仅能改善、控制症状，还可降低血沉、抗"O"，促使类风湿因子转阴，改善贫血、调节机体免疫功能。坚持服用，恒奏著效。

2.抓住主症，辨证用药

朱氏常告诫后学："临证之际，必须详审辨证，药随证变，方能收效。"由于痹证是风湿类疾病之总称，它包括了西医学中多种疾病，尽管病因不同，但它们的共同特点均以关节疼痛、肿胀、拘挛僵直为主要症状，其病因病机均以发风、寒、湿、热之邪外袭，气、血、痰、瘀内阻，导致经脉痹闭，涩滞不通，深入骨隧，留伏关节。故在治疗时，朱氏常从抓主症入手，针对疾病每一阶段的主要矛盾而采取相应的措施，动态地诊察疾病，辨证用药，往往收效甚佳。

疼痛 根据疼痛的临床表现，将其分为风痛、寒痛、湿痛、热痛、瘀痛五种。风痛者，朱氏以祛风通络治其痛。轻者常用独活，用量以20~30g为佳。本品确有镇痛、抗炎、镇静、催眠之作用，惟阴虚血燥慎用，或伍以养血之品，方可缓其燥性；或用海风藤30g，以其祛游走性之疼痛。重证则宜选用蕲蛇，此药透骨搜风之力最强，乃"截风要药"。一般以散剂效佳，每次2g，每日2次，如入煎剂，则需要10g。寒痛，朱氏以温经散寒而止其痛，常选用川乌、草乌、附子、细辛等辛温大热之品。此类药善于温经散寒，宣通痹闭，且常与桂枝同用，而鲜与麻黄相伍。考乌头辛而大热，除寒开痹，力峻效宏；桂枝辛温，通阳散寒，和营达卫。二者合用，既可散在表之风寒，又可除里伏之痼冷，使气血温通，营卫调和。究麻黄虽可宣痹解凝，但有发越阳气之弊，需权衡使用。因川乌、草乌、附子均含乌头碱，用大量一般多制用，每日15~30g；生者宜酌减其量，并先煎2小时，以减其毒。细辛可用8~15g。湿痛，治当健脾化湿，参用温阳之品，湿去络通，其痛自已。朱氏常喜用大剂量苡仁、生白术，合苍术、制附子。若大便调则用生苡仁；大便溏则用熟苡仁；若关节肿甚而便溏，又非大剂量不为功者，则生熟苡仁合用，次中亦须掌握分寸。钻地风、千年健，善祛风除湿，疏通经脉，各用30g，亦可止湿胜之疼痛。热痛者，若常规用药收效不著者，可加服羚羊角粉0.6g，分2次吞服，亦可用山羊角或水牛角30g代之。如关节红肿热痛仍不解者；可服用"犀黄丸"，当获挫解。同时可外用"芙黄散"（生大黄、芙蓉叶）以冷茶汁调如糊状，取纱布涂敷患处，每日一换，可加速消肿止痛。瘀痛者，多为顽痹久治乏效。关节肿痛，功能障碍，此为病邪与瘀血凝聚经隧，胶结

难解，常规用药，恒难奏效，必须采取透骨搜络之品，始可搜剔深入经隧骨骱之痰瘀，以蠲肿痛。首选药物，则以蜈蚣、全蝎、水蛭、僵蚕、天南星、白芥子之属最为合拍。朱氏认为就类风湿关节炎来说，其基本病变是滑膜炎，在体液免疫异常方面，滑膜组织有大量淋巴细胞、浆细胞、巨噬细胞及肥大细胞等集聚；类风湿因子无论是IgM、IgG、IgA，都大多在关节内部产生，这些病理变化，似与痰瘀深结经隧骨骱之机制相为吻合，亦证实了朱氏选上药从痰瘀治骨节蹉跎之疼痛的正确。

肿胀 朱氏认为肿胀早期用祛湿消肿法，常用二妙、防己、泽泻、泽兰、土茯苓等。中后期，由湿生痰，日久终致痰瘀交阻，肿胀僵持不消，故在祛湿同时，须参用涤痰化瘀法，方可奏效。朱氏常参用化痰软坚的半夏、南星、白芥子和祛瘀剔邪的桃仁、红花、土鳖虫、乌梢蛇等。此外，刘寄奴、苏木、山慈茹均擅消骨肿，亦可选用。

僵直拘挛 此乃痹病晚期之症状，主要是关节功能严重障碍，骨弱筋挛，或疼痛不已，难于动弹，十分痛苦。朱氏认为，此时应着重整体调治，扶正以祛邪。凡关节红肿僵直，难以屈伸，久久不已者，多系毒热之邪与痰浊瘀血，混杂胶结，在清热解毒同时，必须加用豁痰破瘀，虫蚁搜剔之品，方可收效。常用山羊角、地龙、蜂房、蟋蟀虫、水蛭、山慈茹等，能清热止痛，缓解僵挛。如肢节拘挛较甚者，还可加蕲蛇、山甲、僵蚕等品。如属寒湿痹痛而关节拘挛者，重用川草乌、桂枝、附子、鹿角片等。此外青风藤、海风藤、宽筋藤善于通行经络、疏利关节，有舒筋通络之功，与鸡血藤同用，不仅养血通络，且能舒挛缓痛。伴见肌肉萎缩者，重用生黄芪、生白术、熟地黄、蜂房、石楠藤，并用蕲蛇粉，每次3g，每日2次冲服，效佳。

以上诸证在辨治时，均需参用益肾壮督培本之品，药如熟地、当归、淫羊藿、淡苁蓉、巴戟天、补骨脂、鹿角片、鹿衔草等，只是培本扶正与治标祛邪的主次、孰轻孰重，当视具体情况而定，不可偏颇执着。

3.结合辨病，提高疗效

由于痹证包括了西医学中多种疾病，且各病有自身的病理变化特点，故在用药时亦各有所异。朱氏常在辨证的基础上，结合辨病用药，如类风湿关节炎、红斑狼疮、皮肌炎属自身免疫性疾病，朱氏常用淫羊藿、露蜂房调节机体免疫功能。增生性关

节炎，是关节软骨退行性变，引起骨质增生的一种进行性关节病变，朱氏常用骨碎补、补骨脂、鹿衔草、威灵仙，延缓关节软骨退变，抑制骨刺增生。同时，对于颈椎增生者加大剂量葛根，腰椎增生加川断，以引诸药直达病所。强直性脊柱炎，由于脊柱骨质疏松，椎间隙改变，脊柱周围韧带钙化，导致脊柱呈典型的"竹节样"改变，表现为脊柱强直畸形，朱氏常用鹿角、蜂房、乌梢蛇、炮山甲、蜣螂虫活血通督，蠲痹起废。痛风性关节炎属代谢障碍的疾病，他常用大剂量土茯苓、粉萆薢、威灵仙、生苡仁等降低血尿酸指标。

4. 擅用虫药，巧与配伍

痹证日久，邪气久羁，深入经隧骨骱，气血凝滞不行，湿痰瘀阻胶固，经脉闭塞不通，绝非一般祛风、燥湿、散寒、通络等草木之品所能宣达，必借血肉有情之虫类药搜剔钻透，方能使浊去凝开，经行络畅，邪除正复，故朱氏治疗痹证，喜用虫类药。这是他治疗痹证的特点之一。朱氏对虫类药研究有素，熟谙药物性能，选择用药，常自出新意，既能发挥各药之特长，又能根据辨证论治的原则，巧与其他药物配伍，以协同增强，颇有得心应手之妙。如选用咸温之蕲蛇（或乌梢蛇）祛风通络，配以制川草乌、川桂枝治寒湿盛者；以咸寒之广地龙泄热通络，配以寒水石、萆草治湿热盛者；僵蚕长于祛风化痰，配以胆星或白芥子，治痰浊阻于关节者；地鳖虫善于消瘀破结，配以桃仁，红花疗瘀阻经脉者。关节疼痛剧烈，用全蝎或蜈蚣（每日3g，研末分2次吞服）搜风定痛，配以延胡或六轴子（剧毒，入煎用1~2g）；关节红肿热痛用羚羊角粉或山羊角，配以忍冬藤、透骨草；关节僵肿变形者，用僵蚕、蜣螂虫透节消肿，配以泽兰、白芥子、天南星；滞气凝阻背部，背部疼痛剧烈用九香虫温阳理气，配以葛根、秦艽；病变在腰脊者，全用蜂房、土鳖虫温肾行瘀，配以川断、狗脊；背脊强直而痛、伛偻驼背者，用鹿角片、乌梢蛇补肾通督，配以鹿衔草、骨碎补；经脉拘挛活动不利者，用穿山甲通经舒挛，配以苏木、伸筋草；见环形红斑或皮下结节者，用水牛角凉血散瘀，配以赤芍、丹皮。此外，紫河车乃气血阴阳俱补，亦属血肉有情之品，朱氏常以此品加蕲蛇粉，配以大剂量黄芪、熟地治疗肌肉萎缩者。

5. 佐用热药，妙治热痹

热痹多因外感热邪，或素体阴虚，感受外邪，邪从热化；或感受寒湿之邪，郁久化热所致。"热者寒之"本为治疗之常规，但朱氏倡导：热痹的治疗，恒需佐用热药，此为朱氏治痹的又一特点。热痹不仅仅是热邪内着，它必然有热邪导致气血痹阻的病理过程，寒凉清热，不能流通气血，开其痹闭；况且疾病单纯者少，复杂者多，若系风寒湿邪郁久化热所致之热痹，往往呈现热邪夹湿或寒热错杂等证候，其治疗必须以清热药为主，辅以温通化湿散寒之品，结果导致邪热深伏，热邪未去，寒证已起，以致由急性转为慢性。热痹佐用热药，在病变早期，有开闭达郁，促使热邪迅速挫解之效；在病变的中期，有燮理阴阳，防止寒凉伤胃之功；在病变的后期，有激发阳气，引邪外出之作用。朱氏对寒凉药的选用十分审慎，他认为应以甘寒为主，而慎用苦寒之品，如龙胆、芩、柏之属。古人治痹虽有取用者，毕竟易于伤阳败胃，即使有较适应证亦只能暂用，不宜久服。

朱氏治热痹佐用热药，尝以清热通络为主，佐以温通之品，如制川草乌、桂枝等。其治郁久化热症自制"乌桂知母汤"，方以川桂枝、制川草乌配生地、知母、寒水石，通过长期观察，久用无弊。在寒水石与石膏选用上，朱氏喜用寒水石，鲜用石膏。考寒水石与石膏均味辛、大寒，味辛能散，大寒能清，两药均清热泻火，除烦止渴，然寒水石味咸，入肾走血，所以不但能解肌肤之热，又可清络中之热，肌肤血络内外皆清，较石膏功效更胜一筹。知母清少阴之热，生地凉血滋阴，佐以乌头除寒开痹，桂枝温通散寒，入营达卫，共奏清热开痹之功。

温热药及清热药之用量比例应因证制宜。如风寒湿痰瘀阻经络，郁久有化热之势，症见除关节疼痛、肿胀的局部症状外，若见舌红或口干或苔燥或苔薄白罩黄，即在温经蠲痹汤中增加桂枝、知母用量，以防郁热萌起，桂枝用6g，知母用10~15g。寒湿痰瘀郁久化热者，除关节症状外，若见口干而苦，口干欲饮，舌红、苔黄，即以此汤变通，予桂枝、乌头配知母或寒水石、地龙、土茯苓，剂量视寒热进退而增减。对寒象重而热象轻的关节虽灼热，但仍以温为适者，一般制川草乌各用15g，川桂枝用10~15g，清热药选用土茯苓45g，知母10g。如寒热并重，温热药用量同前，清热药选寒水石20g，广地龙10g，忍冬藤30g。对寒象轻、热象重者，制川草乌各用6~8g，川桂枝6g。清热药除甘寒清热外，还可加用黄柏、龙胆草、大黄以苦寒直折。如热痹兼见脾虚者，加用肉桂、干姜以温中运脾；如兼见发热，血沉、抗"O"增高，可加用萆草、虎杖、青风藤既退热又降血沉、抗"O"；如大便秘结，大黄可用至15g，以泄热通便，化瘀宣痹。（《中国名老中医药专家学术经验集》）

类风湿关节炎属于顽痹范畴，患者都具有肾阳先虚的因素，病邪遂乘虚袭踞经隧，气血为邪所阻，壅塞经脉，深入骨骱，痰瘀凝阻，胶着不解，邪正混淆，如油入面，故治颇棘手。且久痛入络，久痛多虚，久必及肾，所以治疗必须注重温肾补肾这一法则。因为肾主骨，并主一身之阳气；脊柱为督脉循行之经，能督一身之脉，个人曾创订"益肾蠲痹丸"治疗类风湿关节炎取得较为显著之疗效。

该丸是以温肾壮督、钻透逐邪、散瘀涤痰（地黄、当归、淫羊藿、苁蓉、鹿衔草、老鹳草、寻骨风、苍耳子、徐长卿）和血肉有情之虫类药（全蝎、蜈蚣、蜂房、蕲蛇、土鳖虫、僵蚕）配伍而成，共奏益肾壮督、蠲痹通络之功效。在立法用药，配伍组合上着眼于肾，标本并顾，攻补兼施，辨证与辨病相结合，大队虫类药与草木药融为一炉，故收效较佳。

类风湿关节炎在辨证上除应侧重温肾补肾外，还要抓住阴、阳、寒、热四字，阳虚者多偏寒，应加强温阳散寒之品，可加用川乌、草乌、附片、鹿角片、肉桂、细辛等品，阴虚者多偏热，又宜养阴清热，石斛、麦冬、秦艽、青蒿、地榆、萆草、寒水石、鳖甲等均可选用，只取甘寒之剂，尽量不用苦寒之药，以免损阳伤中。因为顽痹之本质，是基于肾阳亏虚，所以我在治疗热痹时，也佐用热药。

治类风湿关节炎，不能因症情好转而过早停药，应该耐心坚持服药3~6个月，始可巩固，少发或不发；否则稍受寒湿或劳累，每易复发。

长期服用激素者，重用补肾之品，如熟地黄、鹿衔草、淫羊藿、仙茅、巴戟天、苁蓉、补骨脂、鹿角胶、蜂房等，可以较快地递减其激素量，乃至撤除。

虫类药具有钻透剔邪、搜风通络、消肿定痛、恢复功能之特性，凡类风湿关节炎延久未愈者，必须取草木药同虫类药同用，收效始佳。因病邪深入经隧骨骱，气血凝涩不行，痰湿浊瘀胶固，经络闭塞不通，非草木之品所能宜达，必藉虫蚁之类搜剔

窜透，方能使其浊去凝开，经络畅通，邪蠲正复。虫类药一般为五毒之品，不知用量确当，配伍适宜，既无毒性反应，又可提高疗效。例如寒湿盛者用蕲蛇、蚕沙祛风渗湿，并配以川乌、细辛；热盛者用地龙泄热通络，并配以寒水石、萆草；夹痰者用僵蚕除风化痰，并配以胆星或白芥子；夹瘀者用地鳖虫破瘀开结，并配以桃仁、红花；关节痛甚者用全蝎或蜈蚣（研末吞服）搜风定痛，并配以延胡索或六轴子（用1~2g）；背部着痹痛剧烈难受者，用九香虫温阳理气，并配以菁根、秦艽；关节僵肿变形者，用蜂房、僵蚕、蛂螂虫透节散肿，并配以泽兰、白芥子；病变在腰脊者，用蕲蛇、蜂房、土鳖虫行瘀通督，并配以川断、狗脊、补骨脂等。

顽痹之治疗，在辨证时需适当配伍养血活血之地黄、当归、鸡血藤等，可以提高疗效。而"风药多燥"，又应参用养阴之石斛、麦冬、杞子、白芍等，以制其燥性，而避免口干、咽燥、烘热之弊。

病情活动阶段，以汤剂为佳，因可随证加减，灵活施治；稍趋稳定，则以丸散剂为宜，以利坚持服用，巩固治愈。

关节肿痛僵肿时，可配合外搽，以缓其苦，常用生川乌、透骨草各300g、当归、赤芍、丹参各200g，细辛、干姜、红花各100g，用50%酒精8000ml浸泡一周，过滤去渣，加樟脑1%，薄荷脑0.5%，甘油2/100，混合外搽，日三四次。并可加适量香料。（《中医杂志》，1989（4）：4）。

施 维 智

施维智（1917~1998年），江苏省海门县人，主任医师。对骨伤科有丰富的经验。

施氏主张调治疾病应内外并重，对颈椎综合征、腰椎间盘髓核突出症、骨关节炎等疑难杂症，除运用其家传数代卓有疗效的膏药进行敷贴外，还根据病情辨证论治，审虚实而施补泻，临床上卓有建树，屡起沉疴。

原文选录

颈椎病

颈椎病是退变后的椎体骨赘，突出的椎间盘，肥厚的后纵韧带，压迫刺激神经和血管，产生反应

性充血水肿，是本病的主要病理。脉络闭塞、气滞血瘀是本病的辨证特点。根据临床症状结合西医学理论，在治疗上，施氏把颈椎病分为三型。

神经根型 颈项肩背挛急疼痛，指节麻木是本型主证。属中医学"痹证"范畴。风、寒、湿三气杂至而为病。内经曰"伤于上，风先受之"，风为六淫之首。法以疏风化湿为主，又有治风先治血，血行风自灭之说，故佐以活血通络，常用：桂枝、防风、羌活、秦艽、威灵仙疏风化湿、消水肿；当归、赤芍、川芎活血化瘀；三七末止痛；生姜散寒行水；豨莶草、桑枝祛风湿利关节；鸡血藤、伸筋草舒筋通络；陈皮和胃行中；麻木加老鹳草；痛甚加川乌、麻黄。

椎动脉型 眩晕头痛、胸闷欲吐、偶尔猝然昏倒是本病主证。属"眩晕"门类。《类证治裁》曰"风依于木，木郁则化风，如眩如晕"，风痰瘀互阻不化横穿脉络，诸症四起。施氏以为此证须从风、痰、瘀三因合一着手治疗，方奏奇效，法拟平肝息火、化痰降逆、活血化痰。常用：羚羊角粉、钩藤、白菊花平肝息风；生石决明、珍珠母平肝潜阳；半夏、陈皮化痰；藿香芳香开窍；竹茹除烦止呕；当归、川芎活血化瘀；呕吐加吴萸、炒川连，服后呕吐仍不止可加旋覆花、代赭石；头痛加白芷、蔓荆子、细辛；心悸不宁加枣仁、远志；视力模糊加谷精草、密蒙花。

脊髓型 肌肉萎缩，皮肤清冷，肌软无力，步态蹒跚是本型主证。属"痿"症。乃肝肾亏损，筋骨失养则束骨无力，足不任身。施师责之肝肾亏损，气血不足，然临床多见肾阳虚，法以温补肝肾、益气养血，素体阴虚火旺者，辛燥药不宜用，可在温补中适加养阴药。常投温补之剂又恐滞邪，佐以温经散寒搜风通络，可免其虑。常用桂枝炒白芍，桂枝疏风，白芍养肝血，相炒意使疏风直接作用于肝经；红花炒生地，红花活血，生地养阴，相炒后意在去生地滋腻；砂仁拌熟地，以砂仁理气和胃，熟地补血，相拌意在使熟地补而不呆胃；真鹿筋、苁蓉补骨壮阳；续断补肝肾强筋骨；党参补气；当归、川芎活血消肿；枸杞子益肝肾；陈皮化痰行中。疼痛加羌活、威灵仙；有束带状加川楝子、小茴香；麻木不仁加炮山甲、刘寄奴、防风。

股骨头缺血性坏死

施氏认为本病起因，皆与肝肾、气血的盛衰有关，肾水不足，骨髓失充则筋骨衰弱，生长无力。气血不足则运行无力，敷布失司，股骨头部位属髀枢乃气血罕至之处，一旦损伤更难调治，所以，施氏对该病采用温补肝肾，益气养血的治则，以党参、黄芪补中益气；当归、白芍益气养血；川断、杜仲、枸杞子益肝肾壮筋骨；鹿角片、苁蓉、补骨脂壮肾阳益精血；千年健祛风湿强筋骨；鸡血藤行血补血，通经活络；怀牛膝通利关节，引药下行；陈皮、木香健脾和胃引中。疼痛剧烈加威灵仙、秦艽。

腰椎管狭窄症

从腰椎管狭窄症的临床症状表现，施氏认为在中医学属腰腿痛的范畴，主要由于肾气衰退，复受外邪侵袭或扭挫以致风寒痰湿瘀血凝结不散，气滞失畅，阻于络道，而为肿痛，故在治疗上主张以祛邪活血，益肾和络为主，并根据临床症状的不同表现将本病分为急性期和缓解期，急性发作期多由于外邪侵袭或扭挫积瘀等为诱因，缓解期则以肾虚为本，并采用内外治并重的方法。(《中华名医特技集成》)

薛 盟

薛盟（1917~ ），江苏省南通市人，浙江省中医研究院主任医师。善用通络法治疗痹病。

原文选录

治疗痹证，应以气血为纲，辨明痹痛之虚实。为了简化辨证，系统掌握治疗规律，可把风寒湿痹（风湿性关节炎）、湿热痹（类风湿关节炎），按其不同性质，划分为风湿和湿热两大类。

痹证之根源悉本乎湿，湿为主气，属阴邪，与风寒相合，易伤营卫，湿从热化，即耗散气阴。治痹最忌不分寒热虚实，一味滥施辛热香窜之品。故立方时多以黄芪为君药，鼓舞气机，气行血行，病邪即无留着，脉络中气血流贯，何以凝塞为痛？且大气一转，纵有留湿，亦可趋下从气化而解，益气祛邪，寓泻于补，相辅相成，可增强他药疗效。

1. 益气通络法 风痹、血痹，具有以风湿为主的证候，形寒发热，肢体厥冷，麻木不仁，痛处多在腰髋臂腿大关节部位，运动功能受限、面色㿠白，精神懈怠，音沉语懒，呼吸短气似喘，舌淡苔薄，六脉沉涩而细弱。此阳气不得发越以达于血脉，营卫循行失调。治宜扶助阳气，宣痹通络。方用加味黄芪桂枝五物汤。

生黄芪30g，川桂枝9g，炒白芍15g，秦艽15g，当归15g，寻骨风15g，老鹳草15g，鬼箭羽15g，青风藤30g，乌梢蛇9g，生姜2片，大枣7枚。

颈直疼痛，加葛根；偏头痛，加川芎、蜂房、北细辛；上肢关节挛急，加桑枝、地龙。

2.温阳通络法 寒邪偏胜，发为痛痹，痛有定处而明显，遇冷更甚，周身经络酸楚，或腰背如坐水中，面色青紫，舌苔白嫩，脉弦紧。此寒邪阻络，治宜温散，俾获微汗而解。方用麻黄杏仁薏苡甘草汤合麻黄附子细辛汤加味。

麻黄6g，黑附片9g（先煎），川芎12g，生苡仁15g，苦杏仁9g，炙甘草6g，上肉桂4g（后下），延胡12g，羌活9g，独活9g，北细辛1.5g。

身热口渴，加生石膏15g；疼痛剧烈，加制川乌6g（先煎），蜈蚣10条；肾经虚寒，腰背冷痛，加熟地18g，鹿角霜15g；气虚下肢乏力，加黄芪30g，怀牛膝15g。

3.搜风通络法 周痹，四肢游移作痛而无定处，夹瘀者，必口唇青紫，舌有瘀斑，脉沉涩。此证良由经络空虚，痹邪踞以为宅，日久必恙根深痼。叶天士倡"久痛治络"之说，认为非迅疾飞走，不能奏效。主张用搜剔动物药（即虫蚁搜逐的动物类药）。对长期不愈的痹证，吸取前贤用药经验，师其意加以变通，结合活血化瘀，使疼痛缓解，颇具良效。自拟灵动搜风汤。

生黄芪30g，广地龙9g，土鳖虫6g，蜣螂虫4.5g，蕲蛇肉6g，制全蝎4g，炮甲片9g，制川乌6g（先煎），蜈蚣2条，豆衣10g，龟甲18g，露蜂房9g。

另加大活络丹每日1丸吞。

兼阴虚风动，手足抽搐作痛，加羚羊角粉0.6g（吞），桑枝9g，白蒺藜15g；烦热口渴，加鲜石斛18g（先煎），丹皮9g；纳食少味，加生谷芽30g，麦冬10g。本法以攻逐伏邪为主，易于劫伤胃气或动血。患者如有出血或消化系统疾患史以及妇女经期，均宜慎用。方中蕲蛇一味，其窜透力较强，对疼痛仅局限于一二处的，常服反可致多发性关节炎。至于湿痹变热化风，用之则不对证。

4.活血通络法 骨痹（胸腰椎骨质增生症或伴有下肢肌肉萎缩）常因风寒湿邪乘肾督之虚而入侵

骨髓，或由压缩性骨折后遗症而引起长期痹痛，俯仰活动不利，两腿粗细不对称，步履痿弱无力，形体消瘦，精神困顿，脉沉迟，尺部尤涩，舌质淡，苔薄白。此为命门阳气不充，寒湿内滞，以致身半以下气血瘀阻而成挛痹。倘久延不治，筋骨将痿废不用。亟宜重剂益气养营，通补兼顾。方用自拟四物振督汤。

生黄芪60g，赤芍30g，白芍30g，当归30g，大熟地18g，川芎9g，威灵仙15g，炮山甲9g，苁蓉10g，淫羊藿20g，鹿角片12g（先煎），木瓜10g，广木香9g，鸡血藤15g。

上方治胸腰椎骨质增生症，疗效极为满意，症状可完全改善，运动复常。同时对下肢肌痿、栓塞性脉管炎以及手术后截瘫，用之亦可收效。

腰背寒痛较甚，加淡附片9g（先煎），上肉桂5g（后下）；陈旧外伤，加制乳香、没药各9g，地鳖虫6g；风湿阻络，加防己15g，防风9g；下肢痿弱，加服健步虎潜丸，每日2次，每次15g。（《古今名医临证金鉴》）

陈景和

陈景和（1917~ ），齐齐哈尔市中医院主任医师，临床医家。治痹病重舌诊，且善用经方。

原文选录

诊断痹证要重视舌下脉络诊法。舌下络脉是气血痰湿的敏感特征。人体任何部位有瘀积或痰湿中阻，脉道不利时，舌下脉络均可见相应的变化。着痹可见舌下脉络郁努，舌系带两侧白滑，是湿邪留滞，气血瘀积的表现，用温经祛湿药可以改善。

舌下脉络的具体诊察方法是令病人将舌上翘，舌尖舐上腭或门齿内侧，使舌底面充分暴露，即可清楚看到舌下脉络。舌下脉络可分为主络和支络：主络为舌下静脉主干，支络为其分支。主要观察舌下脉络的色泽、形态、长短、粗细以判定是否异常。诊察痹证时应注意舌下脉络的形态与色泽。形态有粗细，色泽有浅深，粗者为瘀血努张多实；细者为营气不充多虚；色暗紫青多痰湿血瘀；色红紫光亮多为湿热；色黄为湿浊内郁，蒸蒸于上；色白滑多寒湿。

着痹治疗以温经祛湿为主。薏米健脾祛湿，缓急止痛，为治痹之要药。薏米仁治着痹须重用方能收效显著，少用效果不显，每次用量为100~200g左右。

治久痹重虫类药、藤类药。病邪深入，筋脉拘挛，非虫蚁搜剔、舒筋通络之品不能奏效。藤类药常选用鸡血藤，以其有活血化瘀之功能。镇痉止痛可选全蝎、蜈蚣。

千金方小续命汤可为温经祛湿的基本方。此方妙在能补虚，能散邪，散中有补，无伤正之弊；补中有散，邪无内恋之虞。可酌加薏米、鸡血藤、乳香、没药、全蝎、蜈蚣、钻地风等，以温通经络，发散风寒，重在祛湿。着痹为湿邪留滞筋骨肌肉，非重用薏米，不能拔湿浊之邪于骨骼，故以钻地风助麻桂之发散，扫荡风邪于肌腠；用乳香、没药、鸡血藤助附子逐寒气；镇痉止痛，搜剔风邪，缓解痉挛，以蜈蚣、全蝎为要药。方中麻桂初用量宜大，久用量宜微，审病度量为宜。若湿中夹热，湿滞气机，宜苦辛通降，用黄连、木香、半夏，共蠲湿滞。若虚阳不振，头晕目眩，身倦神萎，大便稀溏，脉虚数者，为湿伤元气，宜加重补药，扶正祛邪。总之，治疗湿痹，初以拔邪为主，发散务求养正，后以扶本为主，固本勿忘驱逐隐匿之邪。

如病情稳定，湿浊已消，体倦乏力者，宜补助真元，和其营气，以善其后。补真元宜党参、黄芪、龟甲、生地；和其营气宜当归、白芍、麻黄、桂枝、川芎、甘草等，量宜小，防甘温壅滞中宫。方中麻桂制龟甲、地黄之阴腻。对着痹骨质变形者，用此法亦难恢复。(《古今名医临证金鉴》)

朱 松 毅

朱松毅（1918~　），上海市中医门诊部主任医师。善于从温病卫、气、营、血分证来辨治热痹。

原文选录

热痹初起，治宜辛凉透邪

痹病初起，临床当分寒热。寒者，为痹寒邪，外犯络脉，症见关节酸痛，微肿，局部怕冷，肤色苍白，伴有恶寒，脉紧，苔白腻等，治宜温经通络，方选蠲痹汤加减。热者，为痹邪热化，或风热之邪窜犯络脉所致，症见关节疼痛，局部红肿，肤热，伴有咽痛，发热，恶风，脉浮，苔薄等。治宜辛凉透邪，祛风通络。方选银翘散加减。

热痹初起，卫分肌表络脉受邪，其痹轻浅，祛除络脉之风热即可。常用金银花、连翘、淡豆豉、牛蒡子、淡竹叶、荆芥、络石藤、丝瓜络、生甘草，意在辛凉透邪。若上肢关节痛，可加桑枝、薄荷；下肢关节痛，可加牛膝、防己。

东南温湿之地，寒邪直入者少见。因咽炎、鼻炎、龋齿等感染诱发，导致风热之邪，客于络脉，发为热痹者多见。且好发于青少年。

气分热痹，重在清热通络

风热之邪，每易由卫入气，可出现两种情况：一是风与热搏，气分热盛，经脉壅滞；二是湿与热结，阻遏气机，闭塞经脉。以致出现气分热胜及湿热交作的两类证候。

①气分热盛：症见关节焮红，疼痛剧烈，局部灼热，稍微活动则痛如刀割，伴有壮热，口渴，大便干结，小溲黄赤，脉弦数，苔黄，质红。治宜清热通络，方选白虎汤加减。常用生石膏、肥知母、黄芩、山栀、连翘、丝瓜络、秦艽、忍冬藤、徐长卿、制川军、生甘草。忍冬藤有解热毒祛风湿的作用，徐长卿有通络止痛的功效，重用二药各30g，可清热通络。

②湿热交作：症见关节肿胀疼痛，局部发热，重着，常累及肘、腕、膝、踝诸关节，伴有心烦，胸闷，脉滑数，苔黄腻。治宜清热化湿，祛风通络，方选连朴饮加减。常用川连、黄芩、黄柏、制半夏、淡豆豉、山栀、生熟苡仁、川朴、猪茯苓、豨莶草、老鹳草、忍冬藤。其中豨莶草善治缠绵风气，老鹳草祛湿通络。

热痹见气分热盛者，多为急性发作期，而湿热交作之证临床较常见。由于湿性黏滞，关节肿痛重着，每每缠绵不去。以清热化湿治疗时，一般上肢常选芳香化湿，多用小川连、藿香、佩兰、黄芩、桑枝等品，下肢常选黄柏、苍术、牛膝、防己等清化下焦湿热之品。临床可见热清而湿着不去者，此时当去清热药，而以健脾化湿、舒筋通络治之。

营分热痹，治宜清营通络

邪热由气入营，每见皮下红斑结节，以小腿为多见。伴有低热，心烦，脉濡数，苔薄腻，质红。治宜清营通络，方选清营汤加减。常用生地、山栀、连翘、赤芍、地骨皮、紫草、麦冬、小川连、水牛角、虎杖、凌霄花。其中虎杖性味甘苦，《本草纲目》谓"治大热烦躁",实有清营分热毒而祛风通络的功效。凌霄花甘酸而寒,能去营血中之伏火,二药相配,务使火热清,络脉通,而红斑结节自消。

邪热入营,阴津受损,故清营保津之品势在必用。待营分热退,养血通络之品如归身、桑枝、鸡血藤、豨莶草、丹参等及时投与,以善其后。

血分热痹,应养血活血

邪热内陷入血,易于耗血动血。况血分之邪日久化燥,亦会耗伤阴血。此常见于热痹反复发作,迁延日久的患者。临床可分为血虚痹阻及瘀血痹阻二类。

①血虚痹阻:症见关节肿胀疼痛,时发时止,发作时关节红肿,休止时关节肿胀,屈伸不利,伴有低热,心悸头晕,脉细濡,苔薄腻,质淡。治宜养血除痹,方选当归补血汤加减。常用当归、赤芍、丹参、地骨皮、青蒿、银柴胡、潞党参、炒白术、炙黄芪、桑枝、秦艽、鳖甲、乌梢蛇。其中鳖甲凉血补阴,乌梢蛇去风而除顽痹,故用于养血除痹方中,有祛风而不伤血,除痹而不伤阴的作用。

②瘀血痹阻:症见关节钝痛,肿胀,甚至变形。伴有肌肤不仁或瘀斑,口干而不欲饮,脉沉细,苔白腻,质暗红或有紫斑。治宜活血化瘀,舒通络脉。方选桃仁四物汤加减。常用丹参、赤芍、桃仁、红花、全蝎、地鳖虫、地龙、羌独活、蜣螂虫、当归等。其中蜣螂虫、地龙咸寒,善于祛风化瘀,活血通络,配以当归甘温,养血和络,寒温互调。

热痹而见血分证者,正气已虚,然痹邪留连不去,有内舍入心及损害肝肾之虞。若热痹犯心,可见心悸、气短、浮肿等症。当加益气强心利尿之品,如炙黄芪、防己、茶树根、地龙等。若热痹耗伤肝肾之阴,可见腰膝酸软,头晕,五心烦热等症,当加生熟地、炒杜仲、菟丝子、龟甲、山萸肉等滋补肝肾之品。行动颤抖,舌强语謇者,当佐以平肝息风,应加水牛角、生地、赤芍、全蝎、僵蚕等品。(《古今名医临证金鉴》)

丁 光 迪

丁光迪(1918~2003年),江苏省武进市人。南京中医药大学教授。采用多种方法辨证治疗痹病,屡获良效。

原文选录

痹证辨治,既易,亦难。言其易是皮肉筋骨脉,病有定所;言其难是因三气杂至,五体五脏错综为病。就痹证的常见症状而论,如痹证身体痛,似乎表证,但与一般表证之身痛不同,它主要痛在关节,而且反复发作,经年不愈,甚至数十年不解,痛久关节变形。又如发热,病由三气杂至,当属外感无疑,但与阳气拂郁在表,腠理闭塞而热者,亦不相同。其热可以反复发作,高热而仍恶寒恶风,多汗而其热亦不解。并无六经的传变,亦无营卫气血的层次可分。及其病久,或兼虚热,低热或手足心热,亦有不发热的。又如汗出,痹证初发,往往多汗,甚至大汗淋漓。有汗而身热者,为烦热汗出;有汗而肤凉者,遇风寒如彻入骨髓。它与伤寒表证之得汗病解不同,与阴阳之热盛汗多者亦不同,与三阴三阳汗出者亦有所异。又如痹证之肿,既非风水,肿起头面,蔓延全身;亦非五脏之水,肿自脚起,上行腿髀少腹胸膈。而是身肿而重,关节肿痛,似水而实非水病。痹证肢体顽麻者,与气虚之肢体麻木不同,非益气所能见效;与大风之皮肤顽厚者更有异,并无须眉堕落,皮肤搔之不仁。主要是皮肉木强,知觉不灵,身体重着,甚至关节亦板滞,活动不利。如此等等,都反映痹证的特殊性,六气不是一气独为病,而多相兼为病。更有痹证关节痛久,转动不利,动则作响的,亦是痹证所独有,前人记载不多,良由关节病久,三气转从燥化,筋膜燥涩,骨骼变形,骨膜粗糙,摩擦发声之故。刘河间云:物干则涩滞,气强攻冲,亦犹鼓物之象,所以动则作声。

结合几个主证而论,如治其痛,应该注意一个"通"字,邪气痹闭,非通不能止痛。桂枝的通络疏邪,麻黄、乌、附的通经止痛,最为常用;痛者寒气多,药取辛温,亦最合拍。所以如上数味,无论风寒湿热,新病久病,均可相宜而用。但须了解,治痹不能专于走散。《金匮要略》早已指出这一点,故每每伍以白术、芍药、甘草等,走中寓守,散中有敛,最合治痹法度。至于羌、防、威、艽等药,祛风胜湿,似很理想,亦为多用,但作用毕竟略差一筹,不如前者效确。

痹痛不已,必及内脏,徒治其标,不顾其本,未为恰当,因此养血益气,煦濡筋骨,标本兼顾以治痛,又为关键。痹痛不已,关节不利,甚至变形，掣痛不可屈伸，乌头汤能够治痛；如兼关节肿者，桂枝芍药知母汤亦有效。如久痛入络，湿郁生痰，痰瘀交阻，三邪痹闭又深一层，则须大活络丹，或控涎丹等，但这里已不仅是治痛问题，宜消补兼施，图其根本。

又如痹证发热，初病治标，久病（虚热）治本，这是一般方法，易于理解。但治标尚须分别寒热，如风寒湿痹能发热，湿热痹痛更能发生高热。前者辛温解散，参以化湿，麻黄加术汤、桂枝附子汤，是为典范；后人有许多衍化方，均可参考。这里应掌握一个要点，痹证是三气"杂合"为病，临证处理，应着眼于此。后者清热化湿，潜行散、二妙散，亦为常药。热甚者，多用防己、地龙、赤芍、生地、黄芩、石膏、知母、麦冬、薏米、竹沥，甚至犀角等味。但痹证之热，非一清能退，过用寒凉，并非善策。《甲乙经》云："凡痹之类，逢寒则急，逢热则纵。"不可不知。至于虚热，固本为主，五脏各有主药，兼以除痹，是为大法，然此种病证，似虚劳又非虚劳，难以一方一法为定。

痹证之汗，多见两种情况，一种多汗而濡，肌肤凉，是风之涣散，寒甚阳虚，湿胜自汗，夹杂而至，基本用温阳胜湿方法，如甘草附子汤加防己、黄芪有效；汗多而又痛彻骨骼者，乌头汤加味亦有效。另一种汗出蒸蒸，并发高热，是湿热郁蒸，可以参用前项清热化湿方药，亦有从麻黄杏仁薏仁甘草汤加减的；有的大汗淋漓，热仍不减，曾用桂枝白虎汤加味获效。须注意的是，痹证之汗，无论寒热，并不禁用麻黄、桂枝，因为治汗还需通经活络，关键在于善于配伍；尽管多汗，不能用兜涩方法，否则非但敛而不止，反使邪更痹闭，必生变端；痹证日久，损血伤气，肌肉痹着，反而无汗，其较有汗者，预后更差。

治痹之肿，无论身肿，或关节肿痛，通阳利湿，是为常法。但亦有寒热之异，久暂之分。寒湿之肿，化湿方法，易于见效；湿热之肿，法用清利，见效较慢。有关节肿痛焮热，甚时恶寒发热者，要考虑风毒之变，已非通阳利湿之法所能治。一般所见，初肿易消，久肿难疗；关节肿久者，每为骨节变形之兆，不容忽视。当用麻黄、防风、苍白术、薏米、连皮茯苓、五加皮、蚕沙等，不效，加桃仁、红花，寓有初病治经，久病治络之意。夹痰者，轻则指迷茯苓丸，重则控涎丹（须反复应用）。

痹而肉顽，久痹多见。其因有二：一为邪气痹着，另为气血不营。蠲痹汤比较简要，但须扩充用药。本事薏苡仁散方，可斟酌用之。曾以黄芪桂枝五物汤加归、芎、桃、红、麻黄、草薢获效。此证比较顽固，用药亦须缓以持之，酌加黄酒、葱、姜同煎更好。

痹证燥化，关节作响，滋补肝肾为最要。是以营养筋骨，润以滋燥，以治其本；同时虫蚁搜剔，化痰通络，亦须兼进，固属治标，但去瘀可以生新，痰去气化自清，亦须相辅相成。（《古今名医临证金鉴》）

史 济 柱

史济柱（1918~　），浙江省余姚人，上海市北站医院主任医师。善于辨证用药治疗筋骨痹。

原文选录

筋骨痹以筋骨病变为主，与西医学"类风湿关节炎"相类似。按中医辨证属于"着痹"范畴。而"着痹"重着不移，顽麻不仁等为筋骨痹的早期症状；筋挛和骨重不举是中期症状；尻以代踵，脊以代头的"肾痹"是筋骨痹的后期症状。临床中将本病分为湿兼风寒和湿兼风热二型进行辨治。

治疗筋骨痹，早期宜宣痹通络为主，中后期须兼补养气血。反复发作，历久不愈者，当加活血化瘀药和祛风搜邪的虫类药物。

湿兼风寒型治宜健脾燥湿，祛风散寒。常用方药为：

炒白术 9g，炒茅术 9g，羌独活各 9g，川桂枝 4.5g，川乌 6g，防风 6g。

以白术健脾燥湿，佐以苍术燥湿健脾，所谓土强可以胜湿，羌独活、防风祛在表之风湿，桂枝配白术祛表里之湿，川乌去寒湿。如麻木多汗，加黄芪、白芍，并重用桂枝调和营卫；或用除湿蠲痹汤加减。

湿兼风热型治宜清热利湿，活血祛风。常用方药为：

生石膏 30g，黄芩 9g，知母 9g，生薏仁 15g，木防己 9g，全当归 9g，生甘草 9g，络石藤 15g，茵陈 9g。

本方以石膏、知母清热，黄芩清热燥湿，甘草、薏仁清热除湿止痛，当归活血，防己、茵陈清热利湿退肿。红肿甚者加紫草、忍冬藤，肤色发紫加红花、当归，肢节拘挛加山羊角、僵蚕。或用当归拈痛汤加减。

以上二型中后期，气血渐虚，脾胃失运，出现神疲乏力，面色㿠白，胃纳少，脉濡弱等。法当补益气血，健脾祛瘅。常用方为：

党参 9g，黄芪 9g，当归 9g，白芍 9g，川芎 6g，白术 9g，秦艽 9g，地龙 9g，老鹳草 30g，蜂房 15g，牛膝 9g，红枣 15g。

本方以参芪归芍补养气血，川芎行血，白术健脾燥湿，秦艽、老鹳草祛风湿，地龙、蜂房清热止痛解拘挛，川断、牛膝益肝肾，强筋骨，红枣调和诸药。痛甚加虎骨，偏于寒者加附桂，偏于热者加黄芩，拘挛强直加虫类药。也可用小续命汤或三瘅汤加减。如疼痛较广泛，营卫俱虚，肿痛重点又在下肢，出现足肿如脱，头晕短气，泛恶等，可用桂枝芍药知母汤，效果良好。

以上二型中后期畸形日甚，体力虚弱，肝肾两亏，出现头目眩晕，腰腿酸软等，治当补养肝肾，强骨舒筋祛瘅。常用方药为：

熟地 30g，狗脊 15g，川断 15g，功劳叶 15g，怀牛膝 9g，桂枝 4.5g，白芍药 9g，细辛 3g，茅术 9g，络石藤 15g，蚕沙 30g，苡仁 15g，蜈蚣 1 条（研吞）。

本方以熟地、狗脊、川断、功劳叶、牛膝补肝肾、强筋骨，桂枝芍药和营祛风寒；细辛发肾中之表；茅术燥湿健脾，与熟地配合，可使燥湿不伤阴，熟地补而不腻；络石藤祛风热，活血通络；蚕沙、苡仁、蜈蚣祛风湿，缓痉挛。肾阳虚者可加鹿角霜、附块。

畸形拘挛明显，酸痛较甚，病情缠绵者，以上方与祛风搜邪、解痉定痛方配合应用。

白花蛇（或乌梢蛇）30g，木鳖子 4.5g，露蜂房 30g，土鳖虫 30g，蚕沙 60g，花蜘蛛 20 只（去头足，共研细末，每次 1.5g，吞服）。

另外，可在以上各方内酌加下列药：

祛风湿：豨莶草、威灵仙、宣木瓜、五加皮、虎杖、臭梧桐、钻地风、海桐皮、石楠叶。

祛寒：制草乌、熟附块、麻黄。

祛风搜邪解痉：蕲蛇、蜈蚣、全蝎、土鳖虫。

活血通络：红花、路路通、白毛藤、伸筋草、桃仁、桑枝、乳香、没药、鸡血藤。（《古今名医临证金鉴》）

董 建 华

董建华（1918~2001 年），上海青浦县人，教授。16 岁开始学医，师承上海名医严二陵先生。从事中医内科临床、教学、科研工作 50 余年，著有《临证治验》等专著。

董氏在《临证治验》一书中曾设"治瘅之要"专篇进行讨论。篇中以运用对药为主线，从九个方面对各种瘅证的理法方药作了比较全面的阐述。

原文选录

治疗瘅证，应该重要抓住这样一些要点。

1. 疏涸阴破洹寒，乌头麻黄力宏 治疗既不可偏执一端，亦不可主次不明。治疗不效之因，大多是用药散而杂，不能切中肯綮。辨证用药要按邪之偏胜，分别主次，突破重点。凡见疼痛较剧，遇寒更甚，局部不温，舌暗不红者，为寒胜。川乌为必用之品，配伍麻黄，其力更宏。处方：川乌 5g，麻黄 10g，桂枝 6g，白芍 6g，酒当归 10g，地龙 10g，木瓜 10g，甘草 5g。

此方从《金匮》乌头汤化裁而来。《金匮要略·中风历节病》指出："病历节，不可屈伸，疼痛，乌头汤主之。"乌头除寒开瘅，善入经络，力能疏通痼阴洹寒，配伍麻黄宣透皮毛腠理，一表一里，内外搜散，止痛甚捷，桂枝通阳，地龙活络，当归、白芍开血瘅以通经络；木瓜、甘草酸甘缓急。

2. 清热毒凉营血，水牛角赤芍功著 热瘅既可由于素体阴虚，内有蕴热，与风湿相搏而成，亦可直接感受风湿热毒所致。本型特点是热毒内壅关节，与寒热错杂之瘅证不同。证见关节红肿灼热疼痛，痛不可触，口渴烦热，小便黄赤，舌红苔黄，脉象滑数，治宜清热解毒，凉血通脉。犀角罕贵，我在临证时常用水牛角、赤芍代之。水牛角清热、凉血、解毒，治热瘅颇有功效。处方：水牛角 15g，赤芍 10g，石膏 15g，知母 10g，萆薢 10g，晚蚕沙 10g，忍冬藤 10g，丹皮 10g，苍术 10g，汉防己 10g，地龙 10g。

方以水牛角配赤芍、丹皮凉血解毒，散瘀通瘅；石膏、知母、忍冬藤清热解肌；萆薢、晚蚕沙、苍术、防己宣湿祛风湿，地龙活血通络。

3. 散外寒清里热，川乌石膏合用 临床上有一类瘅证，既不属于寒瘅，亦不同于热瘅，为外寒里热，寒热错杂之证。热痹局部红肿灼热，此类痹证局部并无红肿，外观与风寒湿痹无甚差别，局部亦喜温熨。但有舌红苔黄，溲黄便干，脉象有力等内热之象，这是外有温束，内有热蕴，寒热相互搏结，故疼痛甚剧。对此类痹证，应采用外散里清之法，我将散外寒，清里热之川乌、石膏合用，屡见卓效。处方：川乌15g，石膏15g，桂枝5g，知母10g，黄柏10g，生地10g，苍术10g，秦艽10g，威灵仙10g，赤芍10g，川芎10g。

方中川乌驱逐外寒，以解内热被郁之势；石膏清解里热，以除寒热互结之机；桂枝、威灵仙、苍术、秦艽散风散寒燥湿以助川乌疏散之力；生地、知母、黄柏清热凉血以资石膏内清之功；赤芍、川芎活血通络，使外邪解，血脉和，内热清，诸证自愈。

4. 祛湿毒利关节，萆薢晚蚕沙灵验 湿热伤筋之痹，常见全身痹痛难以转侧，肢体拘挛重着，或遍身顽麻，或见皮下结节，皮肤瘙痒，尿黄，苔腻或黄腻，脉濡。舌苔对本证诊断尤为重要。对于此类痹证，用药切忌重浊沉凝，宜选轻清宣化，流动渗利之品，使经气宣通，湿热分消。根据长期临床体会，我认为祛湿毒，利关节，以萆薢、晚蚕沙为妙。处方：萆薢10g，晚蚕沙10g，桑枝20g，薏仁20g，滑石10g，黄柏10g，苍术10g，防己10g，牛膝10g，木瓜10g。

方以萆薢、晚蚕沙祛湿毒、利筋骨；薏仁、滑石淡渗利湿；黄柏、防己清热除湿；苍术、木瓜健脾燥湿；桑枝、牛膝疏经活络。

5. 缓拘急舒筋脉，桑枝木瓜效彰 临床上还有一类痹证，主要表现为筋脉拘急，肌肉酸痛，屈伸不利，病程日久，寒热之象不甚明显。此乃风寒湿邪阻滞经络、筋脉、气血流行不畅，筋脉失于濡养所致。治疗关键在于舒筋活络，使气血周流。应用桑枝、木瓜治疗，此两药之功，专去风湿拘挛。处方：桑枝20g，木瓜10g，海风藤10g，鸡血藤10g，络石藤10g，丝瓜络5g，海桐皮10g，五加皮10g，豨莶草10g，路路通10g。

全方集藤药于一方之中，以桑枝、木瓜、海风藤、络石藤、海桐皮祛风通络，缓急舒筋；豨莶草、五加皮强筋利湿；鸡血藤、丝瓜络、路路通养血通络柔筋。本方既无大寒之品，亦无燥热之药，用之对证，多能收功。

6. 治顽痹开闭阻，麝香黄酒为引导 痹证日久，引起瘀血凝滞，疼痛较剧，此为顽痹。其痛有定处，或关节变形，舌色紫暗。由于脉络阻痹，外邪与瘀血痰浊互相搏结，单用祛风去寒除湿之药，难以取效，应重活血通络，开通瘀痹，使气行血活，脉络通畅，使外邪始得外解之机。临证治疗我常以黄酒、麝香为引导。麝香通络散瘀，开关透窍，外达肌肤，内入骨髓，配黄酒通血脉以行药势。处方：鸡血藤10g，赤芍10g，桃仁10g，红花10g，川芎10g，香附10g，片姜黄10g，路路通10g，制乳没各1.5g，当归10g，桂枝5g，麝香0.15g（绢包），黄酒60g（同煎）。

方以当归、赤芍、川芎、鸡血藤养血活血；桂枝温通血脉，片姜黄、制乳没、桃仁、香附、路路通行气活血，通络止痛。

7. 补肝肾填精髓，当用猪脊髓、熟地 初病宜疏散，邪净为务；久病当固本，扶正为先。凡久病入肾，邪深至骨，或精血内亏，肝肾不足之人，证见身体羸瘦，皮肤枯涩，疼痛掣骨，不得屈伸，痿弱履艰，舌红少苔，脉细者，纯用驱散无效，须用补益肝肾，填精补髓之法。精血内枯，骨失濡养，非血肉有情之品，难以收功。每用猪脊髓、熟地补填精髓之品，常获显效。处方：猪脊髓1条（洗净）熟地10g，枸杞子10g，狗脊10g，酒当归10g，黄柏10g，苍术10g，白芍10g，牛膝10g，砂仁3g，甘草3g。

方以猪脊髓、熟地填精补髓；当归、枸杞子滋补肝肾；狗脊、牛膝补肝肾强筋骨；芍药、甘草缓急止痛；黄柏、苍术清热燥湿；砂仁芳香醒脾；并能解猪脊髓之腥，使全方补而不腻。

8. 壮元阳补督脉，生鹿角杜仲有功 肾为水脏而寓元阳，督脉总督一身之阳气。若肾阳不足，督脉失固，风寒湿邪乘虚入侵经络，阻遏阳气运行。证见腰膝酸软冷痛、畏寒，甚至疼痛不能屈伸转侧，遇天时阴雨，气候寒冷则痛剧，舌苔白，脉沉。此乃阳虚邪恋，虚实互见之证，以生鹿角、杜仲合用，最有功效。生鹿角壮元阳补督脉，行血辟邪，杜仲为之使。《本草汇言》指出："凡下焦之虚，非杜仲不补；下焦之湿，非杜仲不利；足胫之酸，非杜仲不去；腰膝之疼，非杜仲不除。"处方：生鹿角10g，杜仲10g，肉桂3g，仙茅10g，淫羊藿10g，桑寄生10g，川断10g，牛膝10g，独活10g，熟地10g，枸杞子10g。

方以鹿角、杜仲、肉桂、仙茅、淫羊藿壮元

阳补督脉鼓动阳气；熟地、杞子滋补肾阴，以刚柔相济；桑寄生、川断、独活、牛膝祛风湿，强健筋骨，合为扶正祛邪之剂。

9. 益心气调营卫，选用黄芪五加皮。 痹证迁延日久，可由经络而侵及脏腑。心主血脉，若脉痹不解，内舍于心，可以引起心脏病变，影响血液运行。证见心慌气短，面㿠无华，营卫不固，易于外感，关节疼痛，舌暗，脉细或结代，此类患者，心气心血俱不足，心脉瘀阻，营卫失固，极易感邪。治宜补心气，调营卫，从本缓图，不可过用疏散，强求速效。黄芪和五加皮，益气强筋，固表除痹，标本兼顾，为治疗本证必选之品。处方：黄芪10g，五加皮10g，党参10g，炙甘草5g，酒当归10g，桂枝5g，红花10g，鸡血藤10g，牛膝10g，桑枝15g，桑寄生10g。

方以黄芪、党参、甘草益心气以资脉之本源；五加皮、牛膝壮筋骨以御外之风寒；桂枝通阳气和营卫；当归、鸡血藤、红花养血化瘀通脉；桑寄生、桑枝蠲痹止痛。全方旨在扶正以固本，实卫以达邪。(《临证治验·治痹之要》)

赵绍琴

赵绍琴（1918~2001年），北京人，教授。著有《温病纵横》《赵绍琴临床400法》《文魁脉学》《赵文魁医案》等一批学术专著。

赵氏在临证上诊脉、察舌、观色、审证求因，重在客观，以法统方，用药轻灵，具开门逐邪、攻补兼施、善用风药的诊治特色。创立有效痹病方药，提出痛风病人饮食调控的见解，是赵氏医疗经验的结晶。

原文选录

论湿热为病尤忌寒凉

湿热病难治。湿与热合，如油入面，难解难分，阻碍气机，闭塞三焦，缠绵难愈。若见识不到，经验不足，往往误治。故吴鞠通曾明确指出湿热病治禁有三，一忌发汗"汗之则神昏耳聋"；二忌滋润，"润之则病深不解"；三忌攻下，"下之则洞泻不止"。确是湿热病治疗中当遵循的原则。除此三禁之外，还有一禁，吴氏未曾提出，即湿热病当忌寒凉。这是赵氏历经大量临床实践得到的结

论。临床治疗湿热病误用大剂寒凉药的情况十分常见。这是因为湿热病多有发热，且久不能退，医者一见发热不退，便思"热者寒之"，而投寒凉之剂。患者及其家属，多因不晓寒凉的危害，往往恣食冷饮，及冰镇瓜果之类，也能闭遏阳气，加重病情。湿为阴邪，其性黏滞，与热相合，热伏于中，湿裹于外，致热不得外达。治疗当先化其湿，湿郁开则热易外透。若误用寒凉，更伤阳气，寒则涩而不流，气机更加闭郁，湿郁热必加重，热势愈难外透，甚至因此而逼热入营，导致神识昏糊。故寒凉大剂在湿热病不可轻投。赵氏总结其临床救误之经验，根据被寒凉所伤的程度不同，把湿热病分为湿阻、凉遏、寒凝、冰伏四个阶段，析其原因，举其证候，立其救治方法，对临床治疗湿热痹病有指导意义，略述如次。

1. 湿阻 凡湿热病初起多为湿阻，即湿邪阻滞气机，病在上焦。肺卫为湿邪所阻，营卫不和，症见周身困重酸楚，湿热蔽阻，清阳不升，则头晕重沉；湿阻肺气失宣则胸闷，咳嗽，甚则作喘，舌白苔润，脉濡缓滑。治宜辛散轻扬宣郁化湿。药如大豆卷、炒山栀、前胡、杏仁、浙贝母、茅根、芦根等。若湿阻于中，脾为湿困，升降失司，症见胸脘痞闷，呕恶纳呆，便溏不爽，若热蒸湿动，弥漫周身，即见倦怠乏力，四肢沉重，面垢头晕等，治当芳香化湿，辛开苦泄，药如藿香、佩兰、陈皮、半夏、厚朴、杏仁、大腹皮、黄芩等。此等治法，皆是先开其湿郁，俾湿郁开则热邪易泄。若治不如法，早投寒凉，必湿郁增重而成凉遏也。

2. 凉遏 感受湿热之邪，湿阻未开，又恣食冷饮，或食凉过度，或误服寒凉之剂，致寒凉凝涩，遏阻中阳，气机为之闭塞。症见胸脘痞闷增重，憋气堵满，时时叹息，周身酸楚沉重，大便溏薄，小便不畅，舌红苔白腻滑，脉沉濡缓。治宜辛苦微温，开湿郁，畅中阳，以利三焦。偏于中焦者，药如半夏、陈皮、杏仁、白蔻仁、苍术、木香、草豆蔻；偏于上焦者，药如白芷、苏叶、藿梗、防风、草豆蔻等。如此则凉遏除，湿郁开，方可再议清热。

3. 寒凝 此多见于素体中阳不足之人，复感湿热之邪，邪从阴化，归于太阴，湿邪较重，湿盛则阳微。患者不知，过饮冷物，医者妄投寒凉滋腻，湿为水类，遇寒则凝，阻滞气机，致一身气机窒塞不通。症见胸脘痞闷，堵憋欲喘，腹痛阵作，大便

溏泻，小便清白，舌淡苔白腻水滑，脉沉软而涩。此属寒凝湿邪闭阻气机，非辛温不能祛寒开凝通闭，须投桂枝尖、苏叶梗、草豆蔻、生姜等辛温之剂，解其寒凝，开通闭结。此为权宜之计，药后脉沉渐起，舌苔渐化，胸脘憋闷减轻，为寒凝已开，即须随证转方。盖辛温之剂不可久服，防其增热。

4. 冰伏　冰伏较之寒凝更重。多见于素体阳虚者感受湿热，而湿盛阳微，复暴饮寒凉，中阳更伤，或迭用寒凉重剂，一误再误，湿热之邪为寒凉所凝成冰冻之势，又有湿热病高热不退，医用冬眠疗法，置冰毯，强制降温，冰伏其邪，逼邪入里，气机为寒冷所闭，阴阳之气不相顺接，阳气不达于四末，症见面色惨白或青灰，神识昏糊，胸脘痞闷已极，四肢厥冷，少腹绞痛，舌胖质淡苔白水滑多液欲滴，脉沉伏或沉迟。冰伏既成，则非辛温燥烈之品不能解之。须用四逆、理中方法，温散阴寒开郁通闭。药用干姜、肉桂、川椒、草蔻等物，一俟寒散冰释，见舌苔化，面色润，脉象起，神志清，即刻停服，不可过用，须防化燥增热。

饮食调控

痛风病人当忌食动物内脏食物。这是西医学所承认的。因其体内嘌呤代谢紊乱，致血中尿酸增高，沉积于关节部位，发为痛风，堵塞肾血管，可致肾功不全，名痛风肾，若不禁饮食，则其病难愈。

经验方　五子三藤汤：苏子 10g，白芥子 6g，莱菔子 10g，冬瓜子 10g，皂角子 6g，海风藤 10g，络石藤 10g，石南藤 10g，丝瓜络 10g，桑枝 10g，大豆卷 10g，秦艽 10g。

用法：每日 1 剂，水煎 30 分钟，2 次分服。

适应证：类风湿，指趾关节肿大疼痛。（《中国名老中医药专家学术经验集》）

王 祖 雄

王祖雄（1918~　），江苏省江阴县人，教授。主编《内经选释》、参编《中医各家学说》四版教材。

王氏学宗易水，强调脏腑标本虚实辨证，善用温补调理气血阴阳，治病求本；同时也从实际出发，法取名家，博采众方。对治疗痹病见解独到，经验丰富，其痹病的治疗经验，言简意赅，发人深省，对临床颇有指导。

原文选录

王氏治疗痹证的经验可扼要总结为四个方面：一是强调风、寒、湿三邪合而为痹，二是治疗要补气血、和营卫，三是善用祛风通络活血法，四是对湿热痹的治疗。

1. 三邪杂至，各有偏重　《素问·痹论》说："风寒湿三邪杂至，合而为痹也。其风气胜者为行痹，寒气胜者为痛痹，湿气胜者为著痹也。"王氏认为，这是论治痹证的提纲，三气杂合而痹是绝对的，行痹、痛痹、著痹之分是相对的，其中以湿邪最为重要，临床常见的风湿痹、寒湿痹、湿热痹，缠绵难愈，肢体沉重，屈伸不利，都是湿邪致病的特点；痹证既成，因风而发，因寒而甚，因热而肿；若论痛甚为寒，红肿热痛为热痹，湿热痹疼痛亦甚，故痛甚为寒没有特异性。王氏治痹证常用的《千金》独活寄生汤、《妇人良方》三痹汤、《医学心悟》蠲痹汤、《医学启源》当归拈痛汤，其制方原则都体现了"三气杂至合而为痹"的普遍性。程钟龄制蠲痹汤"通治风寒湿三气，合而为痹"，其加减法才突出"然即曰胜，则受病有偏重矣"，"风气胜者，更加秦艽、防风；寒气胜者，加附子；湿气胜者，加防己、草薢、苡仁米；痛在上者，去独活，加荆芥；痛在下者加牛膝；间有湿热者……去肉桂，加黄柏"。王氏说，治疗风寒湿痹的方药很多，经长期的临证筛选，以上几首方制方严谨，考虑全面，颇为实用；关键在于明辨标本虚实，随证补泻宣通，活法圆机，运用之妙，在乎一心。

2. 治痹要补气血，调营卫　由于痹证多发生在皮肉、筋骨、关节等部位，王氏根据《内经》肝藏血，主筋；筋者，约束关节，肾藏精主骨；脾为气血化源，主肌肉等原理，认为痹证的发病多与精血亏虚、阳气不足有关，治痹证要根据标本虚实调补气血。《内经·痹论》又指出："营卫之气亦令人痹乎？曰：荣（营）者，水谷之精气也，和调于五脏，洒陈于六腑，乃能入于脉也，故循脉上下，贯五脏，络六腑也；卫者，水谷之悍气也，其气慓疾滑利，不能入于脉也，故循皮肤之中，分肉之间，熏于肓膜，散于胸腹。逆其气则病，从其气则愈，不与风寒湿气合，故不为痹。"据此，王氏认为治痹证必须调营卫。邪之所凑，其气必虚。有实验研究证明，单纯物理性风寒湿因素并不能导致临床上所见的痹证——关节炎，风寒湿只作为痹证发生中的一个重要诱因。因此，王氏筛选出来并经常使用的上述几首治痹方都寓有补益气血（方中寓有八珍汤、十全大补汤）、调和营卫（方中寓有桂枝汤、建中汤）之意。

3. 善用祛风活血通络 王氏认为，古人惟叶天士善用通络活血祛风法。前有《局方》小活络丹，后有徐大椿大活络丹，叶氏承先启后，在初病在经、久痛入络的观点指导下，施用于一切痛证，颇有独见。在《临证指南医案》痹证门鲍某案中指出："风湿客邪，留于经络，上下四肢流走……且数十年之久，岂区区汤散可效？凡新邪宜急散，宿邪宜缓攻。"所处的方药为：蜣螂虫、全蝎、地龙、穿山甲、蜂房、川乌、麝香、乳香等八味，但徐大椿评此案时说"方不切缓攻"。王氏也不主张纯用一派通络活血祛风药，既言久痛宿邪，似应当补泻宣通兼用。实际上，王氏筛选使用上述几首治痹方，都包含这一原则。

王氏常用的通络活血祛风药为桂枝、桑枝、桑寄生、当归、鸡血藤、秦艽、灵仙、海风藤、络石藤、石楠藤、丝瓜络、路路通、王不留行、甲珠、地龙等，王氏使用蜈蚣、全蝎、蜣螂、土鳖虫等比较审慎，认为虫类走窜通络活血祛风药易损胃气，除体质壮盛，脾胃强健者，一般不用或少用。

4. 发掘古方，治疗湿热痹 王氏说，临床上热痹少见，湿热痹较多，吴鞠通宣痹汤可选用，但疗效不如张元素当归拈痛汤。用当归拈痛汤治疗湿热痹，是王氏的独特经验，疗效卓著。笔者查阅各种内科学教科书，都未见有当归拈痛汤治疗湿热痹的记载。本方被淹没在浩瀚的中医文献中，被王氏发掘出来，用于治疗湿热痹，有功于易水学派的开山祖师张元素。

当归拈痛汤是张元素代表作《医学启源》一书中"五行制方生克法"的第一首代表方（共两首，第二首是天麻半夏汤），由羌活、防风、升麻、葛根、白术、苍术、当归、人参、甘草、苦参、黄芩、知母、茵陈、猪苓、泽泻等15味药组成。该方药味较多，初看似乎杂乱无章，故很不引人注目，更不知其妙用。但只要细读张元素自注，就会对其疗效深信不疑了。

"治湿热为病，肢节烦痛，肩背沉重，胸膈不利，遍身疼，下注于胫，肿痛不可忍。《经》云：'湿淫于内，治以苦温'。羌活苦辛，透关利节而胜湿，防风甘辛温，散经络中留湿，故以为君；水

性润下，升麻、葛根苦辛平，味之薄者，阴中之阳，引而上行，以苦发之也；白术苦甘温，和中除湿，苍术体轻浮，气力雄壮，能去腠理之湿，故以为臣；血壅而不流则痛，当归身辛温以散之，使气血各有所归；人参、甘草甘温、补脾养正气，使苦药不能伤胃。仲景云：'湿热相合，肢节烦痛'。苦参、黄芩、知母、茵陈者，乃苦以泄之也。凡酒制药，以为因用，治湿不利小便，非其治也。猪苓甘温平，泽泻咸平，淡以渗之，又能导其留饮，故以为佐。气味相合，上下分消，其湿气得宣通矣"。

王氏运用本方的经验是原方中的知母可视热之轻重，在肝胆抑或在脾胃，可易为山栀，还可加各类通络活血祛风药，如鸡血藤、怀牛膝、海风藤等，也常与四妙丸合用。（《中国名老中医药专家学术经验集》）

夏少农

夏少农（1918~1997年），原上海中医药大学附属曙光医院主任医师、中医外科专家。著有《中医外科心得》《中医皮肤科精要》等。善治疗疮、乳房病、皮肤病、肛肠病等。后期重点研究益气养阴法治疗皮肌炎、硬皮病、皮肤血管瘤及肝脏血管瘤等常见病。

原文选录

益气养血温阳行瘀法治疗硬皮病

硬皮病中医谓之皮痹，以皮肤顽厚，肌肉酸痛，寒搏皮肤则皮肤急为主证。分局限性、系统性两大类。局限性硬皮病临床可见局部病变处皮肤呈片状、点状、条状大小不等的皮肤苍白、略呈凹陷，境界明显的水肿、硬化萎缩，表面光滑、发亮、干燥，捏之不起的损害，及肢端雷诺氏病。系统性硬皮病除有上述皮肤症状外还有胃肠道、心、肺、肾、骨骼、肌肉、关节等病变，鼻尖、口小、露齿、神情呆板。夏师认为本病之本是气阳不足，卫外不固，寒邪因乘，阻于皮肤肌肉之间，或内入脏腑，痹塞不通，营卫不和，寒凝瘀阻为患。撰用温药和阳益气行瘀法。方用：

黄芪40g，党参30g，麦冬12g，北沙参15g，当归12g，丹参15g，赤白芍12g，巴戟天12g，仙茅12g，淫羊藿12g，桂枝9g，鸡血藤30g。

疗效较为满意。惟本病顽固，须经 2~3 个月调治始见减轻，一二年，以至三四年方可痊愈。

《金匮》"温药和之"之法，广泛地应用于各种因寒凝而致和各种外证治疗中，始邹五峰《外科真诠》用和乳汤加附子治疗乳汁郁滞性囊肿。先师黄宝忠用全鹿丸治脱疽。先师祖顾筱岩用大胡麻子捣烂，加饴糖，蒸熟，趁热敷脑疽，发背初起，寒湿凝聚，疮面平塌，脓毒不聚者。先师顾伯堂用温补肾阳法加消退膏外敷治乳病。顾伯华老师用当归四逆汤治疗冻疮、雷诺病，用热烘疗法和疯油膏治神经性皮炎，等等。（《杏林真传》）

姜 树 荆

姜树荆（1919~1994 年），原陕西省西安市中医医院主任医师、中医外科专家。著有《姜树荆中医外科经验集》。善治血栓性脉管炎、硬皮病、骨关节炎、四肢血管炎，有家传验方铁箍散、止痛膏等行世。

原文选录

硬皮病证治经验

1. 缓慢进展期

（1）寒凝腠理、脾肾阳虚型

主要症状：全身畏寒肢冷、关节疼痛、腰部酸痛、齿摇发落、食欲减退、口不渴、大便稀。眼睑、面部及手背肿胀、发紧、握拳不力，若局限者皮肤多呈粉红、黄褐或黑白色相间。舌体胀大或胖嫩，质淡暗、苔灰滞无泽、脉沉细濡。

辨证分析：素体脾肾阳虚、复感寒邪、故有畏寒肢冷、口不渴、大便稀。寒邪客于腠理、气血不通，所以关节疼痛。脾虚生湿、淫于肌肤、气失舒展、郁滞为肿，故眼睑、面部、手背皮肤发紧。土壅木郁、肝失调节、血瘀外溢，故皮色异常，舌脉为虚寒兼瘀之象。

治则：温肾散寒，健脾利湿，活血化瘀。

方药：阳和汤加味。

熟地 30g，鹿角霜 15g，炒白芥子 12g，肉桂、炮姜炭、炙麻黄各 10g，苡米、鹿寿草各 30g，红花 15g，炙甘草 10g。水煎服，1 日 1 剂。

回阳通脉汤 I 号：附片（开水先煎 1 小时）、肉桂、干姜、黄芪、茯苓、白术、穿心莲、甘草各

30g，党参、当归、白芍、桂枝各 15g。水煎服，1 日 1 剂。

（2）寒侵脉络、肺卫不宣型

主要症状：全身低热恶寒，身疼肌痛、或有咳嗽、稀痰、口不渴、大便软。局部皮肤发硬如蜡光，甚至紧束于骨，张口困难、关节不利、皮色暗褐、毛发脱落、无汗或多汗。舌淡红、苔薄白、脉沉细或数。

辨证分析：寒邪侵入腠理络脉，皮毛内合于肺，可致肺卫不宣而出现低热恶寒、身疼肌痛、咳嗽咯稀痰。经络痹阻，营卫不和，腠理失养，所以皮肤发硬、萎缩、紧贴于骨，毛发脱落、无汗或少汗。舌脉亦呈寒湿或兼虚热之象。

治则：解肌散寒，宣肺利湿，通络化瘀。

方药：荆防败毒散加味。

荆芥、防风、前胡、柴胡、羌活、独活、茯苓、枳壳、甘草、桔梗、川芎、生姜各 10g，薄荷 6g，黄芪 15g，当归、乌蛇各 10g，地龙、土元各 15g，全蝎 3g，蝉蜕 10g。水煎服，1 日 1 剂。虚甚者加党参、熟地、白芍各 15g；有热象者加银花、连翘、公英、地丁各 15g，瘙痒者加白鲜皮 15g，白蒺藜 10g。

（3）寒热错杂、肝郁血瘀型

主要症状：全身情绪易于激动，女性患者多有月经不调或有恶心呕吐，齿龈出血，便溏，完谷不化。局部症状除同以上两型外，尚有皮肤发白、发紫、发凉、灼热、瘙痒及手指变色现象。舌质暗红，苔薄白，脉弦。

辨证分析：寒邪凝滞，循经入肺，外寒内热，寒热错杂。肝失条达，故出现情绪波动，妇女月经不调，齿龈出血。木郁克土则有恶心呕吐，便溏或完谷不化。肝主藏血，脾主肌肉，肝脾不和，气血难达，故局部皮肤发白，发紫，灼热、瘙痒，手指变色等现象。

治则：舒肝解郁，健脾和胃，通络化瘀。

方药：丹栀逍遥散加味。

丹皮、栀子、柴胡、当归各 10g，白芍 15g，茯苓 10g，白术 15g，甘草、生姜各 10g，薄荷、木香各 6g，荆芥 10g，地骨皮、红花各 15g，苡米 30g。水煎服，1 日 1 剂。

（4）气血两虚、脉络痹阻型

主要症状：全身疲乏无力、食欲减退、体重减轻、肌肉疼痛、心慌、气短、头晕、肢体麻木发

凉。局部皮肤发硬萎缩，时轻时重，颜色瘀暗，四肢发凉。舌淡暗、苔薄白、脉细弱。

辨证分析：气虚则疲乏无力，纳食减退，体重减轻。血虚可致心慌气短头晕。气血流通，故肢体麻凉，肌肉疼痛，皮色瘀暗。脉络痹阻则四肢发凉，舌脉呈气血两虚之象。

治则：气血双补，通络化瘀。

方药：逐痛汤加味。

黄芪60g，当归30g，花粉15g，肉桂6g，延胡15g，车前子30g，牛膝15g，秦艽30g，落得打30g。水煎服，1日1剂。

2.急性发作期

在病情缓慢进展中，常因累及内脏和趾指坏死而呈现急性变化。

主要症状：全身咳嗽气短、心慌心跳，黄疸眩晕，齿龈出血、低热。指、趾黑枯坏死或溃烂流脓。舌红脉数，呈火毒炽盛之象。

辨证分析：气血不足则心慌气短，肝郁不舒则眩，湿热内蕴则黄。阴虚生内热、络伤龈出血。寒热胶结、脉络痹阻、筋肉失养而黑枯，寒郁化热、热甚肉腐，皮烂筋伤而流脓。舌红脉数为毒积于内。

治则：滋阴降火，清热解毒，舒肝理气，凉血化瘀。

方药：Ⅰ号苏脉饮。

当归15g，元参15g，银花30g，甘草15g，郁金、泽兰、紫草、夏枯草各30g，赤芍60g。水煎服，1日1剂。

3.体会

硬皮病相当于中医之"五痹证"。《素问·痹论》说：痛在于骨则重；在于脉则血凝不流；在于筋则屈不伸；在于肉则不仁；在于皮则寒。故此五者、则不痛也。这五种痹合而为病，基本概括了硬皮病的临床特点及其中医病理。又"五脏皆有合，病久而不去者，内舍于其合也"，"凡痹之客五脏者……"等也都符合硬皮病在晚期而累及内脏器官的病情演变。"其入脏者死，其留连筋骨者疼久，其留皮肤间者易已"。这也符合硬皮病所出现的不同的预后。所以，中医之"五痹证"相当于西医之硬皮病，病名虽不同，病症却无异。对于本病症状的描述，也可见于宋朝吴彦所撰《传信适用方》一书："人发寒热不止，经数日后，四肢坚如石，以物击之似钟声，日渐瘦恶，治经茱萸木香等煎汤，饮五日可

解，愈"。相当于西医硬皮病的晚期（硬化、萎缩）症状。

本病外涉皮脉肉筋骨、内及五脏六腑，而皮肤腠理表现为肿、硬、萎的特点，姜氏根据这个临床特点，应用《内经》"风寒湿三气杂至合而为痹"、"阴气者，静则神藏，躁则消亡"的理论思想，认为本病的病因病机为：素有脾肾阳虚，外卫不固，腠理不密，若寒邪乘虚外侵，凝结于腠理，进而阻滞经络，痹阻不通，导致营卫不和，腠理失养而发为本病。病程迁延日久，累及诸脏，致使脏腑功能失调，加重皮肤病变。病机的要点是寒凝腠理。姜氏依此而化分的二期四型证治法，可谓独创。

本病的治疗，姜氏着重于"寒凝腠理"、遵循古人"脏腑虚寒、阳气不能温煦"之训。竭力主张以"扶正固本"为主的"补"的治疗原则，反对以"活血化瘀"为主的"破"的治疗原则。他认为气滞血瘀并非本病之根本，若长期使用，必损气伤血。

姜氏把中医辨证论治和西医分期分型的概念和方法有机地结合起来。首先，他把复杂的硬皮病按中医寒、热辨证分为两大类。然后，又根据发病缓急划分为两期。凡缓慢者，多属于寒证；凡急性者，多属于热证。在以寒证为主的缓慢进展期中，又根据病情发展的不同阶段，划分为四个不同的类型。不同的期，不同的类型，有着不同的治疗原则和不同的具体方药，衷中参西，纲举目张。(《杏林真传》)

汪 履 秋

汪履秋（1919~1999年），江苏省兴化市人，教授，主任医师。曾参加《中国当代名医验方大全》、《当代名医临证精华》等编写工作。

汪氏擅长内科杂病，治疗创有新方，对疑难重危病的创新颇多，特别是对类风湿关节炎、红斑狼疮的诊治多有建树。

原文选录

1.加减痛风方 药物组成：麻黄5~10g，桂枝10g，苍术10g，桃仁10g，红花10g，鸡血藤15g，防风、防己各10g，熟附片10g，威灵仙10g，川牛膝10g，全蝎3g，蜂房15g，雷公藤15g。

方义释析：类风湿关节炎隶属于中医的风湿顽痹之门，古称"历节风""尪痹""痛风"等，为"风寒湿三气杂至"，痹邪久羁，气血津液运行涩滞，痰浊瘀血闭阻关节所致，汪履秋针对这一病理关键，采用祛风宣湿，化瘀消痰的方法，药用麻黄、桂枝、熟附片温经散寒，以除内在沉寒痼冷；苍术燥湿利湿；再加防风、防己、威灵仙祛风除湿通过十二经脉，其祛风宣湿效果更佳；取桃仁、红花、鸡血藤、川牛膝、制南星等活血行瘀化痰燥湿，可谓面面俱到，丝丝入扣。由于本病久延难治，非一般药物能收全功，故汪履秋又以全蝎、蜂房搜风剔络，雷公藤辨病用药祛风解毒，纵观全方，君、臣、佐、使配合得体，确属祛风渗湿，温经通络，化痰消瘀之良方。

临床应用：本方专为类风湿关节炎的风湿痰瘀证而设，其适应证有指、趾关节肿胀疼痛，甚则僵硬变形，张口不利或伴有其他关节肿痛，舌苔薄白，脉象细涩等，至于其他疾病（如红斑狼疮）及风湿病变，临床具备关节疼痛者，亦可参照本方加以使用。寒重，痛甚者和川乌、草乌大剂辛热散寒；风胜，游走性痛合白芷、羌活、寻骨风；湿盛，漫肿加苡仁、大腹皮；若痹久邪郁化热，出现发热、关节红肿灼热时，可加石膏、知母、虎杖以清络中之热。此外，痛在上加片姜黄、秦艽；痛在下加木瓜、钻地风等以引经除痹；如肢体肿胀，另加川朴、枳壳、桔梗以行气宣痹；久痹正虚之人，当根据气血、肝肾虚弱的程度配黄芪、当归、熟地、山药、狗脊、桑寄生之类扶正蠲痹。

疗效评估："类风湿性关节炎"的治疗方法虽多，但中西医目前还缺乏特效理想的临床效果，汪履秋教授在研习中医治疗的古代文献时，尤崇朱丹溪的上中下通用痛风方自成一体，而独具一格。故经多年探索总结，悉心研究，创祛风宣湿，化痰消瘀，故以枝藤散邪，虫蚁搜剔的治则。自拟加减痛风方，并随证加减，用于临床后，深得病家好评，求诊者门庭若市。轻、中型患者，只要坚持服药，往往可以起到消除病痛的效果。即使是重证病人，若能配用小量激素，亦可达到缓解病情，控制发展的目的。曾对50例患者进行统计，结果总有效率94%，类风湿因子阴转率33%。

2. 化斑解毒方 药物组成：制首乌12g，桑椹子15g，紫草10g，土茯苓15g，虎杖30g，生地15g，丹皮10g，水牛角30g。

方义释析：红斑狼疮分为系统型和皮损型两类，前者以侵害内脏为主，后者则皮肤损伤为重，其病理多有共同之处。中医认为，营阴热毒，内伏不去是矛盾的关键所在。所以方中首取首乌、桑椹子滋养肝肾，补益营阴，再用生地、丹皮、水牛角、紫草、土茯苓、虎杖清营泄热，凉血解毒，五药相伍，既突出了清营解毒祛邪的一面，又照顾到久病热灼营阴津液耗伤的另一面，实为祛邪扶正两结合的最佳对策。

临床应用：本方主治系统性红斑狼疮的营阴热毒证，对以皮损为主者亦可选用。临床诊断明确，即可投方取功。若热毒内盛，面部红斑明显或伴身热起伏者，可加银花、连翘、知母、黄芩等加强清热解毒之力；心悸胸闷，心脏损害指征存在时，加太子参、麦冬、五味子、炙甘草、灵磁石、石决明之类补益气阴、镇怯宁心；病及于肺、咳嗽咯痰，甚则气急不平，则复入杏仁、瓜蒌、半夏、桔梗、郁金、丹参以宽胸利肺，行气化痰；如肝脏受损，功能异常，脘腹胀满，肝区不适，可增加当归、白芍、党参、白术、枳壳、郁金、红花等调理肝脾、健运中州；倘属肾脏损害，出现蛋白尿，除加益气滋阴、分利消瘀的黄芪、党参、白术、熟地、山药、泽泻外，早期可配鲜茅根、鲜芦根；中期选加金樱子、芡实；后期拟取仙茅、淫羊藿以增强消除尿蛋白的药物配伍；关节疼痛，活动不利，酌加桂枝、白芍、知母、防风、雷公藤等祛邪宣痹之品；至于皮损严重，大片红斑，搔痒，又应大剂凉血解毒、散风祛湿为宜；药如茜草、仙鹤草、赤芍、元参、蝉蜕、白鲜皮、苦参、蛇床子等，必要时将水牛角改为犀角磨服。

疗效评估：在多年诊治红斑狼疮的医疗实践中，汪履秋大胆尝试，反复探索，根据热伏营阴，邪毒内蕴的病理特点，精心设计，独具匠心，自拟出这一辨病新方，从临床观察来看，疗效较为满意。大部分病人在明确诊断后，服用较大剂量的激素，来诊时不应仓促减量或停用，首须施用本方结合辨证加减用药，待临床症状得以改善，结合有关理化检查指标，递减激素用量，然后维持，往往收到只用中药或西药难以比拟的效果，且病情反跳、反复极少见。再有部分轻型患者，以一开始就使用本方中药治疗而不予激素，临床疗效同样满意（此需严格选择病例为妥）。(《杏林真传》)

王 士 福

王士福（1920~   ），天津中医药大学教授。治痹病，有其独到之处。

原文选录

热痹宜大剂清热解毒，搜剔痰瘀

热痹初起多有发热、口渴、脉洪大或滑数，状似温病邪在卫气，伴有关节疼痛，数日后关节疼痛部位出现局部红肿，并有灼热感，初起多发生于踝、膝、腕、肘、肩等大关节处，其中以踝、腕最为多见。若久而不愈，即逐渐累及诸小关节。病在大关节易愈，小关节难疗。

治疗当以疏透、清热、解毒为法。疏透用牛蒡子、连翘、芥穗之类，切忌过用大辛大温之剂。如疼痛较重，舌苔白厚而滑者加独活一味，此药不但有疏风散湿之功，若用至60g既有镇痛之神效又无不良反应。清热以大剂白虎汤为主。若脉洪大者，石膏量少则120g，多则250g，此乃从《吴鞠通医案》中治赵姓太阳痹案中悟出。其方用生石膏180g，并云："（治痹）六脉洪大已极，石膏少用，万不见效，命且难保。"又治一停饮兼痹案，每方生石膏用至240g之多，并云："停饮兼痹脉洪，向用石膏无不见效，自正月服药至十月，石膏将近百斤之多。"吴氏之言乃砺练之谈。热毒之解毒，用白花蛇舌草30g，忍冬花、藤各30g。

若高热期已过，时而低热，关节红肿疼痛，此时邪已入营，当于前方中加清营之品，如生地、元参、丹皮、赤芍等。若脉细数，舌质红绛者重用清营药。若脉洪或滑，舌质微绛中有黄白苔者，多用清气之白虎，少用清营之甘寒、咸寒。比如叶天士所云："其热传营，舌色必绛。绛，深红色也，初传绛色，中兼黄白色，此气分之邪未尽也，泄卫透营，两和可也。"若低热，经多方疏透、清气、泄营诸法久而不退者，宗张宗祥《医药浅说》常加山川柳一味15~20g，每获捷效。

若病久关节疼痛红肿，僵直难以屈伸者，此为毒热之邪着于关节，与痰浊瘀血相结，互阻于络道，最为难治。于前法外，当加豁痰破瘀之品，并以虫类药搜剔络道方可取效。清热仍以忍冬花、藤各30g，白花蛇舌草30g，再加山慈菇10~15g，红芽大戟6~12g，此二药乃万病解毒丹（又名玉枢丹）之主药。徐灵胎赞其方曰："此秘药中之第一方也，用药之奇不可思议。"

豁痰生用半夏、南星各60g。按《黄帝内经》十三方中有"关夏秫米汤"治不寐，《灵枢》谓其效曰："覆杯则卧矣"。观《吴鞠通医案》治不寐每用半夏少则一二两，重则四两，临证用吴氏之量治不寐数十年，取效甚捷，从未发生过不良反应，可证古人早已掌握半夏镇静之功也。多年临证体会，半夏不同之用量具有不同之功效，如6~12g具有和胃之功；10~20g则有降逆止呕，化痰畅中之效；若30g以上能安神疗不寐；60g以上又具有镇痛之效。

半夏和南星二味为豁痰之要药，观诸伤科书治骨折诸方，多有重用南星者，深思其理，始悟古人以南星专止骨之痛。又经多年体验，南星对各类骨关节疼痛者，多收捷效而无不良反应。

若虫类搜剔络道之药，如全蝎、僵蚕、蜂房、蜈蚣、穿山甲等，皆可选用。临证体会，此类虫药若入煎剂，影响疗效，以轧细末冲服为好。若邪浊阻络难通者，可再加麝香少许香窜通络，以助虫类搜剔之力。

若病久失治或误用辛温大热之剂，致使关节肿大、拘挛变形而肌肉削瘦如梭状者，最为难治。此因精血、津液被热毒煎烁所致，治宜养血增液，滋润筋肉关节，壮肾益精以滋下源为主，如四物、吴氏增液汤及丹溪之虎潜丸等以缓缓图之。若关节疼痛难忍不可近者，常以张觉人《外科十三方考》所载之"五虎下西川"合小活络丹二方加减为丸，以汤剂送服。即：

蜈蚣5条，全蝎15g，穿山甲20g，僵蚕30g，蛇30g，乳香30g，没药30g。

上为细末，以草乌30g煎汤，以汤泛上药为小丸，每次服10g，效果甚好。

尚有关节肿痛低热，并兼现坚硬红斑如豆大或环形红圈者，亦甚难愈，常以白花蛇舌草、银花、山慈菇、红芽大戟以解毒；大剂白虎以清热；当归、赤芍、生地、丹参、丹皮以养血活血清营；再加穿山甲、土鳖虫以逐瘀软坚，每每收效。

此类热痹所难医者，以其反复也，往往此处肿痛消失，不数日他处又现肿痛。若反复一次较一次轻者，亦为向愈之兆，应嘱患者坚持服药。此症不经数月治疗，鲜有完全获效者！

寒痹并用二乌，大剂暂服

临床常见者有二类：其一是下肢一侧疼痛剧烈，不能屈伸着地，睡眠也不能卧于痛侧，其痛处多由环跳穴经委中、承山下至昆仑穴，其发病诱因多由感受寒凉而起。常治以《金匮》乌头汤加四物汤，每取捷效。取效速否，取决于川、草乌之剂量。此病机是下肢阳微又为寒邪所袭，寒凝血滞于阴络，营气不通所致，非大剂辛热活血则不为功，故川乌、草乌并用各30g。二乌皆温经定痛之药，而川乌之力缓而效持久，草乌则效速而不耐久，今二者并用速效而持久矣。然二乌《本草经》皆谓其有大毒，是否可此重量？经多年临床体会，川乌、草乌只要配伍、煎法、服法合宜，虽量大效显且速而不中毒，用之不当即使小量也会中毒。按二乌之中毒量和有效量非常接近，古人尝谓："药弗瞑眩，厥疾弗瘳"，"瞑眩"即指二乌之毒性反应。又据曹颖甫注释《金匮》乌头汤云："乌头其颗甚小，一枚约有今制三钱，五枚则可两半矣。"重用二乌，配伍以生甘草30g，且二乌同生甘草先煎一小时。后下余药，其毒自解。关于服法，若二乌如上重量和煎法，其剧痛1剂即缓，2、3剂痛止大半，甚至疼痛消失，或只感痛处微麻，此时即可停用二乌，加薏米30g，泽泻20g，通草10g，经甘淡渗泄其毒，防其逐渐蓄积为害，服2、3剂后再加原二乌各30g，如此反复10余剂，使寒痹散疼痛止而不伤正，多可获愈。

观近用二乌者，畏其大毒，轻量1~2g，重量不过15g。不敢重用，但敢久用。此正合二乌中毒之特性，小量虽仅有小毒，然久服必蓄积为大毒，又未达二乌有效之量，其后果是中毒而无效！笔者亦知其毒，二乌各30g非盲目大胆也，是以配甘草先煎以去其毒而存其效，故敢于重用而不敢久用耳！

另有下肢痛痹者，多在两腿腘窝至小腿肌肉处，即委中以下至承山穴和承筋穴之间，以酸沉、麻木胀痛为特点，站立行走则重，卧床高位则轻。此痛与风、寒、湿、热痹不同，多发于50岁上下老年人。治疗当以温经散寒，养血通脉为主，以"当归四逆汤"加刘寄奴、苏木、土鳖虫以助通脉无力，加黄芪20g以领诸走血药。药用：

当归20g，芍药30g，桂枝15g，细辛3g，通草3g，刘寄奴30g，苏木30g，土鳖虫10g，甘草10g。

若两下肢不温者，可加附子10g。

着痹重用豁痰

病者肩臂酸痛而沉重，手指疲软有时阵发麻感，舌苔多白滑，脉多沉滑或浮滑，多发一侧，中年以上多有之。此症若以寒、热痹治之难以取效，此乃湿痰流注关节所致。当以燥湿豁痰为主，常用丹溪指迷茯苓丸加味，重用豁痰药治之，每每获效。方用：

半夏60g，茯苓20g，枳实15g，风化硝10g，南星60g，鹿衔草30g，片姜黄15g，全蝎10g。

若脉浮滑兼有风邪者，加独活30g。此方亦治肩臂难以屈伸者。

肾虚腰膝痹痛，温补肝肾祛痰疏风通络

人年40岁以后则肾气虚。肾主骨，腰为肾之府，故肾虚则腰痛。因乙癸同源，肾气虚则肝气亦虚，肝主筋，膝者筋之府，肝气虚则膝痛。年老肝肾虚则脾之运气水湿之功亦弱，加以凤有湿邪之患于络道，难免痰阻于关节，故老人多有肾气虚挟顽痰阻络之腰、膝痛症，常于补肝肾剂中加豁痰祛风通络之品。自制有益肾疗骨刺方，用之即可缓解疼痛，常服肝肾之气壮，骨刺可得控制而削也。药用：

鹿衔草30g，风化硝10g，骨碎补20g，肉苁蓉20g，桑寄生20g，山萸肉15g，半夏30g，南星30g，独活30g，全蝎10g。

分期论治，屡用达药

1. 治痹当分初、中、末 王海藏云："治病之道有三法焉，初、中、末也。初治之道，法当猛峻者，谓所用药势疾利猛峻也……中治之道，法当宽猛相济……末治之道，法当宽缓，宽者为药性平善，广服无毒，惟能养血气安中。"治痹亦当如此。初期当分风、寒、湿、热之邪，以大剂猛峻以速去其邪。中期者失治或邪未尽去者，当于祛邪猛药中少加扶正之品，如黄芪、当归、寄生、白术等可选用一二。若长年累月迁延不已，因邪袭经脉，运行失常，转为虚证，特别容易引起血虚，故治当注意养血补血，以"独活寄生汤"最为得当，中有归、芎、地、芍四物，养血补血，此为痹证末期扶正祛邪之效方。若初期邪盛之时用之则误。若面色㿠白、短气乏力而气虚者，本方去寄生加黄芪、续断，名为"三痹汤"。若身体瘦弱，周身疼痛而无定处，缠绵不已（化验均为阴性），可用《金匮》

"黄芪桂枝五物汤"，切莫当风、寒、湿痹治。

2. 辨痹证关节肿痛 痹证关节疼痛有肿者，有不肿者，且详辨之。大凡肿者较不肿者为重，若但肿痛局部不红不热，舌淡少苔或白滑苔者，多属寒湿之邪流注关节；若肿甚而痛不显者，多因于湿；肿痛而灼热，舌质红绛苔多黄腻或白腻者，多属湿热化毒之候；若关节肿大，肌肉削瘦难以屈伸者，乃湿热化毒转为化燥，煎耗津液精血所致，最为难治。

大凡痹证肿痛者，多因湿邪流注于经脉关节所致，因湿邪黏腻濡滞，一旦流注关节，湿邪越聚越粘，胶着不去，肿久不消，与顽痰死血相结，留滞难除。

治肿初期常加二妙、薏米、泽泻之类。末期常重用半夏、南星、白芥子配逐瘀之土鳖及蛇、蝎虫类搜剔络道。此外，亦常用刘寄奴30g，苏木30g，此二药为消骨肿之效药，且有活络、止痛之功。

3. 痹痛用药 痹证之痛是因风、寒、湿、热之邪所致之关节骨痛。乳香、没药是治因仆跌损伤血肿而痛的。延胡、川楝是医气滞血瘀而痛者。五灵脂、蒲黄是疗血瘀血滞而痛者，专主下焦。瓜蒌、薤白专主上焦胸痹气滞之痛，丹参、檀香专主上焦气滞血滞之痛。上药虽皆属止痛，但用于痹证骨痛则药不对证，故效不确切。用半夏、南星各60g，再随症配伍，确有止痛之效；若量小亦无效。其配伍为：以风湿之邪为主者，配独活30~60g；以寒邪为主者配桂枝10~20g。患痛痹一侧腿痛剧烈，又不耐二乌者，常以半夏、南星各60g，配桂枝15g，止痛效果甚佳。以热邪为主者，配大剂白虎汤。若肿而痛者配全蝎10g，蕲蛇20g，刘寄奴30g，肿痛无论新久，10数剂即可消肿止痛大半。

4. 藤类引经药之运用 治疗痹证，因病变部位常在四肢关节处，为了引药力达到病所，以提高疗效，方中可加藤枝类药物。如：

络石藤：通络祛风，善通络中之滞，肝肾虚之风湿痛痹者最宜。

青风藤、海风藤：二药均可祛风湿、通经络，治风湿痹痛。前者以镇痛之功最显，且有止痒之效。后者擅治络中之风，游走性疼痛。

忍冬藤：具清热解毒之功（比忍冬花较胜），又专主络中之热毒，故善治热痹肿痛。据张山雷《本草正义》云："今人多用其花，实则花性轻扬，力量甚薄，不如枝蔓之气味俱厚，古人只称忍冬，不言为花，则并不用花入药。"

鸡血藤：通络舒筋、活血补血。专通络中血，故用于妇女及血虚者最宜。

伸筋藤：舒筋活络，清热利湿。主治风湿筋骨疼痛，腰肌劳损。筋急肉痛者可选用。

天仙藤：祛风湿，通经络，化水湿。消肿止痛。凡风湿痹痛兼有水湿而肿者最宜。

丝瓜络：通络祛湿，专祛络中之湿。

桑枝：能通络清热舒筋，利关节，引诸药之力达于四末，为疗四肢疾患之主要引导药。（《古今名医临证金鉴》）

江世英

江世英（1920~　），广东省蕉岭县人，主任医师。擅长治疗内科杂病，尤其善用中药治疗痹病。

原文选录

草药为主治疗痹证，草药疗效较好。如：川乌、草乌（均制）、桂枝、豆豉姜、豹皮樟、血风藤、胡椒根对寒痹疗效显著；海风藤、威灵仙、防风、羌活、独活对风痹疗效较高；苡仁、防己、川木瓜对湿痹疗效良好；银花藤、土地骨、老桑头、宽筋藤、七叶莲、知母、黄柏对热痹疗效较满意；臭茉莉、吊子风对类风湿及止痛效佳。

攻补有疗，主次分明治痹须"知常达变"，不能"墨守成规"。要因病因人而灵活辨证，处方用药。如痹证的形成，系于正气虚弱和病邪入侵。邪正相争，这是一对矛盾，在痹证的发病期（活动期），病邪入侵是矛盾的主要方面，故治疗宜祛邪为主，先攻后补，使邪有去路，然后用扶正或攻补兼施之法。若先补气血，则易使邪无出路。特别是类风湿性关节炎，关节红肿热痛之时，更不宜过早投以补气血之品，因为此证多属暑火和湿火留筋，治宜清热养阴，祛风通络。若先投补剂，气盛生火，于病情不利。要在症状基本控制，关节肿痛灼热消失之后再调理气血，滋补肝肾，效果才好。在药物用量方面，主药用量较大，常用一两或二两，使之主次分明，直达病所。例如"乌桂黑虎汤"治疗寒痹，其中桂枝用量有时达到30~60g，大大超过了一般常规用量，取得了较好的疗效。

内外结合在内服药物的同时，适当配合外用药物，更有助于病情的好转。如治风寒湿痹，同时用辣椒根 150g, 姜黄 90g, 白芥子 30g, 豆豉姜 150g, 酒饼 1 个共研为末, 以白醋 1 斤和适量面粉（作黏合剂）调匀, 按病变关节大小情况取适量外敷患部。平时亦可用松节油或万花油涂搽患部, 并作按摩。可增强疗效, 防止局部关节强直变形, 恢复关节功能。

动静结合治疗痹证, 要"动静结合"。对痹证重证又有心脏受损表现者, 发作期以"静"为主, 宜卧床休息。急性症状消失后, 逐步增加活动量。对痹证恢复期（特别是类风湿关节炎恢复期）, 宜以"动"为主, 加强关节功能锻炼。有助于增强体质, 气血运行, 促进康复。

及时控制咽部病灶现代医学认为, 风湿病与溶血性链球菌的感染有关。因此, 对于痹证病者发现有咽病症状时, 应及时进行治疗。常用岗梅根、板蓝根、山豆根或花粉等药, 或用玄麦甘桔汤之类加入治痹证药中, 以控制咽部病灶。（《痹证专辑·治痹要点及证治经验》）

颜 德 馨

颜德馨（1920~ ）, 江苏省丹阳市人, 主任医师, 教授。著有《餐芝轩医集》《活血化瘀法》《临床实践》《医方囊秘》《颜德馨医艺荟萃》等。

颜氏以"气血病变是临床辨证之本"的临床医疗观点, 运用活血化瘀法治疗白塞病及瘀血辨证的经验, 很有特色, 充分反映了颜氏的学术经验和临证胆识。

原文选录

中医无白塞氏病的病名, 以其临床表现见有口腔、眼、外阴溃烂, 兼有神志恍惚等症状, 当属于"狐惑"病范畴。狐惑病名首载于张仲景《金匮要略》一书, 认为此病是外受淫邪毒气, 内因脏腑功能失调, 湿热毒邪壅滞为患。本病涉及肝脾肾三脏, 早期多为热邪内扰、湿毒熏蒸, 中晚期则以正虚邪恋或本虚标实并见。其治法初起以清热解毒利湿为主, 以后可按虚实标本不同而施治之。关于本病西医尚无特殊疗法, 近来中医有关治验的报导不断增多。颜氏除以常法治疗外, 另从气血乖违着眼, 运用衡法独辟蹊径, 效果明显。

1. 论病因, 以湿毒为患, 常法清热解毒 狐惑病的病因大多因湿毒为患, 多由感受湿热毒气或湿浊内蕴, 郁久化热或热病后余毒未尽与湿浊相合而致。热毒内壅, 毒火熏蒸, 结于脏腑。毒火扰及心神则神情恍惚、坐卧不宁, 壅于脾胃则纳化受制而厌食恶心; 毒火循经上攻于眼, 下注于外阴而发为疮疡。颜氏常谓: 此乃肝家湿毒。习用清热解毒利湿之法, 甘草泻心汤加减, 其中甘草重用, 常在 30g 以上, 配以芩、连清热解毒, 干姜、半夏辛燥化湿, 佐以参枣和胃扶正, 共奏清热化湿、安中解毒之功。颜氏还喜用赤小豆当归散, 方中赤小豆渗湿清热、解毒排脓, 当归活血、去瘀生新。内外同修也是常用方法, 前阴溃疡用苦参煎汤熏洗, 因其有杀虫解毒化湿之功。《别录》载: "苦参疗恶疾, 下部慝。"后阴溃疡用雄黄粉撒艾叶团上熏之, 亦取其杀虫解毒。《别录》亦载: "疗疥虫慝疮。"苦参与雄黄药理试验均证明对皮肤真菌有抑制作用。从临床实践看, 徐长卿与金雀根对本病较为有效, 用量均在 30g 以上, 可以推广。

2. 谈病机, 有气滞血瘀, 变法活血化瘀 本病即因感受湿热而致, 热邪侵犯、煎熬血液或热迫血动而溢出脉外, 即可致瘀。《金匮要略·肺痈肺痿咳嗽上气病脉证治》云: "热之所过, 血为之凝滞。"王清任《医林改错·积块论》云: "血受热则煎熬成块。"临床可见肢体肿胀、巩膜瘀丝、肌肤甲错和色素沉着。此类病人血液流变学、甲皱微循环多有改变, 颜氏从气血失衡例立法, 运用稀法调其血气而致和平, 采用活血化瘀方药。常谓此法直接作用于气血, 针对疾病本质, 有免疫抑制作用。运用清热化瘀之剂, 以四物汤为主加味, 并辅以凉血活血之品, 如水红花子、桃仁、红花、三棱、莪术、山羊角、紫草等, 水蛭更为必用之品, 生用粉剂吞服, 常能应手而效。

3. 辨病位, 从肝经着手, 运用龙胆泻肝 肝开窍于目, 狐惑病因湿热不得宣泄, 上攻于目, 而出现红肿羞明。但眼部症状出现比较晚, 文献多采用温清饮以养血活血、清热解毒。颜氏抓住一个"肝"字, 运用龙胆泻肝汤, 苦寒直折, 既清泄肝火, 又利下焦湿热, 并可酌加菊花、决明子、青葙子、通天草等。如兼见尿涩痛、淋浊、尿血、阴肿、阴痒, 更有一举两得之功。如目痛较剧, 可用羚羊角, 多用粉剂吞服。以上介绍的是颜氏治疗狐惑之法。（《中国名老中医专家学术经验集》）

路 志 正

路志正（1920~　），字子端，号行健；河北省藁城县人，主任医师。幼承家学，十七岁悬壶济世。著有《医论医话荟要·路志正医论医话》，主编《瘅证论治学》。路氏极其重视中医学术的发展，注重临床经验的整理、提高和理论的研究、著述。参加组织《中医症状鉴别诊断学》《中医症候鉴别诊断学》《中医临床资料汇编》《中国针灸学概要》、《中华人民共和国药典》（二部）、《医论医话荟要》《中国医学百科全书·中医内科学》《中国名老中医经验集萃》等主要书籍的编著工作。由他主编的著作有《中医内科急症》《路志正医林集腋》《瘅病论治学》《实用中医风湿病学》等。作为中国中医药学会风湿病学会的主任委员，路氏除多次组织富有成效的国内学术研讨和交流外，还成功地发起和主持了国际中医风湿病学术会议，扩大了中医药在国际上的影响。

路氏精通典籍，医技精湛，博采众家之长，大胆探索。擅长中医内科、针灸，对妇科、外科、儿科亦有较高的造诣。对眩晕病、胆结石、萎缩性胃炎、甲状腺功能亢进症、狐惑病、胸痹、不寐、多寐、糖尿病、不育症等均有自己独到的见解，且疗效卓著。尤其在风湿病方面，通过临证，探微索隐、以识其真要。根据临床表现，确定了"燥痹""产后痹"等瘅病名称，发展了瘅病（风湿病）理论。近年来，对痛风的研治，亦取得一定成绩。

原文选录

风湿病，亦即"瘅病"；是以筋骨、关节、骨肉疼痛、酸楚、重着、麻木及关节肿大、僵硬变形、屈伸不利、活动受限，甚则累及脏腑的一类疾病的总称。

在《黄帝内经》中称为"瘅病"，并以"瘅论"名篇。从病因病机及临床表现特点等方面，作了较详细的论述。根据五脏所主、病邪之异、病发部位和浅深的不同，分别又有"行瘅""着瘅""痛瘅""热瘅"和"五体瘅""五脏瘅"等病名。

汉·张仲景在《金匮要略》中，对"湿瘅""血瘅""痰饮夹瘅""历节"作了较详细的论述，同时制定出甘草附子汤、乌头汤、桂枝芍药知母汤等用之有效的方剂，并正式提出"风湿病"的病名，为后世医家研究与治疗本病奠定了基础。

隋·巢元方《诸病源候论》中，对瘅病的临床表现及预后有了进一步的认识，并把本病分为"风湿瘅""风瘅""风四肢拘挛不得屈伸""风不仁"等证。

唐代称此为"白虎病"，认为病之所发，系由毒邪所致。正如《外台秘要》卷十三中所论："白虎病者，大都是风、寒、暑、湿之毒，因虚所致。"对病因及其临床表现作了具体的描述。

至金元时期，又进一步认识到血虚、血热、痰、湿瘀滞，皆可致风湿病。其间朱丹溪又提出"痛风"之病名。他在《格致余论》中有："彼痛风者，大率因血受热，血自沸腾，其后或涉冷水，或立湿地，或扇取凉，或卧当风，寒凉外搏，热血得寒，汗浊凝涩，所以作痛"的论述。在《丹溪心法》中，进一步认识到："肥人肢节痛，或是风湿与痰饮流注经络而痛；瘦人肢节痛是血虚"的因体质胖瘦，与病邪、发病的关系。使瘅病的病因学说更加丰富和充实。

明·张景岳通过临床实践与观察，又提出"鹤膝风"的病名。他指出："凡肘膝肿痛，腿细小者，名为鹤膝风……风寒湿流注之病也。"从而揭开了类风湿的序幕，并认为本病即使感受病邪相同，然由于体质之异，病邪传化而有阴证、阳证（阳证即热瘅）之别。因此提出"有寒者宜从温热，有火者宜从清凉"的治疗原则。

清·叶天士在理论与治疗中又辟新径，对风湿病从温病方面进行阐述。他认为：外感暑湿、湿热之邪，或湿热内蕴，皆可发病。且有在经、在络之分。他指出："外来之邪著于经络，内受之邪著于腑络"。其治倡用虫类搜剔之品，以宣通经脉。

路氏在前人的基础上潜心研究，结合自己丰富的临床经验，在医学史上首次提出"燥痹""产后痹"的病名。在理、法、方药、辨证论治方面，作了深入的探讨，使风湿病学说有所充实与发展。

他提出，产后痹是以正虚为主，系妇女在产褥期间或产后三个月内，由于机体虚弱，气血大伤，血虚生风；或风寒湿之邪乘虚而入；或素体湿寒之邪内盛，与痰浊、瘀血相结，阻滞经络，复感外邪，内外相引而发。其治疗当在辨证运用祛风散寒、清热、除湿之法的同时，应注意扶正，重视益气养血，补益肝肾。

燥痹是由于燥邪（外燥、内燥）损伤气血、津液，致阴津亏耗，气血受戕，使肢体筋脉失养，痰浊凝聚，瘀血痹阻，经脉不通而肌肉失于濡润，致肌肤枯涩皱揭、脏器损伤。临床表现除关节僵硬、疼痛外，并见口干舌燥、口渴、眼鼻干燥、潮热盗汗等症。本病仍以津液匮乏、阴血不足为主。故治疗当遵"辛以润之""咸以软之"的经旨。在养阴润燥之同时，应佐以辛通之品，使滋阴而不滞，增液而不腻。

路氏在对狐惑病的临床辨治与研究中发现，本病并非皆由湿热一途，阴虚郁热、或久病伤阴、湿热化燥，耗伤津液，致肝肾阴虚，亦是发病的重要原因之一。通过养阴清热、滋补肝肾之治，取得了较满意的疗效。从而拓宽了对狐惑病辨治的思路，在理论与治疗方面，又开辟了新的途径。

自朱丹溪提出"痛风"之病名以来，历代有关医家对本病认识不一，各抒己见，常与"风痹""痛痹"并论。路老通过博览医籍，系统求索，相互印证，结合自己的研究与观点，从病因病机、临床表现等进行全面的论证与剖析，给人以系统而完整的概念（详后《痛风探识》）。

病因病机

本病之发，风、寒、湿、热、燥毒诸邪的侵袭是其主要成因。但人体"不得虚，邪不能独伤人"。故正气虚弱，气血失调；先天不足、后天失养；饮食不节，过食肥甘厚味，化热生燥，致痰瘀互阻，是发病的内在因素。

1. 禀赋不足（脏腑柔弱）

先天禀赋不足、肾精不充，骨髓亏空；房劳过度，肾阴阳俱伤。脏腑柔弱，运化、气化失常，湿寒内盛，蕴久化热化燥；或阳刚之躯，阴津匮乏；久病内耗，产后亡血，失精；大吐、大下、大汗亡津耗液，致气血损伤；阴精不足、肝肾阴虚，使机体肌肤、筋脉、关节失充、失养而发虚痹。

2. 情志内伤（机体失调）

七情（忧、思、悲、怒、喜、恐、惊）本为五脏所主，过极则又伤及本脏，使其功能紊乱而失其所主。悲忧伤肺而气暗耗，致宣发、肃降失职；思则气结，留滞不行而纳化失健；惊恐伤肾而气下陷；郁怒伤肝，横乘脾土而肝脾失调，生化无源，使先天失充，后天失养，精微不布。肝郁反侮肺金，肺失宣肃，上不布津，下不滋肾。导致五脏六腑阴阳、气血、津液、上下机体功能失调而发病。

3. 外邪侵袭

外感六淫之邪，或久居潮湿、低洼寒凉之地，经年野外作业；或冒风、雨、雪、雾露远行；睡卧汗出当风、汗出入水中；或炎夏酷暑之时，室内冷气过寒，六淫之邪由肌表侵入机体，阻滞经络、关节不利，令气机失调，气血运行不畅而发病。由于病邪偏盛之不同，临床表现之异，故又有不同名称，其风邪盛者为行痹，寒邪盛者为痛痹，湿邪盛者为着痹。高温作业，天暑下逼，燥气淫盛，毒热猖獗，风寒湿邪化热化燥成毒；或失治误治，皆可发热痹、热毒痹与燥痹。

4. 饮食不节（痰浊瘀阻）

素体脾胃虚弱，运化失职；饮食不节，过食甘肥厚味，化热生燥；贪凉饮冷太过伤脾及肾，湿寒之邪内生；饮食无常，饥饱无度，性味过偏；或过用滋腻、苦寒之品，遏伤体阳，致寒湿内聚，成痰成饮；或湿热燥毒之邪久恋，伤津耗液，灼液成痰，阻碍气机，导致痰阻血凝。痰瘀互结，闭阻经络，甚则深陷骨髓，使关节肿胀变形，肌肉萎缩而成顽痹、尪痹。

治疗原则

1. 根据病邪的进退与转化辨证论治

风湿病初发，外邪多在肌表，为内外相合而为病。一般初起多属正盛邪实之证。久治不愈，病邪内传，正气暗耗，成为正虚邪实、虚实夹杂之证。失治、误治，病邪久恋深入筋骨而出现关节肿大变形、骨质破坏、肌肉、骨及关节萎缩的重证。甚则脏腑损伤，阳气衰微及真阴枯竭而危及生命。

故初起之治，当据所感六淫之邪偏盛的不同程度，分别采取疏风活络、温经散寒、散风祛湿、清热解毒、养血息风、活血祛瘀；后期当扶正祛邪。气血虚者，则益气补血、通经活络。脾肾两虚者，宜健脾益气、温阳补肾、除湿散寒。肝肾阴虚者，又当滋肝补肾、蠲痹通脉。精髓不足者，则填补精髓。

总之，治风湿病之要，法在扶正，以增强体质，提高机体免疫功能。通过宣通经脉之治，达到痹阻得通、气血调畅的治疗目的。在治疗过程中，亦要根据疾病发展过程中表里、阴阳、寒热、虚实的相互转化：从表入里，或从里达表的病位不同，体质强弱之别辨证论治，谨守病机。

2. 治风湿病不可单纯应用风药

在治疗风湿病中，祛风之品是不可缺少的，不仅行痹用之，寒、湿、热痹亦必用之。以风药多为辛散、能行、能润之性，有腾湿散寒、使邪热从里外透、发越之功。然《黄帝内经素问·阴阳应象大论》指出："气味辛甘发散为阳，酸苦涌泄为阴。"故过用辛散风药，易化热生燥，使湿寒之邪从热化而伤津耗液，给治疗带来困难。导致病情复杂多变、由实而虚，疾病加重。

产后痹、燥痹均以虚为主，在扶正祛邪的治疗中，定要选用风药中的润剂，如：防风、秦艽、首乌藤、伸筋草、忍冬藤、丝瓜络、海桐皮、天仙藤、络石藤等。用之既能散风祛湿、疏经活络、宣痹止痛，又无散血伤阴之弊。绝不可过用温热、刚燥之品。

3. 重视痰、瘀、燥、毒之治

风湿病之治，往往偏视风、寒、湿、热诸邪，而对痰、瘀、燥、毒之害，易被忽视，常常因此而影响疗效，使病情反复发作。

湿寒之邪犯人，因湿阻寒凝之性，易导致痰与瘀相结，阻塞脉络，久必化燥成毒。所以在治疗中，应佐入祛痰、活血、润燥、解毒之品，方能提高疗效，缩短病程。

痰之与湿，同出一源，然其存在的形态不同。湿聚为水，浓缩成痰。湿盛则关节漫肿，按之柔软，甚则积水。痰浊凝滞，关节肿而硬，或局部有痰核。痰浊与瘀血凝结内阻，除关节肿硬外，可见局部皮肤晦暗、瘀斑、舌质紫暗等。痰瘀郁阻，久必化燥伤阴，筋脉失濡，关节屈伸不利、疼痛，并伴有口干咽燥、两眼干涩、鼻干乏津等一派"燥腾则干"的表现。

风湿病兼毒热或痰、湿、瘀化热者，关节多焮红、灼热、漫肿憋肿、疼痛剧烈，并发热、口干渴、心烦喜冷饮等症状表现。在临证中，若采用一般治法效果不显著时，当考虑痰、瘀、燥、毒之存在。应详细审视，辨证论治。

4. 重视培养后天之本

脾胃属中央土，为生化之源。主运化津液与输布水谷精微，充先天、养机体。因此，"五脏六腑皆禀气于胃"，故称脾胃为"后天之本""寿命之根"，并"有胃气则生，无胃气则死"。因其有升清降浊、通上达下之功，故而脾土旺盛则可制水，湿痰不生，瘀结难成。金盛则可御表，无外邪来犯之患。并脾土厚而五脏六腑皆旺，筋脉，关节通利。《内经·痿论》篇指出："阳明者，五脏六腑之海，

主润宗筋，宗筋主束骨而利机关也。"且脾又主肌肉与四肢，因此脾胃功能的强弱，与治愈本病、转归及预后，有着密切的关系。所以治疗痹病而重视培土，有重要与深远的意义。

5. 痹病后期之治　重视培补先天

痹病后期，邪气多由肌表、经络内入筋骨，呈正虚邪实之候。

肾为先天之本，主骨生髓充脑，内藏元阴、元阳，同时又是脏腑阴阳的重要组成部分。脏腑、三焦在肾阳的温煦、激发与推动下，分工合作，进行正常的生命活动。肝为风木之脏、藏血，主气机条达和筋脉，赖肾水的补充与濡养，肝与肾为母子关系。

若肾阳不足，则失其温煦之职，气化功能失常，则湿寒内停，湿邪随气血运行布散周身，留滞肌肤、筋脉、骨髓。停滞日久则成痰成饮。湿阻寒凝，与瘀血相结，致经脉闭阻不通，病情加重。肾阳不足，肝阳亦微，湿寒内盛，寒则收引，筋脉、关节不利。若肾阴不足，肝阴失充，筋脉、关节失其濡养而拘急疼痛，甚则关节肿大、变形。由此可知，肝肾功能正常与否，关系着痹病能否治愈的重大问题。通过调补肝肾，可固肌表、养经脉、濡关节、充骨髓，提高机体防御功能，使正盛邪祛，从而达到"向愈康复"的目的。

辨证论治

行痹、着痹、痛痹、热痹、尪痹一般报导较多，这里仅将热毒痹、燥痹、产后痹、痛风作一介绍。

1. 热毒痹

热毒痹：是感受疫疠之气或湿热之邪，失于表散清解，或延误病机与误治，使病邪留恋于内，郁积日久，蕴热成毒而发。本病的特点是发病急、变化快、病情重。其临床表现可见发热、局部关节红肿热痛、且疼痛剧烈、口渴欲冷饮、心烦急躁、脉数舌红苔黄等症。

邪毒在气分，则清热解毒，通络止痛。方用清瘟败毒饮（生石膏、知母、生地、乌犀角、真黄连、栀子、桔梗、黄芩、知母、赤芍、元参、连翘、甘草、丹皮、鲜竹叶）或白虎汤（《伤寒论》：生石膏、知母、甘草、粳米）加忍冬藤、栀子、连翘、公英等治之。

如热甚伤阴者，可佐入增液汤（《温病条辨》：元参、麦冬、生地）。

热毒内陷入营血或骨髓者，可与犀角汤（《奇效良方》：犀角、蒲黄、瓜蒌根、甘草、葛根、桑寄生）酌情加减治之。

夹痰、夹瘀而关节肿硬者，用痛风丸（《医学入门》：南星、苍术、黄柏、木瓜、神曲、白芷、桃仁、威灵仙、羌活、桂枝、防己、龙胆草、红花）加减治疗。

2. 燥痹

燥痹之患，缘由先天禀赋不足，阴液匮乏；或木形、火形之躯，阴虚火旺；天行燥邪或温热病毒，损伤津液；或寒湿内盛，郁之化热、化燥，灼伤阴津；过食辛辣香燥之品，或补益太过，偏嗜烟酒及过用刚烈燥热药物，燥热内生，煎灼津液；高温作业，久居风沙刚燥、缺乏水源之域；有害元素侵害及新的化学药品毒性反应，使机体阴液损伤。致使脏腑、筋骨、脑髓、肌肤等组织失充、失养，经脉痹阻不通而发病。

津液：是人体赖以维持生命活动必不可少的重要物质。正如《灵枢·五癃津液别篇》和《灵枢·决气篇》中所言："温肌肉、充皮肤为其津。""骨入气满，淖泽注于骨，骨属屈伸泄泽，补益脑髓，皮肤润泽是谓液"。因此，津液有补充、荣养、滋润机体各组织、器官之功，内而脏腑、脑髓，外至四肢百骸、筋骨、肌肉、皮毛。

若阴虚津液枯涸，或气虚不能运载、输布，则机体失充、失荣而燥邪内生。"燥腾则干"，耗灼津液，灼液成痰阻滞经络，气血运营不畅，其病乃成。痰浊与瘀血互结，闭阻经脉成燥痹、燥瘀痹；若蕴久成毒，可成燥毒痹、燥痰痹等。

（1）燥伤肺阴证

临床表现：胸闷短气、口干咽燥、干咳有痰、痰少而黏、不易咯出；或痰中挟血，量少急暗。或声哑午后颧红，潮热盗汗，手足心热，日渐消瘦；皮肤干燥或麻木不仁。舌质红或光剥，苔少乏津，脉细数或沉细涩。

治法：生津润燥，轻清宣肺。

方用：清燥肺汤加减治之。（《医门法律》）

生石膏、霜桑叶、人参、胡麻仁、麦门冬、阿胶、杏仁、枇杷叶、甘草。

咳而夜甚者，方中去人参、甘草、生石膏，加蛤粉、青黛、旋覆花；咳而痰中挟血者，去人参、甘草，加沙参、紫草根、知母；咳而口干渴甚者，去人参、甘草 桑叶，加玉竹、白芍、旋覆花；口

咽干燥疼痛者，方中去人参、甘草，加牛子、锦灯笼；胸脘闷满，去人参、甘草，加瓜蒌、炒枳实；盗汗者，加生牡蛎、浮小麦；咳而喘促不得卧者，加亭苈子；周身疼痛，加忍冬藤、地龙、伸筋草；肩臂疼痛，加赤白芍、丹参、威灵仙、片姜黄。

（2）燥伤心阴证

临床表现：心悸怔忡，心烦不宁，惊惕不安，多梦易醒，胸闷疼痛；或灼热疼痛；或痛引肩背及手臂内侧，时作时止。口舌干燥，手足心热，盗汗，便干尿少。舌红少津，或边有瘀点，瘀斑，无苔或少苔。脉细数或细涩兼结代。

治法：益气养阴，生津润燥。

方用：生脉散（《内外伤辨惑论》）合加减一贯煎（《古今图书集成医部全录·火证治法》）。

人参、麦冬、五味子、生地、芍药、麦冬、熟地、知母、地骨皮、炙甘草。

若烦燥便结者，加炒枳实、火麻仁；小便涩赤不利，加赤小豆、莲子心、车前子；心烦失眠者，加炒柏子仁、夜交藤；心中惊悸不安，加生龙齿、琥珀粉（冲服）；胸中憋闷疼痛，加丹参、瓜蒌；周身疼痛加地龙、络石藤；上肢关节疼痛者，加赤白芍、桑枝、秦艽；舌有瘀斑，加桃仁、红花、醋延胡等。

（3）燥伤脾（胃）阴证

临床表现：饥不欲食，或食入则痞胀，胃脘嘈杂或隐隐作痛；或呃逆干呕，口燥咽干，心中烦乱，或大便燥结，形体消瘦。甚者四肢无力、肌肉萎缩。舌质暗红或舌质剥裂，苔薄而黄、干而乏津，或无苔。脉细数或细涩。

治法：养脾益胃，生津润燥。

方用：养脾润胃汤（《路志正经验方》）。

沙参、麦冬、炒扁豆、山药、生地、炒杏仁、玫瑰花、火麻仁、白芍药、生谷芽、生麦芽、甘草。

若胃热燥盛者，加生石膏，中脘痞满者，加丹参、预知子；两胁疼痛者，加醋延胡、赤白芍、醋香附；心烦失眠，加百合、夜交藤；便干难下者，加炒枳实、生首乌；恶心欲吐，加竹茹、枇杷叶、旋覆花；心悸短气，加太子参、莲子肉；烦渴甚者，加乌梅、石斛、玉竹；急躁易怒者，加川楝子、醋延胡；肌肉酸痛者，加地龙、丹参、鸡血藤。

（4）燥伤肝阴证

临床表现：眩晕头痛，两目干涩，口干咽燥，唇赤颧红，筋惕肉𥆧，关节疼痛，屈伸不利；烦躁

易怒，两胁隐痛，五心烦热，潮热盗汗，失眠多梦，胆怯易惊，女子经水前期、量少或闭经。舌质暗红，苔少或无苔。脉弦细数或细涩。

治法：滋肝润燥，荣筋通络。

方用：滋燥养荣汤治之。（《证治准绳·类方》）

当归、生地黄、熟地黄、白芍、秦艽、防风、甘草。

口干苦者，方中去防风、秦艽，加黄芩、知母、天花粉；口干渴不欲饮者，去防风、甘草，加沙参、枸杞子、枇杷叶；潮热盗汗，加银柴胡、地骨皮、青蒿；两胁疼痛者，加赤芍、醋延胡；口干渴饮水不解者，去防风、秦艽、甘草，加玉竹、石斛、元参，心悸胸闷者，加麦冬、丹参、郁金、醋元胡；失眠者，去防风、秦艽，加炒枣仁、生龙齿（先煎）、合欢皮；关节疼痛者，方中去防风、秦艽，加赤芍、炙龟甲（先煎）、生牡蛎（先煎）。

（5）燥伤肾精证

临床表现：头晕目眩，口干咽燥，五心烦热，潮热盗汗，失眠多梦，腰膝酸软，便秘尿赤，形体消瘦，男子早泄遗精，女子经少或闭经。甚者脊柱弯曲，关节变形，肌肉萎缩等。面色暗晦或黧黑干枯，舌质红或花剥，无苔而乏津；或舌质暗红，瘀紫，脉细数或沉涩。

治法：滋阴补肾，填精润燥。

方用：滋阴补髓汤加减（《医醇賸义》）。

党参、生地黄、龟甲、知母、盐黄柏、白术、虎骨（可改用犸狗骨）、猪脊髓、当归、茯苓、枸杞子、川断、狗脊、牛膝。

骨蒸潮热者，方中去狗脊、川断，加青蒿、地骨皮、乌梅；腰膝酸软，口干乏力者，去狗脊、川断、党参，加山萸肉、制首乌、麦门冬；遗精早泄，方中去虎骨、狗脊、川断，加芡实、莲子肉、生龙骨（先煎）、生牡蛎（先煎）；心烦失眠者，去党参、虎骨、狗脊，加麦门冬、炒柏子仁、夜交藤。

燥痹之患，其病理机制复杂多变，由燥邪伤阴、津伤化燥，致多系统、多脏器受损。由燥而致痹，使脏腑气机失调，络脉失其濡润，气血运行受限的病理改变。临床中可见津亏失濡，阴虚发热，燥瘀相搏或燥痰互结的特点。本病属本虚标实，虽有虚实夹杂，然仍以虚为主。

在治疗中，要重视本病的双重性和复杂性。在生津增液，养荣润燥的同时，结合患者的客观情况，佐以疏风通络、活血化瘀、健脾和胃、祛风化

痰等药物。要时时顾护胃气，因滋阴之品多重浊黏腻，久用或多用，不无滋腻碍脾之虞。中土一败，则百药难施矣！

应用风药，宜用甘辛平、甘辛或辛苦平等之品，此为风药中的润剂，既无伤阴之弊，又符合"辛以润之"的经旨。如：忍冬藤、豨莶草、丝瓜络、青风藤、天仙藤、伸筋草等，皆有疏风通络、宣痹止痛之功。

应用活血化瘀之味，亦当是甘寒、苦微寒或辛苦温之丹参、丹皮、醋莪术、丝瓜络等。若用辛温之当归、川芎等，其量宜小，以免阴液未复而再度耗伤。若非实热之证，慎用大苦大寒之类，因苦能化燥之故。

本病到后期，多阴损及阳，形成气阴两虚、阴阳两虚、正气不足之候。此时之治，宜益气养阴、阴阳平调，大补气血，扶正祛邪为要。如筋脉失荣，精亏髓乏，骨关节变形者，则养血荣筋，填精补髓，温阳壮督，甚者可用虫蚁搜剔之品。治疗方法，要灵活达变，不可拘泥。

3. 产后痹

产后痹：是指妇女在分娩过程中，气血大耗，更兼产后失血过多，或难产、分娩时间过长，精力过度消耗；或产后恶露不净，气血再损，机体免疫功能低下所致者。

若先天不足，形体失充；后天失调，机体失养，脏腑功能薄弱；或平时强劳、房事过度而脾肾两虚或肝肾阴虚。逢产后气血大伤，筋脉失养；或阴虚郁热，热而生风，外邪来乘而发本病。

饮食不节、贪凉饮冷，久则伤脾及肾。脾虚则失运，肾虚则气化失常而湿寒内盛，阻滞经脉；或湿之邪郁久化热；或平素饮食过偏，肥甘、温补太过，火热内炽，壅阻经脉，与外邪相合而发。

产后居住潮湿之地，或分娩在春、夏、冬季，室内过冷或过暖，衣被增减失宜。盛夏之季，室内空调冷气太过，外感风、寒、湿、热之邪，痹阻经络；或产后恶露不净，瘀血留滞经络；或平时血热致瘀，痰浊瘀血阻滞，使气血运营不畅。机体筋脉、肌肤、关节、骨髓、脏腑等组织失充、失养，稍感外邪则可发病。

产后痹是产后伤气耗血、气血不足，肝肾阴虚或脾肾阳虚，湿寒内盛。复感外邪，内外相召所致。因此，在辨证论治之时，除运用祛风散寒、除湿清热等法外，须注意扶正。重视益气养血、补

益肝肾、健脾温肾之治。并当审其虚实，或先标后本，或标本同治。但必须遵循补益勿过壅滞、用风药勿过辛散、祛湿勿过刚燥、清热勿过寒凉，用血肉有情之品，勿过滋腻等原则。

（1）风邪偏胜证

临床表现：肢体、关节、筋脉疼痛，痛处游走不定。以肩背、肘、腕、手关节、肌肉酸痛为主，午后为重，体倦乏力。初起伴有发热、汗出、恶风等症。舌质淡嫩苔白，脉阳浮阴弱，或浮细而缓。

治法：补血活血，疏风活络，通络止痛。

方用：血风汤加减治之。（《丹溪方》）

当归、川芎、熟地、白芍、炒白术、茯苓、秦艽、羌活、桑枝、防风。

上肢痛甚者，加威灵仙、片姜黄；短气汗出者，方中去羌活、桑枝，加生黄芪　生牡蛎（先煎）；下肢痛甚者，去桑枝、羌活，加独活、防己、车前子；胃脘冷痛者，加桂枝、干姜；关节痛甚者，去秦艽、羌活，加松节、地龙、伸筋草、海桐皮。

（2）寒邪偏胜证

临床表现：周身关节疼痛，屈伸不利，或冷痛如掣，遇冷加重，得热则缓。神倦乏力，畏寒腰痛，手足逆冷等症。舌质淡，苔白，脉沉细而弱或浮细而紧。

治法：益气补血，温经散寒。

方用：温经蠲痹汤。（《路志正经验方》）

生黄芪、桂枝、当归、炒白术、白芍、茯苓、川附片（先煎）、防风、老鹳草、桑寄生、红花、甘草。

如风湿束于肌表，周身沉重疼痛者，加络石藤、地龙，甚者加川草乌（先煎）；上肢关节疼痛者，加威灵仙、片姜黄；膝关节痛重者，加松节；下肢沉重者，加车前子、防己。

（3）湿邪偏胜证

临床表现：肢体关节肿胀、重着、酸楚疼痛，屈伸不利。肌肤麻木，肢倦乏力，下肢尤著。胸闷脘痞，纳呆腹胀，大便黏腻不爽。舌质淡，苔白滑或苔白厚腻，脉濡而缓。

治法：健脾祛湿，活血散风，通络止痛。

方用：胜湿蠲痹汤治之。（《路志正经验方》）

生苡米、炒苍术、半夏、当归、防己、青风藤。

头目沉重者，去独活加蔓荆子；周身瘙痒者，加地肤子；胃脘痞满不思饮食者，加砂仁、佛手；

腹胀满甚者，加炒枳实、大腹皮、槟榔。

（4）湿热痹阻证

临床表现：关节灼热、红肿疼痛，下肢为著。肢体沉重，酸软无力。口干不欲饮，或发热、夜寐盗汗，形体消瘦。胸闷脘痞、纳少、不思饮食。大便或干或溏，小便黄赤。舌尖边红，苔白厚腻或黄厚腻，脉濡细而数。

由于人体有禀赋强弱的不同，盛衰之别，因此在湿热痹阻证中，又有热重于湿、湿重于热和湿热并重之别。

热重于湿者，因热偏胜而易耗液伤阴，易向阴虚证候方面转化；湿重于热者，因湿为阴邪，易遏伤阳气、阻滞气机，使寒湿更甚。故此易向阳虚证候转化。湿热并重则耗气伤阴，往往向气阴两虚方面发展。

①湿重于热证

治法：燥湿清热，宣痹止痛。

方用：当归拈痛汤加减。（《医学发明》）

炒苍术、炒白术、防风、防己、姜夏、当归、茵陈、苦参、生苡米、猪苓、泽泻、青风藤、甘草。

若下肢沉重、腹胀尿少者，方中去甘草、茵陈、生苡米，加大腹皮、槟榔、海桐皮、炒枳实；肢体沉重疼痛者，去甘草加羌活、独活；关节疼痛发热者，方中去甘草、姜夏，加忍冬藤、黄柏；气短汗出，去甘草、生苡米，加生黄芪、生牡蛎；腰背痛重，方中去甘草、生苡米、姜夏，加生黄芪、川断、桑寄生；胃脘痞满不思饮食者，去甘草、茵陈，加炒枳实、桂枝。

②热重于湿证

治法：清热利湿，通络止痛。

方用：宣痹汤加减。（《温病条辨》）

生苡米、晚蚕沙、防己、杏仁、滑石、连翘、茵陈、炒苍术、半夏、赤小豆皮、车前草。

如关节红肿疼痛甚者，方中去滑石、赤小豆皮，加桑枝、豨莶草、忍冬藤；筋脉拘急者，去滑石、赤小豆皮、杏仁，加赤芍、白芍、地龙、伸筋草；口干渴思饮者，方中去半夏、滑石，加生地、麦冬；下肢关节灼热疼痛，去滑石、杏仁，加黄柏、知母；腰膝酸软无力者，去滑石、杏仁、半夏，加山萸肉、枸杞子、山药。

③湿热并重证

治法：清化湿热，蠲痹止痛。

方用：清化蠲痹汤。（《路志正经验方》）

霍香叶（后下）、佩兰叶（后下）、炒苍术、川厚朴、枇杷叶、杏仁、前胡、海风藤、黄芩、忍冬藤、金钱草、芦根。

（5）气血两虚证

临床表现：遍身关节疼痛、肢体酸楚、麻木，时轻时重，甚者筋脉挛急、肌肉瞤动。头晕气短，心悸自汗等症。舌质淡嫩，苔白或少苔，脉细弱或细数。

治法：益气养血，活血通络。

方用：黄芪通脉蠲痹汤。（《路志正经验方》）

生黄芪、炒白术、秦艽、桂枝、当归、川芎、白芍、豨莶草、地龙、鸡血藤。

关节痛重者加海桐皮；周身关节筋脉挛急、麻木者，加熟地、伸筋草、白芍。

（6）阴虚证

临床表现：肢体关节疼痛、屈伸不利，筋脉拘急，活动时尤著，甚则关节红肿热痛，入暮加重。腰膝酸软，头晕耳鸣，消瘦乏力，烦躁盗汗，五心烦热，口干纳少，便干尿赤。舌质少苔，脉虚大而数或细数。

治法：养阴荣筋，通络止痛。

方用：荣筋蠲痹汤。（《路志正经验方》）

生地、山萸肉、山药、枸杞子、茯苓、丹参、赤芍、白芍、路路通、露蜂房、鸡血藤、豨莶草。

口干甚者加麦门冬、玉竹；关节热痛者，加忍冬藤、黄柏；烦燥盗汗者，加浮小麦、生龙骨（先煎）、生牡蛎（先煎）；耳鸣甚者加珍珠母（先煎）。

（7）阳虚证

临床表现：周身关节冷痛、屈伸不利，甚者关节肿胀、积液，或关节僵硬变形、肌肉萎缩。气短无力，面白无华，形寒肢冷，腰背酸痛。下肢沉重，足跟疼痛，便溏或五重泄泻，尿细而长。舌质淡，苔白，脉沉细而弱或沉状。

治法：温经散寒，通痹止痛。

方用：阳和汤（《外科全生集》：熟地、炒白芥子、鹿角胶、炮姜炭、肉桂、麻黄、甘草）去姜炭、甘草，加川附片、枸杞子、赤芍、白芍、炒杜仲、地龙、鸡血藤、络石藤治之。

关节痛重者加山甲珠；下肢沉重者加木瓜、千年健。

4.狐惑病

狐惑病：是以口腔、咽喉、眼及前后二阴等部分多发性溃疡为主症的疾病。与西医学中白塞病近似。其病临床变化多端，反复发作，缠绵难愈。为当前难治性疾病之一。

本病的病名，《金匮要略》："狐惑之为病，状如伤寒，默默欲眠，且不得闭，卧起不安。蚀于喉为惑，蚀于阴为狐。不欲饮食，恶闻食臭，其面目乍赤、乍黑、乍白。""病者……初得之三四日，目赤如鸠眼。七八日，目四眦黑。若能食者，脓已成也"。对本病的临床见症作了较为详细的描述，并根据其发病特点，制定出脓未成者，方用甘草泻心汤治之；脓已成者，用赤小豆当归散的治法。同时阴部溃疡，用苦参汤洗浴；肛门溃疡，则用雄黄烧熏患处。从而开创了内服、外治并举、综合治疗的方法。为后世研究治疗本病奠定了基础。

《诸病源候论》及《千金方》中则从病因方面进行提示，认为本病是"湿毒气所为"。

路志正先生认为：狐惑病是涉及到人体脏腑的综合性疾病。本病不仅仅见于伤寒热病的后期，亦由内伤杂病发展变化而来。本病的病因繁多，病理机制复杂。

外感湿热、火毒之邪，或素体阳盛火旺；或湿热、火毒之邪久恋，耗伤阴液，致肝肾阴虚、相火不藏；与湿热、火毒走窜脾、胃、肝；或素体阳虚湿寒内盛，随经络运行流注脾、胃、肝经，郁而化热。湿热、火毒充斥经脉上下，壅塞脉络，郁阻熏蒸，肉腐溃疡而发本病。

足厥阴肝木之脉，起于足大趾丛毛之际，入毛中过阴器，循喉咙之后，上入颃颡连目系、环唇内。足太阴脾经之脉起于足大趾内侧端，挟咽，连舌本，散舌下。足阳明胃经起自鼻之交颊中，还出挟口环唇下交承浆，循喉咙。肛为阳明之下口，口腔、咽喉、鼻腔、眼及二阴，皆在其经脉的首尾之端，或居其中。然其所在之处，血液运行缓慢，故湿热、火毒郁滞日久，闭阻脉络、湿阻热蒸，气血败坏化为瘀浊。上则蚀于咽喉、口唇、鼻腔、舌、目，下则蚀于前后二阴。肝开窍于目，眼胞属脾，而面部属于阳明，故见目四眦黑、目赤如鸠眼，其面目乍赤、乍黑、乍白等症。

若病久不愈湿热久恋，必损伤肝肾之阴。肝主筋开窍于目；肾藏精、主水与骨、生髓、充脑。肝肾阴虚，其临床表现常见咽干口燥、两眼干涩、视力减退；筋脉失养，肢体酸楚、神志恍惚、心烦不安、腰酸膝软等症。病变后期乃出现阴损及阳，或湿热伤阳，病从寒化，则见脘腹胀满、神疲纳少、形寒肢冷、小便频数而清长，大便溏薄等。

对本病的治疗，初当寒热并用，辛开苦降；或清热解毒、健脾和胃、清利湿热。随病情的发展变化而正气暗耗，证见肝肾阴虚或阴虚火旺者，则滋补肝肾或养阴清热；脾肾阳虚或肾阳虚时，即健脾益气、温阳补肾。

本病发展到后期，多呈阴虚或阳虚之证，因之此时之治，应注意用药勿过苦寒，以免化燥伤阴或伤阳，使病情加重，给治疗带来困难。

（1）湿热蕴积证

①湿重于热

临床表现：局部溃疡疼痛，或有脓液、色白或微黄，胃脘痞满、纳少，头晕头重，周身困重，下肢沉重，神疲无力，恶心欲吐，便溏尿黄。舌质淡，苔白厚腻，脉沉滑左数或濡缓左数。

治法：健脾和胃，清热利湿，活血通络。

方用：六和汤（《医方考》：砂仁、半夏、杏仁、人参、白术、甘草、藿香、木瓜、厚朴、扁豆、赤茯苓）去杏仁、甘草、木瓜，加当归、醋延胡、金钱草治之。

若胃脘痞满膜胀甚者，方中去扁豆，加炒枳实；腹胀甚者，去甘草，加大胶皮槟榔、炒枳实。

②热重于湿

临床表现：局部溃疡，分泌物较多，脓色发黄。口苦而黏，口干不欲饮，心烦急躁，便溏尿赤。舌尖边红或舌质红，苔厚腻或黄厚腻，脉濡数。

治法：清热解毒，燥湿散结。

方用：解毒开郁汤（《路志正经验方》：黄芩、黄连、干姜、半夏、甘草、苦参、黄柏、败酱草、土茯苓、地肤子、炒槐角、草决明）。

外治法：口腔溃疡者，可用淡盐水洗漱后，外用冰硼散（《外科正宗》：硼砂、冰片、延胡粉、朱砂）合锡类散（《金匮翼》：象牙屑、青黛、壁钱炭、人指甲、珍珠、冰片、牛黄）撒于患部。若患部溃疡面较大，脓液较多者，可先清理脓液后再上药。

阴部溃疡者，则可用矾参汤（《路志正经验方》：白矾、苦参、黄柏、马鞭草、桃仁、甘草）煎汤熏洗坐浴。

（2）肝肾阴虚证

临床表现：局部溃疡疼痛，分泌物不多，咽干口燥，两目干涩，视力减退；腰膝酸软，舌红乏津，脉弦细数。

治法：滋补肝肾，养阴清热。

方用：杞菊地黄丸（《医级》：熟地、山萸肉、山药、泽泻、茯苓、丹皮、枸杞子、菊花）加入生侧柏叶、黄柏。

局部疼痛者，加丹参、赤芍、醋延胡。

（3）脾肾两虚证

临床表现：局部溃疡，胃脘痞满，纳少腹胀，或脘腹冷痛、形寒肢冷、神疲乏力、便溏、小便清长而频数。舌质淡，苔白，脉沉细或沉伏。

治法：健脾益气，温阳补肾。

方用：理中汤（《伤寒论》：人参、白术、干姜、炙甘草）和肾气丸（《金匮要略》：干地黄、山药、山萸肉、泽泻、丹皮、茯苓、桂枝、附子）加减治疗。

5. 痛风探识

痛风之名，起源于我国。早在金元时期，朱丹溪在其所著的《格致余论》中，即有痛风的专题论述。他指出："痛风者，四肢百节走痛，方中谓之白虎历节风证是也。"

然后世医家对"痛风"病的认识不一，有的认为痛风即风痹。如：明·张景岳云："风痹一证，即今人所谓痛风也。"张三锡先生亦说："痛风即《内经》病痹。"此更是泛泛之论。清·喻昌称："痛风，一名白虎历节风，实即痛痹也。"林珮琴在《类证治裁》中虽有痛风病专题，亦认为："痛风，痛痹之一病也。"与喻昌观点一致。而实际上痛风与痹病既有相同之处，又有其独特之性。因此，有必要对其进行认真的研究，使其病名返本归源，还真面目，从而进一步得到规范化、标准化。

近年来，痛风病患者呈上升之势，由此敦促医家去探求、研究。路氏虽年岁已高，仍孜孜不倦，博览医藉，系统求索，在前人的基础上，无论是理论还是临床治疗，均得到进一步提高，使之对痛风病的认识更系统化、完整化。

（1）病因病机

痛风是代谢障碍性疾病，"久痹不已，复感于邪"进一步发展、演变而发；饮食不节、酗酒、贪凉过度；禀赋虚弱，感风、寒、暑、湿之毒等皆可诱发本病。

①血中有热，活浊凝涩：丹溪明确指出："彼痛风者，大率因血受热，已自沸腾……或卧当风，寒凉外搏，热血得寒，活浊凝涩，不得运行，所以作痛。痛则夜甚，发于阴也。"明·李梴在《医

学入门》痛风节中进一步指出："……风寒虽外因涉冷坐湿、当风取凉，然亦必血热而后凝滞瘀浊。"确切地说明本病所发，缘由血中蕴热，灼液成痰，或感寒、湿之邪，与痰热相结，热蒸湿阻寒凝，血脉瘀阻而病。

②饮食不节，酒色过度：明·龚廷贤在《万病回春》中云："一切痛风，肢节痛者，痛属火，肿属湿……所以膏粱之人，多食煎炒、炙煿、酒肉，热物蒸脏腑，所以患痛风，恶疮痈疽者最多。""多因酒色，损伤，筋脉空虚"，亦是致病的主要因素。

脾胃居中州，为后天之本，气血生化之源；肾居下焦，为先天之本，司二便、主五液，内寓元阴元阳。若过嗜肥甘，恣啖酒肉，则损伤脾胃而纳化失健，聚湿化热、酿痰，痰浊中阻，升降悖逆，诸病由生。多饮则伤神耗血，损脾耗津，动火生痰，发怒动欲，可引起吐血、消渴、痈疽、失明，为害无穷。若房室过度，或醉以入房，以欲竭其精，耗散其真。肾之元气受戕，气化不利，清浊不分，水液代谢失职，致浊毒稽留，蕴结下焦，郁阻膀胱，不仅诱发本病，还可引起腰痛、石淋、血淋、尿闭、呕吐等危重证候。

③正气不足，外感风、寒、暑、湿之毒：唐·王焘在《外台秘要》中认为："白虎病者，大都是风寒暑湿之毒，因虚所致。将摄失理，受此风邪，经脉结滞，血气不行，蓄于骨节之间，肉色不变，其疾昼静夜发，发则彻髓，痛如虎之啮，故名白虎之病也"。《内经》谓："邪之所凑，其气必虚"。正气不足则毒邪易侵。文中所言之"暑"，当含有热在内，而暑必兼湿。湿热交蒸而生毒热，所以这里所说的"毒"邪，较六淫之邪寓有较重之意。因之，痛风在急性发作期，多见红、肿、热、痛，痛如虎啮等症状。

④情志不畅，耗精动神：明·李梴在《医学入门》中指出："七情六欲，或产后亡津。"焦虑过度，疲劳过极；用脑耗精；或过于安逸，缺乏适当锻炼，亦是诱发痛风病的因素之一。七情本属五脏之所主，过极则伤及本脏，导致内脏功能失调，气血、阴阳失调而诱发本病。

（2）临床症状表现

痛风病在临床中的症状表现，与痹病有共同之处，但又有其独具之特点。

①游走性疼痛，以四肢疼痛者为多：朱丹溪指出："痛风者，四肢百节走痛……。"《医学入门》亦云："走痛于四肢关节。"暑湿与寒、湿之邪，其性重浊、黏腻，虽可随气血运营布达周身，但因其重滞之性易沉积于四肢末端，郁而化热而发；而暑热之邪，性善走窜，除易犯四肢外，亦上犯头、面。

②红肿热痛，痛有定处：寒、湿、暑、热之邪在体内稽留日久，化热成毒，壅塞经脉，使局部脉络不通，血涩不行，热蒸湿阻，局部红肿热痛，痛有定处。甚则热蒸肉腐，可有米汤样渗出液。前世医家朱丹溪及汪昂皆发现于此，因之他们分别指出："……痛风而痛有常处，其痛多赤肿灼热，或浑身壮热。""症见四肢上或身一处肿痛，或移动他处，色红不园块，参差肿起，按之滚热便是痛风"。

③手掌足跗肿甚：手、足是肢体之末端，十二经脉起、止之处。湿、寒、热之邪沉积四末，经脉滞阻而气血运行障碍，导致邪毒壅滞，且越积越甚，因此痛风病之发，手、足肿痛较甚。清·谢映卢在《得心集医案·诸痛门·四肢肿痛》中云："四肢肿痛，手掌足跗尤甚，稍一触动，其痛非常，适俯仰转侧，不敢稍移，日夜翌坐者，身无寒热，二便略通……此必热伤营血，血液涸而不流……名为痛风也。"

④身多块瘰、痰核（结节）：痛风病发作日久，痰浊瘀滞停积，脉阻痰凝，聚结成块瘰、痰核。即近代医学所称的"痛风石"。正如清·林珮琴在《类证治裁》中所说："……痛风，其手弯曲，身多块瘰，其肿如脱，渐至摧落，其痛如擘，不可屈伸。"

⑤痛风病急性期发作，可见发热恶寒；未化热者，则周身重滞不舒，如周身捆缚之状，但内色不变。

（3）饮食宜忌

《内经》云："人以水谷为本，故人绝水谷则死，脉无胃气亦死。""味厚则泄，薄则通；气薄则发泄，厚则发热"。由此可见饮食是人之寿命之本，调整饮食结构，是预病、治病的重要因素。过食鸡、鸭、鱼、肉等膏粱厚味，易导致热毒内生；而贪凉饮冷，酒水过度，则伤脾及肾，使湿寒内聚，久郁化热，往往引起痛风病复发。合理安排饮食，以"五谷为养，五果为助，五畜为益，五菜为充，气味合而服之，以补精益气"，是保障人体健康的重要举措。正如《内经》中所说："是故谨和五味，

骨正筋柔，气血以流，腠理以密。如是则骨气以精。谨道此法，长有天命。"（路喜素整理）

谢 海 洲

谢海洲（1921~2005 年），河北省秦皇岛市人，教授。著有《中医药丛谈》《谢海洲论医集》《壶天动因——谢海洲医文集》《脑髓病证治》《漫谈养生》《谢海洲临床经验集辑要》等。对痹病的病因病机理论有独到见解。其经验被收入《痹证专辑》等书。

谢氏在前人对痹病认识的基础上，进一步强调指出痹病其本为虚，痹多挟湿，痹多挟瘀。前人注重肝肾在痹病发病和治疗中之作用，谢氏注重脾胃在痹病发病和治疗中之作用。治疗痹病强调"三要四宜"，丰富了传统治痹方法。

原文选录

治痹三要

1. 扶正固本

痹证是因风寒湿侵入人体造成气血周流不畅而致。遵《经》旨"因其实而泻之"，在治疗上应以祛邪为主，但对许多病例用通络祛风之剂，并无明显效果。其多失误于忽视扶正。故无论疾病初起或日久，均需治以扶正培本药物。

（1）脾胃虚弱：症见关节肌肉疼痛肿胀，全身乏力，四肢困倦，纳少不香，或肌肉萎缩或肢体浮肿，或食后腹胀，或大便溏泄，或大便干，面色萎黄，舌淡或胖嫩，舌薄或白腻，脉沉弱无力。治宜健脾益气，化湿和中。方药常用：生黄芪 15~24g，白术 12g，生薏苡仁 24g，茯苓 24g，甘草 10g。

（2）气血不足：症见关节肌肉疼痛，酸楚不适，屈伸不利或挛急，劳则加重，或关节肿大变形，或肌肉萎缩、或麻木，气短乏力，形体消瘦，面色无华，舌淡或淡暗，苔薄白，脉沉细。治则：益气养血。方药常用：生黄芪 24g，党参 10g，五加皮 9g，当归 15g，白芍 15g，熟地 18g，丹参 24g，鸡血藤 30g。

（3）肝肾阴虚：症见关节肌肉疼痛，肿大僵硬，或畸形，肌肉消瘦，屈伸不利，腰膝酸软，或关节局部发热，五心烦热，或时有燥烦，口干不欲，或便干，小便黄，舌红苔薄或光剥少苔，脉弦细数。治则：滋补肝肾。方药常用：生地 15~30g，元参 15~30g，白芍 18g，麦冬 12g，知母 12g，女贞子 30g，旱莲草 30g。

（4）肝肾阳虚：症见关节肌肉疼痛，肿大或僵硬变形，肌肉消瘦，屈伸不利，关节发凉，四末不温，畏寒喜暖，腰膝酸软，甚则脊以代头，尻以代踵，舌淡或淡暗体胖，苔薄或腻，脉沉细。治则：温补肝肾。方药常用：鹿角胶 10g，补骨脂 12g，鹿衔草 15g，杜仲 12g，川断 15g，狗脊 15g，巴戟天 12g。

妇人产后多虚，罹患痹证者为数不少，对此类患者施以补益气血尤为重要。可用玉屏风散加养血药，或用八珍汤加少量祛风湿之品治之。

在扶正培本的同时还要依据邪气的偏盛选用相应的祛邪药物。

湿热胜：当分湿热孰轻孰重。热重于湿者选用犀角或水牛角、元参、丹参、生地、木通、生苡仁、白茅根、青风藤等；湿重于热者，选用生苡仁、赤小豆、汉防己、藿香、牛膝、地龙等。寒湿胜选用苍术、防风、麻黄、细辛、附子、羌活、桂枝等。风湿胜选用独活、桑枝、海桐皮、秦艽、青风藤、羌活、威灵仙等。瘀血者选用桃仁、乳没、地龙、赤芍、穿山甲、全虫、乌蛇、蜈蚣等。痛甚者偏寒选用附子、细辛、乌头；偏热选用马钱子、白芍。

2. 祛湿健脾

痹证之所以长期不愈，从病邪的角度来看，是由于湿邪不去。风可聚散，寒亦可速温，唯湿难以快除。无论寒痹、热痹、风痹，每多夹湿，轻者肌肉重着，重者关节肿痛，屈伸不利。治疗上除湿之法不可偏废，根据病性和病位，可采用发汗、利小便、宣肺、健脾、温肾，或敷法等。临证治疗浮肿，关节肿胀者，用防己茯苓汤加薏苡仁 30g，白芥子 12g，适当配合其他药物，数剂之后，常有肿消痛减之功。谢氏主张把健脾放在首位，如用四君子汤、平胃散、胃苓汤之属加减变化。加苍术、苡仁、防己燥湿消肿；羌活、秦艽、防风祛风燥湿，此法为治湿之本，脾健则气生化有源，水湿各有所归。

3. 利咽解毒

治疗过程中，曾观察到有些痹证患者，病情时轻时重，关节肿胀反复发作，仔细诊察发现其中不少人都有咽部红肿的表现。此为病情不稳定的重要原因。因而在治疗之剂中要加入元参、麦冬、桔梗，甚则加入山豆根、板蓝根、牛蒡子、射干、锦灯笼等利咽解毒之品。尤其咽部鲜红肿甚者，更应先治咽再治痹，临床效果方可明显改善而且稳定。

治痹四宜

1. 寒痹宜温肾

寒痹之作，根本在于肾阳不足，命门火衰，在治疗上以温肾为要，可选用乌头汤或麻黄附子细辛汤，配伍鹿角胶、补骨脂、巴戟天、淫羊藿、胡芦巴、狗脊等品。盖寒痹患者，多为素体阳虚之人，寒邪伏于里，治当温之，方用麻黄附子细辛汤。方中附子温肾壮阳，散寒止痛；细辛走窜经络，通达内外，可祛邪外出，又长于止痛；麻黄开肺气，宣皮毛，且振奋全身阳气。二药合伍，使寒邪由内达外，收效甚捷，若寒甚者，又当易附子为炙川乌、炙草乌，增强散寒之功。更剧者也可用生品，但要注意用量、配伍及煎法。

附子用量一般在6~10g，最多用至15~30g，但必须先煎半小时，以去其毒性而保留有效成分。在四川原产地喜用生品，但须先煎1.5~3小时不等。乌头可用至10~18g，必须配合甘草以解其毒，煎法同附子。因附子、乌头性燥，易伤阴燥血，故不宜久服，中病即止。并要适当加入养血滋阴药，常用当归、丹参、川芎、白芍、生熟地、枸杞子、山萸肉、元参、玉竹等，根据病情，选择1~2味即可。

对于心悸患者，应慎用麻黄，因麻黄可致心慌、汗出，甚至呕吐。此时应去麻黄，加黄芪、茯苓、五味子、浮小麦等益气固表，养心安神之品。

2. 热痹宜养阴

热痹可见于两种情况，一为类风湿关节炎急性发作期或初期，手足小关节红肿胀痛，局部灼热，皮肤稍红，或脊椎胀痛，四肢活动障碍，持物不便，行动艰难，或伴有全身低热不适，或自觉全身有发热感，烦渴汗出。二为风寒湿邪郁久化热，此类患者多有关节红肿热痛，遇寒痛减，高热、汗出、口渴等表现。

治疗热痹宜清热，用白虎加桂枝汤、苍术白虎汤等。更要加入养阴清热之品，如生地、白芍、元参、麦冬。热甚者应加入清热解毒之品，如野菊花、草河车、白鲜皮等。具体用量因人而异。

生石膏用于治疗热痹，源于《金匮》风引汤治热瘫痫。生石膏不仅是清解气分之要药，且具有明显的凉血消肿作用。临床用于类风湿急性活动期，关节红肿热痛伴有全身汗出、烦渴等症，尤其血沉快，白细胞偏高者，用之效佳。此外，白鲜皮、土茯苓、穿山龙等用于热痹，血沉快者效果亦好。

3. 寒热错杂宜通

寒热错杂之痹证，在临床较为多见，其特点为寒热并存，虚实互见，错综复杂。有的表现为手足关节肿痛，局部灼热，下肢发凉，周身恶寒或脊椎疼痛弯曲畸形；有的手足关节畏寒而扪之发热或自觉手足发热而触摸局部发凉，有的上肢发热，下肢发凉，口渴，便溏等。

治疗痹证寒热错杂证时，曾用桂枝芍药知母汤，临床多有效，但也有不验者。因为痹证日久，多为虚实相兼，寒热夹杂之证。一个患者同时表现出热痛与冷痛，如何处理清热与温阳这一矛盾呢？寒痛者，阳气未至也；热肿者，阳气郁积不行也。因皆由于阳气运行障碍所致，所以在治疗上以通为要。可选用桂枝、桑枝、路路通、丝瓜络、豨莶草、老鹳草、徐长卿等，取其能通用血脉，血气和则障碍除，寒热错杂症状缓解。

4. 久病入络宜活血搜剔

病久则入络，在治疗时除散风祛湿通络外，尚需加入血分药，其中又以虫类药效果较好。常用全蝎、蜈蚣、僵蚕、地龙、山甲、蜂房、乌蛇、蕲蛇、白花蛇、水蛭、土鳖虫等，活血搜风，通络止痛。用此类药物要注意剂量和配伍，虫类药多有毒，不能用大剂量，同时应配伍养血滋阴药，如当归、白芍、丹参、麦冬、元参等，以防其耗血伤阴之弊。大毒治病，衰其大半则已，用之有效，应适可而止，继用养血活血通络之品以巩固之。

在总结前人治疗痹证经验基础上，结合自己多年临床经验，自拟痹痛宁治疗痹证，每获良效。其药物组成：

鹿角霜12g，制附子10g，桂枝10g，细辛5g，羌独活各10g，防己15g，生黄芪30g，当归15g，赤白芍各10g，生地30g，生苡仁30g，广地龙10g，蜈蚣3条，乌蛇肉10g，生甘草12g。

功效：祛风胜湿，温经散寒，舒筋活络，通痹止痛，补益气血，强壮筋骨。主治：肢体肌肉关节冷痛，关节肿胀或变形，屈伸不利，腰膝酸痛。用于风湿性关节炎、类风湿关节炎、坐骨神经痛、肩周炎、老年人腰腿疼痛等。

用法：水煎服。每半个月为1个疗程，可根据具体病情服2~6个疗程。(《中国名老中医专家学术经验集》)

周 信 有

周信有(1921~　)，山东省牟平县人，教授。曾参与主编出版全国中医学院二版试用教材《内经》讲义，主编《内经类要》《内经精义》《生死秘要》，参编《老年保健》《中医内科急症证治》等书。

周氏在继承前人治痹理论的基础上，进一步阐述了痹病治疗经验，善用虫类药治疗痹病，尤其是对顽痹有独到之处，另外，治疗痹证还非常重视对温热药之运用，丰富了传统治痹方法。

原文选录

周氏认为，痹证的发生，一是由外邪侵袭，如风、寒、湿和湿热之邪等；一是由内因正气之虚和营卫气血阻逆不通。前者是病因素，后者是体质因素，二者相合，方可致痹。此即《内经》所谓："营卫之气，亦令人痹乎？……不与风寒湿气合，故不为痹。"

根据痹证发生原因，临床分为二大类。一类是风、寒、湿三种外邪合而侵袭人体所造成的"行痹""痛痹""着痹"；一类是由风湿外袭，郁而化热，湿邪留滞关节而造成的"热痹"。

基于上述理论，周氏治疗痹证的原则是：①针对外因而祛邪，主要有疏风、散寒、除湿、清热等法，但要注意"寒湿宜温化""湿热宜清化"的原则。②针对内因而调和营卫气血，舒筋通络。③根据"久病必虚、久病及肾"的原理，痹证后期多呈现骨质疏松，关节软骨及骨质破坏，因而治疗应以补肾为主，辅以祛邪。这一原则运用于临床，还应根据痹证不同时期的不同表现而灵活掌握。

痹证初期，多见于西医所谓风湿性关节炎或类风湿关节炎急性期。常表现为湿热偏胜，湿热阻络之热痹，宜用清化，多以疏风、清热祛湿、通络之法治之。常用药如忍冬藤、连翘、桑枝、豨莶草、海桐皮、防己、生薏仁、秦艽、生石膏、知母、赤白芍、丹参、延胡索等。处方示例：忍冬藤30g，连翘15g，桑枝20g，蒲公英20g，知母15g，秦艽20g，麻黄10g，桂枝10g，海桐皮15g，豨莶草15g，防己9g，生薏仁30g，赤白芍各15g，丹参

20g，延胡索20g，制乳没各15g。水煎服。

寒湿偏胜之痹证，临床多表现为"行痹""痛痹"或"着痹"，多见于风湿性关节炎、类风湿关节炎慢性期或活动期。治宜温化，多以疏风、散寒、祛湿、通络之法治之。常用药如桂枝、细辛、羌独活、桑枝、秦艽、伸筋草、制附片、制川草乌、当归等。处方示例：桂枝9g，制附片9g，桑枝20g，羌独活各9g，秦艽20g，细辛6g，当归9g，丹参20g，赤白芍各9g，延胡索20g，制乳没各15g，鸡血藤20g。水煎服。

痹证后期，多表现为肾虚阳衰型，患者常因骨质疏松、关节软骨及骨质破坏增生等原因而呈现肢节畸形、僵直，运动障碍以及肢冷畏寒等病理表现。此时的治疗应以补肾温阳、强筋壮骨为主，佐以疏风祛湿、活血通络，才能补而不碍其通，攻而不伐其正。常用药如补骨脂、熟地、川断、骨碎补、淫羊藿、巴戟天等。处方示例：补骨脂20g，熟地9g，川断20g，骨碎补20g，淫羊藿20g，巴戟天20g，怀牛膝15g，桑寄生20g，狗脊20g，黄芪20g，桂枝9g，羌独活各9g，制附片9g，制川草乌各9g，当归9g，丹参20g，鸡血藤20g，伸筋草20g，全蝎10g，炙虎骨9g(另煎兑入)，水煎服。根据周氏经验，正确运用本法治疗，不仅可明显改善症状，且可使某些长期服用激素者较快地递减激素量，乃至完全撤除。

另外，周氏治疗痹证，还非常重视对温热药之运用。他说："温热药在痹证各期，各类型中均不可少。这是因为温热药有辛通开闭之功效，这对改善以至消除痹证之经络痹阻，营卫气血凝滞、痰瘀胶结的病理状况是十分有利的。"因此他主张痹证不论属寒、属热，均可在基本方的基础上加用制附子、制川草乌等药。他认为川、草乌善于止痛，附子优于散寒。要注意的是服药期间不要饮酒，因乙醇能促进乌头碱的吸收，从而加强附子的毒性，导致中毒。亦不可与麻黄同用，以免产生不良反应。一般用量是制附块、制川草乌、桂枝等各12g，最大剂量不得超过20g。如果制附块、制川草乌用至15g以上，宜先煎。也可采取递增办法，如制川乌，其用量可以从7g开始，以每剂3g递增。是否继续增加，取决于二点：一是中病即止，二是出现毒性反应时，均应停止递增或应减量。

善用虫类药也是周氏治疗痹证、尤其是顽痹的独到之处。他认为虫类药具有钻透剔邪、搜风通

络、消肿定痛、恢复功能之特性。凡属顽痹，必须采取草木药与虫类药同用，收效始佳。因此时病邪深入经隧骨骺，气血凝滞不行，痰湿浊瘀胶固，经络闭塞不通，非草木之品所能宣达，必借虫蚁之类搜剔窜透，方能使其浊去凝开，经络畅通，邪蠲正复。具体用量，一般是关节痛者加用全蝎 5g，研粉分吞；或蜈蚣二条，研粉分吞，以搜风定痛。另外，露蜂房、僵蚕、蜣螂虫可以透节散肿。寒湿盛者可用祁蛇、蚕沙以祛风渗湿，热盛者用地龙泄热通络，夹瘀者用地鳖虫破瘀开结。特别是祁蛇、乌梢蛇用于治疗风湿痹证，其效尤佳。(《中国名老中医药专家学术经验集》)

焦 树 德

焦树德（1922~2008 年），河北省辛集市人，主任医师、教授。著有《用药心得十讲》《方剂心得十讲》《从病例谈辨证论治》《焦树德临床经验辑要》《医学实践录》，主编《痹病论治学》《实用中医风湿病学》。对痹病有其独到见解，其经验被收入《名医名方录》《痹证专辑》等书。

焦氏在继承前人治痹理论的基础上，进一步阐述了痹病的病因病机。首先提出"尪痹"的新病名和诊治规律、有效方药。为适应痹病（风湿病）学发展的需要，丰富痹病学的内容，又率先提出"大偻"病名，主张把类风湿关节炎归到尪痹中研究，将强直性脊柱炎归到"大偻"中去探讨，这不仅补充了《内经》关于行、痛、著、热诸痹的不足，还颇具有发展和创新意义。

原文选录

1.尪痹

（1）尪痹的定义

"尪"，其意指足跛不能行、胫曲不能伸、骨质受损、身体羸弱的废疾而言。例如《辞源》中注解说："骨骼弯曲症。胫、背、胸弯曲都叫'尪'。"《金匮要略》中所说"诸肢节疼痛，身体尪羸……"就是指关节肢体弯曲变形、身体羸弱、不能自由行动而渐成的废疾。"痹"即《内经》痹论所谈的痹病。"尪痹"即指具有关节变形、骨质受损、肢体僵曲的痹病。对于肢体变形、关节肿大、僵化、筋缩肉卷、不能屈伸、骨质受损的痹病，古代医家尚缺乏系统的论述和统一的名称。有的叫骨痹、肾

痹，有的叫历节、顽痹，有的则称鹤膝风、鼓槌风等。焦氏在学习继承前人各种论述的基础上，参考近代文献，结合多年临床体会，对这种痹病的因、证、脉、治，进行了归纳整理，统称之为"尪痹"，以区别行痹、痛痹、著痹。通过临床观察，不但感到应用方便，并且便于认识本病的病因病机及发病特点，更有利于进一步找出它的诊治规律。1981 年 12 月在武汉中华全国中医学会内科学会成立暨首届学术交流会上，焦氏以《尪痹刍议》为题，向全国中医内科同道发表了焦氏的看法和论文。1983 年中华全国中医学会内科学会痹病学组采用了这一新病名，并以焦氏论文中提出的药方为主，稍做加减，制成尪痹冲剂，组织全国 27 个省、市中医研究单位，进行了临床观察，疗效满意。从临床实际来看，尪痹不但包括类风湿关节炎，而且也可以包括西医学中其他一些关节疼痛、变形的疾病。如强直性脊柱炎、大骨节病、结核性关节炎等。但其中以类风湿关节炎最为多见，故本文所谈的尪痹主要是指类风湿关节炎。

（2）前人的有关论述

从类风湿关节炎的临床表现来看，它可以包括在中医学的"痹"病中。古代中医书中，有不少类似本病的论述，积累了丰富的经验和理论。例如《素问·痹论》说："肾痹者，善胀，尻以代踵，脊以代头。"《素问·逆调论》中说："肾者水也，而生于骨，肾不生则髓不能满，故寒甚至骨也……病名曰骨痹，是人当挛节也。"《素问·气穴论》说："积寒留舍，荣卫不居，卷肉缩筋，肋肘不得伸，内为骨痹，外为不仁。"《金匮要略》中"中风历节"篇说："诸肢节疼痛，身体尪羸，脚肿如脱……"《三因极一病证方论》谈"历节"时说："久不治令人骨节蹉跌。"《医学统旨》中说："肘膝肿痛，臂骺细小，名鹤膝风，以其像鹤膝之形而名之也。或止有两膝肿大，皮肤拘挛，不能屈伸，骺腿枯细，俗谓之鼓槌风，要皆不过风寒湿之流注而作病也。"《医学入门》中说："骨节痛极，久则手足蜷挛……甚则身体块瘰"等等。可见古代医家已经认识到有的"痹"病，会使人的"臂骺枯细"，肢节像"鹤膝"或"鼓槌"状而变形。重者可致"挛节""卷肉缩筋""肋肘不得伸""骨节蹉跌"，而使关节、肢体失去原有的功能。更甚者则可致"身体尪羸""尻以代踵，脊以代头"，而使脊柱弯曲，伛偻不直，成为废疾。这些记载，颇似类风湿关节炎

和强直性脊柱炎。

（3）尪痹的病因病机探源

①先谈"合"字的深刻涵义：《素问·痹论》中说："风寒湿三气杂至合而为痹也。"就是说，风、寒、湿邪，都可以分而各自为病，但不是痹病。若风寒湿三种邪气混合错杂而至，合在一起而致的病，则为"痹"病。这是大家一致公认的。但是，焦氏认为"合而为痹"的"合"字，除上述的意义外，还有以下的涵义：a.痹病不仅是风寒湿三气杂至合一侵入而为痹，而且还要与皮肉筋骨血脉脏腑的形气相"合"，才能为痹。因有各种不同的"合"，故形成各种不同的"痹"；不能与三气杂至相合者，则不能为痹。例如《素问·痹论》中说："帝曰：荣卫之气亦令人痹乎？岐伯曰：荣者，水谷之精气也，和调于五脏，洒陈于六腑，乃能入于脉也，故循脉上下，贯五脏，络六腑也，行于经络，常荣无已。卫者，水谷之悍气也，其气慓疾滑利，不能入于脉也，故循皮肤之中，分肉之间，熏于盲膜，散于胸腹，逆其气则病，从其气则愈，不与风寒湿气合，故不为痹。"隋·杨上善注曰："营卫血气循经脉而行，贯于五脏，洒陈和气，故与三气合以为痹也"。"卫之水谷悍气，其性利疾，走于皮肤分肉之间……是以不与三气合而为痹也。"但明代张景岳则注说："营卫之气……然非若皮肉筋骨血脉脏腑之有形者也，无迹可著，故不与三气合，盖无形亦无痹也。"以上二说，前者认为营血之气能与风寒湿三气杂至之邪相合而为痹；卫气不能与风寒湿三气杂至之邪相合故不为痹。后者则认为营卫之气，无形迹可著，皆不与风寒湿三气杂至之邪相合，故不为痹。虽然两家之注解不尽相同，但其与三气杂至之邪合者则为痹，不与三气杂至之邪合者则不为痹，这一看法是一致的。b.风寒湿三气杂至不但可与皮肉筋骨血脉脏腑之形气合而为痹。并且还因与四季各脏所主之不同的时气相合而为不同的痹。例如《素问·痹论》中说："以冬遇此者为骨痹，经春遇此者为筋痹……。"又说："所谓痹者，各以其时重感于风寒湿之气也。"c.合字还有内舍于五脏之"合"的意思。例如《素问·痹论》中还说："五脏皆有合，病久而不去者，内舍于其合也。故骨痹不已，复感于邪，内舍于肾；筋痹不已，复感于邪，内舍于肝……"所以，焦氏在反复学习《素问·痹论》时，体会到对"合"字，要作深入全面的理解，这对分析痹病的病因病机和进行辨证论治，均有很大的启迪和帮助。下面将谈尪痹病因病机的特点，所以先谈谈对"合"字的认识，以便能使大家对尪痹病因病机及其形成与发展容易理解。

另外，在临床上也体会到重视"合"字的涵义之外，还要注意结合中医学中的"从化理论"。中医学认为，邪气侵入人体后常常发生"从化"而使病证发生转变。即"从阴化寒，从阳化热"。这一疾病转化机制，源出于《内经》，仲景先师首先运用于临床，后世医家也有论述。清代《医宗金鉴·伤寒心法要诀》中，对从化理论做了具体完整的概括，并做了阐述。例如书中所说："六经发病尽伤寒，气同病异岂期然。推其形脏原非一，因从类化故多端。明诸水火相胜义，化寒化热理何难，漫言变化千般状，不外阴阳表里间。"很明确地说明了同是伤了寒邪，不一定都见寒证的道理。这一从化理论在临床上指导辨证论治具有非常重要的意义，诊治尪痹，当然也不例外。尪痹虽然以寒湿之邪深侵入肾为主要病机，但是再结合"从化理论"来分析，有的"从阴化寒"而见寒盛证；有的"从阳化热"，而见化热证。因此在观察、认识和理解尪痹的病因病机与发生发展和证候变化时，不但要注意深入理解"合"字的深刻涵意，还要注意运用"从化理论"去辨证分析，才能更好地体认尪痹各个不同阶段的不同的证候变化特点。

②尪痹病因病机的特点：尪痹属于痹病范围，所以"风寒湿三气杂至合而为痹"也是尪痹总的病因病机。在其病因病机中，除上述机制外，更重要的是尪痹还具有寒湿深侵入肾的特点。常见的病因病机，可概括为以下五种：a.素体肾弱，寒湿深侵入肾，或先天禀赋不足，或后天失养，遗精滑精，房室过度，劳累过极，产后失血，月经过多等而致肾虚，正不御邪。肾藏精、生髓、主骨，为作强之官。肝肾同源，共养筋骨。肾虚则髓不能满，真气虚衰，三气之邪，如寒湿偏胜，则乘虚深侵入肾。肾为寒水之脏，寒湿之邪与肾同气相感，深袭入骨，痹阻经络，血气不行，关节闭涩，筋骨失养，渐致筋挛骨松，关节变形不得屈伸，甚至卷肉缩筋，肋肘不得伸，几成废人。b.冬季寒盛，感受三邪，肾气应之，寒袭入肾。《素问·痹论》说："所谓痹者，各以其时，重感于风寒湿之气也。""时"指五脏气王之时（季节），肾王于冬，寒为冬季主气，冬季寒盛感受三邪，肾先应之，故寒气可伤肾

入骨，致骨重不举，酸削疼痛，久而关节肢体变形，成为尪羸难愈之疾。c.复感三邪，内舍肾肝。痹病若迁延不愈又反复感受三气之邪，则邪气可内舍其所合而渐渐深入，使病复杂而重。冬春季节，天气尚为寒冷，此时复感三邪，寒风气胜，内舍肾肝，肝肾同源，互相影响，筋骨同病，渐致筋挛骨松，关节变形，难以行走。④督脉不足，肾督相联，寒湿深侵，肾督同病。督为阳脉之海，起于肾下胞中，肾督相联。三邪入侵，如督脉不足，不但寒湿伤肾，并可伤及督脉，肾督同病而致腰疼痛，腿髋不利，行走不便，渐致脊柱弯曲、僵化、俯仰不利，脊柱伛偻，甚至"尻以代踵，脊以代头"。⑤湿热之域，阳性体质之人，因热贪凉，风寒湿深侵入肾，从阳化热。湿热蕴蒸，耗伤阴精，肝肾受损，筋骨失养，渐成尪痹。可见尪的发病机制更为复杂、深重，主要是风寒湿三邪已经深侵入肾督，并影响到肝，骨损筋挛，且病程长，寒湿、贼风、痰浊、湿热、瘀血，互为交结，凝聚不散，增重了病情。

（4）尪痹的辨证论治

①尪痹的临床特点：尪痹除有关节疼痛、肿胀、沉重及游走串痛等风寒湿痹共有的症状外，且病程长，疼痛多表现为昼轻夜重，痛发骨内，古代称此为"其痛彻骨，如虎之啮"；关节变形，骨质受损，僵曲蜷挛，不能屈伸，重者活动受限，生活不能自理。因病邪在里故脉见沉，因肾虚故常见尺脉弱小，因痛重故脉弦。总之常见脉象沉弦、沉滑、沉弦滑、尺弱等特点。

②尪痹的常见证候：尪痹也和其他疾病一样，常常因人、因地、因时而出现不同的证候。但归纳起来，最常见的证候可有以下五种。

肾虚寒胜证：临床表现为腰膝酸痛，两腿无力，易疲倦，不耐劳作，喜暖怕凉；膝踝、足趾、肘、腕、手指等关节疼痛，肿胀，僵挛；晨起全身关节（或最疼痛的关节）发僵，筋挛骨重，肢体关节屈伸不利，甚至变形；舌苔多白，脉象多见尺部弱、小、沉细，余脉可见沉弦、沉滑、沉细弦等象。此乃肾虚为本，寒盛为标，本虚标实之证，临床上最为多见。

肾虚标热轻证：此证患者夜间关节疼痛加重时，自感把患处放到被外似乎可减轻疼痛，但过久后又觉疼痛加重，又赶紧收入被中；手足心也有时感到发热，痛剧的关节或微有发热，但皮肤不红，

肢体乏力，口干便涩；舌质微红，舌苔微黄，脉象沉细略数。此为肾虚邪实，寒邪久郁或服热药助阳而邪欲化热之证。此证虽然时有，但较肾虚寒盛证少见。

肾虚标热重证：此证关节疼痛而热，肿大变形，用手扪之，肿痛之局部可有发热，皮肤也略有发红，因而喜将患处放到被外，虽然在被外放久受凉，仍可加重疼痛，但放回被内后，不久又放到被外；口干咽燥，五心烦热，小便黄，大便干；舌质红，舌苔黄厚而腻。脉象常滑数或弦滑数，尺脉多沉小。本证乍看起来，可诊为热证，但结合本病的病机特点和病程来分析，此实为本虚标实之证，标邪郁久化热，或服温肾助阳药后，阳气骤旺，邪气从阳化热，与一般热痹不同（热痹病程短，无关节变形，关节疼处红肿甚剧，皮肤也赤红灼热……）。此证临床上虽也能见到，但较之肾虚寒盛证则属少见。本证有时见于年轻、体壮患者的病情发展转化过程，但经过治疗后则多渐渐出现肾虚寒胜之证，再经补肾祛寒，强壮筋骨，通经活络等治法而愈。另外，此证在我国南方也较常见。

肾虚督寒证：此证主要表现为脊柱僵硬、腰脊疼痛，或项背僵痛，或腰胯疼痛，两腿活动受限，喜暖怕寒，甚至脊柱伛偻。更甚者可致"尻以代踵，脊以代头"而成尪废之疾。舌苔薄白或白，脉多沉弦或弦细，尺脉多小。

湿热伤肾证：此证多见于我国南方，病程较长，关节肿痛，用手扪之发热，或下午潮热，久久不解；膝腿酸痛无力，关节蒸热疼痛，痛发骨内，关节有不同程度的变形。舌苔黄腻，脉滑数或沉细数，尺脉多小于寸、关。此证多见于气候潮热地域，根据"从化理论"来看，也会有一些寒证，但在湿热地域，却是湿热证多，寒证少见。也可能初起时是寒证，待到请医生诊治时，已成热证。

③尪痹的治则：尪痹的治疗大法是补肾祛寒为主，辅以化湿散风，强壮筋骨，祛瘀通络。肝肾同源，补肾亦能养肝、荣筋，且能祛寒、化湿、散风，促使风寒湿三气之邪外出。治瘀通络可祛瘀生新。肾气旺，精血足，则髓生骨健，关节筋脉得以淖泽荣养，可使已失去正常功能的肢体、关节渐渐恢复功能。总之，在治疗时要抓住补肾祛寒这一重点，再随证结合化湿、散风、活血、壮筋骨、利关节等，标本兼顾。若见有邪郁欲化热之势时，则须减少燥热之品，加用苦坚清润之品。遇有已化热

者，则宜暂投以补肾清热法，俟标热得清后，再渐渐转为补肾祛寒之法，以治其本。另外，还须经常注意调护脾胃，以固后天之本。

（5）治疗尪痹的经验方药

根据治疗法则，拟定了以下五方，随证加减，进行治疗。

①补肾祛寒治尪汤：参见第四篇"处方"。

②加减补肾治尪汤：生地 15~20g，续断 15~18g，骨碎补 18g，桑寄生 30g，补骨脂 6g，桂枝 6~9g，白芍 15g，知母 12~15g，酒炒黄柏 12g，威灵仙 12~15g，炙山甲 9g，羌、独活各 9g，制附片 3~5g，忍冬藤 30g，络石藤 20~30g，地鳖虫 9g，伸筋草 30g，生薏苡仁 30g。本方仍以上方减去温燥之品，加入苦以坚肾、活络疏清之品，但未完全去掉羌活、独活、桂枝、附片等祛风寒湿之药。在临床上，本方虽较补肾祛寒治尪汤稍少用，但较之以下几方尚属多用。本方主治肾虚标热轻证。

③补肾清热治尪汤：参见第四篇"处方"。

④补肾强督治尪汤：熟地 15~20g，淫羊霍 9~12g，制附片 10~12g，骨碎补 15~20g，羌活 12g，独活 10g，桂枝 15g，赤、白芍各 12g，知母 15g，地鳖虫 6~9g，白僵蚕 9~12g，防风 12g，金毛狗脊 20~40g，鹿角胶 9g（烊化）（或鹿角霜 10~12g），续断 15~18g，杜仲 15g，麻黄 3~6g，炙山甲 9g，怀牛膝 12~15g，生薏苡仁 30g，伸筋草 20~30g。本方主治肾虚督寒证。腰胯疼痛，大腿伸屈不利，下蹲困难者，可加泽兰 12~15g，白芥子 6~9g，苍耳子 6~9g，苍术 9g，五加皮 9g。汗多可减麻黄，一般不减也。腰痛明显，以腰脊强痛为主者，可加补骨脂 12g，制草乌 3g，干姜 3~6g。略见热象（上火）者，改熟地为生地，加炒黄柏 12g，秦艽 12g。骨关节见损者，可加寻骨风 15g，自然铜 9g（先煎）。

⑤补肾清化治尪汤：骨碎补 15~20g，续断 10~20g，牛膝 9~12g，黄柏 9~12g，苍术 12g，地龙 9g，秦艽 12~18g，青蒿 10~15g，豨莶草 30g，络石藤 30g，青风藤 15~20g，防己 10g，威灵仙 10~15g，银柴胡 10g，茯苓 15~30g，羌、独活各 9g，炙山甲 6~9g，生薏苡仁 30g，忍冬藤 30g，泽泻 10~15g。本方主治湿热伤肾证。四肢屈伸不利者，加桑枝 30~40g，片姜黄 10g，减银柴胡、防己。疼痛游走不定者，加防风 9g，荆芥 10g，去地龙。痛剧难忍者，可加闹羊花 0.3~0.6g。肌肉痛者，可加蚕沙 9~15g。治疗一段时间，如出现关节喜暖怕凉之症

者，可参照补肾治尪汤或补肾清热治尪汤法加减。

2. 大偻

焦氏认为中医学应把强直性脊柱炎与类风湿关节炎分开论述，把类风湿关节炎归到尪痹中研究，将强直性脊柱炎归到"大偻"中去探讨。

"大偻"之名，首见于《黄帝内经》，该书"生气通天论"中说："阳气者……开阖不得，寒气从之，乃生大偻。"大偻，王冰注曰："身体俯曲，不能直立。偻，背脊弯曲。"再结合"痹论"中所说："肾痹者善胀，尻以代踵，脊以代头"等论述，故可将强直性炎称之为"大偻"，并且仍可归于"痹"病范畴。

（1）大偻的病因病机

《素问·生气通天论篇》说："阳气者，精则养神，柔则养筋，开阖不得，寒气从之，乃生大偻。"同书，《脉要精微论》说："背者胸中之府，背曲肩随，府将坏矣。腰者肾之府，转摇不能，行则偻附，筋将惫矣。"同书，《至真要大论》曰："太阳在泉，寒复内余，则腰尻痛，屈伸不利，股胫足膝中痛。"《金匮要略·血痹虚劳篇》说："其病脉大，痹侠背行。"《诸病源候论·背偻候》说："肝主筋而藏血，血为阴，气为阳，阳气精则养神，柔则养筋，阴阳和同则气血调适，共相荣养也，邪不能伤。若虚则受风，风寒搏于脊膂之筋，冷则挛急，故令背偻。"《腰痛不得俯仰候》说："肾主腰脚，而三阴三阳、十二经、八脉，有贯肾络于腰脊者，劳损于肾，动伤经络，又为风冷所侵，血气搏击，故腰痛也。阳病者，不能俯，阴病者，不难仰，阴阳俱受邪气者，故令腰痛而不能俯仰。"《医学入门》说："腰痛新久总肾虚。"《证治准绳·论腰胯痛》说："若因伤于寒湿，流注经络，结滞骨节，气血不和，而致腰胯疼痛。"《东医宝鉴》论"背伛偻"时说："中湿背伛偻，足挛成废。腰脊间骨节突出，亦是中湿。老人伛偻乃精髓不足而督脉虚也。"《中国医学大辞典》说："'大偻'背俯也。"《医学衷中参西录》说："凡人之腰痛，皆脊梁处作痛"此实督脉主之。……肾虚者，其督脉必虚，是以腰疼。

综观以上病因病机，可知此病的发病是因"阳气不得开阖，寒气从之"而形成。督脉为人身阳气之海，督一身之阳；腰为肾府又与足太阳相表里，所以肾督两虚，寒邪最易入侵，寒邪入侵肾督，阳气不得开阖，寒气从之，乃生大偻。可见肾督阳虚是本病的内因，寒邪入侵是其外因，内外合邪，阳

气不化，寒邪内盛，影响筋骨的荣养淖泽，而致脊柱伛偻，乃形成大偻。

从与腰、脊、胯、尻有关的经络来看，肾脉与督脉密切相关，并在腰、臀、胯、尻处又与肝脉、任脉、冲脉相互联系，有的同起、有的同行、有的贯脊、有的入肾。《内经·经脉》篇也说过："肾足少阴之脉……上股内后廉，贯脊属肾……"肝经之脉也有一段与肾密切联系，如《内经·经脉》中说："肝，足厥阴之脉……循股阴入毛中，过阴器抵小腹……"又如《证治准绳》说："督脉者与冲任本一脉，初与阳明合筋合于阴器，故属于肾而为作强也。"《灵枢集注》曰："任督二脉，并由于肾，主通先天之阴阳……"《类经》说："故启玄子引古经云：'任脉循背谓之督，自少腹直上者谓之任脉。由此言之，则是以背腹分阴阳而言任督，若三脉者，则名虽异而体则一耳，故曰任脉、冲脉、督脉一源而三岐也'。"

中医学认为肾主骨、主腰膝和二阴，为肝之母；肝主血海、脉络阴器、主筋、为肾之子；冲脉为五脏六腑之海，注少阴（肾）之在络，"并与少阴肾之经"；任脉与冲脉同起于胞中，上循背里，为经络之海。李时珍曾说，任督乃人身之子午。所以，"大偻"之病与任督最有关系，是为肾督二经之病。

西医学也认为肠道感染、盆腔感染、痢疾、淋病、泌尿系感染等都与本病有一定的关系。从中医看来，这些病都与冲、任、肝、肾有关，所以，从中医学来分析，强直性脊柱炎主要是肾督正气不足，风寒湿三邪（尤其是寒湿偏重者）深侵肾督，督脉督一身之阳，受邪，则阳气不得开阖失于布化；肾受邪，则骨失淖泽，并且不能养肝，肝失养则血海不足，冲任失调，筋骨失养，肾督两虚，脊背腰胯之阳失布化、阴失营荣，寒则凝涩而致腰胯疼痛，精血不荣渐致于筋脉僵急，督阳失布，气血不化而致脊柱僵曲，形成大偻之疾。"大"字涵两义，不仅指脊柱为人体最大的支柱，而且又指病情深重。

（2）大偻的常见证候

①肾虚督寒证：腰胯疼痛，喜暖畏寒，膝腿酸软或腰腿疼痛，腰部不能转摇，俯仰受限，见寒加重，得热则舒，或兼男子阴囊寒冷，女子白带寒滑，舌苔薄白或白厚，脉象多见沉弦或尺脉沉弦略细，或弱小。

②邪郁化热证：腰胯疼痛，性情急躁，五心烦热，膝腿乏力，腰脊僵困，下午（或夜间）低热，喜见凉爽，大便或干，或欠爽，舌苔薄黄或少津口燥，脉象多见沉弦细数，或数大有力。

③痹阻肢节证：除腰脊胯尻疼痛外，并兼见膝、踝、肩、肘等关节疼痛或上下肢游走串痛，一般痛处喜暖怕凉，女子或兼有痛经、乳少等症。但邪气久郁化热或从阳化热者，则痛处不怕寒反喜凉爽。不化热者舌苔多白，脉多沉弦或浮大兼弦，化热者脉象可兼数，以上三种症候，以肾虚督寒证较为多见，舌苔可见薄黄或黄。

（3）大偻的治法方药

大偻的治疗方法，是以补肾强督为主，佐以活血脉、壮筋骨。如有邪郁化热者，可佐苦以坚肾、化湿清热之品。痹阻肢节者，可适加疏风、散寒、通利关节之品。

根据以上治法拟定了常用药方三张，都在临床上取得了较好效果。

①补肾强督治偻汤（主治肾虚督寒证）：此方在补肾强督治尪汤基础上变化而成。

骨碎补18g，补骨脂12g，熟地15g，淫羊藿12g，金狗脊30g，鹿角胶（或片、霜）6~9g，羌活12g，独活10g，川断18g，杜仲20g，川牛膝12g，土鳖虫6g，桂枝15g，赤白芍各12g，知母15g，制附片12g，炙麻黄5g，干姜6g，白术6~9g，威灵仙15g，白僵蚕12g，炙山甲6g，防风12g。

方解：本方以骨碎补补肾祛瘀强骨；补骨脂补肾阳暖丹田；熟地补肾填髓，生精养血；共为君药。鹿角胶补督脉养精血；淫羊藿补肝肾，益精气；羌活主治督脉为病，脊强而厥，共为臣药。金狗脊补肾壮腰膝，利俯仰；川断补肝肾，强筋骨；杜仲补肾壮腰，强健筋骨；独活搜少阴伏风；桂枝和营卫通经络，助阳气；赤白芍活瘀补血，配桂枝和营卫；知母滋肾清热，以防温热药燥血生热；麻黄散风寒，配熟地能温肌腠，化阴疽；制附片助肾阳，逐寒湿；干姜温经助阳；白术健脾益气，威灵仙通十二经，祛风邪；防风散风寒，胜湿邪；白僵蚕祛风，除僵结，共为佐药。以川牛膝活瘀益肾，并能引药入肾；炙山甲通经络，引药直达病所，共为使药。

加减法：寒甚疼重者，加制川草乌各6g，舌苔白厚腻者去熟地加苍术10g，炒白芥子6g，茯苓10~20g。大便溏软者减羌活、川牛膝用量，加茯苓

20g，白术加至 12g。久病关节强直，不能行走者，可加透骨草 15g，寻骨风 15g，自然铜 6~9g（先煎）。

②补肾强督清化汤（主治邪郁化热证）：此方是在补肾清热治尪汤和补肾清化治尪汤基础上，化裁而成。

骨碎补 18g，生地 15g，炒黄柏 12g，川断 18g，杜仲 20g，苍术 10g，川牛膝 12g，金狗脊 30g，鹿角霜 6g，羌活 10g，秦艽 15g，土鳖虫 6~9g，桑枝 30g，桂枝 6~9g，赤白芍各 12g，知母 15g，制附片 6~9g，白术 6g，威灵仙 15g，白僵蚕 12g，生苡米 30g。

方解：本主以骨碎补祛骨风，疗骨痿，活瘀坚肾；生地甘寒益肾，凉血清热；黄柏清热坚肾，共同为君药。川断补肝肾，强筋骨；杜仲补腰膝，健筋强骨；鹿角霜主入督脉，补肾强骨，壮腰膝；金狗脊补肝肾，强机关，利俯仰；羌活主治督脉为病，脊强而厥；共为臣药。苍术化湿健脾；秦艽治潮热骨蒸，通身挛急；土鳖虫剔积血，有接补骨折之能；桑枝祛风清热，通经活络；桂枝辛温和营卫通经络，本方配附片在凉药中稍佐辛温，以防寒凝；赤白芍活瘀养血；知母滋肾清热；白僵蚕祛风除僵；威灵仙疏十二经风邪；生苡米利湿舒筋；白术健脾化湿，共为佐药。川牛膝引药入肾为使药。

加减法：下午潮热明显者，加银柴胡 10g，地骨皮 12g，青蒿 12g。腰部怕风明显者，加独活 10g。口燥咽干（或痛），加元参 15g，并加重生地为 20g，兼有腿脚疼痛者，加地龙 6g，槟榔 10g，伸筋草 20~30g。疼痛游走者，加青风藤 15~20g，独活 10g，防风 10g。病久腰背僵曲者加重骨碎补用量为 20g，白僵蚕 15g，另加炒白芥子 6g，透骨草 15~18g，自然铜 6~9g（先煎）。

③补肾强督利节汤（主治痹阻肢节证）：本方在补肾强督治偻汤的基础上适加疏风散寒、通利关节之品，化裁而成。

骨碎补 18g，补骨脂 12g，金狗脊 30g，鹿角胶（或片、霜）6~10g，土鳖虫 6~9g，杜仲 20g，防风 12g，羌独活各 10g，川牛膝 12g，片姜黄 10g，桂枝 15g，赤白芍各 12g，知母 15g，制附片 12g，制草乌 3~5g，炙麻黄 5g，白术 6g，青、海风藤各 30g，松节 30g，威灵仙 15g，白僵蚕 12g，伸筋草 30g。

方解：本方以骨碎补活瘀强骨，补肾，祛肾风；补骨脂温补肾阳，暖丹田，壮腰膝，共为君药。鹿角胶补督脉，养精血，益督阳；金狗脊补肾督，强腰脊，利俯仰；羌活主治督脉为病，脊强而

厥；杜仲补肾强筋骨；制附片性温热大壮肾督阳气，共为臣药。防风散风胜湿；制草乌祛寒助阳；独活搜少阴伏风；桂枝和营卫，助行阳气、通达四肢；赤白芍养血活血；知母滋肾以防温性药生热；麻黄散风寒；松节能利关节；威灵仙通行十二经而祛风邪；白术健脾益气，配附片为术附汤能治四肢关节痛；白僵蚕祛风邪，化僵结；青风藤、海风藤通达四肢，祛风止痛；伸筋草通经络祛风邪，共为佐药。以川牛膝引药力入下肢，益肾活络，以片姜黄配桂枝横走肩臂，活血通络引药力祛除上肢疼痛，共为使药。

加减法：有化热证象者，去草乌、麻黄，减少附片、桂枝用量，加秦艽 12~15g，炒黄柏 10g；若同时关节疼痛喜凉爽者，可加忍冬藤 30g，络石藤 30g；踝关节肿痛喜暖者，可加地龙 6g，吴萸 6g；上肢关节痛重，可改羌活为 12g，片姜黄 12g；上肢关节痛而不怕凉者，加桑枝 20~30g，关节痛喜暖怕冷明显者，可加制川乌 3g。余可参考上两方的加减法。（闫小萍整理）

陈 之 才

陈之才（女）（1922~　　），上海市嘉定县人，主任医师。对类风湿关节炎的治疗有其独到之处。

陈氏主张治疗类风湿关节炎必须抓住疼痛与肿胀这一早期症状，用辨证论治方法治疗，可阻止疾病的发展；强调对本病的诊断要慎重，治疗要抓重点；主张临床上要辨证用药，尽量避免其复发，更需要重视护理与调摄，尤其是对老人痹病必须勿忘夙疾，要注意益气、保津、健脾胃。在药物治疗上，对蛇药的研究有突出贡献，并创制系列蛇药制剂用于临床。

原文选录

治疗类风湿关节炎必须注意在痛、肿、强（强直）、变（变形）四个主要症状中抓住痛、肿两个前期症状进行辨证，从标中求本，可以阻止病情发展。提出治疗类风湿关节炎有四要，即诊断要慎重，治疗要抓重点，用药要辨证论治，疗效巩固。对老年人患类风湿关节炎的治疗，必须注意三点：即必须顾夙疾，必须益其气，必须顾津液。在治疗过程中用三步法：即初期和营轻祛风寒湿，中期养血生津健脾胃，后期益气健脾

加搜剔。1997年6月在中医风湿病国际会议上又提出："抓住两个'三'，治疗类风关。"即内抓气血，津液，脾胃，外抓风寒湿三气之偏胜。主张在治疗类风湿关节炎的过程中必须重视护理和调摄。（陈之才手稿）

马 在 山

马在山（1922~　　），朝鲜籍华人，出生于山东省沂水县，主任医师。

马氏擅长中医治疗股骨头坏死，并在治疗红斑狼疮引起的股骨头缺血性坏死上，有独特之处。

原文选录

治疗儿童股骨头坏死病的经验

儿童股骨头坏死，多发生在10岁以前，对本病的名称，目前尚未统一，从病理解剖学的角度来分析，称儿童股骨头骨骺缺血性坏死为宜。该病所引起的病残率很高，严重地危害着儿童的身心健康。

目前西医对本病的治疗，多采取手术方法，或采用矫形支架、石膏固定方法。中医治疗本病近20年，文献只有个案报导，认为此病属气血亏虚，阴寒内盛，经脉痹阻，用阳和汤、保元汤进行治疗。

马氏在多年临床经验中，经过数百例的诊疗实践，对于本病的发生、发展和治疗，总结出一套独到的经验。现将马氏中医治疗儿童股骨头坏死的经验，概要总结如下。

1. 儿童股骨头骨骺坏死特点

（1）脏腑娇嫩，骨气未成：儿童的生理和病理，与成人不同，小儿脏腑娇嫩，形气未充。《小儿药证直诀》中说：小儿"五脏六腑。成而未全……全而未壮"。阎孝中在该书的序言中提出："小儿骨气未成，形声未正……。"Trueta学者研究发现4~8岁儿童只有一条血管即外骺动脉供应股骨头的血液。圆韧带动脉尚未参与股骨头血运供应，因此小儿易发生股骨头骨骺缺血性坏死。

（2）先天发育不良：先天发育不良，后天水谷精微补充不足。肾为先天之本，脾为生化之源，肾主骨髓，脾主运化，脾肾亏损气血俱虚，致生长畸形。先天发育不良，主要由禀父母精髓不足，元阳亏损，骨髓不充则骨质柔弱而成畸形。临床曾发现一例有血缘关系的三代人均发生股骨头坏死。有的

学者发现，在先天性髋关节脱位的患儿中他们的血缘亲属患有此者占20%~30%。

由于先天发育不良，临床往往出现髋关节双侧或单侧脱位、半脱位，西医对此主要采用蛙式石膏或支架固定，6个月至1年。这种方法可导致髋关节局部的血液动力学变化，如血管变窄，血供不足，脂肪栓塞。由于血供不足引起骨骼营养不良，最后造成单侧或双侧股骨头骨骺缺血性坏死。这是儿童发病的主要原因。

（3）脏气清灵，易趋康复：小儿脏腑气机清灵，反应敏感，活力充沛，这一特点是疾病恢复的有力条件。小儿脏器、肌肉、骨骼均未成熟，在治疗过程中，还有自然生长的有力因素。所以小儿股骨头骨骺坏死疗程比成人短、见效快，恢复的较成人完全。而且9岁以下者，年龄越小恢复越完全。

（4）X线特点：①股骨头骨骺发育迟缓，骨骺核比健侧小而扁，骨骺可碎裂成片，有的几乎全部消失。②股骨头骨骺线增宽，迂曲不齐。③股骨颈短而粗，颈干角度小致髋内翻。干骺端钙化带参差不齐。④关节囊膨隆。由于骨软骨坏死的修复，软骨增生及反应性滑膜增生，致股骨头与髋臼的距离加宽，股骨头外移。两侧骨盆发育不对称，患侧闭孔变小，有的髋臼关节与骨化不均。⑤修复后股骨头关节面逐渐完整而光滑，但往往遗有股骨头宽而扁，轻度变形，颈短而粗，髋内翻等畸形。年龄小的病例，有的可完全恢复正常。

2. 诊断特点

（1）年龄：本病多见于2~13岁儿童。

（2）难以早期诊断：先天性髋关节发育不良，单侧或双侧髋关节脱位或半脱位的患儿，经过一段时间的蛙式石膏或支架固定的，X线复查基本复位，又无明显疼痛症状。认为已没问题。便停止了治疗。此时往往已发生早期股骨头骨骺坏死。但基层医疗单位，或非专科医生，在X线上不容易发现和诊断出来，耽误了患儿的治疗时机，导致成年的"扁平髋"后遗症。

（3）临床表现：儿童股骨头骨骺坏死，与成人不同之处有二：其一为疼痛不明显，成人以髋关节疼痛为首发症状。儿童发病早则不疼痛。其二为突然发现患儿活动过度后出现跛行，并伴有疼痛、不适，往往在这时才引起家长的重视，X线检查一般已达到Ⅱ~Ⅲ期。检查可见功能受限，"4"字试验阳性，多数患儿出现大腿和臀部肌肉萎缩，并有肢

体短缩。双侧短缩时可见蹒跚步态。

（4）X线分期：X线特点前面已作介绍，在临床作X线诊断时，马氏主张分为三期。I期为坏死期，股骨头骨质密度不均匀；骨骺线增宽，骨骺外形略小而扁，头无塌陷。II期为修复期，骨骺出现破碎，头塌陷变形，坏死区周围有新生骨形成。III期为愈合期，骨骺的坏死骨被吸收，新骨形成，骨结构恢复正常，股骨头关节面逐渐完整而光滑。目前对儿童股骨头坏死的X线分期尚未统一。马氏主张的三期分法与成人的三期分法也有所不同。

3. 辨证分型

儿童股骨头骨骺坏死，通过临床表现和X线检查不难确诊。但由于患儿的病因不同，禀赋不同，病的新久不同，临床可见到不同的证候，必须根据气血、经络、脏腑、八纲进行辨证论治。临床分为肾阳虚、脾虚寒、心脾两虚型。

（1）肾阳虚型：肢体软弱，无力行走，四肢不温，久坐久卧后起来时髋部疼痛明显，轻微活动后症状减轻，但劳累后症状加重，有时累及腰背疼痛。舌淡苔薄白，脉沉无力。

（2）脾虚寒型：食纳不佳，腹胀便稀，毛发枯萎，髋部多呈渐进性钝痛，或疼痛不明显，可出现肌肉萎缩，舌淡红体胖嫩，脉沉弦。

（3）心脾两虚型：肌肤苍白，面色无华，形体瘦削，髋部隐隐作痛，恶风寒，常在感寒后出现肌肉痉挛，舌淡苔白，脉细弱。

4. 治疗

（1）常规治疗 ①为了免于负重，应尽量减少走路，更不要跑步。凡能行走的患儿一律骑儿童车。②以上三型用八纲分析均属阳虚型，治疗应以补阳，补气和血为主。故I号马氏骨片为主药（成份有骨碎补、象皮、血竭、石菖蒲、鹿角胶等）。方中以骨碎补、象皮为主，骨碎补性味苦温无毒，入肝肾经，补肾强骨益精髓；象皮甘咸温，通阳生肌；血竭性平味甘咸，化瘀生肌，通经止痛；石菖蒲辛温芳香开窍行气通络；鹿角胶性温补肾生髓。诸药相合共奏补肾强骨，行气通络，活血解毒止痛之效。I号马氏骨片每片0.3g，每日每公斤体重服0.05g，分3次服用，禁服绿豆等制品。

（2）辨证治疗

肾阳虚型，常规治疗不加辅助药品。脾虚寒型应辅以健胃温脾药，内服马氏温脾煎剂（成份有白术、良姜、陈皮、甘草）。心脾两虚型应辅以养心健脾药，内服马氏益气健脾煎剂（成份有生芪、当归、炙甘草）。在治疗中证型可出现变化，应随证施治。(《杏林真传》)

经 验 方

1. I号马氏骨片（补骨片）

主要成分：象皮粉、骨碎补、血竭、石菖蒲、透骨草等。

功能主治：补肾生骨，行气通络，活血止痛，扶正解毒。主要治疗长期服用激素药物或慢性酒精中毒等引起的股骨头缺血性坏死。

剂量服法：每片0.3g，每日3次，每次2.4~3g。

2. II号马氏骨片

主要成分：土鳖虫、血竭、百草霜、石菖蒲、乳粉等。

功能主治：活血化瘀，行气通络，补肾强骨。主要治疗外伤引起的股骨头缺血性坏死，骨折迟缓愈合，骨折不愈合，以及一切跌打损伤。

剂量服法：每片0.3g，每日3次，每次2.4~3.6g，黄酒送服。(《中华名医特技集成》)

李 寿 山

李寿山（1922~2013年），山东省平度市人，辽宁省大连市中医医院主任医师。从事中医临床、教学、科研工作50余年，擅长于内科疑难杂病。寓活血化瘀于各法之中。

原文选录

痹分二证，温通清宣，重在调理气血

痹证临床可分为两类证型，一是以寒证为主的风寒湿痹，一是以热证为主的风湿热痹。无论哪种痹证均有风邪湿邪之兼。盖风性善行而数变，湿邪重着滞留而不去，故寒邪或热邪必兼风兼湿乃成痹证。由于感邪轻重多少不同，形气阴阳盛衰有异，而形成两类不同的痹证。在临床上以两证概括之，可以执简驭繁。在治法方面，本证以虚实相兼为多见，本虚标实是关键，因而在治法上均应扶正祛邪，标本兼顾，以调理气血为本，酌加引经药，可收得较好疗效。凡症见肢体关节疼痛，游走不定，屈伸不利，或见恶风发热，舌苔白薄或腻，脉紧而弦或濡缓者，为风寒湿痹证，治以益气和血，祛风散寒除湿，以温通为法，方以黄芪桂枝五物汤合桂枝附子汤化裁。药用黄芪、桂枝、赤白芍、丹参、炮附子、羌独活、甘草，拟名温痹汤。风盛者加防风、秦艽，寒盛者加炮川乌、细辛，湿盛者加苍术、防己，痛在上者加葛根、片姜黄，痛在下者加川牛膝、桑寄生。

顽痹难除，祛瘀逐痰，须益肝肾

痹证反复发作，迁延不愈，久痹正虚，邪留不去，痹阻络脉，留着关节，深入骨骱，以致关节肿胀畸形，屈伸障碍，属顽痹之证。此证久病入络，必夹瘀血；久痹肢节变形，必兼痰凝；久痹正虚，内舍脏腑，伤其肝肾，外涉络脉，损伤筋骨，出现虚实相兼，寒热夹杂之痼疾，故治疗颇为棘手。临床症见身体瘦弱，关节肿胀，畸形僵硬，疼痛麻木，兼见发热而渴，小便短赤，或关节变形，皮色不变，冷痛顽麻，恶风怕冷，得热则舒。舌质淡或有紫色瘀点，舌下络脉多呈淡紫粗长，脉弦大或细数。治以活血祛瘀，逐痰活络，补养肝肾，寓补于消，补而兼通，以消补兼施为法，方用黄芪桂枝五物汤合肾气丸化裁加活血化瘀逐痰药。常用药有黄芪、丹参、当归、桂枝、炮附子、生熟地、山萸肉、枸杞子、茯苓、泽泻、鸡血藤、蜂房、地龙、炮山甲、土虫、蜈蚣等，拟名通痹汤，寒盛者加炮川乌、细辛，关节疼痛剧者配合内服外涂"痛风药酒"（炮川乌、炮草乌、老鹳草、红花、当归、怀牛膝各 10g，烧酒 500ml 兑入浸泡 7 日后用），内服每次 10ml，日 3 次饭后服，外涂患肢局部。热多者加忍冬藤、黄柏、木通，肿痛剧者，配服龙马自来丹，每晚睡前服 0.5~1.0g，外敷"痛风药酒"。病久须防伤其脾胃，方药中佐健胃醒脾，理气助消化药，汤剂亦可间断服药，以利持久之治疗。（《古今名医临证金鉴》）

俞大祥

俞大祥（1922~　），江苏省苏州市名医。善用经方四神煎治疗鹤膝风。

原文选录

鹤膝风是一种比较常见的膝关节非化脓性疾患，以其患膝肿大，骱腿枯细的特殊病态，有类鹤鸟之膝而得名。一般起病缓慢，但有时亦能急剧发作，早期仅感关节酸痛及动作不便，继则膝关节肿胀疼痛，股胫肌肉逐渐萎缩挛急。程钟龄看到在疾病过程中，并无化脓征象，故在《医学心悟》里说："患痹日久，腿足枯细，膝头肿大，名鹤膝风。"认为本病是一种结于膝关节的痹病。俞氏用"四神煎"治疗本病，疗效比较满意。

四神煎见于清代鲍相璈《验方新编》腿部门，其云："两膝疼痛名鹤膝风，风胜则作痛，寒胜则如锥刺痛，湿胜则肿屈不利，痛在筋则伸不能屈，在骨则移动多艰。膝日肿日粗，大腿日细，痛而无脓，颜色不变，成败症矣，宜早治之。"立方为四神煎：黄芪 250g，远志肉 90g，牛膝 90g，石斛 120g。用水 10 碗煎二碗，再入金银花 30g 煎一碗，一气服之，服后觉两腿如火之热，即盖暖睡，汗出如雨，待汗散后，缓缓去被忌风，一服病去大半，再痛除根，不论久近皆效。

上文说明这种膝痛，是由于风寒湿引起的鹤膝风，其病在筋骨关节，也指出了腿细的特殊证候及其非化脓性，更提示了关节可因而丧失功能，形成所谓"败证"。四神煎，主要是黄芪、石斛、远志、牛膝四味药，另煎的金银花，处于较次的地位。清代诸医家，对本病作了长期的观察分析之后，发现患者大多出现倦怠、纳食衰少、脉来无力等偏于气虚的症象，而很少见到心烦少眠、躁热多怒、脉细等血虚之候，认为本病之关键，在于三阴经气虚，气虚则肌腠不能固密，外邪得以深袭入里，受邪之后，又因气虚不能鼓舞血运，遂致病邪滞留，两膝肿痛，屈伸不利。

本方用大量黄芪为君，在于益气补虚，以行血利痹。《本草述钩元》言其"通和阳气，利阴气"，治"中风、着痹、挛痿、鹤膝风"等症，并谓"通营卫之功，胜于桂枝，桂枝能逐营卫中邪，不能益营卫之气，能通营卫之流，不能浚营卫之源。"认为黄芪既有补益营卫之功，又可疏利营卫，较桂枝为胜，本病因虚而邪袭，补虚通痹之黄芪，正能展其所长。

石斛甘平，近世皆用于滋阴生津，尤以滋养胃液为主，但考之《本经》则言"主伤中、饮痹、下气，补五脏虚劳羸瘦，强阴益精"，甄权谓"治男子腰脚软弱，健阳，逐皮肌风痹，骨中久疼，补肾益力"，石斛显然具有补虚除痹之功。黄宫绣《本草求真》亦认为"以其本生于石，体坚质硬，故能补虚弱，强筋助骨也"。宋《太平圣惠方》十九、二十九、三十诸卷，备载很多石斛散，虽其内容互有参差，但都以石斛为君，或治"风湿痹，脚弱拘挛，疼痛不能行"，或治"虚劳手足烦疼，羸瘦无力"，或治"虚劳痿痹不遂"。清·沈金鳌《妇科玉尺》立石斛牛膝汤，治疗产后腿痛，屡效不爽。可见本方臣以石斛，亦取其"补虚弱，强筋骨"，起着协助黄芪的作用。

方中牛膝，《本经》首载其"主寒湿痿痹，四肢拘挛，膝痛不可屈伸，逐血气"。至今临床，咸信其能活血通脉，舒筋利痹，且以其性善下行，尤宜于足膝诸病。杨时泰说："足三阳从头至足，乃三阴生化之源，凡寒湿痿痹等证，由于足三阳之气不降，而此味秉木火之化，成于金水以顺下，正合三阳下行之义。"说明牛膝之所以能疗寒湿痹痿，全在于能导三阳经气下降，亦所以能浚三阴化源，使三阴气血充盈，则痹塞自易解除。他又认为牛膝导行三阳经气下降的作用，犹需充沛之卫气营气为其后援，方能克奏其功，否则徒恃牛膝之孤军奋战，亦难期显效。今本方以牛膝与黄芪为伍，可谓相辅相成，其效相得益彰。

远志一味，医者常用于安神益智，利窍祛痰方面，然稽诸古籍，每多施于疡科领域，所以本方择用远志为使。（《古今名医证金鉴》）

张 镜 人

张镜人（1923~2009 年），名存鑑，上海市人，主任医师、教授。主持编写了《辞海·中医学科》《实用中医内科学》《中医疑难病症秘要》等学术论著。

张氏治热病主张祛邪为先，疗杂病独崇脾胃学说，通过培后天以育先天。临床强调"宏观以辨证，微观以借鉴"。对痹病如皮肌炎、红斑狼疮等治疗有丰富的辨证论治经验。

原文选录

运用中西医结合方法治疗皮肌炎的经验。

1. 中医辨证分型

（1）肺热伤津：开始多有发热，皮损，起病较急，肢体软弱乏力，常以近端肢体明显。并兼见咳呛咽干，心烦口渴，小便短赤，大便较干结。舌质红，苔薄黄，脉细数。

（2）脾虚湿热：肢体萎软乏力，下肢较为常见，可有发热，皮损，微肿，关节疼痛，肌肉疼痛，胸脘痞满，饮食减少，面色萎黄，大便溏薄，小便黄少。苔薄黄腻，脉滑数。

（3）肝肾阴虚：发病较久，肢体痿软乏力，肌肉萎缩，吞咽困难，抬手下蹲动作不便，腰背酸软，卧床不起。舌红少苔，脉细数。

2. 治疗方法

西药治疗主要以皮质激素为主，分别选用泼尼松、地塞米松。泼尼松的剂量视病情而异，活动期每日 40~60mg，病情稳定后逐步递减。免疫抑制剂选用环磷酰胺、硫唑嘌呤、氯喹等。

（1）中医治疗

肺热伤津型：热毒犯肺，肺主皮毛而发皮疹；津液耗损，无以濡养筋脉，则肢体软弱乏力；邪热燔灼，肺失肃降，则咳呛咽干，心烦口渴；"小肠主液，大肠主津"，肠道受累，津液不足则小便黄赤，大便干结。法拟清热润燥，养肺生津，仿清燥救肺汤加减，方用沙参、麦冬养阴润燥，桑叶、杏仁、石膏清肺泄热，板蓝根、银花、连翘凉血解毒。

脾虚湿热型：湿热浸渍肌肤，则肌肤微肿酸痛；浸淫筋脉，则肢体痿软乏力；湿邪夹热郁蒸，则症见发热。脾性喜燥而恶湿，胃性喜润而恶燥，湿热交阻，脾胃两伤，生化之源，不能润宗筋、束骨而利机关。宗治痿独取阳明之意，法拟健脾益胃，清热利湿。仿参苓白术散、加味二妙散加减，方用党参、白术、山药补脾益胃，茯苓、苍术、苡仁、黄柏化湿清热。若湿热不攘，脉络瘀滞，则用丹参、红花、牛膝、鬼箭羽、茅莓根、威灵仙、秦艽活血化瘀，通经和络。肌肉疼痛者常加川萆薢、土茯苓，以祛风湿，通经络。

肝肾阴虚型：发热经久，肝肾精血不足，筋脉失于滋养，肢体痿软乏力，渐致肌肉萎缩，足不能任地，发为痿证；厥阴肝脉循喉咙，少阴肾脉循喉咙、夹舌本，肝肾亏损，精血不荣筋脉，则吞咽困难。法拟补肝益肾，滋阴清热。仿虎潜丸加减，方用熟地、锁阳益肾填精，枸杞子、牛膝补肝养血，并加鹿衔草入肝肾，止疼痛。瘀血久留者，则用四物汤加桃仁、莪术、穿山甲。（《结缔组织病中医治疗学》）

张建夫

张建夫（1924～　），陕西中医药大学附属医院主任医师。张氏认为，不论导致痹病的原因如何，经脉不利、气血运行不畅为其主要机转。故用舒筋、活血、止痛法治疗痹病。

原文选录

舒筋活血止痛法：威灵仙12g，独活12g，羌活12g，牛膝12g，寄生12g，黄柏10g，龙胆草10g，附子10g，延胡10g，没药10g，苍术10g，红花6g，木瓜12g，防己12g，水煎服。尚可用药渣外敷疼痛部位以增疗效。其中灵仙、苍术、附子、羌独活、寄生、牛膝等诸味温药相配，祛风湿、通筋络止痛；防己、木瓜舒筋通络，祛湿止痛；红花、延胡、没药能通利血脉，以活血消肿止痛；茯苓、龙胆草、黄柏清热化湿。诸药配伍，共奏舒筋活血止痛之功。此为治疗痹证标本兼顾之方，对于风、寒、湿、热痹均可应用，但需适当加减用药。

风邪偏胜者，治宜祛风舒筋，活血止痛，本方去龙胆草、黄柏，加防风15g，桂枝10g；若兼表证去附子，表实者加荆芥10g，表虚者加桂枝6g，白芍15g。

寒邪偏胜者，治宜散寒舒筋，活血止痛。本方去黄柏、龙胆草。若伴腰痛者再加杜仲以强筋壮腰。若项背强痛，或肩背重着，兼恶寒，舌苔薄白，脉浮紧或弦细而紧者，本方去龙胆草、黄柏，重用二活各15g；若背痛不可转侧者，为手太阳经受邪，若背痛项强，腰似折，项似拔，均为太阳经气不通之征，本方去胆草、黄柏，重用二活各15g，加葛根15g以祛风散寒，除湿舒筋止痛。若伴背冷恶寒，或微发热，身疼痛，头痛，舌苔薄白，脉浮紧为外感风寒，本方去胆草、黄柏，加川芎10g，防风10g，桂枝10g；若伴背冷喜暖、口淡不渴，面色苍白，手足逆冷者，为阳虚寒甚，本方去胆草、黄柏，重用附子15g。

湿邪偏胜者，治宜化湿舒筋，活血止痛，本方去黄柏、胆草，加薏仁15g；伴四肢麻木者，再加桂枝10g，防风10g，秦艽10g，以除湿、祛风、通络。若素体虚弱，气虚显著者再加黄芪15g。

郁久化热之热痹，治宜清热舒筋，活血止痛，本方去附子、苍术，加地龙12g，薏仁15g，连翘15g；若伴往来寒热，胸满闷者去附子、苍术，加柴胡10g，黄芩10g，以和解半表半里之邪；伴汗出，口渴饮冷，舌红，苔黄，脉数者，去附子、苍术，加黄连6g，石斛12g，以清热滋阴；疼痛剧烈者为兼瘀血，本方去附子、苍术，加桃仁10g，赤芍10g，以助活血止痛；若髋关节疼痛有灼热感者，加石斛10g以滋阴清热；若关节红肿，小便短赤而浊，四肢困重疼痛，舌红苔黄而腻者，为湿热阻络，本方去附子，加地龙10g。

若关节酸痛，劳累后加重，肌肉消瘦，面色苍白，唇甲淡白无华，少气懒言，神疲，畏风自汗，舌淡苔薄，脉沉细者，为气血亏虚之痹证，本方去龙胆草、红花、黄柏，加党参15g，黄芪20g，当归10g，以益气活血补血，舒筋止痛；若伴筋骨迟缓或拘急，酸痛，头目眩晕，爪甲枯脆，腰膝酸软，耳鸣失聪，齿折发脱，阳痿遗泄，尺脉沉细弱者，为肝肾大虚之痹证。偏阴虚者，本方去附子、苍术、龙胆草、红花，加石斛、生地以滋补肝肾；偏阳虚者，本方去龙胆草、黄柏、红花，加杜仲10g，熟地10g，山药15g，以健脾补肾养肝。

对于症状复杂，寒热错杂的痹证，在治疗过程中，常分为热重于寒和寒重于热两种情况。热重于寒者，见关节疼痛，而于气候变化时有热感，本方附子减至3g，加黄芩10g；寒重于热者，见关节冷痛而偶有热感，方中龙胆草减至6g。（《古今名医临证金鉴》）

胡毓恒

胡毓恒（1925～　），湖南省双峰县人，主任医师。参加了《传统老年医学》《湖南老中医医案选》的编写。

胡氏提出"痹源正虚湿为首，治拟祛湿靖痹汤"的论述，认为祛湿之法是治痹的通法，筋脉不利、气血不通是其病理机制，故治疗当以气血为纲，有独特之处。

原文选录

痹成干正虚受邪

痹证的内因是气血阴阳、脏腑功能的失调，同时与居处环境、营养状况、先天禀赋、饮食劳倦、妇女经产等因素有一定关系。人如果阴平阳秘，腠理致密，虽有大风苛毒不能为害，勇者气行则已。

"邪之所凑，其气必虚"，弱者着而为病，阴虚于内，阳虚于外，营卫气血虚于经络脏腑，腠理空疏，玄府大开，风借寒凛冽之势，寒借风窜透之力，湿得风寒之能，相互掺揉，直袭肌肉关节，导致经气不畅，气血不通而病痹。痹缘于正虚。

痹证外因责之风寒湿热四邪或外伤。正如《素问·痹论》所云："风寒湿三气杂至，合而为痹。""所谓痹者，各以其时重感于风寒湿之气也"。胡氏认为痹证之外因虽有风寒湿热四气之异，但是痹证日久不愈，从病邪的角度看，湖南地处亚热带，为湿润季风气候，炎热而多雨，天热下逼，地湿上蒸，潮湿而多闷热，民善病湿，多痹躄之疾。四气之中，风邪易外散，寒邪易温除，热邪易清解，唯湿邪难骤去。病因之根在湿，湿为主令，属阴邪，与风寒相合伤人营卫，湿从热化伤人气阴。临床上不论寒痹、热痹、风痹每必夹湿，无湿则风寒不能独为痹。湿遏气机而成瘀，湿浊久聚而成痰，痰瘀互结则痹痛缠绵难寥。所以邪气之中"湿"是一个重点，祛湿之法是治痹的通法。

痹证的病位主要在筋骨肌肉，病及肝、脾、肾三脏。盖脾主肌肉，运化水湿，脾虚则内湿肆虐作祟，且易招外湿侵入，同气相求之理，内外二湿相合，流淫肌肉经脉而见体重节肿，关节积液等症。肝主筋，肾主骨，筋骨关节皆赖肝肾精血濡养，方能骨节滑利，筋脉屈伸自如，若邪客筋骨，日久筋损伤肝，骨损伤肾，关节拘急掣痛，甚至强直变形、功能严重障碍。

久病入络、正虚邪实，则经脉不利而成瘀血，湿浊黏滞不去而成痰饮，痰瘀既成则关节肿胀、畸形，日久难复。

法舒筋活血祛湿

痹因正虚受邪而成，病邪之根在湿。筋脉不利，气血不通是其病理机制，故治疗当以气血为纲。胡氏治痹善用益气活血舒筋祛湿之法，自拟祛湿靖痹汤，随证加减，往往获良效。药用：黄芪15~30g，当归10~15g，薏苡仁15~30g，防风10~15g　木瓜10~15g。基本方中黄芪益气健脾，利水湿行血滞，增强人体免疫功能而拒邪于鬼门之外；当归补血活血止痛，且温经散寒，药理研究证实有明显镇痛消炎作用，并寓"治风先治血，血行风自灭"之旨；苡米"性燥能除湿，味甘能入肺补脾，兼淡能渗泄，故主筋急拘挛不可屈伸及风湿

痹，除筋骨邪气不仁"（《本草经疏》），药理研究证实镇痛作用与氨基比林相似，还有解热作用，为治疗慢性痹痛之必用良药；木瓜舒筋活血、化湿和胃，治痹痛筋脉拘挛之常用要药；防风祛风散寒，胜湿止痛，"通治一切风邪，……诚风药中之首屈一指者矣"（《本草正义》），有解热提高痛阈的药理作用。

五药相组具有补益气血、活血通络、祛风散寒化湿，重在祛湿、通痹止痛之效。与痹证脏腑虚损气血为先，四气为患湿邪当令之病因，筋脉不利，气血闭阻之病理，丝丝入扣。该方行气血营卫三焦，通内外表里上下，使虚可补，邪可驱，气可散，血可行，食可消，痰可清，水可利，瘀可去。

痹证其成以渐，故去亦缓，治不可急功求成，而妄用攻伐杀手之剂，徒伤正而于事无济。故治疗要假以时日，方能收病愈于无形之功。痹证虚实夹杂，变证丛生，又必善于临证化裁，取水到渠成之效。

随病性病位加减

痹证的病性有风、寒、湿、热、痰、瘀之实，气血阴阳之虚；病位有四肢上下、腰、颈之别。胡氏临证注重在自拟方基础上根据病性、病位、病名的不同随证加减。

1. 按病性加减

风气偏胜：要点为疼痛或呈放射样、闪电样、游走不定，上下左右无所留止。风寒选加麻黄、桂枝、杏仁；风湿选加羌活、独活；风热选加忍冬藤、秦艽、僵蚕、丝瓜络。

寒气偏胜：痛有定处，疼痛如掣，宛如锥刺，状如虎咬、痛处发凉、昼轻夜重、夏缓冬甚。酌情加附子、麻黄、桂枝、细辛、川乌、草乌。

湿气偏胜：疼痛重着，固定不移，肌肤不仁，甚至关节肿胀。选加藿香、佩兰、草薢、苍术、木防己。

热邪偏胜：多为湿从热化或寒结日久化热而来，由外热直接致病者少见。可见肢节热痛，关节红肿灼热。酌加知母、黄柏、黄芩、豨莶草、忍冬藤、石膏、土茯苓。

夹痰者，要点是疼痛往往局限，麻木重着或皮下、关节部位肿胀或见结节。可酌加半夏、南星、地龙、陈皮。

夹瘀者，要点为痛如针刺刀割，活动后减轻，

痛处不移，局部皮色紫暗，或关节畸形，肌肤甲错。必加延胡，酌选桃仁、红花、川芎、丹参、鸡血藤、乳香、没药。

气虚：加用四君子汤。

血虚：酌情加熟地、生地、白芍、黄精、鸡血藤。

阳虚：酌情加淫羊藿、锁阳、附子、菟丝子、鹿角霜。

阴虚：加用桑寄生、龟甲、枣皮、熟地、枸杞。

2. 按病位加减

胡氏将人体自腰分为上下二部分。认为上部之痹以风邪相对偏胜，喜根据病性分别选加羌活、桂枝、桑枝、片姜黄、葛根。下半部痹痛，肾虚为主，湿邪为重，寒、痰、瘀为多，往往虚实夹杂，根据病性选药外，通加独活、寄生、续断、川牛膝。

3. 按病用药

中医"痹证"所含西医疾病颇多，最常见的为风湿性关节炎、类风湿关节炎、强直性脊柱炎，退行性骨关节病，坐骨神经痛，痛风性关节炎以及一些结缔组织疾病等等。胡氏努力探索西医的病与中医辨证用药的联系和疗效，针对不同的病在祛湿靖痹汤辨证加减的基础上，加用专病有效药物。对慢性风湿性关节炎，从脾肾入手，喜加苓桂术甘汤、党参、怀山药。退行性骨关节病重在肝肾，喜用骨碎补、鹿含草；颈椎骨质增生者再加葛根、桂枝、赤芍；腰椎骨质增生者再加续断、杜仲、补骨脂；膝关节骨质增生者再加牛膝、独活。痛风性关节炎喜加土茯苓、萆薢、木通来降低尿酸。类风湿关节炎喜加露蜂房、乌梢蛇。坐骨神经痛重用白芍滋肝柔筋。强直性脊柱炎重在补益肝肾通督脉，常用鹿角霜、鹿胶、狗脊。（《杏林真传》）

王 士 相

王士相（1926~1992年），原天津医科大学总医院主任医师。擅长内、儿科诊治。善于运用滋阴清热、凉血和营治阴虚热痹。在长期医疗实践中，形成辨证精审，用药工细清灵，于平淡无奇之中奏效的风格。

原文选录

根据临证所见，典型的风湿热患者，以热痹为多。其中包括湿热痹和阴虚热痹两类。寒湿痹较少见。

1. 湿热痹

典型风湿热多表现为热痹。发病多急骤，高热，多汗，大关节红肿热痛，皮肤环形红斑，脉多见滑数。实验室检查：白细胞计数增高，中性粒细胞稍有增高，尿常规可示少量蛋白、红细胞、白细胞，咽拭子培养在风湿热活动期，溶血性链球菌培养可呈阳性，血沉增快，抗链球菌溶血素"O"滴定增高。

常用吴氏加减木防己汤治疗热痹。药用：桂枝 3~6g，防己 12~15g，海桐皮 9~12g，生石膏 15~30g，黄柏 6~9g，木通 6~9g，生薏米 30g。桂枝本为辛温之品，原非湿热所宜。用桂之意有二：湿为阴邪，非温不解，此其一；桂枝有通血脉，调营卫之功，以化血脉中阴浊之气，此其二。生石膏、桂枝合用以辛散；防己苦寒通经络之湿邪；黄柏、木通苦寒清利湿热；海桐皮苦平，入血分；薏米甘淡，主湿热挛痹。

方中以木通为治疗风湿热的主要药物，这不仅仅是临床经验，历代文献中亦有记载。如朱丹溪潜行散即用木通一味。《古今医鉴》的神通饮即用木通二两水煎服。《景岳全书》中的"抽薪饮"亦用木通为主药治热盛挛痹。

加减法：无汗者加独活 3g，汗出热退后去之。

木通、黄柏苦寒伤胃，尤以木通易引起呕吐，可加生甘草、橘皮各 3~6g 解之。

关节红肿热痛，高热，尤其有环形红斑、结节红斑者，可酌加清热凉血，去血中毒热之品，如广角、丹皮、赤芍、大黄（后下）。

关节红肿痛极重，伴发热者，可酌用羚羊角、山栀、胆草等。羚羊角治热痹挛痛极效。

发热渐退，关节红肿渐消时，将生石膏、木通、黄柏逐渐减量，最后停用生石膏。方剂变化为：桂枝、防己、海桐皮、黄柏、木通、生薏米，酌加桑枝、寄生、秦艽、赤白芍、当归、甘草。如诸症消失，血沉、抗"O"正常时可将上方配成丸药，每丸重 9g，每次 1 丸，日服 2 次。服用时间最短不少于 3 个月，最好服至半年以上。

2. 阴虚热痹

临床确诊为风湿热，有关节痛，或红肿，或不甚红肿者（极个别患者关节有恶寒感），低热、心率快，血沉、抗"O"可正常亦可不正常，咽部经常干痛。舌质红绛，或光绛无苔，脉数或沉细数，此属阴虚热痹。忌用辛温表散及温养营卫之品，如桂枝、独活、当归、黄芪等，若误用之，非但不效，反使咽痛增剧。

《本事方》中牛蒡子散（羌活、生地、牛蒡子、豆豉、黄芪）、防风丸（防风、羌活、桂心、麦冬、元参、生地）均治疗热痹。从以上二方看，古人已经注意到咽痛，但囿于风寒湿三气合而为痹之说，仍然用辛温之品，实为不妥。根据多年临床经验，自拟治疗阴虚热痹方为：忍冬藤9g，连翘9g，牛蒡子9g，栀子9g，知母6g，桑枝30g，寄生12g，海桐皮9g，防己9g。不用木通、黄柏，恐其苦寒化燥伤阴。同时每日含服六神丸1~2次，每次10粒，并用锡类散吹喉，疗效甚捷。药物组成：金银藤9g，连翘9g，牛蒡子9g，栀子6g，知母9g，桔梗6g，麦冬12g，生地15g，元参9g，桑枝30g，寄生30g，海桐皮9g，牛膝12g，赤芍9g，甘草9g。以三倍量为一料，炼蜜为丸，每丸9g，每次1丸，日2次，以善其后。

风湿热急性发作后，常出现心肌损害，其表现如下：心率快，心前区不适，心悸气短，此时仍以桂枝、木通、黄柏、防己、甘草为主药，加用渗湿清营之品，如生薏米、赤小豆、赤芍、丹皮、广角。同时含服六神丸。待湿热渐退，于上方酌加白人参、生地、麦冬、赤白芍。

风湿热反复发作，逐渐出现心肌损害者，治同上法。如兼见营卫气血不足，脉细数无力、面白、短气等症，当调和营卫，清补气血，以古方人参丸（白人参、黄芪、生熟地、麦冬、茯神、远志）加减化裁成下方：桂枝、防己、木通、黄柏、白人参、黄芪、生熟地、麦冬、茯神、远志、菖蒲、白芍、甘草。

3. 寒湿痹

周身痹痛，不发热或偶有发热，不肿，或肿而不红，或遇寒而重，表现为寒湿之象。目前通用"宣痹汤"或《医学心悟》之"蠲痹汤"。而我于临证中以仲景当归四逆汤为主，常用桂枝、白芍、甘草、当归、细辛、木通、牛膝、桑枝、寄生、狗脊等，每每奏效。此方治外感寒湿坐骨神经痛多有良效。

产后感受风寒之邪，营卫不足之寒湿痹，一般多用独活寄生汤治之。亦用当归四逆汤加党参、白术、陈皮、狗脊、寄生、秦艽，每获良效。若自汗出者，加黄芪以益气止汗。（《古今名医临证金鉴》）

袁 浩

袁浩（1926~2011年），浙江省富阳县人。教授，主任医师。《骨与关节损伤》《骨伤科手术学》编委。主编《中医骨病学》。

袁氏对股骨头缺血性坏死及陈旧性股骨颈骨折不连的治疗有其独到之处，对严重骨感染、膝关节增生性关节炎，腰椎间盘突出症等的治疗也取得了一定成绩。

原文选录

温通化瘀法治疗增生性膝关节炎

增生性膝关节炎是中老年人的常见病、多发病，其发病机制为肝肾亏虚、寒凝血瘀。《内经》云："……四八筋骨隆盛，肌肉壮满，五八肾气衰，发堕齿槁。""肝主筋"。可见，筋骨的盛衰与肝肾有密切关系，肝肾亏虚，则寒凝血瘀，经脉阻滞，筋疲骨枯，发为骨痿。本病以亏虚寒凝互见，极虚极实，缠绵难愈。作者用温通化瘀法内外并治，取得良好的效果。

三棱莪术汤：三棱15g，莪术15g，熟地15g，肉苁蓉15g，丹参18g，巴戟15g，羊藿叶15g，两面针18g，全蝎3g，蜈蚣1条，党参18g，甘草10g。

四生汤：生川乌30g，生草乌30g，生南星30g，生半夏30g，王不留行30g，宽筋藤30g。

用法：三棱莪术汤每日1剂内服，早晚各服1煎，以文火慢煎。四生汤作患膝熏烫用。用两块方帕将四生汤分包成两个药团，放药罐内煎20~30分钟离火。将患膝置罐口上任药气熏蒸约20分钟后，将药取出，趁热熨烫患膝，两药团交替熨烫，每日2次，两周为1个疗程。早期限制活动，更忌上下楼梯。

三棱莪术汤针对本病极虚极实而设。方中巴戟、羊藿叶、熟地、肉苁蓉、党参、甘草补肝肾、强筋骨、祛风湿；三棱、莪术、丹参破瘀行血，药力峻猛；全蝎、蜈蚣、两面针祛风通络止痛，诸药合用，攻补兼施，虽大胆启用三棱、莪术，亦无破血散血之虞，适宜长服，与温热散寒的四生汤合用，内外并治，共奏温通化瘀之功效。

腰椎间盘突出症

1. 中央型腰椎间盘突出症的诊断及早期手法治疗

中央型腰椎间盘突出症临床表现比较复杂，症状典型者诊断多无困难，但症状不典型者诊断并不容易。作者总结出的诊断要点如下。

（1）病情发展可快可慢，可无明显放射性疼痛，麻木常出现在马鞍区或双下肢交替出现。症状与体征有时不符，即病人主诉症状严重，但临床检查可无很多阳性体征。

（2）单下肢或双下肢疼痛，疼痛有时从一侧转移到另一侧，直立后伸试验可呈阴性。

（3）在整个发病过程中可有间歇期，间歇期中可无任何症状，但稍不注意又可复发。

本病与椎管狭窄症容易混淆，作者曾诊治一患者，临床表现为椎管狭窄症，病史15年，但经手术探查为L$_{3-4}$中央型脱出，脱出物约1.5cm。两者的区别要点是：椎管狭窄症病情发展缓慢，主要表现为间歇性跛行，但骑自行车多无症状，直立后伸试验为阳性。本病通常不作手法治疗，作者总结多年的经验，结合生物力学理论，创立杠杆复位法治疗早期病变，效果满意，介绍如下。

患者仰卧诊疗床上，双手放于枕部，屈髋屈膝，足跟接触臀部，术者侧身坐于足端，用右前臂用力拉患者股远端使患者臀部、腰部离床后再放下，如此反复进行10~15次，每日3~4次，以患者能忍受为度，该手法操作简便、方便、安全，其生物力学原理类似杠杆原理，即以患者的足跟为支点，以膝部为力点，其作用点腰部，因为由膝部到足跟的距离长于由足跟到椎间盘突出部位的距离，因此当用力拉压患者膝部时，可在患者腰部产生一个瞬时的更大的使腰部前伸的力，有利于椎间盘的回纳，从而产生治疗效果。

2. 腰椎间盘脱出症早期运动疗法——悬吊门框法

腰椎间盘突出症的手法治疗种类繁多，但其基本手法不外拔伸牵引、屈伸、旋转，而且均需由医务人员操作，给患者带来不便。作者在多年临床实践的基础上，总结出一套由患者自己操作的运动疗法——悬吊门框法。作法如下：患者双手吊在门框上（或单杠），利用自身的重量悬吊牵引。牵引数分钟后，然后作腰部屈伸运动。前屈时，足跟着地，后伸时，足尖着地（患者根据疼痛情况，腰屈时痛，则先伸后屈，反之则先屈后伸）。并在屈伸同时作腰部旋转运动。连续作十分钟左右后卧床休息，每日3~4次，持续六周。该法简单易学，并包括了治疗腰椎间盘突出症的各种基本手法，特别是患者自己学会后，随时随地可作治疗，减少往返医院求医之苦，取得事半功倍之效。（《中国中医骨伤科百家方技精华》）

刘 志 明

刘志明（1927~　），中国中医科学院主任医师，教授。出身于中医世家，对热瘅证治有独到之处。主要著作有《中医内科简编》《刘志明医案》。

原文选录

热瘅的发病，主要取决于患者体质和感受外邪两大因素。素体阴虚阳盛者，感受风、寒、湿邪，容易发为热瘅。以感受之外邪而论，风湿、热邪相兼侵袭人体，湿热蕴蒸，亦能产生热瘅。此外，风、寒、湿三瘅经久不愈，邪留经络，郁而化热，又可转化为热瘅。由此可知，热瘅实乃风湿与热相搏，流注关节，阻于经络，气血流行不畅所致。故其病因以湿热为源，风寒为兼。其临床表现有热偏胜与湿偏胜之异。其兼证可见寒象而呈寒热错杂之证。而热邪最易伤阴，故热瘅每有阴虚见证。因此，热瘅有热胜、湿胜、阴虚、兼寒之证，临床必须明辨之。

热瘅的治疗，总的原则是清热利湿，疏风通络，李东垣之当归拈痛汤，主治湿热为病，肢节烦疼、肩背沉重、胸膈不利、通身疼痛、足胫肿痛等症。吴鞠通之宣瘅汤，主治湿聚热蒸，蕴于经络，寒战热炽，骨骱烦疼，舌质灰滞，面目萎黄的湿瘅证。二方皆为治热瘅之良方。故宗二位前贤制方之义，结合自己临证体会，治疗时随证选用，灵活变通。多年来治疗热瘅患者甚多，疗效满意。

因所受外邪与患者体质的不同，在临床中，本病可见以下四证。

热瘅热胜证，多见于瘅证初期，发病较急，病程较短。患者关节红肿疼痛，灼热感明显，皮肤可见环形红斑。伴发热、恶寒、口干喜饮、大便秘结、小便灼赤、舌质红、苔黄腻偏燥、脉象滑数。治宜清热利湿、宣瘅通络。处方：当归12g，黄芩9g，知母12g，栀子9g，连翘12g，生甘草12g，生苡仁

24g，防风 12g，防己 12g，羌独活各 12g，忍冬藤 15g，海桐皮 15g。本方服 15 剂后，一般能退热，关节疼痛能明显减轻，若能治疗月余，效果更好。

热痹湿胜证，可见于痹证初起或复发期，患病关节肿胀较甚，疼痛重着，灼热感轻度或不明显，伴发热或身热不扬，身体沉重，疲乏无力，纳呆欲呕，大便溏，小便短黄，舌苔黄腻，脉濡滑而数。治疗宜利湿宣痹，清热通络。处方：当归 15g，生苡仁 24g，防己 12g，苦参 15g，滑石 15g，生甘草 12g，半夏 9g，黄芩 9g，连翘 12g，防风 12g，秦艽 12g，忍冬藤 15g，海桐皮 12g。服本方 20 余剂，发热可除，关节肿胀疼痛可明显减轻，全身症状均能改善。

热痹阴虚证，多见于罹痹证反复发作之患者，其病程较长，患病关节疼痛，或有肿胀灼热感，甚则轻度变形，常伴低热，五心烦热，形体消瘦，口干咽燥，大便干结，小便短少，舌红无苔或苔少，脉细滑数。治疗宜养阴清热、利湿宣痹。处方：当归 15g，生地黄 18g，知母 12g，黄芩 9g，连翘 12g，生甘草 15g，生苡仁 24g，苦参 12g，半夏 9g，防己 12g，防风 12g，海桐皮 12g，忍冬藤 15g，滑石 15g。服本方 10~20 剂，低热能渐退，关节疼痛能减轻，关节肿胀可渐消除，关节活动困难随着症状好转，亦能逐步恢复。

热痹多见于痹证初起或复发期，是疾病的一个阶段。治疗时一旦热邪已除，黄芩、栀子、连翘等清热泻火药就应当及时减去。但因风、湿之邪缠绵难愈，故祛风胜湿之品必需继续使用，同时增以调理气血之品以善后，如此则能扶正与祛邪并举，而增强疗效，缩短疗程。热痹后期，病人大多正气已虚，以致余邪留恋，影响疗效。此时若增以补气血之品，如黄芪、太子参、当归、白芍等品，使正气充实，鼓动血脉，则气血流行通畅，且能发挥祛风湿药物的功效，达到祛邪务尽之目的。（《痹证专辑·热痹专论》）

周 仲 瑛

周仲瑛（1928~ ），江苏省如东县人，教授，主任医师。编写《中医内科学》《中医学概论》等教材、教参著作 20 余部。

周氏在继承前人理论成就的基础上，发展创新中医传统理论，而取得独到的新成果，提出尪痹证治六要，论证逻辑严密，言简意赅，其学术精华，丰富了治痹内容。

原文选录

审病邪属性，辨寒热虚实

痹证总由外感风寒湿热等邪，痹阻经络、筋骨，影响气血运行而为病。但就尪痹而言，外邪作用于人体发病后，在其久延不愈反复消长过程中，外入之邪未必始终羁留不去，每因内外相引，同气相召，导致风、寒、湿、热内生，成为久痹的病理基础。若复感外邪，又可促使病情愈益发展加重。一般而言，急性期或慢性转为急性发作期多以外邪为主导，而慢性缓解期则内生之邪已成为持续为病的重要条件，治法方药虽无大异，而又不尽相同。感受外邪所致者，以邪实为主，自应以祛邪为先，而内生之邪既成，必有脏腑阴阳之亏虚，治疗尤当配合扶正。

风、寒、湿、热诸邪，既多杂合为痹，但又常有偏盛，寒热既须明辨，又不可截然分开，多有兼夹、消长、转化。如寒郁每可化热，素体阳盛者尤易热化；热痹若热去湿留，而素体阴盛者，又可转从寒化。又如经络蓄热而客寒外侵，或寒湿久痹而外受客热，均可呈现寒热错杂之证，症见关节灼热肿痛而又遇寒加重，或关节冷痛喜温而又感内热，恶风怕冷，口干口苦，苔白罩黄。同时，在兼夹转化过程中，寒热还会表现出消长主次的动态变化，当明察详辨，对选方用药至关重要。

虚实之辨，当从邪正标本缓急、病之新久着眼。新病以邪实为主，痹久邪留伤正，虽说由实转虚，但纯虚无邪实属罕见，一般多为因实致虚，且正虚每易反复感邪而致急性发作，表现为实多于虚；缓解期则表现虚中夹实，故虚实虽然夹杂，而又有主次之别，治疗用药应有侧重。

寒热分治，尤当相机合伍

风寒湿痹、风湿热痹两类证候在缓解期可无急性期所见的寒热表证，故切不可与外邪伤人皆具表证等同理解。

风寒湿痹，可选薏苡仁汤，药用薏苡仁、苍术、羌活、桂枝、麻黄、川芎、防风、当归等。风湿热痹，急性期身热明显而有表邪者，多选石膏配方，常用石膏、知母、桂枝、防己、滑石、苡仁、白通草；湿热在下者用四妙丸。

寒热错杂者，当温清并用。寒初化热，应温中有清，选桂枝芍药知母汤，药用桂枝、芍药、知母、麻黄、附子、白术；寒湿热化，可予白虎加苍术汤。由于风湿热痹每见热与风邪相搏，或湿遏热郁，故常须配伍辛通之品以助疏散宣化，而非必具寒热错杂才配合辛散宣通，如取石膏分别与桂枝、麻黄、苍术配伍，既寓此意。

常用祛风药有桂枝、防风、秦艽、威灵仙；散寒药有川乌、草乌、麻黄、细辛；除湿药有独活、苍术、木防己、蚕沙；清热药有石膏、知母、黄柏、忍冬藤等。

化痰祛瘀，重用虫类搜剔

顽痹因外邪与痰瘀互相搏结为患，愈益深伏骨骱，缠绵难已。若症见痰瘀痹阻者，当审其两者的偏胜调配。痰盛则肢体肿胀僵硬，重滞麻木；瘀盛则骨节刺痛，强直畸形。化痰通络用半夏、南星、白附子，风痰加炙僵蚕，寒痰加白芥子，热痰改南星为胆南星；如关节漫肿而有积液，可加用小量控涎丹（大戟、甘遂、白芥子）祛痰消肿，每服1.5g，连服7~10日为1个疗程，无须空腹顿服，可分2次在餐后服下。祛瘀活血可选用桃仁、红花、川芎、当归、山甲、土鳖虫、姜黄、乳香、没药等。痰瘀痼结，深伏血络，非借虫类药不足以走窜入络，搜剔逐邪，当根据虫类药的作用特点选择使用。活血行瘀用炮山甲、土鳖虫，山甲"其走窜之性无微不至"，尤善疗痹；搜风剔络，用全蝎、蜈蚣，而蜈蚣对僵挛肿痛又胜一筹；祛风除湿，用乌梢蛇、白花蛇，乌梢蛇效逊但性平无毒。此外僵蚕之祛风痰，地龙之清络热，露蜂房之祛风毒，蚂蚁之温补强壮，各有所长，应予辨证选择。

治本顾标，益肾补气养血

肝主筋，肾主骨，尪痹日久，反复消长，病及肝肾，多见骨质疏松破坏，骨节强直变形，筋痿骨弱废用，膝肿胫瘦腿软，治当补益肝肾，强壮筋骨。肝肾同源，补肾即可养肝，故尤重益肾，以温养精气，平补阴阳，强壮肾督为基础，忌滋润亦忌燥热，常用独活寄生汤、三痹汤、虎潜丸加减。药如地黄、白芍、淫羊藿、鹿角片、杜仲、续断、狗脊、桑寄生、怀牛膝、鹿衔草、千年健、石楠藤等。

久痹寒伤阳气，热耗阴血，可致气血虚痹，关节疼痛时轻时重，劳倦活动后加甚，神疲乏力，腰膝酸软，肌肤麻木，肌肉萎缩，脉细。当益气固表，养血祛风，药用当归、白芍、熟地、黄芪、白术、炙甘草等，同时佐以行气和血之品，如红花、川芎、鸡血藤、天仙藤、姜黄之类，令"气血流畅，痹痛自已"。

区别病位，结合辨病用药

痹痛病在肢体关节，部位不一，临证应根据病变部位选用适当药物。如痛在上肢项背，用羌活、防风、葛根、片姜黄、桂枝；痛在下肢腰臀，用独活、防己、木瓜、蚕沙、续断、牛膝；痛及全身关节筋脉，用松节、千年健、伸筋草、威灵仙、路路通。同时还应选用相应的藤类药通络引经，以增药效。如祛风通络用青风藤、海风藤、络石藤、丝瓜络；清热通络用忍冬藤、桑枝；补虚通络用石楠藤、鸡血藤、天仙藤等。

针对病机、病证特点，在确定处方基本大法后灵活选择对药配伍，有助于提高疗效。如湿热蕴毒者用漏芦配土茯苓；寒邪闭络者用南星配白芥子；瘀血内阻用山甲配鬼箭羽；阴虚血热用秦艽、生地、白薇；其他如地黄、淫羊藿阴阳相济，益肾以蠲痹；石楠藤、鹿衔草补虚而祛风湿；松节、天仙藤祛湿消肿；透骨草、威灵仙通利关节。

对尪痹的辨病专药治疗，已有一些成功的经验，如雷公藤、昆明山海棠及其制剂，青风藤、海风藤、蝮蛇注射液等，均有良好的效果。但毕竟药效单一，难以适应病证及个体差异，且有一定的毒副作用。所以要在辨证的同时结合辨病，配伍针对性较强的专用药物，以增强疗效。

使用毒药，切忌孟浪过量

治疗尪痹应用辛热性猛、虫类毒药的机会较多，必须谨慎使用，"以知为度"，中病为宜，切忌孟浪过剂，追求急功。

川乌、草乌为治寒痹之要药，但大辛大热有毒，一般均应制用，若欠效，可改为生用。宜小量开始，逐渐递增，始则各用1.5g，若无反应可渐增到3~5g，煎煮时间应长，约1~1.5小时为宜，可加甘草同煮以缓毒性，若药后出现毒性反应，症见唇舌发麻、头晕、心悸、脉迟有歇止者，即应停药，并用甘草、生姜各15g煎服解救。

虫类药大多有毒，或为小毒，能破气耗血伤阴，故量不宜重，也不宜过于持续久服，可间歇给药或数药交替使用。体虚者应用扶正药配合使用，但亦有虚体患者或产后得病用虫类药而痛反加剧者。

番木鳖苦寒，有大毒，善通经络，消肿散结止痛，治痹有专功，多为炮制后入丸散中用，单用散剂每日 0.3~0.6g，过量则见牙关僵硬，手足挛急等毒性反应，可用肉桂 6g，甘草 6g 煎服解救。

雷公藤苦有大毒，为治尫痹专药，用量从 5g 递增至 15g，去皮，先煎 1 小时减毒后入复方中。持续服用过久对肝肾功能及造血系统有损害，妇女可致闭经，故以间歇应用为宜。过量可见腹痛吐泻等反应，可饮生萝卜汁或用莱菔子 100g 煎服解救。（《中国名老中医药专家学术经验集》）

张 鸣 鹤

张鸣鹤（1928~ ），浙江省嘉善县人，山东中医药大学附属医院主任医师、教授。对风湿类疾病尤为擅长，曾主编《中医内科学》教材，对痹病的内容按热痹、皮痹、肌痹、筋痹、脉痹、骨痹分别加以系统的论述，并增加了杨梅疮，时行肝病，肺岩、肝岩等病种，使中医高校的教材更适用于临床实际。张氏对类风湿关节炎的研究，成果显著。对活动期类风湿关节炎认为应按热痹或寒热错杂证型以清热解毒为主加以辨证论治。张氏在国内曾首次报导了成人黏多糖病（Ⅳ型）这一遗传性关节病，并对中药治疗该病提供了成功的经验。

原文选录

强调祛邪　尤重湿热毒瘀

张氏认为：关节病的形成，内与体质虚弱、正气不足，外与感受风寒湿热等外邪相关。是外邪引动内邪，内外合邪而发病。其中脏腑积热，湿热毒邪侵蚀筋骨，流注经络，著而成瘀，是形成疾病活动的病理关键。治疗首当祛邪，以清热解毒利湿，活血通络止痛为治疗大法，使邪气消除，正气渐复。热毒证主要表现为关节局部皮色发红、肿胀、积液、灼热、疼痛剧烈，且呈搏动样跳痛感，舌红苔黄腻、脉滑数，或伴高热持续不退，有慢性感染病灶，如扁桃体炎、咽炎、口腔溃疡、淋巴结炎等。化验检查多伴有血沉、抗"O"、黏蛋白、r-球蛋白、锌浊度增高或类风湿因子阳性。若邪滞经络，形成瘀血痹，多同时兼见皮下结节红斑、色暗，或发热、口干不欲饮、舌体胖或紫暗、瘀斑，苔黄腻，脉滑数或濡数等。本证治疗，张老还强调：湿热为患，若只清热则湿不退，只祛湿则热愈炽，只有湿热两清，分消其热，才能湿去热清毒解，从而杜绝瘀血之源流。活血通络，经脉疏通，血脉周流，则湿热、邪毒无所依附，两相结合，相得益彰。清热解毒多选金银花、蒲公英、地丁、白花蛇舌草、黄柏、板蓝根；利湿消肿多选土茯苓、薏苡仁、土贝母；活血通络多选桃仁、红花、土鳖虫、露蜂房、全蝎等。偏于上肢者，重用土贝母、地丁；偏于下肢者，重用土茯苓、薏苡仁；关节肿胀明显或下肢浮肿者，加车前草、防己；有慢性咽炎、扁桃体炎者，加射干、元参、山豆根等。此法对活动期类风湿关节炎疗效尤其显著。

分型辨证　同时注重辨病

对关节病的治疗，张老既不拘于《内经》"风寒湿三气杂至，合而为痹"，亦不限于吴鞠通"痹之因于寒者固多，因乎热者亦复不少"的论述，而是以关节局部为辨证要点，综合病人的整体情况进行辨证治疗。通常将处于活动期之关节病分为湿热毒盛、阴虚血热、瘀血内阻三种类型，将处于稳定期之关节病分为卫表不固、阳虚寒盛、寒热错杂、肝肾亏损等证型。在此基础上，他还结合现代药理学的研究成果，根据不同关节病的病理变化，进行辨病治疗，选择出一系列针对不同关节病的有效药物。如通用于类风湿关节炎各期的，可选用雷公藤、青风藤、土贝母、土茯苓等；适于手足关节肿胀疼痛的，可选用威灵仙、远志、猫眼草、露蜂房等；骨性关节炎通用夏枯草、桃仁、红花、王不留行、皂刺、穿山甲等；风湿性关节炎游走性疼痛，多选用桂枝、细辛、川椒、羌活、川芎等；强直性脊柱炎重用生地、熟地、葛根、土鳖虫、赤芍、白芍等；牛皮癣性关节炎凉血滋阴与清热利湿药配伍，然后据阴虚与湿热的偏重，用量有别，药对主要有生地配土茯苓、丹皮配地肤子等。

妙用引经　选药部位分明

正确运用引经药，能引导药物直达病所，切中要害。张氏在长期的临床实践中，既博采众家之长，又勇于探索，大胆创新，摸索出许多新的引经药。主要体现在以下两方面：其一，对游走性关节痛，因其病变在肌肤、经络，故治疗应以疏经通络，祛风止痛为主，常加入藤类药物，如青风藤、海风藤、忍冬藤、鸡血藤等。痛在上肢，重用羌活、威灵仙；痛在下肢，重用独活、川牛膝、千年健、钻地风；周身疼痛加用桂枝、秦艽、川椒等。

其次，对固定性关节痛，因病邪已深入筋骨空窍，故常根据病变的关节不同，用药亦各异。如颞颌关节痛，张口、咀嚼困难时，用白芷、细辛有卓效；颈椎关节痛，转动不灵时，重用葛根、白芍；胸腰椎痛，伴下肢麻木、重着、酸痛者，用狗脊、续断、土鳖虫、红花；膝关节痛，活动后加重者，用全蝎；下肢小关节痛，或脚跟痛者，用两头尖、皂刺；肩关节痛，抬举活动困难者，用细辛、麻黄、威灵仙；胸锁关节痛，咳嗽尤重者，用香附；腰骶关节痛，弯腰、下蹲活动受限者，用伸筋草、赤白芍等。临床验之，屡用屡效。

蠲痹止痛 集清补于一炉

临床上常有一类关节病，如强直性脊柱炎，其病变部位多位于骶髂关节及胸腰关节，属中医督脉循行处，临床表现主要为青年男性伴有腰背晨僵胀痛感，"4"字试验阳性，骶髂关节有骨质疏松，关节面变窄、模糊或骨质破坏等特征改变。当累及髋关节时，多出现两髋及鼠蹊部搏动性疼痛，且有触压痛，或有股部肌肉萎缩，舌红、脉细数，血沉明显增快等阴虚血热的表现，此时，张老多主张标本同治，集滋阴清热与补肾壮督于一炉。滋阴清热多选用生地、龟甲、鳖甲；补肾壮督多选用补骨脂、续断、淫羊藿、仙茅、熟地等。再如牛皮癣性关节炎，多表现为关节红、肿、热、痛，伴低热、口渴喜饮、舌质红绛而苔黄腻等阴虚兼湿热之证，治疗时除重用生地、石斛、丹皮等滋阴凉血扶其正外，更配薏苡仁、土茯苓、白花蛇舌草，利湿消肿祛其邪，相反相成，祛湿不伤阴，滋阴不恋邪，确有独到之处。

顽痹夹虚 软坚补虚并举

对关节病"久痛入络""久病多虚"而应用活血化瘀、益气补虚的治疗，历来论著者颇多。张老在前人的基础上，常根据疾病性质的不同，结合西医学的优势，凡关节或关节周围处出现增生、结节，倡用软坚散结方药。如治疗骨关节炎，他认为疾病的重点是因"骨质增生"所致。《内经》云："坚者软之，结者散之。"且本病病程较久，多发于老年体弱气虚之人，因而提出软坚散结、活血益气并举的治疗法则，治疗重用夏枯草、威灵仙、穿山甲、皂刺软坚散结，并用桃仁、红花、鸡血藤、赤

芍活血通络止痛，酌加黄芪、楮实子、当归益气生血。再如顽痹患者，关节附近多出现皮下结节，小者如豆，大者如枣。张老认为，此乃湿热郁蒸，火邪煎熬津液为痰，痰浊附结于筋骨所致。治以清热利湿，软坚散结，化痰通络并施。清热利湿必用三妙或四妙散；软坚散结常用夏枯草、两头尖、急性子、莪术、桃仁；化痰通络常用白芥子等，对缓解临床症状，减轻病人痛苦有显著的疗效。（《古今名医临证金鉴》）

清热解毒法治疗活动期类风湿关节炎

按中医辨证分型论治，主方使用风湿1、2、5号方治疗，采用水煎剂，每日1剂，口服，1个月为1个疗程。具体分型论治如下。

阴虚内热型：症见关节红肿、灼热、疼痛，伴有低热、盗汗、五心烦热、肌肉萎缩，口渴欲饮，舌质红绛，苔少或剥脱，脉象细数。

治则：清热解毒，滋阴凉血。

方药：风湿1号方（金银花24g，公英24g，丹皮15g，生地15g，白薇12g，石斛15g，青蒿15g，威灵仙15g，秦艽12g，独活15g等）。

湿热型：症见下肢关节肿胀，或关节积液，疼痛，晨僵，胶着感，屈伸不利，皮色不变，伴口渴不欲饮，口苦，口黏，周身肌肉酸痛，舌质红，苔黄腻，脉象滑数。

治则：清热解毒，利湿通络。

方药：风湿2号方（金银花24g，公英20g，黄柏12g，土茯苓30g，苡仁24g，车前草15g，泽泻15g，苍术15g，川牛膝18g等）。

瘀血发热型：症见午后或夜间发热，或身体局部发热，口干咽燥而不欲饮，躯干或四肢有固定疼痛，或有结节红斑，甚或肌肤甲错，舌质紫暗或有瘀点、瘀斑，脉沉而涩。

治则：清热解毒，活血通络。

方药：风湿5号方（金银花30g，土茯苓30g，猫眼草12g，生地15g，威灵仙15g，远志15g，牛膝15g，赤芍15g或土元10g等）。

讨论

对于RA活动期的主要病机，我们始终认为是热毒蕴结，因此，我们把清热解毒作为治疗RA活动期的重要法则。

关于清热解毒药的选择，常用的有金银花、蒲公英、地丁、丹皮、黄柏（酒炒）、土茯苓诸药。

我们认为这些药物有如下优点：一为抗菌谱比较广，既有抑菌的作用，又有抗病毒的作用；二为这些药物性味平和，无苦寒败胃的不良反应，可以长期服用；三为这些药物一般具有免疫调节作用，对自身免疫性疾病普遍比较适用。除此以外，也常选用板蓝根、连翘、土贝母、猫眼草、石斛等药，其用意或有增强清热解毒的作用或有制约湿热伤阴的作用，各有侧重。

由于活动期 RA 病人的身体素质和感邪不同，临床上表现也有所差异，所以我们既普遍使用清热解毒药以清热解毒，又采取养阴、化湿、祛瘀等不同方法加以辨证论治。从疗效统计来看是比较理想的。我们使用以祛风散寒为主的独活寄生汤或丸来进行对照治疗，结果表明有显著性疗效差异，这进一步印证了我们对活动期 RA 应用清热解毒法的正确性。（《北京中医杂志》1990，1：16）

娄多峰

娄多峰（1929~　），河南省原阳县人，教授，主任医师。祖传世医，17 岁行医即研究痹病。著有历史上第一部痹病专著《痹证治验》，主编《高等中医药院校骨伤科系列教材》，主审《中国痹病大全》《中国风湿病学》《风湿病诊断治疗学》《中医风湿病学》等，由其学术继承人按其口述内容整理出版了《娄多峰论治痹病精华》《娄多峰论治风湿病》等。

代表作有《痹证治验》《娄多峰论治痹病精华》等，对痹病进行了详细的论述。提出痹病的"虚、邪、瘀"理论。娄氏把痹病的病因病机概括为"虚、邪、瘀"三个方面，创立痹病虚邪瘀辨证，将痹病分为正虚候、邪实候、瘀血（痰）候三型进行论治。创制通痹汤、清痹汤、化瘀通痹汤等系列经验方，每获良效。对顽痹（类风湿关节炎）的治疗，从理论上提出了本病的病因病机为"风、湿、瘀、虚共存，临床表现有寒热之别"的观点，在此基础上研制出了"痹苦乃停"和"痹隆清安"两种成药，辨证治疗该病，有效率高、不良反应小。娄氏还重视外治疗法，创制了"痹证膏""消伤痛搽剂"等，疗效显著。

原文选录

1. 虚邪瘀病因说

研究痹病的病因，对痹病的预防和治疗均有重要的意义。自《内经》以来，诸家对痹病病因的探讨颇为深刻，涉及范围也广，但认识不尽统一，各有所偏。娄氏在总结前人认识的基础上，经过近 50 年的大量临床总结，从发病学角度首先将痹病病因概括为正虚、邪侵、瘀血（痰浊）三个方面，简称"虚邪瘀病因说"。娄氏认为。

（1）正虚　即正气亏虚。"正气"是指人体的抗病、防御、调节、康复能力。这些能力，又是以人的精、气、血、津液等物质及脏腑经络之功能为基础的。因此正气亏虚，就是人体精、气、血、津液等物质不足，及脏腑组织等功能低下、失调的概括。由于正气亏虚是痹病发生的内在因素，所以又说："内因正虚"。临床上引起正气亏虚的具体原因很多。

①禀赋不足：禀赋不足，一般指人体先天某种物质不足或功能低下。这是发生痹病不可忽视的因素。

禀赋不足，表现相当广泛，可为营卫、气血不足，脏腑经络组织功能低下等。其中就脏腑而言，以肾虚较为突出。符合"肾为先天之本"之说。

②劳逸过度：劳逸的含义较广，一般指劳动和休息、睡眠而言。人体是一个有机的整体，其生命活动的维持既要靠劳动、运动来促进，又要赖休息、睡眠来调节，二者缺一不可。适度的劳动、运动能促进气血流通，增强生命活力。适度的休息、睡眠，又可以保养精、气、神，恢复体力和脑力。二者配合，则生命活动有张有弛，生生不息。过度劳累或安逸则损伤正气、为痹病发病因素之一。

过度劳累也称"劳伤"，包括劳力、劳神、房劳三者。劳力过度：指劳动用力过度。劳力过度，主要伤及营卫气血，就脏腑而论，以脾、肺、肝为主。临床上，痹病常有劳力过度或慢性损伤史；农村劳力之人，农忙过后其患病率高。因此，劳累过度是痹病的重要病因之一。劳神过度：指思考过度，劳伤心脾而言，实际属"七情"可致痹病的一个方面。另外，思虑过度，气机郁结，脾失健运，痰浊内生；恚怒伤肝，肝郁气滞，气滞血瘀，痰瘀互结，也可致痹。房劳过度：指性生活不节，房事过度而言。

安逸过度，也称"过逸"，是指过度安闲，不劳动，不运动而言。过逸，除引起正虚而致痹病外，还易引起痰浊瘀血内生，阻滞脉络而发痹病。

③病后、产后：指痹病之前患其他大病、久

病，或妇女产后，导致正虚，成为痹病的发病原因而言。

病后，无论患何疾病，其本身即是机体内外环境平衡失调的反映，病瘥之后，多具有以下基本特点：一为阴阳未和，二为正气亏虚，三为正虚邪恋。三者均使机体防御、抗病、调节能力下降，而易感邪致痹。

除以上原因外，正虚还可由饮食失调、外伤等引起，而成为痹病的发病因素。以上诸多因素又往往相互影响，一虚俱虚，不可绝然分开。

（2）邪侵　指外感六淫之邪侵及人体，是痹病发生的重要外因。

与感受外邪有关的因素主要有：季节气候异常、居处环境欠佳、起居调摄不慎等。

①季节气候异常：指季节气候发生异常变化，如"六气"发生太过或不及，或非其时而有其气（春天当温反寒，冬天当寒反热），或气候变化过于急骤（暴寒暴暖），超过一定的限度，超越了人体的适应和调节能力，此时"六气"即成了"六淫"而致痹。

②居处环境欠佳：主要是指居住在高寒、潮湿地区，或长期在高温、水中、潮湿、寒冷、野外等环境中生活工作。这是形成外邪侵袭，发生痹病的又一因素。

③起居调摄不慎：指日常生活不注意防护。如睡眠时不着被褥，夜间单衣外出，病后和劳后居处檐下、电扇下受风，汗出入水中，冒雨涉水等。

六淫之邪以风寒湿三邪最易致痹，且往往杂合为患，其中尤以寒邪重要。"温度速降因素"是寒邪致痹的本质。

（3）痰瘀　瘀血痰浊是人体受某种致病因素作用后，在疾病过程中所形成的病理产物，这些病理产物能直接或间接作用于人体，引起新的病证。此在痹病的发病中起着不可忽视的作用。导致瘀血痰浊的直接原因主要为七情郁结、外伤、饮食所伤等。

①七情致瘀：以怒思为多。怒则气逆、思则气结，两者均致气机运行失和，郁滞不通。瘀血既成，阻滞脉络，而发痹病。

②跌仆外伤：跌仆外伤形成瘀血，娄氏明确指出："瘀血致病的病机，即因闪挫暴力，引起局部经络组织损伤，血行不畅或血溢脉外，留滞局部，而致局部筋脉失养，抗御外邪能力下降，风寒湿邪

乘虚而入，加重脉络闭阻，导致痹证。"临床因外伤瘀血致痹者并不少见。

③饮食所伤：此为形成痰浊的重要原因。多由暴饮暴食，恣食生冷、过食肥甘、饮酒过度等形成。

尽管痹病的病因可归纳为正虚、邪侵、瘀血（痰浊）三大因素，但其三者又有诸多具体原因所致，而这些具体原因则直接或间接的成为痹病的病因。所以说，痹病的病因具体言之又相当复杂，其包括禀赋不足、久病大病之后、产后、劳逸过度、气候异常、居处环境欠佳、起居不慎、七情、饮食、跌仆外伤等诸多因素，而综之又不外虚、邪、瘀三者。

娄氏提出痹病的虚邪瘀病因说，言简意赅，较全面、准确地概括了痹病的病因，使人们对痹病病因的认识提高到一个新的高度。其贯穿于娄氏痹病临床的全过程，对阐释痹病病理，指导痹病预防和治疗，有拨云除障，提纲挈领之功能。

2. 虚邪瘀病理说

虚、邪、瘀作为痹病的致病因素相互作用于机体后，其孰轻孰重、先后缓急等不同，可引起机体发生不同的病理改变，而表现出不同的痹病证候。以此解释痹病发生、发展、传化的机制，形了娄氏的虚邪瘀病理说。其具体如下。

（1）发病机制

①正虚是痹病发病的内在因素：在痹病的发病机制中，一般说正气亏虚是发病的内因，起决定性作用。当正气亏虚之时，外来风寒湿热之邪才可乘虚侵袭肢体，使经络气血闭阻不通，而发痹病。正虚在痹病的发病机制中主要表现为四种情况：a.营卫不和；b.气血亏虚；c.脏腑衰弱主要责之肝、脾、肾三脏功能衰弱。脏腑虚弱发痹的机制，通过气血营卫之功能虚弱，防御外邪能力低下，外邪乘虚入侵而致。根据"至虚之处，便为受邪之处"的理论，其发病往往直接深入其所主的筋骨肌肉，或直接犯及脏腑，引起筋痹、骨痹、肌痹，或肝痹、肾痹、脾痹等；d.阴阳失调为脏腑、气血、营卫等相互失调的概括。

②邪侵是痹病发病的重要条件：正邪是相对的，在强调正虚的同时，也不能否认在一定条件下邪气致痹的重要性，有时甚至起主导作用。临证身体强壮之人，长期工作在高寒地区，则易得痹病。

③"不通"是痹病发病的病理关键："不通"，

指经络气血运行不利，甚则闭塞不通。痹病始作主要为外邪侵袭所致：风为六淫之首，风袭肌表，扰乱经气，经气盛满，则壅而不通；寒为阴邪，《灵枢·经脉》曰："寒气入经而稽迟；涩而不行，客于脉外则血少，客于脉中则气不通"；湿为水气所化，其性黏滞，易阻遏气机，致经脉气血不通；火（热）为阳邪，充斥经络，伤津灼阴而脉络不通。临证又往往诸邪"合而为痹"，所以痹病初起，以邪气充斥闭阻经络，"不通"为病理关键。

（2）发展机制

在痹病的发展过程中，其病理为"虚邪瘀"相互搏结，"不通""不荣"并见。主要有四种情况。

①邪随虚转，证分寒热：风寒湿热之邪侵袭人体后，其寒热的转化，一般和体质的阴阳盛衰有关。因此娄氏临证常将痹病分为偏寒、偏热证。

②邪致瘀痰，相互搏击，"不通"尤甚：痹病既得，风寒湿热之邪充斥经络，气血运行不畅，日久瘀血痰浊内生，瘀痰为有形之邪，且又滞经络，壅遏经气，与邪相搏，致经络气血"不通"尤甚，临床见痹病病情渐趋严重，疼痛、肿胀、重着加剧，甚则骨节屈伸不利，畸形。

③邪正交争，因邪致虚，"不通""不荣"：并见 一般说既病之后，正气尚能与邪抗争，邪正抗争，可加重正气损伤。如风为阳邪，其性开泄，易汗出而耗气伤津；寒为阴邪，易伤阳气；湿易伤脾，致气血乏源，阳气难展；热耗气伤津动血；瘀痰内阻，易局部失养，出现虚实挟杂证候。实则"脉满"而"不通"，虚则失养而"不荣"。故言"不通""不荣"互见。临证常见久痹不愈者，除肢体疼痛、肿胀、屈伸不利等症状外，往往兼见倦乏无力，肌肤干燥，形体消瘦，面色萎黄，甚则肌萎等。治疗必须攻补兼施，通荣相益。

④虚致瘀痰，相互为患，交结难解：痹病或因虚所致，或因痹久正虚，正虚为必然，阳气亏虚则经脉失于温煦、鼓动，邪不得行，津不得布，津血停滞，为瘀为痰；阴血虚则虚热灼津，经脉失濡，血黏不流，为瘀为痰。如清·林珮琴《类证治裁·痹证》也称：痹久"必有湿痰败血，瘀滞经络。"同样，瘀痰又可进一步导致止虚。

在痹病的发展过程中，正因为虚、邪、瘀互致，"不通""不荣"并见，形成恶性循环，使痹病病理错综复杂。此时治疗上打不破这种恶性循环，痹病势必向纵深发展，缠绵难愈，变证丛生。

（3）传化机制

痹病久痹不已，逐渐加重，则出现相应地传变和演化。其传变和演化的依据，仍与虚邪瘀有关。病理也不外"不通""不荣"。

①传变机制：痹病临床以肢体疼痛等症状为主，但人体是一个有机的整体，其也必然通过机体的连络结构，及生命活动性物质的改变而影响整个机体。在痹病的发展过程中，往往出现以经络气血为枢机的病理传变，具体途径有三条：一为五体间传变，痹久正虚，而由皮肤影响肌肉及血脉筋骨等。如皮痹不已而成肉痹，肉痹不已而成脉痹，脉痹不已而成筋痹，筋痹不已而成骨痹。二为表里相传。三为脏腑间传变。

以上传变，为痹病向纵深发展，病多沉重，治疗也难。其中，五体痹转变及脏者，形成五脏痹。其由五体痹不已，而五脏精气逆乱复"各以其时重感于风寒湿气"而成。六腑痹病是在饮食不节、起居失宜、胃肠被伤的基础上，风寒湿邪乘虚从各腑之俞穴侵入体内，成腑痹。临床上，肢体痹也可始终累及于肢体部位而不传变，也可外邪直中，引起脏腑痹。

②演化机制：痹病，尤其顽痹后期，外邪已处于相对次要地位，病理已演化为以正虚或虚实挟杂、"不荣"或"不通""不荣"互见为主。

"不荣"为主者，因于久痹，精气血津液亏损，皮肉脉筋骨及脏腑组织失于温濡荣养（也存在瘀痰闭阻，新血不生之"不荣"）。就脏腑而言，以脾、肝、肾亏损最为典型。临床可见痹病数年不愈，对气候、环境变化反应敏感，肌肉关节酸疼无力，时轻时重，动则加剧，或见筋惕肉瞤，肢体麻木，肌肉萎缩，面色㿠白无华，心悸，气短，自汗，食少便溏，或腰膝酸软，头晕耳鸣，关节屈伸不利，甚则痿废。

"不通""不荣"并重，即本虚标实之证。这里"不通"乃顽痰死血及病邪胶结，深入筋骨，阻塞经络而成。同时，正虚无以温养濡润经络，也致"不通"。"不荣"主要因正气大亏，组织失荣。此两者远比发病、发展机制中的"不通""不荣"为重。临证多见于顽痹、骨痹、肾痹、鹤膝风等，以骨节肿大变形，身体羸弱为特征。

3. 虚邪瘀辨证施治

（1）辨病特色 痹病所括范围相当广泛，就肢体痹而言，仍包含很多具体痹病。临证怎样辨识这些具体痹病，并对其进行分类，前贤认识很不一致。有以病因者（如风痹、湿痹、热痹、寒痹），又有以证候（如虚痹、实痹）、病程（如暴痹、久痹）、症状特征（如痛痹、行痹、历节风）、痹着部位（如颈痹、腰痹、筋痹、骨痹）者。因此使痹病称谓繁乱，相互重叠，甚则脱离临床，人为的给其诊断带来困难。娄氏主张："紧绕痹着部位"对痹病进行辨病分类，主要体现在。

①紧绕体表上下部位：体表上下部位，即常说的颈、肩、腰、腿等部位。娄氏认为，即然痹病是以肢体为主的病症，临床辨病时就要首先辨清痹病所着的体表上下部位，并以此作为分类、命名的依据。对此，清·董西园《医级·杂病》中也有同感，"痹之为病，随所着而命名"。娄氏临证常把痹病着于周身多部位者称之"周身痹"，着于颈项者称之"颈项痹"，着于腰部者称之"腰痹"等；如在《娄多峰论治痹病精华》一书中，将痹病分为"颈项痹，肩痹、上肢痹（包括肘痹、肋痹），腰痹（包括腰背痹、腰骶痹、腰腿痹），下肢痹（包括髋痹、膝痹、足痹）。指出，不同体表部位的痹病，有其不同的病因病机及证治规律。如颈项痹、肩痹、上肢痹，病位在上，临证以风邪侵袭为主，又往往兼痰瘀，治疗时注意祛风活痰（化痰）；腰痹病位在中，多由寒湿、瘀血或肾虚引起，治疗注意益肾健脾、散寒祛湿、活血化瘀；下肢痹，病位在下，湿邪尤甚，治疗注意祛湿。在此基础上，娄氏总结出一套治疗不同部位痹病的有效方剂。如肩凝汤治肩痹，腰痹汤治腰痹，草薢归膝汤治膝痹等。

②紧绕脏腑组织部位：紧绕脏腑组织部位辨病，痹病则分为五体痹、脏腑痹，对此《内经》已有所述。

五体痹即风寒湿邪闭阻于皮或肌、脉、筋、骨等五体不同组织部位，而导致的皮痹、肌痹、脉痹、筋痹、骨痹的总称。由于其病变组织部位不同，因此五体痹各有其典型的病证特征和治疗规律。娄氏临证在辨清体表上下部位的同时，并重视辨识五体部位，使两者有机结合，相互补充。如在辨清属全身痹病或某一部位痹病时，又要辨清是皮痹或是肌痹、脉痹、筋痹、骨痹。如此所得出的痹病诊断则确切、具体。

脏腑痹，即肺痹、脾痹、心痹、肝痹、肾痹、胞痹等的统称。多为五体痹日久，复感外邪，内舍其合的重证。

③紧绕经络循行部位：即根据痹病所着经络体表循行的不同部位，辨识属何经痹病。除用于疾病诊断外，对以后的辨证分型、针灸施治及依经用药、依经用外治法等，均有帮助。如西医学称谓的强直性脊柱炎，以腰脊僵痛甚则畸形为特征。娄氏将其辨为督脉痹，认为其多属肾督亏损，风寒湿邪闭阻督脉；甚则伏筋损骨。故治疗时初期强调益肾蠲邪疏督，中、后期强调益肾养肝壮督，常选用入督脉的桑寄生、狗脊、杜仲、熟地、首乌等药物；在运用针灸、膏药、推拿、理疗等治法时，也多循督脉而治，收到了很好的效果。

紧绕痹着部位辨病，方法简明实用，便于操作，并有利于以后的辨证施治。对了解痹病的轻重及预后也有一定意义。西医学对风湿病的分类也与之相似，如将风湿病分为颈椎病、关节炎、皮肌炎、静脉炎、腰肌劳损等。采用如此辨病手段，有利于中西医病名的接轨。

娄氏并不反对采用病因及其他辨病手段对痹病进行分类、命名，如分为风痹（行痹）、寒痹（痛痹）、湿痹（着痹）、热痹、虚痹、实痹等。只是认为它们用于指导辨证，作为证候名较妥。另外，借助西医学诊断手段，如 X 线、实验室检查等，对痹病的辨病、辨证也是可取的。

（2）辨证特色——虚邪瘀辨证　准确的辨证是正确施治的前提和依据。把握哪些关键，才能迅速、准确的辨得痹病所属证候，由于医者临床体会，认识角度不同，具体操作也各有千秋。娄氏的辨证特色为。

①把握证候特征：每一证候，都有其典型的证候特征（即典型症状），娄氏临床首先把握这些特征：

邪实候：行痹者，则疼痛而酸，且痛无定处，四肢游走，上下左右无所留止，常伴恶风发热，舌苔薄白或腻，脉多缓或弦；痛痹者，则血涩不能流，疼痛似掣，状如虎咬，痛有定处，痛处发凉，得温得摩稍适，遇冷尤甚，昼静夜剧，舌苔白，脉弦紧；着痹者，则疼痛重着，痛有定处，肌肤麻木不仁，甚则关节肿胀，苔多白润腻；热痹则疼痛灼热兼有红肿，得冷则舒，关节周围或延及小腿部可见红斑、结节或发热汗出，烦闷不安，口干渴，舌红苔黄腻，脉滑数等。

正虚候：阴虚者，肢体疼痛而局部常有热感，春夏重，秋冬轻，且形体消瘦，口干咽燥，五心燥热，甚则盗汗，舌质红绛瘦小，脉多细数，女子月经提前，量少色鲜红；气虚者，肢体疼痛，疲软，乏力，少气懒言，面色不华，时时自汗，舌质多淡，脉弱无力；血虚者，肢体疼伴有肌肉麻木不仁，面色萎黄，头晕目眩，心悸怔忡，夜间多梦，舌质暗淡，脉多细弱；阳虚者，肢体疼痛发凉，昼轻夜甚，时时畏寒，四肢欠温，口淡不渴，小便清长，甚则阳痿，舌质淡嫩，脉沉迟；肝肾虚者，肢体疼痛多在腰以下部位，屈伸不利，且腰膝酸软无力，或两目昏花，或头晕耳鸣，舌多淡红苔薄，脉弦细。

瘀血（痰）候：痰痹者，疼痛部位多局限，麻木重着肿胀为主，可有纳少、腹胀、呕恶、舌苔腻，脉滑；瘀痹者，多呈刺疼，轻者活动后疼减，或见面色黧黑，甚则唇甲青紫，舌暗或有瘀斑，脉弦涩。另外，凡痹病日久不愈，用常法止痛效不明显者，都应考虑内有痰瘀。其中关节肿痛多痰瘀交阻，关节肿大多为有形之痰瘀滞留其间。湿未成痰者多漫肿，按之柔软，疼痛一般并不剧烈；痰瘀互结则按之稍硬、肢体麻木或疼剧。

②联系新病久病：辨证时联系其新病久病实际，综合分析，是娄氏辨析痹病属虚实、表里证候的依据之一。痹病新起，多风寒湿热之邪侵袭人体，阻闭经络气血，以"不通"为主，故多属实证。表现为肢体等部位疼痛、沉重、麻木、屈伸不利或肿胀，较少见虚象。根据邪气之偏胜，机体反应状态之差异，可见风气偏胜、寒气偏胜、湿气偏胜及湿热偏胜等。痹病日久者，因其反复发作或渐进发展，经络长期为邪气壅闭，营卫不行，气血亏耗，脏腑受损，组织失养，则表现以"不荣"为主，多属虚证、正虚邪恋证及脏腑痹病。痹病日久也可湿聚为痰，血凝为瘀，痰瘀互结，胶着皮肉筋骨，而"不通""不荣"俱现。症见关节肿大变形或肌肤顽厚不仁等正虚邪实证。

新病多实，久病多虚，此只指一般情况而言。娄氏指出，临床上也可由于他病之后、产后、禀赋不足等而感受外邪致痹，初期即现虚证，或本虚标实证。还可见久病缠绵，但寒湿久羁，湿热留驻，痰瘀胶结，虚实夹杂，以邪实为主者。因此，虚证实证的辨别，除联系新病久病外，还必须参考其他情况。

③结合轻重缓急：一般来说，病轻者正虚相对不甚，邪多在肌表皮毛，往往时作时止，病位不定，呈游走性痛，娄氏称之风邪偏盛，多半为风寒湿证或风湿热证；病重者，邪气极甚，或正气大亏，痰瘀凝结，邪着筋骨，内合脏腑，往往疼痛剧烈，或筋缩骨枯，形衰肉消，痛处固定，关节畸形等，称之邪实，或正虚太甚，多半为肝肾亏虚证，瘀痰凝结证，脏气衰损证。病缓者，病情相对稳定，证候转化较慢，此时多属虚实夹杂证候，或寒湿证候，脾肾阳虚证候；病急者，病情紧迫，痛剧难忍，迅速内陷脏腑。多为热毒之证（伴高热，关节或肌肉红肿灼热，肌肤红斑等），或正气极衰的亡阳脱阴证候。

④考虑患者体质：娄氏根据自己的临床经验，总结出不同体质的痹病患者易见的证候。正常体质者所见证候多视病邪而定，风胜者为风痹证，寒胜者为寒痹证，湿胜者为湿痹证；晦涩质者所见多瘀血证；腻滞质者所见多湿滞证；燥红质者所见多热证；迟冷质者所见多阳虚证；倦㿠质者所见多气虚证、脾虚证或气血亏虚证。

综之，娄氏论治痹病，把握证候特征为之关键。

（3）施治特色 治疗痹病，在辨证施治原则指导下，娄氏处方用药有以下特色。

①扶正祛邪：扶正：扶正即是运用补益正气的药物或其他方法，以扶助正气，增强体质，提高机体抗病能力，达到祛除病邪，恢复健康之目的。以之治疗正虚为主的痹证，如痹病中常见有气虚、血虚、阴虚、阳虚、肝肾虚损、脾胃虚弱等证候，则相应地运用补气、养血、滋阴、温阳、补益肝肾、健脾益胃等法为主治疗。其中较常用的补益方剂为补中益气汤、黄芪桂枝五物汤、四物汤、六味地黄汤、左归丸、龟鹿补肾丸等，临床多获良效。祛邪：祛邪即运用宣散攻逐邪气的药物或其他疗法，以祛除病邪，从而达到邪去正安的目的。祛邪法则适应于人体邪盛为主，正气相对不虚的痹病。根据邪气的不同，邪气所聚部位的不同，娄氏喜选用相应的治法。如风胜，以祛风为主；寒胜，以散寒为主；湿胜，以祛湿为主；热盛，以清热为主；痰浊者，化痰涤痰为主；瘀血者，活血破瘀为主等。其最常用的祛邪方剂为羌活胜湿汤、乌头汤、白虎加桂枝汤、导痰汤、化瘀通痹汤等。

运用扶正、祛邪法则时，往往根据邪正的盛衰消长情况，分清主次、先后，分别采取以扶正为主兼祛邪，或以祛邪为主兼扶正，或先扶正后祛邪，或先祛邪后扶正，或扶正祛邪同用等法。如热痹，实热内盛，伤及阴液，出现烦渴，舌红少苔，对此纯用养阴清热之法，不能解决问题，则以清热达邪为主，兼以养阴，如用白虎加桂枝汤加生地、玉竹等治之；如痹病日久，气血衰少，复感风寒湿邪者，为正虚邪实之证，此时先扶正还是先祛邪，又根据临床具体证候而定。

临床上痹病往往反复发作。一般在发作期，以祛邪为主，静止期以扶正为主。扶正时不可峻补，祛邪时不可过缓。正如清·喻昌《医门法律·辨证大法论》曰："虚证如家贫室内空虚，铢铢累积，非旦夕闲事，故无速法。实证如寇盗在家，开门急逐，贼去则安，故无缓法。"强调祛邪不伤正，扶正勿恋邪。

②宣通运用：宣通，即宣散邪气，疏通经络。痹病最基本的病机是经络气血闭塞"不通"，在宣通法则指导下，运用相应药物和方法，使邪气散除，经络通畅，营卫复常，痹病方能痊愈。娄氏注意根据痹病"不通"的具体病因，选用不同的宣通法则。如邪实而闭阻不通，风胜者用辛散祛风发汗法；寒胜者用辛温散寒温通法；湿胜者用除湿通利法；热胜者用清热通络法；痰瘀者用化痰活血通络法等。如正虚失荣而不通，气虚者用益气通络法；血虚者用养血通络法；阴虚者用滋阴柔筋通络法；阳虚者用温阳通络法。娄氏反对不问虚实，盲目宣通。此符合明·张景岳《景岳全书》所言："是以治痹之法，最宜峻补真阴，使血气流行，则寒邪随去。若过用风湿痰滞之药，而再伤阳气，反增其病矣。"

在运用"宣通"法则时，其还区别病邪痹阻的深浅部位、病程的久暂、正邪的胜衰关系等情况具体对待。如病初，邪痹肌表经络，病位浅，聚而不凝者，主要用草木藤类药物祛邪宣通，如防风、羌活、桂枝、青风藤、忍冬藤、桑枝等；病久，邪痹深入筋骨，病位深，邪与瘀痰胶结者，主要用虫类及坚果类药物，如蜂房、全蝎、蜈蚣、水蛭、马钱子等。但娄氏时常告诫，这些药物多克伐正气，不可过用、久用。在运用"宣通"治疗法则时，又注意佐以理气药（如香附、香橼），或活血药（如当归、丹参、鸡血藤）、辛温药（如桂枝、乌头），效果尤佳。

③依部用药：娄氏临证强调依部用药，体现在以下三个方面。

循经用药：多循清·张璐《张氏医通》之说。

如张氏曰："臂痛者，有六道经络，各加引经药乃验，……臂臑之前廉痛者属阳明，升麻、白芷、干姜为引药；后廉属太阳，羌活、藁本；外廉属少阳，柴胡、连翘；内廉属厥阴，柴胡、当归；内前廉属太阴，升麻、白芷、葱白；内后廉属少阴，细辛、当归。"又曰："腿痛亦属六经，前廉为阳明，白芷、升麻、干葛为引药；后廉太阳，羌活、防风；外廉少阳，柴胡、羌活；内廉厥阴，青皮、吴茱萸；内前廉太阴，苍术、白芍；内后廉少阴，独活、泽泻。"

循病位上下用药：痹着项背者用葛根、桂枝、羌活；痹着上肢者用桂枝、姜黄、威灵仙、蒺藜、忍冬藤、桑枝；痹着腰背者用桑寄生、狗脊、独活、熟地、杜仲；痹着两胁者用柴胡、青皮；痹着下肢者用牛膝、木瓜、五加皮、苍术、防己。

循病位深浅用药：根据痹着肌肤及痹着筋骨的病位深浅不同，分别选用草木藤类或虫类药物。以卫气营血辨证论，卫者病浅，气者较深，营血者更深，分别选用二花、连翘、忍冬藤、防风、石膏、知母、生地、丹皮、元参、犀角等。

通过大量临床资料发现，在辨证施治原则指导下，配合依部用药，确能提高治疗效果，此符合中医药物归经理论。它可能与西医药学药物吸收后分布在组织器官内的浓度，以及药物与器官的亲和性等有关。

④守方变方：守方指紧守病机，用药要专，坚持长期服药；变方指随机应变，用药随证灵活变化，两者是相辅相成的。娄氏曰："一般说痹病非急暴之病，多缠绵难愈，病势相对稳定，病理变化，证候演变，一般较慢。因此一旦认准证候，选定方药，多需要较长时间坚持应用，有的甚则数月、数年。"并指出，在辨证无误情况下，患者服药治疗可出现三种转归：药后症减，药后平平，药后症增。对前者守方较易；中者守方较难，往往患者求效心切而变方；后者守方更难，患者往往迷茫不解，杂药乱投，而后患无穷。

在治疗痹病尤其顽痹的过程中，为了便于守方，娄氏积极开展治痹系列中成药及其剂型的开发研究。将有效的经验方，经过对药物的提取、浓缩，制成糖衣片剂、浓缩丸等，此既便于患者守方、长期服用，又保持了药效的稳定性，受到患者的欢迎。

主张守方，不是呆板死守。娄氏一般对药后症减者，往往根据某些次要症状的消失和减轻，及主要病理的轻微变化，通过成药间的相互配伍，或临时配合汤剂，或施以食疗、药引。如山药粥、甲鱼汤、生姜汤、白茅根汤、黄酒等，进行及时调整。对于药后平平者，若病重药轻，则遵守原方，重其剂而用之，集中优势以攻顽克坚，一般多将功效相似的成药、汤剂合用，或在汤剂中加重主药用量。药后症剧者，若为药力生效，外邪欲透者，可守方继进，方法如前，以待佳效。当然以上以辨证正确为前提，若辨证有误，出现药后平平或者症状加重，则另当别论。

⑤杂合以治：这一治疗原则是指针对疾病多因素、多层次、多属性的特点，综合来自各方面的不同治疗方法，进行综合治疗。还意味着从整体上把握疾病的病机变化，进行全面的施治。痹病是一个范围较广，致病因素多样，病变部位深浅不一，病理属性复杂的一种疾病，临床上用单一疗法，很难取得满意效果。所以采用此治疗原则，非常重要。娄氏治疗顽痹（类风湿关节炎、强直性脊柱炎等），如在服药治疗的同时，多配合针灸、推拿、按摩、体育锻炼、贴敷、食疗、心理疗法等，对提高疗效起到重要作用。在选择"杂合以治"的原则时，其有几个基本出发点，即标本结合、动静结合、内外结合、药疗与心理疗法相结合。这一原则已渗透到痹病的预防、调护、治疗等各个环节。

以上五项基本原则，为娄氏临床治疗痹病的总纲，围绕其处方用药。可避免治疗时犯原则错误，收到较好的临床效果。

（4）证治举要　痹病作为一类疾病的总称，包括很多种具体痹病，每种具体痹病又有其自身的证候规律。因此对痹病的临床分型至今分歧尚大。娄氏临床辨证时将痹病分为：邪实、正虚、瘀血（痰浊）三候，每候以寒热为纲，结合具体痹病，如全身痹、颈项痹、肩痹、上肢痹、腰痹、腿痹、皮痹、筋痹、肌痹、骨痹、脉痹等，分证择方，进行施治。如是辨证施治，纲目清晰，简明实用。现举要如下：

①邪实候：痹病邪实候也叫痹病实证，指以邪气充斥，正气相对不衰为主的痹病。

寒证：此指痹病实候而无热象者，与《内经》"寒痹"概念有别。主要有风痹、寒痹、湿痹。

风痹（行痹）：风寒湿邪杂至，合而为痹，以风气偏胜的痹病。症见四肢关节肌肉疼痛酸楚，呈游定性，部位不定，多见于上肢、肩背，初起多兼表证等。治法：祛风活血，散寒除湿。基础方：防风汤、通痹汤（经验方）。

常见兼挟杂证：风寒痹阻：即风寒之邪俱胜，临床为风痹证候特点加关节肌肉冷痛，遇寒痛增，得热痛减，触之不热，脉弦紧等。治宜祛风散寒，通络除湿。方选乌头汤化裁。风湿痹阻：即风湿之邪俱胜，临床为风痹证候特点加关节肌肉肿胀、重着、麻木，随天气变化而作，或身微肿，小便不利，苔白腻，脉濡缓等。治宜祛风胜湿，散寒通络。方选羌活胜湿汤化裁。

寒痹（痛痹）：风寒湿之邪杂至，合而为痹，以寒邪偏胜的痹病。症见肢体关节肌肉疼痛剧烈，得热缓解，痛处固定，日轻夜重，甚则关节不能屈伸，痛处冷感，四末欠温，舌淡苔白，脉弦紧等。治法：温经散寒，祛风除湿。基础方：乌头汤、通痹汤（经验方）。

常见兼挟杂证：寒湿痹阻：即寒湿之邪俱盛，临床为寒痹证候特点加肢体重着、麻木、肿胀、身沉重、舌胖淡、苔白腻、脉弦濡等。治宜散寒除湿，温经通络。方选海桐皮汤化裁。风寒湿痹阻：即风寒湿三气俱盛。实际上邪总有偏胜，故可参阅有关各条。寒着筋骨：即素体肝肾阳虚，筋骨失充，风寒湿邪深入筋骨，以寒邪偏盛者。临床为寒痹的证候特点加膝冷痛甚，或见关节变形，自觉寒至骨，畏寒怕冷，四肢不温，面色㿠白，脉沉迟等。治宜温肾壮督，散寒通络，方选乌头汤化裁。

湿痹（着痹）：即风寒湿三气杂至，合而为痹，以湿气偏胜的痹病。症状见肢体关节肌肉肿胀、疼痛、重着、麻木不仁，且伴周身困重、嗜卧、胸闷、纳呆等。治法：祛湿健脾，疏风散寒通络。基础方：除湿蠲痹汤、通痹汤（经验方）。

常见兼挟杂证：风湿痹阻、寒湿痹阻、风寒湿痹阻分别见"风痹"、"寒痹"；湿热痹阻，见"热证"。

热证：此即痹病实候有热象者。主要有湿热痹、热毒痹。

湿热痹：感受湿热之邪，或风寒湿化热所引起的痹病，属"热痹"。症见关节或肌肉局部疼痛、重着、红肿、灼热、发热，口渴不欲饮，烦闷不安，溲黄，苔黄腻等。治法：清热除湿，宣痹通络。基础方：三妙散、宣痹汤、清痹汤（经验方）。

常见兼挟杂证：风湿热盛：也叫"风湿热痹"，

即风湿热邪杂合为患，临床除见湿热痹的表现外，兼有痛肿部位游走不定等。治宜清热祛风除湿，宣痹通络。方选历节清饮（经验方）化裁。下焦湿热：即湿热痹以腰或下肢症状为主者。如腰部重着疼痛，膝、踝关节肿痛，灼热尤甚等。治宜清热利湿，宣痹通络，以历节清饮（经验方）加川牛膝、独活等。

热毒痹：感受湿热毒邪，或风湿热邪迅速化火所引起的痹病。症见高热、口渴、关节肌肉赤肿烦热，或神昏谵语，肌肤红紫，可见斑疹、结节、舌红绛等。治法：清热解毒，凉血通络。基础方：清瘟败毒饮。

常见兼挟杂证：临床有热毒在卫、在气、在营、在血之不同。可有不同兼挟证候，治疗在注意通络的同时，分别选银翘散、白虎加桂枝汤、清营汤、犀角地黄汤化裁。

寒热错杂：此临床表现较为复杂，可见如下几种情况：a.肢节肌肉红肿热痛，但局部畏寒，或自觉发热，触之不热。b.皮肤虽见红斑，但四肢末梢遇寒则厥冷变色。c.关节屈伸不利，得温则舒，甚则僵硬强直，变形。伴有身热不扬，或发热畏寒，或身热欲盖衣被，或口渴欲饮热等，舌红苔白或舌淡苔黄，脉弦数或弦紧。治宜温经散寒，清热除湿。方选桂枝知母汤、防风饮、痛风汤、大甲丸等。

②正虚候：痹病正虚候也叫虚痹，指临床以正虚为主或虚实挟杂为主的痹病。

寒证：此痹病虚候寒证，也即"虚寒痹"。即痹病虚候未有热象者。常有气（血）虚痹、阳虚痹等。

气血虚痹：是指痹病见气（血）虚证，或以气（血）虚为主者。症见关节肌肉疼痛、麻木、酸困无力，时轻时重，活动后加重，局部不热或欠温喜暖。或见筋惕肉瞤，关节变形、肌肉萎缩。面色少华、心悸气短、乏力、自汗、食少便溏等。治法：补益气血，活络祛邪。基础方：三痹汤、黄芪桂枝青藤汤（经验方）。

常见兼挟杂证：营卫不和：即风伤营卫，或素体营卫不和感受风寒湿邪所致。临床为风痹症候特点加肌肤麻木不仁、恶风、发热、汗出、项背不舒等。治宜调和营卫，祛邪通络。方选桂枝汤化裁。脾虚邪恋：即痹病日久，或过服克伐，脾气损伤，痹邪留恋所致。临床为肌肉关节酸楚疼痛，肌肤麻

木不仁，面浮肢肿，食少纳呆；脘腹胀满，大便溏泄，面黄无华，肢倦懒言为主要表现。治宜健脾益气，祛湿蠲痹。方选四君子汤合蠲痹汤。

阳虚痹：阳虚痹也叫痹病阳虚证。症见痹病日久不愈，骨节冷痛，肿胀，关节僵硬，筋肉萎缩，面色淡白无华，形寒肢冷，夜尿频或五更泄等。治法：温补阳气，祛邪通络。基础方：真武汤加减。

常见兼挟杂证：肾督亏虚：禀赋不足，或痹久累及，肾督亏虚，邪伏筋骨所致。症见腰背、腰骶或髋膝、足跟部酸困僵痛，软弱无力，关节冷痛，昼轻夜重，屈伸不利，畏寒喜暖，毛发脱落，齿松或男子阳痿女子月经衍期等。治宜温肾壮督，蠲痹通络。方选独活寄生汤。脾肾阳虚：症见"脾虚邪恋"证候表现，伴畏寒肢冷，面㿠，夜尿频或五更泄等。治宜温补脾肾。方选蠲痹汤加附子、淫羊藿、鹿衔草、茯苓、白术、山药等。

热证：即虚痹有热象者。主要为阴虚痹。

阴虚痹是指痹病以阴虚为主要证候者。症见痹久不已，肢节酸痛，筋脉拘急牵引，动则加剧；形瘦无力、烦躁、盗汗、头晕耳鸣、面赤升火，或午后潮热、腰膝足跟酸软无力，关节或红肿灼热，或变形，不可屈伸，日轻夜重；心烦口干，纳少，舌红少苔，脉细数。治法：滋补肝肾，强筋壮骨。基础方：大造丸、左归丸、虎潜丸。

常见兼挟杂证：阴虚气郁：久痹不已，阴虚肝郁，或时值更年期，肾阴亏虚，肝气拂郁，邪闭经脉所致。症见关节肌肉疼痛、麻木、肿胀，肌肤有蚁行感，头面烘热，五心烦热，盗汗，头晕目眩，胁肋胀满，急躁易怒等。治以滋水涵木，疏肝蠲痹。方选滋水清肝饮化裁。气阴两虚：此即痹病迁延不愈或用药过于辛燥，致气阴两虚，正虚邪恋，深伏筋骨所致。症见骨节疼痛、肿胀，局部微热，僵硬或变形，筋肉挛缩，不能屈伸；肌肉酸楚、皮肤不仁或呈板样无泽，或见皮肤结节、瘀斑；形体消瘦，面㿠浮红，心悸、气短、自汗，倦怠乏力；或见低热，眼鼻干燥，口干不欲饮等；舌胖质红，或有裂纹，苔少或无苔，脉细数无力。治以益气养阴，活血通络。方选生脉散合白虎加桂枝汤。阴阳两虚：此即痹病日久，正虚邪恋，阴阳两虚，邪恋关节，深伏筋骨，痹阻经脉，阳气衰微所致。症见痹病日久不愈，骨节冷痛，关节僵硬，肿大变形；肌肉麻木不仁，筋脉拘急，肌肉瘦削，形寒怕冷，腰膝酸软，头晕耳鸣，口干舌燥，潮热盗汗，手足

心热，食少，便溏，舌嫩红少苔而有齿痕，脉沉细无力。治以阴阳双补，通利关节。方选循络丸、龟鹿滋肾丸。

③瘀血（痰）候：痹病瘀血候也叫"瘀血痹"，当属痹病实候范畴，但其在痹病病因证治中都具有特殊的地位，故单独列出。

寒证

血瘀寒凝痹：多为外伤瘀血未散，遇寒着冷；或久痹不已，寒凝血瘀引起，属实证。临床见瘀血痹证候特征，伴局部冰冷，得暖稍舒，皮色淡暗，四肢欠温，畏寒或面色无华，体倦。舌紫暗有津，苔白，脉沉弦或细涩。治法：温经散寒，活血化瘀。基础方：化瘀通痹汤（经验方）化裁。

血瘀气虚痹：多由久痹不愈，正气虚弱而成，属虚实挟杂证。临床见瘀血痹证候特征，伴乏力，气短，自汗，神疲等；舌质暗淡有瘀斑；脉沉涩或沉细无力。治法：益气活血通络。基础方：补阳还五汤、圣愈汤化裁。

痰瘀互结：痹病日久，痰因瘀生，瘀因痰阻，痰瘀互结而成此证。临床见痹病日久不已，肌肉关节刺痛，痛处不移，甚则变形，屈伸不利。局部色紫暗、肿胀，按之稍硬，有痰核硬结或瘀斑。肢体顽麻，面色暗鬶，眼睑浮肿，或胸闷痰多。舌质紫暗有瘀斑、苔白腻，脉弦涩。治法：活血祛瘀，化痰通络。基础方：双合散化裁。

热证

瘀热痹：多为外伤瘀血，郁而化热，或热邪致瘀而成，属实证。临床见瘀血痹证候特征，伴肢节红肿疼痛，遇冷痛减，趋热痛增，口干汗出，便秘，心烦，小便黄、脉细数或弦数。治法：清热活血，化瘀通络。基础方：神犀丹加红花、桃仁等。

血瘀阴虚痹：多为久痹不愈或过服辛燥药物，或素体阴血不足，虚瘀互结所致，属虚实挟杂证；临床见瘀血痹特征伴阴血虚症状（潮热，盗汗，形瘦，五心烦热，皮肤干燥等）；舌暗红苔少，脉弦细。治法：滋阴养血，化瘀通络。基础方：滋阴清热通络汤、玉女煎化裁。（娄玉钤、娄高峰、李满意整理）。

郭维淮

郭维淮（1929~2016年），河南省洛阳市孟津县平乐村人，主任医师。先后主持编写了《正骨学讲义》《简明正骨》《郭氏正骨学》《平乐正骨》等。

郭氏强调中医之学术发展，其根本在于临床疗效，由于对中医理论有着坚实的基础，加之几十年丰富的临床经验，对一些疑难大病有立起沉疴之功；在诊治腰腿痛方面具有丰富的经验和独到之处，形成了独树一帜的学派。

原文选录

郭氏是平乐郭氏正骨第六代传人。他具有50多年的骨科临床经验，在诊治腰腿痛方面具有丰富的经验和独到之处。

1. 分型

（1）瘀滞型：中医诊为气滞血瘀腰腿痛，类似于西医的腰椎间盘突出症。此型多发病突然、有外伤史，如搬重物扭伤等。具有典型的斜身突臀扭腰姿势。当腰前屈时脊椎变直，不能后伸，侧屈时两侧不对称，一侧腰肌紧张或痉挛，椎旁一侧压痛明显，并放射下肢呈牵涉痛，咳嗽、大便时疼痛加重。屈颈试验阳性，直腿抬高试验阳性，"4"字试验和拇趾背伸均出现异常。舌质暗红色紫，苔薄黄，脉沉涩。X线片示：腰椎生理前凸消失，椎间隙不等宽。CT片多提示腰椎间盘突出。

（2）慢性劳损：类似于西医的腰椎骨质增生或椎管狭窄症。多由轻度扭伤或劳动时间长，劳动量过度或久坐久站或长期在一个固定姿势下劳动学习及半弯腰劳动史。当时疼痛轻，自觉腰部沉困酸痛，腰活动不灵，后逐渐加重，腰部活动明显受限，从坐位站起时腰不能马上挺起，过片刻才能挺直。双下肢沉困无力，夜重于昼，小量活动感到舒服，劳累后疼痛，反复发作。脊椎两旁均有压痛，呈酸困不适，舌质尖红，苔薄黄，脉沉细或弦细。X线片示：椎体有不同程度骨质增生，常有小关节变尖。

（3）肾虚精亏型：一般中年以上者可患此病，多原因不明或久坐久站或劳动中自觉腰部酸困难受，久则易并发习惯性扭腰，重者腰部发硬，腰挺不直，劳动后加重，休息后疼痛不减并似有加重，不能翻身，与天气变化无关，咳嗽则腰部疼痛，无下肢牵涉痛，腰腿呈酸困沉，小腿外侧麻木，感觉减退或出现头晕及全身乏力，好像上身带不动下身。脊椎旁无明显压痛点，压之酸困不适。舌质淡或偏红，体胖苔薄白，舌边缘有齿印，脉沉细。X线片示：$L_{4,5}$ 或 L_5S_1 椎骨滑脱或腰椎隐性脊椎裂，或骨质无异常改变。

（4）风湿痹阻型：因劳动后汗出，涉水或睡卧湿地致腰部感受风寒湿邪而得病。寒邪胜者其痛甚，腰重痛如石如冰，自觉腰渐发沉发痛，下肢沉困作胀，坐卧不适，遇热则轻，遇冷则重，腰部活动尚好。风邪胜者，其疼游走或左或右，疼无定处。腰酸痛难受，或坐或站或卧均不能减轻，多有下肢麻木。湿邪胜者，自觉腰部沉痛似成两截，常后半夜疼甚，腰部活动无明显障碍。外形及X线片无异常改变。

2. 治疗方法

按其分型辨证施治，综合运用药物、按摩治疗及功能锻炼。

（1）气滞血瘀型：外伤或过劳，督脉受阻，气血郁滞于腰脊。治法：活血祛瘀益气通经。方药：活血益气通经汤：黄芪40g，当归10g，川断12g，苍术12g，柴胡10g，红花5g，桃仁6g，全蝎10g，僵蚕10g，独活10g，秦艽12g，桑寄生12g，香附15g，灵仙10g，甘草3g。按摩：背部按摩展筋丹加单腿压腿法。按摩舒筋解除痉挛，使气血流通缓解症状。

（2）慢性劳损腰腿痛：劳则伤气，气虚则腰痛。治法：补气养血壮筋骨。方药：加味补中益气汤：黄芪30g，党参15g，当归10g，升麻4g，川断12g，香附15g，乌药6g，灵仙10g，生白术15g，独活12g，桑寄生12g，狗脊12g，首乌20g，甘草3g。功能锻炼：①作腰前屈后伸动作，开始2~3次，后逐渐增加次数。②托天按地法：一手托天另一手按地，头向下按之侧足部看，双手交替进行。③腹、背肌功能锻炼，双下肢伸直抬腿向上。俯卧位，双手背腰部，头与双下肢抬起。

（3）肾虚腰腿痛：年老体衰，肾精亏虚。治法：益气补肾壮筋骨。方药：加味补肾止疼散：首乌25g，当归12g，黄芪30g，党参12g，川断12g，狗脊12g，杜仲10g，补骨脂6g，青盐3g，生白术15g，升麻6g，桑寄生12g，灵仙10g，甘草3g。下肢麻木者加疏肝祛风药，苍术12g，柴胡10g，僵蚕10g，全蝎10g。伴有头晕全身乏力者加滋阴养血安神药，女贞子20g，白芍12g，茯苓15g，五味子5g。功能锻炼同上。

（4）风湿痹阻型：风寒湿三气杂合为病，经络痹阻，气血不通。治法：温通经络，活血止痛。方药：加味何首乌散：首乌30g，当归10g，川芎6g，白芍10g，川羌10g，独活12g，香附15g，上甲、下甲、川山甲各10g，川牛膝6g，寄生12g，延胡10g，甘草3g。若风邪乘肾虚侵入，治法：补气血镇惊除风。方药：黄芪30g，党参15g，当归10g，川断12g，僵蚕10g，琥珀10g，寄生12g，秦艽10g，灵仙10g，香附15g，甘竹3g。湿邪胜者，治法：温通经络除风祛湿，方药：加味肾着汤，黄芪30g，党参12g，炒白术12g，茯苓12g，苍术10g，泽泻12g，秦艽12g，防己10g，香附15g，乌药6g，细辛3g，怀牛膝10g，甘草3g。加强功能锻炼，增强体质，戒除烟酒等不良嗜好，起居有常。

3. 讨论

（1）肾气虚是腰腿痛的基础。腰腿痛是一种临床常见综合征。一般多先有腰痛，以后开始向下蔓延致股后侧、腘部、小腿外侧及足背痛。无论是外力损伤于腰背，或风寒湿邪乘虚而入引起的腰腿痛都与肾虚亏损有关。《景岳全书》提出："凡病腰痛者，多由真气不足。"《丹溪心法》云："腰者肾之外候，一身所持以转阖关者也，盖诸经皆贯于肾而络于腰脊。"都认为腰痛者与肾有关。中医认为：肾的生理特点是主骨藏精生髓，肾中所藏的精气宜充盛、闭藏，不宜耗散外溢。其病理特点是肾精之易耗损而表现不足之证，肾病一般只提虚证，肾虚在腰脊。其主要临床表现为腰膝酸软疼痛，所以郭老认为肾气虚是腰痛的基础是有道理的。至于人们随着年龄的增长、劳损、外伤、风寒湿邪的侵入虽然都可以导致腰腿痛，但这些原因所加都必须在肾虚的基础上才能起作用。一个阴阳平衡之躯是应该抗拒外邪而保持正常无病的，所以郭氏在诊治本病时总是不弃补肾之药扶正祛邪，是有道理的。

（2）辨证分型施治是取得良好效果的关健。作为腰腿痛来说是一主症，产生这一主症的原因不同，病机不同，表现症状也自然不同，所以治疗时也就必须先区分其不同类型进行治疗方能取得较好的效果。气滞血瘀腰腿痛，有明显外伤史，具有典型的扭腰突臀型，疼痛明显，腰椎旁肌痉挛压痛并向下肢放射，咳嗽、大便时疼痛加重。舌质暗红色紫，苔薄黄，脉沉涩。治则必须用活血祛瘀益气通经之剂，配合手法按摩。慢性劳损腰腿痛，多为半弯腰工作、久坐久站或不良姿势而致。腰椎两侧压之酸沉困痛，双下肢自觉无力，劳动疼痛加重，休息减轻，舌质尖红、苔薄黄，脉沉细，X线片示，椎体均有不同程度骨质增生。治疗以补气血壮腰通经之药。肾虚腰腿痛，常病因不明，多有习惯性扭腰，腰部发硬，劳动后加重但休息后不减轻反而似有加重，腰酸困不适，无明显压痛史。咳嗽时腰腿痛加重，但无下肢牵涉感，与天气变化无关。常有下肢麻木或头晕全身乏力不适的自觉症状。舌质淡，苔薄白舌体胖，舌边缘有齿印。X光片示：无异常改变或有先天发育不良。治疗以补气血壮筋骨为其方，加味补肾止疼散主之。风湿痹阻型腰腿痛多为感受风寒湿邪所致，与天气变化有关，休息一夜第二天早晨重，小腿沉困发胀，髀膝外侧到绝骨外踝及诸节皆痛。治疗以温通经络，活血止痛之剂。其方以加味何首乌散。麻木为风邪，血虚生风，凡有下肢麻木者加镇惊祛风药，琥珀、僵蚕、全蝎之类。

（3）按摩和功能锻炼是解除痛苦，恢复身体的有效方法。痛则不通，通则不痛，按摩点穴可以使气血流通，不仅对疼痛严重的病人能缓解疼痛，就是对慢性疼痛病人也有促使康复的作用。自我锻炼虽然对疼痛严重的患者是困难的，但也不无好处，对慢痛或急痛缓解的病人则能调动和增加机体的功能，所以不失为配合治疗的有益方法。（《杏林真传》）

杨介宾

杨介宾（1929~2007年），四川省金堂县人，教授。著有《经络学》《针灸学》《针灸学题解》等多部专著。

杨氏主张针药并用、综合治疗，遣方用药圆机活法，轻灵见长，因而形成了自己独特的医疗风格和医技特长，其治痹医话，经验之谈，丰富和发展了治痹疗法。

原文选录

杨氏擅长外治法，如局部敷贴，或循经外熨，熔药物与针灸于一炉，每获捷效。自制"温经止痛散"，临床久经验证，颇具功效，治愈者数千计，故有杨八味之誉称。

方药组成：川乌80g，草乌80g，麻黄60g，细辛40g，羌活70g，白芷70g，肉桂40g，干姜60g。其中川乌草乌大辛大热，能通十二经脉，纯阳燥烈，其性温通，走而不守，外通皮腠而除表寒，内达下元而温痼冷，善祛表里之风寒湿邪，专搜筋骨阴霾之邪气；麻黄辛温，发汗解表，可散在表里之寒邪，能通皮腠之血脉，主治顽麻冷痹；细辛辛温走窜，散风寒而止痹痛，治风寒湿邪所致之百节拘挛疼痛；白芷、羌活辛温散风止痛，取风能胜湿之义；干姜辛热燥烈，温中散寒，逐风燥湿除痹，善除脏腑经络沉寒痼冷；肉桂辛热纯阳之品，独取其能温、能行、能化痰涎，有散寒止痛之功。

以上药物凡500g，置于锅内，微火烘脆，共为细末，加60°白酒适量致药物湿润，做成药饼趁热敷贴于患部，至局部及全身发热或微汗出为度；或加60°白酒适量，炒热，用纱布包裹做成药枕或药袋，置于患部，外以电吹风热熨，使药力直透肌腠筋骨；或循经外熨，以局部觉热为度。或浸泡成药酒揉擦患部至发热为度。

临床用治经久缠绵难愈之寒湿痹痛、顽固性头痛、脘腹冷痛、骨质增生、全身关节拘挛疼痛、腰背胸胁痛、痛经、疝痛、扭伤、阴疽、瘫痪、痿证等一切寒邪所致之痛证，均有良效。（《中华名医特技集成》）

吕继端

吕继端（1929~1995年），湖北省阳新县人，教授。编著《控制论中医学》《新温病学》《矽肺病的防治》等。

吕氏擅长杂病及疑难病证，提出逐顽痹须究病因，注意调和气血，并从六个方面论述了治疗顽痹的经验，确有独特见解，从而丰富了治痹方法。

原文选录

疗风寒湿痹，贵在益气活血

痹者，闭也。正气内虚，卫表不固，风寒湿邪自外袭内，营卫不和，经络闭阻，气血运行不畅，肌肉、筋骨、关节酸痛、麻木、重着、屈伸不利，甚则肿大变形，而形成风寒湿痹。《灵枢·百病始生篇》说："风雨寒热不得虚，邪不能独伤人，卒然逢风疾暴雨而不病者，盖无虚。"在治痹时，吕氏强调扶正固卫，常加用玉屏风散。另配合活血调营，以通达腠理，鼓邪外出。此外，祛风、散寒、逐湿之品多温燥，易伤阴耗气，而益气活营之品正可纠其偏，减其燥。

风寒湿三气合而为痹，三者互相影响，留着难去。临床上虽有偏风、偏寒、偏湿，即行痹、痛痹、着痹之分，治疗时必祛风散寒除湿同施。初起常用改订三痹汤（《张氏医通》）加减。处方：羌活、独活各 10~15g，桂枝 10g，防风 10g，生姜 10g，附子 6~10g，黄芪 30g，炙甘草 6g，白芍 20~24g，当归 12g。

诸药合用，舒筋利痹，调营和卫，通达腠理。若痛以上肢为重，重用羌活以祛太阳游风；腰膝以下为甚，则重用独活以除太阴伏风。

除风湿热痹，首重清解毒浊

风湿热痹为感受风湿热邪，或内有蓄热，外感风寒湿邪，寒郁化热所致，如《金匮翼》所说："脏腑经络先有蓄热，而复遇风寒湿气客之，热为寒郁，气不得通。"久之寒随热化，烦闷不安，燠然而闷。临床特征：关节红肿热痛，痛不可触，活动受限；得热痛剧，得冷则舒；发热口渴，烦闷不安，舌红、苔黄燥，脉滑（弦）数。治当清热通络，兼以疏风祛湿。红肿热痛不甚者，先用四妙丸（《验方新编》）与舒筋汤（《证治准绳》，即《温病条辨》宣痹汤）。处方：金银花 30~60g，海桐皮 20~30g，细生地 15g，苍术 15g，黄柏 15g，蚕沙 10~12g。

若关节红肿热痛剧，皮肤红斑者，见手足拘急，烦渴，舌红少津，脉弦数，则为热毒深入筋骨之象，治仿《千金》犀角汤加减，清热解毒，逐邪外出，以防内舍于脏。药用：犀牛角 6g（或水牛角 30~60g），射干 10g，黄芩 10g，大黄 10g，前胡 10g，升麻 10g，淡豆豉 10g，山栀子 10~15g。

若关节红肿甚，有溃破之象，则去豆豉之辛散，加金银花 30g，连翘 15g，蒲公英 20g，大剂以助清热解毒之功。

蠲久痛顽痹，注重逐痰通络

痰凝血瘀，络脉痹阻，痹证日顽。症见关节肿大，时轻时重，手足僵直或变形，伸屈行动困难，形体逐渐消瘦，精神疲乏，舌边紫或暗，苔或薄或腻或微黄，脉弦细或细缓，此为痹证日久，邪伤于络，痰瘀凝结，气血运行障碍，筋脉肌肉失却濡养所致，多见于类风湿关节炎。治以活血化瘀逐痰，搜风通络。用桃红饮（《类证治裁》）与麝香丸加减。处方：红花 10g，桃仁 10g，全蝎 10g，川芎 10g，地龙 15g，当归尾 15g，法半夏 10~15g，陈皮 12g，白芥子 6~10g。

痛剧难忍加麝香（先吞）0.3g，以助祛风通络，走窜止痛之效。其中白芥子善祛皮里膜外之痰，凡肿大变形者皆可选加。若痛不减，关节僵直者，用制马钱子，每次 0.3~0.9g（制法：先用温水洗净，刮去毛，再用菜油炸去壳取仁）。凡类风湿因子阳性，持续疼痛难忍，关节不能屈伸，或有侧索硬化肌肉萎缩者，吕氏用之，每获捷效。此外逐痰之品，常用控涎丹，或甘遂末 0.3~0.6g 以胶囊吞服，日 1 次，或间日 1 次，每次 0.6g，7 天为 1 个疗程。在运用此类烈性药物时，尤其是马钱子，必须严格掌握剂量，从小量开始，中病即止，切忌多服久服。并强调肝肾功能不良者，必禁用。

用虫药搜剔，当辨病痛部位

痹痛日久入络，痰瘀深伏，加用虫类药物窜逐搜剔，祛伏痰，逐瘀滞，蠲痹痛，引诸药达病所。常选用蜈蚣、全蝎、穿山甲、露蜂房、蜣螂等。先辨明痹痛部位：腰腹以上，尤其是肩臂久痛者，用全蝎 6g，露蜂房 10g（煅灰存性并研碎以制其毒性）兑酒冲服；腰腹以下者，选蜈蚣 2~3 条，炒穿山甲 6g，蜣螂 3~5 只（剪去头足，火烧去翅）。吕氏经验，蜣螂之性最烈，蠲痹止痛之效最捷，本类药物毒副作用较大，必须时刻注意病人体质及脏腑功能情况。若体质素弱者、妇女月经多者尤当慎用。且虫类药物其破血搜络之性，有耗血动血之弊，因此，必察胃、肾，辨胃痛、腰痛之性，谨防吐血、呕吐、便血、尿血。兼有胃痛者，先治胃痛，若痹痛甚，则应在治疗的同时注意护胃，如加白花蛇舌草、炒鸡内金以清解胃热和消食导滞，俟脾胃健运，水谷精微泽骨充肌，而利关节。若忽略于此，胃络受损，胃黏膜出血，则大便色黑，甚或呕血吐血。此外，如肾脏受损则见腰痛血尿，小便镜检见蛋白及管型，常加用熟地、山茱萸、枸杞子以益肾填精。若伴咽部疾患者加半枝莲 30g，大青叶 10~15g 以清咽解毒。因咽喉之处为少阴所过，二药既利少阴护咽，又可对抗虫类药物的燥烈之性。

辨经脉络属，灵活引经用药

人体五脏六腑，筋骨肌肉通过经络以维系，风寒湿热之邪侵袭人体，亦通过经络，自皮毛入腠理，严重者内舍而成"五脏痹"。因此根据痹痛出现之部位，循经辨证，指导用药，使药达病所，专药专攻，可明显提高痹证治疗效果。如肩臂痛，肩前属于阳明大肠经，肩后为手太阳小肠经所过，背为三阳经所过之处。痛在背，一为寒湿所遏，一为痰饮留着，痛甚则为三阳经有寒；痛而沉胀为痰湿留于阳经；腰脊尻痛，此为督脉与膀胱所经过，老人居多，冷为阳虚，热为阴虚，恶风为气虚，卫外不固，妇女则与奇经八脉失调有关；腰膝足跟疼痛，此为肝脾肾三经相合之处，酸软乏力为阳虚精亏，痛甚为肾经虚热，或肾络亏虚，肾脉失养。足掌痛则为兼有太阴脾湿，足大趾外侧痛为肝经湿浊。临证时明辨经脉络属，选加引经药，常可收到事半功倍之效。如上肢痛加羌活、威灵仙、川芎；下肢痛加独活、桑寄生；上下肢兼痛则选秦艽；兼瘀血阻滞则用片姜黄；上肢久痛不愈加海桐皮；下肢加石楠藤、络石藤；太阳经加羌活、细辛；督脉用鹿胶（或鹿角霜）、当归；肾经用狗脊、菟丝子；脾经用萆薢、大黄。

重微观辨证，结合辨病遣药

吕氏治学严谨，思想开明，博采众长，接受现代研究知识，强调利用现代检测手段，加强微观辨证，有针对性地选择药物。这对痹证的根治及防止复发具有重要作用。吕氏认为痹证当包括风湿、类风湿以及痛风三类疾病。若为风湿热邪所致关节病变，常选加金银花、大青叶、连翘以清热解毒，并防其内舍于心；若为类风湿因子阳性，关节僵直，伸屈功能障碍，疼痛难忍而肝肾功能尚未受损者，可用制马钱子；血沉增高，抗"O"阳性持久不降者，加金银花 30~60g，黄精 24~40g，尤其是阴虚体质者效果尤著；若为痛风，血尿酸升高，加土茯苓 24~30g，萆薢 15~24g，以解毒泄浊，使其从前阴排出。（《古今名医临证金鉴》）

刘 茂 甫

刘茂甫（1930~ ），河南省许昌人，西安医科大学一附院主任医师。专长中医老年病、肝胃病及中医妇科病。其认为人体皮肉筋骨、五脏六腑，"以通为顺，以滞为逆"，提出"疏通疗法"，治疗许多疑难杂病。

原文选录

痹证有缓急之分，但二者又可互相转化。缓者每因气候变化或衣着寒暖失宜而复发，亦可变为急者；急者失治则可陷于脏，内含于心，缠绵难愈，亦可变为缓者。因此，临床辨证，掌握病机变化，

遣方用药，即不致误。

可将风寒湿痹命之曰痹证缓型；热痹命之曰痹证急型。

痹证缓型多以风寒湿三种邪气，同时受之，为致痹之因。据临证所见，凡两种病因同时受之即可得病。如受风湿、寒湿或风寒即行得病者，屡见不鲜。

风、寒、湿邪，侵犯人体之后，急型入于血脉；缓型入于经络。缓者之候，表现为肌肉、筋骨、关节等处疼痛、酸楚、重着、麻木，甚之关节肿大，屈伸不利，脉象沉涩。其风气胜者为行痹；寒气胜者为痛痹；湿气胜者为着痹。此三者均为经络之病也。大凡痹证缓型者，入于经络，经气强弱，决定受病与不病，故经气胜者则病轻或不病，经气弱者则得病或病重。然而，经气的强弱则取决于脏腑的盛衰。一般来说，肝、肾、脾最为重要。痹证缓型者，病入于经络，入于经络者，一般病变多不陷于脏。

至于痹证急型——热痹的产生，常因肺经素有郁热，多表现为口干舌燥，喉咽干痛或皮肤红斑等。如遇风邪入侵，常易陷于肺之孙络，入于血中，风血交争则高热驰张，汗出而热不撤，如血虚者则表现为低热，汗出溱溱。由于风入血中，风与血合，流注全身，因而血为风所燥，筋骨失血所养，故周身筋骨、关节疼痛强直，脉象浮数或浮滑。由于风盛热炽，迫血妄行，胸背及两臂内侧常易出现环形红斑，此为脉痹。脉痹者，最易内舍于心，舍于心则心悸，气短，动则乏力。青少年为纯阳之体，风入血中，病变尤速，应更慎之。

有急型转化为缓型者，亦有缓型转化为急型者，究其转化机制，风寒湿痹为病邪入侵经络，郁久化热，入于血中，热势则作。反之，热痹治疗得当，可以痊愈，如治疗不彻底，虽热势已退，肌肉、关节疼痛大减，常可由急型转为缓型。此种情况，乃急型痹证经用清热、除风等治疗，将血中之风趋入经络而成缓型，少有风、寒、湿外因，表现为肌肉关节缓慢疼痛、沉重、麻木反复出现。缓型常有数年或十数年而不能根除者，故急型的治疗尤为重要。

治风寒湿痹应补气养血，疗热痹应注意活血通脉。风寒湿痹证（缓型）虽病在经络，实为肝、肾、脾虚，而肝肾不足则是由脾气不充所致。因此，补气以培脾虚，养血以滋肝肾，乃治本法。除

风、燥湿、通络、止痛乃因症而设。家传秘方——刘氏黄芪赤风汤即按此意创制而成，经三代应用疗效颇为满意。其组成为黄芪、当归、赤芍、防己、防风、威灵仙、桂枝、牛膝、木瓜、伸筋草、透骨草。如为行痹者加羌活、独活；痛痹者加干姜、乳香；着痹者重用防己并加薏仁。此方黄芪以补脾气；当归、赤芍以养血活血；防风、威灵仙以祛风；防己、木瓜以除湿；桂枝、牛膝、伸筋草、透骨草以通络止痛。

至于热痹（急型），乃肺热入脉，风入于血，常易成为脉痹，最易内舍于心，应急以甘寒清热，苦寒解毒，佐以解肌宣肺，更应治以活血通脉。一般常用甘寒清热兼以解肌之剂，如《金匮要略》中之白虎加桂枝汤。此方用于热痹尚不属丝丝入扣之方。欲求速效，应在此方基础上加下述诸品，诸如苦寒之大青叶、黄芩；宣肺之杏仁、桔梗；周身强直困痛，可重用防己并加木瓜，更宜加入红花、丹皮、赤芍。服上方后，热势消退，身痛大减，还须再进10余剂，巩固疗效，以防生变，风陷舍于心。

总之，风寒湿痹（缓型）的治疗除祛风、燥湿、通络、止痛之外，必须兼以补气养血；热痹（急型）的治疗，除甘寒清热解肌佐以苦寒解毒、宣肺之外，更须注意活血通脉。（《古今名医临证金鉴》）

石仰山

石仰山（1931~2015年），上海市人，主任医师。对颈椎病的诊治有独到之处。

原文选录

以通为治　因果并论

《灵枢·本脏篇》谓："经脉者，所以行气而营阴阳，濡筋骨而利关节也。"督脉起于长强，入肾经腰，过脊、颈椎，止于龈交。石氏指出：肾督之阳气，为诸阳之主气，敷布太阳，通行少阴；润通脊、颈椎经脉之气血。颈椎之病，必出现肾督气化功能的阻厄，使上下不交，气血不贯。根据六经理论，石氏阐述到：太阳膀胱经与少阴肾经互为表里，若少阴精血亏虚，肾气化生之源匮乏，则无力启起督脉气血，以致不能濡润太阳之表，难以推动周身脉气，从而阳气不利，经血不畅，日久气血易

凝瘀于脉络之中，同时，少阴肾气乏力，太阳膀胱气化不利，气不化津，水精不布，水液不能滋养经脉，而结为痰湿，留滞于太阳孔道。因颈背为诸脉会通之处，加之长期低头伏案闭折气血通路，从而气滞血瘀痰凝于项背，形成今之所谓的颈椎病。此病证，推其因是肾督阴血亏虚，少阴经气郁滞，究其果为气血痰湿互结于太阳颈项。所以在临床治疗上，石氏强调在固守的基础上以通为治，在固肾强脊之中，通利祛邪，因果并论，标本兼治。经曰："邪之所凑，其气必虚"，又曰："痛则不通"。故颈椎病不论虚实，总有气机不利及脉道痰瘀阻滞之现象，这种病理状态或是六淫之邪侵入，或体姿不正所为，或肾虚督脉气化失常造成等。因此石氏重视通畅气血、调达脉道在治疗颈椎病上的作用。方药常用牛蒡、僵蚕、葛根、天麻、桂枝、芍药、甘草、山甲片、当归、黄芪、南星、防风、全蝎、草乌、磁石、狗脊、羌独活、潼白蒺藜等。其中牛蒡子祛痰散结，通舒十二经脉；僵蚕化痰通脉，行气化结；葛根升阳解肌，以解项强之苦；天麻消风化痰，清利头目；桂、芍调和营卫以通利太阳经脉；且芍药甘酸化阴，养肝血以充肾阴，而缓急止痛；桂枝甘辛化阳，助膀胱气化，行太阳之表，通经脉气血；羌、独活畅通督脉膀胱之经气；半夏化痰燥湿，潼白蒺藜补肝散结；炙山甲片软坚消结；狗脊壮补肾本，填精固髓，以滋肾气之源；肺朝百脉，用黄芪配当归、川芎以助一身之气血，而又益宗肺之气，以化生肾水，行气活血祛瘀。本方充分体现了石氏以通为治，因果并论的用药特色。

善用药对　强调辨证

颈椎之病，亦有虚实之异，邪正之进退，病邪之偏重，或瘀滞，或风寒，或痰湿流注，或虚损、或本亏，种种不一。石氏善用药对治疗，并指出：应在强调辨证的基础上运用之，喜用牛蒡配僵蚕、草乌配磁石、南星配防风等药对。

牛蒡子、僵蚕化痰通结：石氏认为颈椎病多兼有"痰湿入络"之现象，由于气血不和，运行不畅，导致气血壅滞，津液凝积，进而聚积成痰。正如沈金鳌在《杂病源流犀烛·湿》中曰："以故人之初生，以到临死皆有痰，皆生于脾……而其为物，则流通不测，故其为害，上到巅顶，下到涌泉，随气升降，周身内外皆到，五脏六腑俱有。"对于此类颈椎病症，石氏牢牢抓住痰湿致病之因，

针对性的采用化痰利水，通络散结之法，特别是对牛蒡、僵蚕药对的运用独具特色。牛蒡，性凉、味辛苦，祛痰消肿，通行经络；《药品化义》曰其"能升能降，主治上部风痰"，《圣惠方》用其"治痰厥头痛，头痛连睛，并目昏涩不明。"僵蚕，性平，味辛咸，祛风化痰散结。《本草求真》曰其为"祛风散寒，燥湿化痰，温行血脉之品"。《玉楸药解》用其"治头痛胸痹"。由此牛蒡、僵蚕两者配伍应用可通行经脉，开破痰结，导其结滞，宣达气血，滑利椎脉。

草乌、磁石通脉息痛：头、颈肩臂疼痛是颈椎病的主要见症，石氏在辨证施治的基础上，擅长运用草乌、磁石药对解除疼痛之患。颈椎病疼痛机制，或气滞血瘀，或风寒痹塞，或痰湿互阻等，使脉道不利，运行失畅而产生疼痛，故石氏采用通脉息痛法，每每以草乌、磁石为主药治之。草乌，性热、味辛，宣通血脉，搜风胜湿，散寒止痛。《药性论》曰其："通经络，利关节，寻蹊达经而直抵病所。"《本事方》用其"治头项俱痛，不可忍者"。磁石，性平，味辛咸，活血化瘀，消肿镇痛，补肾益精。《千金方》曰其"通关节消肿痛"。《别录》曰其"养肾脏，强肾气，通关节"。《纲目》用其"治肾家诸病，通耳通目"。由此草乌、磁石配伍应用可通利血脉，消肿息痛，并且磁石之咸凉可制约草乌之峻烈，草乌之辛烈又可起启滋石之阴寒，两药相辅相成，相得益彰。

南星、防风祛风解痉：古人常用玉真散治疗破伤风，同时，中医典籍又记载此方可治"金刃伤，打扑伤损"。石氏宗前贤之法，在治疗颈椎病时经常运用此方，收到了良好疗效。玉真散由天南星和防风两药组成。《本经》载有南星主"筋痿拘缓"，李时珍总结此药能够"治风散血"。《魏氏家藏方》用其"治风痰头痛不可忍"。《本草经疏》认为防风为治风通里之药，能升发而散，主治"大风头眩痛"。李杲曰："凡脊痛项强不可回顾……正当用防风。"古人认为，天南星用防风配伍，可制约南星之毒，服之不麻人。石氏指出，南星既可行血祛滞，又能化痰消积，防风导气行血，畅通经脉，两药相合，行无形之气，化有形之痰，使痰瘀化散，气血流通，从而病症得解。

喜用风药　注重兼夹

肝藏血，气行则血行，气滞则血凝。传统中医认为，在天为风，在脏为肝，所以用风行之药就可发挥行气之用。李东垣曾论述到："血者，皆肝之所主，恶血必归于肝，不问何经之伤，必留于胁下。盖肝主血故也。痛甚，则必有自汗。但人有汗出，皆为风证。诸痛皆属于肝木，即败血凝汩，从其属入于肝也。"东垣气血风肝之论影响深远，实为运用风药治疗骨伤之病开一洞天。石氏正是把握这一思路，进一步认为人体气血津液之循环周流，可用天之风气推动，风气流动，外界万物皆动；风药引导，人体津血畅通，故在治疗颈椎病之时，常常配伍牛蒡、僵蚕、蒺藜、防风及草乌等风药。从本草记载来看，牛蒡为散风除热解毒之要药，而风行经脉；僵蚕祛风散寒，又可温行血脉；白蒺藜入肝经，《本草便读》曰其"善行善破，专入肺肝，宣肺之滞，疏肝之瘀。"防风性味辛甘温，李杲曰："防风治一身尽痛，随所引而至，乃风药中润剂也。"草乌为峻烈之品，《长沙药解》说其性"疏利迅速，开通关腠"，少量可通血脉，定疼痛。同样，风药桂枝配白芍亦是石氏治疗颈椎病特色所在。这种配伍源于张仲景桂枝汤法。其中，桂枝化阳，助太阳融合卫气，芍药化阴，启少阴奠安营血，一表一里，一阴一阳，为调和营卫之要药，起到解肌疏利之作用。首先，颈椎之病，必督脉气血受阻，津气不通，故用风药引动气血津液，从而使气血流畅；其次，这些风药本身亦具有通利血脉之功，可解痉止痛；再次，颈椎病既久，肝肾不足，卫阳不固，易为风寒所袭，风药的使用又可使"虚风无复可留"。风药的这些功能交织在一起，在临床治疗上往往可以取得很好的效果，故为石氏所喜用。

同时，在治疗颈椎病的临床用药配伍中，石氏亦重视根据不同兼夹，施以相应的治疗方法。所谓知犯何逆，随证治之，以求治病切合病机，达到理想的治疗效果。从病位方面而言，项背强者多用牛蒡子、葛根、僵蚕、防风；耳鸣、耳聋者多加磁石、五味子；视物不清者多投枸杞、菊花；头痛者，前额部加白芷，颞部用川芎，枕部投羌活，巅顶添藁本；肢麻者多给桂枝、南星、威灵仙、蜈蚣，等等。从病性方面来讲，气不足者，补以黄芪、党参、白术、茯苓等；血不足者，养以当归、生地、芍药、鸡血藤等；伤阴者，滋以麦冬、石斛、元参、花粉、百合、沙参等；阳弱者，壮以淫羊藿、巴戟肉、鹿角霜、肉苁蓉、菟丝子等；肝肾亏者，健以杜仲、狗脊、川断、熟地、山药等；夹食者，用建曲、鸡内金、山楂、保和丸消之；腑闭者，投以川军、厚朴、桃仁、枳壳、润肠丸等导之，肝阳上亢者，并珍珠母、煅龙牡、菊花等；血虚神扰者，加以怀小麦、五味子、酸枣仁、夜交藤等；气滞者，添以柴胡、香附、延胡索等；血瘀者，配以全蝎、丹参、红花等；伴痰湿者，化以白芥子、桃仁、苍术、山甲片、泽漆、薏米仁等；兼风寒者，用麻黄、桂枝、防风等祛之；有恶心者，用半夏、竹茹、左金丸等止之。如此随症加减变化，不一而足，这些具体体现了石氏用药抓主症、顾兼夹、有次序、预变化的治病思想。（《古今名医临证金鉴》）

李济仁

李济仁（1931~　　），安徽省歙县人，教授，主任医师。著有《济仁医录》《痹证通论》《痿病通论》《新安名医考》等专著十余部。业医、执教、科研50余载，临床于内、妇科疑难杂症，尤对于痹病、痿病的治疗颇为精擅。

李氏对痹、痿两病的病因、病机、证候、辨证治疗原则、治法及预后分别进行了深入而详细的研究后，提出了痹痿统一、痹久成痿、痹痿合病的新见解。认为二病的病位有异有同，病机虽错综复杂，但体质内虚是患痹、痿病的共有因素。营卫不和，轻则致痹，重则致痿。此外，痹痿病与肝、脾、肺、肾及六淫、痰浊、瘀血皆有因果关系。痹痿病的鉴别以有无肢体疼痛为鉴别要点。对二病的治疗，倡导补益肝肾是治疗痹、痿的共同方法，再配合外用药和针灸、推拿、按摩、自身功能锻炼等外治法。内外兼治是痹痿二病的最佳疗法。

对顽痹的治疗，根据久病必虚、瘀和气血凝滞、生理之津液可转化为病理之痰浊的理论，提出顽痹应从虚、从瘀、从痰论治。

原文选录

诊治顽痹探要

1. 顽痹从虚辨治　痹证迁延不愈，相合脏腑因之受累，经络气血虚弱，阴阳以失调谐，此为酿生顽痹之缘由。先生辨治顽痹，首察其虚而分治之。凡阳虚体质患者当从脾肾论治，常用药如黄芪、潞党参、仙茅、淫羊藿、补骨脂、杜仲等。阴虚体质患者则肝肾同治，用药如桑寄生、川断、枸杞子、细生地、地骨皮、紫丹参等。气血虚弱者应气血双补，用黄芪、当归、党参、鸡血藤、生熟地、赤白芍等。对于体虚患痹或久痹羸弱之人，随证化裁，如气虚加黄芪、党参；血虚加当归、鸡血藤等；阴虚加桑寄生、枸杞子；阳虚加仙茅、补骨脂等，尤为适宜。

2. 顽痹从瘀辨治　顽痹日久必致气血凝滞，瘀阻于经络关节，脉道失和，无以荣养肢体，煦濡筋骨。因此，先生以"通"为辨治顽痹基本法则之一。但瘀各不相同，有实瘀、虚瘀、寒瘀、热瘀、湿瘀、痰瘀之别，治疗上当结合证情之缓急，寒热之微甚，瘀闭之轻重，脏腑之虚实，有所针对，方不致胶柱鼓瑟。热瘀者，当清而通之；寒瘀者，当温而通之；湿瘀者，要渗利而通之；虚瘀者，要补而通之；实瘀者，要泻而通之；痰瘀者，要化而通之。先生以为，临证时顽痹之瘀，每以虚瘀为常见，投以益气活血之品，方如当归补血汤加味，药用黄芪、当归、紫丹参、鸡血藤、川芎、补骨脂、威灵仙等，以使脉道得充，血流得助，常可获效。

3. 顽痹从痰论治　患痹之时，气血凝滞，生理之津液可转化为病理之痰浊；脏腑失调，痰从内生，流注经络，又可加重气血瘀阻。因此，顽痹的发展过程中，"痰"既是病理产生，也是病情加重的直接病因，不予清除，则气血难通，诸药难施。先生治痰，首治生痰之脏，以健脾祛湿、化痰通络为法，用方如黄芪汤合桂枝附子汤，药如黄芪、带皮苓、桂枝、附子、苍白术、怀山药等。脾为生痰之源，脾得健运则湿祛痰化，同时气血瘀滞亦得减轻。

4. 痹痿合病重调肝肾　痹、痿虽为两病，但在病位、病因病机、辨证施治等方面多有相同，证候也错杂互见，难以截然分开。历代医籍于此或分或合，各持其说。先生以为，痹痿二病可分，但不可强分。临床上，常见痹证经久不愈的患者，由于经脉气血长期郁滞不畅，精血不能灌溉营养四末，肢体关节活动长期受限，从而渐见患肢肌肉萎缩脱削，痿废不用而致痿病。而痹痿合病或转化，患者本身素体阴虚是其内在倾向性。加之痹久不愈，邪气入里，内客脏腑，导致脏气内伤，气血化源进一步匮乏，从而导致了痹病向痿病的发展。肝肾同源，肝肾二脏相互滋生，相辅互助，充养骨骼筋脉，为一身阴精血气之化源，故先生在顽痹与痿合病的阶段，着重调治肝肾。方用生肌养荣汤（经验方）：熟地、何首乌、怀山药、山萸肉、淡附片、肉桂、巴戟天、潞党参、全当归、鸡血藤等。在此基础上，再予识别肌萎的部位、程度、演变、局部形色、运行障碍等，综合分析，择法治疗而取效颇捷。如病在上肢，症见上肢疼痛或麻木不仁，抬举无力，肢凉者，用阳和复脉汤（经验方）：炙麻黄、桂枝、鹿角胶、制川草乌、当归、川芎、白芥子、巴戟天、干地龙、炮山甲等；若上肢热胀疼痛者，方选四妙通脉汤（经验方）：金银花、当归、元参、蒲公英、土茯苓、野菊花、肥知母、凤丹皮、生地、肥玉竹、干地龙、丝瓜络等；病在腰背下肢，症见腰背僵急，俯仰受限，步履艰辛，甚者下肢无力、肌萎，足不任地者，治以温经散寒，祛湿舒筋。方用独活散加减：羌独活、川草乌、生炒苡仁、炙麻黄、宣木瓜、伸筋草、五加皮等。如患肢拘挛不伸加赤芍；痛甚加制乳没、土鳖虫。（李艳整理）

王 兆 铭

王兆铭（1931~2001 年），天津市人，研究员。在对风湿类疾病研究中，把风湿寒邪侵犯人体后引起的各种慢性疾病统称为风湿寒病，并对其概念、病因病机、治疗及预防做了系统论述，进一步丰富了中西医结合研究风湿类疾病的内容。

其主编的《中西医结合治疗风湿类疾病》一书，组织全国各地 40 余名作者，广集各家之专长，博采中西医之奥旨，堪称试图熔中西医于一炉之新作。此书以发病较多、危害较大的"风湿四病"（风湿寒性关节痛、风湿性关节炎、类风湿关节炎、强直性脊柱炎）为重点，分章系统论述。其他风湿类疾病，如常见的结缔组织病、软组织疾病、骨关节病以及风湿类病并发的血管病、风湿寒病等亦都结合作者经验进行介绍。尤其后两类病，系作者多年的科研成果和经验，是首次公开发表。此外，本书还将行之有效的各种治疗手段及正在研究的新药等做了较详细的介绍。此书基本反映出我国当时中西医结合风湿类疾病研究的进展和水平。1997 年又对上书进行修订，出版了《中国中西医结合实用风湿病学》。自 1991 年至 1995 年组织国内 15 个省市的医务工作者，对"风湿四病"进行了流行病学调查：风湿寒性关节痛患病率为 17.15%，风湿性关节炎患病率为 1.15%，类风湿关节炎患病率为 0.69%，强直性脊柱炎患病率为 0.19%。

原文选录

王氏根据 20 多年的临床实践和研究，对类风湿性关节炎和强直性脊柱炎，这两种难治之症，探索出一套治疗方针、治疗原则和治疗方法，其关键在于抓住早期治愈和综合疗法，现叙述如下。

治疗方针

风湿类疾病是常见病、多发病，尤其是类风湿性关节炎、强直性脊柱炎，目前在国内外尚属病因不明的难治之症，患者自称是"死不了的癌症"。在中医学属于痹证范畴，但又不属于一般痹证，属尪痹、顽痹、骨痹等难治之痹。上述足以说明此两病属于难治之症，所以这两种病在治疗上非一般简而易行能够解决的，必须认真地进行治疗。作者根据几十年临床经验，提出了新的治疗方针，即抓住早期治愈是治疗此两种病成功之关键，但是由于某些原因，不少患者失去了早期治愈的机会。

1. 抓住早期治愈

（1）由于宣传的还不够广泛，不少患者对这两种病缺乏认识。患者发病初只是一个手指或一个足趾关节疼痛（或肿胀），根本不在意，不到医院诊治，等到关节变形，甚至影响了活动功能，再去就医，已失去了早期治愈机会，实在可惜。

（2）有一些医生遇到这类患者不知如何对待，只给患者服用激素或非甾体抗炎药物，仅满足了患者"不痛"的要求，追求眼前临床效果，误了早期治愈机会；患者错把激素当成止痛药，痛了就吃，痛的重就多吃，痛的轻少吃，长期服用形成了激素依赖性，多年不能撤停，出现严重不良反应；有一些巫医骗子，在中药里掺入激素，患者深受其害，患者编出顺口溜："上午吃了下午跑，一顿不吃就卧倒，如再不吃就发热，上当受骗自己找。"这样，不少患者失去了早期治愈机会，最终还是出现了残废的不良后果。

（3）没能抓住早期合理用药和坚持用药的原则。有部分患者不能坚持治疗，见好就收，病情刚一好转、稳定，就误认为是好了（痊愈），停止就医治疗，等犯了再治，这样反反复复永远也好不了，达不到治愈目的。由于上述种种原因，患者的病情由轻到重，由局部到全身，由早期发展到中、晚期。

2.控制中期发展

病情发展到中期，由于部分关节出现骨腐蚀，或关节变形，形成纤维强直、骨性强直，患者生活受到严重影响，甚至失去劳动机会。为此，控制中期发展尤为重要，主要达到保护软骨，改善骨质疏松，修复骨腐蚀，改善关节功能，恢复劳动能力，这也是十分重要的一环。

3.改善晚期病状

这两种病发展到晚期，骨侵蚀严重，关节疼痛、肿胀，患者非常痛苦，在这种情况下能改善患者临床症状，缓解疼痛，控制病情进一步发展，以达到患者要求为目的。

4.矫治障碍关节

病情发展到了晚期，某些大关节发生畸形，强直固定，失去了正常活动功能。为此，改善关节功能需要作外科矫形手术、关节清理术，甚至置换关节，以达到关节部分功能恢复，以便使患者生活能自理，并可恢复部分劳动能力。

治疗原则

类风湿关节炎、强直性脊柱炎，在中医学属难治之瘅证，它的病因和病机不同于一般瘅证，概括起来属于虚、邪、瘀、变的环节（过程），其虚即身体虚弱，阳气卫外不固，风寒湿邪乘虚侵入，由于经络、肌肉、关节瘀滞，闭塞不通，运行不畅，久之化热，关节肿痛，其后变形，骨质破坏，形成强直固定。根据上述病因、病机，提出以下治疗原则。

（1）祛风散寒、利湿通络，意在驱除侵入人体的风寒湿邪。

（2）解毒消肿、活血化瘀，意在解决关节周围炎症（肿、痛）。

（3）补肾坚骨、扶正固本，意在改善骨质疏松，修复骨腐蚀，调节免疫功能。

根据这样的治疗原则，才能够达到全面治疗的目的，也就是标本兼治，取得较好的疗效。

治疗方法

对于类风湿关节炎和强直性脊柱炎这两种难治之症，只用一方一法难以达到治疗效果，必须根据治疗原则，采用综合疗法。

王氏经过20多年来，在临床实践中根据治疗原则组方，又经过反复修改，最后研制成功精制类强炎冲剂、消肿散结冲剂、风痛炎冲剂，以及新型中成药特制类强炎缓释胶囊。根据患者病情，以类强炎冲剂为主，如关节肿痛剧烈，加服消肿散结冲剂，如遇冷或天气变化病情加重，可配用风痛炎冲剂，每晚睡前服两袋，至怕冷症状消失，停服风痛炎冲剂。对早期患者，可单独服用特制类强炎缓释胶囊，每天3粒，早晨或晚上睡前服用。这样，就形成王氏药物综合疗法。疗效较好，一般治疗3~6个月，早期可以治愈，中、晚期可以控制发展，改善症状。（《中国中西医结合实用风湿病学》）

郭晓庄

郭晓庄（1931~　），河南省邓州市人，教授、主任医师。主要著作有《中国中西医结合实用风湿病学》《有毒中草药大辞典》《临床用药指南》等书。集40余年临床经验，擅长辨证治疗类风湿关节炎及结缔组织病。多年系统研究马钱子治疗瘅病，积累了较丰富的用药经验。曾创制含马钱子的中成药腰痛宁胶囊。

原文选录

几则常用方剂加减

热重型：此型患者多为类风湿关节炎初起或急性发作时。症见中等以上发热不退，关节肿痛，不任触摸，口干思饮，尿黄赤。舌苔黄厚腻、脉弦数或滑数，方用白虎汤及桂枝芍药知母汤加减。

生地60g，当归30g，甘草30g，茵陈20g，黄柏10g，猪苓30g，泽泻15g，生石膏60g，知母10g，片姜黄10g，桂枝10g，白芍30g。

便实加大黄10g，有感染及热毒加双花60g，痛重加土鳖虫10g，全蝎10g，乳没各10g；关节积液量大，加坤草60g，木通10g。

此方以石膏、生地、知母、白芍清热护阴，茵陈清热利湿，猪苓、泽泻利尿，直去湿邪，姜黄、桂枝温经通络，反佐以制寒邪。

湿重型：此类型较为常见。症见湿热相搏，寒热互见，骨节痛烦，肩背腰腿重着不移，脉沉弦或沉滑小数，舌苔黄或白厚腻，病情迁延。治宜清热健脾，利湿通络。常以东垣当归拈痛汤为主方加减化裁。

茵陈 30g，黄芩 15g，苦参 15g，知母 10g，白术 30g，苍术 15g，猪苓 30g，泽泻 20g，羌活 15g，防风 10g，升麻 15g，葛根 15g。

茵陈、黄芩、知母苦寒泄热，苍术、白术健脾燥湿，猪苓、泽泻利水以除湿邪，羌活、防风、升麻、葛根宣散风湿并可透达关节。方中茵陈不容忽视，既有清热作用，又有利水功能，且其性和平，《本经》列为上品。郭老于证见湿热痹证常用至 60g，退热屡见奇功，特别是慢性低热。

寒湿型：此型多见于痹证之中晚期，肾阳衰微，或曾长期应用激素，因不良反应而骤然停药所致。症见关节疼痛，重着麻木，畏寒肢冷，部分关节已见畸形，晨僵多在 4 小时以上。尿清长，舌苔白腻或薄白，舌质淡、胖嫩，脉沉迟或沉细。治宜温经散寒，峻补气血，兼除湿通络。笔者常用《金匮》附子汤加补气养血之品。

制附子 15g（先煎），红参 15g，熟地 60g，白芍 30g，白术 15g，黄芪 90g，干姜 15g，当归 30g，桂枝 10g，鹿角胶 20g（烊冲）。

方中附子、干姜、桂枝温经扶阳，参、芪、鹿角胶、当归、白芍补气养血，茯苓、白术健脾利湿。此型痹证可能出现血管痉挛的雷诺现象，笔者常仿《外科全生集》阳和汤之意加白芥子、炮姜、麻黄、肉桂以除沉寒痼冷。曾治 2 例，于用药 1~3 个月后肢体渐暖，雷诺现象消除。观察二年以上均未复发。

肝肾阴虚型：多为痹证失治，热久伤阴或长期较大量服用激素者。症见多个关节疼痛，身体羸瘦或呈虚胖，潮热盗汗。舌质红光少苔或呈紫绛，脉细数。治宜养阴清热，滋补肝肾。方用丹溪大补阴丸及虎潜丸加减。

熟地 60g，生地 60g，黄柏 10g，知母 10g，地骨皮 20g，枸杞子 15g，山萸肉 15g，当归 30g，薏米 30g，龟甲 30g。

方中二地、骨皮养阴扶正，丹皮知柏清热养阴，龟甲潜阳，杞子、山萸滋补肝肾。佐以白术、薏米健脾利湿，使邪有出路。

马钱子的临床应用

郭老于 20 世纪 60 年代初曾用炙马钱子粉 0.4~0.8g 吞服，配合汤剂治疗腰肌纤维炎及腰椎增生、腰椎间盘突出等骨关节病，临床观察马钱子确有止痛作用。因马钱子味极苦涩，乃改变剂型加入有活血止痛作用的全蝎、僵蚕、乳香、没药、当归等，作成胶囊送服。后曾用于类风湿关节炎、强直性脊柱炎，能改善症状缩短疗程。马钱子粉含士的宁，过量会产生抽搐等毒性反应，故于 20 世纪 80 年代中期腰痛宁胶囊投产时，以紫外分光光度仪器测定产品士的宁的含量，使每次用量含士的宁在 6mg 以下，以保证用药安全。动物实验证明腰痛宁胶囊对多种炎症模型有消肿止痛作用。20 年来，笔者在治疗类风湿关节炎及强直性脊柱炎时，常于辨证施治基础上加用 4~6 粒 / 日腰痛宁胶囊，以提高疗效。

马钱子原产印度、印尼、缅甸等地，原名番木鳖。明代传入我国，云南、广东等地也有种植。始见于《本草纲目》《纲目》说"彼人言治 120 种病"，但又称其"无毒"，可见当时国人尚缺乏使用马钱子的经验。清代以后，用之者渐多。乾、嘉时期，民间的走方铃医就善用马钱子止痛，所配开刀麻药中就含有马钱子，赵学敏所著《串雅内编》予以收录。清代的《外科全生集》《医宗金鉴》《医林改错》均有含马钱子方剂的记载。《外科全生集》收录一则治疗"手足不仁，骨骱麻木"的含马钱子复方，对用药后的不良反应记述颇详。"服后痛处更痛，麻处更麻，头眩背汗昏沉，四五刻即定，定即痊愈"。并说："如服后不觉痛麻，必要服至知觉方止。"这种反应郭老也曾多次遇到，称之为"治疗反应"，因有此种反应者，效果更佳。民国初期河北名医张锡纯盛称马钱子"开通经络，透达关节之力远胜于他药也"（《医学衷中参西录》），诚为经验之谈。关于马钱子的药性《纲目》记载为"苦寒"。郭老于 40 年前初用时曾在医护监视下试服，逐日增加剂量，达 2.0g 时（超过常用量一倍以上），觉脊背发麻有汗并觉温热。后用之于患者多述肢体渐温。因此马钱子的药性似为温性，存疑以待进一步研究。（郭晓庄手稿）

陈 崑 山

陈崑山（1936~ ），江西省高安县人，江西中医药大学附属医院教授、主任医师。擅长内科杂症、急症，对肝胆病、风湿病有深入研究。主编《实用肝炎学》、常务副主编《慢性病诊治与生活指南》、参编《实用中医风湿病学》。

原文选录

1. 对风湿病病因病机的认识

陈师说：《内经》曰"风寒湿三气杂至，合而为痹"。后世虽提出热邪致病，但对此病因重视不够。其过去遵照传统的病因病机观点和明代李士材总结的痹病治疗原则，确实治愈了许多病人，取得较好的疗效。但也会遇到少数病人经反复使用祛风、除寒、理湿剂，仍无法解除病人痛苦，尤其是风湿热、类风湿病、系统性红斑狼疮等病活动期更为棘手。对这类病人陈老经过反复摸索研究，遵照刘完素"六气皆从火化"的论点，应用大剂量清热凉血解毒之品，常可收到较好疗效。从而促使陈老认真思考一个问题：风湿病的病因除风寒湿邪之外，热邪和毒邪也是重要病因，特别是一些急性症状难以控制或反复发作的病例，热、毒常为主导病因，治疗用药应高度重视。

2. 常见风湿病可分三期辨治

中医传统对风湿病多分行痹、痛痹、著痹诊治，后世又增加了热痹、燥痹、痛风等等。陈师经过长期临床摸索，认为常见风湿病可分三期辨治。

（1）活动期：此期属初发或旧病复发阶段，由于正气尚强，外邪较盛，正邪相争激烈，痰瘀闭阻证候不很明显，故病人肢体、肌肉、关节疼痛、肿胀、重着等症突出。热邪为主要病因时，病变局部红肿热痛，舌红、苔黄、脉数或滑或弦，甚至发热恶寒。此期多数患者按病邪主次兼夹辨证论治，可收良效，但也有少数人多次更迭祛风、除寒、理湿剂，甚至参以扶正，疗效不满意。这种病人实验室检查常有阳性结果，血沉快，抗"O"阳性或类风湿因子阳性等。陈老着重使用清热利湿通络之品，如肿节风、徐长卿、青风藤、忍冬藤、木防己、石膏、知母、秦艽、白马骨、虎杖、大黄、木通、晚蚕沙等，常可收到较好疗效。至于发热不退，全身热毒证候明显，病变局部红肿热痛甚者，则应加入凉血解毒之品，如水牛角、赤芍、生地、元参、片仔癀等，剂量宜大。

（2）迁延期：此期是活动期经治疗后病邪大部分消退，由于正气不旺，无力祛除余邪所致。常表现关节、肌肉、筋骨酸痛、胀痛、重着、麻木等，且不耐劳作，每因劳累或气候变化病情加重，并常伴正虚证候。陈师强调要扶正祛邪，尤其应重视扶正的作用。可选用独活寄生汤或三痹汤加减治疗，

若能坚持治疗，常可收效满意。若疗效欠佳，加少量搜风剔络之品，如蛇类（小白花蛇最佳，每次1条，焙干研末黄酒冲服）、蜈蚣、全蝎（研末冲服）、僵蚕、地龙，自制复方马钱子胶囊等。

（3）变形期：即严重的类风湿病、强直性脊柱炎、痛风等病的后期。此期病人正气已虚，痰瘀闭阻关节经络明显。表现为关节肿胀、疼痛、僵硬明显，且关节周围有硬结或关节畸形，屈伸受限，生活难以自理，甚至卧床不能转侧，终日痛苦异常。这时，扶正病邪难却，祛邪正气不支，治疗极为棘手，难以速效，更不能痊愈。陈老在此期的治疗多用补气血，益肝肾，祛瘀化痰散结，祛邪通络止痛。有条件者，应尽量采用综合疗法，如药物外敷，药物蒸洗泡浴，针灸理疗和功能锻炼等，有利提高疗效。

3. 中医治疗风湿病的优势

陈老在长期的临床实践中，体会到中医治疗风湿病有不少优势。简述如下。

（1）扶正强身是预防和根治风湿病的有效途径：风湿病之所以成为常见病多发病，且容易复发，从历代文献和临床实践看，一个重要的因素就是患者正虚体弱。中医理论认为，"邪之所凑，其气必虚""正气存内，邪不可干""扶正可祛邪"。中医强调人体正气在预防和治疗疾病中的重要作用是非常可贵的观点。陈老认为，在防治风湿病方面，同样要遵照李士材总结的补血、补火、补脾、补气，临床可根据病情合理选用。

（2）补肾壮骨是治疗某些风湿病的有效原则：骨关节退行性病变和骨质疏松是中老年人的常见病，西医学无理想药物治疗。临床用祛邪、通络、止痛的方药治疗效果不佳。陈老根据人老肾气日衰和肾主骨的中医理论，经过长期临床摸索，提出补肾壮骨的治疗原则治疗上述两类疾病，临床实践证明，比其他治疗方法疗效更优。常用药物有杜仲、川断、狗脊、补骨脂、骨碎补、怀牛膝、熟地、枸杞、巴戟、桑寄生、山萸肉、鹿角、虎骨、豹骨、小茴香等。陈老指出，治疗类风湿和强直性脊柱炎，补骨壮骨也是一个重要治法，应予重视。

（3）祛瘀化痰是治疗关节某些局部病变的有效治法：风湿病后期，关节局部常有一些突出的病变，如关节肿大，关节周围出现结节，关节僵硬畸形等。这些病变，早期影响关节屈伸，日久将造成关节废用。陈师认为，这种病人除运用常规辨证施

治，应重视运用祛瘀化痰法。这一治法运用及时得当，对改善症状、消除上述病变大有裨益。常用祛瘀药有桃仁、红花、乳香、没药、土鳖虫、水蛭、姜黄、甲珠等。常用化痰散结药有天南星、白芥子、半夏、僵蚕、猫爪草等。

4. 对治疗风湿病中西医结合的看法

陈老是位正统的中医，理论造诣深，临床经验丰富，治疗风湿病疗效卓著。但陈老认为，中医也不是万能，西医西药亦有不少长处。如果能中西医结合，治疗风湿病的疗效定能提高。譬如，有的类风湿关节炎活动期的病人，几经更迭方药均无法控制关节肿痛、晨僵等症状，后在中医辨证施治的基础上加用糖皮质激素，很快就减轻了症状，经过较长时间治疗，临床可获痊愈。西医学目前多数人的观点是类风湿关节炎不能轻易使用激素。理由是激素不能阻止病情的发展；撤减激素的过程中病情会反跳；长期服用激素有较多不良反应。但陈师认为，以上是西医学对单独使用激素的评价。中西医结合则不然，首先，能发挥激素迅速控制症状之长；其次，配合用中药，既能减轻、监制激素的不良反应，又能预防撤减激素时的病情反跳。具体方法是：激素的起始剂量一般只用中、小剂量；初期若出现阳旺火盛血热证候时，可用一些清热泻火凉血中药，如知母、生地、甘草等；在逐步撤减激素的过程中，临床是易出现阳虚证候，为预防病情反跳，中药可在辨证施治的原则下加入补肾温阳之品，如补骨脂、巴戟、淫羊藿等。陈师在长期的临床实践中，用以上方法治疗了不少较为难治疗的类风湿关节炎病人，均取得较好疗效。既消除了症状，又从未发现严重的不良反应，有的病人甚至随访10多年也未复发。故陈老认为，在中西医结合的过程中，决不能用传统的中医或西医的观点去评价某些中药或西药，应注意到中西医结合时中药与西药的互补作用。"实践是检验真理的标准"，医生的临床就是实践。（戴琦、高生整理）

张绚邦

张绚邦（1936～　　），浙江省桐乡人，教授。擅长于中医内科疑难杂症，并对痹病如红斑狼疮等也积累了丰富经验。自创了不少有效处方。其主要代表作有《论仲景学说的历史经验》《中医处方的风格和美学问题》《内科疑难病辨证施治》等。

原文选录

调补任督以养血

再生障碍性贫血、原发性血小板减少性紫癜，均属中医虚劳血证范畴。《灵枢·五癃津液别篇》曰："五谷之精微和会而生血者，内渗于骨空，外溢脑髓。"当脾虚不化，食少虚羸致血虚，因之血失统摄而妄行。内伤失血伤肾，肾阴虚而阳偏亢，则扰动脉络，亦能导致迫血妄行。肾阳虚命火衰不能鼓舞脾阳，水谷腐熟无权，以致气血生化之源亏乏，脾肾两伤，虚损证候相继产生，因而造成缠绵难愈的血证。所以脾肾阳虚是导致气血虚衰、生血障碍的根本。冲任起于胞中，隶属于肝肾。肝藏血、肾藏精，脾肾双亏必累及冲任，调补奇经必养脾胃肝肾。张氏认为，当出血明显时急宜凉血止血，但最终需从阴引阳，逐渐转入培补脾肾之阳的治疗，以养阴血健脾肾或养阴清热凉血佐以健脾益肾法，达到阳生阴长之目的，多选用性柔润而多液，温而不燥，补而不腻的柔剂阳药，以免产生因燥伤阴液而致阴虚火旺之弊。（《中国名老中医药专家学术经验集》）

田　隽

田隽（1936～　　），山西省大同人，主任医师，教授。参编了由全国中医药学会基础理论整理委员会主编的《优选使用中成药》。

田氏对长期发热的某些痹病，如风湿热，创立了有效方药，积累了辨证经验，摸索到一些疗效较佳的治疗方法，并用加味活络效灵丹治疗腹壁血栓性静脉炎，有独到见解。

原文选录

老鹳热痹汤（自拟方）

老鹳草30g，板蓝根30g，豨莶草15g，忍冬藤30g，羌活9g，秦艽15g，独活9g，桂枝12g，地龙12g，威灵仙12g，海桐皮15g。水煎服。

发热者加柴胡12g，生石膏15g；高热时柴胡加至15g，生石膏30~50g；关节红肿，加汉防己15g。水煎服。

治疗风湿病，发热，周身关节疼痛，或局部灼热红肿，脉细数或弦数，舌尖红，舌苔腻黄，血沉快，抗"O"：600以上。是以热邪为主，兼以湿热结聚之热痹证。对此类疾患选用"宣痹汤"等效果欠佳。1965年拟成本方，收效显著，治20余例曾用过激素和其他抗风湿类药物未能控制病情者，其发热逐渐消失（一般为4~7天），关节疼痛明显减轻或消失，心率、脉率降至正常，血沉及抗"O"值降低。有结节性红斑的5例患者（上方加猪牙皂6g），红斑由大减小，由红转淡红、淡黄，再变为青色，终至消失，恢复正常活动。

方中以老鹳草祛风除湿，舒筋活络兼清湿热为主药。豨莶草、海桐皮、秦艽苦寒辛平，忍冬藤甘寒，均能祛风湿，通经络，善治风热痹痛。地龙咸寒，搜风剔络，长于解除关节红肿疼痛。桂枝通经达络，与羌独活、威灵仙同为辛温通经达络、蠲除痹痛之良药。板蓝根清热毒，撤除三焦之热邪，有佐使相辅、同奏治热痹之功效。风湿结节性红斑，是湿热壅痰阻络所致，猪牙皂重用至6g，消除结节性红斑颇称应手。

加味活络效灵丹治疗腹壁血栓性静脉炎

本方由生明乳香、生明没药、当归、丹参各15g组成。加酒水煎，二次分服，是张锡纯所著《医学衷中参西录》的有效名方。"当归、丹参养血活血，乳香、没药祛瘀止痛，合用之有祛瘀定痛之功。用于气血凝滞，症瘕癥瘕，心腹疼痛，臂痛腿痛，内外疮疡，一切脏腑积聚，经络湮瘀症"。发病部位最多见于以乳房为中心的前侧胸腹壁。主要表现是一条纵行的索条状物（水平方向者罕见）隐于皮下。局部症状由不适到疼痛。在挺胸突腹时，索条状物明显，疼痛加重。可以有清晰的外观，犹如皮下埋藏一条绳子。若不引起特殊痛苦，一般无需治疗。自觉疼痛或运动时牵引疼痛者，可切除一段或全部栓塞之静脉，以减压力。因其有形可征，居胸或肋下肝之分野，故活络效灵丹加疏肝行气之品。处方：丹参、当归各15g，乳香、没药各9g，柴胡9g，炮甲珠粉6g（冲服2次），瓜蒌15g。痛久者加三七参粉3g（冲服2次）。服药多者18剂，少者5剂，索条状物，由硬变软而消失，均获痊愈。（《中华名医特技集成》）

孙 树 椿

孙树椿（1937~   ），中国中医研究院骨伤科研究所主任医师。著有《刘寿山正骨经验》《实用推拿彩色图谱》《中国医疗保健推拿图谱》《筋、骨缝损伤学》《筋伤学》《健身妙法——自我按摩》等。

原文选录

颈椎病手法治疗

1. 预备手法

此手法包括捻法和滚法，其目的在于松解痉挛僵硬的颈肩肌群，促进局部血液循环，使之收到舒筋通络、宣通气血、解痉镇痛的效果，同时也为下一步手法的运用打好基础。

（1）揉捻法：患者正坐，术者位于患者身后，用双手拇指指腹交替在两侧颈部（肌肉处），自上而下做回旋揉捻，用力要均匀，力量要深达病所，以患者可以忍受为度，不要在皮肤上来回搓动。手法的速度不宜过快，在压痛点（处）可做重点揉捻，时间应稍长一些。一般每侧施同样手法4~5遍。

（2）滚动法：患者姿势不变，术者手呈半握拳状，第五掌骨头为支点，做腕部运动，来完成滚动的动作。此手法用于头颈根部及双肩部，着力点要深，不可在皮肤上搓动，以防搓伤皮肤。一般2~3分钟即可。

2. 治疗手法

包括旋转复位和提端摇晃法，这是治疗颈椎病的重点手法。其目的在于分解颈椎小关节的粘连，纠正颈椎关节的错缝，并且可以加宽狭窄的椎间隙，扩大狭窄椎间孔，使颈椎恢复正常的生理曲度，从而缓解由于颈椎病变对神经根、血管及周围软组织的压迫和刺激而引起的症状。

（1）旋转复位法：患者正坐位，术者立于患者身后，稍微侧身。下以右旋为例：用右手或右前臂置于患者颌下，左手托住枕部，轻提并且做颈部旋转运动2~3次。目的在于患者颈部肌肉放松，然后上提，牵引颈部，并使其后伸，牵引的同时将患者头颈右旋至有固定感时，右臂再稍加用力右旋颈部，此时即可听到一连串的弹响声，一般响声清脆者疗效为佳。立即以同样手法向左侧（对侧）旋转一次，此手法的要点在于手法的全过程都是在轻度牵引下进行，在应用本手法时，要稳、准、轻柔，不可粗暴。旋转要适度，力量不宜过大。

（2）提端摇晃法：适用于颈部肌肉痉挛，尤其是胸锁乳突肌痉挛的患者。患者取正坐位，术者立于患者正背后，双手虎口分开，拇指顶住枕部，其余双手四指托住下颌部，双前臂压住患者的肩部，双手向上提端。同时手腕立起，使患者颈部肌肉放松，后将患者头部在屈曲时旋转至左（右）侧，下步手法以左侧为例；用右手扶住下颌，同时术者用右肩部、枕部顶住患者头部，在持续牵引下，用左手拇指指腹沿左侧痉挛之颈肌走向，自上而下揉捻至肩部，同时向右侧旋转至颈部。以相同手法于对侧再做一遍。此手法比较稳妥、安全，不易产生不良反应。

3. 善后手法

包括劈法、散法、拿法及归合法等。其目的为放松颈肩部肌群，进一步解除肌肉痉挛，改善血运，增加局部血液循环，消除软组织的炎性反应。本手法具有疏风通络、消炎止痛、调和气血之效。

（1）劈法：患者正坐位，术者立于患者身后。双手五指分开放松，以手掌尺侧，劈打双肩部及背部1分钟。

（2）散法：用双手掌指桡侧在两侧颈部（肌肉处）交错散之，用力按压后，散法效果才好。再从上至下到肩部时，改用掌侧散之，对两侧肩背部肌肉也要散到，做2~3遍。

（3）拿法：用拇指和掌与其余四指的指腹相对用力，在肩部拿捏，拇指做环行运动。此法行1~2分钟。

（4）归合法：双手交叉，以两手掌大小鱼际至患者颈部及肩部相对归挤，自上而下，做好2~3遍。

根据患者的不同情况，可在上述手法基础上，加用叩法、抖肩法及捋法等，以颈肩部自觉发热为好，从而完成整个手法。

大多数颈椎病患者的颈椎生理曲度都发生变化，而以其变直为最多，其次为反张，前凸仅占少数。病变多以中下颈段的椎体（颈4~7）为多，并且多数为多个椎体同时病变。所以，根据这种特殊表现，在应用旋转复位法时，首先保持患者习惯姿势或中立位姿势，使颈部肌肉得以充分放松，将颈部微后伸，并行持续牵引，于这种位置行旋转复位法，恰能恢复颈椎的生理曲度，所以，所采用的旋转复位法，其力是作用于多个病变椎体上。临床观察表明，疗效显著。另外，对于颈椎生理曲度前凸改变者，应用旋转复位法时，当使患者头颈部稍微前屈，牵引下行旋转复位，同样可纠正其过度前凸，而恢复其生理曲度。其作用力亦在多个病体的

椎体上，与前者相同，对于生理曲度正常或改变不明显者，则在中立位牵引下行旋转复位为佳。只要旋转复位法应用得当，其作用力不是在上颈段椎体，而是在中下段多个病变椎体上。

曾有人提出旋转复位法在旋颈时，其旋转作用部位主要在上颈段，而对颈椎病的好发部位下颈段，影响甚小（上海中医杂志1980年第2期）。在应用时，特别注意了颈椎响声发出的部位，其发出响声的部位大多在颈4~7。我们应用旋转复位法时，是将颈部后伸，而且颈部旋转的度数，最多也只在60度~70度，从力学角度看，当颈椎上、下段被固定，并有稍微后伸时，做旋转复位的力作用在多个椎体上，而且主要颈椎的中、下段，这是符合力学原理的。

关于对棘突偏歪的认识。从以往的报道来看，旋转复位法主要应用于有棘突偏歪的患者，通过纠正偏歪的棘突，来调整小关节错缝，从而达到治疗之目的。大多数颈椎病患者，病变部位不仅是单个椎体，而是多个椎体，且多数病变位于颈4~7。触诊时，病变压痛点也位于几个棘突或棘旁，况且颈椎棘突的生理变异也比较多见。因此，单纯根据颈椎棘突偏歪来选用旋转复位法，就限制了本法的临床应用范围。我们在临床上对旋转复位法进行了改变，不用拇指按压偏歪的棘突，而是使旋转复位手法产生的力作用在多个椎体上。这样，既可以调整椎体间的关节错缝，又可以松解小关节之间的粘连，增宽和扩大了狭窄的椎间隙和椎间孔，从而解除了对神经、血管及其周围软组织的刺激和压迫。因此，对于没有棘突偏歪的患者，同样适用。

关于旋转复位法的不良反应，只要手法使用得当，一般不会出现不良反应。为避免不良反应的发生，临床操作时，应注意以下几点。

（1）揉捻、滚动要做得充分，使痉挛的肌肉最大限度地松弛下来。对于颈肩部肌肉痉挛严重者，不能使用旋转复位法，否则，容易导致颈部肌肉的再损伤，使病情加重。

（2）行旋转复位时，可以听到一连串的弹响声，但由于患者的病情轻重不一，故弹响声也不同。病重时，可只有一声响，而且声音低沉、浑浊。随着疗程的延长，可逐渐出现一连串的响声，最好出现一连串清脆的弹响声。

（3）旋转复位方向的先后次序与不良反应的出现可能有关。我们认为行旋转复位时应先向健侧旋

转，后向患侧旋转，可减少不良反应的出现。

（4）要在牵引状态下进行旋转复位，如果不牵引而强行旋转，则可能造成骨质的损伤和加重软组织的损伤。

（5）旋转复位法后出现头晕，甚至虚脱的患者，应仔细检查三步手法中是否皆应用得当。如果不属手法应有的问题，可改用提端摇晃法。

（6）整个手法的运用一定要连贯，一气呵成。同时，应根据患者病程长短、病情的经重、体质的强弱及个体耐受程度的差异等，在治疗时，因人而异，辨证论治，手法轻重缓急运用要得当，以增强疗效，防止给患者带来不必要的痛苦。(《中医骨伤科百家方技精华》)

王再谟

王再谟（1937~2005年），四川省德阳市人，成都中医药大学教授。以探索内科疑难病防治规律及整理内科古今文献见长，尤其对消化系统病、痹病等进行了系统研究，研制有金朱止泻片、类风搽剂等新药。主编或合编有《中医内科》《当代中医内科学》《实用中医风湿病学》等专著十余部。

原文选录

王氏认为风湿病种类繁多，但病因不外风寒湿热毒侵袭、机体正气不足和气血阴阳失调两方面，二者常相互影响而为病。且无论外邪、内因致痹，一般均有以下特性：病邪致病需多因"杂至"；病邪致病其患部"各有所合"；病邪致病与季节气候、饮食起居、机体素质密切有关。

风湿病病变部位比较广泛，但其基本病理改变均有三个共同环节：a.血脉痹阻、气血凝涩。即风湿病的首要病理环节是使血脉痉挛、扩张、充血，进而致局部微循环障碍。b.津液停聚，分肉裂分，故痹病除有疼痛外，尚有局部肿胀、沉着、僵硬及活动不灵等症状。c.营卫不通、四属断绝。由上述二病变，致营卫之气运行受阻，经脉、肌肤失养失温，即组织缺血缺氧，代谢障碍，从而出现酸软无力，麻木，不仁等症状。上述病变日久，正虚邪恋，邪气深入不得内消外散，气血、津液积聚而形成瘀血、痰浊；瘀血痰浊与外入之邪气互结于关节，故现关节肿大、变形；湿浊痰瘀痹阻，致营卫气血不通，三焦气化不行，营卫气血生

成亦微，肢体、肌肤、筋骨营血断绝，故日久不愈之痹病又常现身体羸瘦、肌肉萎缩、面色不华等虚弱之症。

居于上述认识，王氏认为可按下列规律对风湿病进行辨证治疗。

风湿热痹证：多见于急性风湿热、风湿性关节炎及类风湿关节炎急性期或慢性活动期，也可见于皮肌炎急性亚急性期，甚至可见于红斑狼疮急性型或慢性活动期。方剂常用风湿合剂（自制方：千里光、银花藤、连翘、生地、秦艽、汉防己、独活、苍术、萆薢、薏苡仁、桑枝、地龙、海风藤、追地风、青藤香、甘草），尚或用大秦艽汤、柴葛解肌汤、中焦宣痹汤、四妙汤、当归拈痛汤、桂枝芍药知母汤、九味羌活汤，甚至清瘟败毒饮加减。

风湿痹阻证：多见于风湿性关节炎、类风湿关节炎急性期及慢性活动期，也见于皮肌炎亚急性发作期。方剂常用荆防败毒散、九味羌活汤、大秦艽汤、防风汤、小续命汤、加减木防己汤等。药物常用秦艽、独活、寻骨风、苍术、萆薢、鸡血藤、当归、白芍、川芎、甘草、络石藤、防己、桂枝、细辛、蒲黄等，成药常用昆明山海棠片或雷公藤制剂，也可服豨桐片。

寒湿痹阻证：多见于风湿性关节炎、类风湿关节炎。方剂常用乌头汤、乌制麻辛桂姜汤、乌头桂枝汤等；药物常选草乌、苍术、独活、防己、萆薢、红豆蔻、千年健、威灵仙、海桐皮、老鹳草、鹿衔草等；成药多用老鹳膏、小活络丸、或寒痹冲剂。

湿浊痹阻证：多见于类风湿关节炎、风湿性关节炎、风湿性皮肌炎，也见于痛风。方用薏苡仁汤、蠲痹汤，药选萆薢、红豆蔻、苏叶、藿香、桂枝、汉防己、白术、茯苓、黄芪等，因于痛风者，可选加伸筋草、威灵仙、豨莶草、秦艽等。

瘀血痹阻证：多见于盘状红斑狼疮、系统性红斑狼疮慢性型，也见于类风湿关节炎静止期、皮肌炎慢性型、局限性硬皮病及结节性多动脉炎。方用身痛逐瘀汤、新加桃红四物汤（桃红四物加桂枝、牛膝、全蝎）、补阳还五汤等。药用丹参、赤芍、桃仁、红花、当归、川芎、三七、苏木、蜣螂、土鳖虫、水蛭、蜂房等，成药常用大黄䗪虫丸、鳖甲煎丸等。

痰浊痹阻证：多见于类风湿关节炎静止期，也见于痛风。方用白芥二陈汤、阳和汤、指迷茯苓丸

等，药选陈皮、半夏、南星、瓜蒌、白附子、白芥子、鹿角霜、僵蚕、丝瓜络等，成药可用小活络丸，或仿瘀血痹阻及痰浊痹阻证治疗。

气虚痹阻证：多见于皮肌炎、硬皮病及类风湿关节炎慢性期。方用防己黄芪汤、黄芪桂枝汤、蠲痹汤等，药选白术、苡仁、茯苓、黄芪、太子参、鸡血藤、桂枝、白芍、防己、羌活、甘草等。成药常用刺五加片、参芪蜂王浆等。

血虚痹阻证：多见于类风湿关节炎、硬皮病。方用四物汤、圣愈汤等加味，药选熟地、当归、首乌、女贞子、枸杞、阿胶、鸡血藤、鹿胶、黄明胶、龟胶等。若气血两虚，则可用三痹汤、独活寄生汤等加减。

阴虚痹阻证：多见于类风湿关节炎慢性活动期，也见于系统性红斑狼疮亚急性发作期和慢性期。方用青蒿鳖甲汤、大补阴丸、左归丸等加减，药选熟地、白芍、木瓜、玉竹、秦艽、女贞子、桑寄生、鸡血藤、枸杞子、知母、银花藤、络石藤等。

阳虚痹阻证：多见于类风湿关节炎、硬皮病慢性发病者。方用右归丸、安肾汤、肾气丸、阳和汤等加减，药选鹿胶、狗脊、巴戟天、葫芦巴、仙茅、淫羊藿、续断、韭子、杜仲等，成药常用尪痹冲剂。

若阴阳两虚，则用循络丸、附子汤等，若阴阳气血俱虚，则服大活络丸、独活寄生汤、三痹汤等。对顽固的病例王氏主张用血肉有情之蛇类、虫类等动物作丸剂服，同时慢性风湿病除坚持内科用药外，尚宜配合针灸、按摩、理疗及局部敷药、熏洗等综合治疗法。（闫智勇整理）

房 定 亚

房定亚（1937~ ），河南省邓州市人，中国中医科学院西苑医院主任医师、教授。著有《房定亚论治风湿病》等著作。

房氏尤善长中西医结合治疗风湿病（痹病），结合现代生理、病理及中药药理用药。房氏认为，在临床上不应拘泥于传统的中医理论，而应对西医学的科研成果采取兼收并蓄的方法。现代生理、病理及中药药理的研究成果与中医的辨病、辨证相结合，可以提高临床疗效。并提出系统性红斑狼疮、类风湿关节炎等多种风湿病均为自身免疫性炎症性疾病，"血管炎"是其重要的病理变化，中医病机为"毒热入络"。因此针对"自身免疫异常性血管炎"，立法"清热解毒、通络护脉"，选用具有"调节免疫、抗炎症介质"作用的方药来治疗多种风湿病。跳出祛风寒湿的传统束缚，为风湿病的治疗，开拓了新的临床思路。

原文选录

治疗风湿病血管炎的常用验方

1. 四妙勇安汤 最早见于华佗《神医秘传》："此疾发于手指或足趾之端，先疹而后痛，甲现黑色，久则溃败，节节脱落。内服药用金银花三两，元参三两，当归二两，甘草一两，水煎服。"清代医家鲍相敖将此方命名为"四妙勇安汤"，收载于《验方新编》中，并称其治疗脱疽"一连十剂，永无后患，药味不可少，减则不效"。本方以金银花、元参为君药，金银花清热解毒，元参滋阴凉血清热，共奏滋阴解毒功效，直击病本，当归养血活血，化瘀散结以治其标，甘草配金银花加强清热解毒作用，且调和诸药，全方具有清养结合，毒瘀并驱的功效，且量大力专，为治脱疽专方，能使毒解、血行、肿消痛止，现代多用治血栓闭塞性脉管炎。房师认为既然本方能够治疗脱疽、脉管炎，则必有促进代谢、改善血液循环作用，而自身免疫性疾病的基本病理改变就是血管炎，故推而广之，房师将其作为治疗多种自身免疫病的基本方，并结合中医辨证灵活加减，收到了意想不到的效果。且大量现代药理研究证实四妙勇安汤具有调节免疫、抗炎镇痛、改善微循环等作用。正因为该方治疗自身免疫病临床疗效确切，又有药理研究结果支持，故成为房师调治免疫异常性疾病和炎性疾病的一张基本方。

2. 四神煎 首载于清·鲍相之《验方新编·腿部门》："两膝疼痛，名鹤膝风。风胜则走注作痛，寒胜则如锥刺痛，湿胜则仲屈无力。病在筋则伸不能屈，在骨则移动多艰，久则日肿日粗，大腿日细，痛而无脓，颜色不变，成败症矣。立方四神煎：生黄芪半斤，远志肉、牛膝各三两，石斛四两，用水十碗煎二碗，再入金银花二两，煎一碗，一气服之，服后觉两腿如火之热，即盖暖被，汗出如雨，待汗散后缓缓去被忌风，一服病去大半，再服除根，不论近久皆效。"此方是治疗鹤膝风的专方，原方剂量颇大，房师临证时勤于摸索，为了用药安全，并未简单按比例缩小剂量，而是认真总结，反复实践，将五味药药量重新核定，用于治疗各种急性膝关节炎症肿痛，屡屡获效且不良反应较少。处方：生黄芪30g，石斛30g，川牛膝15g，金银花30g，远志8g~10g。方中重用生黄芪、石斛，前者既补气通痹、又解肌托毒，"虚、毒、瘀"共治，可谓标本兼顾；后者养阴除痹，二药均有调节免疫作用，房师临证时常据气血偏损加减，但均需重用。气虚无力、弛缓者，重用黄芪；筋脉拘急明显者，重用石斛，可加芍药甘草，酸甘化阴，滋肝阴，柔肝缓急。金银花甘、寒，归肺、胃、大肠经，具有清热解毒、疏散风热的功效，本品能清经络中的风、湿、热邪而止疼痛，故常用于风湿热痹。房师指出，治疗膝关节肿痛时，银花要后下，原因在于长时间加热能破坏金银花挥发油的有效成分，丧失抗炎活性。

3. 犀角（水牛角）地黄汤 出自《备急千金要方》，孙思邈曰："犀角地黄汤，治伤寒及温病应发汗而不汗之内蓄血者，及鼻衄吐血不尽，内余瘀血、面黄、大便黑，消瘀斑方。"功能"凉血活血止血"。房师在临床中常以水牛角代替犀角，认为该方有独特的控制出血及炎症作用，用此方加减治疗"热入营血"，常用于SLE、成人斯蒂尔病、过敏性紫癜、紫癜性肾病等出现的血管炎，症见：面部蝶形红斑、皮肤丘疹、风团、紫癜、指腹瘀点、血疱、结节、发热、齿衄、鼻衄、呕血、便血、尿血、溃疡，往往伴有关节疼痛、全身不适，严重时可侵及内脏血管。然此方重在凉血活血、消除瘀滞，而清热解毒力稍逊，故房师临证常合用四妙勇安汤或加清热解毒之品，如白花蛇舌草、土茯苓、生石膏、黄柏、黄芩、山栀、生大黄等，此类药通常兼具较好的调节免疫作用，使犀角（水牛角）地黄汤的运用于继承中得到发扬和创新。

4. 当归饮子 出自宋·严用和所著《重订严氏济生方》疥癣门疮疥论治篇，原方主治"心血凝滞，内蕴风热"，症见"皮肤遍身疮疥，或肿，或痒，或脓水浸淫，或发赤疹"，方由当归、白芍药、川芎、生地黄、白蒺藜、防风、荆芥穗各一两，何首乌、黄芪、炙甘草各半两所组成。现代常用于治疗慢性荨麻疹、玫瑰糠疹、银屑病、慢性湿疹、皮肤瘙痒症以及其他干燥性皮肤病等证属血虚风燥者。房师认为，此类疾病虽病名不同，但其理

则一，均属于变态反应，推测当归饮子有抗过敏作用，遂将其灵活用于治疗各种过敏性疾患证属血虚风燥者。

5. 甘草解毒汤 是房师针对白塞病而设的专方，由生甘草，炙甘草，银花，元参，当归，赤小豆，儿茶，白花蛇舌草，虎杖，生黄芪组成。该方以"四妙勇安汤合赤小豆当归散"为底方，四妙勇安汤是中医传统治疗脱疽等脉管炎的良方，房师用"四妙勇安汤合赤小豆当归散"散血府毒热，治疗血管炎。甘草解毒汤虽药味不多，但既符合中医药理又符合西医药理，用治白塞氏病，从中医角度讲可"清热解毒、活血通络"，从西医角度讲可"调节免疫、抑制炎症、改善微循环"，故每用每效，虽痊愈者少，但获效者居多。

结合现代生理、病理及中药药理用药

房定亚认为，在临床上不应拘泥于传统的中医理论，而应对西医学的科研成果采取兼收并蓄的方法。现代生理、病理及中药药理的研究成果与中医的辨病、辨证相结合，实践证明可以大大提高临床疗效。如四妙勇安汤是中医传统治疗脱疽等脉管炎性病变的良方，可清热解毒，活血止痛，而西医病理学研究表明类风湿关节炎的病理特点为"自身免疫异常性血管炎"，均为血管炎性病变，故房师将四妙勇安汤用于类风湿关节炎的治疗，并在临床实践中取得了较好的疗效。对于其他风湿病，例如：系统性红斑狼疮、干燥综合征、白塞病、系统性硬化病、皮肌炎等，因血管和结缔组织的慢性炎症为这些疾病共有的病理改变，故都可用四妙勇安汤加味治疗。又如对于痛风的治疗，西医学认为本病的形成系嘌呤代谢紊乱所致，高尿酸血症是痛风的重要生化基础，降低血尿酸是痛风治疗的关键。现代药理研究认为：土茯苓、萆薢、晚蚕沙可降尿酸；生薏苡仁、泽泻、车前子、茯苓、地龙可增加尿酸的排泄；泽兰、桃仁、当归、地龙可抑制尿酸的合成；山慈菇、百合含秋水仙碱，有较好的抗炎镇痛作用；威灵仙有溶解尿酸、增加尿酸排泄、抗痛风作用；石膏有镇静、解痉、利尿作用；桂枝有利尿、抗炎、免疫抑制作用；土茯苓有解毒、利尿及镇痛作用；黄柏、甘草有明显的抗炎作用。结合中医辨证选用这些药物治疗痛风性关节炎，有助于提高临床疗效。（张颖，曹玉璋 摘自《风湿病与关节炎》第1卷5、6期；第2卷1、2期）

沈丕安

沈丕安（1937~　），江苏省吴江市人，主任医师、教授。著有《红斑狼疮临床研究》等著作，参与编写《痹病论治学》《实用中医风湿病学》等。

沈氏认为系统性红斑狼疮属周痹范围，提出"红斑痹"的名称，明确其属本虚标实之证，真阴亏损为本，郁热、火旺、瘀滞、风湿、积饮等为标实。临床用红斑汤进行治疗，效果显著。关于类风湿关节炎，提出采用"历节"的病证名称，并用甘寒清热和温通宣行相结合的法则治疗。

原文选录

历节的探讨

1. 历节的病名　历节，属痹证范围。《内经》提出十余种痹证。《金匮》首先提出了历节的病名，设有历节专篇，详细地记载了历节的病因病机、症状、治疗。后世又有许多发挥，历节的病名也有许多变化。如《病源》《济生方》《丹溪心法》《景岳全书》及《医学入门》称为历节风，或白虎历节风，又有人称为痛风、痛痹、行痹。

2. 历节的病因病机　风寒湿三气杂至而为痹，是泛指行痹、痛痹、着痹。历节的病因古代强调风邪和热邪，病久则气血虚弱，正虚邪实。

（1）风历关节：风邪入侵关节经络引起历节。

（2）初病湿热在经，久则瘀热入络：历代对热邪引起历节的论述较多，是从临床实践中发展起来的，有风热、湿热、瘀热、痰火、风寒郁热、风湿化热等。强调热邪对临床是有指导意义的。不可泥于风寒湿三气。

对风寒、寒湿致历节的认识，古人以伤于寒者为病热来比喻，寒邪郁热而致历节。

3. 历节的症状　《金匮》载历节有局部症状和全身症状，局部症状有多关节疼痛，肿胀，肌肉萎缩，活动障碍。全身症状有发热，消瘦，出汗，头眩等症。

各家对历节的描述大致相似，并有所补充，如关节拘挛、肿胀灼热，但肤色不变等。

4. 历节与类风湿　由于古代病名缺少规格化，概念不清，笔者认为根据古代历节症状的描述和临床体会，历节较符合于类风湿关节炎。

类风湿关节炎在各个不同的阶段有不同的表现。早期关节肿痛，游走不定，犹如风胜之行痹，剧烈疼痛犹如寒胜之痛痹，关节肿胀积液犹如湿胜之着痹，高热肿痛犹如热痹。行痹、痛痹、着痹、热痹四个痹证，均反映类风湿关节炎的一个局部，这就产生各本书上不同命名，但四个痹证都没有反映关节畸形和肌肉萎缩，所以四个痹证的名称终究不如历节那样比较全面地反映类风湿关节炎的临床表现。

5. 历节的治疗原则

（1）甘寒清热："风淫于内，治以甘寒，"这是《临证》上提出的治疗历节的一个重要方面，又载："风邪入络而成痹者，以宣通经脉，甘寒去热为主。"采用的方剂主要为《金匮》木防己汤、防己地黄汤。药物有生石膏、寒水石、生地、元参、犀角、羚羊角、银花、连翘、木防己等。主张用寒凉药来治疗历节的尚有张景岳"其火者，宜从清凉"（《景岳全书·历节风》）。《医门法律》提出用"治温热病"的方法来治疗历节，方剂用千金犀角散和《本事方》大力子散。并又指出"不能用辛热"的方法。

我们临床上采用清热的方法治疗类风湿关节炎高热、剧痛、血沉严重增速的急性活动期病人，常用生地、忍冬藤（或金银花）、生石膏三药为主，剂量30~60g，有的还加用寒水石、滑石以加强清热，热退则疼痛也同时减轻，血沉同时下降，对慢性活动期病人仍用生地、忍冬藤、元参、麦冬等甘寒清热药来治疗。木防己也常用，但过于苦寒，有恶心、纳减反应，剂量不宜过大。

（2）温通宣行：《金匮》用乌头煎、桂枝芍药知母汤治疗历节，用辛温药来祛除风寒湿之邪，是治疗痹证的常用方法。《临证》上提出"通阳宣行、以通脉络"的方法，包括温阳通络，祛风活血和化湿利水，是与《金匮》一脉相承的。我们的体会，类风湿关节炎温通的适应证是：a.活动期病人高热而舌苔白腻，清热与温通反佐，如石膏、生地与桂枝相配。b.寒湿型虽肿痛而无热象者，但活动期病人较少见。c.类风湿关节炎后期，化验指标大致正常者。温通不宜用于活动期高热患者，用错了会出现如叶天士所指出的"病情增剧"的教训。温通药中以羌活为最好，具有走窜全身、祛风止痛力强、不良反应小的特点，常用15g左右，大剂量30~60g。其他如海风藤、木瓜、独活、寻骨风、桑枝、威灵仙也常应用，乌附、细辛按适应证使用，活血化瘀药也适应选用。

至于叶天士所常用的滑石、萆薢、苡仁、通草、杏仁、蚕沙、海桐皮等利水化湿药，可作为配合使用。

（3）搜风剔络：《临证》上提出"邪留经络，给以搜剔虫药"。有四则医案用虫类药，地龙、山甲、蜣螂、蜂房、全蝎。至于蛇类药，古代如《圣惠方》乌蛇丸治风痹，但古代主要用来治疗大风疮癣一类的皮肤病。我们的体会是：蛇虫类药是治疗类风湿关节炎的重要药物，改善肿痛有一定效果，但控制活动期及下降血沉、黏蛋白不够理想；用法以配成复方浸酒或泛丸为好。

（4）扶培生气：用益气养血、培补肝肾的方法来治疗历节，古代较为重视，《临证·痹》载："春夏养阳，重在扶培生气。"《景岳全书·历节风》载："筋脉拘滞，伸筋不利者，此血虚血燥证也，非养血养气不可。"《临证》上应用黄芪、当归、白术、茯苓、杞子、苁蓉、龟甲胶、鹿角胶、杜仲、狗脊、淫羊藿、牛膝、甘草等，临床均可选用。宜用于骨关节损害的静止期病人。

（5）关于急散和缓攻：《临证》上提出历节"新邪宜急散、宿邪宜缓攻"的治疗原则，并再三强调"数年宿疾，勿急攻"，"正虚邪实，不可急攻，宜缓"。类风湿关节炎是一慢性疾病，迁延数年至数十年。急性发作期当用急散的方法，但对慢性活动期病人如急攻，非但欲速而不达，且会损伤脾胃。所谓缓攻，我们的临床体会：a.使用药性较为缓和的药物慢慢治疗；b.要攻补兼施，即扶培生气与活血祛风同用；c.采用泛丸或浸酒的方法缓缓图之。

（6）关于药酒问题：酒性辛热，能散寒邪，久服助阳生火，寒湿型者较为适合，但是酒湿伤脾，酒热伤肝，如再配以乌附桂辛一类热药，对湿热型的病人犹火上浇油，非但无效，且能加重病情。故药酒治疗应因人而异，选择对象，不可滥用。所选药物，宜温凉并用，偏凉为宜。久服使酒性不致过热，对不会饮酒的病人可稀释或矫味。

（7）关于风痛散的应用：我院自1963年起，根据古书记载和民间单方，用马钱子经炮制加工成风痛散，治疗各种痹证数百例，有效率达70%以上，对类风湿关节炎也有一定疗效。炮制的方法有三种：a.用等量生麻黄同煮透后，弃去麻黄，将马钱子油炸研末；b.生马钱子沙炒研末；c.煮熟研末轧片。方法逐渐简化方便，疗效相似。对类风湿关节炎有祛风止痛作用。每次服1~3分，逐渐增量，6分为度，每晚1次，白开水或黄酒送服。过量有抽搐、头晕等士的宁中毒反应，可多饮开水或用安眠药拮抗。

（8）关于激素问题：未用激素者，应尽量不用；已经使用者，应逐渐减量，缓慢抽出，不可骤撤，以防反跳。

对皮肌炎的辨证论治

皮肌炎被认为是一种自身免疫性疾病，发病机制尚未阐明。从中医角度，属痹证范畴。沈丕安主任经数十年研究，首次提出痹证"当以虚立论"，以阴虚为主，真阴不足为本，本虚标实，郁热、湿热、风湿、瘀滞等为其病邪，为标实。先天真阴不足或后天久病，"邪入于阴则痹"，痹病日久，肝肾不足，或长期过用温燥之品，损伤肝肾之阴，使筋骨失于濡养，故肌肉瘦消，萎缩不用；气血运行不畅，痹阻筋脉，可见肌肉关节疼痛；阴虚则阳亢，水不制火，虚火内积，而致发热，颜面发暗红色皮疹。火旺的另一原因是激素亢奋，药毒化热。肌痹后期，日久不愈累及脾肾，脾主肌肉四肢，肾为作强之官。脾肾虚则肌肤不仁，肌肉软弱无力，四肢急惰。气血亏虚，肌肉失养则萎缩、消瘦。

治疗当以养阴之品为主。

阴虚内热型以生地、生石膏、黄芩、忍冬藤为主药，养阴清热，生地清热凉血，生石膏清热通痹，黄芩清热解毒，抗过敏，抗变态反应，忍冬藤疏风通络，佐以杞子、川牛膝滋肾养肝。发热患者用生石膏、地骨皮取其中枢性退热作用。黑大豆等豆类因含雌激素样作用用于红斑患者。

脾肾两虚型病程长，对激素依赖，辨证以虚证为主，虚实夹杂，治疗以补虚为主，佐以泻实。方中黄芪、白术健脾益气，龟甲、杜仲、川断、菟丝子补肾强壮。葶苈子化水蠲饮，猪茯苓、泽泻淡渗利湿，用于水肿患者。落得打、接骨木、六月雪抑制肾脏纤维化，加强肾脏代偿功能，用治蛋白尿。

瘀热痹阻型用忍冬藤清热通络，岗稔根、虎杖根、羌活祛风通络、活血止痛，羌活性热多用易升火，木防己祛湿通络，止痛作用强，但对胃肠道刺激大，用量需小，一般不超过12g。另外用川牛膝祛风活血，作关节之引经药。

从药理学角度，以上诸药通过以下两点发挥作用：a. 对人体免疫具有双相调节作用，提高细胞免疫，抑制亢进的体液免疫。b. 增强巨噬细胞吞噬能力，提高非特异性免疫。（沈丕安手稿）

张 凤 山

张凤山（1938~ ），吉林省敦化县人，哈尔滨医科大学附属二院，主任医师，教授。在中西医结合防治风湿病方面取得显著成绩，主编有《中医学基础》《结缔组织病》《自身免疫与风湿病》，参编有《中西医结合治疗风湿类疾病》《风湿病学新进展》等，并担任《中国中西医结合风湿病杂志》副主编。

原文选录

1. 系统性红斑狼疮（SLE）

对 SLE 的治疗，国内外均以糖皮质激素与免疫抑制剂为主，由于经验的不断积累，用药渐趋规范化、合理化，挽救了很多危重患者的生命。但是病情缓解后长期治疗仍有许多问题，如激素及免疫抑制剂的明显不良反应：易合并感染、无菌性骨坏死、内分泌紊乱等等。因此国内中西医结合治疗该病的经验是急性重症期者西医药治疗为主，以中药治疗为辅；对起病缓慢的轻、中症病例或缓解期病例则采用中医治疗为主，西医药治疗为辅的原则。张凤山老师根据多年的临床实践经验把 SLE 主要分为两大类型。

（1）气阴两虚型：症见乏力低热、面及四肢皮肤红斑、口腔黏膜溃疡、皮肤阳光过敏、舌红苔薄白，脉细数。治宜补气养阴，佐以凉血解毒，方用：黄芪、人参、黄精、生地、麦冬、秦艽、紫草、旱莲草、青蒿、刺蒺藜、白花蛇舌草、丹参、乌梅、白鲜皮。

（2）脾肾双虚型：症见畏寒肢冷、关节肿痛、腰膝酸软、尿少浮肿、食欲不振、腹胀，舌体胖嫩苔白腻，脉沉。治宜温补脾肾，方用：菟丝子、仙茅、淫羊藿、茯苓、白术、肉苁蓉、瞿麦、丹参、泽兰叶、蜈蚣、桂枝、当归、黄芪、牛膝。

对缓慢起病之轻证可单纯应用中药治疗，如2~4 周病情不见缓解，病情控制不理想者可加用糖皮质激素（小剂量泼尼松龙 10~30mg/d），有红斑性皮损者可应用羟基氯喹 200~400mg/d。对起病急、

病人高热、面部蝶形红斑、皮肤红斑色鲜，心、肾及神经系统等重要脏器损害明显者以西药为主，中药为辅。此时中医辨证属毒热炽盛，深踞营血，应用清营汤及犀角地黄汤加减治之，方用：犀角、生地、丹皮、赤芍、生石膏、双花、连翘、大青叶、紫草、白鲜皮、川连、元参、升麻、白花蛇舌草、蚤休、蜈蚣等，病甚则加服犀黄丸、牛黄安宫丸，可以增强激素、免疫抑制剂有效治疗作用而减少其毒副作用。病情稳定后递减西药用量，逐渐改为以中药治疗为主，调整患者机体内部的阴阳平衡，减少激素的剂量，并提高疗效，延长缓解期。在临床实践中，张凤山老师在患者病情改善及激素减量的过程中，多以自拟方制成的免疫调节胶囊进行替代激素治疗，临床疗效颇佳。

现代药理学研究证实，中药白花蛇舌草能刺激网状内皮细胞增生，使吞噬细胞的吞噬能力增加，在方中有清热解毒之效而无不良反应，是治疗 SLE 应用最多的药物之一。

张凤山老师在临床实践中还特别重视药物个体化应用的问题。病变相同，病情相似的两个患者，会根据病人用药后的反应及理化指标的变化等情况，而采用不同药物或不同剂量的治疗方案。强调"同病异治"的传统医学的辨证思想。

2. 治疗痛风的经验

第二次世界大战后东方人的痛风与高尿酸血症病例才有明显增加。近年的流行病学调查发现，东方人痛风发病率甚至高于西方人种。当今日本、台湾患痛风者比比皆是，痛风已不再局限于少数达官贵人，已成一种新的文明病。

西医学主要应用秋水仙碱迅速缓解痛风发生的剧烈关节痛。但约 25% 急性痛风关节炎的患者秋水仙碱无效。防止痛风复发需较长时期应用，而应用秋水仙碱引起的胃部不适，恶心、呕吐、腹泻等胃肠道反应发生率几乎为 100%。秋水仙碱的不良反应除胃肠道反应外尚可抑制骨髓。故患者常不能坚持长期服用，而停药后常复发。为此，张师尝试应用中药来治疗痛风，疗效甚佳。中医学中也有"痛风"之名，但并非今日之痛风。早在元代朱丹溪《格致余论》中即有"痛风论"专篇，正式提出痛风病名，但这里痛风实指痛痹。如张三锡说"痛风即《内经》痛痹"。清·喻昌称"痛风，一名白虎历节风，实即痛痹也"。张师指出，中西医虽然均有痛风这一疾病名称及概念，但二者所描述的

疾病不完全相同，不能因二者名称相同而混为一谈，西医学与中医为二种不同医疗体系。张师从中医学角度认为形成痛风的主要原因在于先天脾肾功能不足。脾之运化功能失调，对厚味、酒食运化不及，致痰浊内生，凝滞于关节。肾司二便功能失调，则湿浊排泄缓慢，以致痰浊内聚。此时感受风寒湿热之邪，劳倦过度，七情所伤，或酗酒食伤，或关节外伤等，则加重并促使痰浊流注关节、肌肉、骨骼，气血运行不畅而形成痹痛，亦即痛风性关节炎。久病不愈则血脉瘀阻，津液凝聚，痰浊瘀血闭阻经络而关节肿大，畸形，僵硬，关节周围瘀斑，结节。张师以三妙丸为基础加减组方如下：苍术15g，黄柏15g，牛膝15g，山慈菇15g，土茯苓30g，萆薢20g，露蜂房15g，金钱草30g，海藻20g，防己15g，生薏米30g。方中黄柏、苍术健脾利湿。土茯苓、萆薢与薏米清热利湿，泄浊分清。海藻软坚，露蜂房祛风攻毒。山慈菇有消肿，散结化痰，解毒之功能。现代药理研究证实，山慈菇含有秋水仙碱的成分，故每于临证时根据痛风患者的症状辨证加减选用药物外，张师必加山慈菇15~20g。不仅疗效好，且无应用秋水仙碱的不良反应。但山慈菇的剂量超过20g易引起腹泻。

3. 治疗纤维肌痛综合征的经验

纤维肌痛综合征是一种常见的非关节风湿性综合征。该病多见于女性，最常见的发病年龄为25~45岁。临床特征为全身广泛性疼痛，尤其中轴骨路（颈、胸椎、下背部）及肩胛带、骨盆带等处。另一个所有病人都具有的症状为广泛存在的压痛点，这些压痛点存在于肌腱、肌肉及其他组织中，往往是对称性分布。病人同时伴有失眠、焦虑、抑郁等症状。该病实验室检查多无异常改变。

纤维肌痛综合征的发病机制尚不清楚。目前认为该病与下列因素有关：a.睡眠障碍；b.神经递质分泌异常；c.免疫紊乱。纤维肌痛综合征是风湿病门诊就诊率较高的疾病之一。西医学治疗方法较多，但效果不令人满意，主要采用心理、药物（抗抑郁药）及多种功能训练等方法。兹就张师临证治疗纤维肌痛综合征的经验简介如下：纤维肌痛综合征按其发病部位当属中医学痹证中的肌痹。但并非风、寒、湿等外邪侵袭所致，而与情志不舒、忧思郁怒、心神被扰有关，其主要临床表现为广泛性肌肉疼痛、乏力、失眠，同时常伴有抑郁和焦虑等症状。该病是一种常见病，但临床表现多样而实验室及辅助检查多无异常改变。故尔在临床上常因患者失眠、焦虑、抑郁症状突出而易被误诊为神经官能症、自主神经功能紊乱、更年期综合征等。亦常因肌肉疼痛症状明显而易被误诊为风湿或类风湿关节炎，甚至被误诊为颈腰椎疾病等。此外该病病因尚不十分清楚，治疗方法更多但疗效欠佳。患者常辗转数家医院求治不效而致疾病缠绵难愈。

张师认为，痹证不独因外感风寒湿邪，内伤七情致气滞血瘀也可痹阻经络而发关节、肌肉疼痛，不可一味祛风湿寒邪法治，故常以《丹溪心法》越鞠丸及《医林改错》身痛通瘀汤加减化裁治疗纤维肌痛综合征，疗效卓著。

张师认为本病多因情志不舒，忧思郁怒而致肝失条达，气机不畅，肝气郁结所致。《灵枢·本神篇》曰："忧愁者，气闭而不行。"气郁化火则急躁易怒，上扰心神则难安不寐。气郁日久，由气及血，气血运行受阻，瘀滞脉络而致周身疼痛。又《素问·六节藏象论》云："肝者，罢极之本。"主体力而耐疲劳。久郁伤肝故病人常有神疲乏力之症状。张师认为越鞠丸是丹溪为开郁舒肝而设，能使气机舒畅，而气行则血行，气滞血瘀得解。该方可同时兼治与气郁相伴的血、火、湿、食、痰诸郁。方中香附开气郁，川芎调血郁，栀子解火郁，苍术燥湿郁，神曲消食郁，而痰郁由郁而生，五郁得散，痰郁自除。临证应用时可按六郁之偏重加味使用。如气郁甚再加川楝子、郁金、枳壳，血郁重可加桃仁、延胡、丹参、红花等。张师指出治疗该病一应注重舒肝理气活血止痛，二应高度重视失眠的治疗。临证时如病人肌肉疼痛较甚，舌有瘀斑、气滞血瘀症状较重，可用身痛逐瘀汤加减治之。无论应用越鞠丸抑或身痛通瘀汤，张师临证时常加炒枣仁、合欢皮、夜交藤各20~30g以养血安神柔肝定魂。治疗失眠、心烦及易怒等诸证，每获捷效。（孔德军、王振宇整理）

附　录

古今度量衡比较表

　　处方用药的剂量是否得当，对临床治疗的效果和病人的安全，是直接关联的。历代医药学家都很重视并严格掌握用药剂量和药物的配伍比例。古今成方的剂量，由于度量衡的标准不一，变化很大。大抵古制比今制小，尤以汉制相差最大。古今分量的差别，虽经多人做过考证，但结论很不一致。而历代医药学家在处方用药时，有的随当代度量衡的变化而变化，有的则仍然沿袭旧制不变。因此，要对古今成方的用药剂量有较全面的认识和能较准确的应用，就必须对历代度量衡的变化有所了解。下面摘录吴承洛《中国度量衡史》（修订本）中关于古今度量衡变迁表并从有关文献中选录一些材料，供阅读时参考。

一、历代尺度、容量、重量比较

表1　历代尺度比较

年代	朝代		一尺合市尺	一尺合厘米数
公元前 1066 年~前 221 年	周		0.5973	19.91
公元前 221 年~前 206 年	秦		0.8295	27.65
公元前 206 年~公元 23 年	西汉		0.8295	27.65
公元 25 年~220 年	东汉		0.6912	23.04
公元 220 年~316 年	魏晋		0.7236	24.12
公元 317 年~420 年	东晋		0.7335	24.45
公元 420 年~589 年	南朝	宋 齐 梁 陈	0.7353	24.51
公元 386 年~581 年	北朝	北魏 北齐 北周	0.8853 0.8991 0.7353	29.51 29.97 24.51
公元 581 年~618 年	隋	（开皇） （大业）	0.8853 0.7065	29.51 23.55
公元 618 年~907 年	唐		0.9330	31.10
公元 907 年~960 年	五代		0.9330	31.10
公元 960 年~公元 1279 年	宋		0.9216	30.72

年代	朝代	一尺合市尺	一尺合厘米数
公元 1279 年～公元 1368 年	元	0.9216	30.72
公元 1368 年～公元 1644 年	明	0.9330	31.10
公元 1644 年～公元 1911 年	清	0.9600	32.00

表 2　历代容量比较

年代	朝代		一升合市升	一升合毫升数
公元前 1066 年～前 221 年	周		0.1937	193.7
公元前 221 年～前 206 年	秦		0.3425	342.5
公元前 206 年～公元 23 年	西汉		0.3425	342.5
公元 25 年～220 年	东汉		0.1981	198.1
公元 220 年～265 年	魏		0.2023	202.3
公元 265 年～420 年	晋		0.2023	202.3
公元 420 年～589 年	南朝	南宋南齐	0.2972	297.2
		梁	0.1981	198.1
		陈	0.1981	198.1
公元 386 年～581 年	北朝	北魏北齐	0.3963	396.3
		北齐	0.3963	396.3
		北周	0.2105	210.5
公元 581 年～618 年	隋	（开皇）	0.5944	594.4
		（大业）	0.1981	198.1
公元 618 年～907 年	唐		0.5944	594.4
公元 907 年～960 年	五代		0.5944	594.4
公元 960 年～1279 年	宋		0.6641	664.1
公元 1279 年～1368 年	元		0.9488	948.8
公元 1368 年～1644 年	明		1.0737	1073.7
公元 1644 年～1911 年	清		1.0355	1035.5

表 3　历代重量比较

年代	朝代	*一斤合市两	*一两合市两	一两合克数
公元前 1066 年～前 221 年	周	7.32	0.46	**14.18
公元前 221 年～前 206 年	秦	8.26	0.52	16.14
公元前 206 年～公元 23 年	西汉	8.26	0.52	16.14
公元 25 年～220 年	东汉	7.13	0.45	13.92

续　表

年代	朝代		*一斤合市两	*一两合市两	一两合克数
公元 220 年 ~265 年	魏		7.13	0.45	13.92
公元 265 年 ~420 年	晋		7.13	0.45	13.92
公元 420 年 ~589 年	南朝	南 宋 南 齐 梁 陈	10.69 7.13 7.13	0.67 0.45 0.45	20.88 13.92 13.92
公元 386 年 ~581 年	北朝	北 魏 北 齐 北 周	7.13 14.25 8.02	0.45 0.89 0.50	13.92 27.84 15.66
公元 581 年 ~618 年	隋	（开皇） （大业）	21.38 7.13	1.34 0.45	41.76 13.92
公元 618 年 ~907 年	唐		19.1	1.19	37.30
公元 907 年 ~960 年	五代		19.1	1.19	37.30
公元 960 年 ~1279 年	宋		19.1	1.19	37.30
公元 1279 年 ~1368 年	元		19.1	1.19	37.30
公元 1368 年 ~1644 年	明		19.1	1.19	37.30
公元 1644 年 ~1911 年	清		19.1	1.19	37.30

* 此二项参考原表推算出来的，仅供参考。

** 原表为 14.93g，经推算应为 14.18g。

二、文献摘录

关于古代医家常用药剂量问题，据《古今图书集成》记载：唐时权量是大小并用，太史太常太医用古。又据《唐六典》论述：晋唐之间的秤，虽相当于汉秤的三分之一，但晋唐医书中的用药量仍与汉代同，因唐秤有大小两制，小秤与汉秤相同，只限用于"合汤药"等。

关于医方用药量的进制法，宋代《政和经史证类备用本草》曾引《本草经集注》："古称唯有铢两，而无分名，今则以十黍为一铢，六铢为一分，四分成一两，十六两为一斤。"又据文献记载：唐代将铜钱一枚的重量作为衡的单位称为一钱，代替了以铢为单位的旧制。明代《本草纲目》指出："古之一升即今之二合半也。量之所起为圭，四圭为撮，十撮为勺，十勺为合，十合为升，十升为斗，五斗曰斛，二斛曰石。"

另外还有一些古代的"量"数。常见到的有：

方寸匕　古代量取药末的器具名。其形状如刀匕，大小为一寸正方，故名。一方寸匕约等于现代的 2.74ml，盛金石药末约为 2g，草木药末为 1g 左右。

钱匕　古代量取药末的器具。用汉代的五铢钱币量取药末至不散落者为一钱匕；用五铢钱币量取药末至半边者为半钱匕；钱五匕者，是指药末盖满五铢钱边的"五"字至不落为度。一钱匕约今五分六厘，合 2g；半钱匕约今二分八厘，合 1g；钱五匕约为一钱匕的 1/4，约今一分四厘，合 0.6g。

刀圭　指古代的一种量药末的器具。形状如刀圭的圭角，一端是尖形，中部略凹陷，一刀圭约等于一方寸匕的 1/10。

再有以类比法作药用量的，如一鸡子黄 = 一弹丸 =40 桐子 =80 粒大豆 =160 粒小豆 =480 粒大麻子 =1440 粒小麻子。

自 1979 年起，我国中医处方用药计算单位，一律采用以"克"为单位的公制。

另外，在一些方书中，或在民间用药时，对某些药性平和无毒的药物的数量，并不应用度量衡的单位，而仅用一些估计性的称谓，例如葱一把，姜三片等，在实际用量上往往出入较大，现也分别列举如下：

枚 为果实计数的单位，随品种不同，亦各有其标准，例如大枣十二枚，则可选较大者为一枚之标准。

束 为草本及蔓茎类植物的标准，以拳尽量握之，切去其两端超出部分称为一束。

片 将物切开之意，如生姜一片，约计一钱为准。

词 语 索 引

中药索引

处方索引

腧穴索引

临床病证索引

历代中医药学家所使用的病证名，其概念不统一，致使古今文献中病证名使用混乱，出现同名异意、异名同意或近意等现象。鉴于此，要想编制一套满意的病证索引，困难是极大的。为了提高本书的实用价值，在尊重原始文献的基础上，作者试编了这套以汉语拼音为序的临床病证索引，供读者参考。说明：①病证名之后的页码，以该病证名在各"篇"中出现的页码顺序依次列出。这些页码，为该病证主要内容所处的页码，并非全部。②本索引中所列的病证，为临床常见病证，一些不常用或冷僻者，未列入。③本索引中有些是一词多意、异名同意或近意的病证名，请注意鉴别，以免发生差错。

B

M

P

Q

R

Y

Z